TRATADO DE INFECTOLOGIA

6ª edição

Veronesi-Focaccia

TRATADO DE INFECTOLOGIA

6ª edição

Volume 2

Editor Científico
Roberto Focaccia

Editor Científico Adjunto
Rinaldo Focaccia Siciliano

Atheneu

Rio de Janeiro • São Paulo
2021

EDITORA ATHENEU

São Paulo — Rua Avanhandava, 126 – 8º andar
Tel.: (11)2858-8750
E-mail: atheneu@atheneu.com.br

Rio de Janeiro — Rua Bambina, 74
Tel.: (21)3094-1295
E-mail: atheneu@atheneu.com.br

PRODUÇÃO EDITORIAL/CAPA: Equipe Atheneu
DIAGRAMAÇÃO: Know-How Editorial

CIP-BRASIL. Catalogação na Publicação
Sindicato Nacional dos Editores de Livros, RJ

V631t
6. ed.

Veronesi, Ricardo, 1919-2004
Tratado de infectologia volume 2 / Veronesi-Focaccia ; editor científico Roberto Focaccia ; editor adjunto Rinaldo Focaccia Siciliano. – 6. ed. – Rio de Janeiro : Atheneu, 2021.

960p. ; 28 cm.
Inclui bibliografia e índice
ISBN 978-65-5586-032-0

1. Infectologia. 2. Doenças transmissíveis. 3. Doenças transmissíveis – Epidemiologia. 4. Infecção. I. Focaccia, Roberto. II. Siciliano, Rinaldo Focaccia. III. Título.

20-66603 CDD: 616.9
CDU: 616-022.1

Camila Donis Hartmann – Bibliotecária – CRB-7/6472

17/09/2020 17/09/2020

FOCACCIA, R.; SICILIANO R. F.
Tratado de Infectologia – 6ª edição – Volume 2

Editores

Editor Científico

ROBERTO FOCACCIA

Mestre, Doutor e Livre-Docente pela Universidade de São Paulo (USP). Professor Titular da Universidade Metropolitana de Santos (Unimes). Ex-Diretor, Professor Emérito da Faculdade de Medicina de Jundiaí (FMJ). Ex-Médico do Hospital das Clínicas da Faculdade de Medicina da Universidade de São Paulo (HC/FMUSP). Professor Honorário do Instituto de Infectologia Emílio Ribas. Ex-Consultor da Secretaria de Saúde de São Paulo e do Ministério da Saúde (MS). Recebeu 48 prêmios e/ou homenagens. Professor Orientador de pós-graduação de várias universidades. Co-Fundador da Sociedade Brasileira de Infectologia (SBI) e da Sociedade Paulista de Infectologia (SPI).

Editor Científico Adjunto

RINALDO FOCACCIA SICILIANO

Doutorado e Pós-Doutorado em Ciências da Saúde pela Faculdade de Medicina da Universidade de São Paulo (FMUSP). Professor Colaborador da FMUSP e Médico Assistente Doutor da Unidade de Controle de Infecção Hospitalar do Instituto do Coração (InCor) e da Divisão de Moléstias Infecciosas e Parasitárias do Hospital das Clínicas da Faculdade de Medicina da Universidade de São Paulo (HC/FMUSP).

Colaboradores

ABRAHAM CÉSAR DE BRITO ROCHA – Mestre e Doutor em Biologia Celular e Molecular pela Fundação Oswaldo Cruz (Fiocruz). Professor da Disciplina de Parasitologia da Universidade Federal de Pernambuco (UFPE). Pesquisador da Fiocruz.

ADRIANA MELO DE FARIA – Mestre em Pediatria pela Faculdade de Medicina da Universidade de São Paulo (FMUSP). Médica Colaboradora do Instituto da Criança do Hospital das Clínicas da FMUSP (HC/FMUSP) e da Pediatria do Hospital Infantil Sabará.

AÉRCIO SEBASTIÃO BORGES – Mestre em Medicina pela Faculdade de Medicina de Ribeirão Preto da Universidade de São Paulo (FMRP/USP). Professor Adjunto da Universidade Federal de Uberlândia (UFU).

AFFONSO CELSO PIOVESAN – Doutor em Urologia pela Faculdade de Medicina da Universidade de São Paulo (FMUSP). Docente da Disciplina de Urologia na FMUSP.

ALEJANDRO LUQUETTI OSTERMAYER – Mestre e Doutor em Medicina Tropical pela Universidade Federal de Goiás (UFG). Professor-Associado de Medicina Tropical da UFG.

ALINE CARRALAS QUEIROZ DE LEÃO – Mestra em Doenças Infecciosas e Parasitárias da Faculdade de Medicina da Universidade de São Paulo (FMUSP). Médica Infectologista do Instituto de Infectologia Emílio Ribas e do Centro de Referência e Treinamento em DST/Aids (CRT DST/Aids) (no ambulatório de Infectologia e no ambulatório de pré-natal de gestantes infectadas pelo HIV).

ALOÍSIO FALQUETO – Mestre em Doenças Infecciosas e Parasitárias pela Universidade Federal do Rio de Janeiro (UFRJ). Doutor em Medicina Tropical pela Fundação Oswaldo Cruz (Fiocruz). Professor-Associado de Epidemiologia e Doenças Infecciosas do Centro de Ciências da Saúde da Universidade Federal do Espírito Santo (Ufes).

AMANDA AZEVEDO BITTENCOURT – Especialista em Infectologia pelo Instituto de Infectologia Emílio Ribas. Médica do Instituto do Câncer do Estado de São Paulo (Icesp).

ANA LÚCIA LEI MUNHOZ LIMA – Mestre, Doutora e Livre-Docente em Medicina (Infectologia) pela Universidade de São Paulo (USP). Chefe do Serviço de Infecção do Instituto de Ortopedia e Traumatologia do Hospital das Clínicas da Faculdade de Medicina da Universidade de São Paulo (IOT/HC/FMUSP).

ANA MARIA AGUIAR DOS SANTOS – Mestre em Pediatria e o Doutora em Saúde da Criança e do Adolescente na Universidade Federal de Pernambuco (UFPE).

ANA MARISA CHUDZINSKI TAVASSI – Mestre e Doutora em Ciências Biológicas (Biologia Molecular) pela Universidade Federal de São Paulo (Unifesp). Doutora pelo Instituto Pasteur e INSERM – França. Pós-Doutora pela Academia Nacional de Medicina de Buenos Aires (ANMBs) – Argentina. Pesquisadora Científica PqC-VI do Instituto Butantan, onde atua como: Diretora do Laboratório de Biologia Molecular e Diretora da Divisão de Desenvolvimento Industrial e Inovação.

ANNETTE SILVA FORONDA – Médica. Doutora em Ciências (Biologia da Relação Patógeno-Hospedeiro) pela Universidade de São Paulo (USP). Professora-Associada do Instituto de Ciências Biomédicas da USP.

ANUAR IBRAHIM MITRE – Mestre, Doutor e Livre-Docente em Urologia – Departamento de Cirurgia pela Faculdade de Medicina da Universidade de São Paulo (FMUSP). Professor Titular de Urologia da Faculdade de Medicina de Jundiaí (FMJ). Professor-Associado de Urologia da FMUSP.

ARIVAL CARDOSO DE BRITO – Doutor e Livre-Docente em Dermatologia pela Universidade Federal do Pará (UFPA). Professor Adjunto da UFPA.

ARNALDO LOPES COLOMBO – Mestre em Doenças Infecciosas e Parasitárias pela Universidade Federal de São Paulo (Unifesp). Doutorado Sanduíche em Medicina pela University of Texas System e Unifesp. Professor Titular da Unifesp da Disciplina de Infectologia. Diretor Técnico do Laboratório Especial de Micologia da Unifesp.

ARNALDO MOREIRA DA SILVA – Mestre e Doutor em Patologia pela Universidade Federal do Triângulo Mineiro (UFTM). Professor Adjunto da Universidade Federal de Uberlândia (UFU).

ARNALDO ROCHA – Mestre e Doutor em Medicina Veterinária (Epidemiologia Experimental e Aplicada às Zoonoses) pela Universidade de São Paulo (USP).

AUGUSTO YAMAGUTI – Médico Infectologista do Hospital do Servidor Público Estadual de São Paulo (IAMSP), Coordenador do Setor de Vacinação e da Comissão de Infecção Hospitalar e Diretor do Serviço de Infectologia.

BENEDITO BARRAVIERA – Mestre e Doutor em Medicina Interna pela Universidade Estadual Paulista (Unesp). Professor Livre-Docente e Titular de Infectologia pela Faculdade de Medicina de Botucatu da Unesp. Pesquisador do Centro de Estudos de Venenos e Animais Peçonhentos da Unesp (Cevap/Unesp).

BENJAMIN CIMERMAN – Mestre em Ciências Biológicas pela Universidade de São Paulo (USP).

BRUNO R. SCHLEMPER JUNIOR – Doutor em Doenças Infecciosas e Parasitárias pela Faculdade de Medicina da Universidade Federal do Rio de Janeiro (UFRJ). Professor do Curso de Medicina da Universidade do Oeste de Santa Catarina (Unosc).

CARLOS EDUARDO TOSTA DA SILVA – Mestre em Medicina Tropical pela Universidade Federal do Rio de Janeiro (UFRJ). Doutor (PhD) e Pós-Doutor em Imunologia pela Universidade de Londres. Pesquisador Sênior e Professor Emérito da Faculdade de Medicina da Universidade de Brasília (UnB).

CARLOS ROBERTO DE MEDEIROS – Doutor em Ciências pela Faculdade de Medicina da Universidade de São Paulo (FMUSP). Médico Assistente do Hospital Vital Brasil do Instituto Butantan. Professor do Centro Universitário São Camilo (CUSC).

CECÍLIA BITTENCOURT SEVERO – Doutor em Ciências Pneumológicas pela Universidade Federal do Rio Grande do Sul (UFRGS). Professora Adjunta de Parasitologia e Micologia da Universidade Federal de Ciências da Saúde de Porto Alegre (UFCSPA).

CÉSAR DE ALMEIDA NETO – Mestre em Medicina. Doutor em Hematologia pela Faculdade de Medicina da Universidade de São Paulo (FMUSP). Livre-Docente pelo Instituto de Medicina Tropical (IMT). Médico Hemoterapeuta do Hospital Nove de Julho.

CLAUDIA CORTESE BARRETO – Doutora em Ciências (área de Microbiologia) pelo Instituto de Ciências Biomédicas da Universidade de São Paulo (USP).

CLÉA NAZARÉ CARNEIRO BICHARA – Doutora em Biologia de Agentes Infecciosos e Parasitários pela Universidade Federal do Pará (UFPA). Professora Adjunta da Universidade do Estado do Pará (UEPA) da Disciplina de Doenças Infecciosas e Parasitárias. Professora do Curso de Medicina da Faculdade da Amazônia (FAMAZ).

CRISTINE VIEIRA DO BONFIM – Mestre e Doutora em Saúde Pública pela Fundação Oswaldo Cruz (Fiocruz). Pesquisadora do Departamento de Parasitologia do Centro de Pesquisas Aggeu Magalhães da Fundação Oswaldo Cruz (CPqAM/Fiocruz).

DAHIR RAMOS DE ANDRADE JÚNIOR – Mestre em Medicina (Gastroenterologia) pelo Instituto Brasileiro de Estudos e Pesquisas de Gastroenterologia (IBEPEGE). Doutor em Patologia pela Universidade de São Paulo (USP). Médico do Hospital das Clínicas da Faculdade de Medicina da Universidade de São Paulo (HC/FMUSP).

DANIEL WAGNER DE CASTRO LIMA SANTOS – Mestre e Doutor em Infectologia pela Universidade Federal de São Paulo (Unifesp). Médico Infectologista do Laboratório Especial de Micologia da Unifesp.

DAVID EVERSON UIP – Mestre e Doutor em Doenças Infecciosas e Parasitárias pela Faculdade de Medicina da Universidade de São Paulo (FMUSP). Professor Livre-Docente pela FMUSP. Professor Titular de Infectologia da Faculdade de Medicina do ABC (FMABC). Reitor do Centro Universitário Saúde ABC da FMABC.

DAYSE MARIA LOURENÇO – Mestre, Doutora e Livre-Docente em Medicina (Hematologia) pela Universidade Federal de São Paulo (Unifesp). Pós-Doutora no Serviço de Hemostasia e Trombose do Professor M. Samama, no Hospital Hôtel-Dieu de Paris – França. Professora-Associada da Unifesp.

DOMINIQUE ARAÚJO MUZZILLO – Doutora em Medicina Interna, com concentração em Gastroenterologia e Hepatologia – Nagoya University/School of Medicine – Japão. Médica do Serviço de Hepatologia do Hospital das Clínicas da Universidade Federal do Paraná (HC/UFPR). Professora Adjunta da UFPR.

DONALD KAYE – Professor de Medicina da Drexel University College of Medicine – Filadélfia, Pensilvânia, Estados Unidos.

EDIGAR REZENDE DE ALMEIDA – Doutor em Otorrinolaringologia pela Universidade de São Paulo (USP). Médico do Hospital das Clínicas da Faculdade de Medicina da Universidade de São Paulo (HC/FMUSP).

EDUARDO ALEXANDRINO SERVOLO DE MEDEIROS – Mestre, Doutor e Livre-Docente em Infectologia pela Universidade Federal de São Paulo (Unifesp). Professor-Associado da Disciplina de Infectologia da Unifesp. Presidente da Comissão de Controle de Infecção Hospitalar (CCIH) do Hospital São Paulo da Escola Paulista de Medicina da Universidade Federal de São Paulo (HSP/EPM/Unifesp). Pesquisador do Conselho Nacional de Desenvolvimento Científico e Tecnológico (CNPq). Líder do Grupo de Pesquisa de Epidemiologia Hospitalar.

ELENI APARECIDA BEDAQUE – Mestre em Ciências pela Coordenação dos Institutos de Pesquisa da Secretaria de Estado da Saúde de São Paulo. Médica do Instituto de Infectologia Emílio Ribas.

ELMAR GONZAGA GONÇALVES – Doutor pela Escola Paulista de Medicina da Universidade Federal de São Paulo (EPM/Unifesp). Docente da Universidade Federal de Uberlândia (UFU).

ESTER CERDEIRA SABINO – Doutora em Imunologia pela Universidade de São Paulo (USP). Professora Livre-Docente da USP. Professora-Associada do Departamento de Moléstias Infecciosas da Faculdade de Medicina da Universidade de São Paulo (FMUSP). Investigadora principal dos programas do NIH "Recipient Epidemiology and Donor Evaluation Study-IV Pediatric" e do "São Paulo-Minas Gerais Neglected Tropical Disease Research Center for Biomarker Discovery".

EVELINE PIPOLO MILAN – Mestre e Doutora em Infectologia pela Universidade Federal de São Paulo (Unifesp). Professora-Associada da Universidade Federal do Rio Grande do Norte (UFRN).

FABIANA MARTINS DE PAULA – Mestrado em Imunologia e Parasitologia Aplicadas pela Universidade Federal de Uberlândia (UFU). Doutora em Parasitologia pela Universidade Estadual de Campinas (Unicamp). Pesquisadora Científica no Laboratório de Investigação Médica do Hospital das Clínicas da Faculdade de Medicina da Universidade de São Paulo (HC/FMUSP).

FÁBIO FERNANDES – Doutor e Livre-Docente em Cardiologia pela Faculdade de Medicina da Universidade de São Paulo (FMUSP). Médico do Grupo de Miocardiopatias do Instituto do Coração do Hospital das Clínicas da Faculdade de Medicina da Universidade de São Paulo (InCor/HC/FMUSP).

FERNANDO ANTONIO BRANDÃO SUASSUNA – Mestrado em Medicina Tropical pela Universidade Federal de Pernambuco (UFPE). Professor da Universidade Potiguar (UnP).

FERNANDO BRANDÃO SERRA – Médico do Instituto de Infectologia Emílio Ribas.

FERNANDO FOCACCIA PÓVOA – Médico Cardiologista. Professor da Disciplina de Emergências Clínicas (Clínica Médica) e Fisiologia Cardíaca do Centro Universitário Lusíada (Unilus). Especialização em Cardiologia pela Universidade Federal de São Paulo (Unifesp).

FLÁVIO DE QUEIROZ TELLES FILHO – Doutor em Doenças Infecciosas e Parasitárias pela Universidade de São Paulo (USP) e em Microbiologia Clínica pela Fundação Universidade Federal de Ciências da Saúde de Porto Alegre (UFCSPA). Mestre em Medicina Tropical pela Universidade Federal de Goiás (UFG). Professor-Associado de Infectologia do Departamento de Saúde Coletiva e do Serviço de Infectologia do Hospital das Clínicas da Universidade Federal do Paraná (HC/UFPR). Consultor do Grupo Técnico em Micoses do Ministério da Saúde (MS).

FLÁVIO SANTOS DOURADO – Mestre em Biologia Animal pela Universidade de Brasília (UnB). Consultor Técnico do Programa Nacional de Controle de Acidentes por Animais Peçonhentos do Ministério da Saúde (MS).

FRANCISCO ANTONIO HELFENSTEIN FONSECA – Doutor e Livre-Docente em Cardiologia pela Universidade Federal de São Paulo (Unifesp). Pós-Doutor pela The Mount Sinai School of Medicine/ New York University – Estados Unidos. Professor Adjunto da Disciplina de Cardiologia da Escola Paulista de Medicina da Universidade Federal de São Paulo (EPM/Unifesp).

FRANCISCO ORNIUDO FERNANDES – Professor Adjunto de Infectologia aposentado da Universidade Federal da Paraíba (UFPB).

FRANCISCO OSCAR DE SIQUEIRA FRANÇA – Doutor e Livre-Docente em Doenças Infecciosas e Parasitárias pela Universidade de São Paulo (USP). Professor-Associado do Departamento de Moléstias Infecciosas e Parasitárias da Faculdade de Medicina da Universidade de São Paulo (FMUSP). Médico do Hospital Vital Brazil (HVB) do Instituto Butantan da Secretaria de Saúde do Estado de São Paulo.

GILDA MARIA BARBARO DEL NEGRO – Mestre em Ciências (Microbiologia) pelo Departamento de Microbiologia do Instituto de Ciências Biomédicas da Universidade de São Paulo (USP). Doutora em Ciências pelo Departamento de Pediatria da Faculdade de Medicina da Universidade de São Paulo (FMUSP).

GUSTAVO ROCHA LEITE – Mestre e Doutor em Ciências Biológicas (Parasitologia) pela Universidade Federal do Espírito Santo (Ufes). Professor e Pesquisador do Setor de Parasitologia do Centro de Ciências da Saúde da Ufes.

HABIB FRAIHA NETO – Doutor em Ciências Biológicas pela Universidade Federal do Pará (UFPA). Médico Parasitologista e Entomologista. Pesquisador Titular aposentado do Instituto Evandro Chagas (IEC). Professor Adjunto aposentado da UFPA.

IARA MARQUES DE MEDEIROS – Mestre em Ciências da Saúde pela Universidade Federal de São Paulo (Unifesp). Doutora em Doenças Infecciosas e Parasitárias pela Unifesp. Professora-Associada da Universidade Federal do Rio Grande do Norte (UFRN).

IGOR THIAGO BORGES DE QUEIROZ E SILVA – Doutor em Doenças Infecciosas e Parasitárias pela Universidade de São Paulo (USP). Professor de Medicina da Universidade Potiguar (UnP) e da Universidade Federal do Rio Grande do Norte (UFRN). Médico Infectologista do Hospital Giselda Trigueiro.

ISABEL DE CAMARGO COSTA – Mestre em Pediatria pela Faculdade de Medicina da Universidade de São Paulo (FMUSP). Médica do Hospital Infantil Sabará.

IVAN DIEB MIZIARA – Doutor em Otorrinolaringologia pela Faculdade de Medicina da Universidade de São Paulo (FMUSP). Professor Livre-Docente pela FMUSP. Professor Titular da Disciplina de Medicina Legal e Deontologia Médica da Faculdade de Medicina do ABC (FMABC). Professor Adjunto da Disciplina de Medicina Legal e Bioética da Faculdade de Ciências Médicas da Santa Casa de São Paulo (FCMSCSP). Professor do Departamento de Medicina Legal, Ética Médica e Medicina Social e do Trabalho da FMUSP.

JANSEN FERNANDES DE MEDEIROS – Mestre e Doutor em Ciências Biológicas (Entomologia) pelo Instituto Nacional de Pesquisas da Amazônia (INPA). Pesquisador em Saúde Pública na Fundação Oswaldo Cruz (Fiocruz).

JOÃO CARLOS PINTO DIAS – Mestre e Doutor em Infectologia e Medicina Tropical pela Universidade Federal de Minas Gerais (UFMG). Membro do Conselho Curador da Fundação Ezequiel Dias (Funed). Pesquisador Emérito da Fundação Oswaldo Cruz (Fiocruz).

JOÃO HENRIQUE RISSATO – Médico Pesquisador do Grupo de Miocardiopatias do Instituto do Coração do Hospital das Clínicas da Faculdade de Medicina da Universidade de São Paulo (InCor/HC/FMUSP).

JOÃO JUVANKLIN DE SOUZA – Médico Infectologista. Professor Adjunto do Departamento de Infectologia da Universidade Federal do Rio Grande do Norte (UFRN).

JOSÉ ALEXANDRE MÉDICIS DA SILVEIRA – Doutor em Otorrinolaringologia pela Universidade de São Paulo (USP). Professor-Assistente da USP.

JOSÉ CARLOS GOMES SARDINHA – Médico do Fundação Alfredo da Matta do Ministério da Saúde (MS).

JOSÉ ERNESTO VIDAL BERMÚDEZ – Doutor em Ciências pela Coordenadoria de Controle de Doenças. Médico Infectologista do Serviço de Neurologia do Instituto de Infectologia Emílio Ribas e do Hospital das Clínicas da Faculdade de Medicina da Universidade de São Paulo (HC/FMUSP). Pesquisador do Instituto de Medicina Tropical de São Paulo da Universidade de São Paulo (USP).

JOSE LUIZ DE ANDRADE NETO – Doutor em Medicina Interna pela Universidade Federal do Paraná (UFPR). Professor Adjunto do Curso de Medicina da Pontifícia Universidade Católica do Paraná (PUC-PR) e da UFPR.

JULIO SOTELO MORALES – Doutor em Neurologia pelo Instituto Nacional de Neurologia e Neurocirurgia Manuel Velasco Suárez – México. Médico do Instituto Nacional de Neurologia e Neurocirurgia do México.

KLEBER GIOVANNI LUZ – Doutor em Doenças Infecciosas e Parasitárias pela Universidade de São Paulo (USP). Mestre em Pediatria e Ciências Aplicadas à Pediatria pela Universidade Federal de São Paulo (Unifesp). Professor-Associado da Universidade Federal do Rio Grande do Norte (UFRN). Consultor da Organização Pan-Americana da Saúde (Opas) para Arboviroses.

LAMARTINE PEDRETTI JÚNIOR – Doutor em Medicina pela Universidade Livre de Berlim. Médico Neurologista do Instituto de Infectologia Emílio Ribas.

LIDIANE DE OLIVEIRA – Mestre em Ciências pela Coordenadoria de Controle de Doenças. Doutora em Saúde Pública pela Universidade de São Paulo (USP).

LUCIANA SILVA GUAZZELLI – Doutora em Ciências Pneumológicas pela Universidade Federal do Rio Grande do Sul (UFRGS).

LUIZ ALBERTO CARNEIRO MARINHO – Mestre em Medicina Tropical pela Universidade Federal de Pernambuco (UFPE). Professor Adjunto da Universidade Federal do Rio Grande do Norte (UFRN). Professor da Universidade Potiguar (UnP).

LUIZ ANTONIO ASSAN BOTELHO – Médico Assistente do Setor de Uro-Oncologia do Hospital das Clínicas da Faculdade de Medicina da Universidade de São Paulo (HC/FMUSP) e do Instituto do Câncer do Estado de São Paulo (Icesp).

LUIZ CARLOS SEVERO – Mestre em Medicina pela Universidade Federal do Rio Grande do Sul (UFRGS). Doutor em Medicina pela UFRGS. Pós-Doutor em Micologia pelo Mycological Reference Laboratory, Public Health Laboratory Service – Londres, Inglaterra. Livre-Docente em Doenças Infecciosas e Parasitárias pela Fundação Universidade Federal de Ciências da Saúde de Porto Alegre (UFCSPA). Professor-Associado da UFRGS.

LUIZ DIAS DE ANDRADE – Mestre em Biologia Celular e Molecular pela Fundação Oswaldo Cruz (Fiocruz). Pesquisador Adjunto do Centro de Pesquisas Aggeu Magalhães da Fundação Oswaldo Cruz (CPqAM/Fiocruz).

LUIZ UBIRAJARA SENNES – Doutor e Livre-Docente pela Faculdade de Medicina da Universidade de São Paulo (FMUSP). Professor-Associado do Programa de Progressão de Nível na Carreira Docente da Universidade de São Paulo (USP). Médico Otorrinolaringologista. Coordenador do Programa de Pós-Graduação em Otorrinolaringologia da USP.

LUIZA BATISTA – Médica do Instituto de Infectologia Emílio Ribas.

MARCELO GENOFRE VALLADA – Mestre e Doutor em Pediatria pela Faculdade de Medicina da Universidade de São Paulo (USP). Médico responsável pela Unidade de Vacinas e Imunobiológicos Especiais do Instituto da Criança do Hospital das Clínicas da Faculdade de Medicina da Universidade de São Paulo (ICr/HC/FMUSP).

MARCELO SIMÃO FERREIRA – Livre-Docente em Doenças Infecciosas pela Universidade do Estado do Rio de Janeiro (UERJ). Professor Titular de Infectologia e Chefe do Serviço de Infectologia da Universidade de Uberlândia (UFU). Chefe do Serviço de Moléstias Infecciosas e Parasitárias da UFU.

MARCIA DE SOUZA CARVALHO MELHEM – Mestre e Doutora em Saúde Pública pela Universidade de São Paulo (USP). Professora Visitante da Faculdade de Medicina da Universidade Federal de Mato Grosso do Sul (Famed-UFMS).

MARCOS BOULOS – Mestre, Doutor e Livre-Docente em Doenças Infecciosas e Parasitárias pela Universidade de São Paulo (USP). Professor Titular do Departamento de Moléstias Infecciosas e Parasitárias da Faculdade de Medicina da Universidade de São Paulo (FMUSP).

MARCOS DE ASSIS MOURA – Mestre em Ciências pela Universidade Federal Rural do Rio de Janeiro (UFRRJ). Doutor em Biologia Parasitária pela Fundação Oswaldo Cruz (Fiocruz). Professor Adjunto da Universidade Federal de Juiz de Fora (UFJF) e da Faculdade de Ciências Médicas e da Saúde de Juiz de Fora (Suprema).

MARCOS VINICIUS DA SILVA – Mestre e Doutor em Medicina (Medicina Preventiva) pela Universidade de São Paulo (USP). Médico Assistente do Instituto de Infectologia Emílio Ribas. Consultor do Ministério da Saúde (MS). Professor-Associado do Departamento de Medicina da Pontifícia Universidade Católica de São Paulo (PUC-SP).

MARIA BERNADETE DE PAULA EDUARDO – Mestre e Doutora em Medicina Preventiva pela Universidade de São Paulo (USP). Médica Sanitarista da Secretaria de Estado da Saúde de São Paulo (SES-SP). Diretora Técnica da Divisão de Doenças de Transmissão Hídrica e Alimentar do Centro de Vigilância Epidemiológica da SES-SP.

MARIA IMACULADA MUNIZ BARBOZA JUNQUEIRA – Mestre em Medicina Tropical e Doutora em Imunologia e Genética Aplicadas pela Universidade de Brasília (UnB). Professora Titular de Imunologia da UnB.

MARIA IRMA SEIXAS DUARTE – Doutora em Patologia pela Universidade Federal de São Paulo (Unifesp) e pela Faculdade de Medicina da Universidade de São Paulo (FMUSP). Professora Titular do Departamento de Patologia da USP. Professora Colaboradora do Laboratório da Disciplina de Patologia de Moléstias Transmissíveis do Departamento de Patologia da FMUSP.

MARIA JOSÉ NETTO – Mestre em Saúde Pública pelo Centro de Pesquisas Aggeu Magalhães da Fundação Oswaldo Cruz (CPqAM/Fiocruz). Médica do Serviço Nacional de Referência em Filariose da Fiocruz.

MARIA JOSÉ SOARES MENDES GIANNINI – Mestre em Microbiologia e Imunologia pela Universidade de São Paulo (USP). Doutora em Ciências Biológicas (Microbiologia) pela USP. Professora Titular da Universidade Estadual Paulista (Unesp).

MARIA LUIZA MORETTI – Mestre em Ciências Médicas, Doutora em Medicina Interna e Livre-Docente pela Universidade Estadual de Campinas (Unicamp). Professora Titular da Faculdade de Ciências Médicas da Unicamp.

MÁRIO STEINDEL – Doutor em Parasitologia pela Universidade Federal de Minas Gerais (UFMG). Professor Titular aposentado de Parasitologia da Universidade Federal de Santa Catarina (UFSC).

MARLENE ZANNIN – Mestre em Farmacologia pela Universidade Federal de Santa Catarina (UFSC). Doutora em Ciências Médicas pela Escola Paulista de Medicina da Universidade Federal de São Paulo (EPM/Unifesp). Docente da Disciplina de Toxicologia da UFSC.

MAURICIO CARVALHO DE VASCONCELLOS – Doutor em Medicina Veterinária – Parasitologia Veterinária – pela Universidade Federal Rural do Rio de Janeiro (UFRRJ). Pesquisador da Fundação Oswaldo Cruz (Fiocruz).

MÔNICA BANNWART MENDES – Mestre em Doenças Tropicais pela Universidade Estadual Paulista (Unesp). Médica Infectologista.

NANCI ALVES SALLES – Graduada em Biomedicina pela Universidade de Santo Amaro (Unisa). Chefe de Divisão da Fundação Pró-Sangue Hemocentro de São Paulo.

NILTON JOSÉ FERNANDES PAIVA CAVALCANTE – Mestre em Microbiologia e Imunologia pela Universidade Federal de São Paulo (Unifesp). Doutor em Doenças Infecciosas e Parasitárias pela Universidade de São Paulo (USP). Médico do Instituto de Infectologia Emílio Ribas, do Centro de Referência e Treinamento DST/Aids (CRT DST/Aids). Professor de Graduação em Medicina na Universidade Nove de Julho (Uninove).

OSCAR H. DEL BRUTTO – Professor de Neurologia da Universidad Espiritu Santo – Guayaquil, Equador.

PASESA PASCUALA QUISPE TORREZ – Médica Infectologista. Doutora pelo Programa de Doenças Infecciosas e Parasitárias da Faculdade de Medicina da Universidade de São Paulo (FMUSP).

PAULA ANDREA DE SANCTIS BASTOS – Mestre e Doutora em Medicina Veterinária pela Faculdade de Medicina Veterinária e Zootecnia da Universidade de São Paulo (FMVZ/USP). Docente da Faculdade de Medicina Veterinária e da Faculdade de Medicina da Universidade Metropolitana de Santos (Unimes). Membro da Comissão de Educação Sanitária em Defesa Agropecuária no Estado de São Paulo (CESESP).

PAULA MASSARONI PEÇANHA PIETROBOM – Médica Infectologista do Grupo de Micoses Sistêmicas da Universidade Federal de São Paulo (Unifesp). Preceptora do Programa de Residência Médica em Infectologia da Unifesp.

PEDRO LUIZ TAUIL – Mestre em Medicina Preventiva pela Faculdade de Medicina da Universidade de São Paulo (FMUSP). Doutor em Medicina Tropical pela Universidade de Brasília (UnB). Professor Emérito da UnB.

PEDRO MORERA – Professor de Parasitologia da Universidade da Costa Rica (UCR).

PEDRO PAULO CHIEFFI – Mestre em Saúde Pública e Doutor em Ciências (Biologia da Relação Patógeno-Hospedeiro) pela Universidade de São Paulo (USP). Professor Titular da Faculdade de Ciências Médicas da Santa Casa de São Paulo (FCMSCSP).

PRISCILA BOGAR RAPOPORT – Doutora em Clínica Cirúrgica pela Universidade de São Paulo (USP). Professora Titular de Otorrinolaringologia da Faculdade de Medicina do ABC (FMABC).

RAFI FELÍCIO BAUAB DAUAR – Neurocirurgião do Instituto de Infectologista Emílio Ribas.

RAIMUNDO NONATO QUEIROZ DE LEÃO – Médico Infectologista. Professor Titular aposentado da Universidade do Estado do Pará (UEPA).

REGINA MAURA BUENO FRANCO – Mestre em Parasitologia pela Universidade Federal de Minas Gerais (UFMG). Doutora em Parasitologia pela Universidade Estadual de Campinas (Unicamp). Professora Doutora da Unicamp.

RINALDO PONCIO MENDES – Professor Titular da Disciplina de Moléstias Infecciosas e Parasitárias da Faculdade de Medicina de Botucatu da Universidade Estadual Paulista (Unesp/FMB). Doutor em Farmacologia e Livre-Docente em Doenças Infecciosas e Parasitárias pela Unesp/FMB. Professor Visitante da Faculdade de Medicina da Universidade Federal de Mato Grosso do Sul (UFMS).

ROBERT FABIAN CRESPO ROSAS – Mestre e Doutor em Infectologia pela Universidade Federal de São Paulo (Unifesp). Professor dos cursos de Medicina do Centro Universitário São Camilo (CUSC) e da Universidade Nove de Julho (Uninove).

ROBERT VON SOHSTEN – Médico e Professor de Medicina da Divisão de Cardiologia do Departamento de Medicina da New Southeastern School of Medicine – Flórida, Estados Unidos.

ROBERTO JOSÉ DA SILVA BADARÓ – Doutor em Infectologia pela Universidade Federal de São Paulo (Unifesp). Professor Titular do Serviço Nacional de Aprendizagem Industrial, Departamento Regional da Bahia (Senai).

ROBERTO MARTINEZ – Mestre e Doutor em Medicina pela Faculdade de Medicina de Ribeirão Preto da Universidade de São Paulo (FMRP/USP). Professor-Associado do Regime de Dedicação Integral à Docência e à Pesquisa (RDIDP) da USP.

ROGÉRIO BERTANI – Mestre e Doutor em Ciências Biológicas (Zoologia) pela Universidade de São Paulo (USP). Pesquisador Científico do Laboratório de Ecologia e Evolução Instituto Butantan.

ROGÉRIO ZEIGLER – Médico Infectologista do Instituto do Coração da Faculdade de Medicina da Universidade de São Paulo (InCor/FMUSP) e do Hospital Sírio-Libanês.

RONALDO CESAR BORGES GRYSCHEK – Mestre e Doutor em Medicina e Livre-Docente pela Faculdade de Medicina da Universidade de São Paulo (FMUSP). Professor-Associado da FMUSP.

ROSÂNGELA MARIA DE CASTRO CUNHA – Mestre em Doenças Infecciosas e Parasitárias pela Universidade Federal do Rio de Janeiro (UFRJ). Doutora em Doenças Infecciosas e Parasitárias pela Universidade Federal de São Paulo (Unifesp).

RUI PÓVOA – Mestre e Doutor em Cardiologia pela Universidade Federal de São Paulo (Unifesp). Professor da Disciplina de Cardiologia da Unifesp.

RUI SEABRA FERREIRA JUNIOR – Mestre e Doutor em Doenças Tropicais pela Universidade Estadual Paulista (Unesp). Pós-Doutor em Imunoquímica pelo Instituto Butantan. Livre-Docente em Animais Peçonhentos: acidentes e toxinas pela Unesp. Pesquisador Adjunto do Centro de Estudos de Venenos.

SERGIO CIMERMAN – Mestre e Doutor em Infectologia pela Universidade Federal de São Paulo (Unifesp). Professor-Assistente de Infectologia da Universidade de Mogi das Cruzes (UMC). Médico do Instituto de Infectologia Emílio Ribas.

SILVIO ANTONIO MONTEIRO MARONE – Doutor em Otorrinolaringologia pela Faculdade de Medicina da Universidade de São Paulo (FMUSP). Professor Titular da Disciplina de Otorrinolaringologia da Faculdade de Medicina da Pontifícia Universidade Católica de Campinas (PUC-Campinas). Professor Doutor da Disciplina de Otorrinolaringologia da FMUSP.

SUSANA ANGÉLICA ZEVALLOS LESCANO – Mestre em Patologia e Doutora em Ciências (Biologia da Relação Patógeno-Hospedeiro) pela Universidade de São Paulo (USP).

TANIA DO SOCORRO SOUZA CHAVES – Mestre e Doutora em Doenças Infecciosas e Parasitárias pela Universidade de São Paulo (USP). Pesquisadora em Saúde Pública do Instituto Evandro Chagas (IEC). Professora Adjunta da Faculdade de Medicina da Universidade Federal do Pará (UFPA). Docente do curso de Medicina do Centro Universitário do Estado do Pará (Cesupa).

TÂNIA MARA VAREJÃO STRABELLI – Mestre e Doutora em Doenças Infecciosas e Parasitárias pela Universidade de São Paulo (USP). Professora Livre-Docente do Departamento de Cardiopneumologia da Faculdade de Medicina da Universidade de São Paulo (FMUSP).

THAÍS GUIMARÃES – Mestre e Doutora em Infectologia pela Universidade Federal de São Paulo (Unifesp). Coordenadora da Comissão de Controle de Infecção Hospitalar do Hospital do Servidor Público Estadual de São Paulo. Médica Supervisora da Comissão de Controle de Infecção Hospitalar do Hospital das Clínicas da Faculdade de Medicina da Universidade de São Paulo (HC/FMUSP).

THIAGO VALE SANTIAGO – Infectologista do Hospital Giselda Trigueiro. Professor de Medicina da Universidade Potiguar (UnP).

VIDAL HADDAD JUNIOR – Mestre e Doutor em Medicina (Dermatologia) pela Universidade Federal de São Paulo (Unifesp). Professor-Associado (Livre-Docente) da Faculdade de Medicina de Botucatu da Universidade Estadual Paulista (Unesp/FMB).

WALFREDO DA COSTA – Mestre e Doutor em Medicina (Doenças Infecciosas e Parasitárias) pela Universidade Federal do Rio de Janeiro (UFRJ). Professor Adjunto da Universidade Federal da Paraíba (UFPB).

ZILTON DE ARAUJO ANDRADE – Doutor em Patologia pela Universidade de São Paulo (USP). Livre-Docente pela Universidade Federal da Bahia (UFBA). Pós-Doutor pelo Mount Sinai Hospital – Nova York, Estados Unidos, sob supervisão do Dr. Hans Popper. Pesquisador aposentado da Fundação Oswaldo Cruz (Fiocruz). Professor Emérito da UFBA.

ZULMA MARIA DE MEDEIROS – Doutora pelo Instituto Oswaldo Cruz (IOC/Fiocruz). Professora do Instituto de Ciências Biológicas da Universidade de Pernambuco (ICB/UPE).

Dedicatória

Aos meus pais,
que com Amor, exemplos de vida e
de conduta humana, construíram
minha vida.

À minha companheira, Maria Teresa,
que me ensinou a ver e a me preocupar
com os pequenos, os injustiçados,
as crianças e a natureza.

Aos meus filhos, Rodolfo e Rafael,
que deram sentido à minha existência.

Ao Professor Veronesi,
que me ensinou os caminhos da
pesquisa científica.

Roberto Focaccia
Editor Científico

Homenagem

Homenagem ao Professor Ricardo Veronesi, in memoriam, *Professor Emérito da Universidade de São Paulo (USP) e iniciador deste livro.*

Prefácio

Quando o Professor Roberto Focaccia, editor desta 6ª edição do livro *Tratado de Infectologia*, me convidou gentilmente para fazer o prefácio desta obra, me senti muito honrado e feliz por realizar essa tarefa. Manifesto desde já solidariedade e aplauso ao amigo, editor deste monumental compêndio médico.

Aqui, vale recordar o pioneirismo do Professor Ricardo Veronesi, seu primeiro editor, para mim um verdadeiro professor que após minha residência no Hospital das Clínicas da Universidade de São Paulo (USP), em 1981, me ofereceu a oportunidade de atualizar o importante capítulo sobre Malária, no qual permaneço como seu colaborador até hoje, conjuntamente com outros colegas renomados. O Professor Veronesi permaneceu como uma das pessoas mais importantes dentro da nossa especialidade, tendo fundado, em 1980, a Sociedade Brasileira de Infectologia (SBI).

O Professor Roberto Focaccia é, sem dúvida, o maior de seus discípulos. Possuidor de um memorial invejável, com atuações em várias áreas da especialidade no Brasil e no exterior, Focaccia seguiu, certamente, o caminho do seu antigo mestre Veronesi, perpetuando de maneira inigualável a sua maior obra, o então compêndio de *Doenças Infecciosas e Parasitárias*.

É necessário, como todos sabem, um esforço hercúleo de muitos meses de trabalho para atualizar e editar os 122 capítulos e inúmeros subcapítulos desta monumental obra. São 13 edições do livro, desde que foi lançado no ano de 1960, sendo naquela ocasião sob outro título: *Doenças Infecciosas e Parasitárias*. Nos anos 1990, já sob a editoria científica do Professor Focaccia, houve mudança no nome do livro para *Tratado de Infectologia*, lançado em dois volumes, que representavam o monumental avanço no conhecimento das doenças infecciosas. Novas enfermidades foram sendo gradativamente incorporadas a cada edição, no escopo do livro, notadamente as doenças emergentes e reemergentes, recebendo o Prêmio Jabuti pela Câmara Brasileira do Livro (CBL).

Na atual edição, a linha editorial do livro foi mantida. Obviamente, houve mudanças expressivas na sua forma e no seu conteúdo. Buscou-se a indispensável atualização e ampliação dos assuntos, especialmente pela incorporação de novos conhecimentos na imunologia, no diagnóstico e na terapêutica das doenças infecciosas e parasitárias. Trata-se de uma tarefa muito difícil na atualidade, em que os conhecimentos são publicados com velocidade espantosa. Tive o prazer e a honra de ser coeditor em duas edições, contribuindo com a incorporação de capítulos pertinentes às doenças parasitárias, alvo de minhas pesquisas e publicações desde o início de minha formação médica.

Hoje, já no início da segunda década do século XXI, questiona-se muito o lançamento de novos livros especializados, uma vez que os recursos ligados à internet nos permitem, em poucos momentos, vislumbrar em nosso celular ou *tablet* qualquer conhecimento médico atualizado. Esse fato, entretanto, não invalida a existência de livros especializados dirigidos, principalmente aos estudantes de medicina, aos médicos não especialistas, aos profissionais da área da saúde e mesmo aos infectologistas que desejam aprofundar os conhecimentos sobre determinada infecção.

O *Tratado de Infectologia* é uma obra única, para estudo, consulta e aprendizado dentro do universo das doenças infecciosas. O pleno exercício da Medicina exige uma base científica sólida, que só podemos conseguir por meio da leitura de informações claras e atualizadas.

Das últimas décadas do final do século XX até o início da segunda década do século XXI, houve substancial mudança no quadro nosológico das doenças infecciosas no Brasil e na América Latina. Nos anos 1970 e 1980, predominavam as doenças endêmicas de natureza parasitária (Chagas, esquistossomose), que acometiam, naquele momento, milhões de brasileiros, ceifando suas vidas e agravando mais ainda o quadro da miséria e da exclusão social existente em nosso país. A partir dos anos 1980, e prosseguindo nas próximas décadas, houve um declínio substancial dessas parasitoses, graças às efetivas medidas de controle implementadas pelos gestores de saúde. Em contrapartida, novas patologias, sem dúvida mais graves, surgem com toda força, e somente com os avanços tecnológicos surgidos principalmente neste novo século é que se pode vislumbrar o seu controle nos próximos anos. Assim é a síndrome da imunodeficiência adquirida, as hepatites virais, as micoses oportunistas, as arboviroses, os vírus respiratórios, contemplados em gigantescos capítulos na 6ª edição deste *Tratado*, escritos por renomados infectologistas, altamente experientes em cada um dos temas. Novos desafios continuam a emergir, como a atual epidemia de coronavírus, surgida de um escape zoonótico, e que agora espalha-se pelo planeta, configurando-se como uma pandemia global. Essa é a Infectologia, uma especialidade crescente, com várias subespecialidades que se renovam constantemente, exigindo do médico especialista um aprimoramento constante.

Não devemos esquecer que hoje alguns aspectos da vida moderna, como a mobilidade e as modalidades terapêuticas para várias doenças crônicas (transplantes, quimioterapia anticâncer, infecção hospitalar), fazem do nosso especialista uma figura imprescindível no manuseio das infecções adquiridas nessas situações. O mundo global e as viagens internacionais por todos os continentes nos forçam a conhecer doenças próprias de países distantes, muitas vezes raramente vistas no nosso trabalho diário, mas que exigem nosso conhecimento para manuseá-las. É por isso que neste *Tratado* estão incluídas doenças, como tularemia, algumas riquetsioses, hidatidose e muitas outras que eventualmente teremos que conduzir em viajantes oriundos de diferentes regiões do mundo. Contudo, o papel dos infectologistas no manuseio das infecções que ocorrem em imunodeprimidos por transplantes ou decorrentes da quimioterapia é crucial, particularmente pela sua capacidade de identificar patógenos oportunistas e conduzir o tratamento de infecções sabidamente ameaçadoras à vida desses indivíduos.

Para finalizar, quero parabenizar o Professor Roberto Focaccia, a quem devoto sincero apreço, não só pelo seu valor intelectual, mas pela sua capacidade de trabalho e sua honestidade inimputável. Focaccia é brilhante de ideias e continua trabalhando em prol daqueles que mais necessitam. A 6ª edição do *Tratado de Infectologia* é convidativa à leitura e esperamos que, mais uma vez, traga valiosa contribuição a todos os nossos colegas.

Marcelo Simão Ferreira
Professor Titular de Doenças Infecciosas da Universidade Federal de Uberlândia (UFU).
Ex-Presidente da Sociedade Brasileira de Infectologia (SBI)
e da Sociedade Brasileira de Medicina Tropical (SBMT).

Apresentação

A atual edição do *Tratado de Infectologia* foi bastante ampliada e revista dentro do possível.

No limite do meu esforço pessoal, cumpri, acima de tudo, o dever, para comigo e para com os leitores, de dar sequência a tão importante obra médica. Fiz com o orgulho e o sentimento da missão cumprida: oferecer à área de saúde conhecimentos atualizados da Infectologia. Mantive, no sumário desta edição, grandes especialistas de cada área e, quando necessário, de cada aspecto de algumas doenças.

Sinto-me honrado e inteiramente à vontade para continuar a obra iniciada, na década de 1960, pelo saudoso Professor Veronesi. Herdeiro científico, colaborei na 7ª edição do então *Doenças Infecciosas e Parasitárias.*

Ao final da década de 1980, assumi a editoria científica da obra, ampliando e aprofundando o leque de doenças infecciosas, e oferecendo espaço às abordagens clínicas decorrentes das infecções, o que resultou no pretensioso nome *Tratado de infectologia* (vencedor do prêmio Jabuti), agora já em sua 6ª edição.

Com a responsabilidade científico-editorial, tenho plena consciência da importância do *Tratado.* Adotado em grande parte das escolas da área de saúde, é usado para consulta pelos profissionais da saúde e como guia de ensino para milhares de estudantes, médicos-residentes e pós-graduandos.

Na elaboração do projeto editorial, pude constatar que o Brasil já dispõe de especialistas e serviços de excelência em quase todas as áreas da Infectologia, fato que permitiu a substituição de vários autores estrangeiros por destacados especialistas brasileiros. Colaboraram com esta edição mais de 400 autores da maior expressão científica em cada área da Infectologia e Membros de suas Equipes, distribuídos em quase 200 capítulos e subcapítulos. O capítulo de hepatites virais, minha atual linha de pesquisa, recebeu o notável conhecimento dos colaboradores do nosso recente *Tratado de Hepatites Virais e Doenças Associadas*, aos quais presto minha homenagem.

Busquei os nomes da mais alta expressão em cada assunto. Do ponto de vista da produção editorial, contamos, mais uma vez, com a alta qualidade técnica da Editora Atheneu, sob o comando excepcional do Dr. Paulo Rzezinski, que buscou desenvolver um projeto editorial moderno e didático. Merecem destaque a excepcional qualidade técnica e a inestimável assistência da empresa Know-How Editorial, que produziu o livro.

Nesta edição, pude contar com a cooperação indispensável do Professor-Doutor Rinaldo Focaccia Siciliano, como editor científico adjunto, a quem ofereço minha gratidão.

Aos Colaboradores, razão maior do sucesso do livro, os efusivos cumprimentos e agradecimentos que certamente receberão dos leitores!

O Professor Veronesi costumava dizer que um livro somente atinge a maturidade na 4ª edição. Espero que a tenhamos alcançado essa maturidade e possamos continuar oferecendo ensino e atualização aos nossos milhares de "alunos" espalhados por todo o Brasil e até em alguns países de idiomas português e espanhol.

Roberto Focaccia

Editor Científico

Sumário

Volume 1

Parte II Vírus

Parte III Riquétsias

Parte IV Micoplasmas

Parte V Clamídias

Parte VI Bactérias e micobactérias

Volume 2

Parte VII Fungos

Parte IX Helmintos

Parte VII

Fungos

68

Micoses – aspectos gerais

Luiz Carlos Severo
Cecília Bittencourt Severo
Luciana Silva Guazzelli

68.1 Introdução

ASPECTOS HISTÓRICOS

Possivelmente, um dos primeiros relatos de doença causada por fungo seja o de Eurípedes (456-450 a.C.), sobre uma mãe e três filhos que morreram após comer um fungo. Robert Hooke, em 1665, publicou a *Micrografia*, com a primeira ilustração microscópica de um fungo. Pietro Antonio Michelli, botânico de Florença, publicou, em 1729, *Nova plantarum genera justa tornefortii methodum disposita*, descrevendo 900 fungos. Ele introduziu o termo *aspergillus* para designar o aparelho conidiano do fungo, semelhante ao aspersório (do latim *aspergillu*), instrumento usado em cerimônias litúrgicas.

Hipócrates (V a.C.) descreveu o "sapinho", lesão oral de *Candida*, e Celso (30 a.D.) referiu-se ao favo (tinha do couro cabeludo). A primeira descoberta importante da micologia foi obtida por Bassi, que, em 1835, descreveu a doença do bicho-da-seda (muscardina) como de etiologia fúngica (*Beauveria bassiana*). Schenlein e seu assistente, Remak, descreveram a etiologia do favo (*Trychophyton schoenleinii*), em 1837. Essa descoberta ficou ignorada. Mas, os estudos de David Gruby, em Paris, entre 1941 e 1944, obtiveram maior impacto, mostrando que o *T. schoenleinii*, recuperado do couro cabeludo, poderia reproduzir a doença em outra pessoa sadia, preenchendo, com antecedência, dessa maneira, os postulados de Henle-Koch.

Na segunda metade do século XIX, com a teoria de Pasteur (1859), iniciou-se a associação do micro-organismo com a doença específica. Em 1892, Posadas e Wermicke descreveram a coccidioidomicose, na Argentina, como protozoário; Ophüls e Moffitt isolaram o *Coccidioides immitis* (1900); em 1894, Busse e Buschke descreveram a criptococose; no mesmo ano, San Felice isolou o *Cryptococcus neoformans*; Rixford e Gilchrist (1896) publicaram o primeiro caso de blastomicose, Gilchrist e Stokes isolaram o *Blastomyces dermatitidis* (1898); Schenck (1898) descreveu a esporotricose. No século XX, continuaram as descobertas micológicas: Darling (1906), influenciado pelas descobertas de Leishman (Calcutá) e Donovan (Madras), descobriu a histoplasmose, julgando descrever uma nova protozoose; De Monbreun isolou o *Histoplasma casulatum* e caracterizou seu dimorfismo térmico (1934). Em 1908, Lutz descreveu a paracoccidioidomicose. Em 1910, Carini reconheceu o *Pneumocystis carinii*, confundido com protozoário, em pulmão de rato. A espécie que infecta os humanos foi descrita como *Pneumocystis jirovecii*, por Frenkel, em 1999, em homenagem a Otto Jirovec pelo seu reconhecimento do *Pneumocystis* como patógeno humano.

Na história da mitologia, não podemos esquecer-nos de mencionar mestres que influenciaram o curso das pesquisas: Raimond Sabouraud (1864-1938), Norman Conant (1908-1984), Chester Emmons (1900-1985) e Libero Ajello (1916-2004); no Brasil, Alberto Thomaz Londero (1921-2003) e Carlos da Silva Lacaz (1915-2002).

CLASSIFICAÇÃO CLÍNICA DAS MICOSES

As micoses humanas podem ser causadas por fungos patogênicos primários ou por fungos patogênicos oportunistas. Os primários são aqueles que têm a capacidade de invadir os tecidos de um hospedeiro hígido; já os oportunistas são invasores de tecidos de indivíduos com alterações graves do sistema imunodefensivo do organismo.

Com exceção de leveduras de *Candida albicans* e Malassezia, que fazem parte da microbiota normal do homem, os demais fungos patogênicos vivem como sapróbios na natureza, são geofílicos, o que demanda, por parte do clínico, conhecimento dos aspectos ecológicos das micoses. Há fungos unicelulares - leveduriformes - agentes de micoses, mas a maioria são fungos filamentosos que produzem propágulos, usualmente dispersos pelo ar. Dentre os leveduriformes, muitos podem, além de determinar micoses, colonizar o trato gastrointestinal ou o trato respiratório.

Os fungos patogênicos penetram no organismo por via inalatória ou por implantação transtegumentar. Há, porém, um grupo de fungos queratinofílicos - dermatófitos - que podem ser transmitidos por contato com o solo, homens ou animais infectados.

Ao invadirem os tecidos, os fungos filamentosos sofrem uma *redução morfológica*. Esse fenômeno vai desde a simples perda da capacidade de produzir propágulos, até a transformação total do micro-organismo - dimorfismo térmico - de filamentoso para levedura. Essas modificações marcam o parasitismo.

As doenças por fungos patogênicos primários podem ser classificadas em quatro grupos naturais: micoses superficiais, cutâneas, subcutâneas e sistêmicas. As micoses por fungos oportunistas se agrupam sob a denominação de micoses oportunísticas.

MICOSES SUPERFICIAIS

As micoses superficiais são infecções causadas por fungos que invadem apenas as camadas superficiais da capa córnea da pele ou da haste livre dos pelos. As lesões se manifestam como mancha pigmentar na pele ou nódulo nos pelos. As micoses superficiais são: piedra negra, piedra branca, pitiríase versicolor e tinha negra.

MICOSES CUTÂNEAS

As micoses cutâneas resultam do acometimento de fungos aos tecidos queratinizados da pele, do pelo e da unha. Embora a lesão esteja confinada à camada da pele e anexos mortos, cornificados, a destruição dos tecidos é extensa e a reação imunológica do hospedeiro é acentuada.

As micoses cutâneas podem ser classificadas em: dermatofitose, candidose e causadas por não dermatófitos.

Os dermatófitos, principais agentes de micoses cutâneas, são sapróbios especializados, utilizando estruturas mortas, queratinizadas do hospedeiro (pelo, pele, unha). A doença clínica resulta de reação tóxica e alérgica do hospedeiro à presença do fungo e de seus metabólitos.

MICOSES DE IMPLANTAÇÃO (ver capítulo específico)

Grupo heterogêneo de doenças causadas por ampla variedade de fungos que invadem tecidos cutâneos e subcutâneos após implante traumático.

As micoses subcutâneas são: cromoblastomicoses, esporotricose, feo-hifomicose, lobomicose, micetoma, e entomoftoromicose.

Os agentes de micoses subcutâneas têm invasibilidade limitada. São implantados no organismo traumaticamente e podem levar anos para desenvolver doença aparente, tempo para a adaptação ao ambiente tecidual.

Algumas infecções se mantêm localizadas, expandindo-se lentamente aos tecidos contíguos (cromoblastomicose, micetoma), enquanto, em outras (esporotricose), a propagação linfática é frequente.

MICOSES SISTÊMICAS

As micoses sistêmicas são doenças pulmonares, em que a porta de entrada dos propágulos fúngicos é quase invariavelmente inalatória. Os fungos são dimórficos térmicos (na natureza são filamentosos, e no hospedeiro a 37 °C, são leveduriformes). Esses fungos têm distribuição geográfica restrita e causam endemias.

As micoses sistêmicas são: blastomicose, coccidioidomicose, histoplasmose e paracoccidioidomicose.

Os agentes dessas micoses são patógenos primários. Têm a capacidade de causar doença no hospedeiro normal, na dependência da densidade de propágulos no ambiente e no tempo de exposição (dose infectante). Paralelamente, as defesas do hospedeiro determinam o caráter de progressividade e a gravidade da doença.

Nessas micoses, todos os órgãos vitais podem ser afetados e as lesões podem ser extensas. As formas cutâneas e subcutâneas resultam de disseminação hematogênica, raramente por consequência de inoculação direta após traumatismo, especialmente como acidente laboratorial.

MICOSES OPORTUNÍSTICAS

As micoses oportunísticas tiveram um marcado incremento na medicina atual. O advento de drogas citotóxicas, o uso de drogas imunossupressoras e, principalmente, a aids permitiram um aumento no número de agentes infectantes e agravaram o curso das micoses. Hoje, todo fungo isolado de um paciente imunocomprometido deve ser considerado potencialmente patogênico.

Os fatores predisponentes, que aumentam a frequência e a gravidade dessas infecções, incluem: distúrbios na barreira mucocutânea, defeitos ou disfunções em neutrófilos e fagócitos mononucleares, defeitos ou disfunções na imunidade mediada por linfócitos T.

As micoses oportunísticas principais são: aspergilose, candidose, criptococose, feo-hifomicose, hialo-hifomicose, pneumocistose, scedosporiose e mucormicose.

GLOSSÁRIO

- **Actinomiceto:** termo geral aplicado a bactérias filamentosas e ramificadas, que se fragmentam ou não em elementos bacilares e cocoides, Gram-positivos, acidorresistente variáveis ou não.

- **Adiaconídio:** grande célula esférica, de parede espessa, encontrada no pulmão do homem e de outros animais, resultante do alargamento do aleurioconídio inalado de *Emmosia*. Os adiaconídios são produzidos *in vitro*, em condições apropriadas.
- **Anamorfo:** forma assexuada e/ou estrutura somática reprodutiva, não sendo usada para estruturas reprodutivas sexuadas.
- **Blastoconídio (blastoporo):** esporo assexuado que se forma por brotamento nas leveduras.
- **Conídio (= conidiosporo):** tipo de esporo assexuado, ocorrendo nos fungos imperfeitos.
- **Corpo asteroide:** célula leveduriforme globosa ou oval, verificada nos tecidos (cortes histológicos), circundada por material eosinofílico radiado, constituído de complexo resultante do precipitado antígeno e anticorpo.
- **Demácio:** fungo que apresenta melanina na parede celular, conferindo com pigmento negro as estruturas, pertencente à *Dematiaceae*.
- **Ectothrix:** artroconídios exógenos na bainha do cabelo. A cutícula é totalmente destruída.
- **Endothrix:** artroconídios no interior do cabelo. A cutícula é intacta.
- **Esporo:** célula haploide, formada em órgãos especiais e capaz de gerar novo organismo.
- **Grão:** microcolônia constituída por entrelaçamento miceliano e/ou por filamentos bacterianos entrelaçados.
- **Grão actinomicótico:** grão produzido por bactérias (actinomicetos).
- **Grão eumicótico:** grão produzido por fungo.
- **Hialino:** que tem a aparência de vidro; *vitreo*.
- **Hifa:** porção do talo ou corpo vegetativo, constituído por filamento septado, ou não.
- **Levedura:** fungo unicelular que se reproduz por brotamento. A reprodução é sexuada e/ou assexuada.
- **Macroconídio:** estruturas de reprodução assexuada, em forma de fuso, encontrados nos dermatófitos.
- **Micélio:** parte vegetativa dos fungos, trama de hifas.
- **Microconídio:** estruturas de reprodução assexuada menores, ovais ou globosas.
- **Pseudo-hifa:** uma série de blastococonídios que permanecem aderidos uns aos outros, formando filamento semelhante à hifa.
- **Sapróbio:** termo empregado para fungos que utilizam a matéria orgânica, ocasionando sua decomposição.
- **Septado:** dividido em compartimentos; tabicados; provido de septos.
- **Tuberculado:** que tem nodosidades, iguais a tubérculos; protuberâncias da parede celular.

BIBLIOGRAFIA SUGERIDA

Ainsworth GC. Introduction to the history of medical and veterinary mycology. Cambridge: Cambridge University Press, 1986.

Drouhet E. Historical introduction: evolution of knowledge of the fungi and mycoses from Hippocrates to the twenty-first century. In: Ajello L, Hay RJ (eds.). Medical mycology. Leslie C, Balows A, Sussman M (eds.). 9. ed. Topley & Wilson's microbiology and microbial infections, 1998, vol., chap. 1, p. 3-42.

Espinel-Ingroff A. History of medical mycology in the United States. Clin Microbiol Rev. 1996;9:235-72.

Fredricks DN, Jolley JA, Lepp PW et al. Rhinosporidium seeberi: a human pathogen from a novel group of aquatic protistan parasites. Emerg Infect Dis. 2002;6(3):273-82.

Kwon-Chung KJ, Bennett JE. Medical mycology. Philadelphia: Lea & Febiger, 1992.

Lacaz CS, Porto E, Martins JEC et al. Tratado de micologia médica Lacaz. 9. ed. São Paulo: Sarvier, 2002.

Stringer JR, Beard CB, Miller RF, Wakefield AE. A new name (Pneumocystis jiroveci) for Pneumocystis from humans. Emerg Infect Dis. 2002;8(9):891-96.

68.2 Diagnóstico laboratorial

INTRODUÇÃO

Fundamentalmente, o diagnóstico micológico é obtido pelo exame microscópico direto e pelo exame em cultivo de um espécime clínico. O exame direto busca visualizar o fungo em sua morfologia parasitária no material biológico. O exame em cultivo tem por finalidade isolar o fungo para posterior identificação.

No entanto, para que o diagnóstico possa ser realizado, é necessário que o clínico suspeite ou leve em consideração as micoses no diagnóstico diferencial; e em sequência, que seja coletado e encaminhado um espécime clínico apropriado, transportado adequadamente e; que o material seja devidamente processado para o exame microscópico, e cultivado em meio apropriado ao isolamento do fungo e sua posterior identificação.

Todas as fases do diagnóstico micológico ficam simplificadas se houver uma cooperação entre o clínico e o laboratorista. As informações clínicas são importantíssimas, porque orientam a escolha da técnica de montagem do espécime, para exame microscópico, e a seleção do meio de cultivo mais adequado, para isolamento e identificação do micro-organismo.

Os fungos, com exceção das leveduras, quando passam de sapróbios a parasitas, sofrem modificações morfológicas, para adaptar-se à vida nos tecidos do hospedeiro, onde o teor de oxigênio é baixo, a temperatura mais elevada e devem superar as defesas do organismo. Os fungos patogênicos (p. ex., dermatófitos) ou potencialmente patogênicos (p. ex., *Aspergillus*), nos tecidos, perdem a capacidade de produzir propágulos, e apresentam-se apenas como hifas; essas hifas são, às vezes, características de um fungo, outras vezes, características de um grupo fúngico ou, enfim, são inespecíficas. Além disso, os fungos patogênicos podem sofrer importantes modificações: transformam-se de filamentosos em leveduriformes. E, essas leveduras, com estruturas diferenciadas características, permitem reconhecer e estabelecer o diagnóstico da micose (Tabelas 68.2.1 a 68.2.3).

TABELA 68.2.1 Quantidade de material para estudo micológico.

Espécime	Quantidade
Fluidos do corpo*	O máximo possível
Sangue	10 a 20 mL (adulto); 1 a 5 mL (crianças)
Medula óssea*	0,2 mL (esfregaço); 1 mL (cultivo)
Lavado broncoalveolar	10 a 20 mL
Líquor	3 a 5 mL
Pus e exsudatos	3 a 5 mL
Escarro	5 a 10 mL
Urina	10 a 20 mL

*Devem estar heparinizados.

TABELA 68.2.2 O que esperar de cada material clínico.

Fluidos corpóreos	Qualquer agente etiológico, de actinomicose, nocardiose, rodococose, micoses sistêmicas e oportunísticas.
Sangue	*Candida*, *Histoplasma*, *Cryptococcus* e alguns agentes de hialo-hifomicoses (*Fusarium*).
Medula óssea	*Histoplasma capsulatum*, *Cryptococcus*, *Paracoccidioides brasiliensis*.
Lavado broncoalveolar	Agentes de actinomicose, nocardiose, rodococose, micoses sistêmicas, micoses oportunísticas, especialmente pneumocistose.
Líquor	*Cryptococcus*, *Nocardia*, *Cladophilophora bantiana*.
Ouvido	*Aspergillus*, especialmente *A. niger*.
Pelo	*Trichophyton* spp. *Microsporum* spp., *Piedraia hortae*, *Trichosporon* spp.
Unha	*Candida*, *Trichophyton*, *Scopulariopsis brevicaulis*, *Aspergillus*, *Acremonium*, *Fusarium*, *Scytalidium*.
Pele	Agentes de micoses superficiais, cutâneas e subcutâneas. Micoses sistêmicas e oportunísticas, como resultado de disseminação hematogênica; na hialo-hifomicose por *Fusarium* a pele pode ser a porta de entrada.
Pus e exsudatos	Agentes de micoses sistêmicas, oportunísticas, subcutâneas; nocardiose, actinomicose, rodococose.
Escarro	Agentes de micoses sistêmicas, oportunísticas, incluindo pneumocistose; nocardiose, actinomicose, rodococose.
Urina	*Cryptococcus*, *Candida* spp., *Histoplasma*.

TABELA 68.2.3 Rotina para microscopia em micologia.

Material	Processamento
Lavado broncoalveolar	Gomori-Grocott e calcoflúor
Escarro	Fluimucil ou hidróxido de sódio, calcoflúor
Líquidos	Gomori-Grocott, Giemsa, calcoflúor
Líquor	Nigrosina, calcoflúor
Pele	Hidróxido de potássio*
Pelo**	Hidróxido de potássio*
Pus	Hidróxido de potássio, prata, Kinyoun, gram
Sangue	Giemsa, calcoflúor
Tecido	Gomori-Grocott, hidróxido de potássio*
Unha	Hidróxido de potássio*
Urina	Calcoflúor, nigrosina

*Pode ser acrescido de tinta Parker ou branco de calcoflúor (Figura 68.2.1); **Triagem prévia com lâmpada de Wood.
Obs.: 1. A descrição das características macroscópica e microscópica é obrigatória para todo o material. 2. Os materiais líquidos são centrifugados, previamente; citocentrífuga para os materiais hipocelulares.

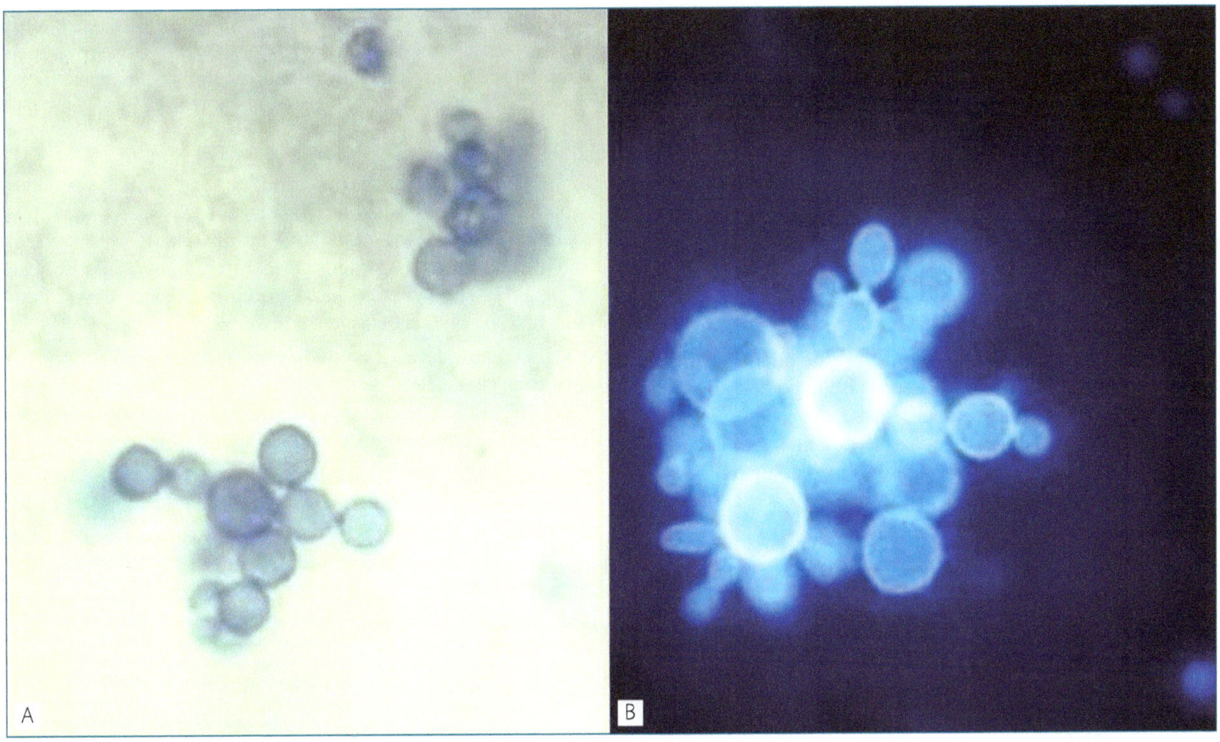

FIGURA 68.2.1 (A) Escarro clarificado em potassa com tinta; (B) branco de calcoflúor demonstrando os elementos leveduriformes do *Paracoccidioides sp.*
Fonte: Acervo da autoria.

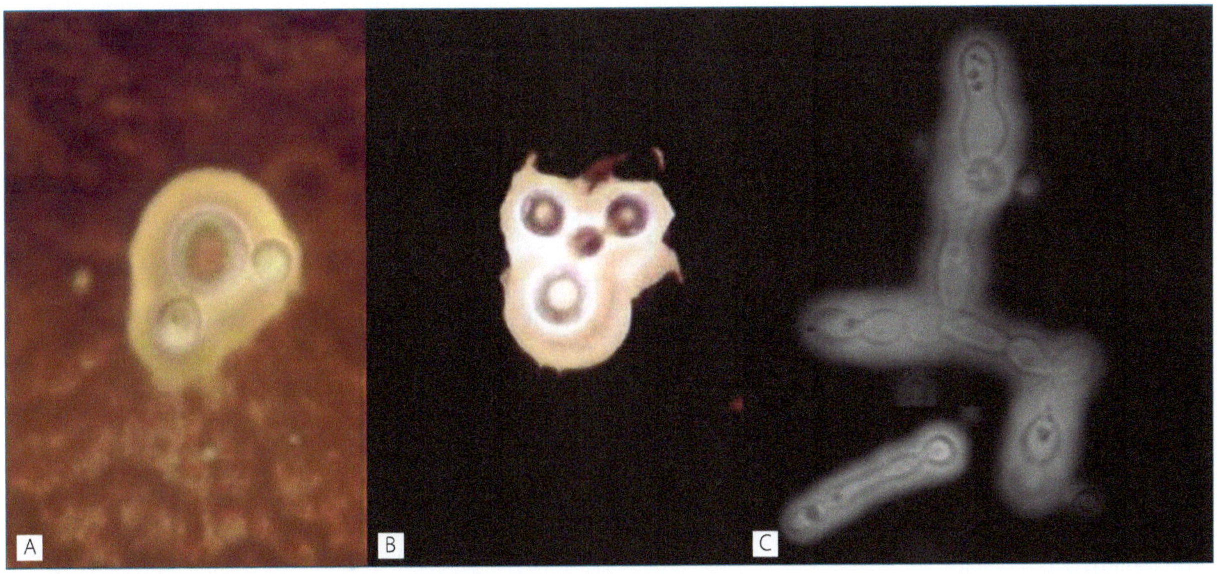

FIGURA 68.2.2 (A) Líquor com nigrosina em paciente com meningite evidenciando *C. neoformans* com dois; (B) três brotamentos e (C) pseudo-hifas.
Fonte: Acervo da autoria.

GENERALIDADES

O exame micológico pode atender a diferentes propósitos: confirmar uma hipótese diagnóstica, revelar uma infecção oportunística não suspeitada, acompanhar o tratamento antifúngico, afastar a etiologia micótica de um determinado quadro infeccioso. Contudo, é fundamental reconhecer os limites dos testes e realizar uma inteligente interpretação dos achados laboratoriais. Uma boa história clínica, o acurado exame físico, a observação continuada do paciente, bem como uma detalhada história epidemiológica são pontos cruciais da avaliação micológica.

É essencial que o material chegue ao laboratório acompanhado de informações. Regra básica, frequentemente esquecida. Qual é o material? Como foi obtido? Qual é o problema clínico? Existe uma suspeita para um micro-organismo em especial? Essas informações determinarão a maneira como o material será processado. Lembrar que muitos micro-organismos necessitam de meios especiais que não fazem parte da rotina laboratorial.

O clínico deverá discutir o problema com o microbiologista antes da coleta do material, principalmente em se tratando de método invasivo, para assegurar que o máximo de informações relacionadas com o problema do paciente será procurado. O paciente deverá ser instruído adequadamente da natureza do procedimento e seus riscos potenciais, complicações e benefícios. O paciente deve estar ciente que sua cooperação poderá evitar procedimentos mais invasivos. O microbiologista clínico deverá ajudar o médico na interpretação do resultado da investigação laboratorial.

COLETA DO ESPÉCIME CLÍNICO

O diagnóstico inicia no leito do paciente ou no ambulatório, no momento da coleta do material, porque, em razão do seu tropismo tecidual, em cada material biológico há um grupo de micro-organismos que mais provavelmente estará presente (Tabela 68.2.2).

Não é recomendada a coleta de material com *swab*, devido ao fato do espécime clínico ficar aderido ao algodão. Uma exceção é o espécime vaginal, que pode ser coletado dessa maneira, quando mantido úmido em solução fisiológica, meio de transporte ou semeado imediatamente em tubo de cultivo.

SECREÇÕES RESPIRATÓRIAS

O escarro é de grande utilidade para o diagnóstico das micoses sistêmicas, desde que corretamente coletado: material fresco, obtido de manhã, em jejum, e fazer a higiene oral com água; o material deve vir com respiração profunda e tosse (sem saliva ou material da via aérea superior).

Quando o paciente não produz espontaneamente o escarro, algumas manobras podem facilitar a expectoração, tais como: nebulização com soro hipertônico morno, drenagem postural com punho percussão do tórax ou aspiração transtraqueal. Por outro lado, a broncoscopia permite o acesso direto à via aérea inferior, possibilitando a coleta do material brônquico.

O lavado broncoalveolar é útil no diagnóstico de ampla gama de infecções pulmonares, especialmente em infecção oportunística do paciente imunodeprimido.

FRAGMENTO DE TECIDO

Para evitar a contaminação, o material clínico proveniente de peça cirúrgica, de biópsia e autópsia, deve ser separado em alíquotas pelo cirurgião, ainda no bloco cirúrgico, para os diferentes estudos laboratoriais. Preferencialmente, esses espécimes deveriam ser enviados imediatamente ao laboratório ou serem mantidos sob refrigeração (4 °C), salientando que nunca devem estar em formol, pois este inviabiliza o fungo.

Tem-se mostrado de extrema utilidade diagnóstica o simples aspirado de linfonodo, pulmão e outros órgãos, permitindo o estudo da celularidade, o diagnóstico microscópico e provendo material para cultivo. É técnica invasiva pouco traumática e simples, evitando outros tipos de biópsias.

FLUIDOS DO CORPO

Todas as cavidades do corpo humano contêm pequenas quantidades de fluidos, porém, em doenças infecciosas, podem ser produzidos exsudatos e transudatos, que contêm agente etiológico. Os fluidos pericárdico, sinovial, peritoneal, pleural, articular podem ser aspirados na quantidade máxima possível por seringas heparinizadas.

O líquor deve ser coletado em três frascos esterilizados: o primeiro para estudo bioquímico, o segundo para citológico e o terceiro para a microbiologia. Não deve ser preservado refrigerado, uma vez que diminui a viabilidade dos micro-organismos.

O sangue, preferencialmente, será coletado em tubos de Vacutainer, tendo como principal método de cultivo o isolator, da lisecentrifugação.

A urina deve ser a primeira da manhã, jato médio. Processar imediatamente; se estocada, no máximo de 12 a 14 horas, deve ficar sob refrigeração a 4 °C.

ESPÉCIMES DERMATOLÓGICOS

Preferencialmente, deveriam ser coletados no laboratório, para a escolha do melhor local de coleta e pela possibilidade de repetição do procedimento. Contudo, a pele, o pelo e a unha podem ser enviados ao laboratório, até mesmo em envelope, pelo correio.

Para coletar escamas de pele, a área escolhida deve ser previamente limpa com álcool 70% para remover gordura, bactérias e medicamento. É importante lembrar que o espécime clínico contendo antifúngico tópico dificulta ou impossibilita o isolamento em cultivo, mesmo quando o exame direto foi positivo. Para coletar escamas de pele na pitiríase versicolor ou pelos na tinha da cabeça, a fluorescência observada com a lâmpada de Wood indica o local preferencial para a remoção do material. Nos casos de lesões subcutâneas, abscessos devem ser aspirados, preferencialmente das lesões fechadas.

TRANSPORTE DO MATERIAL

Todo o material enviado ao laboratório deverá estar identificado, tanto no frasco que contenha o espécime clínico quanto na solicitação médica. O transporte ao laboratório deverá ser o mais rápido possível, no máximo, dentro de 2 horas. Porém, alguns materiais podem permanecer por dias ou até mesmo semanas sem maiores problemas para o processamento, como é o caso da pele, do pelo e do fragmento de unha. Contudo, materiais que tiveram contato com mucosas são potencialmente contaminados com a microbiota própria do local, como é o caso do escarro, como esses micro-organismos multiplicam-se rapidamente no espécime, dificultando o desenvolvimento/reconhecimento do real agente de uma infecção pulmonar, devem ser encaminhados ao laboratório imediatamente após coleta.

Em geral, os espécimes clínicos são transportados de acordo com os procedimentos laboratoriais a que se destinam: o material a ser cultivado deve ser transportado em frasco esterilizado e sob refrigeração; quando o exame solicitado é a microscopia direta, lâminas fixadas são suficientes.

DIAGNÓSTICO LABORATORIAL

EXAME DIRETO

O exame direto do espécime clínico é uma técnica rápida, realizada em minutos, em que os elementos fúngicos podem ser visualizados, orientando o clínico para o tratamento precoce da micose. Dependendo do tipo de espécime, além do exame a fresco, podem ser utilizadas técnicas micológicas, histológicas ou imunoquímicas para auxiliar na visualização das estruturas fúngicas.

Por outro lado, a microscopia tem utilidades indiretas, avalia a qualidade do espécime clínico, ajuda na escolha dos meios de cultivo, guia a interpretação dos possíveis isolados fúngicos, além de avaliar a viabilidade dos elementos fúngicos.

TÉCNICAS MICOLÓGICAS

O material biológico pode ser acrescido de KOH 20% entre lâmina e lamínula, para clarificação; ao KOH podem ainda ser adicionados tinta Parker, nigrosina ou branco de calcoflúor, para melhor evidenciar as estruturas fúngicas. Esfregaços de pus, exsudatos, aspirado de órgãos podem ser fixados e corados pelo Gomori-Grocott.

TÉCNICAS HISTOLÓGICAS

Devem ser realizadas para o diagnóstico de micoses oportunísticas. Corte histológicos de espécimes obtidos por biópsia ou por exérese cirúrgica são corados por H&E e colorações específicas para fungos: Gomori-Grocott, Mucicarmin de Mayer e Fontana-Masson, dependendo da suspeita clínica (Tabela 68.2.4).

TÉCNICAS IMUNOQUÍMICAS

Devem ser utilizadas para esfregaços ou cortes histológicos que contenham fungos com aspectos incomuns ou inusitados (formas teciduais anômalas de agentes de micoses sistêmicas) ou em pequeno número, como na esporotricose em paciente hígido. São então, submetidos à imunofluorescência direta ou à técnica da imunoperoxidase, que permitem a identificação específica do micro-organismo.

HISTOPATOLOGIA

A histopatologia é de grande utilidade na investigação do agente etiológico, principalmente nas micoses sistêmicas. A demonstração dos elementos fúngicos em cortes histológicos é, por vezes, necessária ao diagnóstico de algumas lesões das micoses subcutâneas, sistêmicas e oportunísticas. Por outro lado, a demonstração do parasitismo tecidual é fundamental nas infecções fúngicas oportunísticas, pois garante que haja a invasão do organismo e que o fungo isolado do material clínico não seja um contaminante de laboratório.

O diagnóstico das micoses, de preferência, deve ser estabelecido nas evidências histopatológicas, combinadas com os achados de cultivo. Porém, em determinadas situações, a histopatologia é a única maneira de se fazer o diagnóstico de uma micose, em razão do hábito comum, em nosso meio, de se colocar todo o material de biópsia em formol.

O patologista, além de visualizar os elementos fúngicos nos tecidos e avaliar as consequências estruturais da doença, pode, com esse conhecimento, elucidar a patogenia e prever alterações funcionais. Seu papel é altamente integrativo entre clínico, cirurgião, radiologista e microbiologista.

TÉCNICAS DE COLORAÇÃO

O H&E, coloração de rotina dos laboratórios de anatomia patológica, é útil, mas nem sempre adequado para a detecção dos elementos fúngicos nos tecidos. Muitos fungos coram pobremente ou não coram pelo H&E. Essa coloração, no entanto, permite observar a reação tecidual e distinguir os elementos fúngicos hialinos dos demáceos, aspectos importantes no diagnóstico etiológico.

Fator limitante do H&E é a dificuldade no diagnóstico diferencial de *Leishmania donovani*, *Toxoplasma gondii*, *Trypanosoma cruzi* e *Histoplasma capsulatum*.

Entre as colorações especiais para a visualização de elementos fúngicos em tecidos e esfregaços destaca-se a impregnação argêntica (Gomori-Grocott), como a mais utilizada, mais sensível e específica no diagnóstico micológico, em razão do melhor contraste dos elementos fúngicos. Adicionalmente, cora bactérias, tais como *Actinomyces*, *Nocardia* e *Rhodococcus*. Entretanto, a coloração não evidencia a reação tecidual, cora igualmente fungo hialino ou demáceo e, quando muito intensa, impede a visualização de estruturas internas dos elementos fúngicos.

O Mucicarmim de Mayer cora a cápsula de mucopolissacarídeo do *Cryptococcus* em vermelho brilhante e o Fontana-Masson revela a melanina na parede do fungo (Figura 68.2.3). É coloração praticamente específica desse fungo; pode corar as células de *Rhinosporidium seeberi* (atualmente considerado protista) e de *Blastomyces dermatitidis*, porém, apresentam morfologia muito diferente do *Cryptococcus* (Figura 68.2.5).

TABELA 68.2.4 Colorações histopatológicas úteis no diagnóstico micológico.

Coloração	Utilidade
Prata (Gomori-Grocott)	Cora todos os fungos, incluindo os não viáveis; é a principal técnica diagnóstica para *Pneumocystis jirovecii*; cora filamentos actinomicéticos (*Nocardia*, *Actinomyces*); é a coloração de escolha quando estiver disponível uma só lâmina.
Mucicarmim de Mayer	Permite a diferenciação do *Cryptococcus* da maioria dos fungos com igual tamanho e forma.
Gram (*Brow & Brenn*)	Demonstra agentes de actinomicose, nocardiose, rodococose e botriomicose, além de outras bacterioses.
Kinyoun	Evidencia a acidorresistência de *Nocardia*, *Rhodococcus*.
Fontana-Masson	Evidencia melanina na parede de hifas jovens dos agentes de feo-hifomicose e a parede do *Cryptococcus*.

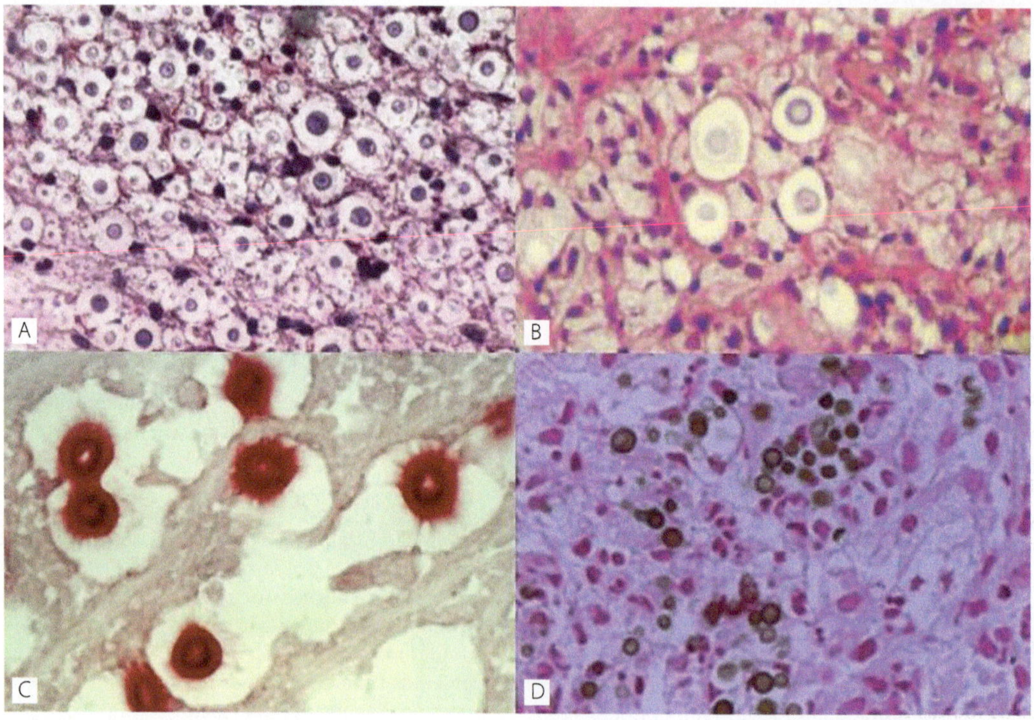

FIGURA 68.2.3 (A) cortes histológicos de criptococose corados por Gomori-Grocott; (B) H&E; (C) Mucicarmim de Mayer e (D) Fontana-Masson.

Fonte: Acervo da autoria.

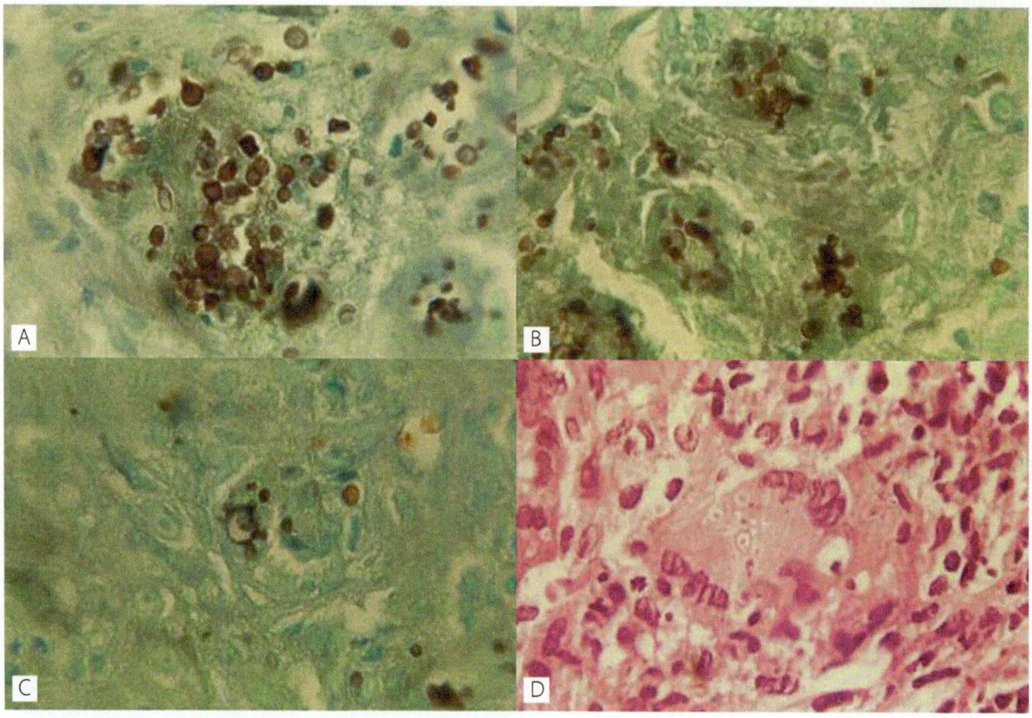

FIGURA 68.2.4 Grande número de elementos fúngicos (A-C) do *Sporothrix schenckii complexo* em pacientes com aids simulando *P. brasiliensis* visível inclusive no H&E no interior de célula gigante (D).

Fonte: Acervo da autoria.

Dois outros tipos de colorações são importantes para a demonstração de bactérias nos cortes de tecido, especialmente para as bactérias que simulam clinicamente as infecções fúngicas: a coloração de Gram (em suas três técnicas: Brow & Brenn, Brow-Hopps e MacCallum-Goodpasture) e a técnica de Kinyoun. Com essas técnicas são evidenciados os filamentos delgados, ramificados, Gram-positivos de *Actinomyces*, *Nocardia* e *Streptomyces*, bem como os cocobacilos Gram-positivos do *Rhodococcus* e os bacilos Gram-negativos da *Legionella micdadei*. Por outro lado, a demonstração da acidorresistência, pelo Kinyoun, é crucial para a demonstração no material clínico de *Nocardia* (Figura 68.2.5, B e D), *Mycobacterium* (Figura 68.2.5, A e C), *Rhodococcus* e *Legionella micdadei* (a única espécie acidorresistente do gênero *Legionella*). É coloração importante no diagnóstico diferencial da nocardiose, em paciente imunodeprimido.

Nessas colorações especiais é de primordial importância o controle de qualidade da técnica. Além do cuidado com os reativos, é fundamental usar lâmina controle-positiva, com fungo no caso da prata e com bactéria para a acidorresistência e Gram.

INTERPRETAÇÃO DOS ACHADOS HISTOPATOLÓGICOS

Em razão do tamanho, dos aspectos micromorfológicos e tintoriais de muitos fungos, é possível estabelecer diagnóstico presuntivo ou de certeza em muitas micoses.

O sucesso no diagnóstico histopatológico das micoses depende não somente do conhecimento do patologista, mas da qualidade da coloração, da apresentação e do número dos elementos fúngicos no material clínico.

REAÇÃO TECIDUAL

Embora a reação tecidual seja inespecífica para o diagnóstico de infecções fúngicas, variando com o indivíduo, local e tempo da infecção, algumas reações são mais comuns em determinado tipo de micose. A reação piogênica aguda ou crônica com infiltrado neutrofílico (abscesso) ocorre com frequência na aspergilose invasiva, candidose sistêmica, esporotricose e micetomas. Esse tipo de reação é o que se observa, como regra, na actinomicose, nocardiose e rodococose, originando assim a necessidade do diagnóstico diferencial com essas bacterioses. A reação mista, piogênica e granulomatosa é frequente na paracoccidioidomicose, cromoblastomicose, esporotricose e micetoma. A hiperplasia pseudoepiteliomatosa é observada na paracoccidioidomicose e cromoblastomicose. O granuloma histiocítico com células gigantes de Langhans e necrose central (granuloma tuberculoide com necrose caseosa) é uma característica na histoplasmose, especialmente na forma pulmonar aguda. O granuloma sarcoide pode ser visto na paracoccidioidomicose, criptococose e histoplasmose. Esse é um problema da maior importância e é atitude de bom senso considerar o diagnóstico de sarcoidose como de exclusão. O granuloma fibrocaseoso, frequentemente diagnosticado por técnicas ima-

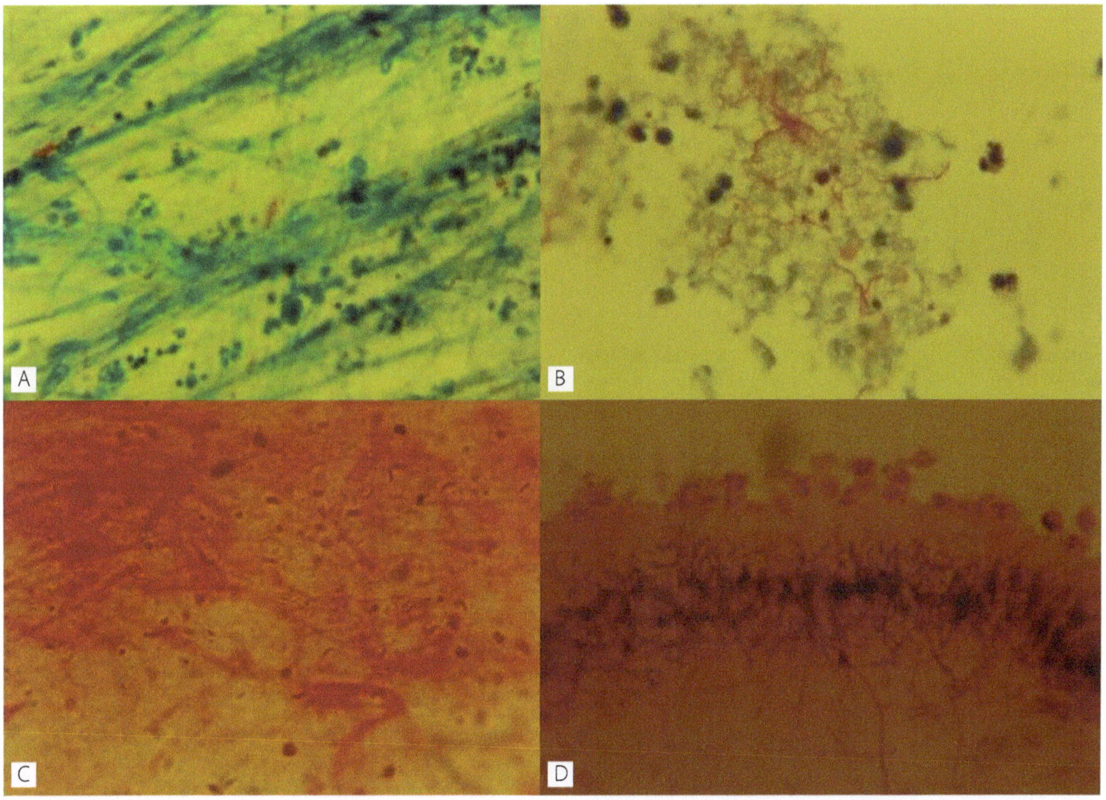

FIGURA 68.2.5 (A) diferenciação de *Mycobacterium;* (B) *Nocardia;* (C) na acidorresistência e na coloração de Gram-neutro da micobactéria e (D) positivo da *Nocardia.*
Fonte: Acervo da autoria.

géticas, como nódulo na cortical pulmonar (tuberculoma), pode ser observado na paracoccidioidomicose, criptococose e histoplasmose (frequentemente calcificado). A fibrose lembrando queloide é característica da lobomicose.

O *Histoplasma*, *Cryptococcus* (formas pequenas desprovidas de cápsula) e o *S. schenckii complexo* podem ser encontrados fagocitados no interior de macrófagos. No interior de células gigantes são encontrados o *Paracoccidioides*, o *Cryptococcus*, elementos muriformes da cromoblastomicose e *Histoplasma*.

Uma característica das doenças infecciosas são os tropismos teciduais que apresentam os diferentes agentes etiológicos. É marcante essa tendência da criptococose e feo-hifomicose por *Cladophialophora bantiana* com o sistema nervoso central, da histoplasmose com o sistema monocítico/macrofágico (fígado, baço, gânglios e medula óssea) e da paracoccidioidomicose pela suprarrenal. O angiotropismo é observado na aspergliose, hialo-hifomicose e zigomicose por *Mucorales*, causando angeíte trombótica. As hifas dos agentes dos *Entomophtorales* estão caracteristicamente envoltas por material eosinofílico.

IDENTIFICAÇÃO ETIOLÓGICA

Geralmente, é possível reconhecer os elementos fúngicos leveduriformes pelo tamanho (Tabela 68.2.5), micromorfologia, modo de brotamento (Tabela 68.2.6) e pela presença ou ausência de pseudo-hifas e hifas (Tabela 68.2.7).

TABELA 68.2.5 Morfologia das esférulas nos tecidos.

	Coccidioides	*Rhinosporidium*	*Emmosia*
Diâmetro externo	20 a 200 μm	100 a 350 μm	200 a 400 μm
Espessura da parede	1 a 2 μm	3 a 5 μm	20 a 70 μm
Diâmetro dos endosporos	2 a 5	6 a 10	Nenhum
Hifa ou artroconídio	Raro	Nenhum	Nenhum

TABELA 68.2.6 Elementos fúngicos leveduriformes em qualquer espécime.

Micromorfologia/agente
1. Pequeno (2 a 5 μm) 1.1. Blastoconídio único – Ovalado – *Histoplasma* – Globoso – *Candida glabrata* 1.2. Ausência de blastoconídio; septação – *Penicillium marneffei*
2. Médio (2 a 15 μm) 2.1. Blastoconídio piriforme, com cápsula – *Cryptococcus* 2.2. Blastoconídio obcláveo – *Sporothrix schenckii complexo* 2.3. Blastoconídio globoso de base larga – *Blastomyces dermatitidis* 2.4. Blastoconídios catenulados; elemento isolado em forma de limão – *Lacazia loboi*
3. Grande (5 a 60 μm) 3.1. Globoso, multibrotamentos – *Paracoccidioides* sp 3.2. Esférula com endosporos* – *Coccidioides* – *Rhinosporidium seeberi* (atualmente considerado protista) 3.3. Esférula sem endosporos* – *Emmosia*
*Ver Figura 68.2.6.

TABELA 68.2.7 Leveduras, hifas e pseudo-hifas.

Micromorfologia/agente
1. Presença de artroconídios ▪ *Blastoschizomyces capitatus* (no tecido) ▪ *Geotrichum candidum* (no tecido) ▪ *Trichosporon**
2. Ausência de artroconídios 2.1. Elementos fúngicos hialinos ▪ *Candida* (hifas e blastoconídios) ▪ *Malassezia* (hifas e elementos globosos) 2.2. Elementos fúngicos demáceos** ▪ Agentes de feo-hifomicose (hifas, hifas moniliformes, elementos globosos)
*Ver Figura 68.2.6; **no pelo, hifas desarticuladas em artroconídio, e no tecido, hifas hialinas.

Em determinadas micoses, como a candidose e a aspergilose, os aspectos dos elementos fúngicos nos tecidos só permitem o diagnóstico do gênero. Na aspergilose, a visualização do conidióforo aspergilar – o que é mais comum na colonização de cavidade aerada – permite o reconhecimento de algumas espécies (*A. fumigatus*, *A. niger*, *A. flavus* e *A. nidulans*).

A presença no tecido de hifas hialinas (Tabela 68.2.8), ramificadas, regularmente septadas, tanto pode indicar aspergilose como scedosporiose ou hialo-hifomicose (Tabela 68.2.9).

As feo-hifomicoses (Figura 68.2.7), cromoblastomicoses, mucormicoses e bola fúngica são termos coletivos que designam grupos de micoses causadas por diferentes gêneros fúngicos, para as quais a histopatologia não tem possibilidade de fornecer diagnóstico etiológico. Certos agentes de micetoma formam grãos peculiares, portanto, reconhecíveis em cortes histológicos.

Em outros casos, o diagnóstico histopatológico não passa da referência à etiologia micótica, como ocorre quando da detecção de elementos fúngicos leveduriformes pequenos nos tecidos. Embora frequentemente seja o *Histoplasma*, pode ser o *Cryptococcus* sem cápsula, a *Candida glabrata*, o *S. schenckii complexo* e formas pequenas de *Paracoccidioides*. Nesses casos, se o agente não foi isolado em cultivo, a única maneira de confirmar o diagnóstico é por imunofluorescência direta, porém essa técnica é restrita a poucos fungos (Tabela 68.2.10) e a serviços de referência. Outras provas imunológicas poderiam corroborar com uma hipótese diagnóstica, como é o caso da imunodifusão.

TABELA 68.2.8 Morfologia das hifas hialinas nos tecidos.

	Aspergillus	*Fusarium*	*Scedosporium*	Mucormicose
Largura	3 a 6 μm	3 a 8 μm	2 a 5 μm	Irregular
Contorno	Paralelo	Paralelo	Paralelo	Irregular
Padrão de ramificação	Dicotômico	Ângulo reto	Aleatório	Aleatório
Orientação das ramificações	Paralelo ou radial	Aleatório	Aleatório	Aleatório
Frequência de septação	Frequente	Frequente	Frequente	Ausente ou infrequente
Angioinvasão	Sim	Sim	Sim	Sim

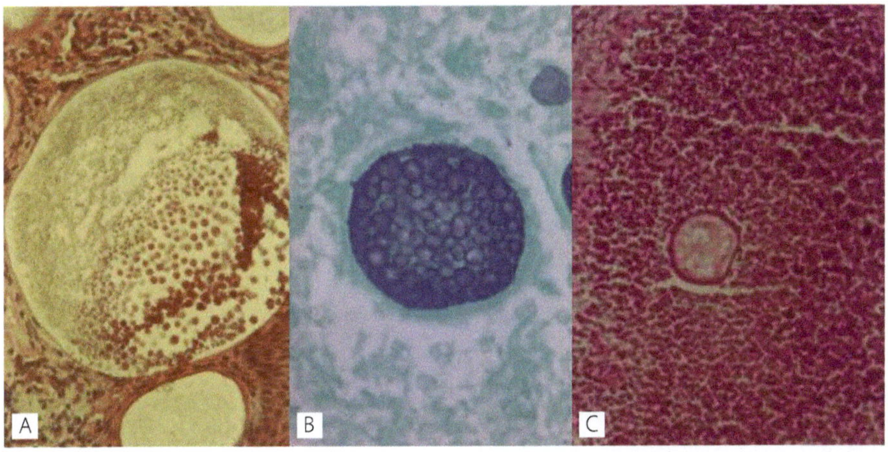

FIGURA 68.2.6 (A) esférulas com endosporos de *Rhinosporodium;* (B) *Coccidioidis* e (C) sem endosporos de *Emmosia*.
Fonte: Acervo da autoria.

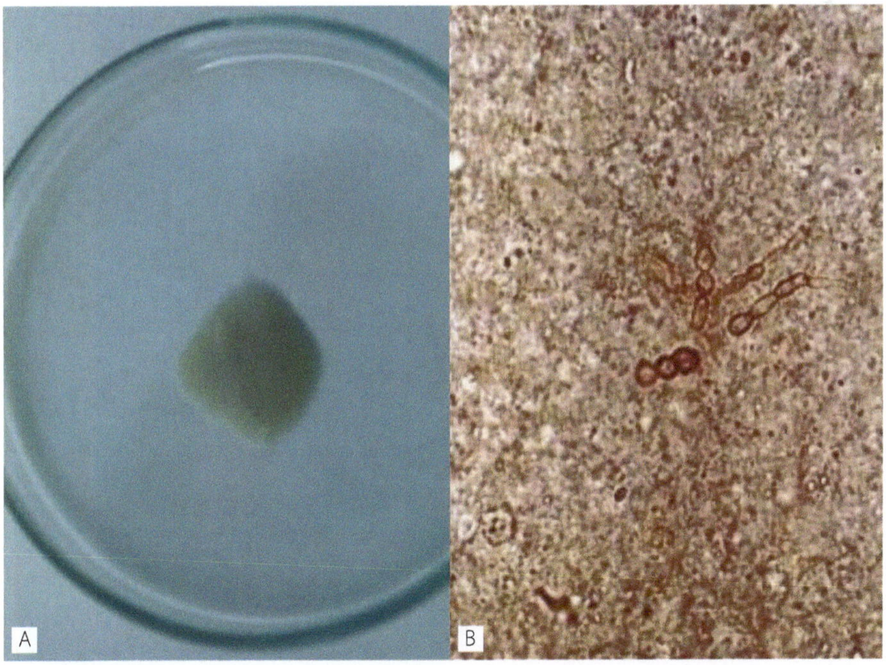

FIGURA 68.2.7 (A) paciente com feo-hifomicose subcutânea, notar o aspecto escuro do pus e (B) das pseudo-hifas em exame a fresco (B).
Fonte: Acervo da autoria.

TABELA 68.2.9 Elementos fúngicos filamentosos.

Micromorfologia/agentes
1. Hifas hialinas 1.1. Septos frequentes 1.1.1. Sem artroconídios (tecido) – Agentes de dermatofitoses 1.1.2. Com artroconídios (na pele) – *Trichophyton* (e no pelo) – *Microsporum* (e no pelo) – *Epidermophyton* – *Geotrichum candidum* 1.1.3. Conglomerado zoniforme (bola fúngica) – *Aspergillus* – *Scedosporium* 1.2. Septos raros ou ausentes – Agentes de mucormicose – *Pytium insidiosum*
2. Hifas escuras 2.1. Paredes espessas circundando cabelos – *Piedraia hortae* 2.2. Sem artroconídios, hifas moniliformes e elementos globosos – Agentes de feo-hifomicose 2.3. Paredes e septação irregulares – *Hortaea werneckiil* – *Stenella araguata*

TABELA 68.2.10 Fungos e actinomicetos identificados por imunofluorescência.

Actinomyces israelii *A. naeslundii* *A. viscosus* *Aspergillus* spp.* *Blastomyces dermatidis*** *Candida* spp.* *Coccidioides immitis*** *Cryptococcus* *Histoplasma**** *Scedosporium* *Proprionibacterium propionicum* *Protheca wickerhamii* *P. zopfii* *Sporothrix schenckii complexo***
*Identificação de gênero; **Forma tecidual; ***Forma tecidual das duas variedades.

ARTEFATOS

Estruturas como corpos de Russel, *corpora amilacea* (SNC), corpos calcificados, reticulina, fibras elásticas, partícula de carvão (pulmão), material de sutura, talco, corpos asteroides e de Schaumann na sarcoidose podem ser confundidos com elementos fúngicos. Na coloração pela prata, hemácias podem ser confundidas com *Pneumocystis jirovecii.*

CULTIVO

O cultivo é padrão-ouro e deve ser executado mesmo quando o fungo, por ter morfologia peculiar, é identificável ao exame microscópico. Os demais fungos, necessariamente, devem ser isolados em cultivo e identificados para que se obtenha o diagnóstico da micose.

Para isolamento primário dos fungos há meios usados de rotina: ágar Sabouraud, Sabouraud acrescido de ciclohexímida e cloranfenicol. Em função das informações clínicas e/ou do resultado do exame microscópico devem ser usados meios de cultivo especiais, por exemplo: pão esterilizado para agentes de mucormicose; meios com ácido cafeico ou ágar Staib para *Cryptococcus* de espécimes obtidos da árvore brônquica; para espécimes potencialmente contaminados, recomenda-se o uso Mycosel®, ou Micobiotc®, por frenarem o crescimento de bactérias e fungos contaminantes de crescimento rápido, e estão indicados para o isolamento de *Histoplasma*, de crescimento mais lento. A temperatura de incubação dos meios age como fator seletivo no isolamento de fungos oportunistas, pois eles crescem usualmente bem a 37 °C.

A identificação de muitos fungos filamentosos pode ser feita nos meios de rotina. Mas é necessário usar meios especiais para a identificação da maioria (p. ex., meio de Czapeck-Dox, para *Aspergillus)* e, por vezes, associados à técnica especial de cultivo (p. ex., cultivo em lâmina em meio de ágar batata, para os agentes de cromoblastomicose).

A identificação de leveduras exige provas bioquímicas: utilização e fermentação de açúcares e outras substâncias. Para o *Cryptococcus* é importante a identificação da espécie (Figura 68.2.9), o que se obtém em meio especial (Canavanina-Glicina-Azul de bromotimol, CGB).

Atualmente, vem tomando espaço uma técnica de espectrometria de massa (MALDI-TOF), promissora na identificação dos isolados fúngicos.

A ideia de que o resultado de um exame micológico é demorado diminui o número de solicitações de exames, o que é um equívoco. A maioria dos fungos que causa doença humana pode ser isolada em alguns dias, no máximo em 2 a 3 semanas. Não encaminhar material para cultivo pode implicar não reconhecimento diagnóstico, falha terapêutica e sofrimento para o paciente.

Sistemas de hemocultivo

Nas últimas duas décadas houve grande progresso nos sistemas de isolamento fúngico a partir do sangue periférico. O primeiro foi o meio bifásico. Atualmente, dispomos da lisecentrifugação (Isolator) e sistemas automatizados, continuamente controlados (Bactec e BacT/Alert). A lisecentrifugação é considerada padrão áureo para o isolamento de levedura e fungos dimórficos térmicos, especialmente *Histoplasma.* Quanto ao isolamento de leveduras (*Candida* e *Cryptococcus*), esses métodos se equivalem.

Independentemente desses avanços tecnológicos, a fungemia é um marcador com baixa sensibilidade para a infecção fúngica invasiva, quando comparada com o diagnóstico histopatológico em autópsia.

SOROMICOLOGIA

A soromicologia simplifica, pois é técnica de triagem e a reação tecidual orientam a busca dos elementos fúngicos no tecido, cujo achado é critério áureo para o diagnóstico de algumas micoses.

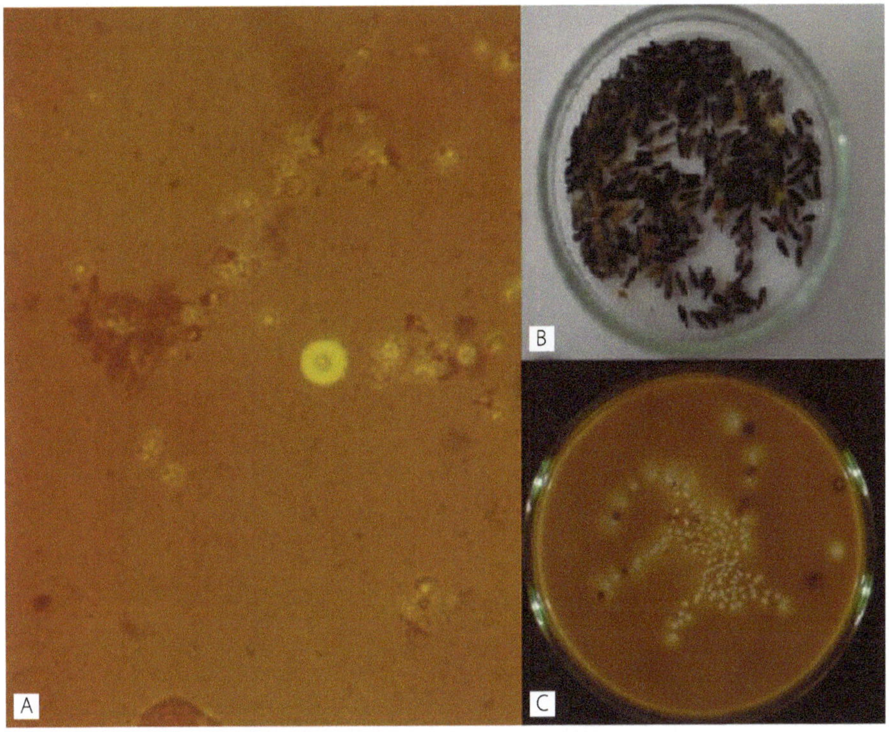

FIGURA 68.2.8 Sedimento urinário corado pela nigrosina (A) mostrando a cápsula do *Cryptococcus*. (B) sementes de niger (*Guizotia abssinica*) utilizada para demonstrar a melanina. (C) observa-se a diferenciação de colônias de cor marrom do *Cryptococcus* entre as colônias de cor bege de *Candida* em meio de ágar Staib.

Fonte: Acervo da autoria.

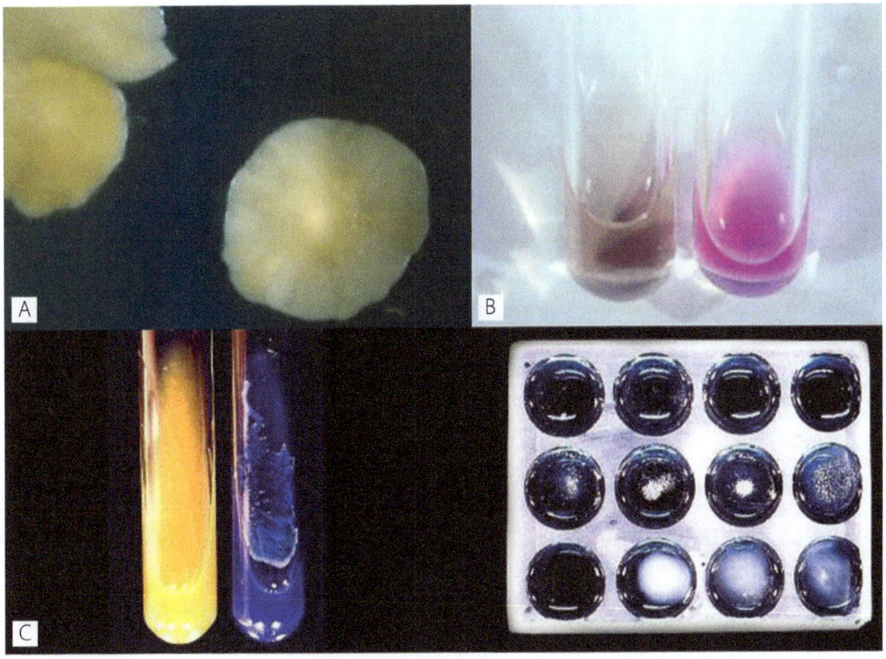

FIGURA 68.2.9 (A) colônia de cor bege de *C. neoformans*; (B) prova da ureia; (C) diferenciação das espécies de *C. neoformans* (amarelo) e *C. gattii* (azul); prova do látex, positivo (aglutinação) nos orifícios centrais, e negativo nos inferiores.

Fonte: Acervo da autoria.

Na interpretação do teste é importante lembrar que a possibilidade de distinguir pacientes com e sem micose é função de sua sensibilidade e especificidade. O teste ideal deve ser altamente sensível e específico, o que é raro (látex para antígenos na criptococose). Mas, o mais importante para o clínico é o valor preditivo. Isto é, a probabilidade de que um paciente, com teste positivo, tenha a doença, e aquele com teste negativo esteja livre da doença. O valor preditivo depende, além da sensibilidade e especificidade do teste, da prevalência da doença na população avaliada.

Atualmente, existe disponível no mercado as seguintes técnicas soromicológicas: Latéx para pesquisa de antígeno capsular de Cryptococcus (Immy®), Imunodifusão radial dupla para pesquisa de anticorpos para *Aspergillus*, Paracoccidioides e Histoplasma (Immy®), Elisa para pesquisa do antígeno de galatomanama para *Aspergillus* (Platelia *Aspergillus*, Biorad®).

REAÇÃO EM CADEIA DA POLIMERASE (PCR) NO DIAGNÓSTICO MICOLÓGICO

Atualmente, o PCR é um método trabalhoso e caro. O principal alvo é o gene 18S ribossomal. Espera-se, para o futuro, um iniciador (*primer*) específico para fungos em geral, que possa ser utilizado como triagem das micoses em pacientes de risco, tornando economicamente viável para a rotina diagnóstica.

INTERPRETAÇÃO DOS ACHADOS LABORATORIAIS

A interpretação dos achados laboratoriais deve ser feita à luz da história clínico-epidemiológica. A triagem soromicológica, a histopatologia (reação tecidual e documentação dos elementos fúngicos nos tecidos) e o resultado do exame microscópico direto orientarão a correta interpretação dos achados laboratoriais.

Achados positivos, tanto na microscopia (hifas, elementos leveduriformes etc.) quanto cultivos, serão informados imediatamente para o clínico, especialmente quando obtidos de material de sítio estéril. Os resultados negativos dos cultivos serão fornecidos após duas a três semanas de observação de ausência de crescimento fúngico, nos meios inoculados com o material clínico.

BIBLIOGRAFIA SUGERIDA

Alexander BD. Diagnosis of fungal infections: new technologies for the mycology laboratory. Transplant Infect Dis. 2002; 4(Suppl. 3):32-7.

Artal EM. Diagnóstico histopatológico de las micosis. Rev Iberoam Micol. 2004;21(1):1-9.

Connor D, Chandler FW. Pathology of infectious diseases. Stamford: Appleton & Lange, 1997.

Costa MRE, Lacaz CS, Kawasaki M, Camargo ZP. Conventional versus molecular diagnostic tests. Med Mycol. 2000; 38(Suppl. 1):139-45.

de Hoog GS, Guarro J, Gené J, Figueras MJ. Atlas of clinical fungi. 2. ed. Utrecht: CBS, 2000.

Kwon-Chung KJ, Bennett JE. Medical mycology. Philadelphia: Lea & Febiger, 1992.

Padhye AA, Bennett JE, McGinnis MR, Sigler L, Salkin IF. Biosafety considerations in handling medically important fungi. Med Mycol. 1998;36(Suppl. 1):258-65.

Palacio A, Cuétara MS, Pontón J. El diagnóstico de laboratório de la aspergilosis invasora. Rev Iberoam Micol. 2003;20(3):90-98.

Patel R. A Moldy Application of MALDI: MALDI-ToF Mass Spectrometry for Fungal Identification. J. Fungi 2019; 5:4.

Pontón J. Diagnóstico microbiológico de las micosis. Rev Iberoam Micol. 2002;19(1):25-9.

Reiss E, Obayashi T, Orle K Yoshida M, Zancopé-Oliveira RM. Non-culture based diagnostic tests for mycotic infections. Med Mycol 2000;38(Suppl. 1):147-59.

Richardson M, Page I. Role of serological tests in the diagnosis of mold infections. Current Fungal Infec Rep. 2018;12:127-3.6.

Stevens DA. Diagnosis of fungal infections: current status. J Antimicrobiol Chemother. 2002;49:11-9.

Unis G, Silva VB, Severo LC. Histoplasmose disseminada e SIDA. Importância do meio de cultivo para o espécime clínico-broncoscópico. Rev Soc Bras Med Trop. 2004;37(3):234-37.

68.3 Epidemiologia

INTRODUÇÃO

Os aspectos epidemiológicos influem na elaboração da hipótese diagnóstica micológica. A ocupação do paciente, a trajetória residencial e as viagens realizadas são importantes, inclusive no diagnóstico das micoses de importação.

INFECÇÕES COMUNITÁRIAS

A maioria dos fungos implicados em infecção humana, exceto a *C. albicans* e espécies de *Malassezia*, que fazem parte da microbiota normal humana, é de micro-organismo de vida livre na natureza, sendo adquiridos acidentalmente por inalação ou por meio de um traumatismo (Tabela 68.3.1).

NICHOS ECOLÓGICOS

É importante conhecer como uma população fúngica flutua em seu nicho ecológico. Esse fator será o determinante da extensão e da gravidade de um surto infeccioso, com implicações diretas em epidemiologia.

TABELA 68.3.1 Considerações epidemiológicas relacionadas com as infecções fúngicas.

Foco	Micose
Solo/plantas	Blastomicose, coccidioidomicose, criptococose, paracoccidioidomicose, esporotricose, cromoblastomicose, mucormicose, micetoma
Solo/água	Aspergilose, scedosporiose, paracoccidioidomicose, pitiose, lobomicose
Animais	
Gato, cão, cavalo, vaca, coelho, porco	Dermatófitos zoofílicos
Homem	Dermatófitos antropofílicos, malasseziose, candidose
Pássaros	Histoplasmose, criptococose
Roedores	Adiaspiromicose, dermatófitos zoofílicos
Tatu	Paracoccidioidomicose, esporotricose
Morcegos	Histoplasmose, adiaspiromicose

Os agentes de micoses subcutâneas crescem em associação aos vegetais, especialmente em clima tropical, e penetram no organismo humano por traumatismo na pele e no tecido subcutâneo.

Na criptococose, os nichos ecológicos são diferentes para as duas espécies fúngicas: o *C. neoformans* (var. *neoformans* e var. *grubii*) está relacionado com ninhos de pombos concentrados nas cidades, é micose urbana; o *C. gattii* é rural, relacionada com a floração de eucaliptos, portanto, com característica sazonal (Tabela 68.3.2). Apesar da espécie *gattii* estar mais frequentemente relacionada a climas tropicais e subtropicais, precisamos nos atentar para as modificações ocorridas nos últimos anos, diversos surtos em zonas de clima temperado, especialmente por se tratar de um fungo patógeno primário.

TABELA 68.3.2 Aspectos ecológicos e epidemiológicos da criptococose.

C. neoformans	*C. gattii*
Cosmopolita	Clima tropical e subtropical
Predominantemente urbana	Nicho ecológico rural
Nicho ecológico – fezes de pombo	Sazonal – floração do eucalipto
Exposição a propágulos – frequente	Exposição a propágulos – rara
Doença relativamente rara	Pequena resistência do hospedeiro

O *C. immitis* habita o solo árido ou semiárido, em regiões de verão quente e seco, com inverno de precipitação pluviométrica moderada. O *Histoplasma*, caracteristicamente, encontra-se em climas de alta umidade relativa, ao longo dos vales dos rios, sendo facilmente isolado de micronichos ecológicos contaminados por fezes de galinhas e morcegos; as atividades físicas que perturbam esses microfocos promovem a dispersão aérea dos microconídios do *Histoplasma*, que se propagam a distância, possibilitando a inalação por grande número de pessoas. Os nichos ecológicos do *B. dermatitidis* parecem estar relacionados com áreas florestais, que orlam coleções hídricas ou marginam rios. O micronicho de *Paracoccidioides* permanece desconhecido, porém sua reserva é o solo da mata nativa em encostas de morros. A infecção está relacionada com o desmatamento e com a caça de tatu.

Fungos oportunistas, geralmente são ubíquos na natureza, não tendo nicho ecológico especial, embora surtos de aspergilose sejam relacionados com prédios velhos, demolições e construções.

MICROEPIDEMIAS

O estudo do agente etiológico, o conhecimento da distribuição e a frequência da infecção são essenciais para o entendimento epidemiológico da micose. O número de casos guarda relação com o número de pacientes imunodeprimidos, com a longevidade e com a movimentação em áreas endêmicas.

Como as infecções fúngicas raramente são transmitidas de pessoa a pessoa, as micoses são, usualmente, endêmicas. A endemicidade pode ser observada em focos, em que o fungo cresce mais abundantemente. Contudo, grupos de casos da micose que ocorrem simultaneamente são limitados em número e tempo, não chegando a caracterizar epidemias.

Microepidemias são conhecidas na blastomicose, na coccidioidomicose e na histoplasmose; os sintomas iniciam simultaneamente. O quadro clínico e a gravidade da doença dependem do estado imunitário do hospedeiro e do inóculo inalado, que por sua vez, tem razão direta com a concentração dos propágulos fúngicos suspensos no ar e o tempo em que o indivíduo ficou no local. O inóculo pequeno resulta em infecção assintomática ou casos leves da micose, indistinguível de outras infecções respiratórias. A exposição por 20 minutos ocasiona em infecção leve. Por outro lado, permanecer um tempo prolongado no local desencadeia a doença grave. A reinfecção, para ter a mesma gravidade, necessita de maior inóculo, em razão da imunidade específica adquirida (hipersensibilidade retardada), na primoinfecção.

Têm sido documentadas microepidemias de histoplasmose relacionadas com locais habitados por pássaros, galinhas, morcegos, durante reformas, demolições, derrubada de árvores, no continente americano, na África e na Austrália. No Brasil, esses surtos foram relatados com maior frequência no Rio de Janeiro, em São Paulo e no Rio Grande do Sul.

PORTA DE ENTRADA

Nos actinomicetos anaeróbicos, na *C. albicans* e em espécies de *Malassezia*, que são infecções endógenas, a porta de entrada é a ruptura de barreiras do hospedeiro. Nos actinomicetos aeróbicos (infecção exógena), a porta de entrada é pulmonar, na nocardiose é traumática, e cutânea nos actinomicetomas. A porta de entrada dos agentes de micoses sistêmicas é pulmonar, via inalatória (Tabela 68.3.3). As formas cutâneas primárias são de difícil comprovação, uma vez que não pode ser afastada a possibilidade de lesão de disseminação sem outro foco aparente. Porém, foi documentada a possibilidade de primoinfecção cutânea natural ou como acidente laboratorial; como regra, as lesões são espontaneamente regressivas. Os agentes de micoses subcutâneas são inoculados traumaticamente, especialmente com fragmentos vegetais contaminados pelos elementos fúngicos. Contudo, o *S. schenckii complexo* pode ser inalado a partir de locais onde cresce profusamente, ocasionando esporotricose pulmonar primária. Os fungos oportunistas são adquiridos por diferentes vias, dependendo do agente e do local infectado; como regra, nas manifestações sistêmicas, a porta de entrada é pulmonar.

TABELA 68.3.3 Porta de entrada de micoses e actinomicetoses.

Porta de entrada	Micose/actinomicetose
Pulmão	Micoses sistêmicas, nocardiose, rodococose, actinomicose, micoses oportunísticas
Epiderme, pelo e unha	Dermatofitoses
Pele e tecido subcutâneo	Micoses subcutâneas e micetoma actinomicótico
Seios paranasais	Mucormicose, aspergilose, feo-hifomicose, hialo-hifomicose, scedosporiose
Pele, tecido subcutâneo, mucosa nasal, conjuntiva	Pitiose
Pele e mucosas	Candidose
Córnea	Aspergilose, hial-hifomicose, scedosporiose

FATORES DE RISCO

Na pneumocistose, o principal fator de risco é a infecção pelo HIV, especialmente quando o paciente estiver com linfócitos T auxiliares (CD4) inferiores a 200 células/mm^3 no sangue periférico. Crianças abaixo de 12 meses de idade desenvolvem pneumocistose, mesmo com níveis de CD4 que seriam normais.

Na aspergilose, são fatores de risco: neutropenia para a infecção, cavidade pulmonar residual para a colonização e atopia para a manifestação alérgica da micose.

Os fatores predisponentes da Candidose são: uso prolongado de antibióticos; isolamento de espécies de *Candida* de múltiplos sítios; uso de cateter de Hickman; hemodiálise; ventilação mecânica por mais de 48 horas; APACHE II com *score* superior a 10, infecção pelo HIV; candidúria.

Na mucormicose, são fatores predisponentes: cetoacidose diabética – apresentação rinocerebral da micose; leucemia e neutropenia – forma pulmonar e sistêmica; desnutrição – infecção gastrointestinal. A Tabela 68.3.4 enumera os principais fatores predisponentes para a mucormicose.

TABELA 68.3.4 Principais fatores predisponentes da zigomicose.

Fator predisponente	Frequência
Diabete	++++
Leucemia e neutropenia	+++
Distúrbio metabólico	+++
Corticoterapia	++
Linfoma	++

MICOSES OCUPACIONAIS

A esporotricose é doença ocupacional como também do lazer e ocorre em pessoas que manipulam vegetais contaminados pelo *S. schenckii complexo*. Está amplamente distribuída na natureza, embora não de maneira uniforme, principalmente em zonas de clima temperado e tropical (Tabela 68.3.5).

TABELA 68.3.5 Aspectos ocupacionais das micoses.

Micose	Atividade
Aspergilose	Contato com grãos de cereais, ambientes de muito pó, construções, demolições
Candidose cutânea	Cozinheira, enfermeira, lavadeira
Coccidioidomicose	Agricultura, solo árido; arqueologista; antropologista; paleontologista; zoologista; militares; técnico de laboratório de microbiologia
Criptococose	Contato com fezes de pombos e eucaliptos
Cromoblastomicose	Agricultura
Esporotricose	Jardineiro, florista, horticultores e agricultores
Histoplasmose	Solo contaminado com fezes de galinhas, morcegos; agricultores, jardineiros, técnico de laboratório de microbiologia; militar
Paracoccidioidomicose	Agricultura, contato com zona de mata nativa, caçadores de tatu

MICOSES ADQUIRIDAS NO LABORATÓRIO

A inoculação fúngica cutânea acidental no laboratório tem sido consequência de acidente com agulha, bisturi ou arranhadura contendo material infeccioso. Foram relatados casos de acidentes com agentes de micoses sistêmicas com produção de lesão granulomatosa local, de regressão espontânea. Os dermatófitos podem ser transmitidos durante o manuseio de animais de laboratório.

Vários técnicos de laboratório e o pessoal paramédico têm sido infectados por inalação no ambiente de trabalho por manuseio de fungos patógenos primários, especialmente o *C. immitis* e o *Histoplasma*. Entre as medidas preventivas está a proibição de placas de Petri para o isolamento primário e o manuseio de fungos filamentosos em capela de biossegurança; classe III para o *C. immitis* e classe IIB para o *Histoplasma*.

MODO DE TRANSMISSÃO

A *C. albicans* pode ser transmitida pelo contato direto pessoa a pessoa ou por meio de objetos pessoais. Recém-nascidos podem infectar-se na passagem pelo canal de parto, uma vez que a *C. albicans* faz parte da microbiota vaginal normal de 30% das mulheres grávidas.

Agentes de micoses subcutâneas e sistêmicas não são transmissíveis de pessoa a pessoa, e sim por inoculação traumática e via inalatória, respectivamente. Até o momento, não há casos confirmados de transmissão transplacentária. Em pacientes transplantados, são descritos casos de micoses em que o paciente recebeu o órgão contaminado.

EPIDEMIOLOGIA CLÍNICA

ACTINOMICETOSES

Os actinomicetos têm distribuição universal: os aeróbicos, como sapróbios do solo, e os anaeróbicos (*Actinomyces*), como comensais do tubo digestivo e trato genital feminino. Os primeiros são considerados infecções exógenas, e os últimos, endógenas. Na distribuição geográfica, a *Nocardia brasiliensis* predomina no México e América do Sul, a *Actinomadura madurae* no Sudão e Índia, a *A. pelletieri* na África e a *Streptomyces somaliensis* na África e México.

MICOSES SUPERFICIAIS

Tinha negra, piedras brancas e negra são causadas por fungos existentes no meio ambiente, predominando em climas quentes.

A piedra negra é causada por *Piedraia hortae*, fungo sapróbio na natureza. A micose é endêmica em regiões de clima tropical úmido. Ocorre em indivíduos acima dos 10 anos de idade, sem distinção de sexo. Afeta os cabelos e, raramente, os pelos da barba.

A piedra branca ocorre tanto em regiões tropicais como nas temperadas; é esporádica sua localização nos cabelos e barba, sendo muito frequente na região axilar, inguinal ou perineal. O *Trichosporon* tem sido isolado da pele de pacientes hospitalizados, sem evidência de infecção, provavelmente como parte da microbiota normal. É elevada a incidência de piedra em pacientes com aids e imunodeprimidos. A infecção sistêmica por esse fungo ocorre nesse grupo de pacientes.

A tinha negra ocorre frequentemente nas regiões intertropicais e, especialmente, nas áreas costeiras, porém, é observada também em regiões temperadas das Américas.

A *Malassezia* é hóspede normal da pele do homem, onde vive sob a forma de levedura. Ao invadir a camada córnea da pele toma a forma de hifas e determina pitiríase versicolor, de distribuição cosmopolita, porém frequente em regiões intertropicais.

A malasseziose é infecção endógena, quando existem perturbações nos mecanismos de defesa do hospedeiro. A micose é mais frequente em pacientes usando corticosteroide, malnutridos e imunodeprimidos. A forma sistêmica da micose está relacionada com a hiperalimentação parenteral contendo lipídeos, especialmente em recém-nascidos. A *Malassezia* tem sido associada à dermatite seborreica, a dermatite atópica e a psoríase.

MICOSES CUTÂNEAS

A classificação dos dermatófitos em antropofílicos, zoofílicos e geofílicos é importante para o entendimento da epidemiologia dos dermatófitos (Tabela 68.3.6). O grupo dos antropofílicos produz o maior número de infecções no homem. Nesses casos, a infecção propaga-se do indivíduo infectado para outro por contato direto ou por utensílio de uso comum, banheiros públicos, piscinas. O simples contato não é suficiente para desencadear a infecção. E necessário fator predisponente local, como uma solução de continuidade na pele. Alguns fatores são responsáveis pelo agravamento e persistência da micose: corticoterapia, diabetes, atopia, neoplasias hematológicas e aids.

TABELA 68.3.6 Ecologia e incidência dos dermatófitos no continente americano.

Antropofílicos	Zoofílicos	Geofílicos
	Agentes frequentes	
Epidermophyton floccosum	*Microsporum canis var. canis*	
Trichophyton interdigitale	*Trichophyton mentagrophytes*	
Trichophyton rubrum		
Trichophyton tonsurans		
	Agentes menos frequentes	
M. audouinii	*Trichophyton verrucosum*	*Microsporum gypseum & fulvum*
Trichophyton concentricum		
Trichophyton schoenleinii		
Trichophyton violaceum		
	Agentes ocasionais	
Trichophyton megnini		*Microsporum cookei*
Trichophyton soudanense		*Microsporum nanum* *Microsporum persicolor* *Microsporum racemosum* *Microsporum praecox* *Microsporum vanbreuseghemii* *Trichophyton ajelloi* *Trichophyton simii* *Trichophyton vanbreuseghemii*

Há dermatófitos de distribuição cosmopolita, e outros de distribuição geográfica limitada. Alguns dermatófitos são agentes comuns de dermatofitoses, outros são menos frequentes e há dermatófitos que excepcionalmente determinam infecção. Denomina-se espectro dos dermatófitos o conjunto de espécies que ocorrem em uma zona. O espectro varia de região a região e é dinâmico no tempo. Essas variações são em razão da atividade das populações, *status* econômico, hábitos, grau de higiene, migrações e, também, das medidas terapêuticas.

Vinte e quatro espécies de dermatófitos estão implicadas nas dermatofitoses humanas no continente americano (Tabela 68.3.7). Originariamente, sapróbios no solo, vivendo de restos de queratina. Algumas espécies de dermatófitos foram se adaptando ao parasitismo do homem ou de espécies animais. De acordo com o grau de adaptação parasitária, os dermatófitos distinguem-se em três categorias: antropofílicos (primariamente parasitas do homem), zoofílicos (primariamente parasitas de animais) e geofílicos (ocasionalmente parasitas do homem ou de animais). O *Microsporum canis* é o principal dermatófito transmitido para o homem a partir de animais domésticos (Tabela 68.3.8) e, raramente, de pessoa a pessoa.

TABELA 68.3.7 Agentes de dermatofitoses no continente americano.

Epidermophyton
E. floccosum
Microsporum
M. audouinii
M. canis var. *canis**
*M. cookei**
M. gallinae
M. gypseum & *M. fulvum**
*M. nanum**
*M. persicolor**
M. praecox
M. racemosum
Trichopyton
T. ajelloi
*T. concentricum**
T. equinum
T. megnini
T. mentagrophytes var. *mentagrophytes**
T. mentagrophytes var. *interdigitale**
*T. rubrum**
*T. schoenleinii**
*T. simii**
T. soudanense
*T. tonsurans**
*T. vanbreuseghemii**
*T. verrucosum**
*T. violaceum**

*Isolados no Brasil.

TABELA 68.3.8 Infecção de animais domésticos.

Animal	Dermatófito frequente
Cão	*M. canis* e *T. mentagrophytes*
Cavalo	*M. equinum*, *T. mentagrophytes* e *T. equinum*
Gado	*T. verrucosum*
Gato	*M. canis* e *T. mentagrophytes*
Porco	*M. nanum*

As dermatofitoses constituem as micoses mais frequentes do homem. A prevalência varia com a idade e o sexo. As dermatofitoses do couro cabeludo são frequentes em indivíduos impúberes e sem diferença de sexo. Os demais tipos clínicos são comuns em adultos do sexo masculino.

A tinha da cabeça *(tinea capitis)* é altamente contagiosa, espalhando-se rapidamente na família ou na comunidade escolar. A tinha da pele glabra raramente é contagiosa. A dermatofitose das unhas não é contagiosa; um paciente pode ter lesão em duas ou três unhas, dos pés ou das mãos, por vários anos, sem contagiar as demais.

MICOSES SUBCUTÂNEAS OU IMPLANTAÇÃO

A lobomicose é micose restrita ao continente americano. Foi observada em nove países da América do Sul, dois da América Central e no México. O maior número de casos pertence ao Brasil. A área endêmica é representada por florestas úmidas tropicais e subtropicais, com média anual de 24 °C. A maioria absoluta dos casos ocorre na região amazônica. A micose afeta qualquer raça; é mais comum em homens com idades entre 12 e 70 anos.

Usualmente, o *S. schenckii complexo* ocorre por inoculação na pele, causando infecção subcutânea; ocasionalmente pode ser inalado, determinando a doença sistêmica. E presumível que o organismo humano apresente grande resistência à doença, pois o *S. schenckii complexo* está universalmente presente na natureza, e, em áreas altamente endêmicas. Indivíduos sadios apresentam hipersensibilidade à prova cutânea com esporotriquina, isto é, já tiveram contato com o fungo. Por outro lado, as amostras de *S. schenckii complexo* isoladas da natureza mostram virulência variável, que parece relacionar-se à termotolerância do fungo. No entanto, essas comprovações não explicam a incidência variável da micose nas diversas regiões do globo, nem a gravidade da doença em muitos casos.

A esporotricose é doença cosmopolita de ocorrência usualmente esporádica. Pode ocorrer em pequenas epidemias. Não é doença contagiosa, porém, pode ser adquirida por animais (quase sempre gatos). A incidência é variável de país a país e de região a região, em um mesmo país. As áreas endêmicas da micose também apresentam características diversas. Nas Américas é mais frequente, respectivamente no México, Costa Rica e Brasil. Porém, a esporotricose sistêmica, raramente assinalada na América Latina, tem sido relatada frequentemente nos Estados Unidos, especialmente em casos de forma pulmonar e óssea. Na doença subcutânea são afetados indivíduos adultos do sexo masculino, porém sem distinção de raça.

A cromoblastomicose por *Fonsecaea pedrosoi* tem distribuição universal, encontrando-se principalmente em climas tropicais e subtropicais. A doença por *Cladosporium carrionii* é observada em regiões semidesérticas; por *Phialophora verrucosa*, é comum em zonas temperadas. A infecção pelos demais agentes é esporádica. A mais alta incidência verifica-se na América e Caribe, especialmente no Brasil, Costa Rica e Cuba, embora tenha sido diagnosticada na África, Ásia e Austrália. É um importante problema de saúde pública, sem ser fatal, para as pessoas que trabalham na lavoura, em razão dos traumatismos constantes com vegetais contaminados. A maioria dos casos tem sido descrita em homens, especialmente entre os 30 e 50 anos de idade.

Os micetomas têm distribuição universal, predominando em zonas tropicais e subtropicais situadas entre os Trópicos de Câncer e Capricórnio. A micose é frequente na Índia, México, Venezuela, Senegal e Sudão. A etiologia dos micetomas varia de região a região. Nas Américas, o *N. brasiliensis* é o agente mais frequente em homens entre 20 e 40 anos.

A apresentação subcutânea (entomoftoromicose) caracteristicamente é doença tropical. Por exemplo, o *Basidibolus ranarum* foi descrito inicialmente na Indonésia, seguindo relatos de casos na Índia, África, América do Sul, Estados Unidos e, recentemente, na Austrália. Por outro lado, o *Conidiobolus coronatus* ocorre na África, Caribe e América do Sul.

MICOSES SISTÊMICAS

A blastomicose tem distribuição limitada na América do Norte e África. A histoplasmose clássica com distribuição universal, predomina no continente americano, especialmente no sudeste dos Estados Unidos, diferentemente do *Histoplasma duboisii* que ocorre na África.

A coccidioidomicose distribui-se geograficamente em zonas semidesérticas do Novo Mundo, do norte da Califórnia ao sul da Argentina, sendo endêmica no norte do México e sudoeste dos Estados Unidos. Na América Central (Honduras e Guatemala) e na América do Sul (Colômbia, Venezuela, Paraguai, Argentina e recentemente Brasil) foram documentadas zonas endêmicas da micose. A paracoccidioidomicose caracteristicamente ocorre nos países continentais da América Latina (exceto Belize, Nicarágua, Guiana, Suriname e Chile), acometendo indivíduos entre os 30 e 60 anos de vida, especialmente do sexo masculino. Foi observada em três países do Caribe: Trinidad, Granada e Guadalupe.

MICOSES OPORTUNÍSTICAS

A epidemiologia da criptococose tem diferenças de acordo com a espécie e variedade do *Cryptococcus*: o *C. neoformans* var. *grubii* (sorotipo A) é cosmopolita e predominantemente urbana, e o *C. neoformans* var. *neoformans* (sorotipo D) está restrita ao norte da Europa; o *C. gattii* (sorotipos B e C) tem distribuição geográfica restrita, em áreas das regiões tropicais e subtropicais. Contudo, essas restrições geográficas quanto a última espécie, tem-se ampliado, aparecendo em surtos em regiões de climas temperado (ilha de Vancouver no Canadá, noroeste dos EUA).

Estudos sorológicos demonstram que a *Pneumocystis jirovecii* tem distribuição universal. A infecção é basicamente pulmonar e, a julgar pela alta positividade de anticorpos específicos em crianças de até 4 anos de idade (75 a 100%), a doença é regressiva. Alguns autores acreditam que possa haver transmissão pessoa a pessoa, para explicar surtos nosocomiais. Porém, esses episódios poderiam ser fruto de reativação quiescente em pessoas sob os mesmos fatores de risco.

A aspergilose e scedosporiose têm distribuição universal, predominando em épocas quentes e úmidas. Não têm predileção por idade, sexo e raça. Na hialo-hifomicose, a distribuição é variável, o agente etiológico *Fusarium* tem distribuição universal. Contudo, o *Penicillium marnefei* ocorre no sudeste da Ásia. A feo-hifomicose tem distribuição variável com a apresentação clínica. A infecção subcutânea predomina na América Central e do Sul, e a sistêmica (cerebral) predomina na América do Norte. Na mucormicose, idade, sexo e raça não apresentam fatores de risco adicionais.

INFECÇÕES NOSOCOMIAIS

As infecções fúngicas nosocomiais podem ser adquiridas no hospital (aspergilose) ou simplesmente estar associadas ao ambiente hospitalar. Neste último grupo, seriam consequência de colonização endógena (candidose) ou fruto da reativação de infecção quiescente, em um hospedeiro imunocomprometido (histoplasmose, paracoccidioidomicose).

LEVANTAMENTOS EPIDEMIOLÓGICOS

Os levantamentos epidemiológicos com teste cutâneo e provas soromicológicas são úteis para demarcar zonas endêmicas, especialmente nas micoses sistêmicas. Nesse sentido, estima-se que 10% da população brasileira esteja infectada pelo *Paracoccidioides sp.* Estes estudos orientam o clínico no sentido da busca de casos em pacientes com doença granulomatosa em que não há diagnóstico específico.

Por outro lado, hoje, a facilidade de transporte aéreo torna esse fato menos relevante em razão das micoses de importação. De qualquer maneira, é importante indagar, na história epidemiológica, sobre viagens para zonas endêmicas de micoses sistêmicas, especialmente nas infecções obscuras de pacientes imunodeprimidos.

PREVENÇÃO

ACTINOMICETOSES

Nas actinomicetoses aeróbicas (infecção exógena), não há prevenção. Para os *Actinomyces* (infecção endógena), a prevenção depende da boa higiene oral (tratamento de cárie e remoção de placa dentária) e cuidado com o contraceptivo intrauterino (DIU).

MICOSES SUPERFICIAIS E CUTÂNEAS

Nas micoses superficiais, não há medida preventiva, especialmente nas malasezioses, por serem as espécies de *Malassezia* componentes normais da microbiota da pele. Nas dermatofitoses, as medidas preventivas dependem da fonte de infecção: zoofílica – afastar-se e/ou principalmente tratar animais infectados; antropofílica e geofílica – uso de roupa e calçados na tentativa de diminuir a exposição. Não compartilhar o mesmo pente para o cabelo e desinfetar o piso do banheiro de piscinas previne a propagação de tinha da cabeça e dos pés, respectivamente.

MICOSES SUBCUTÂNEAS

Nas micoses subcutâneas, as medidas preventivas são direcionadas para o uso de roupa e calçados que evitem o trauma e, quando este ocorrer, fragmentos vegetais e contaminação com terra devem ser removidos.

MICOSES SISTÊMICAS

A melhor medida preventiva nas micoses sistêmicas é a manutenção da imunidade celular intacta. Na histoplasmose, recomenda-se cautela no manuseio dos microfocos do *Histoplasma*. Tem-se tentado a descontaminação química destes focos, com formalina. Paradoxalmente, o *Histoplasma* é o primeiro micro-organismo que volta a habitar o antigo nicho ecológico, após cessar o efeito da droga. Na coccidioidomicose, na tentativa de diminuir a exposição ao pó contaminado com o *C. immitis*, tem-se tentado plantar grama, o uso de óleo, a pavimentação do solo e a irrigação. Em animais, foi testado vacina, com aparente eficácia.

Na paracoccidioidomicose e na blastomicose, não há medida preventiva de valor comprovado.

MICOSES OPORTUNÍSTICAS

Na aspergilose, especialmente para o paciente imunodeprimido (granulocitopênico), recomenda-se a redução de exposição à grandes inóculos de conídios aspergilares, como os verificados em demolições e construções. É proibido o uso de plantas ornamentais no quarto destes pacientes. Recomenda-se evitar a formação de vapor de água no banheiro.

Na *C. albicans* (infecção endógena), a prevenção depende da integridade das defesas do hospedeiro e da preservação da microbiota residente.

Na criptococose, o uso de máscaras deve ser encorajado para pessoas que estão expostas aos focos contaminados, fezes de pombos, eucaliptos. Especialmente pessoas imunodeprimidas não deveriam manusear o solo destes locais, sem tomar medidas preventivas mínimas, como umedecer o solo com um regador. Vacina com polissacarídeo capsular associada ao toxoide tetânico está em estudo experimental.

Na mucormicose, como na aspergilose, a prevenção para pacientes em especial risco (leucêmicos, neutropênicos) deveria incluir sistema de filtração da ventilação (Hepa). O controle do diabete e evitar uso de bandagens oclusivas são outras medidas preventivas na mucormicose.

QUIMIOPROFILAXIA

Todo clínico deve considerar pelo menos seis critérios antes de iniciar quimioprofilaxia antifúngica: segurança; eficácia, estudo randomizado, duplo-cego, placebo-controlado; análise do custo-benefício; consequência, qualidade de vida; prevalência, selecionar o grupo de pacientes; resistência, seleção de leveduras resistentes.

Na pneumocistose, a prevenção é feita de maneira efetiva por meio de quimioprofilaxia com sulfametoxazol + trimetoprim ou pentamidina aerossol para os pacientes de grupo de risco. Por exemplo, aids e CD4 inferior a 200 células/m^3.

BIBLIOGRAFIA SUGERIDA

Al-Doory Y (ed.). The epidemiology of human mycotic diseases. Springfield: Charles C Thomas Pub, 1975.

Aly R, Hay RJ, Del Palacio A, Galimberti R. Epidemiology of tinea capitis. Med Mycol. 2000; 38(Suppl. 1):183-88.

Chen SC, Meyer W, Sorrell TC. Cryptococcus gattii infections. Clin Microbiol Rev. 2014;27(4):980-1024.

Cornely OA, Arikan-Akdagli S, Dannaoui E, Groll AH, Lagrou K, et al. ESCMID and ECMM joint clinical guidelines for the diagnosis and management of mucormycosis 2013. Clin Microbiol Infect. 2014; 20 Suppl 3:5-26.

Di Salvo AF (ed.). Occupational mycoses. Philadelphia: Lea & Febiger, 1983.

Ellis D, Marriott D, Hajjeh RA, Warnock D, Meyer W, Barton R. Epidemiology: surveillance of fungal infections. Med Mycol. 2000; 38(Suppl. 1):173-82.

Franco M, Bagagli E, Scapolio S, Lacaz CS. A critical analysis of isolation of Paracoccidioides brasiliensis from soil. Med Mycol. 2000; 38:185-91.

Fyfe M, MacDougall L, Romney M, Starr M, Pearce M, Mak S, Mithani S, Kibsey P. Cryptococcus gattii infections on Vancouver Island, British Columbia, Canada: emergence of a tropical fungus in a temperate environment. Can Commun Dis Rep. 2008 Jun;34(6):1-12.

Kwon-Chung KJ, Bennett JE. Epidemiology. In: Kwon-Chung KJ, Bennett JE. Medical mycology. Philadelphia: Lea & Febiger, 1992. Chap. 2, p. 35-43.

Marques SA, Robles AM, Tortorano AMet al. Mycoses associated with AIDS in the third world. Med Mycol. 2000; 38(Suppl. 1):269-79.

Mendes RP, Cavalcante RS, Marques SA, Marques MEA, Venturini J, et al. Paracoccidioidomycosis: Current Perspectives from Brazil. Open Microbiol J. 2017; 31;11:224-82.

Mendes RP, Negroni R, Bonifaz A, Pappagianis D. New aspects of some endemic mycoses. Med Mycol. 2000; 38(Suppl. 1): 237-41.

Pfaller MA, Wenzel R. The epidemiology of fungal infections. In: Anaissie EJ, McGinnis MR, Pfaller MA (eds.). Clinical mycology. New York: Churchill Livingstone, 2003. Chap. 1, p. 3-19.

Perusquía-Ortiz AM, Vázquez-González D, Bonifaz A. Opportunistic filamentous mycoses: aspergillosis, mucormycosis, phaeohyphomycosis and hyalohyphomycosis. J Dtsch Dermatol Ges. 2012;10(9):611-21; quiz 621-2.

Restrepo A, McEwen JG, Castañeda E. The habitat of Paracoccidioides brasiliensis: how far from solving the ridle? Med Mycol. 2001; 39:233-41.

Schelenz S, Barnes RA, Barton RC, Cleverley JR, Lucas SB, Kibbler CC, Denning DW. British Society for Medical Mycology. British Society for Medical Mycology best practice recommendations for the diagnosis of serious fungal diseases. Lancet Infect Dis. 2015;15(4):461-74.

Sisk DT, Meshnick S, Kazanjian PH. Pneumocystis carinii pneumonia in patients in the developing world who have acquired immunodeficiency syndrome. Clin Infect Dis. 2003; 36:70-8.

Shikanai-Yasuda MA, Mendes RP, Colombo AL, Telles FQ, Kono A, Paniago AMM, et al. Brazilian guidelines for the clinical management of paracoccidioidomycosis. Epidemiol Serv Saude. 2018;16:7(spe):e0500001.

MICOLOGIA MÉDICA ONLINE

- Aspergilose
  www.asplus.man.ac.uk
- Blastomicose
  www.nlm.nih.gov/medlineplus/ency/article/000102.htm
  http://umm.drkoop.com/conditions/ency/article000102
  www.mc.vanderbilt.edu/peds/pidl/infect/blastomy.htm
- Candidose
  http://alces.med.umn.edu/Candida.html

www.candida-treatment.net
www.portalfeminino.com.br/cani-min.htm
www.candidapage.com
http://groups.yahoo.com/group/candidasis

- Coccidioidomicose
  www.aegis.com/topics/oi/oi-coccidioidomycosis.html
- Criptococose
  www.aegis.com/topics/oi/oi-meningitis.html
  www.thebody.com/treat/cryptoco.html
- Histoplasmose
  www.healthubs.com/histoplasmosis
  www.ccohs.ca/oshanswer/diseases/histopla.html
  www.aegis.com/topics/oi/oi-histoplasmosis.html
  www.iupui.edu/it/histodgn/
- Micologia
  www.fungi.ca
  www.mycology.adelaide.edu.au
  www.mycologia.org
  www.keil.ukans.edu/~fung/
  www.mykoweb.com
  www.fungi.co.nz
  www.nib.unicamp.br/svol/micose.htm
  www.doctorfungus.org
- Livro de microbiologia
  www.med.sc.edu:85/book/mycol-sta.htm

68.4 Actinomicetoses

Na micologia médica tem sido habitual estudar as infecções causadas por actinomicetos, apesar de serem bactérias filamentosas (nocardiose, actinomicose e actinomicetoma). Incluiremos infecção por *Rhodococcus* pela semelhança com essas doenças e, em razão da frequência com que vem sendo descrita, especialmente em pacientes com aids.

Os actinomicetos obedecem a uma patogenia e produzem lesões semelhantes às causadas por fungos, o que permite agrupar as doenças que causam em: subcutâneas, sistêmicas e oportunísticas. Porém, os actinomicetos são monomórficos, isto é, tanto nos tecidos como nos cultivos apresentam morfologia semelhante.

Os actinomicetos podem apresentar-se como elementos cocoides, baciliformes ou filamentosos Gram-positivos, com menos de 1 μm de espessura; alguns são acidorresistentes e tanto podem ser anaeróbicos como aeróbicos.

Actinomicose, nocardiose, rodococose, micetoma actinomicótico e dermatofilose são as principais actinomicetoses que simulam infecções micóticas. Os actinomicetomas serão abordados no tópico micetomas, no subcapítulo 68.7 - Micoses Subcutâneas.

ACTINOMICOSE

A principal entidade clínica que simula uma micose é em decorrência de um grupo de actinomicetos anaeróbicos, do gênero *Actinomyces*, que, por se apresentarem como microcolônias (grãos) formadas por filamentos dispostos de forma radiada, recebe o nome de actinomicose.

PATOGENIA

O *Actinomyces israelii*, principal agente da actinomicose (Tabela 68.4.1), componente da microbiota residente da cavidade oral, bactéria de baixa virulência, é incapaz de penetrar a mucosa íntegra. Os mecanismos de defesa normais do hospedeiro são altamente eficazes contra essa bactéria, havendo necessidade de trauma inicial para viabilizar a invasão tecidual. Têm sido identificadas bactérias associadas, tais como o *Actinobacillus actinomycetemcomitans*, contribuindo para a patogenia da lesão. Portanto, a actinomicose é infecção mista. Por outro lado, há necessidade de tecido desvitalizado (baixo potencial de oxirredução tecidual) para seu desenvolvimento.

TABELA 68.4.1 Principais agentes etiológicos de actinomicoses.

Infecção	Agente
Bovina	*Actinomyces bovis*
Suína	*A. suis*
Humana	*A. israelli*
	A. naesundii/viscosus complexo
	A. gerencseriae
	A. odontolyticus
	A. meyeri
	Bifidobacterium adolescentis
	Proprionibacterium acnes
	P. propionicum
	Rothia dentocariosa

Actinomicose torácica ocorre após a aspiração da bactéria da orofaringe, especialmente em pacientes com mecanismos de defesa alterados, como na DPOC, diabete, alcoolismo, doenças que são mais frequentes em adultos, motivo pelo qual a infecção é rara em crianças. A lesão primária envolve o tecido peribrônquico, bronquíolos e alvéolos. Os micro-organismos propagam-se por contiguidade através de cissura, pleura, mediastino e parede torácica, não respeitando barreiras anatômicas, provavelmente por causa da atividade proteolítica dessas bactérias. A consequência desse tipo de crescimento é a formação de múltiplos abscessos e trajetos fistulosos. Raramente, esses micro-organismos disseminam-se a distância por via hemática. Quando isso ocorre, a infecção primária cursa com invasão de veia de grosso calibre. Têm sido descritos casos de actinomicose pélvica em pacientes com contraceptivo intrauterino (DIU) com lesão miliar e acometimento do sistema nervoso central (abscesso cerebral, meningite, empiema subdural). O *Actimomyces meyeri* tem maior capacidade de disseminar-se por via hemática.

MANIFESTAÇÕES CLÍNICAS

A actinomicose é infecção bacteriana, supurativa crônica, que diminuiu em frequência com o advento dos antibióticos. Raramente, a doença é diagnosticada clinicamente. São três as apresentações principais: cervicofacial, torácica e abdominal.

A actinomicose cervicofacial é a mais frequente (40 a 60%), ocorrendo em pessoas com higiene oral deficiente (cárie dentária, gengivite, doença periodontal), após trauma oral (extração dentária, cirurgia bucofacial).

No tórax, a doença tem curso indolente e progressivo. Os principais sintomas são: tosse, expectoração, podendo ocorrer hemoptise maciça, emagrecimento, febre; dor torácica é uma característica marcante da doença. Frequentemente, é confundida com neoplasia ou tuberculose, especialmente na fase inicial. A doença predomina na cortical dos lobos inferiores (88%) e, na maioria dos casos (62%), está acompanhada de derrame pleural (Figura 68.4.1), refletindo a aspiração na patogenia da infecção.

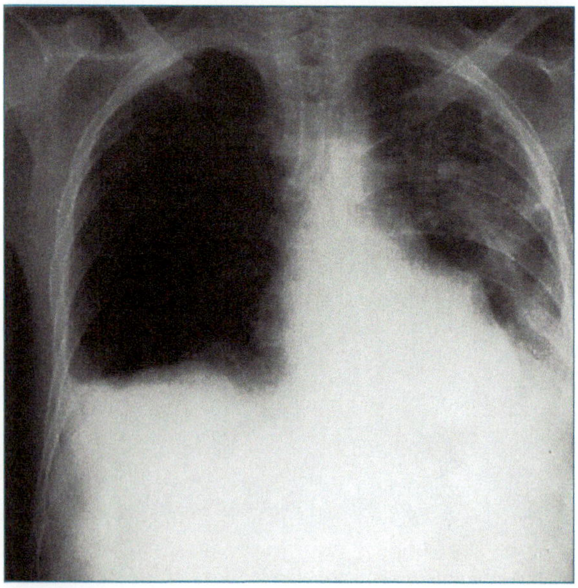

FIGURA 68.4.1 Infiltrado na metade do pulmão esquerdo e derrame pleural bilateral por actinomicose.
Fonte: Acervo da autoria.

Espessamento pleural circunjacente à consolidação pulmonar, cavidades necróticas no interior das lesões e linfadenopatia hilar são frequentemente observados na tomografia computadorizada do que na radiografia simples. A propagação por contiguidade através de cissura interlocular completa ou através do mediastino é altamente sugestiva de actinomicose. Periastite embainhante em costelas circunjacentes à lesão pulmonar é patognomônica da infecção. Raramente pode ocorrer endocardite.

A actinomicose abdominal ocorre frequentemente após apendicite ou trauma na luz gastrointestinal (úlcera perfurada, ruptura de divertículo, ferimento por arma de fogo). Uma das manifestações de actinomicose abdominal é o abscesso hepático. Os principais sintomas são: febre, dor abdominal, anorexia, emagrecimento, náuseas e vômitos. A doença inflamatória pélvica e vaginite têm sido documentadas nos pacientes portadores de DIU.

As fístulas na parede do tórax, bem como nas regiões cervicofacial e abdominal, especialmente na região ileocecal, devem ter como diagnóstico operacional a actinomicose.

DIAGNÓSTICO

A documentação etiológica pode acarretar dificuldade, já que é necessária a coleta do espécime clínico por medidas invasivas; apresentação do micro-organismo sob a forma de grãos esparsos pelo material; necessidade de anaerobiose para o isolamento em cultivo; crescimento lento do micro-organismo.

Frequentemente, o diagnóstico é com base no achado de grãos característicos (2 mm) no fragmento de tecido ou pus, podendo ser vistos a olho nu (Figuras 68.4.2 e 68.4.3). Os grãos são envoltos por estruturas eosinofílicas, complexo polissacarídeo-proteína, em forma de clavas (fenômeno de Splendore-Hoeppli), fruto da relação parasita-hospedeiro. Os delgados filamentos bacterianos, Gram-positivos, não são acidorresistentes. O isolamento em cultivo deve ser feito em anaerobiose nesse grupo de actinomicetos. Por vezes, espécies de *Actinomyces* colonizam cavidades pulmonares, desenvolvendo macrocolônias bacterianas que simulam bola fúngica.

TRATAMENTO

A penicilina G é a droga de escolha, seguida de amoxacilina via oral. Para pacientes alérgicos à penicilina têm sido utilizadas eritromicona, doxiciclina e clindamicina com bons resultados. O tempo ideal de tratamento não foi determinado, tendo sido usados antibióticos por 6 a 12 meses, frequentemente associados à exérese cirúrgica (abscessos, fibrose, trajetos fistulosos, macrocolônias intracavitárias). Na actinomicose pélvica, recomenda-se a retirada do DIU e um ciclo de antibioticoterapia, antes da colocação de novo DIU.

PROGNÓSTICO

O prognóstico é bom, especialmente em casos de diagnóstico precoce e antibioticoterapia adequada.

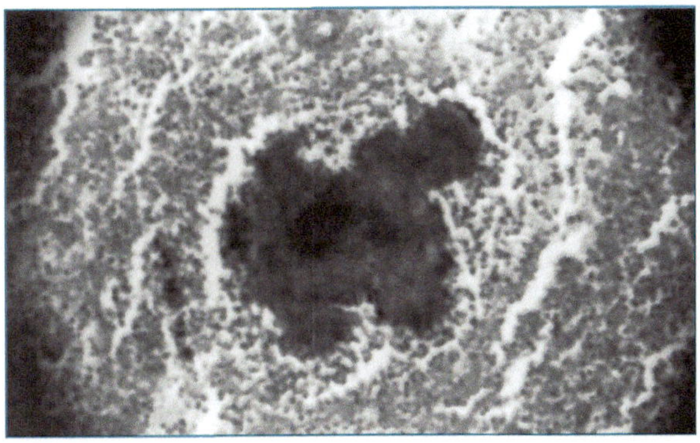

FIGURA 68.4.2 Grão de actinomicose corado pelo H&E.
Fonte: Acervo da autoria.

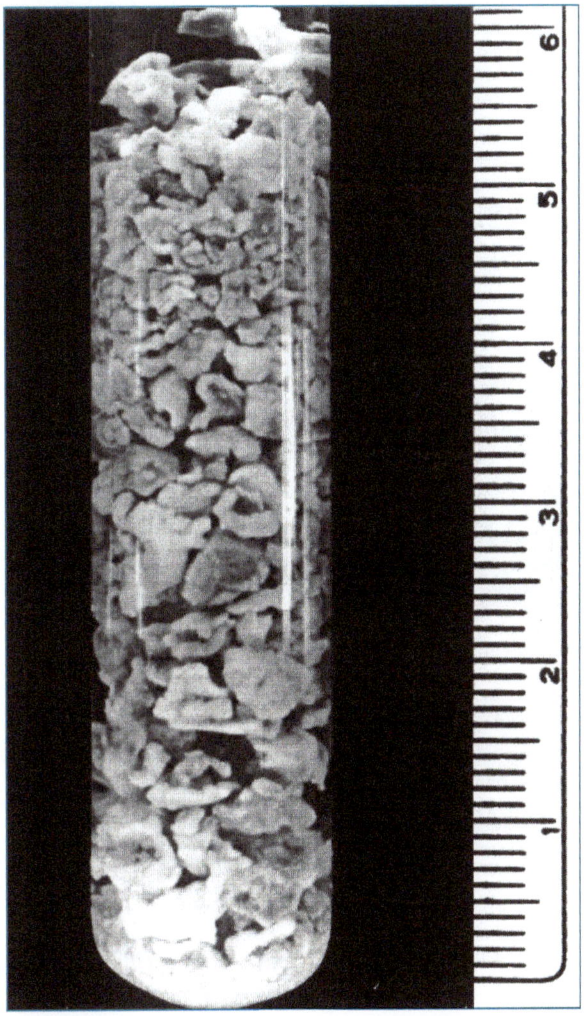

FIGURA 68.4.3 Grão de actinomicose de secreção purulenta após lavagem.
Fonte: Acervo da autoria.

NOCARDIOSE

A *Nocardia,* descrita por Nocard, em 1888, é actinomiceto aeróbico, filamentoso, ramificado, Gram-positivo, acidorresistente, de vida livre no solo, que causa nocardiose, quando inalado, e micetoma, quando introduzido no tecido subcutâneo por traumatismo, especialmente com fragmento vegetal (ver micetoma actinomicótico, subcapítulo 68.7 – Micoses Subcutâneas).

A nocardiose foi considerada doença rara e, inicialmente, confundida com actinomicose, o que sugere que devam ser estudadas juntas. Por outro lado, essas infecções têm várias características em comum com a tuberculose e a rodococose.

Numerosos estudos taxonômicos têm estabelecido heterogeneidade nas espécies de *Nocardia asteroides*. A nova reclassificação dos agentes de nocardiose encontra-se na Tabela 68.4.2.

TABELA 68.4.2 Principais agentes etiológicos de nocardiose.

N. asteroides (complexo)	*N. asteroides* (senso estrito)
N. brasiliensis	*N. farcinica*
N. otitidiscaviarum	*N. nova*
N. transvalensis	*N. pseudobrasiliensis*

PATOGENIA

Trabalhos experimentais com animais de laboratório têm demonstrado a importância da imunidade celular na proteção contra a infecção por *Nocardia*. Como a principal porta de entrada é pulmonar, por inalação, a primeira linha de defesa é o macrófago alveolar. A *Nocardia* é parasito intracelular facultativo, evadindo-se do processo digestivo fagocítico, conseguindo sobreviver e replicar-se no interior de macrófagos.

A nocardiose é doença localizada ou disseminada, que acomete pacientes imunodeprimidos, principalmente transplantados, diabéticos, pacientes com colagenoses e que estão sob corticoterapia. A doença tem sido reconhecida em pacientes com aids, especialmente nos que não estão em profilaxia com sulfametoxazol-trimetoprim, para *Pneumocystis jirovecii.*

MANIFESTAÇÕES CLÍNICAS

A doença é supurativa, aguda ou crônica, e a porta de entrada usual é pulmonar, por inalação. Predomina em adultos do sexo masculino. A infecção pulmonar (Figura 68.4.4) se dissemina na metade dos casos. Os locais mais comuns, em ordem de frequência, são cérebro (Figura 68.4.5), pele, rim, fígado, baço e articulações, manifestando-se como abscessos. Tipicamente, desenvolve-se pneumonia subaguda, entre uma a várias semanas; como clinicamente é inespecífica, o comum é indivíduo ter recebido vários ciclos de antibioticoterapia, apresentando remissão e recidivas, o que dificulta o reconhecimento clínico. Os principais sintomas são febre, suores noturnos, anorexia, emagrecimento, tosse, expectoração purulenta e hemoptise.

A nocardiose sistêmica é causada frequentemente por *N. asteroides*, enquanto as manifestações dermatológicas (micetoma, linfocutânea, abscesso e celulite), geralmente, são em razão de *N. brasiliensis*. A *N. transvalensis* tem sido descrita como causa de micetoma, artrite, infecção linfocutânea e infecção disseminada no paciente imunodeprimido. A *N. farcinica* tem ocasionado, predominantemente, lesão pulmonar e abscesso cerebral.

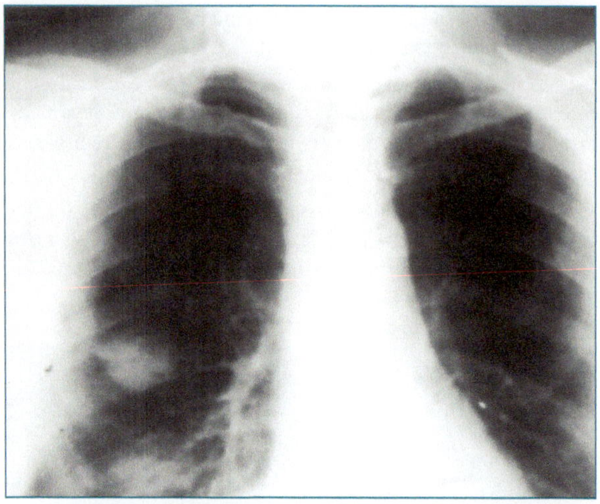

FIGURA 68.4.4 *Nocardia asteroides*: nódulos pulmonares.
Fonte: Acervo da autoria.

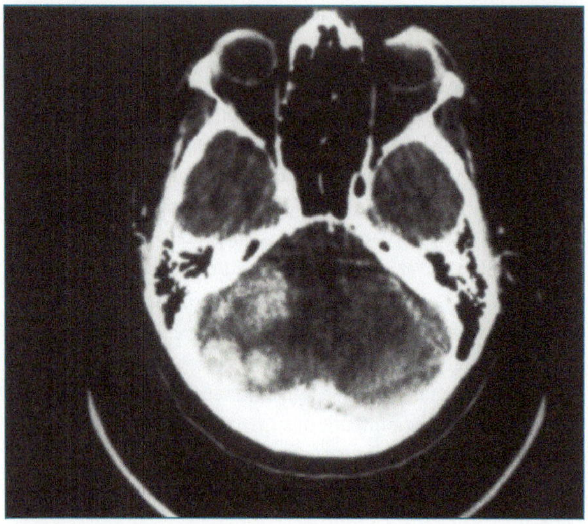

FIGURA 68.4.5 *Nocardia asteroides* (caso da Figura 68.4.4): lesões cerebrais. Ressonância magnética.
Fonte: Acervo da autoria.

DIAGNÓSTICO

O diagnóstico é feito pelo achado de bactéria filamentosa, Gram-positiva, fracamente acidorresistente (Kinyoun), facilmente isolada em meios de cultivos comuns. Em 38% dos casos, a *Nocardia* é vista e/ou isolada do escarro. Por vezes, os achados laboratoriais não são valorizados e são descartadas como difteroide não patogênico.

TRATAMENTO

O tratamento de escolha é a associação sulfametoxazol + trimetoprim. Os pacientes devem ser acompanhados por, no mínimo, seis meses. A *N. farcinica* é a mais resistente aos antibióticos.

PROGNÓSTICO

A resposta terapêutica é boa nos casos pulmonares, tendo mortalidade de 48% nos abscessos cerebrais. A mortalidade aumenta com a infecção aguda, a corticoterapia e a quimioterapia antineoplásica. Nesses casos, a doença frequentemente é disseminada, e a mortalidade pode chegar a 85%.

RODOCOCOSE

É uma infecção bacteriana rara, que tem sido reconhecida com incidência crescente no paciente com aids. O *Rhodococcus* é taxonomicamente relacionado com a *Nocardia* e com o *Mycobacterium,* compartilhando várias características, inclusive a acidorresistência, o que é motivo de diagnóstico equivocado. A Tabela 68.4.3 fornece o diagnóstico diferencial entre essas infecções.

TABELA 68.4.3 Tuberculose e actinomicetoses: diferenças micromorfológicas e tintoriais.

Diferenças	Tuberculose	Nocardiose	Rodococose	Actinomicose
Morfológicas				
Cocos	–	–	+	–
Bacilos	+	+	+	–
Filamentos	–	+	–	+
Grânulos	–	–	–	+
Histoquímicas				
Gram	N	+	+	+
Acidorresistência	+	V	V	–
Grocott	+	+	+	+
Reação tecidual				
Granuloma	+	–	+	–
Abscesso	–	+	+	+

N: neutro; V: variável; (+): positivo; (–): negativo.

MANIFESTAÇÕES CLÍNICAS

As principais manifestações clínicas da rodococose são: pneumonia cavitária crônica com derrame pleural; abscesso renal, hepático, cerebral, retroperitoneal; artrite séptica, osteomielite; bacteremia, meningite. Entre os fatores predisponentes, destacam-se: infecção por HIV, linfoma, abuso de droga IV, transplante renal. Essa infecção tem, caracteristicamente, como fator ocupacional o contato com o solo. Os dois principais agentes etiológicos são o *Rhodococcus equi,* o *R. rhodochrous,* o *R. fascians* e o *R. erythropolis,* considerados como patógenos emergentes. A Gordona e a Tsukamurella são outros dois gêneros de bactérias relacionadas com o *Rhodococcus*, que causam infecção relacionada com procedimentos médicos.

DIAGNÓSTICO

No material clínico, especialmente secreções purulentas e fragmentos de tecido, o *Rhodococcus* apresenta-se sob a forma de cocobacilos, Gram-positivos e fracamente acidorresistentes (Kinyoun). O exame histopatológico revela múltiplos abscessos, fibrose intersticial marcada e exsudato fibrinoso. Quando há formação de grãos, os elementos bacterianos podem ser vistos ao H&E (Figura 68.4.6), caracterizando a botriomicose. Essa se manifesta com infecção bacteriana purulenta, crônica, em que há formação de grãos bacterianos, cocos ou bacilos, que lembram os grãos da actinomicose e dos micetomas.

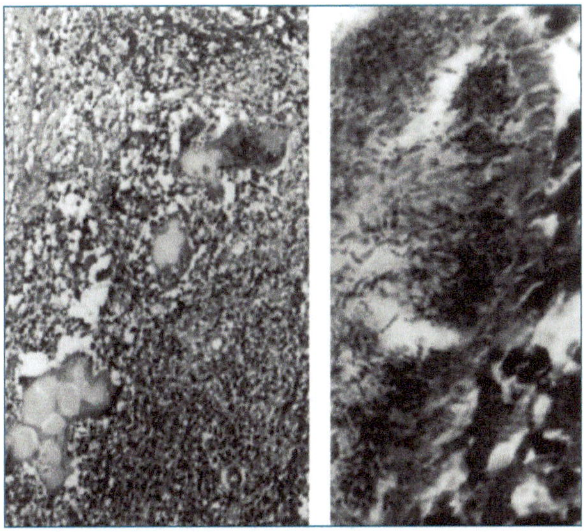

FIGURA 68.4.6 Rodococose (H&E): grãos e reação tipo corpo estranho (esquerda); colônia cocobacilar, com fenômeno de *Splendore-Hoeppli* (direita).
Fonte: Acervo da autoria.

As colônias do *Rhodococcus* têm coloração salmão e crescem entre 2 a 4 dias, em meios comuns da rotina microbiológica, preferencialmente infuso de cérebro e coração (BHI), a 35 °C.

TRATAMENTO

A sensibilidade do *Rhodococcus* spp. aos antimicrobianos é variável, sendo alta aos aminoglicosídeos, à eritromicina, à rifampicina (a combinação desses três é antagônica), à vancomicina, à ciprafloxacina e ao imipenem; variável à associação sulfametoxazol e trimetoprim; resistente às cefalosporinas. É recomendável que a escolha do antimicrobiano seja com base em teste de sensibilidade e que a droga tenha administração parenteral prolongada. Em casos de empiema e grandes cavidades pulmonares, há necessidade de intervenção cirúrgica para a retirada de tecido necrótico.

PROGNÓSTICO

A experiência terapêutica na rodococose é pequena. O prognóstico depende da doença predisponente e da precocidade do tratamento. As recidivas são comuns.

DERMATOFILOSE

A dermatofilose é actinobacteriose rara, de distribuição universal mais prevalente em clima tropical, que ataca animais selvagens e domésticos. Tem importância econômica, em razão do dano ocasionado no pelo e lã dos animais.

O *Dermatophilus congolensis* é actinomiceto aeróbico e parasito obrigatório. Embora não tenha sido isolado do solo, pode permanecer viável, por longo período, em crostas. A transmissão é por contato direto. O homem adquire a infecção, ocasionalmente, a partir de animais e de produtos animais contaminados.

MANIFESTAÇÕES CLÍNICAS

Dermatofilose manifesta-se por dermatite exsudativa. O *D. congolensis* parasita a epiderme, não invadindo o tecido vascularizado, que inicialmente ocasiona pústulas (2 a 5 mm) que se transformam em crostas.

DIAGNÓSTICO

Os esfregaços corados ao Giemsa evidenciam elementos filamentosos de 2 a 5 μm de diâmetro, com septos transversais e longitudinais (Figura 68.4.7). Não são acidorresistentes. Colônias de crescimento rápido são isoladas em meios ricos, tais como ágar-sangue (37 °C).

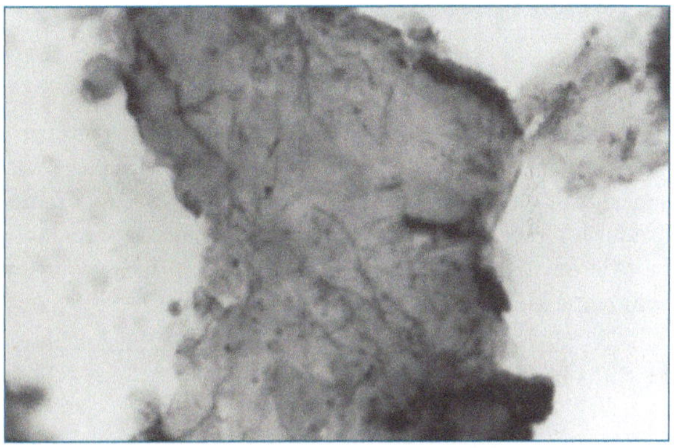

FIGURA 68.4.7 Dermatofilose: escamas de pele humana (Giemsa).
Fonte: Acervo da autoria.

TRATAMENTO

O *D. congolensis* é suscetível a vários antimicrobianos. Tem sido aplicado o tratamento sistêmico e tópico.

PROGNÓSTICO

O prognóstico é bom. As lesões podem ter cura espontânea, porém deixando cicatriz e alopecia.

BIBLIOGRAFIA SUGERIDA

Ambrose NC. The pathogenesis of dermatophilosis. Trop Anim Health Prod. 1996; 28 (Suppl 2):29S-37S.

Egwu GO, Onyeyili PA. Dermatopphilosis: past, present and future prospects. Rev Med Vet Mycol. 1994; 29:263-84.

Chouabe S, Perdu D, Deslee G et al. Endobronchial actinomycosis associated with foreign body: four cases and a review of the literature. Chest. 2002; 121:2069-72.

Christidou A, Maraki S, Scoulica E et al. Nocardia farcinica bacteremia in a patient with lung cancer. Diagn Microbiol Infect Dis. 2004; 50:135-9.

Colmegna I, Rodriguez-Barrada M, Rauch R et al. Disseminated Actinomyces meyeri infection resembling lung cancer with brain metastases. Am J Med Sci. 2003; 326:152-5.

Conville PS, Brown-Elliott BA, Smith T, Zelazny AM. The Complexities of Nocardia Taxonomy and Identification. J Clin Microbiol. 2017; 26;56(1). pii: e01419-17.

Hemmersbach-Miller M, Martel AC, Benítez AB, Sosa AO. Brain abscess due to Nocardia otitidiscaviarum: report of a case and review. Scand J Infect Dis. 2004; 00:1-3.

Kiska DL, Hicks K, Petti DJ. Identification of medically relevant Nocardia species with an abbreviated battery of tests. J Clin Microbiol. 2002; 40:1346-51.

Lederman ER, Crum NF. A case series and focused review of nocardiosis: clinical and microbiologic aspects. Medicine. 2004; 83:300-13.

Mabeza GF, Macfarlane J. Pulmonary actinomycosis. Eur Respir J. 2003; 1:545-51.

McNeil MM, Brown JN. The medically important aerobic actinomycetes: epidemiology and microbiology. Clin Microbiol Rev. 1994; 7:357-417.

Varghese BT, Sebastian P, Ramachandran K, Pandey M. Actinomycosis of the parotid masquerading as malignant neoplasm. BMC Cancer. 2004; 4:1-4.

Weinstock DM, Brown AE. Rhodococcus equi: an emerging pathogen. Clin Infect Dis. 2002; 34:1379-85.

Wilson JW. Nocardiosis: updates and clinical overview. Mayo Clin Proc. 2012;87(4):403-7.

68.5 Micoses superficiais

As micoses superficiais são infecções causadas por fungos que têm a capacidade de invadir apenas as camadas mais superficiais da capa córnea da pele ou a haste livre dos pelos; produzem lesões que se apresentam como mácula pigmentar na pele ou nódulo nos pelos; e nas lesões, o fungo é visto como uma hifa característica.

As micoses superficiais são: piedra negra, piedra branca, tinha negra e malasseziose.

PIEDRA NEGRA

A infecção inicia pela implantação de propágulos da *Piedraia hortae* sob a cutícula da haste dos cabelos; com o crescimento, o fungo rompe a bainha do cabelo e desenvolve-se ao seu redor, formando um nódulo (Figura 68.5.1).

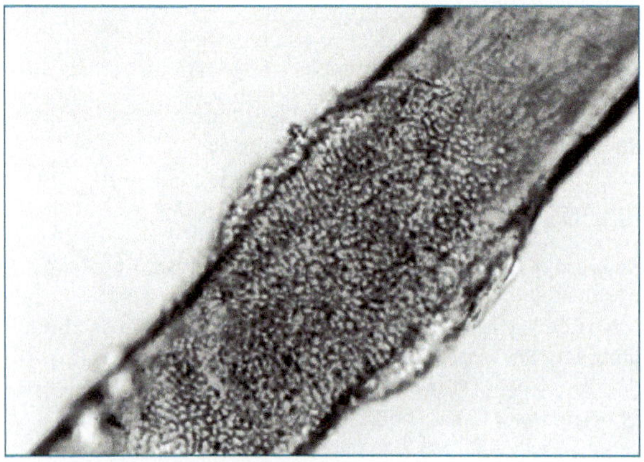

FIGURA 68.5.1 Piedra negra: bainha de artroconídios ao redor do pelo.
Fonte: Acervo da autoria.

MANIFESTAÇÕES CLÍNICAS

Os nódulos, únicos ou múltiplos em um cabelo, têm cor escura, são muito duros e muito aderentes. A infecção transcorre assintomaticamente.

DIAGNÓSTICO

O diagnóstico é feito ao simples exame microscópico de um nódulo, montado em gota de hidróxido de potássio a 20%, entre lâmina e lamínula. O nódulo é constituído de um novelo de hifas (4 a 8 μm de espessura) de paredes espessas, de cor acastanhada e septadas regularmente; em nódulos bem desenvolvidos, observam-se espaços ovalados claros (ascos) contendo oito ascósporos fusiformes, com um filamento em cada polo.

TRATAMENTO

Basta o simples corte dos cabelos.

PIEDRA BRANCA

A piedra branca tem como agentes o *Trichosporon ovoides*, o *T. inkin*, o *T. mucoides* e o *T. asahii*, os fungos do gênero *Trichosporon* são sapróbios na natureza e, também, colonizadores da pele das regiões axilares, inguinais e perineais do homem. Afeta, usualmente, os pelos axilares, inguinais ou perineais e, raramente, os cabelos ou a barba, com o *T. inkin* nos pelos pubianos e o *T. ovoides* no couro cabeludo.

A infecção tem origem semelhante a da piedra negra.

MANIFESTAÇÕES CLÍNICAS

Os nódulos, únicos ou múltiplos, têm cor alvacenta e são facilmente descartáveis dos pelos. Usualmente assintomáticos, quando acompanhados de lesões eritematosas da pele, especialmente nas regiões inguinais e perineais, podem provocar prurido.

DIAGNÓSTICO

O diagnóstico é obtido pelo mesmo exame e em preparações semelhantes às descritas para os nódulos de piedra negra. O nódulo, porém, é composto de hifas com 2 a 4 μm de espessura, hialinas e septadas (Figura 68.5.2); essas hifas se fragmentam em artroconídios quando o nódulo é esmagado.

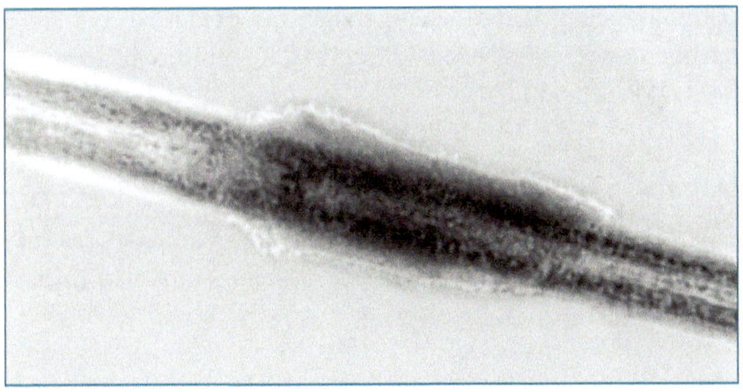

FIGURA 68.5.2 Piedra branca: nódulo composto com hifas hialinas.
Fonte: Acervo da autoria.

TRATAMENTO

Corte dos cabelos ou dos pelos da região infectada; lavar com solução de bicloreto de mercúrio a 1:2.500 ou usar creme de cotrimazol duas vezes ao dia.

TINHA NEGRA

A tinha negra pode ser causada por dois fungos: a *Hortaea werneckii,* de distribuição cosmopolita, e a *Stenella araguata,* isolada de cinco casos venezuelanos. Os dois fungos são sapróbios na natureza.

MANIFESTAÇÕES CLÍNICAS

A micose apresenta-se como mancha não descamativa, de cor marrom ou negra (Figura 68.5.3). A lesão, geralmente única, localiza-se, usualmente, na palma das mãos, raramente, na planta dos pés e, excepcionalmente, em outras áreas do corpo. Clinicamente, a tinha negra pode ser confundida com o melanoma ou com o nevo.

DIAGNÓSTICO

O diagnóstico micológico requer o exame microscópico e o isolamento e identificação em cultivo. Nas escamas montadas em KOH a 20% observam-se, ao microscópio, hifas acastanhadas de paredes irregulares e septos dispostos também irregularmente. A *H. werneckii* cresce em ágar Sabouraud, inicialmente como colônia de levedura negra, composta de elementos fusiformes, alguns com um septo central; posteriormente, a colônia torna-se aveludada e composta de hifas demáceas septadas, sobre as quais se desenvolvem os conidióforos - anelóforos - e aneloconídios.

TRATAMENTO

Tópico com agentes queratolíticos (unguento de Whitfield) ou produtos à base de ácido undecilênico ou derivados imidazólicos, por 2 a 4 semanas.

MALASSEZIOSES

Por malasseziose designam-se as três formas clínicas da infecção causada por *Malassezia*: pitiríase versicolor, foliculite e dermatite seborreica. Os três agentes etiológicos mais comuns são a *M. globosa*, a *M. sympodialis* e a *M. furfur.*

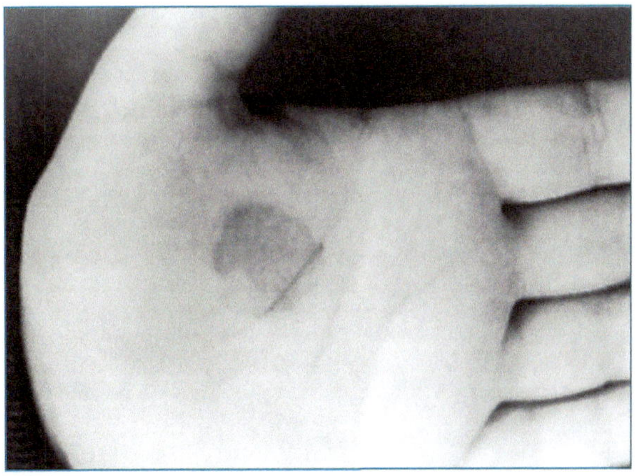

FIGURA 68.5.3 Tinha negra: mancha marrom na palma da mão.
Fonte: Acervo da autoria.

PITIRÍASE VERSICOLOR

MANIFESTAÇÕES CLÍNICAS

A pitiríase versicolor manifesta-se como manchas de cor variável castanha ou café-com-leite (Figura 68.5.4) a máculas hipocrômicas (mais frequentes em pessoas de pele escura - Figura 68.5.5). As manchas são múltiplas, têm forma variada e, por coalescência, podem cobrir grandes áreas. As lesões na maioria dos casos são descamativas e distribuem-se pelo tronco, raiz dos membros superiores e pescoço (áreas seborreicas). Raramente, afetam a face ou o couro cabeludo. Às vezes, acompanha ligeiro prurido.

DIAGNÓSTICO

Requer apenas o exame microscópico de escamas cutâneas, obtidas pelo raspado e acrescidas de KOH a 20%. Observam-se grupos de leveduras (8 μm) e curtos fragmentos de hifas, de paredes não paralelas e com septos muito espaçados.

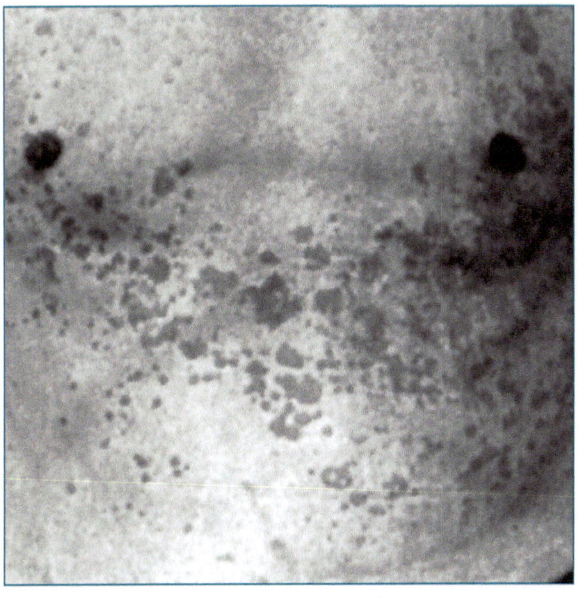

FIGURA 68.5.4 Pitiríase versicolor: manchas escuras no tronco.
Fonte: Acervo da autoria.

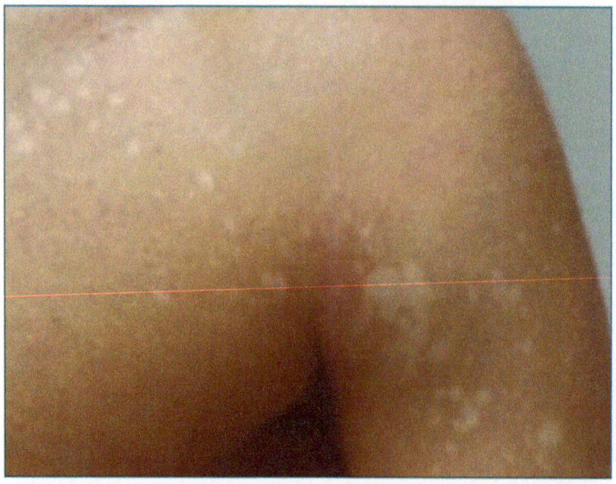

FIGURA 68.5.5 Pitiríase versicolor. Manchas esbranquiçadas recobertas por fina descamação que, às vezes, só é percebida quando se estica a pele.

Fonte: Imagem cedida por Dr. Roberto Barbosa Lima, Coordenador Médico do site www.dermatologia.net.

FOLICULITE POR *MALASSEZIA*

MANIFESTAÇÕES CLÍNICAS

Apresenta-se como inúmeras pápulas ou pústulas circundando o ostíolo do folículo pilossebáceo. As lesões distribuem-se pelo dorso, escápulas, ombros; raramente ocorrem no pescoço e face. Comumente é observada em pacientes imunodeprimidos, especialmente com aids.

DIAGNÓSTICO

A expressão das lesões permite observar, ao microscópio, os elementos leveduriformes.

DERMATITE SEBORREICA

MANIFESTAÇÕES CLÍNICAS

Ocorre comumente em crianças e jovens na puberdade. Manifesta-se como lesões oleosas eritematoescamosas, distribuídas pelo couro cabeludo, pálpebras, pregas nasolabiais e nasogenianas, axilas e região inguinal. Comumente acompanha-se de prurido.

DIAGNÓSTICO

Facilmente reconhecível, é feito clinicamente. Ao microscópio, podem-se observar apenas elementos não invasivos, leveduriformes.

TRATAMENTO

O tratamento da pitiríase versicolor pode ser feito com aplicações de xampu de sulfato de selênio a 2,5% ou solução de hipossulfito de sódio a 30%, duas vezes ao dia antes do banho; lesões muito extensas podem ser tratadas com cetoconazol (200 mg/dia) ou itraconazol (100 mg/dia) por duas semanas. Esses antifúngicos também têm sido usados na foliculite por *Malassezia* e na dermatite seborreica.

BIBLIOGRAFIA SUGERIDA

Aspres N, Anderson C. Malassezia yeasts in the pathogenesis of atopic dermatitis. Australasian J Dermatol. 2004; 45:199-207.

Gupta AK, Batra R, Bluhm R, Boekhout T, Dawson TL Jr. Skin diseases associated with Malassezia species. J Am Acad Dermatol. 2004; 51:785-98.

Gupta AK, Chaudhry M, Elewski B. Tinea corporis, tinea cruris, tinea nigra, and piedra. Dermatol Clin. 2003; 21(3):395-400.

Isa-Isa R, Cruz AC, Arenas R, Duarte Y, Linares CM, Bogaert H. Pityriasis versicolor in infants under one year of age. A report of 92 cases. Rev Iberoam Micol. 2002; 18(3):109-12.

Pontes ZBVS, Ramos AL, Lima EO, Guerra MFL, Oliveira NMC, Santos JP. Mem Inst Oswaldo Cruz. 2002; 97(5):747-50.

Schwartz R. Superficial fungal infections. Lancet. 2004; 364:1173-82 (www.thelancet.com).

Veasey JV, Avila RB, Miguel BAF, Muramatu LH. White piedra, black piedra, tinea versicolor, and tinea nigra: contribution to the diagnosis of superficial mycosis. An Bras Dermatol. 2017;92(3):413-416.

68.6 Micoses cutâneas (vide também Capítulo 69)

As micoses cutâneas são causadas por fungos capazes de invadir a capa córnea da pele em toda a sua espessura e/ou a porção queratinizada dos pelos e/ou lâmina ungueal. Manifestam-se por manchas inflamatórias na pele, lesão tonsurante dos pelos ou destruição da lâmina ungueal, e são adquiridas por contato com o solo, animais ou homens infectados. Nas lesões, o agente apresenta-se como uma hifa, característica do grupo.

As micoses cutâneas são agrupadas sob quatro designações coletivas:

- Dermatofitoses, causadas pelo conjunto homogêneo de dermatófitos.

- Candidoses cutâneas, provocadas por espécies do gênero anamórfico Candida.
- Hialo-hifomicoses cutâneas, causadas por espécies heterogêneas de fungos hialinos.
- Feo-hifomicoses, produzidas por espécies heterogêneas de fungos demácios.

DERMATOFITOSES

Dermatofitose ou tinha é a designação do conjunto de micoses causadas por dermatófitos. Os dermatófitos constituem um grupo de fungos semelhantes, fisiológica, morfológica e patogenicamente; são capazes de invadir as partes queratinizadas da pele e anexos, do homem e dos animais. Distribuem-se por três gêneros anamórficos *Epidermophyton, Microsporum* e *Trichophyton.*

ETIOLOGIA

Em parasitismo na pele ou na unha, os dermatófitos apresentam-se com morfologia idêntica: hifa hialina (2 a 4 µm), septada e ramificada que se desarticula facilmente em artroconídios. Nos cabelos, os dermatófitos também se evidenciam como hifas ou cadeias de artroconídios, porém, em função da relação desses elementos ao cabelo, distinguem-se três tipos de parasitismo: ectótrix, quando os artroconídios se dispõem ao redor da haste como uma bainha; endótrix, quando os artroconídios ocupam a medula do cabelo; e fávico, quando há poucas hifas intramedulares.

Usualmente indistinguíveis em aparasitismo, os dermatófitos são identificados quando isolados em cultivo. A identificação fundamenta-se nos aspectos macromorfológicos (textura, pigmentação) e micromorfológico (conídios e outras estruturas) das colônias obtidas em meio de cultivo de rotina ou em subcultivo em meios especiais ou, excepcionalmente, por conjugação sexual com estirpes conhecidas.

PATOGENIA

Os dermatófitos têm a capacidade de invadir a parte queratinizada do tegumento de indivíduos normais, nos quais causam manifestações clínicas muito variadas. Dependendo do grau de adaptação do fungo ao hospedeiro podem ocorrer infecções de curso agudo, espontaneamente regressivas, ou de curso crônico e longa duração; é possível, também, uma relação de comensalismo.

A dermatofitose é adquirida por contato com artroconídios existentes no solo ou provenientes de lesões de homens ou de animais. Os artroconídios aderem ao tegumento do hospedeiro e invadem o extrato córneo, cabelos ou unhas. A invasão pode ficar limitada superficialmente à capa córnea, sem produzir manifestações clínicas; pode, porém, atingir as camadas mais profundas e provocar reação inflamatória que se manifesta em sinais e sintomas, por vezes características.

Fundamentalmente, a persistência das lesões resulta do equilíbrio entre o crescimento do fungo e a renovação das camadas de corneócitos produzidas.

A invasão do estrato córneo, dos cabelos ou do leito ungueal é em razão, basicamente, da queratinase, enzima produzida pelos dermatófitos. Provavelmente, porque a estrutura proteica da queratina seja variável de hospedeiro a hospedeiro, também é variável a estrutura da enzima dos fungos antropofílicos, zoofílicos e geofílicos. Essa diferença estrutural explicaria a diferente resposta inflamatória da lesão humana à invasão pelas várias espécies de dermatófitos.

Vários fatores governam a resposta inflamatória à invasão fúngica – sinais e sintomas. Da parte do fungo, a estrutura da enzima produzida e as mananas, variáveis de espécie a espécie, supressoras da imunidade mediada por células; da parte do hospedeiro, substâncias inibidoras da queratinase, diminuindo o poder invasor do fungo, presença ou ausência de glândulas sebáceas na área infectada – pois os ácidos graxos não saturados são inibidores do crescimento fúngico –, integridade da área infectada (em especial áreas de atrito), facilitando a invasão e sua continuidade, temperatura, pois os dermatófitos têm baixa tolerância térmica, fatores que existem no soro, inibidores do crescimento fúngico, e a transferrina.

Nas dermatofitoses que ocorrem em imunodeficientes por drogas ou por doenças, em diabéticos e em portadores de endocrinopatias, as lesões são usualmente extensas, de longa duração e, por vezes, profundas. As dermatofitoses crônicas e as causadas por algumas espécies de dermatófitos são características de indivíduos atópicos.

QUADRO CLÍNICO

Além da unha e pelos, com estruturas diferenciadas, a camada córnea da pele se apresenta não uniforme nas várias regiões do corpo humano. Variam a espessura do estrato córneo, a presença de glândulas sebáceas, a cobertura pilosa, as superfícies de atrito. As áreas sujeitas às manifestações clínicas permitem distinguir as seguintes modalidades de dermatofitoses: da pele glabra, inguinal (axilar); do couro cabeludo, da barba, da face, palmoplantar, dos interdígitos dos pés e das mãos, e das unhas. Há, porém, uma modalidade clínica que depende exclusivamente do agente: a dermatofitose *imbricata.* Com exceção desta última, uma mesma modalidade clínica pode ser determinada por várias espécies de dermatófitos; igualmente, uma mesma espécie de dermatófito pode determinar várias modalidades clínicas. No entanto, muitos dermatófitos demonstram preferência por certos sítios anatômicos.

Dermatofitoses da pele glabra

São dermatofitoses do tronco e dos membros, excluindo as regiões palmoplantares, inguinoaxilar e espaços interdigitais. Em crianças, os agentes mais comuns são o *T. tonsurans* e o *M. canis* (Figura 68.6.1); em adultos, o *T. rubrum.* Os demais dermatófitos são agentes esporádicos ou ocasionais de tinha da pele glabra. Geralmente, apresentam-se como lesão(ões) circinada(s) de crescimento centrífugo, centradas por pele sã e limitadas por bordas eritêmatovésico-crostosas; únicas ou múltiplas podem ser isoladas ou confluentes (Figura 68.6.2). Por vezes, apresentam-se como extensas placas eritêmato-vésico-crostosas. Ocasionalmente, as lesões se apresentam como foliculite, como placas elevadas, eritematosas, doloridas, de aspecto esponjoso, pontilhadas de pústulas ou microabscessos – quérion – ou como lesão nodular granulomatosa profunda.

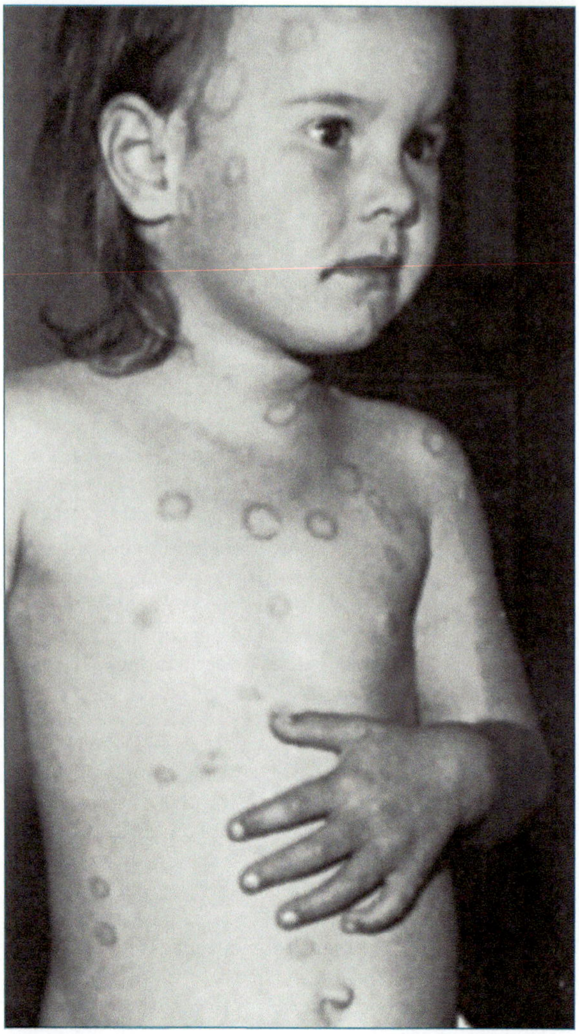

FIGURA 68.6.1 Dermatofitose da pele glabra por *M. canis*.
Fonte: Acervo da autoria.

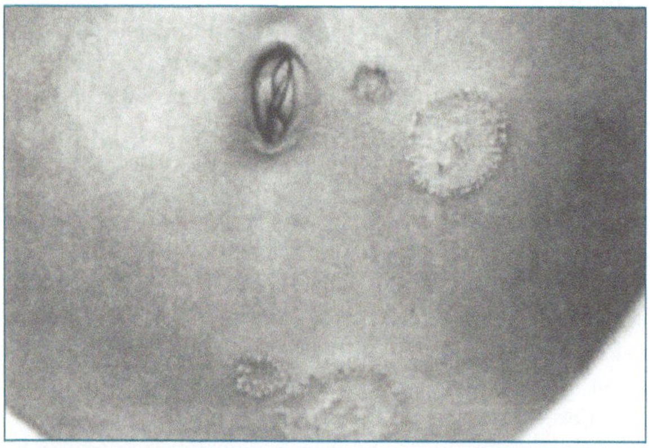

FIGURA 68.6.2 *M. canis* em criança – crescimento centrífugo das lesões.
Fonte: Acervo da autoria.

Dermatofitose inguinal

As lesões localizam-se na parte superior das coxas, nas regiões púbica, perineal e dobras glúteas. Ocorre, frequentemente, em homens adultos. Os agentes mais comuns são o *T. rubrum*, o *E. floccosum* e o *T interdigitale.*

As lesões iniciam em uma das pregas inguinais, crescem centrifugamente e tornam-se lesões arciformes, de bordas eritêmato-vésico-crostosas. Têm tendência a estender-se para a região abdominal e glútea. Menos frequentemente, essa modalidade se manifesta como foliculite, placas infiltradas ou, por vezes, como área eritematosa, úmida, de bordas descoladas.

Dermatofitose do couro cabeludo

São causadas por espécies dos gêneros Microsporum e Trichophyton. Usualmente ocorrem em crianças. Quando de origem antropofílica, ocorrem epidemicamente; as de origem zoofílica são esporádicas ou ocorrem em pequenos grupos de indivíduos. O *M. canis é* o agente mais frequente em países ou regiões abaixo do Trópico de Capricórnio, e acima, prevalece o *T. tonsurans* (Figura 68.6.3). O *M. gypseum*, o *T. mentagrophytes* e o *T. verrucosum* são esporádicos; o *T. schoenleinii* e o *T. violaceum* determinam focos epidêmicos regionais limitados.

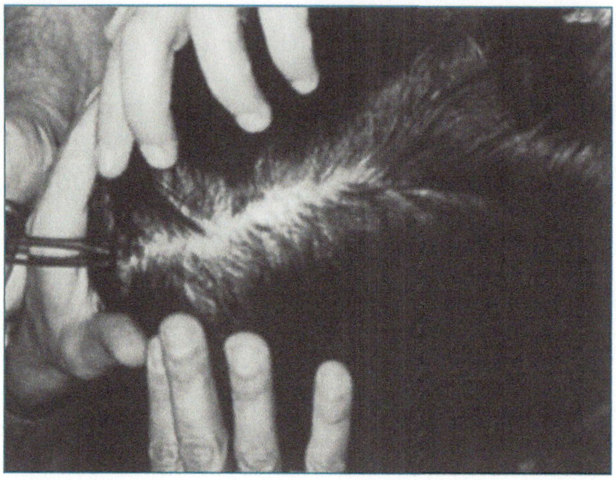

FIGURA 68.6.3 Dermatofitose do couro cabeludo por *T. tonsurans*.
Fonte: Acervo da autoria.

Usualmente, a dermatofitose por *M. canis* se manifesta como área de tonsura circular, de superfície escamosa, em que os cabelos estão fraturados, aflorando 1 a 2 mm acima do folículo piloso. As lesões causadas por *T. tonsurans* e *T. violaceum*, comumente múltiplas e pequenas, são áreas escamosas desprovidas de cabelos, na superfície das quais se veem pontos negros, resultantes da invaginação, no folículo piloso, do coto do cabelo fraturado. O *T. schoenleinii* provoca tinhas que, caracteristicamente, apresentam-se em pequenas comunidades ou em famílias, onde se observam adultos com áreas de alopécia cicatricial, crianças com lesões papiroides, pitiroides ou impetigoides ou, raramente, com áreas de alopécia cicatricial, nas quais há raros cabelos sem brilho e lesões crateriformes perifoliculares (escútula fávica). As espécies geofílicas ou zoofílicas *M. gypseum*, *T. mentagrophytes* e *T. verrucosum* comumente provocam quadros agudos com intensa reação inflamatória; as lesões de quérion (Figura 68.6.4) são representadas por placa elevada, dolorida, de aspecto esponjoso, pontilhada de pústula ou microabscessos que drenam pus à expressão.

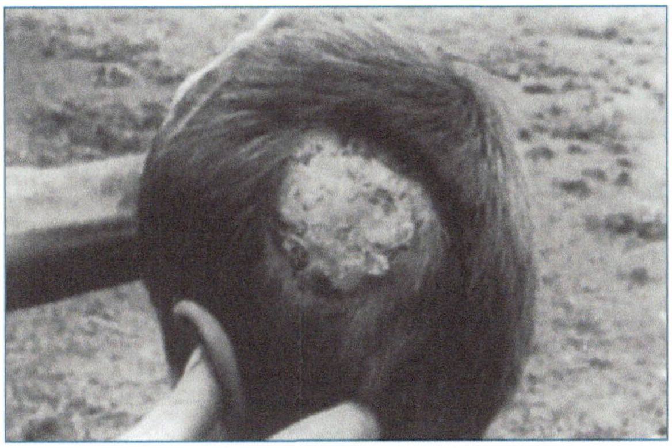

FIGURA 68.6.4 Quérion por *T. verrucosum*.
Fonte: Acervo da autoria.

Dermatofitose da barba

Incide, geralmente, em adultos jovens provenientes de áreas rurais. Comumente causada por *T. mentagrophytes*, e em certas regiões por *T. verrucosum*, raramente por *T. rubrum* e excepcionalmente por *E. floccosum*. O *T. rubrum* causa lesões circinadas semelhantes às da pele glabra; o *E. floccosum* foi isolado de lesões verruciformes. O *T. mentagrophytes* e o *T. verrucosum* provocam lesões inflamatórias, representadas por foliculite superficial ou profunda. A foliculite superficial apresenta-se como áreas de pústulas perifoliculares, semelhantes às causadas por bactérias. Na forma profunda, observam-se nódulos confluentes, formando placas infiltradas com abscessos centrados por pelos; por expressão, obtêm-se pus e extrusão de pelos circundados por massa esbranquiçada; usualmente unilaterais, localizadas na região maxilar.

Dermatofitose da face

Usualmente afeta adultos. A lesão, geralmente única, distribui-se simetricamente pelo dorso do nariz, estendendo-se à face, como "asa de borboleta"; é lesão de bordas apagadas, circundando área eritêmato-pápulo-escamosa. Essas lesões simulam as do lúpus eritematoso.

Dermatofitose dos pés (mãos)

É a dermatofitose mais prevalente em populações urbanas. O *T. rubrum*, as duas variedades de *T. mentagrophytes* e o *E. floccosum* são os agentes mais comuns. Distinguem-se três tipos de dermatofitose dos pés: intertriginoso, vesicobolhoso e escamoso.

Tipo intertriginoso

Habitualmente estão envolvidos os espaços interdigitais entre o 4º e o 5º pododátilos. É lesão crônica que, inicialmente, manifesta-se como área descamativa da membrana interdigital; ao progredir, ocorrem fissuração e maceração, acompanhadas de prurido. A lesão pode se estender à superfície subdigital como área coberta de epiderme morta, branca, macerada, cobrindo área eritematosa e exsudativa (Figura 68.6.5).

Tipo vesicobolhoso

Tem caráter agudo, inicia pelo arco plantar e pode se estender à superfície plantar. Inicia como vesículas que, por coalescência, formam bolhas com conteúdo gelatinoso; ao dessecarem deixam crostas amarelo-escuras. Acompanham-se de prurido e ardência. Secundariamente infectadas por bactérias piógenas, produzem surtos recorrentes de linfangite.

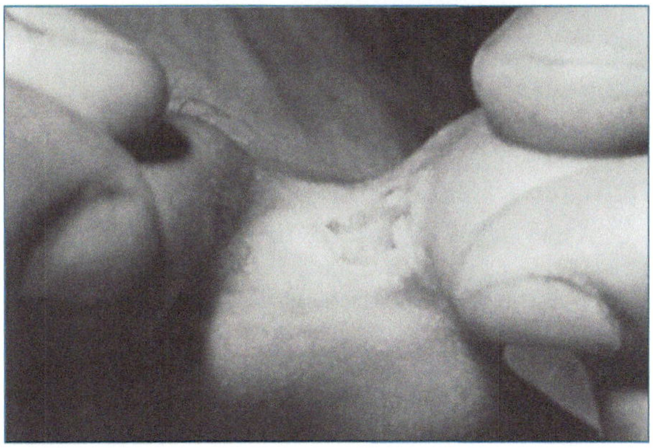

FIGURA 68.6.5 Intertrigem dos pés por *E. floccosum*.

Tipo escamoso

Tem caráter crônico e se evidencia como áreas escamosas, assentadas em base eritematosa hiperceratótica. Localizadas ou disseminadas por toda a superfície plantar (Figura 68.6.6). Na palma das mãos, a dermatofitose usualmente é causada por *T. rubrum*, e se manifesta por lesões semelhantes às do tipo escamoso da planta dos pés.

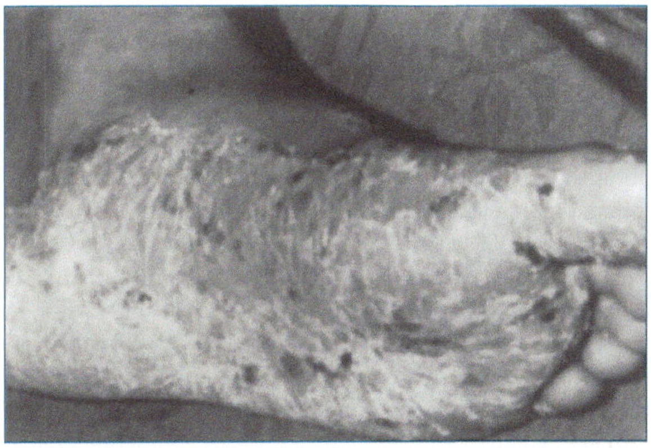

FIGURA 68.6.6 Dermatofitose dos pés tipo escamoso crônico, por *T. rubrum*.
Fonte: Acervo da autoria.

Tinha das unhas

Usualmente causada por *T. rubrum* (Figura 68.6.7). A lesão inicia na junção do leito com a borda da lâmina ungueal. O leito ungueal se espessa, elevando a lâmina ungueal, que toma cor amarelada e desintegra-se. A lesão pode iniciar na parte distal ou na borda lateral da unha. O dermatófito pode, porém, invadir diretamente a lâmina ungueal; a invasão se manifesta com área de cor amarelo-escura que avança do ápice para a base, como estrias longitudinais; a lâmina ungueal torna-se rugosa e quebradiça, e é destruída, deixando coto residual.

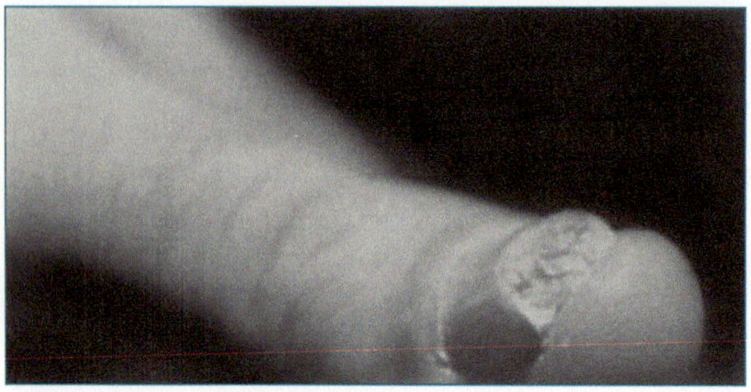

FIGURA 68.6.7 Lesão da unha por *T. rubrum*.
Fonte: Acervo da autoria.

Tinha imbricata

A tinha imbricata tem como agente o *T. concentricum* e ocorre em certas populações indígenas do México, Guatemala e Brasil. Inicia como lesão circinada de cor acastanhada; porém, ao contrário da tinha da pele glabra, a porção central da lesão não cura e nela continua o desenvolvimento do fungo; em consequência, produzem-se lesões aneladas concêntricas. As margens das lesões são elevadas e facilmente destacáveis. Por coalescência, formam-se lesões policílicas, polimórficas, que se dispõem de maneira imbricada e podem ocupar extensas áreas de pele glabra e da face.

DIAGNÓSTICO

Com exceção da dermatofitose *imbricata*, o diagnóstico clínico das demais formas clínicas é apenas presuntivo, mesmo quando as lesões são sugestivas (lesões circinadas, tonsurantes); as demais dermatofitoses se assemelham a lesões causadas por outros fungos, actinomicetos e outras bactérias.

O diagnóstico requer a visualização das estruturas fúngicas do dermatófito ao exame microscópico, e o isolamento e posterior identificação nos cultivos. O espécime clínico a ser examinado é constituído por escamas cutâneas ou ungueais, obtidas pelo raspado, ou pelos obtidos por epilação. O exame microscópico é feito por montagem do espécime em gota de solução de KOH a 20% (adicionado ou não de tinta *parker superchrome blue black* ou solução de 0,1% de branco de calcoflúor). Nos espécimes de pele e unhas, qualquer dermatófito é visto como hifas hialinas septadas que se desarticulam em artroconídios. Porém, nos cabelos, o parasitismo de tipo ectótrix (de pequenos ou grandes artroconídios) ou de tipo endótrix (por artroconídios em cadeias ou por hifas comumente vazias) permite suspeita da espécie de dermatófito, que será isolada em cultivo. O isolamento em cultivo é obtido em meio de ágar Sabouraud, adicionado de cloranfenicol e ciclo-heximida. A identificação se fundamenta no aspecto macro e microscópico dos cultivos em meio de rotina ou em subcultivos, em meios especiais ou, excepcionalmente, por conjugação sexual.

TRATAMENTO

Certas manifestações localizadas de dermatofitose podem ser tratadas com medicamentos tópicos (unguento de Whitefield, cremes à base de imidazois ou ácido undecilênico). Usualmente, são usados medicamentos de ação sistêmica: terbinafina 250 mg/dia; itraconazol, 200 mg/dia; fluconazol, 150 mg/semana; griseofulvina, 10 a 25 mg/kg/dia. São usados por duas semanas após a cura clínica e micológica. O itraconazol pode ser prescrito como pulsoterapia (400 mg/dia por 1 semana, cada mês, repetindo por 2 a 4 meses).

PROGNÓSTICO

Usualmente é bom, com exceção das tinhas dos pés, mãos e unhas, que são recalcitrantes. Lesões inflamatórias podem deixar cicatrizes indeléveis; lesões fávicas resultam em alopécia definitiva. Raramente, os dermatófitos causam infecções fatais.

Apresentações incomuns

Têm sido descritas lesões micetomatoides provocadas por dermatófitos, tumefações que drenam pus com grãos branco-amarelados, medindo de 100 a 500 µm, constituídos de hifas não entrelaçadas nem unidas por cimento, mas apenas conglutinadas por materiais resultantes de reação antígeno-anticorpo (material de *Splendore-Hoeplli*). As lesões verruciformes da face, das regiões palmoplantares, as lesões subcutâneas abscedidas múltiplas e as lesões ulceradas têm sido descritas em pacientes imunodeprimidos ou em uso de corticosteroides; comumente, nesses pacientes, havia lesão anterior crônica de dermatofitose. As lesões multiorgânicas, inclusive cerebrais, causadas por invasão das paredes vasculares e subsequente obstrução da luz do vaso pelo fungo foram descritas; igualmente o agente *T. rubrum*, às doenças subjacentes, leucemia, úlcera cutânea traumática e uso de corticosteroides.

Dermatofítides

As dermatofítides ou "ides" são lesões alérgicas a dermatófitos, produzidas em sítios distantes da lesão. As lesões situam-se, usualmente, nas faces laterais dos dedos e pregas interdigitais das mãos. São vesículas desabitadas, muito pruriginosas que, por coalescência, formam bolhas que se rompem e podem invadir a palma das mãos. Essas lesões podem ser secundariamente infectadas por bactérias.

CANDIDOSE

MANIFESTAÇÕES CUTANEOMUCOSAS

A candidose é designação de infecções causadas por um grupo de espécies heterogêneas agrupadas sob a designação genérica anamórfica *Candida*. As candidoses apresentam-se como um largo espectro de formas clínicas que podem ser classificadas em quatro categorias: 1) cutaneomucosas; 2) viscerais; 3) disseminada e; 4) candidemia.

As candidoses cutaneomucosas são causadas, na maioria dos casos, por *Candida albicans*, com menor frequência por *C. stellatoidea*, *C. parapsilosis* e *C. guilliermondii*. A *C. albicans* é hóspede do trato digestivo do homem e do trato genital da mulher; pode colonizar a pele e as vias respiratórias. A *C. parapsilosis* e a *C. guilliermondii* também são colonizadoras de certas regiões da pele. Como colonizadoras, apresentam-se como elementos leveduriformes (3 a 5 µm de diâmetro); quando invasoras, formam-se pseudo-hifas. A *C. albicans* produz, ainda, hifas de paredes delicadas (3 a 5 µm de espessura), com septos espaçados e um "conídio" justasseptal.

PATOGENIA

Os fatores que predispõem a candidose cutaneomucosa são: extremos de idade, gravidez, áreas do tegumento úmidas e sujeitas a constante atrito, desorganização da barreira epitelial, imunodepressão por doenças ou drogas, diabetes e endocrinopatias.

O mecanismo de invasão do tegumento cutâneo ainda não está completamente esclarecido. Fundamentalmente, é em razão de quatro fatores: adesinas que permitem a adesão do fungo às células do hospedeiro; formação de hifas que penetram o epitélio tigmotropicamente; secreção de proteases, fosfolipases e lipases; habilidade da *Candida* em alterar o seu fenótipo adaptando-se ao microambiente.

MANIFESTAÇÕES CUTÂNEAS

Candidose intertriginosa das grandes dobras

São lesões que ocorrem frequentemente em crianças, no primeiro ano de vida, em adultos obesos e em diabéticos. As lesões localizam-se na região inguinocrural, axilar, interglútea ou submamária. Apresentam-se como lesões eritematosas mais ou menos extensas, circundadas por fina orla de epiderme macerada e, por vezes, na área central, pequenas ulcerações exsudativas. Frequentemente, na pele vizinha, surgem lesões satélites representadas por pequenas pápulas ou pústulas. Por vezes, as lesões inguinocrurais simulam a dermatofitose.

Intertrigem das pequenas dobras

A intertrigem das pregas interdigitais da mão tem caráter ocupacional, ocorre em pessoas cujas mãos permanecem muito tempo em contato com água (cozinheiras, lavadeiras etc.); a intertrigem das pregas interdigitais dos pés ocorre em adultos que usam calçados permanentemente. Nas mãos, as lesões localizam-se, usualmente, entre o 3º e 4º dedos; nos pés, na prega interdigital, entre o 4º e 5º pododáctilo. Apresentam-se, inicialmente, como área ovalada de pele macerada branca. Ao progredir, destaca-se a pele macerada, deixando desnuda a área eritematoexsudativa, circundada de restos de epiderme. Há prurido e dor. A intertrigem dos espaços interdigitais da mão é característica; porém, a dos pés, assemelha-se às lesões por dermatófitos.

Candidose das unhas

Manifesta-se, inicialmente, por paroníquia – tumefação eritematosa e dolorida dos tecidos periungueais e, por expressão, deixam fluir gotículas de pus. Após, surge oníquia – erosão da borda ungueal, que, gradualmente, estende-se transversalmente pela lâmina ungueal, que se torna espessa, erodida e escurecida (Figura 68.6.8).

Candidose perianal

Manifesta-se como maceração, cobrindo a área eritematosa e as fissuras perianais. Há prurido e intensa ardência.

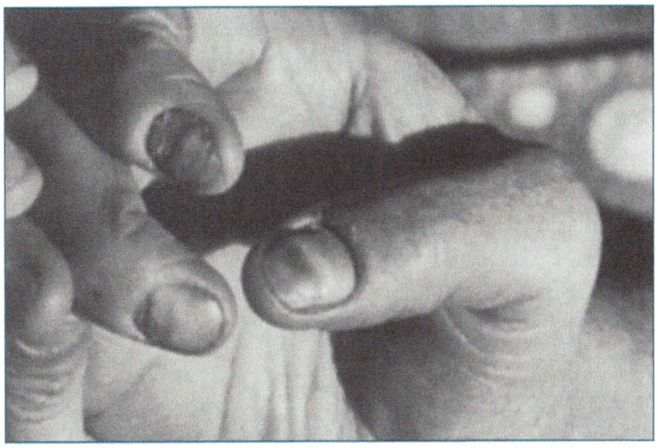

FIGURA 68.6.8 Candidose das unhas por *C. albicans*.
Fonte: Acervo da autoria.

Candidose da mucosa oral

É ocorrência comum em recém-nascidos e vulgarmente conhecida como "sapinho". Em outras idades ocorre em diabéticos, em indivíduos em uso de antibióticos antibacterianos e em portadores do vírus HIV. Na superfície da mucosa observam-se placas esbranquiçadas, cremosas ou membranosas que, retiradas, deixam área exulcerada e úmida. As placas distribuem-se pela língua, mucosa da boca, gengiva, palato e faringe.

Queilite angular

É lesão observada na comissura labial e se apresenta como área macerada, com fissuras e descamação.

Vulvovaginite

Manifesta-se por intenso prurido e ardência; associa-se a corrimento vaginal espesso e, geralmente profuso. Os grandes e pequenos lábios mostram-se eritematosos, úmidos e macerados; o cérvix, eritematoso e edemaciado, frequentemente é erodido pela ruptura de vesículas.

Candidose mucocutânea crônica

É observada em crianças e adolescentes, e manifesta-se por lesões generalizadas semelhantes às da dermatite seborreica. As lesões distribuem-se como placas eritematoescamosas pela pele glabra, regiões inguinocrurais, anal, axilar, palma e planta dos pés; o couro cabeludo é coberto de crostas escamosas graxas, coberto por cabelos rarefeitos. Placas eritematosas de bordas crostosas cobrem o sulco nasolabial e a comissura labial. Concomitantemente, notam-se lesões de oníquia e paroníquia, bem como lesões da mucosa oral e vaginal.

Em casos de candidose generalizada de longa duração, podem desenvolver-se nódulos granulomatosos, lesões verrucosas e formações córneas nas mãos, pés e face.

DIAGNÓSTICO

Escamas de pele ou unha ou o produto de lesões mucosas, obtidas pelo raspado, são examinadas em gota de solução de KOH a 20% ao microscópio; elementos leveduriformes, pseudo-hifas ou hifas são observados. O isolamento em cultivo é obtido por semeadura em Sabouraud; as colônias cremosas, de cor creme, crescem em 24 a 48 horas. A *C. albicans* pode ser identificada rapidamente pelo teste do tubo germinativo em soro humano incubado a 37 °C por duas horas. A identificação mais precisa deve ser feita, posteriormente, por provas de fermentação e utilização de certos açúcares e outras substâncias.

Nas formas granulomatosas profundas, a biópsia é fundamental para o diagnóstico; cortes histológicos da biópsia dessas lesões devem ser corados ao H&E e ao Gomoti-Grocott complementado pelo cultivo.

TRATAMENTO

Nas formas localizadas (intertrigem), pós à base de nistatina, cremes à base de nistatina ou imidazólicos (clotrimazol, econazol) são úteis. Nas formas crônicas, é necessário o uso de drogas sistêmicas (itraconazol). Nos pacientes com aids, é necessário o uso de drogas antifúngicas sistêmicas. Na vulvovaginite, supositórios ou cremes à base de nistatina; em certos casos recidivantes, antifúngicos sistêmicos.

PROGNÓSTICO

Usualmente bom nas lesões localizadas. Reservado nas formas crônicas e sugestivo de progressão da doença em pacientes com aids.

HIALO-HIFOMICOSES E FEO-HIFOMICOSES CUTÂNEAS (CUTÂNEA POR NÃO DERMATÓFITOS)

Hialo-hifomicose e feo-hifomicose são designações coletivas de infecções fúngicas da pele e/ou das unhas do homem, causadas, respectivamente, por espécies de fungos filamentosos hialinos (exceto dermatófitos) ou demácios, que, nas lesões, apresentam-se como uma hifa. Antigamente eram designadas dermatomicoses ou micoses cutâneas não dermatofíticas.

As feo-hifomicoses são mais frequentes que as hialo-hifomicoses. Elas ocorrem em países situados na faixa intertropical, são mais comuns em homens entre 20 e 40 anos de idade. O agente mais frequentemente isolado tem sido a *Hendersenula toruloidea*. A lista de agentes desses dois grupos de micoses consta das Tabelas 68.6.1 e 68.6.2.

TABELA 68.6.1 Alguns agentes de hialo-hifomicose e localização das lesões.

Agentes	Localização				
	U	Pg	IDp	InC	PPI
Acremonium spp.	x	x	x		
Aphanoascus flavescens		x	x	x	
Fusarium spp.	x	x			
Paecilomyces spp.	x	x			
Pyrenochaeta unguis-hominis	x				
Scopulariopsis brevicaulis	x				
Trichoderma spp.		x			
Trichosporon spp.				x	

U: unha; Pg: pele glabra; IDp: interdigital dos pés; PPI: palmoplantar, Inc: inguinocrural.

TABELA 68.6.2 Alguns agentes de feo-hifomicose cutânea e localização das lesões.

Agentes	Localização			
	U	Pg	IDp	PPI
Alternaria spp.	x	x	x	x
Chaetomium globosum	x	x		
Cladophialophora bantiana		x		
Cladosporium oxisporum		x		
Curvularia spp.		x		
Exserohilum		x		
Nattrassia mangiferae	x	x	x	x
Phoma eupyrena		x		
Scytalidium dimidiatum	x		x	

U: unha; Pg: pele glabra; IDp: interdigital dos pés; PPI: palmoplantar.

As lesões usualmente são localizadas e assemelham-se às de dermatofitoses. As unhas são os locais frequentemente afetados, mas ocorrem lesões da pele glabra e regiões interdigitais das mãos, palmar, plantar, interdigital dos pés e inguinocrural.

A baixa ocorrência ou a aparente inexistência dessas micoses em certas regiões, provavelmente, deve-se ao não reconhecimento do fungo no espécime ao exame microscópico, ao uso generalizado de meios para isolamento, contendo ciclo-heximida, inibidor do crescimento de muitos desses fungos, e, por outro lado, ao hábito de considerar contaminantes as colônias isoladas que não se assemelhem às de dermatófitos.

DIAGNÓSTICO

A coleta de material e a montagem para exame microscópico é similar à usada para as dermatofitoses. O cultivo deve ser feito em ágar Sabouraud sem ciclo-heximida. A identificação das espécies exige o cultivo em lâmina e, por vezes, o auxílio de um especialista em certos grupos de fungos.

TRATAMENTO

Usualmente resistentes aos antifúngicos conhecidos. O tratamento com tópicos frequentemente resolve o problema: solução de violeta-de-genciana a 2%, cremes de oxiconazol a 10% ou cremes à base de cotrimazol.

PROGNÓSTICO

Relativamente bom.

BIBLIOGRAFIA SUGERIDA

Antunes AGV, Pasqualotto AC, Diaz MC, Severo LC. Candidemia in a Brazilian tertiary care hospital: species distribution and antifungal susceptibility patterns. Rev Inst Med Trop São Paulo. 2004; 46:239-41.

Bonifaz A, Archer-Dubon C, Saúl A. Tinea imbricata or Tokelau. Int J Dermatol. 2004; 506-10.

Cha R, Sobel JD. Fluconazole for the treatment of candidiasis: 15 years experience. Expert Rev Anti Infect Ther. 2004; 2357-66.

Gupta AK, Cooper EA, Ryder JE et al. Optimal management of fungal infections of the skin, hair, and nails. Am J Clin Dermatol 2004; 5:225-37.

Gupta AK, Versteeg SG, Shear NH Onychomycosis in the 21st Century: An Update on Diagnosis, Epidemiology, and Treatment. J Cutan Med Surg. 2017;21(6):525-539.

Gupta Ak, Summerbell RC. Tinea capitis. Med Mycol. 2000; 38:255-87.

Pappas PG, Rex JH, Sobel JD et al. Guideline for treatment of candidiasis. Clin Infect Dis 2004; 38:161-89.

Pereiro Jr M, Ferreirós MMP, de Hoog GS, Toribio J. Cutaneous infection caused by Alternaria in patients receving tacrolimus. Med Mycol. 2004; 24:277-82.

Piraccini BM, Tosti A. White superficial onychomycosis. Epidemiological, clinical, and pathological study of 79 patients. Arch Dermatol. 2004; 140:696-701.

White TC, Findley K, Dawson TL, Scheynius A, Boekho T, Cuo CA, Xu J, Saunders CH. Fungi on the Skin: Dermatophytes and Malassezia. Cold Spring Harb Perspect Med. 2014; 4(8): a019802.

68.7 Micoses subcutâneas (vide também Capítulo 69)

As micoses subcutâneas caracterizam-se por: resultarem da implantação de propágulos de certos fungos patogênicos na pele ou no tecido subcutâneo, por ocasião de um traumatismo; manifestarem-se com tumefação sólida ou abscedida ou lesão granulomatosa com microabscessos; invasão fúngica se processando por contiguidade ou por via linfática, porém limitada aquém do linfonodo regional. O fungo apresenta-se, no tecido, como elemento leveduriforme hialino, elemento muriforme demácio, hifa + hifas toruloides + elemento globoso de paredes fuliginosas ou grão, caracterizando cada uma das micoses.

As micoses subcutâneas são: cromoblastomicose, esporotricose, feo-hifomicose subcutânea, lobomicose e micetomas.

CROMOBLASTOMICOSE

É a designação coletiva de micoses causadas por sete espécies de fungos demácios, que se apresentam nos tecidos como elementos globosos (8 a 12 µm), de paredes espessas e fuliginosas que se reproduzem por septação. O elemento característico - corpo muriforme - apresenta septos em dois planos.

ETIOLOGIA

São sete os agentes de cromoblastomicose: o *Cladosporium carrionii*, o *Fonsecaea compacta*, o *F. pedrosoi*, a *Phialophora verrucosa*, a *Rhinocladiella aquaspersa*, a *Exophiala jeanselmei* e a *E. castellani*. O *F. pedrosoi* é o agente mais frequente; o *C. carrionii*, que ocorre na região nordestina semidesértica, é o agente mais frequente nessas áreas da América; as demais espécies são de ocorrência esporádica.

EPIDEMIOLOGIA

A micose primária incide em indivíduos adultos de áreas rurais, mais frequente em homens que em mulheres, sendo rara em crianças. Qualquer raça é suscetível.

PATOGENIA

Os agentes de cromoblastomicose vivem no solo, de onde são isolados comumente de vegetais mortos que do próprio solo. O fungo penetra no organismo por solução de continuidade da pele ou é inoculado por ocasião de um traumatismo. A nutrição inadequada e os maus hábitos de higiene são fatores coadjuvantes da infecção. É significativa a associação da micose a pacientes HLA-A29. A maioria dos pacientes é imunocompetente.

Presume-se que inoculações repetidas sejam necessárias para que se instale a doença. A lesão inicial permanece circunscrita algum tempo. Após meses, o fungo se dissemina por contiguidade e, após anos, pode ocupar extensas áreas. As lesões à distância podem se originar por autoinoculação, por via linfática ou, raramente, por via hematogênica. Não há transmissão homem a homem.

MANIFESTAÇÕES CLÍNICAS

As lesões de cromoblastomicose situam-se, geralmente, em áreas expostas do corpo e quase sempre são unilaterais. São mais frequentes nos membros inferiores (Figuras. 68.7.1 e 68.7.2) que nos membros superiores, face (Figura 68.7.3) e tronco.

A lesão é em nódulo, pápula ou ulceração. Após anos, as lesões se apresentam sob dois tipos fundamentais: nodular ou tumoral; em placa lisa ou vegetante. As lesões tumorais são comuns nos membros inferiores. São representadas por nódulos fibrosos que surgem em áreas contíguas. Isolados ou agrupados com superfície lisa ou verruciforme, elevam-se a 1 ou 2 cm acima da pele e lentamente estendem-se por extensas áreas. Conglomerados ou massas de nódulos, duros e secos, à expressão deixam fluir pus ou secreção caseosa. Nódulos podem ulcerar-se e, na ulceração, emergirem massas de superfície verruciforme dando o aspecto de couve-flor.

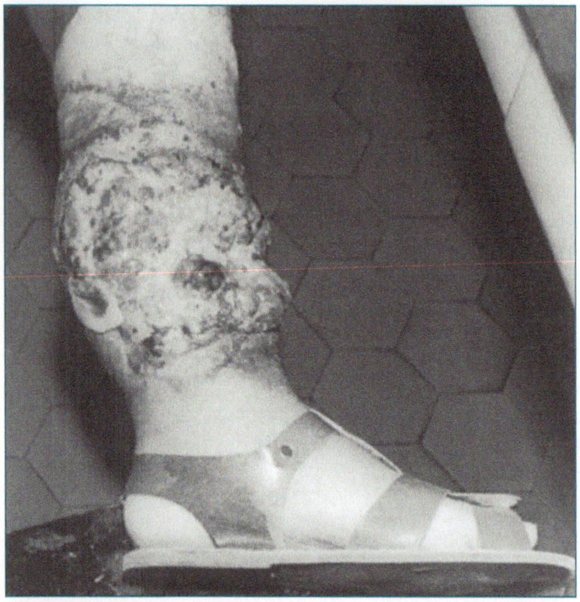

FIGURA 68.7.1 Cromoblastomicose (seis anos de evolução), por *F. pedrosoi*.
Fonte: Acervo da autoria.

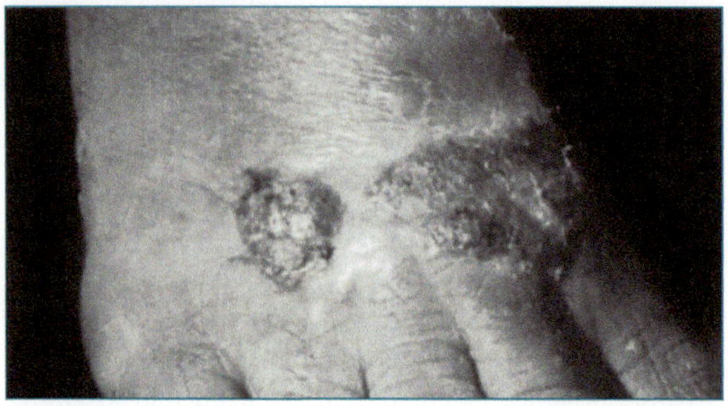

FIGURA 68.7.2 Cromoblastomicose (quatro anos de evolução), por *F. pedrosoi*.
Fonte: Acervo da autoria.

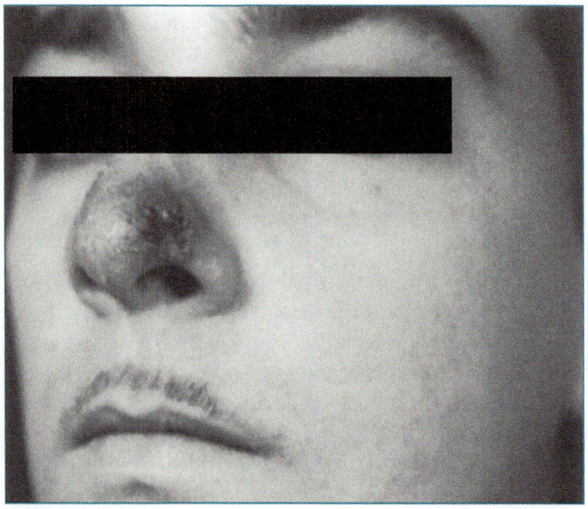

FIGURA 68.7.3 Cromoblastomicose do nariz (seis meses de evolução), por *F. pedrosoi*.
Fonte: Acervo da autoria.

As lesões em placas são mais comuns nos membros superiores, face e tronco. Originam-se de pequenas áreas de pele infiltrada que se estendem por meses ou anos, ocupando áreas de vários centímetros de diâmetro e salientes da pele 1 a 5 mm. As placas resultam de aglomerados compactos de vegetações papilomatosas, por vezes cobertas de crostas. As lesões em placa podem regredir na parte central ou em setores, deixando pele lisa cicatricial. Dessa regressão parcial pode resultar área cicatricial limitada, parcialmente por lesão de forma semilunar infiltrada – forma tuberculoide ou lesão infiltrada – e ulcerada de forma arciforme e de crescimento centrífugo – forma sifiloide. As lesões em placa podem ser constituídas por área infiltrada coberta de crostas micáceas – subtipo psoriasiforme. Enfim, na placa infiltrada, podem surgir esparsas elevações, cujo ápice flui pus – subtipo micetomatoide.

Por disseminação linfática, podem ocorrer lesões semelhantes às da forma linfocutânea da esporotricose. As lesões de mucosas (nariz, olho, laringe e vulva) ocorrem muito raramente.

DIAGNÓSTICO

O pus montado entre lâmina e lamínula é o espécime ideal, clareado por KOH a 20%, permitindo observar os elementos peculiares que caracterizam a cromoblastomicose – o corpo muriforme de cor acastanhada. Esses elementos são, também, visualizáveis em cortes histológicos corados pelo H&E. No entanto, fundamentalmente, o diagnóstico requer o isolamento do fungo e sua identificação, cultivo em lâmina, em meio ágar batata, onde podem ser visualizados os aparelhos conidianos que caracterizam os vários agentes.

TRATAMENTO

As lesões iniciais podem ser removidas cirurgicamente ou por criocirurgia. Tem sido aplicado calor local e infiltração de anfotericina B intralesional. Não há consenso quanto ao melhor esquema terapêutico, contudo, o itraconazol parece ser a droga de escolha, no momento. O valor do cetoconazol é questionável, e o saperconazol foi retirado do mercado por efeitos colaterais.

PROGNÓSTICO

Muito bom em lesões iniciais pequenas que podem ser retiradas cirurgicamente ou tratadas com infiltrações intralesionais de anfotericina B. Reservado para as lesões extensas e antigas.

ESPOROTRICOSE

É doença causada pelo fungo dimórfico *Sporothrix schenckii complexo* que, usualmente é inoculado por ocasião de um traumatismo, determina micose subcutânea, porém, ocasionalmente, propágulos do fungo podem ser inalados causando a forma sistêmica da micose.

ETIOLOGIA

O *S. schenckii complexo* é fungo sapróbio na natureza; vive no solo ou em associação a produtos vegetais. No pus ou nos tecidos, os elementos de *S. schenckii complexo,* além de escassos, são muito pequenos, por isso de difícil visualização, mesmo quando examinados em preparações com colorações próprias para fungos. No entanto, em certas regiões endêmicas, o fungo é visualizável nos espécimes, em que, por vezes, é numeroso. No pus, em gota espessa, é visto um corpo asteroide e, nos esfregaços corados ao Giemsa, ora como elementos extracelulares de forma navicular ou em charuto (2 a 4 × 3 a 6 μm) com brotamento único claviforme alongado, ora como numerosos elementos globosos (8 μm) intracelulares. Nos cortes histológicos ao H&E, os corpos asteroides são visualizáveis; nos cortes corados ao Gomori-Grocott são vistos os elementos pequenos do fungo, em grande número em pacientes imunodeprimidos, especialmente com aids, de forma navicular ou em charuto, ou globosos, de tamanho variável, com gema claviforme alongada; grupamento desses elementos, elemento emitindo tubo germinativo e até hifas têm sido assinalados.

Nos cultivos à temperatura ambiente, o *S. schenckii complexo* forma colônias filamentosas de cor creme, inicialmente, tornando-se havana ou negra; são constituídas de hifas delicadas e conídios piriformes isolados ou agrupados de maneira característica. Em subcultivos, de 35 a 37 °C, em meios ricos, transformam-se em colônias leveduriformes de cor creme, compostas de elementos naviculares ou em charuto e unibrotantes.

PATOGENIA

Em cultivos sobre madeira e na dependência da umidade do ambiente obtêm-se dois tipos de crescimento de *S. schenckii complexo*: um filamentoso, produtor de inumeráveis conídios hialinos, piriformes, que facilmente se desprendem e se dispersam pelo ar; o outro é a colônia membraniforme escura aderente à madeira e que, pelo raspado, permite obter conglomerados de conídios castanhos de aspecto triangular. Presumivelmente, fato semelhante ocorre na natureza, o que explicaria a possibilidade de penetração do fungo por via inalatória e por implantação transcutânea.

É uma saprozoonose e antropozoonose que pode infectar animais e humanos. A doença tem sido associada a arranhaduras ou mordeduras de ratos, cães e gatos, mas são estes últimos os animais mais suscetíveis. Desde 1998, a cidade do Rio de Janeiro convive com uma epidemia de esporotricose em gatos e seres humanos, onde a espécie *S. brasiliensis* tem sido predominantemente isolada.

A imunidade celular é normal em pacientes com a infecção restrita à pele. Porém, tem sido assinalada maior prevalência da micose sob essa forma em populações desnutridas. Nas formas sistêmicas e disseminadas, a esporotricose associa-se ao alcoolismo ou a doenças subjacentes (DPOC, diabetes, sarcoidose, aids, neoplasias hematológicas ou linforreticulares) ou ao uso de drogas que, caracteristicamente, interferem na imunidade celular e/ou na atividade mieloperoxidásica do neutrófilo.

MANIFESTAÇÕES CLÍNICAS

De acordo com o modo de penetração do fungo no organismo humano, distinguem-se dois tipos de micose e, em cada uma delas, formas clínicas, assim esquematizadas: esporotricose subcutânea – formas linfocutânea, fixa, mucosa, disseminada; esporotricose sistêmica – formas pulmonares assintomáticas unifocal, multifocal e multiorgânica (pulmão, ossos etc.).

Esporotricose subcutânea

As lesões localizam-se frequentemente nos membros superiores e, em ordem decrescente de frequência, nos membros inferiores, face e tronco.

Linfocutânea

É a forma de apresentação mais comum e a mais característica, iniciando no ponto de inoculação do fungo por uma pápula ou nódulo que ulcera e se estende por contiguidade (Figura 68.7.4); dessa lesão, pelos cordões linfáticos, o fungo se propaga; no trajeto linfático, formam-se nódulos em número variável, em princípio móveis, tornam-se aderentes à pele e supuram, derramando conteúdo seropurulento. As lesões ficam limitadas aquém do linfonodo; evoluem cronicamente e podem curar espontaneamente, deixando cicatrizes indeléveis.

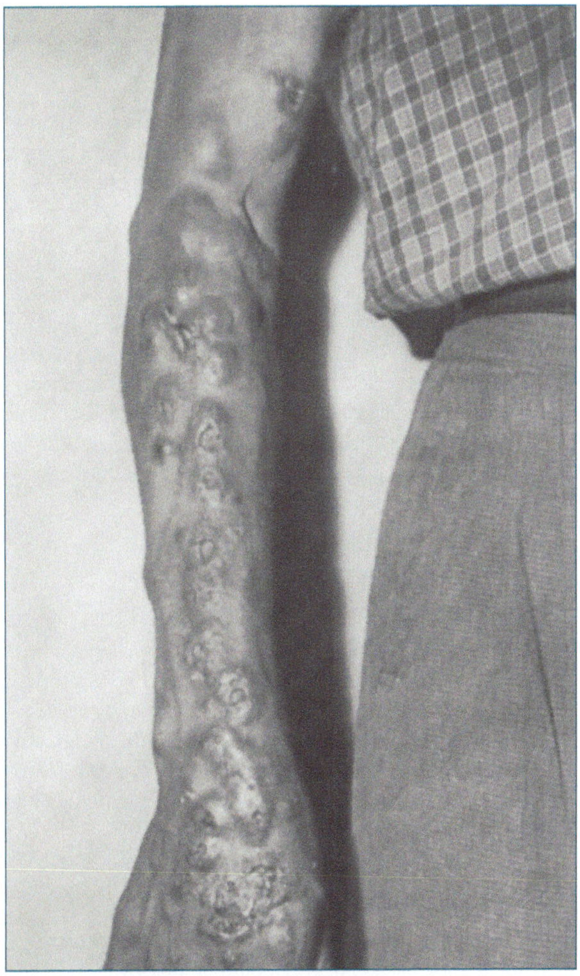

FIGURA 68.7.4 Esporotricose linfocutânea.
Fonte: Acervo da autoria.

Fixa

Presumivelmente, ocorre em indivíduos previamente sensibilizados ao *S. schenckii complexo*. A lesão que surge no ponto de inoculação se estende apenas por contiguidade (Figura 68.7.5). Apresenta-se como lesão ulcerada, ulcerovegetante, placa infiltrada, nódulos, gomas, lesões acneiformes, lesões verruciformes. A forma fixa é comum na face e membros superiores.

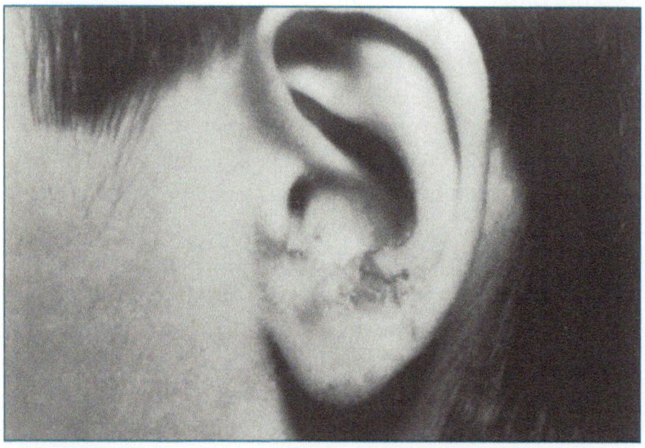

FIGURA 68.7.5 Esporotricose fixa, da orelha.
Fonte: Acervo da autoria.

Mucosa

Essa forma é rara. A lesão ulcerada torna-se granulomatosa ou papilomatosa. Ocorre geralmente na faringe e laringe. As lesões da conjuntiva ou da pálpebra podem estender-se e provocar a endoftalmite.

Disseminada

Apresenta-se como nódulos subcutâneos, usualmente sólidos, distribuídos pelo tegumento; alguns supuram, deixando cicatrizes indeléveis. Provavelmente resultam de disseminação hematogênica. Essa forma, geralmente, associa-se à doença subjacente (diabetes, sarcoidose, mieloma múltiplo, doença de Hodgkin, aids) ou ao uso de drogas imunossupressoras (corticosteroides).

Esporotricose sistêmica

Forma pulmonar assintomática

A infecção pulmonar primária pode transcorrer subclinicamente ou com sintomas de leve infecção respiratória e regredir espontaneamente. Pode, porém, ter curso progressivo, usualmente manifestando-se por duas modalidades, ambas simulando tuberculose pulmonar: doença cavitária crônica ou linfadenomegalias hilares maciças. Os sintomas e as alterações radiológicas são inespecíficos.

Forma osteoarticular

Comumente, apresenta-se como artrite; por vezes, é resultante de inoculação por fragmento de madeira, podendo, porém, resultar de disseminação hematogênica. Sintomas e sinais são inespecíficos. As lesões ósseas e osteomielite são mais raras. As articulações do joelho e punho são frequentemente afetadas.

Outras formas

Lesões do sistema geniturinário, sistema nervoso ou lesões multiorgânicas têm sido relatadas com menor frequência, sempre com sintomas e sinais inespecíficos.

DIAGNÓSTICO

Mesmo em regiões onde usualmente o *S. schenckii complexo* não costuma ser visualizado ao microscópio é conveniente que, no diagnóstico micológico, sejam feitos o exame direto do espécime e o cultivo para isolamento e identificação. Pus, exsudato, aspirados, escarro homogeneizado, sedimento de lavado brônquico podem ser examinados em gota de KOH 20% (quando disponível acrescido do calcoflúor) e distendido em esfregaço corado ao Giemsa; cortes histológicos devem ser corados por H&E e ao Gomori-Grocott; quando possível, a imunofluorescência direta ou a técnica imunoenzimática favorecem a visualização do fungo.

Cultivos para isolamento são mandatórios e devem ser feitos em ágar Sabouraud com cloranfenicol e ciclo-heximida para isolamento; as colônias isoladas devem ser subcultivadas em meios ricos (BHI) e incubadas a 37 °C para a identificação.

A soromicologia é útil nas formas sistêmicas da micose. Têm sido usadas imunodifusão radial dupla, técnicas de precipitação e de aglutinação, e reação de fixação do complemento.

TRATAMENTO

Nas formas subcutâneas, o tratamento usualmente é feito com iodeto de potássio (solução saturada, 10 gotas 3 vezes ao dia, aumentando cinco gotas por dose, semanalmente, até 25 a 30 gotas diárias em crianças, e 40 a 50 para adultos). Nas formas pulmonares, a anfotericina B pode ou não ser associada à lobectomia nas formas cavitárias; nas demais, o itraconazol (200 a 400 mg diários).

PROGNÓSTICO

Usualmente bom nas formas subcutâneas; com as novas drogas antifúngicas, é favorável nas formas sistêmicas.

A esporotricose persiste como uma doença negligenciada, subdiagnosticada e um grave problema de saúde pública.

FEO-HIFOMICOSE SUBCUTÂNEA

Ajello propõe o termo feo-hifomicose para as infecções causadas por fungos negros que apresentam hifas septadas, pseudo-hifas e blastoconídios em tecido, entidade que contrasta com cromoblastomicose e micetoma de grão negro. É doença cosmopolita, com grande número de espécies fúngicas relatadas como agentes etiológicos. No Brasil, foram documentados casos de *Cladosporium elatum*, *Fonseca pedrosoi*, *Exophiala jeanselmei*, *E. spinifera*, *Phialophora bubakii* e *P. parasitica*.

MANIFESTAÇÕES CLÍNICAS

Os agentes etiológicos da feo-hifomicose subcutânea vivem como sapróbios no solo ou como fitoparasitas. A doença, secundária a traumatismo da pele com implantação do fungo no tecido subcutâneo, predomina nas extremidades dos membros, especialmente dedos, mãos, punhos, joelhos e pés. Alguns casos têm sido descritos nas nádegas, face e pescoço. Inicialmente, a lesão manifesta-se como pápula ou nódulo (Figura 68.7.6). As lesões são circunscritas, frequentemente isoladas (Figura 68.7.7). O quadro clínico é pobre, não há manifestações sistêmicas e a inflamação é restrita. Se não há fistulização, a pele se mantém intacta. Nos pacientes imunodeprimidos, especialmente transplantados de rim, essas fistulizações são mais frequentes. A disseminação linfática ou hemática é rara.

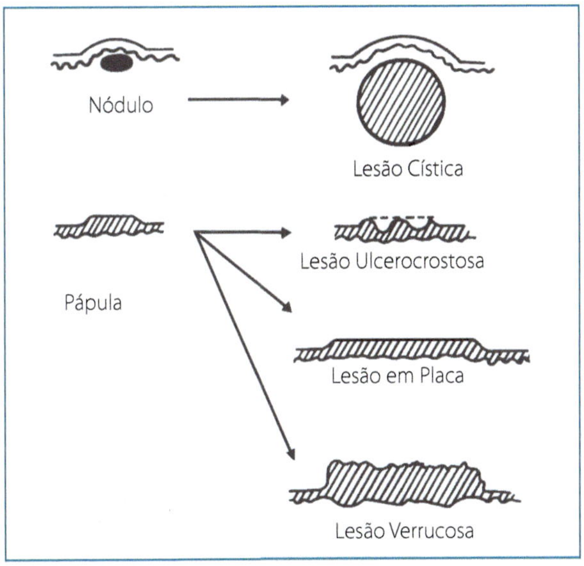

FIGURA 68.7.6 Patogenia das lesões de feo-hifomicose subcutânea.

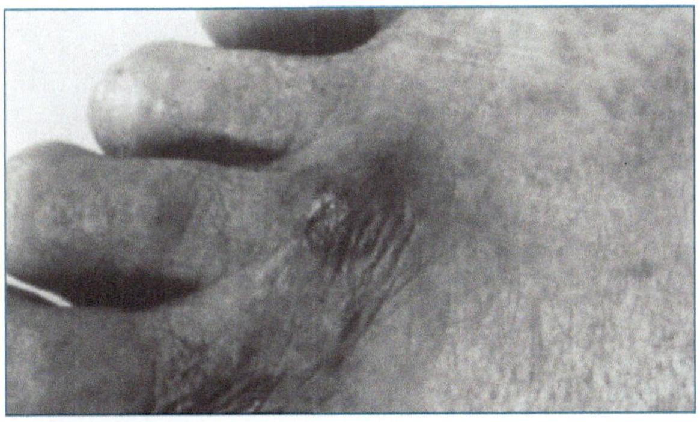

FIGURA 68.7.7 Nódulo do dorso do pé – feo-hifomicose por *E. jeanselmei*.
Fonte: Acervo da autoria.

DIAGNÓSTICO

O diagnóstico, como regra, é feito em material de biópsia. A histopatologia revela lesão cística ou abscesso, com neutrófilos, macrófagos, células gigantes tipo corpo estranho e Langhans. Os elementos fúngicos pigmentados mostram morfologia variada, blastoconídios, pseudo-hifas e hifas septadas e ramificadas (Figuras 68.7.8). Preferencialmente, o exame microscópico do pus deve ser feito em KOH a 20% e os cortes de tecido corados pelo H&E, para observar a pigmentação escura característica do fungo. É fundamental o isolamento em cultivo e o repique em microcultivo em lâmina para a correta identificação etiológica.

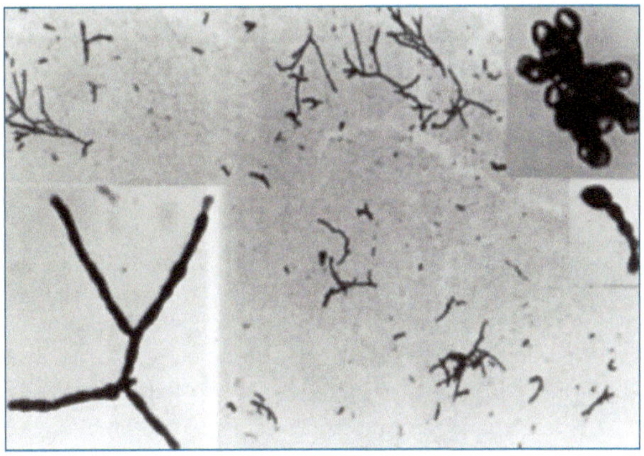

FIGURA 68.7.8 Pus de lesão por cromoblastomicose (Figura 68.7.1) – leveduras, pseudo-hifas e hifas (Gomori-Grocott).
Fonte: Acervo da autoria.

TRATAMENTO

O tratamento cirúrgico com remoção total dos cistos é curativo. As drenagens costumam ser recidivantes. O itraconazol (100 a 400 mg/dia) é a droga de escolha.

PROGNÓSTICO

O prognóstico é bom, especialmente nas remoções cirúrgicas completas de cistos.

LOBOMICOSE

A lobomicose é doença granulomatosa crônica da pele causada pelo *Loboa loboi*.

ETIOLOGIA

O agente da lobomicose é um fungo de taxonomia ainda não conhecida, denominado *Locazia loboi*. Nos tecidos, o fungo apresenta-se como elementos globosos de parede espessa, de tamanho mais ou menos uniforme (8 a 12 μm de diâmetro), gemulando unipolarmente. Numerosos nos tecidos, por brotamento continuado, formam cadeias de vários elementos unidos de maneira peculiar. No exsudato montado em KOH ou em cortes histológicos corados ao Gomori-Grocott é possível observar a morfologia peculiar do elemento: é célula globosa, apresentando um pequeno mamelão e, no polo oposto, pequena depressão.

PATOGENIA

Presume-se que o fungo viva no solo ou na água e seja inoculado na pele do homem. Após um período de incubação de 3 meses a 2 anos, iniciam-se as lesões; que evoluem muito lentamente, permanecendo única e localizada ou disseminando-se por contiguidade a grandes áreas do tegumento.

Lesões múltiplas resultam, geralmente, de autoinoculação. A disseminação linfática ocorre raramente. As lesões não mostram tendência à regressão espontânea.

A frequência da micose em certas tribos indígenas sugere eventual sensibilidade genética. A preferência da localização das lesões em áreas mais frias da pele indica fraca termotolerância do fungo e explica a ausência de lesões viscerais. A imunidade humoral é preservada e a imunidade celular parcialmente alterada. O granuloma é composto de células gigantes tipo corpo estranho, com numerosos elementos fúngicos fagocitados e macrófagos em proporções diversas. Os macrófagos estão quiescentes, há escassos linfócitos T e ausência de linfócitos B.

MANIFESTAÇÕES CLÍNICAS

As lesões de lobomicose são virtualmente restritas à pele e predominam em áreas expostas do corpo (partes distais dos membros, orelhas, áreas escapular e lombossacra).

A lesão pode ser única. Apresenta-se como nódulo dermoepidérmico de tamanho variável ou placa resultantes da confluência de nódulos. A lesão nodular queloidiforme é a mais sugestiva e a mais comum; placas podem ocupar largas áreas, apresentando contornos policíclicos e com bordas salientes.

As lesões podem ser múltiplas e polimórficas, como máculas, pápulas, placa infiltrada, gomas, nódulos queloidiformes ou lesões ulceradas. Lesões verruciformes também podem ocorrer. Raramente há acometimento linfático.

DIAGNÓSTICO

O exsudato de lesões ulceradas ou o pus de lesões gomosas é examinado entre a lâmina e a lamínula, em gota de solução de KOH a 20%. As lesões sólidas exigem biópsia; nos cortes corados ao H&E observa-se elevado número de parasitos, dispostos em cadeia, porém é a coloração ao Gomori-Grocott que permite a visualização das características do fungo e sua identificação precisa.

TRATAMENTO

Lesões únicas e pequenas podem ser extirpadas cirurgicamente. Nessas lesões, a criocirurgia também dá bons resultados. Tem sido tentado o uso de clofazimina (200 mg/dia por três meses, seguidas de 100 mg/dia por período variável); os resultados ainda merecem melhor avaliação.

PROGNÓSTICO

Raramente fatal. Apenas as lesões iniciais ou isoladas e pequenas são curáveis.

MICETOMA

Micetoma é designação coletiva de micoses e de actinobacterioses cujos agentes se organizam em um grão no tecido. O grão, medindo 50 µm até 2 mm ou mais de diâmetro, tem cor branca, negra ou vermelha; é constituído por um enovelado de hifas ou de filamentos ou, também, por um cimento conglutinando hifas ou filamentos. O eumicetoma designa o micetoma por fungos, e o actinomicetoma a doença por actinobactérias.

ETIOLOGIA

Os numerosos agentes de micetoma estão enumerados no Quadro 68.7.1, dispostos de acordo com a natureza e a coloração variável, em que são visualizados a olho nu; constam, também, os que foram observados no Brasil.

QUADRO 68.7.1 Agentes de micetoma.

Eumicóticos
Grãos brancos
*Acremonium falciforme**
*A. kiliense**
*A. recifei**
A. serrae
Aspergillus amstelodami
A. flavus
A. nidulans
Fusarium moniliforme
F. oxysporum
F. solani var. *minus*
Neotestudina rosatii
Phialophora cyanescens
Polycytella hominis
*Pseudallescheria boydii**
Grãos negros
Corynespora cassüola
Curvularia geniculata
C. lunata
Fusarium solani var. *ceruleum*
*Exophiala jeanselmei**
Hendersenula toruloidea
Leptosphaeria senegalensis
L. tompkinsii
*Trematosphaeria grisea (Madurella grisea)**
*M. mycetomatis**
Plenodomus avramii
Pseudochaetosohaeria larense
*Pirenochaeta romeroi**
P. mackinnonii
Actinomicóticos
Grãos brancos
*Actinomadura madurae**
*Nocardia asteroides**
*N. brasiliensis**
*N. otitidis caviarum**
N. transvalensis
Nocardiopsis dassonvillei
*Streptomyces somaliensis**
Grãos vermelhos
*Actinomadura pelletieri**
*Ocorrem no Brasil.

Há regiões da América onde há alta endemia: México, Venezuela, Brasil e Argentina. A *Nocardia brasiliensis* é o agente frequente de micetomas na América Latina; dentre os eumicetomas, o mais frequente é o *Scedosporium apiospermum* (Teleomorfo, *Pseudallescheria boydii*).

PATOGENIA

Os agentes de micetoma vivem na natureza como sapróbios, geralmente associados a vegetais ou como fitopatógenos. Há espécies de distribuição cosmopolita, outras limitadas a certas regiões das zonas tropicais e intertropicais.

Os micetomas ocorrem em indivíduos imunocompetentes, portanto, por causa de uma falha primária da imunidade do hospedeiro. Porém, provavelmente, a instalação e a persistência da micose é em razão da maior adaptação do micro-organismo ao ambiente tecidual, pois há espessamento da parede celular ou sua perda (L-forma de *N. brasiliensis*), elaboração de cimento formando zona antigênica livre, produção intra ou extracelular de melanina, secreção de toxinas ou de substâncias bloqueadoras da blastogênese de linfócitos ou de outro mecanismo, que confunda o sistema imune do hospedeiro.

MANIFESTAÇÕES CLÍNICAS

O micetoma se apresenta clinicamente constituído como tumefação granulomatosa, no seio da qual formam-se abscessos contendo os grãos, que são expulsos com o pus que drena por fístulas.

Usualmente, a micose localiza-se nos membros, em especial os inferiores, e inicia como nódulo ou abscesso. A progressão da infecção se faz por contiguidade, resultando em tumefação que aumenta lentamente de volume. Na pele que recobre o tumor, surgem nódulos que amolecem e supuram. A micose evolui por períodos de remissão e recidiva, até transformar-se, com os anos, em enorme tumoração, deformando o membro. Na pele que recobre o tumor, notam-se nódulos, fístulas e cicatrizes indeléveis. Há dor nos períodos de exacerbação. A infecção pode se estender em profundidade, comprometendo músculos, fáscias, ossos e tendões. Os grãos eliminados podem ser grandes ou pequenos e de cor branca, negra ou vermelha.

DIAGNÓSTICO

Características de cor, tamanho, consistência e textura permitem a identificação precisa de alguns agentes etiológicos; os demais necessitam do isolamento em cultivo para sua identificação.

O grão deve ser examinado a olho nu, depois ao microscópio, montado em KOH 20% ou, após esmagamento, distensão e fixação, corado ao Gram. Como usualmente é feita uma biópsia, parte do fragmento deve ser submetida à histopatologia; os cortes histológicos são corados ao H&E para fungos; para os actinomicetos é necessário também a coloração ao Gram Brown Brenn e o Kinyoun. Do restante do fragmento da biópsia retiram-se grãos que, após a lavagem e o esmagamento, são cultivados em ágar Sabouraudou infuso de cérebro-coração (BHI), e incubados a 25 e 37 °C. Os subcultivos em lâmina em meio de ágar-batata são necessários para a identificação dos fungos, o que é feito pelo estudo do aparelho conidiano; os actinomicetos (*Nocardia*) necessitam ser submetidos a provas bioquímicas (utilização da caseína, xantina e hipoxantina) para uma identificação rápida.

TRATAMENTO

O tratamento de escolha é a associação de cirurgia e quimioterapia. Para micetomas por *Madurella*, utilizar cetoconazol, 200 mg, duas vezes ao dia, por meses ou anos; por *Aspergillus* e *S. apiospermum*, itraconazol, 100 mg, duas vezes ao dia ou voriconazol, 4 a 6 mg/kg a cada 12 horas; por *Fusarium*, anfotericina B lipossômica, 3 mg/kg até 3 a 4 g, e o voriconazol é outra opção terapêutica; por *actinomicetos* (exceto *Nocardia*), estreptomicina e clotrimazol; por *Nocardia*, associação de sulfametoxazol e trimetoprim, duas vezes ao dia, por meses ou anos.

BIBLIOGRAFIA SUGERIDA

Abd Bagi ME, Fahal AH, Sheik HE et al. Pathological fractures in mycetoma. Trans R Soc Trop Med Hyg. 2003; 97:582-4.

Abd El-Bagi ME, Abdul Wahab O, Al-Thagafi MA et al. Mycetoma of the hand. Saudi Med J. 2004; 25:352-4.

Ahmed AO, van Leeuwen W, Fahal A et al. Mycetoma caused by Madurella mycetomatis: a neglected infectious burden. Lancet Infect Dis. 2004; 4:566-74.

Alviano DS, Franzen AJ, Travassos LR et al. Melanin from Fonsecaea pedrosoi induces production of human antifungal antibodies and enhances the antimicrobial efficacy of phagocytes. Infect Immun. 2004; 72:229-37.

Barros MBL, Schubach AO, Galhardo MCG et al. Sporotrichosis with widespread cutaneous lesions: report of 24 cases related to transmission by domestic cats in Rio de Janeiro, Brazil. Int J Dermatol. 2003; 42:677-81.

Bonifaz A, Paredes-Solis V, Saul A. Treating chromoblastomycosis with systemic antifungals. Expert Opin Pharmacother. 2004; 5:247-54.

Bosma F, Voss A, van Hamersvelt HW et al. Two cases of subcutaneous Scedosporium apiospermum infection treated with voriconazole. Clin Microbiol Infect. 2003; 9:750-3.

Bustamante B, Campos PE. Sporotrichosis: a forgotten disease in the drug research agenda. Expert Rev Anti Infect Ther. 2004;85-94.

Caputo R. Itraconazole (Sporanox®) in superficial and systemic fungal infections. Expert Rev Anti Infect Ther. 2003; 1(4):531-42.

Cha R, Sobel JD. Fluconazole for the treatment of candidiasis: 15 years experience. Expert Rev Anti Infect Ther. 2004; 2357-66.

Civila ES, Bonasse J, Conti-Diaz IA et al. Importance of the direct fresh examination in the diagnosis of cutaneous sporotrichosis. Int J Dermatol. 2004; 43:808-10.

Dieng MT, Sy MH, Diop BM et al. Mycetoma: 130 cases. Ann Dermatol Venereol. 2003; 130:16-9.

Develoux M, Dieng MT, Kane A, Ndiaye B. Management of mycetoma in West-Africa. Bull Soc Pathol Exot. 2003; 96:376-82.

Fredricks DN, Jolley JA, Lepp PW et al. Rhinosporidium seeberi: a human pathogen from a novel group of aquatic protistan parasites. Emerg Infect Dis. 2002; 6:273-82.

Gene J, Azon-Masoliver A, Guarro J et al. C. Cutaneous phaeohyphomycosis caused by Alternaria longipes in an immunosuppressed patient. J Clin Microbiol. 1995; 33:2774-6.

Koga T, Matsuda T, Matsumoto T, Furue M. Therapeutic approaches to subcutaneous mycoses. Am J Clin Dermatol. 2003; 4:537-43.

Maiti PK, Bandyopadhyay D, Dey JB, Majumdar M. Mycetoma caused by a new red grain mycetoma agent in two members of a family. J Postgrad Med. 2003; 49:322-4.

Orofino-Costa O, Macedo PM, Rodrigues AM, Bernardes-Engemann AR. Sporotrichosis: an update on epidemiology, etiopathogenesis, laboratory and clinical therapeutics. An Bras Dermatol. 2017; 92(5): 606-620.

Pang KR, Wu JJ, Huang DB, K Tyring S. Subcutaneous fungal infections. Dermatol Ther. 2004; 17:523-31.

Pappas PG, Rex JH, Sobel JD et al. Guideline for treatment of candidiasis. Clin Infect Dis. 2004; 38:161-89.

Queiroz-Telles F, de Hoog S, Santos DW, Salgado CG, Vicente VA, et al. Chromoblastomycosis. Clin Microbiol Rev. 2017;30(1):233-276.

Queiroz-Telles F, McGinnis MR, Salkin I, Graybill JR. Subcutaneous mycoses. Infect Dis Clin North Am. 2003; 17:59-85.

Rocha MM, Dassin T, Severo LC, Londero AT et al. Sporotrichosis in patient with AIDS: report of a case and review. Rev Iberoam Micol. 2001; 18:133-6.

Severo CB, Oliveira F de M, Pilar EF, Severo LC. Phaeohyphomycosis: a clinical-epidemiological and diagnostic study of eighteen cases in Rio Grande do Sul, Brazil. Mem Inst Oswaldo Cruz. 2012;107(7):854-8.

Severo LC, Festugato M, Bernardi C, Londero AT. Widespread cutaneous lesions due to Sporothrix schenckii a patient under a long term steroids therapy. Rev Inst Med Trop São Paulo. 1999; 41:59-62.

Severo LC, Oliveira FM, Vettorato G, Londero AT. Mycetoma caused by Exophiala jeanselmei. Report of a case successfully treated with itraconazole and review of the literature. Rev Iberoam Micol. 1999; 16:56-8.

Severo LC, Vettorato G, Oliveira FM, Londero AT. Eumycetoma by Madurella grisea. Report of the first case observed in the southern Brazilian region. Rev Inst Med Trop São Paulo. 1999; 41:139-42.

Verma P, Jha A. Mycetoma: reviewing a neglected disease. Clin Exp Dermatol. 2019;44(2):123-129.

69

Micoses de implantação – micoses subcutâneas

Flávio de Queiroz Telles Filho
Daniel Wagner de Castro Lima Santos

INTRODUÇÃO

Micoses de implantação, também conhecidas como "micoses subcutâneas", englobam um grupo heterogênico de doenças fúngicas caracterizadas por lesões que se iniciam no local de implantação do agente etiológico após trauma transcutâneo. O termo "micoses subcutâneas" é inadequado, pois algumas dessas doenças como esporotricose, feo-hifomicose (FHM) e eumicetomas podem envolver outras estruturas além da pele e do tecido celular subcutâneo como linfáticos, fáscia, músculos, cartilagem, articulações e ossos. Após a implantação traumática, a infecção pode evoluir lentamente, progredindo se o agente etiológico sobreviver e adaptar-se às condições adversas resultantes dos diferentes mecanismos de defesa do tecido hospedeiro. Embora sejam usualmente de evolução crônica e raramente tornarem-se disseminadas ou invasivas, as micoses de implantação têm importante impacto de morbidade por sua refratariedade quando seu diagnóstico e tratamento são tardios. Menos frequentes em imunodeprimidos, as micoses de implantação acometem, de modo usual, indivíduos aparentemente hígidos. Os agentes etiológicos geralmente são fungos sapróbios do solo, ou fazem parte da microbiota de plantas e da matéria orgânica em decomposição. Assim, o grupo de maior risco para essas enfermidades são os habitantes de zonas rurais envolvidos em diversas atividades relacionadas ao manejo do solo ou de seus subprodutos. As micoses de implantação, muitas vezes, têm caráter ocupacional.

As micoses de implantação são um problema frequente de Saúde Pública nas áreas tropicais e subtropicais do planeta, especialmente na América Latina, onde mais de 1 bilhão de indivíduos estão envolvidos com diversas práticas agropastoris. Por não serem doenças de notificação obrigatória, suas verdadeiras incidência e prevalência são desconhecidas. Quando diagnosticadas e tratadas precocemente, o prognóstico dos pacientes acometidos é bem mais favorável, uma vez que o retardo diagnóstico enseja a cronicidade e a refratariedade nos tratamentos antifúngicos disponíveis. A Organização Mundial de Saúde (OMS) recentemente reconheceu e adotou a cromoblastomicose e os micetomas como "Doenças Tropicais Negligenciadas", dando mais visibilidade aos pacientes acometidos em todo o planeta.

Neste capítulo, abordaremos as principais micoses de implantação em nosso País: a cromoblastomicose; as FHM e os eumicetomas. Já outras micoses de implantação, como a esporotricose, atualmente a mais prevalente das micoses de implantação no Brasil, a entomoftoromicose ou zigomicose subcutânea e a lacaziose (doença de Jorge Lobo), serão abordadas em capítulos individuais.

CROMOBLASTOMICOSE

A cromoblastomicose (CBM), ou cromomicose, é uma doença fúngica de natureza granulomatosa e supurativa, de evolução crônica e indolente, localizada na pele e no tecido subcutâneo, causada por inoculação transcutânea de propágulos de várias espécies de fungos melanizados (demácios, dematiáceos, fungos negros, ou pigmentados), que se apresentam em vida parasitária como células muriformes (escleróticas), elementos fundamentais para o diagnóstico da doença. Os fungos melanizados causam um amplo espectro de micoses humanas, incluindo CBM, micetomas, FHM, fungemia e doenças alérgicas, sendo a CBM a mais frequente doença fúngica causada por esse grupo em todo o mundo. Após a esporotricose, a CBM é a mais prevalente micose de implantação observada em indivíduos de zonas tropicais e subtropicais de todo o mundo, incluindo o Brasil. Os primeiros casos publicados de CBM foram reportados na literatura por Rudolph, em 1914, que estudou pacientes em Estrela do Sul, Minas Gerais. Entretanto, há evidências de que Olímpio da Fonseca e Alexandrino Pedroso haviam observado pacientes com CBM em São Paulo, em 1911; porém seu trabalho foi publicado somente em 1920, após o término da Primeira Guerra Mundial. O termo "cromoblastomicose" foi criado por Terra, em 1922, sendo gradualmente substituído por "cromomicose". Entretanto, outras infecções causadas por fungos pigmentados também foram erroneamente denominadas como cromomicose. Para solucionar as dificuldades reinantes na classificação de fungos melanizados, Ajello, em 1974, criou o termo "feo-hifomicose" (micose por hifas escuras), para designar as doenças causadas por fungos contendo a melanina em sua parede celular e que apresentam ampla variedade morfológica em vida parasitaria, mas não as células muriformes, típicas da CBM. A denominação "feo-hifomicose" é bastante útil para diferenciar uma serie de micoses por fungos melanizados que envolvem a epiderme e anexos, o subcutâneo e sítios orgânicos profundos ou sistêmicos. Ajello também revalidou o termo "cromoblastomicose", instituído por Terra. Portanto, atualmente, o termo "cromomicose" é considerado impróprio para designar essa micose de implantação.

As lesões de CBM iniciam-se no sítio de implantação e, com o tempo, podem evoluir e assumir aspectos clínicos bastante polimórficos, de gravidade e morbidade diversas, que podem imitar vários processos patológicos de natureza infecciosa ou não infecciosa. O elemento "patognomônico" para a comprovação diagnóstica é a visualização das células muriformes nos tecidos parasitados. Se diagnosticadas precocemente, as lesões de CBM podem ser tratadas por exérese cirúrgica; mas com a evolução e sem tratamento, podem disseminar, tornando-se se mais graves e refratárias à terapia antifúngica. As formas graves da enfermidade frequentemente deixam sequelas fibróticas e ensejam a incapacidade para o trabalho.

AGENTES ETIOLÓGICOS

Segundo dados de taxonomia molecular recentes, a maioria dos fungos melanizados que causam CBM pertence à família *Herpotrichellacea* e, na maioria das vezes, a doença é causada por agentes pertencentes a três gêneros: *Fonsecaea* spp. (*F. pedrosoi, F. monophora, F. nubica, F. pugnacius*), *Cladophialophora* spp. (*C. carrionii* e *C. salmoensis*). Esporadicamente, *Exophiala* spp. (*E. dermatitidis, E. jeanselmei, E. spinifera*), *Phialophora* spp. (*P. verrucosa, P. richardsiae*) e (*Rhinocladiella aquaspersa* e *R. tropicalis*) têm sido isolados de pacientes em diferentes países. Macroscopicamente, em meios de cultivo de rotina, todos os agentes de CBM apresentam crescimento lento e as colônias recobrem-se de micélio aéreo de aspecto velutino ou lanoso, com pigmentos negros, verde oliváceo, cinza ou marrom. *Exophiala* spp. constitui uma exceção, pois nos estágios iniciais, apresenta-se como levedura negra para depois cobrir-se de micélio aéreo como os demais agentes. A identificação micromorfológica permite o diagnóstico de gênero do fungo; para a classificação de espécie com acurácia, a identificação molecular é mandatória, com sequenciamento de genes específicos. Embora a CBM seja causada por um amplo e diverso espectro de fungos melanizados, todos se apresentam como células muriformes em sua forma parasitária no material clínico. Também não há fortes evidências de correlações entre o agente etiológico, a forma clínica e a resposta ao tratamento. Apenas um estudo demostrou que que *C. carrionni* é mais sensível ao tratamento que *F. pedrosoi.*

ECOEPIDEMIOLOGIA

Embora a CBM seja prevalente em regiões tropicais e subtropicais, casos esporádicos da doença também são relatados em zonas temperadas do globo (Figura 69.1). Por não ser doença de notificação compulsória, as taxas de incidência e de prevalência da doença são imprecisas. A densidade de incidência estimada segundo séries de casos publicados varia de 1:6.800 casos em Madagascar a 1:8.825.000 nos Estados Unidos; o Brasil é um dos países com grande número de casos, especialmente na região Norte. *Fonsecaea pedrosoi* e *Cladophialophora carrionii,* os agentes etiológicos mais frequentes da enfermidade, ocorrem em zonas de clima úmido ou semiárido, respectivamente. Por serem vários fungos melanizados, semelhantes aos agentes de CBM terem sido encontrados no solo e em fragmentos de vegetais, a doença é muito associada a diversos macro e microtraumas decorrentes de atividades ambientais, como agropastorismo, corte de lenha, carpintaria, construção civil, ecoturismo etc. Além da implantação por fragmentos de plantas, há relatos de CBM subsequentes a traumas relacionados a diversos animais, instrumentos agrícolas e mesmo subsequentes a desastres naturais. A CBM é considerada uma doença ocupacional. A literatura registra casos da doença em indivíduos que trabalham em lavouras de coco babaçu (*Orbignaya phalerata*), cultivo do chá na Índia e de baunilha em Madagascar.

A prevalência é superior em adultos masculinos numa proporção de 17:1. Diferentemente da FHM também causada por fungos melanizados, a CBM é menos frequente em imunodeprimidos, conforme os poucos casos reportados em diabéticos, transplantados e usuários de corticosteroides.

PATOGENIA

Os fungos melanizados são ubíquos na natureza e frequentemente isolados de nichos orgânicos e inorgânicos. Entretanto, apenas algumas espécies conseguem sobreviver no organismo humano após a penetração cutânea e causar manifestações clínicas. Como em outros fungos patogênicos, desenvolvimento seletivo de mecanismos de virulência e patogenicidade são elementos cruciais para o desenvolvimento da CBM. Entre vários fatores como arquitetura da célula muriforme e adesão celular, a presença de melanina é considerada um dos principais fatores de virulência dos agentes de CBM. A melanina (di-hidroxinafatleno-melanina) é um composto ubíquo na natureza, podendo ser encontrada em vários micro-organismos e animais. No meio ambiente externo, a melanina protege os fungos contra a radiação ultravio-

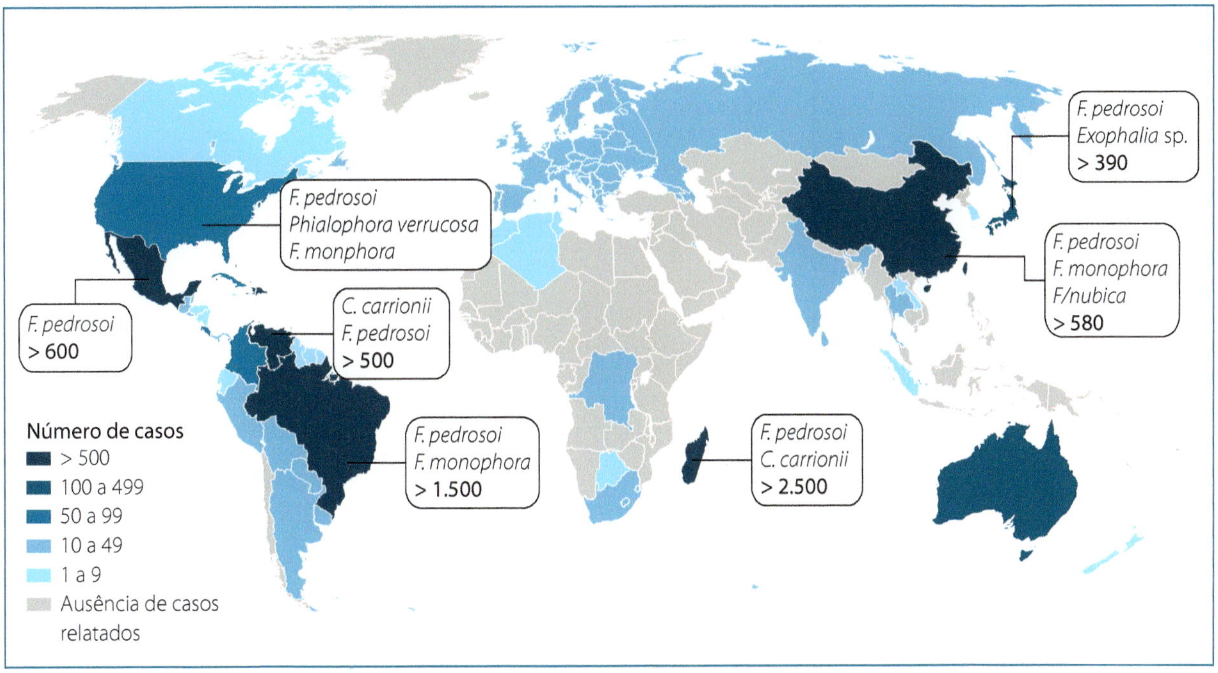

FIGURA 69.1 Número de casos de cromoblastomicose reportados no mundo e seus respectivos agentes etiológicos.
Fonte: Adaptada de Queiroz-Telles et al, Clin Microbiol Rer 2017, 30: 233-276.

leta, permitindo sua vida sapróbia mesmo sob a ação direta da luz do Sol. Estudos realizados com vários fungos melanizados também sugerem que a melanina seja um fator responsável pelo aumento da resistência a drogas antifúngicas como anfotericina B e derivados azólicos. Após implante transcutâneo, os propágulos infectantes dos agentes de CBM passam por transformação dimórfica que resultam na célula muriforme, também denominada célula esclerótica, fumagoides, meristematica, corpos de Medlar, *coper pennies* etc. As células muriformes são estruturas acastanhadas, medindo de 6 a 12 μ de diâmetro, de formato esferoide ou poliédrico, de paredes espessas e melanizadas e septados em dois planos distintos. As células muriformes se constituem em eficiente mecanismo de escape do parasita às defesas do hospedeiro.

MANIFESTAÇÕES CLÍNICAS

A lesão inicial é única e surge no sítio de implantação, semanas ou meses após um trauma cutâneo, que pode não ser referido pelo paciente. As extremidades dos membros inferiores, seguidas dos superiores, são os locais mais frequentemente acometidos, seguidas da região glútea, tronco e face. Menos frequentemente, observam-se lesões na nuca, pavilhão auricular, pirâmide nasal e pálpebras. No princípio, a lesão é maculopapular, lisa e eritematosa, que gradualmente aumenta em tamanho, apresentando superfície descamativa por hiperceratose. A lesão inicial, quando não removida cirurgicamente, pode originar lesões satélites e transformar-se em nódulos de superfície verruciforme que, por sua vez, podem expandir-se lateralmente, formando placas. Nódulos e placas podem coalescer, originando lesões tumorais papilomatosas de aspecto semelhante ao de uma couve-flor. Com o tempo, as lesões tornam-se clinicamente polimórficas, sendo frequente a disseminação por contiguidade ou por autoinoculação à distância, já que são bastante pruriginosas. Há cinco tipos distintos de lesões de CBM: nodular; tumoral; verruciforme; cicatricial; e em forma de placas (Figura 69.2, Quadro 69.1).

Frequentemente, os pacientes apresentam lesões em diferentes estádios de evolução, às vezes entremeadas por áreas cicatriciais. Além de variar em forma, a lesão pode apresentar modificações da superfície em que a epiderme pode ser lisa, descamativa, quebradiça, verruciforme ou ulcerada. Outra característica marcante é a presença de pequenos pontos negros em todos os tipos de lesão. Os autores de língua inglesa referem esses pontos como *black dots* cujo aspecto é semelhante ao da pimenta-do-reino quando aspergida. Os pontos negros nas lesões de CBM são pequenas crostas sero-hemáticas que resultam da eliminação transepitelial dos agentes de CBM através de microfístulas até a superfície epidérmica (Figura 69.3).

Em sua fase inicial, a lesão cromoblastomicótica é oligossintomática, não interferindo no estado geral do paciente e, via de regra, não exige a procura da assistência médica. A cronicidade e complicações decorrentes de alguns anos de evolução é o que faz o paciente procurar o médico. Nessa fase, o sintoma predominante é o prurido localizado, que pode ser discreto ou intenso, sendo comparado, pelos pacientes, a agulhadas, formigamento e queimação. Dor local pode ser a queixa de alguns, principalmente quando se associa infecção bacteriana secundária, complicação responsável pelo odor forte, perceptível à distância, exalado pelas lesões, comparado ao odor de ninho de ratos. Os tecidos infectados, quando pressionados, eliminam, por vários pontos, uma secreção purulenta pouco viscosa. Em lesões extensas e de longa duração, há fibrose do tecido celular subcutâneo, determinando um bloqueio dos linfáticos regionais e linfedema crônico, com aspecto elefantiásico do membro acometido, fator de incapacitação permanente ao trabalho físico.

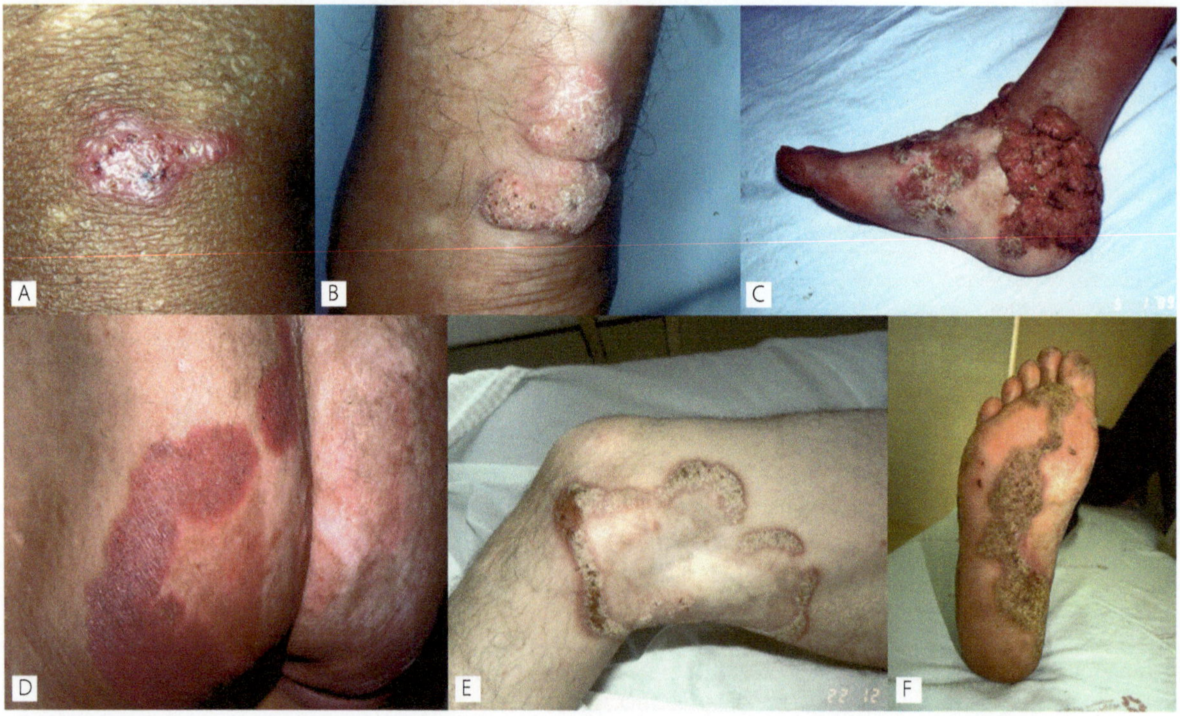

FIGURA 69.2. Principais tipos de lesões da cromoblastomicose. (A) Lesão inicial com dois meses de evolução. (B) Lesão tipo nodular com superfícies descamativa e presença de "pontos negros". (C) Lesão vegetante ou em "couve-flor", caracterizando a forma tumoral. (D) Lesão em placa localizada em região das nádegas entremeada de áreas de cicatrização. (E) Lesão tipo cicatricial, de margens serpiginosas e irregulares, com superfície hiperceratósica e pontos negros, circunscrevendo áreas de cicatrização atrófica centrais. (F) Lesão verruciforme com exuberante hiperceratose em região plantar e bordos do pé.

Fonte: Acervo da autoria.

QUADRO 69.1. Classificação clínica, graduação da gravidade e critérios para interrupção do tratamento antifúngico em pacientes com cromoblastomicose.

Tipos de lesão*	Gravidade da doença	Critérios para interrupção do tratamento
Nodular ▪ Elevadas, consistência fibroelástica, coloração avermelhada ou violácea, superfície lisa, descamativa ou verruciforme. Evolutivamente, podem coalescer originando lesões tumorais, tipo couve-flor.	Leve ▪ Nódulo ou placa solitária, com menos de 5 cm de diâmetro.	Clínico ▪ Cura das lesões com cicatrização atrófica. Desaparecimento de sintomas como prurido e dor. Acompanhamento por 2 anos sem recidivas.
Verruciforme ▪ Lesões secas e hiperceratósicas, frequentemente localizadas nas bordas dos pés.		
Tumoral ▪ Massas tumorais, nódulo vegetantes, papilomatosas, às vezes lobuladas, com aspecto em couve-flor. ▪ A superfície é recoberta por debris celulares, sangram com facilidade e geralmente localizam-se nas extremidades de membros inferiores.	Moderada ▪ Qualquer um dos tipos de lesão, solitária ou múltipla, cobrindo uma ou duas regiões cutâneas adjacentes, medindo entre 5 e 15 cm de diâmetro.	Micológico ▪ Ausência de elementos fúngicos ao exame. Falha em se isolar o agente em tecido biopsiado. Persistência destes achados em três biópsias consecutivas tomadas em 3 meses.
Cicatricial ▪ Lesões pouco elevadas de crescimento centrífugo. Apresentam o centro com pele cicatricial atrófica enquanto os bordos são verruciformes. ▪ Têm contorno anular, carciforme ou serpiginoso e tende a cobrir extensas áreas do corpo.		

(continua)

QUADRO 69.1. Classificação clínica, graduação da gravidade e critérios para interrupção do tratamento antifúngico em pacientes com cromoblastomicose (continuação).

Tipos de lesão*	Gravidade da doença	Critérios para interrupção do tratamento
Placa ▪ O tipo menos frequente de lesão. Pouco elevada, variando em tamanho e de contornos irregulares. ▪ É infiltrativa, avermelhada ou violácea, pode apresentar superfície descamativa, às vezes com linhas de clivagem distintas. Geralmente encontram-se nas raízes dos membros inferiores, ombros ou nádegas. Formas mistas ▪ Uma associação dos tipos de lesões anteriormente descritas. São geralmente observadas em pacientes com formas avançadas, disseminadas e refratárias da doença.	Grave ▪ Qualquer tipo de lesão, isolada ou múltipla, cobrindo extensas áreas da superfície corpórea, adjacentes ou não.	▪ Ausência de células muriformes e microabscessos. Substituição do infiltrado granulomatoso dérmico por inflamação crônica e fibrose densa. Atrofia da epiderme. ▪ Persistência destes achados em três biópsias consecutivas tomadas em 3 meses.
*Ver Figura 69.2.		

Fonte: Elaborado pela autoria.

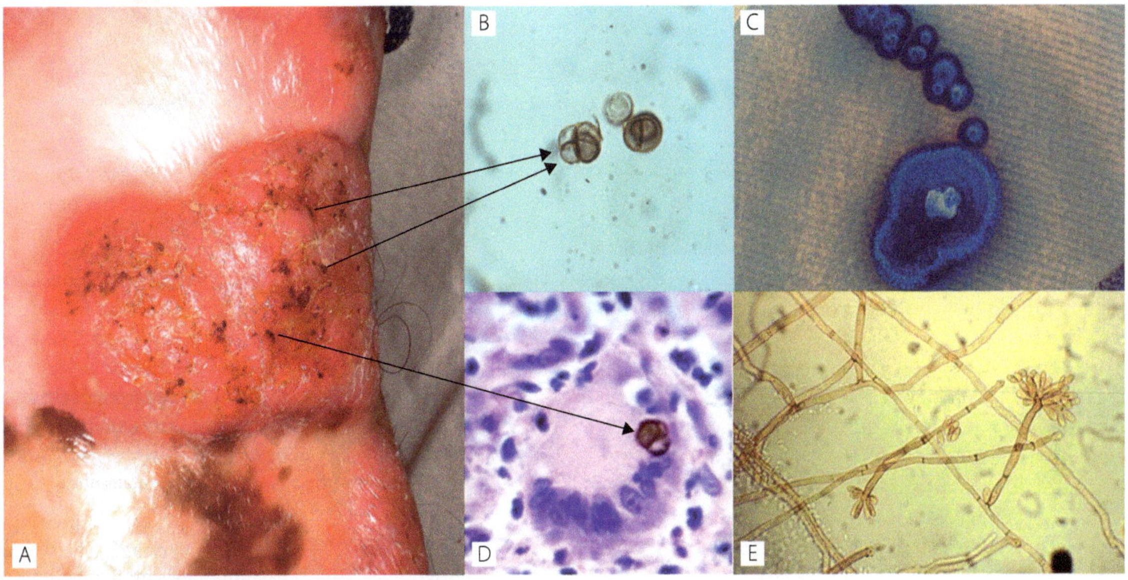

(A) Lesão em placa com pequenas crostas sero-hemáticas (pontos negros), em que se deve proceder à coleta de material para comprovação diagnóstica. (B) Exame a fresco digerido por KOH, mostrando células muriformes. (C) Colônia de *F. pedrosoi* à temperatura ambiente. (D) Corte histológico mostrando célula gigante multinucleada com célula muriforme no citoplasma. (E) Micromorfologia de *F. pedrosoi*.

FIGURA 69.3. Aspectos diagnósticos da cromoblastomicose.
Fonte: Acervo da autoria.

Evolutiva e individualmente, a morbidade do quadro clínico é variável com importantes consequências sobre o resultado da terapêutica. Essa característica enseja a classificação das lesões de CBM também quanto à sua gravidade, para se conhecerem melhor a duração e o prognóstico do tratamento (Quadro 69.2).

O principal meio de disseminação dos agentes de CBM no organismo é o acometimento de áreas cutâneas adjacentes, por contiguidade. Também pode ocorrer a autoinoculação durante o ato da coçadura em lesões pruriginosas. Em menor frequência, ocorre disseminação por via linfática e, raramente, por via hematogênica, dando origem a novas lesões em áreas cutâneas distantes do foco inicial.

Não existem casos de CBM com envolvimento visceral. Os relatos prévios da literatura que mostravam o envolvimento cerebral e pulmonar são considerados formas de FHM sistêmicas uma vez que não foram observadas as células muriformes típicas da doença nos tecidos analisados.

COMPLICAÇÕES E SEQUELAS

Diferentemente da esporotricose e dos micetomas que podem acometer músculos, ossos e articulações, a CBM excepcionalmente envolve outros sítios além da pele e do subcutâneo. Os casos reportados como CBM cerebral ou pulmonar são atualmente considerados FHM. Durante sua lenta evolução,

QUADRO 69.2. Principais síndromes clínicas associadas à feo-hifomicose.

Forma clínica	Patógeno
Feo-hifomicoses superficiais	
Tinea nigra	*Hortaea werneckii* e *Stenella araguata*
Pedra negra	*Piedraia hortae*
Ceratite	*Curvularia* spp., *Bipolaris* spp., *Exserohilum rostratum*, *Lasiodiplodia* spp.
Feo-hifomicoses cutâneas	
Dermatomicoses	*Alternaria* spp., *Hendersonula toruloidea*, *Taenionella stilbospora*
Onicomicoses	*Scytalidium* spp., *Onychocola* spp., *Alternaria* spp.
Feo-hifomicoses de implantação	
Nodular, cística, em placa etc.	*Exophiala* spp., *Phialophora* spp., *Alternaria* spp., *Bipolaris* spp., *Cladophialophora* spp.
Feo-hifomicoses sistêmicas	
Sinusite invasiva Pulmonar Cerebral Disseminada	*Curvularia* spp., *Alternaria* spp., *Bipolaris* spp. *Exophiala* spp. *Cladophialophora bantiana*, *Ramichloridium mackenzei* *Ochroconis* spp., *Fonsecaea monophora*, *F. pedrosoi*, *Chaetomium* spp., *Phialophora* spp. *Curvularia* spp., *Alternaria* spp.

Fonte: Elaborado pela autoria.

pacientes com CBM apresentam intensa reação granulomatosa acompanhada de fibrose na pele e no tecido subcutâneo provocando um bloqueio linfático regional, estase, linfedema e infecção bacteriana secundária. Essas complicações, muitas vezes, interferem nas atividades sociais e profissionais dos pacientes. Durante o tratamento, as regiões envolvidas podem ser acometidas por reação fibrótica cicatricial, ocasionando diferentes graus de sequelas como elefantíase, anquilose, ectrópio, ceratite. Pacientes com formas graves e recalcitrantes ao tratamento evoluem com infecção bacteriana crônica, podendo apresentar surtos de erisipela e, às vezes, osteomielite. A refratariedade e a cronicidade da infecção, associadas a infecção bacteriana e linfedema, atuam como fator para transformação neoplásica do tecido, levando ao surgimento de carcinoma de células escamosas na lesão de CBM.

DIAGNÓSTICO

O diagnóstico presuntivo é feito com bases nas características clínicas e epidemiológicas do paciente, porém deve ser comprovado pela presença dos elementos muriformes demonstrada pelo exame micológico direto e/ou histopatológico. O diagnóstico deve ser lembrado em pacientes com lesões cutâneas crônicas, com fatores de risco e que tenham vivido ou tido contato com áreas endêmicas da doença. Essa micose deve ser clinicamente diferenciada de doenças infecciosas como vírus, bactéria, protozoários e de outros fungos, assim como de doenças de etiologia não infecciosa.

Para a confirmação por diagnóstico laboratorial, devem-se procurar na superfície da lesão os "pontos negros" característicos que são visíveis ao exame clínico ou dermoscópico (Figura 69.4). O material clínico das áreas suspeitas pode ser coletado por raspagem, curetagem ou biopsia e processado para exame micológico direto, cultura e histopatologia, conforme a natureza do espécimen. As células muriformes são facilmente observadas, mesmo sem colorações, entretanto o método de calcoflúor pode ser empregado se os elementos fúngicos forem escassos. O isolamento em cultivo é facilitado quando se utilizam fragmentos de tecido obtidos por biopsia, uma vez que raspados de lesões são mais sujeitos à contaminação bacteriana. Meios contendo antibióticos e ciclo-hexemida podem ser empregados já que não interferem no crescimento de fungos melanizados. As colônias escuras, de crescimento lento, sugestivas dos fungos melanizados devem ser microscopicamente observadas, permitindo o diagnóstico de gênero do agente. Para identificação de espécie, recomendam-se métodos moleculares como sequenciamento de rDNA ITS.

Nos tecidos parasitados, os agentes de cromoblastomicose provocam uma resposta inflamatória de padrão misto, de natureza supurativa e granulomatosa. A reação tecidual é inespecífica, pois pode ser observada em outras micoses sistêmicas ou subcutâneas como paracoccidioidomicose, blastomicose, coccidioidomicose e esporotricose. Na epiderme, as principais características histológicas observadas são a hiperplasia pseudoepiteliomatosa ou a acantose, podendo, às vezes, ocorrer hiperceratose e abscessos queratinolíticos. As provas imunológicas não são empregadas rotineiramente como método diagnóstico ou como acompanhamento terapêutico de pacientes com cromoblastomicose, uma vez que a detecção do fungo por exames micológico direto, histopatológico e isolamento em cultivo, são notavelmente mais vantajosos.

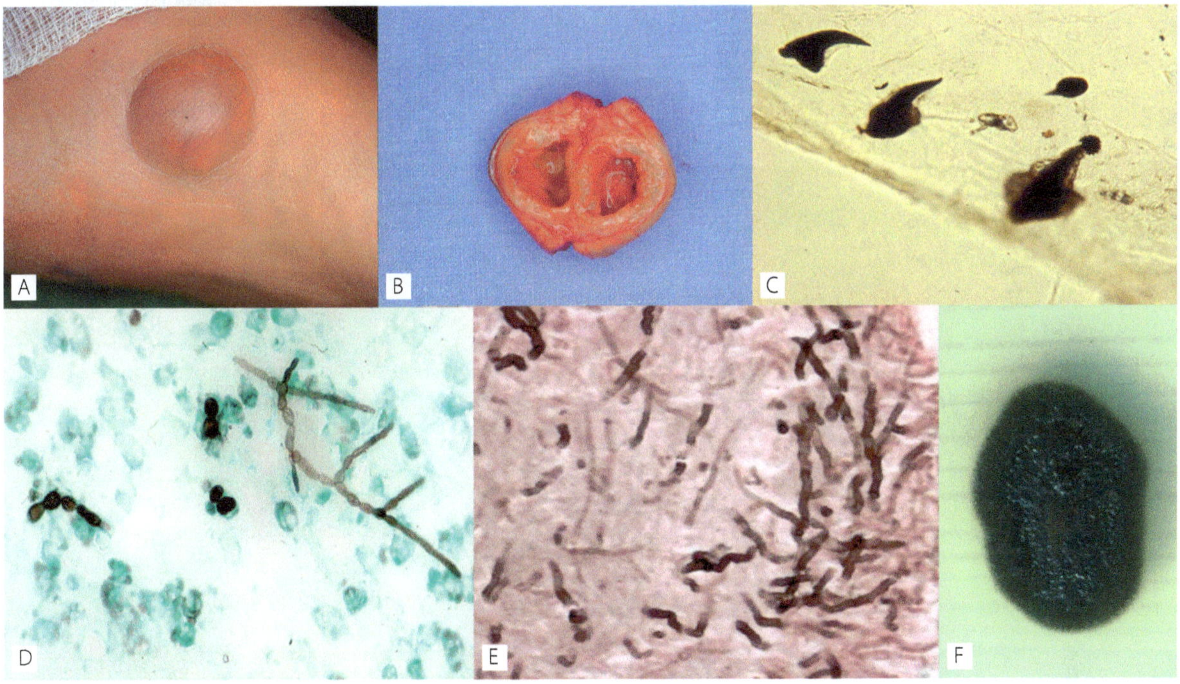

(A e B) Lesão cística no pé de paciente receptor de transplante renal, antes e após ressecção cirúrgica e secção medial e císticas e nodulares subcutâneas de feo-hifomicoses em pacientes submetidos a transplante de rim. (C) Espinhos vegetais em material obtido de nódulo feomicótico, após digestão com KOH. (D) Hifas septadas e catenulares observadas na secreção aspirada de cisto feomicótico coradas pelo Grocott; e Fontana Masson (E). Colônia de *E. dermatitidis*, isolada de paciente com feo-hifomicose, mostrando a fase de transição de levedura para micélio (F).

FIGURA 69.4. Aspectos clínicos e diagnóstico da feo-hifomicose de implantação.
Fonte: Acervo da autoria.

Na derme, o infiltrado inflamatório contém nódulos granulomatosos confluentes, compostos por células epitelioides e células gigantes de Langhans e de corpo estranho. Os granulomas, por vezes, podem conter microabscessos com neutrófilos e restos celulares. Os elementos muriformes e outras formas parasitárias podem ser encontrados no interior das células gigantes ou extracelularmente (Figura 69.4). Na superfície epidérmica, por vezes, observam-se células muriformes em transformação para fase filamentosa, semelhante às hifas visualizadas em casos de FHM.

Outro problema é a complexidade antigênica dos fungos melanizados, muitos deles compartilhando antígenos comuns e, consequentemente, influenciando a especificidade das provas imunológicas. Embora estudos investigativos utilizando métodos de Elisa, reação de imunodifusão e de intradermoreação tenham sido publicados, estes não são comercialmente disponíveis e não estão padronizados para diagnóstico de CBM.

TRATAMENTO

Como em outras doenças negligenciadas, não há ensaios clínicos comparativos randomizados em CBM. Portanto, as opções terapêuticas são baseadas em séries de casos publicadas e em opinião de especialistas. Entre as modalidades de tratamento disponíveis, há métodos físicos e os que utilizam antifúngicos. A exérese cirúrgica de lesões iniciais ou classificadas como de leve gravidade deve, sempre que possível, ser feita cirurgicamente. Para uma ressecção cirúrgica bem-sucedida, a lesão deve ter suas margens e plano de clivagem bem definidos. Pacientes com formas clínicas moderadas ou graves, não devem ser submetidos a métodos cirúrgicos, como curetagem, eletrocauterizacao, *shaving* ou remoção cirúrgica. Os outros métodos físicos reportados incluem termoterapia com calor local ou crioterapia com N2, terapias a *laser* ou fotodinâmicas. Esses métodos devem sempre ser associados ao tratamento com antifúngicos sistêmicos e nunca isoladamente.

O antifúngico mais experimentado em CBM, na atualidade, e que oferece maior eficácia terapêutica e o itraconazol, na dose de 200 a 400 mg diários, durante 8 a 36 meses, dependendo da gravidade da doença e da resposta evolutiva do paciente. Alternativamente, a terbinafina pode ser usada em esquemas de 250 mg, duas vezes ao dia, com a mesma duração do itraconazol (Quadro 69.3). A combinação de itraconazol com terbinafina ou com a 5-fluorocitosina está indicada em casos resistentes à monoterapia. O posaconazol na dose de 800 mg em esquema de duas doses diárias por longos períodos também está indicada em CBM refratária ou como terapia primária. Outros regimes utilizados no passado, como anfotericina B, tiabendazol, cetoconazol, foram abandonados por sua ineficácia. Finalmente, algumas substâncias adjuvantes como imiquimod ou imunoestimulação com glucana intradérmica já foram utilizados em poucos pacientes com CBM refratária.

QUADRO 69.3. Resumo das opções terapêuticas das micoses de implantação.

Doença	Medicação/Dose	Comentários
Cromoblastomicose	▪ Itraconazol 200 a 400 mg/dia ▪ Terbinafina 250 a 500 mg/dia ▪ Itraconazol + terbinafina ▪ Itraconazol + 5-fluorocitosina ▪ Posaconazol 800 mg/dia	Em casos leves, pode-se tentar ressecção cirúrgica associada à terapia antifúngica. O tempo de tratamento depende da evolução clínica da lesão, devendo-se obter ao final cura clínica, micológica e histopatológica. A associação de drogas pode ser tentada em casos graves ou refratários, bem como a adoção de terapia física como termoterapia, eletrocauterização e crioterapia.
Feo-hifomicose	▪ Itraconazol 200 a 400 mg/dia ▪ Terbinafina 250 a 500 mg/dia ▪ Voriconazol 400 mg/dia ▪ Posaconazol 800 mg/dia	Lesões císticas localizadas podem ser tratadas apenas com ressecção cirúrgica. Em casos mais extensos, procede-se à terapia com drogas antifúngicas por tempo variável a depender da evolução clínica. Casos com manifestações sistêmicas (pulmonar e cerebral) exigem o tratamento cirúrgico com drenagem ou ressecção da lesão. Nestes casos, relatos na literatura mostram bons resultados com derivados azólicos de 2ª geração (voriconazol e posaconazol).
Eumicetoma	▪ Itraconazol 200 a 400 mg/dia ▪ Voriconazol 400 mg/dia ▪ Posaconazol 800 mg/dia	Mais que 50% dos eumicetomas, quando em estágio inicial, respondem bem à terapia com azólicos. Nos casos de micetomas causados por fungos hialinos como *Scedosporium apiospermum* e *Acremonium* spp., posaconazol ou voriconazol podem ser opções melhores pelo seu perfil de resistência. O comprometimento ósseo quando presente é grave e se caracteriza como um grande problema para a cura. Amputação dos membros é necessária em casos extensos.
Entomoftoromicose	▪ Derivados triazólicos itraconazol 200 a 400 mg/dia ▪ Posaconazol 800 mg/dia ▪ Anfotericina B deoxicolato 1 a 1,5 mg/kg/dia ▪ Anfotericina B formulação lipídica 3 a 5 mg/kg/dia	Infecções por *Entomophthorales* são menos graves que por *Mucorales*, e diversos relatos da literatura mostram boa evolução com azólicos como itraconazol ou posaconazol.

Fonte: Elaborado pela autoria.

CRITÉRIOS DE CURA

Pacientes com as diversas formas da doença só podem ser considerados após longo acompanhamento clínico, micológico e histopatológico. O melhor resultado é quando o paciente apresenta cicatrizes atróficas das lesões, ausência de prurido e três biopsias consecutivas, tomadas com 3 meses de intervalo, sem evidências do agente etiológico e de infiltrado granulomatoso, além de exame micológico direto e cultivo negativos (Quadro 69.1).

PREVENÇÃO

O único modo de prevenir a CBM consiste em evitar ou se proteger de traumas nas áreas endêmicas. Indivíduos sob risco ocupacional devem usar equipamento de proteção adequado, como roupas, luvas e calçados. Como em outras micoses, não existe imunoprofilaxia disponível.

FEO-HIFOMICOSE

O termo feo-hifomicose é bastante útil para diferenciar uma série de micoses de envolvimento superficial, cutâneo, subcutâneo ou sistêmico, da CBM. Feo-hifomicoses e cromoblastomicose representam polos distintos de um espectro de doenças causadas por fungos melanizados. Em ambas as enfermidades, o modo de infecção pode ser por inoculação ou implantação, mas em FHM, a porta de entrada pode ser sinusal ou pulmonar, ou ainda via cateter ou soluções venosas contaminadas, causando fungemia. Ao contrário da CBM, na FHM os agentes se apresentam em vida parasitária, como ampla plasticidade morfológica, incluindo células leveduriformes, elementos vesiculares, pseudo-hifas, hifas septadas, catenulares ou toruloides, mas não células muriformes. Geralmente várias formas podem ser observadas simultaneamente nos materiais clínicos examinados. Outro aspecto da doença é que a melanização da parede celular dos agentes pode apresentar variação da concentração de melanina na parede celular; em consequência, sua coloração pode ir desde tons pálidos até bastante escuros.

Embora os agentes mais comuns de feo-hifomicoses sejam classificados entre os gêneros *Exophiala (E. jeanselmei, E. moniliae,* E. *spinifera), Alternaria (A. alternata. A. tenuiissima), Phialophora (P. richardisiae, P. verrucosa),*

Bipolaris, Curvularia, Phaeoacremonium spp., mais de 150 espécies já foram relacionadas a diferentes formas clínicas de feo-hifomicose. Os agentes de feo-hifomicose apresentam diferentes quantidades de melanina como componente da parede celular, pigmento este responsável pela virulência e patogenicidade de seus agentes e de outras doenças causadas pelos fungos melanizados. Alguns autores classificam *Lomentospora (Scedosporium) prolificans* entre os agentes de feo-hifomicose por serem fungos melanizados, entretanto, tanto *L. prolificans* como *Scedosporium* spp. não se apresentam em material clínico com as estruturas características de FHP. Portanto, as doenças por eles causadas são denominadas atualmente como "lomentosporiose" e "scedosporiore", respectivamente.

FEO-HIFOMICOSES DE IMPLANTAÇÃO

As formas superficiais e cutâneas de feo-hifomicose constituem as manifestações clínicas mais frequentes, observadas em todo o mundo e usualmente em imunocompetentes (Figura 69.4). Geralmente estão associadas a microtraumas ou a uma exposição ambiental, como ocorre na tinha negra palmar ou plantar. Essa entidade dermatológica é causada por *Hortaea werneckii* e *Stenella araguata* e tem importância principalmente cosmética, sendo assintomática e caracterizada por lesões maculares de margens bem definidas, acometendo geralmente a palma das mãos e, menos frequentemente, a região plantar ou outras áreas. A tinha negra deve ser diferenciada de outras lesões maculares hiperpigmentadas da pele como melanoses, melanomas-pintas e sífilis. Após o diagnóstico provado, o tratamento pode ser feito com antifúngicos tópicos (derivados azólicos) e/ou esfoliantes epidérmicos (ácido salicílico ou retinoico) aplicados topicamente. A *piedra* preta, outra forma de feo-hifomicose superficial, causada por ascos de *P. hortae*, caracteriza-se pelo envolvimento de pequenos nódulos duros e escuros, que envolvem a bainha de pelos do couro cabeludo, barba, bigode ou pelos pubianos. A infecção é localizada, ocorre geralmente em adultos jovens da América Latina e do Sudeste Asiático, podendo ser transmitida por uso comum de pentes ou escovas contaminados. Também é assintomática e de efeito cosmético, devendo ser diferenciada de outras tricopatias nodulares, como tricorrexis nodosa e triconodose. O tratamento geralmente é feito com o corte dos pelos acometidos pelos nódulos do fungo ou com o uso tópico de terbinafina. Após os dermatófitos, *Candida* spp., *Fusarium* e *Aspergillus*, os fungos pigmentados também são envolvidos na etiologia de dermatomicoses e principalmente de onicomicoses. Usualmente, a onicomicose por melanizados é pós-traumática, envolve um ou dois pododáctilos e é pouco responsiva à terapêutica com antifúngicos tópicos ou sistêmicos, como terbinafina e itraconazol. Há vários melanizados envolvidos na etiologia de onicomicoses, incluindo *Scytalidium* spp., *Onychocola* spp. e *Alternaria* spp.

O outro cenário de feo-hifomicose superficial se refere à ceratite. Mais de 70 espécies de fungos podem causar ceratite micótica. Seus principais agentes são espécies de *Fusarium, Aspergillus, Candida* e fungos melanizadoss. Entre as espécies mais isoladas de fungos melanizados na ceratite, destacam se *Curvularia* spp., *Bipolaris* spp., *E. rostratum* e *Lasiodiplodia* spp. A doença pode ser superficial e tornar-se invasora da córnea e de outras estruturas do globo ocular como a câmara anterior do olho, sendo sua patogenicidade agravada pela produção de enzimas proteolíticas e micotoxinas. A doença se inicia após um trauma local, que pode ser com objetos variados, fragmentos de vegetais, cirurgias oculares, imunodepressão ou mesmo o uso de lentes de contato. A ceratite por fungos melanizados pode acompanhar-se de reações inflamatórias e necrose de diferentes grau e intensidade. Seu quadro clínico é bastante amplo e pode variar desde a sensação de corpo estranho ocular até a perda da visão e do globo ocular. O diagnóstico e tratamento devem sempre ser acompanhados por um oftalmologista.

A feo-hifomicose subcutânea, também denominada "FHM cística" ou "FHM nodular", é relatada com frequência. Semelhante à CBM, também a infecção resulta de inoculação transcutânea pós-traumática, porem geralmente relacionada a diversos tipos de fragmentos de vegetais. A doença pode ocorrer em indivíduos imunocompetentes e imunodeprimidos, porém é crescente o número de casos relatados em transplantados renais, especialmente nos receptores de transplante renal, em que a utilização de inibidores da calcineurina e a corticosteroideterapia constituem-se em fator de risco para disseminação hematogênica da FHM para o cérebro, pulmão e trato digestivo. A intensidade do trauma pode ser variável e, muitas vezes, não é mencionado pelo paciente. Entre as diversas espécies causadoras de FHM de implantação, *Exophiala* spp., *Alternaria* spp., *Phialophora* spp. e *Bipolari* spp. são as mais frequentes (Quadro 69.4). As lesões podem ser isoladas ou múltiplas, sendo que a lesão inicial é de aspecto eritematopapular, nodular ou cística, localizadas em áreas de maior exposição ao trauma. É indolor e geralmente confinada à pele e ao tecido celular subcutâneo. Sua evolução é lenta e, com o tempo, pode evoluir para lesões de aspecto clínico polimórfico. A forma cística ou nodulocística é uma das mais descritas na literatura, consistindo de uma lesão cística de 1 a 5 cm de diâmetro, com área de flutuação central. Ao corte, são bem delimitadas e com cápsula espessa, fibrótica, contendo uma secreção serossanguinolenta, às vezes de cor achocolatada e com abundante quantidade de elementos fúngicos melanizados (Figura 69.4). Em alguns casos, fragmentos de vegetais, como espinhos ou acúleos são encontrados no interior do cisto, indicando ser a origem da infecção (Figura 69.4). O rompimento de um cisto feomicótico pode originar o surgimento de lesões cutâneas satélites de aspecto verruciforme. Em outros casos, a lesão inicial pode evoluir para lesão nodular, ulcerativa, em placa ou verruciforme, constituindo diagnóstico diferencial com vários processos infecciosos ou não. Em alguns pacientes, os agentes de FHM subcutânea podem tornar-se invasores e disseminarem-se para o tecido osteoarticular ou mesmo atingir outros órgãos, inclusive o sistema nervoso central (SNC), tornando-se FHM disseminada.

QUADRO 69.4. Diagnóstico diferencial da feo-hifomicose de implantação.

Doenças infecciosas	Fungos	▪ Cromoblastomicose ▪ Esporotricose fixa ▪ Formas granulomatosas de candidíase e tricofitose ▪ Paracoccidioidomicose, blastomicose, coccidioidomicose
	Bactérias	▪ Tuberculose cutânea ▪ Hanseníase ▪ Sífilis terciária ▪ Nocardiose ▪ Ectima ▪ Micobacterioses (*M. marinum, M. fortuitum*)
	Protozoários	▪ Leishmaniose tegumentar ▪ Rinosporidiose
Doenças não infecciosas		▪ Carcinoma escamoso ▪ Psoríase ▪ Sarcoidose ▪ Lúpus eritematoso etc.

Fonte: Elaborado pela autoria.

DIAGNÓSTICO

O diagnóstico laboratorial é baseado na observação de elementos ou de fragmentos de tecido obtido por biopsia. A diferenciação das outras micoses causadas por fungos melanizados fundamenta-se na observação dos elementos fúngicos de morfologia variada isoladamente ou em combinação de formas (Figura 69.4). Na maioria das vezes, a visualização do agente se faz em coloração habitual (hematoxilinaeosina). Porém, algumas vezes isso é difícil, principalmente em indivíduos imunodeprimidos nos quais os agentes podem ser pouco melanizados, sendo necessária a realização de coloração de Fontana-Masson, específica para melanina. Os fungos são identificados por meio de suas características micromorfológicas quando isolados em meios de cultura. De forma semelhante à CBM, em razão da multiplicidade de agentes, a identificação final requer métodos de biologia molecular.

TRATAMENTO

Os métodos terapêuticos mais indicados nessa forma clínica da doença incluem, para lesões iniciais e cistos bem delimitados, a remoção cirúrgica, que pode ser complementada com antifúngicos sistêmicos (Quadro 69.3).

EUMICETOMAS

O termo "micetoma" deriva de gregos e literalmente significa "tumor de filamentos". Os micetomas compreendem um grupo de enfermidades de natureza inflamatória e de evolução crônica e progressiva. Os micetomas geralmente caracterizam-se por uma síndrome clínica cujos achados são: aumento de volume da região acometida; presença de lesões fistulosas por cujos trajetos ocorre a drenagem de grânulos; agregados de formas parasitárias dos agentes etiológicos. Embora em alguns pacientes o aumento de volume possa não ser evidente em razão da fase evolutiva do processo ou da localização da infecção; classicamente, os micetomas são definidos pela tríade tumoração, fístulas e grãos. Os micetomas resultam da inoculação transcutânea dos agentes causais, decorrentes de traumas diversos. Segundo a etiologia, os micetomas são classificados em *eumicetomas* e *actinomicetomas*, respectivamente causados por vários gêneros de fungos e bactérias aeróbicas filamentosas, geralmente das famílias *Actinomycetaceae* e *Nocardiaceae*. Em nosso meio, os actinomicetomas são mais frequentes causados principalmente por *Nocardia* spp. A diferenciação entre actinomicetomas e eumicetomas é fundamental, uma vez que os primeiros têm melhor prognóstico e são sensíveis a antimicrobianos antibacterianos. Embora de evolução crônica, a doença é inexoravelmente invasiva, podendo acometer a pele, tecido celular subcutâneo, tecido muscular, articulações e ossos com lesões compostas por abcessos supurativos, granulomas, trajetos fistulosos e grânulos. São frequentemente de localização podal, mas podem ocorrer em outras regiões como os membros superiores, tronco e crânio. Os actinomicetomas serão abordados no capítulo de actinomicetoses, neste *Tratado*.

Com relação à etiologia, são descritas mais de 30 espécies diferentes de fungos causadores da doença, entretanto mais de 90% dos casos de eumicetomas relatados em todo o mundo são causados por somente quatro agentes – *Madurella mycetomatis, M. grisea, Leptosphaeria senegalensis* – considerados fungos melanizados que produzem grãos negros nos tecidos. Já o *Scedosporium apiospermum*, o agente mais relatado no Brasil, é um fungo hialino, portanto produz grãos brancos ou amarelados nos tecidos. A distribuição dos agentes varia de acordo com a região. *M. mycetomatis* e *L. senegalensis* são os patógenos mais comuns na África. Já na América do Sul, *S. apiospermum Acremonium recifei, A. kiliensis* e *M. grisea* são mais citados. Na Argentina, *M. grisea* foi o agente mais comum, porém a prevalência de *S. apiospermum* e espécies de *Acremonium* também são importantes. Na Índia, *M. grisea* é frequente, seguida por *M. mycetomatis, Acremonium* spp. e *Medicocopsis* (Pyrenochaeta) *romeroi, Biatriospora (Pyrenochaeta) mackinnonii.* De modo geral, *M. mycetomatis* tem a maior distribuição global, predominantemente na África Oriental, particularmente no Sudão. Também é o agente principal de eumicetoma no Iêmen, Marrocos, Tunísia, Arábia Saudita e Senegal. Na África

Ocidental merece destaque *L. senegalensis*. Os fungos hialinos são menos relatados nas séries, porém na América do Norte e no Irã, *S. apiospermum* tem sido o agente mais comum. Outro agente de grão hialino esporadicamente reportado é *Fusarium solani*. Alguns fungos melanizados como *E. jeanselmei* já foram reportados como capazes de causar CBM, FHM e eumicetomas.

Os agentes dependem de fatores como temperatura, pluviosidade, tipo de solo e vegetação, assim como variáveis demográficas da população susceptível. Os agentes etiológicos são classificados conforme o tipo de grão: pretos; amarelos; ou hialinos. Os grãos também são chamados de esclerócio, consistindo num agregado de hifas embebidas em material duro cimento-símile. O Quadro 69.5 resume os principais agentes etiológicos dos eumicetomas.

Quanto à distribuição geográfica, os eumicetomas são mais prevalentes no "cinturão do micetoma", que se estende entre as latitudes 15° Sul e 30° Norte e inclui Sudão, Mauritânia, Somália, Senegal, Egito, Nigéria, Níger, Quênia, Etiópia, Chade, Camarões, República do Djibuti, Índia e Iêmen. Além desses, México, Venezuela, Colômbia e Argentina. Os eumicetomas ocorrem também em países de clima temperado, como aqueles localizados no Mediterrâneo, incluindo a África do Norte, Grécia, Itália. Casos em viajantes que visitaram

QUADRO 69.5. Principais achados dos grãos de micetomas eumicóticos e actinomicóticos.

Eumicetoma	Microscopia	Histologia (H&E)*
Scedosporium apiospermum	< 2 mm, branco ou amarelado, mole, oval a lobulado, aspecto de semente de figo	Compacto, sem cimento, hifas hialinas entrelaçadas < 5 μm, células vesiculares < 20 μm, bordo eosinofílico (FSR)**
Acremonium kiliense	< 1,5 mm, branco, mole, forma irregular	Compacto, sem cimento, hifas hialinas < 4 μm, células vesiculares < 12 μm
Aspergillus nidulan e, *Fusarium moniliforme*	< 2 mm, branco, mole, oval a lobulado	Compacto, sem cimento, hifas hialinas entrelaçadas < 5 μm, bordo eosinofílico (FSR)**
Neotestudina rosati	Branco a amarronzado, mole, < 1 mm	Formado de hifas e células vesiculares, em meio a cimento no centro e na periferia
Madurella mycetomatis	< 2 mm, negro, firme consistência semelhante à do carvão, fragmentado, oval a lobulado	Tipo compacto ▪ hifas septadas não são identificadas porque estão embebidas em uma matriz de cimento pigmentado por melanina Tipo vesicular ▪ formado por células dilatadas, semelhantes a vesículas, com cimento hialino no centro e pigmentado de marrom na periferia
Madurella grisea	< 1 mm, negro, de consistência mole a firme, oval a lobulado	Cimento pouco pigmentado de marrom, células poligonais na periferia e com hifas hialinas no centro
Exophiala jeanselmei	< 0,5 mm, negro, mole, formato irregular ou vermicular	Sem cimento, centro oco, com algumas células vesiculares melanizadas, com < 10 μm associadas a hifas curtas, com < 4 μm de comprimento
Leptosphaeria senegalensis	1 mm, negro, mole, forma irregular	Zona de cimento na periferia, que é pigmentada e escura com área central hialina e vesicular
Medicocopsis romeroi	< 2 mm, negro, firme a pétreo, oval a lobulado	Cimento melanizado na periferia, sem vesículas
Actinomicetoma		
Nocardia brasiliensis	< 0,5 mm, branco, mole, irregular	Circundado por pequena franja, basofílica, disposta em camadas, formado por pequenos agrupamentos de delicados filamentos bacterianos e poucas células em forma de clava. Colorações Gram e *Kinyoum* positivas
Actinomadura madurae	5 mm, amarelado a rosado, oval a lobulado	Centro anamorfo, com periferia densa e basofílica ou levemente rosada associada a franja ou clavas dispersas Gram-positivo
Actinomadura pelletieri	< 1 mm, vermelho, duro, oval a lobulado	Aspecto homogêneo coloração escura com periferia clara e sem clavas. Fratura-se facilmente, Gram-positivo
Streptomyces somaliensis	< 2 mm, amarelado, duro, redondo a ovalado	Centro anamorfo com camadas basofílicas e pontos rosados na periferia. Sem clavas, Gram-positivo

*Hematoxilina-Eosina; **Fenômeno de Splendore-Hoeppli.
Outros agentes de eumicetomas incluem: *Acremonium falciforme, A. recifei, Aspergillus flavus, Leptosphaeria tompkinsii, Pyrenochaeta mackinnonii, Curvularia geniculata, C. lunata, Fusarium solani, F. oxysporum, Psedudochaetosphaeronema larense* e *Exserohilum rostrata*. Outros agentes de actinomicetoma incluem *Nocardia asteroids, N. caviae, N. farcinica* e *N. dassonvillei*.

áreas endêmicas também são relatados com certa frequência. As áreas em que o micetoma é prevalente são razoavelmente áridas, com uma estação chuvosa curta de 4 a 6 meses, pluviosidade de 50 a 1.000 mm por ano, umidade relativa de 60 a 80% e temperaturas constantes de 30 a 37 °C durante o dia e à noite. A estação de chuva é seguida por uma estação seca de 6 a 8 meses com uma umidade relativa de 12 a 18% e temperaturas diurnas de 45 a 60 °C. As temperaturas podem cair para 15 a 18 °C durante a noite. Essa alteração extrema nas condições climáticas pode ser um pré-requisito para a sobrevivência dos agentes etiológicos em seus nichos naturais. Entre os países do cinturão, o Sudão é responsável pelo maior número de casos no mundo, país onde a micose é especialmente endêmica e severamente incapacitante como Abbott relatou em uma revisão de 1.231 casos ambulatoriais. Estudos mostram uma estimativa de 300 a 400 casos novos por ano no Sudão.

O México ocupa posição de destaque com elevada endemicidade, apresentando uma média de 70 casos por ano, sendo a maior parte causada por bactérias. Um possível deslocamento da ecologia dos diferentes agentes pode estar ocorrendo nas Américas, já que no Brasil apresenta uma proporção de 1:1 entre actinomicetomas e eumicetomas. Na Argentina, os eumicetomas são mais relatados. Com certeza fatores ecológicos determinam a geografia dos agentes, porém o grande deslocamento de populações e a facilidade com que as pessoas se movem atualmente de um lugar para outro contribuem para as mudanças nesses padrões.

A doença é mais comum em indivíduos com contato frequente e direto com o solo, principalmente em ambiente rural, como pastores, agricultores. Todavia não é exclusivo dessa condição, uma vez que no México e países europeus existem relatos de doença em trabalhadores urbanos, donas de casa, viajantes, agentes humanitários e arqueologistas.

É descrita em maiores proporções nos homens, provavelmente por seu maior envolvimento em atividades rurais. Quando as mulheres são afetadas, geralmente elas também trabalham em atividades rurais. Contrapondo-se a essa observação, um estudo sugere que os níveis de progesterona em mulheres podem inibir o crescimento de certos agentes etiológicos como *Madurella mycetomatis*, de forma semelhante ao que já ocorre em paracoccidioidomicose. A principal faixa etária acometida se situa entre 20 e 40 anos; contudo, em regiões endêmicas a doença pode acometer crianças e idosos.

Os fatores envolvidos no surgimento da doença são o tamanho do inóculo, a resposta imune do hospedeiro é um provável envolvimento hormonal. A doença comumente começa com a introdução traumática do agente através da pele, veiculado por folhas espinhosas, espinhos de acácias ou cactos, lascas de madeira, pedras afiadas, implementos agrícolas, facas, escamas de peixes e outros objetos contaminados.

Apesar de a inoculação traumática ser a teoria atualmente aceita, em alguns casos a área da lesão pode passar despercebida. O período de incubação é variável, não sendo bem definido, podendo variar de semanas a anos, a depender do agente causal e da resposta imune do hospedeiro. Após a sua introdução, o fungo pode se disseminar localmente do sítio de inoculação para músculos e ossos, especialmente para ossos esponjosos, como aqueles localizados em tornozelo, punho e vértebras, para os quais há um tropismo especial. Esses organismos, normalmente pouco patogênicos, crescem e sobrevivem por meio da produção de grãos, cujas estruturas são compostas de massas de micélio fúngico e componente matricial. O material da matriz tem demonstrado ser derivado do hospedeiro. As hifas frequentemente têm paredes celulares espessas e a periferia com material matricial, conferindo proteção contra o sistema imune do hospedeiro. Os grãos são vistos na histopatologia dentro de abscessos repletos de células polimorfonucleares. Quimiotaxia dependente do sistema complemento ativado por estes leucócitos tem demonstrado ser induzida pelos antígenos fúngicos (*M. mycetomatis* e *S. apiospermum*) *in vitro*. Aparentemente, células da imunidade inata tentam fagocitar e inativar esses organismos, mas falham ao cumprir essa tarefa. Isso pode ser atribuído à provável falha na função neutrofílica em pacientes que desenvolvem a doença.

O papel do sistema imune na patogênese do micetoma não é bem claro. Diversos estudos mostram que muitos indivíduos em áreas endêmicas têm anticorpos contra *Madurella mycetomatis*, mas a porcentagem dos afetados é baixa. Por esse motivo, o papel da imunidade inata na resistência do hospedeiro aos fungos produtores de micetoma tem sido frequentemente estudado *in vitro* e em modelos animais, porém com poucos estudos realizados em humanos. A resposta local do hospedeiro, caracterizada pela quimiotaxia dos neutrófilos e pela congestão de pequenos vasos, é inespecífica. Posteriormente, macrófagos e monócitos com poder microbicida apresentam-se no sítio de infecção, ativados por citocinas, interferon-γ e fator de necrose tumoral-α. Três tipos de resposta imune têm sido descritos em resposta aos agentes infecciosos dos micetomas. A resposta do tipo I é vista como neutrófilos degranulados e aderidos à superfície do grão, levando à gradual sua desintegração. A resposta do tipo II é caracterizada pelo desaparecimento dos neutrófilos e surgimento de macrófagos a fim de clarear os grãos e debris neutrofílicos. Por último, a resposta tipo III é marcada pela formação do granuloma epitelioide a fim de conter o agente. Essas respostas do hospedeiro não parecem ser capazes de controlar a infecção, mas provavelmente são responsáveis pela cura espontânea e parcial que é vista na doença.

De forma geral, a doença pode ter etiologia multifatorial, já que há uma heterogeneidade entre os fatores determinantes para sua susceptibilidade em animais e humanos. Somente poucas pessoas desenvolvem a doença em áreas endêmicas, apesar de todas dividirem os mesmos fatores de risco como andar descalço e arranharem-se com espinhos. É possível que o fungo viva no solo saprobioticamente e repetidas inoculações de pequenas quantidades de fungos cause a sensibilização e maior susceptibilidade à infecção.

MANIFESTAÇÕES CLÍNICAS

A doença começa na maioria dos casos como um nódulo subcutâneo único, pequeno e indolor, que cresce lentamente em tamanho, em geral com formato circular e firme, podendo também ser mole, lobulado ou raramente cístico. O nódulo aumenta em tamanho e nódulos secundários são formados. Estes se tornam fixos ao tecido subjacente e, por último, desenvolvem trajetos fistulosos estéreis profundos abaixo da lesão. Tais trajetos se abrem para a superfície e drenam material purulento, seroso ou serossanguinolento com grãos. Os grãos têm vários milímetros em diâmetro, variando na coloração e consistência a depender do agente etiológico. Eles estão presentes no pus drenado e nos tecidos em torno das fístulas. Esses grãos podem ser observados a olho nu ou microscopicamente. As características morfológicas e a coloração dos grãos podem ser negras, acastanhadas, brancas, amarelas, vermelhas ou uma mistura de cores que contribuem para sua identificação. A progressão para fístulas pode levar semanas, meses e até anos. De forma geral, o diagnóstico da doença é feito por intermédio da tríade clínica de tumefação, fístulas e grãos (Figuras 69.5 e 69.6).

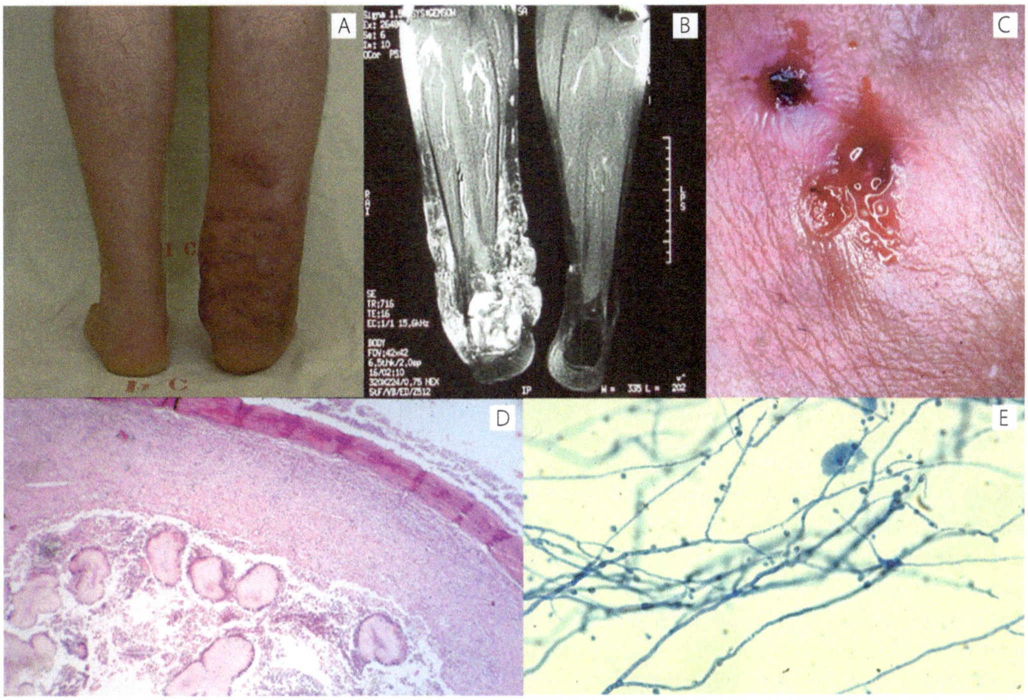

(A) Eumicetoma por *Scedosporium apiospermum*. (B) Imagem de ressonância magnética mostrando aumento de partes moles e lesões osteoarticulares do mesmo paciente. (C) Grãos amarelados de *S. apiospermum*, com aspecto de "sementes de figo", eliminados por fistulas. (D) Grãos hialinos lobulados na luz de trajeto fistuloso, eumicetomas por *S. apiospermum*. (E) Microcultivo de *S. apiospermum*.

FIGURA 69.5. Superfície epidérmica por vezes observam-se células muriformes em transformação para fase filamentosa.
Fonte: Acervo da autoria.

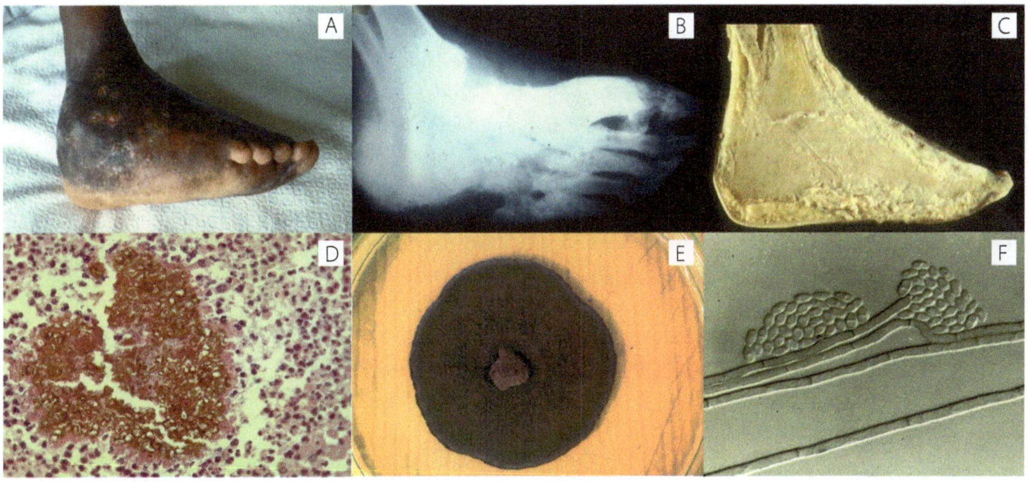

(A) Lesão tumoral multifistulosa. (B) Radiografia com aumento de partes moles e imagens de lesões osteolíticas e articulares. (C) Corte longitudinal do pé mostrando extensas lesões osteoarticulares do mesmo caso. (D) Grão melanizado de *E. jeanselmei*, formado por elementos vesiculares e hifas curtas. (E) Colônia filamentosa de *E. jeanselmei* e (F) respectivo microcultivo.

FIGURA 69.6. Eumicetoma por *Exophiala jeanselmei*.
Fonte: Acervo da autoria.

A doença pode afetar pele, tecido subcutâneo e, eventualmente, os ossos subjacentes, disseminando-se através dos planos e fáscias. A pele parece macia e brilhosa, estando comumente fixa ao tecido subjacente, podendo estar hipo ou hiperpigmentada com hiperidrose local. Pode ainda haver ulceração com crostas melicéricas e cicatrizes. O edema é comumente firme e não doloroso e a pele suprajacente não é eritematosa. Músculos, tendões e nervos geralmente são poupados da infecção direta, mas o dano local extenso pode levar a consumo muscular, destruição óssea e deformidades dos membros em consequência da invasão óssea, causando osteomielite. Mais tardio e raramente, as lesões podem afetar nervos e tendões, ou até mesmo vísceras como pulmão e peritônio a exemplo do casos de micetoma em tronco através de disseminação contígua. Também são relatados na literatura infecção de corpos vertebrais por contiguidade, levando à síndrome da compressão medular. Geralmente os pacientes não se queixam de dor, apesar de poderem referir pruridos ou queimação. Apesar disso, quase 20% das queixas dos pacientes, quando procuram o serviço médico, é a dor. Tem sido sugerido que as lesões produzem substâncias com efeito anestésico. No entanto, na doença avançada, o quadro doloroso pode acontecer comumente pelo dano aos nervos decorrente de intensa reação fibrótica, endarterite obliterante ou hipoperfusão nevrálgica. Pode ser ainda em decorrência de invasão óssea, de ruptura dos abscessos que formam as fístulas ou de infecção bacteriana associada.

Ocasionalmente, a doença pode seguir um curso clínico diferente, como o minimicetoma e o padrão esporotricoide. O minimicetoma é caracterizado pela ausência de tumefação e somente poucas fístulas. Tem sido relatado em crianças e adultos mais jovens, porém é mais comum nos quadros de actinomicetomas.

Linfadenopatia local é comum e pode resultar da infecção bacteriana secundária, disseminação do micetoma ou deposição de imunocomplexos como parte da resposta imune local. Linfedema pode ocorrer por obstrução linfática e fibrose. A propagação contíngua linfática é rara, ocorrendo em torno de 1 a 3% dos casos, tendo a possibilidade de acontecer após manipulação cirúrgica. Disseminação hematogênica nunca foi documentada. A doença e seus efeitos geralmente são localizados e por isso não há sinais ou sintomas de doença sistêmica, a não ser que haja infecção secundária. Quando não tratada, a doença continua a progredir e a superinfecção bacteriana pode aumentar a morbidade em virtude da formação de abscessos locais, celulite e osteomielite bacteriana.

Topograficamente, os fungos afetam as regiões do corpo que entram em contato com o solo e plantas, predominantemente nos pés (70 a 80% dos casos), seguidos de pernas e mãos. No México, o dorso é acometido em 20% dos casos, decorrendo do carregamento de toras e de feno nas costas de trabalhadores rurais. Outros sítios podem ser afetados como joelho, braço, pescoço, coxa e períneo. Há alguns poucos relatos de infecção em pálpebra, escroto, seios paranasais, órbita, vulva, conduto auditivo externo, feridas operatórias antigas, crânio, abdome e tórax, os quais podem ou não estar associados com imunossupressão.

O diagnóstico diferencial deve ser feito com granulomas de corpo estranho, diversas neoplasias benignas e malignas de tecidos e partes moles como carcinoma espinocelular, lipoma, fibroma, fibrolipoma, sarcoma, melanoma e lesões císticas. O minimicetoma pode ser confundido com foliculite ou outras micoses. Quando o micetoma tem um padrão de proliferação ulcerativo pode ainda parecer um epitelioma ou melanoma. Já lesões não fistulizantes podem simular feo-hifomicoses e hialo-hifomicoses, esporotricose, cromoblastomicose e basidiobolomicoses. Outros diagnósticos a serem considerados são leishmaniose, tuberculose cutânea e óssea, botriomicose e osteomielite bacteriana crônica.

DIAGNÓSTICO

O diagnóstico dos micetomas deve ser composto por elementos epidemiológicos, clínicos, radiológicos, micológicos e histopatológicos. Os exames micológicos direto e anatomopatológico são imprescindíveis para a diferenciação de actinomicetomas de eumicetomas (Quadro 69.5). O estudo de imagens, a radiologia e a ressonância magnéticas auxiliam a avaliação do envolvimento de estruturas osteoarticulares e contribuem para o planejamento terapêutico (Figuras 69.5 e 69.6).

Para obtenção de amostras, o trajeto fistuloso pode ser aspirado com agulha, procedimento rápido e fácil de realizar, oferecendo material para cultura e estudo micológico direto, histopatologia e técnicas moleculares para a identificação do agente. O exame micológico direto pode ser feito com um ou dois grãos esmagados entre duas lâminas de vidro e o conteúdo deve ser examinado usando-se hidróxido de potássio 10% e as colorações de Gram e a modificada de Kenyon e o azul de lactofenol permitem a diferenciação entre filamentos finos ou espessos além de outros agentes como bactérias filamentosas. Os grãos eumicóticos são constituídos por hifas entrelaçadas ou fragmentadas, podendo apresentar elementos vesiculares (clamidoconídeos) associados. Sua coloração pode ser escura ou branca. Em geral, esses grãos estão incorporados ao cimento intercelular e, na periferia, as hifas podem adotar um aspecto vesicular. A coloração dos grãos pode variar do negro (*Madurella mycetomatis*, *M. grisea*, *Pyrenochaeta romeroi* e outros) ao amarelo-esbranquiçado (*S. apiospermum*, *Acremonium kiliense*, *Fusarium solani*). Para isolamento em cultivo, os grãos devem ser semeados em ágar Sabouraud e ágar infusão cérebro-coração. Idealmente, 20 a 30 grãos devem ser obtidos e lavados diversas vezes em salina estéril com antibióticos ou com álcool 70%, esmagados com vareta de vidro estéril e cultivados em meio apropriado. Meios contendo clixo-heximide ou antibióticos (gentamicina ou cloranfenicol) podem ser usados, porém deve-se atentar ao fato de que alguns agentes, especialmente *S. apiospermum*, são inibidos por essas substâncias. Os agentes do eumicetoma crescem lentamente e os meios devem ser cultivados por 6 a 8 semanas, podendo chegar até 12 semanas. Após o isolamento do agente, deve-se proceder à identificação pela micromorfologia e técnicas moleculares de sequenciamento genético.

A análise histopatológica revela abscessos envoltos por reação inflamatória, hiperplasia pseudoepiteliomatosa, granulação abundante e tecido fibrótico. Os grãos podem ser vistos no centro dos abscessos como uma massa de hifas embebidas em cimento intercelular com filamentos maiores que 1 μm. Colorações especiais como Grocott, ácido periódico de

Schiff (PAS) e hematoxilina e eosina (HE) ajudam a diferenciar uma variedade de grãos. A coloração de Fontana-Masson é específica para detecção de melanina, podendo ser usada no caso de grãos negros. Com HE, os grãos do eumicetoma usualmente aparecem com micélio claro e rosa na periferia do grão cercado por uma banda basofílica. O centro dos grãos são habitualmente fortemente basofílicos, desorganizados e contêm hifas.

Os métodos imunológicos como imunodifusão, contraimunoeletroforese e ensaios imunoenzimáticos são utilizados apenas em centros de pesquisa. Os exames de imagem são úteis para avaliação da extensão da doença. A radiografia simples pode revelar alterações iniciais semelhantes a um granuloma de tecido mole. Com a progressão da doença, pode-se observar reação periosteal variável, curvatura óssea, osteoporose e múltiplas cavidades. A ultrassonografia é útil em eumicetomas com cavidades de paredes finas sem ressonância acústica, além de avaliar a extensão do micetoma. A imagem conhecida como "ponto em círculo" é considerada um sinal radiográfico sugestivo de micetoma e pode ser identificado por ultrassonografia ou ressonância magnética. Outra utilidade deste método é o diagnóstico de lesões que não apresentem fístulas. A tomografia computadorizada tem provado ser mais sensível para detectar mudanças ósseas precoces quando comparada com imagem da ressonância magnética (RM). A maior sensibilidade da RM reside na capacidade de visualização de pequenas lesões de sinal de baixa intensidade em imagens ponderadas de T1 e T2 correspondendo aos produtos do metabolismo dos grãos. A habilidade de visualizar os grãos na RM depende de múltiplos fatores incluindo o tamanho do grão, a qualidade da imagem e os parâmetros do aparelho.

TRATAMENTO

No passado, o único tratamento disponível para o micetoma era a amputação da parte afetada ou a realização de múltiplas excisões mutilantes. Nenhum caso de cura espontânea foi jamais descrito na literatura médica. A terapia farmacológica, embora empregada, apresenta limitações. Os eumicetomas são mais resistentes ao tratamento farmacológico com uma alta taxa de recorrência (20 a 90%) quando comparados aos actinomicetomas. Além da alta recorrência, o tratamento do eumicetoma é associado com muitos efeitos colaterais, altas taxas de abandono, desfiguração e incapacidade. Os possíveis fatores que podem influenciar na efetividade do tratamento farmacológico incluem a susceptibilidade do organismo à droga e sua concentração no sítio da lesão, sendo esta última influenciada pela farmacocinética do antimicrobiano e pelo suprimento sanguíneo local. Outros fatores são o sítio e o tamanho do micetoma, além da adesão e da tolerância do paciente, assim como também seu *status* imunológico (Quadro 69.3).

ENTOMOFTOMICOSE (ZIGOMICOSE SUBCUTÂNEA)

Os zigomicetos são divididos em duas ordens, ambas com agentes patogênicos para o ser humano, *Mucorales* e *Entomophthorales*. Há profundas diferenças entre as doenças causadas por essas distintas ordens de patógenos. Os *Mucorales* causam infecções graves, sistêmicas, rapidamente progressivas, com destruição tecidual e angioinvasão e apresentam distribuição geográfica mundial. A doença causada pelos *Mucorales* é atualmente denominada de mucormicose acometendo pacientes geralmente diabéticos, transplantados de órgãos e de células-tronco, neutropênicos, usuários de drogas endovenosas etc. As infecções causadas pelos *Entomophthorales* são classificadas entre as micoses de implantação, restringem-se aos países de clima tropical e subtropical; apresentam quadro clínico de evolução crônica, envolvendo a pele e o subcutâneo; geralmente ocorrem em indivíduos imunocompetentes; e são denominadas "entomoftoramicose".

Entomoftoramicose é a menos frequente das micoses de implantação e acomete pacientes usualmente imunocompetentes e habitantes de zonas tropicais e subtropicais. Pode ainda ser subdividida em duas enfermidades, a conidiobolomicose, causada por *Conidiobolus coronatus* e *C. incongruus*, e a basidiobolomicose, cujo agente é *Basidiobolus ranarum*. São fungos integrantes da microbiota do solo, ao passo que *B. ranarum* também pode ser encontrado em répteis, anfíbios e insetos. Nos últimos anos, a distribuição geográfica e as características histopatológicas das infecções causadas pelos *Entomophthorales* têm se ampliado. A maioria de casos de basidiobolomicose é reportada nas zonas tropicais da América Latina, África e Ásia, mas há também um número crescente de relatos autóctones dos Estados Unidos. A conidiobolomicose ocorre geralmente na África, América do Sul, Arábia Saudita, Índia e Taiwan. As duas entidades têm características epidemiológicas e anatomopatológicas semelhantes, porém diferindo em suas manifestações clínicas.

A conidiobolomicose geralmente acomete homens envolvidos na agricultura e outros tipos de trabalho ao ar livre, com uma razão de gêneros (8:1) entre homens infectados e mulheres. A doença é lentamente progressiva e envolve tecidos faciais do nariz, bochechas, lábios superiores e mucosa dos seios paranasais e faringe. Com sua progressão, surge um edema difuso com desfiguração e sequelas das regiões acometidas. Já a basidiobolomicose geralmente afeta crianças menores de 10 anos de idade e é mais comum em meninos. A maior parte dos casos relatados na América Latina é do Brasil. *Basidiobolus ranarum* e *Conidiobolus coronatus* são os mais frequentes. As manifestações cutâneas iniciam-se como lesões eritematonodulares, principalmente no tronco e membros que podem evolutivamente coalescer, causando extensas áreas de necrose e celulite. A infecção pode atingir planos profundos, envolvendo músculos, ossos e linfonodos regionais. São tumorações sem invasão vascular ou de órgãos profundos, embora as proporções de seu comprometimento local possam ser exageradas como na elefantíase por filaria.

As hifas dos entomoftorales devem ser diferenciadas dos *Mucorales*. Os achados histopatológicos são semelhantes, com visualização de hifas grosseiras e largas, com ramificação em ângulo reto (90 graus) e raros septos (hifas cenocíticas). Os achados de necrose e angioinvasão são sugestivos de infecção por *Mucorales*, enquanto a ausência dessa destruição e a presença de grande infiltrado eosinofílico (reação de Splendore-Hoeppli) são mais sugestivas de infecção por *Entomophthorales*. Esses agentes são de fácil isolamento quando o material biológico é coletado adequadamente e processado no laboratório. No entanto, são sensíveis às baixas temperaturas e ao elevado teor de oxigênio no ambiente. Sua identificação em gênero é fundamental na diferenciação das infecções dessas duas ordens. Definição de espécie requer, em geral, técnicas moleculares.

TRATAMENTO

A grande heterogenicidade das micoses de implantação causadas por ampla variedade de gêneros e espécies de fungos patogênicos, com diferentes processos fisiopatogênicos e distintas manifestações clínicas, permite a individualização do tratamento. O Quadro 69.3 sumariza cada uma dessas entidades clínicas com seu tratamento medicamentoso ou físico quando necessário.

BIBLIOGRAFIA SUGERIDA

Errol Reiss H, Shadomy HJ, Marshall Lyon III. Mycoses of implantation: Fundamental Medical Mycology, edited by John Wiley & Sons, Inc, 2012 Wiley-Blackwell, 475.

Garnica M, Nucci M, Queiroz-Telles F. Difficult mycoses of the skin: advances in the epidemiology and management of eumycetoma, phaeohyphomycosis and chromoblastomycosis. Curr Opin Infect Dis. 2009; 22: 559-563.

La Hoz RM, Baddley JW. Subcutaneous fungal infections. Curr Infect Dis Rep. 2012;14(5):530-9.

Lupi O, Tyring SK, McGinnis MR. Tropical dermatology: fungal tropical diseases. J Am Acad Dermatol. 2005; 53: 931-951.

Mehregan AH, Rrudner EJ. Implantation dermatosis. Wood splinter with fungus contamination. Journal of Cutaneous Pathology. 1980; 7(5): 330-331.

Pang KR, Wu JJ, Huang DB, Tyring SK. Subcutaneous fungal infections. Dermatologic Therapy. 2004; 17: 523-531.

Queiroz-Telles F, Mc Ginnis MR, Salkin I, Graybill JR. Subcutaneous mycoses. Infect Dis Clin North Am. 2003;17: 59-85.

Queiroz-Telles F, Nucci M, Colombo AL, et al. Mycoses of implantation in Latin America: an overview of epidemiology, clinical manifestations, diagnosis and treatment. Med Mycol. 2011; 49: 225-236.

Queiroz-Telles F, Santos DWC, Pedroso C. Fungal Infections of Implantation (Chromoblastomycosis, Mycetoma, Entomophthoramycosis, and Lacaziosis) in Hospenthal D, Rinaldi MG (ed). Diagnosis and treatment of fungal infections. 2. ed. Springer International Publishing, Switzerland; 2015: 271-76.

Queiroz-Telles F, Fahal AH, Falci DR, Caceres DH, Chiller T, Pasqualotto AC. Neglected endemic mycoses. Lancet Infect Dis. 2017; 17(11):e367-e377.

Report of the Tenth Meeting of the WHO Strategic and Technical Advisory Group for Neglected Tropical Diseases. 29–30 March 2017 WHO, Geneva. Disponível em: https://www.who.int/neglected_diseases/NTD_STAG_report_2017.pdf. Acesso em: 4 Ago 2019.

Savioli L, Daumerie D, World Health Organization. Department of Control of Neglected Tropical Diseases. (2013) Sustaining the drive to overcome the global impact of neglected tropical diseases: second WHO report on neglected tropical diseases Geneva, Switzerland: World Health Organization; xii, 138 pages p.

Tschen JA, Knox JM, Mcgravan MH, Duncan WC. The association of fungal elements and wood splinters. Archives of Dermatology. 1984; 120: 107-108.

CROMOBLASTOMICOSE

Agarwal R, Singh G, Ghosh A, et al. Chromoblastomycosis in India: Review of 169 cases. PLoS Negl Trop Dis. 2017;11(8):e0005534.

Azevedo C de M, Marques SG, Resende MA, Gonçalves AG, Santos DV, da Silva RR, de Sousa Mda G, de Almeida SR. The use of glucan as immunostimulant in the treatment of a severe case of chromoblastomycosis. Mycoses. 2008;51(4):341-4.

Azevedo CM, Marques SG, Santos DW, et al. Squamous cell carcinoma derived from chronic chromoblastomycosis in Brazil. Clin Infect Dis. 2015;60(10):1500-4.

Gomes RR, Vicente VA, Azevedo CM, et al. Molecular Epidemiology of Agents of Human Chromoblastomycosis in Brazil with the Description of Two Novel Species. PLoS Negl Trop Dis. 2016;10(11):e0005102.

Queiroz-Telles F, Santos DW. Challenges in the therapy of chromoblastomycosis. Mycopathologia. 2013; 175:477-88

Queiroz-Telles F, Santos DWC and Pedrozo CM. Fungal Infections of Implantation (Chromoblastomycosis, Mycetoma, Entomophthoramycosis, and Lacaziosis) in Hospenthal D, Rinaldi MG (ed). Diagnosis and treatment of fungal infections. 2. ed. Springer International Publishing, Switzerland; 2015: 271-76.

Queiroz-Telles F, Santos DWCL. Chromoblastomycosis in the clinical practice. Curr Fungal Infect Rep. 2012; 6:312-9.

Queiroz-Telles F. Chromoblastomycosis: a neglected tropical disease. Revista do Instituto de Medicina Tropical de São Paulo. 2015; 57(Suppl. 19), 46-50.

Queiroz-Telles F, de Hoog S, Santos DW, et al. Chromoblastomycosis. Clin Microbiol Rev. 2017;30(1):233-276.

Queiroz-Telles F, Fahal AH, Falci DR, Caceres DH, Chiller T, Pasqualotto AC. Neglected endemic mycoses. Lancet Infect Dis. 2017; 17(11):e367-e377.

Rasamoelina T, Raharolahy O, Rakotozandrindrainy N, et al. Chromoblastomycosis and sporotrichosis, two endemic but neglected fungal infections in Madagascar. J Mycol Med. 2017;27(3):312-324.

FEO-HIFOMICOSE

Abdolrasouli A, Gonzalo X, Jatan A, et al. Subcutaneous Phaeohyphomycosis Cyst Associated with Medicopsis romeroi in an immunocompromised host. Mycopathologia. 2016;181(9-10):717-21.

Bhardwaj S, Capoor MR, Kolte S, Purohit G, Dawson L, Gupta K, Ramesh V, Mandal AK. Phaeohyphomycosis Due to Exophiala jeanselmei: an emerging pathogen in India – Case Report and Review. Mycopathologia. 2016;181(3-4):279-84.

Bohelay G, Robert S, Bouges-Michel C, et al. Subcutaneous phaeohyphomycosis caused by Exophiala spinifera in a European patient with lymphoma: a rare occurrence case report and literature review. Mycoses. 2016; 59(11):691-696.

Caviedes MP, Torre AC, Eliceche ML, et al. Cutaneous phaeohyphomycosis. Int J Dermatol. 2017;56(4):415-420.

Chen WT1, Tu ME1, Sun PL, et al. Superficial phaeohyphomycosis caused by Aureobasidium melanogenum Mimicking Tinea Nigra in an immunocompetent patient and review of published reports. Mycopathologia. 2016;181(7-8):555-60.

Chowdhary A, Meis JF, Guarro J, et al. ESCMID and ECMM joint clinical guidelines for the diagnosis and management of systemic phaeohyphomycosis: diseases caused by black fungi. Clin Microbiol Infect. 2014 Apr;20 Suppl 3:47-75.

Nath R, Barua S, Barman J, et al. Subcutaneous mycosis due to Cladosporium cladosporioides and Bipolaris cynodontis from Assam, North-East India and Review of Published Literature. Mycopathologia. 2015; 180(5-6):379-87.

Oberlin KE, Nichols AJ, Rosa R, et al. Phaeohyphomycosis due to Exophiala infections in solid organ transplant recipients: case report and literature review. Transpl Infect Dis. 2017 Aug;19(4). doi: 10.1111/tid.12723.

Perfect JR, Cornely OA, Heep M, et al. Isavuconazole treatment for rare fungal diseases and for invasive aspergillosis in patients with renal impairment: challenges and lessons of the VITAL trial. Mycoses. 2018;61(7):420-429.

Revankar SG, Baddley JW, Chen SC, et al. A Mycoses Study Group International Prospective Study of Phaeohyphomycosis: An Analysis of 99 Proven/Probable Cases. Open Forum Infect Dis. 2017 Sep 26;4(4):ofx200.

Saito A, Okiyama N, Hitomi S, et al. Successful treatment of cutaneous phaeohyphomycosis caused by Exophiala lecanii-corni with voriconazole. J Dermatol. 2018 Oct;45(10):e271-e272.

Santos DW, Camargo LF, Gonçalves SS, Ogawa MM, Tomimori J, Enokihara MM, Medina-Pestana JO, Colombo AL. Melanized fungal infections in kidney transplant recipients: contributions to optimize clinical management. Clin Microbiol Infect. 2017 May;23(5):333.e9-333.e14.

Schieffelin JS, Garcia-Diaz JB, Loss GE Jr, et al. Phaeohyphomycosis fungal infections in solid organ transplant recipients: clinical presentation, pathology, and treatment. Transpl Infect Dis. 2014;16(2):270-8.

Sharma S, Capoor MR, Singh M, et al. Subcutaneous phaeohyphomycosis caused by Pyrenochaeta romeroi in a rheumatoid arthritis patient: a case report with review of the literature. Mycopathologia. 2016;181(9-10):735-43.

Silva WC, Gonçalves SS, Santos DW, Padovan AC, Bizerra FC, Melo AS. Species diversity, antifungal susceptibility and phenotypic and genotypic characterisation of Exophiala spp. infecting patients in different medical centres in Brazil. Mycoses. 2017 May;60(5):328-337.

Wong EH, Revankar SG. Dematiaceous molds. Infect Dis Clin North Am. 2016;30(1):165-78.

Yang H, Cai Q, Gao Z. Subcutaneous phaeohyphomycosis caused by Exophiala oligosperma in an immunocompetent host: case report and literature review. Mycopathologia. 2018;183(5):815-820.

EUMICETOMAS

Ahmed AA, van de Sande W, Fahal AH. Mycetoma laboratory diagnosis: review article. PLoS Negl Trop Dis. 2017;11(8):e0005638.

Bakhiet SM, Fahal AH, Musa AM, et al. A holistic approach to the mycetoma management. PLoS Negl Trop Dis. 2018;12(5):e0006391.

Emmanuel P, Dumre SP, John S, Karbwang J, Hirayama K. Mycetoma: a clinical dilemma in resource limited settings. Ann Clin Microbiol Antimicrob. 2018;17(1):35.

Fahal A, Mahgoub el S, El Hassan AM, Abdel-Rahman ME. Mycetoma in the Sudan: an update from the Mycetoma Research Centre, University of Khartoum, Sudan. PLoS Negl Trop Dis. 2015;9(3):e0003679.

Gismalla MDA, Ahmed GMA, MohamedAli MM, et al. Surgical management of eumycetoma: experience from Gezira Mycetoma Center, Sudan. Trop Med Health. 2019;47:6.

Nenoff P, van de Sande WW, Fahal AH, Reinel D, Schöfer H. Eumycetoma and actinomycetoma – an update on causative agents, epidemiology, pathogenesis, diagnostics and therapy. J Eur Acad Dermatol Venereol. 2015;29(10):1873-83.

Omer RF, Seif El Din N, Abdel Rahim FA, Fahal AH. Hand Mycetoma: The Mycetoma Research Centre Experience and Literature Review. PLoS Negl Trop Dis. 2016;10(8):e0004886

Queiroz-Telles F, Fahal AH, Falci DR, Caceres DH, Chiller T, Pasqualotto AC. Neglected endemic mycoses. Lancet Infect Dis. 2017;17(11):e367-e377.

Queiroz-Telles F, Santos DWC and Pedrozo CM. Fungal Infections of Implantation (Chromoblastomycosis, Mycetoma, Entomophthoramycosis, and Lacaziosis) in Hospenthal D, Rinaldi MG (ed). Diagnosis and Treatment of Fungal Infections. 2. ed. Springer International Publishing, Switzerland; 2015: 271-76.

Sawatkar GU, Wankhade VH, Supekar BB, et al. Mycetoma: a common yet unrecognized health burden in Central India. Indian Dermatol Online J. 2019 May-Jun;10(3):256-261.

Suleiman SH, Wadaella el S, Fahal AH. The Surgical Treatment of Mycetoma. PLoS Negl Trop Dis. 2016;10(6):e0004690.

Verma P, Jha A. Mycetoma: reviewing a neglected disease. Clin Exp Dermatol. 2019;44(2):123-129.

Wadal A, Elhassan TA, Zein HA, Abdel-Rahman ME, Fahal AH. Predictors of post-operative mycetoma recurrence using machine-learning algorithms: the mycetoma research center experience. PLoS Negl Trop Dis. 2016;10(10):e0005007.

Wang R, Yao X, Li R. Mycetoma in China: a case report and review of the literature. Mycopathologia. 2019;184(2):327-334.

Welsh O, Vera-Cabrera L, Salinas-Carmona MC. Mycetoma. Clin Dermatol. 2007;25(2):195-202.

Zijlstra EE, van de Sande WWJ, Welsh O, Mahgoub ES, Goodfellow M, Fahal AH. Mycetoma: a unique neglected tropical disease. Lancet Infect Dis. 2016;16(1):100-112.

ENTOMOFTOMICOSE (ZIGOMICOSE SUBCUTÂNEA)

Ahmed AO, JARIE AL, Al-Mohsen I, Suliman AL, et al. Pediatric gastrointestinal basidiobolomycosis. Pediatr Infect Dis J. 2003;22:1007-13. 101.

Al-Jarie A, Al-Azraki T, Al-Mohsen I, Al-Jumaah S, Almutawa A, Fahim YM, Al-Sheri M, Dayah AA, Ibrahim A, Shabana MM, Hussein MRA. Basidiobolomycosis: case series. J Mycol Med. 2011; 21:37-45.

Atadokpédé F, Gnossikè J, Adégbidi H, Dégboé B, Sissinto-Savi de Tovè Y, Adéyé A, Koudoukpo C, Chauty A, Chabasse D, Saint-André JP, Dieng MT, Koeppel MC, Yedomon HG, do-Ango-Padonou F. Cutaneous basidiobolomycosis: seven cases in southern Benin. Ann Dermatol Venereol. 2017; 144:250-254.

Fischer N, Reuf C, Ebnother C, Bachli EB. Rhinofacial Conidiobolus coronatus infection presenting with nasal enlargement. Infection. 2008; 36: 594-596.

Gugnani HC. A review of zygomycosis due to Basidiobolus ranarum. Eur J Epidemiol. 1999;15:923-9. 98.

Gugnani HC. Entomophthoramycosis due to Conidiobolus. Eur J Epidemiol.1992;8:391-6. 99.

Kamalam A, Thambia AS. Entomophthtorae basidiobolae successfully treated with KI. Mykoen. 1979;22:82-4. 102.

Kwon-Chung KJ. Taxonomy of fungi causing mucormycosis and entomophthoramycosis (Zygomycosis) and nomenclature of the disease: molecular mycologic perspectives. Clin Infect Dis. 2012;54(Suppl 1):8-15. 97.

Maiti PK, Bose R, Bandyopadhyay S, Bhattacharya S, Dey JB, Ray A. Entomophthoromycosis in South Bengal (Eastern India): a 9 years study. Indian J Pathol Microbiol. 2004; 47:295-297.

Queiroz-Telles F, Santos DWC and Pedrozo CM. Fungal infections of implantation (Chromoblastomycosis, Mycetoma, Entomophthoramycosis, and Lacaziosis) in Hospenthal D, Rinaldi MG (ed). Diagnosis and treatment of fungal infections. 2. ed. Springer International Publishing, Switzerland; 2015: 271-76.

Ribes JA, Venover-Sams CL, Baker DJ. Clinical microbiology reviews. Zygomycetes Hum Dis. 2000;13(2):236-301. 100.

Roden MM, Zaoutis TE, Buchanan WL, Knudsen TA, Sarkisova TA, Schaufele RL, Sein M, Sein T, Chiou CC, Chu JH, Kontoyiannis DP, Walsh TJ. Epidemiology and outcome of zygomicosis: a review of 929 reported cases. Clin Infect Dis. 2005;41:634-53. 103.

Shaikh N, Hussain KA, Petraitiene R, Schuetz AN, Walsh TJ. Entomophthoramycosis: a neglected tropical mycosis. Clin Microbiol Infect. 2016;22(8):688-94.

Vilela R, Mendoza L. Human pathogenic entomophthorales. Clin Microbiol Rev. 2018;31(4). pii: e00014-18.

Vuillecard E, Testa J, Ravisse P, et al. Treatment of three cases of entomophthoramycosis with itraconazole. Bull Soc Fr Mycol Med. 1987;74:403.

70

Esporotricose

Flávio de Queiróz Telles Filho
Amanda Azevedo Bittencourt

INTRODUÇÃO

A esporotricose é a mais prevalente micose de implantação em todo o globo. Assim como os micetomas, sua classificação como "micose subcutânea" é inadequada porque, além da pele e do tecido subcutâneo, os vasos linfáticos e outros sítios orgânicos são acometidos com frequência. A esporotricose humana tem sido descrita por mais de um século como doença esporádica, de caráter ocupacional, acometendo, principalmente, indivíduos trabalhadores da zona rural de vários países de zonas tropicais e subtropicais em todo o mundo. Entretanto, nas últimas décadas, a transmissão da esporotricose de transmissão felina (ETF) modificou profundamente os aspectos clínicos e epidemiológicos da esporotricose transmitida por vegetais e seus subprodutos. De caráter endêmico, a esporotricose ocorre, principalmente, na China e na Índia e, especialmente, em países da América Central, como o México, e da América Latina, como Peru e Brasil. É causada por espécies distintas do fungo termodimórfico do gênero *Sporothrix*. Foi descrita pela primeira vez em 1898, pelo estudante de medicina Benjamin Schenck, no Hospital Johns Hopkins, em Baltimore, Estados Unidos. No Brasil, Lutz e Splendore observaram pela primeira vez, em 1907, a infecção em ratos e humanos. Por mais de um século, pensava-se que a esporotricose era causada por uma única espécie, *Sporothrix schenckii*, sendo quase sempre associada à transmissão por fragmentos de vegetais, sendo então denominada "doença dos jardineiros"; entretanto, métodos de taxonomia molecular recentes mostraram que esse fungo tem amplo espectro de biodiversidade, englobando várias espécies que podem variar segundo sua virulência, patogenicidade, modo de transmissão e manifestações clínicas. O surto epizoonótico de esporotricose por *S. brasiliensis*, transmitida pelo gato doméstico, iniciado no estado do Rio de Janeiro na década de 1990, segue em franca progressão, expandindo-se para outras regiões brasileiras e atingindo países limítrofes da América do Sul. O relato de milhares de casos de ETF no Brasil associados a formas clínicas diversas das manifestações cutâneas e linfocutâneas, frequentes na esporotricose clássica e de transmissão vegetal, faz com que, na atualidade, essa doença deva ser tratada com saúde pública, envolvendo várias especialidades médicas, microbiologistas, veterinários e ambientalistas.

MICROBIOLOGIA

A atual classificação taxonômica do gênero *Sporothrix* foi revisada e atualmente é baseada em características fenotípicas, bioquímicas e, principalmente, em seu perfil molecular. Assim, considera-se a identificação de várias espécies crípticas no complexo *Sporothrix*, sendo as mais relevantes: *S. schenckii (sensu stricto)*, que causa geralmente doença de evolução subaguda ou crônica, de evolução benigna, sendo encontrada nos cinco continentes; *S. brasiliensis*, espécie dominante no Brasil, de transmissão felina, agente de manifestações cutâneas, extracutâneas e imunorreativas; e *S. globosa*, mais frequente em países asiáticos, onde causa formas fixas cutâneas da doença. Outras espécies são raramente descritas e de menor impacto epidemiológico, como *S. pallida*, *S. mexicana*, *S. chilensis* e *S. luriei*. Quanto à transmissão, *S. schenckii (sensu stricto)* e *S. globosa* são consideradas sapronoses ou de esporotricose de transmissão por vegetais (ETS), seus subprodutos ou ainda pela matéria orgânica em decomposição. *S. brasiliensis* é considerada uma zoonose, transmitida horizontalmente de gatos a humanos e a outros animais, como o cão e, possivelmente, aos ratos.

Todas as espécies do complexo *Sporothrix* são fungos termodimórficos, isto é, apresentam-se na fase micelial à temperatura ambiente e como leveduras, em vida parasitária ou de 36 a 37 °C. Acredita-se que *S. brasiliensis* tenha se adaptado ao organismo dos felinos transmissores por meio de mutações, permitindo que essa espécie seja única entre os fungos dimórficos, capaz de se transmitir diretamente na fase leveduriforme. As espécies sapronóticas do complexo *Sporothrix* são isolados de vegetais em decomposição, madeira, palha, feno e musgo, enquanto a principal fonte de infecção de *S. brasiliensis* é o gato doméstico (*Felis catus*).

ECOEPIDEMIOLOGIA

A esporotricose humana é uma doença cosmopolita, ocorrendo, com maior endemicidade, em zonas tropicais e subtropicais localizadas em países como África do Sul, Austrália, Japão e Índia. Na América Latina, há áreas endêmicas importantes localizadas principalmente no Peru, no Brasil e no México. A incidência da esporotricose varia nos países da América Latina e América Central. Sua prevalência estimada varia de 0,1 a 0,5% em El Salvador, Colômbia, Brasil, México, Uruguai e Venezuela. Na Argentina, Equador e Panamá a prevalência revela-se menor, entre 0,01 e 0,02%. No Chile, a doença parece ser bem rara. Estudos epidemiológicos conduzidos numa área hiperendêmica no planalto central do Peru mostram que a doença nesse país é mais prevalente em menores de 15 anos, com ausência de formas extracutâneas da doença, contrastando com achados nos Estados Unidos onde, embora a esporotricose seja pouco frequente, aproximadamente 50% dos pacientes apresentam comprometimento extracutâneo com envolvimento articular, ósseo e pulmonar. Esse fato pode ser explicado pelas diferenças no potencial invasivo das diferentes cepas de *Sporothrix schenckii*.

A prevalência não é uniforme e varia se a transmissão é sapronótica ou zoonótica. Na Europa Ocidental, a maioria dos casos teve origem na França, onde 200 casos foram relatados até 1920. Há também áreas hiperendêmicas no México e no Peru, com incidência de dois casos por 100 mil e 48 a 98 casos por 100 mil habitantes, respectivamente. A esporotricose, assim como a coccidioidomicose, a histoplasmose e algumas dermatofitoses, pode se manifestar como surtos ou agrupamento de casos. Há vários surtos registrados na literatura, como, por exemplo, em caçadores de tatus, no Uruguai, manipuladores de musgo para floricultura do Estados Unidos e manipuladores de pescado na Guatemala. Nos Estados Unidos, o maior surto ocorreu em 1988, quando 84 casos da doença foram registrados em 15 estados. A infecção ocorreu por manipulação de mudas de coníferas que estavam acondicionadas em embalagens de fibra vegetal contaminadas pelo fungo. O maior surto de ETS foi registrado entre trabalhadores de uma mina de ouro, na África do Sul, quando mais de 3 mil mineiros se infectaram durante o trabalho. Entretanto, o surto brasileiro de ETF por *S. brasiliensis* superou muitas vezes o surto sul africano da doença, em 1947. Ainda em expansão, a ETF já acometeu milhares de pacientes humanos e felinos no Brasil, além de centenas de cães. Há casos confirmados de ETF na Argentina e suspeitos no Paraguai, na Colômbia e no Panamá. A ETS e a ETF se distribuem de modo semelhante em ambos os sexos, em qualquer idade. Infecções por *S. schenckii* (*senso stricto*), por serem de transmissão sapronótica, podem ser mais prevalentes em certas atividades relacionadas a plantas ou subprodutos vegetais, como agricultores, floricultores, manipuladores de fibras vegetais, marceneiros etc. Já na ETF, o principal fator de risco é o contato, esporádico ou constante, com gatos infectados. Há registros recentes sugerindo que o risco é maior para atividades que proporcionem maior contato com felinos, como veterinários estudantes de medicina veterinária, cuidadores, tratadores e acumuladores de gatos, funcionários de centros de controle de zoonoses etc. Dados recentes do Ministério da Saúde do Brasil revelam que entre 1992 e 2015 ocorreram, no país, 782 hospitalizações e 65 óbitos de pacientes com esporotricose, a maioria com ETF. Entre os pacientes internados, 6% eram coinfectados por HIV, nos quais a taxa de mortalidade foi de 40%. No Brasil, estudos sugerem que a incidência da ETS está em declínio na zona rural e em ascensão entre as populações urbanas, devido à progressão da epizootia causada pela ETF, fazendo com que, em alguns estados brasileiros, a esporotricose seja de notificação compulsória.

TRANSMISSÃO

Como em outras micoses de implantação, a porta de entrada mais frequente para a infecção de espécies do complexo *Sporothrix* é a inoculação transcutânea, geralmente após macro ou microtraumas. Diversos tipos de fragmentos de vegetais e seus restos celulares e acidentes com aves, ratos, cobras, cavalos peixes e gatos já foram reportados como veiculadores e causadores da infecção. No passado, perfurações com espinhos de roseira foram frequentemente apontadas como facilitadores da doença, e um surto de esporotricose ocorreu em caçadores de tatus em áreas rurais do Uruguai. Admite-se, também, que casos esporádicos de infecções por *S. schenckii* (*senso stricto*) ocorram via inalatória ou por implante em estruturas externas do aparelho ocular. Em todos os casos de ETS, propágulos da fase micelial (conídios, hifas) são os elementos infectantes que, em vida parasitária e no organismo de mamíferos, transformam-se na fase leveduriforme. Entretanto, na ETF, a infecção ocorre diretamente a partir de leveduras presentes em grande número nas lesões de gatos infectados por *S. brasiliensis* (Figura 70.1). A infecção no gato é progressiva e devastadora em sua evolução natural. Animais infectados podem ter lesões ulcerosas cutâneas, mucosas que evoluem para disseminação para múltiplos órgãos. Geralmente a transmissão da ETF ocorre por arranhadura e mordedura de gatos doentes, mas há relatos frequentes feitos por pacientes sugerindo que o contato da pele íntegra e da conjuntiva ocular com secreções de lesões felinas sirvam de porta de entrada para *S. brasiliensis* (Figura 70.1). Há também a possibilidade de que secreções respiratórias eliminadas por felinos doentes com envolvimento pulmonar ou das fossas nasais possam veicular a ETF durante o espirro ou tosse. Por fim, pesquisadores do Rio Grande do Sul demostraram que gatos podem albergar o fungo em suas garras, antes de adoecerem, e hipoteticamente transmitir a ETF a humanos ou a cães durante o período de incubação.

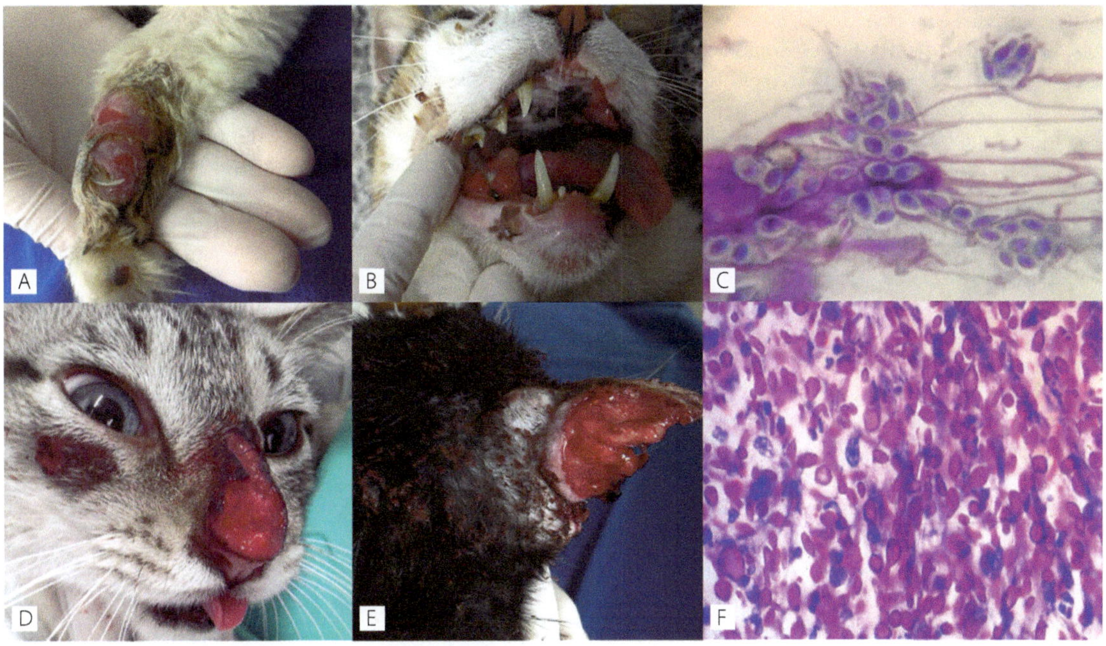

Gatos infectados por *Sporothrix brasiliensis* podem transmitir a esporotricose ao homem por arranhadura, mordedura (A, B), secreções respiratórias por tosse e espirros (D) e secreções de lesões ulcerosas (E). As lesões apresentam grande número de leveduras visualizadas em esfregaços corados pelo Giemsa (C) ou em exames histopatológicos corados por PAS (F). Diferentemente dos outros agentes da doença, a transmissão ocorre diretamente por meio da fase leveduriforme.

FIGURA 70.1 Transmissão da esporotricose felina.
Fonte: Acervo da autoria.

A transmissão inter-humana da ETF, assim como a partir de cães doentes, nunca foi demonstrada. Hábitos comportamentais e biológicos do gato doméstico, como disputas por território, alimento e acasalamento, acesso à rua e tempo de gestação médio de 7 semanas, aliados a maior virulência de *S. brasiliensis* e alta carga parasitárias das lesões, fazem com que as medidas de controle da doença entre felinos sejam difíceis, contribuindo para a expansão da epizootia para outros países limítrofes do Brasil. Além disso, há um número incerto de animais errantes ou ferais que se reproduzem sem controle em vários municípios brasileiros e que mantêm a endemia entre os animais. O tratamento dos animais doentes, embora possível e eficaz, torna-se, na prática, acessível apenas a um número restrito de proprietários ou a municípios com centros de controle de zoonoses capacitados. Em 2019, o Centers for Disease Control and Prevention (CDC), nos Estados Unidos, publicou um alerta à população sobre os riscos de se adquirir ETF por contato com gatos infectados no Brasil, Paraguai e Argentina, onde a doença foi documentada.

IMUNOPATOGENIA

Duas a três semanas após o surgimento da lesão cutânea, pacientes imunocompetentes apresentam resposta imune tissular caracterizada pelo envolvimento de linfócitos T CD4+, macrófagos e células dendríticas e neutrófilos. Essa reação controlará a infecção e posteriormente se desenvolverá uma reação granulomatosa. Também a produção de INF-γ promove a resposta tipo Th1 que ativa e incrementa a função de macrófagos. O desenvolvimento de formas disseminadas da doença se relaciona a diversas situações de imunodepressão, entre elas a Aids. Como em outras infecções fúngicas, pacientes imunodeprimidos apresentam diminuição da resposta imune e da reação inflamatória e, em consequência, maior disseminação, grande carga fúngica nas lesões e maior taxa de mortalidade. Entretanto, há também evidências de que pacientes imunocompetentes podem desenvolver formas cutâneas disseminadas da doença, com menor frequência, devido à maior virulência do agente inoculado. Estudos experimentais demonstram que isolados de *S. brasiliensis* são mais virulentos que *S. schenckii* (*senso stricto*), embora ambos causem, com frequência, as formas cutâneas fixa e linfocutânea da doença. Os principais fatores de virulência de espécies do complexo *Sporothrix* são termo tolerância e dimorfismo, produção de enzimas extracelulares, adesão a células epiteliais, presença de *L-raminose*, um peptídeo com propriedades antigênicas. Alguns isolados de *Sporothrix* spp. produzem conídios melanizados, o que os torna mais virulentos. Amostras de *S. brasiliensis* são escuras quando cultivadas à temperatura ambiente, por serem melanizadas. A melanina (dihidroxinafatleno-melanina), presente em vários micro-organismos, é um composto análogo ao pigmento melânico da epiderme humana e de outros animais. Como em outros fungos melanizados, a presença de melanina na parede celular protege o fungo contra uma variedade de agentes físico-químicos, incluindo a radiação ultravioleta; esse pigmento também protege fungos melanizados do mecanismo oxidativo de células fagocitárias e inativa enzimas hidrolíticas, impedindo sua lise intracelular por macrófagos. Estudos *in vitro* também demonstram a capacidade de *S. brasiliensis* produzir biofilmes nas fases micelial e leveduriforme, o que pode dificultar a penetração de fármacos antifúngicos, como ocorre em candidíase ou fusariose invasivas. A produção de biofilmes por *S. brasiliensis* pode explicar, em parte, a hipertensão intracraniana e a hidrocefalia observados em casos de meningite crônica por *S. brasiliensis* publicados.

QUADRO CLÍNICO

A maioria dos pacientes acometidos por ETS ou ETF apresenta acometimento da pele e dos vasos linfáticos adjacentes à lesão cutânea. Em alguns pacientes, a lesão cutânea não apresenta disseminação linfática regional, sendo então denominada forma cutânea fixa (CF), que ocorre aproximadamente 25% dos casos; já a forma linfocutânea (LC) corresponde à maioria das formas clínicas, sendo observada em 55% dos casos. As demais formas da doença incluem as formas mucosa, cutânea disseminada (CD), extracutâneas e imunorreativas ou imunoalérgicas (Quadro 70.1). E epizootia de ETF em curso no Brasil revelou, também, um número significativo de formas clínicas pouco descritas em pacientes com ETS, entre as quais, formas oculares, osteoarticulares e imunorreativas, além de formas disseminadas associadas à Aids. Além disso, o aumento de casos de ETF reportados na literatura aliados às campanhas de saúde pública fizeram com que o número de pacientes com forma CF aumentasse por suspeição diagnóstica precoce.

A lesão inicial, ou "cancro de inoculação", ocorre dias ou semanas após a inoculação transdérmica do patógeno, com formação de um nódulo ou úlcera no local do trauma. Alguns pacientes com ETF podem apresentar lesões iniciais logo após o contato direto da pele íntegra ou mucosa ocular com secreção de lesões de gatos doentes. A forma LC da esporotricose é a mais frequente, sendo caracterizada por se apresentar como uma linfadenopatia nodular abscedante ascendente, sendo a manifestação mais usual da doença. Em um quarto dos casos não ocorre a disseminação linfática e a lesão é localizada, sendo denominada forma CF, apresentando grande polimorfismo clínico, como lesões ulceradas, com ou sem hiperceratose, lesões em placa de superfície verruciforme ou mesmo lesões nódulo-tumoral (vegetante). As localizações mais frequentes das LC e CF incluem membros inferiores ou superiores, face, pescoço e tronco (Figura 70.2). Formas CD da esporotricose podem ocorrer na ETS e ETF, sendo mais frequentes em imunodeprimidos, mas podem também ocorrer em indivíduos imunocompetentes. Resultam de disseminação linfática ou por contiguidade e possivelmente por fungemia. As lesões são polimórficas clinicamente, podendo se apresentar como nódulos, úlceras, placas, lesões ulcerovegetantes presentes isoladamente ou em combinação de diferentes tipos (Figura 70.2). O diagnóstico diferencial das formas cutâneas da esporotricose é bastante amplo e deve ser feito entre doenças de etiologia infeciosa e não infeciosa. A forma CF é a que mais suscita diagnósticos diferencias (Quadro 70.2).

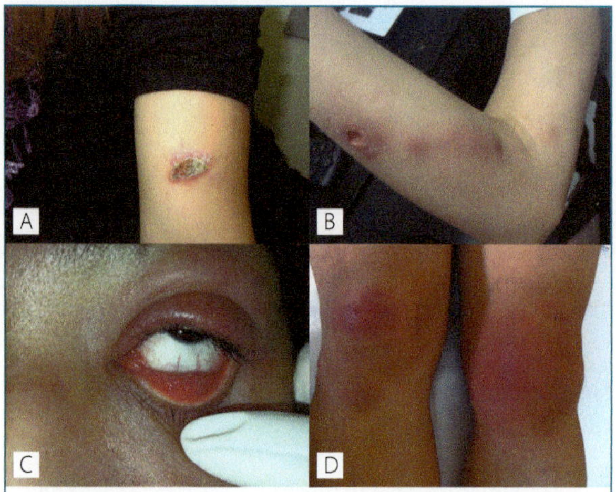

(A e B) Esporotricose de transmissão felina. (C) Conjuntivite granulomatosa após contato com secreções de gato com esporotricose. (D) Forma imunorreativa em paciente com esporotricose por *S. brasilensis* acompanhada de reação inflamatória e artralgia nos joelhos.

FIGURA 70.2 Transmissão da esporotricose felina.
Fonte: Acervo da autoria.

QUADRO 70.1 Formas clínicas da esporotricose humana.

Formas clínicas		Comentários
Cutâneas	Cutâneo-linfática (60%)	
	Cutânea fixa (25%)	Pode evoluir para forma cutâneo-linfática
	Cutânea disseminada Imunodeprimidos Imunocompetentes	Associada à Aids, alcoolismo, corticoesteroides, organofosforados, imunobiológicos etc.
Extracutâneas	Ocular Osteoarticular Pulmonar Sinusal Neurológica Fungemica	Associada à ETF Diabéticos Alcoolistas, Aids Semelhante à meningite crônica por tuberculose Aids
Imunorreativas	Eritema nodoso e multiforme, mialgia, artralgia, artrite, retinite	Associada à ETF
ETF: esporotricose de transmissão felina.		

Fonte: Elaborado pela autoria.

QUADRO 70.2 Principais diagnósticos das formas cutâneas da esporotricose humana.

Doenças infecciosas	Fungos	Formas granulomatosas de candidíase e tricofitose, cromoblastomicose, lacaziose, micetomas, paracoccidioidomicose, blastomicose, coccidioidomicose
	Bactérias	Tuberculose cutânea, hanseníase, sífilis terciária, nocardiose, ectima, estafilococcias, micobacterioses (*M. marinum, M. fortuitum*), doença da arranhadura do gato, tularemia
	Protozoários	Leishmaniose tegumentar, leishmaniose cutâneo-linfática, rinosporidiose
Doenças não infecciosas		Neoplasias de pele, psoríase, sarcoidose, lúpus eritematoso etc.

Fonte: Elaborado pela autoria.

FORMAS EXTRACUTÂNEAS E DISSEMINADAS

Formas CD e extracutâneas da esporotricose ocorrem com maior frequência em imunodeprimidos, mas eventualmente podem envolver pacientes sem nenhuma imunossupressão aparente. Embora todas as espécies do complexo *Sporothrix* possam causar formas mais graves da doença, o elevado número de casos devido à ETF também corresponde à maior parte das formas CD e extracutâneas observadas no Brasil. Geralmente as formas disseminadas e extracutâneas ocorrem em pacientes com fatores de risco prévios, como Aids, diabetes *mellitus*, alcoolismo crônico, em usuários de corticosteroides e imunobiológicos, neoplasias, transplantados de órgãos sólidos e agricultores que manipulam inseticidas organofosforados (Figura 70.3). Entre esses fatores, a infecção pelo HIV altera significativamente a evolução da esporotricose. A maioria dos 60 casos publicados de esporotricose associada à Aids ocorreu após o surto de ETF no Brasil. Além de lesões cutâneas disseminadas, pacientes podem apresentar meningite (17%), fungemia (10%), endoftalmite e pneumonia (5%) com taxa de mortalidade de até 30%. Alguns pacientes podem apresentar síndrome de reconstituição imune (SIRI) se tratados com antirretrovirais antes do tratamento específico da esporotricose. A esporotricose associada à Aids pode ser confundida com outras micoses sistêmicas, como paracoccidioidomicose e histoplasmose, tuberculose e hanseníase (Figura 70.4).

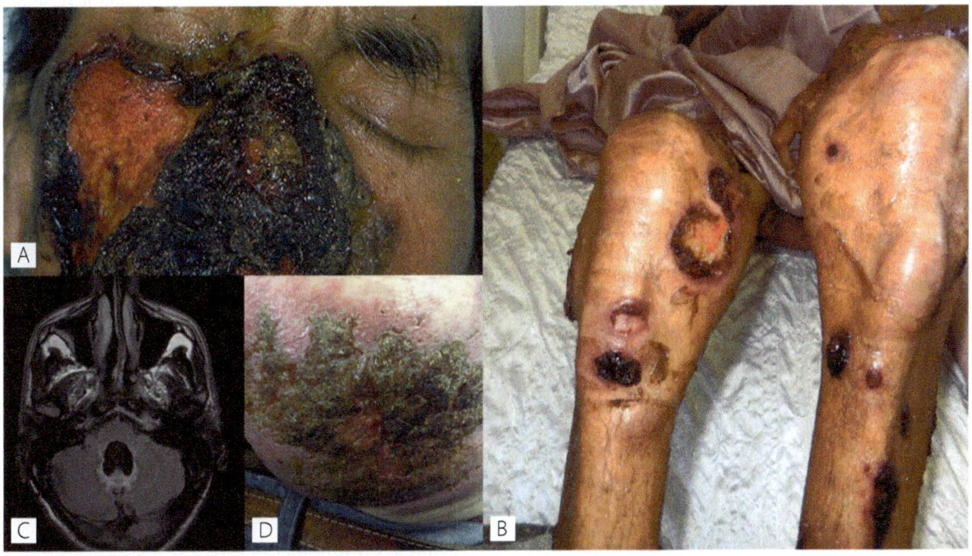

FIGURA 70.3 Esporotricose em pacientes imunodeprimidos. Lavrador mexicano com aplasia medular por manipulação de pesticidas agrícolas à base de organofosforados apresentou esporotricose cutânea disseminada de transmissão sapronótica e óbito (A)*. Paciente com aids e múltiplas lesões cutâneas ulceronecróticas por *Sporothrix schenckii* (*senso stricto*) (B). Exame de ressonância magnética mostrando ventriculomegalia supra e infratentorial e dilatação do canal espinhal central (C). Esporotricose cutânea fixa por *S. brasiliensis* em paciente alcoolista crônico (D)**.

Fonte: *Imagem cedida pelo Professor Alexandro Bonifaz, Universidade Central do México. **Imagem cedida pelo Professor Marcelo Simão Ferreira, Universidade Federal de Uberlândia. Demais imagens do acervo da autoria.

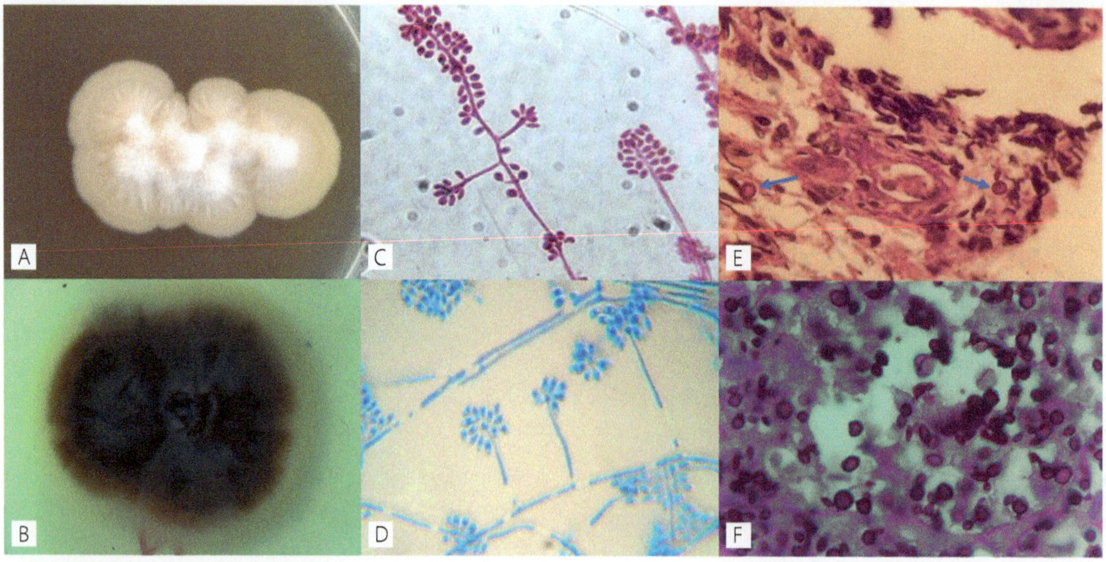

(A) Colônia glabra de *S. schenckii*, fase micelial, à temperatura ambiente. (B) Colônia melanizada de *S. brasiliensis* à temperatura ambiente. (C)* Microcultivos de *S. schenckii* e (D) de *S. brasiliensis*. Cortes histológicos corados por PAS obtidos de lesões de paciente imunocompetentes de *Sporothrix* spp. é escassa em E (setas) e abundante em F.

FIGURA 70.4 Diagnóstico laboratorial da esporotricose.
Fonte: *Imagem cedida pelo Professor Alexandro Bonifaz, Universidade Central do México. Demais imagens do acervo da autoria.

Entre as formas extracutâneas, a mais frequentemente observada em pacientes com ETF é a forma ocular, transmitida frequentemente por contato direto de secreções contaminadas por leveduras de *S. brasiliensis* (Figura 70.2). A forma mais frequente é a conjuntivite granulomatosa que pode estar acompanhada de linfadenopatia pré-auricular e, às vezes, submandibular, caracterizando a síndrome oculoglandular de Parinaud. Essa síndrome pouco frequente foi relatada em várias doenças virais e bacterianas. Atualmente, tem sido observada mais comumente associada à ETF (Figura 70.2). Além da forma conjuntival, há outras manifestações oculares, como ceratite, esclerites, corioretinite, uveíte anterior, endoftalmite dacriociste e lesões palpebrais.

Formas osteoarticulares também podem ocorrer em infecções relacionadas às espécies do complexo *Sporothrix*, as quais são consideradas importantes agentes etiológicos de osteomielite em pacientes latino americanos. Doenças malignas e terapias imunossupressoras são também considerados fatores de risco para essa forma da doença. Embora a maioria dos pacientes com comprometimento ósseo apresente lesões cutâneas e subcutâneas, alguns apresentam lesão óssea ou articular como manifestação única da doença. O comprometimento monoarticular associado ao derrame articular acometendo o joelho é a forma mais frequente de manifestação, embora o envolvimento do tornozelo, do cotovelo e das mãos também tenham sido registrados. Radiografias revelam erosão óssea associada a imagens líticas e osteopenia.

Formas pulmonares são consideradas raras, entretanto é provável que sejam subdiagnosticadas por serem confundidas com tuberculose e outras micoses pulmonares. A esporotricose pulmonar ocorre preferencialmente em pacientes masculinos após a 5ª década de vida e com fatores predisponentes, como DOPC e alcoolismo. Na Aids, ocorre em pacientes de outras faixas etárias e em frequência de 5% em média. Acomete principalmente lobos superiores, com apresentação clínica de tosse, dispneia e hemoptise, com padrão de imagens radiológicas que incluem cavitações, infiltrado reticulonodular, fibrose etc.

No sistema nervoso central, a esporotricose geralmente determina quadro de meningite crônica com hipertensão endocraniana e hidrocefalia. Há relatos recentes de meningite crônica por *S. brasiliensis* em pacientes não coinfectados por HIV que estavam recebendo tratamento empírico para tuberculose. A confusão diagnóstica se justifica pela semelhança dos achados liquóricos, como discreta pleocitose mononuclear, hipoglicorraquia e hiperproteinorraquia.

FORMAS IMUNORREATIVAS

Pacientes com ETF apresentam, com maior frequência, manifestações clínicas de natureza imunoalérgica ou hipereacional distantes do sítio de inoculação ou das lesões decorrentes de formas CF ou CL. Durante o surto de ETF no estado do Rio de Janeiro, 13 a 28% de 680 pacientes apresentaram manifestações imunoalérgicas como eritema nodoso e multiforme, *rash* cutâneo, artralgia, mialgia, monoartrite e corioretinite, muitas vezes necessitando de tratamento com anti-inflamatórios ou corticosteroides com antifúngicos para sua resolução. Algumas manifestações clínicas lembram a síndrome de Sweet, dermatose neutrofílica observada em vários processos de natureza infeciosa e não infeciosa. Nas formas imunorreativas, as lesões não contêm elementos fúngicos, pois resultam de reação de hipersensibilidade a distância do sítio de infecção.

DIAGNÓSTICO

Para o diagnóstico definitivo dessa micose, é necessário o isolamento do fungo em meios de cultura. Fragmentos de tecido, pus, líquido sinovial, ossos, escarro, líquen e sangue podem ser úteis nas diversas formas de comprometimento da micose. Podem ser utilizados os meios de rotina, como ágar Sabouraud ou Sabouraud com ciclohexemida e antibióticos. O tempo de crescimento do agente à temperatura ambiente é de 1 a 4 semanas, sendo necessária a demonstração do dimorfismo por meio da incubação a 37 °C. Algumas culturas, principalmente de *S. brasiliensis*, tornam-se melanizadas e de coloração escura com o tempo. A observação microscópica da fase filamentosa revela o micélio delgado, com conídios piriformes dispondo-se como em "pétalas de margarida" ou "do pinheiro araucária", confirma o diagnóstico de gênero, mas não da espécie. Para identificação definitiva, é mandatório o uso de métodos moleculares, como sequenciamento do DNA por PCR. Métodos genômicos, como MALDI-TOF, estão sendo validados para identificação rápida de espécies do complexo *Sporothrix*.

O exame micológico direto tem sensibilidade menor que 20% nas formas CF e CL da doença, devido à escassez de elementos fúngicos nas lesões. Constituem exceção os materiais clínicos de pacientes com Aids, nos quais o número de leveduras pode ser elevado, sendo semelhante ao observado em lesões de felinos infectados.

Ao exame histopatológico, a reação inflamatória é inespecífica, sendo de natureza supurativa e granulomatosa associada à hiperplasia epitelial e grande infiltrado histiocitário. Observam-se, ainda, ulceração central na epiderme, hiperceratose periférica, acantose, hiperplasia na epiderme e abscessos neutrofílicos na derme e epiderme embebidos em denso infiltrado inflamatório. A observação de células leveduriforme ovaladas ou em forma de "charuto" pode ocorrer em torno de até 30% dos casos. Às vezes pode se encontrar, ainda, "corpos asteroides", uma estrutura espiculada, eosinofílica, representada por células leveduriformes envolvidas por depósito de imunocomplexos ao redor da parede celular do fungo. A reação recebe a denominação genérica de "fenômeno de Splendore-Hoeppli", podendo ser observada em outras patologias infecciosas, como entomoftoramicose, esquistossomose, lacaziose etc.

Testes imunodiagnósticos são úteis, especialmente para detecção de formas EC e imunorreativas, porém não estão comercialmente disponíveis no Brasil, sendo realizados apenas em algumas instituições.

A literatura registra a utilização de métodos imunoenzimáticos como Elisa e Western Blot e também de aglutinação de partículas de látex. A intradermorreação com esporotriquina, embora empregada em inquéritos epidemiológicos, não é mais utilizada como diagnóstico, por falta de padronização antigênica e indisponibilidade comercial.

TRATAMENTO

Como em outras micoses endêmicas, poucos foram os estudos comparativos realizados para as melhores indicações terapêuticas em pacientes com esporotricose. Embora existam diversos estudos publicados sugerindo que há diferenças de sensibilidade *in vitro* das diversas espécies de *Sporothrix* aos fármacos antifúngicos, não há correlação com resistência ou refratariedade *in vivo*. Atualmente, a melhor opção para pacientes com formas CF, CL e CD é o itraconazol, 200 a 400 mg diários. O tempo de tratamento varia de acordo com o tempo de cura clínica do paciente, que costuma ocorrer entre 2 e 6 meses de uso contínuo. A terbinafina, embora tenha boa ação *in vitro* nas diversas espécies do complexo *Sporothrix*, foi menos ensaiada clinicamente. A terceira alternativa é o uso da solução saturada de iodeto de potássio por via oral, na dose inicial de cinco gotas 3 vezes ao dia, com aumento progressivo da dose até 40 a 50 gotas, 3 vezes ao dia. Embora muito utilizada no passado, essa medicação apresenta vários eventos adversos, como alteração da função tireoidiana, gosto metálico, gastrite etc. Para formas graves de EC e para pacientes gestantes, a anfotericina em deoxicolato ou em formulações lipídicas está indicada, principalmente em pacientes com acometimento neurológico ou fungemia. Formas leves sem disseminação linfática ou ainda em gestantes podem ser tratadas ou controladas com hipertermia local. Na forma de acometimento osteoarticular, é recomendado o uso de itraconazol 200 mg, duas vezes ao dia, por no mínimo 12 meses. Se necessário, pode-se iniciar o tratamento com anfotericina B, com transição para itraconazol após melhora clínica (Tabelas 70.1 e 70.2).

Pacientes com manifestações imunorreativas devem, além do tratamento antifúngicos, ser tratados com anti-inflamatórios não hormonais e, se houver refratariedade, pode-se usar a prednisona até 20 mg diários. Na vigência de SIRI em pacientes coinfectados por HIV, também a prednisona está indicada.

TABELA 70.1 Tratamento da esporotricose em adultos.

Forma clínica	Tratamento indicado de 1ª linha	Tratamentos alternativos ou de 2ª linha	Comentários
CF	▪ Itraconazol: 200 mg VO após almoço, por 3 a 6 meses ou durante até 4 semanas após cicatrização das lesões.	▪ Terbinafina: 250 mg VO 12 em 12 horas de 2 a 4 meses. ▪ Iodeto de potássio (0,07 g/gota): início com 5 gotas de 8 em 8 horas, com aumento gradual de dose até o padrão de 2 a 4 g/dia. ▪ Calor local ou crioterapia: uso de nitrogênio líquido em casos refratários ou paciente gestante com contraindicação a outras opções.	▪ Avaliação clínica e laboratorial (TGO/TGP) mensalmente. ▪ Formas leves podem ser tratadas com termoterapia se antifúngicos forem contraindicados.

(continua)

TABELA 70.1 Tratamento da esporotricose em adultos (continuação).

Forma clínica	Tratamento indicado de 1ª linha	Tratamentos alternativos ou de 2ª linha	Comentários
LC	▪ Itraconazol: 200 mg diários, após o almoço, ou 200 mg VO de 12 em 12 horas, por 30 a 60 dias, com redução de dose para 200 mg VO 1x ao dia, por 2 a 4 meses, até pelo menos 4 semanas após cicatrização das lesões.	▪ Anfotericina B: dose cumulativa de 1 a 3 g da anfotericina B deoxicolato (0,3 a 1 mg/kg/dia) ou o equivalente das formulações lipídicas – esse esquema deve ser realizado em regime de internação hospitalar ou hospital-dia. ▪ Terbinafina: 500 mg VO de 12 em 12 horas por 3 a 6 meses. ▪ Iodeto de potássio (0,07 g/gota): início com 5 gotas de 8 em 8 horas, com aumento gradual de dose até o padrão de 10 gotas de 8 em 8 horas.	▪ Avaliação clínica e laboratorial (TGO/TGP) mensalmente. ▪ Avaliar interações medicamentosas de itraconazol, ingerir com sucos ácidos. ▪ Avaliação de eletrólitos e função renal durante o tratamento com anfotericina.
CD	▪ Itraconazol: 200 mg VO de 12 em 12 horas, por 30 a 60 dias, com redução de dose para 100 mg VO de 12 em 12 horas por 2 a 4 meses, até pelo menos 4 semanas após cicatrização das lesões.	▪ Anfotericina B: dose cumulativa de 1 a 3 g da anfotericina B deoxicolato (0,3 a 1 mg/kg/dia) ou o equivalente das formulações lipídicas – esse esquema deve ser realizado em regime de internação hospitalar ou hospital-dia. ▪ Terbinafina: 500 mg VO de 12 em 12 horas por 3 a 6 meses.	▪ Avaliação clínica e laboratorial (TGO/TGP) mensalmente.
EC	▪ Acometimento osteoarticular ou meníngeo – Anfotericina B: dose cumulativa de 1 a 3 g de anfotericina B deoxicolato (0,3 a 1 mg/kg/dia) ou o equivalente das formulações lipídicas. ▪ Acometimento pulmonar – Itraconazol 200 mg VO de 12 em 12 horas, por 30 a 60 dias, com redução de dose para 100 mg VO de 12 em 12 horas por no mínimo 6 meses de tratamento total.	▪ Após o tratamento com anfotericina B, quando acometimento osteoarticular ou meníngeo, deve-se terminar o tratamento até o total de 12 meses, com itraconazol 400 mg/dia ou terbinafina 1 g/dia.	▪ Avaliação clínica e laboratorial (TGO/TGP) mensalmente. ▪ Avaliação de eletrólitos e função renal durante o tratamento com anfotericina.

CD: cutânea disseminada; CF: cutânea fixa; EC: extracutânea; LC: linfocutânea.

Fonte: Elaborada pela autoria.

TABELA 70.2 Tratamento de esporotricose na pediatria.

Forma clínica	Tratamento indicado de 1ª linha	Tratamentos alternativos ou de 2ª linha	Seguimento
CF	▪ Itraconazol: 5 a 10 mg/kg/dia, de 12 em 12 horas, de 3 a 6 meses, até 4 semanas após cicatrização das lesões (dose máxima 400 mg ao dia).	▪ Terbinafina: 65,5 mg a 250 mg/dia por 2 a 4 meses. ▪ Iodeto de potássio (0,07 g/gota): início com 3 gotas de 8 em 8 horas, com aumento gradual de dose até o padrão de 1 a 2 g/dia. ▪ Crioterapia: uso de nitrogênio líquido em casos refratários.	▪ Avaliação clínica e laboratorial (TGO/TGP) mensalmente.
LC	▪ Itraconazol: 5 a 10 mg/kg/dia, de 12 em 12 horas, de 3 a 6 meses, até 4 semanas após cicatrização das lesões (dose máxima = 400 mg ao dia).	▪ Anfotericina B: dose cumulativa de 1 g de anfotericina B deoxicolato (0,5 a 1 mg/kg/dia) ou o equivalente das formulações lipídicas – esse esquema deve ser realizado em regime de internação hospitalar ou hospital-dia. ▪ Terbinafina: 65,5 a 250 mg/dia por 3 a 6 meses. ▪ Iodeto de potássio (0,07 g/gota): início com 3 gotas de 8 em 8 horas, com aumento gradual de dose até o padrão de 1 a 2 g/dia.	▪ Avaliação clínica e laboratorial (TGO/TGP) mensalmente. ▪ Avaliação de eletrólitos e função renal durante o tratamento com anfotericina.

(continua)

TABELA 70.2 Tratamento de esporotricose na pediatria (continuação).

Forma clínica	Tratamento indicado de 1ª linha	Tratamentos alternativos ou de 2ª linha	Seguimento
CD	▪ Itraconazol: 5 a 10 mg/kg/dia, de 12 em 12 horas, de 3 a 6 meses, até 4 semanas após cicatrização das lesões (dose máxima = 400 mg ao dia).	▪ Anfotericina B: dose cumulativa de 1 g de anfotericina B deoxicolato (0,5 a 1 mg/kg/dia) ou o equivalente das formulações lipídicas – esse esquema deve ser realizado em regime de internação hospitalar ou hospital-dia. ▪ Terbinafina: 65,5 a 250 mg/dia por 3 a 6 meses.	▪ Avaliação clínica e laboratorial (TGO/TGP) mensalmente.

CD: cutânea disseminada; CF: cutânea fixa; LC: linfocutânea.

Fonte: Elaborada pela autoria.

Atualmente, recomenda-se iniciar o tratamento da ETF quando há forte suspeita clínica e epidemiológica, não havendo necessidade de se esperar pela cultura. Com frequência, a realização de biopsia da lesão suspeita e o tempo de crescimento em cultivo possibilita a evolução da forma CF para CL, aumentando a morbidade e o tempo de tratamento.

PREVENÇÃO

É indispensável o uso de equipamentos de proteção individual (EPI) para profissionais de risco como jardineiros, floristas, trabalhadores rurais, médicos veterinários e outros profissionais sujeitos a fatores de risco. Médicos e estudantes de veterinária devem utilizar luvas que não perfurem facilmente, aventais, máscaras e óculos. Gatos são bastante resistentes à manipulação durante procedimentos anestésicos, venopunções, entre outros, tornando-se agitados e agressivos, o que facilita a transmissão entre veterinários. A desinfecção de fômites e do ambiente pode ser realizada com hipoclorito de sódio 1% e álcool 70º.

Uma das etapas fundamentais para controle do surto zoonótico de ETF é o tratamento de animais doentes com itraconazol ou solução de iodeto de potássio. Infelizmente é pequeno o número de felinos tratados corretamente. Clínicas veterinárias e centros de controle de zoonoses devem seguir normas e critérios para eutanásia de animais gravemente enfermos ou que não tenham condições de receber o tratamento com antifúngicos orais. Também se recomendam a castração de animais, assim como a limitação de seu acesso à rua. Cadáveres de felinos com esporotricose devem ser cremados ou submetidos à desinfeção com hidróxido de sódio (cal virgem) pelas autoridades sanitárias do município ou clínicas veterinárias. A educação em saúde da população e dos profissionais de saúde também é indispensável para a sensibilização da comunidade para o controle dessa zoonose.

BIBLIOGRAFIA SUGERIDA

Almeida-Paes R, de Oliveira MM, Freitas DF, et al. Sporotrichosis in Rio de Janeiro, Brazil: Sporothrix brasiliensis is associated with atypical clinical presentations. PLoS Negl Trop Dis. 2014;8:e3094.

Aung AK, et al. Pulmonary sporotrichosis: case series and systematic analysis of literature on clinico-radiological patterns and management outcomes. Medical Mycology. 2013;51:534-44.

Bernardes-Engemann AR, de Lima Barros M, Zeitune T, Russi DC, et al. Validation of a serodiagnostic test for sporotrichosis: a follow-up study of patients related to the Rio de Janeiro zoonotic outbreak. Med Mycol. 2015;53:28-33.

Bonifaz A, Tirado-Sanchez A. Cutaneous disseminated and extracutaneous sporotrichosis: current status of a complex disease. J Fungi. 2018;4:6-13.

Chakrabarti AQ, Bonifaz A, Gutierrez-Galhardo MC, et al. Global epidemiology of sporotrichosis. Med Mycol. 2014;53:3-14.

Conti Diaz IA. Epidemiology of sporotrichosis in Latin America. Mycopathologia. 1989;108:113-16.

Freitas DFS; de Siqueira HB, do Valle ACF. Sporotrichosis in HIV-infected patients: report of 21 cases of endemic sporotrichosis in Rio de Janeiro, Brazil. Medical Mycology. 2012;50:170-8.

Gremião ID, Menezes RC, Schubach TM, Figueiredo AB, Cavalcanti MC, Pereira SA. Feline sporotrichosis: epidemiological and clinical aspects. Med Mycol. 2015;53:15-21.

Hessler C, Kauffman CA, Chow FC. The upside of bias: a case of chronic meningitis due to Sporothrix schenckii in an immunocompetent host. Neurohospitalist. 2017;7:30-4.

Lopes-Bezerra LM, et al. Sporotrichosis between 1898 and 2017: the evolution of knowledge on a changeable disease and on emerging etiological agents. Medical Mycology. 2018;56(Suppl.):S126-43.

Moreira JAS, Dayvisos FS, Freitas FS. The impact of sporotrichosis in HIV-infected patients: a systematic review. Infection. 2015;43:267-76.

Orofino-Costa R, Macedo PM, Bernardes-Engemann AR. Hyperendemia of sporotrichosis in the Brazilian southeast: learning from clinical and therapeutics. Curr Infect Rep. 2015;9:220-28.

Orofino-Costa R. et al. Sporotrichosis: an update on epidemiology, etiopathogenesis, laboratory and clinical therapeutics. An Bras Dermatol. 2017;92:606-20.

Queiroz-Telles F, Buccheri R, Bernard G. Sporotrichosis in immunocompromised hosts. J Fungi. 2019;5:8.

Queiroz-Telles F, Fahal AH, Falci DR, Caceres DH, Chiller T, Pasqualotto AC. Neglected endemic mycoses. Lancet Infect Dis. 2017;17:e367-77.

Queiroz-Telles F, Nucci M, Colombo AL, Tobón A, Restrepo A. Mycoses of implantation in Latin America: an overview of epidemiology, clinical manifestations, diagnosis and treatment. Med Mycol. 2011;49:225-36.

Rodrigues AM, de Hoog S, Camargo ZP. Sporothrix species causing outbreaks in animals and humans driven by animal-animal transmission. Pearl Plos Pathogens. 2016.12(7):e1005638.

Rodrigues AM, et al. Phylogenetic analysis reveals a high prevalence of Sporothrix brasiliensis in feline sporotrichosis outbreaks. PLoS Neglected Tropical Diseases. 2013;7(6).

Silva EA, et al. Surto de esporotricose em gatos – Investigação e ações de controle, município de São Paulo/SP. Bol Epidemiol Paul. 2015;113:1-16.

Tirado-Sanchez A, Bonifaz A. Nodular lymphangitis (sporotrichoid lymphocutaneous infections). Clues to differential diagnosis. J Fungi. 2018;4:2-12.

71

Aspergilose

Arnaldo Lopes Colombo
Thaís Guimarães
Paula Massaroni Peçanha Pietrobom

INTRODUÇÃO

Aspergilose é o termo empregado para designar um grupo de doenças causadas por espécies de *Aspergillus*, fungo filamentoso hialino cujas espécies com maior relevância clínica são o *Aspergillus fumigatus*, o *Aspergillus flavus*, o *Aspergillus niger*, o *Aspergillus nidulans* e o *Aspergillus terreus*. É importante observar que a taxonomia desse gênero se encontra em transição. O uso de métodos moleculares ou estudos de proteômica (MALDI-TOF) permitiram a caracterização de grande número de espécies crípticas de *Aspergillus* cujas potenciais particularidades em termos de patogenicidade, história natural e resposta a terapêutica com diferentes antifúngicos ainda é assunto controverso. Nesse sentido, há consenso que o *A. fumigatus* não constitui espécie única, mas um complexo reunindo grande variabilidade de espécies. Esse fenômeno também tem sido descrito com isolados de *A. flavus*, *A. terreus* e *A. niger*.

A aspergilose no hospedeiro humano compreende um espectro amplo de manifestações clínicas cuja ocorrência depende basicamente da presença de doenças crônicas do parênquima pulmonar, alterações de imunidade do hospedeiro e exposição a carga fúngica infectante. As formas clínicas dessa micose invasiva englobam desde quadros de micotoxicoses, processos alérgicos de vias aéreas respiratórias [sinusite e aspergilose broncopulmonar alérgica (ABPA)], infecções de superfícies epiteliais (ceratite e otomicose), doença crônica progressivamente destrutiva do parênquima pulmonar (aspergilose pulmonar crônica) até formas de pneumonias agudas, com rápida progressão para insuficiência respiratória e potencial disseminação extrapulmonar, caracterizando a aspergilose invasiva (AI) documentada em pacientes com intensa imunossupressão.

A aspergilose pulmonar invasiva é a apresentação clínica mais comumente diagnosticada pelo infectologista em sua prática clínica, particularmente nos serviços médicos de mais complexidade. Essa forma clínica da doença acomete grupos de pacientes de risco bem específicos, majoritariamente constituídos por pacientes com doenças hematológicas malignas que evoluem com neutropenia intensa e prolongada, bem como pacientes submetidos à corticoterapia em doses altas. Mais recentemente, vários autores referem-se à ocorrência de aspergilose pulmonar em populações de risco emergentes, a exemplo de pacientes portadores de doença pulmonar obstrutiva crônica (DPOC), pacientes com insuficiência hepática aguda e casos de influenza grave com necessidade de assistência ventilatória em unidades de terapia intensiva (Tabela 71.1).

Com o aprimoramento dos regimes quimioterápicos para doenças malignas, da consolidação de diferentes modalidades de transplantes de órgãos na medicina moderna e dos progressos nas estratégias de prevenção e tratamento de infecções bacterianas, a AI tornou-se uma das maiores causas de mortalidade em centros hematológicos e de transplantes de órgãos no mundo. O sucesso terapêutico da aspergilose depende do diagnóstico precoce, só obtido em centros que contam com boa estrutura laboratorial e de imagem, e do controle da doença de base do paciente, permitindo a reconstituição de seu sistema imunológico.

TABELA 71.1 Principais condições de risco para Aspergilose Invasiva e taxas de prevalência em diferentes séries clínicas.

Condição de risco	Prevalência (%)
Leucemias agudas Transplante de pulmão	5 a 24 3 a 26
Transplante de células-tronco hematopoiéticas	4 a 15
Transplante de fígado	1,5 a 9
Transplante de coração Imunodeficiências combinadas	1 a 14 1 a 3,5
Pacientes não hematológicos em UTI (DPOC, insuficiência hepática aguda, usuários de corticoide por diferentes condições)	0,5 a 4

Fonte: Elaborada pela autoria.

Métodos microbiológicos convencionais, biomarcadores, exame anatomopatológico e diagnóstico por imagem são recursos que auxiliam muito no diagnóstico de aspergilose, devendo ser utilizados de forma combinada para aumentar a sensibilidade e a especificidade. Em contrapartida, novos agentes antifúngicos, incluindo os triazólicos de segunda e terceira gerações e as equinocandinas, têm sido utilizados para o tratamento dessa micose.

ETIOLOGIA

Atualmente, o gênero *Aspergillus* é dividido em diversos subgêneros, cada um contendo múltiplas seções e complexos de espécies, sendo que a maioria das infecções invasivas é atribuída a micro-organismos do complexo *A. fumigatus*. Com o advento de métodos de biologia molecular e técnicas de sequenciamento de DNA, foi possível reconhecer uma diversidade de mais de 20 espécies no complexo *fumigatus* e, obviamente, essas espécies têm potencial patogênico diferente, mais capacidade de desenvolver resistência a alguns fármacos, até mesmo aos azólicos.

Segundo dados relativos, a etiologia de 960 casos de AI documentados em 25 centros médicos nos Estados Unidos e Canadá, segundo informações coletadas pelo sistema de Prospective Antifungal Therapy Alliance (PATH Alliance®) ao longo do período de 2004 a 2008, 72.6% das infecções são causadas por espécies do complexo *A fumigatus*, seguida por *A. flavus*, 9,9%, *A. niger*, 8,7%, e *A. terreus*, 4,3%. Mais recentemente, avaliação realizada no UT Health Science Center San Antonio, de 854 isolados clínicos de *Aspergillus* coletados de outubro de 2015 a setembro de 2016 de várias instituições nos Estados Unidos, encontrou a prevalência de espécies da seção *Fumigati* em 57,6% dos isolados, *Nigri* em 17.7%, *Flavi* em 8,6% e *Terrei* em 6,8%.

No Brasil, estudo multicêntrico conduzido em 12 centros médicos para avaliar a etiologia de 133 episódios de aspergilose possível, provada ou provável encontrou grande variabilidade (9) de complexos causando doença invasiva no nosso meio, sendo mais frequentemente reportas espécies das seguintes seções: *Fumigati* (n = 72), *Flavi* (n = 37), *Nigri* (n = 13) e *Nidulantes* (n = 5). Infelizmente, são poucos os laboratórios de rotina que conseguem fazer triagem morfológica para os complexos de *Aspergillus* isolados em cultura, sendo que a espectrometria de massa (MALDI-TOF) e técnicas moleculares são disponíveis apenas em centros de pesquisa ou pouquíssimos hospitais de referência. A falta de capacitação adequada nos laboratórios de microbiologia dificulta o real entendimento da etiologia da aspergilose no nosso meio.

As colônias de *A. fumigatus* são tipicamente de coloração verde-acinzentado e de aspecto algodonoso. Tal como as demais espécies e complexos do gênero *Aspergillus*, as hifas são hialinas, septadas, ramificadas e, usualmente, formam ângulos agudos de 45°. Os conídios e conidióforos dificilmente são encontrados em tecidos, embora possam ser encontrados em sítios com maior tensão de oxigênio, como eventualmente em cavitações pulmonares e seios da face.

Isolados do complexo *A. flavus* são mais comumente isolados de pacientes com quadros de sinusite, sendo menos comum em casos de pneumonias e formas disseminadas dessa micose. O complexo *A. flavus* tem cerca de 23 espécies pertencentes ao grupo.

O complexo *A. terreus* é encontrado em abundância no solo, sendo que essa espécie tem sido frequentemente implicada em infecções invasivas de pacientes imunodeprimidos. A frequência das infecções por *A. terreus* varia de 3 a 12,5% entre os quadros de aspergilose humana, e estudos recentes *in vitro* demonstram que essa espécie parece mais resistente à anfotericina B. Em análise retrospectiva realizada por Steinbach et al. avaliando 83 casos de aspergilose por *A. terreus*, os autores constataram uma melhor eficácia do voriconazol, mostrando que esse agente realmente pode ser resistente à anfotericina B. Por isso, é fundamental conhecer as diferentes espécies de *Aspergillus*.

O complexo *A. niger* é também encontrada em solo, plantas, alimentos e condimentos (pimenta). As colônias são inicialmente brancas, porém tornam-se pretas devido à produção de conídios pigmentados. Esses conídios escuros medem cerca de 4 a 5 m, enquanto as hifas são hialinas. O papel do *A. niger* em infecções invasivas não está bem estabelecido, provavelmente o decréscimo de patogenicidade dessa espécie deve-se ao fato de os conídios serem de grande tamanho, não permitindo a penetração em trato respiratório baixo. Entretanto, essa espécie é um colonizante comum e pode ser causa de infecções superficiais, como a otite externa.

A principal porta de entrada de infecções invasivas por *Aspergillus* é a inalação de propágulos infectantes, processo esse facilitado pela pequena dimensão do propágulo de algumas espécies, particularmente o *A. fumigatus* (< 5 m) e suas propriedades aerodinâmicas. Após a inalação, ocorre a colonização das vias aéreas superiores do hospedeiro. Posteriormente, esses propágulos podem progredir até as vias aéreas inferiores, instalando-se no nível dos alvéolos. Uma vez nos alvéolos, os mecanismos de defesa locais (macrófagos alveolares) são capazes de remover os conídios eficientemente. Dependendo do estado imunológico do hospedeiro e de fatores de virulência do fungo, o *Aspergillus* pode passar de saprófito à parasita, desencadeando foco infeccioso pulmonar. Menos frequentes, os propágulos de *Aspergillus* podem contaminar próteses biológicas ou colonizar cateteres intravasculares e atingir diretamente a corrente circulatória, quando esses materiais são introduzidos nos pacientes. Um aspecto marcante dessa infecção é a capacidade desses fungos de invadir os vasos sanguíneos, provocando trombose com áreas extensas de infarto e necrose de tecidos. Essa capacidade de invasão é dependente da produção de enzimas (proteases e elastases).

O inóculo necessário para estabelecimento de infecção não é conhecido, mas, aparentemente, hospedeiros com mecanismos pulmonares de defesa íntegros e funcionantes raramente desenvolvem a doença, mesmo com a exposição rotineira ao micro-organismo, por meio do ar e alimentos. Em contraste, pacientes com imunidade alterada, particularmente aqueles com mecanismos de defesa pulmonares reduzidos, como pacientes em uso prolongado de corticosteroides que inibem a atividade de macrófagos alveolares ou pacientes neutropênicos, têm suscetibilidade aumentada ao micro-organismo e, portanto, mais chance de aquisição da doença.

EPIDEMIOLOGIA DAS DIVERSAS FORMAS CLÍNICAS DE ASPERGILOSE

ASPERGILOSE PULMONAR INVASIVA OU AGUDA

A AI é considerada, classicamente, infecção oportunista que acomete pacientes com malignidades hematológicas, sobretudo os portadores de leucemias agudas, bem como pacientes submetidos a diferentes modalidades de transplante de órgãos, em especial aqueles que necessitam de transplante de célula tronco hematopoiética (TCTH) ou de pulmão.

Patterson et al., em 2000, revisaram a epidemiologia e abordagens clínicas de 595 casos de aspergilose provada ou provável nos Estados Unidos, Canadá e Europa Ocidental, tendo registrado mais de 60% dos casos de AI entre pacientes hematológicos na década de 1990. Mais recentemente, Steinbach et al. realizaram estudo nos Estados Unidos e Canadá que incluiu 960 pacientes com diagnóstico de AI entre 2004 e 2008, observando que 48,5% dos casos de AI ocorreram em pacientes com doenças hematológicas malignas, sendo 27,9% dos casos de micose em indivíduos submetidos a TCTH.

Há poucos estudos com base populacional que tenham avaliado a real incidência da AI na população geral. Nos Estados Unidos, estudo realizado por Ress et al., na década de 1990, observou uma taxa de incidência anual de 1,24 casos por 100 mil habitantes, taxa muito superior a dados obtidos na década de 1970, quando esse número não passava de 0,19. Da mesma forma, estudo americano mais recente, com base nos registros médicos hospitalares da Agency for Healthcare Research and Quality's Healthcare Cost and Utilization Project, o maior banco de dados de saúde privada nos Estados Unidos, observou o total de 169.110 internações hospitalares no país relacionadas ao diagnóstico de AI entre 2000 e 2013, documentando o incremento anual de 3% nas internações relacionadas a essa micose ao longo desses 13 anos.

Na Europa, estudo realizado na França analisando informações obtidas em banco de dados relacionados a 95% dos centros hospitalares do país observou que a incidência dessa micose aumentou de 1,1 para 1,8 por 100 mil habitantes ao longo do período de 2001 a 2010.

Já nos países da América Latina, não há dados de estudos com base populacional que ofereçam um panorama acurado sobre a incidência de AI. Contudo, extrapolando taxas de prevalência de aspergilose observadas em estudos de coortes realizados em diferentes populações de risco para essa micose, diversos autores fizeram simulações para estimar sua ocorrência em países da América do Sul. A Figura 71.1 ilustra as simulações realizadas em relação à prevalência de AI em países da América do Sul aplicando essa lógica de cálculo.

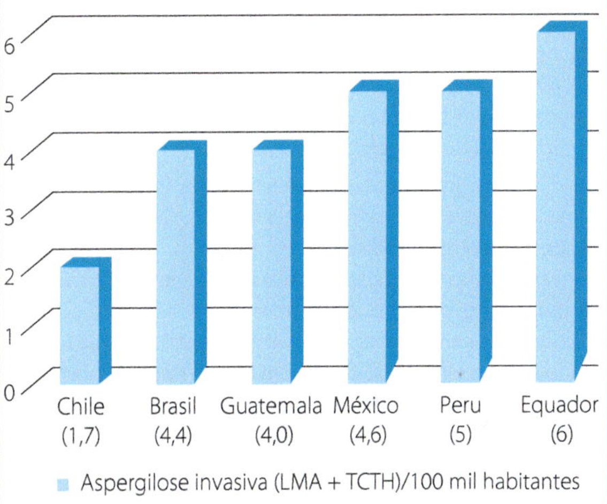

IFI: infecção fúngica invasiva; LMA: leucemia mieloide aguda; TCTH: transplante de células tronco hematopoiéticas.

FIGURA 71.1 Taxas de incidência estimada de AI na América Latina. Dados simulados a partir de taxas de prevalência dessa micose em estudos de coorte aplicados a informações geradas pelos ministérios da saúde em relação ao total de pacientes sob risco.
Fonte: Elaborada pela autoria.

PACIENTES PORTADORES DE NEOPLASIAS HEMATOLÓGICAS

A leucemia mieloide aguda (LMA) é considerada a neoplasia hematológica de maior risco para o desenvolvimento da AI como consequência das frequentes neutropenias graves e prolongadas após a quimioterapia de indução. Além da intensidade da neutropenia, idade do paciente, hábitos de vida (jardinagem, tabagismo), presença de doenças crônicas pulmonares ou diabetes, número de células blásticas na periferia no momento do diagnóstico, cariótipo das células tumorais predizendo má resposta à quimioterapia, reformas hospitalares, disponibilidade de filtro de alta eficiência (*high efficiency particulate air* – HEPA) e fluxo laminar, entre outras variáveis, incrementam o risco de desenvolvimento de AI. No cenário das leucemias agudas, existem ainda diferenças importantes no risco de AI entre os pacientes com leucemia refratária e aqueles em fase de consolidação de quimioterapia exitosa desde seu início. Leucemias refratárias ou leucemias "de novo" em fase de indução de remissão apresentam maior risco para a ocorrência de micoses por fungos filamentosos. Atualmente, já está comprovado que a realização de quimioterapia de indução em ambiente protegido (água e ar) e a utilização da profilaxia antifúngica contra *Aspergillus* nos pacientes considerados de alto risco reduzem significativamente o risco de desenvolverem aspergilose invasiva.

Sendo assim, há grande variabilidade nas taxas de ocorrência de AI em pacientes com leucemias agudas atendidos em diferentes centros médicos. Na Itália, estudo de coorte coordenado por Pagano et al., em 21 centros médicos, realizado entre 2004 e 2007, observou 10% de incidência de AI em pacientes com LMA. Um segundo estudo de coorte prospectiva, conduzido pelo mesmo grupo, de 2010 a 2012, com 881 pacientes assistidos em 33 centros, detectou ocorrência de 6% de infecções provadas/prováveis por fungos filamentosos. No Brasil, estudo multicêntrico coordenado por Nucci e Colombo em oito centros médicos avaliou o total de 237 pacientes com LMA e mielodisplasia, de maio de 2007 a julho de 2009. Nessa coorte, que acompanhou os pacientes até um ano após o início da quimioterapia, a taxa de incidência cumulativa de AI foi de 13%.

Chama a atenção, ao mesmo tempo, a importante redução na mortalidade relacionada a essa condição. Os avanços no entendimento da história natural dessa doença, as estratégias de diagnóstico precoce para AI e a utilização de novos fármacos em seu tratamento, em especial do voriconazol, são condições que contribuíram para essa melhoria de prognóstico. Nesse sentido, estudo recente realizado por Pagano et al. observou substantiva redução de mortalidade no cenário de AI ao avaliar 237 pacientes admitidos em seis centros médicos de referência na Itália. Nessa casuística, cuja incidência de aspergilose foi da ordem de 12,7%, os autores encontraram taxa de mortalidade atribuída à AI de apenas 13%. Em 2002, antes da introdução do voriconazol, esse mesmo grupo de pesquisadores havia relatado 24% de mortalidade atribuída à AI em coorte de 430 casos.

Outro grupo considerado de alto risco para AI é constituído por pacientes submetidos a TCTH. Nessa população, a prevalência de AI apresenta perfil de ocorrência bimodal, visto que taxas maiores dessa micose invasiva são documentadas em dois diferentes períodos: (i) aspergilose precoce, observada na fase anterior à pega da medula, ao longo de intensa neutropenia, e de ocorrência mais precoce no período pós-TCTH; (ii) aspergilose tardia, relacionada a episódios de doença do enxerto *versus* hospedeiro (GVHD) que requer terapia de imunossupressão intensa com altas doses de corticoide, basiliximab e/ou etarnecept e que, portanto, ocorrem mais tardiamente.

Estudo prospectivo realizado na Itália por Girmenia et al., incluindo 30 centros de referência, avaliou o total de 1.858 pacientes sob risco, entre janeiro de 2008 e dezembro de 2010. Nessa coorte, as taxas de prevalência de AI variaram de 5,2 a 11,4%. Ao todo, os autores observaram 133 casos de AI provável ou provada, sendo que a maioria (60%) ocorreu no período precoce (até 40 dias) pós-TCTH. Os principais fatores de risco encontrados na análise multivariada para ocorrência de AI nessa fase precoce pós-transplante foram modalidade de transplante envolvendo doador voluntário não aparentado ou células de cordão umbilical, leucemia ativa no momento do transplante e infecções fúngicas invasivas (IFI) antes do transplante. Já no período pós-pega da medula, os autores identificaram as seguintes variáveis como associadas a maior risco de AI: GVHD grau II-IV, extensa e transplante não aparentado.

Em estudo retrospectivo de 12 anos de seguimento em centro único na Espanha, Montesinos et al. analisaram 404 pacientes submetidos a TCTH alogênico, sem suspeita de IFI no período de aplasia de medula, que tenham recebido alta com contagem de leucócitos estáveis e na ausência de neutropenia. No seguimento dessa coorte pós-pega medular, os autores observaram incidência de 11% de IFI em 1 ano de seguimento e 15% em 5 anos, sendo 88% desses casos representados por AI. A presença de neutropenia > 15 dias pré-pega, de GVHD extensa e reativação de CMV foram associadas a maior risco de AI tardia nessa coorte.

Da mesma forma que ilustramos em relação a mudanças na prática clínica e seu impacto na mortalidade de AI em LMA, há diversos estudos mostrando a redução importante nas taxas de mortalidade de AI em pacientes submetidos a TCTH. Estudo conduzido nos Estados Unidos por Upton et al., incluindo casos de AI documentados em dois diferentes períodos, observou redução da taxa de mortalidade em 90 dias por AI nos pacientes diagnosticados em período mais contemporâneo (32 *versus* 23%). Confirmando essa tendência, estudo realizado mais recentemente em pacientes com TCTH e aspergilose invasiva observou taxa global de mortalidade da ordem de 25% atribuível a essa micose.

Ainda no cenário da hematologia, é importante mencionar que os avanços obtidos no tratamento da leucemia linfocítica aguda (LLA) aumentam a susceptibilidade dessa população à AI. Os episódios de doenças fúngicas invasivas foram relacionados à neutropenia prolongada, doença recidivada e realização de transplante. Nessa população, a AI pode ocorrer ainda nos períodos precoces de indução, em decorrência de regimes quimioterápicos intensos, contendo altas doses de dexametasona, especialmente na ausência da profilaxia antifúngica. Recentemente, estudo realizado por Cornely et al. para avaliar o impacto de anfotericina B liposomal na prevenção de IFIs em pacientes com LLA observou a taxa de prevalência de IFIs da ordem de 12% entre 118 pacientes tratados com placebo, sendo que 9% desenvolveram micoses por fungos filamentosos. Esses dados consolidam o conceito de que também leucemias linfoides agudas podem representar alto risco para micoses invasivas, em particular nos casos de doença refratária a uma primeira estratégia de indução.

Nos portadores de leucemias linfocíticas crônicas, tem sido documentada a ocorrência de IFIs relacionadas a pacientes que demandam tratamento com ibrutinib, fármaco biológico inibidor de tirosino cinase. Esse novo fármaco havia demonstrado, nos ensaios clínicos, menor risco de intercorrências infecciosas quando comparado aos regimes de quimioterapia convencional, entretanto, mesmo ocorrendo em número menor de casos, a AI parece constituir a IFI mais frequente nesses pacientes. Em coorte multicêntrica que reuniu 16 hospitais de referência na França, a AI respondeu por 82% dos 33 casos de micoses invasivas documentados em pacientes tratados com essa classe de medicamento. Vale mencionar que não há estudos demonstrando claramente qual o perfil de risco desses pacientes, nem mesmo a real incidência dessa complicação nessa população emergente de risco. Em contrapartida, é preocupante que cerca de 40% dos casos de AI nessa coorte específica desenvolva acometimento do sistema nervoso central (SNC). Por fim, a maior parte dos casos de AI foi documentada em pacientes expostos, em média, a 3 meses de tratamento com ibrutinib.

ASPERGILOSE EM PACIENTES SUBMETIDOS A TRANSPLANTE DE ÓRGÃOS SÓLIDOS

Transplantes de órgãos sólidos (TOS) tornaram-se uma modalidade terapêutica de enorme impacto na qualidade de vida e sobrevida de pacientes portadores de diversas doenças degenerativas, infecciosas e neoplásicas que cursam com perda funcional progressiva de diferentes órgãos. Dados recentes publicados pela Associação Brasileira de Transplantes de Órgãos (ABTO) ilustram que as principais modalidades de transplantes realizados no Brasil são rim e fígado, com 5.426 e 2.017 transplantes, respectivamente, em 2017. A ocorrência de IFIs nessa população é extremamente variável em função de diversos fatores: estado clínico do paciente no momento do transplante, complexidade do ato cirúrgico e vísceras envolvidas, presença de comorbidades, disfunções de órgãos ocorridas no período pré- e pós-transplante, rejeição do enxerto e necessidade de tratamento, assim como a epidemiologia de exposição de cada paciente, função imune basal e regime de imunossupressão utilizado. A Tabela 71.2 sintetiza os principais fatores de risco para AI no TOS.

A maior casuística de AI entre transplantados de órgão sólido concentra-se nos pacientes submetidos a transplante de pulmão, nos quais a incidência registrada de diferentes infecções pulmonares por *Aspergillus* chega a 26%, incluindo a ocorrência de infecções invasivas do parênquima pulmonar (e não somente traqueobronquite) que pode comprometer 5 a 23% dos transplantados, na dependência do período do estudo realizado, práticas de profilaxia anti-*Aspergillus* e das características dos pacientes transplantados. Nessa população, algumas condições associam-se a maior risco de desenvolver AI, como colonização da via área do receptor pelo fungo até 6 meses antes do transplante e também no período pós-transplante, lesão isquêmica da via área no pós-operatório e transplante de pulmão único. Hipogamaglobulinemia e infecção por citomegalovírus são também intercorrências potencialmente tratáveis e que também aumentam o risco de AI nesses pacientes.

Até 3 meses após o transplante de pulmão, os casos de aspergilose estão geralmente relacionados a complicações do procedimento cirúrgico e do período precoce de internação, prevalecendo manifestações como traqueobronquites. Após essa fase precoce do transplante, são documentados um número maior de casos de aspergilose pulmonar invasiva (não apenas traqueobronquites), com potencial disseminação e maior mortalidade associada, sendo que tais formas apresentam pico de ocorrência entre 6 e 12 meses. Devido à alta mortalidade relacionada a AI (67 a 90%) e a morbidade causada por tais complicações, a exemplo de doença obstrutiva sequelar pós-infecciosa, a profilaxia antifúngica estabeleceu-se como prática quase universal nessa população.

TABELA 71.2 Fatores de risco para aspergilose invasiva em pacientes submetidos a transplante de órgão sólido.

	AI precoce	AI tardia (> 3 meses pós-transplante)
Transplante pulmonar	▪ Isquemia de anastomose brônquica ou colocação de *stent* brônquico ▪ Rejeição aguda ▪ Transplante pulmonar unilateral ▪ Colonização prévia por *Aspergillus* spp. ou durante o primeiro ano pós-transplante ▪ Hipogamaglobulinemia (IgG < 400 mg/dL)	▪ Disfunção crônica do enxerto
Transplante hepático	▪ Retransplante ▪ Insuficiência renal, especialmente requerendo diálise pós-transplante ▪ Hepatite fulminante ▪ Complicações cirúrgicas ou reoperações	▪ Dose acumulada de prednisona maior que 6 g até o 3° mês pós-transplante ▪ Insuficiência renal pós-transplante com hemodiálise ▪ Leucopenia (< 500 mm^3) ▪ Disfunção crônica do enxerto
Transplante cardíaco	▪ Colonização do trato respiratório por *Aspergillus* spp. ▪ Reoperação ▪ Hemodiálise pós-transplante ▪ Hipogamaglobulinemia (IgG < 400 mg/dL) ▪ Episódios de aspergilose na unidade 2 meses antes ou após o transplante	▪ Readmissão em UTI
Transplante renal	▪ Perda do enxerto ▪ Hemodiálise ▪ Altas doses de corticosteroides	
Todas as modalidades	▪ Infecção por CMV ▪ Aumento da imunossupressão	

Fonte: Adaptada de Singh et al. Aspergillosis in solid organ transplantation. Am J Transplant. 2013. Gavaldá et al., Invasive fungal infections in solid organ transplant recipients Clin Microbiol Infect. 2014.

No transplante de fígado, a ocorrência de AI é bastante menor (1 a 9%). A necessidade de retransplante e disfunção renal com necessidade de hemodiálise são os principais fatores de risco identificados nessa população. Além disso, as condições cirúrgicas e de perioperatório, como a presença de insuficiência hepática fulminante e o tempo de permanência em UTI e suas complicações, estão diretamente relacionadas à ocorrência de AI. Historicamente, a AI no transplante hepático ocorria como complicação no pós-transplante precoce, com tempo médio de início dos sintomas tão curtos quanto 16 dias após o procedimento. Mais recentemente, contudo, os episódios de AI passaram a ser documentados no período pós-transplante tardio, devido aos avanços da técnica cirúrgica, que reduziram as complicações pós-operatórias, e ao atraso no início de fatores de risco pós-transplante, como infecção por CMV e disfunção do enxerto devido a hepatite recorrente pelo vírus da hepatite C. Consolidando esse conceito, Singh et al. compararam as características de casos de AI documentados em dois diferentes períodos, incluindo a análise de 20 pacientes com AI assistidos entre 1998 e 2002 e dados de 26 casos documentados entre 1990 e 1995. Nessa comparação, os autores perceberam que 55% das infecções documentadas no período mais contemporâneo ocorreram após 90 dias do transplante, em contraste com apenas 23% na coorte realizada no início da década de 1990. Nessa mesma coorte, a mortalidade por AI foi de 60% nos casos de AI tardia e 90% nos casos de ocorrência precoce.

No transplante de coração, há casuísticas diversas referindo grande variabilidade (entre 1 a 14%) na ocorrência de AI em diferentes centros. Os principais fatores de risco para o desenvolvimento de AI nessa população foram a necessidade de hemodiálise e a ocorrência de infecção por citomegalovírus. Fatores ambientais parecem ter papel importante também no cenário de transplante de coração. Essa importância é sugerida pela evidência de maior número de AI quando há histórico de ocorrência de episódio de AI na enfermaria de transplante cardíaco nos 2 meses anteriores ou posteriores ao procedimento em questão, tal como ilustrado por estudo realizado com a série de 307 pacientes transplantados cardíacos realizados entre 1988 e 2002 em hospital espanhol. Ainda em relação à importância do controle ambiental, são conhecidos vários relatos de surtos de AI em pacientes transplantados assistidos em UTIs ou enfermarias habitualmente não protegidos por filtro HEPA e fluxo lamina. A mortalidade relacionada à doença invasiva por *Aspergillus* nesse grupo foi de até 78% na década de 1990, com redução para 34% nas séries históricas mais recentes.

Por fim, a ocorrência de AI em pacientes submetidos a transplante renal é ainda menor que nos grupos mencionados anteriormente. Estudo multicêntrico de vigilância na França encontrou 0,4% de prevalência de AI em 2.500 transplantados renais de 18 hospitais atendidos no período de 1994 a 1999. Recentemente, Aguado et al., conduziram estudo multicêntrico em 19 hospitais de referência de 10 países, incluindo 51 casos de AI provável ou provada no período pós-transplante precoce (até 90 dias após a cirurgia) e 51 controles entre pacientes internados entre 2000 e 2013. O foco dos autores foi identificar fatores de risco para o desenvolvimento de AI precoce nessa população, que corresponde a cerca de 50% dos casos documentados e associa-se a desfecho mais desfavorável. Nessa coorte, os autores identificaram como condições de risco para AI precoce a disfunção do enxerto com necessidade de diálise após o transplante, rejeição aguda, presença concomitante de DPOC, infecção de corrente sanguínea e infecção por citomegalovírus. Em outro estudo conduzido por López-Medrano e Aguado, avaliaram-se 112 pacientes com AI diagnosticada em 33 centros médicos, a qualquer período após o transplante, incluindo casos documentados entre 2000 e 2013. Nesse estudo, a mortalidade por AI em 12 semanas foi de 39,2%, sendo menor nos pacientes diagnosticados após 2007, provavelmente refletindo a melhora de estratégias diagnósticas e o impacto prognóstico do uso de voriconazol na terapêutica desses pacientes.

ASPERGILOSE INVASIVA EM NOVAS POPULAÇÕES DE RISCO: DPOC E INFLUENZA GRAVE

A ocorrência de AI em indivíduos considerados não pertencentes aos grupos clássicos de risco para essa micose, incluindo casos de pacientes que desenvolvem AI na ausência de histórico de neoplasias hematológicas e exposição a transplantes de órgãos, é fenômeno documentado por diversos autores nas últimas décadas. Nesse contexto, outras condições de risco associadas à exposição contínua à corticoterapia e antibióticos vêm emergindo como causas de aspergilose pulmonar semi-invasiva, em especial em pacientes portadores de doença pulmonar crônica, assim como em casos de insuficiência hepática aguda e, mais recentemente, portadores de influenza grave com insuficiência respiratória.

Em estudo conduzido por Paterson et al., publicado em 2000, 9% dos pacientes com AI apresentavam, como característica principal, doenças pulmonares crônicas sem outro fator de imunossupressão evidenciado. Revisão sistemática publicada em 2001, avaliando a ocorrência de AI em pacientes não hematológicos, encontrou DPOC como condição subjacente em 26 de 1.941 (1,3%) pacientes com aspergilose, sendo que outras pneumopatias como enfisema, fibrose cística (FC) e pneumonia bacteriana foram identificadas como condições de risco em 127 casos de AI (6,5%).

Estudo retrospectivo realizado na Espanha, avaliando 53 pacientes atendidos entre 2000 e 2007 com essa micose, apontou as seguintes variáveis como possíveis fatores de risco para AI em pacientes com DPOC: admissão na UTI [*odds ratio* (OR) 2.4], uso de antimicrobiano nos 3 meses prévios à admissão (OR 2.5), dose acumulada de corticoide equivalente a > 700 mg de prednisona nos últimos 3 meses prévios à hospitalização (OR 2.98) ou dose similar recebida durante a internação (OR 4.56). Estudo de caso-controle realizado na China (30 casos de AI e 60 controles), cuja coorte encontrou prevalência de 3.9% de AI em pacientes com DPOC, confirmou os dados dos colegas espanhóis e identificou como condições de risco para essa micose as seguintes variáveis: uso de corticosteroides à admissão hospitalar (OR 37.84), uso de três ou mais antibióticos (OR 46.9) por mais de 10 dias durante a internação (OR 13.41) e uso de antibiótico de amplo espectro nos 3 meses anteriores, sendo que todos os pacientes apresentavam DPOC GOLD III ou IV.

Ainda no cenário da terapia intensiva, diversos estudos realizados na última década têm demonstrado a susceptibilidade de pacientes com influenza grave a infecções por *Aspergillus* spp. Vale dizer que, após a epidemia de H1N1, em 2009, pelo vírus pandêmico, houve aumento do número de casos dessa associação. Investigando esse problema, coortes multicêntricas realizadas em centros médicos na Holanda e na Bélgica observaram taxas de prevalência de AI da ordem de 7 a 23% nesses pacientes. Se essa associação é um problema restrito a países da Europa Setentrional ou realidade em outras regiões é controvérsia que só será respondida com a realização de estudos epidemiológicos em outras regiões do globo.

Por fim, a aspergilose invasiva também tem sido documentada em coortes constituídas por pacientes com insuficiência hepática, podendo acometer cerca de 0,3% de pacientes com hepatopatias graves. Tanto a insuficiência hepática aguda quanto a cirrose avançada, com destaque para hepatite alcóolica tratada com glicocorticoides, são consideradas, atualmente, fatores de risco para AI, com o agravante que a doença hepática parece associar-se a maiores taxas globais de mortalidade por AI. Por tratar-se de população emergente como condição de risco para essa micose, o baixo grau de suspeita clínica e a ausência de protocolos para triagem laboratorial dessa condição nessa população de risco fazem com que 53% dos casos de AI sejam reconhecidos apenas *post-mortem*.

PRINCIPAIS MANIFESTAÇÕES CLÍNICAS DE DIFERENTES APRESENTAÇÕES DA ASPERGILOSE

As manifestações clínicas mais comuns de aspergilose variam substancialmente conforme a porta de entrada do agente, características de doenças de base do hospedeiro, com especial ênfase ao seu estado imunológico e presença de doenças crônicas pulmonares. O Quadro 71.1 ilustra as principais infecções causadas pelo *Aspergillus*.

ASPERGILOSE EM PACIENTES IMUNOCOMPROMETIDOS

A aspergilose invasiva engloba um espectro enorme de manifestações clínicas cuja gravidade e espectro de envolvimento dependem fortemente das doenças de base associadas a cada caso, em especial da presença de alteração de imunidade induzida por doenças hematológicas, regimes de quimioterapia ou exposição a corticoterapia e outros imunodepressores. Nesse sentido, o potencial de angioinvasão do agente etiológico e consequente dano tecidual, assim como a disseminação pela corrente sanguínea e acometimento de diferentes órgãos, dependem da intensidade da imunodepressão dos pacientes. Em contrapartida, o transplante de órgãos, sobretudo o transplante de pulmões, é condição de risco para a ocorrência de lesões traqueobrônquicas associadas ao procedimento invasivo.

Nos pacientes portadores de doenças malignas hematológicas e transplantados de células tronco-hematopoiéticas, essa micose apresenta-se mais frequentemente com doença pulmonar e sinusite, com eventual disseminação para o SNC. Nessa população, apesar de grande parte dos pacientes poder apresentar-se apenas com febre, há descrição da síndrome clássica de aspergilose pulmonar invasiva envolvendo dor pleurítica, tosse e hemoptoicos. Pacientes podem rapidamente evoluir para insuficiência respiratória. Portanto, a realização de tomografia computadorizada precoce, rotineira e seriada, aumenta a chance de se fazer o diagnóstico dessa infecção fúngica em tempo hábil para a terapêutica. São comuns a presença de nódulos únicos ou múltiplos com ou sem cavitação com área de atenuação periférica (sinal do halo), consolidação segmentar ou irregular ou infiltrados peribronquiais com ou sem padrões de árvore em brotamento. Em estudos

QUADRO 71.1 Apresentações clínicas de doenças associadas a *Aspergillus* em função de condições predisponentes do hospedeiro.

Infecções associadas à injúria tecidual ou corpo estranho que independem da presença de comorbidades
- Ceratite e endoftalmite pós-trauma/cirurgia
- Micose de implantação em subcutâneo
- Osteomielite (contaminação de implante na cirurgia)
- Endocardite de válvula prostética (contaminação de implante na cirurgia)
- Infecção de enxerto vascular (contaminação de implante na cirurgia)
- Peritonite pós-diálise

Manifestações alérgicas (dependem da presença de asma, atopia)
- Sinusite alérgica
- Aspergilose broncopulmonar alérgica (ABPA)

Aspergilose pulmonar crônica em pacientes com doenças estruturais pulmonares
- Aspergiloma simples
- Aspergilose pulmonar cavitária crônica
- Aspergilose pulmonar fibrosante
- Aspergilose pulmonar necrosante crônica (requer comorbidades que comprometam imunidade: alcoolismo, desnutrição, diabetes, entre outras)

Infecções em pacientes imunocomprometidos
- Sinusite
- Traqueobronquite
- Aspergilose pulmonar aguda
- Aspergilose do sistema nervoso central
- Aspergilose disseminada

Fonte: Elaborado pela autoria.

comparativos radiológicos entre pacientes com AI pulmonar que cursam ou não com neutropenia, consolidou-se o conceito de que aqueles que se encontram neutropênicos no momento do diagnóstico apresentam maior frequência de imagem clássica de nódulos com sinal do halo e, na evolução do quadro e resolução da neutropenia, progressão para cavitação e sinal do crescente aéreo.

A rinossinusite por *Aspergillus* pode apresentar características semelhantes a outros agentes causadores de sinusite fúngica, a exemplo da mucormicose. Essa apresentação clínica é também mais relatada em pacientes neutropênicos com malignidade hematológica ou naqueles submetidos a altas doses de corticoterapia. Apesar de mais uma vez a febre persistente poder constituir o único sinal dessa micose, pacientes podem cursar com dor local e/ou ocular, dor dentária, congestão nasal, epistaxe e áreas de necrose em mucosas. São fundamentais a triagem e a avaliação de lesões em cornetos nasais pelo otorrinolaringologista, que pode evidenciar crostas ou áreas de hiperemia e necrose em proporção significativa dos casos, além da necessária coleta de material para diagnóstico. Na dependência da severidade da imunodepressão, concomitância de diabetes e diagnóstico tardio, pode haver envolvimento de órbita ocular, trombose do seio cavernoso e uma variedade de manifestações do SNC. Os achados de imagem podem ser sutis e incluem lesões focais de tecido mole, erosões ósseas focais e preenchimento dos seios ou realce focal de seu revestimento. A aspergilose do SNC também pode ocorrer no contexto de infecção disseminada e a manifestação clínica inclui convulsões ou sinais neurológicos focais. Aneurismas micóticos se desenvolvem em alguns casos e podem se romper, resultando em acidente vascular cerebral hemorrágico, hemorragia subaracnoidea e/ou formação de empiema.

No transplante pulmonar, além da pneumonia, é frequente a ocorrência de traqueobronquite por *Aspergillus* spp. Nesse caso, os pacientes podem apresentar rouquidão, estridor, obstrução de vias aéreas, dispneia proeminente, tosse com expectoração de *plugs* mucosos e sibilância. A imagem do tórax pode ser normal ou revelar áreas de espessamento das vias aéreas, infiltrados irregulares, consolidação ou nódulos centrolobulares. Diferentes padrões de traqueobronquite por *Aspergillus* foram descritos: (i) aspergilose obstrutiva dos brônquios, condição na qual se encontram plugues espessos de muco preenchidos com hifas de *Aspergillus* nas vias aéreas, com pouca inflamação ou invasão da mucosa; (ii) traqueobronquite ulcerativa, na qual há invasão focal da mucosa traqueobrônquica e/ou cartilaginosa por hifas fúngicas e traqueobronquite pseudomembranosa caracterizada por extensa inflamação e invasão da árvore traqueobrônquica com pseudomembrana composta de restos necróticos e hifas de *Aspergillus* sobrejacentes à mucosa. Fora do contexto de neutropenia, a doença pulmonar invasiva por *Aspergillus* no paciente submetido a transplante pulmonar é mais frequentemente representada por febre, tosse seca e dispneia com ou sem hemoptoicos, com achados de exame físico semelhantes aos da pneumonia bacteriana. A radiografia de tórax não permite o diagnóstico específico, por existirem diversos padrões de infiltrado pulmonar nessa micose, sendo que, diante da suspeita clínica, a broncoscopia com análise de lavado broncoalveolar e biópsia deve ser realizada.

Nos demais pacientes submetidos a TOS, a AI tem um espectro amplo e inespecífico de manifestações, podendo envolver tosse e febre em mais de 60% dos casos com achados radiológicos diversos, desde presença de nódulos, muitas vezes com envolvimento bilateral e multilobar, a consolidações e cavitações. No transplante hepático, cenário no qual a aspergilose invasiva assume também apresentação gravíssima, o acometimento do SNC foi relatado em até 62% dos pacientes. A endocardite por *Aspergillus,* forma rara de apresentação fúngica, vem sendo surpreendentemente relatada em receptores de transplante de fígado, pulmão, coração e rim com doença disseminada e acometimento do endocárdio.

A apresentação clínica da AI em pacientes com DPOC geralmente não tem particularidades que a distinguem de outros agravos infecciosos pulmonares. Ao contrário do que se vê classicamente em neutropênicos, febre não está presente na maioria dos casos e as imagens não apresentam peculiaridades como sinal do halo, imagem em crescente aéreo ou consolidações. Piora da dispneia, com aumento dos parâmetros na ventilação mecânica, muitas vezes após melhora inicial, broncoespasmos e refratariedade à terapia antibacteriana são condições inespecíficas que nesse contexto de risco devem levar à suspeição de AI. O prognóstico nesses pacientes costuma ser sombrio, com progressão rápida da hipoxemia e da destruição pulmonar, com mortalidade de até 95% reportada em revisão de literatura. A estratégia diagnóstica ideal ainda não foi estabelecida, uma vez que a cultura positiva de secreção do trato respiratório pode ocorrer em indivíduos apenas colonizados, além daqueles com doença ativa, e procedimentos invasivos, como broncoscopia e biopsia, são de alto risco nos pacientes com pneumopatias crônicas e DPOC. Por fim, a dosagem sérica de galactomanana, antígeno de parede celular de fungos filamentosos, especialmente *Aspergillus* spp., apresentam limitada sensibilidade em pacientes não neutropênicos.

Na aspergilose invasiva pós-influenza, a apresentação clínica inclui piora do padrão respiratório, febre, hemoptise, pleurite e surgimento/piora das imagens radiológicas a despeito de antibioticoterapia. Nos estudos publicados até o momento, a doença fúngica se manifestou com evolução rápida, geralmente sendo identificada de 2 a 3 dias após a admissão na unidade de terapia intensiva. A broncoscopia precoce com lavado broncoalveolar para investigação etiológica tem grande valor nesse contexto. Diferente de outros grupos de risco, apesar de pacientes com influenza grave não serem neutropênicos, 60 a 70% dos casos de AI nessa população são acompanhados por resultados positivos e galactomanana no soro dos pacientes.

DIFERENTES FORMAS DE APRESENTAÇÃO DA ASPERGILOSE PULMONAR CRÔNICA (APC)

Em pacientes imunocompetentes, várias outras síndromes clínicas podem ser documentadas em função da progressão lenta da pneumonia por *Aspergillus* em pacientes que tenham doença do trato respiratório e alterações estruturais do parênquima. Nesse contexto geral, merecem destaque o aspergiloma simples, a aspergilose pulmonar crônica cavitária (APCC), a aspergilose crônica necrosante e a aspergilose crônica fibrosante. Embora os pacientes com aspergilose pulmonar crônica sejam geralmente imunocompetentes, a presença de alterações estruturais e doença pulmonar crônica prévia permite a transição do estado de colonização à infecção e doença.

A bola fúngica ou aspergiloma simples é a mais reconhecida forma de envolvimento pulmonar causado por espécies de *Aspergillus*. O aspergiloma consiste de uma massa de micélios, células inflamatórias, fibrina, muco e tecidos necróticos que usualmente se desenvolvem em uma cavidade preexistente. Embora outros fungos possam levar à formação de bola fúngica, por exemplo, os *Zigomicetos* e o *Fusarium*, os *Aspergillus* spp. (especialmente *A. fumigatus*) são os mais comuns agentes etiológicos. O aspergiloma pulmonar simples se define por uma única bola fúngica em uma única cavidade pulmonar. Não há progressão dos achados radiológicos ao longo de meses e anos de observação, sendo que poucos podem apresentar progressão para quadros de sangramento. Em um estudo de 544 pacientes com cavitações pulmonares secundárias a tuberculose, 11% tinham evidências radiológicas de aspergiloma. O fator predisponente mais comum é a presença de cavitação pulmonar secundária à tuberculose, à sarcoidose, a bronquiectasias, a bolhas e aos cistos brônquicos, às neoplasias ou aos infartos pulmonares, devido à drenagem inadequada que facilita o crescimento do *Aspergillus*. Na maioria dos casos, a lesão permanece estável e, em 10% dos casos, diminui de tamanho ou resolve espontaneamente sem tratamento. Alguns pacientes podem apresentar hemoptise, particularmente quando há concomitância com tuberculose ativa. Na maioria dos casos, é necessária somente a observação do aspergiloma. O tratamento com antifúngicos não tem evidência consistente, pois esses medicamentos não atingem a concentração inibitória mínima dentro da cavidade pulmonar. As terapias com oxigênio úmido, supressores da tosse e drenagem postural podem ser úteis em casos de hemoptise leve. A abordagem cirúrgica deve ser considerada nos casos de hemoptise e reserva pulmonar adequada, pois está associada a altas taxas de complicações (7 a 23%), incluindo sangramento, fístula broncopulmonar, empiema e falência respiratória.

A APCC é forma bastante comum de APC e também tem como fator predisponente doenças pulmonares crônicas com alterações estruturais de parênquima pulmonar. Ao contrário do aspergiloma simples, percebe-se progressão dos achados radiológicos ao longo de meses de seguimento, com aumento da cavitação existente, espessamento de sua cavidade, aparecimento de novas cavidades e nódulos pulmonares. Com a progressão da doença pulmonar, pacientes apresentam emagrecimento, aumento de expectoração, episódios de sangramento e, eventualmente, febre. Naturalmente, há perda progressiva da função pulmonar, com evolução para insuficiência respiratória e morte se não tratados. A mortalidade dos quadros de APCC ao longo de 5 anos é de 38-80%. A cirurgia pode ser curativa em pacientes selecionados com doença localizada em segmento ou lobo. O tratamento com medicamentos azólicos orais pode prevenir a progressão clínica e radiológica da doença.

Dando sequência no espectro de evolução de pacientes com APC, a aspergilose invasiva subaguda, também chamada aspergilose crônica necrosante, manifesta-se por um processo rapidamente progressivo (mais ainda com evolução insidiosa) do parênquima pulmonar, porém sem a invasão dos vasos sanguíneos que caracteriza a forma de aspergilose aguda documentada em pacientes hematológicos. Via de regra, essa síndrome acomete pacientes com aspergilose pulmonar crônica que têm doença estrutural pulmonar prévia e que apresentam imunossupressão moderada, incluindo aqueles com diabetes *mellitus*, desnutrição, submetidos à corticoterapia, etilistas, pessoas vivendo com o vírus da imunodeficiência humana e portadores de doenças do tecido conjuntivo. A progressão da doença pulmonar e achados radiológicos se estabelecem ao longo de semanas, com rápida deterioração clínica se não for instituído tratamento específico.

Aspergilose pulmonar fibrosante é frequentemente uma complicação da APCC não tratada. Nessa forma clínica de aspergilose ocorre fibrose extensiva, com destruição fibrótica de pelo menos dois lobos do pulmão comprometido, resultando em grande perda da função pulmonar. Geralmente, a fibrose é visualizada em traves e consolidações, mas grandes ou pequenas cavidades com fibrose circundante podem ser vistas. Evidência serológica ou microbiológica implicando *Aspergillus* spp. também é necessária para o diagnóstico nesses casos.

ABPA

A ABPA constitui uma reação de hipersensibilidade a antígenos do *Aspergillus*, sobretudo o *A. fumigatus*. A ABPA ocorre, tipicamente, em pacientes asmáticos crônicos ou portadores de FC. A prevalência de ABPA em pacientes com asma persistente é desconhecida no Brasil, mas trata-se de complicação bastante frequente em regiões onde há estudos de coorte disponíveis. As taxas relatadas são maiores em pacientes atendidos em clínicas de asma e naqueles admitidos no hospital com exacerbação da asma. Entre os pacientes com FC, as prevalências relatadas variam de 2 a 15%. Raramente, a ABPA ocorre em pacientes com bronquiectasias, doença granulomatosa crônica, hiperimunoglobulinemia E e em receptores de transplante pulmonar. O diagnóstico de ABPA é dependente da documentação de um conjunto de critérios clínicos e laboratoriais que inclui: priora da gravidade da apresentação de asma e refratariedade a medicação específica; reação cutânea imediata ao *Aspergillus*; as precipitinas séricas representando anticorpos circulantes anti-*A. fumigatus*; aumento de IgE e IgG para *A. fumigatus*; IgE sérica maior que 1.000 ng/mL; infiltrados pulmonares transitórios e migratórios; bronquiectasia central; e eosinofilia periférica (1.000 células/mL).

DIAGNÓSTICO

De maneira geral, o diagnóstico das micoses superficiais ou invasivas em pacientes imunocomprometidos é obtido a partir de dados de pesquisa direta, cultura, exame anatomopatológico e, mais recentemente, por métodos não dependentes de cultivo. Em material biológico estéril, a demonstração do agente por exame direto ou cultura deve ser considerada infecção. Entretanto, em material biológico colhido de tegumento ou trato respiratório, o isolamento de fungos potencialmente patógenos, mas que fazem parte da microbiota colonizante ou ambiental, pode refletir apenas colonização ou contaminação e não necessariamente infecção fúngica. Nessas situações, a biópsia de tecido com cultura e exame histopatológico passa a ser o elemento determinante para definir o diagnóstico.

Critérios para o diagnóstico de doença fúngica invasiva foram formulados em 2002 e atualizados em 2008 (EORTC - Tabela 71.3). Embora destinados a fins de pesquisa, servem como estrutura conceitual para o médico à beira-leito. Aspergilose invasiva comprovada requer exame histopatológico ou evidência citológica de fungo ou cultura de *Aspergillus* de um local estéril, independentemente do estado imunológico. Os critérios de doença provável incluem envolvimento do trato respiratório superior ou inferior com identificação direta de fungo por microscopia, citologia ou cultura ou evidência micológica indireta (detecção de antígeno ou constituintes de parede celular) em um paciente com predisposição. Os critérios para possível aspergilose invasiva possível são semelhantes, mas a evidência micológica não é necessária.

Os avanços das técnicas diagnósticas para AI permitiram melhorar o prognóstico da doença que pode ser tratada ainda em seus estágios iniciais, porém, peculiaridades do hospedeiro e da patologia são relevantes e devem ser consideradas para escolha do método e da amostra a ser analisada para o diagnóstico da aspergilose. Em pacientes neutropênicos prolongados, a maior carga fúngica reflete em melhor desempenho para os métodos que procuram identificar o agente etiológico da infecção, seja por cultura, detecção do antígeno galactomanana ou por técnicas baseadas em PCR.

Em populações de risco para aspergilose invasiva, nódulos ou cavitações pulmonares devem ser investigados em relação à possibilidade de se tratar dessa micose. Idealmente, o diagnóstico definitivo de aspergilose pulmonar deve ocorrer com base em dados de cultura e exame anatomopatológico de fragmento pulmonar obtido por coleta transbrônquica, toracoscopia ou transtorácia ou biópsia a céu aberto. Colorações como Grocott-Gomori e ácido periódico de Schiff (PAS) são úteis para visualização das estruturas fúngicas; no entanto, outros fungos filamentosos podem apresentar morfologia similar (hifas septadas, ramificações em ângulo agudo). O exame microscópico direto de amostras do trato respiratório inferior e biópsias pulmonares também tem extremo valor, uma vez que nele podem ser imediatamente visualizadas hifas sugestivas de *Aspergillus,* porém com baixa sensibilidade (até 50%). O uso de corantes fluorescentes, como calcoflúor, facilita essa identificação.

A cultura positiva para *Aspergillus* em amostras clínicas do trato respiratório em pacientes com imunodepressão severa tem valor preditivo positivo (VPP) superior a 60% e tem a vantagem de definir a espécie causadora da infecção, o que é importante no caso de isolados com crescimento atípico ou preocupações com resistência. Nesse contexto, a espectrometria de massas MALDI-TOF pode auxiliar na identificação rápida de espécies crípticas resistentes ao voriconazol, como *Aspergillus lentulus* da seção Fumigati. Em contrapartida, a sensibilidade da cultura também é baixa (25 a 50%) e seu resultado pode levar mais que 1 semana.

No universo da onco-hematologia, não raro ainda se está diante da impossibilidade de realização de procedimentos invasivos devido às condições clínicas do paciente ou não há tempo disponível para aguardar o processamento laboratorial do material, particularmente a cultura, que pode levar mais de 1 semana para positivação. Em vista dessas limitações, quando se trata de pacientes com doenças hematológicas malignas ou submetidos a transplante de medula, vários centros baseiam seu diagnóstico de síndrome de aspergilose pulmonar nos achados de imagem fornecidos pela tomografia computadorizada.

Métodos não dependentes de cultivo foram desenvolvidos para auxiliar no diagnóstico de aspergilose invasiva. A pesquisa de galactomanana sérica, antígeno polissacarídico específico de *Aspergillus* spp., por método enzimático e disponível em sistema comercial, apresenta sensibilidade e especificidade superiores a 90%, com melhores resultados obtidos em pacientes neutropênicos, particularmente se realizadas coletas sequenciais ao longo do período de risco para essa micose. De maneira geral, a sensibilidade do teste para diagnóstico de AI varia de 51 a 78% em soro e de 79 a 92% em LBA, enquanto a especificidade do teste varia de 60 a 95% em soro, e de 85 a 92% em LBA. Em LBA, a adoção de valores de IDO maiores, como, por exemplo, ≥ 1, aumenta a especificidade do teste para valores superiores a 90%, sem perda significativa de sensibilidade. Em pacientes não neutropênicos, a exemplo de pacientes submetidos a transplante de órgão sólido, a sensibilidade do teste é menor, sendo mais recomendada a detecção desse antígeno em lavado broncoalveolar, no qual sua sensibilidade é superior a 80%. O uso de profilaxias com fármacos com atividade anti-*Aspergillus* também pode reduzir a sensibilidade do teste. Resultados falso-positivos podem ser vistos com pacientes portadores de outras micoses invasivas, como as causadas por *Fusarium, Histoplasma, Paecylomyces, Penicillium* e, mais raramente, com o uso de antibióticos β-lactâmicos semissintéticos, transfusão de hemoderivados, mucosite ou doença do enxerto *versus* hospedeiro intestinal.

A melhor utilização desse teste é na monitorização sequencial de pacientes sob risco, em especial aquele com neutropenia prolongada, quando se deve coletar ao menos duas amostras semanais ao longo do período de risco, para surpreender curvas ascendentes de detecção do antígeno. A precocidade da positividade do teste na evolução da AI permite que pacientes de alto risco sejam monitorados e tratados preemptivamente, melhorando o prognóstico da doença. Pacientes de risco com antígeno positivo devem ser submetidos a avaliação sistemática com exames de imagem de seios da face e tórax, na procura de lesões compatíveis com o diagnóstico de aspergilose invasiva. A utilidade diagnóstica da dosagem do antígeno GM não se restringe aos pacientes neutropênicos. Em pacientes com DPOC grave com AI, a dosagem de GM em LBA tem performance superior à cultura, com sensibilidade e especificidade de 89 e 100%. Recentemente, análise de coorte de 83 pacientes com AI e SRAG por influenza mostrou que 88% tiveram dosagem de GM em LBA com valores de IDO > 1, enquanto apenas 63% tiveram cultura positiva.

Outro teste comercial de utilidade na triagem de pacientes de risco para infecções fúngicas é a pesquisa de ß 1-3 Glucana, antígeno presente em vários gêneros de fungos, incluindo diferentes espécies de *Aspergillus* e *Candida*. Esse teste comercial está disponível no Japão, nos Estados Unidos da América e recentemente foi introduzido no Brasil. Sua importância maior é seu alto valor preditivo negativo (VPN) para infecções fúngicas, valor esse superior a 90%. O teste pode gerar resultados falso-positivos com pacientes que apresentem bacteremia, pacientes em hemodiálise contínua, bem como aqueles em uso de hemoderivados.

Métodos de PCR em fluidos biológicos já foram desenvolvidos, porém a presença ubíqua do fungo na natureza predispõe a alta probabilidade de resultados falso-positivos. A pesquisa molecular vem sendo aplicada principalmente ao sangue e ao líquido BAL e para ambos os tipos de amostras; uma combinação com outros biomarcadores aumenta a probabilidade de AI. Apesar da alta sensibilidade, a especificidade de PCR para o diagnóstico de aspergilose em diferentes séries é muitas vezes inferior a 80%, e não há disponibilidade de métodos comerciais nem padronização internacional para realização desses ensaios. Nesse contexto, esse exame é outro teste com maior utilidade por seu VPN de doença e não para confirmação do diagnóstico.

Pacientes neutropênicos podem desenvolver sinusites invasivas por *Aspergillus* spp., além da doença pulmonar. A realização de exame rinolaringológico completo é útil para a pesquisa de lesões ulceradas em mucosas, bem como para caracterizar a extensão do processo. A tomografia computadorizada de seios é fundamental para avaliação de invasão de estruturas contíguas e destruição de ossos. O diagnóstico laboratorial é definido por cultura e exame anatomopatológico com a ilustração de invasão tecidual por fungos.

Diante da falta de especificidade dos achados clínicos e radiológicos que acompanham os casos de AI na grande maioria dos casos, a definição de casos de AI requer estratégias específicas para seu reconhecimento precoce e, sobretudo, para a diferenciação de pacientes colonizados ou infectados por *Aspergillus*. Nesse sentido, resumimos nas Tabelas 71.3 e 71.4 os principais critérios de aceitação internacional para a definição de AI provada, provável e possível, para pacientes hematológicos e não hematológicos, tendo em vista a presença de critérios epidemiológicos, clínicos, radiológicos e micológicos.

TABELA 71.3. Critérios definidores de aspergilose conforme normas do EORTC/MSG para pacientes portadores de doenças hematológicas e outras doenças associadas à imunodepressão.

AI provada	AI provável	AI possível
Exame histopatológico com invasão tecidual e isolamento do *Aspergillus* em cultura associado a evidências radiológicas.	Três critérios devem ser preenchidos (pelo menos um em cada categoria) 1. Hospedeiro a) Neutropenia (< 500 neutrófilos/mm³) por > 10 dias b) TCTH c) Uso prolongado de corticosteroides ≥ 0,3 mg/kg/dia de predinisona por > 3 semanas d) Uso de imunossupressores de células T durante os últimos 90 dias e) Imunodeficiência grave inata 2. Critério clínico a) Imagem do tórax: um dos três I. Sinal do halo II. Nódulos com ou sem o sinal do halo III. Sinal do ar crescente, cavitação b) Traqueobronquite (observada à broncoscopia) I. Ulceração traqueobrônquica II. Nódulo III. Pseudomembrana IV. Placa V. Cicatriz c) Rinossinusite com imagem mostrando sinusite e ao menos um dos três seguintes sinais: dor aguda localizada, úlcera nasal com escara negra, extensão dos seios nasais para barreira óssea incluindo órbitas d) Sistema nervoso central (um dos dois seguintes) I. Lesão focal com realce pós-injeção de contraste II. Realce meníngeo em TC ou RM 3. Critério micológico a) Exames diretos (citologia, microscopia direta ou cultura) b) Exames indiretos ▪ Detecção de antígeno de *Aspergillus* spp. no soro ou LBA ▪ Detecção de 1,3βD-glucana no soro ou LBA	Presença de fatores do hospedeiro com evidência clínica suficiente e consistente com o diagnóstico de infecção fúngica invasiva, mas sem evidências micológicas que comprovem etiologia.

AI: aspergilose invasiva; DPOC: doença pulmonar obstrutiva crônica; GM: galactomanana; EORTC: European Organisation for Research and Treatment of Cancer; LBA: lavado broncoalveolar; RM: ressonância magnética; TC: tomografia computadorizada; TCTH: transplante de célula hematopoiética.

Fonte: Adaptada de Pauw et al. Definitions of invasive fungal disease from the European Organization for Research and Treatment of Cancer/ Invasive Fungal Infections Cooperative Group and the National Institute of Allergy and Infectious Diseases Mycoses Study Group (EORTC/MSG) Consensus Group. Clin Infect Dis Off Publ Infect Dis Soc Am. 2008.

TABELA 71.4 Critérios estabelecidos para diagnóstico de AI em pacientes de unidades de terapia intensiva não pertencentes aos grupos clássicos de risco (DPOC, influenza, cirróticos, entre outros).

Populações específicas	AI provada	AI provável	AI possível
Aspergilose pulmonar invasiva no doente crítico	Idem critérios do EORTC/MSG 2008	Todos os três critérios devem ser atendidos 1. Hospedeiro (uma das seguintes condições) ▪ Neutropenia (< 500 células/mm³) precedendo ou no momento da admissão na UTI ▪ Uso de corticosteroides ▪ Imunodeficiência congênita ou adquirida ▪ Alterações estruturais pulmonares/DPOC ▪ Cirrose hepática ▪ TOS ▪ HIV ▪ Influenza grave 2. Clínico/radiológico (um dos seguintes) ▪ Febre refratária a pelo menos 3 dias de antibioticoterapia apropriada ▪ Febre recrudescente após um período de defervescência de pelo menos 48 horas, ainda com antibióticos e sem outra causa aparente ▪ Dor torácica pleurítica ▪ Atrito pleural ▪ Dispneia ▪ Hemoptise ▪ Agravamento da insuficiência respiratória, apesar da antibioticoterapia e suporte ventilatório apropriados ▪ Alteração da imagem pulmonar 3. Micológico ▪ Cultura, exame direto de amostras de trato respiratório inferior positivo para *Aspergillus* ▪ GM > 0,5 no soro e/ou > 0,8 no LBA	Presença de fatores do hospedeiro com evidência clínica suficiente e consistente com o diagnóstico de infecção fúngica invasiva, mas sem evidências micológicas que comprovem etiologia.

AI: aspergilose invasiva; DPOC: doença pulmonar obstrutiva crônica; EORTC: European Organisation for Research and Treatment of Cancer; GM: galactomanana; LBA: lavado broncoalveolar; TCTH: transplante de célula hematopoiética.

Fonte: Adaptada de Bassetti. Invasive mould infections in the ICU setting: complexities and solutions. J Antimicrob Chemother. 2017. Bulpa et al. Invasive pulmonary aspergillosis in patients with chronic obstructive pulmonary disease. Eur Respir J. 2007.

O diagnóstico de aspergilose pulmonar cavitária crônica (APCC) requer: (i) 3 meses de sintomas pulmonares crônicos ou doença crônica ou anormalidades radiográficas progressivas, progressão da cavitação, espessamento da parede da cavidade ou pleural, surgimento de infiltrados próximos às cavidades, ou bola fúngica; (ii) IgG anti-*Aspergillus* elevado ou outros dados microbiológicos, como o isolamento de *Aspergillus* em cultura de material do trato respiratório; e (iii) presença de doença pulmonar com alteração estrutural do parênquima.

Por fim, o grupo de trabalho da Sociedade Internacional de Micologia Humana e Animal (ISHAM) para ABPA propõe os seguintes critérios para diagnóstico desse espectro da aspergilose.

I) Condições de predisposição (deve estar presente): asma ou FC (FC).

II) Critérios obrigatórios (ambos devem estar presentes): positividade do teste cutâneo de *Aspergillus* ou níveis detectáveis de IgE contra *Aspergillus fumigatus* e concentração de IgE sérica total elevada (tipicamente > 1.000 UI/mL, mas se o paciente atender a todos os outros critérios, o valor de IgE < 1.000 UI/mL poderá ser aceitável).

III) Outros critérios (pelo menos dois devem estar presentes): precipitação de anticorpos séricos para *A. fumigatus*, opacidades pulmonares radiográficas consistentes com ABPA, contagem total de eosinófilos > 500 células/mL em pacientes virgens de tratamento com glicocorticoide.

TRATAMENTO

Atualmente, dispomos de cinco agentes ativos para o tratamento da aspergilose: a anfotericina B, o itraconazol, o voriconazol, o posaconazol e as equinocandinas. Esses fármacos apresentam excelente atividade inibitória *in vitro* e *in vivo* sobre diferentes espécies de *Aspergillus*. Limitações de biodisponibilidade do itraconazol em cápsula e a não disponibilidade de formulação parenteral desse medicamento e do posaconazol tornam a anfotericina B e o voriconazol os agentes de escolha no tratamento inicial da maioria das infecções por *Aspergillus*, pois as equinocandinas são utilizadas somente para terapia de resgate.

ASPERGILOSE INVASIVA (AI)

Durante muitos anos, a anfotericina B convencional foi utilizada como medicamento de escolha para terapêutica de aspergilose invasiva, apesar dos resultados limitados obtidos com pacientes imunocomprometidos e altos níveis de toxicidade renal.

Entretanto, em 2002, um ensaio clinico randomizado e controlado subsidiou a indicação do voriconazol como medicamento de primeira linha para terapêutica primária de aspergilose invasiva. Nesse estudo, a eficácia e segurança do uso de voriconazol (144 pacientes) foram comparadas à estratégia de uso inicial de anfotericina B convencional (133 pacientes). Todos os pacientes tiveram diagnóstico de aspergilose comprovada (39%) ou provável (61%). A apresentação clínica pulmonar de aspergilose invasiva respondeu pela grande maioria dos casos. Voriconazol mostrou maior taxa de sucesso terapêutico (53 *versus* 32%) e de sobrevida ao final de 12 semanas (71 *versus* 58%). O sucesso terapêutico de voriconazol ao final do tratamento foi da ordem de 54%.

O voriconazol é fármaco com excelente resultado na terapêutica de aspergilose, mas acumulam-se evidências de que a monitorização plasmática dos níveis desse fármaco está indicada para certificar-se de que o paciente atingiu as concentrações ótimas para o tratamento (1 a 5,5 mg/L). Níveis séricos menores que 1 mg/L podem levar à falha terapêutica e níveis superiores a 6 mg/L aumentam o risco de toxicidade.

Não só para o voriconazol, mas também para os outros azólicos utilizados no tratamento e/ou profilaxia de aspergilose, recomenda-se fortemente a monitorização sérica para aumentar a eficácia e minimizar a toxicidade. Os níveis séricos preconizados dos azólicos estão descritos na Tabela 71.5.

As formulações lipídicas de anfotericina B são opções apropriadas para o tratamento de aspergilose invasiva quando o voriconazol não puder ser administrado, seja por contraindicação ou por não tolerabilidade.

O estudo que subsidiou a indicação de anfotericina B lipossomal como medicamento alternativo ao voriconazol para terapêutica primária de aspergilose invasiva foi o estudo denominado AMBILOAD, que envolveu 201 pacientes com diagnóstico de infecções por fungos filamentosos tratados com duas doses diferentes de formulação liposomal de anfotericina B. Nesse estudo, os pacientes foram tratados com 3 mg/kg/dia (101 casos) *versus* 10 mg/kg/dia (94 casos) de anfotericina B liposomal e, ao final do tratamento, ambos os grupos tiveram a mesma taxa de resposta favorável (50 *versus* 46%, $p > 0,05$). Esse estudo mostra claramente que 3 mg/kg/dia de anfotericina B lipossomal é esquema seguro e eficaz na terapêutica de aspergilose invasiva.

A experiência com outras formulações lipídicas de anfotericina B é restrita a estudos abertos, não randomizados, nos quais há evidências de que anfotericina B em complexo lipídico também pode ser utilizada. Das preparações lipídicas disponíveis de anfotericina B, a anfotericina B lipossomal é a que tem menor toxicidade, seja aquela relacionada com a infusão do fármaco (febre, calafrios), seja a toxicidade renal e a que tem maiores níveis séricos. Em contrapartida, as concentrações tissulares da anfotericina B complexo lipídico são maiores, sobretudo no pulmão. A relevância desse achado ainda é discutível. Considerando-se que não há dados de estudos comparativos sobre eficácia/tolerabilidade de diferentes doses de anfotericina B complexo lipídico, a maioria dos autores sugere a utilização de ao menos 5 mg/kg/dia desse medicamento nos casos de infecções por fungos filamentosos.

As equinocandinas apresentam atividade antifúngica contra diferentes espécies de *Aspergillus* spp. e potente atividade fungicida contra todas as espécies de *Candida*, porém seu uso no tratamento de aspergilose é restrito, sendo essa classe terapêutica indicada somente para terapia de resgate, em pacientes refratários ou intolerantes à terapêutica convencional, podendo ser utilizadas em combinação com outro agente antifúngico. A terapêutica combinada de voriconazol associado à equinocandina tem sido avaliada, mas os benefícios reais da combinação de antifúngicos ainda tem pouca evidência.

Também existem dados disponíveis de estudos clínicos abertos, não randomizados, documentando o potencial do posaconazol na terapêutica de resgate em pacientes intolerantes ou não respondedores a voriconazol. O posaconazol é medicamento validado para profilaxia de IFI em pacientes submetidos a transplantes de células tronco hematopoiéticas alogênicos ou com síndrome mielodisplásica.

É importante lembrar que, independentemente da estratégia terapêutica escolhida, a recuperação da resposta imunológica do hospedeiro, em particular a recuperação da neutropenia, parece o principal fator prognóstico para AI. Assim, é parte fundamental do tratamento de uma infecção fúngica em paciente transplantado que se tente minimizar e remover o uso de fármacos imunossupressores.

A remoção cirúrgica de nódulos pulmonares deve sempre ser considerada em lesões de localização próxima ao mediastino, em decorrência do alto risco de hemorragia fatal. Da mesma forma, pacientes com leucemia e AI apresentando nódulos pulmonares solitários e com programação de novo ciclo de quimioterapia ou transplante, a cirurgia pode ser conveniente para abreviar a duração do tratamento e evitar recidivas.

Na sinusite, a exploração cirúrgica é fundamental, não só para obter material para diagnóstico, mas para remover o tecido necrótico. A demora na intervenção cirúrgica pode comprometer os resultados do tratamento da aspergilose.

TABELA 71.5 Níveis séricos preconizados para antifúngicos azólicos.

Antifúngico	Nível sérico – profilaxia	Nível sérico – tratamento
Itraconazol	0,5 a 4 mg/L	1 a 4 mg/L
Voriconazol	1 a 5,5 mg/L	2 a 6 mg/L
Posaconazol*	> 0,7 mg/L	> 1 mg/L

*Formulação em comprimido alcança melhor nível terapêutico.

Fonte: Elaborada pela autoria.

Não é possível estabelecer normas rígidas para a duração do tratamento antifúngico em diferentes formas de aspergilose invasiva. Entretanto, sugere-se que esse período seja no mínimo entre 6 e 12 semanas, recomendando-se não interromper seu uso na presença de lesões radiológicas persistentes e em pacientes sob regime de imunodepressão. Também não há recomendação clara para a periodicidade de realização de exame tomográfico para acompanhamento de resposta terapêutica. Entretanto, é importante mencionar que nos primeiros 7 a 10 dias de tratamento com antifúngicos, as lesões radiológicas podem aumentar particularmente nos pacientes com recuperação do número de neutrófilos nesse período.

Uma medida importante na avaliação da resposta terapêutica ao antifúngico em aspergilose invasiva é representada pela avaliação dos níveis de galactomanana sérica após início do tratamento, quando se espera negativar esse antígeno ao longo dos primeiros 7 a 10 dias de tratamento. Nesse cenário, o aumento persistente das titulações de galactomanana sérica indicam falha da estratégia terapêutica.

ASPERGILOSE PULMONAR CRÔNICA (APC)

Pacientes portadores de aspergiloma simples, sem sintomas ou complicações, são observados ao longo do tempo até que haja evidências de progressão para APCC ou quadros de sangramento. Na presença de sangramento, a melhor conduta é a cirurgia, caso trate-se de doença localizada e o paciente tenha condições clínicas para o procedimento. Terapia antifúngica sistêmica tem pouca efetividade em pacientes com aspergiloma.

Nos pacientes que apresentam a APCC, está indicada a terapêutica antifúngica com triazólicos por tempo prolongado. Há grande experiência com itraconazol, que pode levar à boa resposta clínica, exceto nos casos em que há pouca absorção do fármaco. Idealmente, esses pacientes deveriam ser monitorizados para certificar-se de que apresentam níveis séricos adequados. Pacientes refratários a itraconazol tem como possibilidade terapêutica o voriconazol ou posaconazol, sendo que esse último só está disponível em solução oral no Brasil e também pode ter problemas de absorção.

A forma necrosante da APC deve ser tratada no ambiente hospitalar, sendo voriconazol o fármaco de eleição, tendo em vista a progressão mais rápida dessa forma clínica, na ausência de tratamento específico.

Os pacientes com formas clínicas refratárias ao tratamento medicamentoso, sobretudo aqueles com histórico de sangramento do trato respiratório, são candidatos a cirurgia caso apresentem condições clínicas para o procedimento.

O tempo de tratamento medicamentoso para pacientes com APCC é muito prolongado, mais de 6 meses, sendo recomendado o seguimento com exames radiológicos e dosagem de anticorpos específicos anti-*Aspergillus*, que tendem a negativar ao longo do tratamento.

PREVENÇÃO

CONTROLE AMBIENTAL

A aquisição de aspergilose nosocomial está associada a três mecanismos: inalação de bioaerossóis secundários a sistemas de ventilação contaminados; contato direto por meio de objetos contaminados (campos cirúrgicos) ou ambos, como ocorre nos casos de osteomielite de esterno por *Aspergillus* spp. pós-cirurgias cardíacas.

Não existem níveis seguros reconhecidos para a quantidade de bioaerossóis ou padronização de amostragem ou frequência do controle do ar em hospitais. Sabe-se que a concentração de fungos no ar externo é alta, em torno de 10.000 UFC/m^3, e essa concentração não causa infecções pulmonares na população geral. Entretanto, apesar de ser difícil estabelecer um nível seguro da concentração de fungos no ambiente hospitalar, alguns estudos têm demonstrado correlação positiva entre o aumento da contagem de esporos no ar e a incidência de aspergilose invasiva. A contagem de concentração de fungos no ar não é uma prática rotineiramente recomendada em hospitais, porém, em algumas situações, essa prática é recomendada, como diante da ocorrência de surtos (principalmente nos casos de construções e reformas) ou na monitorização da qualidade do ar em unidades de TCTH.

É importante considerar que vários surtos de AI em ambiente hospitalar já foram descritos na literatura, demonstrando que a incidência dessa infecção fúngica pode ser maior em decorrência de construções, reformas ou manutenção imprópria de sistemas de ventilação, condições essas associadas a maior circulação de propágulos infectantes de *Aspergillus* spp. Construções e reformas nos hospitais estão frequentemente associadas a aumento do número de casos de aspergilose, principalmente nos casos de demolição, nos quais grande quantidade de bioaerossóis é dispersa no meio ambiente.

É fundamental monitorar o tipo de atividade construtiva (pequenos reparos até grandes demolições) a ser realizada em um hospital e, a depender da unidade onde será realizada (áreas sem pacientes até áreas críticas), estabelecer quais medidas protetivas deverão ser adotadas pela engenharia hospitalar. Essas medidas incluem desde adoção de barreiras de contenção, controle da disseminação de poeiras, controle do tráfego, transferência de pacientes, limpeza constante da poeira até a interdição de áreas.

Quando as construções forem externas, o sistema de ventilação pode se tornar sobrecarregado de poeira, portanto, a manutenção e a limpeza dos filtros são necessárias para impedir a contaminação do ar interno.

As unidades de TCTH devem ser especialmente desenhadas com fluxo de ar laminar, filtros de alta eficiência (HEPA) e pressão positiva. A filtração HEPA com mínimo de 10 trocas de ar/hora removem 99,97% das partículas maiores de 0,3 mícrons e devem ser instalados no sistema de ventilação em unidades de risco. Opção a sistemas centrais de ventilação são a instalação de unidades portáteis. Havendo opção por filtros HEPA, os quartos dos pacientes devem ter as janelas seladas e lacradas para prevenir a contaminação do ar exterior e as portas devem permanecer fechadas para manter a pressão positiva. Existe proposta de que nas áreas que tenham filtros HEPA e pressão positiva a contagem de esporos fúngicos deve ser < 15 UFC/m^3 com contagem de *Aspergillus* spp. < 0,1 UFC/m^3. A combinação filtro HEPA e fluxo laminar parece mais eficiente na redução de propágulos.

Vale ressaltar que não existe legislação especifica para controle do ar em ambiente hospitalar. No Brasil, existe somente uma resolução, datada de 2003, que providencia referenciais de qualidade do ar interior em ambientes climatizados artificialmente de uso público e coletivo.

Mais recentemente, sistemas de água têm sido reconhecidos como uma via potencial de transmissão de *Aspergillus* spp. Espécies de *Aspergillus* spp. têm sido encontradas na análise da água de reservatórios em hospitais e na comunidade. Estudo recente de vigilância do ar, da água e de superfícies em unidades de TCTH com sistemas de filtração encontrou *Aspergillus* spp. em 70% na água, 22% nas superfícies e 83% no ar interno da unidade. A presença de *Aspergillus* spp. no ar interno da unidade, apesar dos filtros, levantou a hipótese da possível origem do fungo nos sistemas de água. Essa hipótese foi confirmada, pois se encontrou maior concentração de *Aspergillus* spp. nos banheiros comparada aos quartos e corredor, e a análise molecular revelou haver correlação genética entre os isolados da água do ar interno e de amostras clínicas. Em estudo posterior, observou-se que a limpeza do chão do banheiro diminuiu a concentração de propágulos de *Aspergillus* spp. no ar.

Com base nesses dados, os reservatórios de água passaram a ser reconhecidos como potenciais fontes de contaminação por meio da aerossolização de propágulos dispersos pelo chuveiro, merecendo especial atenção na prevenção da exposição.

Também não existe legislação específica para controle da água em ambiente hospitalar. A única legislação vigente prevê potabilidade da água, na qual somente é analisada a presença de bactérias coliformes. Para minimizar a aquisição de fungos patogênicos pela água, é possível instalar filtros nos pontos de saída (torneiras e chuveiros) em unidades de TCTH.

Há evidências demonstrando que as medidas de controle ambiental, visando reduzir a exposição à água ou a melhoria da qualidade do ar por meio da instalação de filtros, trazem alguns benefícios para pacientes de alto risco. Em contrapartida, a permanência hospitalar tem sido reduzida dramaticamente com o paciente transplantado recebendo alta cada vez mais precoce, e mudanças na epidemiologia da AI têm tornado seu aparecimento mais frequente no período tardio, colocando em discussão essa estratégia única. Por isso, os benefícios do ambiente hospitalar protegido têm sido reavaliados, pois os pacientes poderão ser expostos aos bioaerossóis após a alta hospitalar. O mais importante fator de risco para a aquisição de AI permanece sendo a imunossupressão do paciente.

PROFILAXIA ANTIFÚNGICA PRIMÁRIA

A discussão de um esquema de profilaxia primária deve ocorrer em populações de maior risco para ocorrência de AI e maior mortalidade. Nesse contexto, os estudos de profilaxia têm sido realizados em pacientes transplantados de fígado, pulmão, coração e TCTH, além de pacientes com LMA em fase de indução de remissão.

Em pacientes transplantados de fígado, pulmão e coração, os estudos demonstram redução na ocorrência de AI, porém sem qualquer impacto na sobrevida.

Em pacientes submetidos a transplante de fígado, indica-se profilaxia com formulações de anfotericina B apenas a pacientes de muito alto risco.

Em pacientes submetidos a transplantes cardíacos, a profilaxia antifúngica não é recomendada rotineiramente. Em pacientes com fatores de risco, tais como reoperação, necessidade de hemodiálise pós-transplante e doença citomegálica, azólicos podem ser uma opção.

Como as infecções fúngicas ocorrem frequentemente em pacientes transplantados de pulmão, principalmente no período pós-operatório precoce, profilaxia antifúngica no pós-operatório imediato tem sido realizada em alguns centros. Estudos com itraconazol e anfotericina B aerossolizada mostraram-se eficazes em algumas séries. Existe consenso de que a administração de anfotericina B aerossolizada previne a infecção da anastomose e essa estratégia tem sido utilizada em alguns centros norte-americanos e europeus, apesar da falta de trabalhos clínicos randomizados e controlados comprovando sua eficácia.

Há estudos sugerindo que a profilaxia primária com posaconazol seja eficiente na redução das taxas de ocorrência de aspergilose invasiva em pacientes com leucemias mieloides agudas, na fase de indução de remissão, assim como pacientes submetidos a TCTH alogênico que evoluem com reação enxerto *versus* hospedeiro grave.

A eficácia do voriconazol como agente profilático foi demonstrada apenas em pacientes submetidos a TCTH ao longo do período de neutropenia. Nesses pacientes, esse medicamento mostrou-se mais eficaz na redução de IFIs por *Aspergillus*, mas não houve redução de mortalidade quando comparada a estratégia de profilaxia com fluconazol e intensa monitorização com galactomanana e imagem para o diagnóstico precoce de aspergilose.

Dois estudos foram conduzidos comparando posaconazol e fluconazol ou itraconazol como profilaxia primária de IFI em pacientes hematológicos. O primeiro estudo comparou posaconazol 200 mg 3 vezes ao dia *versus* fluconazol 400 mg/dia em pacientes submetidos a TCTH que desenvolveram reação enxerto *versus* hospedeiro grave. Nesse estudo, houve diferença significativa na incidência de aspergilose durante o estudo (2% × 7%, p = 0,006), em particular durante o período de exposição ao antifúngico (1% × 6%, p = 0,001), no grupo tratado com posaconazol. Outro estudo comparando posaconazol 200 mg 3 vezes ao dia *versus* fluconazol 400 mg/dia ou itraconazol 200 mg 2 vezes ao dia em pacientes em indução de remissão da LMA ou síndrome mielodisplásica demonstrou redução significativa na incidência de aspergilose durante a profilaxia (1% × 7%, p = 0,0001) e na mortalidade por IFI (1,6% × 5%, p = 0,01) no grupo tratado com posaconazol.

Diante do exposto, há evidências de que profilaxia primária com posaconazol possa reduzir as taxas de incidência de aspergilose invasiva em pacientes hematológicos, devendo essa estratégia ser considerada apenas em pacientes hematológicos de alto risco para essa micose (leucemia aguda em indução ou TCTH alogênico).

PROFILAXIA ANTIFÚNGICA SECUNDÁRIA

Profilaxia secundária deve ser instituída em todos os pacientes com diagnóstico prévio de aspergilose invasiva que serão submetidos a um novo ciclo de quimioterapia com potencial de induzir neutropenia ou alteração significativa de imunidade celular. Nessas condições, anfotericina B lipossomal, itraconazol ou voriconazol podem ser alternativas de profilaxia secundária.

BIBLIOGRAFIA SUGERIDA

Bitar D, Lortholary O, Le Strat Y, Nicolau J, Coignard B, Tattevin P, et al. Population-Based analysis of invasive fungal infections, France, 2001-2010. Emerg Infect Dis. 2014;20(7):1149-55.

Bustamante B, Denning DW, Campos PE. Serious fungal infections in Peru. Eur J Clin Microbiol Infect Dis Off Publ Eur Soc Clin Microbiol. 2017;36(6):943-8.

Caira M, Mancinelli M, Leone G, Pagano L. Invasive aspergillosis in acute leukemias: old and new risk factors and epidemiological trends. Med Mycol. 2011;49(S1):S13-6.

Cattaneo C, Gramegna D, Pagani C, Borlenghi E, Malagola M, Cerqui E, et al. Invasive pulmonary aspergillosis in acute leukemia in the era of new antifungal treatment and prophylaxis is still frequent, even in patients with acute lymphoblastic leukemia, and adversely affects the overall treatment outcome. Results of a 5-year study at a single institution. Blood. 2017;130(Suppl 1):S2288-2288.

Cornely OA, Maertens J, Bresnik M, et al. Liposomal amphotericin B as initial therapy for invasive mold infection: a randomized trial comparing a high-loading dose regimen with standard dosing (AmBiLoad trial). Clin Infect Dis. 2007;44:1289-97.

Dandachi D, Dib RW, Fernández-Cruz A, Jiang Y, Hachem RY, Chaftari A-M, et al. Invasive pulmonary aspergillosis in patients with solid tumors: risk factors and predictors of clinical outcomes. Open Forum Infect Dis. 2018;5(Suppl 1):S460.

Denning DW., Cadranel J, Beigelman-Aubry C, Florence Ader F, Chakrabarti A et al. on behalf of the European Society for Clinical Microbiology and Infectious Diseases and European Respiratory Society. Chronic pulmonary aspergillosis: rationale and clinical guidelines for diagnosis and management. Eur Respir J. 2016;47:45-68.

Dragonetti G, Criscuolo M, Fianchi L, Pagano L. Invasive aspergillosis in acute myeloid leukemia: Are we making progress in reducing mortality? Med Mycol. 2017;55(1):82-6.

Ghez D, Calleja A, Protin C, Baron M, Ledoux M-P, Damaj G, et al. Early-onset invasive aspergillosis and other fungal infections in patients treated with ibrutinib. Blood. 2018;26;131(17):1955-9.

Giacomazzi J, Baethgen L, Carneiro LC, Millington MA, Denning DW, Colombo AL, et al. The burden of serious human fungal infections in Brazil. Mycoses. m 2016;59(3):145-50.

Harrison N, Mitterbauer M, Tobudic S, Kalhs P, Rabitsch W, Greinix H, et al. Incidence and characteristics of invasive fungal diseases in allogeneic hematopoietic stem cell transplant recipients: a retrospective cohort study. [Internet]. 29 de dezembro de 2015 [citado 13 fev 2019]. Disponível em: https://www.ncbi.nlm.nih.gov/pmc/articles/PMC4696168/

Husain S, Paterson DL, Studer S, Pilewski J, Crespo M, Zaldonis D, et al. Voriconazole prophylaxis in lung transplant recipients. Am J Transplant Off J Am Soc Transplant Am Soc Transpl Surg. 2006;6(12):3008-16.

Kabbani D, Goldraich L, Ross H, Rotstein C, Husain S. Outbreak of invasive aspergillosis in heart transplant recipients: the role of screening computed tomography scans in asymptomatic patients and universal antifungal prophylaxis. Transpl Infect Dis. 2018;20(1):e12808.

López-Medrano F, Fernández-Ruiz M, Silva JT, Carver PL, van Delden C, Merino E, et al. Multinational case-control study of risk factors for the development of late invasive pulmonary aspergillosis following kidney transplantation. Clin Microbiol Infect Off Publ Eur Soc Clin Microbiol Infect Dis. 2018;24(2):192-8.

Lore Vanderbeke, Isabel Sprietc, Christine Breynaerte, Bart JA, Rijnders PE, Verweij JW. Invasive pulmonary aspergillosis complicating severe influenza: epidemiology, diagnosis and treatment. Curr Opin Infect Dis. 2018; 31:000-000.

Martin-Loeches I, J Schultz M, Vincent J-L, Alvarez-Lerma F, Bos LD, Solé-Violán J, et al. Increased incidence of co-infection in critically ill patients with influenza. Intensive Care Med. 2017;43(1):48-58.

Neofytos D, Chatzis O, Nasioudis D, Boely Janke E, Doco Lecompte T, Garzoni C, et al. Epidemiology, risk factors and outcomes of invasive aspergillosis in solid organ transplant recipients in the Swiss transplant cohort study. Transpl Infect Dis Off J Transplant Soc. 2018;20(4):e12898.

Nicolato A, Nouér SA, Garnica M, Portugal R, Maiolino A, Nucci M. Invasive fungal diseases in patients with acute lymphoid leukemia. Leuk Lymphoma. 2016;57(9):2084-9.

Nucci M, Garnica M, Gloria AB, Lehugeur DS, Dias VCH, Palma LC, et al. Invasive fungal diseases in haematopoietic cell transplant recipients and in patients with acute myeloid leukaemia or myelodysplasia in Brazil. Clin Microbiol Infect Off Publ Eur Soc Clin Microbiol Infect Dis. 2013;19(8):745-51.

Pagano L, Caira M, Candoni A, Offidani M, Martino B, Specchia G, et al. Invasive aspergillosis in patients with acute myeloid leukemia: a SEIFEM-2008 registry study. Haematologica. 2010;95(4):644-50.

Pagano L, Caira M, Picardi M, Candoni A, Melillo L, Fianchi L, et al. Invasive aspergillosis in patients with acute leukemia: update on morbidity and mortality – SEIFEM-C Report. Clin Infect Dis Off Publ Infect Dis Soc Am. 2007;44(11):1524-5.

Pagano L, Stamouli M, Tumbarello M, Verga L, Candoni A, Cattaneo C, et al. Risk of invasive fungal infection in patients affected by acute promyelocytic leukaemia. A report by the SEIFEM-D registry. Br J Haematol. 2015;170(3):434-9.

Patterson TF, Thompson GR, Denning DW, Fishman JA, Hadley S, Herbrecht R, et al. Practice Guidelines for the Diagnosis and Management of Aspergillosis: 2016 Update by the Infectious Diseases Society of America. Clin Infect Dis Off Publ Infect Dis Soc Am. 2016;63(4):e1-60.

Perfect J. Fungal diagnosis: how do we do it and can we do better? Curr Med Res Opin. 2013;29(Suppl.) 4:3-11.

Rogers T et al. National guidelines for the prevention of nosocomial aspergillosis: a report of the Aspergillosis Subcommittee of the Health Protection Surveillance Centre Scientific Advisory Committee. Dublin: HPSCSAC; 2018.

Schauwvlieghe AFAD, Rijnders BJA, Philips N, Verwijs R, Vanderbeke L, Van Tienen C, et al. Invasive aspergillosis in patients admitted to the intensive care unit with severe influenza: a retrospective cohort study. Lancet Respir Med. 2018;6(10):782-92.

Singh N, Husain S. Invasive aspergillosis in solid organ transplant recipients. Am J Transplant. 2009;9:180-91.

Upton A, Kirby KA, Carpenter P, Boeckh M, Marr KA. Invasive aspergillosis following hematopoietic cell transplantation: outcomes and prognostic factors associated with mortality. Clin Infect Dis. 2007;44(4):531-40.

Vanderbeke L, Spriet I, Breynaert C, Rijnders BJA, Verweij PE, Wauters J. Invasive pulmonary aspergillosis complicating severe influenza: epidemiology, diagnosis and treatment. Curr Opin Infect Dis. 2018;31(6):471-80.

Zurita J, Denning DW, Paz-Y-Miño A, Solís MB, Arias LM. Serious fungal infections in Ecuador. Eur J Clin Microbiol Infect Dis Off Publ Eur Soc Clin Microbiol. 2017;36(6):975-81.

72

Infecções por fungo do gênero *Candida* spp.

Maria Luiza Moretti

INTRODUÇÃO

Com o avanço da medicina, nas últimas décadas, tem havido um aumento da incidência das infecções fúngicas, em especial, nos pacientes imunodeprimidos e gravemente enfermos. Dentre os fungos causadores das infecções sistêmicas, as leveduras do gênero *Candida* spp. (Figura 72.1) têm se destacado pela sua frequência e relevância clínica. São consideradas como um dos principais agentes causadores de infecção sistêmica de origem hospitalar, e são os principais fungos causadores de infecção de corrente sanguínea, tanto em estudos nacionais como internacionais, representando entre o 4º ou 5º micro-organismo mais isolado em hemoculturas. As espécies do gênero *Candida* spp. são encontradas no tubo gastrointestinal, em mais de 60% da população adulta sadia, e as mulheres podem albergar de 20 a 30% dessa levedura na vagina. As alterações dos mecanismos de defesa do organismo humano propiciam condições para o desenvolvimento de candidíase.

Os pacientes imunodeprimidos, pacientes internados em unidades de terapia intensiva, pacientes submetidos à cirurgias abdominais e os com infecção pelo vírus da imunodeficiência adquirida (HIV) constituem um grupo de pacientes altamente suscetíveis às infecções por fungos que, até então, eram considerados pouco patogênicos ou mesmo não patogênicos. Além de dificuldades diagnósticas e terapêuticas, as infecções fúngicas, nesses pacientes, podem apresentar curso rápido e muitas vezes fatal. Apesar dos avanços terapêuticos, da introdução dos testes de sensibilidade aos antifúngicos e de novos testes diagnósticos, muitas dúvidas e controvérsias ainda permanecem no tratamento dessas infecções.

PRINCIPAIS INFECÇÕES CAUSADAS POR LEVEDURAS DO GÊNERO *CANDIDA* SPP.

CANDIDÍASE INVASIVA

Candidíase invasiva é uma infecção fúngica que ocorre quando as leveduras do gênero *Candida* spp. invadem os tecidos, tais como a mucosa da cavidade oral, esôfago, vagina etc., podendo causar infecção sistêmica seguida de disseminação dos fungos pelo organismo.

Candidemia é definida como o isolamento de qualquer espécie de *Candida* spp. em pelo menos uma cultura de sangue. O isolamento poderá estar associado à presença de cateter vascular, em ausência de sinais clínicos de infecção ou com sinais clínicos de infecção ou, ainda, com sepse ou choque séptico. O isolamento de *Candida* spp. em hemocultura, mesmo sem sinais evidentes de infecção, deve ser considerado como significativo e o paciente deve receber antifúngico sistêmico.

Candidemia pode estar associada com candidíase em órgão profundo podendo ser secundária à disseminação hematogênica ou por meio da introdução de *Candida* spp. em um sítio estéril, acometendo múltiplos órgãos. A candidemia associada a lesões cutâneas, lesões hepatosplênicas por *Candida* spp. ou endoftalmite são consideradas como candidíase em órgão profundo e pode ser associada com hemoculturas positivas ou negativas. A prevalência estimada de candidíase intra-abdominal varia, de acordo com os estudos em 5 a 30%, sendo menor nos pacientes em diálise peritoneal, e o risco aumenta gradativamente em pacientes com cirurgias abdominais de urgência, pancreatite necrotizante e cirurgias hepatobiliares de alto risco.

Essa infecção deve ser suspeitada na presença de febre > 2 semanas, não responsiva a antibióticos de largo espectro e com febre persistente após a recuperação da neutropenia.

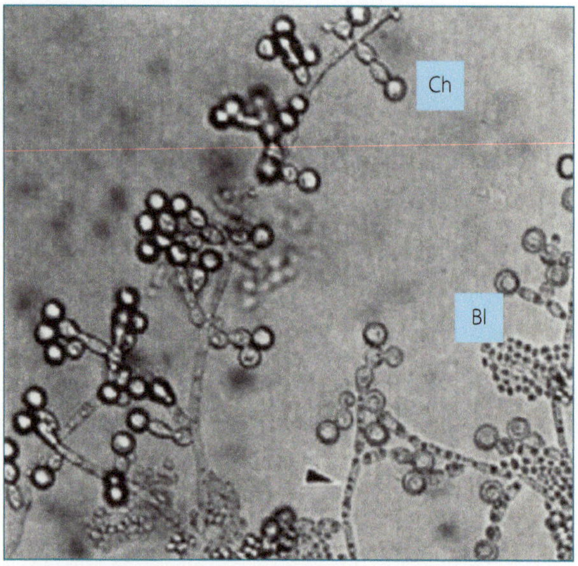

FIGURA 72.1 *Candida albicans*. Clamidósporos (Ch) e Blastoconídios (Bl). Coloração pelo lactofenol. Aumento 400×.
Fonte: Acervo da autoria.

- Sinal e ou sintoma abdominal (dor, icterícia, hepatomegalia e ou esplenomegalia).
- Aumento das enzimas hepáticas, especialmente a fosfatase alcalina.
- Achados anormais em abdome por meio de exames de imagem.
- Identificação de *Candida* spp. em exames histopatológicos ou cultura de fragmentos de órgãos.

Candidemia também pode estar associada a presença de cateter vascular central (CVC), sendo então definida quando ocorre em paciente com cateter intravascular, que não tem qualquer outra fonte de infecção fúngica. O CVC pode ser implicado como a fonte da candidemia, se o cateter for removido e a cultura for positiva, pela técnica semiquantitativa de rolamento da ponta do cateter resultar em contagem de colônias > 15 unidades formadoras de colônias ou cultura positiva > 100 UFC pela técnica de sonicação, apresentarem o crescimento da mesma espécie de *Candida* spp. em duas amostras pareadas de sangue, uma coletada de veia periférica e a segunda por meio do CVC.

CANDIDEMIA E ESPÉCIES DE *CANDIDA* SPP.

A candidemia tem sido a infecção fúngica invasiva nosocomial mais extensamente estudada. Hoje são conhecidas mais de 100 espécies de *Candida* spp. *Candida albicans* representa a espécie que mais comumente causa infecção sistêmica. Outras espécies de *Candida*, como a *C. tropicalis*, a *C. glabrata*, a *C. parapsilosis*, a *C. krusei*, a *C. lusitaniae* têm sido progressivamente relatadas como causadoras de infecção sistêmica, de modo que, atualmente em alguns centros hospitalares, a frequência de candidemia por *Candida* não *albicans* chega a ser maior que por *C. albicans*. Todas as espécies de *Candida* spp. podem causar as mesmas apresentações clínicas, tais como, fungemia, endocardite, artrite, meningites, endoftalmite, osteomielite, entre outras. Entretanto, existem diferenças na gravidade dos quadros clínicos e na abordagem terapêutica delas.

A epidemiologia atual da candidíase aponta que para cada 10 mil pacientes internados de alto risco, 5 a 10 desenvolverão candidemia. Esses dados correspondem a 8 a 10% das infecções hospitalares de corrente sanguínea, dos quais, em torno de 35 a 50% dos pacientes chegarão ao óbito. As infecções por *Candida* spp. podem ser encontradas sob várias formas clínicas. A infecção pode estar disseminada em múltiplos órgãos e, assim, associada a um prognóstico ruim. Muitas vezes as leveduras não são isoladas no sangue e outras vezes a doença pode estar localizada em órgãos profundos. No entanto, a presença de candidemia sem invasão de órgãos apresenta melhor prognóstico.

A candidemia é uma doença, primariamente, do paciente imunodeprimido, debilitado e com períodos prolongados de internação. A população de risco inclui: internados em unidades de terapia intensiva, diabetes *mellitus*, cirrose hepática, pancreatite, hepatite, lúpus eritematoso sistêmico, uremia, doenças inflamatórias do tubo digestivo, grandes cirurgias, idosos e pacientes com trauma grave. Os pacientes com doenças hematológicas e transplante de órgãos representam um grupo particularmente, suscetível à infecção sistêmica por *Candida* spp. Os pacientes transplantados de medula óssea são hospedeiros muito suscetíveis, em que a neutropenia e seu tempo prolongado representam um grande risco para a aquisição de candidemia. Recém-nascidos de baixo peso, prematuros e internados em unidades de terapia intensiva neonatal também são muito suscetíveis às infecções por *Candida* spp.

A maioria dos casos de candidemia é causada pela *C. albicans* representando cerca de 50 a 70% dos casos de doença invasiva. Nas últimas duas décadas, ocorreu uma tendência de mudança para o aumento do número de casos de candidemia causada por espécies não *albicans*, em especial: a *C. parapsilosis*, a *C. tropicalis*, a *C. glabrata*, a *C. krusei*, a *C. lusitaniae* e a *C. guillermondii*. Entre as razões para essa mudança citam-se: o aumento da sobrevida de pacientes gravemente enfermos e com doenças imunossupressoras e o uso frequente de terapia antifúngica profilática, empírica e preemptiva com fluconazol.

A distribuição da frequência de ocorrência das espécies de *Candida* causadores de candidemia varia em cada país/continente e suas características regionais, principalmente relacionadas com a eficiência dos cuidados oferecidos aos pacientes nos hospitais. A candidemia é uma infecção associada aos cuidados à saúde de pacientes hospitalizados. Apresentamos na Tabela 72.1 a frequência de distribuição de espécies de *Candida*, por região geográfica, descrita no estudo de Pfaller et al. do projeto SENTRY de 2006 a 2016. A Tabela 72.1 resume a distribuição da frequência das espécies de *Candida* em candidemia em diferentes continentes. Interessante notar, por exemplo, que a *C. glabrata* é a espécie mais frequente, depois de *C. albicans*, principalmente na América do Norte, representando praticamente 24% dos isolados, enquanto na América do Sul, a *C. parapsilosis* é a espécie não *albicans* mais importante.

TABELA 72.1 Distribuição da frequência das espécies de *Candida* responsáveis por candidíase invasiva, por região geográfica no mundo.

Espécie	Ásia e Pacífico	Europa	América Latina	América do Norte
	N = 1.314	N = 5.964	N = 1.629	N = 6.401
C. albicans	46	52,5	43,9	42,7
C. glabrata	17,9	16	7,1	24,3
C. parapsilosis	12,9	15,4	24,3	14,8
C. tropicalis	14,1	7,5	17	8
C. krusei	1,8	3	2	2,9

Fonte: Pfaller MA e cols. Twenty years of the SENTRY antifungal surveillance program: results for *Candida* species from 1997-2016. OFID 2019;6 (Suppl 1) S79-S94.

Candidemia causada por *C. parapsilosis* está associada, principalmente, ao uso de cateteres intravasculares, a procedimentos cirúrgicos e à alimentação parenteral. A *C. parapsilosis* tem a característica de proliferar em altas concentrações de glicose e aderir em materiais prostéticos, principalmente, pela produção de biofilme e também de colonizar com frequência, a pele e as mãos. A mortalidade geral para essa espécie está estimada em 30% e, portanto, menor que as demais espécies de *Candida*. Vários autores têm reportado que a *C. parapsilosis* ocorre frequentemente em pacientes com tumores sólidos ou em pacientes não hematológicos, tendo como porta de entrada, cateteres intravasculares. Ocorre também em pacientes mais jovens e é causa frequente de candidemia em neonatos internados em unidades de terapia. Nessa população especial, a *C. parapsilosis* apresenta mortalidade de até 50%. A *C. parapsilosis* também tem sido responsável pela ocorrência de surtos intra-hospitalares, muitas vezes decorrentes da contaminação intrínseca de nutrição parenteral ou mesmo por meio de mãos de profissionais da saúde. A *C. parapsilosis* forma biofilme e é encontrada mais em pele do que em mucosa, colonizando materiais prostéticos, tais como cateteres vasculares e próteses articulares. Esse atributo faz que a *C. parapsilosis* seja uma infecção fúngica hospitalar, que pode ser prevenida por meio de ações de controle de infecção associada aos cuidados da saúde, mais do que as demais espécies de *Candida*. Desse modo, chama a nossa atenção, a alta frequência de *C. parapsilosis* como causadora de candidemia nos pacientes brasileiros, sugerindo que devemos atuar na melhora dos cuidados oferecidos aos pacientes hospitalizados em nosso país. Atualmente, foram identificadas a *C. metapsilosis* e a *C. orthopsilosis*, que anteriormente eram caracterizadas como *C. parapsilosis* e, a importância clínica dessas duas novas espécies ainda permanece em estudo.

Os estudos recentes documentam a emergência de *C. glabrata*. O uso de fluconazol está relacionado com o aumento de isolamento de *C. glabrata*, prioritariamente em pacientes com câncer. Adultos maiores de 60 anos têm maior risco de desenvolver a candidemia por *C. glabrata* como também de vir a morrer desse evento. Fatores de risco, tais como: o uso de antibióticos de amplo espectro, o uso de nutrição parenteral, de cateteres de longa duração, a internação em unidades de terapia intensiva, são encontrados em pacientes com infecção sistêmica por *C. glabrata*. Esses achados colocam um contraponto na hipótese de que a emergência de *C. glabrata* esteja, principalmente, relacionada com o uso crescente de fluconazol. No entanto, a idade avançada, a gravidade da doença de base e o uso de antibióticos parecem ser mais importantes do que o uso de fluconazol. A *C. tropicalis* apresenta-se como patógeno importante, em especial, nos pacientes com câncer, doenças hematológicas e neutropenia. A maioria dos casos de candidemia por *C. tropicalis* tem aquisição de fonte endógena, sendo raramente, identificada como causadora de surtos intra-hospitalares. O risco de infecção por *C. tropicalis* aumenta na presença de neutropenia e mucosite, condições essas frequentes em pacientes onco-hematológicos. Em torno de 60 a 80% dos pacientes neutropênicos colonizados por *C. tropicalis* tem chance de desenvolver infecção sistêmica. Assim como a *C. tropicalis*, a *C. krusei* é patógeno importante em pacientes com doenças hematológicas e pacientes transplantados de medula óssea, em especial por apresentar resistência intrínseca ao fluconazol. Embora, o uso profilático de fluconazol em pacientes com doença hematológica tenha sido associado à emergência de *C. krusei*, o uso de fluconazol por si só, não explica o aumento de candidemia por essa espécie, uma vez que algumas instituições hospitalares registraram a presença dessa espécie de *Candida* antes do uso de fluconazol.

A *C. guilliermondii* e a *C. rugosa* são espécies relativamente incomuns e são descritas mais na América Latina do que em outros continentes, podendo alcançar 5 a 7% dos isolados em casos de candidemia. Ambas as espécies foram relatadas como responsáveis por surtos intra-hospitalares, e apresentam menor sensibilidade ao fluconazol. A *C. guilliermondii* tem sido muito relatada como causadora de onicomicoses e micoses superficiais. As infecções sistêmicas por *C. lusitaniae* foram associadas, em mais de 50% dos casos, ao uso de cateteres intravasculares podendo ser uma importante causa de fungemia em imunodeprimidos. Algumas cepas podem ser intrinsecamente resistentes a mais de um antifúngico, incluindo a anfotericina B e nesses casos a mortalidade pode chegar a 70% dos casos. Os estudos têm mostrado que a *C. lusitaniae* é, geralmente, um patógeno endógeno e que os sítios mais comuns de isolamento são o trato respiratório, a urina e o sangue.

A *C. dubliniensis* foi reconhecida recentemente como uma nova espécie de *Candida*. A diferenciação entre a *C. dubliniensis* e a *C. albicans* é feita por métodos moleculares e foi descrita, primeiramente, na Irlanda por Sullivan et al., em cavidade oral de pacientes com HIV/aids. No Brasil, um estudo envolvendo 331 pacientes com aids, a colonização por *Candida* spp. ocorreu em 44% dos pacientes e a *C. dubliniensis* foi detectada em somente dois pacientes.

Com relação à epidemiologia geral da candidemia no Brasil destaca-se a alta mortalidade geral, variando de 50 até 70% dos casos, dependendo do tipo de hospital e da gravidade da doença de base. A incidência de candidemia no Brasil tem sido documentada em torno de dois casos por 1.000 internações, sendo mais alta do que os dados de países desenvolvidos, como também de outros países da América do Sul, mostrando que a candidemia é uma infecção grave e relativamente frequente em nossos hospitais.

Em 2009, foi descrito uma nova espécie de *Candida*, *Candida auris*, isolada no conduto auditivo externo de um paciente japonês. Um estudo retrospectivo de isolados da Coreia do Sul identificou *C. auris* datado de 1996 isolado de infecção de corrente sanguínea de uma criança. Mais de 20 países, em cinco continentes, reportaram o isolamento de *C. auris*, tais como Índia, Malásia, Reino Unido, Quênia, Alemanha, Estados Unidos, Venezuela, Colômbia, entre outros. Até o momento, não foram registrados casos de *C. auris* no Brasil.

Os isolados de *C. auris* têm sido recuperados de diversos espécimes clínicos, incluindo secreções respiratórias, sangue, urina, tecidos, sendo a infecção de corrente sanguínea a mais grave de todas as doenças exibindo taxas de mortalidade de 30 a 60%. A maioria dos casos ocorreram em pacientes hospitalizados, com graves comorbidades e, muitas vezes, associados à surtos intra-hospitalares, podendo ser transmitidos de paciente-paciente e paciente-profissional da saúde-paciente como também colonizar o ambiente hospitalar. *C. auris* apresenta multirresistência aos antifúngicos como fluconazol e anfotericina B, sendo indicado o tratamento com equinocandinas. A identificação microbiológica de *C. auris* pode ser erroneamente identificada pelos sistemas automatizados como *Candida haemulonii*, *Candida duobushaemulonii*, *Candida famata*, *Candida guilliermondii*. O sistema MALDI-TOF, com base de dados atualizada, identifica *C. auris* ou a identificação pode ser feita pelo sequenciamento da região ITS e D1-D2 da região 28S do DNA ribossomal.

FATORES PREDISPONENTES PARA INFECÇÃO FÚNGICA SISTÊMICA

Vários fatores de riscos estão associados à ocorrência de infecção fúngica sistêmica. O Quadro 72.1 apresenta os principais fatores de riscos para infecção fúngica e muitos desses fatores estão presentes em todos os pacientes internados. Alguns fatores agem primeiramente causando imunossupressão (quimioterapia, corticoterapia, neutropenia), enquanto outros quebram as barreiras de proteção (cateteres vasculares, queimaduras, solução de continuidade) facilitando a invasão e consequentemente a infecção. O uso prolongado de antibióticos de largo espectro é um dos mais importantes fatores de risco, pois, agem facilitando a colonização do tubo gastrointestinal por leveduras, e consequente invasão da corrente sanguínea por meio da translocação intestinal.

Muitos episódios de candidemia são tidos como de aquisição endógena por meio de colonização prévia da boca, tubo gastrointestinal, vagina ou pele. Os estudos de tipagem do DNA de cepas de *Candida* spp. trouxeram evidências de que as cepas que colonizaram o paciente, previamente a infecção, eram as mesmas que causaram a infecção sistêmica, dando suporte a hipótese de aquisição endógena. A transmissão nosocomial para os pacientes por meio de infusões endovenosas contaminadas, o uso de materiais prostéticos e as mãos dos profissionais da saúde têm sido frequentemente documentada, utilizando-se os métodos de tipagem molecular. Estudos recentes demonstraram que a *Candida* spp. pode sobreviver no ambiente, propiciando a aquisição exógena.

Pelo exposto, fica claro que o desenvolvimento de candidemia depende das condições clínicas dos pacientes e da exposição aos fatores de risco. Os pacientes hospitalizados de alto risco que desenvolveram candidemia, quando comparado a um grupo controle, apresentaram um risco de 1,7 vezes maior, para cada classe de antibiótico que foi utilizado. Esse risco aumentou para 7,2 vezes se o paciente estiver com cateter implantado de Hickman-Broviack, 10,4 vezes se ocorreu o isolamento de *Candida* spp. em mais de um sítio, além da hemocultura, e 18 vezes se o paciente fora submetido à hemodiálise. O estudo de 225 pacientes internados em unidades de alto risco no Hospital das Clínicas da Unicamp mostrou na análise multivariada que, a presença de febre, neutropenia, o uso de cateter urinário e a nutrição parenteral foram fatores de risco associados ao desenvolvimento de candidemia.

QUADRO 72.1 Principais fatores de riscos associados à candidemia e fungemia em pacientes hospitalizados.

Fatores de risco:
- Uso de antimicrobianos de amplo espectro
- Corticosteroides
- Quimioterapia
- Doenças onco-hematológicas e transplantes de órgãos
- Colonização prévia
- Cateteres vasculares
- Nutrição parenteral
- Neutropenia (< 500 células/mm^3)
- Cirurgia extensa ou queimados
- Respiradores mecânicos
- Hospitalização em unidade de terapia intensiva
- Hemodiálise

APRESENTAÇÕES CLÍNICAS DAS PRINCIPAIS INFECÇÕES POR LEVEDURAS DO GÊNERO *CANDIDA* SPP.

SINAIS E SINTOMAS DE CANDIDEMIA

Os sintomas de candidemia não são específicos. A presença de febre e calafrios sem melhora com o uso de antibióticos constituem os sintomas frequentes. Se a infecção apresentar disseminação para órgãos profundos, tais como: rins, fígado, ossos, músculos, articulações, baço, olhos, outros sintomas relacionados com os novos sítios de infecção podem estar presentes.

A maioria dos pacientes que apresentam doença sistêmica é acometida de doenças graves e crônicas que podem levar a neutropenia, como também, submetidos a períodos prolongados de internação, hospitalização em unidades de terapia intensiva, ou trauma. Tais pacientes frequentemente são submetidos a procedimentos invasivos como sondagem vesical de demora, uso de cateteres intravasculares e intubação traqueal com ou sem ventilação mecânica. A somatória de fatores de risco como, neutropenia, o uso de nutrição parenteral prolongada e corticosteroides constitui uma combinação potente para o desenvolvimento de infecção fúngica sistêmica.

Não existe um conjunto de sinais e sintomas característicos de infecção disseminada. O paciente com febre persistente e em uso de antibióticos de largo espectro, e que se encaixe nas características citadas no parágrafo anterior, pode ser um candidato a apresentar doença fúngica sistêmica. A febre, geralmente, não apresenta uma característica especial, e pode ser acompanhada de hipotensão e taquicardia. A febre pode estar mascarada pelo uso de corticosteroides. Muitos pacientes apresentam também infecção bacteriana, o que pode dificultar o diagnóstico da infecção fúngica. Ocorre também a deterioração do estado geral do paciente.

O paciente deve ser examinado cuidadosamente, buscando a presença de sinais sugestivos de infecção disseminada. O envolvimento ocular na doença sistêmica varia de acordo com os diversos estudos, variando de 2 a 45% dependendo da população estudada. Quando a endoftalmite torna-se sintomática, 2/3 dos pacientes já desenvolveram múltiplas lesões em ambos os olhos. A ocorrência de endoftalmite deve ser reconhecida como um sinal diagnóstico de infecção fúngica sistêmica. A presença de candidíase em orofaringe não constitui sinal de infecção sistêmica e ocorre frequentemente, em pacientes hospitalizados, em quimioterapia e em uso de antibiótico de largo espectro. A colonização prévia em múltiplos sítios é fator predisponente para candidemia. As lesões cutâneas são descritas em até 10% dos pacientes que apresentam infecção disseminada, e se constituem de pequenas lesões nodulares avermelhadas localizadas nas extremidades ou generalizadas, e as leveduras podem ser cultivadas a partir de biopsias das lesões.

INFECÇÕES POR *CANDIDA* SPP. NO PACIENTE HIV

Patogênese da infecção por *Candida* spp. nos pacientes HIV

Múltiplos fatores são responsáveis pela ocorrência de infecção por *Candida* spp. nos pacientes com aids. As alterações do hospedeiro, tais como: mecanismos alterados de defesa da imunidade celular, lesão das glândulas salivares pelo HIV com consequente diminuição do volume de saliva, contagem de CD4 menor do que 200 células/mm^3, carga viral acima de 10 mil cópias/mL.

A aderência de *Candida* spp. na superfície da cavidade oral é o primeiro passo para a colonização e subsequente infecção. Dentre os fatores relacionados com a patogenicidade, destacam-se a capacidade de aderência à mucosa oral e a produção das aspartil proteinases secretadas. Foi demonstrado que as glicoproteínas do envelope do HIV, gp160 e gp41, se ligam à parede celular da *C. albicans* e modulam a síntese de aspartil proteinases, induzindo à elevação da produção e da sua atividade.

A aids tem sido associada a várias disfunções dos monócitos, incluindo defeitos de quimiotaxia e fagocitose. É conhecido que os monócitos humanos têm atividade fungicida e sua disfunção associada à redução do número de linfócitos T devem contribuir para a predisposição da candidíase oral e esofagiana nos pacientes HIV-positivos.

Outros fatores, tais como a falta de higiene oral, fumo e o uso de antibióticos são fatores de risco bastante conhecidos para o desenvolvimento de candidíase oral. As alterações da pele causadas por trauma, maceração, queimaduras ou mesmo a quebra da barreira tegumentar, pela introdução de cateteres, criam uma porta de entrada para o fungo.

As infecções por leveduras do gênero *Candida* spp. são as infecções fúngicas mais comuns nos pacientes infectados pelo HIV. A maioria das infecções envolve o acometimento das mucosas do trato gastrointestinal, como a monilíase oral e esofagiana. A doença sistêmica é rara e constitui um evento tardio na evolução da doença pelo HIV. Na era pré-antirretrovirais de alta potência, a candidíase orofaríngea ocorria em aproximadamente, 3/4 de todos os pacientes HIV, e 1/3 desses pacientes tendem a apresentar recorrências progressivas, à medida que a doença pelo HIV se torna mais avançada. O envolvimento do esôfago ocorre em 30 a 40% dos pacientes com grave imunodeficiência e depleção dos linfócitos CD4. No entanto, o advento da terapia antirretrovial de alta eficácia reduziu a incidência desta forma de candidíase em até 60 a 80% dos pacientes. A candidíase vulvovaginal ocorre em aproximadamente 30 a 40% das mulheres infectadas pelo HIV. A doença invasiva ocorre mais raramente e em pacientes com grave grau de imunodepressão e estádios avançados da aids.

O mecanismo exato do processo que controla a infecção por *Candida* spp. nos pacientes HIV, ainda não é conhecido. Entretanto, a candidíase está claramente relacionada com o desenvolvimento de imunodeficiência celular adquirida nos pacientes HIV. A candidíase esofagiana é um preditor independente de imunodeficiência nos pacientes com aids e, a contagem de CD4 < 200 células/mm^3 constitui o maior risco para o desenvolvimento de candidíase oral.

A candidíase orofaríngea é frequente em homens e a candidíase vaginal recorrente é uma manifestação precoce da infecção pelo HIV na mulher. Em um estudo com 66 mulheres HIV-positivas, a candidíase ocorreu em mais de 50% das pacientes, durante 14 meses de seguimento, sendo que a ocorrência de candidíase vaginal esteve relacionada com a contagem média de CD4 de 500 células/mm^3, a candidíase orofaríngea com média de CD4 de 230 células/mm^3 e a esofagite, com média de CD4 de 30 células/mm^3.

Embora existam muitas espécies de *Candida*, somente algumas delas são importantes patógenos para os pacientes com imunodepressão. Entre elas podem ser destacadas: a *C. albicans*, a *C.tropicalis* e a *C. parapsilosis*. Outras espécies também causam doença menos frequentemente. Recentemente, uma nova espécie de *Candida*, a *C. dubliniensis* foi implicada como causadora de infecção em mucosa gastrointestinal e sistêmica nos pacientes HIV.

A *C. albicans* é a espécie comumente isolada nos pacientes com candidíase e aids, representando entre 63 a 93% dos casos. As diferentes espécies de *Candida* spp. normalmente colonizam o trato gastrointestinal dos pacientes HIV adultos e na maioria dos casos a candidíase é adquirida de fonte endógena. Durante o curso da infecção do HIV, os pacientes podem ser colonizados por mais de uma espécie de *Candida* e por mais de uma cepa, de uma mesma espécie. No entanto, estudos sugerem que uma cepa pode predominar e que as recorrências são muitas vezes pela mesma cepa e espécie de *Candida*. Um estudo nacional recente mostrou que a *C. albicans* foi responsável por 85% dos isolados de cavidade oral de

147 pacientes com aids e colonizados por *Candida* spp., acompanhados no Hospital de Clínicas da UNICAMP, no período de 2003 e 2004. Entre as espécies não *albicans*, a *C. glabrata* foi detectada em sete pacientes, a *C. tropicalis* em quatro e a *C. dubliniensis* em dois pacientes, entre outras.

MANIFESTAÇÃO CLÍNICA E DIAGNÓSTICO

As principais infecções por *Candida* spp., no paciente HIV são: a candidíase mucocutânea (pele, orofaringe e vagina), que é a forma mais comum de apresentação da doença no paciente HIV e a candidíase esofagiana. A candidíase sistêmica é rara no paciente HIV, e está associada aos pacientes com tempo de internação prolongado, ao uso de antibióticos de largo espectro, à neutropenia, a defeitos da fagocitose de neutrófilos, ao estágio final da doença, entre outros. Outras infecções mucocutâneas frequentes por *Candida* spp. incluem: foliculite, onicomicose e intertrigo.

CANDIDÍASE OROFARÍNGEA

A candidíase orofaríngea caracteriza-se pela presença de placas cremosas, esbranquiçadas, semelhantes a leite coalhado, sobre a língua e a mucosa bucal. As placas são pseudomembranas formadas de células epiteliais, leucócitos, leveduras e células necróticas. Após a remoção da placa a mucosa exposta pode estar dolorosa, inflamada e apresentar sangramento. A candidíase pode não apresentar exsudato e causar inflamação, ulceração e dor.

A candidíase atrófica ou glossite mediana pode ser sequela de candidíase pseudomembranosa aguda, como consequência de ter abrigado a pseudomembrana. As áreas acometidas aparentam lesões eritematosas simétricas, com bordos bem definidos sobre a superfície mediana dorsal da língua e com concomitante perda das papilas linguais. A forma hipertrófica frequentemente envolve a superfície inferior da língua ou palato da mucosa bucal. Caracteriza-se por placa não removível, firmemente aderente e muito similar a leucoplasia pilosa e afeta, geralmente, a mucosa oral, bilateralmente. A queilite angular está associada a lesões avermelhadas ulceradas ou crostosas, e fissuras nos cantos da boca. Essas lesões causam dor, queimação ou dificuldade para abrir a boca.

O diagnóstico de candidíase oral inclui o eritema difuso ou placas esbranquiçadas, o isolamento de *Candida* spp. em cultura de secreções orais, raspado da lesão ou da biopsia; a presença de micélios na observação direta da lesão oral e a biopsia evidenciando hifa no epitélio. O diagnóstico de candidíase oral deve ser diferenciado de colonização. A presença de hifas ou pseudo-hifas no exame microscópico dos raspados da mucosa oral ou língua associado ao quadro clínico vem sugerir o diagnóstico de doença. O isolamento de *Candida* spp. em cultura de secreções orais ou do raspado de lesões não confirma o diagnóstico de candidíase orofaríngea uma vez que, a presença de *Candida* spp. em cavidade oral pode representar apenas colonização.

CANDIDÍASE ESOFAGIANA

O diagnóstico de candidíase esofagiana em paciente HIV é indicador de doença avançada, e é um critério suficiente para o diagnóstico de aids. A candidíase esofagiana inclui sintomas de disfagia, dor retroesternal e odinofagia. Náuseas, vômitos e hematêmese são queixas menos frequentes. A formação de pseudomembranas extensas pode causar, raramente, obstrução parcial do esôfago. A febre pode estar presente em alguns casos. Embora, muitos pacientes com candidíase esofagiana também apresentem monilíase oral, cerca de 30% dos pacientes podem apresentar somente a infecção em esôfago. Na maioria dos pacientes com esofagite por *Candida* spp., o grau de intensidade dos sintomas corresponde com o grau de gravidade das lesões observadas na endoscopia. Porém, alguns pacientes podem apresentar significantes lesões esofágicas com pouco ou nenhum sintoma.

O diagnóstico de candidíase esofagiana é confirmado pela evidência de invasão tecidual pelo fungo. A endoscopia permite o acesso direto ao tecido pela biopsia ou lavado de lesões esofágicas. O material obtido pela endoscopia possibilita evidenciar o fungo no tecido. A visão característica da endoscopia consiste na presença de pseudomembranas esbranquiçadas, friáveis que recobrem a mucosa esofágica eritematosa lembrando a aparência da lesão oral. O diagnóstico com base na visualização endoscópica pode levar à falsa impressão diagnóstica, pois lesões semelhantes podem ser causadas por bactérias, vírus (herpes *simplex* ou citomegalovírus) e refluxo esofagiano.

O lavado esofágico apresenta sensibilidade maior que a biopsia, para o diagnóstico de esofagite, entretanto a presença de elementos fúngicos no lavado brônquico não significa, necessariamente, esofagite, já que as *Candida* spp. são leveduras comensais do tubo gastrointestinal.

A radiografia contratada com bário pode, algumas vezes, mostrar lesões compatíveis com a esofagite por *Candida* spp., porém, não é especifica, e lesões leves podem não ser detectadas. O mesmo padrão radiológico pode ser encontrado na esofagite por herpes *simplex*.

CANDIDÍASE VAGINAL

A candidíase vaginal é uma infecção comum nas mulheres com infecção pelo HIV. Caracteriza-se por corrimento vaginal esbranquiçado, prurido e edema eritematoso da membrana vaginal e da região labial. As mulheres com infecção pelo HIV apresentam um maior número de episódios de candidíase vaginal, com duração mais prolongada dos sintomas e quadro clínico mais grave, que as mulheres sem infecção pelo HIV. As mulheres com candidíase de repetição ou com episódios mais graves e de difícil controle devem ser alertadas para realizarem sorologias para HIV. À medida que a imunossupressão se torna mais profunda ocorre o aparecimento de monilíase oral. A maioria das mulheres que apresenta candidíase oral já teve episódios de infecção vaginal precedente.

INVESTIGAÇÃO DIAGNÓSTICA

PROCEDIMENTOS DIAGNÓSTICOS

Um dos maiores obstáculos para o sucesso terapêutico da candidíase disseminada é o estabelecimento do diagnóstico. O isolamento de *Candida* spp. em hemocultura deve ser sempre considerado como infecção sistêmica e deverá ser conduzido como tal, do ponto de vista terapêutico. A ocorrência de candidemia transitória pode estar associada, na maioria das vezes, a presença de cateteres. Em geral, mais de 80% dos casos de candidemia estão associados a invasão tecidual.

A detecção de *Candida* spp. na corrente sanguínea é a chave para o diagnóstico de infecção invasiva. Não se deve aguardar por mais de uma cultura positiva de sangue para se introduzir o tratamento antifúngico, pois, a demora na instituição da terapêutica pode ser fatal para o paciente. O crescimento de *Candida* spp. em hemoculturas depende de vários fatores: quantidade de sangue coletado; concentração de células fúngicas na corrente sanguínea (*Candida* > 10^4 células/mL), e do tipo de sistema empregado para hemoculturas.

Os cateteres vasculares são uma fonte importante de fungemia, podendo ser a porta de entrada das *Candida* spp. para a corrente sanguínea. Por ocasião da remoção do cateter pode ser realizada a cultura da ponta distal dele pela técnica de rolamento. A identificação da *Candida* spp. deve ser sempre realizada no nível de espécie, tendo em vista as características patogênicas individuais e o perfil de resistência aos antifúngicos.

A quase totalidade das instituições hospitalares no Brasil tem como recurso diagnóstico de candidemia, a hemocultura. A hemocultura por método convencional apresenta sensibilidade variável entre 30 a 50% dos casos. Sabe-se que o tempo entre o diagnóstico e o início da candidemia é crucial para a recuperação do paciente. A identificação da espécie de *Candida* tem hoje importância fundamental não só para o conhecimento da epidemiologia local da instituição hospitalar, como também prioritariamente para a terapêutica. Espécies não *albicans* tendem a ser mais resistentes ao fluconazol do que a *C. albicans*. Dessa forma é imperativo que nos dias atuais, os hospitais terciários ou de referência, tenham um laboratório de microbiologia capacitado para identificar e diagnosticar a infecção fúngica. Deve-se coletar no máximo três hemoculturas, de venopunções de locais diferentes e, preferencialmente, as hemoculturas deverão ser realizadas em sistemas automatizados e com a identificação da espécie. Deve-se atentar para o volume de sangue coletado para a hemocultura, que deverá conter, no mínimo, 10 mL de sangue por frasco.

A literatura mostra que a sensibilidade aos antifúngicos varia de acordo com as espécies de *Candida*. A *C. albicans*, a *C. parapsilosis* e a *C. tropicalis* são comumente sensíveis às três principais classes de antifúngicos disponíveis, tais como poliênicos, azólicos e equinocandinas. A *C. glabrata* pode apresentar resistência ou sensibilidade dose-dependente aos azólicos e a fluocitosina. A *C. krusei* é naturalmente resistente ao fluconazol. A *C. lusitaniae* pode apresentar resistência a anfotericina B.

Os testes de sensibilidade aos antifúngicos são realizados utilizando-se, principalmente, o método de microdiluição em caldo e o E-test® que são padronizados internacionalmente e têm sido empregados em estudos de investigação científica. No entanto, os resultados obtidos de estudos multicêntricos podem ser utilizados como orientação na indicação dos antifúngicos no tratamento dessas infecções. Os testes de sensibilidade aos antifúngicos são hoje restritos a laboratórios de referência em nosso país, não sendo utilizados na rotina. O ponto de corte (*breakpoint*) de sensibilidade aos antifúngicos é determinado, principalmente, pelos órgãos internacionais americano Manual Clinical and Laboratory Standards Institute (CLSI)e europeus European Committee on Antimicrobial Susceptibily Testing (EUCAST). No Brasil são utilizadas, tanto as metodologias como os pontos de cortes desses órgãos internacionais. Fora da prática clínica, os testes de sensibilidade são aplicados para conhecer a epidemiologia das infecções por *Candida* spp. e determinar tendências de sensibilidade/resistência aos antifúngicos em nosso país. Já a recomendação na prática clínica para realização de teste de sensibilidade aplica-se nos seguintes casos:

1. Candidemia ou infecção sistêmica por *Candida* não *albicans*, que fizeram uso de azólicos previamente.
2. Má resposta ao tratamento antifúngico instituído.
3. Quando se deseja mudar o esquema terapêutico sistêmico para uso oral, ou seja, equinocandina ou anfotericina B, para fluconazol ou outro azólico.
4. Pacientes com aids com esofagite ou candidíase orofaríngea de repetição ou recidivante.
5. Candidíase mucocutânea crônica disseminada.

No Quadro 72.2 encontra-se disposto um quadro resumido para investigação de candidíase.

QUADRO 72.2 Investigação para o diagnóstico de candidíase.

- História clínica do paciente e exame físico
- Diagnóstico por imagens
- Investigação laboratorial
- Culturas:
  - sangue
  - tecidos
  - líquidos estéreis
  - superfícies mucosas
- Histopatologia
- Detecção de antígenos de *Candida* circulantes
- Detecção de anticorpos anti*Candida*
- Detecção de metabólitos
- Detecção de componentes da parede celular – 1-3 beta D glucana
- Reação em cadeia da polimerase (PCR)

O diagnóstico precoce e o início da terapia antifúngica apropriada são pontos críticos no manejo da candidemia e na prevenção de suas complicações. Uma demora maior do que 12 horas, após a hemocultura positiva, para o início do tratamento antifúngico, está associada ao aumento três vezes maior da mortalidade.

A candidemia não apresenta sinais e sintomas que sejam característicos de infecção por *Candida* spp. Trata-se de paciente gravemente enfermo que apresenta um tempo prolongado de internação na unidade de terapia intensiva, febre não responsiva ao uso de antibioticoterapia, piora do quadro clínico geral e sinais clínicos de sepse em vigência do uso de antimicrobiano de amplo espectro.

ESCORES DE GRAVIDADE E DIAGNÓSTICO DE CANDIDEMIA

Em pacientes internados, em unidades de terapia intensiva, é bastante comum a aplicação de escores de gravidade para inferir o risco dos pacientes desenvolverem candidemia identificando precocemente a infecção fúngica para introduzir a terapêutica antifúngica empírica ou preemptiva precocemente. Diversos escores são aplicados, na prática, para inferir o diagnóstico de candidemia. O *Candida score*, por exemplo, consiste na somatória da pontuação de fatores de risco, tais como: colonização em múltiplos sítios = 1,11; cirurgia = 0,9; NPP = 0,9, sepse = 2,03 e, se a somatória dos pontos for > 2,5 esse paciente poderá se beneficiar do uso de antifúngico precoce, com sensibilidade de 81% e especificidade de 74% de predizer o diagnóstico de candidemia. Outro escore preditor de candidemia inclui pacientes que estejam em uso de ventilação mecânica por > 48horas + uso de antibiótico 1 a 3 dias + uso de cateter vascular central de 1 a 3 dias e + um dos seguintes fatores de risco: cirurgia, imunossupressor, corticosteroide, NPP, diálise, pancreatite. No entanto, esse último escore conseguiu identificar candidemia em apenas 1/3 dos casos. Algumas considerações devem ser levadas em conta quando se aplica escore de gravidade como a prevalência de candidemia na instituição e lembrar que, os escores foram determinados com base em estudos retrospectivos faltando estudos prospectivos desenhados para determinar qual o melhor escore.

BIOMARCADORES E DIAGNÓSTICO DE CANDIDEMIA

Outros testes laboratoriais não dependem de cultura, tais como a dosagem de 1-3 β-D glucana e a reação em cadeia da polimerase no sangue são exames que corroboram no diagnóstico de candidemia. A 1-3 β-D glucana é um componente da parede celular de alguns fungos, tais como: *Candida* spp., *Trichosporum* spp., *Aspergillus* spp. e *Fusarium* spp. Esse teste pode ser utilizado também para o seguimento de pacientes de risco para candidemia e, nesses casos, ele deverá ser realizado uma a duas vezes por semana. A desvantagem do teste é o seu alto custo, e a necessidade de pessoal e equipamento especializado. Em um estudo multicêntrico, a sensibilidade do teste foi de 64% e a especificidade de 92% com valor preditivo positivo de 89%. A detecção de 1-3 β-D-glucana pode ocorrer precedendo o diagnóstico de infecção fúngica invasiva por outro método como o diagnóstico clínico, microbiológico e radiológico. Esse teste apresenta sensibilidade e especificidade diferentes para as diversas populações de pacientes e sua utilidade na prática clínica ainda está sendo determinada. Além de 1-3 β-D glucana, outro biomarcador, a reação em cadeia da polimerase, pode ser utilizado para o diagnóstico precoce de candidemia. Um estudo realizado no Hospital de Clínicas da Unicamp testou a técnica de PCR em pacientes de alto risco para desenvolver candidemia. Nesse estudo, a reação em cadeia da polimerase apresentou sensibilidade e especificidade de 72,1 e 91,2%, respectivamente, quando comparada com a hemocultura. A técnica de reação em cadeia da polimerase apresenta limitações, pois não é padronizada para o diagnóstico de candidemia, mas se disponível, colabora no diagnóstico.

TRATAMENTO

MANEJO TERAPÊUTICO DA CANDIDÍASE E DROGAS ANTIFÚNGICAS

O tratamento das infecções por *Candida* spp. deve contemplar algumas das principais situações, tais como: paciente adulto ou criança, presença ou não de neutropenia, gravidade do paciente e do quadro clínico, estabilidade hemodinâmica, presença de cateter vascular central, cirurgia abdominal, entre outras. O Quadro 72.3 descreve as interações medicamentosas e contra-indicações para os azólicos e anfotericina B, e o Quadro 72.4 em relação às equinocandinas. O Quadro 72.5 descreve as indicações, doses e duração do tratamento das infecções fúngicas por azólicos e anfotericina B. Estão disponíveis várias opções terapêuticas orais e sistêmicas para o tratamento das infecções por *Candida* spp. O arsenal terapêutico é composto por quatro grupos de drogas:

Poliênicos: Nistatina de uso exclusivamente oral e anfotericina B na sua formulação deoxicolato (amb-d) e lipídicas: anfotericina B complexo lipídico (ABLC) e anfotericina B lipossomal (L-amb). Triazólicos: fluconazol, itraconazol, voriconazol, posaconazol e isavuconazol. As equinocandinas compões três drogas, caspofungina, micafungina e anidulafungina e, por último, a Fluocitosina (5-FC).

O tratamento das infecções por *Candida* spp. está hoje orientado por consensos internacionais como a Infectious Diseases Society of America (IDSA), que em 2016 publicou a atualização sobre o tratamento das infecções por *Candida* spp., pelos consensos da Sociedade Europeia de Microbiologia e Doenças Infecciosas (ESCMID) de 2012. Esses consensos têm norteado o tratamento das infecções não somente nos Estados Unidos, na Europa, como também em todo mundo. As Sociedades Paulista e Brasileira de Infectologia e Brasileira de Medicina Tropical têm trabalhado em conjunto no sentido de publicar consensos sobre as infecções fúngicas, que se apliquem ao Brasil. Foi publicado em maio de 2013, o consenso brasileiro, e as recomendações terapêuticas são com base na qualidade da evidência (I, II e III) e na força de recomendação (A, B e C).

Anfotericina B

A maior experiência clínica resume-se ao uso da anfotericina B deoxicolato (AmB-d). Existem três formulações lipídicas: anfotericina B complexo lipídico (ABLC); anfotericina B lipossomal (L-AmB) e anfotericina B dispersão coloidal (ABCD), que apresentam propriedades farmacológicas e efeitos adversos diferentes entre si. O espectro de ação das diferentes formulações de anfotericina é idêntico. A literatura não mostra nenhum estudo, no qual houve superioridade terapêutica das formulações lipídicas, em relação à AmB-d. As formulações lipídicas apresentam menor taxa de reações colaterais quando comparadas à formulação convencional. A principal reação adversa de AmB-d é a nefrotoxicidade, que pode alcançar em 50% dos casos. As formulações lipídicas embora sejam bem menos nefrotóxicas do que a convencional, são muito mais caras, o que dificulta muito seu uso nos hospitais brasileiros. A anfotericina tem ação fungicida sobre todas as diferentes espécies de *Candida*, e a emergência de resistência durante o tratamento não é conhecida. No entanto,

QUADRO 72.3 Principais tipos de interação medicamentosa e contraindicações para os azólicos e anfotericina B.

Antifúngico	Interação medicamentosa	Drogas	Evento	Gravidez	Lactação	Contraindicação
Fluconazol				Categoria C e D	Penetra no leite materno	1. Hipersensibilidade 2. Gravidez 3. Uso concomitante com drogas que aumentam o intervalo QT
	Contraindicado o uso concomitante	Amiodarona, pentamidina, quinidina, terbinafina, procainamida	Aumento do intervalo QT			
	Severa	Claritromicina, eritromicina, aloperidol, epinefrina, aminotriptilina	Aumento do intervalo QT			
		Clopidogel, warfarina, sinvastatina	Aumento da concentração sérica			
Itraconazol				Categoria C	Penetra no leite materno	1. Hipersensibilidade 2. Gravidez 3. Uso concomitante com drogas que aumentam o intervalo QT
	Contraindicado o uso concomitante	Amiodarona, pentamidina, quinidina, terbinafina, procainamida, midazolan	Aumento do intervalo QT			
		Isoniazida	Diminuição do nível de itraconazol			
	Severa	Claritromicina, eritromicina, aloperidol, epinefrina, aminotriptilina	Aumento do intervalo QT			
		Clopidogel, warfarina, sinvastatina	Aumento da concentração sérica			
		Darunavir, amprenavir	Diminuição da concentração sérica			
Voriconazol				Categoria D. Teratogênico em animais	Desconhecida	1. Hipersensibilidade 2. Arritmia cardíaca 3. Evitar exposição ao sol
	Contraindicado o uso concomitante	Terbinafina	Aumento do intervalo QT			
		Darunavir, lovastatina, ritonavir	Aumento da concentração das drogas			
		Rifabutina, rifampicina, ritonavir	Diminuição da concentração de voriconazol			

(continua)

QUADRO 72.3 Principais tipos de interação medicamentosa e contraindicações para os azólicos e anfotericina B (continuação).

Antifúngico	Interação medicamentosa	Drogas	Evento	Gravidez	Lactação	Contraindicação
Voriconazol	Severa	Atazanavir, efavirenz, nelfinavir, indinavir, maraviroc, saquinavir, telaprevir	Aumento da concentração das drogas			
		Amiodarona, ondansetron	Aumento do intervalo QT			
		Carbamazepina	Diminuição da concentração de voriconazol			
		Clopidogrel	Diminuição da concentração da droga			
		Sinvastatina, warfarina	Aumento da concentração das drogas			
Posaconazol				Categoria C	Desconhecida	1. Hipersensibilidade 2. Uso concomitante com alcaloides do ergot, estatinas 3. Uso concomitante com drogas que aumentam o intervalo QT
	Contraindicado o uso concomitante	Lovastatina, sinvastatina, lurasidona, conivaptan	Aumento da concentração das drogas			
	Severa	Amiodarona, terbinafina, procainamida, quinidina	Aumento do intervalo QT			
		Sirolimus, warfarina	Aumento da concentração das drogas			
Anfotericina B				Categoria B	Desconhecida	Considerar risco-benefício de manter a amamentação
	Contraindicado o uso concomitante	Amicacina, contraste iodado, ciclosporina, tracolimus, teicoplanina	Aumento da nefrotoxicidade e ototoxicidade			
	Severa	Aciclovir, cefalotina, cisplatina, colistina, polimixina B, gentamicina, tobramicina	Aumento da nefrotoxicidade e ototoxicidade			
		Digoxina, succinilcolina, tubocurarina	Aumento da toxicidade das drogas			

Recomendações: Azólicos (Fluconazol, Itraconazol, Voriconazol e Posaconazol) interagem com um grande número de drogas. Consultar guia de interação farmacológica.
Anfotericina B e suas formulações lipídicas interagem com um grande número de drogas. Consultar guia de interação farmacológica.

QUADRO 72.4 Principais tipos de interação medicamentosa e contraindicações das equinocandinas.

Antifúngico	Tipo de interação medicamentosa	Droga	Evento	Gravidez	Lactação	Contraindicação
Anidulafungina	Menor ou pouco significativo	Ciclosporina	Aumento da concentração de anidulafungina	Categoria C	Desconhecida a distribuição leite	Hipersensibilidade Monitorizar enzimas e função hepática
Micafungina	Severo	Nifedipina, sirolimus, ruxolitinib	Aumento da concentração das drogas	Categoria C	Desconhecida a distribuição leite	Hipersensibilidade
Caspofungina	Contraindicado o uso concomitante	Ciclosporina	Aumento da concentração de caspofungina	Categoria C	Desconhecida a distribuição leite	Monitorizar enzimas e função hepática Hipersensibilidade Não usar dextrose como diluente Não administrar junto com ciclosporina Ciclosporina aumenta 35% AUC de caspofungina
	Significante: monitorizar	Carbamazepina, rifampicina	Diminuição da concentração de caspofungina			
	Menor ou pouco significante	Dexametasona, efavirenz, nelfinavir, nevirapina, feniltoína, tacrolimus	Diminuição da concentração de caspofungina			

QUADRO 72.5 Azólicos e anfotericina B. Indicação, doses e duração de tratamento das infecções fúngicas.

Antifúngico	Indicação	Dose	Duração do tratamento	Observações
Anfotericina B	CrCl <10 mL/min: 0,5 a 0,7 mg/kg IV 24 a 48 horas Terapia dialítica contínua de reposição: 0,5 a 1 mg/kg IV 24 horas Hemodiálise intermitente: 0,5 a 1 mg/kg IV 24 horas após a sessão de diálise			
	Terapia empírica Infecção sistêmica por *Candida* spp. em paciente não neutropênico e de alto risco para o desenvolvimento de infecção por *Candida* Sempre que possível, considerar a indicação de outro antifúngico menos tóxico	AMB convencional: 0,5 a 1 mg/kg/dia ou Formulação lipídica de AMB: 3 a 5 mg/kg/dia	14 dias	Considerar esta condição para paciente com alto risco de infecção por *Candida* spp., associado a febre de origem não esclarecida, biomarcadores e/ou culturas positivas de sítios não estéreis
	Candidemia ou candidíase hematogênica em adultos não neutropênicos	AMB convencional: 0,5 a 1 mg/kg/dia Formulação lipídica de AMB: 3 a 5 mg/kg/dia	14 dias após a negativação da última hemocultura	
	Candidemia ou candidíase hematogênica em adultos neutropênicos	Preferir uma equinocandina Formulação lipídica de AMB: 3 a 5 mg/kg/dia		
Fluconazol	CrCL > 50 mL/min: 100% da dose CrCl ≤ 50 mL/min: 50% da dose Diálise: 100% da dose após a diálise Usar mesma dose oral e/ou IV			
	Candidíase orofaríngea	Dia 1: 200 mg VO/dia Dia 2 em diante: 100 mg VO/dia	14 dias	
	Candidíase esofagiana	Dia 1: 200 mg VO/dia Dia 2 em diante: 100 mg VO/dia	2 a 3 semanas	

(continua)

QUADRO 72.5 Azólicos e anfotericina B. Indicação, doses e duração de tratamento das infecções fúngicas (continuação).

Antifúngico	Indicação	Dose	Duração do tratamento	Observações
Fluconazol	Profilaxia de pacientes transplantados de medula óssea	400 mg VO/dia	Até a recuperação da neutropenia	
	Candidúria	200 mg VO/dia	7 a 14 dias	Tratar somente se houve critério de indicação
	Candidíase peritoneal associada à cateter diálise peritoneal	400 mg VO ou IV/dia	2 a 3 semanas	
	Candidíase peritoneal pós-operatória	400 a 800 mg/dia	A duração do tratamento é variável até a recuperação clínica	
	Candidemia ou candidíase hematogênica	Dia 1: 800 mg IV/dia Dia 2 em diante: 400 mg IV/dia	14 dias após a negativação da última hemocultura	
	Candidíase disseminada crônica	400 mg/dia	A duração do tratamento é variável e pode se estender por meses	
Itraconazol	Candidíase orofaríngea	Dia 1-3: 200 mg VO 3 vezes ao dia por 3 dias e seguir com 100 a 200 mg 1 ou 2 vezes ao dia	Tempo individualizado até recuperação clínica	
Voriconazol	ClCr < 50 mL/min: usar somente formulação oral. Não administrar formulação IV Child-Pugh A ou B – administrar dose de ataque, mas reduzir dose de manutenção para 50% da dose			
	Candidíase hematogênica, candidemia	6 mg/kg IV cada 12 horas por 24 horas e seguir com 4 mg/kg IV cada 12 horas ou 200 mg IV cada 12 horas	14 dias após a negativação da última hemocultura	
	Candidíase esofagiana	200 mg VO cada 12 horas	14 dias	
Posaconazol*	Monitorizar função hepática			
	Profilaxia de doença fúngica invasiva em paciente gravemente imunocomprometido (receptor de células tronco-hematopoiéticas; doença do enxerto contra hospedeiro)	Adultos 200 mg (5 mL) VO 8/8 horas	7 a 110 dias	
	Candidíase orofaríngea (inclui casos refratários de tratamento prévio com itraconazol e fluconazol)	Dia 1: 200 mg (5 mL) VO 12/12 horas Dia 2 em diante: 100 mg/dia por 13 dias		
	Tratamento de infecção fúngica invasiva incluindo candidíase invasiva	200 mg (5 mL) VO 6/6 horas ou 400 mg VO 12/12 horas	Individualizar até recuperação clínica	
Isavuconazol	Principal indicação de isavuconazol é para aspergilose invasiva e mucormicose invasiva	Dose de ataque: Uso IV: 372 mg 8/8 horas IV por 6 doses e seguir com 372 mg IV uma vez ao dia Uso oral: 2 cáps. de 186 mg 8/8 horas por 6 doses e seguir com 2 cáps. de 186 mg uma vez ao dia	Individualizar os casos até recuperação clínica	

Obs. Estudo comparativo com isavuconazol *versus* equinocandina em pacientes com candidemia e/ou candidíase invasiva não mostrou não inferioridade.
*No Brasil apenas formulação oral em suspensão.

Fonte: Kullberg BJ e cols. Clinical Infectious Diseases 2019;68:1981-1989.

os pontos de corte (CIM) são diferentes entre as espécies de *Candida*. Embora até o momento não tenha sido estabelecido o CIM da anfotericina B para as espécies de *Candida*, é incomum o encontro de CIM >1 µg/mL. No entanto, a *C. glabrata* e a *C. krusei* podem apresentar CIM mais elevadas, sendo recomendado, nessas infecções, doses maiores de AmB-d (1 mg/kg/dia). A *C. lusitaniaea* pode desenvolver heterorresistência a AmB-d, durante o tratamento, mas não é um evento comum. Existem descrições episódicas de desenvolvimento de resistência durante o tratamento de *C. rugosa* e *C. guilliermondii*. Embora a anfotericina B possa ser indicada para o tratamento das infecções por *Candida* spp., independente da espécie, geralmente, há de se considerar que a sensibilidade entre as espécies pode ser variável.

Os efeitos relacionados com a infusão; tais como: febre com calafrios, náuseas, vômitos, broncoespasmo, erupção cutânea e, raramente, hipotensão e sincope, ocorrem mais frequentemente com a AmB-d do que com as lipídicas. Tais efeitos podem ser minimizados com o uso de medicação antitérmica (dipirona, acetominofen), prometazida, meperidina ou hidrocortisona, dependendo do grau de intensidade da reação. O uso de solução fisiológica 0,9%, 500 mL, EV, antes e após da infusão de AmB-d, parece ter efeito protetor sobre o rim reduzindo a nefrotoxicidade. A dose recomendada de AmB-d é de 0,5 a 0,7 mg/kg/dia podendo chegar a 1 mg/kg/dia nos casos de candidemia por *C. glabrata* e *C. krusei*. Para as formulações lipídicas a dose recomendada é de 3 a 5 mg/kg/dia.

Triazólicos

Os triazólicos, fluconazol, itraconazol, voriconazol e posaconazol agem inibindo a síntese de enzimas do citocromo P450 e possuem efeito antifúngico semelhante para as espécies de *Candida*. São drogas eficazes e seguras, no entanto são afetadas pelos mesmos mecanismos de resistência, sendo contraindicada a substituição de um azólico por outro, em casos de suspeita de resistência. Os espectros de ação mais amplos de voriconazol, posaconazol exibem maior potência do que o fluconazol no tratamento das diversas espécies de *Candida*. Os estudos têm mostrado que o fluconazol apresentou eficácia comparável a AmB-d no tratamento de candidemia e também é a droga de escolha para o tratamento da candidíase orofaríngea, esofagiana, vaginal, bem como candidúria. O fluconazol tem rápida absorção oral com biodisponibilidade em torno de 90% da mesma dose EV. Entre os triazólicos é o que tem a melhor penetração em sistema nervoso central e humor vítreo chegando a 50% da concentração sérica. Tem concentração urinária 10 a 20 vezes maior que a sérica e, nos casos de candidemia, deve ser administrado, com uma dose de ataque de 800 mg (12 mg/kg) seguida de dose total diária de 400 mg (6 mg/kg). Em pacientes com *clearance* < 50 mL/minuto a dose de fluconazol deve ser reduzida. A hepatite medicamentosa ocorre como reação adversa ao fluconazol e, em sua maioria, é assintomática. Raramente podem ocorrer leucopenia e neutropenia. O fluconazol tem sido o azólico utilizado como sentinela em estudos multicêntricos para determinação de emergência de resistência, desde meados da década de 1990. O projeto ARTEMIS DISK (1997 a 2003) examinou a evolução da resistência das espécies de *Candida* ao fluconazol, isoladas de diferentes sítios de infecção dos anos 1997-1998 a 2003 com os seguintes resultados: *C. albicans* de 0,8 a 1,4%; *C. tropicalis* de 3 para 6,6%; *C. parapsilosis* de 2 a 4,2%; *C. lusitaniae* de 1,6 a 6,6%; *C. glabrata* de 14,3 para 26,1%; *C. rugosa de* 14,3 a 66%. Considerando as particularidades nacionais, o estudo multicêntrico nacional de Colombo et al. mostrou taxas de resistência bem menores aos azólicos, e de um total de 712 cepas analisadas, somente seis cepas foram resistentes ao fluconazol. Está bem estabelecida a resistência cruzada entre os azólicos, principalmente com a *C. glabrata*, de modo que a indicação de substituição de um azólico por outro, em paciente que fez uso de fluconazol, somente deverá ser feita mediante teste de sensibilidade ao novo azólico.

O itraconazol, no Brasil, tem somente apresentação oral, em comprimidos, e sua absorção oral é variável, não devendo ser administrado com alimentação. As bebidas carbonadas e sucos ácidos aumentam a absorção de itraconazol. Tem metabolização hepática e é um forte inibidor da CYP3A4. A penetração em sistema nervoso central e líquido cefalorraquidiano é muito baixa. Existem poucos dados na literatura sobre o uso do itraconazol em candidemia ou candidíase invasiva. Tem sido utilizado, principalmente, em pacientes com candidíase em mucosas e histoplasmose. O itraconazol pode ser indicado como terapêutica alternativa ao tratamento da criptococose, aspergilose, esporotricose e histoplasmose. Atualmente, tem sido a terapêutica de primeira linha para o tratamento da paracoccidioidomicose. O itraconazol é reservado para pacientes com candidíase de mucosa, candidíase orofaríngea, vaginal, esofagiana e cutânea superficial. A dose recomendada para adultos é de 200 mg, 3 vezes ao dia, por 3 dias, seguido de 200 mg 1 ou 2 vezes ao dia, a critério clínico.

O voriconazol tem apresentação para uso endovenoso e oral. A apresentação para uso endovenoso contém ciclodextrina e não deve ser administrado em pacientes com *clearance* de creatinina < 50 mL/min. Quando administrado via endovenosa deve-se observar a dose de ataque, pois, quando administrado sem a dose de ataque, leva de 5 a 6 dias para atingir o nível sérico desejado. A administração oral não requer ajuste de dose e é reduzida em 22%, se administrado com alimentação. Sofre metabolização hepática e penetra a barreira hematoliquórica com concentração no líquido cefalorraquidiano de 46% da sérica. Em pacientes com insuficiência hepática Child-Pugh B ou C devem receber 50% da dose de manutenção. Não está estabelecida a dose para pacientes com cirrose. A farmacocinética de voriconazol é relacionada com a atividade da enzima CYP2C19 resultando em altas doses séricas de voriconazol e, consequentemente, maior toxicidade. Em 19% dos asiáticos e 2% da população caucasiana apresentam polimorfismos genéticos que codificam a enzima CYP2C19 resultando em altas doses séricas de voriconazol. É indicado para candidíase orofaríngea e candidíase invasiva. Não recebeu aprovação para terapia empírica em pacientes neutropênicos febris. É a droga de primeira linha para o tratamento da aspergilose invasiva. Tem sido utilizado para tratamento de fusariose com resposta clínica em aproximadamente 40% dos casos e também em infecções por *Scedosporium* sp com resposta terapêutica em 30% dos casos. O voriconazol apresenta amplo espectro antifúngico comparado com os demais triazólicos, porém não possui atividade contra zigomicetos, tendo sido relatado o aumento do número de casos de zigomicose, na população de imunodeprimidos que faz uso dessa droga. Sua indicação no tratamento das infecções por *Candida* spp. está reservada como terapia alternativa nos casos de candidemia. Em adultos recomenda-se uma dose de ataque EV de 400 mg (6 mg/kg), cada 12 horas, seguida de 200 mg (3 mg/kg), a cada 12 horas. A formulação oral não necessita de ajuste de dose para insuficiência renal. Apresenta frequente interação com outras drogas. Os principais efeitos colaterais incluem: distúrbios visuais em até 30% dos pacientes, elevações das enzimas hepáticas, reações cutâneas e fotossensibilização (25% dos casos).

O posaconazol é um triazólico derivado do itraconazol e, é disponível somente em apresentação para uso oral, não sofre alteração de absorção pelo uso de antiácidos devendo sempre ser administrado com alimentação, em especial, comidas ricas em gorduras. Tem metabolização hepática por meio do sistema de enzimas CYP450. Não precisa de ajuste de dose em pacientes com insuficiência renal e a droga não sofre eliminação pela hemodiálise. Deve ser utilizada com muita cautela em pacientes com insuficiência hepática. Não tem indicação no tratamento de candidíase invasiva podendo, no entanto ser indicado no tratamento da candidíase orofaríngea. Atualmente, seu uso foi aprovado para profilaxia de doença fúngica invasiva em pacientes imunodeprimidos, tais como em pacientes transplantados de células hematopoiéticas, acima de 13 anos de idade e com doença do enxerto contra o hospedeiro, e pacientes com canceres hematológicos com neutropenia por quimioterapia. Apesar da meia-vida prolongada (< 24 horas) a droga deve ser administrada em múltiplas doses ao dia: 200 mg, 4 vezes ao dia ou 400 mg a cada 12 horas. Até o momento, esse azólico não existe no Brasil. Apresenta atividade contra a maioria das espécies de *Candida* e *Aspergillus* spp. Também é ativo para *Fusarium* spp., *Histoplasma* spp., *Sporothrix schenkii, Trichosporum* spp. e *Cryptococcus neoformans* e *Cryptococcus gatti* e, diferente dos demais azólicos, possui atividade para zigomicetos.

Isavuconazol é um composto triazólico inibidor da síntese de ergosterol resultando na ruptura da membrana da célula fúngica. Tem espectro antifúngico amplo e não se mostrou inferior ao voriconazol no tratamento de aspergilose invasiva, como também se mostrou eficaz no tratamento de mucormicose. Tem apresentação oral e intravenosa, atinge concentrações plasmáticas após 2 a 3 horas da administração da dose com biodisponibilidade oral de 98%. A formulação IV não possui ciclodextrina, diferentemente de voriconazol e posaconazol. Isavuconazol é um substrato do citocromo P450 3A4 e 3A5, possui metabolização hepática e excreção fecal. As indicações aprovadas para terapêutica com isavuconazol são a aspergilose invasiva e mucormicose invasiva.

Equinocandinas

As equinocandinas atualmente comercializadas no Brasil são: caspofungina, anidulafungina e micafungina. Todas equinocandinas têm formulação somente para uso endovenoso. São drogas fungicidas e têm atividade sobre a maioria das espécies de *Candida.* Embora apresentem concentração inibitória mínima mais alta para a *C. parapsilosis*, os estudos clínicos não têm mostrado pior evolução clínica no tratamento. Não requerem dose de ajuste na insuficiência renal ou diálise e são administradas uma vez ao dia. A caspofungina é a única equinocandina que necessita de ajuste de dose, em pacientes com moderada/grave insuficiência hepática. A anidulafungina e a caspofungina necessitam de dose de ataque no primeiro dia. Em razão do mecanismo de ação das equinocandinas inibindo a síntese da β-glucana da parede celular dos fungos, os fungos que não tenham β-glucana em sua parede celular ou possuam pouca β-glucana não sofrem ação das equinocandinas. A vantagem desse mecanismo de ação é que não existe 1-3 β-D glucana, na parede das células humanas, fazendo com que esse grupo de antifúngicos seja muito menos tóxico do que azólicos e poliênicos. Como não sofre metabolização oxidativa pela via metabólica do citocromo P450. As reações adversas são leves citando-se flebite no local de infusão e elevação discreta de enzimas hepáticas. Raramente, ocorre febre e outros sintomas mediados pela liberação de histamina, tais como: erupção cutânea, edema facial, prurido e broncoespasmo. Apresentam boa distribuição tecidual e limitada concentração em líquor e urina. As equinocandinas são fungicidas para as leveduras do gênero *Candida* spp., apresentando CIM baixos para todas as espécies incluindo a *C. glabrata* e a *C. Krusei*, Somente a *C. parapsilosis* apresenta CIM mais elevados, o que preocupa no tratamento dessa espécie de *Candida.* Entretanto, os estudos clínicos mostraram resposta clínica favorável a despeito de CIM mais elevado para a *C. parapsilosis.* Não possui eliminação renal e, portanto, não necessita de ajuste de dose na insuficiência renal. Recomenda-se a redução da dose em casos de insuficiência hepática moderada e grave. As equinocandinas estão indicadas em candidíase sistêmica e orofaríngea, e esofagiana. O acetato de caspofungina possui apresentação de frascos com 70 e 50 mg. A dose recomendada é uma dose única de ataque de 70 mg, no primeiro dia, seguido de 50 mg, em dose única diária. Recomenda-se a anidulafungina em dose única diária de ataque de 200 mg, seguida de dose única diária de 100 mg. O espectro de atividade é limitado às espécies de *Candida* e *Aspergillus*, apresentando atividade fungicida para as espécies de *Candida* e fungistática para *Aspergillus.* As equinocandinas são utilizadas no tratamento das infecções sistêmicas por *Candida* spp., e a caspofungina é aprovada para terapêutica de resgate de casos de aspergilose invasiva.

Flucitosina

Embora este antifúngico não esteja disponível no Brasil, possui um excelente espectro de ação para as leveduras do gênero *Candida* spp., com exceção de *C. krusei.* Somente é disponível para uso oral com absorção pela via oral > 90%; é excretada na urina e necessita ajuste de dose em pacientes com disfunção renal. Raramente a fluocitosina é indicada para uso isolado, mas sempre em combinação com outros antifúngicos, como anfotericina B. Sua indicação é restrita para os casos de meningite e endocardite por *Candida* spp.

O uso da terapia combinada para as infecções por *Candida* spp. não está estabelecido. A escolha de antifúngicos para uso combinado deve sempre levar em consideração o gênero/espécie do fungo e os estudos da literatura que apontem para efeitos aditivos tanto *in vitro* como em ensaios clínicos. Atualmente, as infecções por *Cryptococcus* tem indicação do uso combinado de antifúngicos (anfotericina B+5-FC) em sua fase de indução do tratamento. Deve-se levar em consideração a interação medicamentosa e também o acréscimo de efeitos colaterais que o uso combinado de antifúngico poderá trazer ao paciente.

A mudança da terapia endovenosa para terapia oral é recomendada sempre que houver melhora significativa do quadro clínico que permita o uso oral do antifúngico. Quando a troca do antifúngico for de uma droga que não existe formulação oral, como as equinocandinas e a anfotericina B, deve-se observar se a espécie de *Candida* é sua sensibilidade ao antifúngico oral. O fluconazol e o voriconazol são antifúngicos com apresentações orais e podem ser utilizados na terapia sequencial e, portanto, deve-se observar o espectro de atividade destes antifúngicos e a espécie de *Candida* antes de realizar a troca do antifúngico.

Os casos progressão da infecção fúngica ou candidemia refratária podem estar relacionados com múltiplos fatores, tais como: resistência do fungo ao antifúngico, concentração inadequada do antifúngico no sítio da infecção, intolerância medicamentosa, interação medicamentosa que reduza a concentração sérica do antifúngico, persistência da infecção no sítio da infecção, presença de cateteres intravasculares, infecção em sítios distantes, entre outras. Deve-se procurar foco infeccioso à distância, por meio de exames de imagem ou de medicina nuclear, proceder a retirada ou troca de cateteres vasculares e verificar interações medicamentosas que reduzam a concentração sérica do antifúngico, antes da troca do antifúngico. No caso de se optar por troca do antifúngico deve-se escolher outro antifúngico de classe diferente do antifúngico em uso, por exemplo, quando do uso de azólico a troca deverá ser por uma equinocandina ou anfotericina B.

Terapia profilática/preemptiva

O uso da terapia antifúngica profilática/preemptiva, para candidemia, em pacientes intensivos, ainda permanece controverso. A introdução apropriada da terapia antifúngica no momento oportuno tem mostrado redução da mortalidade em pacientes com candidemia. A profilaxia, embora controversa, tem sido restrita em subgrupos de pacientes. Tampouco existe recomendação do antifúngico a ser indicado para profilaxia ou terapêutica preemptiva, no entanto, o fluconazol tem sido o antifúngico mais frequentemente prescrito nestas condições.

O cenário da terapia preemptiva tem sido restrita à pacientes classificados pelos escores de fatores de risco para candidemia e à pacientes sépticos, que não respondem a terapia antibacteriana de amplo espectro, nos quais a intervenção terapêutica antifúngica pode resultar em beneficio para o paciente e redução do risco de morte.

Embora a colonização por *Candida* spp. ocorra precocemente na internação de pacientes críticos, não justifica a introdução de antifúngicos profiláticos. Apesar dos resultados animadores dos biomarcadores, β-D-glucana e mesmo da reação em cadeia da polimerase, a execução destes exames ainda fica restrito a pesquisa e, os clínicos intensivistas devem ainda utilizar os critérios clínicos e de colonização para indicar a terapêutica antifúngica empírica ou preemptiva.

CANDIDÍASE OROFARÍNGEA, ESOFAGITE E VAGINITE

A candidíase esofagiana requer sempre tratamento com antifúngico sistêmico, preferencialmente com fluconazol ou itraconazol, pela via oral. As opções terapêuticas estão descritas no Quadro 72.3. Na candidíase orofaríngea, diversos estudos têm demonstrado uma resposta similar, entre 75 a 100%, com regimes terapêuticos tópicos e sistêmicos, embora os sintomas e sinais respondam mais rapidamente com o tratamento sistêmico. Os pacientes tratados com agentes tópicos têm menor probabilidade de apresentar cultura negativa após o tratamento. As recaídas após terapêutica sistêmica também parecem ser equivalentes ao tratamento com agentes tópicos. De modo prático, os pacientes com estádio avançado da aids, recomenda-se o uso de fluconazol ou itraconazol, em relação ao cetoconazol. O itraconazol deve ser tomado com alimentos e, a suspensão oral de itraconazol (não disponível no Brasil) está associada a melhor resposta clínica do que o itraconazol em cápsulas.

CANDIDÍASE OROFARÍNGEA REFRATÁRIA

Nos casos de candidíase refratária ao esquema anterior de fluconazol, seguem-se as seguintes opções:

- **Anfotericina B:** uso parenteral 0,3 a 0,5 mg/kg/dia por 7 a 10 dias.
- **Fluconazol:** 400 a 800 mg/dia, parenteral ou oral – 14 dias.
- **Itraconazol:** 100 mg/2 vezes ao dia, VO – 14 dias.

Recentemente, o voriconazol e a caspofungina, dois novos antifúngicos, têm apresentado atividade *in vitro* contra as cepas de *Candida* spp. resistentes ao fluconazol, podendo ser considerados como alternativas na terapêutica da candidíase orofaríngea refratária.

- **Voriconazol:** 4 mg/kg 2 vezes ao dia IV/VO – 14 dias.
- **Caspofungina:** 50 mg/dia IV, 14 a 21 dias após melhora clínica.

A terapêutica endovenosa está indicada em pacientes com doença grave ou esofagite refratária. A falha terapêutica com o esquema habitual com azólicos tem sido associada ao seu uso prolongado e recorrente, e a seleção de cepas e espécies com resistência intrínseca aos azólicos. A introdução do fluconazol e sua utilização ampla no tratamento e na profilaxia da candidíase têm produzido relatos de casos de resistência a esse antifúngico. O aumento da resistência *in vitro* tem sido associado com o uso prolongado dessa droga e difícil correlação com a resposta clínica. A incidência de candidíase refratária ao fluconazol permanece baixa, em torno de 4%, apesar do extenso uso desse agente. Antes do uso da terapia antirretroviral de alta eficácia, 5 a 7% dos pacientes com aids avançada desenvolviam candidíase refratária ao tratamento com fluconazol. A imunodepressão avançada tem sido um fator de risco para o desenvolvimento da candidíase refratária, e os pacientes apresentam uma média de células CD4 menor de 50 células/mm³ e, frequentemente, CD4 < 10 células/mm³. Os isolados tendem a ser prioritariamente, espécies de *Candida* não *albicans* e tendem a apresentar sensibilidade intermediária ou CIM > 64 mg/mL para o fluconazol. A terapia para a candidíase refratária é, muitas vezes, insatisfatória, e a melhora do paciente dependem muito mais da melhora das funções imunes. O uso de esquemas mais potentes de terapia antirretroviral de alta eficácia pode ser indicado nesses casos. Altas doses de fluconazol, 800 mg/dia podem ser efetivas em pacientes com cepas de sensibilidade intermediária ou dose-dependende. O uso de itraconazol 100 mg, 2 vezes ao dia, por 14 dias apresentou sucesso terapêutico em aproximadamente 55% dos casos. A suspensão oral de anfotericina B, na dose de 100 mg/mL (5 mL) via oral, 4 vezes ao dia, apresentou resposta em 42,6% dos pacientes refratários ao fluconazol, com 70% de recaída. No Brasil, existem poucos dados acerca da resistência aos azólicos em candidíase oral. Milan et al. estudaram 109 pacientes com cultura de cavidade oral positiva para *Candida* spp., 21 (19%) apresentaram isolados resistentes ou com suscetibilidade dose-dependente a um ou mais azólicos, sendo que 18 isolados eram *Candida* não *albicans*.

Os episódios de vulvovaginite por *Candida* spp. podem ser tratados com terapia tópica. Muitas preparações tópicas, em cremes ou supositórios, estão disponíveis no comércio, tais como: nistatina, clotrimazol, miconazol etc. O uso de antifúngicos orais está indicado na falha terapêutica com agentes tópicos ou quando a recorrência se dá logo após do final da terapêutica.

A recomendação é não realizar terapia supressiva ou profilaxia secundária. As recaídas de candidíase em mucosas são comuns e ocorrem em pelo menos 1/3 dos pacientes. A recomendação atual e tratar cada episódio individualmente, no momento que ele ocorre. No entanto, em alguns pacientes as recorrências se apresentam de forma muito sintomática e grave. Nesses casos, deve ser considerada a terapia supressora com fluconazol, 100 a 200 mg/dia/via oral, que se mostrou eficaz na prevenção de recorrências de candidíase esofágica e de orofaringe. A dose de 100 mg/1 vez por semana mostrou-se eficaz na prevenção de candidíase vulvovaginal. A grande preocupação do uso profilático é a emergência ou seleção de cepas resistentes aos azólicos.

CANDIDÍASE INVASIVA

A escolha da terapêutica depende do quadro clínico do paciente e da espécie de *Candida* isolada em cultura e a sensibilidade aos antifúngicos. As três espécies de *Candida* que frequentemente causam candidemia são a *C. albicans*, a *C. tropicalis* e a *C. parapsilosis*. As espécies não *albicans* podem apresentar suscetibilidade variável ao fluconazol, a saber: a *C. krusei* apresenta alta resistência ao fluconazol e várias cepas de *C. glabrata* apresentam suscetibilidade relativa a este azólico. Já a *C. lusitaniae* e a *C. guilliermondi* são resistentes a anfotericina B.

Os episódios de vulvovaginite por *Candida* spp. podem ser tratados com terapia tópica. Muitas preparações tópicas, em cremes ou supositórios, estão disponíveis no comércio, tais como: nistatina, clotrimazol, miconazol etc. O uso de antifúngicos orais está indicado na falha terapêutica com agentes tópicos ou quando a recorrência se dá logo após do final da terapêutica.

A recomendação é não realizar terapia supressiva ou profilaxia secundária. As recaídas de candidíase em mucosas são comuns e ocorrem em pelo menos 1/3 dos pacientes. A recomendação atual e tratar cada episódio individualmente, no momento que ele ocorre. No entanto, em alguns pacientes as recorrências se apresentam de forma muito sintomática e grave. Nesses casos, deve ser considerada a terapia supressora com fluconazol, 100 a 200 mg/dia/via oral, que se mostrou eficaz na prevenção de recorrências de candidíase esofágica e de orofaringe. A dose de 100 mg, 1 vez por semana mostrou-se eficaz na prevenção de candidíase vulvovaginal. A grande preocupação do uso profilático é a emergência ou seleção de cepas resistentes aos azólicos.

CANDIDEMIA

Consiste de doença grave e fatal. Embora, inúmeros progressos foram feitos no sentido de aprimorar a terapêutica, ainda existem muitas dúvidas e controvérsias, em relação a melhor conduta a ser tomada. As decisões devem considerar a presença dos fatores de risco acima mencionados, a espécie de *Candida* isolada e o perfil de sensibilidade aos agentes antifúngicos. Cabe ressaltar que, dados sobre a correlação entre os resultados da sensibilidade aos antifúngicos e a resposta clínica terapêutica estão em estudo. Todos os pacientes com candidemia devem ser tratados, pois a ausência de tratamento pode resultar em óbito ou sequelas posteriores, tais como a endoftalmite. A incidência de sequelas e óbito é significativamente muito maior nos pacientes não tratados. O objetivo do tratamento antifúngico é tratar todo e qualquer sítio de infecção por disseminação hematogênica e resolver os sinais e sintomas clínicos associados ao quadro séptico.

Observação importante é a retirada ou a troca de cateteres venosos centrais e a busca de sinais e sintomas de lesões metastáticas, como a endoftalmite ou em outros órgãos profundos.

CANDIDEMIA NO PACIENTE NÃO NEUTROPÊNICO

a) **Equinocandinas:** Acetato de caspofungina: dose de ataque recomendada é de 70 mg IV, no primeiro dia, seguido de 50 mg/dia IV. A duração do tratamento segue as recomendações anteriormente mencionadas. Anidulafungina: dia 1: 200 mg IV e dia 2 em diante 100 mg IV por 14 dias, após a última hemocultura negativa. Micafungina: 100 mg/IV/dia e não necessita de dose de ataque.

b) **Fluconazol:** dia 1: 800 mg/IV (12mg/kg) e dia 2 em diante 400 mg/dia (6mg/kg) IV por 14 dias após a última hemocultura positiva.

c) **Anfotericina B:** 0,5 a 0,6 mg/kg/dia IV. Em pacientes com falta de resposta terapêutica ou que evoluem com deterioração do quadro clínico, devem ser utilizadas doses mais altas de antifúngicos; anfotericina B: 0,8 a 1 mg/kg/dia IV.

d) **Formulação lipídica de anfotericina B:** 3 a 5mg/kg/dia.

e) **Voriconazol:** dia 1: 6 mg/kg IV cada 12 horas, 2 doses, seguido de 3 mg/kg cada 12 horas ou 200 mg IV cada

12 horas. O tratamento pode ser finalizado com 200 mg VO 2 vezes ao dia durante o período preconizado.

Todos os pacientes com candidemia devem realizar exame oftalmológico de fundo de olho por oftalmologista na primeira semana após o diagnóstico. Considerar sempre a retirada e a troca do cateter vascular central, pois este pode estar associado à fonte da candidemia.

CANDIDEMIA NO PACIENTE NEUTROPÊNICO

a) **Equinocandinas:** Acetato de caspofungina: dose de ataque recomendada é de 70 mg IV, no primeiro dia, seguido de 50 mg/dia IV. A duração do tratamento segue as recomendações anteriormente mencionadas. Anidulafungina: dia 1: 200 mg IV e dia 2 em diante 100 mg IV por 14 dias, após a última hemocultura negativa. Micafungina: 100 mg/IV/dia e não necessita de dose de ataque.

b) **Formulação lipídica de anfotericina B:** 3 a 5 mg/kg/dia.

c) **Voriconazol:** dia 1: 6 mg/kg IV cada 12 horas por 24 horas seguido de 3 mg/kg cada 12 horas ou 200 mg IV cada 12 horas. O tratamento pode ser finalizado com 200 mg VO 2 vezes ao dia. Pode ser indicado quando se deseja cobertura para fungos filamentosos.

d) **Fluconazol:** dia 1: 800 mg/IV (12 mg/kg) e dia 2 em diante 400 mg/dia (6 mg/kg) IV pode ser uma alternativa em pacientes que não estão gravemente enfermos e estáveis e que não fizeram uso prévio de fluconazol. Fluconazol, na dose de 400 mg/dia (6 mg/kg), pode ser utilizado como terapia após tratamento, em pacientes com neutropenia persistente, clinicamente estável e que tiveram isolamento de espécie de *Candida* spp. sensível ao Fluconazol, e que tiveram hemocultura negativas.

A duração do tratamento recomendada para os casos de candidemia sem metástase é de duas semanas após a última hemocultura negativa e os sintomas clínicos relativos à candidemia forem resolvidos.

Recomenda-se a retirada de cateter venoso central sempre que houver suspeita de que a fonte da candidemia pode estar associada ao cateter.

Terapêutica empírica em paciente febril, internado em unidade de terapia intensiva, com suspeita de infecção sistêmica por *Candida* spp.

A colonização prévia do tubo gastrointestinal e em diversos outros sítios, o uso de antimicrobianos de largo espectro, a administração de alimentação parenteral prolongada, cirurgias de aparelho digestivo e internação prolongada em UTI estão associadas à presença de infecção invasiva por *Candida* spp. Em pacientes que apresentam os fatores anteriormente citados, associados à febre não responsiva aos antibióticos, deverão ser pesquisados para o diagnóstico de colonização por *Candida* spp.

A terapia empírica com antifúngicos deve ser considerada nos pacientes críticos com fatores de risco citados. A pesquisa de marcadores como 1-3 beta D glucana deve ser pesquisada sempre que disponível no laboratório. A terapia empírica pode ser realizada com:

a) **Equinocandinas:** Acetato de caspofungina: dose de ataque recomendada é de 70 mg IV, no primeiro dia, seguido de 50 mg/dia IV. A duração do tratamento segue as recomendações anteriormente mencionadas. Anidulafungina: dia 1: 200 mg IV e dia 2 em diante 100 mg IV por 14 dias, após a última hemocultura negativa. Micafungina: 100 mg/IV/dia e não necessita de dose de ataque.

b) **Fluconazol:** dia 1: 800 mg/IV (12 mg/kg) e dia 2 em diante 400 mg/dia (6 mg/kg) IV por 14 dias após a última hemocultura positiva.

c) **Anfotericina B:** 0,5 a 0,6 mg/kg/dia IV. Em pacientes com falta de resposta terapêutica ou que evoluem com deterioração do quadro clínico, devem ser utilizadas doses mais altas de antifúngicos; Anfotericina B: 0,8 a 1 mg/kg/dia IV.

d) **Formulação lipídica de anfotericina B:** 3 a 5mg/kg/dia.

Duração recomendada é de duas semanas para os pacientes que apresentam melhora com a terapêutica. Nos pacientes que não apresentam melhora entre o quarto e quinto dia após tratamento, deve-se considerar a suspensão da terapia antifúngica.

Terapêutica empírica em paciente febril neutropênico com suspeita de infecção sistêmica por *Candida* spp.

Se, apesar do uso de antimicrobianos, o paciente neutropênico persistir com quadro febril, deverá ser considerada a opção do uso de antifúngicos. Uma vez iniciado a terapêutica antifúngica, ela deverá ser mantida até a resolução da neutropenia.

a) **Equinocandinas:** Acetato de caspofungina: dose de ataque recomendada é de 70 mg IV, no primeiro dia, seguido de 50 mg/dia IV. A duração do tratamento segue as recomendações anteriormente mencionadas. Anidulafungina: dia 1: 200 mg IV e dia 2 em diante 100 mg IV por 14 dias, após a última hemocultura negativa. Micafungina: 100 mg/IV/dia e não necessita de dose de ataque.

b) **Formulação lipídica de anfotericina B:** 3 a 5 mg/kg/dia.

c) **Voriconazol:** 6 mg/kg cada 12 horas nas primeiras 24 horas, seguida de 3 mg/kg a cada 12 horas. O tratamento pode ser seguido com voriconazol na apresentação oral de 200 mg/2 vezes ao dia até a recuperação da neutropenia.

O consenso da ESCMID (2012) recomenda que, em pacientes com neutropenia prolongada (> 10 dias), incluindo a indução e consolidação de quimioterapia para leucemia mieloide aguda, síndrome mielodisplásica e transplante autólogo ou halogênico, que apresentem febre por mais de 3 a 4 dias, em uso de antimicrobiano de amplo espectro, devem ser tratados com terapia antifúngica. No entanto, deve-se investigar e procurar o foco da infecção, pois estes pacientes podem apresentar tanto infecção por leveduras do gênero *Candida* spp. como infecção por fungo filamentoso.

TERAPÊUTICA DE OUTRAS FORMAS DE CANDIDÍASE DISSEMINADA

CANDIDÍASE HEPATOESPLÊNICA

A terapia inicial deve ser feita com anfotericina B: 0,7 mg/kg/dia, ou anfotericina B formulação lipídica, 3 a 5 mg/

kg/dia ou Equinocandinas (micafungina: 100 mg/dia; caspofungina: 70 mg dose de ataque, e seguir com 50 mg/dia; ou anidulafungin: 200 mg dose de ataque e seguir com 100 mg/dia). A duração da terapêutica de ser por várias semanas. Após melhora do quadro, pode-se completar o tratamento com fluconazol 400 mg (6 mg/kg) para os pacientes cujo isolado for sensível ao fluconazol. A terapia antifúngica deve ser mantida até a resolução do quadro. Nos pacientes em uso obrigatório de quimioterapia deverão receber a terapêutica antifúngica durante todo o tempo de quimioterapia.

CANDIDÍASE URINÁRIA

A candidúria consiste em um evento raro em pessoas saudáveis, porém comum, em pacientes hospitalizados. A maioria dos pacientes adquire infecção do trato urinário por via ascendente e uma minoria apresenta infecção sistêmica com envolvimento renal adquirido por via hematogênica.

Os fatores de risco mais importantes para candidúria são: o uso de cateter urinário prolongado, o uso recente de antibióticos, a idade avançada, a instrumentação de vias urinárias e o diabetes *mellitus*. Em muitos pacientes, o isolamento de *Candida* spp. na urina representa uma situação benigna. A terapia em pacientes assintomáticos e não neutropênicos, não tem demonstrado valor, ficando restrita a pacientes com candidúria e neutropenia, transplantados ou gravemente enfermos, internados em UTI, nos quais a candidúria poderia representar infecção sistêmica ou um risco para tal. Recém-nascidos de baixo peso (< 1,500 g) devem também ser tratados. Para as espécies de *Candida* sensíveis a fluconazol, deve-se prescrever fluconazol oral na dose de 200 mg/dia por duas semanas.

Pacientes com candidúria e que serão submetidos a procedimento urológico devem ser tratados previamente ao procedimento com fluconazol oral 400 mg/dia ou anfotericina B deoxicolato, 0,3 a 0,6 mg/kg/dia por vários dias antes do procedimento.

Cateter vesical e candidúria

A troca de sonda vesical pode negativar a cultura de urina em 20% dos casos, e a retirada da sonda vesical resulta em erradicação da *Candida* spp. na urina em 40% dos casos. Dessa forma, as indicações para o tratamento são controversas, por falta de literatura consistente. Recomenda-se o curso de 7 a 14 dias de tratamento com fluconazol oral na dose de 200 mg/dia. Sempre que possível deve-se retirar a sonda vesical ou outro tipo de cateter presente em vias urinárias, e quando essa possibilidade não for viável, deve ser feita a troca da sonda vesical. Quando ocorre a persistência de candidúria no imunodeprimido devem ser realizados os exames de ultrassonografia ou tomografia computadorizada dos rins e vias urinária.

CONCLUSÕES

A emergência de novas espécies de *Candida* como responsáveis por infecção sistêmica e as diferenças no perfil de resistência aos antifúngicos demandam uma vigilância crescente e constante das infecções fúngicas nosocomiais. Os estudos sobre o mecanismo de transmissão das infecções sistêmicas por leveduras do gênero *Candida* spp. foram considerados, por muitos anos, como de fonte endógena. Recentemente, novos reservatórios, tais como as mãos dos profissionais da saúde, o próprio ambiente hospitalar e as soluções de nutrição parenteral passaram a ter um papel importante na transmissão exógena dessas infecções. A mudança dinâmica do perfil dos pacientes internados nos hospitais terciários e a constante introdução de novas terapêuticas, novas modalidades de transplantes, e procedimentos invasivos, vêm trazer um novo panorama nas infecções fúngicas nosocomiais, envolvendo patógenos emergentes, com apresentações clínicas diversas e desafios para a terapêutica.

BIBLIOGRAFIA SUGERIDA

Alexander BD, Pfaller MA: Contemporary tools for the diagnosis and management of invasive mycoses. Clin Infect Dis. 2006; 43: S15-S27.

Colombo AL, Guimarães T, Camargo LF et al. Brazilian guidelines for the management of candidiasis – a joint meeting report of three medical societies: Sociedade Brasileira de Infectologia, Sociedade Paulista de Infectologia and Sociedade Brasileira de Medicina Tropical. Braz J Infect Dis. 2013; 17:283-312.

DiNubile MJ, Lupinacci RJ, Strohmaier KM et al. Invasive candidiasis treated in the intensive care unit: observations from a randomized clinical trial. J Crit Care. 2007; 22:237-44.

Kullberg BJ, Viscoli C, Pappas PG et al. Isavuconazole versus caspofungin in the treatment of candidemia and other invasive Candida infections: The Active trial. OFID 2019; 68:1981-1989.

Leon C, Ruiz-Santana S, Saavedra P et al. Usefulness of the "Candida score" for discriminating between Candida colonization and invasive candidiasis in non-neutropenic critically ill patients: a prospective multicenter study. Crit Care Med. 2009; 37:1624-33.

Liu MY, Carmeli Y, Zumsteg J et al. Prior antimicrobial therapy and risk for hospital acquired Candida glabrata and Candida krusei fungemia: a case-control study. Antimicrob Agents Chemother. 2005; 49:4555-60.

Mermel LA, Allon M, Bouza E et al. Clinical Practice Guidelines for the Diagnosis and Management of Intravascular Catheter-Related Infection: 2009 Update by the Infectious Diseases Society of America. Clin Infect Dis. 2009; 49:1-45.

Moreira-Oliveira MS, Mikami Y, Miyaji M et al. Diagnosis of candidemia by polymerase chain reaction and blood culture: prospective study in a high-risk population and identification of variables associated with development of candidemia. Eur J Clin Microbiol Infect Dis. 2005; 24: 721-26.

Moretti ML, Trabasso P, Lyra L et al. Is the incidence of candidemia caused by Candida glabrata increasing in Brazil? Five-year surveillance of Candida bloodstream infection in a university reference hospital. Medical Mycology. 2013; 51:225-30.

Morrell M, Fraser VJ, Kollef MH. Delaying the empiric treatment of Candida bloodstream infection until positive blood culture results are obtained: a potential risk factor for hospital mortality. Antimicrob Agents Chemother. 2005; 49: 3640-45.

Mota-Duarte J, Betts R, Rotstein C, Colombo AL et al. Comparison of caspofungin and amphotericin B for invasive candidiasis. N Engl J Med. 347:2020-2029,2002.

Motta AL, Almeida GMD, Almeida Jr JN et al. Candidemia epidemiology and susceptibility profile in the largest Brazilian teaching hospital complex. Braz J Infect Dis. 2010; 15:441-48.

Ostrosky-Zeichner L, Alexander BD, KettDH et al. Multicenter clinical evaluation of the (1->3) β-D-glucan assay as an aid to diagnosis of fungal infections in humans. Clin Infect Dis. 2005; 41:654-59.

Ostrosky-Zeichner L, Pappas PG, Shoham S et al. Improvement of a clinical prediction rule for clinical trials on prophylaxis for invasive candidiasis in the intensive care unit. Mycoses. 2011; 54:46-51.

Pappas PG, Kauffman CA, Andes D et al. Clinical Practice Guidelines for the Management of Candidiasis: 2009 Update by the Infectious Diseases Society of America. Clin Infect Dis. 2009; 48:503-35.

Pappas PG, Kauffman CA, Andes DR et al. Clinical Practice Guideline for the Management of Candidiasis: 2016 Update by the Infectious Diseases Society of America. Clin Infect Dis, 2016; 62(4):e1–50.

Pfaller MA, Diekema DJ, Mendez M et al. Candida guilliermondii an opportunistic fungal pathogen with decreased susceptibility to fluconazol:geographic and temporal trends form the ARTEMIS DISK Antifungal Surveillance Program. J CLin MIcrobiol. 2006; 44:3551-56.

Pfaller MA, Dikema DJ. Epidemiology of invasive candidiasis: a persistent public health problem. Clin Microbiol Rev. 2007; 20:133-63.

Pfaller MA et al. Twenty years of the SENTRY antifungal surveillance program: results for Candida species from 1997-2016. OFID 2019;6 (Suppl 1) S79-S94.

Ullmann AJ, Akova M, Herbrecht R et al. ESCMID* guideline for the diagnosis and management of Candida diseases 2012: adults with haematological malignancies and after haematopoietic stem cell transplantation (HCT). CMI, 2012; 18 (Suppl 7):53-67.

73

Criptococose

Marcos Vinicius da Silva
Luiza Batista

INTRODUÇÃO

É uma micose profunda com grande morbidade e mortalidade. Apresenta comportamento oportunista e é causada por fungos basidiomicetos pertencentes ao gênero *Cryptococcus*. É também conhecida como torulose, doença de Busse-Buschke e blastomicose europeia. Com a epidemia da síndrome da imunodeficiência adquirida (aids), a partir dos anos 1980, houve aumento significante na prevalência dessa micose, considerada emergente. Ela é responsável por infecção sistêmica em pacientes que apresentam imunodepressão, quer por uso de medicações imunossupressoras, como o corticosteroide, quimioterápicos e imunobiológicos empregados por longos períodos, quer por hemopatias malignas, pelo vírus da imunodeficiência humana adquirida (HIV) e menos frequente em pessoas sem imunodepressão prévia (20%).

ETIOLOGIA

O gênero *Cryptococcus* é constituído por 37 espécies de fungos. Ele foi isolado pela primeira vez por Sanfelice, na Itália, em 1895, a partir do suco de frutas deterioradas. O primeiro caso de infecção criptocóccica em seres humanos foi relatado por Busse e Buschke na Alemanha, em 1894. O fungo pertence à classe Blastomycetes, família Cryptococcaceae, gênero *Cryptococcus*, com duas espécies importantes na patologia humana e animal, *neoformans* e *gattii*. Existem outras espécies de *Cryptococcus* consideradas saprófitas e raramente produzem a doença em humanos e animais. Apresenta uma fase sexuada, na qual a reprodução ocorre após a conjugação de duas cepas compatíveis, o que possibilita a grande diversidade genética. Nesse caso, forma-se pseudomicélio (hifas longas com septos) que dá origem a basídios (estruturas não septadas) e a basidiósporos, cuja germinação origina as células leveduriformes. Nas células leveduriformes ocorre a reprodução assexuada, por meio de brotamento único ou duplo, raramente múltiplo. Essa fase leveduriforme é a habitualmente encontrada na doença humana ou animal, apresenta-se como estruturas esféricas ou globosas, com 3 a 8 μm de diâmetro, geralmente com cápsula extracelular espessa de material mucopolissacarídico. A cápsula e a produção de biofilme estão relacionados à capacidade invasiva e patogênica do fungo (Figura 73.1).

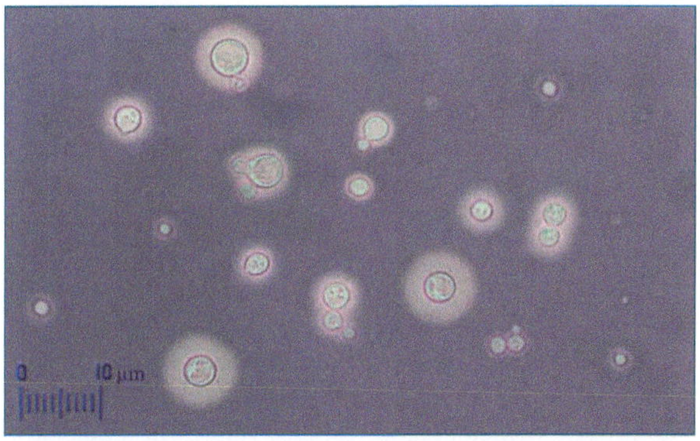

FIGURA 73.1 *Cryptococcus neoformans* (1.100×). Preparação com tinta da China.
Fonte: Gentileza dos pesquisadores Drs. Coutinho G e Melhem MSC, da seção de micologia do Instituto Adolfo Lutz.

Os meios de cultura para fungos, tais como Agar Sabouraud ou Agar extrato de malte, são adequados para o cultivo do criptococo, que cresce a 37 °C, formando colônias de tonalidade creme, brilhantes, viscosas e úmidas.

Na identificação do fungo, utiliza-se a capacidade de assimilar carboidratos, positiva para inositol, nitrato de potássio, sacarose, maltose e dulcitol, e negativa para lactose.

A capacidade de hidrolisar ureia também é utilizada na identificação. A cápsula é composta por polímeros de manose, xilose, ácido glicurônico e glucana; esses e outros açúcares podem ser responsáveis pelo aparecimento de anticorpos protetores em experimentação com animais. Em 2009, a Sociedade Internacional de Micoses Humana e Animal desenvolveu a tipificação desses fungos pelo sequenciamento de múltiplos lócus fundamentada em sete lócus genéticos: gene associado à proteína capsular, gene gliceroaldeído-3-fosfato desidrogenase, laccase, fosfolipase, superóxido desmutase, URA5 e a região espaçadora intergênica.

Cryptococcus neoformans é dividido em oito tipos moleculares com dois componentes denominados *neoformans*, tipos VNI a VNIV e *gattii* tipos VGI a VGIV. A distribuição geográfica e a susceptibilidade antifúngica diferem para cada um desses tipos, por exemplo, o tipo VGII foi encontrado na Austrália, Canadá e Estados Unidos da América e são menos sensíveis aos medicamentos azólicos do que outros tipos moleculares. Os estudos empregando biologia molecular e as cepas de *Cryptococcus neoformans* isoladas do meio ambiente e de espécimes clínicas mostraram diversificação genética entre essas cepas. Essas espécies, além de apresentarem diferenças bioquímicas e genéticas, também apresentam diferenças antigênicas e epidemiológicas significantes. A espécie *neoformans* do fungo é a mais comum, inclusive no Brasil, e também a associada à doença em imunossuprimidos, sendo a predominante nos casos de aids. A espécie *gattii* é limitada às regiões tropical e subtropical, ocorre na Austrália, Canadá, Sudeste da Ásia, África Central, Sul da Califórnia e Brasil, áreas em que apresenta associação à doença em imunocompetentes. No Brasil, em um único caso, foi encontrada associação das duas espécies, *neoformans* e *gattii*, causando a doença humana. As características da doença causada por essas duas espécies são as mesmas, bem como a sensibilidade à anfotericina B.

EPIDEMIOLOGIA

A criptococose ocorre frequentemente em homens, aproximadamente 70% dos casos, e em adultos, a maioria entre 30 e 60 anos, sendo rara no grupo pediátrico. No mundo, estima-se em 223.100 casos de meningite criptocóccica por ano e em 181.100 mortes por essa doença, sendo responsável por 15% das mortes associadas à aids, a segunda causa depois da tuberculose. A África subsaariana é a região com a maior frequência da doença (73%), seguida da Ásia e depois da América Latina.

O criptococo é encontrado no mundo todo, em diversos tipos de solos e em tecidos, secreções e excreções dos animais, e do próprio homem; alguns estudos valorizam o encontro em *habitat* de pombos. Os excretos dessas aves são um meio de cultura fértil para o crescimento do fungo, sendo que as fezes velhas contêm maior concentração do fungo do que as eliminadas recentemente. As fezes das aves são ricas em bases nitrogenadas, nutriente para o fungo. No entanto, o pombo raramente se infecta, provavelmente por ser a sua temperatura corpórea elevada (42 °C), podendo inibir o crescimento do fungo. Não há contágio inter-humano e a doença vem aumentando em frequência, em decorrência do aumento do número de casos de indivíduos imunossuprimidos.

A associação à imunossupressão, ou seja, o caráter oportunista, está relacionado ao comprometimento da imunidade celular, podendo acometer os pacientes com linfomas, leucemias crônicas, diabetes, lúpus eritematoso sistêmico, sarcoidose, uso de altas doses de corticosteroides, de anticorpos monoclonais, como alentuzumabe, infleximab entre outros, transplantes de órgãos e na aids. Nos casos de aids, é considerada a segunda ou terceira infecção oportunista em frequência e causa importante de morte. Após o advento da terapia anti-retroviral de alta eficácia (HAART) no tratamento da aids, a ocorrência da doença criptocóccica declinou drasticamente nos países desenvolvidos, no entanto, o mesmo não ocorreu nos países em desenvolvimento. Estudos na África mostraram que a detecção sérica de antígeno criptocóccico em pacientes com aids e com linfócitos CD_4^+ <100 cel/mm^3 que iniciaram a HAART desenvolveram meningite criptocóccica com maior frequência, principalmente quando o título da antigenemia era ≥ 1:8. A raridade da criptococose em crianças com aids é outra faceta inexplicável dessa micose, e vem reforçar a hipótese de que nos adultos o que ocorre é a reativação, e não a infecção primária. No entanto, esses pacientes quando expostos aos esporos do *Cryptococcus neoformans* presentes no meio ambiente, apresentam maior risco para desenvolverem a criptococose que os não expostos.

No Hospital-Dia, do Instituto de Infectologia Emílio Ribas, São Paulo, no período de 1999 a 2004, 72 casos novos de aids com meningite criptocóccica foram atendidos, sendo: 19 casos em 1999; 19 em 2000; 8 em 2001; 8 em 2002; 8 em 2003 e; 9 em 2004. Esses dados mostram que também houve diminuição no número de casos dessa coinfecção com a introdução da terapêutica HAART, no nosso meio. No mesmo Instituto, no período de 2003 a setembro de 2008, foram internados 111 pacientes com criptococose, sendo que 34 faleceram, uma letalidade de 30,6%. Desses, 111,88 (79,3%) pacientes tinham aids e 27 faleceram, com letalidade de 30,7%; e outros 23 (20,7%), não tinham aids, 7 dos quais faleceram, com letalidade de 30,4%. No período de janeiro de 2008 a abril de 2019 foram internados 851 pacientes com doença criptocóccica, desses 772 (90,7%) também tinham aids. Em 830 (97,5%) pacientes a apresentação clínica da doença foi a meningoencefalite e em 21 a pulmonar. Dos 21 pacientes com a forma pulmonar 13 (62%) tinham aids. A letalidade nesse período foi de 23% (196 óbitos), sendo 14 (18%) nos sem aids e 182 (24%) nos com aids.

A mortalidade da doença criptocóccica é elevada, mesmo com o tratamento disponível, e, nos casos de cura, são frequentes as sequelas neurológicas. Na aids, a letalidade é maior, com sobrevida média de 8,4 meses; 17 a 37% dos pacientes morrem durante o tratamento, na fase inicial (Hospital-Dia – Emílio Ribas). A recrudescência é grande nos coinfectados, após o tratamento, necessitando terapêutica de manutenção.

A doença causada pelo *Cryptococcus neoformans* é a causa mais comum de morte entre os fungos patógenos causadores de doença nos pacientes com aids.

Nos pacientes que receberam transplante de órgãos sólidos, entre 2,6% e mais de 5% desenvolvem criptococose, sendo que em 25 a 72% desses há comprometimento do sistema nervoso central (SNC). Nesse grupo de pacientes, a mortalidade varia entre 10 e 25% podendo chegar a 40% nos com comprometimento do sistema nervoso central, segundo Singh et al.

PATOGENIA E PATOLOGIA

A infecção humana, geralmente ocorre pela inalação das formas leveduriformes não encapsuladas ou com cápsula pouco espessa, atingindo as vias respiratórias baixas, embora o diâmetro da levedura encapsulada impeça-a de atingir as pequenas vias aéreas dos pulmões. No parênquima pulmonar podem determinar reações teciduais e de defesa imunitária, principalmente a mediada por células, que é solicitada lentamente e normalmente bloqueia a infecção. Nos casos em que não ocorre esse bloqueio, a infecção pode permanecer localizada ou disseminar-se para outros órgãos como o cérebro, e causar meningoencefalite.

Outras formas de infecção como a via gastrointestinal ou inoculação cutânea são raras. Esse fungo apresenta neurotropismo importante por mecanismo não conhecido.

Diferentemente de outras micoses, não têm ocorrido relatos de grandes surtos de pneumonia criptocóccica associados a uma fonte ambiental comum. Isso sugere que a maioria das infecções primárias podem ser subclínicas. A resistência natural humana ao *Cryptococcus neoformans* é tão importante que, muitas vezes, a criptococose pode ser o primeiro sinal de imunodepressão.

Dois fatores são fundamentais na patogênese dessa micose profunda: a virulência do fungo e a resposta imunológica do hospedeiro, principalmente a imunidade celular.

Os principais fatores de virulência do fungo são a cápsula composta por material mucopolissacarídico (glicuronoxilosemanana), e a produção de enzimas (fosfolipase e proteinase). O mucopolissacáride possui propriedades deletérias e antifagocitárias, permitindo que o fungo se albergue e prolifere nos tecidos, e também induzindo efeitos deletérios no sistema imune. A produção de enzimas em grande quantidade, tais como fenoloxidases e proteases, protegem o fungo dos radicais livres sintetizados pelas células efetoras do hospedeiro. Esse fungo também produz fatores de virulência adicionais como pigmentos negros de melanina, fosfolipases, uréase e biofilme. O biofilme produzido, principalmente em dispositivos como cateter, leva a maior resistência ao tratamento antifúngico, formando agregados de células fúngicas em uma matriz extracelular de polissacarídeos composta por glicuronoxilosemanana, xilose, manose e glicose. *Cryptococcus* não formadores de cápsulas não produzem biofilme. A glucoronioxilosemanana possui propriedades imunomoduladoras durante a infecção, sendo um dos componentes da matriz exopolimérica contribuindo para a formação do biofilme, que tem na sua formação a participação de outros açúcares como a ribose e a fucose.

Estudos conduzidos em surtos como o em Vancouver, Canadá, mostraram que cepas de *Cryptococcus* recombinantes na natureza tornam-se mais virulentas e resistentes aos medicamentos do que as isoladas anteriormente.

A resposta imunológica do hospedeiro a esse patógeno é a mais importante no aparecimento dessa doença, pois o espectro dessa resposta é muito amplo. A resposta imune normal do hospedeiro elimina ou sequestra o fungo, que pode permanecer latente no organismo, sem produzir doença. Estudos recentes, inclusive experimentais, demonstraram a participação de interleucinas como a IL2, IL12, IL18, interferon-γ e a efetiva resposta imunoadaptativa Th1/Th17 na evolução favorável da doença, IL4 e IL10 têm ações deletérias nos mecanismos de suscetibilidade ou resistência à infecção. Células T auxiliares tipo 1 (Th1) têm participação fundamental na defesa imunológica celular, sendo que as células Tgd podem atuar equilibrando as respostas Th1/Th17 e Th2, com a finalidade de controlar o crescimento do fungo, o dano tissular e modular a resposta Th1 exagerada causada por células NKT.

Na patogênese dessa doença há a participação de diferentes mecanismos lesivos como a replicação fúngica, a produção e liberação de substâncias tóxicas, a desorganização da homeostase e da modulação da resposta imune do hospedeiro. O criptococo expressa diferentes fatores de virulência (enzimas degradativas como proteases, urease, fosfolipase e nuclease) que facilitam a sobrevivência, proliferação e disseminação do patógeno no hospedeiro. Os mecanismos que levam ao dano celular incluem a interferência na maturação dos fagolissossomas, aumento na permeabilidade da membrana dos fagossomas, desestruturação funcional das organelas, alterações no citoesqueleto das células, exocitose não lítica e a vacuolização citoplasmática resultando na morte celular. Além disso, o criptococo possui diferentes mecanismos diretos e indiretos que interferem na função da imunidade celular e também determinam danos nas células endoteliais da vasculatura cerebral. Na forma crônica da doença pode ocorrer a exaustão das células T com perda da proliferação celular e limitação da função efetora, resultando em mecanismos de imunotolerância. Diferentes estudos têm mostrado que esse fungo pode permanecer longos períodos nos macrófagos e nas células epiteliais de forma assintomática, sugerindo que ele pode permanecer no organismo humano sem causar danos.

Alterações importantes na vigilância imunológica, como o uso de drogas imunodepressoras, defeitos genéticos, doenças neoplásicas, autoimune e a infecção pelo retrovírus HIV podem determinar imunodepressão transitória ou permanente. Isso permite que a infecção primária pelo *Cryptococcus neoformans* ou, mais comumente, a reativação do fungo sequestrado, em local orgânico específico, determine a disseminação secundária, acometendo outros órgãos. A disseminação hematogênica nos pacientes imunossuprimidos pode determinar manifestações disseminadas ou focais. Os locais do organismo mais acometidos são: sistema nervoso central, pulmões, miocárdio, pericárdio, gânglios linfáticos, trato gastrointestinal, fígado, baço, medula óssea, articulações, sangue, olhos, pele e a próstata, sendo essa um reservatório crítico do fungo, mesmo nos pacientes tratados.

A meningite criptocóccica costuma acometer pacientes com aids com contagem de linfócitos T $CD4^+$ abaixo de 100 células/mm^3 de sangue, embora haja relatos em extremos, como 1 a 237 células/mm^3.

A infecção criptocóccica é acompanhada de resposta inflamatória mínima. As lesões orgânicas estão correlacionadas com a duração da doença. As lesões mais recentes são de aspecto gelatinoso, e as mais antigas, granulomatoso; embora possam ter necrose caseosa, a cavitação é raramente observada.

As alterações histopatológicas pulmonares iniciais caracterizam-se por nódulos gelatinosos (criptococomas) constituídos por criptococos encapsulados com brotamentos; a resposta inflamatória é discreta, constituída por macrófagos, linfócitos, plasmócitos e raras células gigantes. Com a evolução, os nódulos assumem aparência de granulomas com poucos fungos, geralmente intracelulares, acompanhados pelas mesmas células inflamatórias; raramente evolui para necrose caseosa, cavitação ou calcificação. Quando não há resolução local, pode ocorrer a disseminação para os gânglios linfáticos hilares; nesses, também, a resposta inflamatória é mínima. Caso haja disseminação hematogênica, outras estruturas podem ser acometidas com as mesmas características histopatológicas.

No sistema nervoso central, os criptococomas ou granulomas geralmente localizam-se na substância cinzenta periventricular, nos aquedutos e nos gânglios da base. As meninges podem ser acometidas com disseminação pelo líquido cefalorraquidiano (LCR) para o espaço subaracnóideo; há acúmulo de exsudato mucinoso, principalmente na base do crânio e ao redor do cerebelo.

A síndrome inflamatória da reconstituição imunológica (SIRI) pode causar resposta inflamatória em alguns pacientes com aids tratados com HAART, levando à deterioração paradoxal do estado clínico, apesar do controle satisfatório da replicação viral e do aumento no número de células T CD_4^+. Essa deterioração clínica é decorrente da exuberante resposta inflamatória que o paciente passa a apresentar contra o patógeno oportunista, previamente diagnosticado ou em incubação. Na criptococose isso pode acontecer com o aumento da pressão intracraniana e a formação de criptococomas, que requerem intervenção em aproximadamente 50% dos casos. Essa manifestação pode ocorrer entre o 2º e o 11º mês após a introdução da HAART. Isso mostra que esse fungo pode causar doença nas respostas imunitárias extremas.

Com a instalação da SIRI, os pacientes podem voltar a apresentar ou a exacerbar os sintomas neurológicos, aumentando o número de leucócitos no líquido cefalorraquidiano, apesar da cultura e da pesquisa direta do fungo nesse fluido biológico ser negativa, e os títulos de antígeno continuarem diminuindo. Nessa situação pode ocorrer elevação importante da pressão intracraniana, excedendo o nível pressórico dos 30 a 50 cm de H_2O, necessitando punção diária de alívio para a retirada de volume liquórico e, em alguns casos, a derivação ventricular. O aumento da pressão intracraniana é em parte por causa do bloqueio que ocorre na reabsorção do líquido cefalorraquidiano nas vilosidades aracnoides, em razão das elevadas concentrações de antígenos polissacarídeos ou mesmo dos criptococos.

Pode ocorrer resposta inflamatória exacerbada em outras estruturas orgânicas, anteriormente acometidas pelo criptococo, com supuração de gânglios linfáticos mediastinais e aumento de volume dos cervicais. O exame histopatológico desses gânglios mostra a presença de inflamação granulomatosa ao redor de material, que se assemelha ao criptococo, sem que haja crescimento na cultura. O mesmo fenômeno é observado no tecido subcutâneo, na medula espinal e no sistema nervoso central.

O que ocorre na SIRI parece resultar de dois tipos de reação inflamatória ao criptococo. A primeira, uma reação inflamatória aguda, durante as primeiras semanas da terapêutica e a segunda, reação inflamatória crônica nos linfonodos e no sistema nervoso central, possivelmente desencadeada por resposta celular aos antígenos dos criptococos não viáveis.

A hipercalcemia que pode estar presente, é resultante da hidroxilação extrarrenal da 25(OH) vitamina D, que ocorre nos pacientes com linfadenopatia intratoráxica.

QUADRO CLÍNICO

A infecção ocorre por inalação do fungo, com localização inicial nos pulmões e, eventualmente, disseminação para outros órgãos. Há semelhança com a tuberculose, portanto, acredita-se que essa lesão inicial seja transitória, resolvendo-se por resposta inflamatória local. Eventualmente, ocorre pneumonia sintomática primária após exposição intensa.

As principais formas da doença são a pulmonar e a do sistema nervoso central. Na criptococose pulmonar ocorrem desde a colonização assintomática das vias aéreas até as formas graves de disseminação local, causando síndrome do desconforto respiratório do adulto. As manifestações clínicas frequentes, quando existem, são: febre, tosse, expectoração, dor do tipo pleurítica, dispneia, emagrecimento e, raramente, hemoptise. O exame radiológico dos pulmões pode mostrar desde nódulo solitário até consolidações ou pneumonia intersticial extensa, e derrame pleural. O comprometimento pulmonar pode ser isolado ou associado a outras localizações, e pode não ser evidente, mesmo nos casos de criptococcemia e meningite, ficando subdiagnosticado. Diferentes autores têm mostrado o comprometimento pulmonar entre 10 a 55% nos pacientes com aids e com meningite criptocóccica. Em estudo realizado na África, em pacientes tratados empiricamente como tuberculose pulmonar, os achados nas necropsias mostraram que se tratava de criptococose pulmonar.

A criptococose pulmonar tem sido descrita em pacientes imunodeprimidos sem infecção pelo HIV, como nos que fazem uso de corticosteroide e outras medicações imunodepressoras, na sarcoidose, artrites, diabetes, doença de Crohn, colagenoses, glomerulonefrites, doenças pulmonares, doenças hematológicas malignas, transplantados e, recentemente, em pacientes tratados com antiTNF(α) e com anticorpos monoclonais. Também, em pacientes aparentemente imunocompetentes, tem sido descrita a forma pulmonar localizada da criptococose, geralmente na forma de nódulo pulmonar isolado, com resolução espontânea, sem tratamento. O quadro clínico pode ser o mesmo causado por pneumonias bacterianas ou pelo *Pneumocystis jirovecii*.

A criptococose do sistema nervoso central, principalmente a meníngea, é a manifestação clínica descrita da doença mais frequente, representando 70% do total de casos. Apresenta início brusco ou insidioso. Os sintomas mais frequentes no acometimento meníngeo são: cefaleia, febre, vômitos, alterações visuais, rigidez de nuca e outros sinais de irritação meníngea, com duração de dias ou semanas. No acometimento encefalítico aparecem quadros de cefaleia, distúrbios visuais, como diplopia, e alterações mentais, como confusão, distúrbios de personalidade e memória, com duração de semanas ou meses, e convulsões. Em qualquer dos casos, pode ocorrer evolução para o torpor e/ou coma. Os sinais focais, como convulsões, são raros. Casos com manifestação clínica isolada de febre associados à aids já foram descritos.

A frequência do comprometimento do sistema nervoso central torna obrigatória a punção liquórica, em doentes com criptococose de qualquer localização. As alterações que geralmente estão presentes no líquido cefalorraquidiano são: hipercelularidade com predomínio de leucócitos linfomononucleares, aumento de proteínas e diminuição não acentuada da glicorraquia. Cabe lembrar que, a criptococose pode ser a manifestação inicial na aids. Em alguns estudos com até 25% dos casos com manifestação neurológica. Nos casos de aids as alterações no exame quimiocitológico do líquido cefalorraquidiano podem ser poucas ou até com padrão da normalidade.

A criptococose cutânea pode apresentar manifestações variáveis, desde pápulas, pústulas, abscessos e ulcerações de pele até nódulos e úlceras de mucosas (Figuras 73.2 e 73.3). Raramente, a doença limita-se ao tegumento, sendo obrigatória a investigação clínica e laboratorial sistêmica. O acometimento ósseo acompanha-se de dor e edema locais, podendo evoluir para fistulização e associar-se à artrite.

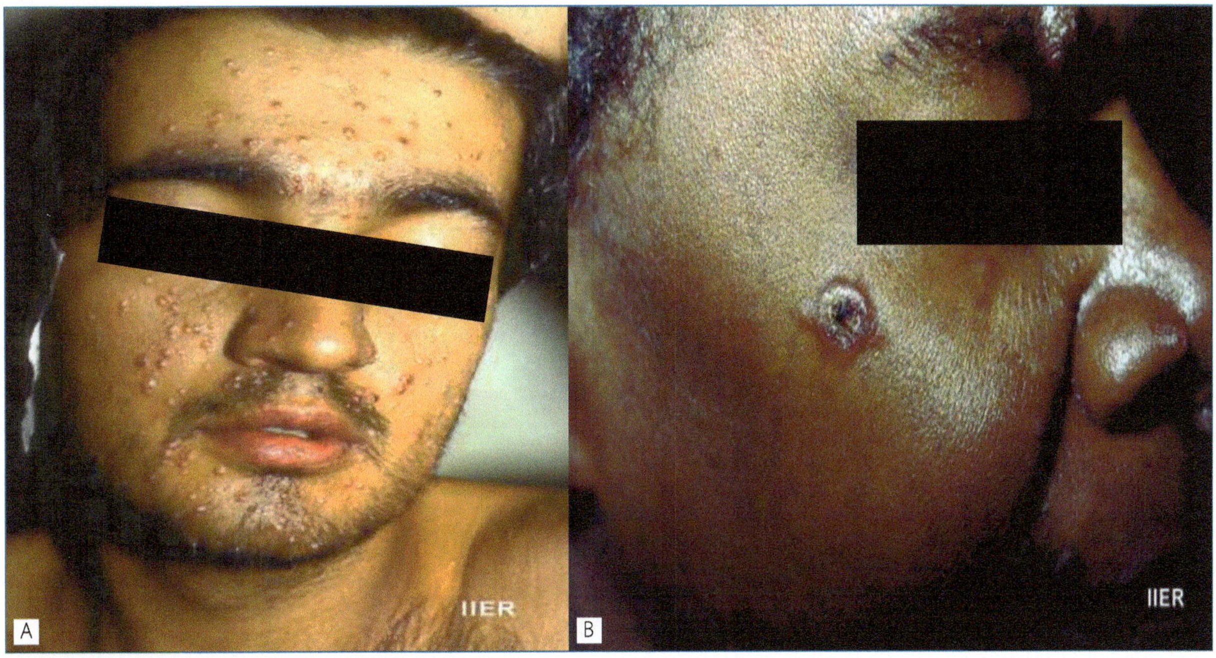

FIGURA 73.2 Pacientes com criptococose disseminada e aids, apresentando lesões cutâneas. (A) Lesões nodulares; (B) lesão nodular ulcerada.
Fonte: Acervo da autoria.

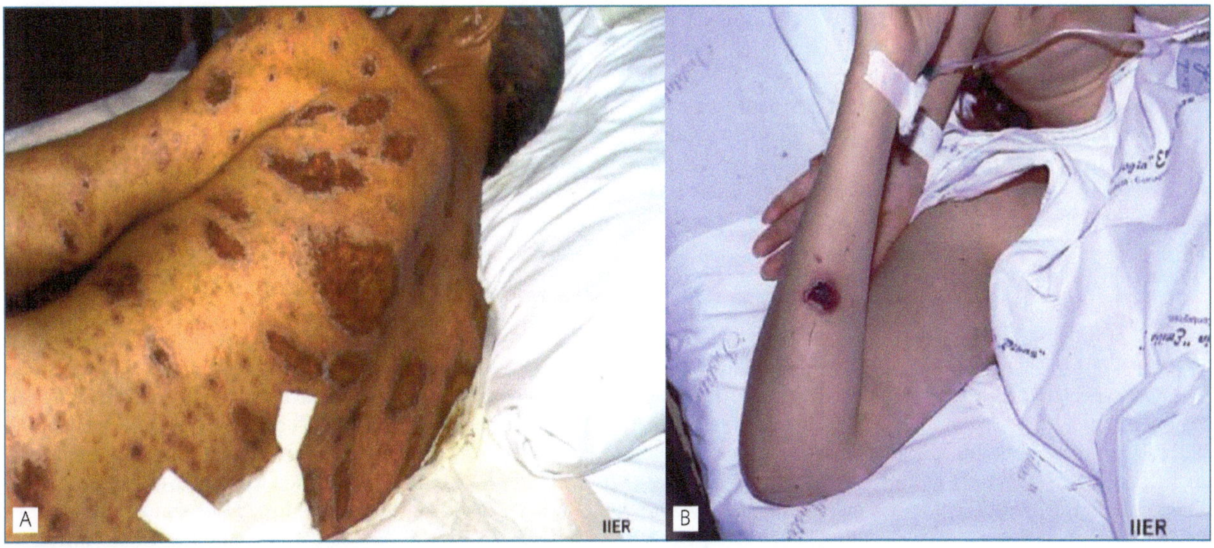

FIGURA 73.3 Pacientes com criptococose disseminada e aids, apresentando lesões cutâneas. (A) Múltiplas lesões maculares, maculopapulares e úlceras comprometendo ambas as faces do tórax e abdome, membros superiores e inferiores e a face; (B) lesão ulceronecrótica no antebraço direito.
Fonte: Acervo da autoria.

Existem, ainda, descrições de casos de retinite, miocardite, pericardite, endocardite, pansinusite, hepatite, prostatite, peritonite, empiema, adenite, invasão da medula óssea e das suprarrenais. O isolamento do criptococo do sangue (criptococcemia) tem relação importante com a imunossupressão. A criptococose associada à aids apresenta mais de uma localização em até 50% dos casos, inclusive em estudos de necropsias.

O aumento da pressão intracraniana é o grande problema na meningite criptocóccica, sendo que 50% dos pacientes apresentam pressão maior que 25 cm H_2O e, aproximadamente 1/3, maior que 35 cm H_2O. O aumento da pressão liquórica está associado à deterioração cognitiva, ao aumento nas lesões de nervos cranianos e ao aumento da mortalidade. O aumento prolongado da pressão intracraniana frequentemente manifesta-se com cefaleia grave, diplopia, edema de papila, perda progressiva da visão, diminuição da audição e do nível de consciência. O mecanismo que causa o edema cerebral na criptococose ainda é muito discutível e a resposta inflamatória não parece ser a principal causa, principalmente nos pacientes com aids. Em diferentes estudos não tem sido observada correlação entre as dosagens liquóricas do fator de crescimento endotelial vascular e o mediador de permeabilidade vascular, com a alteração pressórica. A alteração primária parece estar relacionada com o bloqueio na reabsorção liquórica nas vilosidades aracnoides, pela presença do micro-organismo, bem como dos seus polissacarídeos. Isso pode explicar o porquê da associação entre o aumento da pressão liquórica na presença de título antigênico elevado no líquido cefalorraquidiano ou na contagem de fungos pela tinta da China. Também pode explicar o tamanho dos ventrículos, que pode permanecer normal, sem gradiente de pressão entre os ventrículos e o líquido cefalorraquidiano acima das convexidades cerebrais.

DIAGNÓSTICO

O diagnóstico precoce e o rápido início do tratamento são importantes na diminuição da mortalidade.

Para o diagnóstico há necessidade da pesquisa do criptococo em material orgânico suspeito (escarro, líquido cefalorraquidiano, sangue, fragmentos de tecidos obtidos por biópsia, lavado broncoalveolar e aspirados de medula óssea, gânglios ou tumorações). Essa pesquisa pode ser feita a fresco ou após colorações especiais que ressaltam a cápsula do fungo; no entanto, a pesquisa direta negativa, principalmente no líquido cefalorraquidiano (LCR), não exclui o diagnóstico, pois a sensibilidade desse método oscila entre 74 e 85%. Nos espécimes obtidos por biópsia ou aspirados por punção, as colorações habituais como a com Tinta da China mostram o micro-organismo com halo incolor, que corresponde à cápsula; nas colorações pelos métodos PAS (Figura 73.4), mucicarmim (Figura 73.5) e compostos de prata ressaltam a cápsula mucopolissacarídica.

Os materiais orgânicos também devem ser semeados em meios de cultura para fungos, uma vez que apresentam fácil crescimento. A cultura continua sendo o melhor método diagnóstico (*gold standard*), assim como auxilia no acompanhamento do doente, sobretudo nas meningites, para a avaliação da viabilidade do fungo, após o início do uso das drogas antifúngicas. A cultura também é útil para avaliar recidivas ou resistência aos medicamentos empregados no tratamento da doença. A confirmação da identificação dos isolados de cultura é estabelecida pelo sistema MALDI-TOF (*Matrix Associated Laser Desorption-Ionization – Time of Flight*), pela sequência da transcrição da região interna e pelas grandes subunidades do gene ribossomal. Os isolados de cultura também podem ser identificados estruturalmente por microscopia eletrônica de transmissão.

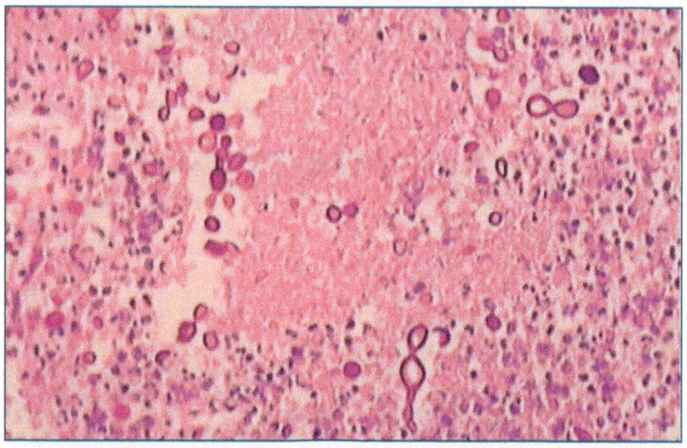

FIGURA 73.4 Corte histológico do encéfalo de paciente com aids e meningite criptocóccica, corado pela técnica de Periodic Acid-Schiff (PAS), mostrando área de necrose com a presença do *Cryptococcus neoformans* (estruturas arredondas ou elípticas com cápsula espessa e corada pelo PAS), aumento de 20×.
Fonte: Gentileza do Dr. Renato Curti Jr., Médico Patologista do Instituto de Infectologia Emílio Ribas.

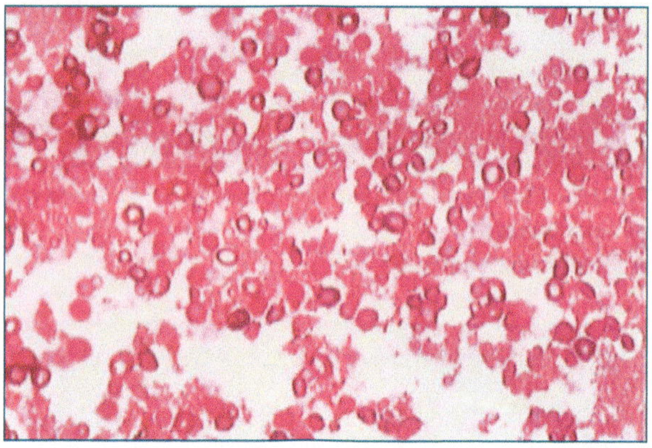

FIGURA 73.5 Corte histológico do encéfalo de paciente com aids e meningite criptocóccica, corado pela técnica de mucicarmim, mostrando área de necrose com a presença do *Cryptococcus neoformans* (estruturas arredondas ou elípticas com cápsula espessa na cor vermelho escuro), aumento de 20×.
Fonte: Gentileza do Dr. Renato Curti Jr., Médico Patologista do Instituto de Infectologia Emílio Ribas.

Existem ainda testes imunológicos para a pesquisa de antígenos do fungo, tais como aglutinação com partículas de látex sensibilizadas, imunofluorescência indireta, hemaglutinação e imunoenzimáticos. O método imunocromatográfico *Lateral – flow immunoassay* para a detecção de antígeno criptocóccico no sangue e no líquido cefalorraquidiano é um método de alta sensibilidade e com resultado em 10 minutos, não requer estrutura laboratorial para a sua realização e nem refrigeração. Alguns deles podem apresentar reações cruzadas com outras micoses, bem como resultados falso-negativos nas formas localizadas da doença.

A pesquisa de antígenos do fungo no sangue e no líquido cefalorraquidiano, empregando-se esses testes têm se mostrado úteis tanto no diagnóstico como na avaliação da resposta ao tratamento. Recentemente, a técnica da reação em cadeia da polimerase (PCR) também começou a ser empregada no diagnóstico dessa doença. Outra técnica que pode ser empregada para a pesquisa de antígeno, em tecidos, é a imuno-histoquímica, com bons resultados.

Os pacientes transplantados de órgãos sólidos e com criptococose tendem a apresentar títulos antigênicos mais baixos, quando comparados com pacientes portadores de outros imunocomprometimentos, como a aids.

Há cepas de criptococo que causam doença e não apresentam cápsula ou com cápsula pouca espessa (≤ 192 nm), nesses casos, o fungo pode não ser detectado por métodos laboratoriais diagnósticos habitualmente empregados na detecção antigênica, apenas na cultura, na microscopia eletrônica e no sequenciamento multilócos. Os testes laboratoriais para avaliar a resistência do criptococos aos medicamentos antifúngicos são somente recomendados nos casos da persistência da doença ou de recaída, uma vez que esses testes não são realizados rotineiramente.

A reação intradérmica com antígenos do fungo pode ter importância em estudos epidemiológicos, mas não é útil no diagnóstico.

No exame de ressonância magnética ou na tomografia computadorizada do crânio (Figuras 73.6), em pacientes com meningite criptocóccica, os achados geralmente são compatíveis à normalidade ou há alterações inespecíficas, como a atrofia cortical e a dilatação ventricular. Quando há a detecção de neuroimagens anormais podem aparecer alterações na densidade, o realce difuso na leptomeninge (15%), a hidrocefalia (9 a 11%), a lesão parenquimatosa com efeito de massa (11 a 25%), o pseudocisto gelatinoso, o edema cerebral (3%) e a dilatação dos espaços perivasculares (Virchow-Robin); geralmente estão associadas às complicações da doença. A Figura 73.7 mostra um abscesso cerebelar.

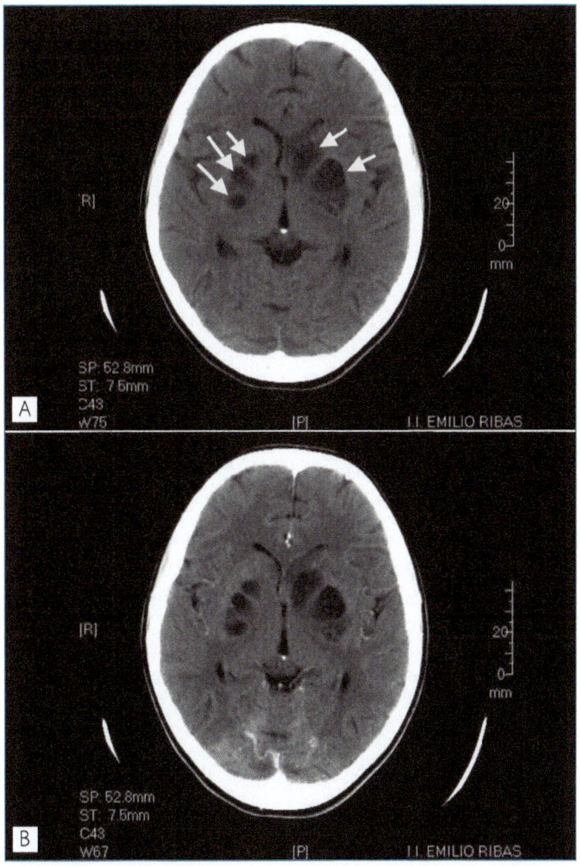

FIGURA 73.7 Tomografia computadorizada (TC) de crânio sem (A) e com (B) contraste mostrando lesões hipodensas arredondadas confluentes em regiões nucleocapsulares, comprimindo o corno frontal do ventrículo lateral esquerdo, sem realce significativo por contraste (criptococomas).

Fonte: Gentileza do Dr. Ademir Silva Correia, Médico Radiologista do Instituto de Infectologia Emílio Ribas.

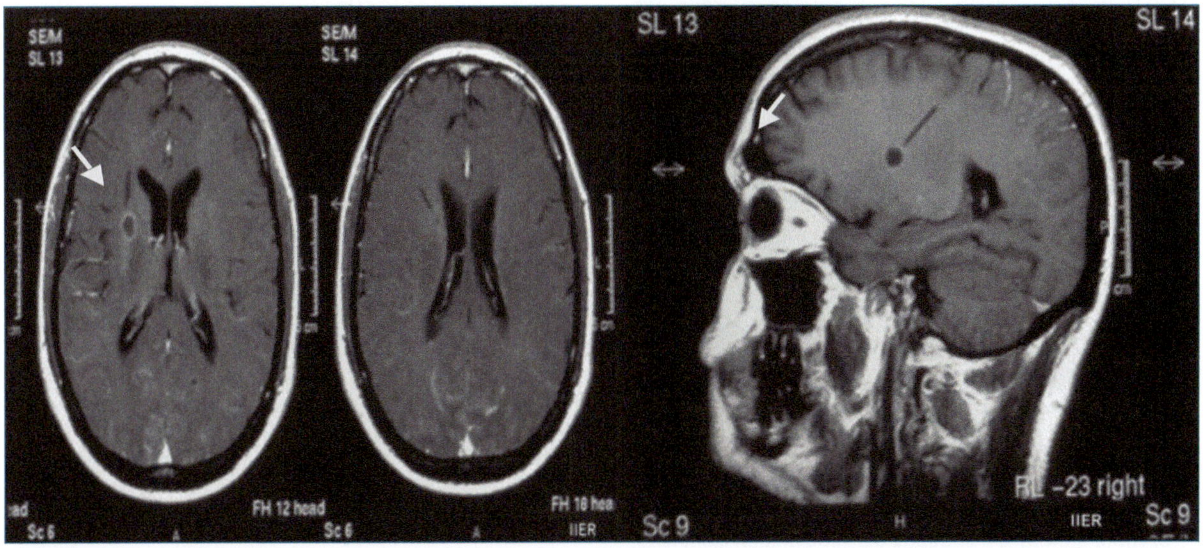

FIGURA 73.6 Tomografia de crânio (fase contrastada) de paciente com neurocriptococose e aids, apresentando lesão nodular na região nucleocapsular à direita, com realce anelar periférico.

Fonte: Acervo da autoria.

No comprometimento pulmonar a apresentação radiológica pode ser diversificada e influenciada pela intensidade do comprometimento imunológico do paciente. Nos indivíduos imunologicamente competentes o achado mais frequente são nódulos pulmonares, que podem ser solitários ou múltiplos. Esses nódulos podem variar de 5 a 30 mm, com limites regulares ou mal definidos, sem predileção para determinado lóbulo pulmonar. Também podem ser encontradas áreas com infiltrados e consolidações, efusão pleural, linfadenopatia intratorácica, lesões cavitárias e lesões reticulonodulares difusas. Nos casos em que o comprometimento imunológico é acentuado, pode ser encontrado comprometimento difuso e disseminado, mimetizando o comprometimento pelo *Pneumocystis jirovecii*. A presença de linfadenopatia, lesões cavitárias e efusão pleural podem apresentar dificuldade no diagnóstico diferencial com a tuberculose pulmonar (Figura 73.8).

A infecção é considerada disseminada, quando há o comprometimento do sistema nervoso central ou fungemia ou envolvimento de dois ou mais órgãos não contíguos (Figura 73.9).

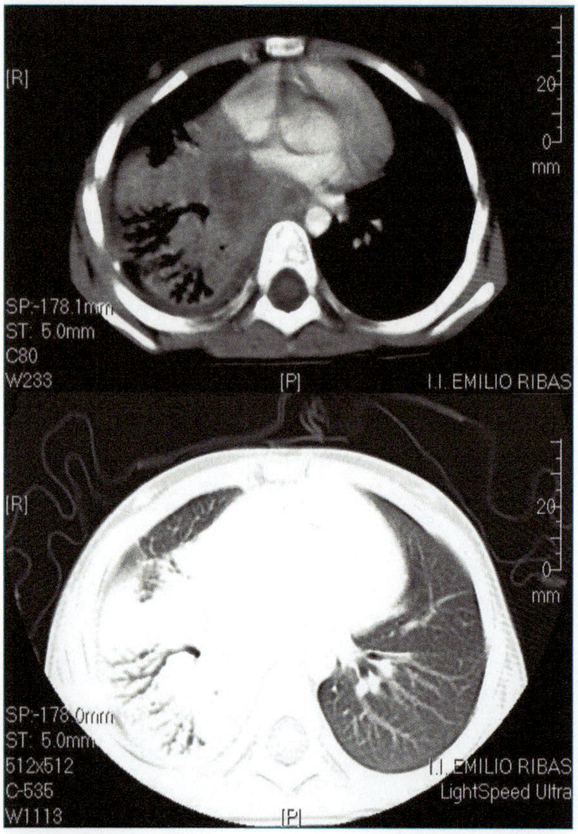

FIGURA 73.8 TC de tórax em janelas de mediastino e pulmonar evidenciando extensa massa com áreas de necrose em regiões peri-hilar e mediastinal à direita, associando-se a áreas de consolidação do lobo pulmonar inferior direito com aerobroncogramas, e a pequeno derrame pleural ipsilateral, por criptococose.

Fonte: Gentileza do Dr. Ademir Silva Correia, Médico Radiologista do Instituto de Infectologia Emílio Ribas.

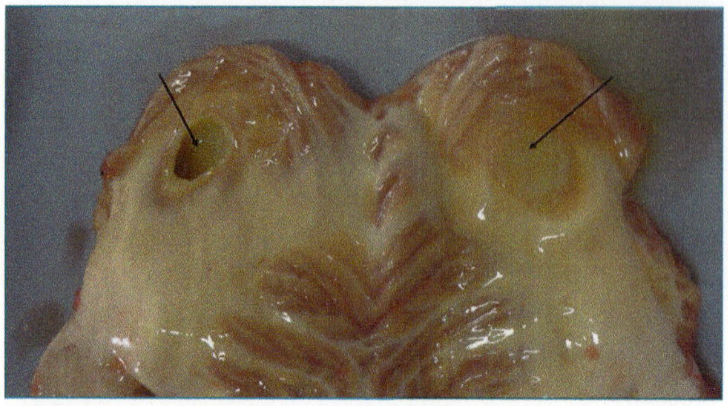

FIGURA 73.9 Corte do parênquima cerebelar mostrando área de necrose com formação de abscesso.

Fonte: Acervo da autoria.

Nos pacientes com criptococose e sem conhecimento da situação sorológica para a infecção pelo HIV, deve-se realizar teste anti-HIV. Nos pacientes com doença avançada, o rastreamento laboratorial na detecção da antigenemia para esse fungo permite identificar risco de progressão para doença e instituir terapia pré-empitiva antifúngica antes do início da HAART, nos pacientes adolescentes e adultos com contagem de linfócitos T CD_4^+ menor que 100 cel/mm^3 e com menor evidência naqueles com CD_4^+ menor que 200 cel/mm^3. Nos pacientes com contagem de linfócitos T CD_4^+ menor que 100 cel/mm^3 e sem antigenemia, pode-se instituir profilaxia primária com fluconazol.

TRATAMENTO

O tratamento da criptococose deve levar em conta a apresentação clínica da doença, a presença e o tipo de imunossupressão do paciente e as drogas antifúngicas disponíveis. Nas diretrizes clínicas para o manejo da doença criptocóccica da Organização Mundial da Saúde e da Sociedade Americana de Doenças Infecciosas, são levados em conta três fatores: pacientes infectados com o vírus HIV, receptores de órgãos transplantados e não HIV e não receptores de órgãos transplantados e não HIV.

PACIENTES INFECTADOS COM O VÍRUS HIV

Adultos, adolescentes e crianças: a terapêutica primária ou fase de indução, deverá ser com anfotericina B deoxicolato (anfBd) (1,0 mg/kg/dia) associada à flucitosina (100 mg/kg/dia) dividida em quatro doses, por uma semana. Como alternativa na fase de indução pode ser usado o fluconazol com flucitosina ou com anfBd, nas mesmas doses, por duas semanas. Na fase de consolidação deverá ser empregado o fluconazol (800 mg/dia para adultos e 6 a 12 mg/kg/dia para crianças e adolescentes sendo a dose máxima de 800 mg/dia) por oito semanas. Na fase de manutenção ou profilaxia secundária emprega-se o fluconazol (200 mg/dia para o adulto e 6 mg/kg/dia para crianças e adolescentes).

PACIENTES RECEPTORES DE ÓRGÃOS TRANSPLANTADOS

A terapêutica primária ou fase de indução, deverá ser com anfotericina B lipossomal (anfBL) (3 a 4 mg/kg/dia) ou anfotericina B em formulação lipídica (ABLC) (5 mg/kg/dia) associada à flucitosina (100 mg/kg/dia) dividida em quatro doses, por duas semanas. Se não houve disponibilidade da associação com flucitosina, essa fase deverá se prolongar por 4 a 6 semanas. Na fase de consolidação deverá ser empregado o fluconazol (400 a 800 mg/dia) por oito semanas e na fase de manutenção secundária o fluconazol (200 a 400 mg/dia) por período de tempo de 6 a 12 meses.

PACIENTES NÃO RECEPTORES DE ÓRGÃOS TRANSPLANTADOS E NÃO INFECTADOS COM O VÍRUS HIV

A terapêutica primária ou fase de indução, deverá ser com anfBd (0,7 a 1,0 mg/kg/dia) associada à flucitosina (100 mg/kg/dia) dividida em quatro doses, por duas semanas, nos casos sem complicação neurológica e por seis semanas, nos casos com complicação neurológica. Na fase de consolidação deverá ser empregado o fluconazol (400 a 800 mg/dia) por oito semanas, e na fase de manutenção secundária o fluconazol (200 mg/dia) por período de tempo de 6 a 12 meses.

Durante a fase de indução há indicação da coleta de líquido cefalorraquidiano para exame quimiocitológico, pesquisa e cultura para fungos e reações imunológicas para antígenos do criptococo, com a finalidade de avaliar a resposta à terapêutica antifúngica. Na boa resposta terapêutica espera-se que haja queda na contagem das células fúngicas e na titulação antigênica, assim como a negativação na cultura.

Na forma pulmonar, o simples achado do agente em indivíduo assintomático não é indicação para o tratamento. No entanto, isso ainda continua sendo controverso na literatura visto que, alguns autores preconizam tratamento no simples achado do agente nesses indivíduos, já que o criptococo não faz parte da flora normal, assim como nas formas leves da doença. A droga de escolha nesse caso é o fluconazol 400 a 800 mg/dia ou 6 mg/kg/dia, até as doses máximas previamente citadas, por 6 a 12 meses. Caso haja persistência da imagem radiológica da anormalidade e com sintomas que não melhoram com a terapêutica antifúngica, o paciente poderá ser tratado cirurgicamente.

Nas gestantes a doença é mais grave, com mortalidade de 25% e prognóstico sombrio. O tratamento deverá ser realizado com anfBd (0,7 a 1, 0 mg/kg/dia) ou ABLC (5 mg/kg/dia) associada à flucitosina (100 mg/kg/dia) (droga categoria C) por duas semanas, considerando o risco *versus* o benefício. O fluconazol deverá ser administrado após o término da gestação por ser droga da categoria C, associada à má formação fetal.

A persistência ou a recidiva da doença é caracterizada pela cultura positiva do criptococo no líquido cefalorraquidiano após 4 semanas com a terapêutica antifúngica ou recrudescência dos sinais e dos sintomas. A pesquisa direta do fungo no líquido cefalorraquidiano com técnica de tinta da China ou de Gram não é suficiente para determinar recidiva. Nesses casos há necessidade de testes de sensibilidade *in vitro* mostrando a resistência do fungo às drogas usadas habitualmente nessa doença, podendo-se empregar o fluconazol (800 a 1.200 mg/dia por via oral) ou voriconazol (200 a 400 mg 2 vezes ao dia VO) ou o posaconazol (200 mg 4 vezes ao dia ou 400 mg 2 vezes ao dia VO) por 10 a 12 semanas.

Nos pacientes com criptococoma no sistema nervoso central, com lesão maior ou igual a 3 cm de diâmetro e com efeito de massa, poderá também ser abordada cirurgicamente, desde que haja acesso.

Com relação às drogas empregadas no tratamento da criptococose, a anfBd deve ser diluída em solução glicosada a 5% (geralmente em 500 mL) e ministrada por via venosa, veia de bom calibre, ou por acesso venoso central, em infusão contínua com duração entre 4 e 6 horas, todos os dias ou em dias alternados. Essa droga tem um potencial de efeitos tóxicos imediatos importantes, tais como febre, cefaleia, calafrios e flebites, que podem ser controlados com o uso de medicamentos como os antitérmicos, os anti-histamínicos, os inibidores das prostaglandinas e, eventualmente, os corticosteroides. A miocardite, anemia e a nefrotoxicidade são outros efeitos colaterais que devem ser acompanhados clínica e laboratorialmente, com atenção especial para a hipopotassemia. Nos adultos a hidratação com infusão venosa de solução fisiológica 0,9%, 500 mL a 1 L, acrescida de uma ampola de cloreto de potássio (KCl) 19,1%, ministrada entre 2 e 4 horas antes da infusão da anfBd pode reduzir os efeitos renais indesejáveis dessa droga e a hipocalemia. Nos casos de hipocalemia, também pode ser ministrado 1 ou 2 comprimidos de cloreto de potássio, por via oral, duas vezes ao dia, nas duas primeiras semanas do tratamento, reduzindo para um comprimido duas vezes ao dia, a partir da terceira semana e por tempo equivalente ao da ministração da anfBd. É importante avaliar a necessidade de suplementação com magnésio trisilicado, dois comprimidos duas vezes ao dia. Nos adolescentes e crianças a hidratação pré ministração da anfBd deverá ser com solução fisiológica 0,9%, 10 a 15 mL/kg até o volume máximo preconizado para adultos, acrescida de KCl, ministrada por via venosa entre duas e 4 horas. A solução de Ringer lactato ou de Darrow são alternativas para as situações em que a solução fisiológica 0,9% não pode ser utilizada. A hidratação na pré-aplicação da anfBd, bem como a suplementação com KCl por via venosa deve ser redimensionada e infundida com cuidado nos pacientes com cardiopatia congestiva, com insuficiência renal e com hipercalemia. Durante o tratamento com anfBd, o paciente precisa ser monitorado com a finalidade de detectar precocemente efeitos adversos da medicação, com dosagem sérica do potássio e da creatinina duas vezes por semana, principalmente na segunda semana do tratamento, e dosagem da hemoglobina uma vez por semana. Na hipocalemia ($K < 3,3$ mol/L) aumentar a suplementação do potássio com duas ampolas de KCl ou um a 2 comprimidos de KCl, 3 vezes ao dia e monitorizar diariamente o potássio sérico. Se a hipopotassemia não for corrigida com essas medidas, deverá ser dobrada a suplementação oral do magnésio. Se a creatinina sérica aumentar duas ou mais vezes o valor basal, suspender temporariamente a anfBd ou aumentar a pré-hidratação e ministrá-la em 8 horas. Outra possibilidade será ministrar a anfBd em dias alternados, caso a creatinina persista elevada, interromper a ministração da anfBd e continuar o tratamento com fluconazol 1.200 mg/dia, e monitorar diariamente a creatinina sérica. Quando essa normalizar retornar a usar a anfBd ou anfBL ou ABLC. A ABLC e anfBL possibilitam ministrar concentrações mais elevadas e com menos efeitos colaterais, o fator limitante dessas duas apresentações é o alto custo. A anfBL determina rápida esterilização do líquido cefalorraquidiano, bem como menor índice de recaída, quando comparada com a anfBd. A miocardite, a anemia e a nefrotoxicidade são outros efeitos colaterais que devem ser acompanhados clínica e laboratorialmente.

O fluconazol, droga bem tolerada, com possibilidade de uso oral e parenteral, tem sido empregado na dosagem de 200 a 400 mg/dia por 6 meses, inclusive na fase de ataque em pneumonias criptocóccica, em pacientes com sintomas leves ou assintomáticos com cultura positiva em amostra de pulmão, mesmo nas formas clínicas associadas à aids. Na meningite criptocóccica, embora o fluconazol tenha penetração no líquido cefalorraquidiano, na fase de indução do tratamento a eficácia é menor, quando comparada com a anfotericina B, mesmo quando o fluconazol é empregado nas doses de 800 a 1.200 mg/dia. Existe, entretanto, certo consenso em considerar o fluconazol como a melhor opção para a terapêutica de manutenção, profilaxia secundária, nos casos associados à aids. Outro aspecto observado é que a resistência do fungo pode ser problema importante, quando o fluconazol é empregado na terapêutica inicial. Estudos empregando modelo animal mostraram que há relação entre a dose do fluconazol utilizada e a resposta na esterilização do líquido cefalorraquidiano, sendo o tempo médio de 64 dias, quando foram empregados 200 a 400 mg/dia; 41 dias com 400 mg/dia; 21 a 33 dias, com 800 mg/dia. Um estudo clínico realizado em Uganda sugere benefício na associação fluconazol e flucitosina, com sinergismo. Outro estudo clínico realizado nos Estados Unidos, com número reduzido de pacientes, mostrou que a associação da flucitosina ao fluconazol 400 mg/dia, reduziu o tempo médio de esterilização do líquido cefalorraquidiano para 23 dias. No entanto, outros estudos avaliando os efeitos colaterais dessa combinação são necessários. O tratamento inicial apenas com o fluconazol não é recomendado, e está associado à maior mortalidade. Os derivados imidazólicos, itraconazol e fluconazol, fazem parte dos esquemas terapêuticos atuais da criptococose. A experiência com o itraconazol é menor, existindo algumas descrições de eficácia com seu uso e outros estudos demonstrando resposta inadequada, quando comparada com o esquema tradicional com anfotericina B. O itraconazol, 400 mg/kg/dia pode ser alternativa ao fluconazol, na terapêutica de manutenção, embora seja menos efetivo.

Os antifúngicos equinocandinas como a caspofungina, anidulafungina e micafungina, em estudo pré-clinico *in vitro* e *in vivo*, mostraram resistência do *Cryptococcus neoformans* a essas drogas. As novas drogas azólicas como o posaconazol e o voriconazol apresentam atividade sobre cepas do *Cryptococcus neoformans*, podendo ser alternativa adicional na terapêutica dessa doença. Isso se deve a sua ação-alvo que é a ligação a 1-3-β-D-glucana, tão importante na parede da célula do criptococo. O posaconazol, em modelo animal, apresentou eficácia igual a do fluconazol e inferior a da anfotericina B, e também resposta satisfatória em 48% dos casos com meningite refratária por criptococo. O voriconazol em modelo animal, em altas doses, apresentou eficácia equivalente a da anfotericina B, e também resposta satisfatória em 39% dos casos com meningite refratária por criptococo. Outro fator a ser considerado no emprego dessas drogas é a interação com as drogas empregadas no tratamento da tuberculose e antirretrovirais.

Diferentes estudos têm revelado fenótipos resistentes de *Cryptococcus neoformans*, aos diferentes medicamentos empregados no tratamento da doença. A alternativa futura no tratamento da criptococose humana talvez possa ser o emprego do interferon-γ que mostrou, *in vivo*, evidência importante na melhora da infecção criptocóccica em pacientes com aids.

A presença de imunossupressão deve levar a análise da possibilidade de tratamento da doença de base ou da redução ou suspensão de drogas imunodepressoras, principalmente corticosteroides, quando for possível, de forma cuidadosa. Atualmente, a associação com a aids leva à necessidade de tratamentos prolongados e esquemas de manutenção, profilaxia secundária, ou supressiva por longo prazo, visto que as recidivas após o tratamento podem ocorrer em 30 a 50% dos casos. No entanto, com a introdução da HAART, esse conceito vem sendo mudado.

A introdução da HAART deve ser postergada nos pacientes com infecção pelo HIV/aids e com meningite criptocóccica para 4 a 6 semanas após o início do tratamento antifúngico. Esses pacientes têm risco de apresentarem SIRI, com risco de morte, pois nesses casos a pressão intracraniana pode aumentar muito.

Nos pacientes com infecção HIV/aids e criptococose, adultos, adolescentes e crianças com idade maior que dois anos, e com sucesso no tratamento da doença criptocóccica, a interrupção da manutenção do tratamento (manutenção secundária) antifúngico é recomendada nos pacientes estáveis e aderentes à terapêutica HAART e a terapia antifúngica no último ano, com evidências da reconstituição imunológica. Para isso é importante avaliar nesses pacientes se a contagem de linfócitos T $CD4^+$ é maior ou igual a 200 células/mm^3, em duas mensurações com intervalo de seis meses entre elas ou com contagem de linfócitos T $CD4^+$ maior que 100 células/mm^3 em duas mensurações com intervalo de seis meses e com carga viral HIV suprimida. As crianças entre 2 e 5 anos de idade tratadas com sucesso, com aderência aos antirretrovirais e aos antifúngicos há pelo menos um ano e com percentual de linfócitos T $CD4^+$ maior que 25% ou com contagem desses linfócitos maior que 750 células/mm^3, em duas mensurações com diferença de 6 meses entre elas, também poderão ter interrupção da manutenção do tratamento antifúngico. Nas crianças menores de 2 anos de idade e com sucesso do tratamento da doença criptocóccica, o tratamento de manutenção não deverá ter descontinuidade.

A exacerbação da meningite criptocóccica, que pode ocorrer nos pacientes com aids com a introdução da HAART, pode ser decorrente da SIRI, em que ocorre a restauração da resposta imunológica e consequente reação inflamatória contra o fungo ou aos respectivos antígenos. O processo inflamatório pode determinar deterioração clínica paradoxal da doença criptocóccica prévia subclínica ou reagudização de infecção prévia tratada. A SIRI é relatada entre 6 a 30% dos pacientes com meningite criptocóccica onde foi introduzido esquema antirretroviral e pode ser fatal. A apresentação clínica nesses casos pode incluir linfadenites mediastinais, abscessos, pneumonia cavitária e recorrência da meningite. Nesses casos, no exame quimiocitológico do líquido cefalorraquidiano, pode ser encontrado grande aumento no número de leucócitos com pressão liquórica elevada. O diagnóstico de SIRI pode ser fundamentado nos seguintes eventos:

- Associação temporal entre o início da terapêutica antirretroviral e a apresentação clínica.
- Evidência da imunorrestauração (aumento na contagem de linfócitos T CD_4^+).
- Exclusão de outra possível causa (complicação, resistência fúngica, outra etiologia diagnóstica).
- Alterações clínicas como aparecimento de linfadenopatia ou aumento do volume dos gânglios já existentes, alterações citológicas como aumento de leucócitos no líquido cefalorraquidiano ou histopatologia com aumento da resposta imune mediada por células.

A cultura para criptococo negativo nos casos com SIRI, embora também possa manifestar-se em paciente com cultura positiva, requer continuidade na terapêutica primária para o fungo.

Caso haja progressão dos sintomas clínicos, apesar da terapêutica antifúngica adequada com aumento da pressão liquórica e na ausência de sinais neurológicos focais, preconiza-se a punção lombar de alívio. Se possível, realizar exame tomográfico computadorizado ou ressonância magnética de crânio antes da primeira punção liquórica de alívio, para excluir casos raros de verdadeira hidrocefalia ou lesão expansiva. Nos casos com sinais neurológicos focais e/ou rebaixamento do nível de consciência, deve-se realizar tomografia ou ressonância magnética do crânio para avaliação da viabilidade da punção liquórica. Na pressão intracraniana maior ou igual a 25 cm de H_2O, na punção liquórica deve-se coletar volume de líquido cefalorraquidiano suficiente para reduzir a pressão inicial em 50%, até que a pressão se mantenha normal por vários dias. O volume máximo de líquido cefalorraquidiano seguro de ser retirado em cada punção ainda não está bem estabelecido, no entanto, a retirada de 20 a 25 mL geralmente é suficiente para reduzir a pressão de abertura. A pressão liquórica deverá ser verificada a cada 10 mL coletados. Caso os sintomas persistam em decorrência do aumento da pressão intracraniana, punções diárias deverão ser realizadas para melhora da hipertensão liquórica. Se com essa série de punções liquóricas os sintomas persistirem e a pressão liquórica continuar igual ou maior que 25 cm de H_2O, deverá ser realizada a derivação liquórica lomboperitoneal (menos invasiva) ou ventricular. O aumento da pressão do líquido cefalorraquidiano está associado ao aumento da morbidade e da mortalidade, principalmente no começo do tratamento. A punção liquórica além de diminuir a pressão intracraniana, possibilita a remoção de polissacárides do fungo. Não está bem estabelecido por quanto tempo o efeito inibidor na reabsorção liquórica persiste nessa patologia. As coletas de líquido cefalorraquidiano para avaliação pressórica e realização dos exames laboratoriais devem ser realizadas ao término do tratamento de indução.

Nos casos de meningite criptocóccica com hipertensão liquórica, o uso do manitol, da acetazolamida e do corticosteroide não mostrou benefícios. A acetazolamida e o corticosteroide devem ser evitados no controle da hipertensão liquórica na meningite criptocóccica, pois estão associados à acidose metabólica grave e a outras complicações. Nos pacientes com meningite criptocóccica em uso de associação com corticosteroide, foi observada maior mortalidade e deterioração clínica quando comparado com os que não usaram o corticosteroide. O uso dos corticosteroides na meningite criptocóccica é indicado apenas quando a hipertensão intracraniana é decorrente da SIRI. Nesse caso deverá ser ministrada a prednisona (0,5 a 1,0 mg/kg/dia) ou a dexametasona em altas doses, por 2 a 6 semanas.

O prognóstico nos casos associados à aids é considerado menos favorável quando estão presentes os seguintes fatores: ausência de tratamento prévio antirretroviral, presença de alterações visuais e do nível de consciência, exame direto do líquido cefalorraquidiano positivo com a coloração pela tinta da China, com alteração mental, baixo número de leucócitos no líquido cefalorraquidiano, persistência da hipoglicorraquia, pressão intracraniana elevada, títulos de antígeno criptocóccico no líquido cefalorraquidiano maior do que 1:1.024, hipernatremia e outras doenças graves já manifestas associadas à imunodepressão.

As principais complicações que podem ser encontradas nessa doença são: a hidrocefalia, as vasculites, a herniação cerebral e a surdez.

BIBLIOGRAFIA SUGERIDA

Birkhead M, Naicker SD, Blasich NP, Rukasha I, Thomas J, Sriruttan C, Abrahams S, Mavuso GS, Govender NP. Cryptococcus neoformans: Diagnostic Dilemmas, Electron Microscopy and Capsular Variants. Trop Med Infect Dis. 2018 Dec 20;4(1). pii: E1. doi: 10.3390/tropicalmed4010001.

Colombo AL. Testes de sensibilidade a antifúngicos: qual é a sua importância? Âmb Hosp. 1995; 10:19-25.

Franzot SP, Salkin IF, Casadevall A. Cryptococcus var. grubii: separate varietal status for Cryptococcus neoformans serotype A isolates. J Clin Microbiol. 1999; 37:838-40.

Fraser JA et al. Same-sexmating and the origin of the Vancouver Island Cryptococcus gattii outbreak. Nature. 2005; 437:1360-64.

Gar-hing AL, Ian A, Merritt A, Leung M. Molecular types of Cryptococcus neoformans and Cryptococcus gattii in Western Australia and correlation with antifungal susceptibility. Medical Mycology,2019, myy161, https://doi.org/10.1093/mmy/myy161.

Guidelines on the diagnosis, prevention and management of cryptococcal disease in HIV-infected adults, adolescents and children: supplement to the 2016 consolidated guidelines on the use of antiretroviral drugs for treating and preventing HIV infection. Geneva: World Health Organization; 2018. Licence: CC BY-NC-SA 3.0 IGO.

Hage CA et al. Pulmonary cryptococcosis after initiation of anti-tumor necrosis factor-alpha therapy. Chest. 2003; 124:2396-97.

Igreja R. Estudo da sensibilidade in vitro e análise genética de amostras clínicas seriadas de Cryptococcus neoformans. Rio de Janeiro (Tese de Doutorado – Faculdade de Medicina da Universidade Federal do Rio de Janeiro), 1999.

Jarvis JN, Harrison TS. HIV-associated cryptococcal meningitis. 2007; 21: 2119-29.

Jarvis JN, Harrison TS. Pulmonary cryptococcosis. Semin Respir Crit Care Med. 2008; 29: 141-50.

Kawakami K. Regulation by innate immune T lymphocytes in the host defense against pulmonary infection with Cryptococcus neoformans. Jpn J InfectDis. 2004; 57:137-45.

Kidd SE et al. A rare genotype of Cryptococcus gattii caused the cryptococcosis outbreak on Vancouver Island (British Columbia, Canada). Proc Natl Acad Sci. USA 2004; 101:17258-63.

Kwon-Chung KJ et al. Proposalto conserve the name Cryptococcus gattii against C. hondurians and C. bacillisporus (Basidiomycota, Hymenomycetes, Tremellomycetidae). Taxon. 2002; 51:804-806.

Lanternier F, Lortholary O. Liposomal amphotericin B: what is its role in 2008? Clin Microbiol Infect. 2008; 14 (Suppl. 4): 71-83.

Lortholary O et al. Incidence and risk factors of immune reconstitution inflammatory syndrome complicating HIV-associated cryptococcosis in France. 2005; 19:1043-49.

Macsween KF et al. Lumbardrainage for control of raised cerebrospinal fluid pressure in cryptococcal meningitis: case report and review. J Infect. 2005; 51:e221-24.

Mayer FL, Sánchez-León E, Kronstad JW. A chemical genetic screen reveals a role for proteostasis in capsule and biofilm formation by Cryptococcus neoformans. Microb Cell. 2018 Oct 31;5(11):495-510. doi: 10.15698/mic2018.11.656.

Nath DS et al. Fungal infections in transplant recipients receiving alemtuzumab. Transplant Proc. 2005; 37:934-36.

Neuville S et al. Physiopathologie des méningo encéphalites dues à Cryptococcus neoformans. Ann Med Interne. 2002; 153:323-28.

Newton PN et al. A randomized, double-blind, placebo-controlled trialodacetazolamide for the treatment of elevated intracranial pressure in cryptococcalmeningitis. ClinInfectDis. 2002; 35:769-772.

Oumar AA et al. Aspects épidémiologique, clinique et pronostique de lacryptococcose neuroméningée em milieu hospitalier de Bamako, Mali. RevMedBrux. 2008; 29: 149-52.

Pappalardo MCSM, Melhem MSC. Cryptococcosis: a review of the Brazilian experience for the disease. Rev Inst Med Trop S Paulo. 2003; 45:299-305.

Park BJ et al. Estimation of the current global burden of cryptococcal meningitis among persons living with HIV/aids. 2009; 23:525-30.

Perfect JR et al. Clinical Practice guidelines for management of cryptococcal disease: 2010 Update by Infectious Diseases Society of America. CID. 2010; 50:291-322.

Pitisuttithum P et al. Activity of posaconazole in the treatment of central nervous system fungal infections. JAntimicrobChemother. 2005; 56:745-55.

Rapid advice. Diagnosis, prevention and management of cryptococcal disease in HIV-infected adultas, adolescents and children. WHO Document Production 2011; 40p. Geneva, Switzerland.

S Vidal JE, Penalva de Oliveira AC, Dauar RF, Boulware DR. Strategies to reduce mortality and morbidity due to related cryptococcal meningitis in Latin America. Braz J Infect Dis. 2013 May-Jun;17(3):353-62. doi: 10.1016/j.bjid.2012.10.020. Epub 2013 May 10.

Shourian M, Qureshi ST. Resistance and tolerance to cryptococcal infection: an intricate balance that controls the development of disease. Front Immunol. 2019 Jan 29;10:66. doi: 10.3389/fimmu.2019.00066. eCollection 2019.

Singh N et al. Central nervous system cryptococcosis in solid organ transplant recipients: Clinical Relevance of Abnormal Neurological imaging findings. Transplantation. 2008; 86: 647-51.

Srikanta D et al. Cryptococcus neoformans: historical curiosity to modern pathogen. Yest. 2014; 31:47-60.

Zolopa A et al. Early antiretroviral therapy reduces aids progression/death in individuals with acute opportunistic infections: a multicenter randomized strategy trial. Plos ONE. 2009; 4e:5575.

74

Lacaziose – doença de Jorge Lobo

Arival Cardoso de Brito

DEFINIÇÃO E SINONÍMIA

Doença de Jorge Lobo (DJL) é micose crônica, granulomatosa, que infecta humanos e não humanos, causada por *Lacazia loboi*, patógeno da ordem Onygenales, não cultivável até o momento. As lesões resultam da implantação traumática do parasito na derme e no tecido celular subcutâneo. Em humanos, a expressão clínica é polimorfa, predominando nódulos, a grande maioria de aspecto queloidiano, preferencialmente localizados nos membros superiores/inferiores e nas orelhas. Raros são os casos com lesões disseminadas e excepcional localização em mucosas e órgãos internos.

Sinônimos: lobomicose, micose de Lobo, blastomicose queloidiana, dermatite blastomicótica queloidiana, blastomicose amazônica, falsalepra, lepra dos caiabi, *miraip* ou *piraip* (aquilo que arde ou que queima, na língua tupi). Lacaziose é a mais recente denominação proposta para a micose.

ASPECTOS HISTÓRICOS

Jorge Lobo, professor de dermatologia no Recife-PE, descreveu, em 1931, o primeiro caso da doença naquela cidade, publicando-o na Revista Médica de Pernambuco sob o título "Um caso de blastomicose, produzido por uma espécie nova, encontrada em Recife". O paciente, masculino, 52 anos, exercia atividades nos seringais do estado do Amazonas e apresentava, há 19 anos, nódulos coalescentes nas regiões lombossacral e glútea. Exames direto e anatomopatológico das lesões evidenciaram corpúsculos parasitários, similares ao *Paracoccidioides brasiliensis*, sendo encaminhado ao Instituto Oswaldo Cruz e internado no Hospital Carlos Chagas (estado do Rio de Janeiro) para novos exames. Após a descrição original de Jorge Lobo, novos casos foram publicados. Amadeu Fialho (1938), patologista, registra o segundo caso em homem procedente da Amazônia, com nódulos auriculares, evoluindo há 12 anos; Rocha, Drolhe e Rutowitsch (terceiro caso, 1942); Fonseca Filho (quarto caso, 1943); Livino Pinheiro (quinto caso, 1948); Cerruti e Zamith (sexto caso, 1949); Azevedo (sétimo e oitavo casos, 1949); Nery-Guimarães e Macedo (nono caso, 1950); Carneiro (10º caso, 1952); Trejos e Romero (Costa Rica, 11º caso e o primeiro fora do Brasil, 1953); Leite (12º, 13º e 14º casos, 1954); Lacaz, Sterman, Monteiro e Pinto (15º caso, 1955); Herrera (16º caso e primeiro do Panamá, 1955); Silva e Azevedo (17º caso, 1956); Azulay, Miranda, Azulay (18º caso, 1957); Campo-Aasen (19º e 20º casos, primeiros da Venezuela, 1958); Pelayo Correa (21º caso, 1958); Francisco Fialho (22º e 23º casos, 1958); Fontan (24º caso e primeiro da Guiana Francesa, 1960); Teixeira (25º e 26º casos, 1961); Moraes (1962) relata seis casos em Manaus, Amazonas (27º ao 32º caso); Moraes e Oliveira (1962) descrevem os casos 33º e 34º, no Amazonas, totalizando nove casos no estado, segundo os autores. Relatos de outros pesquisadores serão abordados na epidemiologia.

A história natural da micose registra uma notável descoberta: Migaki et al., em 1971, descrevem, pela primeira vez, a presença do patógeno em lesões noduloulceradas em golfinhos (*Tursiops truncatus* Montagu, 1821), capturados na Costa da Flórida, Estados Unidos.

ETIOLOGIA

Lacazia loboi Taborda, Taborda et McGinnis, 1999 (Taborda-1999) é a atual denominação do agente etiológico da DJL. O fungo recebeu anteriormente outras designações: *Glenosporella loboi* Fonseca Filho et Arêa Leão, 1940; *Blastomyces brasiliensis* Conant et Howell, 1941; *Glenosporopsis amazonica* Fonseca Filho, 1943; *Blastomyces loboi* Langeron et Vanbreuseghem, 1952; *Loboa loboi* Ciferri, Azevedo, Campos et Siqueira Carneiro, 1956; *Paracoccidioides loboi* (Fonseca Filho & Arêa Leão, 1940) Almeida et Lacaz, 1949; *Lobomyces loboi* Borelli, 1958. Taborda, Taborda & McGinnis (1999) classificam o patógeno em novo gênero, Lacazia, criando a espécie *Lacazia loboi*.

Com auxílio da biologia molecular, realizou-se a análise filogenética de *Lacazia loboi*, utilizando a amplificação da subunidade 18S do DNA ribosomal (SSU rDNA) e 600 p.b. do gene da quitina sintetase-2 (CHS-2) do DNA genômico das células leveduriformes. Desse modo, o agente foi classificado entre os fungos dimórficos patogênicos sistêmicos, na ordem Onygenales, que inclui também as espécies *Blastomyces dermatitidis*, *Chrysosporium parvum* e *Histoplasma capsulatum* – tanto a var. *capsulatum* como a var. *duboisii*. Destacam esses autores que a nova espécie *Lacazia loboi* e o fungo *P. brasiliensis* mostram características comuns aos dois fungos, enquanto outras os diferenciam entre si.

L. loboi é de micromorfologia globoide/oval, parede espessa de duplo contorno, refringente, núcleo basofílico/anfofílico, dimensões 5 a 6 × 12 a 14 μm, cuja reprodução se faz por gemulação simples ou brotamento em dois ou mais locais distintos da cápsula. Aspectos em catênulas ou rosário, formando cadeias de três ou mais células e também em forma de halteres são frequentes no material examinado. As células são interconectadas entre si por estreito túbulos conectores. Chama a atenção à microscopia óptica a riqueza de fungos no exame micológico direto e nos preparados histológicos. Os métodos do ácido periódico de Schiff (PAS) e da prata-metenamina (Grocott/Gomori) demonstram melhor os parasitos. O método de Fontana-Masson evidencia presença de melanina constitutiva na parede celular do parasito, a qual não é demonstrada no *P. brasiliensis* e ascomicetos da família Onygenaceae, o que torna mais robusta a separação de *L. loboi* do gênero Paracoccidioides. *L. loboi* foi pesquisado por microscopia eletrônica por Abreu et al., Furtado et al., Woodard (golfinho *T. truncatus*), Grimaud et al., Bhawan et al., Sesso e Baruzzi, Sesso et al., Brito et al. e Diniz et al. Estudos ultraestruturais de lesões de índios Caiabi realizados por Sesso e Baruzzi revelaram macrófagos ricos em fungos com mitocôndrias, ribossomos, retículo endoplasmático granular, vacúolos no citoplasma e também "formas involutivas" vazias, fungos de paredes espessadas, projeções lameliformes radiadas e fragmentos de cápsula em vacúolos.

O não cultivo do fungo *L. loboi* tem estimulado várias tentativas nesse sentido, como a inoculação em membrana corioalantoide de ovo embrionado de galinha, diferentes animais e em humanos. A inoculação do fungo na bolsa jugal de *hamsters* (*M. auratus*) por Sampaio e Dias resultou em nódulos com infiltrado histiociticogigantocitário rico em parasitos. Tatus (*Euphractus sexcinctus*) e quelônios foram também inoculados por esses pesquisadores. Opromolla et al. (1999) produziram infiltrado granulomatoso similar ao do homem em camundongos suíços inoculados via intradérmica. Madeira et al. (2000) produziram lesões macro e microscopicamente similares à doença humana após inoculação do agente em coxim plantar de camundongos da linhagem BALB/c e destacaram a abundância de fungos viáveis demonstrados pelo diacetato de fluoresceína associado ao brometo de etídio (DF-BE). Borelli inoculou voluntário humano, o qual apresentou nódulo após 4 anos e Nery-Guimarães produziu nódulo em testículo de *hamster*. A autoinoculação do patógeno com material de paciente de DJL via intradérmica na face anterior do antebraço esquerdo, feita por médico patologista, resultou, após 19 meses, em pápula que evoluiu para nódulo queloidiano.

EPIDEMIOLOGIA

DJL humana é infecção rara, acima de 500 casos confirmados no planeta, de maior incidência na zona intertropical – Américas do Sul e Central –, desde a Bolívia ao México (Yucatán). As exceções restringem-se aos casos registrados na França (Symmers, 1983; Saint-Blancard et al., 2000), Grécia (Papadavid et al., 2012), Alemanha (Fischer et al., 2002), Estados Unidos da América (Burns et al.), Canadá (Elsayed et al., 2004) e África do Sul (Al-Daraji, 2008). A expressiva maioria dos pacientes exerce atividades na Amazônia brasileira e internacional, cujas características de clima e hidrografia – floresta densa, clima quente, temperatura entre 19 e 35 °C, umidade acima de 75%, pluviosidade acima de 2.000 mm/ano e hidrografia rica –, são fatores ambientais que favorecem o desenvolvimento de infecções fúngicas e de outras etiologias.

A micose acomete qualquer etnia, com maior prevalência no gênero masculino, reflexo do trabalho desenvolvido pelo homem no meio ambiente. Na tribo Caiabi, inversamente, as mulheres constituem a maioria, representando 32% dos doentes, pela atividade agrícola que exercem. O grupo etário prevalente é entre 20 e 40 anos. Entretanto, o diagnóstico tem sido efetuado, geralmente, em pacientes acima de 50 anos, motivado por tardia procura de atendimento médico pelo doente, quando a infecção atingiu fase avançada. Agricultores, seringueiros, garimpeiros, mateiros, caçadores e operadores em desmatamento representam a maioria dos casos da micose.

A doença foi registrada na Colômbia por Rodriguez-Toro e Téllez (1989; 1992) nas regiões Orinoquia e Amazônica, em tribos nativas (Amorua) e na costa do Oceano Pacífico, atingindo, sobretudo, a população negra. Na Venezuela, doentes portadores da doença foram relatados no Vale do Orinoco e na região do Lago Maracai, por Battistini, Gracia Jover e Perefetti (1965) e por Vargas Montiel (1974). Um paciente da Guiana com DJL foi registrado por Rose e Hay (1981), e no Suriname a enfermidade ocorre principalmente entre negros (*bush negroes*) que habitam a floresta ao longo do Rio Saramaccaner.

Pesquisa de grande repercussão científica no histórico da DJL foi a detecção da enfermidade entre índios Caiabi, de origem tupi, no Brasil Central, concretizadas por Nery-Guimarães (1964), Machado e Silveira (1966), Baruzzi et al.

(1973), Baruzzi, Lacaz e Souza (1979), Lacaz, Baruzzi e Rosa (1986). Na tribo Caiabi, Baruzzi et al. registraram 38 casos e, depois, mais 22. Entre as décadas de 1950 a 1970, os indígenas foram transferidos para o Parque Indígena do Xingu, tendo sido observada ausência de novos casos na tribo após essa transferência de localidade.

Entre as dificuldades no estudo da micose ressalta a confirmação do número exato de pacientes, considerando-se alguns fatores: a doença não é de notificação compulsória; os pacientes procuram vários serviços médicos em busca de cura para a enfermidade, portanto, são registrados mais de uma vez, entre outras causas.

Além do Brasil, casos da micose estão registrados na Colômbia, Suriname, Venezuela, Costa Rica, Guiana Francesa, Peru, Panamá, Bolívia, Equador, Guiana, México, Europa, Estados Unidos da América, Canadá e África do Sul.

Citaremos, a seguir, as casuísticas constantes da literatura: Rodriguez-Toro (1993), total de 304 casos, sendo 173 doentes do Brasil; Pradinaud e Talhari (1996), 418 casos no mundo, com 255 brasileiros. O registro no Brasil aumentou para 295 doentes após a publicação de 40 casos procedentes do estado do Acre, por Opromolla et al. (1999), totalizando 465 casos no mundo, incluindo os 61 índios Caiabi (Lacaz et al., 2002). Atualmente, a estimativa mundial da DJL é de 550 casos, com 63 indígenas Caiabi (Floriano, 2014). O Serviço de Dermatologia da Universidade Federal do Pará (UFPA) tem, registrados e comprovados (micológico direto e/ou anatomopatológico), 114 casos no período de 1955 a 2018.

GOLFINHOS E DJL

A descrição, pela primeira vez, por Migaki et al. (1971), de infecção similar à do homem em lesões nodulares/ulcerocrostosas nas regiões cefálica e dorsocaudal de golfinhos do gênero Tursiops representa rara doença por fungo que acomete não humano. Woodard analisou, por microscopia óptica e eletrônica, material de golfinho apreendido em Marineland (Flórida, Estados Unidos). Identificação do patógeno em lesões de *Sotalia guianensis* por De Vries e Laarman e em *T. truncatus* encontrados em diversas localidades foram relatados por Poelma et al., Caldwell et al., Symmers, Bossart, Simões Lopes et al., e em golfinho encontrado no oceano Índico por Kiszka et al., as espécies *Tursiops truncatus* Montagu, 1821; *Tursiops aduncus* e *Sotalia guianensis* Van Beneden, 1862, constituem as únicas relacionadas à infecção fúngica em cetáceos.

PATOGENIA

Tratando-se de infecção cujo parasito ainda não foi cultivado, é compreensível a falta de mais clareza quanto ao mecanismo do processo patológico. Tendo em vista que a doença acomete o homem e cetáceos, pode-se inferir que o fungo é viável em vegetais, no solo e na água.

A implantação traumática do parasito no tegumento cutâneo é, na maioria dos casos, a via pela qual humanos e animais adquirem a doença. Não se pode deixar de referir o anedotário que cerca a micose tal como: início da infecção após acidentes ofídicos, descarga de pólvora por arma de fogo, picadas de insetos e aracnídeos, entre tantos outros.

O período de incubação ainda permanece, em parte, desconhecido. Há evidências clínicas sugerindo período de 1 a 2 anos, embora em alguns doentes possa se estender por maior tempo. Symmers, em 1983, comprovou período de 3 meses após inoculação acidental do fungo em homem tratador de golfinho a partir de lesão do cetáceo. O paciente de Burns apresentou a micose após 7 anos, tendo a água como provável fonte da infecção. Propositura para explicar os casos com lesões múltiplas, disseminadas, compreende: contiguidade, via linfática e autoinoculação. Não existe comprovação científica de transmissão inter-humana da infecção.

HISTOPATOLOGIA

Anatomopatológico de material corado por hematoxilina-eosina (H&E) é recurso laboratorial simples e eficaz para o diagnóstico da doença. Métodos histoquímicos como prata-metenamina (Grocott-Gomori), ácido periódico de Schiff (PAS), azul tripano, Gridley para fungos, servem para melhor demonstração do parasito.

As alterações epidérmicas detectadas em cortes histológicos incluem atrofia, hiperplasia e ulceração, na dependência do tipo de lesão e do local da biopsia. Hiperplasia pseudoepiteliomatosa é comumente observada nas lesões verrucosas. Presença de *L. loboi* no estrato córneo, pelo mecanismo de eliminação transepidérmica, é de achado frequente em biópsias nos locais de pontos negros (*black dots*) de lesões verrucosas.

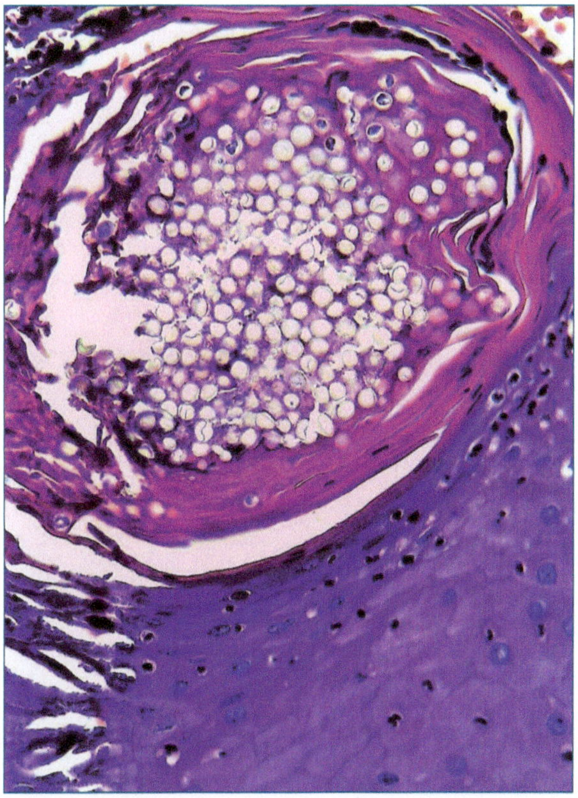

FIGURA 74.1 Camada córnea. Eliminação transepidérmica de *L. loboi*. HE 40×.
Fonte: Acervo da autoria.

Na derme, observa-se substituição das estruturas por denso infiltrado inflamatório granulomatoso nodular/difuso, predominantemente composto por macrófagos, células multinucleadas dos tipos Langhans e de corpo estranho associado a linfócitos, plasmócitos e, ocasionalmente, neutrófilos. Esse infiltrado ora é separado do epitélio por zona *grenz*, ora contata o mesmo em áreas. Chama a atenção no quadro microscópico a abundância de fungos, isolados e em cadeias, no citoplasma de macrófagos e de células multinucleadas.

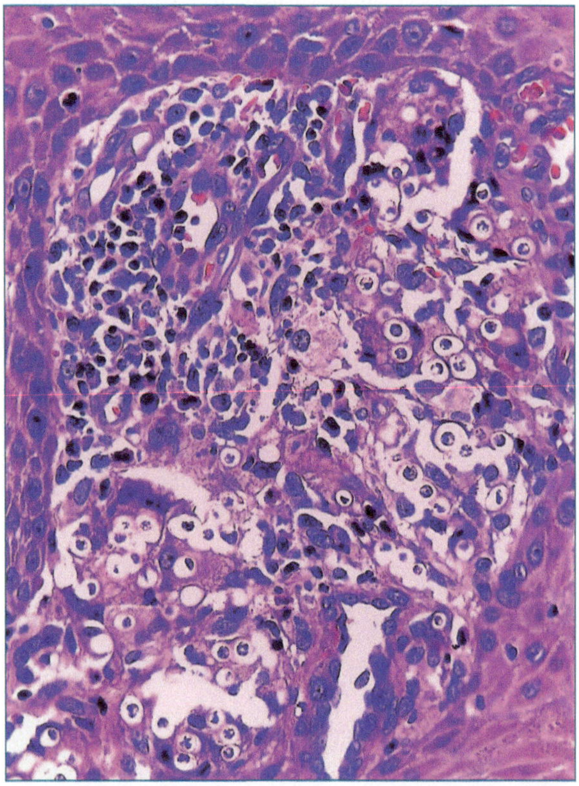

FIGURA 74.2 Doença de Jorge Lobo. Infiltrado de linfócitos, plasmócitos, macrófagos, células multinucleadas e parasitos.
Fonte: Acervo da autoria.

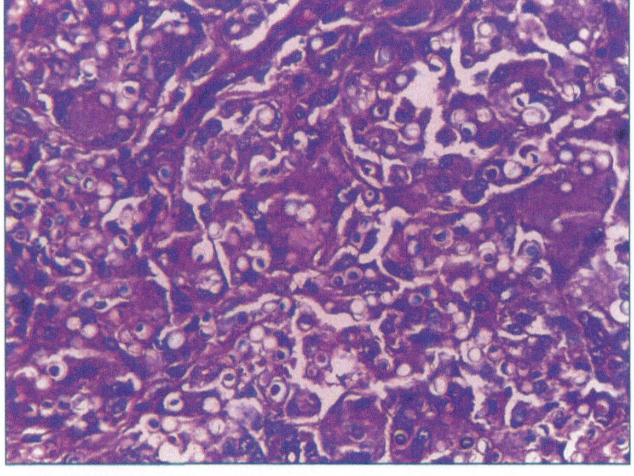

FIGURA 74.3 Doença de Jorge Lobo. Infiltrado granulomatoso macrofagicogigantocitário rico em *L. loboi*. H&E 40×.
Fonte: Acervo da autoria.

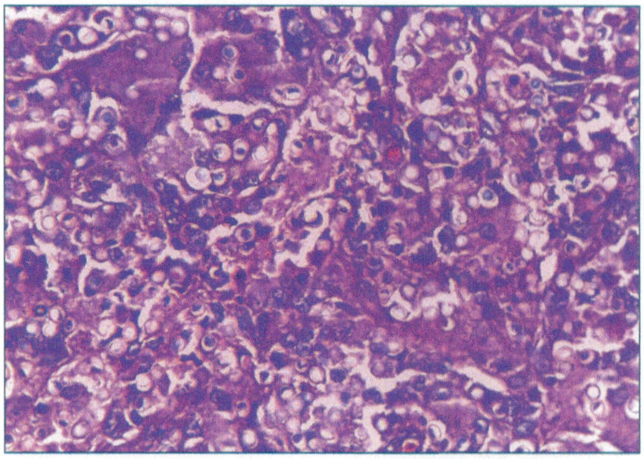

FIGURA 74.4 Doença de Jorge Lobo. *L. loboi* intracelular no infiltrado granulomatoso. H&E 40×.
Fonte: Acervo da autoria.

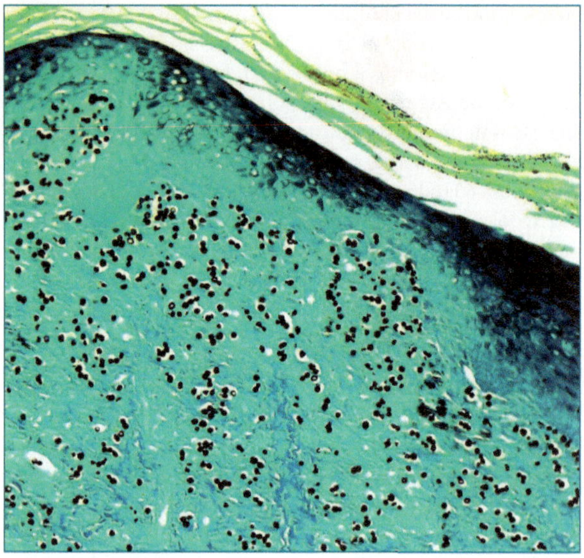

FIGURA 74.5 Doença de Jorge Lobo. Infiltrado rico em parasitos. Grocott 10×.
Fonte: Acervo da autoria.

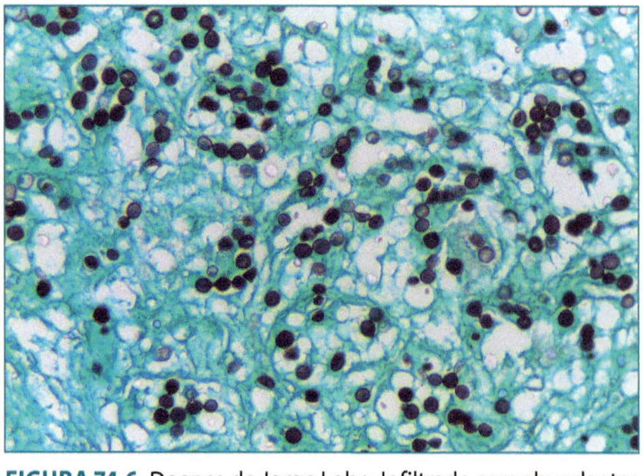

FIGURA 74.6 Doença de Jorge Lobo. Infiltrado com abundantes fungos *L. loboi*. Grocott 40×.
Fonte: Acervo da autoria.

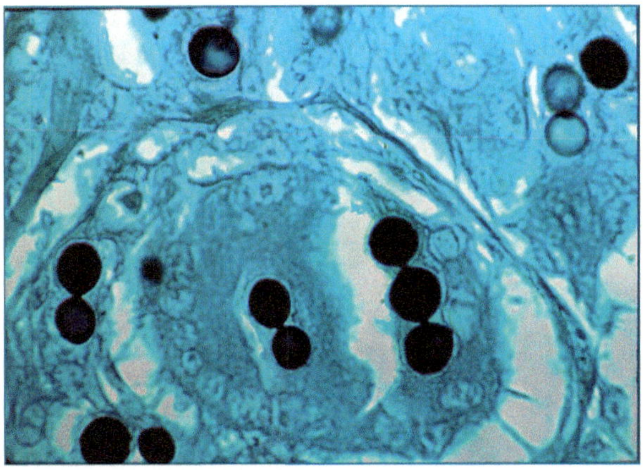

FIGURA 74.7 Doença de Jorge Lobo. *L. loboi* intracelular. Grocott 100×.
Fonte: Acervo da autoria.

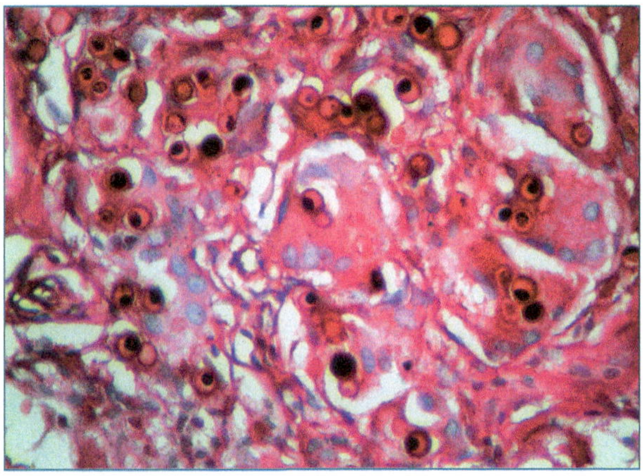

FIGURA 74.8 Doença de Jorge Lobo. PAS infiltrado granulomatoso com *L. loboi*. 40×.
Fonte: Acervo da autoria.

Necrose está ausente na maioria dos cortes histológicos, exceto na epiderme, no caso de lesão ulcerada. Opromolla, empregando a proteína S-100, observou estruturas nervosas preservadas nos granulomas e no estroma conjuntivo.

Agregados de macrófagos com amplo citoplasma de aspecto granuloso, similares às células de Gaucher, com presença ou não de fungos no citoplasma, podem ser encontradas em algumas biópsias. Esse aspecto histopatológico também já foi detectado em outros processos patológicos, até mesmo tumores (Bhawan et al., 1983; Brito e Quaresma, 2007). Corpos asteroides podem ser visualizados no citoplasma de células multinucleadas. Infelizmente o tecido celular subcutâneo não é incluído na biopsia da maioria das lesões da micose, o que pode resultar em conclusões equivocadas, tais como: a infecção não o compromete; a exérese da lesão foi suficiente porque o infiltrado é apenas na derme. Moraes (1962) e Opromolla (2000) descreveram casos de lesões na orelha sem comprometimento da cartilagem.

IMUNOLOGIA E IMUNO-HISTOQUÍMICA

A não obtenção do cultivo *in vitro* do fungo *L. loboi* até o momento contribui, seguramente, para o pouco conhecimento sobre a imunopatologia da doença.

Puccia et al., Vidal et al. e Camargo et al. obtiveram reação cruzada em soro de doentes portadores da micose utilizando a glicoproteína gp43 do *P. brasiliensis*.

Marcos et al. estudaram uma possível associação dos genes do complexo de histocompatibilidade HLA-DR e HLA-DQ em 21 doentes de DJL, comparando com 21 indivíduos sadios. O resultado revelou não haver qualquer tipo de associação entre antígenos HLA e a micose.

Xavier et al. relataram caso de paciente com coinfecção vírus da imunodeficiência humana (HIV)/Aids-lacaziose, no qual não houve agravamento, disseminação ou mesmo evolução diferente das lesões, apesar da imunodeficiência celular grave – 146 células/μL de CD4+; 251 células/μL de CD8+, relação CD4+:CD8+ de 0,42 e carga viral de 60 mil cópias/mL.

Método imunoenzimático utilizando anticorpo policlonal de coelho anti-*P. brasiliensis* em material de lesões de doentes com DJL revelou antigenicidade cruzada entre *P. brasiliensis* e *L. loboi* (Landman et al., 1988).

Esterre et al. (1991) estudaram três pacientes empregando anticorpos monoclonais anti-CD3, CD4, CD20, CD31 e CD68; resultados obtidos nas lesões avaliadas: macrófagos em grande número, linfócitos T CD4+ em número reduzido, escassos neutrófilos e linfócitos B ausentes.

Identificação da população de células mononucleares nas lesões e quantificação de citocinas macrofágicas e linfocitárias em sobrenadante de cultura de células e no soro sanguíneo foram estudados por Vilani-Moreno em 15 doentes com a micose e em 15 adultos sadios (grupo controle). A autora analisou lesões cutâneas em cortes histológicos corados por H&E e prata-metenamina e pela imuno-histoquímica. Os resultados mostraram infiltrado granulomatoso com predominância de histiócitos e células multinucleadas, numerosos fungos, em grande parte de aspecto inviável, escassos linfócitos e neutrófilos. Quanto à quantificação de citocinas em sobrenadante de cultura de células: maior redução de IL-4 e IL-6, níveis menores de IL-2 em relação aos controles, sugerindo que doentes com a micose têm alterações no perfil de citocinas, com predomínio do perfil Th2, que poderia desequilibrar mecanismos na contenção do parasito.

Nos últimos anos, houve evidente avanço nas pesquisas sobre a micose com o emprego de métodos imuno-histoquímicos.

Vinte e cinco doentes com DJL do Serviço de Dermatologia da UFPA foram estudados por Brito e Quaresma (2007) pelo método imuno-histoquímico. Os resultados revelaram positividade para CD68 – marcador de atividade de macrófagos – e forte marcação pela citocina TGF-β que inibe a expressão de IFN-γ e óxido nítrico e, também, induz fibrogênese e apoptose em algumas linhagens celulares. A imunomarcação positiva para macrófagos ocorreu nos granulomas das lesões, sem heterogeneidade quanto à intensidade, tanto na lesão como entre todos os espécimes analisados. Intensa imunomarcação pelo TGF-β presente no material dos doentes justifica a menor reatividade ao CD68, inibindo a atividade macrofágica e diminuindo o poder microbicida da célula. Esse aumento de TGF-β poderia justificar o aspecto clínico queloidiano predominante na doença.

Quaresma et al. (2010) pesquisaram o papel das células de Langerhans (LCs) na resposta imune em lesões cutâneas da DJL pela imuno-histoquímica. Foram selecionadas 33 biópsias de doentes e 10 de pele normal empregando anticorpo anti-CD1a. As LCs imunomarcadas foram visualizadas ao longo da epiderme e estatisticamente analisadas quanto ao número e morfologia nos dois grupos. O resultado revelou não haver diferença estatística tanto nas lesões da micose, como na pele normal.

Há, na derme da pele humana, células relacionadas aos macrófagos quanto à histogênese, constituindo subgrupos, um dos quais é formado por dendrócitos dérmicos que expressam o fator de pró-coagulação XIIIa (FXIIIa), de micromorfologia dendrítica, cujas propriedades incluem apresentação de antígenos, hemostasia, regulação da síntese do colágeno e fagocitose localizada no setor papilar e perivascular. A proteína langerina é encontrada na superfície das LCs e exerce importante papel em relação à infecção por alguns patógenos.

O estudo de 41 biópsias de DJL e de 10 peles normais, realizado por Barboza et al. (2015), objetivou caracterizar a população de células dendríticas presentes nas lesões, com foco na expressão do FXIIIa por meio da proteína langerina e expressão da proteína S100, visando à compreensão mais abrangente da relação hospedeiro-parasito e à importância daquelas células na DJL: resultados: lesões com infiltrado composto por macrófagos, alguns corpos asteróides, linfócitos, células multinucleadas e numerosos fungos. LCs apresentaram dendritos curtos, escassamente distribuídos. Células dérmicas langerina+ detectadas em nove lesões de DJL. Os DDFXIIIa+ eram hipertróficos, visualizados no infiltrado de DJL. Número similar de células S100+ nas lesões de DJL e no grupo controle. Um total de 14 espécimes não expressaram FXIIIa e esse número provavelmente contribuiu para a estatística similar com o grupo controle. Conclusões: os resultados indicam que as LCs estão presentes na resposta imune contra *L. loboi*. Algumas células dérmicas langerina+ poderiam constituir outro subconjunto de células dendríticas. Os dados do estudo indicam alterações das LCs em lesões da DJL e apresentam, pela primeira vez, resultados que mostram células dérmicas langerina+ e corroboram trabalhos anteriores sobre a participação de DDFXIIIa+ na resposta imune *in situ* na DJL.

Sabe-se que linfócitos T regulatórios $CD4^+Foxp3^+$, $CD25^+Foxp3^+$ e $Foxp3^+$ (Tregs) exercem importante papel na manutenção da tolerância aos antígenos próprios e atuam no controle da resposta imune. Kanashiro-Gallo et al. (2016) investigaram o papel das células Th17 e Treg $Foxp3^+$ na patogênese da DJL. Biópsias de pele humana foram submetidas à imuno-histoquímica para detectar $Foxp3^+$, IL-1beta, CD25, IL-6, IL-17 e IL-23. A derme apresentou infiltrado de macrófagos, linfócitos, células epitelioides e multinucleados e numerosos fungos. Células Treg Foxp3+ e IL-17+ foram visualizadas em linfócitos do infiltrado inflamatório. Mescladas com fungos, permeando ou participando do granuloma, foram observadas IL-1, IL-2R (CD25), IL-6 e IL-23. Análise comparativa entre a IL-17 e Foxp3 demonstrou aumento estatisticamente significativo do número de células IL-17+, as quais desempenham função na resposta imune da DJL. Células Th17 poderiam representar um esforço para modular a resposta imune local; entretanto, altos níveis do perfil Th17 poderiam superar o papel das células Treg. O desequilíbrio entre células Treg/Th17 parece corroborar a resposta imune menos eficaz contra o fungo *Lacazia loboi*.

QUADRO CLÍNICO E EVOLUÇÃO

Polimorfismo das lesões tegumentares é uma das características da DJL que se manifesta por pápulas, nódulos, placas nodulares, verrucosas, máculas discrômicas, ulcerações, porém predomina a morfologia queloidiana dos nódulos.

Machado, em 1972, já havia observado esse polimorfismo em indígenas da tribo Caiabi e classificou as lesões cutâneas em dois grupos polares: hiperérgico (máculas e gomas) e hipoérgico (queloidiforme). Classificação proposta por Silva e Brito (1994) se baseou no aspecto morfológico lesional: infiltrativa, queloidiforme, gomosa, ulcerada e verrucosa. Tendo como critério o local das lesões, Baruzzi et al. (1979) e Lacaz et al. (1986) classificaram em: 1) formas isoladas ou localizadas; e 2) formas disseminadas. De acordo com esses autores, a intenção desse critério era favorecer o procedimento cirúrgico na exérese das lesões.

Qualquer área da superfície corpórea pode ser comprometida pela enfermidade. Os membros inferiores constituem os locais mais atingidos pela micose, secundados pelas orelhas, em menor número outros sítios anatômicos e, raramente, formas disseminadas. Lesões verrucosas plantares e nos lábios são incomuns. Nessa última localização, não há registro de invasão da mucosa oral. Pápula assintomática é a manifestação inicial da infecção, a qual, após meses, evolui para nódulo recoberto por pele normocrômica ou eritematosa, lisa, com telangiectasias. Lesões satélites e à distância surgem por contiguidade ou por via linfática.

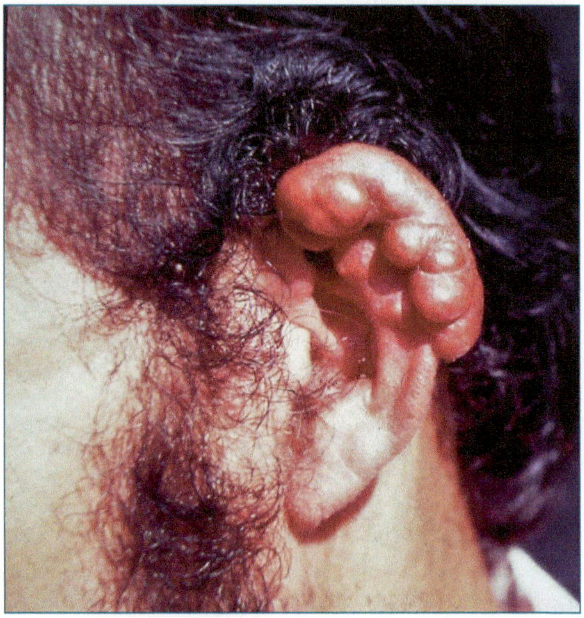

FIGURA 74.9 Doença de Jorge Lobo. Nódulos coalescentes na orelha esquerda.
Fonte: Acervo da autoria.

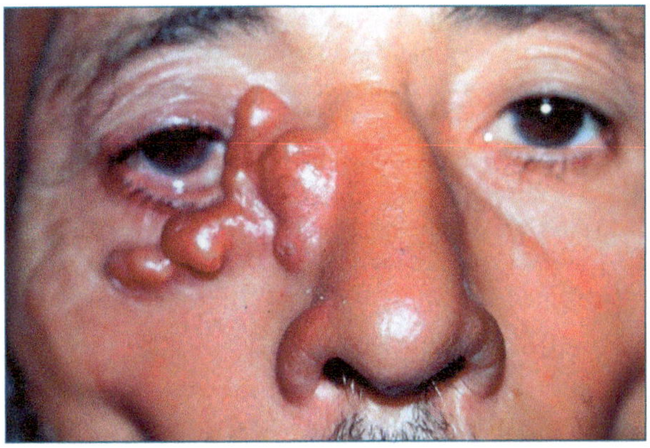

FIGURA 74.10 Doença de Jorge Lobo. Nódulos na pálpebra inferior com extensão para conjuntiva.
Fonte: Cortesia Dr. Claudio Neves.

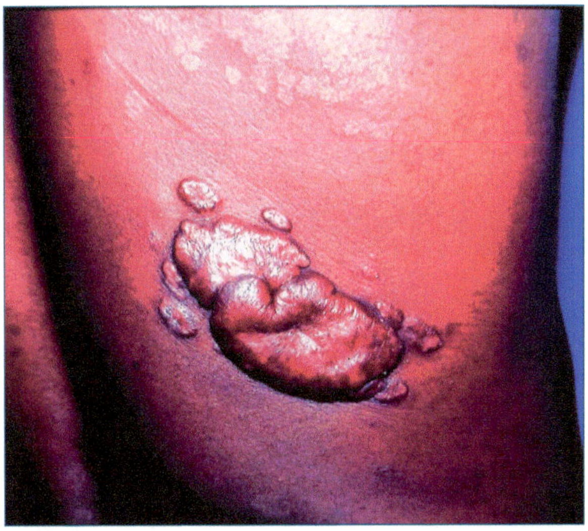

FIGURA 74.12 Doença de Jorge Lobo. Placa nodular na região lombar direita.
Fonte: Acervo da autoria.

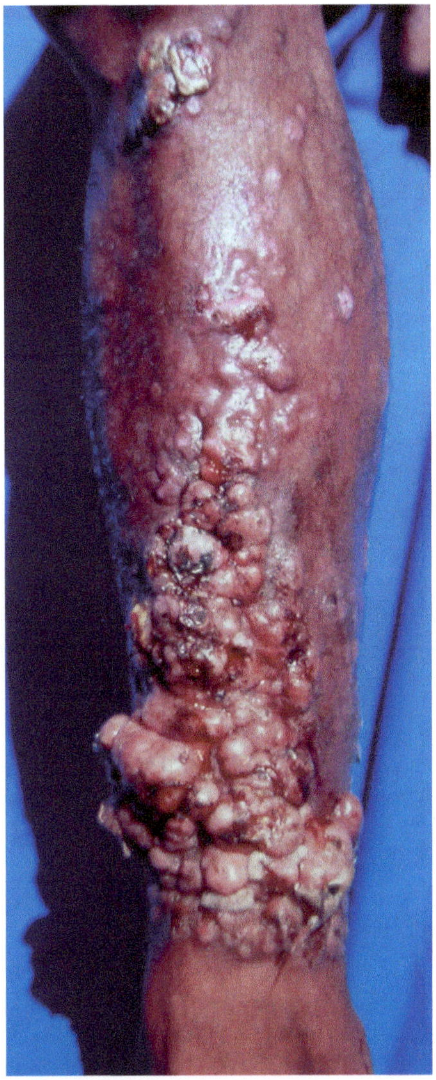

FIGURA 74.11 Doença de Jorge Lobo. Nódulos coalescentes e lesões verrucosas na perna esquerda.
Fonte: Acervo da autoria.

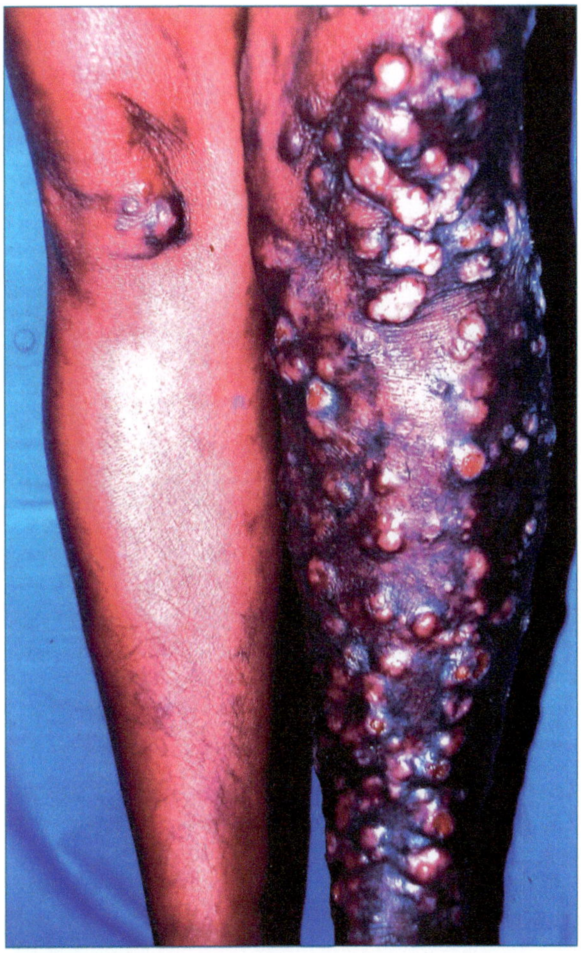

FIGURA 74.13 Doença de Jorge Lobo. Nódulos disseminados nos membros inferiores.
Fonte: Acervo da autoria.

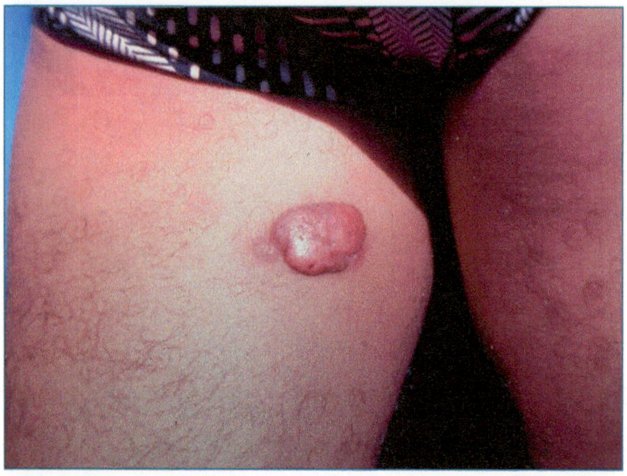

FIGURA 74.14 Doença de Jorge Lobo. Nódulo queloidiano único na face medial da coxa direita.
Fonte: Acervo da autoria.

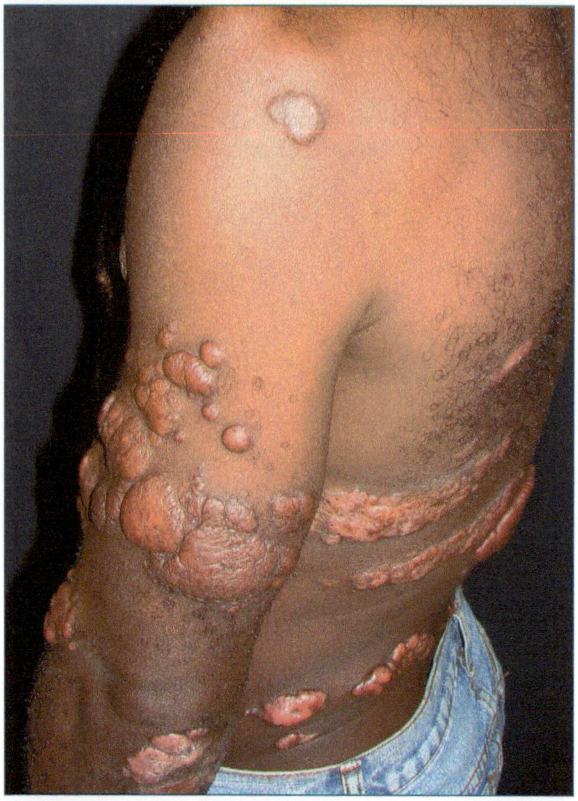

FIGURA 74.15 Doença de Jorge Lobo. Nódulos isolados e coalescentes disseminados no tronco e membros superiores.
Fonte: Acervo da autoria.

Nos doentes da tribo Caiabi, foram detectados todos os tipos de lesões nas pernas, coxas e regiões glúteas. Presença de *L. loboi* nas áreas cicatriciais foi confirmada laboratorialmente, e regressão espontânea de lesões maculares foi relatada nos pacientes de Machado.

Rodriguez Toro e Pradinaud relataram o primeiro paciente com acometimento de órgão interno. Tratava-se de homem da Costa Rica, com lesões da doença localizadas na perna esquerda evoluindo há 47 anos, em associação à linfangite e tumor testicular. O anatomopatológico da neoplasia revelou processo granulomatoso rico em fungos. A maior probabilidade para disseminação da infecção nesse caso seria a via hematogênica.

Linfonodos comprometidos pela infecção têm sido relatados em vários casos por Azulay et al., Baruzzi et al., Brito et al., Destombes et al., Dias et al., Leite et al., Opromolla et al., Silverie et al. e Wiersema et al.

DIAGNÓSTICO DIFERENCIAL

O quadro clínico da DJL, caracterizado fundamentalmente por nódulos, obriga o examinador a incluir, no diagnóstico diferencial, um grande grupo de doenças, a seguir elencadas: hanseníase, leishmaniose – com ênfase na forma cutânea difusa anérgica, cromoblastomicose, feo-hifomicose, esporotricose, micetomas, paracoccidioidomicose, histoplasmose, tuberculose cutânea, sarcoma de Kaposi, sarcoidose, histiocitoses não Langerhans, dermatofibrossarcoma, melanoma, câncer de pele não melanoma, metástases cutâneas e neoplasias benignas nodulares.

COINFECÇÕES

Coinfecções por patógenos bacterianos, fúngicos e virais podem ocorrer em doentes portadores da micose, tendo em vista seu longo tempo de evolução, tais como: paracoccidioidomicose (Lacaz, 1967), tuberculose ganglionar (Lacaz, 1986), cromoblastomicose (Lacaz, 1986), dermatofitose (Rodriguez-Toro, 1989) e hanseníase tuberculoide (Talhari, 1999). Xavier et al. (2006) relataram, pela primeira vez, coinfecção pelo HIV em homem com lesões disseminadas da micose.

COMPLICAÇÕES

Entre as complicações observadas na evolução da doença, destaca-se a ulceração, pela maior frequência com que ocorre. A infecção bacteriana está presente especialmente nas lesões ulceradas. Degeneração carcinomatosa tem sido confirmada por publicações de vários casos. Baruzzi et al. (1973) diagnosticaram carcinoma espinocelular em dois indígenas Caiabi com DJL há 40 anos. Um dos doentes apresentou recidiva e óbito com metástase pulmonar. No segundo paciente, houve necessidade de amputação do membro inferior esquerdo. No caso de Rodriguez-Toro (1989), não houve recidiva da neoplasia.

DIAGNÓSTICO LABORATORIAL

Os exames micológicos direto e o anatomopatológico são os métodos conclusivos para o diagnóstico da enfermidade. A pesquisa direta se faz em material da lesão cutânea coletada por raspagem, escarificação ou utilização de fita gomada, o qual é clarificado por hidróxido de potássio (KOH) a 10 a 20% ou KOH 10 a 20% associado a dimetil-sulfóxido a 40% (KOH-DMSO), com riqueza de fungos no material.

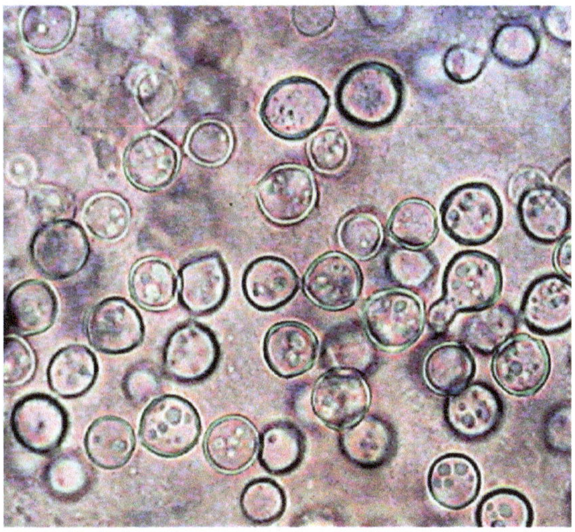

O anatomopatológico está descrito em detalhes em histopatologia.

FIGURA 74.16 Doença de Jorge Lobo. Micológico direto. Células leveduriformes globosas isoladas e em cadeia.
Fonte: Acervo da autoria.

TERAPÊUTICA

Cirurgia é a primeira opção para tratar e obter a cura radical em lesões isoladas e de pequeno porte na grande maioria dos casos da doença.

O grande desafio terapêutico, até o momento, é para os casos de pacientes com lesões disseminadas e, até mesmo, lesões localizadas em sítios anatômicos especiais como, por exemplo, pálpebras com comprometimento da conjuntiva e esclera, portanto, de difícil avaliação quanto ao sucesso terapêutico. Os fármacos sistêmicos – anfotericina B desoxicolato e anfotericina B lipossomal liofilizada e lípido-complexa (ABCD), sulfametoxazol-trimetoprima, clofazimina, 5-fluorocitosina, derivados triazólicos de segunda e terceira geração (voriconazol, posaconazol, ravuconazol, itraconazol), associação clofazimina-itraconazol – utilizados até o presente têm mostrado resultados insatisfatórios constantes.

PROFILAXIA

Orientação para utilização de vestuário e calçados adequados, além de melhoria das condições socioeconômicas para o trabalhador rural. Sempre que possível, estabelecer diagnóstico precoce de lesões iniciais da doença para imediata exérese cirúrgica, prevenindo surgimento de manifestações cutâneas extensas e/ou disseminadas.

BIBLIOGRAFIA SUGERIDA

Araújo MG, Cirilo NS, Santos SNMBD, Aguilar CR, Guedes ACM. Lobomycosis: a therapeutic challenge. An Bras Dermatol. 2018;93(2):279-81.

Arenas CM, Rodriguez-Toro G, Ortiz-Florez A, Serrato I. Lobomycosis in soldiers, Colombia. Emerg Infect Dis. 2019;25(4):654-60.

Brito AC, Quaresma JAS. Lacaziosis (Jorge Lobo`s disease): review and update. An Bras Dermatol. 2007;82(5):461-74.

Floriano, MC. Doença de Jorge Lobo entre os índios Caiabi: epidemiologia. Análise histopatológica e imuno-histoquímica nas diferentes apresentações clínicas [tese]). São Paulo (SP): Universidade Federal de São Paulo, Escola Paulista de Medicina; 2014.

Francesconi VA, Klein AP, Santos AP, Ramasawmy R, Francesconi F. Lobomycosis: epidemiology, clinical presentation, and management options. Ther Clin Risk Manag. 2014;10:851-60.

Oliveira Carneiro FR, da Cunha Fischer TR, Brandão CM, Pagliari C, Duarte MI, Quaresma JA. Disseminated infection with Lacazia loboi and immunopathology of the lesional sectrum. Hum Pathol. Hum Pathol. 2015;46(2):334-8.

Opromolla DVA, Belone AFF, Taborda PR, Rosa PS. Lymph node involvement in Jorge Lobo's disease: report of two cases. Int J Dermatol. 2003;42:938-41.

Opromolla DVA, Taborda PRO, Taborda VBA, Viana S, Furtado JF. Lobomicose: relato de 40 casos novos. An bras Dermatol. 1999;74(2): 135-41.

Taborda PR, Taborda VA, McGinnis MR. Lacazia loboi gen.nov., comb. nov., the etiologic agent of lobomycosis. J Clin Microbiol. 1999;37:2031-33.

Xavier MB, Ferreira MMR, Quaresma JAS, Brito AC. HIV and Lacaziosis, Brazil. Emerg Infect Dis. 2006;12:526-27.

75

Histoplasmose

Marcia de Souza Carvalho Melhem
Lidiane de Oliveira

DEFINIÇÃO

A histoplasmose é uma micose primária pulmonar causada pelo fungo *Histoplasma capsulatum*. A inalação de esporos pode ocorrer pela exposição a excretas de morcegos e aves, presentes em solo contaminado de área externa, grutas ou cavernas. Sua evolução clínica é influenciada pelo estado imunitário, nutricional e pela idade do paciente, além da quantidade inalada de partículas infectantes. A depender do volume e da concentração desse inóculo, pode haver infecção assintomática ou quadro pulmonar agudo da doença, a qual constitui sua manifestação clínica mais frequente em indivíduos aparentemente hígidos. Apresenta duas formas: a pulmonar crônica e a disseminada, em pacientes com fatores predisponentes. A histoplasmose pulmonar aguda benigna é a forma mais prevalente nos casos de áreas não endêmicas; a disseminada é observada em casos com história de forte exposição a *H. capsulatum* ou, ainda, em pacientes com deficiência do sistema.

A doença é, também, denominada doença de Darling, devido ao relato pioneiro do patologista norte-americano, Samuel Taylor Darling, que a descreveu, em 1905, em tecido de autópsia de um habitante da Martinica, que morreu com febre, anemia e hepatoesplenomegalia. A histoplasmose é considerada uma zoonose pela Organização Mundial da Saúde.

DISTRIBUIÇÃO GEOGRÁFICA

É uma doença de distribuição mundial e endêmica nas Américas. Nos Estados Unidos, ocorre, principalmente, na região central dos vales dos rios Ohio, Missouri e Mississipi, sendo notificada em 12 dos 50 estados. Outras regiões endêmicas incluem a África, a Austrália e partes da Ásia, em particular, China, Índia, Malásia e Tailândia. As causas para o padrão endêmico de distribuição da histoplasmose não são conhecidas em sua totalidade, mas são aceitos fatores climáticos, como temperatura e umidade, além de características do solo. Nas últimas décadas, nota-se aumento de número de casos, isolados ou agrupados, em áreas não endêmicas, como o continente europeu e o asiático. Essa ocorrência tem sido associada ao aumento de turismo, negócios, trabalhos colaborativos de cunho social e da imigração. A maior parte dos casos foi relatada em área endêmica e em grupos de indivíduos expostos à fonte única de infecção, em atividades de lazer, trabalhos de limpeza ou reconstrução de edifícios antigos. Entretanto, a magnitude da prevalência de histoplasmose pode ser subestimada, em especial, nos casos assintomáticos ou com sintomas leves e inespecíficos, e a melhoria do diagnóstico da doença pode ter contribuído para o aumento de casos notificados.

A prevalência da histoplasmose pode ser estimada por positividade na reação intradérmica com histoplasmina ou com provas sorológicas. A estimativa de prevalência global para a América Latina é de 32,2%, com variação desde 0,1% no Chile até 57,2% na Guatemala. A prevalência situou-se acima de 20% na grande maioria dos países, exceto no Chile, Paraguai, Peru e Uruguai. As áreas com maior prevalência são: Guiana, Guiana Francesa, Suriname, Venezuela, Argentina e América Central, com exceção do México.

No Brasil, a doença representa uma das micoses sistêmicas mais frequentes, se bem que subestimada, e um grande desafio para pacientes com aids. A taxa média de prevalência na população geral (incluindo pessoas vivendo com HIV), com base em estudos sorológicos, é de 20,3%. No entanto, existem relatos da doença em pacientes, aparentemente, imunocompetentes em áreas dos estados de São Paulo, Rio de Janeiro e Minas Gerais. O isolamento do fungo a partir de amostras de tecido de morcegos da região metropolitana de São Paulo, em 3,6% dos animais analisados, reforça a importância do monitoramento nessa região. As taxas de isolamento do fungo, a partir de excretas de aves e morcegos, além de sua ocorrência em tecidos de roedores e marsupiais, indicam a forte presença do agente da histoplasmose no estado do Rio de Janeiro, justificando a ocorrência de casos isolados e surtos. O reconhecimento de casos isolados e microepidemias, além da gama de manifestações clínicas encontradas em pacientes no Rio Grande do Sul, confirmam essa região como hiperendêmica para histoplasmose, comprovando hipótese sugerida em um estudo que mostrou, naquele estado, altas taxas (40 a 50%) de positividade para antígenos (histoplasmina) de *H. capsulatum*.

ETIOLOGIA

A morfologia das células de *H. capsulatum*, observadas por Darling, induziu o pesquisador a classificar o agente etiológico da doença como um plasmódio, contendo cápsula ao seu redor e fagocitado por histiócitos. Posteriormente, Rocha Lima (1912) sugeriu que o agente da doença era um fungo acapsulado, mas a etiologia correta da doença foi reconhecida, apenas, muitos anos depois.

H. capsulatum é encontrado em animais, como morcegos, aves, roedores e marsupiais, de distintos países americanos. Métodos moleculares, como a reação em cadeia da polimerase (PCR) na modalidade *nested*, têm sido usados para detectar a presença de *H. capsulatum* por meio de marcadores (fragmentos de DNA) em amostras de solo e animais silvestres, de modo que os nichos ecológicos desse agente sejam identificados e indicadas as fontes potenciais de infecção. Nesse aspecto, espécies de morcegos em sua totalidade devem ser consideradas reservatórios e dispersores naturais de *H. capsulatum*, independente de seus hábitos alimentares e rotas migratórias. A forte associação entre morcegos e *H. capsulatum*, demonstrada recentemente por pesquisadores brasileiros e da América Central, contribuem de modo significativo para o conhecimento da epidemiologia da histoplasmose americana.

O agente da histoplasmose americana é um fungo dimórfico, existindo em duas formas: miceliana (hifas e esporos assexuados, estes também denominados conídios) e leveduriforme (esporos assexuados gemulantes). A forma miceliana saprofítica tem no solo seu reservatório natural e pode ser recuperada em meios de cultura sob incubação à temperatura entre 25 e 35 °C. O solo, enriquecido com substâncias presentes em excretas de morcegos e aves, compostos nitrogenados e fósforo e sob condições ideais de temperatura (18 a 28 °C), umidade (> 60%) e pouca luminosidade, constitui um micronicho de *H. capsulatum*; minas, poços, ocos de árvores, construções antigas, forros, porões, grutas e cavernas são locais propícios ao desenvolvimento e esporulação do agente e representam, por isso, alto risco de infecção. Quando há remoção do material contaminado, seja para limpeza, reforma ou construção, numerosos conídios são liberados no ar atmosférico e atuam como partículas infectantes; a dispersão de altas concentrações dessas partículas, a partir de uma fonte de infecção, implica microfocos de contaminação relacionados a surto epidêmico, uma das características da ocorrência da histoplasmose.

Os conídios, com poder infectante, são dispersos por quilômetros em correntes de ar atmosférico, causando infecção em indivíduos sem relato de exposição recente a fontes prováveis de *H. capsulatum*; assim, locais sem aparente contaminação com excretas de animais podem conter inúmeros conídios, representando uma fonte indeterminada de infecção para histoplasmose. De modo similar, esporos carreados pelo ar podem ficar retidos em sistemas de condicionamento de ar que atuam como fonte contínua de propagação dessas partículas para dentro de ambientes, podendo originar microepidemias.

Nos tecidos do hospedeiro, os conídios inalados são fagocitados, em regra, por células mononucleares e, em processo complexo, transformam-se em esporos leveduriformes com gemulação única, caracterizando a forma invasiva do fungo. Em laboratório, a fase leveduriforme do fungo é obtida em cultivos sob temperatura entre 35 a 37 °C. As fases leveduriforme e miceliana (ou filamentosa) caracterizam o dimorfismo do agente, fenômeno moderado pela variação de temperatura.

Assim como a maioria dos fungos, o agente da histoplasmose apresenta, também, reprodução sexual e haploide (1N) quando recebe o nome de *Ajellomyces capsulatus* (nome relativo à fase teleomorfa). A reprodução sexual em fungos é controlada pelo *locus* denominado *mating type* (MAT), que em cepas de *H. capsulatum* apresenta significantes polimorfismos, a ponto de ser indicado como um marcador molecular geográfico. Além disso, infecção mista, decorrente da presença de ambos os *mating types*, é descrita. Classificado como um fungo ascomiceto, o *H. capsulatum* apresenta três variedades: 1) *H. capsulatum* var. *capsulatum*, endêmico no continente americano; 2) *H. capsulatum* var. *duboisii*, endêmico na África equatorial oriental; e 3) *H. capsulatum* var. *farciminosum*, restrito à infecção de animais. Células de isolados pertencentes às três variedades têm morfologias semelhantes, quando observadas *in vivo*, sendo que as de *H. capsulatum* var. *duboisii* são, comparativamente, maiores e com paredes mais espessas. A comparação da sequência de ácidos nucleicos do rDNA e hibridização do DNA indicam grande correlação, ainda não totalmente desvendada, entre as três variedades.

Métodos de biologia molecular demonstram que o *H. capsulatum* apresenta cepas distintas em virtude do grande polimorfismo de DNA. Os estudos moleculares que empregam técnicas diversas, como cariotipagem, análise de fragmentos polimórficos de DNA após restrição enzimática (*restriction-fragment length polymorphism*, RFLP), amplificação aleatórica de DNA polimórfico (*random amplification of polymorphic*, DNA, RAPD) e PCR-*fingerprinting*, são os que identificam distintos subtipos, ou classes, dentro da espécie.

As diferenças genéticas das cepas de *H. capsulatum*, talvez expliquem as manifestações clínicas distintas e justifiquem certas ocorrências, como a maior frequência de eritema nodoso em pacientes da América Latina quando comparada a de casos norte-americanos. Verifica-se, também, que as lesões cutâneas, pouco comuns nos Estados Unidos (< 10%), Guiana Francesa (< 14%) e Panamá (17,5%), têm alta frequência (50 a 85%) em casos da América Latina. Ainda que tal fato possa estar associado a diversos fatores, como a demora no diagnóstico e tratamento ou diferenças da resposta imune do hospedeiro devido às características étnicas, essa ocorrência pode ser relacionada a diferenças genéticas entre as cepas infectantes de *H. capsulatum*. As manifestações clínicas, além da patogênese, poderiam ter influência da cepa infectante; soma-se a isso o fato de cepas latino-americanas serem mais virulentas, em modelo murino, do que as norte-americanas. Sob o ponto de vista dos aspectos clínico e molecular, as três variedades poderiam representar três espécies distintas, e estudos filogenéticos sugeriram a existência de, pelo menos, oito espécies, conferindo grande complexidade ao agente da histoplasmose. As cepas de *H. capsulatum* var. *capsulatum* recombinam-se em culturas de laboratório, assim como em seus nichos naturais, contribuindo para sua diversidade. Ferramentas de análise filogenética permitem inferir que o *H. capsulatum* representa um complexo de espécies crípticas. Eventos de recombinação ocorrem dentro da mesma espécie e podem justificar a alta diversidade fenotípica e genotípica do agente, revelada pela emergência de novas cepas. Há indícios de maior variabilidade molecular entre cepas da América Latina e da África, se comparada às da América do Norte.

Na atualidade, avanços nos estudos moleculares em sequenciamento de fragmentos de DNA permitem identificação de agrupamentos (*clusters*) de isolados, que contribuem para melhor compreensão da diversidade interespecífica e intraespecífica. A técnica que emprega amplificação e sequenciamento de múltiplos fragmentos (*loci*), denominada *Multi-Locus Sequence Typing* (MLST) identifica polimorfismos que podem ocorrer em cepas de mesma espécie, ou mesmo pertencentes a um único tipo molecular, e os dados gerados por essa técnica constituem importantes subsídios para análises filogenéticas de *H. capsulatum* e concretização de propostas da filogeografia mundial desse agente.

Recentemente foi proposta a classificação de *H. capsulatum* var. *capsulatum* em cinco espécies distintas, de acordo com tais características filogenéticas, epidemiológicas e geográficas e identificadas por métodos moleculares, como PCR-RFLP e RAPD. De acordo com esta proposta, as espécies são classificadas como: *H. capsulatum* senso stricto, que compreende isolados descritos em todo continente americano, e cuja variabilidade genética é semelhante ao isolado inicialmente descrito no Panamá; *H. mississipiense*, com grande ocorrência na região do Vale do Mississsipi (EUA), provavelmente com menor virulência e maior resistência à terapia antifúngica do que as demais; *H. hoiense*, com alta prevalência no Vale do Ohio (EUA) e alta virulência e; *H. suramericana*, prevalente na América do Sul. Já para *H. capsulatum* var. *duboisii*, propõe-se que seja descrita como uma nova espécie.

DOENÇA

HISTOPLASMOSE AFRICANA

A patogênese da doença permanece indefinida, mas acredita-se que a infecção ocorra por via aérea por inalação de esporos contidos em solo contaminado. Os nichos ecológicos do agente etiológico ainda são pouco conhecidos, tendo sido isolado de solo contendo excretas de morcego e macacos africanos. O agente da doença, *H. capsulatum* var. *duboisii*, forma células leveduriformes grandes e ovais (12-15 µm × 4-7 µm), com parede espessa, gemulação única e localização extracelular no tecido do hospedeiro; a morfologia *in vivo* permite sua distinção de *H. capsulatum* var. *capsulatum*, ao contrário da de vida parasitária, na qual as culturas obtidas em laboratório são idênticas.

A doença, também conhecida como *histoplasmose duboisii*, foi descoberta em Gana, em 1943, por Duncan, sendo posteriormente estudada por Vanbreuseghem e Drouhet na década de 1950. Desde essa época, seu agente foi considerado uma variedade de *H. capsulatum*, fato confirmado por estudos de Kwong-Chung (1975) e Standard & Kaufman (1976). A distribuição da doença é limitada à região intertropical da costa atlântica do continente africano, na África Central e Oriental, além de alguns casos documentados em Madagascar. Casos esporádicos fora desse continente foram descritos na Europa, na Argentina e no Japão. Ainda que rara fora do continente africano, essa doença deve ser levada em conta em pacientes sintomáticos oriundos ou visitantes da África Subsaariana Oriental e África Central, mesmo naqueles HIV-negativos.

A doença tem caráter crônico (< 80%), com lesões localizadas em tecido cutâneo (~ 30%), ossos (~ 25%), vísceras e linfonodos (~ 6%) ou mucosas (~ 5%). O polimorfismo das lesões e as formas mistas cutaneoganglionares ou osteocutâneas-ganglionares são comuns. Formas pulmonares, com infiltrado micronodular, formas hepáticas, esplênicas, digestivas e de sistema nervoso central são menos frequentes. As adenopatias podem ser múltiplas e extensas, fistulizando e evoluindo para quadro semelhante ao escrofuloderma tuberculoide. Em crianças as formas são mais graves. A associação de histoplasmose africana com aids é menos frequente do que a histoplasmose americana. A gravidade da doença depende da fase do diagnóstico e, em geral, tem evolução benigna com taxas de letalidade baixas. O tratamento é feito com anfotericina B, podendo, nos casos menos graves, ser substituída pelo itraconazol. A terapia pode ser extrapolada dos *guidelines* da Infectious Diseases Society of America estabelecidos para histoplasmose americana. Assim como outros patógenos, a doença pode induzir à síndrome da reconstituição inflamatória imune (SIRI) em pacientes HIV-positivos.

HISTOPLASMOSE AMERICANA

A doença é adquirida via inalatória, porém casos raros decorrentes de outras formas de aquisição são encontrados na literatura, como: transplante de órgão, infecção cutânea pós-traumatismo, forma gastrointestinal por ingestão de água contaminada e forma pulmonar em profissional de laboratório após manipulação de culturas do agente. Após inalação, os conídios de *H. capsulatum* atingem o tecido alveolar e intersticial são fagocitados por macrófagos teciduais, onde se reproduzem e se disseminam por via linfática para linfonodos regionais ou, por via hematogênica, para o sistema reticuloendoteliar, até o desenvolvimento da imunidade celular específica. Quando os linfócitos T induzem resposta imune contra antígenos de *H. capsulatum* e ativam macrófagos para eliminação do agente etiológico, o hospedeiro está apto a controlar a infecção.

Assim como sucede em outras doenças, como tuberculose, a instauração da imunidade celular específica pode levar à formação, em órgãos distintos, de focos quiescentes de células viáveis de *H. capsulatum*, os quais podem ser reativados anos depois causando a recidiva da infecção.

FORMA PULMONAR ASSINTOMÁTICA

Caracteriza a maioria das infecções humanas por *H. capsulatum*. Em áreas endêmicas, a população é infectada e, provavelmente, reinfectada, múltiplas vezes, sem apresentar os sintomas da doença. Se um habitante de área endêmica desenvolve a doença, é impossível assegurar se a infecção é primária ou provém de reativação de foco pré-existente. A constatação da forma assintomática é demonstrada pela conversão (negativa para positiva) da reação intradérmica. Em cerca de 25% dos casos, formam-se anticorpos, que desaparecem após cura espontânea da infecção. São raros os achados radiológicos de pneumonite ou adenomegalias hilares; a minoria (< 30%) forma, após meses, ou anos, nódulos calcificados nos pulmões, nos linfonodos ou no baço.

HISTOPLASMOSE PULMONAR AGUDA

Ocorre por inalação maciça de conídios de *H. capsulatum* e a gravidade da infecção pode depender do tempo de exposição. A anamnese cuidadosa sobre possível exposição a *H. capsulatum* é crucial para a hipótese diagnóstica correta; estudo de possíveis fontes de exposição, ambiental e animal, pode confirmar a origem da contaminação. As manifestações clínicas ocorrem em porcentagem mínima (< 10%) de indivíduos que se infectam com *H. capsulatum*.

Crianças expostas pela primeira vez aos esporos dos fungos representam o maior grupo nessa forma clínica. Os indivíduos sintomáticos apresentam, após 1 a 3 semanas da exposição, sinais e sintomas inespecíficos, como febre, calafrios, cefaleia, mialgia, perda de apetite, tosse não produtiva e dor subesternal. Radiografias de tórax mostram infiltrados de aspecto micronodular, pneumonia unilateral ou bilateral; linfonodos, hilar e mediastinal aumentados são, frequentemente, observados. Em alguns casos, as imagens radiológicas são realizadas após a regressão do infiltrado pulmonar e, nesses casos a linfoadenopatia hilar é o achado primário. Os infiltrados tendem a regredir após muitos meses resultando em calcificações. Cerca de 5 a 10% dos pacientes apresentam artrite asséptica ou artralgia associadas a eritema multiforme ou nodoso. As formas dermatológicas são mais frequentes em mulheres jovens, fato atribuído à maior hipersensibilidade a antígenos de *H. capsulatum*, sendo que o eritema nodoso é, notadamente, mais comum em casos da América do Sul. Os agentes anti-inflamatórios não esteroides podem ser usados nessa fase para alívio dos sintomas. A grande maioria dos casos recupera-se da doença, sem tratamento específico, com desaparecimento dos sintomas em1 a3 semanas; alguns casos, porém, relatam fadiga e astenia que persiste por muitos meses.

Os casos que apresentam linfadenopatia hilar, artralgia e eritema nodoso devem ter diagnóstico diferencial de sarcoidose. No diagnóstico diferencial de histoplasmose pulmonar aguda, deve constar, ainda, paracoccidioidomicose e pneumonias comunitárias atípicas, como as causadas por *Mycoplasma, Legionella* e *Chlamydia*.

Formas graves de histoplasmose pulmonar aguda podem suceder períodos longos de exposição, ou exposição maciça, a conídios de *H. capsulatum*; a forma grave pulmonar é verificada em pacientes com deficiência de sistema imune celular. Neste quadro, a infecção pulmonar progride com febre, tosse, dispneia marcante, broncoespasmos frequentes e dor torácica. As imagens radiológicas mostram infiltrados bilaterais difusos descritos, em geral, como reticulonodulares; a coalescência de nódulos é, às vezes, observada em área restrita dos pulmões. Síndrome de desconforto respiratório do adulto pode ocorrer nos primeiros dias de doença; o envolvimento pleural é raro e linfadenopatia hilar e mediastinal podem, ou não, estar presentes. Quando da resolução da pneumonia, os nódulos remanescentes, com frequência, calcificam. Muitos pacientes se recuperam sem tratamento específico, mas os quadros graves sempre devem ser medicados para evitar complicações e abreviar o tempo de cura.

HISTOPLASMOSE CAVITÁRIA PULMONAR CRÔNICA

Esta forma lenta e progressiva da doença tem predileção por pacientes idosos ou de meia-idade. Esse fato pode ser atribuído à forte associação entre enfisema e histoplasmose cavitária crônica; é raro o encontro em pacientes sem história de doença pulmonar obstrutiva. A imagem radiológica típica, nesses pacientes, mostra infiltrados intersticiais nos segmentos apicais dos lobos superiores pulmonares, ou apenas no lobo direito e, com menor frequência, somente no lobo esquerdo; em cerca de 25% dos casos as lesões são bilaterais. O quadro de pneumonia segmentar inicial pode progredir para fibrose e cavitação, com destruição significativa do tecido pulmonar.

O achado característico da histoplasmose cavitária pulmonar crônica é a necrose contínua, que leva ao aumento do tamanho da cavidade cuja parede atinge até 3 mm de espessura e que pode consumir o lobo por inteiro. Uma fibrose intersticial na porção inferior do lobo pode se desenvolver, possivelmente, pela dispersão de antígenos fúngicos nessa região. Espessamento da pleura adjacente à cavidade apical é comum (50% dos casos), mas efusão pleural é rara.

Existe relato da associação de histoplasmose cavitária pulmonar e ocorrência de surto, datado da década de 1970, em Indianápolis (EUA), em que pequena proporção de casos desenvolveu essa forma da doença; nem todos os casos tinham história de doença obstrutiva pulmonar e 11% deles apresentou regressão dos sintomas e lesões cavitárias, sem terapia antifúngica; apenas um paciente evoluiu para a forma grave disseminada de histoplasmose.

A forma solitária de histoplasmoma é uma rara manifestação da histoplasmose pulmonar crônica, que tem bom prognóstico, mas com frequência simula tumor e, em regra, tem diagnóstico apenas por biopsia pulmonar.

O sintoma mais comum na histoplasmose cavitária crônica é a tosse produtiva, no entanto há outros sintomas, como febre, dor torácica, perda de peso, anorexia, astenia, suores noturnos e dor pleural. Hemoptise é verificada em cerca de 30% dos casos e, se em grande intensidade, sugere o desenvolvimento de aspergiloma dentro da lesão cavitária. Se a doença não for tratada, o óbito pode decorrer da insuficiência pulmonar progressiva, desde que, a disseminação para outros órgãos, em regra, não é verificada nessa forma da doença. Diagnóstico diferencial de micobacterioses inclui as produzidas pelo complexo *Mycobacterium avium* e *M. kansasii*, além de outras micoses endêmicas, como paracoccidioidomicose e esporotricose. A sarcoidose também deve ser considerada no diagnóstico diferencial (Tabela 75.1).

TABELA 75.1 Principais diagnósticos diferenciais de histoplasmose pulmonar.

Forma aguda	Forma crônica
Paracoccidiodomicose	Paracoccidiodomicose
Pneumonia por *Mycoplasma*	Tuberculose
Pneumonia por *Clamydia*	Micobacterioses atípicas
Pneumonia por *Legionella*	Esporotricose
	Sarcoidose

Na histoplasmose cavitária pulmonar crônica são possíveis diversas complicações clínicas. Nódulos calcificados podem ser encontrados no mediastino, mas são raros em casos com linfadenopatia hilar e mediastinal. Na maioria dos casos de linfadenite mediastinal a infecção evolui para a cura espontânea, mas a mediastinite granulomatosa, ou granuloma mediastinal, é a complicação vista quando múltiplos nódulos coalescem e desenvolvem necrose caseosa. As massas de nódulos, contendo material necrótico ou liquefeito, muitas vezes, contendo células leveduriformes de *H. capsulatum* perduram por meses ou anos. A massa de nódulos pode pressionar e obstruir a traqueia, os brônquios e o esôfago, com sintoma relacionado à estrutura envolvida. Os nódulos podem, ainda, drenar espontaneamente nos tecidos moles adjacentes do pescoço, originando fístulas, ou mesmo no pericárdio. Antigamente, pensava-se que a mediastinite granulomatosa progredia para a fibrose mediastinal; sabe-se hoje que são duas entidades clínicas distintas, ambas resultantes de complicações da histoplasmose pulmonar.

A fibrose mediastinal ou mediastinite fibrosante é rara, mas frequentemente letal. A fibrose excessiva, formada em resposta aos nódulos caseosos, engloba de maneira progressiva as estruturas do mediastino. A doença atinge, ao longo dos anos, a veia cava superior, as artérias, as veias pulmonares e os brônquios. A broncolitíase pode seguir à obstrução brônquial, causada por nódulos calcificados peribronquiais. A maioria dos casos é formada por adultos jovens (20 a 40 anos), com predomínio do sexo feminino, que respondem à infecção, por razões desconhecidas, com a produção inadequada de tecido fibrosante. A fibrose mediastinal que envolve estruturas de ambos os pulmões é, quase sempre, fatal. Se apenas um pulmão é atingido, o paciente pode sobreviver por décadas, com a doença estável; entretanto, não se observa a regressão da fibrose.

Outra complicação da histoplasmose pulmonar, que ocorre em uma pequena proporção de casos representada por adultos jovens, é a pericardite. A doença, em geral, é benigna e regressiva, mas seu curso pode ser persistente com frequentes recorrências. Os líquidos de pericárdio e pleural são exsudativos e, com frequência, hemorrágicos; pericardite aguda, com dor subesternal e dispneia são sintomas predominantes. Calcificações podem ser vistas em partes do pericárdio, e pericardite constritiva é muito rara. A maioria dos casos apresenta pneumonia, efusão pleural e linfoadenopatia mediastinal. O quadro é atribuído à resposta imune intensa diante da presença do fungo. Tratamento com medicações anti-inflamatórias não corticosteroides, ou até corticosteroides são necessárias para alívio dos sinais e sintomas.

FORMA DISSEMINADA

Os casos de histoplasmose disseminada são definidos quando há isolamento ou demonstração, histológica ou citológica, de *H. capsulatum* em sítio extrapulmonar, acompanhada de evidências clínicas, radiológicas e/ou *post-mortem* de envolvimento sistêmico. O desenvolvimento da histoplasmose disseminada depende, basicamente, do hospedeiro (Tabela 75.2). Estimativas indicam que a histoplasmose disseminada ocorre em metade (55%) dos casos de comprometimento do sistema imune e em 4% de pacientes sem evidência de deficiência imunitária. Pacientes com resposta ineficaz de células T falham em reagir contra a infecção por *H. capsulatum* e manifestam a forma sintomática na fase aguda de disseminação. Para explicar o mecanismo de disseminação das células do fungo, postula-se que alguns histiócitos poderiam ser ineficazes em eliminar o agente, mantendo sua viabilidade e proliferando-se dentro de macrófagos, com subsequente disseminação. Outra possibilidade é que a disseminação ocorra durante estágio transitório de imunodeficiência, tal como a infecção pelo vírus da aids. Crianças, sem história de exposição ao fungo, possivelmente, pela imaturidade do sistema de imunidade celular, apresentam a forma grave e fatal da infecção. Pacientes com aids, transplantados, portadores de diabetes, com doenças hematológicas, doença de Whipple, imunodeficiências congênitas e aqueles sob terapia com corticosteroides ou agentes quimioterápicos fazem parte do grupo de risco para histoplasmose disseminada.

TABELA 75.2 Principais fatores de risco para histoplasmose disseminada.

- Aids
- Idade (< 12 anos)
- Uso de medicação imunossupressora: corticosteroides e inibidor de fator de necrose tumoral-alfa (*tumor necrosis factor*, TNF-α)
- Deficiência em receptores de interferon-γ
- Deficiências congênitas de células T
- Síndrome de hiperimunoglobulina M
- Doenças hematológicas
- Transplantes de órgãos sólidos
- Transplante de células hematopoiéticas

As formas de aquisição da infecção, em pacientes com diminuição do sistema imune, incluem exposição exógena e reativação de infecção latente. O valor preditivo da exposição prévia a *H. capsulatum* para risco de infecção recorrente é, no entanto, desconhecido. Intradermorreação com antígeno do fungo (histoplasmina) ou prova sorológica não predizem quais pacientes imunocomprometidos irão desenvolver infecção ativa. Numerosos estudos mostram que histoplasmose em pacientes com deficiência do sistema imune não é tão frequente, mesmo em áreas endêmicas, reforçando a tese de que a exposição exógena é mais plausível do que a reativação de foco infeccioso primário.

Novas condições de imunossupressão que predispõem à histoplasmose disseminada acompanham os avanços da medicina. Os marcadores celulares para linfócitos B, T e macrófagos confirmam que a resposta imunológica ao *H. capsulatum* é, predominantemente, do tipo celular, e terapias que alterem essa resposta interferem na defesa contra a invasão do fungo. Os efeitos imunossupressores da terapia com inibidores, como o fator de necrose tumoral-α (*tumor necrosis factor*, TNF-α) usado em doenças inflamatórias (p. ex., artrite reumatoide) pode contribuir para o desenvolvimento de infecções granulomatosas e oportunísticas, entre elas a histoplasmose. O papel do TNF-α na resposta imune celular é complexa e, apesar de ser iniciador da resposta inflamatória e celular, esse fator possui, ainda, propriedades anti-inflamatórias e anti-imunossupressivas durante as infecções, possivelmente, devido à inibição da produção de interleucina 12 (IL-12). Além disso, TNF-α diminui a resposta imune efetiva inicial de células TH1 contra *H. capsulatum*.

Os resultados laboratoriais revelam aumento de diversos parâmetros, ainda que inespecíficos, mas indicativos de histoplasmose em casos sob suspeita: fosfatase alcalina, velocidade de hemossedimentação, expressão de ferritina, proteína C-reativa, desidrogenase láctica e pancitopenia. A hipercalcemia, apesar de menos frequente, pode ser observada, assim como pode ocorrer em outras doenças granulomatosas. Síndrome hemofagocítica reativa pode ocorrer na histoplasmose disseminada em casos de aids.

Pacientes idosos, que apresentam imunidade celular parcialmente preservada, mas com atividade macrofágica ineficaz para eliminar *H. capsulatum*, podem desenvolver a forma clínica denominada histoplasmose disseminada crônica. Essa forma, que progride de maneira lenta, em meses, e tem curso fatal se não tratada, contrasta com a histoplasmose disseminada aguda fatal descrita em crianças e em pacientes com deficiência de sistema imune ou em condições de imunossupressão. Pode acometer, também, indivíduos infectados em área endêmica, que desenvolvem alguma condição de imunossupressão e sofrem reativação do foco primário de infecção, apresentando quadro de histoplasmose disseminada muito tempo depois, às vezes anos, depois de saírem da região.

Os sintomas da histoplasmose disseminada incluem febre, astenia, anorexia e perda de peso. Ao exame físico, notam-se hepatoesplenomegalia, linfadenopatia e petéquias, e em caso de pancitopenia, ulcerações de membrana mucosa e manifestações dermatológicas variadas, como úlceras, nódulos, pápulas, lesões verrucosas e pontos necróticos. As formas graves da histoplasmose disseminada, em casos de aids e crianças, podem se apresentar como síndrome séptica, hipotensão, coagulação intravascular generalizada, insuficiência renal e desconforto respiratório agudo.

Na doença disseminada pode não haver comprometimento pulmonar (10 a 30% dos casos), fato que ressalta a importância de se considerar o diagnóstico de histoplasmose, mesmo na ausência de sintomas ou evidência radiográfica de acometimento desse sítio. Infiltrados difusos, unilateral ou bilateral, com aspecto micronodular com opacidades, é a imagem mais frequente; o envolvimento de linfonodos do mediastino (Figura 75.1) é variável. Os achados radiográficos parecem ser menos frequentes (< 50%) em casos norte-americanos do que em casos brasileiros (> 70%).

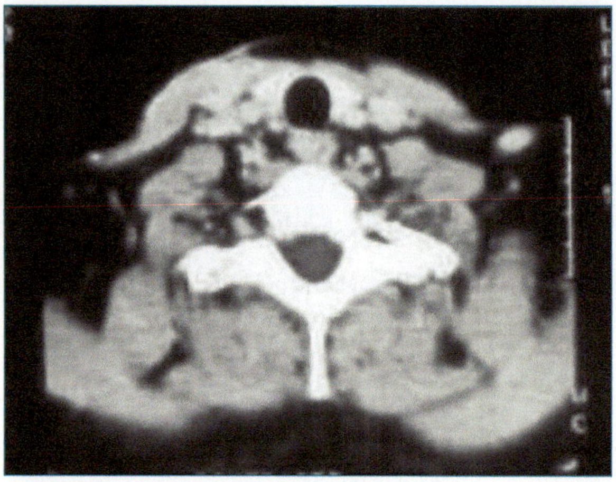

FIGURA 75.1 Tomografia computadorizada de tórax mostrando envolvimento ganglionar e linfadenite mediastinal na histoplasmose disseminada em caso de aids.
Fonte: Imagem do acervo da Biblioteca do Instituto Emílio Ribas, São Paulo, Brasil.

A histoplasmose disseminada durante o período gestacional é rara, mas pode ocorrer dada a supressão da imunidade mediada por células que ocorre nessa condição. A transmissão da doença via transplacentária é pouco provável, apesar de existirem relatos de casos com evidência dessa forma de transmissão. A evolução da histoplasmose disseminada é progressiva e fatal, mas a cura clínica pode ser obtida na maioria (~ 80%) dos casos tratados. O diagnóstico rápido é essencial nos casos suspeitos de histoplasmose disseminada, para instauração imediata de terapia antifúngica. A mortalidade descrita para casos norte-americanos é menor (5 a 13%) do que as taxas descritas no Brasil (12 a 33%) para pacientes imunossuprimidos, sendo o dobro daquelas observadas para casos sem comprometimento do sistema imune (~ 17%). Mortalidade maior (> 35%) pode ocorrer se a terapia antifúngica não for introduzida em tempo adequado. Os seguintes fatores são considerados de mau prognóstico: quadro séptico, como dispneia, hipotensão, trombocitopenia e altos níveis de HDL.

A disseminação hepática e gastrointestinal da histoplasmose ocorre via sistema reticuloendotelial, incluindo células de Kupffer do fígado e macrófagos teciduais do trato gastrointestinal. Essas formas acometem uma gama de pacientes: com ou sem deficiência no sistema imune, casos adultos ou crianças e habitantes, ou não, de zonas endêmicas. Nos casos de doença disseminada, mais da metade (60%) apresenta as duas formas, mas o acometimento hepático é um pouco mais frequente (~ 90%) do que o gastrointestinal (65 a 90%). A maioria de pacientes com histoplasmose disseminada (> 90%) apresenta a forma gastrointestinal e desenvolve hepatomegalia com nódulos hialinizados, ou calcificados, e poucos granulomas múltiplos ou zonas necróticas. A proeminência de macrófagos, lotados de células de *H. capsulatum*, dentro de sinusoides distendidos, e hiperplasia com células sinusoidais de Kupffer podem ser observadas. Muitos pacientes permanecem assintomáticos, ou apresentam sintomas abdominais leves, sendo revelados apenas em exames de necropsia. Os sinais e sintomas observados são: febre, diarreia, hemorragia, dor abdominal, disfagia, náusea, vômitos, obstrução intestinal, hepatoesplenomegalia e icterícia, sendo a elevação de transaminases séricas uma regra nesses casos. O diagnóstico diferencial das lesões histiocitárias hepáticas da histoplasmose inclui, principalmente, outras infecções fúngicas e bacterianas. Menos da metade dos casos (< 31%) pode apresentar, apenas, a forma gastrointestinal, sem lesões hepáticas, com envolvimento dos intestinos (< 80%), estômago (< 17%), esôfago e pâncreas (< 6%), além de ânus e apêndice (< 2%). Em poucos casos (< 30%) observa-se acometimento proeminente dos linfonodos regionais de mesentério, pâncreas, esôfago e veia porta. Os achados anatomopatológicos incluem úlceras (50%), em geral no íleo, mas, também, em jejuno, cólon, esôfago e estômago; nódulos de mucosa (21%), hemorragia ou petéquias (13%), hiperplasia linfoide (15%) e grandes massas obstrutivas, ou histoplasmomas (6%). A forma gastrointestinal pode ser considerada como parte da doença disseminada, desde que, exames de autópsia de casos disseminados demonstraram o agente etiológico em cerca de 70% dos pacientes, ainda que seja pouco (3 a 12%) diagnosticada *ante mortem*. O diagnóstico diferencial para as lesões inflamatórias da histoplasmose gastrointestinal inclui doença intestinal inflamatória idiopática (colite ulcerativa e doença de Crohn), sarcoidose e infecções intestinais bacterianas.

Alterações de mucosa e tegumento têm ocorrência esporádica na histoplasmose disseminada em pacientes imunocompetentes, mas tais formas são frequentes em casos com deficiência de sistema imune. As lesões de mucosa associadas à forma disseminada são mais comuns do que as relatadas em outras micoses sistêmicas, com exceção da paracoccidioidomicose. A disseminação de foco pulmonar para a cavidade bucal, sem nenhuma outra localização da doença, pode também ocorrer. A ocorrência de lesões de cavidade bucal, sem outra manifestação clínica de histoplasmose, deve ser considerada um sinal de doença disseminada. As partes acometidas incluem língua, gengiva, úvula, palato mole e duro, mucosa oral, lábios, faringe e laringe (Figura 75.2) e, nesses casos, o diagnóstico diferencial de candidíase deve ser realizado. As lesões cutâneas são incomuns (< 10%) em casos norte-americanos, panamenhos e da Guiana Francesa, mas são observadas em porcentagens significativas (~ 40 a 85%) nos casos de histoplasmose disseminada na América Latina. As lesões cutâneas são polimórficas e, predominantemente, formam pápulas, nódulos eritematosos ou vegetativos e úlceras; mais raramente, são vesiculopustulosas, escamosas, acneiformes, herpetiformes ou foliculites (Figuras 75.3, 75.4 e 75.5). As lesões localizam-se, principalmente, em: face, tronco e membros superiores. Podem ser vistas distintas formas concomitantes em um único paciente e não foi demonstrada relação entre o grau de imunodepressão e o tipo de lesão. Lesões cutaneomucosas, únicas e ulceradas, em pacientes apresentando bom estado físico, devem ter diagnóstico diferencial de leishmaniose cutaneomucosa, paracoccidioidomicose, dermatite seborreica e carcinoma escamoso. Tuberculose disseminada, deve ser sistematicamente investigada no diagnóstico diferencial da forma disseminada de histoplasmose e, também, como coinfecção.

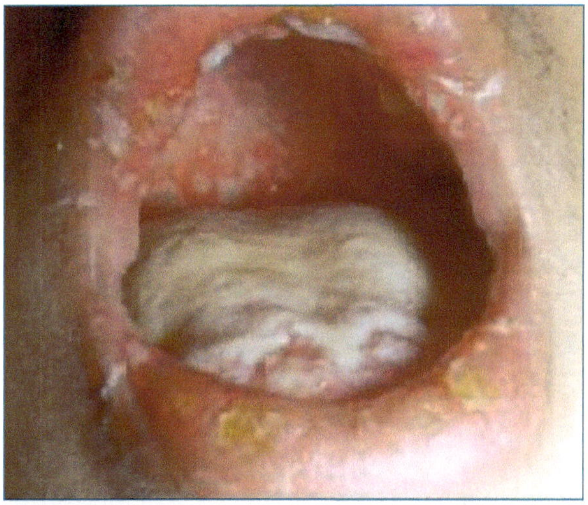

FIGURA 75.2 Lesões de mucosa oral em caso de histoplasmose disseminada e aids, simulando candidíase bucal.
Fonte: Imagem do acervo da Biblioteca do Instituto Emílio Ribas, São Paulo, Brasil.

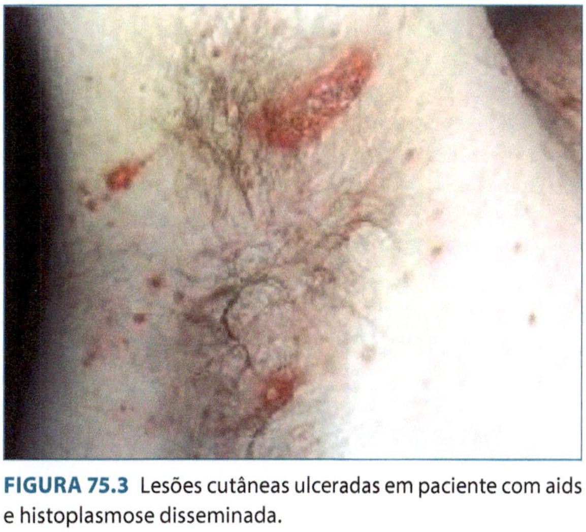

FIGURA 75.3 Lesões cutâneas ulceradas em paciente com aids e histoplasmose disseminada.
Fonte: Imagem do acervo da Biblioteca do Instituto Emílio Ribas, São Paulo, Brasil.

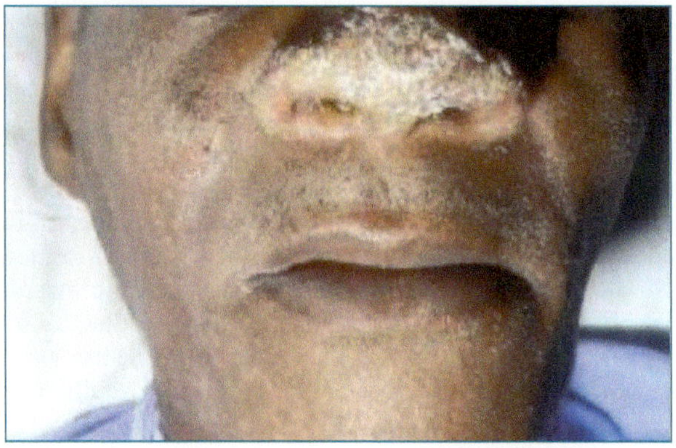

FIGURA 75.4 Lesões cutâneas descamativas, simulando dermatite seborreica, em caso de aids e histoplasmose disseminada.
Fonte: Imagem do acervo da Biblioteca do Instituto Emílio Ribas, São Paulo, Brasil.

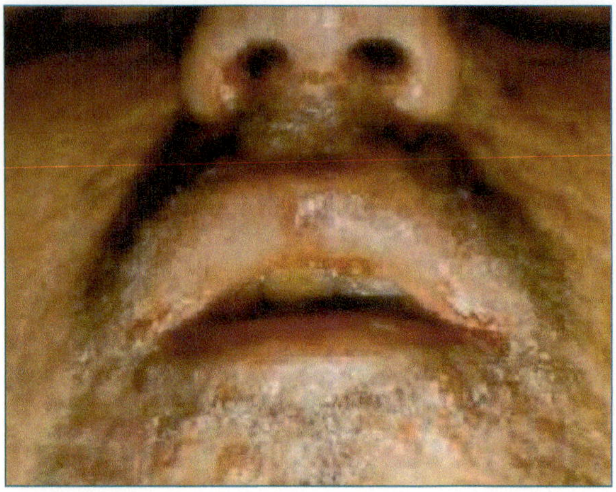

FIGURA 75.5 Lesões cutâneas herpetiformes em paciente com aids e histoplasmose disseminada.
Fonte: Imagem do acervo da Biblioteca do Instituto Emílio Ribas, São Paulo, Brasil.

H. capsulatum tem capacidade de invasão de qualquer órgão, na forma disseminada da doença, mas ao contrário de outras micoses sistêmicas, pode se localizar em localização topográfica isolada, apresentando-se em única manifestação clínica, como por ex., doença de Addison, decorrente da destruição necrótica extensa de ambas as glândulas suprarrenais. O sintoma comum nesses casos inclui febre, astenia, hipotensão ortostática, náusea e vômitos, e os resultados de laboratório revelam hipercalemia, hiponatremia e eosinofilia.

Outra forma incomum da manifestação única de histoplasmose disseminada é a infecção óssea, que pode se apresentar como mielodisplasia, impondo-se o diagnóstico diferencial de neoplasia. A forma isolada osteoarticular também é pouco frequente, mas pode envolver tendões e apresentar-se como síndrome do túnel do carpo, ou ainda, manifestar-se como artrite séptica; mais raramente, é observada a forma de osteomielite. A forma cerebral na histoplasmose ocorre em pacientes com deficiência de sistema imune, mas foi também descrita em caso com história provável de intensa exposição a células de *H. capsulatum*. A histoplasmose disseminada pode ser assintomática ou de difícil diagnóstico em determinadas localizações topográficas, como o trato geniturinário; muitas vezes, a infecção em testículo, próstata, epidídimo, pênis e bexiga são feitos apenas em exames de autópsia. Outras localizações, como laringe, timo e tireoide, quase sempre necessitam de exames histológicos de biópsia, ou necrópsia, para comprovação da doença.

HISTOPLASMOSE COMO DOENÇA OPORTUNISTA EM AIDS

Histoplasmose ocorre em pacientes com deficiência de sistema imune relacionada a diversos fatores, mas, na extensa maioria dos casos, a micose está associada a HIV/aids. A frequência da doença, em pacientes com HIV/aids residentes em áreas endêmicas, situa-se entre 2 e 8%. Nos Estados Unidos, a histoplasmose ocorre em 2 a 5% dos pacientes com aids que residem em áreas endêmicas e não recebem terapia antirretroviral altamente potente (TARV); porém, em áreas epidêmicas, como Indianápolis (EUA), as taxas chegam a 25%. Para Adenis et al. (2018), na América Latina a taxa estimada de incidência de histoplasmose é de 1,48 casos/100 pessoas vivendo com HIV, o que representa mais de 22.000 casos ao ano com 4.473 óbitos. Somando-se com a tuberculose em aids, chega-se a 50% das causas de morte da população vivendo com HIV, segundo dados estimados pela Unaids para o ano de 2012, com histoplasmose situada entre as primeiras delas.

Desde a descrição da primeira ocorrência de histoplasmose em paciente com aids, em 1982, a definição de caso de aids inclui a forma extrapulmonar da micose e na maioria dos pacientes, a micose é de fato a doença definidora de aids. Assim como descrito em outros países, no Brasil alguns preditores clínicos de histoplasmose em casos HIV/aids confirmados por cultura, histopatologia ou pesquisa de antígeno, incluem úlceras na mucosa oral, doença pulmonar, linfoadenopatia mediastinal e lesões (pápulas) cutâneas.

A incidência da histoplasmose disseminada declinou de modo significativo com uso de TARV em países como Estados Unidos; em países da América Latina, permanece como uma das mais importantes doenças oportunísticas associadas à aids, com maior incidência nos casos sem TARV. Um estudo com 378 casos de histoplasmose associada ao HIV realizado em Fortaleza, Brasil, 43% apresentou a forma disseminada da micose. A forma disseminada da histoplasmose, em geral, ocorre em pacientes com contagem de linfócitos T CD4+ abaixo de 150 células/mL, e a doença tende a ser mais grave com o agravamento da imunodepressão.

Os sintomas da forma disseminada em pacientes com aids incluem febre, fadiga, perda de peso, sintomas respiratórios de tosse, dor torácica e dispneia (< 50%). Os sintomas podem estar restritos ao trato respiratório para casos com altos níveis de linfócitos T CD4+ e histoplasmose pulmonar localizada. Síndrome de choque séptico ocorre na minoria dos casos (< 10%), manifestações do sistema nervoso central e gastrointestinal acometem pequena parcela dos casos; outras localizações, como rinosinusite, associada ou não à forma pulmonar ou muco-cutânea são, ainda, mais raras. Pacientes com histoplasmose do sistema nervoso central tem mau prognóstico devido à baixa resposta terapêutica e alto índice de recidivas. A forma disseminada grave da histoplasmose é de difícil diagnóstico em países e regiões com pouco acesso aos exames imunológicos e, portanto, alguns parâmetros podem dar subsídio ao clínico. Em recente análise multivariada, realizada com 117 pacientes da região Nordeste do Brasil, foram identificados fatores de risco independentes para histoplasmose disseminada, incluindo hepatoesplenomegalia, contagem de células CD4 soesp, desidrogenase lática (≥ 5 vezes o limite do valor normal)e lesões cutâneas maculopapular ou papular.

A mortalidade por histoplasmose disseminada associada à aids varia de acordo com a gravidade da doença, podendo chegar a 80% em pacientes com disfunção de órgãos múltiplos. Alguns fatores de valor prognóstico associados à gravidade da doença e óbito incluem aumento de desidrogenase lática (LDH), dispneia, hipóxia, trombocitopenia, choque, hipoalbunemia, coagulação intravascular, insuficiência renal aguda, fungemia, anemia e idade avançada. Entre pacientes da região Nordeste do Brasil, nos quais as recidivas e mortes resultantes da forma disseminada da doença são frequentes, as variáveis significativas para tais desfechos, foram: não aderência à TARV, uso irregular da terapia antifúngica, falta de recuperação da contagem de células CD4 e infecção pelo HIV, previamente, à micose. As recidivas também foram associadas à maior mortalidade.

Pacientes com aids desenvolvem, com frequência, múltiplas infecções oportunísticas e, além da histoplasmose, podem ter toxoplasmose, tuberculose, pneumonia bacteriana, infecção por citomegalovírus, pneumocistose, candidose esofageal e oral. Muitas vezes, a concomitância de doenças oportunísticas em casos de aids dificulta, ainda mais, o diagnóstico acurado da histoplasmose. A associação entre tuberculose e histoplasmose é frequente (~13%), na América Latina, em paciente com aids e representa um grande desafio diagnóstico e terapêutico, em especial, em regiões com menos recursos diagnósticos. A coinfecção histoplasmose-tuberculose, provavelmente, é decorrente de infecções latentes reativadas de modo simultâneo durante a imunossupressão pelo HIV. O programa HIV/aids (Unaids) da Organização das Nações Unidas (ONU) tem como um dos objetivos reduzir o número de mortes por tuberculose, em particular, associada ao HIV, assim como é o propósito de muitos programas nacionais de aids. Recentemente, os dados de monitoramento da tuberculose na América Latina mostram aumento de 60% de resultados de cultura negativa em relação aos de cultura positiva. Uma das hipóteses é que os casos de cultura negativa possam ter outras infecções e, presumivelmente, grande proporção tem a forma disseminada de histoplasmose diagnosticadas, erroneamente, como tuberculose.

A síndrome de reconstituição imune (IRIS) não é comum em pacientes de histoplasmose com HIV/aids, com cerca de 30 casos descritos na literatura. A síndrome de imunorreconstituição inflamatória (IRIS) é uma resposta excessiva inflamatória contra um patógeno, que pode ocorrer quando o sistema imunológico é restaurado de forma rápida após início de TARV. Não há um teste disponível para confirmar o diagnóstico de IRIS e a definição de caso tem como base o contexto da introdução recente da terapia anti-retroviral, com diminuição da carga viral e incremento de contagem de células CD4, acompanhado de aumento de intensidade de quadro clínico de uma infecção subclínica ou recém-tratada. Como em outras micoses invasivas, a introdução de TARV em pacientes com histoplasmose deve ser adiada, para evitar a ocorrência de IRIS. Em muitos casos, durante os primeiros dois meses do início de TARV, a IRIS é a primeira manifestação de histoplasmose. A apresentação clínica de IRIS revela a forma não específica e disseminada da histoplasmose e, em geral, de pouca gravidade, como: febre, aumento de linfonodos e hepatoesplenomegalia. Não existe recomendação específica para o manejo de IRIS associada à histoplasmose, com base em estudos clínicos ou coortes. A Sociedade de Doenças Infecciosas da América (IDSA) considera que não há razão para retardar mais do que um mês a introdução de TARV, desde que, pacientes em estágio avançado da infecção pelo HIV estão em alto risco de evoluir para óbito pela micose oportunista. Iniciar TARV na segunda semana após o início da terapia antifúngica resulta em melhora clínica significativa e evita a resposta inflamatória intensa. Ainda não está estabelecido se TARV deve ser introduzida de acordo com os títulos de antígeno sérico de *Histoplasma*.

HISTOPLASMOSE COMO INFECÇÃO RELACIONADA À ASSISTÊNCIA À SAÚDE

Infecção relacionada a assistência à saúde (IRAS), anteriormente denominada infecção hospitalar, tem sua origem, muitas vezes incerta em quadros respiratórios, pois determinar se a exposição ao patógeno deu-se no ambiente hospitalar ou fora dele, nem sempre é possível para patógenos ubíquos como é o caso de *H. capsulatum*. O fungo pode estar em parques, solo, vasos de plantas, entre outros locais, no entorno do hospital e seus esporos podem ser veiculados pelo ar para dentro das unidades de assistência onde podem ser inalados, ocasionando a doença em pacientes mais suscetíveis. Na atualidade, ferramentas de biologia molecular permitem identificar a cepa e fazer a correlação entre a infecção e a fonte de contaminação por análise de variáveis geográficas e temporais, de modo a facilitar a confirmação da ocorrência de IRAS. Algumas propriedades facilitam a ocorrência de IRAS e *H. capsulatum* que tem a capacidade de produzir biofilme e *quorum-sensing* (QS) em sua fase leveduriforme. Testes *in vitro* comprovam a capacidade de *H. capsulatum* para produzir biofilme em superfícies abióticas. O biofilme é uma comunidade do micro-organismo estruturada de forma complexa e imersa em matriz extracelular de polissacarídeos, que pode conter adesinas, fixada firmemente a uma superfície, ou interface, biótica ou abiótica. Biofilme causa persistência e recorrência da doença, além de contaminação cruzada, prejudicando a boa evolução clínica de diversas infecções por dificultar a ação de células do sistema imunitário e penetração de fármacos. As células do biofilme podem ser muitas vezes mais resistentes aos medicamentos do que as células planctônicas. Alguns estudos indicam ocorrência de biofilme por *H. capsulatum*, tanto em instrumentos e acessórios médicos, quanto em órgãos sólidos. Um caso de histoplasmose meningeal foi definido como IRAS após ser isolado o fungo da derivação ventriculoperitoneal (VP), além de instrumentos cirúrgicos, utilizados no paciente. Histoplasmose ocorre em pacientes com dispositivos cirúrgicos e invasivos e a forma endovascular é descrita em casos com implantes de válvulas prostéticas ou implantes de material sintético. A forma de endocardite na histoplasmose reforça a existência de formação *in vivo* de biofilme. Peritonite por *H. capsulatum* em pacientes dialisados foi relacionada ao uso de cateteres infectados. Estudos com morcegos observaram agrupamentos celulares de *H. capsulatum* sobre baço, pulmão, fígado e lúmen intestinal sugerindo formação de biofilme em órgãos desses animais. A formação de biofilme, entre outros, é regulada pelo mecanismo de QS, já descoberto em *H. capsulatum*, representado pela comunicação celular quando há grande densidade populacional e que regula fatores de virulência e morfogênese. Não há certeza de que a fase filamentosa de *H. capsulatum*, a responsável pela disseminação via aérea do fungo, possa formar biofilmes, a exemplo do que se observa em fungos como *Aspergillus spp.*, entre outros, o que resultaria em maior virulência para o patógeno. Ainda que haja casos de IRA por *H. capsulatum*, o fungo nunca foi recuperado de ambiente hospitalar, seja pela provável concentração de esporos, ou pela dificuldade de isolamento deste agente de crescimento lento que não consegue vencer a competição microbiana representada pelos fungos ambientais de crescimento rápido.

DIAGNÓSTICO LABORATORIAL

EXAME DIRETO DA AMOSTRA

Diversas amostras biológicas podem ser submetidas ao exame microscópico para diagnóstico presuntivo de histoplasmose: secreção pulmonar, pus e crosta de lesão cutânea, aspirado de medula óssea ou ganglionar, sangue e outros líquidos e tecidos. Para esse exame, emprega-se coloração panótica, desde que o agente localiza-se, em regra, de forma intracelular. Corantes de Leishman, May-Grunwald-Giemsa ou Wright tingem e realçam as células do agente em geral, dentro de fagócitos (Figura 75.6). Em casos de infecção grave, organismos extracelulares podem ser observados (Figura 75.7).

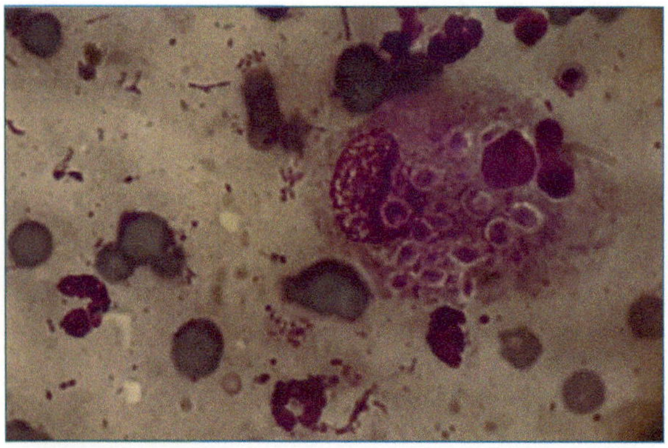

FIGURA 75.6 Células de *H. capsulatum* dentro de fagócitos em amostra de sangue periférico ao lado de bactérias (1000×, Giemsa).
Fonte: Lidiane de Oliveira.

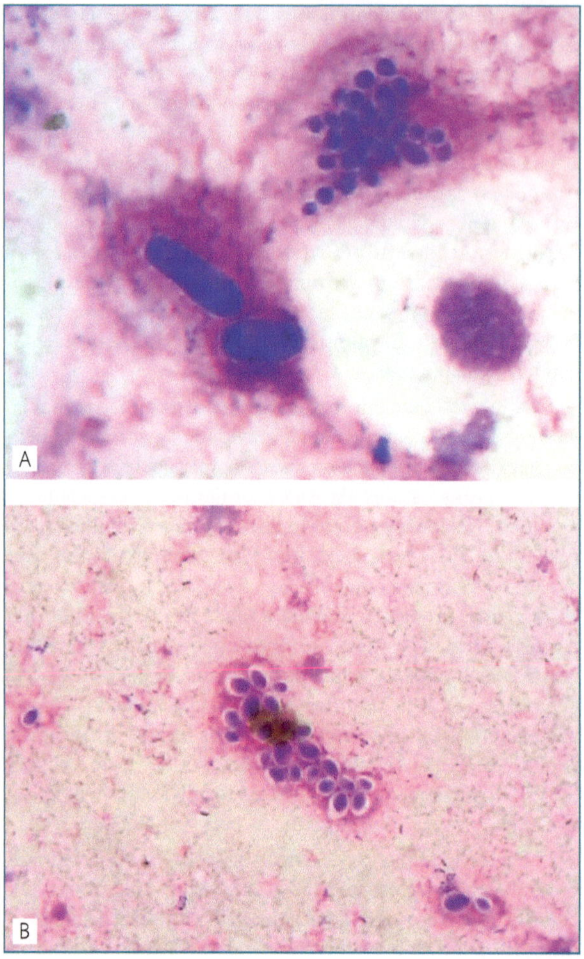

FIGURA 75.7 Células aglomeradas de *H. capsulatum* em amostra de escarro tratado com N-acetilcisteína (1000×, Giemsa). (A) células ao lado de uma célula de *Candida* spp. em brotamento. (B) células circundadas por halo incolor.
Fonte: Rogério Antonio de Oliveira.

A grande afinidade do agente com sistema reticuloendotelial do hospedeiro torna imperativo o exame microscópico de sangue e medula óssea, mas em pacientes com a forma disseminada da doença resultados falso-negativos podem ser vistos em até 50% dos exames. O resultado positivo é dado pela presença de pequenas (2 a 5 µm em diâmetro) células leveduriformes, redondas ou ovais, de cor arroxeada, em gemulação, circundadas por fino halo incolor correspondente à parede celular fúngica. A parede celular que não é tingida pelos corantes sugere, de modo incorreto, a presença de cápsula e justifica o nome da espécie do agente etiológico. A expertise do laboratorista sempre é necessária, seja para distinguir artefatos presentes em algumas amostras, como as de trato respiratório e mucosa bucal, seja para ter capacidade de detectar as raras células de *H. capsulatum* presentes em determinadas amostras, como líquido de pericárdio e pleural, que podem apresentar escassez do agente etiológico.

O exame citológico pode ser pouco sensível e um resultado negativo não deve descartar a hipótese de histoplasmose; o exame micológico deve sempre ser complementado com análise histopatológica e cultura da amostra biológica para isolamento do agente, de modo que melhore a acurácia do diagnóstico laboratorial. O exame confirmatório é o isolamento do agente etiológico em cultura.

EXAME HISTOPATOLÓGICO

Para o exame histopatológico de triagem, usa-se a coloração de hematoxilina-eosina, que permite a observação de células leveduriformes em brotamento único, coradas em cor roxa-azulada e circundadas por halo incolor, localizadas em regra, dentro das células do hospedeiro. Os esfregaços de amostras realizados em lâmina, ou fragmentos de tecidos, podem ser corados pela técnica de Gomori-Grocott, com emprego de metenamina argêntica, na qual as células do fungo se coram em negro.

A observação de células leveduriformes intracelulares, com gemulação única e sem formação de hifas, sugere a presença de *H.capsulatum*. A distinção microscópica *in vivo* entre *H. capsulatum* e outros agentes etiológicos, no entanto, deve sempre ser processada, mas nem sempre é tarefa fácil. Ainda que tenha localização típica extracelular, *Candida* spp. em particular células de *C. glabrata* (ex-*Torulopsis glabrata*) tem tamanho próximo às de *H. capsulatum*, mas se multiplicam por gemulação múltipla (multibrotamento). Além disso, *C. glabrata* é anfofílica, corando-se completamente com hematoxilina-eosina, sem a pseudocápsula pelo efeito de "halo" ao redor das células; além disso, *Candida* spp. induz reação supurativa, enquanto *H. capsulatum* tende a estimular reação granulomatosa. Quando blastoconídios (esporos) de *Candida* spp. estão dentro de células fagocíticas, podem mimetizar células de *H. capsulatum* e, de modo inverso, quando são observadas células extracelulares de *H. capsulatum*, o diagnóstico diferencial de *Candida* spp. é muito difícil. Células de *Histoplasma* devem ser distinguidas também de formas minutas fagocitadas de *Cryptococcus* spp., as quais apresentam cápsulas evidenciadas pela coloração de mucicarmim de Mayer. O fungo *Pneumocystis*, também deve ser diferenciado por ausência de reprodução, gemulação, localização extracelular e por suas estruturas internas características; além disso, desencadeia reação inflamatória distinta de *H. capsulatum*. Formas minutas de *Paracoccidioides* spp. e formas arredondadas de espécies de *Sporothrix* também devem ser consideradas no diagnóstico diferencial de *H. capsulatum*.

Leishmania spp. é o organismo mais parecido *in vivo* com *H. capsulatum*, tanto pelo tamanho e parasitismo intracelular quanto pela forma arredondada das células, em regra, dispostas em aglomerados. Entretanto, a ausência de gemulação, a presença de um cinetoplasto característico, além da falta de afinidade a sais de prata, com resultado negativo na coloração de Gomori e ausência de reação granulomatosa, são aspectos que ajudam na diferenciação dos agentes.

O exame histopatológico permite não apenas a observação do agente etiológico, mas também a reação tecidual e, por isso, é uma das melhores ferramentas para diagnóstico rápido e presuntivo de histoplasmose. Histoplasmose é considerada uma doença granulomatosa, mas um amplo espectro anatomopatológico e microscópico pode ser encontrado, conforme a resposta do paciente e da localização topográfica das lesões. Em regra, pela coloração de hematoxilina-eosina, as células leveduriformes de *H. capsulatum* vistas dentro de macrófagos em infiltrado inflamatório de intensidade variada. Infiltrado insignificante, ou mínimo, podem ser vistos em casos pediátricos e pacientes imunocomprometidos.

As lesões cutâneas polimórficas mostram grande variedade de padrões de reação tecidual: a) macrofágico difuso; b) vasculítico com leucocitoclasia (edema endotelial e debris de granulócitos); c) escassa reação inflamatória e d) granulomatoso. Em lesões da mucosa oral pode-se observar reação tecidual do tipo histiocitário difuso ou do tipo granulomatoso. Em lesões gastrointestinais o espectro inclui, na maior parte dos casos, infiltração linfo-histiocitária difusa ou ulceração e nódulos linfo-histiocitários. Numerosos eosinófilos, neutrófilos e células plasmáticas, em adição a macrófagos e linfócitos, podem ser observados; células gigantes podem ser raras.

A acurácia da identificação correta por exame histológico é alta, ao redor de 80%, em relação à cultura considerada "teste-ouro" para o diagnóstico da doença. A reação de imuno-histoquímica tem alta especificidade, pois utiliza como reagente anticorpo primário anti-*Histoplasma*, e pode ser empregada em tecidos de casos suspeitos de histoplasmose, como técnica complementar ao exame histopatológico.

CULTURA

Todo o processamento da amostra e, obrigatoriamente, da cultura deve ser realizado em cabine de segurança biológica, pois *H. capsulatum* pertence à classe III biossegurança. O cultivo de *H. capsulatum* em laboratório é obtido com a semeadura das amostras biológicas na superfície de meios sólidos; os meios devem estar em tubos de ensaio, pois a manipulação da cultura em placas de Petri oferece alto biorrisco ao laboratorista. De outro modo, sangue e aspirado de medula óssea devem ser inoculados, diretamente, em tubos contendo meio de cultura líquido (caldo) para aumentar a sensibilidade do exame; qualquer meio disponível no comércio para hemoculturas de bactérias ou fungos, infusão cérebro-coração (*brain-heart infusion*, BHI), ou caldo Sabouraud servem para culturas das amostras. Mais do que o meio de cultura, três questões são relevantes para o isolamento de *H. capsulatum*: o tempo longo de incubação (> 12 a 15 dias), a presença de outros fungos contaminantes ou microbiota do hospedeiro e a liberação do agente intracelular. Para essa última questão, recomenda-se a lise das células por centrifugação (2 mil g/15`) ou a utilização de saponinas, no intuito de remover os micro-organismos do ambiente intracelular. Existem métodos disponíveis no comércio que utilizam centrifugação e lise para amostras de sangue, medula óssea e outros tecidos, e que podem abreviar o tempo de isolamento de *H. capsulatum* a partir desses materiais.

Determinadas amostras, como a de lesão cutânea, aspirado de medula óssea e sangue resultam em isolamento de *H. capsulatum* em quase 100% dos casos, pois raramente contaminam com outros fungos de crescimento rápido, além de conterem, em geral, altas concentrações do agente etiológico. De outro modo, amostras de secreção respiratória e urina contêm fungos contaminantes da microbiota do paciente ou mesmo fungos anemófilos oriundos da coleta, que por se desenvolverem em poucos dias no meio de cultura, impedem o crescimento, mais lento, de *H. capsulatum*. Essas amostras, com frequência, levam a resultados falso-negativos de cultura.

O fungo *H. capsulatum*, com aspecto de levedura dentro do hospedeiro, quando isolado em meio de cultura e incubado à temperatura abaixo de 35 C, inicia a formação de filamentos, denominadas hifas, que, agrupadas, dão o micélio e produzem esporos assexuados (conídios), pequenos (< 5 μm) e grandes equinulados (< 15 μm), em substituição às células pequenas gemulantes observadas *in vivo*. O agente da histoplasmose é, por isso, classificado como um fungo dimórfico e sua forma filamentosa, ou miceliana, é usada para sua identificação em gênero e espécie. Os meios de cultura devem ser incubados sob temperaturas entre 25 e 32 °C para indução da fase filamentosa (contendo hifas e conídios) e incluem: ágar Sabouraud contendo cloranfenicol adicionado, ou não, de cicloheximida. O cloranfenicol atua como inibidor de crescimento bacteriano e a cicloheximida impede o desenvolvimento de fungos anemófilos de crescimento rápido, tornando o meio de cultura mais seletivo para fungos patogênicos e promovendo maior taxa de isolamento de *H. capsulatum*. Importante notar que a cicloheximida pode inibir, também, o crescimento de *H. capsulatum* se o meio de cultura for incubado à temperatura entre 37 e 38 °C.

As colônias filamentosas iniciam, após duas semanas, com aspecto de penugem (penugento), ou algodão (cotonoso) em cor branca (Figura 75.8). Após 3 a 4 semanas de crescimento, tornam-se duras e pregueadas, adquirindo tonalidade parda ou cinza claro (Figura 75.9). À microscopia, fragmentos das colônias revelam hifas finas (2 a 4 μm), septadas, hialinas, com esporos pequenos (2 a 5 μm) piriformes e grandes esféricos (10 a 15 μm em diâmetro) contendo expansões digitiformes (equinuladas), lembrando a forma de um "girassol" (Figura 75.10). Estas características morfológicas são semelhantes àquelas encontradas em alguns fungos contaminantes de meio ambiente (*Sepedonium* spp., *Chrysosporium* spp., *Renispora* spp.) e, portanto, a identificação de *H. capsulatum* requer a reversão da fase filamentosa para a fase leveduriforme (blastoconídios gemulantes) do agente etiológico. A cultura miceliana deve ser submetida à essa transformação sob aumento de temperatura e enriquecimento do meio de cultura.

Os meios de cultura para crescimento da fase leveduriforme devem conter mais nutrientes do que aqueles usados para isolamento da fase miceliana. Tais meios tem pH final de 6,5, são adicionados de cisteína, sangue ou gema de ovo e devem ser incubados sob temperatura entre 35 e 37 °C. O desenvolvimento da fase leveduriforme inicia-se a partir do décimo dia de incubação, com aparecimento de colônias de aspecto pastoso, pregueado e cor creme (Figura 75.11), que, ao microscópio ocular, mostra blastoconídios, caracterizados por células leveduriformes pequenas (3 a 5 μm) em gemulação única. A obtenção exclusiva dessa fase leveduriforme é extremamente difícil, havendo sempre a concomitância de hifas nas culturas de rotina do laboratório.

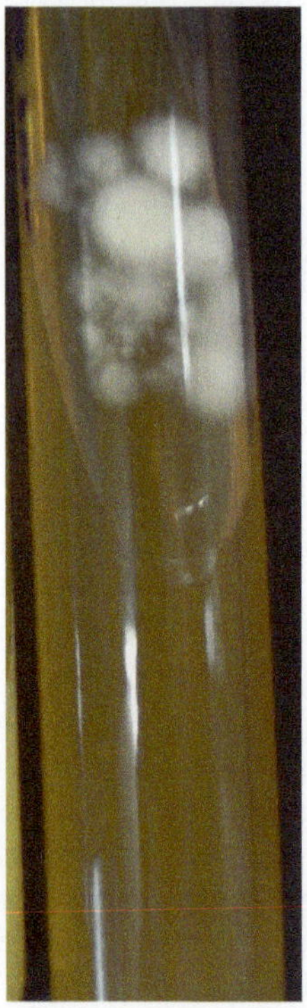

FIGURA 75.8 Cultura de *H. capsulatum* (fase filamentosa ou miceliana), após 30 dias de incubação sob temperatura de 25 °C, em ágar Sabouraud.
Fonte: Maria Walderez Szeszs.

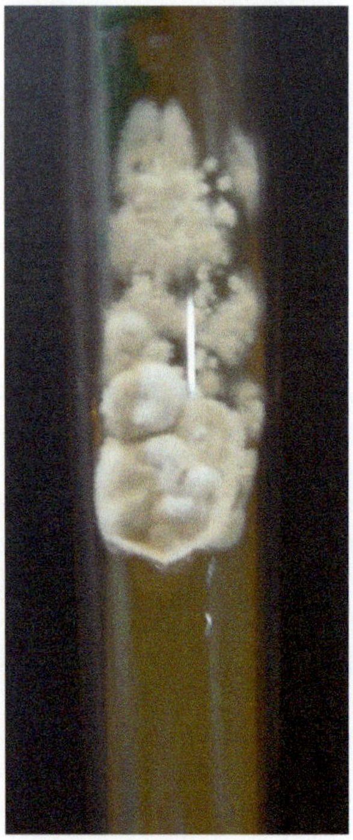

FIGURA 75.9 Cultura parda de *H. capsulatum* na fase filamentosa (miceliana), crescimento após 40 dias sob 25 °C em ágar Sabouraud.
Fonte: Maria Walderez Szeszs.

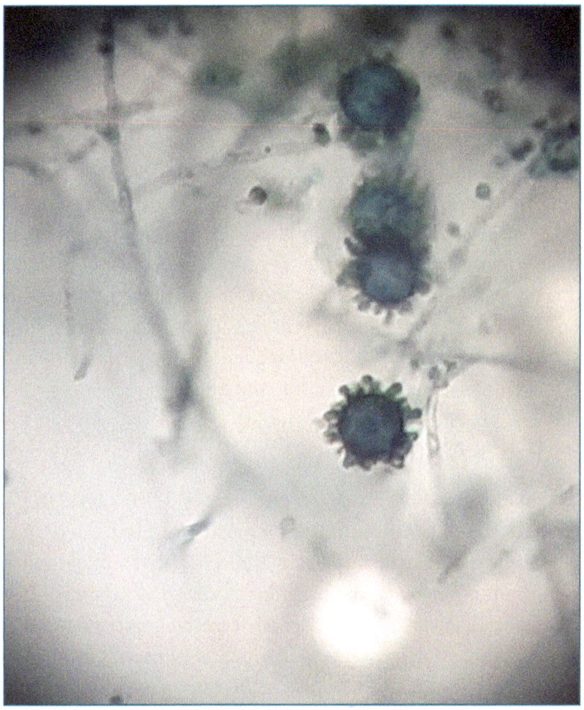

FIGURA 75.10 Hifas hialinas finas, microconídios e macroconídios ornamentados de cultura de *H. capsulatum* (fase filamentosa) (400×, azul de lactofenol azul algodão).
Fonte: Lidiane de Oliveira.

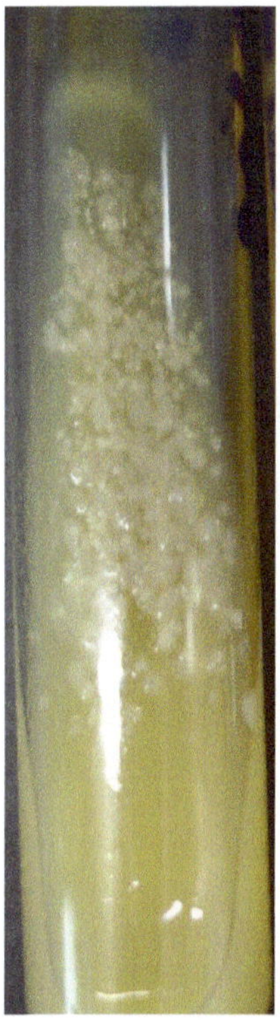

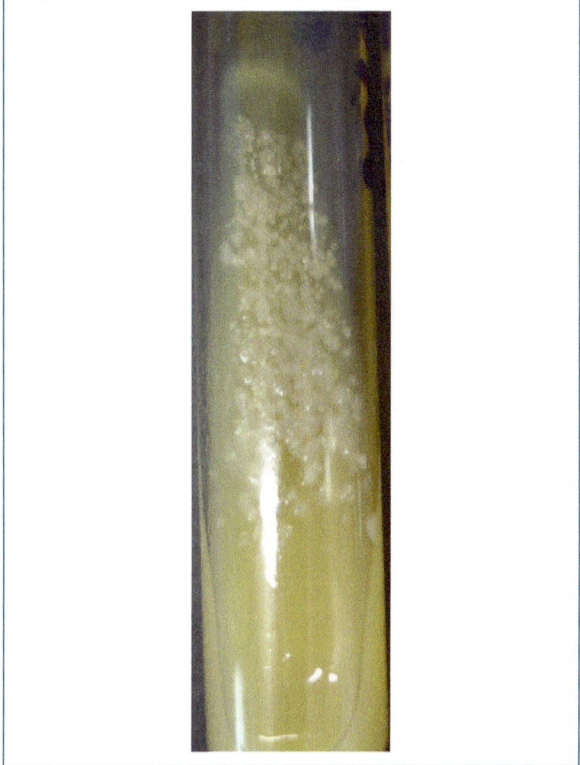

FIGURA 75.11 Cultura de *H. capsulatum* (fase leveduriforme), sob temperatura de 37 °C em ágar infusão de cérebro coração (BHI).
Fonte: Maria Walderez Szeszs.

O cultivo de amostras biológicas, de qualquer espécie, para isolamento e caracterização do agente etiológico, demanda longo período de tempo (2 a 4 semanas) e, por isso, apesar de ser considerado o "teste-ouro" não oferece diagnóstico rápido da doença; além disso, resultado negativo de cultura não exclui a possibilidade de infecção. De acordo com a amostra biológica, em particular, sangue, crosta de lesão de pele e medula óssea e expertise do laboratorista, a cultura pode ter maior sensibilidade (< 95%) em relação ao exame citológico. As culturas de tecido e aspirado de medula óssea podem ser positivas em aproximadamente 70% dos casos de doença disseminada.

PROVAS IMUNOLÓGICAS

O diagnóstico precoce da histoplasmose, principalmente nas fases aguda e subaguda pulmonar, é de extrema importância para diminuir a evolução para formas graves da doença. Entretanto, em laboratórios de rotina, o diagnóstico presuntivo feito por observação do agente em análise microscópica da amostra biológica nem sempre é possível, pelos motivos citados anteriormente; além disso, o teste confirmatório realizado pelo isolamento do agente demanda várias semanas e é possível em, aproximadamente, apenas 50% dos casos. Nesse contexto, as provas imunológicas servem como boa ferramenta para diagnóstico rápido da histoplasmose. Esses testes podem ser realizados em amostras de soro, sangue, líquido pleural, lavado broncoalveolar, líquido cefalorraquidiano e urina. Testes sorológicos são positivos em, aproximadamente, dois terços dos casos de histoplasmose. Muitas vezes, são necessárias amostras de soro da fase aguda e da de convalescença para comparação dos títulos obtidos e interpretação correta do resultado. Os testes sorológicos podem ser empregados para casos disseminados e crônicos, sendo menos sensíveis para diagnóstico das formas pulmonar localizada e agudas, apresentando resultados satisfatórios em torno de 90% dos casos na forma disseminada e 75% na forma pulmonar da doença. Um estudo norte-americano multicêntrico demonstrou o alto valor do Elisa de terceira geração para diagnóstico da doença em casos da forma disseminada, indicando 92% de sensibilidade para esse teste em soro e urina, em comparação a 74% para isolamento em cultura e 76% para histopatologia.

A maior dificuldade no emprego de métodos imunológicos no Brasil é a necessidade de importação dos reagentes necessários aos testes, uma vez que não existe fabricação industrial desses produtos, mas apenas produção limitada em laboratórios de referência, de universidades e institutos de pesquisa.

PESQUISA DE ANTICORPOS

Diversos fungos compartilham antígenos de superfície e, portanto, a pesquisa de anticorpos dirigidos contra algumas dessas partículas pode resultar em reações cruzadas para pacientes de áreas endêmicas, em especial, de histoplasmose, paracoccidioidomicose, doença de Jorge Lobo, esporotricose, aspergilose, entre outras. Dessa maneira, a prova de fixação de complemento, que emprega como reagente as células da forma leveduriforme ou miceliana de *H. capsulatum,* tem baixa especificidade e sensibilidade entre 70 e 90%. A prova de radioimunoensaio para pesquisa de anticorpos é mais sensível, mas pouco específica.

A prova de imunodifusão em gel, que permite a observação de duas bandas precipitantes, M e H, é bastante utilizada, pois está relacionada aos principais antígenos do fungo; é bastante específica e apresenta de 70 a 100% de sensibilidade. O antígeno M é uma glicoproteína com atividade de catalase e peso molecular de 94 kDa, constituindo o antígeno imunodominante de *H. capsulatum* porque é específico da espécie; precipitinas contra essa fração são de grande interesse na área de diagnóstico, desde que seus níveis séricos aumentem já no início da doença, assim que ocorre a soroconversão. No entanto, esta prova pode necessitar de muitas semanas (≤ 4) após o início dos sintomas da doença, para fornecer resultados positivos e, ainda assim, pode ser negativa em porcentagem significativa (40 a 80%) de casos. A prova tende a dar resultados negativos em pacientes com deficiência do sistema imune; na histoplasmose associada a aids, apenas cerca de 40% dos pacientes tem resultado positivo na prova sorológica.

A especificidade e sensibilidade das provas sorológicas dependem da técnica usada e, principalmente, da qualidade do reagente, isto é, do preparado antigênico utilizado para a reação sorológica, e, a cada dia, se desenvolvem novos preparados antigênicos para essa finalidade. Extratos antigênicos não purificados geram resultados duvidosos e, atualmente, moléculas quimicamente definidas, em sua forma primitiva ou recombinada, são as mais indicadas para uso em provas imunológicas. Moléculas caracterizadas pelo peso molecular, como 120 kDa e 140 kDa, são alternativas adequadas para a pesquisa de anticorpos contra *H. capsulatum* no diagnóstico da doença.

A técnica de ensaio imunoenzimático (*enzyme immunoassay*, Elisa) para detecção de antígeno glicoproteico de *H. capsulatum* em soro e urina é uma das mais sensíveis no imunodiagnóstico. Atualmente, provas de Elisa e de imunoprecipitação podem ser realizadas com antígenos específicos purificados; a técnica de Western-Blot tem alta especificidade e sensibilidade para detecção dos antígenos M e H na fase inicial da forma pulmonar aguda da histoplasmose e tem a vantagem de detectar os antígenos precocemente, antes mesmo da soroconversão ser detectada pelos testes de fixação de complemento e imunodifusão. A validação recente deste método utilizando histoplasmina deglicosilada mostrou-se altamente sensível e específica em estudo brasileiro, mostrando-se promissor para uso diagnóstico.

O acesso a provas com reagentes purificados, no entanto, é limitado visto que os reagentes são produzidos apenas por alguns laboratórios de pesquisa nacionais de referência ou fabricados no exterior. A utilização de testes rápidos, como aglutinação em látex e *Lateral Flow Assay* (Immuno-Mycologics, Inc., Norman, OK, EUA) podem oferecer vantagens quanto ao diagnóstico rápido da doença sem necessidade de grande infraestrutura laboratorial, além de apresentarem alta sensibilidade e especificidade. Estes testes são altamente recomendados em países onde a histoplasmose é endêmica, e sobretudo onde os recursos financeiros e acesso à terapia antirretroviral são limitados, diminuindo, consequentemente, a mortalidade por esta infecção em indivíduos com aids.

PESQUISA DE ANTÍGENO

A pesquisa de antígenos circulantes de *H. capsulatum*, em soro e urina, ou mesmo em amostra respiratória de pacientes de histoplasmose é um método não invasivo e rápido. No entanto, a aplicação de métodos de diagnóstico indireto e, em especial, ensaios para detecção de antígeno e outras moléculas, como o polissacáride β-D-glucana da parede fúngica é, ainda, alvo de grande discussão na literatura devido à presença de reações cruzadas ou resultados falso-positivos. Antigenemia é detectada em 85% e antigenúria em 92 a 95% dos casos com doença disseminada e pode ser observada em infecção primária, após forte exposição. Os níveis de antígeno circulante em soro e urina tendem ao decréscimo após o início do tratamento, e a análise quantitativa é um indicador de resposta terapêutica. A comprovação da antigenúria é útil para monitoramento de recorrência em pacientes com aids após a suspensão de terapia antifúngica; a prova deve ser realizada em intervalos de 3 meses.

Se, por um lado, a detecção de antígeno em soro e urina é sensível para diagnosticar histoplasmose disseminada, a prova tem baixo desempenho para identificar casos de histoplasmose pulmonar. Antigenúria, em casos de áreas endêmicas de histoplasmose, permite o diagnóstico de *infecção provável,* considerando-se critérios clínicos e fatores do hospedeiro, mas não pode ser considerada evidência suficiente de caso de histoplasmose, porque antígenos de *H. capsulatum* podem ser encontrados em urina e soro de pacientes com coccidioidomicose.

O diagnóstico citológico da forma meningeal da histoplasmose é difícil e apresenta, com frequência, resultados falso-negativos; além disso, as culturas de líquido cefalorraquidiano podem ser negativas na metade dos casos. Nessas condições, a pesquisa de antígeno em líquido cefalorraquidiano pode ser útil em até 70% dos pacientes. Ainda assim, para alguns casos são observados exames falso-negativos e, portanto, o diagnóstico presuntivo de meningite por *H. capsulatum* deve ser feito em paciente com forma disseminada adiante de ausência de causa plausível para os achados do sistema nervoso central.

Os testes para pesquisa de antígeno têm como base a reação de radioimunoensaio e Elisa em distintos formatos.

INTRADERMORREAÇÃO COM HISTOPLASMINA

A histoplasmina é uma composição de antígenos do fungo usada para provas de intradermorreação para diagnóstico presuntivo da histoplasmose. No entanto, a reatividade intradérmica pode persistir positiva após a remissão da manifestação da doença, tornando confusa a interpretação de tal teste, pois um resultado positivo não distingue a doença ativa de infecção pregressa. Importante é o fato de que a aplicação da histoplasmina pode induzir a formação de anticorpos específicos que poderão ser detectados em provas sorológicas subsequentes ao teste intradérmico, produzindo resultados falso-positivos de infecção.

Em regiões endêmicas, a intradermorreação é positiva em cerca de 50 a 80% da população assintomática. O teste, desse modo, tem valor muito limitado para diagnóstico da doença em áreas endêmicas, mas tem grande valor para a realização de inquéritos epidemiológicos de prevalência da infecção e estimativa da doença. Por outro lado, essa prova pode ter maior significado no diagnóstico de indivíduos sintomáticos de áreas não endêmicas. Resultados falso-negativos podem ocorrer em ~20% dos casos com doença pulmonar crônica diminuindo o valor preditivo da prova como ferramenta diagnóstica. Em pacientes com deficiência de sistema imune, a reação intradérmica pode ser negativa em 25 a 50% dos pacientes com forma grave da doença.

TESTES MOLECULARES

Ferramentas moleculares com base na reação em cadeia da polimerase (*polimerase chain reaction*, PCR) são cada vez mais estudadas em institutos de pesquisas e laboratórios de universidades com a finalidade do desenvolvimento de técnicas eficazes na detecção de material genético de *H. capsulatum* em amostras biológicas. Técnicas de PCR dirigidas para detecção de sítios do DNA permitiram a descoberta de um marcador molecular para *H. capsulatum*, um fragmento de 210pb do gene *Hcp100* presente em amostras de tecido infectado, utilizado em laboratórios para diagnóstico sensível (~ 90%) e específico (~ 99%) de histoplasmose. Esse gene codifica uma proteína de 100 kDa essencial para a sobrevivência de *H. capsulatum* dentro do hospedeiro. A detecção desse gene, em amostras de tecidos humanos e de outros animais, pode ser realizada por *Nested*-PCR ou PCR em Tempo Real.

A técnica conhecida por *Loop Mediated Isothermal Amplification* (LAMP), utilizada na amplificação de *Hcp100*, mostrou elevadas taxas de sensibilidade e especificidade em amostras de urina, além de ter vantagens como menor custo e agilidade nos resultados, em relação à técnica de PCR. Essa ferramenta utiliza quatro *primers* e uma enzima polimerase com atividade de helicase, para amplificar em apenas 1h e meia a região alvo do DNA.

A técnica de PCR *multiplex* em tempo real consiste na utilização de diversos iniciadores (*primers*) específicos, capazes de indicar presença de mais um, ou mais, agentes fúngicos em uma única amostra clínica. Essa metodologia, quando aplicada a pacientes com quadro de pneumonia, mostrou ter sensibilidade de 90% e especificidade de 100% para detectar os diversos agentes: *Pneumocystis jirovecii*, *Histoplasma capsulatum* e *Cryptococcus neoformans*/*Cryptococcus gattii*.

A amplificação da região *internal transcribed spacer* (ITS), amplamente utilizada em micologia, apresenta sensibilidade e especificidade altas, entretanto, menores se comparadas às provas dirigidas para *Hcp100*.

A detecção de sequências dos antígenos imunodominantes M e H é possível para identificação de *H. capsulatum* em amostras biológicas. A reação de semi-*nested* PCR para o marcador molecular do antígeno H foi proposto, mas ainda que a sensibilidade e especificidade dos testes para marcadores moleculares *Hcp100* e antígeno H sejam altas, as provas ainda apresentam problemas e requerem controles internos rígidos para evitar amplificação de fragmentos inespecíficos que podem levar à interpretação errada de resultados. Mais recentemente, marcadores moleculares denominados *sequence-characterized amplified region* (SCAR), desenvolvidos para indicar a presença de *H. capsulatum* em amostras clínicas, mostraram-se mais específicos do que os dirigidos para o antígeno M.

A identificação de peptídeos específicos de *H. capsulatum* em urina, por espectrometria de massa (*Matrix Assisted Laser Desorption Ionization Time Of Flight Mass Spectrometry*, MALDI-TOF) também pode ser uma técnica promissora no diagnóstico presuntivo da doença. O emprego desta técnica utilizando colonias fúngicas na identificação de espécie pode, além de diminuir o manuseio do isolado e consequentemente o risco de contaminação, pode diminuir o tempo necessário para a identificação, uma vez que não seria necessário a confirmação do termodimorfismo.

Marcadores usados em métodos, como PCR-Elisa, PCR em Tempo Real, e *Southern blotting*, têm mostrado bons resultados, porém há necessidade de maiores estudos para sua validação para uso clínico. Embora eficazes no diagnóstico rápido da histoplasmose, as ferramentas de análise molecular ainda são caras devido aos reagentes e equipamentos necessários e carecem de padronização e validação para uso em laboratórios de rotina diagnóstica.

A Figura 75.12 e a Tabela 75.3 mostram procedimentos laboratoriais usados para diagnóstico e acompanhamento de casos de histoplasmose.

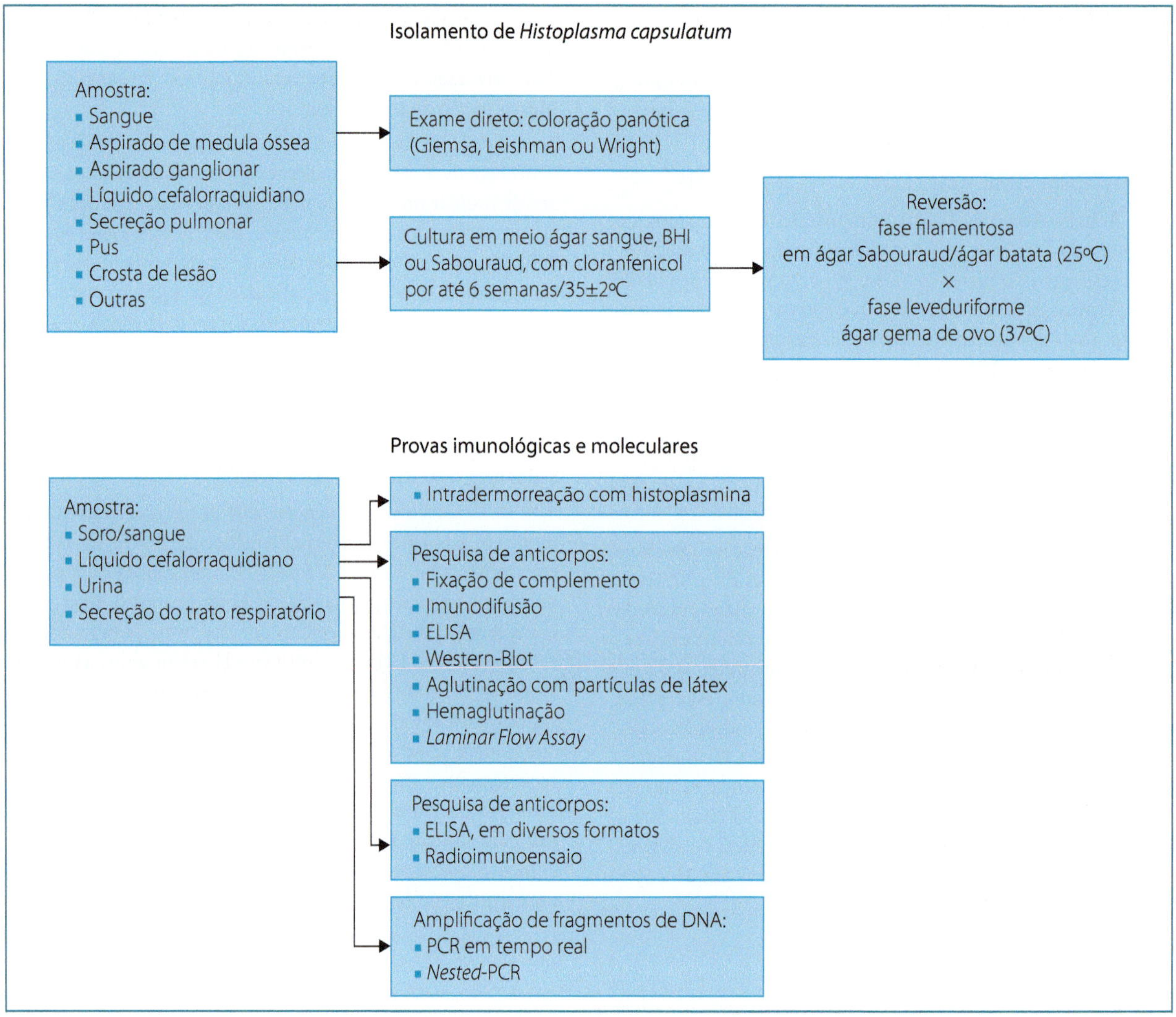

FIGURA 75.12 Provas laboratoriais para diagnóstico e/ou acompanhamento de casos de histoplasmose.

TABELA 75.3 Avaliação de provas usadas para diagnóstico de histoplasmose*.

Procedimentos	Sensibilidade (%)	Especificidade (%)
Exame direto	10 a 40	...
Cultura	15 a 95	100
Fixação de complemento	70 a 90	70 a 80
Imunodifusão	70 a 100	80 a 95
Elisa para anticorpos	90 a 100	60 a 88
Elisa para antígenos	16 a 89	85 a 96
Western-Blot	45 a 90	78 a 100
Radioimunoensaio	48 a 95	95
Nested-PCR	69 a 100	60 a 100

*A variação da sensibilidade e especificidade de cada prova depende de vários fatores: forma clínica, infecção por HIV, fase da doença e reagentes utilizados.

Fonte: Guimarães et al., 2006; Guedes et al., 2003; Muñoz et al., 2007; Scheel et al., 2014.

DEFINIÇÃO DE CASO

O Comitê Europeu EORTC/MSG (*European Organization for Research and Treatment of Cancer/Invasive Fungal Infections Cooperative Group and the National Institute of Allergy and Infectious Diseases Mycoses Study Group*) revisou os conceitos e publicou, em consenso, uma definição completa de *caso* de histoplasmose e demais micoses invasivas. A classificação leva em conta se a micose é endêmica ou não e não propõe a categoria de caso suspeito para as micoses endêmicas. Para o comitê, *caso* de histoplasmose deve ser considerado quando o hospedeiro apresenta a doença, de acordo com um dos seguintes critérios: a) isolamento em cultura de *H. capsulatum* a partir de líquidos biológicos ou tecidos; b) demonstração histológica, ou sob exame direto da amostra biológica, de formas compatíveis com *H. capsulatum*, quais sejam: células leveduriformes pequenas e em gemulação única, situadas em fagócitos sanguíneos ou em macrófagos teciduais. *Caso provável* de histoplasmose é definido na presença de, no mínimo, um fator relacionado ao hospedeiro, incluindo: doença imunodepressora, tratamento com quimioterápicos, corticosteroides e outros imunossupressores de células T, além de clínica compatível e demonstração indireta do agente etiológico, como resultado de antígeno positivo para *H. capsulatum* em urina, sangue ou líquido cefalorraquidiano. A categoria de *caso* pode ser aplicada a qualquer paciente, enquanto a de *caso provável* refere-se, apenas, a paciente com deficiência de sistema imune. A limitação dessas definições, para a prática clínica, é que a ausência de critérios para se considerar um *caso* não descarta a possibilidade de sê-lo, mas, somente, indica que não existem evidências suficientes para permitir o diagnóstico de histoplasmose.

TRATAMENTO

Recomendações do comitê de especialistas da Infectious Diseases Society of América-IDSA, para assistir pacientes de histoplasmose ou, ainda, para indivíduos sob risco de contrair a doença, incluindo adultos e crianças, estão publicadas e resumidas na Tabela 75.4.

TABELA 75.4 Recomendações para tratamento de casos de histoplasmose.

Manifestação clínica	Tratamento	Classe	Observações
Pulmonar aguda			
Moderada ou grave	Amb L[a] (3-5 mg/kg/d) ou AmB D (0,7-1 mg/kg/d) por 1-2 sem, seguido de ITZb (200 mg 2×/d por 12 sem) Metilprednisolona (0,5-1 mg/kg/d IV por 1-2 sem)	A-III B-III	Fonte de exposição facilmente identificada; infiltrado difuso e hipóxia. Eficácia não comprovada.
Fraca a moderada	Para sintomas < 4 sem, não tratar Para sintomas > 4 sem, ITZ (200 mg 1× ou 2×/d por 6-12 sem)	A-III B-III	Eficácia para abreviar o tempo de duração da doença é desconhecida.
Cavitária crônica	ITZb (200 mg 1× ou 2×/d, pelo menos por 12 meses)	A-II	Recidivas em ≅15% dos casos.
Pericardite			
Moderadamente grave a grave	ITZ (200 mg 1× ou 2×/d por 6 a 12 sem) somente sob uso de prednisona Prednisona (0,5-1 mg/kg/d redução da dose acima 1-2 sem)	B-III B-III	Drenar líquido do pericárdio; terapia antifúngica é dada para reduzir risco de disseminação causada pela prednisona (imunodepressão).
Leve	Agentes anti-inflamatórios não esteroides	B-III	Em geral, observa-se eficácia com redução imediata dos sintomas e efusão pericárdica.
Reumatológica	Agentes anti-inflamatórios não esteroides	B-III	Corticosteroides são raramente necessários.
Linfadenite mediastinal	Sintomas leves em < 4 sem, não tratar Sintomas necessitam tratamento com prednisona, tratar com prednisona (0,5-1 mg/kg/d reduzir dose após 1-2 sem) e ITZ (200 mg 1× ou 2×/d por 6-12 sem) Sintomas > 4 sem, ITZ (200 mg 1× ou 2×/d por 6-12 sem)	A-III B-III B-III	Anti-inflamatório não esteroide talvez seja necessário, mas eficácia não comprovada; corticosteroide raramente são necessários, mas são usados em casos graves com obstrução ventilatória.
Granuloma mediastinal	Assintomático, não tratar Sintomático, ITZ (200 mg 1× ou 2×/d por 6-12 sem)	B-III B-III	Procedimento cirúrgico pode ser necessário, para alívio da obstrução.
Fibrose mediastinal	Não é indicado o tratamento com antifúngicos	A-III	Evitar procedimento cirúrgico.
	Stenting ou obstrução das veias podem ser úteis	B-III	Evitar procedimento cirúrgico.
	ITZ (200 mg 1× ou 2×/d por 6-12 sem)	C-III	Iniciar tratamento somente se sinais clínicos não puderem diferenciar fibrose mediastinal de granuloma mediastinal.
Broncolitíase	Nenhum	A-III	Remover cálculos por broncoscoia ou cirurgia.

(continua)

TABELA 75.4 Recomendações para tratamento de casos de histoplasmose (continuação).

Manifestação clínica	Tratamento	Classe	Observações
Nódulo pulmonar	Nenhum	A-III	Realizar diagnóstico diferencial de malignidade.
Moderadamente grave ou grave	AmB[a] lipossomal (3,0 mg/kg/d) ou AmB[a] L (5,0 mg/kg/d) ou AmB[a] D (0,7-1,0 mg/kg/d) por 1-2 sem, seguido de ITZ[a] (200 mg 2×/d no mínimo 12 meses)	A-I	Tratamento longo pode ser necessário em casos com imunodeficiência persistente[c].
Leve a moderada	ITZ (200 mg 2×/d por, no mínimo 12 meses)	A-II	Tratamento longo pode ser necessário em casos com imunodeficiência persistente[c].
Sistema nervoso central	AmB[a] lipossomal (5,0 mg/kg/d por 4-6 sem), seguido de ITZ[b] (200 mg 2× a 3×/d no mínimo 12 meses)	B-III	Taxa alta de falha terapêutica e recidiva; requer terapia agressiva; não há avaliação se terapia mais leve pode ser eficaz; tratamento longo pode ser necessário em casos com imunodeficiência persistente[c].

AmB L: anfotericina B lipídica; AmB D: anfotericina B deoxicolato; ITZ: itraconazol; d: dia; sem: semana; IV: via intravenosa; A: boa evidência para recomendar o uso; B: evidência moderada para recomendar uso; C: pouca evidência para recomendar o uso; I: evidência com base em ≥ 1 estudo clínico randomizado controlado; II: evidência de > 1 estudo clínico com desenho definido mas não randomizado ou estudo de coorte ou estudo de cão-controle (em geral, multicêntrico) ou estudo de série de casos, ou baseado em resultados inesperados de estudos não controlados; III: evidência obtida de opiniões de especialistas, com base em experiência clínica, estudos descritivos ou relatos de comitês de especialistas.

[a]Anfotericina B lipossomal (3,0 mg/kg/dia) ou formulação lipídica de anfotericina (5,0 mg/kg/dia) por duas semanas, exceto em pacientes com meningite, para os quais a dose de anfotericina B lipossomal é 5,0 mg/kg/d por 4-6 semanas. Anfotericina B deoxicolato (0,7-1,0/kg/dia) é uma alternativa à formulação lipídica, para tratamento de pacientes com baixo risco de insuficiência renal; [b]Itraconazol deve ser administrado em dose de 200 mg/dia, 3 vezes ao dia durantes os três primeiros dias, seguido de 200 mg 2×/dia. Itraconazol (200 mg 1×/dia) pode ser suficiente para casos com formas moderadas e menos graves de histoplasmose. Para profilaxia a dose recomendada de itraconazol é 200 mg/dia. Os níveis séricos de itraconazol devem ser monitorados em pacientes sob tratamento de histoplasmose pulmonar crônica, forma disseminada ou histoplsmose de sistema nervoso central; níveis séricos acima de 1,0 μg/mL são desejáveis. Monitoramento da droga é raramente necessário em pacientes que recebem tratamento de curta duração para hitoplasmose pulmonar aguda e suas complicações; [c]Terapia supressiva longa, com duração indefinida com itraconazol é necessária para pacientes com aids sem recuperação da imunidade após uso de terapia antiviral potente (TARV). Terapia indefinida pode ser útil para pacientes com outras doenças imunossupressoras, nos quais a imunodepressão não pode ser diminuída ou, ainda, em pacientes que apresentaram recidivas, apesar da terapia apropriada.

Fonte: Adaptada de Wheat et al., 2007.

Anfotericina B é o tratamento de escolha para pacientes com deficiência de sistema imune com a forma disseminada ou pulmonar grave da histoplasmose. Formulações lipídicas são menos tóxicas, porém apresentam forte limitação do uso pelo alto custo do tratamento. Nas formas crônico-disseminadas com apresentação de lesões localizadas, sem sinais ou sintomas de doença sistêmica, o itraconazol, como fármaco menos tóxico, deve ser administrado. Fluconazol é fármaco de segunda escolha no tratamento da histoplasmose, sendo menos eficaz do que itraconazol. Cetoconazol é raramente usado pela alta toxicidade. Voriconazol pode ser eficaz, mas existe pouca experiência clínica, assim como posaconazol. Equinocandinas não são ativas e, portanto, não devem ser usadas para casos de histoplasmose.

Os resultados de estudos com base em evidências são insuficientes para recomendações de profilaxia da histoplasmose em pacientes com deficiência de sistema imune. Profilaxia não é prática de rotina, sendo reservada apenas para situações nas quais a taxa de doença excede 10 casos/pacientes/ano. O período ideal para profilaxia não é conhecido e deve-se levar em conta a incidência da histoplasmose e a comprometimento do sistema imune do paciente. Itraconazol (200 mg/dia) é recomendado quando profilaxia é prescrita.

No caso de paciente pediátrico, anfotericina B deoxicolato é a medicação mais indicada devido sua eficácia, tolerabilidade e menor custo em relação às demais formulações. A dosagem de itraconazol para crianças é de 5,0 a 10,0 mg/kg/dia dividida em 2 doses; não exceder 400 mg/dia. A dosagem de metilprednisolona é 2,0 mg/kg/dia via intravenosa e a de prednisona é 2,0 mg/kg/dia via oral. Indometacina (1,0 a 3,0 mg/kg/dia, dividida em 3 doses) é o anti-inflamatório não esteroide de escolha para tratamento de pericardite em crianças.

Para pacientes gestantes, tratamento com fármacos azólicos não é recomendado pelo risco de teratogenicidade; a indicação terapêutica segue a mesma de outras pacientes, sendo mais indicada a formulação lipídica de anfotericina B.

CONSIDERAÇÕES FINAIS

A histoplasmose é uma doença de difícil diagnóstico e, citando Goodwin et al. (1981), ela começa quando pensamos nela. Infectologistas devem estar conscientes da gama de pacientes que podem desenvolver histoplasmose e devem se apoiar no conhecimento de patologistas sobre o amplo espectro anatomopatológico e histológico que a doença pode apresentar. Os frequentes resultados laboratoriais falso-negativos, incluindo exames microscópicos e imunológicos, enfatizam a necessidade de haver forte suspeita de histoplasmose no contexto clínico apropriado. Ainda que a histoplasmose seja micose endêmica no Brasil, a carga da doença no país ainda é desconhecida. Extensa investigação sobre a endemicidade da doença em cada região é necessária para dar suporte aos clínicos na estratificação de risco de seus pacientes.

BIBLIOGRAFIA SUGERIDA

Adenis AA, Valdes A, Cropet C, McCotter OZ, Derado G et al. Burden of HIV-associated histoplasmosis compared with tuberculosis in Latin America: a modelling study. Lancet Infect Dis. 2018 Oct;18(10):1150-1159. doi: 10.1016/S1473-3099(18)30354-2.

Almeida MA, Almeida-Silva F, Guimarães AJ, Almeida-Paes R, Zancopé-Oliveira RM. The occurrence of histoplasmosis in Brazil: A systematic review. Int J Infect Dis. 2019 Jul 19;86:147-156.

Almeida, M A et al. Validation of western blot for Histoplasma capsulatum antibody detection assay. BMC Infectious DISEASES, v. 16, n. 1, p. 87, 2016.

Antinori S. Histoplasma capsulatum: More widespread than previously thought. The American Journal of Tropical Medicine and Hygiene. 2014;90(6),982-983.

Antoine A, Aznar C, Couppié P. Histoplasmosis in HIV-infected patients: A review of new developments and remaining gaps. Current Tropical Medicine Reports. 2014;1.2:119-128.

Armstrong PA, Jackson BR, Haselow D, Fields V, Ireland M et al. Multilocus sequence typing of Histoplasma capsulatum in formalin-fixed paraffin-embedded tissues from cats living in non-endemic regions reveals a new phylogenetic clade. Med Mycol. 2012;50:91-8.

Azar MM, Hage CA. Clinical Perspectives in the Diagnosis and Management of Histoplasmosis. Clin Chest Med. 2017 Sep;38(3):403-415.

Azar MM, Hage CA. Laboratory Diagnostics for Histoplasmosis. J Clin Microbiol. 2017 Jun;55(6):1612-1620.

Bonsignore A, Orcioni GF, Barranco R, De Stefano F, Ravetti JL et al. Fatal disseminated histoplasmosis presenting as FUO in an immunocompetent Italian host. Leg Med (Tokyo). 2017 Mar;25:66-70.

Cáceres, DH et al. Multicenter validation of commercial antigenuria reagents to diagnose progressive disseminated histoplasmosis in people living with HIV/AIDS in two Latin American countries. Journal of clinical microbiology, v. 56, n. 6, p. e01959-17, 2018.

Crockett DK, Kushnir MM, Cloud JL et al. Identification of histoplasma-specific peptides in human urine International journal of peptides. Int J Pept. 2012; Article ID 621329, 4 p.

De León MGF, López GA, Taylor ML et al. Samples capsulatum in clinical and environmental markers for detecting histoplasma sequence-characterized amplified region. Journal of Clinical Microbiology 2012;50(3):673-79.

Dias MG, Oliveira RZ, Giudice MC, et al. Isolation of Histoplasma capsulatum from bats in the urban area of São Paulo State, Brazil. Epidemiology and Infection. 2011;139(10),1642-1644.

Faiolla RCL, Coelho MC, Santana RDC et al. Histoplasmosis in immunocompetent individuals living in an endemic area in the Brazilian Southeast. Revista da Sociedade Brasileira de Medicina Tropical. 2013;46(4),461-465.

Ferreira MS, Borges AS. Histoplasmose. Revista da Sociedade Brasileira de Medicina Tropical 42(2):192-198, mar-abr, 2009.

Hage CA, Azar MM, Bahr N, Loyd J, Wheat LJ. Histoplasmosis: Up-to-Date Evidence-Based Approach to Diagnosis and Management. Semin Respir Crit Care Med. 2015 Oct;36(5):729-45.

Hendren N, Yek C, Mull J, Cutrell JB. Disseminated histoplasmosis presenting as multiple oral ulcers. BMJ Case Rep. 2017 Jul 14;2017.

Melzani A, De Reynal De Saint Michel R, Ntab B, Djossou F et al. Incidence and trends in immune reconstitution inflammatory syndrome associated with Histoplasma capsulatum among people living with HIV: a 20-year case series and literature review. Clinical Infectious Diseases 2019. pii: ciz247. doi: 10.1093/cid/ciz247. [Epub ahead of print]

Mendes-Giannini, MJ, Taylor, ML, Bouchara et al. Pathogenesis II: Fungal responses to host responses: interaction of host cells with fungi. Med Mycol. 2000;38(Suppl. 1):113-123.

Moen MD, Lyseng-Williamson KA, Scott LJ. Liposomal Amphotericin B: a review of its use as empirical therapy in febrile neutropenia and in the treatment of invasive fungal infections. Drugs. 2009;69(3),361-392.

Nacher, M et al. Histoplasma capsulatum antigen detection tests as an essential diagnostic tool for patients with advanced HIV disease in low and middle income countries: A systematic review of diagnostic accuracy studies. PLoS neglected tropical diseases, v. 12, n. 10, p. e0006802, 2018.

Ramos IC, Soares YC, Damasceno LS, Libório MP, Farias LABG, Heukelbach J, Alencar CHM, Leitão TDMJS. Predictive factors for disseminated histoplasmosis in AIDS patients with fever admitted to a reference hospital in Brazil. Revista da Sociedade Brasileira de Medicina Tropical. 2018;51:479-484.

Rocha-Silva F, Figueiredo SM, Silveira TT et al. Histoplasmosis outbreak in Tamboril cave – Minas Gerais state, Brazil. Medical Mycology Case Reports 2014;4,1-4.

Sangoi AR, Rogers WM, Longacre TA et al. Challenges and pitfalls of morphologic identification of fungal infections in histologic and cytologic specimens a ten-year retrospective review at a single institution. American Journal of Clinical Pathology. 2009;(3),364-375.

Scheel CM, Gómez BL. Diagnostic methods for histoplasmosis: Focus on endemic countries with variable infrastructure levels. Current Tropical Medicine Reports. 2014;1(2),129-137.

Scheel CM, Zhou Y, Theodoro RC et al. development of a loop-mediated isothermal amplification method for detection of Histoplasma capsulatum DNA in clinical samples. Journal of Clinical Microbiology. 2014;52(2),483-488.

Sepúlveda VE, Márquez R, Turissini DA, Goldman WE, Matute DR. 2017. Genome sequences reveal cryptic speciation in the human pathogen Histoplasma capsulatum. mBio 8:e01339-17.

Shaikh MS, Majeed Memon. Disseminated histoplasmosis in an immuno-competent young male: Role of bone marrow examination in rapid diagnosis. Diagn Cytopathol. 2018 Mar;46(3):273-276.

Silva Ferreira B, de Araújo Filho JA, Matos Pereira N, de Miranda Godoy L, Borges Lamounier B et al. Disseminated histoplasmosis in AIDS patients: an urban disease. Experience in a metropolis in the middle east of Brazil. Infez Med. 2017 Sep 1;25(3):258-262.

Theel ES, Jespersen DJ, Harring J et al. Evaluation of an enzyme immunoassay for detection of Histoplasma capsulatum antigen from urine specimens. J Clin Microbiol. 2013;51(11):3555-3559.

UNAIDS. Global report: UNAIDS report on the global AIDS epidemic 2013. Contract No.: UNAIDS/JC2502/1/E. Geneva: UNAIDS, 2013.

Wheat LJ, Azar MM, Bahr NC, Spec A, Relich RF, Hage C. Histoplasmosis. Infectious Diseases Clinical North America 2016; 30: 2076.

Wheat LJ, Freifeld AG, Kleiman MB et al. Clinical practice guidelines for the management of patients with histoplasmosis: 2007 update by the Infectious Diseases Society of America. Clinical Infectious Diseases. 2007;45:807-825.

Wheat LJ, Azar MM, Bahr NC, Spec A, Relich RF, Hage C. Histoplasmosis. Infect Dis Clin North Am. 2016 Mar;30(1):207-27.

76

Paracoccidioidomicose

76.1 Etioepidemiologia e ecologia

Roberto Martinez

INTRODUÇÃO

A paracoccidioidomicose é a infecção fúngica sistêmica de maior prevalência na América Latina. É conhecida também como blastomicose sul-americana ou moléstia de Lutz-Splendore-Almeida. Adolpho Lutz (1908) fez a descrição inicial da doença e de seu agente etiológico, que foi caracterizado morfo e biologicamente por Alfonso Splendore (1912) e por Floriano Paulo de Almeida (1930), recebendo a denominação *Paracoccidioides brasiliensis*. O termo paracoccidioidomicose foi adotado oficialmente em 1971.

CONCEITO

Adquirido por via respiratória, o *P. brasiliensis* causa infecção assintomática em parte da população do Brasil e de vários países latino-americanos. Uma minoria dos infectados, particularmente adultos do sexo masculino com atividades ligadas à agricultura, desenvolve a doença paracoccidioidomicose, processo granulomatoso-piogênico, em geral com evolução crônica que atinge com maior frequência os pulmões, a mucosa oral e a das vias respiratórias, a pele e os linfonodos.

O quadro clínico apresenta-se em duas formas principais: a aguda-subaguda, mais observada em crianças e jovens e com tendência à disseminação pelos sistemas linfáticos, reticuloendotelial e para outros tecidos; e a crônica, que ocorre em adultos e é mais localizada, acometendo preferencialmente o pulmão e a mucosa oral. Esta última é a forma clínica mais comum.

A paracoccidioidomicose é controlada de maneira eficaz com antifúngicos, porém as recidivas são frequentes e podem deixar sequelas fibróticas ou causar a morte.

ETIOLOGIA

Paracoccidioides brasiliensis é classificado filogeneticamente, com alguns outros agentes de micoses sistêmicas, na família Onygenaceae, ordem Onygenales, classe Eurotiomycetes, filo Ascomycota. Estudos genotípicos de 65 amostras evidenciaram três espécies crípticas de *P. brasiliensis*, relacionadas com a área geográfica de origem: PS2 – isolados do Brasil e da Venezuela; PS3 – amostras procedentes da Colômbia; S1 – isolados de Argentina, Brasil, Venezuela e Peru.

O genoma do fungo foi estimado em 26 a 35 Mb para células uninucleadas, a maioria das amostras tendo conteúdo haploide de DNA, contido em 4 a 5 cromossomos. A investigação de 80% do genoma de *P. brasiliensis* tem esclarecido muitos aspectos da sua patobiologia, revelando genes que determinam a forma de crescimento, o metabolismo, a virulência e a defesa contra agressões ambientais e de eventuais hospedeiros. O tipo de multiplicação conhecido é assexuado, porém foi sugerida a presença de genes relativos à reprodução sexuada e também a recombinação gênica intraespécie.

P. brasiliensis apresenta termodimorfismo, pois se desenvolve como levedura em meio de cultura de 33 a 37 °C e na forma de micélio filamentoso em temperaturas de 19 a 28 °C. A transformação do micélio em células leveduriformes, ativada pela temperatura e reversível, decorre de modificações de certos genes e alterações bioquímicas, como o aumento de monofosfato de ademosina (AMP) cíclico e o acúmulo de substâncias, incluindo proteínas do choque térmico HSP70 e HSP60, havendo reestruturação da parede celular. As leveduras constituem uma adaptação de *P. brasiliensis* à vida parasitária, à semelhança do que se verifica com outros agentes de infecções fúngicas sistêmicas, como *Histoplasma capsulatum*, *Blastomyces dermatitidis* e *Coccidioides immitis*.

Nos tecidos infectados e nas secreções e pus das lesões, são encontradas leveduras arredondadas, cuja parede celular é espessa e refringente, e o diâmetro varia, em geral de 5 a 30 μ, mostrando-se isoladas ou em pequenos agrupamentos de células. Podem apresentar brotamentos únicos ou múltiplos, com 2 a 10 μ de diâmetro, que são blastoconídeos dispostos em torno da levedura-mãe, à qual se unem por estreitas pontes celulares. Esta exosporulação múltipla propicia a observação microscópica de imagens típicas do fungo em vida parasitária, das quais tem valor diagnóstico especial a formação semelhante à roda do leme de navio (Figura 76.1.1).

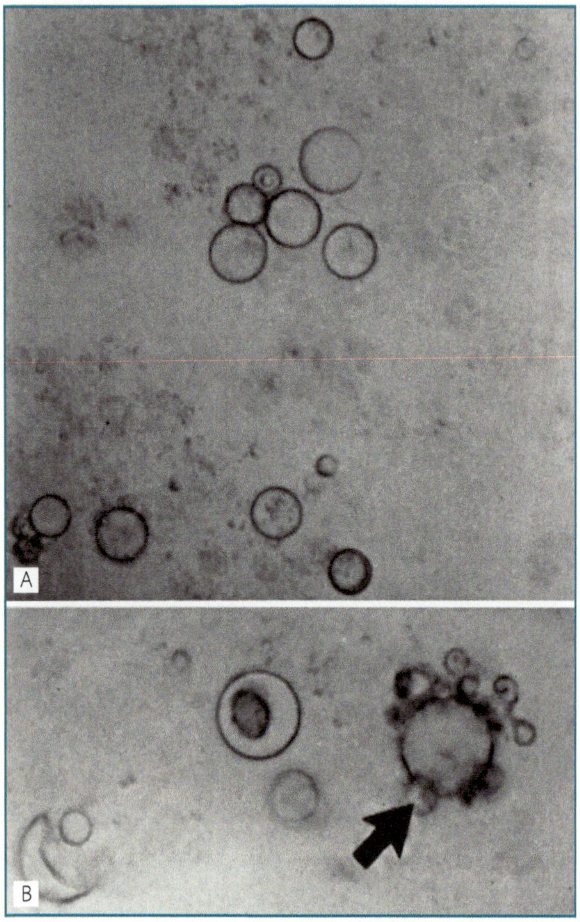

FIGURA 76.1.1 *P. brasiliensis* em secreção purulenta de gânglio tratada com KOH 10%: (A) leveduras isoladas ou agrupadas. (B) levedura arredondada típica, em forma de foice ou com brotamento múltiplo (seta).

Fonte: Foto realizada com a colaboração da Profa. M. Angelis L. Velludo.

Em meio de cultura, as leveduras formam colônias de cor creme e aspecto cerebriforme. Microscopicamente, são células arredondadas ou ovaladas, com parede de contorno duplo, vesículas intracitoplasmáticas, formando agrupamentos de leveduras com diferentes dimensões. Em geral, as células são multinucleadas.

O micélio é formado de hifas finas e septadas, com clamidoconídios terminais ou intercalados, uninucleadas; o aspecto macroscópico é de colônia cotonosa constituída de filamentos curtos de cor branca (Figura 76.1.2).

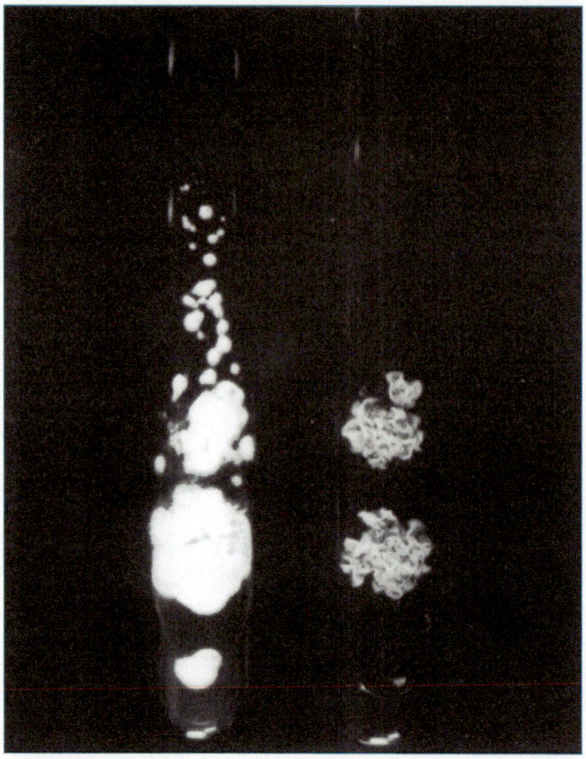

FIGURA 76.1.2 *P. brasiliensis* em cultura: à esquerda, várias colônias de micélio cotonoso; à direita, duas colônias cerebriformes, constituídas de leveduras.

Fonte: Acervo da autoria.

O crescimento do micélio é lento, surgindo colônias depois de 2 a 4 semanas da semeadura de amostras de pacientes. Sua viabilidade é longa em temperaturas amenas e, em certas condições de cultura, produz pequenos conídios com cerca de 2 a 5 μ, elementos de resistência e de propagação da espécie. Estas características sugerem que o micélio seja a forma de vida saprofítica do fungo na natureza.

A forma de *P. brasiliensis* depende principalmente da composição de sua parede celular, que contém glicopeptídeos, glicolipídeos e polissacarídeos na camada mais superficial e quitina na camada mais interna. São encontradas α-1,3-glucana e β-1,3-glucana na parede da levedura e a quitina representa 43% do peso seco dessa forma.

O micélio tem apenas β-1,3-glucana em sua parede celular e 13% de seu peso seco corresponde à quitina. A membrana citoplasmática, localizada mais internamente à parede celular, tem sua estrutura e função dependentes da síntese de esteroides, sendo alvo da ação de drogas antifúngicas, como a anfotericina B e os azólicos.

A expressão de genes de enzimas dos ciclos bioquímicos sugere que o metabolismo seja predominantemente aeróbico na forma micelial e anaeróbico nas leveduras de *P. brasiliensis*. O micélio pode crescer em meios de cultura que contêm somente fontes inorgânicas de nitrogênio e sais minerais. A levedura desenvolve-se melhor em meios de cultura com nutrientes orgânicos e necessita de cisteína como fonte de enxofre. *P. brasiliensis* produz enzimas – urease, proteases e fosfolipase – mas sua atividade bioquímica é fraca nos testes micológicos de identificação de leveduras, que não são úteis para o seu reconhecimento. O produto metabólico mais conhecido é uma glicoproteína com peso molecular de 43 kDa (gp43), que tem identidade parcial com exo-β-1,3-glucanases de outros micro-organismos e é o principal antígeno de *P. brasiliensis*. Cerca de duas dezenas de frações do fungo, antigênicas ou não, são liberadas durante seu crescimento em caldo de cultura.

Conídios e leveduras de *P. brasiliensis* têm sido inoculados em camundongos e em outros animais de laboratório, nos quais causam infecções locais ou disseminadas. Diferentes cepas do fungo mostram virulência variável para animais, fato relacionado com a diversidade genotípica da espécie e com a expressão ou supressão de certos genes, além da quantidade de α-1,3-glucana e da presença de melanina na parede celular. O crescimento à temperatura de 37 °C e a transformação em levedura são considerados fatores de virulência, dotando o fungo de estrutura morfológica e adaptando-o metabolicamente para resistir ao processo inflamatório e à defesa imunológica do hospedeiro. *P. brasiliensis* dispõe de moléculas de adesão, essenciais para iniciar o processo de infecção, como a gp43 e a lecitina paracoccina, que se ligam à laminina da matriz extracelular. Moléculas com 19, 30 e 54 kDa também interagem com laminina, fibronectina e fibrinogênio. A invasão celular foi demonstrada em culturas da linhagem Vero que foram induzidas por leveduras a internalizá-las. As leveduras causam apoptose de células epiteliais, mas podem permanecer viáveis no interior delas.

ECOLOGIA

P. brasiliensis foi isolado do solo e de ração canina colocada próximo ao solo, demonstrando-se em laboratório que cresce sobre detritos vegetais, desde que haja umidade. Cresce em solo argiloso ou arenoso em proporção à unidade presente nestes. Estes fatos favorecem a suposição de que *P. brasiliensis* tenha vida saprofítica no solo rico em material orgânico e úmido, na superfície ou abaixo desta, protegido da luz solar. As condições ecológicas aparentemente favoráveis ao crescimento fúngico e à transmissão da infecção foram estabelecidas a partir da fisiografia e do clima das regiões onde foi encontrado o micro-organismo no solo ou onde ocorreram casos autóctones de paracoccidioidomicose-doença. Nessas regiões, que se presume serem representativas do *habitat* do fungo, geralmente o clima é temperado ou quente (média de 10 a 28 °C), úmido, e a pluviosidade anual é de 500 a 3.500 mm, com verões chuvosos e invernos secos. São áreas com altitude entre 50 e 1.700 m, solo geralmente ácido, presença de rios e de florestas tropicais e subtropicais ou de transição para o cerrado.

Certas culturas agrícolas também podem estar relacionadas com a infecção, particularmente a do café. Além de *P. brasiliensis* já ter sido isolado do solo de plantação de café no Brasil e na Venezuela, esta cultura é praticada intensivamente em várias regiões onde a infecção é endêmica. A cafeicultura foi associada tanto com a ocorrência de paracoccidioidomicose, nas localidades onde é praticada, quanto com o índice mais elevado de infecção assintomática.

Apesar da estreita associação com o ambiente rural e a vegetação, não se conhece o ciclo natural e o micronicho de *P. brasiliensis*. A participação de animais no ciclo biológico do fungo também foi cogitada, em razão de este ter sido identificado em fezes de morcego frugívoro e de pinguim e em vísceras de macaco, tatu e cão, bem como pela observação de reações sorológicas e intradérmicas positivas em animais domesticados ou selvagens. Tem maior relevância o tatu de nove bandas (*Dasypus novemcinctus*), pois encontrou-se alta proporção desses animais infectados ou com evidências da doença visceral em diversas regiões do Brasil e na Colômbia. Tatus escavam o solo e fazem tocas abaixo da superfície, mas é possível que sejam, como o homem e outros animais citados, apenas hospedeiros acidentais de *P. brasiliensis*. Estudo empregando métodos moleculares encontrou evidência da presença do fungo no solo de tocas de tatus. A distribuição geográfica semelhante à da paracoccidioidomicose e o alto índice de infecção da espécie sugerem que esse animal possa contribuir para a preservação e a disseminação do fungo na natureza.

EPIDEMIOLOGIA

A paracoccidioidomicose ocorre como doença endêmica em regiões da América Latina situadas, aproximadamente, entre 20° ao Norte e 35° ao Sul do Equador, estendendo-se do México à Argentina. Sua distribuição nesse território não é uniforme; as áreas mais endêmicas localizam-se no Brasil, na Venezuela e na Colômbia, onde ocorreu a infecção de grande parte dos casos conhecidos. Não há registro de casos autóctones no Chile, na Guiana, na Guiana Francesa, no Suriname, na Nicarágua, em Belize e em várias ilhas do Caribe. Algumas dezenas de pacientes manifestaram a doença fora da América Latina, porém todos haviam, no passado, residido ou viajado para essa região. No Brasil, detentor do maior número de casos, os estados de São Paulo, Rio de Janeiro, Minas Gerais, Paraná, Rio Grande do Sul, Espírito Santo, Goiás e Mato Grosso do Sul foram os que registraram mais ocorrências da doença. São Paulo teve a maior casuística, seguido pelos estados vizinhos. Antes pouco conhecidos, atualmente cresceu o registro de casos na região Norte, sobretudo em Rondônia e no Maranhão. A doença é menos frequente no Nordeste, principalmente nas regiões de clima mais árido.

A incidência de paracoccidioidomicose é estimada a partir de casuísticas já publicadas e das estatísticas de hospitais universitários. O número de pacientes novos recebidos anualmente nesses serviços é tal que permite calcular a ocorrência de centenas de casos por ano, apenas no Brasil. Estimou-se a incidência anual da doença entre 1 a 3 casos por 100 mil habitantes de áreas endêmicas da América Latina. A paracoccidioidomicose, em geral, tem evolução crônica, caráter recidivante e pode deixar sequelas anatômicas e funcionais. É grande a quantidade de doentes que necessitam de assistência médica de longo prazo nas regiões de maior endemicidade, tornando a moléstia, pela sua prevalência, um importante problema de saúde pública.

Não se comprovou a transmissão inter-humana da paracoccidioidomicose, admitindo-se que a infecção ocorra após exposição acidental ao *P. brasiliensis* em seu microambiente. Descobertas casuais do fungo em necropsias de indivíduos falecidos por outras causas revelaram a possibilidade de a infecção ocorrer de modo assintomático ou subclínico.

A extensão da paracoccidioidomicose-infecção foi constatada, de maneira mais abrangente, por meio de inquéritos populacionais, em vários estados brasileiros e em países vizinhos, com aplicação intradérmica de antígeno polissacarídico ou outros extratos do fungo. A porcentagem de indivíduos normais com teste positivo variou, em valores aproximados, de 2 a 70%, verificando-se maior reatividade em áreas sabidamente endêmicas e na população rural. Exposição prévia ao fungo também é sugerida pelo encontro de anticorpos anti-*P. brasiliensis* em inquéritos soroepidemiológicos. Os índices obtidos nesses estudos proporcionam evidência indireta de que *P. brasiliensis* causa infecção, desde a infância e a juventude, em milhões de pessoas, a grande maioria das quais não desenvolve doença clínica.

A paracoccidioidomicose-doença tem sido observada em todas as faixas etárias a partir dos 2 anos de vida, com acentuada predominância entre os 30 e os 50 anos de idade. Até a puberdade, a incidência da moléstia é igual para ambos os sexos; contudo, na idade adulta, mais de 80% dos pacientes são do sexo masculino. Explica-se o fato pela proteção conferida pelos estrógenos, que inibem a transformação de micélio e conídios em leveduras, além de a mulher ter menor envolvimento com o trabalho em área rural. Resistência ou suscetibilidade geneticamente determinada a *P. brasiliensis* é sugerida pela frequência diferente de alguns fenótipos do sistema de histocompatibilidade em doentes, quando comparados à população-controle.

Entre os fatores comportamentais, o trabalho com o solo e os vegetais em área rural e na periferia das cidades, a exemplo dos lavradores e dos operadores de máquinas agrícolas, é fator predisponente importante da paracoccidioidomicose, que pode ser considerada doença ocupacional. A moléstia também afeta pedreiros e outros operários urbanos, parte dos quais relata atividade agrícola no passado. Evidências clínicas e experimentais apontam que fatores circunstanciais, como alcoolismo, desnutrição e tabagismo podem favorecer o surgimento de paracoccidioidomicose-doença.

Associação da paracoccidioidomicose com outras doenças granulomatosas ou neoplásicas tem sido observada, sendo a tuberculose a mais frequente. Infecção oportunista por *P. brasiliensis*, possivelmente por reativação de foco latente do fungo, é diagnosticada esporadicamente em pacientes imunodeprimidos, incluindo casos de linfoma, leucemia mieloide ou transplante renal. Pacientes com síndrome de imunodeficiência adquirida também apresentam paracoccidioidomicose oportunista, e foi estimado que, em áreas hiperendêmicas da micose, cerca de 1 a 2% dos casos de aids desenvolvem a doença fúngica.

Entre as doenças infecciosas e parasitárias, a paracoccidioidomicose foi à oitava causa de mortalidade no Brasil no período de 1980 a 1995, havendo registro de óbitos pela moléstia em 1/4 dos municípios brasileiros. A taxa média anual de mortalidade pela doença é maior em estados do Sul e do Sudeste, alcançando até 3,8 milhões de habitantes.

76.2 Imunopatogênese e patologia

Marcelo Simão Ferreira
Flávio de Queiroz Telles Filho

IMUNOPATOGÊNESE

A patogênese da paracoccidioidomicose não é ainda completamente desvendada, pois há lacunas no conhecimento do ciclo saprobiótico do fungo na natureza. Certos aspectos epidemiológicos da doença são menos conhecidos que os de outras micoses sistêmicas. Acredita-se que *Paracoccidioides brasiliensis*, como *Coccidioides (immitis) posadasii*, *Blastomyces dermatitidis* e *Histoplasma capsulatum*, viva saprobioticamente no solo, onde produz propágulos capazes de infectar humanos e outros animais. Embora nas áreas endêmicas, o fungo tenha sido esporadicamente isolado de amostras de solo e, com maior frequência, a partir de vísceras de tatus, seu nicho ecológico permanece hipotético.

A falta de surtos documentados e o longo período entre a infecção e o desenvolvimento da doença constituem-se em imponentes obstáculos ao entendimento do ciclo biológico do *Paracoccidioides brasiliensis*. Os poucos isolamentos de amostras ambientais fornecem pistas de que as condições naturais ideais que permitam a vida sapróbia do fungo estejam situadas nas proximidades de rios ou lagos e especialmente onde a cobertura vegetal tenha sido alterada por atividades agrícolas. A infecção humana ocorre por inalação de conídios produzidos pela fase micelial do *Paracoccidioides brasiliensis*. Esses propágulos infectantes, por medirem em torno de 3 μ de diâmetro, atingem o alvéolo pulmonar, transformando-se em células leveduriformes. Como em outras micoses sistêmicas endêmicas (histoplasmose, coccidioidomicose, blastomicose e peniciliose) a via respiratória é a habitual, conforme dados obtidos em modelos experimentais e em achados clínicos. Infecções progressivas por traumas em pele ou mucosas, atualmente são consideradas excepcionais, portanto hábitos da população rurícola, como o de mascar gramíneas ou o de realizar higiene anal com produtos vegetais, não são fatores de risco epidemiológico em paracoccidioidomicose. Relatos de casos esporádicos em que a infecção originou-se por inoculação acidental intradérmica resultam em infecções frustras ou autorresolutivas, pois o fungo não cumpriu o ciclo pulmonar. Em adição, as micoses por implante traumático usualmente acompanham-se de sinais de porta de entrada, como a síndrome cancriforme da esporotricose ou nódulos e placas da cromoblastomicose. As lesões que comumente vemos nas mucosas oral, retal, intestinal e as cutâneas devem ser consideradas secundárias à disseminação hematogênica do agente a partir dos pulmões.

A transformação dimórfica é fundamental para que o fungo sobreviva ao ambiente hostil encontrado no organismo do hospedeiro, muito diverso das condições do ambiente normal de sua vida na natureza. Estudos experimentais demonstraram que a mudança de temperatura é o gatilho que desencadeia o dimorfismo. Em 36 a 37 °C, inicialmente observa-se uma modulação nos polissacarídios componentes da parede celular. A transformação de β-1,3-glucana em α-glucana, constitui-se em um mecanismo de escape do parasita por evitar que componentes antigênicos de β-1,3-glucana desencadeiem a resposta inflamatória que poderia ser letal ao parasita. Quando camundongos são experimentalmente infectados com conídios por via inalatória, os propágulos atingem os alvéolos pulmonares em 12 horas, transformam-se em leveduras rapidamente e passam a se multiplicar por brotamento múltiplo. A presença desse patógeno em nível pulmonar gera o aparecimento de um processo de alveolite, inicialmente caracterizada por resposta inflamatória neutrofílica e posteriormente substituída por infiltrado linfomononuclear composto por células linfomononucleares e macrófagos. A presença de granulomas epitelioides só será documentada ao redor da sexta semana de infecção; disseminação para linfonodos, fígado e baço pode ocorrer tardiamente (20ª semana de infecção). É possível que, no homem, esta sequência de eventos seja similar.

Estudos em humanos e em modelos experimentais sugerem que os principais mecanismos de defesa diante do *Paracoccidioides brasiliensis* são a imunidade mediada por células e a fagocitose por neutrófilos ou por células do sistema fagocítico-mononuclear. A maior gravidade da doença em camundongos atímicos e a profunda depressão da imunidade dependente de linfócitos T em doentes com formas progressivas e disseminadas dessa micose atestam a importância do setor da imunidade na defesa contra o fungo. Em pacientes com formas disseminadas da micose, a disfunção de células T pode ser documentada por meio da negatividade dos testes cutâneos (incluindo a paracoccidioidina), pela ausência de transformação blástica de linfócitos utilizando paracoccidioidina, pela diminuição dos linfócitos T circulantes e por meio da presença de granulomas frouxos, ricos em parasitas nas lesões. Além disso, pode-se também observar queda no número de linfócitos T-*helper* circulantes, na secreção de linfocinas e na produção de determinados ativadores de macrófagos, particularmente do interferon-γ. Estudos recentes sugerem que macrófagos estimulados por interferon são induzidos a produzir óxido nítrico, substância que pode inibir a transformação conídio-levedura, mas pode, secundariamente, causar imunodepressão na paracoccidioidomicose murina e humana.

A ocorrência de reativações de infecções latentes em indivíduos portadores de doenças depressoras da imunidade celular, como linfomas, colagenoses em uso de corticosteroides e aids, proporciona a maior incidência de formas progressivas e disseminadas da doença, comprovando o papel fundamental do linfócito T na defesa imunológica contra o *Paracoccidioides brasiliensis*. A fagocitose, realizada por meio de neutrófilos e macrófagos, é um mecanismo de defesa também de grande importância contra o fungo. Estudos experimentais demonstraram que neutrófilos de pacientes com paracoccidioidomicose fagocitam, mas não digerem o parasita, podendo a gravidade da doença estar diretamente relacionada à falta de digestão intracelular. Igualmente, amostras virulentas do *Paracoccidioides brasiliensis* são menos suscetíveis à capacidade digestiva dos polimorfonucleares. Em cortes histológicos, é possível observar a presença de fungos gemulando no interior de macrófagos, que podem ser induzidos por este agente a sintetizar uma citoquina com capacidade quimiotática para neutrófilos.

Em modelos experimentais, o bloqueio do sistema fagocítico-mononuclear pode levar a uma infecção mais grave, com granulomas demonstrando necrose, supuração e grande quantidade de parasitas. Neutrófilos polimorfonucleares são capazes de exercer efeito fungistático em células leveduriformes do fungo, o que pode ser exacerbado na presença de interferon-γ e fator estimulador do crescimento de macrófagos e granulócitos. Também o sistema de complemento pode ser ativado, por via alternativa, pelo próprio *Paracoccidioides brasiliensis,* e isso resulta em fagocitose macrofágica mais eficiente, em virtude da atuação dos componentes do complemento na opsonização do parasita. Finalmente, é importante destacar o comportamento da imunidade humoral nesta micose. A contagem dos linfócitos B está normal, e este sistema imune mostra uma ativação policlonal com aumento nos níveis de imunoglobulinas (IgG, IgA, IgE), que provavelmente atuarão na opsonização do agente infeccioso com as frações do complemento, como já relatado. Imunocomplexos circulantes também já foram detectados no soro de doentes com paracoccidioidomicose, e alguns estudos sugerem que sua presença parece ter correlação com a depressão da imunidade celular e a gravidade da doença. É fundamental, ainda, lembrar que as alterações imunitárias secundárias à micose aqui descritas, incluindo a depressão da imunidade celular, serão parcial ou completamente restauradas após uma terapêutica bem-sucedida.

A infecção e a sobrevivência do fungo no pulmão podem levar a três situações distintas: infecção assintomática (paracoccidioidomicose infecção), paracoccidioidomicose-doença e paracoccidioidomicose residual (sequelar). Após a infecção, a progressão para doença clinicamente aparente pode depender da virulência e da quantidade de inóculo da amostra inalada, assim como da presença e da qualidade dos mecanismos de defesa do hospedeiro infectado (Figura 76.2.1).

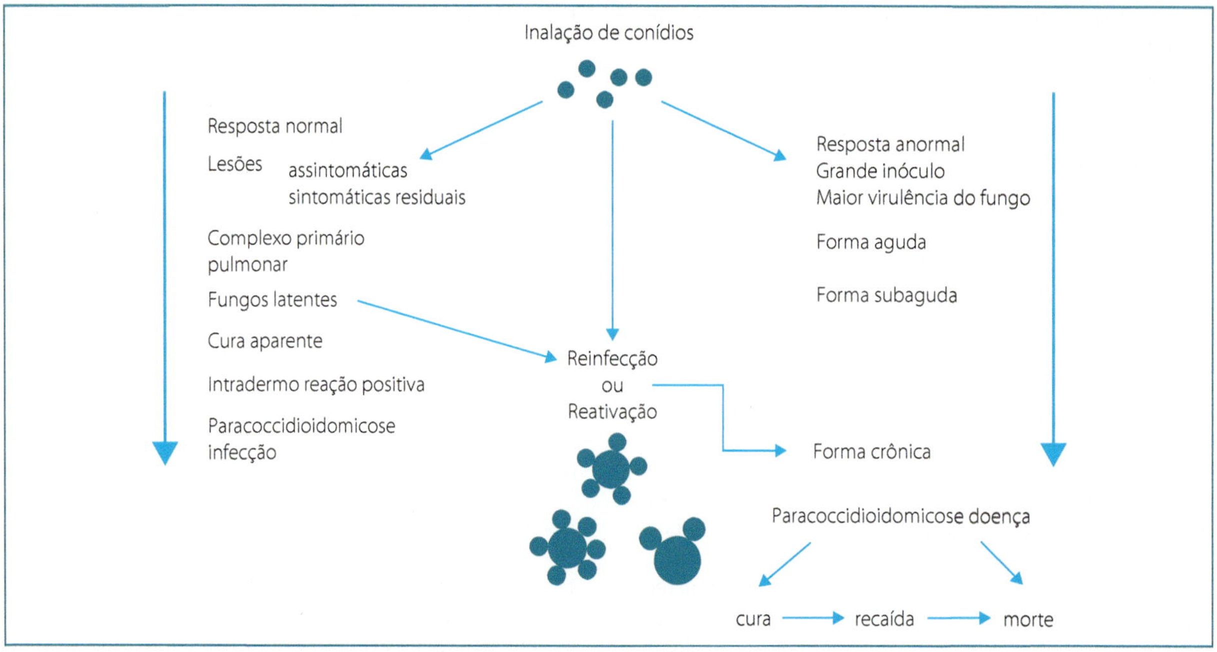

FIGURA 76.2.1 Esquema hipotético sobre a patogênese da paracoccidioidomicose.

PARACOCCIDIOIDOMICOSE-INFECÇÃO

Na grande maioria dos casos, o complexo primário paracoccidioidomicótico involui espontaneamente, embora possa haver fungemia, em algum momento da evolução, com estabelecimento de focos metastáticos em qualquer órgão; as cicatrizes decorrentes das lesões iniciais podem se tornar estéreis, com destruição dos fungos, mas em muitas delas ocorre persistência desses micro-organismos, com formação de um foco latente ou quiescente; excepcionalmente, pode haver progressão das lesões primárias, com desenvolvimento de sinais e sintomas que caracterizarão a forma aguda ou a subaguda (juvenil) da paracoccidioidomicose. Usualmente, a alveolite pulmonar bloqueia o crescimento e a disseminação do *Paracoccidioides brasiliensis* em um nódulo fibrótico ou complexo primário pulmonar, similar ao visto na primoinfecção tuberculosa. Tanto o complexo primário paracoccidioidomicótico pulmonar quanto a presença, nos pulmões, suprarrenais e linfonodos, de lesões residuais (caracterizadas por nódulos fibróticos, encapsulados, por vezes calcificados, contendo fungos viáveis) já foram documentados no exame *post mortem* de pacientes sem história de paracoccidioidomicose, constituindo estes achados a prova histológica da existência de infecções primárias, subclínicas e assintomáticas, dessa micose.

A infecção primária pode ser assintomática ou oligossintomática. Sinais e sintomas, quando ocorrem, podem ser transitórios, inespecíficos e indistinguíveis de infecções virais pulmonares. A forma de infecção pode ser presumida pelo encontro de indivíduos portadores da reação intradérmica positiva (paracoccidioidina), que vivem ou viveram em áreas de alta prevalência do *Paracoccidioides brasiliensis*. Em corroboração, o encontro do complexo primário da paracoccidioidomicose contendo fungos viáveis, em necrópsias de indivíduos que morreram por causas diversas, tem sido reportado. Estima-se que cerca de 90 milhões de pessoas habitem áreas endêmicas de paracoccidioidomicose e que destes, aproximadamente 10 milhões estejam infectados.

PARACOCCIDIOIDOMICOSE-DOENÇA

As formas clínicas de paracoccidioidomicose são mais observadas em indivíduos do sexo masculino. A diferente distribuição por sexo deve-se não à maior exposição do homens às fontes de infecção, mas sim a fatores reguladores hormonais. Experimentalmente, demonstrou-se que hormônios estrogênicos, como 17-β-estradiol, podem bloquear a transformação de conídios em leveduras e que o fungo apresenta receptores estrogênicos em sua membrana citoplasmática. Desse modo, as mulheres estariam mais protegidas das manifestações clínicas da doença, pois haveria maior dificuldade para a transformação dimórfica do fungo após a infecção. Sabe-se que, em crianças pré-púberes, a diferença de incidência por sexo inexiste, passando a ser marcante com a maturidade endócrina da mulher.

Como outros parasitas intracelulares, *Paracoccidioides brasiliensis* pode apresentar-se sob forma latente ou quiescente em granulomas e nódulos fibróticos pulmonares ou extrapulmonares. A latência de agentes intracelulares traduz-se por diminuição das atividades metabólicas dos micro-organismos. Há evidências que *Mycobacterium tuberculosis*, quando no interior de granulomas ou nódulos pulmonares, pode apresentar estado de latência decorrentes de condições de acidez ou microaerofilia observadas nesses micronichos biológicos, proporcionados pelo organismo hospedeiro. Essas observações podem explicar a latência do *Paracoccidioides brasiliensis*, quando em granulomas ou nódulos de fibrose. Após longo período de latência, fatores que interferem na relação parasita-hospedeiro são capazes de romper o equilíbrio, causando progressão da doença no pulmão ou em outros órgãos, determinando a forma crônica da doença, geralmente em indivíduos após a terceira e a quarta décadas de vida. Entre esses fatores, o tabagismo e o alcoolismo talvez estejam relacionados à progressão da paracoccidioidomicose. Estudos epidemiológicos apontam que o fator de risco, para fumantes, de desenvolver a doença, é de 14 vezes maior do que para não fumantes; ao passo que, entre indivíduos que ingerem mais de 50 g de álcool por dia, o risco é 3,6 vezes aumentado.

Outros déficits nutricionais, como imunodepressões diversas, incluindo a aids, favorecem o desenvolvimento da doença por influenciarem o sistema imunológico do paciente. Admite-se, ainda, que a forma crônica possa resultar de reinfecções em indivíduos que permaneçam ou reingressem em área endêmica. O tempo entre a infecção primária pelo fungo e o desenvolvimento de sinais e sintomas de forma crônica (período de incubação), pode ser superior a 40 anos, conforme o relato de casos da doença fora da América Latina, em indivíduos que habitaram região endêmica. Existem, ainda, evidências de que fatores genéticos relacionados à resposta imune podem favorecer o desenvolvimento da forma crônica em indivíduos infectados. Na Colômbia, demonstrou-se relação da doença com a presença de HLA-A9 e B13; na Venezuela, com HLA B12; no Brasil, com HLA-B40, HLA-B40/Cw1 e A2/B40. Tal diversidade antigênica pode ser explicada pelas diferenças étnicas das populações estudadas ou pela reatividade cruzada entre antígenos B40/B12 e B13/B12.

Paracoccidioides brasiliensis pode disseminar-se no organismo humano pelas vias linfáticas, hematogênicas, canaliculares e por contiguidade. A disseminação por via linfática é praticamente constante, já foi documentada na infecção primária, quando se observa o envolvimento dos linfonodos hilares e mediastinais; adenomegalias podem ser observadas em diferentes territórios do organismo, e mesmo gânglios linfáticos pequenos, aparentemente sãos, podem mostrar a presença de fungos ao exame histopatológico. A disseminação por via linfática, através de um fluxo retrógrado da linfa, dos hilos pulmonares até a periferia do pulmão, pode justificar as imagens radiológicas padrão "asa de borboleta" observadas em pacientes com a forma crônica pulmonar da doença.

Com menor frequência, pode ocorrer o desencadeamento do quadro clínico logo após a infecção primária, após curto período de incubação, em indivíduos jovens e caracterizando a forma aguda da doença. Esta pode, ainda, ser consequência de reinfecção pelo fungo. Admite-se que a forma aguda possa resultar de uma incompetência dos mecanismos de defesa do hospedeiro em bloquear o agente no nível do complexo primário pulmonar ou nos nódulos de fibrose. O descontrole da infecção pode ser atribuído a falhas da resposta do hospedeiro (sistema imune, fagocitose etc.), à inalação de grande quantidade de conídios (grande inóculo) ou, ainda, à infecção por uma amostra muito virulenta do fungo.

Embora existam relatos de regressão espontânea da doença, na maioria das vezes, a falta de tratamento com antifúngicos sistêmicos ocasiona a progressão, a disseminação da enfermidade e o óbito do paciente. Sendo a cura da infecção dependente de processos de cicatrização e fibrose em lesões dos diversos órgãos acometidos, pacientes, mesmo tratados, podem apresentar quadro clínico decorrente de lesões residuais, constituindo a forma sequelar da paracoccidioidomicose. Usualmente, as sequelas são de localização pulmonar, laríngeas ou traqueais, ganglionares, suprarrenais e neurológicas.

PATOLOGIA

Há poucos estudos publicados que descrevem os aspectos anatomopatológicos da paracoccidioidomicose. A maioria deles não estabelece correlação adequada entre os aspectos clínicos, imunológicos e morfológicos relacionados a esta micose; poucos trabalhos incluem material de autópsias e as descrições histopatológicas referem-se, na maioria das vezes, a exames feitos em materiais de biópsia de pele, linfonodos, mucosa oral, fígado etc. Nos últimos anos, alguns autores publicaram detalhadas descrições das reações granulomatosas induzidas pelo *Paracoccidioides brasiliensis* em animais de experimentação e, indubitavelmente, isso contribuiu de forma expressiva para o conhecimento das alterações patológicas encontradas nessa doença.

A forma mais típica de reação inflamatória tecidual à presença do *P. brasiliensis* é o granuloma epitelioide, que se forma em torno das leveduras e é constituído por células gigantes e células epitelioides. Na área central do granuloma, pode-se observar a presença de supuração (com presença de neutrófilos) e necrose de coagulação. Este granuloma, provavelmente, representa resposta imune específica do hospedeiro contra os fungos, em uma tentativa de impedir sua disseminação pelo organismo. Labuki e Montenegro caracterizaram os granulomas induzidos por esse fungo e classificaram essas estruturas em dois padrões: o compacto e o frouxo. No primeiro, observam-se densos agregados de células epitelioides contendo pequenas quantidades de parasitas; o segundo caracteriza-se por exsudação mais intensa (neutrófilos e células mononucleares), edema, necrose e grande quantidade de fungos, multiplicando ativamente.

Em geral, os granulomas compactos são encontrados em formas benignas, localizadas, da micose, e os frouxos, em quadros disseminados, graves e acompanhados por imunodepressão grave. Estes aspectos mostram a existência de relação direta entre a presença do granuloma e a resposta imunecelular do hospedeiro, estando, como se pode observar, a integridade da resposta imune relacionada com a formação de um granuloma mais denso e com poucos parasitas.

Múltiplos órgãos são envolvidos no curso desta micose sistêmica e cada um será analisado separadamente a seguir.

PULMÕES

A maioria dos pacientes, à necropsia, apresenta envolvimento pulmonar (50 a 100%). Mesmo nas lesões iniciais, os granulomas podem estar presentes, quase sempre com numerosos fungos. Nas formas crônicas, à macroscopia, as lesões são predominantemente para-hilares, e podem ser vistos septos fibróticos disseminando de forma centrífuga através do parênquima pulmonar. Histopatologicamente, observa-se a presença focal ou difusa de processo inflamatório, predominantemente mononuclear, no interior dos alvéolos, e com fungos fora ou no interior de macrófagos. Aliado a este aspecto, encontra-se ainda uma inflamação granulomatosa localizada nas regiões peribrônquicas e intersticiais; muitas células gigantes podem ser vistas no interior dos granulomas, algumas contendo os micro-organismos. A fibrose é um achado proeminente, quase constante, e pode ser vista nos septos maiores (fibrose reticulínica), em torno dos granulomas (fibrose reticulínica e colagênica), nos tecidos peribrônquicos, no parênquima pulmonar (mesmo nas regiões periféricas), nos linfonodos regionais e nos vasos pulmonares. Fungos podem ser observados em meio ao colágeno.

A maioria desses achados concentra-se nas regiões peri-hilares e peribrônquicas, estando os ápices, as bases e a periferia dos pulmões relativamente bem preservados. Estudos realizados mostraram que estas lesões são, possivelmente, consequência do envolvimento linfático dos pulmões; estes linfáticos, como é sabido, normalmente acompanham os brônquios e os vasos a partir do hilo, e, nesta micose, o processo de reativação endógena inicia-se nas regiões hilares, havendo, como consequência, inversão do fluxo da linfa, favorecendo a disseminação dos fungos e das lesões, centrifugamente, ao longo dos tecidos peribrônquicos. Em geral, é bilateral e resulta no tão conhecido aspecto de "asa de borboleta", visto nos raios X de tórax dos doentes com envolvimento pulmonar.

Com o tempo, a fibrose pulmonar se acentua e representa a sequela mais importante da doença, em nível respiratório. Outros aspectos, ao exame morfológico, como a presença de lesões miliares (ou micronodulares), nodulares e cavitações, em geral pequenas e irregulares, também podem ser observados; alterações pleurais são excepcionais.

TEGUMENTO CUTANEOMUCOSO

As lesões da mucosa oral, em geral, são papuloerosivas, com pontilhado hemorrágico (estomatite moriforme), mas pode-se observar, também, ulcerações extensas que comprometem as gengivas, a língua, o palato mole e a mucosa dos lábios; as mucosas nasal, faríngea e laríngea também podem mostrar lesões que, às vezes, assumem aspecto ulcerovegetante. Com o tratamento, pode haver fibrose e graves deformidades (microstomia, destruição da úvula, estenose laríngea etc.).

As lesões cutâneas são polimorfas e caracterizadas por pápulas, ulcerações, lesões verrucosas e infiltrativas. Histologicamente, observa-se a presença de granulomas com células gigantes e numerosos fungos, tanto na pele quanto nas mucosas; pode haver necrose e supurações associadas. Abscessos intraepiteliais com parasitas, em geral, estão presentes, o que sugere eliminação transepidérmica do fungo.

LINFONODOS

O tecido linfoide é frequente sede de lesões do *P. brasiliensis*, particularmente nas formas juvenis agudas e subagudas da enfermidade. Os micro-organismos atingem os linfonodos pelas vias linfática e hematogênica, e as lesões granulomatosas iniciais são corticais, atingindo posteriormente todo o órgão. A formação de granulomas, que rapidamente coalescem, destrói a arquitetura linfonodal, e é possível observar dois padrões típicos à histopatologia: um padrão de granulomas compactos com células epitelioides e poucos fungos; e uma forma supurativa, com extensas áreas de necrose, que leva ao amolecimento dessas estruturas, a sua aderência à pele e aos tecidos vizinhos e a sua fistulização, com drenagem de grande quantidade de secreção purulenta rica em parasitas (Figuras 76.2.2 e 76.2.3). O tratamento pode levar à cicatrização, às vezes, com formação de extensas áreas de fibrose.

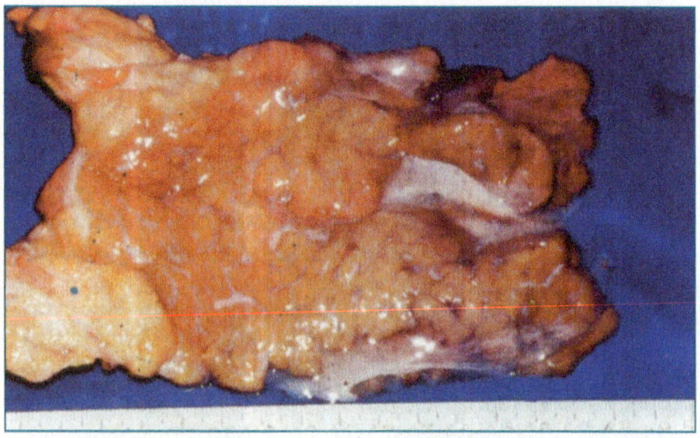

FIGURA 76.2.2 Massa de linfonodos retirada à necropsia da região pericoledociana de um paciente com paracoccidioidomicose e icterícia obstrutiva.
Fonte: Acervo da autoria.

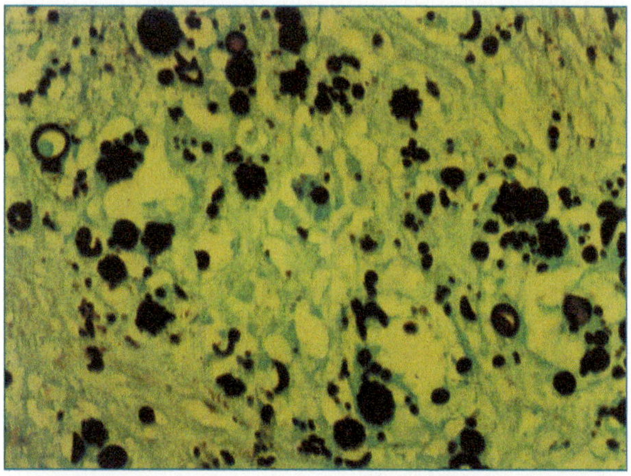

FIGURA 76.2.3 Linfonodo com extensa área de necrose e grande quantidade de fungos corados pela prata (Grocott, 400×).
Fonte: Acervo da autoria.

SUPRARRENAIS

Da mesma forma que se observa na tuberculose e na histoplasmose, a paracoccidioidomicose também compromete, com elevada frequência, as suprarrenais. Isso se deve ao fato de que nessas glândulas, o fungo encontra condições ideais para sua multiplicação, em virtude dos elevados níveis locais de corticosteroides. As lesões granulomatosas são extensas, apresentam necrose caseosa e gomoide, e tendem a comprometer ambas as glândulas. Não é incomum observar destruição completa destes órgãos, levando à insuficiência crônica glandular (doença de Addison). É possível que essa micose seja a causa mais comum dessa entidade no nosso meio.

SISTEMA NERVOSO CENTRAL (SNC)

A localização meníngea do *P. brasiliensis* leva a uma inflamação crônica (meningite crônica) granulomatosa, predominantemente basal, que lembra em muitos aspectos a tuberculose. Por vezes, o processo compromete os vasos sanguíneos, levando à endarterite supurativa com consequentes lesões isquêmicas no parênquima circunjacente. No encéfalo, o fungo produz lesões necróticas, circundadas por reação glial e por granulomas epitelioides, contendo parasitas (Figuras 76.2.4 e 76.2.5). Uma proliferação colágena concêntrica pode, às vezes, conferir aspecto pseudotumoral à lesão (similar à goma luética cerebral). Raramente, o *P. brasiliensis* pode comprometer a medula espinal.

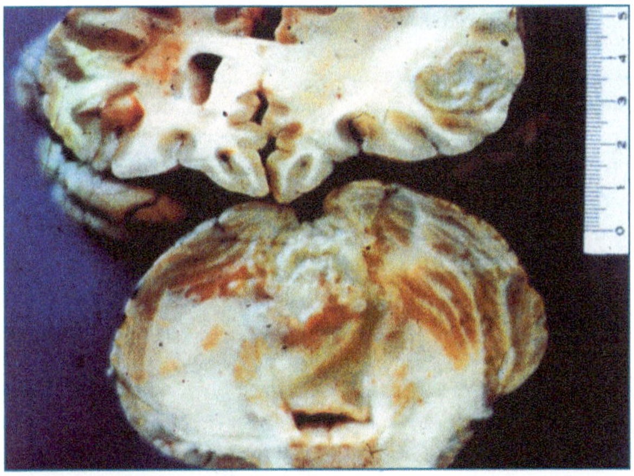

FIGURA 76.2.4 SNC: lesões necróticas e granulomatosas causadas pelo *P. brasiliensis*.
Fonte: Acervo da autoria.

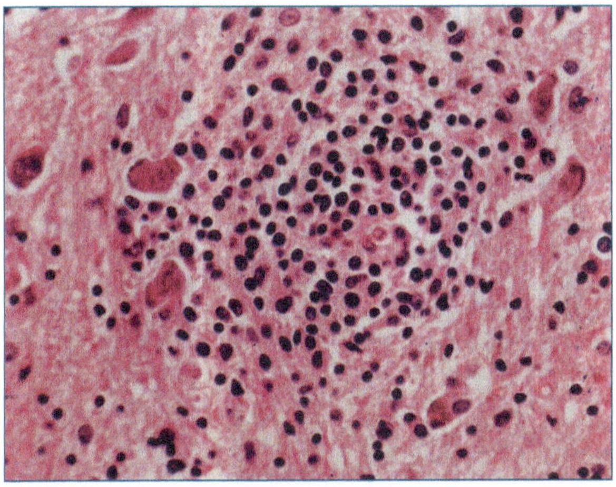

FIGURA 76.2.5 Quadro morfológico microscópico em encéfalo comprometido pelo *P. brasiliensis*. Necrose circundada por reação glial e granulomas epitelioides contendo parasitas (400×).
Fonte: Acervo da autoria.

OUTROS ÓRGÃOS

Granulomas paracoccidioidomicóticos podem ser vistos em quase todos os órgãos, particularmente nas formas disseminadas, miliares, da doença. As lesões podem ser vistas no fígado, no baço, nos intestinos, nos olhos, nos ossos, no pâncreas, no testículo, nos ovários, no útero, no peritônio, na tireoide etc. (Figuras 76.2.6 e 76.2.7). Em alguns desses órgãos, a repercussão decorrente desse comprometimento pode ser grave, como ocorre nos intestinos e nos linfonodos mesentéricos, cujas lesões podem levar a uma síndrome de má absorção; lesões pseudotumorais (paracoccidioidomas), que possuem o centro necrótico e uma cápsula fibrótica circunjacente, são ocasionalmente vistas nos pulmões e no SNC, podendo simular neoplasias.

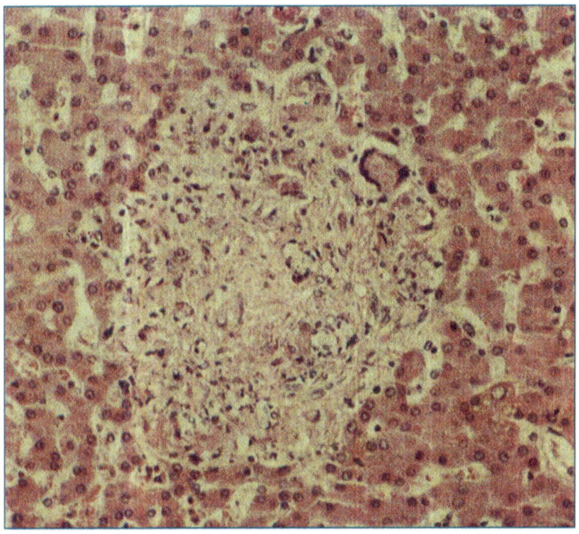

FIGURA 76.2.6 Hepatite granulomatosa contendo formas leveduriformes do *P. brasiliensis* fora e dentro das células gigantes (400×).
Fonte: Acervo da autoria.

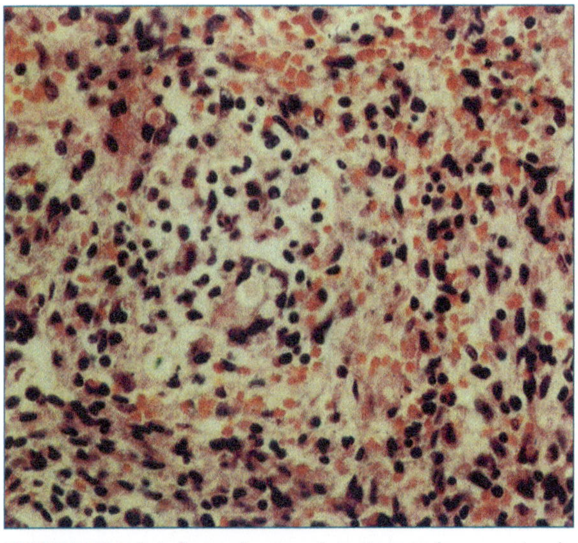

FIGURA 76.2.7 Inflamação granulomatosa no baço contendo formas leveduriformes do *P. brasiliensis* (400×).
Fonte: Acervo da autoria.

76.3 Classificação das formas clínicas

Marcelo Simão Ferreira

Diversas classificações das formas clínicas da paracoccidioidomicose foram publicadas na literatura desde o descobrimento da doença. Todas elas se baseavam em diferentes critérios (topografia das lesões, gravidade da doença, resultados de reações sorológicas, história natural etc.) e nenhuma foi adotada de forma sistemática pelos pesquisadores dessa infecção micótica. Na década de 1960, com base nos estudos de Fava Netto, surgiu uma classificação simples que dividia a doença em duas modalidades: a benigna, forma não disseminada da micose, com baixos títulos de anticorpos nas reações sorológicas; e a grave, disseminada, com elevados títulos de anticorpos, sempre detectados nas formas ativas da moléstia.

Posteriormente, pesquisadores colombianos e brasileiros, observaram que formas agudas (ou subagudas) eram comumente diagnosticadas em crianças, adolescentes e adultos jovens e a denominaram "forma juvenil" da moléstia; em geral, esses indivíduos tinham menos de 30 anos de idade, mostravam comprometimento extenso de órgãos linfoides e pouco envolvimento dos pulmões; ao contrário, nas formas crônicas, em que os pulmões e a mucosa oral são frequentemente acometidos, os doentes estavam colocados em faixas etárias mais avançadas, em geral acima dos 40 anos de idade, daí a denominação "forma adulta" da doença.

Essa classificação, sem dúvida, serviu de modelo para um grupo de pesquisadores elaborarem uma classificação definitiva da micose, apresentada no International Colloquium on Paracoccidioidomycosis realizado em fevereiro de 1986, em Medellín, Colômbia; também nessa classificação houve a tentativa de correlacionar os dados clínicos com a história natural da moléstia, resultando na seguinte proposta:

- Paracoccidioidomicose – infecção
- Paracoccidioidomicose – doença:
  - forma aguda ou subaguda (tipo juvenil):
    - moderada
    - grave
  - forma crônica (tipo adulto):
    - unifocal:
      - leve
      - moderada
      - grave
    - multifocal:
      - leve
      - moderada
      - grave
  - formas residuais ou sequelas.

Na atualidade, os critérios de idade para classificar o paciente em "juvenil" ou "adulto" não são mais utilizados; formas clínicas com extenso comprometimento de linfonodos, fígado, baço e outros órgãos linfoides são vistas em adultos acima dos 30 anos de idade, assim como as formas pulmonares com envolvimento mucoso podem, eventualmente, aparecer em adolescentes e adultos jovens.

Não há forma leve da enfermidade no "tipo juvenil", como se pode observar pela classificação, fato comprovado em várias séries publicadas dessa modalidade de doença. A decisão de se enquadrar um paciente da forma crônica nos subtipos unifocal e multifocal poderá exigir, em determinadas situações, a realização de métodos propedêuticos mais sofisticados, (p. ex., exames de imagem), mas na maioria dos casos, o exame clínico detalhado, aliado aos exames laboratoriais e radiológicos rotineiros serão suficientes para classificar a maioria dos acometidos pela micose. A avaliação imunológica, se possível, deve ser realizada em todas as variedades clínicas e pode trazer valiosas informações acerca do prognóstico e da atividade da doença, essenciais para o acompanhamento clínico e o controle de cura da micose. Os critérios leve, moderado ou grave são, muitas vezes, subjetivos, e cada clínico elabora a classificação do paciente, à beira do leito, segundo sua ótica, embora alguns parâmetros devam ser utilizados para enquadrar, de maneira correta, cada doente na classificação (comprometimento do estado geral, perda de peso, tipo de linfadenopatia supurada ou não e presença de envolvimento pulmonar). As sequelas se caracterizam pelas manifestações cicatriciais que se seguem ao tratamento da micose; microstomia, estenose de traqueia, fibrose pulmonar e insuficiência suprarrenal estão entre as mais frequentes sequelas dessa enfermidade.

Bernard e Duarte, em revisão dos casos de coinfecção do *P. brasiliensis* com o HIV, propõem que a classificação ora adotada seja modificada para enquadrar estes doentes coinfectados, que frequentemente apresentam-se, clinicamente, com formas disseminadas da micose, acometendo simultaneamente órgãos linfoides, mucosa oral e respiratória superior, além dos pulmões; esses autores propõem a inclusão de uma "forma mista" da micose, que ocorreria quase exclusivamente em doentes imunodeprimidos, particularmente em portadores de aids. Essa modalidade clínica provavelmente resulta de reativação de focos quiescentes da micose presentes no organismo em órgãos como pulmões, linfonodos, baço etc.

Pôncio Mendes, na tentativa de melhor caracterizar a forma juvenil da moléstia, subdividiu essa modalidade em quatro formas clínicas, de acordo com as manifestações predominantes:

- com adenomegalia superficial;
- com comprometimento abdominal ou digestivo;

- com comprometimento ósseo;
- com outras manifestações clínicas.

Esse mesmo autor também propõe que as formas aguda e subaguda da micose sejam classificadas segundo alguns critérios de gravidade, conforme mostra a Tabela 76.3.1.

Na opinião dos autores deste capítulo, apesar do grande detalhamento da classificação da forma juvenil proposta por Pôncio Mendes, essa riqueza de dados (que incluem reação a paracoccidioidina e testes sorológicos) não é capaz de modificar de forma substancial o tratamento dessa modalidade clínica. Sendo quase sempre doença grave, a forma juvenil deve, em nossa opinião, ser tratada com um curso inicial de Anfotericina B, seguida de uma longa manutenção com sulfas ou derivados triazólicos. Em nosso serviço, situado em área endêmica da micose (região do Triângulo, Minas Gerais), classifica-se de forma prática, à beira do leito, o paciente em juvenil ou adulto, de acordo com as manifestações clínicas, e o tratamento é proposto segundo critérios simples de gravidade demonstrados pelos exames físico, laboratoriais e radiológicos. São considerados: estado nutricional; acometimento de vários órgãos; presença simultânea de anemia e hipoalbuminemia graves; presença de lesões cutâneas disseminadas etc.

TABELA 76.3.1 Classificação das formas aguda e subaguda da paracoccidioidomicose, em função da gravidade.

Achado	Gravidade	
	Moderado (todos os achados)	Grave (três ou mais achados)
Tipo de adenomegalia	Inflamatório não supurativo	Tumoral ou supurativo
Hepato e/ou esplenomegalia	Ausente ou presente (leve)	Presente (intensa)
Comprometimento do estado geral e nutricional	Ausente ou presente (leve)	Presente (intenso)
Acometimento de outros órgãos	Ausente	Presente
Reação intradérmica à paracoccidioidina	Positiva (> 5 mm)	Negativa (< 5 mm)
Níveis séricos de anticorpos, por imunodifusão	Baixos a moderados	Elevados

76.4 Quadro clínico

Rinaldo Poncio Mendes

A paracoccidioidomicose pode comprometer qualquer órgão e tem tendência à disseminação, fazendo com que seja bastante variado o quadro clínico apresentado pelos pacientes. A Tabela 76.4.1 mostra a frequência de comprometimento dos diferentes órgãos, em estudo necroscópico e em pacientes atendidos em clínica de moléstias infecciosas e parasitárias. Pode-se observar a capacidade de disseminação da doença e o predomínio de envolvimento de pulmões, linfonodos e mucosa das vias aerodigestivas superiores. O comprometimento cutâneo se encontra subdimensionado, pois, em geral, os pacientes que o apresentam procuram os serviços dermatológicos. A maior incidência de participação de determinados órgãos no estudo necroscópico, como suprarrenais e fígado, pode ser explicada pela presença de doença muito disseminada nos casos que evoluíram para óbito apesar do tratamento instituído. Além disso, o comprometimento de muitos órgãos pode não ser acompanhado de repercussão clínica, portanto sua detecção é possível apenas nos casos necropsiados.

Os pacientes em geral apresentam indisposição, mal-estar generalizado, perda da disposição para o trabalho, anorexia e emagrecimento, por vezes tão intenso que pode levar à caquexia. A febre, muitas vezes, não se encontra presente e pode ser considerada sinal de gravidade.

PULMÕES

A participação dos pulmões se reveste de especial importância por sua frequência, pelas sequelas fibróticas e bolhosas que a doença determina e por serem a porta de entrada do *P. brasiliensis* na quase totalidade dos casos.

O comprometimento pulmonar por paracoccidioidomicose foi relatado pela primeira vez em 1911. Oito anos depois, foi descrito o primeiro caso com participação pulmonar exclusiva, sem evidência clínica de comprometimento extrapulmonar. Entretanto, a participação desses órgãos foi valorizada somente em 1946, ao se demonstrar seu comprometimento em 84% dos 25 casos estudados. A esses, seguiram-se vários trabalhos focalizando diferentes aspectos do comprometimento pulmonar.

TABELA 76.4.1 Órgãos comprometidos pelo *Paracoccidioides brasiliensis* em 25 necrópsias realizadas no departamento de patologia e em 173 doentes atendidos na disciplina de moléstias infecciosas e parasitárias, da Faculdade de Medicina de Botucatu – Unesp.

Órgãos comprometidos	Casos observados			
	Em necropsias		Em doentes	
	N.	%	N.	%
Pulmões	24	96	128	74
Linfonodos	18	72	63	36,4
Mucosa das vias aerodigestivas superiores	15	60	83	48
Suprarrenais	11	44	6	3,5
SNC	9	36	1	0,6
Fígado	8	32	0	0
Baço	7	28	0	0
Pele	6	24	22	12,7
Rins	4	16	0	0
Medula óssea	3	12	0	0
Coração	3	12	0	0
Aparelho digestivo	2	8	6	6,5
Testículo	2	8	1	0,6
Próstata	2	8	1	0,6
Olhos	0	0	2	1,2
Mama	0	0	1	0,6

Fonte: Franco et al., 1989.

A avaliação de pacientes não fumantes e sem danos de outra causa nos pulmões, condição pouco frequente entre os paracoccidioidicos, permitiu identificar as manifestações pulmonares causadas pela micose.

Dispneia é a queixa mais frequente e apresenta caráter progressivo, é referida, no início, apenas aos grandes esforços, mas em geral progride até se manifestar mesmo com o paciente em repouso. A tosse é observada em 57% dos casos e a expectoração em 50%; em geral com aspecto mucoso, a expectoração é hemóptica em apenas 11% dos doentes. A dor torácica, na maioria das vezes, não é referida. No entanto, o comprometimento pulmonar pode ser totalmente assintomático, mesmo quando extensas lesões pulmonares são reveladas pela radiografia de tórax, caracterizando, nesses casos, dissociação clínico-radiológica.

A semiologia pulmonar costuma ser muito pobre, encontrando-se inalterada em um grande número de pacientes, inclusive naqueles que apresentam queixas respiratórias intensas ou lesões radiológicas extensas, caracterizando dissociação clínico-semiológica ou radiológico-semiológica, respectivamente.

Em doentes sem outra causa de comprometimento pulmonar, foram normais a inspeção de tórax em 64% dos casos, a palpação e a percussão, em 46%, e a ausculta pulmonar, em 43%. Tórax enfisematoso e hipersonoridade foram observados em apenas 11% dos casos, frêmito toracovocal aumentado, em 36% e submacicez, em 46% dos doentes. Vários tipos de ruídos adventícios se associavam nos pacientes.

A função pulmonar foi avaliada por alguns pesquisadores e, em geral, revelou-se comprometida. O padrão obstrutivo é o mais encontrado, seguido pelo misto e, em alguns casos, pelo restritivo. A hipoxemia e o aumento da diferença alveoloarterial de oxigênio são observados em quase todos os casos, traduzindo predominância da perfusão sobre a ventilação. Os achados espirométricos sugerem que na paracoccidioidomicose haveria predominância de lesões na árvore brônquica, em especial em nível de bronquíolos ou de conjuntivo peribronquiolar, que ocorreriam tanto nas fases precoces como nas evolutivas da doença e que independem da ação do fumo. A regressão das lesões radiológicas, que se observa com o tratamento, não é acompanhada de melhora da função pulmonar.

LINFONODOS

O comprometimento de linfonodos foi relatado no trabalho pioneiro de Lutz, que descreveu uma adenopatia submandibular, com o fungo em granuloma tuberculoide. O linfotropismo do *P. brasiliensis* foi sugerido em 1919, seguido pela observação de que quanto mais precoce e intenso o comprometimento de linfonodos, pior era o prognóstico do doente.

A importância do comprometimento linfático pode ser avaliada por sua frequência em estudos clínicos e necroscópicos, pela identificação da adenopatia subclínica e de comprometimento linfático por meio de exames contrastados e anatomopatológicos e, principalmente, pela depressão imunocelular por lesão do tecido linfoide. A adenopatia subclínica se caracteriza pelo encontro de lesões paracoccidioicas em linfonodos considerados normais ao exame clínico. Ela foi demonstrada tanto em linfonodos que recebem a drenagem de áreas comprometidas pelo fungo como naqueles muito distantes das lesões, sugerindo, nestes últimos, disseminação hematogênica do *P. brasiliensis.*

A adenopatia pode se constituir na principal queixa do paciente, o que, em geral, ocorre em crianças, adolescentes e adultos jovens com a forma aguda ou subaguda da paracoccidioidomicose, também denominada "tipo juvenil" (Figura 76.4.1). As cadeias ganglionares do segmento cefálico são as mais comprometidas, seguidas em frequência pelas supraclaviculares e pelas axilares. No segmento cefálico, são mais atingidos os linfonodos submandibulares e os das cadeias cervicais anteriores e posteriores. Os linfonodos submentoniano, pré e retroauriculares e suboccipital também podem estar comprometidos. Embora menos frequente, ou mesmo raro, o envolvimento de outros linfonodos tem sido descrito, como os inguinais, os intercostais, os epitrocleanos e os poplíteos.

O comprometimento linfático abdominal foi descrito inicialmente em 1915 e é relatado com maior frequência na região Centro-Oeste do Brasil. Ele pode originar quadros clínicos diversificados, simulando inclusive abdome agudo. Em muitos pacientes, pode-se palpar grandes massas tumorais, que sugerem tratar-se de doença linfoproliferativa. A adenopatia abdominal pode causar compressão extrínseca de vísceras ocas, determinando, por exemplo, o aparecimento de icterícia por compressão das vias biliares extra-hepáticas, de síndrome de compressão da veia cava inferior e de quadros de suboclusão ou oclusão intestinal.

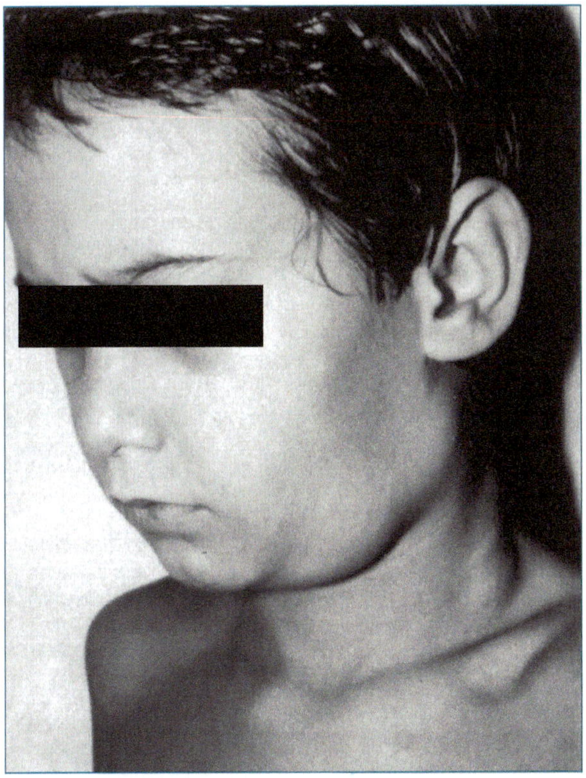

FIGURA 76.4.1 Adenomegalia em criança com a forma juvenil.
Fonte: Acervo da autoria.

O comprometimento linfático mesentérico pode levar à síndrome de má absorção, por vezes acompanhada de ascite quilosa. No entanto, é importante registrar o frequente e por vezes intenso comprometimento do sistema linfático profundo, revelado pela linfografia bipodal, em pacientes com a forma crônica da doença e que não apresentavam adenopatia ao exame físico. Esses achados demonstram que as lesões linfáticas se encontram presentes em praticamente todos os casos, mas nem sempre acompanhadas de evidência clínica. O estudo dos linfonodos profundos pode ser feito por linfografia, ultrassonografia ou tomografia axial computadorizada.

O comprometimento de vários linfonodos em diversas cadeias ganglionares de um paciente torna complexa a caracterização do envolvimento linfático. Essa dificuldade pode ser superada classificando-se a adenopatia, no seu conjunto e sob o ponto de vista clínico, em três tipos, com base no diâmetro e na presença de supuração dos linfonodos:

- **Inflamatório não supurativo:** quando todos os linfonodos apresentarem seu maior diâmetro com menos de 2 cm.
- **Tumoral:** quando pelo menos um dos linfonodos apresentar diâmetro igual ou superior a 2 cm.
- **Supurativo:** quando pelo menos um linfonodo apresentar flutuação ou fístula, independentemente de seu tamanho.

Pacientes com adenopatia do tipo inflamatório não supurativo apresentam linfonodos em geral indolores, não coalescentes, livres dos planos superficiais e profundos, sem rubor e sem calor, ao passo que aqueles com adenopatia do tipo tumoral revelam linfonodos com frequência dolorosos à palpação, fixos aos planos superficiais, coalescentes, com rubor e com calor.

MUCOSA DAS VIAS AERODIGESTIVAS SUPERIORES

As lesões paracoccidioidicas de fossas nasais, cavidade oral, orofaringe, hipofaringe e laringe constituem o comprometimento das vias aerodigestivas superiores e se revestem de importância por sua frequência e pela facilidade de acesso, que permite a obtenção de material para exame micológico.

O primeiro estudo sistematizado das lesões mucosas causadas pelo *P. brasiliensis* foi realizado em 1936, cabendo a Aguiar Pupo a descrição da estomatite moriforme, que posteriormente recebeu seu nome. Vários trabalhos focalizaram, a seguir, o comprometimento mucoso paracoccidioidico.

Rouquidão, odinofagia, disfagia, ardor na garganta e dispneia são manifestações clínicas muito frequentes. Por vezes, as lesões mucosas são dolorosas, principalmente quando alimentos quentes são ingeridos. Muitos pacientes referem amolecimento dos dentes, confirmado pelo exame físico, que também revela lesões periodontais. O orofaringe é muito rico em fungos, com várias formas em reprodução, sugerindo que constitui excelente terreno para a proliferação do *P. brasiliensis.*

O estudo das vias aerodigestivas superiores revela que mais de uma região é comprometida no mesmo paciente, com predomínio da laringe, seguida por orofaringe, hipofaringe e cavidade oral. Também chama a atenção o predomínio de lesões bilaterais nas diversas regiões analisadas. Na cavidade oral, as lesões são mais frequentes no palato duro e na região gengival superior, notando-se sua presença em regiões contíguas (Figuras 76.4.2 e 76.4.3). Na orofaringe, predomina o comprometimento do palato mole, seguindo-se em frequência os pilares e as paredes laterais. O seio piriforme e a parede anterior são as regiões mais comprometidas da hipofaringe, a que se seguem as paredes laterais e posteriores. Na laringe, as lesões são mais frequentes em banda ventricular, corda vocal e região aritenóidea, embora as partes livres e laríngeas da epiglote, a prega aritenoepiglótica, o espaço ventriculolaríngeo e a região subepiglótica também sejam comprometidos com frequência.

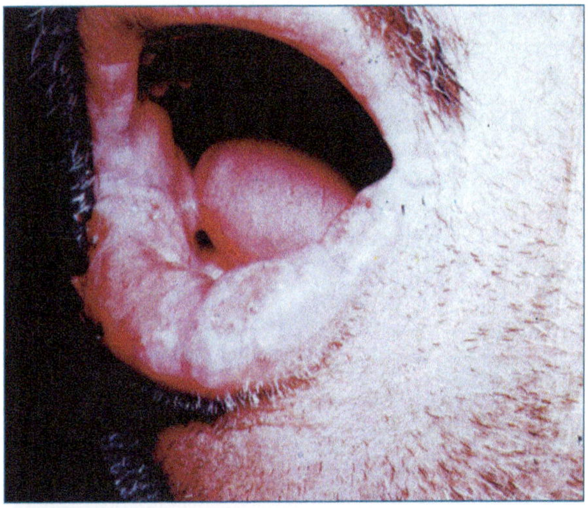

FIGURA 76.4.2 Lesões ulceradas e lesões infiltrativas em lábio inferior, em paciente com a forma crônica.
Fonte: Acervo da autoria.

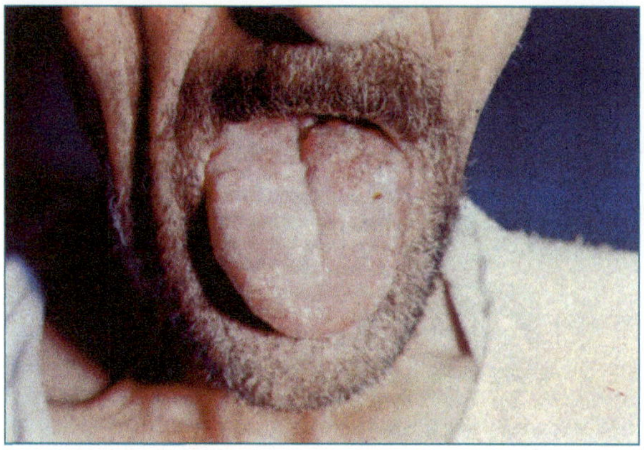

FIGURA 76.4.3 Lesões exulceradas em bordas e base de língua, com finas granulações avermelhadas, que se assemelham à superfície de uma amora (lesões moriformes), em paciente com a forma crônica.
Fonte: Acervo da autoria.

As lesões apresentam morfologia bastante variada. A estomatite moriforme, descrita por Aguiar Pupo como lesão de evolução lenta, exulcerada, cujo fundo tem o aspecto de uma fina granulação, muito semelhante à da amora, é o tipo de lesão mais frequente na cavidade oral (Figura 76.4.3). Embora não seja um sinal patognomônico, seu encontro é muito sugestivo de paracoccidioidomicose. A hiperemia predomina em orofaringe e hipofaringe, ao passo que, na laringe, o edema e, a seguir, a hiperemia são as lesões mais comuns. Além destas, ulcerações, lesões vegetantes e infiltrativas podem ser encontradas. Muitas vezes, as lesões da cavidade oral são acompanhadas de secreção espessa, que formam pontes elásticas entre diferentes pontos dessa região, visíveis quando os pacientes abrem a boca para possibilitar seu exame físico.

PELE

A importância do comprometimento cutâneo se relaciona à sua frequência, à facilidade com que proporciona o diagnóstico e, em muitos casos, à exuberância das lesões.

O fungo alcança a pele por disseminação hematogênica ou por contiguidade, a partir de lesões mucosas ou ganglionares. Raríssimos são os casos confirmados em que a pele foi a porta de entrada do *P. brasiliensis*. Algumas condições devem ser observadas para que se aceite a pele como porta de entrada em determinado caso: aparecimento de lesão paracoccidioidica em até duas semanas após trauma local; presença de linfadenopatia regional; ausência de comprometimento pulmonar à telerradiografia de tórax.

As lesões cutâneas podem estar localizadas em qualquer parte do corpo, porém são mais frequentes na face, e raramente afetam genitais, palmas das mãos e plantas dos pés. Elas podem ser únicas ou múltiplas e, neste último caso, apresentam-se esparsas ou agrupadas. O polimorfismo é a característica das lesões cutâneas paracoccidioidicas, que variam em cor, tamanho e aspecto. Elas podem se apresentar como pápulas ou nódulos, que por vezes se ulceram e se tornam crostosas, ou como abscessos, vegetações ou lesões verruciformes. Placas eritematosas e lesões numulares são pouco frequentes (Figuras 76.4.4, 76.4.5, 76.4.6 e 76.4.7). O comprometimento cutâneo paracoccidioidico pode se confundir com o de outras doenças, como sarcoidose, cromoblastomicose e tuberculose, entre outras.

SUPRARRENAIS

Data de 1914 o primeiro relato de comprometimento suprarrenal pelo *P. brasiliensis*, como achado de necropsia de paciente que apresentava doença disseminada. Esse tipo de comprometimento foi então observado em paciente cujos pulmões apresentavam apenas lesões fibróticas ou como lesão orgânica isolada. A seguir, vários trabalhos relataram a participação suprarrenal na paracoccidioidomicose. No entanto, somente em 1952 foram correlacionados os sinais e sintomas apresentados por doentes com paracoccidioidomicose e as manifestações clínicas da insuficiência suprarrenal crônica.

Entre os principais sinais e sintomas relacionados à insuficiência suprarrenal crônica de pacientes com paracoccidioidomicose encontram-se indisposição, cansaço fácil, anorexia, emagrecimento, diminuição da pressão arterial e hipotensão postural, hiperpigmentação de pele e mucosas – principalmente em regiões de atrito –, além de náuseas, vômitos e diminuição da potência sexual e da libido. Também podem ser observados níveis séricos elevados de potássio, cálcio e ureia, e diminuídos de sódio e cloro, embora nem sempre estejam presentes.

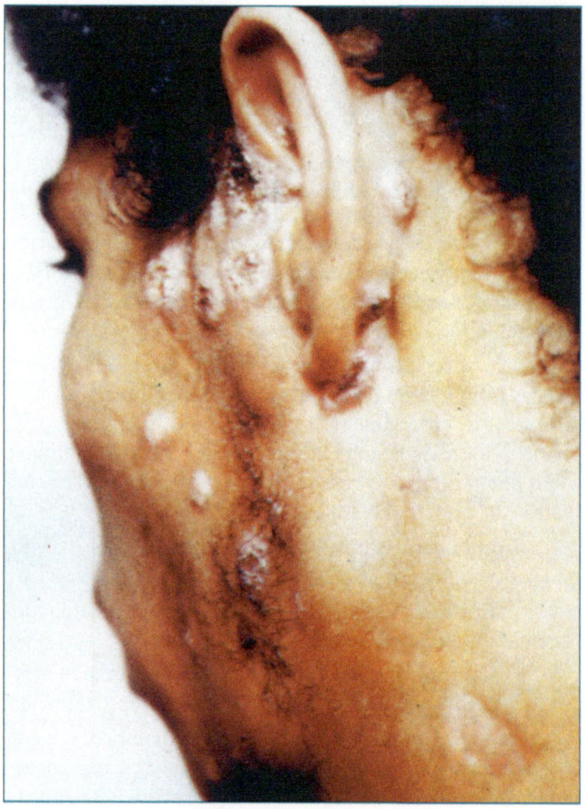

FIGURA 76.4.4 Lesões ulcerovegetantes e papuloacneiformes e adenomegalia em paciente com a forma juvenil.
Fonte: Acervo da autoria.

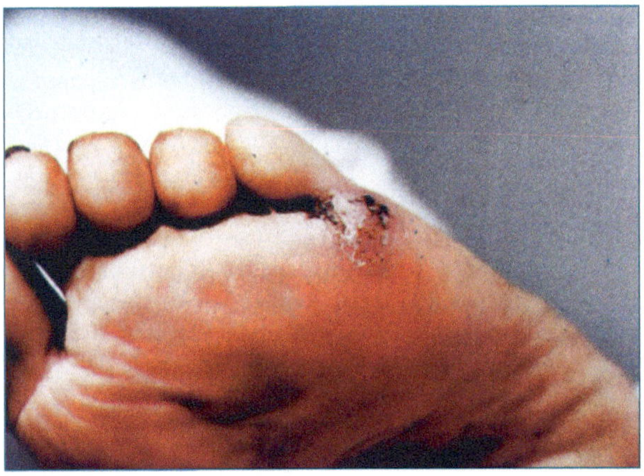

FIGURA 76.4.5 Lesão ulcerocrostosa no pé esquerdo em paciente com a forma crônica.
Fonte: Acervo da autoria.

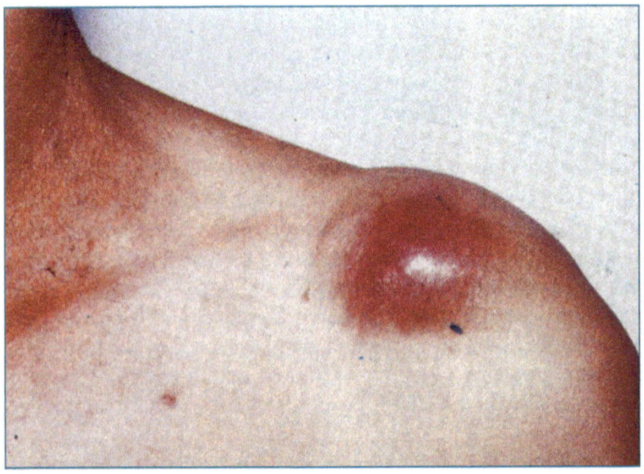

FIGURA 76.4.6 Abscesso de subcutâneo em paciente com a forma crônica.
Fonte: Acervo da autoria.

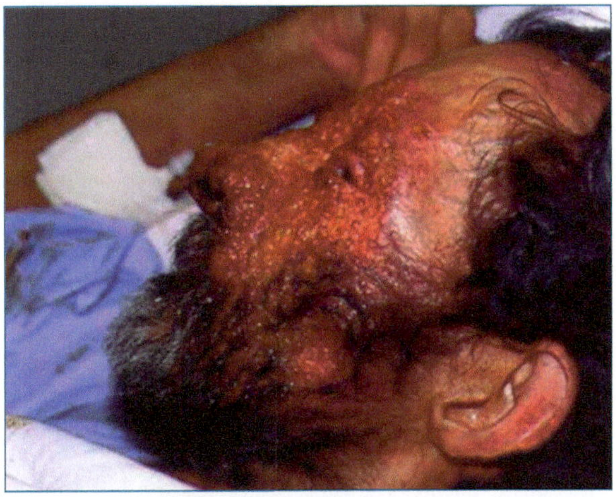

FIGURA 76.4.7 Lesões em face com infecção secundária extensa atingindo o globo ocular esquerdo.
Fonte: Acervo da Biblioteca do Instituto de Infectologia Emílio Ribas. Cortesia: Marcelo Babosa, Diretor Técnico do Serviço de Informação e Documentação Científica.

Em 1961, utilizou-se o teste de Thorn na avaliação da função suprarrenal, que demonstrou reserva diminuída em 48% dos pacientes, o que colocava esta glândula como a terceira víscera mais comprometida na paracoccidioidomicose. Baixos níveis plasmáticos de aldosterona e de cortisol, antes da estimulação suprarrenal com ACTH, e ausência de incremento desses níveis após estímulo também foram verificados. No entanto, pacientes com paracoccidioidomicose, sem quadro clínico compatível com comprometimento suprarrenal, apresentam valores basais de cortisol plasmáticos mais elevados que os de indivíduos saudáveis, talvez em virtude do estresse causado pelo estado infeccioso.

Uma avaliação das suprarrenais foi realizada em 15 pacientes por meio de tomografia computadorizada, ultrassonografia e dosagem dos níveis plasmáticos de cortisol e aldosterona, após estimulação pelo ACTH. A reserva suprarrenal mostrou-se diminuída em 53% dos pacientes. A tomografia computadorizada revelou-se alterada em 40% dos casos, demonstrando irregularidade de contornos e alterações de volume e densidade das glândulas. A ultrassonografia permitiu a avaliação de contornos, densidade e tamanho das suprarrenais, alteradas em 67% dos casos. A utilização dos dois métodos de diagnóstico por imagem permitiu a detecção de alterações em 85% dos pacientes.

Talvez seja possível sugerir que as elevadas concentrações de glicocorticosteroides nas suprarrenais seriam capazes de causar diminuição da imunidade celular local, favorecendo a instalação do *P. brasiliensis* nessas glândulas.

APARELHO DIGESTIVO

O comprometimento do tubo digestivo foi observado já nas primeiras necrópsias de doentes com paracoccidioidomicose, mas era considerado pouco frequente. À medida que se desenvolveram os exames especializados, vários casos passaram a ser relatados. No entanto, poucos são os trabalhos com casuísticas maiores e mais raros ainda são os que avaliam todo o tubo digestivo.

Mais de 50% dos pacientes revelam queixas digestivas quando um interrogatório dirigido é realizado. Sialorreia, disfagia, halitose, dor abdominal, empachamento, queimação e alterações da motilidade intestinal são referidos com maior frequência, a que se seguem regurgitação, vômitos, soluços e presença de massa abdominal.

A avaliação radiológica do tubo digestivo demonstra alterações funcionais ou orgânicas em quase todos os casos, com participação de mais de um segmento na maioria deles. Íleo, estômago, duodeno, jejuno, colo ascendente e colo descendente são os segmentos comprometidos com maior frequência, ao passo que esôfago e reto se acham alterados em poucos casos. Dessa forma, especial atenção deve ser dada à região jejunoíleo-cecal. A participação do apêndice é excepcional.

As alterações funcionais são mais frequentes que as orgânicas, com predomínio, entre as primeiras, de hipersecreção, hipotonia e peristaltismo diminuído. Espessamento de pregas mucosas, dilatação, compressão extrínseca por fígado, baço ou linfonodos, estenose e rigidez foram as alterações orgânicas mais observadas. Em alguns pacientes, as lesões intestinais podem levar à suboclusão ou oclusão, constituindo-se em abdome agudo cirúrgico.

O comprometimento da absorção intestinal de proteínas, glicose e, com maior frequência, de gorduras, tem sido relatado. Embora a causa básica seja a obstrução das vias linfáticas, as manifestações clínicas relacionadas ao aparelho digestivo justificam sua inclusão neste tópico. Estudos da absorção da D-xilose, da excreção fecal de gorduras e da excreção fecal de albumina marcada, entre outros testes, são utilizados para confirmar a síndrome de má absorção.

Poucos são os trabalhos que analisam o comprometimento hepático na paracoccidioidomicose, sugerido pelo tropismo do *P. brasiliensis*, pelo sistema fagocítico mononuclear e pela presença de hepatomegalia, que reduz com o uso de antifúngicos. Em geral, não há queixas relacionadas à lesão hepática, embora exista relato de caso que evoluiu com icterícia intensa e com sinais e sintomas de grave insuficiência hepática, inclusive coma terminal.

A biópsia hepática revela desde lesões leves e inespecíficas, caracterizadas por reatividade do sistema fagocítico mononuclear, até intenso comprometimento hepático, evidenciado por granulomas portais e intrassinusoidais. Sinais de hipertensão portal não estão presentes. A icterícia, observada em vários pacientes com a forma juvenil, é em geral causada por compressão extrínseca das vias biliares por linfonodos do hilo hepático.

A avaliação de fígado e vias biliares por cintilografia demonstra a existência de colestase intra-hepática, mais frequente na forma juvenil, obstrução do colédoco, defeito focal único ou múltiplo e heterogeneidade da captação hepática. Estudo quantitativo da cinética do radiofármaco revela captação normal pela célula hepática, mas retardo de sua excreção em vários pacientes; por vezes muito intenso.

Embora excepcional, o comprometimento pancreático já foi relatado, simulando neoplasia de cabeça de pâncreas ou tumor abdominal.

OSSOS E ARTICULAÇÕES

O conhecimento da participação óssea e articular na paracoccidioidomicose se deve ao relato de casos, a uma revisão dos casos publicados até 1964 e a três estudos sistemáticos prospectivos.

Embora o envolvimento ósseo e/ou articular seja observado em pacientes com doença disseminada, há casos em que não existiu comprometimento pulmonar e de outros órgãos. O antecedente de trauma prévio às manifestações ósseas ou articulares deve ser interpretado como fator desencadeante da infecção nesse local, e não como inoculação do fungo. As lesões ósseas se iniciam pela camada medular, atingem a cortical e, finalmente, o periósteo. A participação óssea é, em geral, assintomática, podendo-se palpar algumas lesões de ossos superficiais. Nos demais casos, seu encontro constitui achado radiológico. O envolvimento articular, ao contrário, é acompanhado de manifestações clínicas exuberantes, caracterizadas por dor e impotência funcional. O exame físico revela articulações com aumento de volume e de temperatura.

Embora o *P. brasiliensis* possa comprometer qualquer osso, as lesões predominam em tórax (costela, esterno), cintura escapular (clavícula, escápula) e membros superiores. Estes achados reforçam a hipótese diagnóstica de paracoccidioidomicose nos casos de comprometimento pulmonar em que a hipótese de tuberculose também foi aventada. O exame radiológico revela lesões geralmente múltiplas, líticas, sem reação perifocal, com reação periostal discreta ou ausente e com bordas nítidas. A cortical se encontra destruída em pouco mais da metade dos casos. A participação articular é observada em cerca de 1/3 dos casos em que há lesão óssea.

Fibrose e neoformação óssea são observadas após instituição de antifúngicos, modificando as características das lesões de forma lenta e gradual.

SISTEMA NERVOSO CENTRAL (SNC)

O aparecimento de síndrome convulsiva em paciente com lesões cutâneas generalizadas de origem paracoccidioidica constituiu o primeiro indício de que o *P. brasiliensis* poderia comprometer o SNC. Vários trabalhos relatando o comprometimento do sistema nervoso central por esse fungo demonstraram que essa possibilidade pode ser mais frequente do que se admitia.

É difícil a avaliação da incidência de comprometimento paracoccidioidico do SNC, que varia em função do tipo de estudo realizado. Assim, as necropsias nem sempre são completas, em especial com relação à medula espinal e às meninges raquianas. Além disso, correspondem à avaliação de casos terminais, muitas vezes com disseminação de uma doença que não pode ser controlada. Entretanto, os estudos clínicos nem sempre incluem avaliação neurológica adequada, inclusive a laboratorial. Assim, estudo prospectivo dirigido ao SNC revelou a presença de sintomas sugestivos em 25% dos casos. As manifestações centrais, em geral, ocorrem em doentes que apresentam ou já apresentaram lesões em órgãos comprometidos com maior frequência na paracoccidioidomicose. O comprometimento isolado do sistema nervoso central já foi, no entanto, observado.

As lesões centrais da paracoccidioidomicose podem ser tumorais ou meníngeas. Quanto ao número, as apresentações tumorais podem ser únicas ou múltiplas e, neste último caso, podem se localizar em diferentes regiões, justificando o polimorfismo do quadro clínico (Figura 76.4.8). Predominam os sintomas de hipertensão intracraniana de evolução lenta e progressiva, acompanhados de sinais de localização, como sintomas sensitivos e déficits motores. Síndrome convulsiva e edema de papila são frequentes. Os tumores são encontrados com mais frequência no cérebro do que no cerebelo ou no tronco encefálico, a localização medular é rara. Essas massas tumorais podem evoluir para abscessos de tamanhos variáveis. No comprometimento meníngeo, observa-se preferência pela base do encéfalo e quadro crônico, em geral com participação encefálica.

Em um estudo, a apresentação tumoral foi observada em 11 dos 15 doentes avaliados. Destes, seis apresentavam lesões múltiplas e em cinco elas eram únicas. A localização era cerebral em cinco, cerebelar em três e cerebral associada à cerebelar em três pacientes. Nos outros quatro doentes, a apresentação era meníngea, em três dos quais havia manifestações encefálicas associadas.

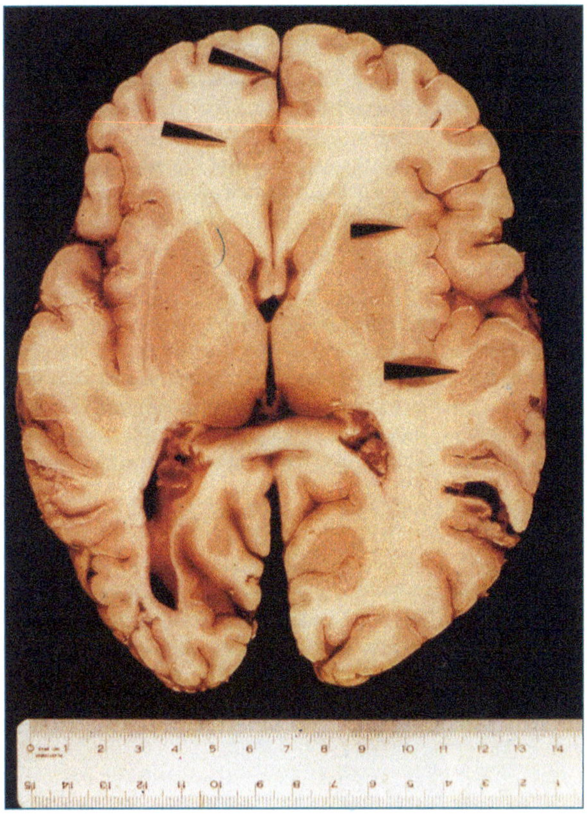

FIGURA 76.4.8 Paracoccidioidomas no córtex cerebral. Observar os granulomas necróticos bem demarcados (setas).
Fonte: Gentileza do Prof. Marcello F. de Franco, do Departamento de Patologia da Faculdade de Medicina de Botucatu – Unesp.

As alterações do líquido cefalorraquidiano não são características, com pleocitose leve, moderada ou intensa, à custa de mononucleares ou de polimorfonucleares e, por vezes, sem nítido predomínio de um tipo celular. Hiperproteinorraquia à custa de gamaglobulina e hipoglicorraquia, em geral, se encontram presentes. É excepcional a demonstração do fungo no líquido cefalorraquidiano pelo exame direto ou pelo cultivo. Os anticorpos específicos não são demonstráveis pelos métodos utilizados na rotina, mas podem ser detectados por testes mais sensíveis, como o imunoenzimático.

O eletroencefalograma e os exames radiológicos clássicos podem revelar alterações, embora inespecíficas. A tomografia axial computadorizada demonstra lesões arredondadas, com localização variável, sem sinais de neoformação ou destruição óssea, com pequena quantidade de edema perifocal e efeito de massa discreto. Após sua administração, observa-se acúmulo do contraste somente na periferia da lesão, que mantém seu centro livre, caracterizando o "acúmulo em anel".

A ausência de manifestações clínicas e achados laboratoriais específicos do comprometimento do SNC por paracoccidioidomicose torna difícil o diagnóstico dos casos em que o quadro neurológico é dominante ou mesmo único. Assim, essa etiologia sempre deve ser lembrada em pacientes com quadro neurológico compatível com paracoccidioidomicose e com antecedentes epidemiológicos dessa micose. Nesses casos, deve-se tentar encontrar o fungo em outras localizações, como os pulmões, o tegumento e os linfonodos, cujo comprometimento por vezes passa despercebido.

OLHOS E ANEXOS

O primeiro caso de comprometimento ocular pelo *P. brasiliensis* foi relatado em 1923. Desde então, pelo menos 50 novos casos foram referidos, nos quais o envolvimento concomitante de outros órgãos também foi observado. O comprometimento ocular é unilateral, sem predomínio de nenhum dos olhos. As lesões palpebrais e conjuntivais são as mais frequentes, sendo raros os casos de uveíte anterior ou coroidite.

A lesão palpebral se inicia como pápula, em geral próxima ao bordo, que cresce e se ulcera no centro. A base da úlcera revela pontos hemorrágicos finos e elevados, e bordas espessas e endurecidas, lembrando o aspecto moriforme da estomatite de Aguiar Pupo. Em seu início, as lesões paracoccidioicas oculares podem simular hordéolo ou mesmo blefarite bacteriana.

APARELHO UROGENITAL

O comprometimento urogenital pelo *P. brasiliensis* em geral ocorre em pacientes com lesões em outros órgãos e é quase exclusivo do sexo masculino. Raros são os casos em que as manifestações urogenitais constituem a queixa principal ou mesmo a única queixa. Epidídimo, testículo e próstata são os órgãos comprometidos com maior frequência. Testículo e epidídimo dolorosos, aumentados de volume e consistência, dificuldade à micção, polaciúria e aumento de volume e consistência da próstata são encontrados no comprometimento paracoccidioidico urogenital. Lesões em rins, ureter, bexiga, pênis e mama já foram relatadas.

TIREOIDE

O comprometimento da tireoide pelo *P. brasiliensis* foi demonstrado por achados de necropsia. No primeiro estudo da função tireoidiana, em pacientes com paracoccidioidomicose, foram avaliados os níveis séricos de tiroxina (T4), tri-iodotironina (T3) e a resposta ao hormônio liberador de tirotrofina (TRH), e comparados com os de indivíduos saudáveis. Os pacientes revelavam, com maior frequência, níveis séricos reduzidos de T3, em especial os que apresentavam a forma grave da doença. Os resultados sugeriram a ocorrência de redução na conversão periférica de T4 a T3, mas não indicaram a ocorrência de nenhuma das formas de hipotireoidismo, isto é, tireoidea, hipofisária ou hipotalâmica.

Em passado recente descreveu-se o primeiro caso de comprometimento tireoidiano diagnosticado em vida. O paciente apresentava quadro clínico compatível com hipertireoidismo e massa tumoral na tireoide, cuja punção revelou formas em levedura do *P. brasiliensis,* em brotamento. Nesse caso, a queixa principal estava associada ao quadro de hipertireoidismo, talvez pelo extravasamento de hormônio ou de pró-hormônio para a circulação sanguínea, mas também se confirmou a participação pulmonar.

OUTROS ÓRGÃOS

A paracoccidioidomicose pode acometer qualquer órgão, causando lesões sintomáticas ou não. Quando assintomáticas, as lesões constituem apenas achados de necropsia. Entre os casos sintomáticos, nem sempre a etiologia paracoccidioidica é suspeitada, por sua raridade, e, uma vez mais, o diagnóstico é necroscópico. Assim, foram identificadas lesões em coração, vasos, hipófise, timo, baço, medula óssea e músculo estriado.

CARACTERIZAÇÃO DE GRAVIDADE

A caracterização clínica de gravidade é importante por orientar o tratamento a ser instituído, tanto no que se refere ao composto antifúngico a ser indicado quanto à via de administração e aos cuidados e tratamentos complementares – internação, suporte nutricional e tratamento de reposição hormonal, entre outros.

As formas agudas/subagudas podem ser moderadas ou graves, como revela a Tabela 76.4.2, pois a baixa idade dos pacientes e o curto período de incubação configuram a inexistência de manifestações clínicas leves. Para ser considerado moderado, todas as condições clínicas precisam ser identificadas, enquanto para ser considerada grave, pelo menos três delas devem estar presentes. Por outro lado, o quadro clínico das formas crônicas pode ser leve, moderado ou grave; a Tabela 76.4.3 apresenta as características dos quadros leves e graves. As moderadas apresentam manifestações clínicas intermediárias às extremas. Deve-se registrar que, para ser caracterizada como forma leve, todas as condições precisam estar preenchidas, enquanto pelo menos três delas para apresentações graves. É interessante ter em conta que as apresentações moderadas são as mais prevalentes e apresentam uma grande gama de distribuição, ora mais próximas às leves, ora às graves, refletindo a interação parasito-hospedeiro.

As manifestações clínicas observadas após tratamento eficaz se relacionam às sequelas decorrentes do comprometimento dos diferentes órgãos. Entre elas, destacam-se as sequelas pulmonares, laríngeas, suprarrenais, digestivas, neurológicas e cutâneas. As manifestações pulmonares se relacionam à fibrose e ao enfisema, que comprometem a função respiratória em diferentes níveis, não raras vezes impossibilitando que o paciente execute suas atividades habituais. A fibrose pulmonar residual apresenta correlação direta com a intensidade dos infiltrados pulmonares à admissão e é ainda maior quando o infiltrado se acompanha de bolhas. O padrão obstrutivo é o mais prevalente e a hipoxemia é muito frequente. Na cavidade oral, a sequela mais frequente é o estreitamento (*atresia oris*), que pode ter participação cutânea e/ou mucosa e ser tão intensa para que um procedimento cirúrgico corretivo seja indicado. As manifestações laríngeas se caracterizam por disfonia, observada quando era muito grande a destruição das cordas vocais. A estenose glótica, presente em 33% dos casos, que na doença ativa é em geral causada por edema, nas sequelas é causada por cicatrização viciosa e por formação polipoide nas cordas vocais ou outras estruturas da laringe. A traqueostomia teve que ser praticada em 16 pacientes (8% dos casos com sequelas em mucosa das vias aerodigestivas superiores), três dos quais evoluíram para óbito por asfixia. A análise perceptiva da voz revela instabilidade. A disfonia se caracteriza por rugosidade (alguns referem como rouquidão) e soprosidade; há vozes não aceitas pelo programa Dr. Speech; Jitter encontra-se elevado em cerca de um terço dos casos. A endoscopia revela que 80% dos pacientes com lesões laríngeas apresentam duas ou mais de suas estruturas comprometidas – pregas vocais, aritenoides, epiglote e pregas vestibulares são as mais frequentes. O comprometimento adrenal residual se manifesta pela síndrome de Addison, já caracterizada quando as manifestações do envolvimento por doença em atividade foram apresentadas. As manifestações digestivas se relacionam a quadros de semi-oclusão ou oclusão intestinal e síndrome de má-absorção de proteínas e gorduras. As manifestações neurológicas são bastante variáveis e se relacionam à área afetada, sendo mais frequentes em cérebro e cerebelo que na medula espinal. As manifestações cutâneas cicatriciais têm importância estética e funcional. Deve-se registrar que as lesões de cavidade oral podem ser cutâneas, mucosas ou cutâneo-mucosas e muitas delas são graves o suficiente para que uma correção cirúrgica seja indicada.

Por fim, é importante registrar que não foram detectadas diferenças entre as manifestações clínicas da PCM causada por *P. lutzii* e por fungos do complexo *P. brasiliensis*, assim como entre *P. brasiliensis* e *P. americana*.

TABELA 76.4.2 Critérios para caracterização das formas agudas/subagudas da paracoccidioidomicose.

Achado	Gravidade	
	Moderada (todos os achados)	Grave (três ou mais achados)
Comprometimento do estado geral e nutritivo	Ausente ou presente (leve)	Presente (intenso)
Distribuição e tipo de adenomegalia	Localizada; inflamatório não supurativo	Generalizada; tumoral ou supurativo
Hepato e/ou esplenomegalia	Ausente ou presente (leve)	Presente (intenso)
Acometimento de outros órgãos (exceto linfonodos, pele, fígado e baço)	Ausente	Presente (p. ex., ossos, tubo digestório)
Níveis séricos de anticorpos, por testes de precipitação em gel	Baixos a moderados	Elevados

TABELA 76.4.3 Critérios para caracterização de gravidade das formas crônicas da paracoccidioidomicose.

Achado	Gravidade	
	Leve (todos os achados)	Grave (três ou mais achados)
Comprometimento do estado geral e nutritivo	Ausente ou presente (leve)	Presente (intenso)
Comprometimento pulmonar e/ou tegumentar	Ausente ou presente (leve)	Presente (intenso)
Tipo de adenomegalia	Inflamatório não supurativo	Tumoral ou supurativo
Acometimento de outros órgãos (exceto pulmões, linfonodos, pele, mucosas)	Ausente	Presente (adrenais, sistema nervoso central, trato digestório e ossos, entre outros)
Níveis séricos de anticorpos, por testes de precipitação em gel	Baixos	Elevados

*As formas moderadas apresentam manifestações clínicas entre os polos "leve" e "grave".
**O comprometimento exclusivo do sistema nervoso central pode caracterizar quadro grave, na dependência da disfunção que determine.

BIBLIOGRAFIA SUGERIDA

Macedo PM, Teixeira MM, Barker BM et al. Clinical features and genetic background of the sympatric species Paracoccidioides brasiliensis and Paracoccidioides Americana. PÇoS Negl Trop Dis 2019; 13(4): e0007309. https://doi.org/10.1371/journal.pntd.0009309.

Machado Fo. J, Lisboa Miranda J, Teixeira GA. Das sequelas da blastomicose sul-americana. Hospital 1965; 68: 141-7.

Mendes RP, Cavalcante RS, Marques AS et al. Paracoccidioidomycosis: current perspectives from Brazil. The Open Microbiology Journal 2017; 11: 224-282. DOI: 10.2174/1874285801711010224.

Pereira EF, Gergembauer G, Chang MR et al. Comparison of epidemiological and clinical aspects of paracoccidioidomycosis caused by fungi of the Paracoccidioides brasiliensis complex and Paracoccidioides lutzii in the State of Mato Grosso do Sul, Midwest Brazil. [Submitted].

Shikanai-Yasuda MA, Mendes RP, Colombo AL, Queiroz-Telles F, Kono ASG, Paniago A et al. Brazilian Guidelines for the clinical management of paracoccidioidomycosis. Rev Soc Bras Med Trop 2017; doi:10.1590/0037-8682-0230-2017.

Tobón AM, Agudelo CA, Osorio ML et al. Residual pulmonar abnormalities in adult patients with chronic paracoccidioidomycosis: prolonged follow-up after itraconazole therapy. Clin Infect Dis 2003; 37: 898-904.

Valle ACF, Aprigliano Fo. F, Moreira JS, Wanke B. Clinical and endoscopic findings in the mucosae of the upper respiratory and digestive tracts in post-treatment follow-up of paracoccidioidomycosis patients. Rev Onst Med Trop São Paulo 1995; 17: 407-13.

Weber SAT, Brasolotto A, Rodrigues L et al. Dysphonia and laryngeal sequelae in paracoccidioidomycosis patients: a morphological and phoniatric study. Med Mycol 2006; 44: 219-25.

76.5 Paracoccidioidomicose e a infecção por HIV

Aércio Sebastião Borges

O número crescente de pacientes imunodeprimidos, resultante de tratamentos com drogas imunossupressoras ou decorrente de doenças que comprometem o sistema imunológico, como a aids, contribui diretamente para o aumento na incidência das micoses sistêmicas nitidamente observado nos últimos anos.

O HIV influencia a história natural das infecções fúngicas sob três aspectos principais: facilitando a infecção; aumentando a frequência de infecções sintomáticas; e exacerbando a apresentação clínica, com formas graves, muitas vezes fatais se não forem reconhecidas e tratadas precocemente.

A linfocitopenia de células T CD4+ induzida pelo HIV não apenas compromete o número e a função dos linfócitos T auxiliares, mas toda a resposta imune humoral e celular. Tais células são responsáveis pela modulação do sistema imune como um todo, mantendo a atividade de linfócitos T citotóxicos, regulando a produção de anticorpos e a atividade fagocitária, interferindo, assim, no principal mecanismo de defesa contra os fungos. Tanto em ensaios clínicos quanto em modelos experimentais demonstra-se que a resposta imune do tipo Th1 se associa às formas clínicas mais benignas ou assintomáticas da paracoccidioidomicose (Pb micose), e aqueles que polarizam para resposta Th2 são os que desenvolvem as formas clínicas mais graves. Esse mesmo tipo de resposta (Th2) é encontrado nas fases avançadas da infecção pelo HIV, quando as infecções fúngicas usualmente são mais virulentas e persistentes.

A América Latina é a região de maior prevalência dessa micose, e o Brasil é o país que apresenta as mais altas taxas de infecção. A associação entre aids e paracoccidioidomicose, entretanto, é raramente descrita, com incidência estimada de 02%. A predominância da aids em áreas urbanas e, ao contrário, da paracoccidioidomicose em áreas rurais, associada ao uso frequente, pelos pacientes infectados pelo HIV, de sulfametoxazol + trimetoprim como profilaxia para pneumocistose e neurotoxoplasmose, bem como o uso de compostos azólicos para tratamento e profilaxia secundária de outras micoses, poderiam explicar essa baixa associação.

Em hospedeiros imunocompetentes, duas formas clínicas distintas da paracoccidioidomicose são bem descritas, como referido anteriormente. Na associação com a aids, não raro, ocorre envolvimento dos sistemas fagocítico-linfocitário, cutâneo e pulmonar, concomitantemente, ou seja, uma mistura de sinais e sintomas das formas agudas e crônicas da paracoccidioidomicose, sugerindo uma terceira forma de apresentação além da aguda e da crônica, a forma mista. As diferenças ocorrem também na história natural da micose, pois muitos casos demonstraram-se resultantes de reativação de infecção latente, uma vez que a maioria dos pacientes não se encontrava em áreas endêmicas no momento da apresentação. Dos 14 casos avaliados no Instituto de Infectologia Emílio Ribas-SP, apenas dois referiam profissão ligada ao risco de infecção pelo *P. brasiliensis* e nenhum procedente de zona rural. Em outra revisão, de 79 casos, 95% dos quais oriundos da nossa literatura, a média de idade dos pacientes foi 33,5 anos, com predomínio do sexo masculino e tendo a atividade sexual desprotegida como a principal via de aquisição do HIV. Em 74,3% dos pacientes, a paracoccidioidomicose foi a primeira complicação grave da aids e, para aqueles avaliados com contagem de células T CD4+, o número médio foi de 68 células, sendo 83,4% dos casos com CD4+ < 100 células/mm^3.

A forma disseminada da doença foi encontrada em 77% dos casos; linfoadenopatia, em 89%, predominando em cadeias superficiais (73%); envolvimento cutâneo, em 61%; hepático, em 43%; esplênico, em 29% e do sistema osteoarticular, em 18%. Manifestações do trato respiratório, clínicas e/ou radiológicas, foram observadas em 55,3% dos pacientes e 32% apresentaram lesões orais, à semelhança do que se observa na forma crônica da micose.

O curso clínico varia, na sua apresentação, desde quadros febris indolentes e arrastados até formas rapidamente progressivas, com letalidade de 30%, muito acima das taxas descritas em pacientes sem aids. O envolvimento pulmonar é caracterizado por tosse e dispneia progressivas, às vezes com franca insuficiência respiratória na apresentação inicial. Os raios X simples de tórax revelam infiltrado intersticial difuso na maioria dos casos, semelhante ao observado em outras patologias oportunistas que envolvem o trato respiratório na aids. Acometimento cutâneo é descrito em 48 a 82% dos casos de coinfecção, comparados com apenas 10 a 15% dos pacientes HIV-negativos com a forma aguda da doença. As lesões, em geral, são disseminadas, maculopapulares, papulares ou ulceradas.

Em revisão de 53 casos observados na Faculdade de Medicina de Ribeirão Preto – USP, por Morejón e Martinez, a prevalência da paracoccidioidomicose em pacientes com aids foi de 1,4% e a prevalência de infecção pelo HIV entre pacientes com paracoccidioidomicose foi de 5,2% (53 de 1.012). Nessa casuística, lesões de pele foram observadas em 60% dos casos e de mucosa oral em 21%, comparados com 39 e 51%, respectivamente, em pacientes HIV-negativos. Hepatomegalia estava presente em 55% e esplenomegalia, em 19% dos coinfectados. Tosse e dispneia foram as manifestações pulmonares mais comuns e o infiltrado reticulonodular difuso o achado radiológico mais encontrado, assim como em pacientes monoinfectados pelo *Paracoccidioides brasiliensis*. Manifestações de envolvimento do SNC também são descritas, porém com menor frequência. Outra revisão de 31 casos da coinfecção, publicada por Almeida e Silva-Vergara, da Universidade Federal do Triângulo Mineiro, mostrou resultados concordantes, com superposição das formas clínicas na maioria dos pacientes. De 17 casos acompanhados em nosso serviço no Setor de Infectologia do Hospital de Clínicas da Universidade Federal de Uberlândia, a proporção masculino/feminino foi de 1,83, com média de idade de 38 anos, predominando faixa etária entre 31 e 40 anos. Predominou, também, a forma clínica com superposição de achados, 47,1% forma mista, com média de LTCD4 igual a 38 células/mm^3 (de 1 a 112 células), 29,4% forma crônica, predominando a multifocal, média de LTCD4 de 95,4 células/mm^3 (57 a 146 células) e 23,5% forma aguda/subaguda, com média de LTCD4 de 134 células/mm^3 (21 a 368 células). A Figura 76.5.1 mostra achados de imagem da manifestação pulmonar da coinfecção; Figura 76.5.2, manifestação cutânea; e Figura 76.5.3, um paciente com doença disseminada, acometendo pele, mucosa, pulmões, sistema reticuloendotelial e SNC.

Macedo PM et. al., no Rio de Janeiro, estudaram 89 casos de Pb micose com identificação do fungo por cultura, sendo cinco (17,9%) destes infectados pelo HIV, com formas graves e mistas. Foi realizado identificação molecular do fungo destes cinco casos e *Paracoccidioides brasiliensis S1* foi a espécie identificada em todos. Em publicação recente, de 119 casos de Paracoccidioidomicose avaliados em Buenos Aires, Argentina, 14 eram coinfectados (11,7%) e a maioria (9 casos – 64,3%), também apresentava as duas formas clínicas concomitantemente. A mediana de LTCD4 foi de 70,5 células. Os autores concluíram que a incidência da Pb micose não mudou com o advento da aids, mas a apresentação clínica, sim.

O diagnóstico pode ser realizado pelo exame micológico direto; pelo isolamento do fungo em culturas de diferentes espécimes biológicas, como sangue, medula óssea, secreções e outros tecidos; por meio do exame anatomopatológico, que

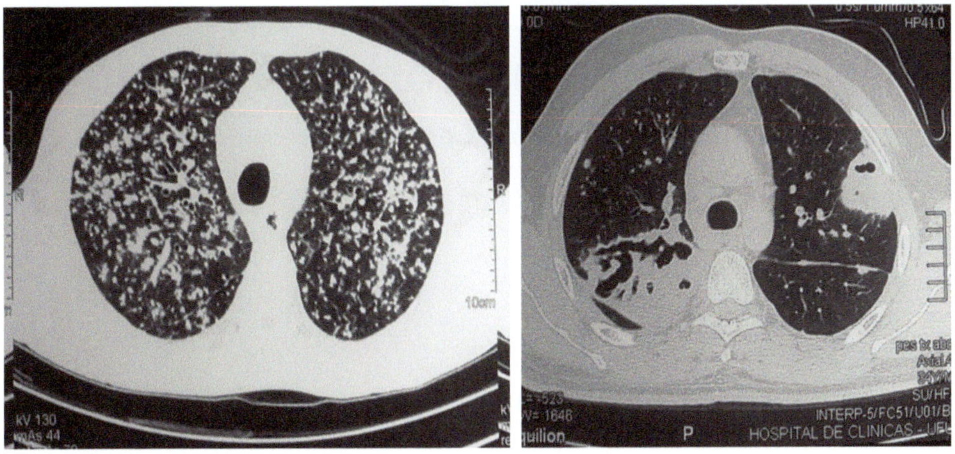

FIGURA 76.5.1 Coinfecção *Paracoccidioides brasiliensis*/HIV: manifestações pulmonares.
Fonte: Serviço de infectologia do Hospital de Clínicas da Universidade Federal de Uberlândia (MG).

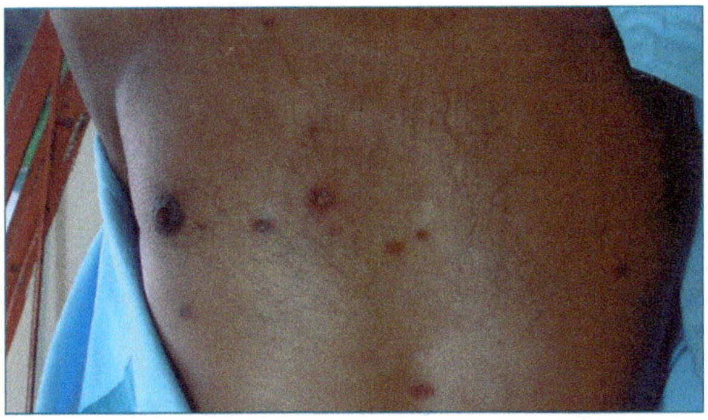

FIGURA 76.5.2 Coinfecção *Paracoccidioides brasiliensis*/HIV: manifestações cutâneas.
Fonte: Serviço de infectologia do Hospital de Clínicas da Universidade Federal de Uberlândia (MG).

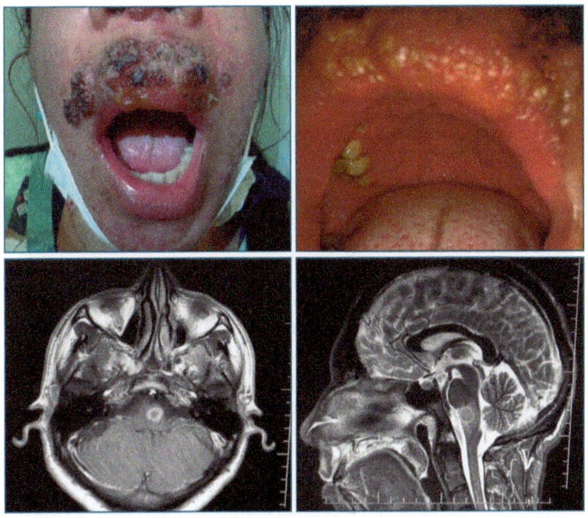

FIGURA 76.5.3 Coinfecção *Paracoccidioides brasiliensis*/HIV: paciente com manifestações cutânea, mucosa, SNC e hepatoesplenomegalia.
Fonte: Serviço de infectologia do Hospital de Clínicas da Universidade Federal de Uberlândia (MG).

revela reação granulomatosa pobre, com granulomas frouxos de células gigantes, macrófagos e linfócitos ricos em fungos; pela reação em cadeia da polimerase (PCR); por detecção de antígenos circulantes; e, por fim, por meio da sorologia, que tem valor questionável em virtude da má resposta imune decorrente da imunossupressão. A positividade relatada varia de 57,6 a 80% dos casos e em baixos títulos. Dos 53 pacientes avaliados na Faculdade de Medicina de Ribeirão Preto – USP, a contraimunoeletroforese foi reagente em 76% dos casos, comparados com 96% entre aqueles HIV-negativos.

A anfotericina B é a droga de escolha para tratamento dos casos graves e disseminados da micose e, portanto, para o tratamento de pacientes coinfectados. Uma dose total supressora mínima de 1,5 g deverá ser seguida de manutenção com itraconazol, 200 mg/dia, ou cetoconazol, 200 mg/dia, ou a associação de sulfa com trimetoprim, por pelo menos um ano, seguido de profilaxia secundária até restauração da imunidade (CD4 > 200 células em duas medidas consecutivas), como se recomenda para outras patologias oportunistas que acometem os pacientes infectados pelo HIV. O itraconazol é uma droga de excelente ação contra o *Paracoccidioides brasiliensis*, mas sua eficácia como terapêutica supressora na coinfecção não é determinada. Até o momento não se recomenda profilaxia primária para paracoccidioidomicose em pacientes com aids. A baixa frequência da coinfecção é, em parte, atribuída à frequente utilização de drogas ativas contra este fungo para tratamento e profilaxia de outras doenças oportunistas e mais prevalentes, como toxoplasmose, pneumocistose, candidose, criptococose e isosporíase.

BIBLIOGRAFIA SUGERIDA

Almeida FA et al. Paracoccidioidomycosis in Brazilian Patients With and Without Human Immunodeficiency Virus Infection. Am J Trop Med Hyg. 2017 Feb 8;96(2):368-37.

Macedo PM et al. Paracoccidioidomycosis due to Paracoccidioides brasiliensis S1 plus HIV co-infection. Mem Inst Oswaldo Cruz 2018, 113(3): 167-172.

Messina F et al. Clinical and microbiological characteristics of paracoccidioidomycosis in patients with AIDS in Buenos Aires, Argentina. Med Mycol. 2019 Mar 15.

76.6 Diagnóstico laboratorial e radiológico

Maria José Soares Mendes Giannini
Gilda Maria Barbaro Del Negro
Elmar Gonzaga Gonçalves

DIAGNÓSTICO LABORATORIAL DA PARACOCCIDIOIDOMICOSE (PCM)

A PCM é causada por *Paracoccidioides brasiliensis* (incluindo os grupos genéticos S1, PS2, PS3 e PS4) e *Paracoccidioides lutzii*. Este complexo foi reestudado por métodos moleculares e atualmente reconhece-se *P. brasiliensis* (S1), *P. americana* (PS2), *P. restrepiensis* (PS3), *P. venezuelensis* (PS4) e *P. lutzii*. Atualmente, a relação entre a presença de casos clínicos relacionados a algumas destas constituem em desafios para a instituição do diagnóstico, principalmente sorológico, pois em relação à morfologia, os conídios de *P. lutzii* são alongados (2 a 22 µm), enquanto os de *P. brasiliensis* medem de 2 a 5 µm. Até o momento, as principais diferenças entre *P. brasiliensis* e *P. lutzii* é epidemiológica e no diagnóstico sorológico, em que é necessário empregar preparações antigênicas de ambas espécies nos testes. Todas as diferentes espécies são capazes de causar PCM, mas níveis mais baixos ou mesmo falta de expressão da gp43, principal marcador em casos de doença causada por *P.brasiliensis*, podem levar a imprecisões no diagnóstico sorológico da doença.

A PCM é frequentemente estabelecida pela demonstração microscópica de seu agente etiológico, representado pelo complexo *Paracoccidioides,* com base em exame a fresco, biópsia ou exame histopatológico e confirmado pelo isolamento e identificação do fungo por meio do cultivo de material clínico, por técnicas sorológicas e, mais recentemente, por métodos moleculares. As amostras biológicas mais comuns são as de trato respiratório, gânglios, lesões cutâneas e mucosas, coletadas segundo a localização da doença. A obtenção apropriada da amostra biológica e sua manipulação correta, sem a perda da viabilidade do agente etiológico e possível contaminação, são aspectos fundamentais para o diagnóstico laboratorial, principalmente para o isolamento do agente.

Antes da coleta do material de lesões cutâneas e ganglionares, devem ser respeitadas as normas usuais de assepsia local para evitar contaminação. As amostras biológicas devem ser enviadas em caixas térmicas ao laboratório e, se possível, no prazo máximo de duas horas. Na impossibilidade, é necessário armazená-las a 4 °C (geladeira), exceto amostras de sangue, que deverão permanecer à temperatura ambiente ou a 37 °C. O procedimento a ser realizado depende, muitas vezes, do tipo de lesão apresentada pelo paciente. Na maioria das vezes, o fungo pode ser observado por meio de microscopia direta em raspado de lesões cutaneomucosas, em secreção purulenta de gânglios linfáticos ou em escarro, após clarificação dos materiais com solução de KOH/dimetilsulfóxido. O fungo é, em geral, abundante nessas lesões e facilmente reconhecido sem utilização de colorações especiais. Se, inicialmente, a microscopia for negativa para material de escarro, este pode ser tratado com igual volume de NaOH a 4% e, após centrifugação, o sedimento examinado entre lâmina e lamínula. Esse tratamento inviabiliza as células do fungo, portanto o material não poderá ser usado para isolamento do agente etiológico.

Amostras de líquido cefalorraquidiano (LCR), urina e lavado brônquico devem ser centrifugadas e os sedimentos empregados para observação direta, podendo ser utilizada, nesses casos, microscopia de contraste de fase. Para exame direto de aspirados de medula óssea, geralmente é empregado o corante de Giemsa. Para exame direto de biópsia, o material deve ser previamente homogeneizado com pequeno volume de solução fisiológica, adicionando-se, quando necessário, KOH a 10%. Material de biópsia deve ser colocado em dois frascos, um com salina estéril e outro com formalina tamponada com fosfato pH 7 (formaldeído 37%, fosfato de sódio 47 mM, fosfato dissódico 28 mM), respectivamente para exames micológico e histopatológico. A biópsia aspirativa por agulha fina também pode ser realizada na obtenção de espécime, praticada até mesmo para órgãos internos, com a agulha dirigida para a lesão-alvo com auxílio da ultrassonografia.

Paracoccidioides spp. é facilmente observado em preparados histopatológicos. Para melhor observação, recorre-se a colorações especiais como PAS, coloração de Gridley ou impregnação pela prata, como Gomori-Grocott. É importante lembrar que na coloração de Hematoxilina-Eosina (HE) o fungo não é corado, e observa-se então a imagem negativa das células leveduriformes. Nesse caso, o diagnóstico diferencial com *Pneumocystis* sp. deve ser avaliado, pois este também não é corado pelo HE e apresenta formas negativas do mesmo tamanho que *Paracoccidioides* spp. porém sem brotamento. A microscopia direta desses materiais revela células arredondadas, de diâmetro variando de 2 a 40 µm, isoladas ou agrupadas, apresentando dupla parede refringente; os brotamentos podem ser simples ou múltiplos, observando-se, com frequência, a célula-mãe rodeada de "brotos", com aspecto característico em roda de leme. Quando formas típicas são observadas, o diagnóstico pode ser estabelecido pelo exame histopatológico e confirmado pela cultura e pela sorologia. Deve-se destacar que a micromorfologia das formas parasitárias de *P. brasiliensis*/*P. lutzii* no material biológico de pacientes infectados não são distinguíveis. Portanto, a identificação das espécies envolvidas requer isolamento da cultura e aplicação de técnicas moleculares. O quadro histopatológico é caracterizado por formação granulomatosa, com presença de células epitelioides e células gigantes; o fungo pode ser observado no interior destas últimas ou livre nos tecidos, mostrando brotamento simples ou múltiplo. Quando a doença é crônica, a maioria das células fúngicas é encontrada dentro de macrófagos, mas formas livres predominam em casos disseminados. O padrão sarcoídico pode ocorrer, em que poucas formas leveduriformes são observadas dentro dos granulomas, nesses casos, o diagnóstico é feito com base em dados sorológicos e/ou por PCR de tecidos. Formas pequenas do fungo podem ser confundidas com *Histoplasma capsulatum*, bem como com formas acapsuladas de *Cryptococcus neoformans*, endósporos de *Coccidioides* sp. e mesmo com *Pneumocystis* sp. Nesses casos, o emprego de métodos moleculares e imuno-histoquímicos com antissoros específicos é de grande auxílio para um diagnóstico preciso. A sensibilidade do exame direto (exame a fresco, esfregaços e histopatológico) varia de 80 a 100% ou menos, dependendo do laboratório.

As condições a serem consideradas no diagnóstico diferencial para a PCM incluem: linfoma agudo, leucemia, histoplasmose, tuberculose, toxoplasmose, leishmaniose visceral e mononucleose infecciosa. Para a PCM cutânea-mucosa crônica, as condições a serem consideradas no diagnóstico diferencial são leishmaniose cutânea ou mucosa, tuberculose, cromoblastomicose, hanseníase, sarcoidose, lues, neoplasia e na forma pulmonar crônica, tuberculose, coccidioidomicose, histoplasmose, sarcoidose, pneumoconiose e pneumonite intersticial. Para PCM digestiva, as condições a serem consideradas no diagnóstico diferencial são tuberculose e doença de Chron, enquanto para formas de PCM que afetam o sistema nervoso central, as condições são tuberculose, criptococose, cisticercose e neoplasias.

Por meio da técnica de PCR ou suas variantes, a presença do fungo pode ser detectada com finalidade diagnóstica e com sensibilidade e especificidade elevadas. Essa metodologia apresenta maior sensibilidade que os métodos de rotina. Várias sequências de DNA de *Paracoccidioides* sp. de uso potencial no diagnóstico foram relatadas, mas poucas foram aplicadas em amostras clínicas. Deve-se ressaltar que mais experiência será necessária para incluir testes moleculares na rotina diagnóstica. Eventuais fatores de erro desta metodologia são a possibilidade de resultados falso-positivos, consequentes à contaminação ou à amplificação não específica, e resultados falso-negativos decorrentes de questões técnicas relativas à extração do DNA ou à má conservação do espécime biológico, permitindo a degradação do DNA.

Os mesmos materiais clínicos enviados ao laboratório para exame direto podem ser processados adequadamente para a realização de culturas. Secreções purulentas devem ser previamente homogeneizadas com solução fisiológica adicionada de cloranfenicol (0,2 mg/mL). Para semeadura de material de escarro, pode ser empregado tratamento prévio com solução de N-acetil-L-cisteína para digestão. O fungo se desenvolve *in vitro* em grande variedade de meios de cultura. Os mais recomendados são o ágar-Sabouraud e os meios enriquecidos com 15% de extrato de levedura ou, ainda, ágar-infusão de cérebro e coração (BHI). Todos os meios devem conter cloranfenicol (250 mg/L) e, preferencialmente, ciclo-heximida (400 mg/L), para inibir, respectivamente, contaminação bacteriana e/ou crescimento de fungos anemófilos. A taxa de isolamento desse fungo varia de 80 a 100% ou menos, dependendo do laboratório.

Em cultivos mantidos à temperatura ambiente, o fungo se desenvolve na fase filamentosa, com crescimento lento; após 15 a 20 dias de incubação, aparecem colônias de coloração branco-amarelada e de aspecto cotonoso. O exame microscópico da cultura revela filamentos micelianos finos, septados e ramificados, com clamidoconídios intercalares ou terminais e, em ágar extrato de levedura, pode-se observar conídios piriformes apicais ou intercalares, dependendo de sua localização na hifa. Como *P. brasiliensis* apresenta dimorfismo termodependente, a observação da fase leveduriforme deve ser utilizada para sua caracterização. O material clínico é semeado em meios de cultura enriquecidos com nutrientes como BHI adicionado de sangue, ágar Fava Netto, ou ágar extrato de levedura-peptona e glicose e mantidos à 37 °C. Após 5 a 10 dias de incubação, são observadas colônias cerebriformes que, examinadas ao microscópio, revelam células arredondadas de dupla parede refringente, mostrando brotamentos simples ou múltiplos, como as observadas nos tecidos infectados. Nos casos de doença disseminada, o isolamento a partir de hemoculturas ou de mieloculturas também pode ser realizado. Nem sempre os procedimentos de observação microscópica e cultivos dos materiais biológicos podem ser realizados ou fornecem resultados positivos. A positividade das culturas pode ser prejudicada pela presença de contaminantes nos materiais semeados e, na maioria das vezes, o tempo requerido para o isolamento do fungo é longo. Um laudo de cultura negativa só pode ser emitido após 30 dias de incubação de cultura. Porém, na PCM como em outras micoses, o diagnóstico considerado padrão-ouro é o isolamento do agente etiológico em meios de cultura. Nos casos de doença com envolvimento do SNC, exames diretos e culturas de líquido cefalorraquidiano são frequentemente negativos, necessitando do auxílio de outras metodologias para estabelecer o diagnóstico.

Por métodos moleculares pode-se realizar a identificação do fungo, assim como por meio do teste de exoantígeno, principalmente para os isolados atípicos. Atualmente, discute-se a possibilidade de *P. brasiliensis* não ser espécie homogênea e, portanto, métodos moleculares são necessários para identificar as diferentes espécies. Vários iniciadores podem ser usados para sua identificação molecular, como as sequências PbITS1s e PbITS3a, que geram um fragmento de 418-pb. Também os iniciadores OL5 e OL3, em combinação com ITS1 e UNI_R, respectivamente, foram capazes de discriminar *P. brasiliensis* de outros fungos patogênicos por PCR.

Também é possível identificar isolados típicos e atípicos empregando sequências do gene da gp43, assim como da região ITS (*ribosomal internal transcribed spacer regions*). Isolados de *P. brasiliensis* e *P. lutzii*, previamente caracterizados por técnicas moleculares, foram identificados pela primeira vez por espectrometria de massa MALDI-TOF MS. Todos os isolados foram identificados corretamente. Assim, esta metodologia é uma nova ferramenta para diferenciar espécies do gênero *Paracoccidioides*.

Pacientes com paracoccidioidomicose apresentam ativação policlonal e podem produzir anticorpos específicos em grande quantidade. Em algumas situações, em que há dificuldade de obtenção de amostra biológica para a realização de exame micológico ou a existência de exame micológico negativo, recomenda-se o uso de métodos sorológicos para o diagnóstico da paracoccidioidomicose (PCM). Testes sorológicos como imunodifusão dupla (IDD), qualitativa e semiquantitativa; contraimunoeletroforese (CIE); Elisa; e *immunoblotting* constituem-se, na prática, nas mais importantes dessas técnicas auxiliares. Os resultados destes testes, no entanto, devem ser criteriosamente interpretados e correlacionados com os achados clínicos e os dados epidemiológicos para um diagnóstico definitivo.

Nos últimos anos, o diagnóstico sorológico da PCM tem mudado em função de novas espécies terem sido descritas e antígenos empregados usualmente derivados de *P. brasiliensis* não são ineficazes em casos de doença causada principalmente por *P. lutzii*. Portanto, há necessidade de emprego de antígenos de espécies que tenham reatividade com os soros dos pacientes de regiões onde estas são mais frequentes para diminuir a morbidade e/ou mortalidade associada à PCM. O título de anticorpos anti-*Paracoccidioides* correlaciona-se com a gravidade das formas clínicas, com níveis mais altos detectados nas formas aguda/subaguda e disseminada. Casos de PCM com resultados falso-negativos de qualquer um dos testes mencionados anteriormente são mais frequentemente associados a lesões localizadas e hospedeiros com aids ou imunossuprimidos. Antígenos preparados a partir de *P. brasiliensis*, ricos em gp43 apresentam excelente precisão no diagnóstico de infecções por *P. brasiliensis*, mas apresentam baixa sensibilidade no diagnóstico de infecções por *P. lutzii*.

Os testes sorológicos também têm importante aplicação no seguimento do paciente, pois a quantificação de anticorpos fornece dados para a avaliação da terapia antifúngica e para o prognóstico dos casos. A frequência de resultados positivos na detecção de anticorpos em soros de pacientes com PCM é elevada, podendo variar de 65 a 95% e mesmo chegar a 100% dos casos, na dependência do tipo de teste utilizado, do uso de diferentes antígenos e do estágio da doença. A maioria dos laboratórios emprega a imunodifusão dupla, mas aproximadamente 15% dos casos, principalmente formas iniciais da doença, podem resultar falso-negativos. Nos casos de resultado negativo, recomenda-se a repetição do teste após 30 dias; se persistir o resultado sorológico negativo, descarta-se a possibilidade de PCM. Nos casos de sorologia positiva, realiza-se a técnica de imunodifusão dupla semiquantitativa e/ou contraimunoeletroforese (CIE); se estes dois testes resultarem negativos, recomenda-se a realização do ensaio de *immunoblotting* para confirmação do diagnóstico sorológico. Anticorpos podem estar em concentrações baixas ou mesmo ausentes em casos de formas juvenis graves e em pacientes com imunossupressão associada. Especialistas recomendam que pelo menos dois testes sejam empregados. No laboratório em que atuam os autores, emprega-se, de rotina, os testes Elisa, ID, CIE e *imunoblotting*. A sensibilidade e a especificidade dependem do tipo de teste e dos antígenos empregados. Vários tipos de antígenos obtidos de *P. brasiliensis* são utilizados, mas o filtrado de cultura da fase leveduriforme é o mais adequado, pois a gp43 representa quase 90% do material antigênico. Resultados falso-positivos podem ocorrer, principalmente com soros de pacientes com histoplasmose e enfermidades causadas por fungos antigenicamente relacionados e, eventualmente, aspergilose e leishmaniose. Até o momento, não existem técnicas sorológicas validadas para o diagnóstico preciso da infecção por *P. lutzii*.

O principal antígeno para o diagnóstico da PCM é uma glicoproteína de 43 kDa (gp43), secretada por *P. brasiliensis* em sua fase leveduriforme. No entanto, o uso de gp43 tornou-se restrito porque recentemente foi descoberto que esse marcador não é identificado em soros de pacientes com infecções causadas por *P. lutzii*. Portanto, é necessário identificar novos antígenos em ambas as espécies ou antígenos específicos para *P. lutzii*. Esta glicoproteína pode apresentar especificidade alta em teste de imunodifusão dupla. A mesma fração, porém, apresentou reatividade cruzada com soros de pacientes com histoplasmose e doença de Jorge Lobo, em técnicas imunoenzimáticas. O tratamento da molécula com metaperiodato de sódio torna o antígeno totalmente específico, demonstrando que epítopos presentes nos carboidratos sensíveis ao periodato parecem ser os responsáveis pelas reações cruzadas. Ensaios de *immunoblotting* comprovam que a maioria dos soros de pacientes com diferentes formas clínicas da PCM reconhece a gp43, confirmando que esta fração é antígeno imunodominante de *P. brasiliensis*, mas não no caso de outras espécies. Queda nos níveis de anticorpos anti-gp43 durante a terapêutica antifúngica indica que o antígeno é útil como marcador no seguimento dos pacientes com PCM. A gp43 recombinante foi obtida, mas seu uso ainda é restrito. Outro antígeno expresso pelo fungo é a glicoproteína de 70 kDa (gp70), reconhecida por 96% dos soros de pacientes portadores de PCM no momento do diagnóstico. Embora tenha sido observada reatividade cruzada com soros de pacientes portadores de outras micoses, a gp70 parece ser bom marcador de doença ativa, desde que, em ensaios de *immunoblotting*, ocorre evidente redução da reatividade durante a terapia antifúngica. Uma fração antigênica recombinante de 27 kDa foi também reconhecida por 91% dos soros de pacientes com PCM ativa em ensaio de *immunoblotting*, com especificidade de 100%. Antígenos recombinantes, ainda pouco utilizados nos testes sorológicos, são de grande interesse, pois sendo antígenos definidos e obtidos com elevada reprodutibilidade, minimizam os problemas decorrentes da diversidade de preparações antigênicas.

A CIE apresenta sensibilidade elevada e especificidade semelhante à ID. Os valores de sensibilidade ficam entre 80 e 100%. Por meio da semiquantificação dos anticorpos, a CIE é empregada principalmente no seguimento dos pacientes sob tratamento, com boa correlação entre a melhora clínica e a queda dos níveis de anticorpos.

Elisa, para detecção de anticorpos anti-gp43, mostrou ser eficaz no diagnóstico de PCM com envolvimento do SNC, sendo positiva em 89% dos casos avaliados, enquanto a ID foi negativa em todos os líquidos cefalorraquidianos analisados. O método de Elisa-captura é capaz de detectar níveis mínimos de anticorpos utilizando um anticorpo monoclonal anti-gp43. O teste, avaliado em 30 soros de pacientes com PCM, apresentou sensibilidade de 100% e especificidade de 96,7%. Esses resultados demonstram o potencial do método para diagnóstico precoce da doença. O uso da combinação do antígeno recombinante de 27 kDa e da proteína purificada de 87 kDa em teste Elisa parece elevar significativamente os valores de sensibilidade e especificidade no diagnóstico da PCM, embora inferiores à gp43. Técnicas de DOT-Elisa e hemaglutinação passiva, empregando a gp43 tratada com metaperiodato, permitem resultados rápidos e de alta especificidade no diagnóstico da PCM, mas não têm sido aplicadas em rotina laboratorial.

No seguimento dos pacientes, deve-se usar as provas de ID e CIE semiquantitativa. Como os parâmetros sorológicos são os últimos a se normalizar, a duração do tratamento deve ser controlada pela reação de imunodifusão dupla em gel de ágar ou pela contraimunoeletroforese. Assim, o tratamento deve ser interrompido quando a reação de IDD for persistentemente negativa ou a CIE revelar níveis estáveis de anticorpos, iguais ou inferiores à diluição de 1/2. Isso significa que pelo menos duas avaliações sorológicas indicativas de interrupção do tratamento devem ser observadas, em um período de seis meses, antes que a medicação seja descontinuada, pois muitas vezes o paciente apresenta uma reação de IDD negativa apenas momentânea, que se revela positiva na avaliação seguinte; com esse cuidado, evita-se a suspensão precoce do tratamento. No critério de cura da doença também se utiliza o resultado sorológico, que deve ser negativo e/ou com títulos menores que 1:2, por tomadas consecutivas. Alternativamente, ao usar a contraimunoeletroforese (CIE), a estabilização pode ocorrer até diluição de 1:4. Esse resultado deverá ser observado em pelo menos duas amostras de soro, coletadas com intervalo de seis meses.

A detecção de antígeno circulante possibilita o diagnóstico quando a pesquisa de anticorpos é inconclusiva. Os antígenos de 43, 70 e 87 kDa foram detectados em vários fluidos biológicos. Estudos recentes têm utilizado anticorpos monoclonais anti-gp43 em ensaios de Elisa-inibição. Este antígeno estava presente em 100% dos casos da forma juvenil da doença. A detecção da gp43 em lavados broncoalveolares ocorreu em 100% dos casos, com especificidade total, demonstrando elevado potencial do teste para diagnóstico em fases iniciais da PCM, bem como para casos de neuroparacoccidioidomicose. A antigenuria também foi relatada na PCM e os antígenos de 87, 70 e 43 são detectados por diferentes tipos de testes com sensibilidade acima de 80%. A detecção de antígenos pode ser útil também no seguimento de pacientes e como o primeiro indicador de recidivas; a maioria dos pacientes apresentou queda nos níveis de antigenemia por gp43 com a utilização de ensaios Elisa-inibição, após três meses de terapia, enquanto os níveis de anticorpos diminuíram a partir dos seis meses. Os resultados indicam que o método é promissor para ser utilizado no seguimento de pacientes em tratamento.

O teste de intradermorreação com paracoccidioidina não tem valor diagnóstico, pois 30 a 50% dos pacientes podem ser não reativos; contudo, resultado positivo pode indicar apenas contato com o fungo. Após o início do tratamento, o teste pode tornar-se positivo indicando bom prognóstico.

Em conclusão, métodos micológicos precisam ser aprimorados e universalizados. Os grandes centros dispõem de métodos aprimorados para identificação do fungo, como a metodologia por espectrometria de massa MALDI-TOF MS. No caso de métodos sorológicos, o teste de Elisa, como método de triagem, pode possibilitar auxílio na suspeita diagnóstica mais precocemente. Entretanto, a ID associada a um teste de maior sensibilidade, com emprego de antígenos purificados e/ou em associação com antígenos recombinantes de diferentes espécies, pode aumentar o valor preditivo do diagnóstico sorológico na PCM. Há necessidade de desenvolver um diagnóstico sorológico universalmente disponível para as infecções por *P. lutzii* e *P. brasiliensis*, com frações antigênicas estáveis e testes facilmente reprodutíveis. Os métodos moleculares devem ser incluídos nas rotinas de laboratórios de referência. Com relação ao monitoramento sorológico durante a terapêutica antifúngica, está demonstrado que, em muitos pacientes clinicamente curados, anticorpos podem persistir por longos períodos, dificultando a definição do momento em que o tratamento pode ser interrompido sem riscos de recidiva. Testes que determinam a presença de antígenos circulantes são importantes em casos de indivíduos imunossuprimidos e de neuroparacoccidioidomicose, bem como no seguimento de pacientes. A definição do critério de cura sorológica permanece um desafio na avaliação sorológica da PCM. Após o tratamento e a observação dos critérios de cura, os pacientes devem ser submetidos a acompanhamento ambulatorial com avaliação clínica e sorológica de rotina. A recidiva clínica pode ser indicada por um título positivo ou aumento no valor do título do teste sorológico.

MANIFESTAÇÕES RADIOLÓGICAS

COMPROMETIMENTO PULMONAR

Os métodos de diagnóstico por imagem têm contribuído substancialmente na detecção dos sítios comprometidos em vigência de disseminação da paracoccidioidomicose. A lesão pulmonar apresenta aspecto de real interesse em virtude da sua frequente manifestação. Entretanto, o processo inicial pode não atingir níveis que permitam evidência radiográfica em cerca de 15 a 20% dos casos. Na atualidade, o emprego de tomografia computadorizada do tórax permite definir novos padrões de comprometimento e aumento significativo de identificação de lesões pulmonares, em especial nos pacientes sem manifestações clínicas de envolvimento pulmonar. Não existe padrão radiológico específico da doença, mas, apesar do seu polimorfismo, observa-se sinais fortemente sugestivos que possibilitam inferir a etiologia do processo. A lesão mais habitual caracteriza-se por infiltrado reticulonodular bilateral, simétrico, envolvendo o terço médio de ambos os pulmões (Figura 76.6.1).

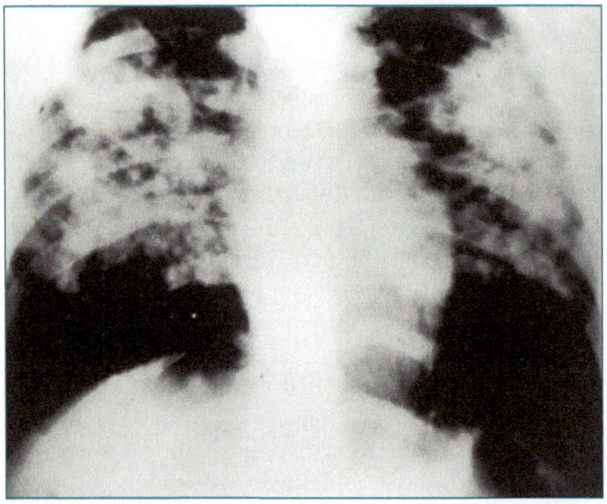

FIGURA 76.6.1 Radiografia de tórax PA: infiltrado intersticial peri-hilar bilateral e simétrico (aspecto "asa de borboleta").
Fonte: Acervo da autoria.

Basicamente, pode-se classificar as lesões pulmonares em padrões: a) miliar ou micronodular; b) nodular; c) infiltrativo; d) pneumônico; e) cavitário; e f) fibroso; levando em consideração associações entre dois ou mais destes aspectos e as fases evolutivas da doença no momento da documentação radiográfica. Lesões micronodulares e nodulares caracterizam-se pela distribuição ampla de vários nódulos de dimensões variadas, geralmente localizados na região subcortical dos pulmões e que raramente se calcificam, ao contrário do que ocorre na tuberculose e na histoplasmose (Figura 76.6.2). Padrão infiltrativo resulta da invasão do interstício através dos septos interalveolares, de modo simétrico, e das regiões peri-hilares. Os alvéolos atingidos por contiguidade formam focos de condensação com aspecto flocoso, resultando em padrão pneumônico, também simétrico, classicamente reconhecido como lesão em "asas de borboleta" (Figura 76.6.1). Já lesões cavitárias secundárias a escavações pequenas e irregulares, por vezes confluentes, são raramente vistas em radiografias de tórax, porém têm sido amplamente reconhecidas pela tomografia computadorizada pulmonar (Figura 76.6.3). Com a evolução do processo e, principalmente, na vigência de tratamento, surgem linhas e estrias densas voltadas dos hilos para a periferia dos pulmões, sem retrações hilares importantes, e com frequência associadas à hipertensão arterial pulmonar, traduzida por cor pulmonale. Essa fase derradeira representa o padrão de fibrose pulmonar. Bronquiectasias podem ser reconhecidas nas fases mais avançadas da doença. Comprometimento pleural e de linfonodos mediastinais predominam na forma juvenil, sendo excepcional demonstrar o encontro concomitante de lesão pulmonar e linfonodal. Em nosso meio, a associação da paracoccidioidomicose com tuberculose é significativa e deve ser suspeitada sempre que pacientes com esta micose apresentarem, além das lesões intersticiais peri-hilares, também infiltrados, condensações e cavitações em ápices pulmonares.

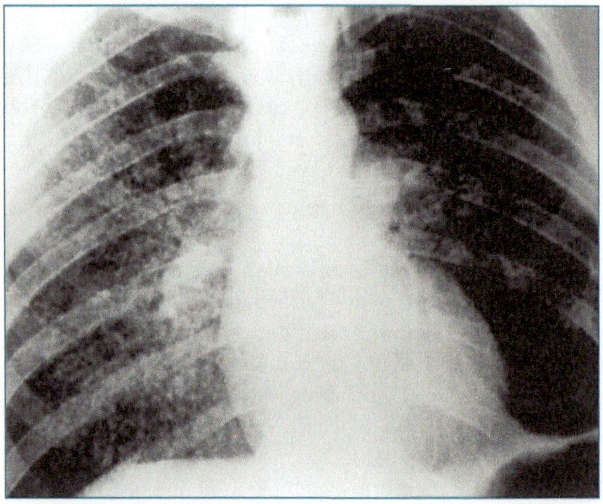

FIGURA 76.6.2 Radiografia de tórax PA: padrão micronodular difuso por disseminação miliar associado a pequeno derrame pleural à esquerda.
Fonte: Acervo da autoria.

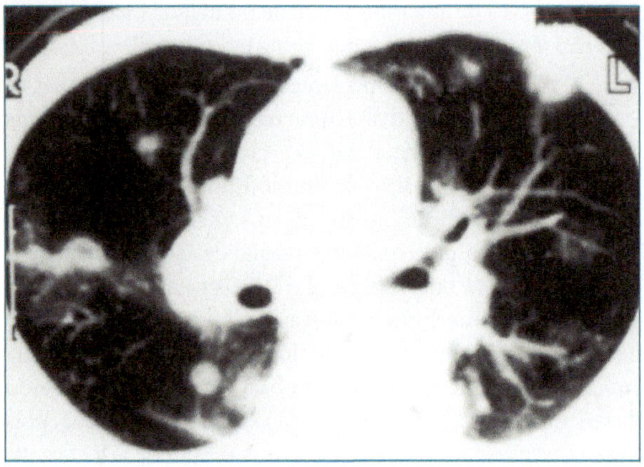

FIGURA 76.6.3 Tomografia computadorizada toracopulmonar demonstrando múltiplos nódulos, alguns com cavitações, em campos pulmonares.
Fonte: Acervo da autoria.

COMPROMETIMENTO DO TRATO DIGESTIVO E DEMAIS ÓRGÃOS ABDOMINAIS

O trato digestivo pode ser acometido em todos os seus segmentos, predominando em intestino delgado e cólon, preferencialmente na região ileocecal, e os estudos radiológicos contrastados são de fundamental importância na caracterização das lesões, no registro da extensão deste comprometimento e na avaliação posterior comparativa após episódios de tratamento. No esôfago, notam-se descrições esporádicas de lesões estenosantes de contornos regulares, pequena extensão, geralmente na porção proximal deste órgão, traduzindo radiologicamente uma estenose benigna, que deve suscitar a possibilidade de paracoccidioidomicose, se reconhecida em indivíduos com manifestações radiográficas pulmonares sugestivas desta condição.

Lesões gástricas e duodenais podem cursar com espessamento de relevo mucoso, ulcerações, vegetações e também estenoses, porém são extremamente raras e inespecíficas, e, por vezes, acompanhadas de linfonodomegalias peripancreáticas, hilares hepáticas ou ao redor dos grandes vasos retroperitoneais. No intestino delgado, as lesões podem eventualmente acometer toda a sua extensão, resultando em aceleração do trânsito intestinal, falta de aderência do contraste por hipersecreção da mucosa e consequente padrão disabsortivo. Porém, predominam as lesões em íleo terminal, apêndice e envolvimento concomitante de hemicólon direito, região em que destaca-se a perda de definição do relevo da alça por espessamento mucoso (aspecto grosseiro), resultando em rigidez de suas paredes, associada a hiperplasia nodular linfoide ou a ulcerações rasas e difusas. Hipotonia de extensos segmentos acometidos pode retardar o esvaziamento e a progressão do contraste, e evidências radiológicas de compressões extrínsecas das alças por enfartamento ganglionar ou áreas localizadas de estenose, que podem levar a suboclusão ou obstrução intestinal, complementam a amplitude das alterações radiológicas presentes nessa condição (Figura 76.6.4).

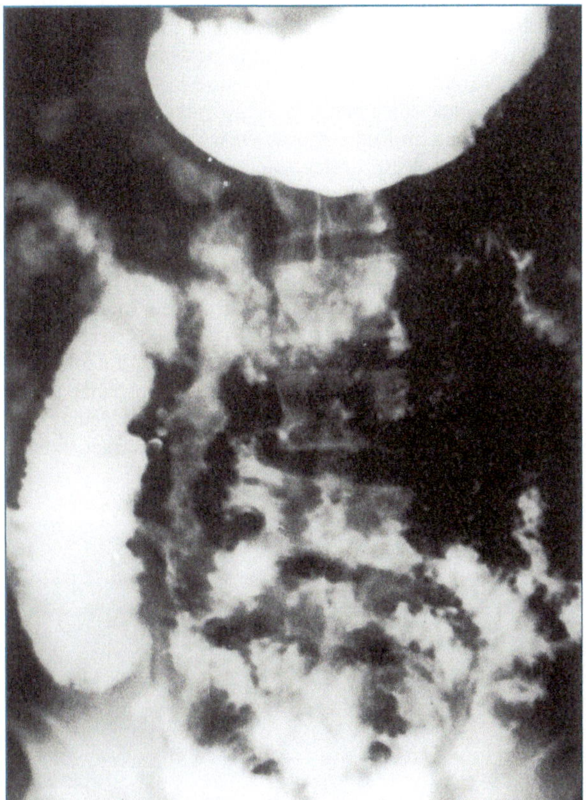

FIGURA 76.6.4 Trânsito intestinal: floculação de contraste associado a aspecto serrilhado e espessamento do relevo mucoso das alças intestinais, com múltiplas estenoses segmentares predominantes em território ileal.
Fonte: Acervo da autoria.

No intestino grosso, destacam-se as irregularidades de relevo mucoso em fases iniciais, seguidas pela perda das haustrações intercaladas por áreas segmentares e múltiplas de estenoses de contornos lisos e regulares que, nas fases mais avançadas, tornam-se mais acentuadas por cicatrização e fibrose decorrentes do tratamento.

Os demais territórios abdominais extraintestinais também podem sofrer diferentes alterações na vigência de disseminação da paracoccidioidomicose. Radiografias panorâmicas do abdome eventualmente detectam calcificações ganglionares difusas e de glândulas suprarrenais. No fígado, este envolvimento geralmente é resultante da obstrução coledocociana por linfonodomegalia ao redor do hilo hepático e consequente dilatação de toda a árvore biliar, que pode ser demonstrada por colangiografia trans-hepática percutânea, método que permite identificar compressões extrínsecas linfonodais sobre o colédoco distal ou a estenose desse segmento por fibrose cicatricial após o tratamento. Com o avanço da ecografia abdominal e da tomografia computadorizada, essa observação tornou-se mais fidedigna, com possibilidade de estudo de toda a região adjacente, incluindo todos os grupos de linfonodos, a morfologia pancreática e o eventual envolvimento de outras regiões abdominais. A exemplo do que ocorre no baço, também no fígado esses métodos esporadicamente detectam a presença de granulomas intraviscerais presentes nessa micose, lesões estas que casualmente se calcificam, em especial após tratamento com derivados imidazólicos (Figura 76.6.5). Outro aspecto até então inusitado e agora reconhecido pela tomografia computadorizada, é a presença de coleções ou abscessos intraviscerais, repletos do fungo, identificados por punção aspirativa (Figura 76.6.6).

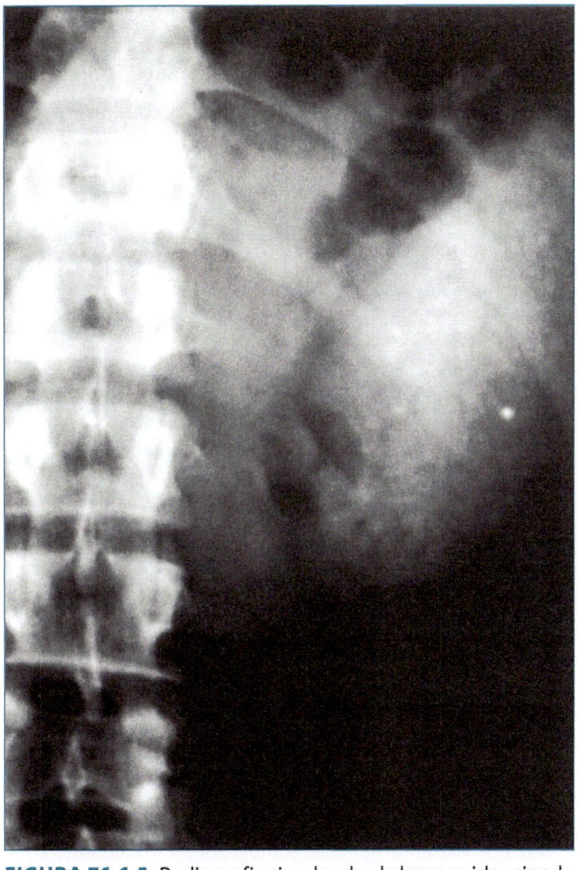

FIGURA 76.6.5 Radiografia simples de abdome evidenciando volumosa esplenomegalia com pequenas calcificações intraparenquimatosas difusas.
Fonte: Acervo da autoria.

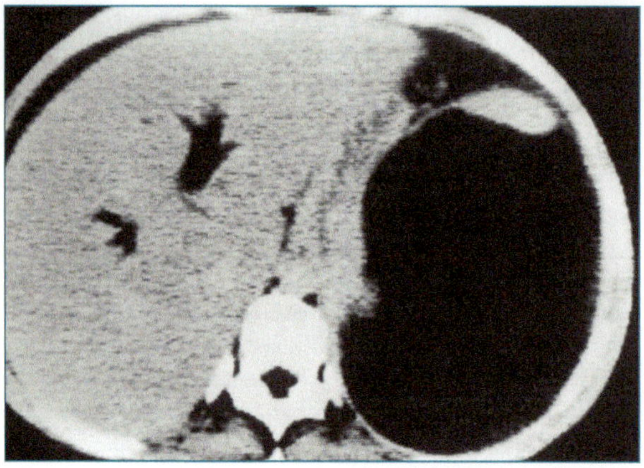

FIGURA 76.6.6 Tomografia computadorizada de abdome demonstrando volumosa formação hipoatenuante (abscesso) com borda espessa intraesplênica.
Fonte: Acervo da autoria.

COMPROMETIMENTO DO SISTEMA NERVOSO CENTRAL

O acometimento do SNC pode ser documentado por meio da utilização da tomografia computadorizada e, em virtude de sua maior sensibilidade, com o emprego da ressonância magnética, nos centros privilegiados por estes equipamentos. Na tomografia computadorizada, a imagem do comprometimento do SNC em paracoccidioidomicose caracteriza-se basicamente pelo reconhecimento de nódulos dispersos intraparenquimatosos (granulomas), com área central de densidade ligeiramente inferior à da periferia, contorno este que sofre acúmulo de contraste intravenoso injetado durante o exame, adquirindo aspecto anelar (Figura 76.6.7).

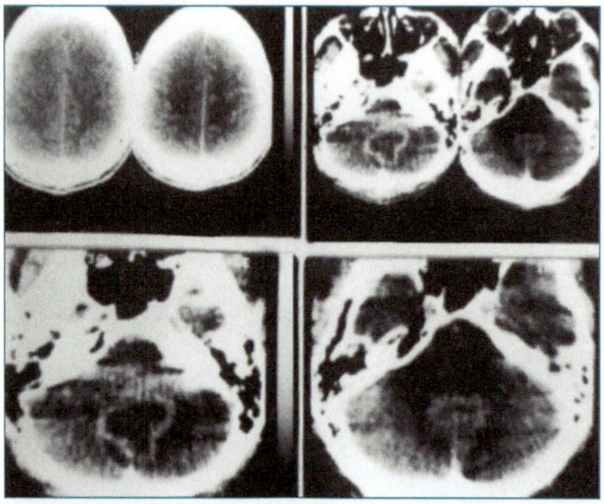

FIGURA 76.6.7 Tomografia computadorizada do crânio mostrando imagem nodular com reforço periférico (granuloma) em cerebelo.
Fonte: Acervo da autoria.

Estes granulomas podem estar rodeados por edema perifocal, e sua diferenciação com outras patologias é bastante difícil, pois esta configuração tomográfica é semelhante a várias outras formações expansivas inflamatórias ou neoplásicas encefálicas. Nessa micose, os granulomas acometem, em ordem decrescente de frequência, preferencialmente o cérebro, o cerebelo, o tálamo, a ponte, o bulbo e a medula espinal, podendo ser assintomáticos ou desenvolver quadro clínico neurológico correspondente a lesão expansiva intracraniana, de acordo com sua localização. Esses nódulos geralmente regridem com tratamento adequado e, em alguns casos, observam-se calcificações dos granulomas em exames tomográficos de controle. Já o reconhecimento de meningites por métodos de diagnóstico por imagem é mais restrito e inespecífico. Acrescente-se que essa forma de apresentação de paracoccidioidomicose cerebral é bastante rara, não existindo definição satisfatória de padrões de imagem para essa situação.

COMPROMETIMENTO OSTEOARTICULAR

As lesões osteoarticulares na paracoccidioidomicose ocorrem com variada frequência nas diversas regiões de elevada prevalência desta enfermidade. As lesões predominam nas clavículas, nas costelas, no acrômio e no rádio, com nítida tendência para a simetria, destacando-se o acometimento bilateral acromioclavicular. Nos ossos longos, a lesão predomina na medular diafisária, podendo se estender para metáfises e epífises, invadindo a articulação adjacente, com destruição cartilaginosa e consequente redução de espaço articular. A principal característica da lesão no osso é o seu aspecto lítico, sem reação esclerótica marginal, simulando lesões metastáticas ou mieloma múltiplo. A ocorrência de esclerose e reação perióstica geralmente indica associação a outros processos infecciosos ou lesão por contiguidade com envolvimento de partes moles adjacentes. Destaque especial deve ser dado ao aspecto insuflante e lítico que a lesão pode apresentar quando, esporadicamente, compromete o esterno (Figura 76.6.8), e os arcos costais. A destruição de cartilagem intervertebral associada à erosão de superfícies dos corpos vertebrais correspondentes durante envolvimento da coluna dorsolombar torna este aspecto indistinguível de espondilite tuberculosa. É interessante ressaltar que, com o tratamento adequado, lesões ósseas podem desaparecer com reconstrução satisfatória do trabeculado ósseo previamente comprometido.

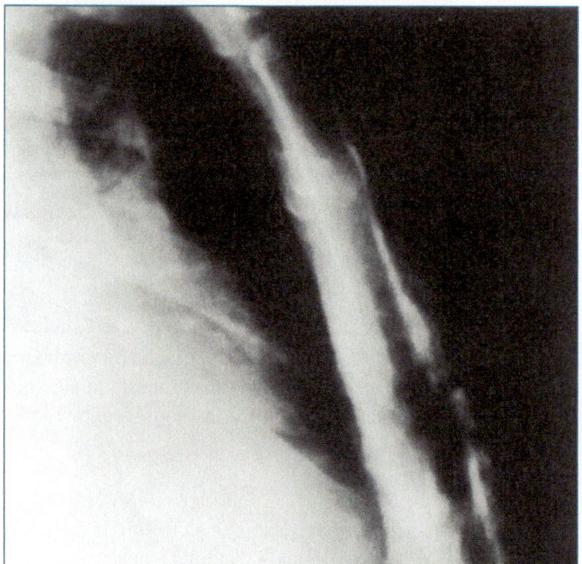

FIGURA 76.6.8 Radiografia simples demonstrando lesão insuflante e osteolítica do esterno.
Fonte: Acervo da autoria.

BIBLIOGRAFIA SUGERIDA

Batista J Jr, de Camargo ZP, Fernandes GF, Vicentini AP, Fontes CJ et al. Is the geographical origin of a Paracoccidioides brasiliensis isolate important for antigen production for regional diagnosis of paracoccidioidomycosis? Mycoses 53: 176-180, 2010.

da Silva JF, de Oliveira HC, Marcos CM, Assato PA, Fusco-Almeida AM, Mendes-Giannini MJS. Advances and challenges in paracoccidioidomycosis serology caused by Paracoccidioides species complex: an update. Diagn Microbiol Infect Dis. 84(1):87-94, 2016.

Gegembauer G, Araujo LM, Pereira EF, Paniago AM, de Camargo ZP et al. Serology of paracoccidioidomycosis due to Paracoccidioides lutzii. PLoS Negl Trop Dis. 17;8(7): e2986, 2014.

Hahn RC, Rodrigues AM, Hoffmann-Santos HD, Fontes CJF, de Camargo ZP et al. Clinical and epidemiological features of paracoccidioidomycosis due to Paracoccidioides lutzii. PLoS Negl Trop Dis. 4;13(6): e0007437, 2019.

Shikanai-Yasuda MA, Mendes RP, Colombo AL, Telles FQ, Kono A, Paniago AMM, Nathan A, Valle ACFD, Bagagli E, Benard G, Ferreira MS, Teixeira MM, Vergara MLS, Pereira RM, Cavalcante RS, Hahn R, Durlacher RR, Khoury Z, Camargo ZP, Moretti ML, Martinez R. [Brazilian guidelines for the clinical management of paracoccidioidomycosis]. Epidemiol Serv Saude. 16;27(spe): 2018.

76.7 Terapêutica da paracoccidioidomicose

Flávio de Queiroz Telles Filho

Até 1930, pacientes com paracoccidioidomicose (PCM) não havia tratamento eficaz para essa micose sistêmica. A evolução da maioria dos pacientes, naquela época, era para óbito. Esse panorama mudou radicalmente quando Ribeiro, no final da década de 1930, pela primeira vez, empregou com sucesso um derivado sulfamídico no tratamento da PCM, mudando drasticamente o prognóstico de uma enfermidade considerada incurável.

Atualmente, considera-se que a PCM pode ser causada por espécies crípticas do gênero Paracoccidioides spp., sendo *Paracoccidioides brasiliensis e P. lutzii* as principais e prevalentes em diferentes regiões geográficas da América Latina. Não existem evidências que demonstrem diferenças relacionadas entre essas espécies e o tratamento da doença por elas causadas. *P. brasiliensis* e *P. lutzii* diferem de outros fungos patogênicos por serem organismos sensíveis à maioria dos antifúngicos sistêmicos, e mesmo os derivados sulfamídicos podem inibir seu crescimento *in vitro*. Não há evidências sólidas que comprovem sua resistência primária ou secundária aos antifúngicos sistêmicos utilizados no tratamento da doença. Apesar de um vasto arsenal terapêutico estar disponível para manejo da PCM, na prática clínica são mais empregados o itraconazol, o cotrimoxazol (associação sulfametoxazol + trimetoprim) e a anfotericina B (Tabela 76.7.1). Embora a PCM, assim como a histoplasmose, apresente elevadas taxas de incidência e de morbidade na América do Sul, poucos estudos foram conduzidos para definir qual a melhor opção terapêutica nessas micoses sistêmicas. Na atualidade, itraconazol, na dose de 200 mg diários, é considerado o tratamento-padrão para formas leves a moderadas da doença e, como alternativa, o cotrimoxazol. As formulações lipídicas de anfotericina B (lipossomal e complexo lipídico), devem ser usadas nas formas graves, em pacientes intolerantes à anfotericina B convencional. As atuais recomendações terapêuticas para pacientes com PCM foram sugeridas pelo Consenso em Paracoccidioidomicose publicado em 2017 (Tabela 76.7.2). Além das drogas mencionadas, os triazólicos de segunda geração (voriconazol, posaconazol e isavuconazol), tem uso potencial em PCM, segundo trabalhos mais recentes. Entretanto, seu alto custo invalida sua utilização na maioria dos países Latino Americanos. Pacientes com neuro PCM devem ser tratados com cotrimoxazol, anfotericina B ou voriconazol, devido à baixa penetração de itraconazol no SNC. Todos os pacientes devem ser tratados por tempo suficiente para redução dos sinais e sintomas, estabilização do peso corpóreo, das imagens radiológicas de tórax e dos títulos de anticorpos séricos.

TABELA 76.7.1 Esquemas terapêuticos mais utilizados em pacientes com paracoccidioidomicose.

Droga	Dose	Duração do tratamento
Itraconazol	200 mg diários	6-18 meses (8 meses em média)
Cotrimoxazol	Trimetoprim, 160 mg Sulfametoxazol, 800 mg (VO ou EV, 8/8 h ou 12/12 h)	18-24 meses*
Anfotericina B	1,5 a 2 g dose total	30-90 dias**

*Prolongar a duração do tratamento quando há envolvimento de SNC; **Requer tratamento de manutenção com itraconazol ou cotrimoxazol.

Os derivados sulfamídicos, principalmente o cotrimoxazol, ainda são amplamente empregados para tratamento de formas leves a moderadas de PCM, em razão de seu baixo custo. Entretanto, sua eficácia é menor que a do itraconazol requerendo-se tratamento prolongado em esquemas de até dois anos de duração. Entre os outros antifúngicos sistêmicos disponíveis, o fluconazol e a terbinafina já foram utilizados eficazmente em poucos pacientes com PCM. O cetoconazol, utilizado no passado, deve ser evitado por sua capacidade de interferir na esteroidogênese humana quando utilizado em tratamentos prolongados. As equinocandinas (caspofungina, micafungina e anidulafungina), drogas que inibem a síntese da parede celular de alguns fungos patogênicos, não são efetivas contra *Paracoccidioides brasiliensis*, portanto não são utilizadas em PCM.

QUADRO 76.7.1 Indicações da anfotericina B em paracoccidioidomicose.

- Formas graves e disseminadas em que haja indicação de uso de medicação intravenosa.
- Pacientes refratários ou intolerantes aos derivados triazólicos.
- Pacientes com impossibilidade de usar medicação oral.
- Lesões extensas de orofaringe que impeçam a deglutição de drogas orais.
- Acometimento linfático-abdominal que impossibilite a absorção de drogas orais.
- Gestação e pacientes pediátricos de baixa idade.
- Insuficiência hepática grave.

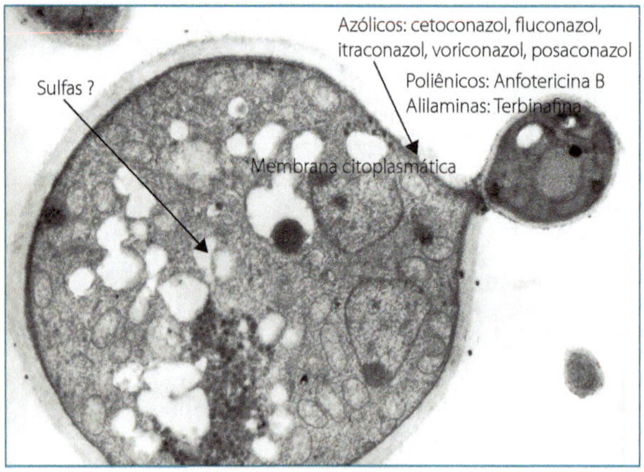

FIGURA 76.7.1 Alvos de ação de drogas antifúngicas sistêmicas em levedura de *Paracoccidioides brasiliensis*. Microscopia eletrônica de transmissão. Aumento de 10.000×.

Os principais desafios terapêuticos nessa doença são o longo período de uso contínuo de antifúngicos sistêmicos, a possibilidade de recaídas e o aparecimento de sequelas, principalmente no aparelho respiratório. O manejo terapêutico da PCM deve obrigatoriamente compreender, além da utilização de drogas antifúngicas, o emprego de medidas que melhorem as condições gerais do paciente, o tratamento de comorbidades, infecciosas ou não, a aplicação de critérios de cura e o acompanhamento pós-terapêutico.

Ao contrário das infecções fúngicas invasivas, para as quais ensaios clínicos randomizados e controlados fornecem evidências da melhor opção terapêutica, a escolha do tratamento para as formas clínicas de PCM é embasada, na maioria das vezes, em estudos abertos, não comparativos e não controlados. Entretanto, até a presente data, poucos foram os estudos comparativos e randomizados envolvendo pacientes com essa micose sistêmica endêmica. A escolha da melhor opção terapêutica em PCM deve amparar-se não apenas na eficácia e na segurança da droga antifúngica, mas também no acesso do paciente ao medicamento durante toda a duração do tratamento. Nas regiões endêmicas da doença, a maioria dos pacientes pertence à classes socioeconômicas menos privilegiadas, portanto incapazes de arcar com os custos de um tratamento prolongado. Desse modo, a medicação prescrita deve preferencialmente ser fornecida sem ônus ao paciente e geralmente distribuída pelas instituições de saúde.

ANTIFÚNGICOS MAIS UTILIZADOS EM PARACOCCIDIOIDOMICOSE

ITRACONAZOL

É um derivado triazólico de primeira geração, com mecanismo de ação semelhante ao do cetoconazol, porém com alta afinidade seletiva pelo citocromo P-450 da célula fúngica. Essa característica permite que pequenas concentrações do itraconazol prejudiquem a biossíntese do ergosterol sem interferir nas substâncias dependentes do citocromo P-450 humano, como o colesterol. Consequentemente, o itraconazol apresenta maior atividade antifúngica e menor incidência de efeitos colaterais, quando comparado ao cetoconazol.

Suas propriedades farmacocinéticas, sua eficácia e sua tolerabilidade demonstrada nos diversos ensaios clínicos realizados sugerem que essa substância seja, na atualidade, a melhor opção terapêutica para a maioria dos pacientes portadores dessa micose sistêmica. Estudos *in vitro* demonstraram que o itraconazol determina danos ultraestruturais irreversíveis para células leveduriformes do *Paracoccidioides brasiliensis* na concentração de 70 ng/mL, concentração esta 100 vezes menor que a do cetoconazol (Figura 76.7.2). Sua concentração inibitória mínima varia entre 0,005 e 0,3 mg/mL, ao passo que a concentração fungicida é de 0,1 mg/mL. A ação de itraconazol é considerada fungicida para *P. brasiliensis*, entretanto os derivados sulfamídicos são fungistáticos.

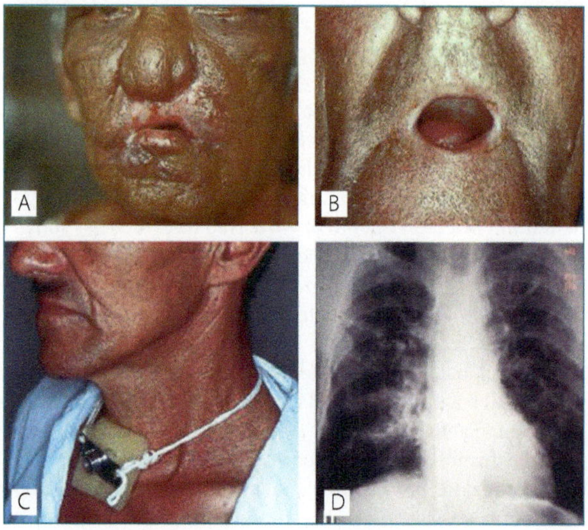

FIGURA 76.7.2 Sequelas em paracoccidioidomicose, decorrentes de seu tratamento. As fotos A e B, ilustram a microstomia residual resultante de lesões periorais em pacientes com formas multifocais de paracoccidioidomicose crônica. A ilustração C apresenta paciente traqueostomizado por estenose de traqueia e D, fibrose pulmonar.

Fonte: Acervo da autoria.

O itraconazol é extremamente lipofílico e pouco solúvel em água, propriedades que fazem com que atinja altas concentrações em órgãos ricos em tecido adiposo, como o subcutâneo, os ossos, a medula óssea e mesmo em vísceras abdominais e tecido pulmonar. Entretanto, passa mal pela barreira hematoliquórica, podendo demorar a atingir níveis adequados no tecido cerebral. No Brasil, o itraconazol encontra-se disponível em cápsulas de 100 mg, dose diária recomendada para a maioria dos pacientes, que, em casos mais graves, pode ser aumentada para 200 mg diários. Sua absorção pelo trato gastrointestinal é facilitada quando há acidificação do pH gástrico, principalmente se for administrado durante ou após as refeições, porém é diminuída na presença de acloridria. Sua biodisponibilidade, quando administrado em jejum, é de 40 a 50%, sendo superior quando ingerido imediatamente após uma refeição, particularmente se esta é acompanhada de sucos de frutas cítricas ou refrigerantes do tipo cola. Há vários fatores que interferem na absorção da formulação em cápsula, entre eles antagonistas de H2, antiácidos, omeprazol e alimentos alcalinos. Por apresentar absorção errática no trato gastrointestinal, pacientes que não estejam respondendo ao tratamento devem ser acompanhados com dosagem de níveis séricos de itraconazol.

As principais interações medicamentosas com itraconazol são a rifampicina, a fenitoína e a isoniazida, que diminuem os níveis do medicamento. Contudo, o itraconazol pode incrementar os níveis séricos da ciclosporina, da terfenadina, da warfarina, da cisaprida, da digoxina, das sulfonilureias e da carbamazepina. Com relação a eventos adversos, o itraconazol é bem tolerado; efeitos colaterais foram registrados em menos de 7% dos pacientes tratados por período de quatro semanas. Mais frequentemente, ocorre intolerância gastrointestinal (náusea e vômito), que raramente leva à suspensão da droga. Discreto aumento de enzimas hepáticas ocorre em menos de 5% dos usuários, não havendo relatos de hepatite associados ao fármaco. Os efeitos sobre a esteroidogênese suprarrenal e testicular são mínimos, ao contrário do que acontece com o cetoconazol.

Não há resistência documentada de *P. brasiliensis* a itraconazol. A maioria dos casos de PCM tratados com esse antifúngico respondem favoravelmente à terapêutica, mesmo em formas agudas e subagudas. As poucas recaídas relatadas também responderam a novos ciclos do medicamento. O tempo de tratamento varia de 6 meses a 1 ano, sempre dependendo dos critérios de cura obtidos pelo paciente. Em geral, as lesões tegumentares cicatrizam 30 dias após o início do tratamento e as linfadenopatias regridem entre 45 e 90 dias. A estabilização das imagens radiológicas normalmente é observada após seis meses de uso do itraconazol (Figuras 76.7.3 e 76.7.4).

De modo semelhante ao cetoconazol, a absorção do itraconazol pela mucosa do trato gastrointestinal é ácido-dependente. Portanto, os mesmos cuidados citados devem ser observados, assim como as mesmas interações medicamentosas. É preciso ressaltar que, em pacientes com tuberculose concomitante, a rifampicina integrante do esquema antituberculostático deve ser substituída, em decorrência de sua interação com o itraconazol. Os resultados de estudos, comparativos ou não, do tratamento da PCM, sugerem ser o itraconazol, na atualidade, a melhor opção terapêutica; além da sua taxa de eficácia superior em relação ao cotrimoxazol (86 *versus* 51%), a principal vantagem é a significativa redução do tempo de tratamento, em média de 8 a 12 meses com o itraconazol, comparado com 24 meses do uso de cotrimoxazol. Essa diferença de tempo torna mais adequada a adesão ao tratamento e proporciona maior economia no atendimento global ao paciente com PCM. Em alguns estados brasileiros, o itraconazol é fornecido sem ônus aos doentes.

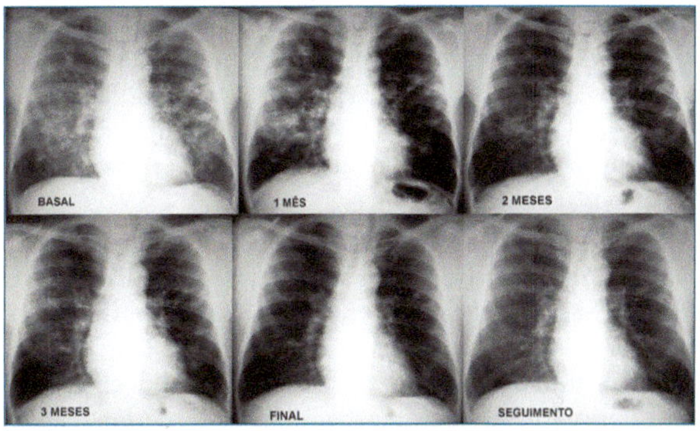

FIGURA 76.7.3 Estabilização de imagens radiológicas pulmonares em paciente com paracoccidioidomicose crônica, após sete meses de uso contínuo de itraconazol. Note a melhora contínua e gradual das alterações radiográficas pulmonares até a estabilização das imagens.
Fonte: Acervo da autoria.

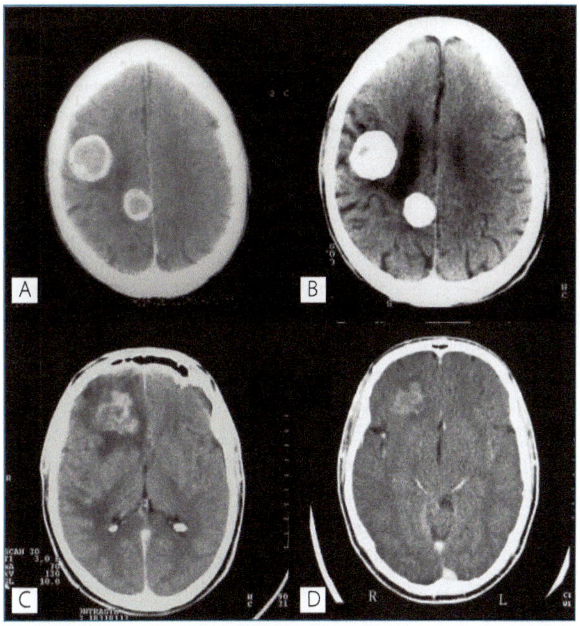

FIGURA 76.7.4 Evolução tomográfica de pacientes com neuroparacoccidioidomicose tratados com cotrimoxazol (A e B) ou voriconazol (C e D). A resolução com calcificação pode demorar até três anos com cotrimoxazol (B), e com voriconazol, a resposta clínica e tomográfica pode ocorrer após um ano (D).
Fonte: Acervo da autoria.

OUTROS COMPOSTOS TRIAZÓLICOS

Além do itraconazol, o fluconazol, o voriconazol e mesmo a terbinafina também foram empregados na terapêutica de um reduzido número de pacientes com PCM. Todos demonstraram eficácia, mas a quantidade de pacientes tratados não é suficiente para recomendá-los com o mesmo embasamento do itraconazol, do cotrimoxazol ou da anfotericina B.

O fluconazol encontra-se disponível em formulações oral e parenteral; seu modo de ação é semelhante ao dos demais triazólicos, porém seu perfil farmacocinético é distinto. Por ser composto hidrossolúvel, alcança altas concentrações liquóricas e urinárias, e sua absorção gastrointestinal não é ácido-dependente. A experiência atual com o fluconazol é restrita, e os resultados obtidos sugerem que este derivado triazólico é eficaz em dosagens de 200 a 400 mg diários por tempo médio de seis meses, podendo ser útil quando se necessita de terapêutica parenteral ou níveis liquóricos e urinários adequados.

Os triazólicos de segunda geração, como o voriconazol, o posaconazol e o isavuconazol possuem uso potencial em PCM. Resultados de estudo clínico comparativo e randomizado demostraram que o voriconazol é tão eficaz quanto o itraconazol na terapêutica de formas leves a moderadas da doença. Essa droga possui, ainda, boa penetração no SNC, portanto apresenta uso potencial em neuro-PCM. Sua desvantagem é o alto custo das formulações oral e venosa, que inviabilizam seu uso na prática clínica. Isavuconazol foi empregado em poucos pacientes com PCM, com bons resultados. Ao contrário dos demais triazólicos, o isavuconazol aparentemente não requer monitorização plasmática, entretanto, seu custo é significativamente alto, comparado ao itraconazol.

SULFAMÍDICOS

As sulfas podem ser empregadas sob a forma de ataque ou de manutenção. Apesar de terem sido instituídas no final dos anos 1930, no Brasil ainda ocupam posição de destaque na terapêutica da PCM, uma vez que a sulfadiazina e a associação trimetoprim + sulfametoxazol (cotrimoxazol) são distribuídas gratuitamente pelo Sistema Único de Saúde (SUS). Os derivados sulfamídicos são totalmente produzidos por síntese química e atuam *in vitro* contra o *P. brasiliensis* por meio de mecanismo de ação fungistático. Acredita-se que sua ação na célula fúngica seja semelhante à observada em outros micro-organismos, ou seja, pela inibição competitiva da molécula de ácido paraminobenzoico (PABA), impedindo a síntese do ácido tetraidrofólico (THFA), necessário à produção de purinas e pirimidinas, e consequentemente interferindo na síntese dos ácidos nucleicos.

O derivado sulfamídico mais utilizado na terapêutica da PCM é a associação do sulfametoxazol com o trimetoprim que atua sinergicamente, *in vitro,* contra células leveduriformes do *P. brasiliensis,* pelo bloqueio, em duas etapas distintas da síntese do THFA. O cotrimoxazol está indicado nas formas aguda e crônica da doença, desde que a gravidade do quadro clínico não traga risco de vida imediato para o paciente (Quadro 76.7.2). Sua administração é efetuada segundo esquema de ataque e manutenção: o esquema de ataque objetiva reduzir a carga parasitária, possibilitando o início da recuperação da imunidade celular do hospedeiro e contribuindo para o sucesso da terapêutica e é seguido pelo esquema de manutenção, que deve ser mantido até a obtenção de critérios de cura, observados, em média, em dois anos.

Adultos devem receber 160 mg de trimetoprim associados a 800 mg de sulfametoxazol, via oral ou endovenosa, a cada 8 horas durante 20 a 30 dias, seguidos da mesma posologia administrada a cada 12 horas. Crianças abaixo de 12 anos são tratadas com o mesmo esquema terapêutico, empregando-se a suspensão de cotrimoxazol contendo 6 mg/kg de trimetoprim associados a 30 mg/kg de sulfametoxazol. A utilização da via intravenosa é indicada quando há intenso acometimento da orofaringe e dificuldades de deglutição, e também na vigência de acometimento intestinal, que pode influir na absorção de medicamentos administrados por via oral. Cada ampola de 5 mL para infusão intravenosa contém 80 mg de trimetoprim e 400 mg de sulfametoxazol. A administração de duas ampolas requer a diluição prévia em 250 mL de solução glicosada a 5% ou de NaCl a 0,9%, a infusão deve ser administrada logo após a preparação, em um período de 30 a 60 minutos.

QUADRO 76.7.2 Vantagens e desvantagens do cotrimoxazol na terapêutica da paracoccidioidomicose.

Vantagens

- Sinergismo dos componentes *in vitro* contra o *Paracoccidioides brasiliensis.*
- Indicação em casos de sulfarresistência à sulfadiazina e outros sulfamídicos não combinados.
- Atuação simultânea em infecções bacterianas associadas, pulmonares e tegumentares.
- Biodisponibilidade nos casos de absorção prejudicada pelo acometimento linfático-abdominal.
- Boa penetração no SNC.
- Versatilidade de apresentações em duas tomadas ao dia: solução oral, drágeas, comprimidos, ampolas para uso intramuscular e intravenoso.
- Tolerabilidade e segurança sob uso prolongado.
- Distribuição gratuita pelo SUS.

Desvantagens

- Efeitos adversos gastrointestinais, hematológicos e dermatológicos.
- Contraindicado em insuficiência renal.
- Interações com anticoagulantes, diuréticos tiazídicos e anticonvulsivantes (fentoína).
- Possibilidade de sulfarresistência.
- Exige esquemas de longa duração (dois anos ou mais de tratamento).

As apresentações orais de cotrimoxazol devem ser ingeridas preferencialmente com alimentos ou leite em razão da longa duração do tratamento. Também é recomendada a alcalinização da urina com o bicarbonato de sódio, para evitar a cristalúria que pode associar-se à sulfamidoterapia prolongada. Durante o período de manutenção, os pacientes devem ser monitorizados periodicamente quanto às funções renal e hematológica. De modo geral, a terapêutica com sulfamídicos e com o cotrimoxazol é bem tolerada, embora alguns pacientes apresentem queixas gastrointestinais, como dor abdominal, náuseas e vômitos, efeitos colaterais que podem ser contornados com uso de antiácidos e antiespasmódicos. O cotrimoxazol, menos frequentemente, pode determinar reações de toxicidade dermatológica (fotossensibilidade, erupções cutâneas, eritema multiforme) e hematológica (trombocitopenia, leucopenia, neutropenia, diminuição do ácido fólico, púrpura e agranulocitose). Algumas interações medicamentosas do cotrimoxazol, principalmente com os diuréticos tiazídicos, podem favorecer a ocorrência de púrpura; interações com anticoagulantes warfarínicos podem aumentar o tempo e a atividade de protrombina (TAP); e com anticoagulantes, elevar os níveis da fenitoína.

As insuficiências renal ou hepática graves e a reação de hipersensibilidade são contraindicações absolutas ao uso desse fármaco.

Além do cotrimoxazol, outros derivados sulfamídicos têm ação na PCM, porém sua utilização pode não ser vantajosa, por estarem disponíveis exclusivamente sob a forma de apresentação oral ou por serem administrados em várias tomadas ao dia. Nessa categoria encontra-se a sulfadiazina, por exemplo.

Pacientes tratados pela primeira vez raramente são sulfarresistentes. Quando ocorre, a sulfarresistência resulta, geralmente, de esquemas terapêuticos errôneos, principalmente pelo uso de dose inadequada ou períodos de tratamento insuficientes, muitas vezes por motivos socioeconômicos que dificultam o acesso do paciente aos esquemas terapêuticos adequados. A suspeita de sulfarresistência é levantada quando, apesar do tratamento, a evolução é arrastada, com persistência de lesões comprovadamente ativas. A rigor, a sulfarresistência é definida quando não ocorre melhora do quadro clínico, radiológico, imunológico e micológico em vigência de concentração plasmática de sulfa adequada. Entretanto, a mensuração do nível plasmático de substâncias antifúngicas ainda não está amplamente disponível em nosso meio. Diante dessa dificuldade, indica-se a internação do paciente para utilização do cotrimoxazol por via intravenosa, assegurando-se a eficiência dos níveis plasmáticos e o acompanhamento do quadro clínico. Pacientes sensíveis ao cotrimoxazol, portanto não sulfarresistentes, apresentam melhoras subjetiva e objetiva do quadro clínico em duas semanas. Caso não haja evolução favorável, a sulfarresistência deve ser considerada, e o paciente, submetido a outro esquema terapêutico.

ANFOTERICINA B

A anfotericina B é um antifúngico natural, de natureza poliênica, isolado de *Streptomyces nodosus*, um actinomiceto aeróbio. Descoberta em 1956, possui atividade antifúngica de amplo espectro e potencial ação fungicida. Atua na célula fúngica por meio de sua intensa afinidade bioquímica com a molécula de ergosterol. Infelizmente, a anfotericina B também interage com o colesterol da membrana celular de mamíferos, resultando uma série de importantes reações de toxicidade. As concentrações obtidas *in vitro* e *in vivo* produzem efeito fungicida e fungistático, por intermédio das alterações de permeabilidade na membrana citoplasmática, ocasionando desequilíbrio osmótico pela perda de íons intracelulares, incluindo o potássio, e, consequentemente, a morte celular. Além desse mecanismo, a auto-oxidação da molécula de anfotericina B na membrana citoplasmática também contribui para o efeito antifúngico.

Apesar das limitações impostas por sua administração unicamente endovenosa, bem como por sua toxicidade, a anfotericina B em desoxicolato é, ainda hoje, muito utilizada para tratamento de micoses graves por ser considerada uma droga de baixo preço. Entretanto, em países desenvolvidos, essa formulação de anfotericina B vem sendo removida dos formulários terapêuticos por sua toxidade, sobretudo o comprometimento da função renal, que, em pacientes de terapia intensiva, receptores de transplantes de órgãos e usuários de outras drogas nefrotóxicas, leva a aumento de mortalidade e a aumento de custos na hospitalização, em decorrência da lesão renal e outros efeitos adversos.

Modo de administração

A anfotericina B deve ser administrada por via intravenosa, suspensa em 500 mL de solução glicosada 5%, na dose de 0,5 a 1 mg/kg, até que seja atingida uma dose acumulada de 1.500 a 2.000 mg. O fármaco é normalmente infundido em períodos de 4 a 6 horas.

Apesar de possuir potente ação antifúngica, a anfotericina B em desoxicolato é extremamente tóxica, podendo ocasionar efeitos colaterais agudos, que surgem logo após sua administração, e efeitos crônicos, que transcorrem durante o período necessário para atingir-se a dose acumulada. Para minimizar os paraefeitos agudos, que incluem febre, mal-estar geral, calafrios, taquicardia, dispneia, além de flebite na veia de administração, utilizam-se, como pré-medicação, substâncias de ação antitérmica, analgésica ou anti-inflamatória como prometazina ou meperidina por via intramuscular. Outras substâncias antitérmicas ou anti-inflamatórias como hidrocortisona, dipirona, além da prometazina e da meperidina, podem ser coadministradas após diluição no frasco com a solução glicosada de anfotericina B desoxicolato. A comedicação pode ser diluída em solução fisiológica e infundida intermitentemente através de equipo conectado em tubo Y conectado em paralelo.

O controle desses efeitos colaterais também pode ser efetuado pela velocidade de infusão do fármaco. Recomenda-se que a anfotericina B seja infundida por tempo não inferior a quatro horas e em frascos cobertos por tecido escuro, para impedir a fotodegradação da suspensão. Durante as últimas décadas, ensaiaram-se diferentes tempos de duração de infusão de anfotericina B em desoxicolato com a expectativa de redução de reações infusionais ou de toxicidade. Entretanto, não há evidências sólidas comprovando que infusão rápida ou ultralenta desse poliênico resultem em benefícios para os pacientes tratados, ou que essas medidas reduzam a toxicidade da anfotericina.

Durante o período de administração de anfotericina podem surgir efeitos colaterais tardios que traduzem-se por distúrbios hematológicos, renais e cardíacos. Essas condições devem ser controladas com exames laboratoriais periódicos que incluem hemograma, provas de função renal e exame eletrocardiográfico. Estes parâmetros, quando alterados, suscitam a interrupção da infusão de anfotericina até o retorno às condições basais. Essa condição pode ser contornada pela utilização de um cateter central ou pela lavagem do vaso periférico durante a infusão intermitente da solução fisiológica.

Número substancial (> 50%) de pacientes adultos em uso desse poliênico, em dose adequada, por mais de 10 dias, desenvolvem perda de função renal, além do desconforto ao longo de sua infusão (febre, calafrios, náuseas e eventualmente broncoespasmo). A prolongada meia-vida plasmática da anfotericina B permite que a infusão seja administrada a cada 24 ou 48 horas, dependendo da tolerabilidade do paciente. Recomenda-se empregar uma dose-teste inicial de 1 mg para verificar a ocorrência de reações hipotensoras de causa idiossincrásica. Posteriormente, aumenta-se gradativamente e diariamente a posologia, não ultrapassando 50 mg por administração.

Formulações lipídicas de anfotericina B

Pacientes com formas graves de PCM e de outras micoses sistêmicas (histoplasmose, criptococose e coccidioidomicose), intolerantes à anfotericina B em desoxicolato, devem ser tratados com formulações lipídicas de anfotericina B, que reduzem principalmente a nefrotoxicidade. Na atualidade, existem duas formulações lipídicas no Brasil: anfotericina B em complexo lipídico e anfotericina B liposomal. A principal vantagem das formulações lipídicas sobre a anfotericina B convencional é justamente diminuir os efeitos adversos durante sua administração, bem como a nefrotoxidade. Lamentavelmente seu uso é limitado por serem medicamentos de alto custo no país.

Apesar de sua toxidade, tanto a anfotericina B em desoxicolato quanto as formulações lipídicas podem ser administradas a gestantes e a pacientes pediátricos. Ressalta-se que a terapêutica da PCM com anfotericina B requer sempre a complementação com drogas de manutenção, como sulfamídicos ou azólicos.

USO DE COTICOSTEROIDES NA PARACOCCIDIOIDOMICOSE

Apesar de sua ação imunossupressora, os corticosteroides têm sido empregados em formas graves de PCM, sempre associados a antifúngicos. Acredita-se que muitas vezes a resposta inflamatória exacerbada do hospedeiro pode contribuir para a progressão das manifestações clínicas e levar o doente ao óbito. Exemplos dessas situações emergenciais podem ser observados em pacientes com neuro-PCM e edema cerebral, acometimento extenso da laringe, insuficiência respiratória decorrente de formas pneumônicas graves, compressões intra-abdomimais e insuficiência suprarrenal. Nesses casos, a utilização de corticosteroideterapia associada a antifúngicos fungicidas pode ser o diferencial para a sobrevivência do paciente.

INDICAÇÕES PARA INTERNAÇÃO

Pacientes com formas disseminadas agudas ou crônicas, principalmente com envolvimento neurológico e/ou gastrointestinal, como icterícia, ascite, hipoproteinemia grave, insuficiência respiratória, desnutrição e alterações hemodinâmicas devem receber tratamento inicial em regime intra-hospitalar. Também, os portadores de comorbidades, como aids, tuberculose, neoplasias, DPOC descompensada, estenoses de laringe e/ou traqueia, cor pulmonale e doença de Addison, também beneficiam-se do internamento, tanto para receber tratamento intravenoso, quando indicado, como para realização de exames diagnósticos mais acurados.

MEDIDAS GERAIS

Além da terapêutica antifúngica específica, o paciente com PCM necessita de medidas gerais que melhorem o estado de desnutrição proteico-calórica e a imunodepressão celular que geralmente associam-se à infecção pelo *Paracoccidioides brasiliensis*. Esses achados são frequentemente agravados pela concomitância do tabagismo, do etilismo, da insuficiência suprarrenal e de outras infecções associadas, características comuns observadas entre os pacientes atendidos pelos autores. Desse modo, o repouso, a dieta hiperproteica e hipercalórica associada à suplementação vitamínica são fatores importantes para a obtenção dos critérios de cura, assim como a restrição do álcool, do tabaco e a terapêutica da doença de Adson e de infecções associadas, como enteroparasitoses e coinfecções bacterianas respiratórias.

Todas as medidas preconizadas serão inúteis se não for garantido o acesso do paciente à medicação antifúngica, uma vez que a maioria dos indivíduos com PCM não possui condições socioeconômicas que permitam custear o tratamento. Portanto, espera-se que os medicamentos de uso ambulatorial (itraconazol e cotrimoxazol) sejam fornecidos sem ônus.

CRITÉRIOS DE CURA

Após sua confirmação diagnóstica, o tratamento de pacientes com PCM sempre envolve esquemas de longa duração e o seu acompanhamento periódico, geralmente em regime ambulatorial. A duração da terapia deve ser baseada em critérios de cura embasados em parâmetros clínicos, micológicos, radiológicos e imunológicos, apresentados a seguir.

CRITÉRIOS CLÍNICOS

Ausência ou regressão dos sinais e sintomas da doença, incluindo a cicatrização das lesões tegumentares, a involução das adenomegalias e a estabilização do peso corporal. Inicialmente, após duas semanas de tratamento, há melhora subjetiva das lesões orais e, em um mês, acontece sua cicatrização. Do mesmo modo, as lesões cutâneas regridem também em um mês e as linfadenomegalias, entre 2 e 3 meses. É comum a persistência de sintomas residuais ou sequelas decorrentes da cicatrização e fibrose das lesões de PCM. As sequelas mais comumente observadas ocorrem nos pulmões, no sistema linfático, nas suprarrenais e no SNC. Sinais e sintomas decorrentes de sequelas devem ser diferenciados do quadro clínico resultante de doença em atividade (Figura 76.7.5).

A Tabela 76.7.2 mostra a orientação para o seguimento clínico-laboratorial de pacientes com paracoccidioidomicose sob terapêutica.

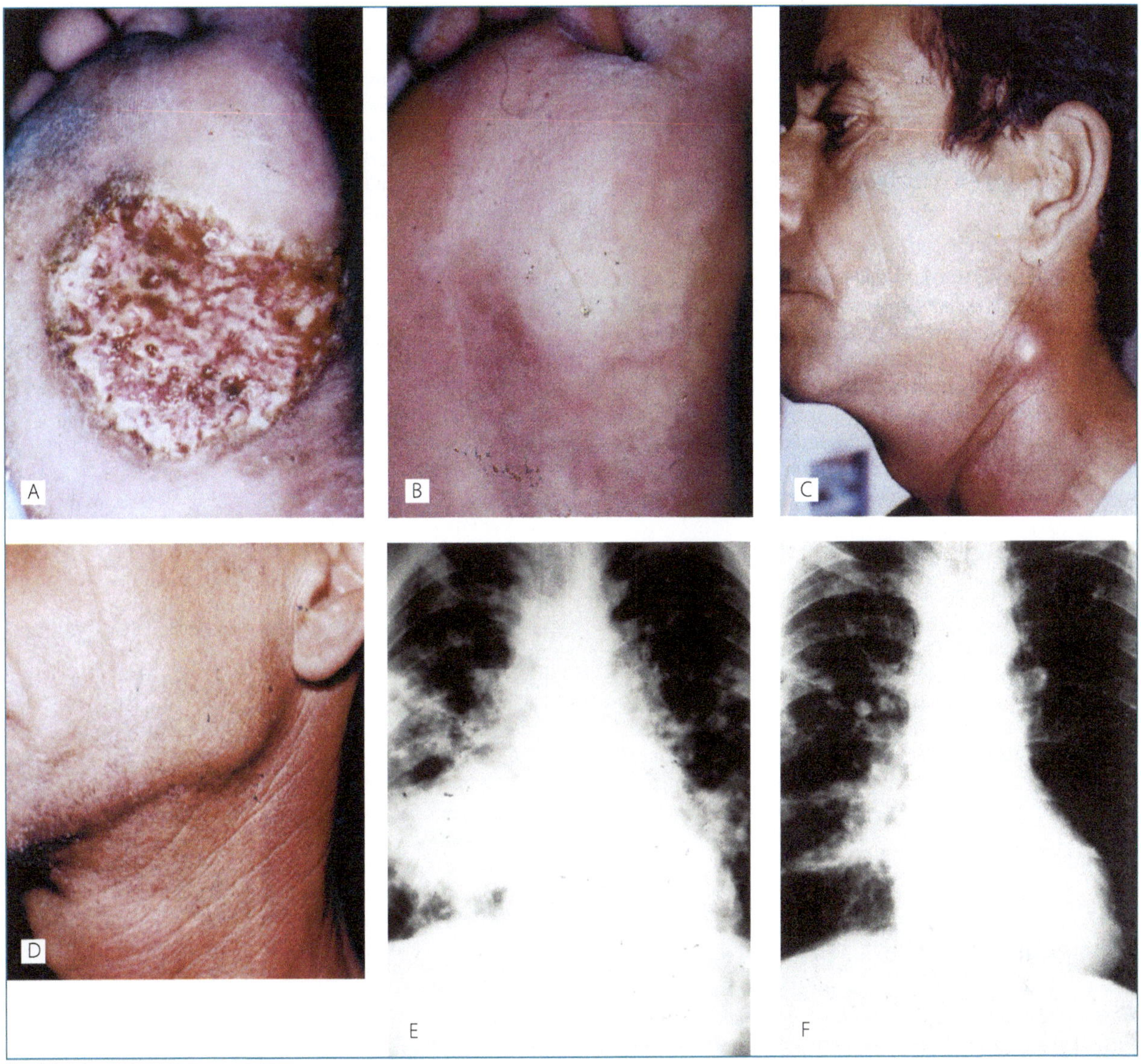

FIGURA 76.7.5 Aspectos pré e pós-terapêuticos de pacientes tratados com itraconazol. (A) Lesão ulcerovegetante em região plantar; (B) após o tratamento; (C) adenomegalia cervical; (D) após três meses de terapêutica; (E) infiltrados para-hilares em ambos os pulmões; (F) após seis meses de tratamento.

Fonte: Acervo da autoria.

TABELA 76.7.2 Orientação para o seguimento clínico-laboratorial de pacientes com paracoccidioidomicose sob terapêutica.

Acompanhamento do paciente		
Primeira consulta	Avaliação geral do paciente	Hemograma; VHS; ALT; AST; γGT, fosfatase alcalina, Na; K; sorologia e RX de tórax
30 dias	Consulta de retorno	Hemograma; VHS; ALT; AST; γGT, fosfatase alcalina, Na; K
60 dias	Consulta de retorno	Hemograma; VHS; ALT; AST; γGT, fosfatase alcalina, Na; K (RX de tórax e sorologia se necessário ou má resposta ao tratamento)
90 dias	Consulta de retorno	Sorologia e RX de tórax. Outros exames se necessário
Retornos a cada 3 meses durante todo o tratamento	Consulta de retorno	Hemograma; VHS; ALT; AST; γGT, fosfatase alcalina, Na; K A cada 6 meses – realizar sorologia e RX de tórax
Após interrupção do tratamento, retornos semestrais, durante um ano. Após este período, o paciente pode receber alta se estiver estável e mantendo os critérios de cura da doença.	Consulta de retorno a cada 6 meses (total de 2 consultas)	Exames laboratoriais se necessário

CRITÉRIOS MICOLÓGICOS

A negativação do exame micológico direto nas amostras clínicas ocorre precocemente, se o tratamento é eficaz. Este parâmetro é mais facilmente verificado quando se examina a secreção respiratória. Já em outros materiais, como biópsias ou secreção de linfonodos, a pesquisa de fungos é desnecessária, pois as lesões regridem ou desaparecem com o tratamento.

CRITÉRIOS RADIOLÓGICOS

As opacidades pulmonares, inicialmente de padrão nodular, micronodular ou cavitário, tendem a transformarem-se em imagens lineares, de padrão intersticial, indicando a cicatrização e a fibrose das lesões pulmonares. Evolutivamente, deve-se pesquisar a estabilização do padrão das imagens radiológicas pulmonares em radiografias de tórax trimestrais (Figuras 76.7.3 e 76.7.4). Imagens tomográficas decorrentes de neuroparacoccidoidomicose podem evoluir ou não com calcificação, em diferentes períodos.

CRITÉRIOS IMUNOLÓGICOS

O método sorológico para detecção de anticorpos mais empregado é a reação de IDD. Espera-se que com o tratamento ocorra a negativação do título de anticorpos ou sua estabilização em valores baixos (1:1 a 1:4). As avaliações sorológicas devem ser realizadas a cada 2 ou 3 meses. Outros métodos imunes, como contraimunoeletroforese, Elisa ou detecção de antígeno circulante, podem ser empregados, entretanto essas técnicas nem sempre estão disponíveis para o atendimento da maioria dos pacientes com PCM. A positivação da intradermorreação intradérmica com a paracoccidioidina em pacientes com teste previamente negativo, pode indicar a recuperação de imunidade celular em pacientes anérgicos.

ACOMPANHAMENTO PÓS-TERAPÊUTICO

O termo "cura definitiva" talvez nunca possa ser aplicado a pacientes com PCM, pela impossibilidade de erradicação do *P. brasiliensis* do organismo. O objetivo do tratamento é reduzir a carga fúngica, permitindo a recuperação da imunidade celular e o restabelecimento do equilíbrio entre parasita e hospedeiro. Após o tratamento e a obtenção dos critérios de cura, os pacientes devem ser acompanhados ambulatorialmente com exame clínico e sorológico. A positivação ou o aumento do valor do título de IDD é preditor de recaída clínica. Exame clínico periódico com controle do peso, verificação do surgimento de lesões orais ou de linfoadenopatias deve ser realizado por período de até um ano após a obtenção dos critérios de cura pelo paciente.

PREVENÇÃO

A prevenção para o desenvolvimento de PCM é um desafio, uma vez que milhões de indivíduos são expostos a propágulos infectantes de *Paracoccidioides* spp. nas áreas endêmicas, mas poucos adoecem. As recomendações atuais baseiam-se em evitar a exposição ao solo, principalmente poeira e terra aerosolisadas, principalmente indivíduos jovens ou imunodeprimidos. A utilização de máscaras N95 ou máquinas agrícolas com cabines antipoeira podem também evitar exposição maciça ao fungo.

BIBLIOGRAFIA SUGERIDA

Almeida SM, Queiroz-Telles F, Teive HA, Ribeiro CE, Werneck LC. Central nervous system paracoccidioidomycosis: clinical features and laboratory findings. Journal Infection. 2004;48:193-198.

Barbosa W, Pitaluga, Vasconcelos WMP. Ação da sulfametoxazol associada ao trimetoprim na terapêutica da blastomicose sul-americana. Rev Patol Trop. 1973;2:329 39.

Bernard G, Campos AF, Gonçalves LG et al. Treatment of severe forms of paracoccidioidomycosis: is there a role for corticoesteroids? Medical Mycology. 2012;50:641-8.

Borges SR, da Silva, GMS, de Oliveira R et al. Itraconazole vs. trimethoprim-sulfamethoxazole: a comparative cohort study of 200 patients with paracoccidioidomycosis. Medical Mycology. 2014;52:303-10.

Cavalcante RS, Sylvestre TF, Levorato AD, de Carvalho LR, Mendes RP. Comparison between Itraconazole and cotrimoxazole in the treatment of paracoccidiodomycosis. Plos Negl Trop Dis. 2014;8(4):e2793.

Colombo A, Queiroz-Telles F. Paracoccidioidomycosis. In: Mandell GD, Kauffman CA, (eds.). Atlas of Infectious Diseases. 2. ed. Philadelphia: Current Medicine; 2007. p. 53-70.

Francesconi F, da Silva MTT, Costa RLB, Francesconi VA, Carregal E, Talhari S et al. Long-term outcome of neuroparacoccidioidomycosis treatment. Rev Soc Bras Med Trop. 2011;44(1):22-5.

Grant SM, Clissold SP. Itraconazole. A review of its pharmacodynamic and pharmacokinetic properties, and therapeutic use in superficial and systemic mycoses. Drugs. 1989;37:310-44.

Menezes VM, Soares BG, Fontes CJ. Drugs for treating paracoccidioidomycosis. Cochrane Database Syst Rev 2006:CD004967.

Moraes CS, Queiroz-Telles F, Marchiori E, Escuissato DL. Review of lung radiographic findings during treatment of patients with chronic paracoccidioidomycosis. Radiol Bras. 2006;39:175-179.

Naranjo MS, Trujillo M, Munera MI et al. Treatment of paracoccidioidomycosis with itraconazole. J Med Vet Mycol. 1990;28:67-76.

Peçanha PM, de Souza S, Falqueto A, Grão-Veloso TR, Lírio LV, Ferreira Jr CUG et al. Amphotericin B lipid complex in the treatment of severe paracoccidioidomycosis: a case series. Int J Antmicrobiol Agents. 2016;48(4):428-30.

Queiroz-Telles F, Graf H, Purim KS, Boguszewski CL. Adrenal response to corticothophin and testosterone during long-term therapy with itraconazole in patients with chromoblastomycosis. J Antimicrobial Chemotherapy. 1997;40:899-902.

Queiroz-Telles F, Goldani LZ, Schlamm HT et al. An open-label comparative pilot study of oral voriconazole and itraconazole for long-term treatment of paracoccidioidomycosis. Clin Infect Dis. 2007;45:1462-1469.

Queiroz-Telles F, Escuissato DL. Pulmonary paracoccidioidomycosis. Semin Respir Crit Care Med. 2011;32:764-74.

Queiroz-Telles, F.; Fahal, A.H.; Falci, D.R.; Caceres, D.H.; Chiller, T.; Pasqualotto, A.C. Neglected endemic mycoses. Lancet Infect Dis. 2017; 17(11):e367-e377.

Restrepo A, Benard G, de Castro CC, Agudelo CA, Tobon AM. Pulmonary paracoccidioidomycosis. Semin Respir Crit Care Med. 2008;29:182-97.

Restrepo A, Tobon AM. Paracoccidioides brasiliensis. In: Mandell GL, Bennett JE, Dolin R (eds.). Mandell, Douglas and Bennett's principles and practice of infectious diseases. 7. ed. Philadelphia: Elsevier; 2010. p. 3357-63.

Ribeiro DO. Nova terapêutica para a blastomicose. Publicações Médicas. 1940;12:36-54.

Shikanai-Yasuda MA, Mendes RP, Colombo, AL, Queiroz-Telles F et al. Brazilian guidelines for the clinical management of paracoccidioidomycosis. Rev Soc Bras Med Trop, 2017.

Stevens DA, Vo PT. Synergic interaction of trimethoprim sulfametoxazole on P. brasiliensis. Antimicrob Agents Chemother. 1982;21:852-4.

Shikanai-Yasuda MA. Paracoccidioidomycosis treatment. Rev Inst Med Trop Sao Paulo. 2015; 57:31-7.

Shikanai-Yasuda MA, Mendes RP, Colombo AL, de Queiroz-Telles F, Kono ASG, Paniago AMM, et al. Brazilian guidelines for the clinical management of paracoccidioidomycosis. Rev Soc Bras Med Trop. 2017 Jul 12; 50(5):715-40.

Thompson 3rd GR, Rendon A, Ribeiro Dos Santos R, Queiroz-Telles F, Ostrosky-Zeichner L, Azie N et al. Isavuconazole treatment of cryptococcosis and dimorphic mycoses. Clin Infect Dis. 2016;63(3):356-62.

Tobon A, Agudelo CA, Restrepo A. Posaconazole for the treatment of paracoccidioidomycosis: first clinical results. Biomedicai. 2008;28(Suppl 1):205.

Van Cutsem J, Van Gerven F, Janssen PAI. Activity of orally, topically and parenterally administered itraconazole in the treatment of superficial and deep mycosis: animal models. Rev Infect Dis. 1987;9(suppl.1):15-32.

77

Pneumocistose

Roberto Focaccia
Maria Irma Seixas Duarte

INTRODUÇÃO

A infecção humana pelo *Pneumocystis jirovecii* (PJ) (antiga *carinii*), também denominada pneumocistose, habitualmente manifesta-se como pneumonia (PPJ) e já é bem conhecida há um longo tempo. Nos últimos anos, têm sido ampliadas e intensificadas as pesquisas sobre esse agente infeccioso, em virtude do aumento da incidência de seu acometimento, que acompanha a epidemia de síndrome da imunodeficiência adquirida (aids), e também graças ao desenvolvimento de técnicas mais apuradas para estudo e caracterização desses micro-organismos.

O PJ foi descrito originalmente por Chagas, em 1909, em pulmões de cobaias, sendo identificado apenas como uma variante de tripanossoma e, posteriormente, encontrado pelo mesmo autor em pulmão de um paciente que havia falecido por tripanossomíase aguda. Em 1910, o ítalo-brasileiro, Antonio Carinii, observou cistos semelhantes em ratos com tripanossomíase experimental. Pouco depois, ele enviou amostras a seu colega Laveran, do Instituto Pasteur, para exames.

Em 1912, Laveran e Delanoe encontraram cistos semelhantes de Trypanossoma em ratos livres e também em espécies provenientes de animais sem tripanossomíase, formulando a hipótese de que o agente infeccioso constituía uma espécie distinta, chamando-o de *P. carinii*, em homenagem ao pesquisador ítalo-brasileiro.

Posteriormente, o micro-organismo foi identificado como saprófita ou causador de doença em pulmões de preás, ratos, coelhos, cães, gatos, cobaias, carneiros e macacos, e também, no homem.

O PJ foi associado com doença humana em 1952, quando foi identificado como agente de pneumonia intersticial plasmocitária em crianças debilitadas de instituições europeias, principalmente no primeiro ano de vida, nas quais a infecção estava ocorrendo de forma epidêmica, com mortalidade de 50% dos casos. Após a Segunda Guerra Mundial, com a melhoria das condições socioeconômicas, a incidência da doença diminuiu progressivamente na Europa, porém continuou sendo encontrada em outras partes do mundo. Os primeiros casos de pneumocistose humana no Brasil foram descritos na década de 1960.

Em 1966, Frenkel et al. desenvolveram um modelo experimental básico, consistindo em ratos tratados com corticosteroides e tetraciclina, os quais desenvolvem pneumocistose espontaneamente e achados histopatológicos idênticos ao homem imunocomprometido. Esse modelo permitiu concluir que a doença ocorria por reatividade de infecção latente, e propiciou o desenvolvimento de novas formas de terapêutica. Frenkel passou a denominar o patógeno humano de *P. jirovec*, em homenagem ao parasitologista tcheco Otto Jirovec, que teria sido pioneiro na descrição da doença em humanos em 1952, reservando o *P. carinii* às zoonoses. A questão é polêmica e opinativa, já que Carinii foi o primeiro descritor da doença. A mudança da nomenclatura pela International Code of Botanical Nomenclature (St. Louis Code) não respeitou uma própria regra que atribui a nomenclatura ao pioneiro que descreveu o micro-organismo, além de que pesquisadores alemães já haviam descrito a doença em humanos em 1942. Nas décadas de 1960 e 1970, o PJ foi considerado a causa mais comum de pneumonia intersticial em pacientes imunocomprometidos, ocorrendo mais frequentemente na forma esporádica, tendo como alvos principais crianças portadoras de imunodeficiências primárias e indivíduos de qualquer idade recebendo drogas imunossupressoras após transplante de órgãos ou para o tratamento de neoplasias malignas, principalmente linforreticulares e também em casos de colagenoses. Em contraste com a doença observada nas crianças debilitadas, a resposta inflamatória intersticial desses hospedeiros é muito reduzida. A taxa de mortalidade, nesses casos, aproxima-se de 100%, todavia, foi consideravelmente reduzida após a introdução da terapêutica com pentamidina e trimetoprim-sulfametaxozol.

Em 1981, o alerta do Center for Disease Control (CDC) sobre casos de pneumocistose e sarcoma de Kaposi em homossexuais masculinos jovens, previamente saudáveis, foi um dos primeiros sinais para o reconhecimento posterior da síndrome da imunodeficiência adquirida, estadio avançado da infecção pelo HIV. A partir de então, o PJ aparece como um importante agente oportunista em pacientes com aids e uma das principais causas de óbito nesse grupo de indivíduos, nos quais causa, inclusive, infecções extrapulmonares e quadros pulmonares atípicos. O aumento de interesse por essa doença, determinante de centenas de casos que ocorrem anualmente, associados a aids, levou à realização de muitos estudos sobre características do agente, patogenia da infecção, maior acurácia no diagnóstico e proposição de novas formas de terapêutica da doença.

ETIOLOGIA

A posição taxonômica do PJ ainda é motivo de muito debate, levando alguns pesquisadores a afirmar que o organismo é órfão, visto que sua filogenia ainda está sujeita ao emprego de critérios não plenamente aceitos para sua classificação. Assim, questiona-se: seria um protozoário com uma cápsula de fungo ou um fungo com esporos móveis e que respondem à terapêutica antiparasitária e não à antifúngica? Todavia, as evidências acumuladas apontam para sua classificação entre os fungos, devido a homologia na subunidade ribossomal 16s do RNA, em genes mitocondriais, no gene da timidilato sintetase, e no gene da di-hidrofolato redutase.

Vários pontos são comuns aos fungos: a impregnação das paredes dos cistos pelos corantes tradicionalmente empregados para identificar a presença, em sua parede, de Bl-3 glucane, a demonstração da relação antigênica entre os polissacarídeos da parede celular com os do *Aspergillus fumigatus*; a semelhança do RNA ribossômico com as dos fungos, os aspectos ultra estruturais com os sistemas de organelas pouco desenvolvidas. Por outro lado, outros estudos de microscopia eletrônica, revelaram similaridades com protozoários. Pesquisas mais recentes com técnicas de biologia molecular com base na sequência de nucleotídeos de seus genes suportam sua natureza fúngica. Outra questão relacionada à taxonomia do PJ é a existência de uma ou de várias espécies, uma vez que a morfologia dos isolados de animais e do homem é semelhante à microscopia ótica e eletrônica. Existem, entretanto, diferenças genotípicas e fenotípicas entre os isolados de ratos, camundongos e humanos, mostrando diversidade entre antígenos de superfície e variação na hibridização de clones de DNA, sugerindo a existência de espécies ou cepas diferentes. Atualmente, estudos de DNA têm mostrado que são diferentes os *Pneumocystis* em diferentes mamíferos. A nômina da espécie de *Pneumocystis* que acomete o homem ainda está em discussão na literatura pertinente, tendo sido propostos *P. jirovecii* como única espécie que infecta o hospedeiro humano.

O PJ, um micro-organismo extracelular, que pertence ao filo Ascomycota, classe Pneumocystidomycetes, ordem Pneumocystidales, família Pneumocystidaceae, gênero Pneumocystis, tem baixa virulência, se desenvolve dentro dos alvéolos pulmonares do homem e de outros vertebrados. Seu ciclo vital completo ainda não é totalmente conhecido (Figura 77.1). O tamanho do PJ foi estimado em 700-1.000 pares de quilobases.

Entre as várias dificuldades para melhor entendimento da biologia do agente deve-se ressaltar a não disponibilidade até o momento de um meio de cultura *in vitro* que forneça grande quantidade de micro-organismos. Têm sido identificados dois estágios de desenvolvimento do PJ: a) o trofozoíto ou forma trófica, pequeno, com 1 a 4 mμ pleomórfico, dispõe-se em grupos frequentemente aderidos ao pneumócito I. Nas secções teciduais coradas pela hematoxilina-eosina são observados como diminutos pontos escuros; quando corados pelas técnicas de Giemsa ou Diff-Quik, é possível observar-se o citoplasma levemente basofílico e o núcleo de tonalidade vermelho-escuro; b) o cisto, presente em conglomerados na luz dos alvéolos, aderidos ao pneumócito tipo I (PI), ou esparsos em outros tecidos (quando há disseminação), parecendo representar o estágio de resistência do PJ. Medem entre 5 e 8 mμ, variando em forma (ovoide, esférico, em cúpula, colapsado) e em grau de maturação. As formas maduras exibem oito corpos intracísticos (também chamados de esporozoítos).

A coloração de Giemsa ressalta os corpos intracísticos, não corando as paredes dos cistos, que podem ser suspeitadas pela presença de um halo claro circundando-as. As paredes dos cistos são evidenciadas pelas colorações utilizadas para os fungos (prata metenamina de Gomori, Grocott, Gridley, PAS), também pela coloração de azul de toluidina O, modificado. Estas últimas mostram, também, um pequeno espessamento redondo ou oval na parede ou no centro da estrutura cística.

À microscopia eletrônica, os cistos revelam paredes quatro vezes mais espessas que as dos trofozoítos (Figura 77.2). Os corpos intracísticos são morfologicamente semelhantes aos trofozoítos, apenas com dimensões menores (1 a 1,5 mμ). Já foi estabelecido que os trofozoítos se desenvolvem em cistos maduros e que os corpos intracísticos liberados dos cistos se transformam em trofozoítos, todavia, toda a dinâmica do ciclo ainda não está totalmente estabelecida, sendo envolvidos no processo conjugação, meiose e mitose. O trofozoíto diploide se liga ao PI e começa a diferenciar-se em cisto, passando por uma fase de pré-cisto (parede mais espessa que a do trofozoíto, divisão por meiose, em que uma célula diploide origina quatro núcleos haploides). Ocorre, então, maior diferenciação do pré-cisto com mitose, oito núcleos haploides e delineamento dos oito corpos intracísticos individualizados e aumento de volume. Segue-se ruptura do cisto, liberação dos oito corpos intracísticos haploides, que se tornam trofozoítos haploides. Dois destes se unem (conjugação), resultando um trofozoíto diploide, que se diferencia em cisto ou se divide por mitose produzindo outro trofozoíto diploide. Esse ciclo tem sido estudado em animais submetidos à imunossupressão. No homem imunocompetente, poderia ocorrer o mesmo processo com os parasitas, que, ao serem destruídos rapidamente pelos macrófagos, não podem ser detectados pelas técnicas disponíveis. O PJ, em pequeno número, já foi demonstrado em necropsias de indivíduos sem sintoma clínico.

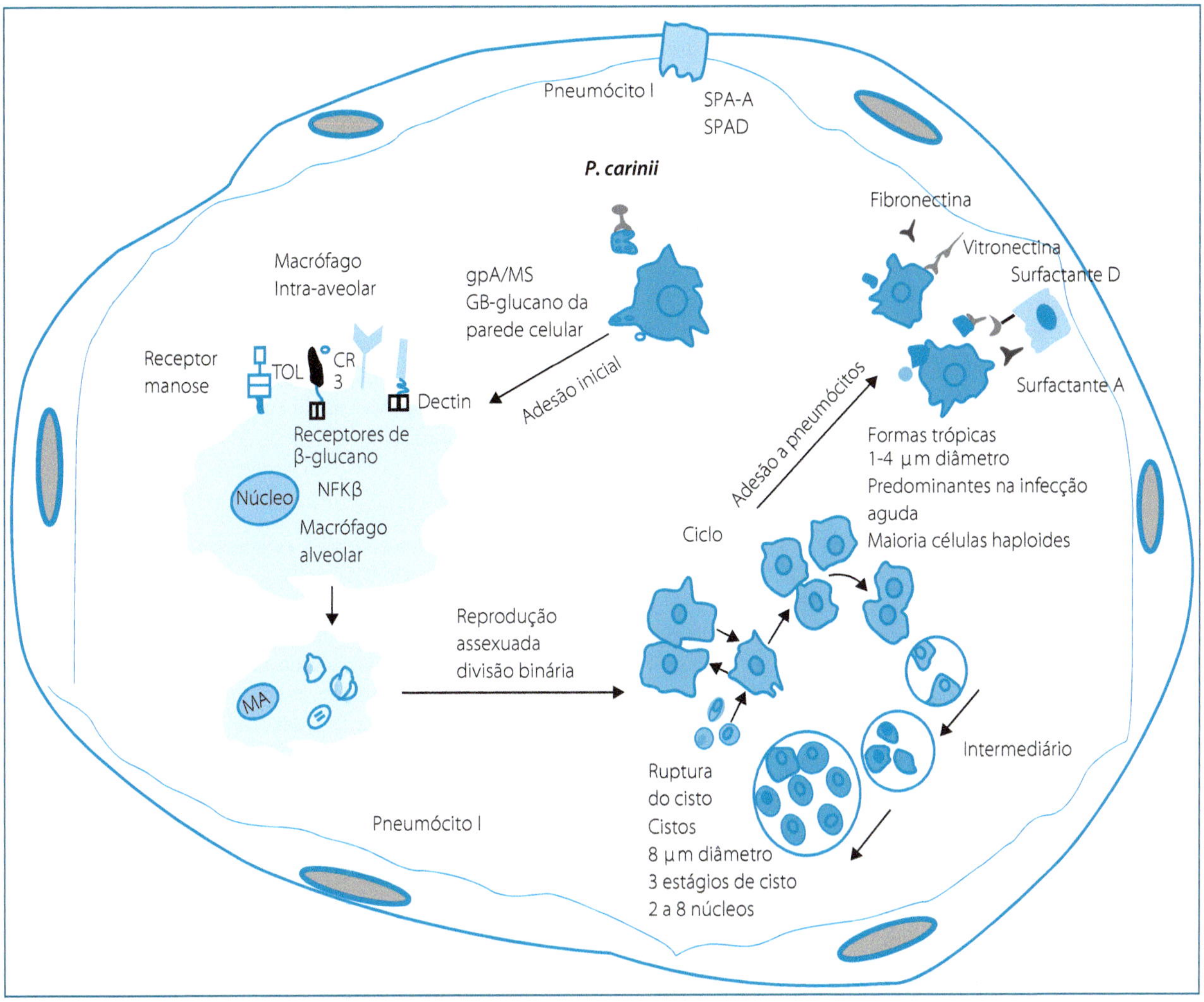

FIGURA 77.1 Invasão, adesão e ciclo do *P. jirovecii*.
Fonte: Acervo da autoria.

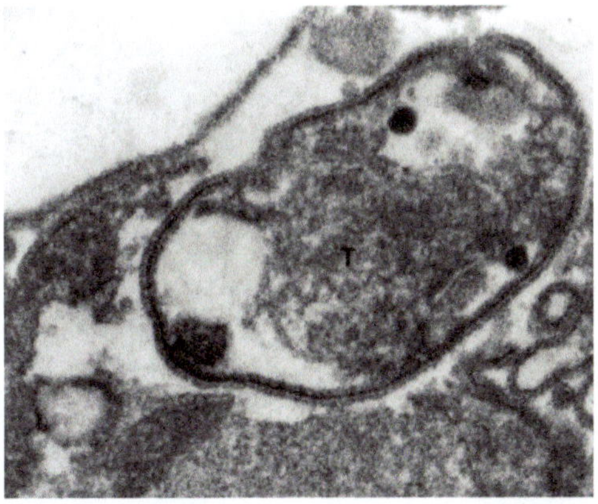

FIGURA 77.2 Lavado broncoalveolar. Trofozoíto de PC (microscopia eletrônica 92.800×).
Fonte: Acervo da autoria.

EPIDEMIOLOGIA

Estudos soroepidemiológicos demonstram que a maioria das crianças saudáveis expõe-se ao PJ na primeira infância, constando-se correlação positiva entre porcentagem de indivíduos com anticorpos específicos e idade na faixa etária de 1 a 4 anos. As crianças apresentam, provavelmente, uma infecção primária assintomática, e há pequenas variações na prevalência de anticorpos contra antígenos específicos nas diferentes regiões geográficas.

A incidência de pneumocistose geralmente reflete aquela das doenças subjacentes nas diversas áreas demográficas, e as observações sobre variações sazonais da doença são conflitantes.

Anterior à era da terapêutica antirretroviral de alta eficácia (TARV), cerca de 60 a 90% dos pacientes com aids desenvolviam pneumocistose como uma das primeiras manifestações clínicas, ou mesmo durante a evolução da doença, e cerca de 60% deles apresentavam PPJ como manifestação inicial da doença, geralmente com contagem de CD4 inferior a 350 células/mm^3. A introdução do esquema TARV e a profilaxia administradada em pacientes HIV-positivo com linfócitos T CD4+ inferior a 200 células/mm^3 tem reduzido a frequência da PPJ. Entretanto, a descontinuação da profilaxia pode aumentar o risco da ocorrência de PPJ. A manifestação clínica da infeção também tem sido reportada após a reconstituição imune pela TARV. A colonização do fungo em pulmão de HIV-positivo sem PPJ pode, porém, desencadear um processo inflamatório e conduzir a um dano alveolar produzindo doença obstrutiva pulmonar crônica.

A PPJ foi detectada também durante infecção aguda pelo HIV. É importante ressaltar que, apesar desses pacientes com infecção aguda apresentarem severa diminuição dos linfócitos T CD4+ e inversão da relação CD4/CD8, a contagem de linfócitos voltou ao normal sem uso de drogas antivirais, sendo de grande importância que tais casos não sejam confundidos com a fase de aids-doença.

Pacientes com outros tipos de imunodeficiência, principalmente com defeitos de imunidade celular, como os portadores de leucemia linfocítica aguda, os transplantados de medula óssea e os que recebem corticoterapia para neoplasias cerebrais, continuam sendo um importante grupo de risco para pneumonia por PJ. Em 1996, ocorreu uma microepidemia de PJ, acometendo 116 pacientes HIV-negativo e portadores de doenças crônicas imunossupressoras e que haviam recebido doses de prednisona, variando entre 16 e 30 mg/dia, num período entre 4 e 6 semanas antes dos episódios de PJ. Essa ocorrência permitiu constatar os seguintes percentuais de fatores de risco:

- Doenças hematológicas malignas: 30%
- Transplantes de órgão: 25%
- Condições inflamatórias crônicas (doença de Wegener, polimiosite/dermatomiosite): 22%
- Tumores sólidos: 13%
- Outras condições (imunodeficiências primárias; outras doenças reumatológicas): 10%

Ao longo dos anos, esporadicamente, têm sido descritos casos de PJ em pacientes HIV-negativo, quase todos portadores das condições de risco acima referidas.

Há raros relatos de casos de pneumocistose em pacientes com deficiência de imunidade humoral, com doenças granulomatosas, e em indivíduos previamente saudáveis. A maioria dos relatos em imunocompetentes foi feita antes que exames sorológicos para detecção do HIV estivessem disponíveis, sendo pouco estudados do ponto de vista imunológico. Recentemente, relataram-se casos em pacientes adultos sem nenhum risco aparente para infecção, abrindo um novo campo de estudos na epidemiologia da pneumocistose.

A doença pode ocorrer por reatividade de infecção latente ou por reinfecção. Estudos com modelos experimentais e observações de epidemias em orfanatos, hospitais e entre imunossuprimidos com contato frequente e prolongado entre si, demonstram a existência de transmissão de pessoa a pessoa.

Para alguns autores, a imunossupressão seria o mecanismo desencadeador da pneumocistose por reatividade de infecção latente. Considerando as evidências sorológicas de exposição ao agente na primeira infância e o encontro de infecções subclínicas em necropsias de pacientes com outras patologias, e comparado com o achado frequente do agente nos pulmões de pacientes com neoplasias linforreticulares, aids ou outros estados de comprometimento imune, conclui-se que o PJ faz parte da flora microbiana residente do hospedeiro. Em seres humanos, ele parece permanecer quiescente por longos períodos havendo, no entanto, estudos mostrando a aquisição de infecção de novo. Em macacos infectados com o vírus da imunodeficiência símia (SIV) conseguiram eliminar o fungo. A transmissão é por via respiratória de pessoa a pessoa. Tem se levantado suposições sobre a possibilidade de transmissão por exposição ambiental, com base em microepidemias ocorridas em determinadas regiões geográficas da cidade em pacientes HIV-positivo. Indivíduos imunocompetentes podem desenvolver colonização do fungo em pulmão de forma assintomática e se constituir em disseminador do micro-organismo a pacientes imunossuprimidos.

O período de incubação é estimado entre 4 e 8 semanas, com base em observações de epidemias e em estudos com modelos animais.

PATOGENIA

Depois de inalado, o PJ, escapando das defesas do trato respiratório superior, deposita-se nos alvéolos. A infecção inicia-se com a ligação do organismo aos PI, que revestem os espaços alveolares. Essa aderência, dependente da integridade do citoesqueleto dos pneumócitos, pode ocorrer por diversos mecanismos, incluindo receptores de manose e receptores Fc da superfície dos PI e lectinas do PJ; é facilitada pela presença de fibronectina ou vitronectina, que funcionam como pontes entre célula hospedeira e glicoproteínas de superfície do agente.

Uma vez aderidos aos PI, os micro-organismos sobrevivem no espaço extracelular, sob o fluido alveolar, do qual obtêm nutrientes e sem contato direto com o ar inspirado (Figuras 77.1 e 77.3). Os possíveis mecanismos de escape utilizados pelo PJ incluem adsorção de moléculas do hospedeiro, variação de antígenos de superfície e supressão da resposta imune local.

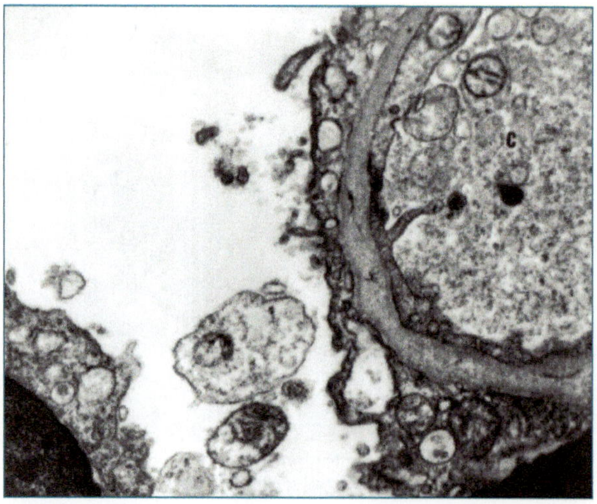

FIGURA 77.3 Pulmão. Trofozoíto (T) junto a pneumócito 1 (P1) na luz alveolar (A). Capilar septal (microscopia eletrônica 21.000×). *Fonte:* Acervo da autoria.

A principal célula efetora contra o PJ é o macrófago alveolar. O agente pode se ligar aos macrófagos por diferentes vias, como receptores Fc, fibronectina e receptores de manose. Essa ligação, mediada por elementos β-glucano da parede celular do agente, provoca ativação do metabolismo oxidativo nos macrófagos, com entrada de arginina e produção de óxido de nitrogênio. Após a ingestão, o micro-organismo é rapidamente destruído. A fagocitose do PJ pelos macrófagos, aumentada em presença de anticorpos específicos, que provavelmente agem como opsoninas.

Neutrófilos humanos *in vitro* também são capazes de fagocitar e degradar o PJ, num processo acompanhado por ativação do metabolismo oxidativo e dependente de opsonização por anticorpos humanos, porém não se conhece a real importância dessas células na defesa contra o Pneumocystis.

Não está completamente esclarecido o que leva à multiplicação exagerada do PJ ou a forma do controle do hospedeiro, todavia a correlação entre comprometimento imune e desenvolvimento de PPJ está estabelecida.

A descrição de casos de pneumocistose em humanos e em camundongos com defeito de linfócitos B, assim como a observação do efeito terapêutico do soro hiperimune e de anticorpos monoclonais específicos em modelos experimentais da doença apontam para a participação da imunidade humoral na defesa contra a pneumocistose.

Os defeitos imunes subjacentes da maioria dos pacientes que desenvolvem pneumocistose constituem forte evidência da importância da imunidade celular para o controle do PJ. Experimentos *in vitro* demonstram que células de indivíduos saudáveis produzem citocinas de resposta celular, principalmente fator de necrose tumoral α (TNF-α) e interleucina 1 (IL-1), quando estimuladas com PJ ou com seus antígenos. Os linfócitos T CD4+ parecem ter papel preponderante nessa linha de defesa, como demonstram diferentes estudos experimentais:

a) Camundongos atímicos ou com depleção seletiva de células T CD4+, desenvolvem doença espontaneamente.

b) A imunidade efetiva ao PJ resulta da ação das células T CD4+, mas não das T CD8+ na ausência de anticorpos, em ratos com imunodeficiência severa combinada.

c) Linfócitos de adultos imunocompetentes são ativados e produzem interferon-γ (IFN-γ) após estimulação com antígenos do PJ, e essas duas respostas são induzidas por linfócitos T CD4+. A depleção de glutation intracelular na aids constitui mecanismo importante de redução dos linfócitos T CD4+ (provável ação antiapoptótica do glutation), facilitado o desenvolvimento da PPJ.

Os mecanismos de lesão envolvidos na pneumocistose são:

1. **Destruição dos PI:** com a multiplicação do PJ, formação de grande número de cistos e trofozoítos, que aderem aos PI provocando necrose focal dessas células, com consequente hiperplasia reparadora dos pneumócitos tipo PII. A destruição dos PI provoca aumento da permeabilidade alvéolo-capilar, lesão da membrana basal alveolar e exsudação de fibrina e outras proteínas para a luz. Esses eventos contribuem para a formação de uma matriz eosinofílica espumosa que preenche juntamente com os cistos a luz dos alvéolos. Lectinas solúveis, secretadas pelas células de revestimento alveolar ou pelos próprios micro-organismos, também participam na formação dessa matriz espumosa.

2. **Infiltrado inflamatório:** a destruição dos PI e a degradação do agente, seja por macrófagos isoladamente ou por macrófagos e neutrófilos, provoca a secreção de citocinas inflamatórias que atraem linfócitos e macrófagos para o interstício dos septos alveolares, causando o característico infiltrado mononuclear encontrado no exame histológico dos pacientes com PPJ. O real papel dos neutrófilos na pneumocistose, ainda é pouco conhecido, e estudos sobre eles são contraditórios. Em ratos imunossuprimidos, um exsudato alveolar rico em neutrófilos, provocado por pneumonia bacteriana prévia, exerce efeito protetor contra pneumocistose. Em pacientes com aids e pneumocistose, os neutrófilos são pouco proeminentes no infiltrado inflamatório intersticial, talvez refletindo a falta de anticorpos específicos, de estímulos quimiotáticos ou defeitos das células fagocíticas nesses pacientes. Alguns estudos comparando citologia de lavado broncoalveolar de pacientes com pneumonia por PJ e de indivíduos saudáveis demonstram aumento de neutrófilos nos primeiros, inclusive havendo correlação desse achado com pior prognóstico ou o surgimento de complicações. Outros autores não confirmam esse achado.

3. **Alterações no sistema surfactante:** análise de lavado broncoalveolar de pacientes com pneumonia por PJ demonstra diminuição dos fosfolipídeos totais, aumento de fosfatidilcolina, diminuição de esfingomielina e aumento da proteína SP-A do surfactante. Foi observado também que o PJ pode suprimir, *in vitro*, a secreção de fosfolipídeos de surfactante.

4. **Densidade parasitária:** a quantidade de parasitas, principalmente em forma de trofozoíto no tecido pulmonar, correlaciona-se positivamente com o grau de inflamação, com o acúmulo intersticial de neutrófilos, linfócitos e macrófagos, com a proliferação de PII e com a formação de edema, permitindo concluir que o número de organismos é, também, responsável pela extensão da reação infamatória aguda pulmonar.

Esses fatores reunidos causariam importantes alterações intersticiais septais com as consequentes alterações fisiológicas encontradas na pneumocistose: hipoxemia com aumento do gradiente alveoloarterial de oxigênio, alcalose respiratória, prejuízo na capacidade de difusão, alteração na complacência pulmonar, na capacidade pulmonar total e na capacidade vital (Figura 77.4).

PATOLOGIA

Sendo um organismo sapróita que vive nos espaços alveolares pulmonares, o PJ prolifera e causa diferentes tipos de comprometimento pulmonar em indivíduos com deficiências imunes, dependendo da idade e da doença de base do paciente. Dessa maneira, o espectro da doença pode ser entendido, se considerarmos o íntimo relacionamento hospedeiro-fungo.

Assim, pode se observar:

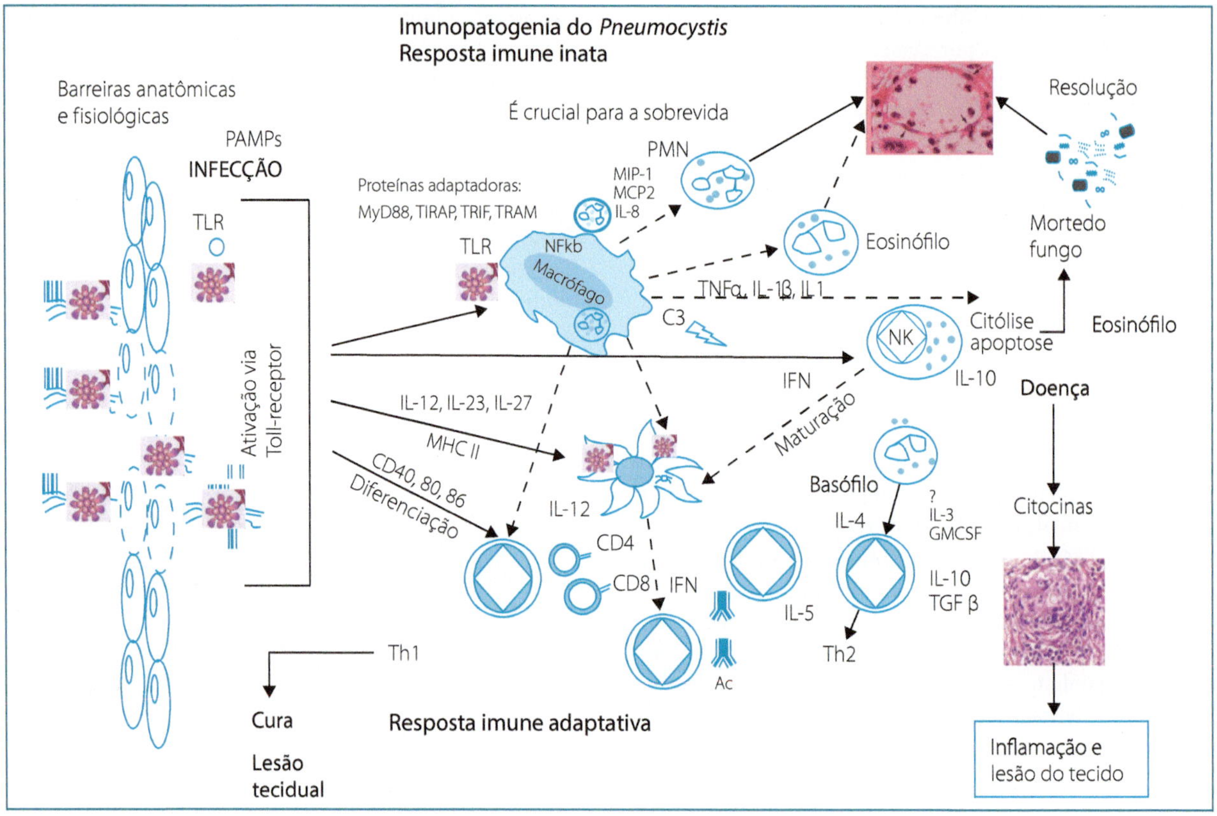

FIGURA 77.4 Imunopatogênese do *P. jirovecii*. Resposta imune inata e adaptativa.
Fonte: Acervo da autoria.

PNEUMONIA INTERSTICIAL PLASMOCITÁRIA DE CRIANÇAS PREMATURAS OU MAL-NUTRIDAS (EPISÓDICA)

Como o nome indica, o comprometimento pulmonar se faz por um infiltrado maciço de plasmócitos nos septos alveolares, com espessamento dos mesmos. As luzes dos alvéolos são preenchidas por material espumoso, eosinofílico, na intimidade do qual são observados cistos e trofozoítos de PJ que também estão aderidos aos PI. Nos casos graves que evoluem para óbto, os pulmões, ao exame macroscópico, mostram-se consolidados, quase totalmente hepatizados, sendo poupadas apenas regiões da língula.

Tal acometimento foi observado em casos esporádicos de crianças entre as duas guerras mundiais, seguindo-se epidemia na Europa, no Irã e no Vietnã.

Para Ditz (1989), os PJ proliferariam em consequência da produção insuficiente de IgA secretora, sendo então mobilizados plasmócitos numa tentativa de debelar a infecção, o que por outro lado agravaria o quadro respiratório em virtude do comprometimento da dinâmica por alteração inflamatória septal.

PNEUMONIA INTERSTICIAL EM ADULTOS NÃO HIV-POSITIVO (ESPORÁDICA)

Ao exame microscópico, mais frequentemente, observa-se quadro típico de PPJ com as luzes alveolares preenchidas por material eosinofílico, espumoso, com aspecto em favo de mel, delimitado da parede alveolar por um espaço claro. Em meio ao material espumoso estão distribuídos os trofozoítos e os cistos do PJ. Por outro lado, verifica-se que os septos interalveolares estão espessados por edema e infiltrados inflamatório (Figura 77.5). Este, constituído por células mononucleadas com predomínio de linfócitos, sendo escassos os plasmócitos. A intensidade da inflamação septal é variável de caso a caso. O revestimento epitelial septal mostra aspectos degenerativos, com hipertrofia dos pneumócitos cujas células exibem núcleos hipercromáticos, além de regeneração em grau maior ou menor por PII. Por vezes, os PJ são visualizados na luz de bronquíolos ou nos septos interalveolares.

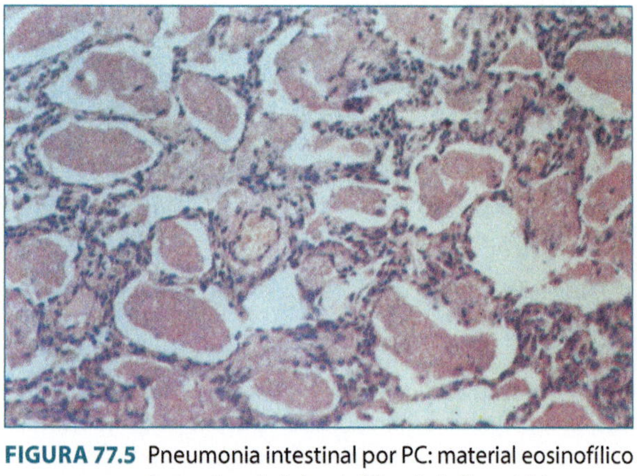

FIGURA 77.5 Pneumonia intestinal por PC: material eosinofílico espumoso em luzes dos alvéolos. Infiltrado inflamatório mononuclear septal (HE AO 200×).
Fonte: Acervo da autoria.

Outros pacientes apresentam quadro de dano alveolar difuso em fase aguda (fibrina e hemácias na luz de alvéolos, membranas hialinas revestindo os septos alveolares, edema e infiltrado inflamatório mononuclear septal, hiperplasia de PII) ou dano alveolar em organização (proliferação fibroblástica ou fibrose septal e/ou intra-alveolar). Os PJ são identificados no interior ou na superfície das membranas hialinas ou por entre o tecido conjuntivo em organização. O quadro de dano alveolar difuso pode estar associado a granulomas epitelioides, múltiplos focos de células gigantes, focos de calcificação ou preenchimento dos alvéolos por células epiteliais descamadas em mistura a macrófagos.

O comprometimento pulmonar pode evoluir para fibrose intersticial e também, mais raramente, para disseminação para outros órgãos a distância.

Nos casos com fibrose intersticial intensa, os PJ são difíceis de serem identificados por técnicas histoquímicas (Grocott, PAS, Giemsa, azul de toluidina), sendo a etiologia do processo melhor caracterizada por reações imuno-histoquímicas usando-se anticorpos específicos para o PJ (Figura 77.6).

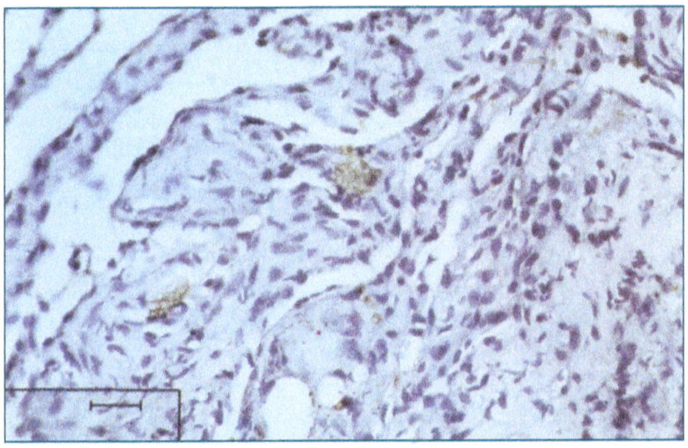

FIGURA 77.6 Reação imuno-histoquímica mostrando material antigênico particulado relacionado a PC em meio à fibrose intra-alveolar em organização.
Fonte: Acervo da autoria.

Os raios X dos pulmões e o quadro histológico da pneumonia por PJ (biópsia ou necropsia) observados em pacientes com neoplasias e/ou outras doenças graves nem sempre são característicos. Por essa razão, recomenda-se que em todos os imunossuprimidos considere-se a possibilidade de PPJ, devendo o agente ser pesquisado por colorações específicas que sejam capazes de identificá-los.

PPJ E SÍNDROME DA IMUNODEFICIÊNCIA ADQUIRIDA

O comprometimento pulmonar por PJ em aids pode se mostrar como um quadro histopatológico típico ou como apresentações diversas cujo diagnóstico diferencial com outras entidades nem sempre é fácil se o patologista não estiver atento para essa possibilidade. As alterações não típicas, o relacionamento preciso com a desordem imune e a relação com o prognóstico, ainda, necessitam de esclarecimento quanto ao mecanismo patogenético.

A PPJ típica exibe luzes alveolares preenchidas por material eosinofílico espumoso, levemente refringente, com aparência de favo de mel (Figura 77.7). Imersos neste material estão os trofozoítos e os cistos do PJ e que não são visualizados pela coloração da hematoxilina-eosina. O aspecto histológico, embora bastante característico, não é patognomônico, devendo ser diferenciado de edema intra-alveolar (que é mais homogêneo), de proteinose alveolar ou da deposição de fibrina. É, portanto, imprescindível que os micro-organismos sejam demonstrados na lesão por técnicas específicas (Figuras 77.9, 77.10 e 77.11). Os septos interalveolares estão discretamente espessados por edema e escasso infiltrado de linfócitos e macrófagos, sendo raros os plasmócitos.

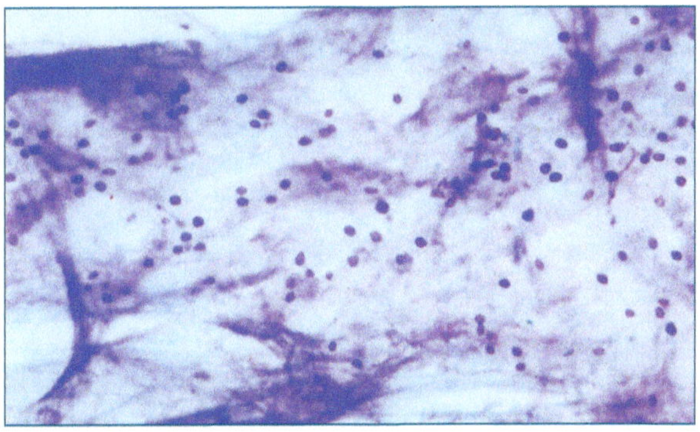

FIGURA 77.7 Escarro corado pelo azul de toluidina modificado, evidenciando formas císticas de PC (AO 1.000×).
Fonte: Acervo da autoria.

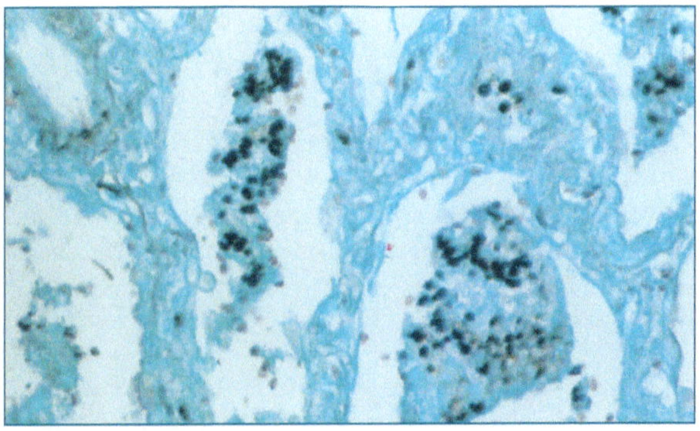

FIGURA 77.8 Pneumonia intersticial: formas císticas do PC coradas pela prata (método de Grocott, AO 400×).
Fonte: Acervo da autoria.

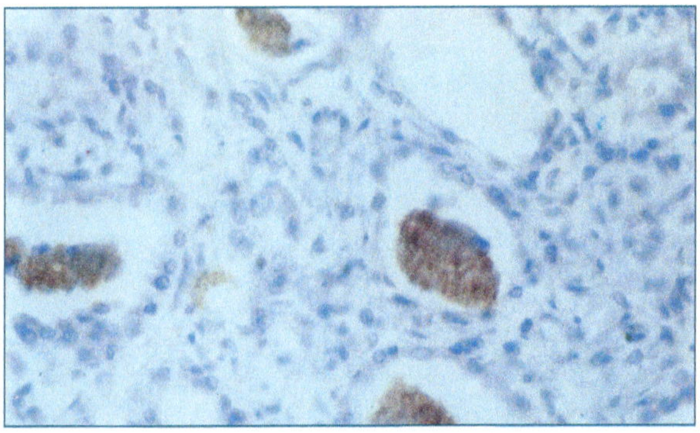

FIGURA 77.9 Pneumonia intersticial: reação imuno-histoquímica para PC, corando material antigênico dentro de alvéolos e no septo inflamado (AO 400×).
Fonte: Acervo da autoria.

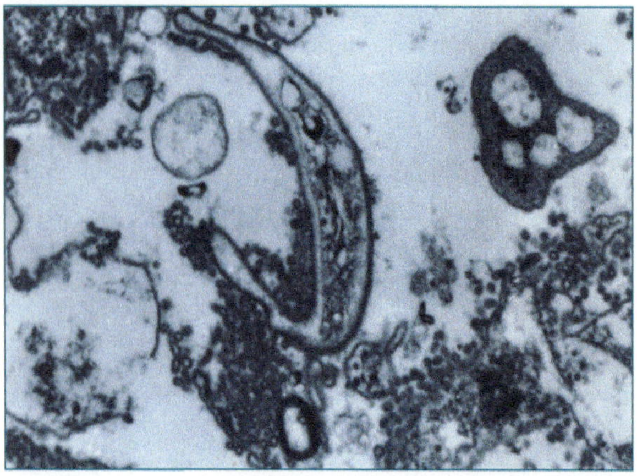

FIGURA 77.10 Cistos de PC envolvidos por material eletrodenso característico na luz alveolar (microscopia eletrônica 24.360×).
Fonte: Acervo da autoria.

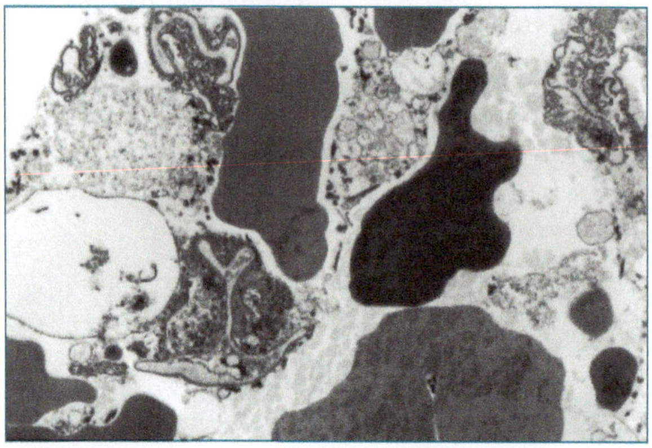

FIGURA 77.11 Luz alveolar ocupada por cisto colapsado e restos de parede de cisto degenerado, além de hemácias (microscopia eletrônica 7.540×).
Fonte: Acervo da autoria.

Em concordância com o aspecto histológico típico pode ocorrer dano alveolar difuso (fase exsudativa, proliferativa ou em organização) que, quando presente, correlaciona-se com alta mortalidade, sendo visto com frequência nos casos de necropsia; fibrose intraluminal e intersticial são observadas nos casos de longa duração (Figura 77.12).

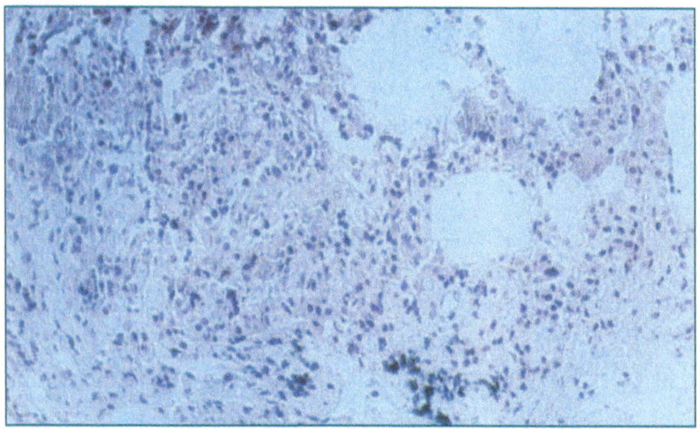

FIGURA 77.12 Pneumonia intersticial por PC com fibrose intra-alveolar em organização (HE AO 400×).
Fonte: Acervo da autoria.

À necropsia, os pulmões com PPJ têm peso aumentado, revelando consistência firme ou borrachosa, com crepitação diminuída ou ausente. Nos casos mais agudos, a tonalidade é vinhosa, mostrando-se acinzentada nos casos de longa duração.

Analisando-se os aspectos histológicos de PPJ de pacientes com aids. Verifica-se que o infiltrado inflamatório intersticial é menos intenso, há maior persistência do agente nos pulmões e maior progressão da evolução para a fibrose que nas formas endêmicas ou esporádicas.

Ainda em pacientes HIV-positivo podem também ser observados padrões histopatológicos não usuais, atípicos, de comprometimento pulmonar, como: pneumonia intersticial com exsudato intra-alveolar mínimo ou ausente; granulomas epitelioides centrados por PJ, focos de calcificação, granulomas de células gigantes intra-alveolares circundando os PJ; pneumonia intersticial com denso infiltrado mononuclear septal; condensação de macrófagos nas luzes alveolares; massas de tecido conjuntivo endobrônquicas; necroses parenquimatosas com cavitação, bronquiolite obliterante, cistos, derrame pleural, vasculites.

Wassermann et al. (1984) observaram o quadro clínico radiológico e as características histológicas de uma forma clínica fibrosante de PPJ de curso clínico prolongado, na qual os autores questionam o papel do TNF-α na gênese da fibrose.

Saldana, em 1989, estudou a evolução do processo pulmonar em pacientes tratados com sulfametoxazol-trimetoprin e/ou pentamidina e verificaram três tipos de resposta: o grupo I (PPJ fulminante), no qual a maioria dos PJ foram erradicados, mas os espaços alveolares continuavam preenchidos pelo exsudato espumoso, responsável pela insuficiência respiratória e óbito; o grupo II (PPJ não resolvida), com insuficiência respiratória fatal consequente à organização fibroblástica do exsudato intra-alveolar; o grupo III (PPJ curada), com boa resposta a terapêutica. Em casos de necropsia, também se verifica este padrão de resposta.

Nos casos de apresentação típica e também naqueles não usuais, os PJ devem ser diferenciados de *Histoplasma capsulatum*, *Candida* sp., *Cryptococcus neoformans* pobremente encapsulados, esférulas imaturas de *Coccidioides immitis*, eritrócitos, macrófagos e pigmento antrocótico.

A aferição da resposta imune tecidual pulmonar nesses casos demostra elevação significativa de células NK, de macrófagos, de células T CD8+ em contraposição à diminuição local das células T CD4+. Por outro lado, a avaliação local de resposta citocínica do hospedeiro revela expressão significativa de TNF-α nos septos interalveolares, de interleucina 4 (IL-4), notando-se ainda pequena expressão de interleucina 10 (IL-10) e escassa expressão de IFN-γ.

DOENÇA EXTRAPULMONAR POR PJ

As manifestações extrapulmonares da infecção pelo PJ receberam mais atenção na última década, pois começaram a aparecer com mais frequência, especialmente nos pacientes com aids. A frequência estimada desse tipo de comprometimento é de 1 a 3% sendo maior nos estadios mais avançados da aids e em pacientes que não recebem profilaxia ou que usam pentamidina inalatória para esse fim. O PJ já foi identificado em pleura, linfonodos, fígado, baço, medula óssea, trato gastrointestinal, olhos, tireoide, suprarrenais, rins, cérebro e outros locais, com acometimento localizado ou com doença disseminada.

QUADRO CLÍNICO

A pneumonia por PJ se manifesta clinicamente por sintomas não característicos, como febre, tosse não produtiva, taquipneia e períodos de dispneia. O período de incubação varia entre 1 e 2 meses. A doença é de instalação insidiosa. As desordens respiratórias podem ser precedidas de fadiga e perda de peso por algumas semanas. As manifestações clínicas da PPJ são semelhantes em pacientes portadores da aids ou de outras doenças imunossupressoras. Entretanto, a magnitude dos sintomas varia em cada caso.

Em crianças, as manifestações clínicas são geralmente mais exuberantes (confundindo com as pneumonias bacterianas), como dispneia, cianose, batimento de asa nasal e tiragem intercostal. O quadro clínico pode se iniciar tão precoce quanto seis semanas de vida ou mesmo na primeira semana em crianças imunossuprimidas HIV-negativo.

A febre, por vezes, é baixa ou ausente, porém encontrada em 90% dos casos, e a frequência respiratória tende a se acentuar com a gravidade do caso, podendo produzir síndrome de angústia respiratória do adulto. No entanto, em fases iniciais da PPJ, alguns pacientes referem apenas desconforto respiratório, e somente aos esforços. A tosse não é produtiva.

O comprometimento pleural é raro; derrames pleurais associados sugerem a presença de infecções concomitantes. É também raro o pneumotórax espontâneo, que tem sido descrito somente em infecções recorrentes. Por vezes, ocorre sudorese noturna profusa.

Considerando-se a alta frequência de formas lentamente progressivas, impõe-se a suspeita clínica de PPJ frente a qualquer sintoma respiratório que acometa pacientes imunossuprimidos.

A doença pode progredir, mais raramente, de forma fulminante para o óbito em 5 a 7 dias ou, mais frequentemente, de forma bastante insidiosa por períodos de vários meses. Cerca de 90% dos indivíduos tratados precocemente apresentam remissão total dos sintomas de primeiro episódio.

Ao exame, estão frequentemente presentes taquipneia, cianoses e taquicardia. À ausculta pulmonar, muito pobre, e somente em um terço dos pacientes são encontrados estertores.

Em pacientes com aids, a PPJ apresenta uma duração média mais longa dos sintomas e alta frequência de episódios recorrentes. Enquanto a frequência de PPJ em adultos portadores de aids é superior a 80%, a expectativa em crianças com aids perinatal é de cerca de 50%, durante o primeiro ano de vida.

A infecção não confere imunidade protetora. A recorrência ocorre em 50% dos casos tratados, sendo a maioria após um ano. As manifestações clínicas podem ser mais brandas do que no episódio inicial, com recuperação semelhante à manifestação inicial. Não está esclarecido se a recorrência é devida a uma nova infecção pelo PJ ou apenas a uma recrudescência.

Em pacientes aidéticos, que apresentam quadro clínico e radiológico compatível com uma pneumopatia devem ser considerados vários agentes causais além do PJ, como: *Toxoplasma gondii*, citomegalovírus, *Mycobacterium tuberculosis*, *Mycobacterium avium-intracellulare*, Epstein-Barr vírus, *Candida* sp., *Cryptococcus neoformans*, além de outros fungos de ocorrência menos frequente e bactérias multirresistentes. É necessário incluir a hipótese diagnóstica de linfoma e do sarcoma de Kaposi infiltrativo. Em crianças com PPJ, a pneumonia linfoide intersticial crônica, constitui, pela alta frequência, a principal doença secundária associada, sendo que nesta segunda condição clínica também estão presentes aumento das parótidas, linfadenopatia generalizada, dedos em baqueta de tambor e padrão radiológico nodular.

Comprometimento extrapulmonares são mais raros e clinicamente mais difíceis de serem diagnosticados. Ocorrem mais em adultos portadores de aids que não fazem uso de profilaxia primária contra o PJ. O comprometimento extrapulmonar, raro antes da epidemia de aids, agora tem sido achado em 1 a 3% das necropsias, impondo a necessidade de se pressupor a possibilidade de pneumocistose sempre que o paciente imunossuprimido apresentar condições, como: massa tireoidiana; pancitopenia; derrame pleural etiologicamente não determinado; poliadenomegalia não específica; fundo de olho com pontos floconosos na retina ou corioritinite; lesões hipodensas ou calcificadas no baço, fígado, suprarrenais, rins, por tomografia computadorizada. Pode ser inaparente e fatal.

A infecção disseminada extrapulmonar pelo PJ tem sido associada ao uso profilático de pentamidina por aerossol, supondo-se que o PJ possa adquirir resistência ao antimicrobiano ou desenvolver fatores de virulência. Nessas situações, o quadro torna-se bastante grave. Têm sido descritos pneumotórax, pneumomediastino, pneumatocele, enfisema subcutâneo. O comprometimento extrapulmonar pode atingir praticamente todos os órgãos. Rabiglione et al. encontraram em 50 pacientes: adenomegalia 46%; esplenomegalia 36%; hepatomegalia 32%; depressão medular 26%; distúrbios gastrointestinais 18%; coroidite 18%; tireoidite 16%; comprometimento suprarrenal 16%; comprometimento renal 16%; comprometimento em outras localizações (2 a 12%).

A Figura 77.13 indica a abordagem a ser seguida em PPJ extrapulmonar.

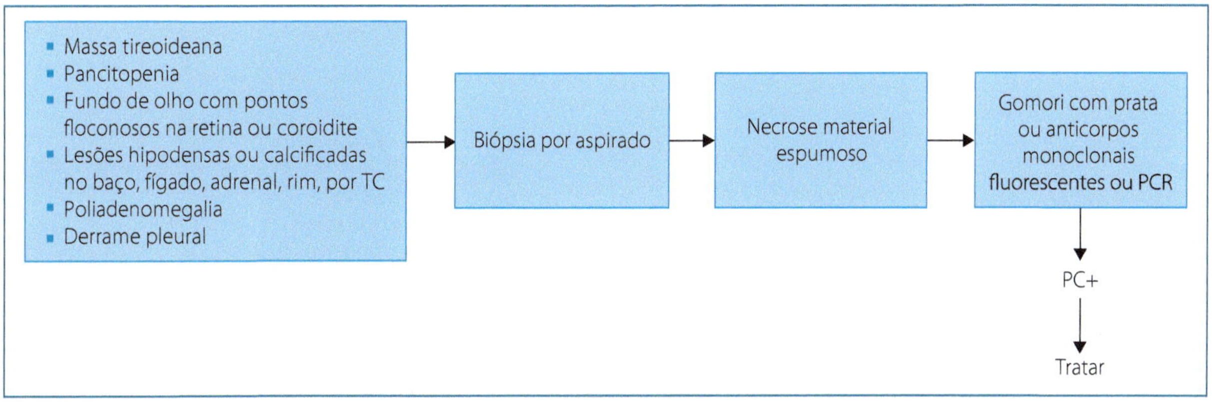

FIGURA 77.13 Abordagem sequencial em pneumocistose extrapulmonar.

DIAGNÓSTICO LABORATORIAL

INESPECÍFICO

Os exames laboratoriais rotineiros são pouco úteis para o diagnóstico da pneumocistose. Pode ocorrer anemia, leucopenia e plaquetopenia. Nos pacientes adultos com aids a contagem de linfócitos T CD4+ em geral é inferior a 200 a 300 células/mm^3. O nível sérico de DHL está geralmente aumentado, variando de 320 a 20 mil UI/L, refletindo a lesão pulmonar.

A radiografia do tórax pode trazer informações úteis, porém não características. São inicialmente normais em 25% dos casos. Geralmente, mostra um infiltrado intersticial difuso bilateral sem adenomegalia hilar. O infiltrado envolve inicialmente a região hilar, progredindo para todas as regiões pulmonares, poupando as porções apicais. Consolidação difusa ou focal também pode ser encontrada na PPJ. Vários padrões atípicos causados pelo PJ têm sido mais raramente descritos, como imagens nodulares, cavitárias ou císticas. A presença de adenomegalia intratorácica ou derrames pleurais extensos sugere associação com outras condições patológicas ou disseminação extrapulmonar.

Na nossa casuística e na de vários autores, cerca de 10 a 30% das PPJ apresentam radiografia de tórax atípica; em cerca de 10% das vezes mostram padrões de normalidade. Provavelmente tal fato decorre de bloqueio alveolocapilar por ataque de trofozoítos à parede alveolar, como se pode constatar à microscopia eletrônica.

A velocidade de hemossedimentação geralmente está acima de 50 mm/hora.

A gasometria arterial mostra pO_2 progressivamente reduzida, determinando a intensidade do comprometimento pulmonar. Mesmo em pacientes sem alterações radiológicas, a análise dos gases sanguíneos pode mostrar retenção de CO_2. Nos quadros precoces, as alterações de pO_2 e PJO_2 podem ser detectadas somente após exercício físico; em algumas circunstâncias, o gradiente de O_2 pode, paradoxalmente, aumentar em 80% após três minutos de esforço físico em decorrência da melhora na ventilação de áreas pulmonares.

O mapeamento pulmonar com gálio 67 radiotivo pode revelar falhas de captação difusas ou focais do parênquima pulmonar. A sua utilidade aumenta nas recidivas em que a radiografia pulmonar ainda não apresenta imagens sugestivas ou mostra aspectos residuais de infecção prévia. São, porém, exames inespecíficos e dispendiosos. Podem ocorrer falso-positivos.

A tomografia computadorizada e a ressonância magnética melhoram sensivelmente a resolutibilidade das informações diagnósticas por imagem, sendo indicadas especialmente no controle evolutivo do tratamento ou no diagnóstico diferencial.

ESPECÍFICO

A suspeita diagnóstica da PPJ deve ser considerada quando um paciente imunossuprimido apresentar sintomas respiratórios, febre, alteração radiológica, DHL elevada e pO_2 < 70 mmHg.

A sorologia, mesmo usando-se ácido pícrico e secções parafinadas de pulmões infectados como antígenos e com método imunofluorescente, tem alta especificada e baixa sensibilidade. Os pacientes com aids têm comprometimento da resposta humoral e, nos não aidéticos, a sorologia não tem valor diagnóstico no estágio agudo da PPJ[44]. A demonstração de antígenos no soro com anticorpos policlonais tem demonstrado baixa sensibilidade e pequena especificidade. Como os métodos de cultura de PJ ainda não são disponíveis, o diagnóstico definitivo requer a demonstração do PJ ou seus produtos no escarro, no lavado broncoalveolar (BAL) ou na biópsia.

A conduta diagnóstica sequencial e as indicações para início do tratamento em pacientes imunossuprimidos podem ser resumidas na Figura 77.14.

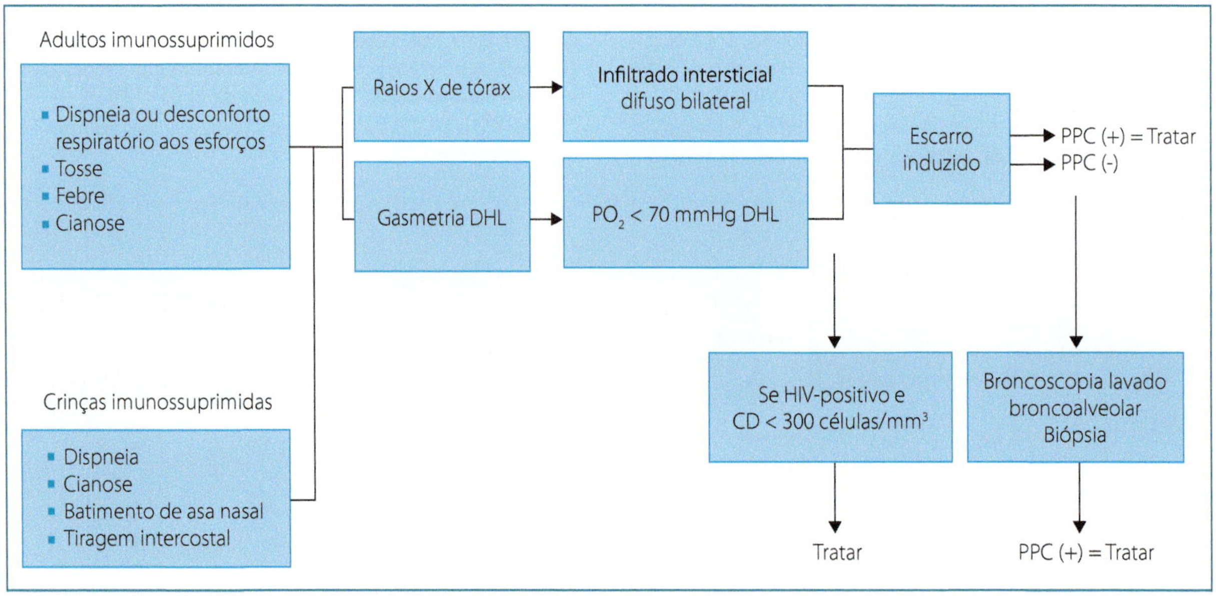

FIGURA 77.14 Conduta diagnóstica sequencial em pneumocistose (PPC) e indicações para o início do tratamento.

A sequência de exames progressivamente empregados (*screening*) na rotina médica atual encontra-se resumida na Tabela 77.1.

TABELA 77.1 Procedimentos diagnósticos na pneumonia por *P. carinii*.

- Métodos rápidos
- Escarro (expectorado ou induzido)
- Broncoscopia
  - Lavado brônquico
  - Escovado brônquico
  - Lavado broncoalveolar
- Métodos invasivos
- Biópsia pulmonar transbrônquica
- Aspirado percutâneo do pulmão
- Biópsia pulmonar a céu aberto
- Necropsia

O primeiro passo para o diagnóstico por métodos não invasivos deve ser o exame de escarro, o qual pode ser induzido por inalação de um aerossol contendo a solução salina produzida por um nebulizador ultrassônico (50 a 70 mL de solução salina a 3%) por 20 a 30 minutos. Recomenda-se ao paciente suspender a alimentação quatro horas antes e fazer higiene oral com substâncias antissépticas. O escarro deve ser diluído estéril (1:1), fazendo-se a seguir digestão com substância mucolítica (ditiotreitol). A partir disso, fazem-se, então, os esfregaços que serão corados por técnicas histoquímicas ou imunocitoquímicas. A sensibilidade do procedimento varia entre 50 e 80%, conforme as instituições em que são realizadas e as técnicas utilizadas para demonstração do agente. Nos casos em que não for possível coletar escarro induzido, sugere-se pesquisar o PJ em três amostras sucessivas de escarro expectorado, embora esse procedimento resulte em menor sensibilidade diagnóstica.

A broncoscopia (broncoscópio de fibra ótica), feita via peroral ou transnasal com anestesia local. Após inspeção da hipofaringe, das cordas vocais, da traqueia e dos brônquios é possível recolher secreções, fazer lavado brônquico ou broncoalveolar, escovado brônquico e também biópsia transbrônquica.

O lavado broncoalveolar pode ser centrifugado e processado pelas mesmas técnicas usadas para o escarro oferecendo mais de 95% de probabilidade diagnóstica e 100% de especificidade. A sensibilidade pode ser aumentada se as amostras são coletadas de múltiplos lobos.

O PJ tem preferência pelos lobos superiores, mesmo quando não é usada a pentamidina inalatória. Assim sendo, a acurácia diagnóstica pode ser aumentada se o lavado broncoalveolar é coletado do segmento apical.

Por meio do lavado broncoalveolar pode-se fazer uma estimativa da carga parasitária, avaliar a redução ou a persistência dos PJ com o uso da terapêutica, obter uma ideia da resposta infamatória do hospedeiro ou identificar outras infecções oportunísticas.

Para alguns autores, a biópsia transbrônquica pode fazer o diagnóstico de PPJ em alguns casos em que o lavado brônquico é negativo, e também permite caracterizar o tipo de acometimento pulmonar e detectar outros agentes oportunistas associados ou não ao PJ. A biópsia é particularmente esclarecedora nos casos com organização e fibrose do processo inflamatório ou, ainda, nos pacientes em uso de pentamidina profilática. Sendo um procedimento mais invasivo, a biópsia transbrônquica pode causar complicações, como pneumotórax ou sangramento.

É recomendada a retirada de seis pequenos fragmentos das áreas mais acometidas, indicadas pelos exames de imagem.

A biópsia a céu aberto implica riscos cirúrgicos e anestésicos, mas propicia uma grande quantidade de tecido, obtido por visualização direta. É indicada quando a broncoscopia e a biópsia transbrônquica não fazem o diagnóstico e quando há suspeita de outra infecção ou complicação concomitante, havendo atualmente alguma controvérsia a respeito de quanto ela contribui para a avaliação diagnóstica.

A combinação da análise do escarro, do lavado broncoalveolar e da biópsia tem uma sensibilidade para o diagnóstico de PJ que se aproxima de 100%.

Para identificação dos PJ nas amostras de escarro, lavado, escovado, *imprints* ou fragmentos de tecido utilizam-se técnicas cito- ou histoquímicas, como a prata metenamina de Gomori, Grocott (original ou rápido) (Figura 77.8). Azul de toluidina modificado, crezil-violeta, Gridley (original ou modificado). Essas colorações impregnam as paredes dos cistos, não evidenciando os trofozoítos e os corpos intracísticos. Por outro lado, existem colorações que revelam apenas os trofozoítos e os corpos intracísticos com o Giemsa, Diff-quik, azul de metileno policrômico, no entanto são, por vezes, de difícil interpretação.

Deve-se ressaltar que a utilização de todas essas colorações exige uma experiência sedimentada não só para o correto processamento das amostras como também para sua interpretação.

Em nossa experiência, as colorações pelo método rápido de Grocott e pelo azul de toluidina modificado são rápidas e com menores problemas de interpretação. A sensibilidade varia entre 70 e 96%. Shiota (1986) publicou uma técnica para demonstração simultânea das paredes dos cistos e dos corpos intracísticos e que demorava muito tempo para sua execução. Até o momento, não temos notícia do próximo passo prometido pelo autor para torná-la mais rápida.

A coloração de Papanicolaou demonstra apenas a matriz espumosa da pneumocistose, não identificando com segurança os cistos ou trofozoítos, sendo baixa a sensibilidade (58%).

O uso de anticorpos monoclonais para diagnóstico de PJ por imunofluorescência direta ou indireta aumentou significativamente a sensibilidade do diagnóstico no escarro em relação aos métodos citoquímicos. Existe disponível comercialmente o mAB 3F6 (Dakopatts), que cora todos os estágios do PJ.

As técnicas de imuno-histoquímica (peroxidase-antiperoxidase, avidina-biotina, estreptavidina) são de alta sensibilidade (Figura 77.9) e, para alguns autores, são mais sensíveis que as técnicas histoquímicas, particularmente quando se examina o escarro, o lavado broncoalveolar, as amostras de pacientes tratados ou os casos disseminados. Para Amin et al. (1992), as técnicas de impregnação pela prata têm a mesma sensibilidade, e para identificar os PJ são mais rápidas e de custo menor. Para Wazir JF, a técnica de imunocitoquímica é 2,5% mais sensível que a coloração de Grocott.

Na nossa experiência, a imuno-histoquímica tem sido de particular ajuda nos casos de pneumonia com apresentação atípica ou em organização, quando a quantidade do agente é pequena ou os micro-organismos estão degenerados em consequência do tratamento prévio. Nessa situação, a visualização do material antigênico específico livre ou no citoplasma de células permite a caracterização etiológica do processo. Tem sido de grande valia, também, para o diagnóstico dos casos de acometimento extrapulmonar.

A reação em cadeia da polimerase (PCR) com *primers* contendo oligonucleotídeos do RNA mitocondrial específicos para amplificação do DNA do PJ realizada em lavado broncoalveolar, escarro induzido e escarro expectorado mostrou-se bastante específica e sensível. A PCR para diagnóstico da PPJ, no entanto, ainda não está padronizada, e sempre se deve considerar a possibilidade de detecção de colonização, devido à alta sensibilidade desse método. A detecção do PJ por PCR pode indicar colonização subclínica do agente microbiano, impondo a introdução de quimioprofilaxia de modo mais eficaz porque administrada em fase bastante precoce de uma recrudescência.

Um teste de introdução recente consiste na determinação de S-adenosylmethionina no sangue. Pesquisado por cromatografia de gás líquido revela níveis dez vezes mais baixos na PPJ do que em grupos controles sem PPJ. Outro teste recente, é a pesquisa β-glucano como pré-teste de PPJ. A β-glucano apresenta níveis elevados no plasma no início da PPJ em pacientes com aids.

TRATAMENTO

Indica-se repouso relativo, oxigenoterapia, dieta leve nos primeiros dias e medicações sintomáticas quando necessárias.

Recomendam-se controles gasimétricos, dos níveis de DHL, hematológicos, bioquímicos e metabólicos.

Quando ocorrer insuficiência respiratória grave (pO_2 menor que 50 mmHg, com FiO_2 maior que 60%), a letalidade é superior a 90%, motivando a recomendação da utilização de corticosteroides em pacientes HIV negativos (prednisona, 40 mg EV 2 vezes dia por 5 dias como dose de ataque seguida de 20 mg/dia por mais uma semana). Estudo recente em 2019 reforça a importância do uso de corticoides como terapia adjuvante em pacientes com PPJ HIV negativos.

O tratamento específico da pneumocistose deve ser instituído o mais precocemente possível e até mesmo como prova terapêutica em casos em que o diagnóstico é difícil. Muitos fatores interferentes influem na resposta aos antimicrobianos, como: gravidade da doença, estado imunológico do paciente, precocidade na administração das drogas, lesões pulmonares por vias, presença de outras infecções oportunistas, efeitos colaterais dos medicamentos, necessidade de suporte ventilatório, entre outros. A resposta clínica deve ocorrer em 2 a 4 dias.

Utiliza-se como primeira escolha a associação sulfametoxazol (SMX) + trimetropin, 75 a 100 mg/kg por dia, divididos a cada seis ou oito horas, em associação com trimetoprin (TMP), 20 mg/kg por dia, via endovenosa por três semanas, na PPJ + aids e por duas semanas na PPJ + doença imunossupressora HIV-negativa.

Cada dose deve ser infundida em um período de uma hora. A solução deve ser adicionada a 125 mL de soro glicosado a 5%. Quando o quadro clínico começa a apresentar remissão, pode-se administrar a medicação por via oral. Deve-se administrar ácido folínico (10 a 15 mg/dia) para evitar anemia megaloblástica e prescrever ingestão abundante de líquido. Em cerca de 30 a 50% dos pacientes ocorrem efeitos colaterais, como febre, exantema, prurido, estomatite, cefaleia, náuseas, vômitos, leucopenia, granulocitopenia, nefrite etc. Os efeitos são mais frequentes e severos em portadores da infecção pelo HIV devido à dificuldade em detoxificar o metabólito hidroxilamina do SMZ por deficiência congênita (acetilador lento) ou adquirida (déficit de glutation intracelular) na infecção pelo HIV. As reações imediatas ocorrem em 55% dos casos, podendo ser fatais, e são mediadas pela IgE. Reações leves e tardias são geralmente benignas, bastando frequentemente reduzir a dosagem do SMZ (acrescentar anti-histamínicos). A anafilaxia e a síndrome de Stevens-Johnson podem ocorrer. A competição da medicação com folatos de depleta (SMZ com o ácido fólico e o TMP com o ácido folínico) pode permitir o surgimento de anemia megaloblástica, razão pela qual deve ser administrado o ácido folínico (10 a 15 mg/dia). A estratégia de dessensibilização não deve ser empregada de rotina devido à pouca experiência acumulada em pacientes com HIV e PPJ. Observações recentes mostram a possibilidade, ainda em avaliação, do surgimento de mutações no gene da diidropteratoato sintase em pacientes HIV+ com PJJ que poderiam desenvolver resistência à sulfamida.

Deve-se monitorizar durante o tratamento com hemograma, ALT e AST, ureia e creatinina séricas.

A pentamidina (4 mg/kg por dia/uma vez/dia) constitui alternativa terapêutica de igual eficiência, por mais dispendiosa; administra-se por injeção IV diluída em 250 mL de soro glicosado a 5%, lento, ou IM por 21 dias. Constituem efeitos colaterais frequentes: alterações renais, hipotensão arterial, hipoglicemia, anemia megaloblástica, arritmias cardíacas pancreatite, alterações eletrolíticas e hepatite. A pentamidina reduz a produção de IL-1 e TNF-α, acentuando a imunodepressão. Pode ocorrer broncoespasmo (usar droga β-agonista como antídoto).

Para pacientes que não toleram as duas medicações, em grávidas ou quando as drogas são indisponíveis comercialmente, recomendam-se esquemas alternativos:

- **Clindamicina:** (600 a 900 mg) + primaquina (30 mg) via endovenosa (e após, via oral), durante 2 a 3 semanas. Pode causar exantema, anemia, neutropenia, hemólise, colite ulcerativa.
- **Trimetrexato:** < 45/kg: 1,5 mg/kg; 50-80 kg: 1,2 mg/kg; > 80 kg: 1 mg/kg, via endovenosa (em bolo), por 21 dias. Indicado em casos graves. Mielotóxico e hepatotóxico.
- **Dapsona:** (100 a 200 mg) + TMP (20 mg/kg/dia) divididos de 6 em 6 horas via oral, durante 21 dias.

Outros medicamentos têm sido tentados, sem que se tenham ainda relatos conclusivos que comprovem sua eficácia, como o atovaquone e as associações de clindamicina-primaquina ou pirimetamina; pirimetamina-sulfadiazina; dapsona-pirimetamina.

A Tabela 77.2 mostra indicações, posologias, mecanismos de ação e algumas observações pertinentes.

O prognóstico depende, essencialmente, da administração precoce da terapêutica. Entretanto, há alguns parâmetros prognósticos na pneumonia por PJ, que estão enumerados no Quadro 77.1.

TABELA 77.2 Drogas utilizadas no tratamento da pneumonia por *P. carinii*.

Droga	Indicação	Posologia	Mecanismo de ação	Observações
Sulfametoxazol (SMZ) + Trimetoprima (TMP)	1ª escolha	SMZ 75 mg/kg/fia + TMP 20 mg/kg/dia 6/6 horas ou 8/8 horas IV ou VO por 14 dias (não HIV) e 21 dias (HIV)	Antifolatos	80% de sucesso; 50% de intolerância em aids Associar ácido folínico 10 mg VO/dia Difícil associar com AZT
Pentamidina	2ª escolha	3 a 4 mg/dia IV por 21 dias	Desconhecido	Diluir em 50 a 250 mL SG 5% – correr em > 1 hora Depuração lenta sem risco renal Custo elevado Efeitos colaterais em 90% das vezes ocasionando 50% de descontinuidade
Dapsona (sulfona + Tripetoprima)	2ª escolha	100 a 200 mg/dia VO + 200 mg/kg/dia VO por 21 dias	Desconhecido	Antagonismo com DCC-DDI útil em gestantes. Intolerância a SMX não contraindica previamente
Trimetrexato	Pacientes graves	45 mg/m2 (adultos) IV	Inibidor de redutase do PC	Geralmente bem tolerado
Clindamicina + Primaquina	Formas leves e moderadas em 2ª escolha (adultos)	450 a 900 mg VO 6/6 horas ou 8/8 horas 15 a 30 mg/dia VO	Desconhecido	Geralmente bem tolerado
Atovaquone	Formas leves e moderadas em 2ª escolha	750 mg/3x dia/VO	Inibe a cadeia de transporte de elétrons	Diarreia crônica associada é impeditivo
Pirimetamina + Sulfadiazina	Droga alternativa em formas leves/ moderadas em escolha alternativa	25 mg/dia VO + 4 a 6 g/dia + 6/6 horas VO por 21 dias	Antifolatos	Associar ácido folínico

QUADRO 77.1 Fatores de pior prognóstico na pneumocistose.

- Hipóxia
  $PaO_2 < 70$ mmHg
  Gradiente de oxigênio alveoloarterial > 45 mmHg
- DHL sérica elevada
- CD4 < 50 células/mm^3
- Início tardio do tratamento ou da profilaxia
- Quimioprofilaxia com pentamidina inalatória
- Coinfecção bacteriana e/ou fúngica e/ou viral
- Infiltrado intersticial intenso aos raios X
- Fibrose intersticial ou edema à biópsia
- Severidade de marcados de atividade de doença
- Estado nutricional ruim

PROFILAXIA

Em razão das frequentes recidivas, recomenda-se a profilaxia medicamentosa em duas situações:

Profilaxia primária em indivíduos HIV-positivos

Indicada quando a contagem das células CD4 estiver abaixo de 250 por mm^3 ou com valores superiores, porém com queda muito rápida.

Em crianças com até um ano de idade (após o primeiro mês), indica-se a profilaxia primária quando o nível de CD4 estiver inferior a 1.500 células/mm^3 ou a 20% do total de linfócitos; com um a cinco anos de idade quando o CD4 cair abaixo de 500 células/mm^3 ou 15% dos linfócitos; de maneira semelhante aos adultos nas crianças com mais de seis anos de idade.

Recém-nascidos HIV-positivas devem receber a profilaxia após um mês de vida até que se documente a ausência de infecção (duas pesquisas negativas do RNA com um e quatro meses); em caso de dúvida, a quimioprofilaxia deve ser mantida.

Crianças HIV-negativas devem receber profilaxia contra PPJ nas seguintes condições: transplantadas de órgãos; leucemia aguda linfoblástica; recém-nascidos com imunodeficiências; corticoidoterapia por mais de um mês ou associada a doenças imunossupressoras.

A associação SMZ-TMP ou dapsona em altas doses tem se mostrado superior em relação à pentamidina em adultos HIV-positivos.

Profilaxia secundária

Utilizada em pacientes em recuperação de um episódio de PPJ, independentemente da contagem de CD4. O Quadro 77.2 reúne também outras indicações de profilaxia contra o PJ.

As medicações profiláticas utilizadas estão indicadas no Quadro 77.3.

QUADRO 77.2 Indicações de profilaxia contra *P. carinii*.

- Em HIV-positivos:
  - Adultos com CD4 < 300 células/mm³
  - Crianças com CD4 < 1.500 células/mm³ ou 20% do total de linfócitos
  - Sintomas constitucionais, independentemente da contagem de CD4
  - RN de mães HIV-positivas (após 1 mês de vida)
  - Pacientes recuperados de pneumocistose (profilaxia secundária)
- Em HIV-negativos:
  - Variável conforme a causa da imunodepressão
  - Pacientes recuperados de pneumocistose

QUADRO 77.3 Medicações de profilaxia contra *P. carinii*.

- TMP + SMZ:
  - 160 MG + 800 MG, VO; 1 a 2 vezes por dia/3 vezes por semana (adultos) ou 150 mg TMP/m2/dia e 750 mg SMZ/m2/dia, VO; divididos em 12/12 horas, 3 vezes por semana (crianças)
  - Mais eficaz, efetiva também contra infecções bacterianas e toxoplasmose
  - Efeitos colaterais mais brandos do que terapêutica, com 20% de descontinuidade
  - Associar ácido folínico
- Pentamidina
- Por aerosol com Respigard II® (300 mg/mês)
  - Crianças > 5 anos e adultos
  - Efeitos colaterais graves (90% das vezes)
  - Disseminação extrapulmonar frequente
  - Risco de contágio para o staff médico (necessidade de utilizar cabines individuais)
  - IV, 300 mg + 100 mL 565% em > 1 hora/cada 15 dias. IM, 300 mg + 5 mL de água destilada/cada 15 dias
- Dapsona
  - 50 a 200 mg/semana VO
  - Mais barata, porém 2ª escolha quanto à eficácia
  - Antagonismo com DDI
  - Pode-se associar com pirimetamina (25 mg/semana); ação sinérgica
  - Associar ácido fólico
- Alternativas
  - Pirimetamina + sulfadoxina; clindamicina + primaquina ou primetamina; atovaquone; dapsona + pririmetamina ou + MP

BIBLIOGRAFIA SUGERIDA

Amin MB, Mezger E, Zarbo RJ. Detection of Pneumocystis carinii (jirovecii) Comparative study of monocional antibody nd silver staining. Am J Clin Pathol. 1992;98:13-18.

Avino LJ, Naylor SM, Roecker AM. Pneumocystis jirovecii Pneumonia in the Non-HIV-Infected Population. Ann Pharmacother. 2016 Aug;50(8):673-9.

Atzori C, Lu JJ, Jiang BD. Diagnosis of Pneumocystis carinii (jirovecii) pneumonia in Aids patients by using polymerase chain reactions on serum specimens. J Infect Dis. 1995;172(6):1623-1626.

Benfield TL. Clinical and experimental studies on inflammatory mediators during AIDS-associated Pneumocystis carinii (jirovecii) pneumonia. Dan Med Bull. 2003 May;50(2):161-176.

Buchacz K, Baker RK, Palella FJ Jr et al. AIDS-defining opportunistic illnesses in US patients, 1994-2007: a cohort study. AIDS. 2010;24:1549.

Center for Disease Control. Recommendations for prophylaxis against Pneumocystis carinii (jirovecii) pneumonia for adults and adolescents infected with human immunodeficiency virus. MMWR. 1992;41(4):1-11.

Cooley L, Dendle C, Wolf J et al. Consensus guidelines for diagnosis, prophylaxis and management of Pneumocystis jirovecii pneumonia in patients with haematological and solid malignancies, 2014. Intern Med J 2014; 44:1350.

Cury PM, Pulido CF, Furtado VM, da Palma M. Autopsy findings in AIDS patients from a reference hospital in Brazil: analysis of 92 cases. Pathol Res Pract. 2003;199(12):811-814.

Focaccia R, Duarte MIS. Pneumonia por Pneumocystis carinii (jirovecii). In: Castro LP, Cunha AS, Rezende JM. Protozooses humanas. Ed. Fundo Editorial BYK, 1994. Cap. 15, pp.199-210.

Frenkel JK, Good JT, Schultz JA. Latent pneumocystis infection of rats, relapse, and chemotherapy. Lab Invest. 1966;15:1559-1577.

Frenkel JK. Pneumocystis penumonia, an immunodeficiency-dependent disease (IDD): a critical historical overview. J Eukaryot Microbiol. 1999;46:89S-92S.

Gagnon S. Corticosteroids as adjunctive therapy for severe Pneumocystis carinii (jirovecii) pneumonia in the acquired immunodeficiency syndrome: a double blind, placebo-controlled trial. N Engl J Med. 1990;323(21):1444-1450.

Gigliotti F, Haidaris PJ, Haidariis GG et al. Further evidence of host species-specific variation in antigens of Pneumocystis carinii (jirovecii) using the polymerase chain reaction. J Infect Dis. 1993 Jul;168(1):191-194.

Grubman S. Oleske JM, Simonds RJ et al. 1995 revised guidelines for prophylaxis against Pneumocystis carinii (jirovec) pneumonia for children infected with or perinatally exposed to human immunodeficiency virus. MMWR. 1995;44(RR-4):1-11.

Huang YS, Yang JJ Lee NY, Chen GJ, Ko WC et al. Treatment of Pneumocystis jirovecii pneumonia in HIV-infected patients: a review. Expert Rev Anti Infect Ther. 2017 Sep;15(9):873-892.

Inoue N, Fushimi K. Adjunctive Corticosteroids decreased the risk of mortality of non-HIV Pneumocystis Pneumonia. Int J Infect Dis. 2019 Feb;79:109-115.

Krajicek BJ, Limper Ah, Thomas Jr CF. Advances in biology, pathogenesis, and identification of Pneumocystis pneumonia. Curr Opin Pulm Med. 2008;228-234.

Levine SJ, Kennedy D, Shelhamer JH et al. Diagnosis of Pneumocystis carinii (jirovecii) by multiple lobe, site lobe, site-directed bronchoalveolar lavage with immunofluorescent monoclonal antibody staining in human immunodeficiency virus-infected patients receiving aerosotlized pentamidine chemoprophylaxis. Am Rev Respi Dis. 1992;146:838-843.

Masur H. Prevention and treatment of pneumocystis pneumonia. N Engl J Med. 1992;327(26):1853-1860.

Miller RF, Huang L, Walzer PD. Pneumocystis pneumonia associated with human immunodeficiency virus. Clin Chest Med. 2013;34:229.

Qureshi MH, Harmsen AG, Gary BA. IL-10 modulates host responses and lung damage induced by Pneumocystis carinii (jirovecii) infection. J Immunol. 2003 Jan 15;170(2):1002-1009.

Radio SJ, Hansen S, Goldsmith J, Linder J. Immunohistochemistry of Pneumocystis carinii (jirovecii) infection. Med PAthol. 1990;5:462-468.

Salzer HJF, Schäfer G, Hoenigl M et al. Clinical, Diagnostic, and Treatment Disparities between HIV-Infected and Non-HIV-Infected Immunocompromised Patients with Pneumocystis jirovecii Pneumonia. Respiration. 2018;96(1):52-65.

Wazir JF, Macrorie SG, Coleman DV. Evaluation of the sensitivity, specificity, and predictive value of monoclonal antibody 3F6 for the detection of Pneumocystis carinii (jirovecii) pneumonia in bronchioalveolar lavage specimens and indiced sputum. Cytopathology. 1994;5(2):82-89.

Wood BR, Komarow L, Zolopa AR et al. Test performance of blood β-glucan for Pneumocystis jirovecii pneumonia in patients with AIDS and respiratory symptoms. AIDS. 2013;27:967.

White PL, Backx M, Barnes RA. Diagnosis and management of Pneumocystis jirovecii infection. Expert Rev Anti Infect Ther. 2017 May;15(5):435-447.

Worodria W, Davis JL, Cattamanchi A et al. Bronchoscopy is useful for diagnosing smear-negative tuberculosis in HIV-infected patients. Eur Respir J. 2010;36:446.

Zdero M, Alvarez V, Ponde de Leon P. Pneumocystis carinii (jirovecii) penumonia: laboratory diagnosis. Rev. Argent Microbiol. 1992;23(2):52-59.

78

Mucormicose – ligomicose

Arnaldo Lopes Colombo
Robert Fabian Crespo Rosas
Daniel Wagner de Castro Lima Santos

INTRODUÇÃO

Nas duas décadas anteriores, houve mudanças substantivas na taxonomia de micro-organismos tendo em vista a disponibilidade de técnicas de sequenciamento e análises de filogenia de diferentes agentes microbianos. Estas mudanças impactaram de forma substancial a nomenclatura dos fungos patogênicos, e, em alguns casos, os nomes das micoses, a exemplo da mucormicose, que até pouco tempo era nomeada zigomicose. Para melhor entendimento desta questão, decidimos incluir um parágrafo introdutório sobre tais mudanças e como elas envolveram os agentes da ordem Mucorales.

Antes da criação do reino Fungi em 1969, os agentes que causam mucormicose, entomoftoramicose, e outros fungos que produzem hifas cenocíticas (ou sem septos) e esporos sexuais chamados "Zigósporos" ou "oósporos" foram classificados como Phycomycetes, da subdivisão Thallophyta no reino vegetal. A taxonomia dos fungos durante essa época foi baseada nas semelhanças morfológicas das estruturas sexuais reprodutivas, sendo três classes reconhecidas: Phycomycetes, Ascomycetes e Basidiomycetes. Aquelas espécies que se reproduziam apenas por esporos assexuados foram agrupadas em Deuteromycetes (fungos imperfeitos). Como o conhecimento sobre ciclo de vida, ecologia, assimilação de nutrientes, ultraestrutura e outros aspectos, o número de espécies aumentou e desta forma os taxonomistas tentaram agrupar os micro-organismos em táxons que mais se aproximavam de suas relações evolutivas. Como resultado, os fungos adquiriram seu próprio reino (reino Fungi) e sofreram mudanças significativas na classificação. Como os Phycomycetes compreendiam um conjunto variado de organismos evolutivamente não relacionados, a classe Phycomycetes foi abolida, sendo seus membros distribuídos em uma série de outras classes: Zygomycetes, Chytridiomycetes, Hypochytridiomycetes, Tricomicetos e Oomycetes. Posteriormente, houve uma reclassificação que delimitou o reino Fungi entre apenas Chytridiomycota, Zygomycota, Ascomycota e Basidiomycota. Esta classificação foi universalmente aceita até décadas atrás, sofrendo novo rearranjo com os estudos recentes de sequenciamento genético e melhor compreensão da filogenia.

Mucormicose e entomoftoromicose configuravam entidades clínicas abrangidas no termo zigomicose. Com a biologia molecular, as análises filogenéticas promoveram a substituição da classe Zygomycota pela classe Glomeromycota. Nesta nova classificação, todos os agentes da mucormicose foram colocados sob o subfilo Mucormycotina e os agentes da entomoftoromicose foram agrupados no subfilo Entomophthoramycotina. Desta forma, o filo Zygomycota passou ao não existir e este termo se tornou obsoleto.

De forma didática, Spatafora et al. (2016), reclassificou os zigomicetos em dois filos e seis subfilos: o filo Zoopagomycota incluiu os antigos zigomicetos que compartilham relações simbióticas (harmônicas ou desarmônicas) com animais, enquanto, de modo análogo, os antigos zigomicetos que exibem relações ecológicas com plantas foram inseridos no filo Mucoromycota. Com base nesse reagrupamento, também fazem parte do filo Mucoromycota os fungos endomicorrízicos anteriormente tratados em um extinto filo distinto, Glomeromycota.

O filo Zoopagomycota contém três subfilos: a Entomophthoramycotina, o Kickxellomycotina e o Zoopagomycotina.

Após análises filogenéticas, o subfilo Entomophthoromycotina foi dividido em três classes (Basidiobolomycetes, Entomophthoromycetes e Neozygitomycetes) com três ordens (Basidiobolales, Entomophthorales e Neozygitales) e dois gêneros (Basidiobolus e Conidiobolus); o subfilo Kickxellomycotina em quatro ordens (Asellariales, Dimargaritales, Harpellales e Kickxellales) e o subfilo Zoopagomycotina em uma ordem (Zoopagales).

O filo Mucormycota foi subdividido em três subfilos: Glomeromycotina, Mortierellomycotina e Mucoromycotina. O subfilo Glomeromycotina compreende uma classe (Glomeromycetes) com quatro ordens (Archaeosporales, Diversisporales, Glomerales, Paraglomerales); o subfilo Mortierellomycotina compreende uma ordem (Mortieralles) e o subfilo Mucoromycotina compreende três ordens (Endogonales, Mucorales e Umbelopsidales) com vários gêneros (Mucor, Rhizopus etc.).

Diante do exposto, podemos dizer que o termo "zigomicose" foi utilizado incorretamente por anos para definir as infecções causadas por fungos da ordem Mucorales. Atualmente, quando utilizado em textos técnicos e científicos, o termo zigomicose infere-se as infecções causadas por ambos os grupos de patógenos com hifas cenocíticas: subfilo Mucormycotina (mucormicose) e subfilo Entomophthoramycotina (entomoftoromicose). É importante observar que os fungos da ordem Mucorales causam doenças fúngicas sistêmicas (mucormicose) em pacientes imunocomprometidos, sendo raro sua ocorrência em hospedeiros imunocompetentes, exceto nas formas de micoses de implantação, cujo comprometimento é geralmente restrito ao local de inoculação traumática do agente. Por outro lado, os fungos Entomophthorales causam doenças mais localizadas, acometendo pacientes imunocompetentes. Importante mencionar que os casos de mucormicose são muito mais frequentes que os relatos de entomoftoromicose. O capítulo atual terá foco nas infecções causadas pelos gêneros pertencentes à ordem Mucorales, do subfilo Mucormycotina, dentre os quais *Mucor* spp. e *Rhizopus* spp. são os mais prevalentes.

De forma geral, os agentes de mucormicose têm distribuição geográfica universal, apresentam tropismo por vasos sanguíneos quando presente no hospedeiro humano, causando doenças de partes moles ou trato respiratório, com curso rápido e intensa destruição tecidual. Esses casos estão frequentemente associados a mau prognóstico, devido a sua associação com neutropenia, exposição a terapia imunossupressora, presença de neoplasias, doenças degenerativas crônicas, como diabetes *mellitus* e insuficiência renal, além de sua relativa resistência aos agentes antifúngicos.

As micoses causadas por fungos Entomophthorales têm ocorrência mais limitada a áreas tropicais e subtropicais, levando a infecções crônicas do tecido subcutâneo, nasal e sinusal de hospedeiros imunocompetentes. Essas infecções têm muito melhor prognóstico que as infecções causadas por Mucorales, sendo raros os relatos de ocorrência de envolvimento visceral.

AGENTE ETIOLÓGICO

Quando revisamos a literatura, especialmente publicações mais antigas, há poucas informações referentes à caracterização adequada do agente etiológico envolvido nas casuísticas de mucormicose, sendo o diagnóstico dos casos definidos com base apenas na síndrome clínica compatível e nos achados histopatológicos do tecido infectado. Esta realidade esta condicionada pela dificuldade que temos de isolar o agente etiológico a partir de amostras de tecido e material biológico infectados, assim como pela limitada disponibilidade de ferramentas diagnósticas e pessoal técnico qualificado para conduzir esta identificação.

Aproximadamente 11 gêneros e mais de 27 espécies pertencentes à ordem Mucorales são descritos como agentes patogênicos para o ser humano, sendo que a classificação atual destes agentes encontra-se resumida no Quadro 78.1. Embora a morfologia microscópica ajude na identificação presuntiva, técnicas moleculares são requeridas para a identificação acurada ao nível de espécie. Espécies pertencentes aos gêneros Rhizopus, Lichtheimia e Mucor são agentes causadores comuns, sendo Rhizopus arrhizus o agente etiológico mais relatado na literatura. Algumas revisões de casuísticas estabelecem relações entre determinados agentes e manifestações clínicas mais frequentes. Neste contexto, espécies de Rhizopus são frequentemente associadas à forma rino-órbito-cerebral, enquanto o gênero Cunninghamella tem sido associado a doença pulmonar ou doença disseminada. Por final, espécies dos gêneros Apophysomyces e Saksenaea foram mais comumente isoladas de pacientes com mucormicose cutânea. A cetoacidose predispõe ao gênero Mucor, enquanto o uso de corticosteroides predispõem a infecções por Lichtheimia. Infecções causadas por agentes incomuns como Cokeromyces recurvatus e Saksenaea são raramente descritas, embora mostrem um aumento em sua ocorrência nos últimos anos.

EPIDEMIOLOGIA E TRANSMISSÃO DAS INFECÇÕES POR FUNGOS DA ORDEM MUCORALES

Agentes da ordem Mucorales são encontrados em material orgânico em decomposição de solo, em regiões geográficas do mundo todo. Esses fungos crescem rapidamente em qualquer substrato de carboidrato e produzem grande número de hifas e esporangiosporos (propágulos infectantes assexuados), os quais permitem ao organismo propagar-se no ambiente. Muitos dos Mucorales são capazes de crescer a temperaturas acima de 37 °C. Essas propriedades de ampla distribuição na natureza, rápido crescimento e termotolerância são de particular importância no desenvolvimento de doença em humanos.

Os Mucorales infectam o hospedeiro humano por meio de inalação, inoculação percutânea ou ingestão. O mecanismo principal de aquisição da infecção parece ser a inalação de esporos do ambiente. Em menor frequência, pode ocorrer implantação traumática de esporos, assim como pelo uso de agulhas no âmbito hospitalar, nos sítios de inserção de cateteres, sítios de injeção de drogas ilícitas e tatuagens. O desenvolvimento de mucormicose em feridas cirúrgicas pelo uso de curativos ou adesivos contaminados em hospitais também tem sido reportado. Mais raramente, há relatos de possível infecção via gastrointestinal associados à ingestão de leite ou bebidas fermentadas de milho. Ervas e medicamentos homeopáticos contaminados com esporos também têm sido relacionados à doença gastrointestinal.

QUADRO 78.1 Classificação moderna dos antigos Zigomicetos segundo a taxonomia atual. Em negrito foram identificados os agentes de importância médica.

Reino: Fungi		
Phyllum: Mucormycota **Subphyllum: Glomeromycotina**	**Phyllum: Mucormycota** **Subphyllum: Mortierellomycotina**	**Phyllum: Mucormycota** **Subphyllum: Mucoromycotina**
Classe: Glomeromycetes		
Ordem: Archaeosporales Diversisporales Glomerales Paraglomerales	Ordem: Mortieralles	Ordem: Endogonales **Mucorales**, Umbelopsidales
	Gênero: Mortierella	Gênero: **Mucor, Rhizomucor, Rhizopus, Absidia, Apophysomyces, Cunninghamella, Saksenaea**
		Espécies *M. racemosus, M. circinelloides, M. ramusisimus, M. indicus, M. hiemalis*
		Espécies *R. arrhizus, R. rhizopodiformis, R. azygosporus, R. stolonifera, R. schipperae, R. microsporus*
Phyllum: Zoopagomycota **Subphyllum: Entomophthoromycotina**	**Phyllum: Zoopagomycota** **Subphyllum: Kickxellomycotina**	**Phyllum: Zoopagomycota** **Subphyllum: Zoopagomycotina**
Classe: **Basidiobolomycetes, Entomophthoromycetes,** Neozygitomycetes		
Ordem: Basidiobolales, **Entomophthorales,** Neozygitales	Ordem: Asellariales, Dimargaritales Harpellales, Kickxellales	Ordem: Zoopagales
Gênero: **Basidiobolus, Conidiobolus**		

A apresentação clínica das infecções causadas pelos agentes da ordem Mucorales é influenciada basicamente por dois fatores: porta de entrada do agente etiológico e doença de base do hospedeiro. De forma geral, as casuísticas de mucormicose apontam a forma rino-órbito-cerebral como a forma de apresentação clínica mais comum (44 a 49%), seguidas pela forma cutânea (10 a 16%), pulmonar (10 a 11%), disseminada (6 a 11,6%) e gastrointestinal (2 a 11%). Em pacientes com neoplasias hematológicas, as formas pulmonar e disseminada são as mais comuns. Já em pacientes diabéticos, usualmente, observa-se a forma rino-orbito-cerebral, sendo mais rara a apresentação pulmonar.

Algumas publicações têm sugerido um aumento na incidência de casos de mucormicose ao longo dos últimos anos. No M. D. Anderson Câncer Center, no Texas, estudo recente, realizado por Kontoyiannis et al. (2000), de 1.765 necropsias no período de 1989 a 1998, mostrou um aumento no número de casos de mucormicoses de 8 por 100 mil admissões no período de 1989 a 1993 para 17 por 100 mil no período de 1994 a 1998.

A mucormicose responde por uma pequena proporção das infecções fúngicas invasivas documentadas em pacientes submetidos a transplante de órgãos sólidos. A incidência de mucormicose em transplantes de órgãos sólidos varia de 0,2 a 1,2% dos casos de transplante de rim, 0 a 1,6% dos casos de transplante de fígado, 0 a 0,6% dos transplantes de coração e 0 a 1,5% dos transplantes de pulmão.

Casos de mucormicoses têm sido reportados de todas as regiões do mundo, sendo que alguns autores têm comentado uma possível variação sazonal nessas infecções. Assim, Talmi et al. (2002) notaram que 16 dos 19 casos de mucormicoses rino-órbito-cerebral ocorreram entre agosto e novembro. No Japão, Funada e Matsuda (1996) notaram uma variação sazonal similar entre pacientes com neoplasias hematológicas, em que seis de sete casos de mucormicoses pulmonar foram documentados entre agosto e setembro.

PATOGÊNESE E FATORES DE RISCO

O aumento da susceptibilidade do hospedeiro humano para o desenvolvimento de mucormicose envolve basicamente dois mecanismos fisiopatológicos: falha do organismo no clareamento e supressão da germinação dos esporos e falha na destruição das hifas. No hospedeiro normal, os macrófagos previnem o início da infecção por fagocitose e morte oxidativa dos esporos. Se a função do macrófago está comprometida, essas células falham no clareamento dos propágulos infectantes (esporos), permitindo sua germinação e indução de hifas no organismo infectado. Havendo limitação da atuação fagocítica dos neutrófilos, as hifas causam invasão local e destruição tecidual.

As neoplasias hematológicas constituem relevante condição de risco para ocorrência de mucormicose, sendo as leucemias agudas e os linfomas, que demandam mais de duas estratégias diferentes para seu controle, as doenças malignas mais reportadas neste contexto de pacientes, ao lado dos indivíduos submetidos a transplante de células-tronco hematopoiéticas. Outras doenças hematológicas associadas com essa infecção incluem mieloma múltiplo, síndrome mielodisplásica, anemia aplástica e anemia sideroblástica. Por outro lado, pacientes com tumores sólidos raramente desenvolvem mucormicoses.

Em pacientes submetidos a transplante de medula, a situação doença do enxerto *versus* hospedeiro e terapia imunossupressora tem sido identificada como fatore de risco para mucormicoses. Recentemente, vários autores sugerem que a profilaxia de infecção fúngica com voriconazol em unidades de transplante de medula (TMO) aumenta o risco de ocorrência de mucormicose.

Pacientes submetidos a transplante de órgão sólido são populações de risco para o desenvolvimento de mucormicose, particularmente se forem tratados para rejeição do enxerto. Em pacientes submetidos a transplante de fígado, o uso de grandes volumes de hemoderivados no intraoperatório, infecções bacterianas e re-transplante por falha no enxerto são fatores de risco que aumentam a ocorrência de mucormicoses.

O tratamento com deferoxamina, para a sobrecarga de ferro ou alumínio, especialmente em pacientes em hemodiálise, está associado com mucormicose. Cerca de 75% dos casos relatados de pacientes em diálise com mucormicose tinham recebido deferoxamina no momento do diagnóstico. Pacientes com outras condições de sobrecarga de ferro, como síndrome mielodisplásica, β-talassemia e anemia sideroblástica também têm maior risco para ocorrência de mucormicose. Nessa população, *Rhizopus* spp. tem sido o organismo predominantemente recuperado em cultura, com mais da metade dos pacientes apresentando a forma disseminada e 25% apresentando a forma rino-cerebral. A taxa de mortalidade nessa população foi de aproximadamente 90%. Atualmente, poucos casos de mucormicoses são esperados em pacientes em diálise, dado que a terapêutica com eritropoietina tem reduzido a necessidade de frequentes transfusões sanguíneas, reduzindo o uso de quelantes de ferro.

Pacientes com hiperglicemia e/ou cetoacidose diabética estão predispostos a mucormicoses rino-órbito-cerebral. Alterações do pH sérico predispõem à ocorrência de mucormicose, visto que a acidose diminui a capacidade fagocítica e quimiotática dos neutrófilos.

A infecção pelo HIV não parece aumentar o risco de infecção por Mucorales, visto que os neutrófilos têm um maior papel de defesa contra mucorales que os linfócitos. Quando a mucormicoses ocorre em pacientes infectados pelo HIV, usualmente ocorre no contexto de usuários de drogas endovenosas. A maioria desenvolve infecções cerebrais, cutâneas, articulares ou renais.

Um dado importante a ser analisado no cenário da mucormicose se refere a origem comunitária ou nosocomial de aquisição. Embora a mucormicose seja considerada uma doença adquirida na comunidade, a mucormicose nosocomial tem sido cada vez mais relatado em muitos hospitais. Na verdade, agentes Mucorales podem contaminar uma grande variedade de materiais utilizados na assistência à saúde, sendo esta micose associada a diversos surtos em ambiente hospitalar. Casos documentados de mucormicose têm sido associados a cateteres vasculares profundos de duplo-lúmen contaminados, cateteres umbilicais utilizados em recém-nascidos e curativos adesivos. Surtos associados a abaixadores de língua de madeira contaminados, sacos de ostomia e ataduras já foram descritos. As doenças subjacentes destes pacientes incluíram diabetes *mellitus*, transplante de órgãos sólidos, usuários crônicos de esteroides e portadores de malignidades.

Um surto de mucormicose intestinal foi relatado em uma unidade de hematologia na China, possivelmente após a ingestão de comprimidos de alopurinol e alimentos prontos para consumo. O amido de milho era possivelmente a fonte de contaminação, pois era usado para preparar ambas as preparações. Outro surto associado a lençóis contaminados em um hospital nos EUA com isolamento de *Rhizopus* spp. já foi relatado com isolamento deste agente em 42% das amostras coletadas de roupa de cama. Uma vez que a mucormicose invasiva é uma importante causa de mortalidade em pacientes debilitados, um alto índice de suspeita deve existir entre os médicos para prever os surtos no ambiente hospitalar.

FORMAS CLÍNICAS

De modo geral, existem cinco formas clínicas de apresentação da mucormicose, sendo sua ocorrência relacionada à doença de base e a porta de entrada do agente infectante: rino-órbito-cerebral, pulmonar, disseminada, cutânea e gastrointestinal.

QUADRO 78.2 Fatores de risco para infecções causadas por fungos da ordem *Mucorales*.
Doenças hematológicas malignas Leucemias agudas ▪ Linfomas refratários a terapêutica de primeira linha
Neutropenia prolongada
Imunossupressão iatrogênica ▪ Quimioterapia antineoplásica ▪ Corticoterapia ▪ Terapia antirrejeição de órgãos
Diabetes *mellitus* com ou sem cetoacidose diabética
Transplante de órgão sólido
Transplante de célula-tronco hematopoiética
Terapia com deferoxamina
Queimados
Trauma
Desnutrição
Usuários de drogas intravenosas

MUCORMICOSE RINO-ÓRBITO-CEREBRAL

Essa forma clínica é a forma mais comum de mucormicose e aproximadamente dois terços dos casos ocorrem em pacientes com cetoacidose diabética. Não há predileção por sexo ou raça. A doença também tem sido associada com imunossupressão, como no caso de pacientes com leucemia, porém é raramente reportada em pacientes HIV-positivo.

A mucormicose rino-órbito-cerebral, instala-se no hospedeiro infectado a partir de estágios bem definidos. Na primeira fase, o fungo é inalado e os esporos localizam-se nos seios paranasais. A partir dessa localização, ocorre uma extensão ao tecido adjacente podendo progredir para a órbita, região de palato e/ou para o sistema nervoso central. Havendo comprometimento do sistema nervoso central, ocorre formação de abscessos únicos ou múltiplos. Nessa forma clínica, o gênero *Rhizopus* spp. é responsável por 70% das culturas positivas nos casos reportados na literatura.

As manifestações clínicas da doença refletem o envolvimento sequencial de nariz, seios paranasais, olhos e cérebro. Na primeira fase da doença, os sintomas incluem congestão nasal, rinorreia escura, sanguinolenta ou epistaxe, cefaleia retro-orbitária, febre e mal-estar. Na segunda fase, os sintomas do comprometimento da órbita incluem edema facial e periorbitário, escurecimento visual, lacrimejamento, congelamento da musculatura peri-orbitária, diplopia, proptose e perda da visão do olho afetado. Ainda nessa fase da doença, ocorre disseminação para a cavidade oral, provocando uma úlcera necrótica escura e dolorosa no palato duro. No exame da cavidade nasal, podem ser evidenciadas ulceração e placas enegrecidas em regiões do septo ou cornetos (conchas). Na terceira fase da doença, a deterioração do *status* mental é um sinal ominoso que denuncia o envolvimento cerebral. Letargia, convulsões e coma são manifestações usuais do envolvimento cerebral. Nesses casos a morte é comum e rápida, ocorrendo nos primeiros 10 dias em casos refratários ou naqueles não tratados.

A disseminação da doença para o sistema nervoso central pode levar a acometimento do nervo óptico, das veias de drenagem dos seios paranasais para o seio cavernoso, levando a ocorrência de complicações representadas por sinais e sintomas de trombose. Trombose da artéria carótida interna também pode ocorrer e causar hemiplegia contralateral.

A mucormicose cerebral isolada é frequentemente observada em pacientes usuários de drogas endovenosas, caracterizada pela presença de abscessos cerebrais que se localizam na região dos gânglios da base em mais de 90% dos casos.

MUCORMICOSE PULMONAR

Este é o segundo sítio de localização mais comum nas infecções por Mucorales. A inalação de esporos é a via primária de infecção. A maioria dos casos de mucormicose pulmonar tem ocorrido em pacientes profundamente neutropênicos (leucemias ou transplantes de células-tronco hematopoiéticas) e pacientes em terapia prolongada com corticosteroides. Há um predomínio de casos em homens, com uma relação de 3:1. Pacientes com tumores sólidos raramente desenvolvem mucormicose pulmonar.

Pacientes com leucemias agudas respondem geralmente pela maioria dos casos, embora publicações recentes tenham sugerido que diabetes *mellitus* pode ser a condição de base mais prevalente. Essa discrepância nas diferentes séries pode refletir diferenças de prevalência do diabetes *mellitus* e neoplasias hematológicas nos serviços avaliados.

Uma ampla variedade de manifestações pulmonares tem sido relatada, incluindo nódulos solitários, consolidação segmentar ou lobar, lesões cavitárias e lesões broncopneumônicas. Os pacientes podem apresentar tosse, febre, hemoptise e/ou dor torácica.

Em pacientes neutropênicos, a doença lembra a aspergilose pulmonar. Esses pacientes apresentam-se com febre persistente e infiltrados pulmonares refratários ao tratamento com antibióticos de largo espectro. Taxa de mortalidade de 40 a 100% tem sido reportada nessa população.

O envolvimento pulmonar pode manifestar-se por comprometimento de mucosa endobrônquica. Na maioria das séries de mucormicose endobrônquica, o diabetes *mellitus* responde por 70% das doenças de base. Os sinais de envolvimento endobrônquico incluem rouquidão, hemoptise, atelectasia lobar e pneumonia pós-obstrutiva. Essas lesões podem invadir vasos sanguíneos pulmonares levando à morte por hemoptise massiva.

A mucormicose pulmonar em pacientes imunocompetentes é incomum e quando ocorrem os sintomas podem estar presentes por vários meses antes do diagnóstico. Por outro lado, mais raramente, a ordem Mucorales pode produzir casos de bola fúngica assintomáticos semelhante aos causados por *Aspergillus* spp. e quadros de pneumonite por hipersensibilidades. Essas pneumonias por hipersensibilidade são particularmente diagnosticadas em trabalhadores de serrarias e fazendas na Escandinávia.

DISSEMINADA

A mucormicose disseminada é definida como o envolvimento de dois ou mais órgãos não contíguos. A doença é rara, mas ocorre em pacientes imunossuprimidos por idade (neonatos), terapia com drogas imunossupressoras ou doenças hematológicas refratárias a diferentes esquemas terapêuticos, em particular as leucemias agudas.

As manifestações clínicas são variadas, refletindo a invasão vascular e infarto de tecido em vários órgãos. Os sintomas são inespecíficos, mas apontam ao envolvimento neurológico, pulmonar e/ou gastrointestinal. Entre os sinais associados a essas formas clínicas foram relatados febre (61%), sinais e sintomas de envolvimento do trato respiratório (45%), alterações neurológicas (sinais focais, confusão mental, coma) e, eventualmente, lesões cutâneas. A taxa de mortalidade para a forma disseminada é próxima de 100%.

CUTÂNEA

A doença cutânea pode ocorrer em decorrência de inoculação primária do fungo após trauma ou como resultado da disseminação por via hematogênica. A doença cutânea primária pode ser muito invasiva localmente, envolvendo não somente a pele e o tecido subcutâneo como também o tecido gorduroso, muscular, a fáscia e o osso. As lesões cutâneas da disseminação hematogênica tendem a ser lesões nodulares com centro equimótico e uma área pálida circundante.

A mucormicose cutânea primária pode desenvolver-se após ruptura da integridade da pele decorrente de procedimento cirúrgico, queimadura, trauma, acidentes com veículos motorizados, fraturas ósseas, cateteres intravenosos, trauma com espinha de cactos, abrasões, lacerações, biópsias, curativos adesivos contaminados e injeções intramusculares. Historicamente, curativos realizados com material contaminado têm causado vários surtos de mucormicose em unidades hospitalares.

De um modo geral, essa forma clínica é a que mais frequentemente ocorre em pacientes sem doença de base. Entretanto, a presença de leucemia e diabetes *mellitus*, facilita a ocorrência da doença, uma vez havendo exposição.

A distribuição topográfica das lesões cutâneas, em ordem de frequência, é: membros inferiores (31%), membros superiores (24%), cabeça e pescoço (14%), tórax anterior (14%) e tórax posterior (9%).

A mucormicose cutânea primária tem melhor prognóstico que outras formas clínicas de mucormicose. Uma revisão da literatura médica reporta que o envolvimento cutâneo tem baixa taxa de mortalidade (16%), comparada com 67% da forma rino-órbito-cerebral, 83% da forma pulmonar e 100% da forma disseminada e gastrointestinal.

GASTROINTESTINAL

A doença gastrointestinal é relativamente incomum, mas todos os segmentos do trato gastrointestinal podem ser afetados. Pacientes submetidos a transplante de órgãos, aqueles com leucemias agudas, cetoacidose diabética, diabetes sem cetoacidose, colite amebiana, febre tifoide, pelagra, kwashiorkor, desnutrição, meningococcemia e prematuridade podem desenvolver mucormicose gastrointestinal. Essa forma clínica é rara em transplantados de rim, fígado e coração. De forma geral, envolvimento mais frequente ocorre no estômago, cólon e intestino delgado.

Os sinais e sintomas da mucormicose gastrointestinal são inespecíficos e dependem da extensão e localização da infecção, podendo incluir dor abdominal, distensão abdominal, náusea, vômito, diarreia, febre, hematêmese e melena. O envolvimento de órgãos adjacentes é possível e os resultados dependem da extensão da lesão vascular. A morte é comum, usualmente devida à hemorragia massiva ou perfuração de víscera oca.

MISCELÂNEAS

Formas clínicas mais raras, com eventual envolvimento de diferentes tecidos podem acontecer por contiguidade ou disseminação hematogênica. Uma menção especial pode ser feita para as infecções renais em hospedeiros sadios ou em pacientes com aids, osteomielite, infecções cutâneo-articulares e cardíacas.

Infecções renais em indivíduos sadios são entidades raras. Osteomielite é descrita principalmente em associação com infecções de tecidos contíguos, mas também pode resultar de disseminação hematogênica.

O comprometimento cardíaco é raro, ocorrendo principalmente em associação com cirurgia cardíaca e particularmente com a colocação de válvula prostética. As infecções de válvulas prostéticas se apresentam com vegetações grandes e frequentes embolizações para artérias maiores.

DIAGNÓSTICO LABORATORIAL

Exames de imagem devem ser solicitados para a avaliação do envolvimento de seios da face, pulmão e sistema nervoso central. Uma vez identificados os órgãos supostamente acometidos, é fundamental a obtenção de material biológico para processamento laboratorial, sendo o diagnóstico definitivo estabelecido com base no encontro de formas filamentosas características do fungo em tecido ou fluido biológico estéril, assim como a recuperação do agente em cultura.

Como os fungos responsáveis por essas infecções podem ser contaminantes de laboratório, resultados isolados de culturas positivas sem a demonstração concomitante de hifas largas em tecido ou fluido biológico não permitem o diagnóstico definitivo dessa micose.

EXAME DIRETO

Material biológico pode ser obtido dos sítios infectados observados. Nas formas rinocerebrais, raspado da mucosa nasal e aspirados dos seios paranasais devem ser coletadose enviados para processamento laboratorial. Para as infecções envolvendo pulmões, amostras de escarro e lavado broncoalveolar (LBA) centrifugado são de utilidade para o diagnóstico.

As amostras de fluidos biológicos devem ser clareadas com auxílio de KOH (potassa) e submetidas a exame microscópico para pesquisa de elementos fúngicos característicos de Zygomycetos, constituídos por hifas hialinas largas, não septadas, com ramificações presentes em ângulo de 90°. Uma aparência incomum dos Zygomycetes inclui formas leveduriformes de *Mucor circinelloides* que podem ser confundidos com *Paracoccidioides brasiliensis* em material biológico.

CULTURA

Os agentes causadores de zigomicose crescem em meios de cultura para fungos sem ciclohexímida. Antibióticos devem ser adicionados aos meios de cultivo sempre que se deseja isolar o fungo de amostras contaminadas, como secreção nasal e escarro. A sensibilidade da cultura no diagnóstico da zigomicose é limitada, sendo que resultados falso-negativos costumam estar presentes em até 50% dos casos. Para aperfeiçoar o resultado da cultura, cuidados especiais devem ser tomados no processamento das amostras. Recomenda-se não macerar o material a ser cultivado, pois tal prática reduz significativamente a recuperação do agente em cultura.

Fluidos biológicos contaminados (LBA, escarro, secreção nasal) devem ser homogeneizados e semeados em meios específicos sem ciclohexímida, mas com antibióticos. Coletas repetidas de material biológico são úteis em casos de cultura negativa com exame histológico positivo. O crescimento é rápido e usualmente visível após 24 horas de incubação a temperatura de 25 a 37 °C.

BIOMARCADORES FÚNGICOS

Tendo em vista a baixa sensibilidade de métodos de microbiologia convencional na identificação de agentes da mucormicose, há um interesse muito grande da comunidade científica no desenvolvimento de métodos não dependentes de cultivo para o diagnóstico desta micose. Infelizmente, até o momento, não há sistemas comerciais disponíveis para seu diagnóstico por dosagem de antígenos específicos em material biológico. Na maioria dos casos, a pesquisa de glucana (componente de parede celular de vários gêneros de fungo) e galactomanana (componente de parede celular de *Aspergillus* e outros fungos) resulta negativa. Há grupos de pesquisa desenvolvendo técnicas de PCR específico para Mucorales que permitam sua detecção em amostras de soro e tecido. Apesar dos bons resultados obtidos na bancada e estudos iniciais, tais técnicas não são disponíveis na rotina dos laboratórios no Brasil.

TÉCNICAS MOLECULARES PARA IDENTIFICAÇÃO DE AGENTES DE MUCORMICOSE

A identificação precisa dos agentes da mucormicose ao nível de gênero e espécie requer considerável experiência do profissional de laboratório. Nos últimos anos, houve avanços no desenvolvimento de novas plataformas para a identificação molecular dos agentes da ordem Mucorales, seja por meio de sistemas de espectrometria de massa (MALDI-TOF MS) ou através do sequenciamento genético de alguns diferentes *loci* considerados informativos para este processo. Apesar de constituírem ferramentas interessantes para diagnóstico, sua performance acaba sendo limitada pelo fato das culturas serem frequentemente negativas em pacientes com mucormicose. Portanto, técnicas moleculares também foram usadas para identificar diretamente o fungo das amostras de tecidos, quando o exame direto é positivo.

Diante desta limitação, vários autores tem tentado desenvolver técnicas de PCR que possam ser aplicadas para amostras de sangue total, soro ou outros fluidos biológicos como lavado broncoalveolar.

EXAME ANATOMOPATOLÓGICO

Nas infecções agudas por fungos da ordem mucorales, os tecidos infectados apresentam invasão dos vasos sanguíneos pelos fungos, com decorrente trombose, infarto e necrose. O processo inflamatório é pobre na maioria dos casos. A visualização dos fungos pode ser obtida na coloração pela hematoxilina-eosina, mas dá-se preferência ao uso de ácido periódico de Schiff (PAS) e prata metenamina (Gomori-Grocott). Hifas largas, asseptadas e ramificadas em ângulo de 90° constituem achados relevantes para o diagnóstico. A definição de gênero e espécie dos fungos envolvidos só é possível mediante a recuperação do agente em cultura.

TRATAMENTO E PREVENÇÃO

O tratamento da mucormicose requer abordagem concomitante envolvendo intervenção cirúrgica para remoção mecânica de foco infeccioso, terapia antifúngica específica e tratamento médico para correção da condição subjacente que predispõe o paciente para a doença. O fator chave para o melhor prognóstico dessas infecções é o diagnóstico precoce e instituição de terapia agressiva, os quais exigem uma excelente colaboração entre o clínico, o cirurgião, e os profissionais de laboratório.

O tratamento cirúrgico deve incluir ressecção completa do tecido necrosado, desbridamento extenso e drenagem adequada dos seios paranasais infectados. O desbridamento pode ser repetido quando necessário. A tomografia computadorizada (TC) ou a ressonância magnética (RM) podem ajudar a determinar a extensão da ressecção, assim como monitorizar a eficácia do tratamento.

Um elemento importante no tratamento de pacientes diabéticos é o controle da acidose e da hiperglicemia, ambas as condições que dificultam a resposta do hospedeiro à infecção e facilitam o crescimento do fungo nos tecidos infectados. Em pacientes submetidos a tratamento com corticosteroides, a redução de dose do medicamento ou sua suspensão devem ser consideradas. Em pacientes com neoplasias hematológicas, o controle da doença de base e recuperação da neutropenia são metas fundamentais para o sucesso terapêutico.

Finalmente, a terapêutica antifúngica mais eficaz nessa micose parece ser a anfotericina B em altas doses, nas suas várias formulações, com preferência para as formulações lipídicas de anfotericina B. Nos casos de pacientes expostos a várias condições de risco para lesão renal, assim como pacientes portadores de formas cerebrais da doença, há preferência pela formulação de anfotericina B lipossomal, em doses de 5 mg/kg ao dia.

A anfotericina B era considerada a única classe de antifúngicos disponível com significante atividade contra Mucorales até uma década atrás, visto que estes fungos são resistentes *in vitro* à caspofungina, fluconazol, itraconazol e 5-fluorcitosina e voriconazol. Mais recentemente, foi documentado que agentes triazólicos de amplo espectro, a exemplo de posaconazol e isavuconazol, apresentam atividade contra tais agentes.

O posaconazol demonstrou boa eficácia na terapia em estudo de terapêutica de resgate de pacientes com mucormicose refratária ou intolerante a terapêutica de primeira linha. Com base nisso, o posaconazol pode ser recomendado para a terapia de resgate ou na fase de manutenção da terapia antifúngica prolongada, após ciclo inicial de tratamento com anfotericina B. O problema que temos no uso deste fármaco é que a única forma disponível no Brasil é a solução oral que apresenta problemas de biodisponibilidade e deve ter seus níveis plasmáticos monitorados, sobretudo nesta micose tão grave, para assegurar-se que o paciente está exposto a doses terapêuticas do medicamento.

O isavuconazol é outro azólico de amplo espectro, com longa vida média, e de maior segurança que o posaconazol em relação a sua biodisponibilidade, que apresenta boa atividade contra agentes da mucormicose. Um estudo de caso-controle realizado em número pequeno de pacientes (cerca de 30) sugere que sua eficácia seja semelhante ao tratamento com formulações de anfotericina B. Este estudo resultou na aprovação pelo FDA do isavuconazol para tratamento da mucormicose e atualmente diretrizes atualizadas são necessárias para definir o papel do isavuconazol na infecção por Mucorales.

Não há medidas consensuais estabelecidas para a prevenção da mucormicose em diferentes populações de risco. A redução de propágulos infectantes em sistemas de ar de unidades hospitalares contendo pacientes de risco é medida que pode auxiliar na prevenção dessa micose, particularmente em pacientes neutropênicos. O controle metabólico adequado é medida de utilidade em pacientes diabéticos. A utilização racional de corticosteroides e deferoxamina também contribuem para a redução de casos. Finalmente, o adequado treinamento de clínicos e microbiologistas é condição fundamental para permitir a realização de diagnóstico precoce dessa micose.

BIBLIOGRAFIA SUGERIDA

Adam RD, Hunter G, Di Tomasso J et al. Mucormycosis: emerging prominence of cutaneous infections. Clin Infect Dis. 1994;19(1):67-76.

Binder U, Maurer E, Lass-Flörl C. Mucormycosis – from the pathogens to the disease. Clin Microbiol Infect. 2014 Jun;20 Suppl 6:60-6.

Cornely OA, Arikan-Akdagli S, Dannaoui E. ESCMID and ECMM joint clinical guidelines for the diagnosis and management of mucormycosis2013. Clin Microbiol Infect. 2014 Apr;20 Suppl 3:5-26.

Danion F, Aguilar C, Catherinot E et al. Mucormycosis: New Developments into a Persistently Devastating Infection. Semin Respir Crit Care Med. 2015 Oct;36(5):692-705.

Dromer F, McGinnis MR. Zygomycosis. In: Anaissie Elias J, Mc Ginnis Michael R, Pfaller Michael A. Clinical mycology. New York; Edinburgh: Churchill Livingstone; 2003.

Funada M, Matsuda T. Pulmonary mucormycosis in a hematology ward. Intern Med. 1996;35(7):540-4.

Gonzalez CE, Rinaldi MG, Sugar AM. Zygomycosis. Infect Dis Clin North Am. 2002;16(4):895-914.

Jenks JD, Mehta SR, Hoenigl M. Broad spectrum triazoles for invasive mould infections in adults: Which drug and when? Med Mycol. 2019 Apr 1;57(Supplement_2):S168-S178.

Kontoyiannis DP, Wessel VC, Bodey GP et al. Zygomycosis in the 1990s in a tertiary-care cancer center. Clin Infect Dis. 2000;30(6):851-856.

Kwon-Chung KJ. Taxonomy of fungi causing mucormycosis and entomophthoramycosis (zygomycosis) and nomenclature of the disease: molecular mycologic perspectives. Clin Infect Dis. 2012 Feb;54 Suppl 1:S8-S15.

Kyung J. Kwon-Chung. Taxonomy of Fungi Causing Mucormycosis and Entomophthoramycosis (Zygomycosis) and Nomenclature of the Disease: Molecular Mycologic Perspectives. Clin Infect Dis. 2012;54(S1):S8-15.

Lyon GM, Smilack JD, Komatsu KK et al. Gastrointestinal basidiobolomycosis in Arizona: clinical and epidemiological characteristics and review of the literature. Clin Infect Dis. 2001;32(10):1448-1455.

Marty FM, Cosimi LA, Baden LR. Breakthrough zygomycosis after voriconazole treatment in recipients of hematopoietic stem-cell transplants. N Engl J Med. 2004;350(9):950-952.

Millon L, Scherer E, Rocchi S, Bellanger AP. Molecular Strategies to Diagnose Mucormycosis. J Fungi (Basel). 2019 Mar 20;5(1). pii: E24.

Nucci M, Engelhardt M, Hamed K. Mucormycosis in South America: A review of 143 reported cases. Mycoses. 2019 Sep;62(9):730-738.

Prabhu RM, Patel R. Mucormycosis and entomophthoramycosis: a review of the clinical manifestations, diagnosis and treatment. Clin Microbiol Infect. 2004;10 Suppl 1:31-47.

Prakash H, Chakrabarti A. Global Epidemiology of Mucormycosis. J Fungi (Basel). 2019 Mar 21;5(1). pii: E26.

Ribes JA, Vanover-Sams CL, Baker DJ. Zygomycetes in human disease. Clin Microbiol Rev. 2000;13(2):236-301.

Riley TT, Muzny CA, Swiatlo E, Legendre DP. Breaking the Mold: A Review of Mucormycosis and Current Pharmacological Treatment Options. Ann Pharmacother. 2016 Sep;50(9):747-57.

Serris A, Danion F, Lanternier F. Disease Entities in Mucormycosis. J Fungi (Basel). 2019 Mar 14;5(1). pii: E23.

Siwek GT, Dodgson KJ, de Magalhaes-Silverman M et al. Invasive zygomycosis in hematopoietic stem cell transplant recipients receiving voriconazole prophylaxis. Clin Infect Dis. 2004;39(4):584-587.

Spatafora JW, Chang Y, Benny GL, Lazarus K, Smith ME, Berbee ML, Bonito G, Corradi N, Grigoriev I, Gryganskyi A, James TY, O'Donnell K, Roberson RW, Taylor TN, Uehling J, Vilgalys R, White MM, Stajich JE. 2016. A phylum-level phylogenetic classification of zygomycete fungi based on genome-scale data. Mycologia 108:1028-1046.

Stéphane Vigouroux, Odile Morin, Philippe Moreau et al. Zygomycosis after Prolonged Use of Voriconazole in Immunocompromised Patients with Hematologic Disease: Attention Required. Clin Infect Dis. 2005;40:35-37.

Sugar AM. Mucormycosis. Clin Infect Dis. 1992;14 Suppl 1:S126-129.

Sun HY, Singh N. Mucormycosis: its contemporary face and management strategies. Lancet Infect Dis. 2011 Apr;11(4):301-11.

Talmi YP, Goldschimied-Reouven A. Rhino-orbital and rhino-orbito-cerebral mucormycosis. Otolaryngal Head Neck Surg. 2002;127(1):22-31.

Vilela R, Mendoza L. Human Pathogenic Entomophthorales. Clin Microbiol Rev. 2018 Aug 29;31(4). pii: e00014-18.

Parte VIII

Protozoários

79

Amebíase

Dahir Ramos de Andrade Júnior
Dahir Ramos de Andrade (in memoriam)

DEFINIÇÃO

É doença infecciosa que atinge o trato gastrointestinal humano causada pelo patógeno *E. histolytica* (EH).

ETIOLOGIA

A *Entamoeba histolytica* é um protozoário da superclasse *Rhizopoda*, com mobilidade dependente de pseudópodos. Distinta das amebas de vida livre a *Naegleria* e a *Acanthamoeba* (*Hartmanella*), a família Entamoebidae engloba os gêneros: Endolimax, Iodamoeba, Cytamoeba, Dobellina, Endamoeba e Entamoeba, sendo seis espécies: *histolytica, dispar, hartmanni, polecki, coli, moshkovski*, que podem habitar o intestino humano. Apenas a *E. histolytica* é considerada patogênica para o ser humano. É interessante salientar que a *E. histolytica* e a *Entamoeba dispar* são morfologicamente muito semelhantes, quase idênticas.

A amebíase intestinal foi descrita primeiro por Fedor Lösch, em 1875, em São Petersburgo, na Rússia. O nome de *E. histolytica* foi dado por Fritz Schaudinn, em 1903.

BIOLOGIA DA *E. HISTOLYTICA*

A *E. histolytica* parasita o cólon humano, alimentando-se de bactérias e partículas de alimento. É um patógeno humano-específico, sendo considerado um dos mais potentes matadores de células, entre os agentes infecciosos. A sua ação de matar as células é realizada por reações citolíticas contato-dependentes, semelhante à ação dos linfócitos citotóxicos. A associação de *E. histolytica* a bactérias facilita seu crescimento em culturas e no cólon, determinando seu caráter invasivo. Esse parasita é capaz de aderir e ingerir bactérias não opsonizadas, contendo galactose (ou NacGlc) na sua superfície. A invasividade da *E. histolytica* pode estar relacionada com fatores nutricionais, pois a deficiência de proteínas na dieta de ratos condiciona a infecção, em humanos. Ao contrário, a dieta hiperproteica facilita a eliminação da infecção. O ferro é nutriente necessário para crescimento das amebas.

A *E. histolytica* existe sob duas formas: trofozoítos e cistos.

TROFOZOÍTOS

São uninucleados, com membrana limitante de dupla camada e glicocálix na membrana externa, com 20 a 30 nm. Medem de 20 a 60 μm de diâmetro. Os trofozoítos são altamente móveis, ao contrário dos cistos, que são inertes. Como as *E. histolytica* não possuem mitocôndrias, a via metabólica mais utilizada é a conversão anaeróbica de glicose e piruvato a etanol. Os trofozoítos apresentam estruturas microfilamentares, similares à actina, quando observados na microscopia eletrônica. Eles depletam o muco intestinal e passam a interagir com as células humanas, fagocitando-as e progredindo para o interior do epitélio intestinal. Podem também permanecer confinados ao lúmen intestinal como "hóspedes", alimentando-se de bactérias e restos celulares. Sob certas condições, como o perfil genético, imunoenzimático, a capacidade de produção de enzimas proteolíticas, e a resistência à lise pelo complemento, o trofozoíto torna-se virulento e inicia a invasão da mucosa intestinal.

CISTOS

Sob condições adversas, os trofozoítos passam para os estágios pré-císticos e císticos, dentro do cólon, apresentando cerca de 10 a 15 mm de diâmetro médio. Os fatores que levam ao encistamento não são claros, mas estudos na *Entamoeba invadens* sugerem que a lecitina ligadora de galactose, localizada na superfície do parasita, pode engatilhar o processo. Os cistos são redondos e contêm: quatro núcleos, glicogênio e formações ribossomais, denominadas corpos cromatoides. Quando ingeridos, conseguem atravessar a barreira do suco gástrico, localizando-se no íleo terminal e cólon, onde sofrem o desencistamento, liberando oito trofozoítos em média, após a divisão nuclear. Os trofozoítos no intestino grosso podem ser invasivos, e os indivíduos infectados excretam até 45 milhões de cistos por dia.

O processo de encistamento é ativo, consumindo energia por via glicolítica anaeróbica. Os cistos são envolvidos por uma membrana de quitina, polímero da N-Acetil-D-Glucosamina (NAcGlc).

EPIDEMIOLOGIA

É doença de distribuição universal, havendo diferenças na prevalência da infecção e na sua incidência, ao redor do mundo, em virtude das variações na transmissão e na invasividade do parasita, determinadas pelas condições ecológicas e socioeconômicas. Os números da amebíase ainda hoje são marcantes. É considerada a terceira causa mais importante de morbidade e mortalidade, depois da malária e esquistossomose. Estima-se que a amebíase provoque 500 milhões de infecções por ano, sendo que 50 milhões de pessoas, aproximadamente, desenvolvem os sintomas de disenteria amebiana ou abscesso hepático, com taxa de morte anual de 40 a 100.000 pessoas em todo o mundo.

São considerados fatores de risco para a infecção amebiana: o clima, a baixa condição socioeconômica, a higiene precária, a falta de suprimento de água tratada, a viagem a regiões endêmicas, entre outros.

O México, país onde a doença é endêmica, apresenta os melhores dados sobre a infecção por *E. histolytica*. Para uma população de 69 milhões de pessoas, em 1981, cerca de 3,5 milhões desenvolvem anticorpos anualmente, e 5 a 6 milhões desenvolvem a doença clínica. No Brasil, a amebíase tem sido encontrada com frequência na Amazônia. A incidência de amebíase hepática difere de uma região para outra, sendo incomum na região Sul, e comum na região Norte. A doença invasiva, suficiente para causar a resposta anticórpica, pode ser intestinal ou extraintestinal. No primeiro caso, a resposta anticórpica será tanto maior e prolongada quanto mais intensa a colite, com febre, disenteria e toxemia (50 a 80% dos pacientes formam anticorpos). A forma extraintestinal mais comum é o abscesso hepático, que é muito menos frequente que a disenteria amebiana.

A maioria das infecções ocorre pela ingestão de alimentos ou água contaminados com fezes, contendo os cistos da *E. histolytica*. Entretanto, é importante ter atenção para as vias de infecção menos comuns, como o sexo oral e anal, além do uso de aparelhos de enema contaminados. A amebíase pode se disseminar dentro de uma mesma família, sendo conveniente o rastreamento da colonização de *E. histolytica* entre os contatos domiciliares de pacientes com doença sintomática. O diagnóstico de um caso ocorrido em quarteis, creches, orfanatos e outras instituições, indica a realização de pesquisa coproscópica, para tratamento dos portadores de cistos.

PATOGENIA

Os mecanismos para distinguir cepas de *E. histolytica* patogênicas ou invasivas, de cepas não patogênicas ou comensais, têm sido estudados, intensamente, nos últimos anos. Há evidências da existência de duas espécies de ameba que são indistinguíveis morfologicamente:

1. ***E. histolytica:*** é a espécie patogênica e, apesar disso, não produz sintomas clínicos, em cerca de 10 a 40% dos indivíduos infectados. Apesar de assintomáticos, entretanto, os indivíduos infectados com cepas patogênicas da *E. histolytica* desenvolvem anticorpos antiamebianos no soro, com presença de antígenos amebianos no soro e sinais invasivos no tecido. Acredita-se que cerca de 10% dos indivíduos infectados com *E. histolytica* apresentem amebíase invasiva dentro de 1 ano;
2. ***E. dispar:*** é espécie não patogênica, que se aloja no intestino grosso dos indivíduos infectados, mas não evolui para a amebíase invasiva e, consequentemente, não induz a resposta humoral do hospedeiro. Considera-se que a *E. dispar* responda por 90% das infecções amebianas. Os pacientes infectados pela *E. dispar* são assintomáticos.

Estima-se em 9 a 12 meses o clareamento do agente infeccioso. Fenômeno atribuído à resposta imune local da mucosa, ou a alterações na microflora colônica. Não existe, entretanto, qualquer tipo de imunidade eficaz capaz de impedir recorrências da infecção intraluminal por cepas de *E. histolytica*.

Há vários elementos que permitem diferenciar as cepas patogênicas/invasivas de *E. histolytica*, das cepas de *E. dispar* não patogênicas.

ZIMODEMOS

Um dos primeiros avanços foi a caracterização de padrões isoenzimáticos das amebas, conhecidos como zimodemos. Um zimodemo é definido como um grupo de cepas de ameba que exibem o mesmo modelo eletroforético e mobilidade para várias enzimas (enzima málica, hexokinase, glucose-fosfato isomerase e fosfoglicomutase. Até o momento, um total de 24 zimodemos diferentes foi descrito, dos quais 21 eram de isolados humanos (nove de *E. histolytica* e 12 de *E. dispar*). Se apenas os zimodemos definidos por bandas estáveis forem contados, somente três permanecem para a *E. histolytica* (II, XIV e XIX) e um para a *E. dispar* (I).

A análise de zimodemos de amebas cultivadas permite a diferenciação de *E. histolytica* da *E. dispar*. Eram consideradas as técnicas-padrão, antes do desenvolvimento de mais técnicas com base no DNA. Uma das críticas à descrição de zimodemos é a possibilidade de conversão espontânea de zimodemos de cepas não patogênicas a zimodemos patogênicos *in vitro*. Entretanto, outros pesquisadores, com base em análises genéticas, afirmam que a conversão seria consequente à contaminação com cepas laboratoriais da *E. histolytica*. A análise de zimodemos apresenta ainda um número adicional de desvantagens: é um teste difícil de fazer, consome tempo, depende do bom cultivo da ameba, necessita de um grande número de células para sua execução e há muitos resultados falso-positivos.

DETECÇÃO DE ANTÍGENO DE *E. HISTOLYTICA*

Trata-se de lecitina de aderência de 260 kDa, localizada na superfície de cepa de *E. histolytica* patogênica, que medeia a ligação do parasita a mucinas colônicas, células epiteliais e células inflamatórias do hospedeiro. Conhecida também como lecitina ou proteína de aderência inibida por resíduos de galactose (GIAP), é constituída de cadeia pesada de 170 kDa e de cadeia leve de 31/35 kDa, ligadas por pontes dissulfeto, além de uma proteína associada de 150 kDa.

A lecitina amebiana é considerada adesina fundamental na patogênese da amebíase, sendo necessária para a atividade citolítica da *E. histolytica*. Além disso, marca os indivíduos com amebíase invasiva por meio das técnicas de *imunoblot* ou ensaio imunoenzimático (Elisa), com positividade para anticorpos no soro em até 95% dos casos. Utilizando a proteína GIAP em um teste Elisa, Ravdin conseguiu 99% de positividade de anticorpos antiGIAP em pacientes infectados com abscesso amebiano. Os glicoconjugados da superfície epitelial, que reagem contra a lecitina, contêm além da galactose (Gal), resíduos de N-acetil-galactosamina (GalNAc). A importância dessas moléculas é muito grande, pois células de mamíferos sem os resíduos de galactose e N-acetil-galactosamina são resistentes à aderência do trofozoíto de *E. histolytica* e, consequentemente, à morte por ela.

ANÁLISE DO DNA GENÔMICO DA *E. HISTOLYTICA*

A distinção entre as cepas patogênicas e não patogênicas de *E. histolytica* tem sido evidenciada, também, pelo encontro de diferenças nas sequências do DNA genômico, incluindo repetições de 140 bp do *locus* de virulência da *E. histolytica*, localizado em um elemento plasmidial extracromossômico. Esses testes são realizados, em sua maioria, em laboratórios de pesquisa ou laboratórios clínicos de países desenvolvidos, pela complexidade em manipular testes com base no DNA.

ANÁLISE DO RNA RIBOSSOMAL (rRNA) DA *E. HISTOLYTICA*

As diferenças estruturais em pequenas subunidades de rRNA foram verificadas com o uso de sondas em isolados clínicos, sendo essas diferenças associadas a manifestações clínicas.

CISTEÍNA-PROTEINASE

Os trofozoítos de *E. histolytica* podem secretar de 10 a 1.000 vezes mais a enzima cisteína-proteinase, do que a *E. dispar*. A cisteína-proteinase da *E. histolytica* digere as proteínas da matriz extracelular, facilitando a invasão dos trofozoítos nos tecidos da submucosa.

MECANISMOS DE INVASÃO E CITÓLISE DA *E. HISTOLYTICA*

As cepas invasivas ou patogênicas da *E. histolytica*, responsáveis pela disenteria amebiana e pela formação de abscessos em órgãos como fígado e baço, exercem seus mecanismos de invasão e citólise por meio das etapas a seguir.

COLONIZAÇÃO E ADERÊNCIA AO EPITÉLIO COLÔNICO

Ocorre por meio da aderência e contato com a camada de mucinas na superfície epitelial, via lecitinas de superfície Gal-GalNAc, que liga resíduos totais Nac às glicoproteínas das células-alvo. A adesina Gal-GalNAc é uma proteína multifuncional composta de um heterodímero de subunidades pesadas (170 kDa) e leves (35/31 kDa). Com a inibição dessa lecitina por galactose, há a redução significativa da aderência amebiana a enterócitos humanos, neutrófilos, mucinas colônicas e epitélios, como mostram vários estudos. À semelhança da concanavalina A, a adesina/lecitina inibida pela galactose e N-acetil-galactosamina estimula as populações de células T supressoras, podendo ter papel na inibição da imunidade mediada por células da amebíase aguda invasiva, estimulando o clone TH2. Outros estudos sugerem que o gatilho para a invasão dos trofozoítos possa ser o seu contato com a fibronectina da matriz extracelular. Esse contato ativa as cascatas de sinalização dentro do parasita, causando rearranjos de actina que alteram aderência e motilidade. Especula-se que os trofozoítos de *E. histolytica* possam provocar ruptura das proteínas epiteliais tipo *tight-junctions*.

CITÓLISE

Ocorre a destruição das membranas celulares, por meio do processo contato-dependente com os parasitas, que a seguir fagocitam os restos celulares. É interessante notar que as células humanas, em contato com trofozoítos da ameba, tornam-se imóveis dentro de minutos, perdendo a seguir seus grânulos citoplasmáticos e, até mesmo, o núcleo. Há indícios também que os trofozoítos de *E. histolytica* possam matar as células dos mamíferos por indução de *apoptosis*. Esse fenômeno já foi demonstrado em camundongos nas células epiteliais colônicas e nos hepatócitos.

FORMAÇÃO DE ÚLCERA EPITELIAL

Mecanismo centrado na ruptura da membrana epitelial, com aumento intracelular do Ca^{2+} (queda do gradiente com o meio extracelular), sugerindo o papel de ionóforo, ou da atividade formadora de canais de Ca^{2+} por homogeneizado da *E. histolytica*. O aumento da ulceração ocorre, principalmente, pela citólise causada por agentes do tipo hemolisinas, que são tóxicas para as células epiteliais colônicas humanas, e são codificadas por genes do *locus* de virulência do DNA plasmidial. Com a quebra da barreira mucosa, a *E. histolytica* alcança a superfície luminal dos enterócitos e produz, inicialmente, uma erosão epitelial superficial e focal contato-dependente (Figura 79.1).

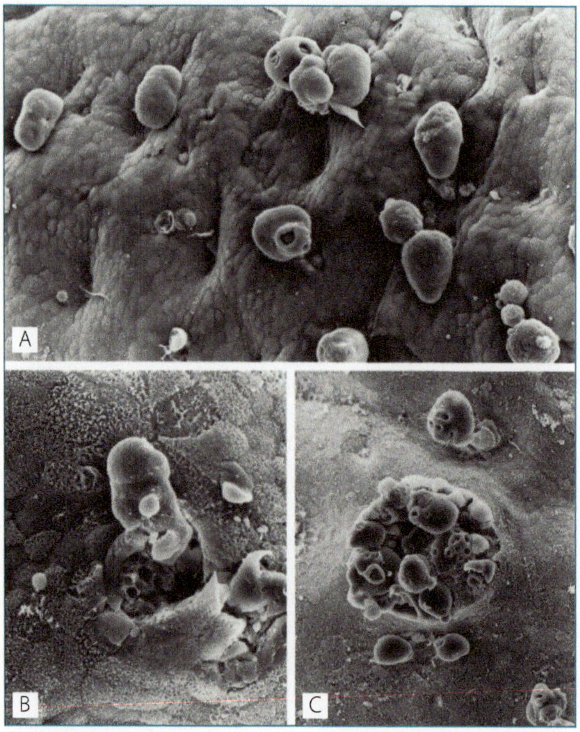

FIGURA 79.1 Micrografia de amebíase intestinal experimental em animal. (A) Trofozoítas de *E. histolytica* aderem, preferencialmente, ao epitélio elevado interglandular; (B) uma pequena região interglandular de microinvasão é observada na lesão invasiva inicial, com ulceração superficial e (C) em estágio mais avançado da invasão, numerosos trofozoítas são vistos penetrando a úlcera colônica.
Fonte: Cantellano e Martinez-Palomo (2000).

A ampliação da ulceração inicial é dependente da digestão da matriz extracelular realizada por enzimas proteolíticas, que degradam a elastina, o colágeno e a fibronectina, com destaque para a cisteína-proteinase, fosfolipases e hemolisinas. As cisteína-proteinases representam uma série de proteases, a saber:

- Amebapaína de 22/27 kDa.
- Histolisaína de 26/29 kDa.
- Catepsina B-símile de 16 kDa e cisteína-proteinase de 56 kDa, além de uma colagenase.

Sugere-se que exista relação direta entre atividade das cisteína-proteinases ou cisteína-endopeptidase, e a patogenicidade da *E. histolytica*. O contato da ameba com a matriz extracelular engatilha a liberação de cisteína-proteinases e corpos eletrondensos, que contêm colagenase, ambos em condições de destruir a matriz. Outros estudos mostram um aumento de 10 a 100 vezes na atividade de transcrição dos genes da cisteína-proteinase em amebas patogênicas, reforçando a importância dessas enzimas na patogênese da *E. histolytica*. As cisteína-proteinases podem também amplificar a inflamação mediada por IL-1, por mimetizar a ação da enzima conversora da IL-1 humana, clivando e ativando o precursor de IL-1.

Uma vez que o epitélio interglandular tenha permitido a penetração amebiana, os tecidos abaixo oferecem pouca resistência, permitindo a extensão da úlcera na sua forma típica "em frasco". A ameba é capaz de digerir eritrócitos para obter o ferro necessário à sua sobrevivência, pela ação de hemoglobinases. Forma-se um espesso exsudato contendo: material proteináceo acelular, hemácias e fibrina. Nesse estágio o infiltrado de neutrófilos é abundante, com presença de poucos linfócitos e macrófagos, além de raros eosinófilos.

Outro aspecto interessante na lesão invasiva tardia é a presença de trofozoítas na camada muscular interna, na ausência de dano tecidual, que ocorre frequentemente em amostras de biópsia de pacientes com amebíase invasiva. Embora os tecidos possam ter suscetibilidades diferentes ao mecanismo agressor do parasita, as amebas podem invadir e destruir qualquer tecido do organismo. Curiosamente, nas camadas musculares as amebas tendem mais a ficar isoladas do que a formar agregados. O motivo desse fenômeno e do pouco infiltrado inflamatório presente nas camadas musculares é fenômeno pouco conhecido.

Na luta inflamatória contra a *E. histolytica*, as enzimas lisossomais liberadas pelos leucócitos polimorfonucleares (PMN) lisados, e por monócitos, contribuem para a destruição tecidual, e, consequentemente, para a extensão da úlcera amebiana.

AMEBAPOROS

Outros determinantes de virulência da *E. histolytica*, além das cisteína-proteinases e hemolisinas são os amebaporos, ou proteínas formadoras de poros, que medeiam a citólise celular da *E. histolytica*. O amebaporo de *E. histolytica* é um peptídeo formador de canais de 77 aminoácidos. Há três isoformas de amebaporos A, B e C presentes na razão de 35:10:1. Em um modelo atual, os amebaporos se ligam a fosfolipídeos carregados negativamente por meio de resíduos de lisina protonados, seguido pela inserção de um peptídeo na bicamada lipídica que é guiado pelo potencial de membrana negativo da membrana-alvo. Ocorre oligomerização desse peptídeo com a participação de um resíduo de histidina. Esse oligômero forma um canal na membrana plasmática, permitindo a passagem de água, íons, e pequenas moléculas, que levarão à lise da célula-alvo. Os amebaporos são mantidos em vesículas citoplasmáticas com pH ácido. Nos dias atuais, ainda há dúvida sobre o real papel dos amebaporos nos eventos citolíticos produzidos por *E. histolytica*. Parece que não são secretados espontaneamente pelos trofozoítas viáveis. Muitos acreditam que eles sejam mais importantes na destruição de bactérias fagocitadas, principal fonte de nutrientes da ameba. Apesar dessas dúvidas, há um conjunto de evidências que ainda aponta para um papel dos amebaporos na virulência da *E. histolytica*. Os amebaporos são citolíticos para células eucariontes e exibem atividade antibactericida. A inibição do amebaporo A, por meio da produção do RNAm *antisense* específico, suprime a virulência da ameba. Além disso, a inibição da transcrição do gene do amebaporo A também resulta em ameba avirulenta. Essas amebas manipuladas falham em matar células de mamíferos, e têm capacidade reduzida de induzir a formação de abscesso hepático em animais.

PAPEL DE IL-1 E TNF-α

Estudos experimentais mostram que o bloqueio do TNF-α reduz a inflamação e a lesão intestinal na infecção amebiana. A inibição de IL-1 produz efeitos menos marcantes. O TNF-α é um dos mediadores destacados da inflamação intestinal, inclusive na doença inflamatória intestinal. Esse conhecimento abre perspectivas para o emprego futuro dos anticorpos monoclonais antiTNF na colite amebiana. Em camundongos com imunodeficiência grave combinada (SCID-HU-INT), o pré-tratamento com anticorpo monoclonal antiTNF-α foi muito efetivo em reduzir a inflamação intestinal. O bloqueio do TNF-α também reduz o dano da permeabilidade intestinal induzida por *E. histolytica*.

OUTRAS CITOCINAS

Os estudos utilizando camundongos SCID-HU-INT infectados com *E. histolytica*, e transplantados com intestino humano, mostram que *E. histolytica* induz aumento da produção de IL-1 beta, IL-8 e ciclo-oxigenase-2, que são quimioatraentes para neutrófilos e macrófagos. Há indícios também de que a inflamação intestinal por *E. histolytica* é mediada por NF-kB. A inibição da síntese da subunidade p65 do NF-kB reduz os níveis de IL-1 beta e IL-8, com consequente diminuição da inflamação intestinal e da lesão tecidual.

Em linhas de células epiteliais colônicas humanas, os trofozoítas de *E. histolytica* aumentam a secreção de IL-8 e TNF-α. Isso causa um rápido recrutamento de neutrófilos.

RESISTÊNCIA AO COMPLEMENTO

As *E. histolytica* isoladas de pacientes com abscesso hepático desenvolvem resistência à lise pelo complemento. Essa resistência pode ser revertida, se a *E. histolytica* for incubada com citocalasina B. Acredita-se que a resistência dos trofozoítos de *E. histolytica* à lise, pelo complemento, seja causada pela cobertura de moléculas altamente glicosiladas e fosforiladas, como as lipofosfoglicanas/proteofosfoglicanas glicosil fosfatidilinositol, que são ancoradas em sua membrana.

DEPRESSÃO MUCOPÊNICA

A *E. histolytica* produz pequenas depressões superficiais associadas à perda de mucina da superfície, e de células globosas glandulares. O mecanismo desse fenômeno não é claro. A mucina colônica impede a ligação de *E. histolytica* à células-alvo. A porção glicosilada das mucinas podem ser alvos de clivagem glicosídica do parasita, que apresenta grande número de glicosidases.

IMUNIDADE DO HOSPEDEIRO CONTRA A *E. HISTOLYTICA*

As duas imunidades principais apresentam aspecto peculiar no combate à amebíase.

HUMORAL

Ocorre a produção de anticorpos IgG específicos no soro de 80 a 100% dos pacientes com amebíase colônica invasiva e/ou abscesso amebiano do fígado. Esses anticorpos não são protetores, e são utilizados no diagnóstico de amebíase invasiva. O sistema do complemento, por via alternada ou clássica, pode estar ativado na amebíase invasiva, contribuindo para a lise de trofozoítos.

CELULAR

Interação *E. histolytica*/neutrófilos

A relação é estreita, e a virulência das amebas pode caracterizar cepas de graus diferentes de patogenicidade; amebas axênicas virulentas da cepa HM1-IMSS são capazes de matar neutrófilos humanos; cepas menos virulentas, como a NIH-300, NIH-200 e "Laredo", são destruídas pelos neutrófilos. Os neutrófilos são células-chave no combate à amebíase, e a sua depleção em ensaios experimentais com camundongos provoca evidente redução da lesão tecidual, nas fases iniciais da infecção. A capacidade das *E. histolytica* de lisar neutrófilos pode explicar porque poucos neutrófilos são vistos em contato direto com os trofozoítos amebianos em biópsias humanas. Os neutrófilos são sensíveis à ação da lecitina inibida pela NAcGal. Apesar dessas evidências, outros estudos colocam em dúvida a eficiência dos neutrófilos em combater a *E. histolytica*. Parece haver uma incapacidade dos neutrófilos de destruírem a *E. histolytica*, por motivos ainda desconhecidos. Os neutrófilos não somente falham em resistir a *E. histolytica*, como podem contribuir para a lesão dos tecidos do hospedeiro. As cepas virulentas de *E. histolytica* podem resistir a incubações de até 3 mil neutrófilos por ameba.

Interação *E. histolytica*/macrófagos

As amebas virulentas (HM1-IMSS) são capazes de matar células mononucleares do sangue periférico, bem como monócitos e linfócitos T. A ativação de macrófagos por mitógenos, como a concanavalina A ou a fitoemaglutinina (PHA) torna-os capazes de matar trofozoítos virulentos de *E. histolytica*. Entre as linfocinas, o IFN-γ tem maior capacidade de ativar macrófagos e causar mortes de trofozoítos de *E. histolytica* (clone TH1).

Interação *E. histolytica*/linfócitos T

Nos pacientes com amebíase, os trofozoítos são capazes de aderir às células T *naïve* e monócitos, causando a sua lise de forma contato-dependente. Entretanto, as células T ativadas e os macrófagos ativados resistem ao ataque e podem matar o parasita. Pacientes recém-tratados de abscesso amebiano apresentam populações aumentadas de linfócitos T citotóxicos (T CD8+) a trofozoítos de amebas. Condições clínicas que causam imunossupressão, como: uso de corticosteroides, timectomia, esplenectomia, globulina antilinfocítica, entre outros, provocam o aumento da formação de abscessos hepáticos amebianos. Os linfócitos T CD8 citotóxicos, estimulados pela PHA, são capazes de matar amebas virulentas. As proteínas solúveis da superfície de amebas axênicas provocam a proliferação de linfócitos T, fenômeno atribuído à lecitina amebiana inibida pela N-Acetil-D-galactosamina.

Em conclusão, as células efetoras contra a *E. histolytica* são, principalmente, macrófagos ativados e linfócitos T citotóxicos. Alguns estudos sugerem que a imunidade mediada por célula em pacientes com abscesso hepático é máxima até um mês pós-tratamento, reduzindo significativamente depois. A imunidade mediada por célula (macrófagos ativados e linfócitos T estimulados) parece exercer importante papel em limitar, ou mesmo impedir, a amebíase invasiva, mas não tem muita relevância no bloqueio da invasão inicial do parasita.

PATOLOGIA

A análise histopatológica do epitélio colônico, na disenteria amebiana, mostra presença de áreas necróticas e de congestão vascular. Observa-se espessamento da mucosa, com múltiplas úlceras pequenas separadas por regiões de mucosa colônica de aparência normal, ao lado de mucosas edemaciadas, e difusamente inflamadas. A necrose que se estabelece pode, eventualmente, levar à perfuração intestinal. Os achados em seu conjunto parecem aqueles produzidos por doenças inflamatórias intestinais. Em geral, a inflamação parece ser pequena em relação à extensão das lesões. As amebas são encontradas geralmente na camada superficial das úlceras ou nos tecidos adjacentes. Os trofozoítos invadem os pequenos vasos da submucosa e ganham acesso à corrente sanguínea, atingindo com maior facilidade o sistema portal, causando microêmbolos e infarto tecidual. Ao passarem para o fígado, provocam áreas de necrose focal. Os neutrófilos dos ângulos da lesão sofrem lise em contato com *E. histolytica*, e a liberação de seus mediadores pode aumentar a taxa de morte de hepatócitos, estendendo a lesão inicial. Grandes abscessos amebianos hepáticos podem se formar, quando várias lesões em expansão coalescem. Esses abscessos são formados por hepatócitos mortos, células liquefeitas e restos celulares. As amebas, geralmente, são encontradas nos ângulos da lesão, em uma faixa de tecido conjuntivo com poucas células inflamatórias, sendo raramente encontradas no interior dos abscessos teciduais. O parênquima hepático adjacente ao abscesso apresenta usualmente aspecto normal. Nos abscessos hepáticos amebianos os hepatócitos morrem tanto de *apoptosis* quanto de necrose.

Úlceras amebianas intestinais típicas são encontradas no cólon (principalmente no ceco), no sigmoide e no reto. São descritos dois tipos de úlcera: a nodular e a irregular. As lesões nodulares são pequenas (0,1 a 0,5 cm), redondas, ligeiramente elevadas com centros necróticos irregulares, rodeadas por um halo de tecido edematoso. O centro necrótico apresenta, geralmente, material mucoide amarelado (Figura 79.2); as úlceras irregulares ou serpinginosas têm 1 a 5 cm de comprimento, sendo encontradas usualmente no ceco e cólon ascendente. Essas úlceras são rasas com margens elevadas e cobertas com fibrina.

A cronologia dos eventos na invasão do epitélio colônico pela *E. histolytica* foi mostrada de forma interessante por Zhang et al. Trabalhando com cortes de cólon, eles mostraram que, na presença de *E. histolytica*, ocorre algum dano da mucosa em 4 horas, porém com poucas células inflamatórias no lúmen e mínima invasão da submucosa. Ao contrário, após 24 horas de contato, ocorre lesão bem significativa, com identificação de trofozoítos na submucosa, presença de hemorragia, e marcante infiltrado inflamatório na submucosa, predominante de neutrófilos.

O infiltrado inflamatório das peças cirúrgicas, de pacientes com colite amebiana, é composto de plasmócitos, linfócitos, polimorfonucleares e eosinófilos, causando edema e hemorragia focal. O infiltrado envolve o epitélio superficial com um exsudato de base, em que os trofozoítas podem ser encontrados. Podem se formar microabscessos com trofozoítas rodeados por PMN. Tem sido proposto que os neutrófilos por liberarem enzimas lisossomais, exercem papel maior no dano tecidual visto na amebíase.

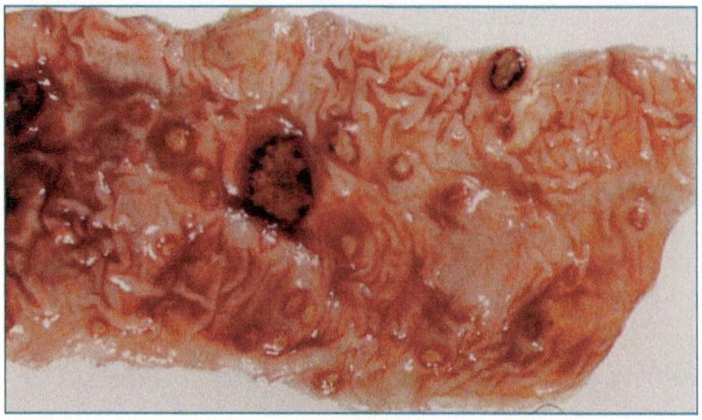

FIGURA 79.2 Amostra intestinal de um paciente com colite amebiana aguda. Várias lesões nodulares características são observadas, mostrando áreas de mucosa pouco elevadas e arredondadas, com centro necrótico irregular, rodeado por tecido edematoso hiperemiado. Os centros necróticos são preenchidos com material mucoide amarelado, exceto em duas úlceras, em que os centros são hemorrágicos.

Fonte: Cantellano ME e Martinez-Palomo (2000).

QUADRO CLÍNICO

AMEBÍASE INTESTINAL

Infecção assintomática

Corresponde à colonização do parasita no interior da luz intestinal e constitui a maioria absoluta das infecções humanas pela *E. histolytica*, respondendo por cerca de 80 a 99% dos casos, e caracterizando o estado de portador não invasivo. As infecções assintomáticas por *E. histolytica* são detectadas pelos seguintes métodos:

- Pesquisa de cistos de *E. histolytica* nas fezes, com prevalência variando de 2 a 40% da população, dependendo de condições higiênico-sanitárias.
- Testes sorológicos nos indivíduos com episódios pregressos conhecidos de doença invasiva. As cepas produtoras de infecção assintomática, consideradas não patogênicas, podem ser diferenciadas das amebas patogênicas pelos padrões zimodêmicos. No grupo de infecções assintomáticas destaca-se a população homossexual ativa, que apresenta taxas de eliminação de cistos acima de 20%. Quando são seguidos por um ano, 4 a 10% dos indivíduos assintomáticos, colonizados com *E. histolytica*, desenvolveram colite ou doença extraintestinal.

Infecção sintomática

Características das cepas de *E. histolytica*, bem como fatores do hospedeiro, como suscetibilidade genética, idade e imunocompetência determinam se a infecção será assintomática ou invasiva. A idade jovem, a gravidez, o tratamento com corticosteroides e o alcoolismo são fatores de risco para doença grave e maior mortalidade por *E. histolytica*.

Há quatro formas clínicas da amebíase intestinal invasiva, geralmente de apresentação aguda:

- Disenteria ou diarreia sanguinolenta.
- Colite fulminante.
- Apendicite amebiana.
- Ameboma do cólon.

A infecção por *E. histolytica* localizada nos cólons, especialmente no ceco e cólon ascendente, pode resultar em colite sintomática grave, com formação de ulcerações difusas muitas vezes desde o reto. Trabalhos recentes sugerem que a colite amebiana predomina em homens. O período de incubação, em surtos epidêmicos, pode variar de 1 a 4 semanas até 1 ano. O início da doença é insidioso, evoluindo por várias semanas. Os pacientes com disenteria apresentam, em média, 3 a 5 evacuações mucossanguinolentas por dia, com dores abdominais e cólica de intensidade moderada, não raramente acompanhadas de tenesmo, simulando retocolite ulcerativa inespecífica ou megacólon tóxico. A diarreia pode se apresentar também com fezes tipo mucoide ou evacuação líquida abundante. O sangramento retal sem diarreia pode ser encontrado em crianças. Convém salientar que a febre é incomum, presente em menos de 40% dos casos, o que distingue a amebíase das diarreias bacterianas. Entre outros sintomas sistêmicos pode haver anorexia e perda de peso.

O risco de evolução para formas fulminantes da doença (colite fulminante) depende de fatores como a idade, a gravidez, a desnutrição, a doença sistêmica de base ou o tratamento com corticosteroides. Essas formas clínicas se apresentam com diarreia sanguinolenta abundante, febre, grande leucocitose e dor abdominal ampla, com sinais de irritação peritoneal. O megacólon tóxico complica a colite amebiana em 0,5% dos casos, visto principalmente em pacientes em uso de corticosteroides. Amebíase cutânea e fístulas retovaginais podem ocorrer como complicação da amebíase intestinal

O quadro grave de retocolite pode mascarar a presença da doença de base. Não é raro encontrarmos a amebíase associada a outras doenças do cólon, como retocolite ulcerativa inespecífica ou neoplasia do cólon.

A *E. histolytica* pode produzir formações que simulam tumores, chamadas amebomas, ou massas inflamatórias anulares e localizadas, encontradas, principalmente, no ceco ou cólon ascendente, e eventualmente no cólon transverso e sigmoide. Essas massas inflamatórias, exofíticas e ulcerativas, são indistinguíveis endoscopicamente dos carcinomas e podem chegar a tamanhos grandes de até 15 cm de diâmetro. Pode ocorrer também um ameboma colônico, em sincronia com um abscesso hepático. Os amebomas são formas raras, entretanto, caracterizando a doença colônica não disentérica, com frequência menor que 1%, na maioria das estatísticas. Os amebomas são estruturas firmes, nodulares, envolvidas por parede fibrosa, tendo porção central de tecido necrótico, em que se verifica a presença de trofozoítos de amebas. O tratamento específico da amebíase provoca desaparecimento da massa tumoral, sendo a resposta terapêutica a etapa fundamental para o diagnóstico de ameboma.

A retossigmoidoscopia e a colonoscopia permitem obter fragmento da lesão amebiana, facilitando o diagnóstico diferencial entre as lesões benignas e malignas. O enema opaco revela defeito de enchimento no caso de amebomas, e ulcerações no ceco na doença amebiana com ou sem diarreia. As formas mais leves caracterizam-se por início gradual, com diarreia intermitente e poucos sintomas gerais, podendo persistir por meses ou anos. Apesar da presença do tenesmo na disenteria amebiana, o quadro é menos intenso do que aquele observado nas shigeloses, que, por sua vez, também provocam aparecimento de maior quantidade de leucócitos nas fezes.

As ulcerações da amebíase, visualizadas pela endoscopia, variam de milímetros a alguns centímetros, tendo aspecto raso, cobertas por exsudato amarelado e com bordas elevadas, podendo ser indistinguíveis das úlceras da retocolite ulcerativa inespecífica. Entre as complicações da amebíase intestinal, a perfuração intestinal com peritonite é uma das mais frequentes, ocorrendo em 1 a 4% dos casos. Por outro lado, a amebíase pode também evoluir para a cronicidade, com sintomas do tipo cólon irritável.

DIAGNÓSTICO LABORATORIAL

Baseia-se, fundamentalmente, no exame de fezes, e em testes sorológicos na amebíase invasiva.

EXAME DE FEZES A FRESCO

Realizado para procura de cistos, e, raramente, de trofozoítos. As fezes devem ser diluídas em salina tamponada, dentro de 20 minutos após sua emissão, a fim de se observar a mobilidade ameboide característica da *E. histolytica*. No caso de retardo no exame, as fezes devem ser conservadas frias, refrigeradas a 4 °C, procedimento que mantém os trofozoítos ativos por até 4 horas, após o seu reaquecimento. O exame direto das fezes deve obedecer às normas e cuidados preconizados por Amato Neto e Correa (1980).

A eliminação de cistos ocorre pelo portador assintomático ou pelo paciente com doença invasiva, não sendo possível distinguir cistos patogênicos. Por outro lado, o encontro de trofozoítos contendo hemácias no seu interior (eritrofagocitose) é característico de amebíase invasiva. Recomenda-se o exame de três amostras de fezes, para alcançar 90% de sensibilidade na detecção da infecção por *E. histolytica*, sendo que com amostra única, a sensibilidade varia de 40 a 60%. Entretanto, a diferenciação entre os trofozoítos de *E. histolytica*, de leucócitos ou outros protozoários, pode ser difícil, exigindo experiência do examinador. Convém salientar que o método direto não permite distinguir entre a *E. histolytica* e a *E. dispar*.

Como os antissoros específicos comerciais ou os anticorpos monoclonais são indisponíveis para a maioria dos centros de diagnóstico, a coloração H&E permanece como o marco do diagnóstico histopatológico, sendo econômico, sensível e específico.

Como os trofozoítas de Entamoeba degeneram-se rapidamente em amostras de fezes não fixadas, as amostras devem ser preservadas com um fixador. Os fixadores usados para esse fim incluem o fluido de Schaudinn, mertiolate-iodo-formalina (MIF), acetato de sódio-ácido aceticoformalina (SAF), ou 5 ou 10% de formalina. Os fixadores para coloração permanente são: tricrômio, hematoxilina férrica, corantes para Ziehl-Neelson, álcool polivinil modificado e SAF. O método da hematoxilina férrica é mais utilizado no nosso meio, procedendo-se à coloração após fixação adequada com fixador de Schaudinn. O exame permite o estudo morfológico dos trofozoítos em fezes líquidas ou pastosas. No caso de fezes sólidas, deve-se obter material após uso de purgativos salinos, como o sulfato de sódio, na dose de 30 g para adultos. O concentrado da amostra pode ser obtido pela flutuação com sulfato de zinco ou pela sedimentação com formalina, acetato de etila ou éter. Os métodos de concentração detectam 40 a 50%

mais infecções que o esfregaço direto. O método de concentração com mertiolate-iodeto-formalina (MIF), associado à concentração formalina-éter, tem maior sensibilidade, aumentando a positividade do exame de fezes acima de 80%. São recomendadas três amostras de fezes coletadas em período não superior a 10 dias, pois as amebas podem ser excretadas intermitentemente e não ter distribuição uniforme nas fezes. Com essa manobra a taxa de detecção melhora de 85 a 95%.

Apesar dessas normas, o exame das fezes depende, basicamente, da capacidade e experiência dos técnicos para obtenção de altos índices de positividade. Várias substâncias, como os antibióticos, os laxativos com óleo mineral, hidróxido de magnésio e outros, podem interferir com a positividade do exame de fezes para *E. histolytica*. É importante observar que o exame direto das fezes perde cerca de 50% a 2/3 das infecções colônicas por *E. histolytica* detectadas por cultura, e não consegue fazer a distinção entre as espécies.

Além dos achados específicos anteriores, vale destacar que a pesquisa de leucócitos nas fezes geralmente se mostra positiva, e nos casos graves o pus pode ser até visível nas fezes. As fezes também são positivas para sangue oculto nas formas invasivas. Nos estágios agudos verifica-se presença de cristais de Charcot-Leyden nas fezes.

EXAMES SOROLÓGICOS PARA *E. HISTOLYTICA*

Testes sorológicos para identificação sorológica de *E. histolytica* podem ser úteis em nações industrializadas, onde as infecções por *E. histolytica* não são comuns. Entretanto, em áreas endêmicas os testes sorológicos são incapazes de distinguir entre infecção passada e presente. Os testes podem ser úteis em pacientes com abscesso amebiano, que não têm o parasita detectável nas fezes. Nesses casos a sensibilidade para detecção de *E. histolytica* no soro em pacientes com abscesso hepático atinge 100%. Vários tipos de ensaios diferentes têm sido desenvolvidos para detecção de anticorpos como: a hemaglutinação indireta (HI), a aglutinação em látex, a imunoeletroforese (IE), a contraimunoeletroforese (CIE), o teste de difusão em gel, a imunodifusão, a fixação do complemento, a imunofluorescência indireta e o Elisa. A hemaglutinação indireta é simples de realizar e tem uma alta especificidade (99,1%), no paciente HIV-positivo com sintomas intestinais. Entretanto, a baixa sensibilidade pode produzir resultados falso-negativos, quando comparado com o Elisa. Tanto os testes imunoeletroforese como contraimunoeletroforese são de execução demorada, mas têm uma alta sensibilidade (100%), em pacientes com amebíase invasiva. Os testes de imunofluorescência indireta (IFA) são rápidos, confiáveis e reproduzíveis, ajudando a diferenciar abscesso amebiano de outras etiologias. Permitem também diferenciar entre uma infecção passada e presente. No abscesso amebiano de fígado a sensibilidade foi de 93,6%, com especificidade de 96,7%, sendo mais sensível que o Elisa. O teste negativo exclui amebíase invasiva. Entretanto, o teste exige habilidade em cultura e nos ensaios de apresentação do antígeno.

O teste Elisa é o mais popular, sendo considerado suficiente para finalidades clínicas, particularmente para o diagnóstico de abscesso hepático. É também útil para diagnóstico de amebíase intestinal e extraintestinal, quando os organismos não podem ser detectados nas fezes. Um teste Elisa para *E. histolytica* se mostrou 97,9% sensível, e 94,8% específico para detecção de anticorpos *E. histolytica* em pacientes com abscesso hepático.

A pesquisa sorológica baseia-se na detecção de anticorpos circulantes contra antígenos específicos da *E. histolytica*. Após sete dias dos sintomas, a positividade dos testes é superior a 95%, em pacientes com colite amebiana ou abscesso hepático. Em áreas não endêmicas, um teste sorológico positivo é preditivo de doença; em áreas endêmicas, por outro lado, a sorologia negativa é útil para afastar a amebíase invasiva. Em indivíduos assintomáticos com exame positivo para *E. histolytica* no exame das fezes, a sorologia negativa para anticorpos antiamebianos aponta para infecção com zimodemo não patogênico.

É importante salientar que a infecção com *E. histolytica* resulta no desenvolvimento de anticorpos, enquanto a infecção por *E. dispar* não. Os anticorpos são detectados dentro de 5 a 7 dias da infecção aguda, e podem persistir por anos. Cerca de 10 a 35% dos pacientes não infectados em áreas endêmicas tem anticorpos antiameba por infecções prévias.

Pelos fatos expostos, podemos concluir que a sorologia negativa ajuda a excluir a doença, mas a positiva não distingue entre infecção aguda e passada. A hemaglutinação indireta é o ensaio mais sensível, e é positiva, em cerca de 90% dos pacientes com infecção intestinal sintomática.

TESTE DE ELISA ANTIGIAP

Recentemente, a purificação da proteína de aderência inibida pela galactose na superfície da *E. histolytica* (GIAP), tem sido aplicada no diagnóstico da amebíase invasiva, com mais de 95% dos soros positivos apresentando anticorpos à subunidade de 170 kDA da GIAP.

Em população sul-africana (Durban), cerca de 99% de indivíduos convalescentes de abscessos no fígado tinham anticorpos antiGIAP, comparados com 0/69 dos indivíduos controles dos Estados Unidos. No Egito, 89% de 37 pacientes com amebíase invasiva, com sintomas há pelo menos uma semana, apresentavam anticorpos IgG antiGIAP. O anticorpo IgM antiGIAP estava presente em 55% dos pacientes com colite e 78% com abscesso hepático amebiano.

Os anticorpos monoclonais para antígeno GIAP detectados por Elisa reconhecem cepas patogênicas e não patogênicas de *E. histolytica*. Correlacionando resultados do soro e das fezes, confirma-se que a antigenemia GIAP ocorre durante a infecção por *E. histolytica* patogênica. Convém salientar, entretanto, que o uso de anticorpos antiamebianos por Elisa, para detecção de antígenos de *E. histolytica* nas fezes, não diferencia infecção por cepas patogênicas das não patogênicas. Entretanto, anticorpos monoclonais contra proteínas de *E. histolytica* por imunofluorescência têm identificado infecção por cepas patogênicas.

A técnica empregando anticorpo policlonal antiGIAP como primário e anticorpo monoclonal antiGIAP como secundário, pode ser utilizada para a detecção de antígeno nas fezes. Esse teste foi específico para zimodemos patogênicos, detectando antígenos nas fezes de 12 indivíduos com infecção patogênica.

SIGMOIDOSCOPIA/COLONOSCOPIA

A inspeção visual do cólon, por meio de sigmoidoscopia e/ou colonoscopia pode ser realizada para fazer o diagnóstico de amebíase intestinal ou excluir outras causas. Há maior probabilidade de encontro dos trofozoítas no muco sanguinolento e no exsudato amarelado, que cobrem as ulcerações mucosas e são obtidos na retossigmoidoscopia. Quando houver úlceras, as biópsias devem ser feitas no ângulo dessas úlceras, podendo ser positivas para cistos ou trofozoítas na microscopia. O teste de antígeno para *E. histolytica* pode ser positivo. A colonoscopia não é recomendada como exame de rotina, pois as ulcerações amebianas aumentam a probabilidade de perfuração durante a instilação de ar, para expandir o cólon. Sua indicação permanece para casos de dúvida no diagnóstico, não esclarecidos pela retossigmoidoscopia.

AMEBÍASE EXTRAINTESTINAL

AMEBÍASE HEPÁTICA OU ABSCESSO AMEBIANO DO FÍGADO

É a forma mais comum da amebíase extraintestinal, ocorrendo após a invasão intestinal com quadro de disenteria grave, quando os organismos atingem o fígado pela veia porta, por meio de ulceração de profundidade variável na parede do cólon. Apesar dessa fisiopatologia, apenas 50% dos casos de abscesso amebiano apresentam história prévia de doença intestinal. O comprometimento hepático também pode ocorrer na ausência de doença intestinal, sendo o parasita encontrado nas fezes em 10 a 20% dos casos. Convém destacar que os pacientes podem apresentar abscesso hepático meses ou anos após a viagem para área endêmica.

A lesão se situa, geralmente, na porção superior do lobo direito do fígado, sendo única em 70% dos casos. Entretanto, as lesões múltiplas, visualizadas por métodos de imagem, como a ultrassonografia, podem ocorrer na vigência de quadros agudos disentéricos. Os abscessos solitários no lobo direito hepático são comuns nas histórias clínicas longas, de curso indolente e pouco sintomáticas. As lesões no lobo esquerdo do fígado ocorrem em menos de 20% dos casos. A preferência do acometimento do lobo direito é explicada, pois esse lobo recebe a maior parte da drenagem venosa do cólon direito, segmento do cólon mais acometido pela amebíase intestinal.

Nos casos de abscesso hepático, o cólon tem sido pouco examinado. Por meio de colonoscopia em 31 pacientes com abscesso amebiano de fígado, observou-se que 11 apresentavam lesão única ou confluente no cólon esquerdo. Na autópsia havia 60% de lesões no cólon direito. A lesão inicial do fígado é bem delimitada, constituída por necrose circundada por halo hemorrágico, evoluindo para uma cavidade, cuja parede é formada por fibroblastos, macrófagos e linfócitos. O material gelatinoso e amarelado se liquefaz, adquirindo a cor clássica de marrom-chocolate, sendo, usualmente, inodoro ou com odor de carne fresca. O fluido é constituído em sua maior parte, por células hepáticas necróticas, bile, glóbulos de gordura, e trofozoítos da ameba, embora eles sejam mais frequentes na parede do abscesso. Quando aspirado por meio de agulha, o material pode conter amebas no final do procedimento, em quase metade dos casos. A cultura bacteriológica do líquido mostra-se estéril, sendo a presença de infecção bacteriana sempre secundária. Quando não tratados, os abscessos se estendem até a superfície do fígado, existindo faixas fibrosas entre o fígado doente e o tecido adjacente, sobretudo aquela existente entre o fígado e o diafragma, a parede do tórax ou a parede abdominal. Esse fenômeno cria condições para o processo atingir, por contiguidade, outras cavidades do organismo, como a pleura, o pericárdio, e a cavidade abdominal. A ruptura da lesão na superfície inferior do fígado pode causar peritonite aguda. O abscesso pode também abrir-se no interior de uma víscera oca, como o estômago, o duodeno ou a vesícula biliar; outras vezes, a extensão do abscesso se faz para órgãos sólidos, como o rim direito, o pâncreas, e o baço.

O abscesso amebiano do fígado é 10 vezes mais comum em adultos do que em crianças e cerca de 7 vezes mais frequente em homens do que em mulheres. A explicação para o predomínio de abscesso amebiano de fígado em homens parece ter sido encontrada em trabalho recente, em que foi mostrado que o soro das mulheres foi mais efetivo que o soro dos homens para destruir a *E. histolytica*, por meio de via mediada pelo complemento.

O abscesso amebiano do fígado caracteriza-se clinicamente por dor abdominal e febre, como sintomas proeminentes. A dor é mais intensa nos abscessos de desenvolvimento rápido. Nos abscessos do lobo direito, a dor é percebida no hipocôndrio direito, podendo irradiar-se para o ombro direito, axila ou parede anterior do tórax. Em abscessos do lobo esquerdo, a dor localiza-se no epigástrio e hipocôndrio esquerdo, podendo até ser sentida na região subescapular esquerda. No exame físico, ao examinar-se a área hepática por meio do gradeado costal, podemos sentir área dolorosa pela percussão, caracterizando a positividade do sinal de Torres-Homem. Associam-se ao quadro doloroso sinais de sepse, com febre superior a 39 °C e calafrios, em 80% dos pacientes. A febre pode ser do tipo contínua ou intermitente. A sudorese noturna, o mal-estar, a anorexia, o emagrecimento e a tosse não produtiva são outros sintomas que acompanham, com frequência, o quadro clínico. Os vômitos, a diarreia e a icterícia são raros. A icterícia pode estar presente em 8% dos pacientes, e se for intensa indica a possibilidade de abscessos múltiplos, indicando um mau prognóstico. Em geral, a icterícia reverte prontamente com o tratamento.

Nos casos crônicos e insidiosos, o paciente procura o médico semanas ou meses após o início da doença, referindo dor mal definida, febre e desconforto no hipocôndrio direito. A febre, de início intermitente, é mais baixa do que nos casos de ataque agudo, chegando a contínua ou remitente, com 1 a 2 picos diários. Os calafrios e a sudorese são incomuns nessa forma clínica. O desconforto no hipocôndrio direito pode ser definido como sensação de plenitude ou peso, melhorando quando o paciente assume o decúbito lateral direito. Ao exame físico, o paciente apresenta-se toxêmico, com palidez cutânea e de mucosas, febril, com dolorimento à palpação do hipocôndrio direito, e com hepatomegalia em 90% dos casos, com a reborda hepática regular e consistente. Por vezes, o aumento do fígado eleva a cúpula diafragmática direita, provocando o aparecimento de dispneia. Nos pulmões, o encontro de estertores ou murmúrio vesicular diminuído na base direita são acompanhados de submacicez local, e menor expansão da base direita.

DIAGNÓSTICO LABORATORIAL

Hemograma

Podemos encontrar leucocitose (20 a 30.000/mm^3) com neutrofilia, e desvio acentuado para a esquerda. Pode haver também anemia normocrômica ou microcítica, com velocidade de hemossedimentação elevada.

Bioquímica do fígado

São achados frequentes, a hiperbilirrubinemia leve (< 4 mg%) ou ausente, a fosfatase alcalina (FA) elevada (> 2 vezes o normal em casos crônicos), e a gamaglutamiltransferase (GGT) aumentada acompanhando a FA. As aminotransferases aumentam discretamente, não ultrapassando 2 a 3 vezes os valores normais. A presença de maiores elevações das bilirrubinas (> 4,0 mg%) e de AST podem significar pior prognóstico.

A queda moderada da albumina sérica e o alargamento do tempo de protrombina, dependendo da extensão do processo, completam o quadro bioquímico da doença.

Sorologia da ameba

É o teste de maior valor diagnóstico para o abscesso amebiano do fígado. Entre os testes disponíveis, a hemaglutinação indireta é um ensaio muito sensível, sendo positivo em 90 a 100% dos pacientes com abscesso hepático amebiano. A imunofluorescência indireta é também muito útil, atingindo valores maiores do que 1:800 em 70% dos casos suspeitos. Os testes Elisa são os mais sensíveis do momento (98% de sensibilidade), tanto realizados com IgG quanto com imunoglobulina total. Convém lembrar que testes sorológicos falso-negativos podem ser obtidos no início da infecção (nos primeiros 7 a 10 dias), mas a repetição deles será usualmente positiva.

A ausência de doença intestinal concorrente torna o exame de fezes comumente negativo, sendo a positividade menor que 20%. A repetição do exame de fezes aumenta a positividade do diagnóstico. Na maioria das vezes, não são encontrados trofozoítos indicadores de amebíase invasiva, mas apenas a presença de cistos.

A pesquisa de amebas no material aspirado do abscesso, por meio de punção por agulha guiada por ultrassom ou tomografia computadorizada (TC), é frequentemente negativa para trofozoítos. O líquido da parte final do aspirado tem maior possibilidade de ser positivo. As culturas bacteriológicas para germes aeróbios e anaeróbios são negativas, com exceção de casos com infecção secundária. A pesquisa de amebas no material aspirado é realizada a fresco, sendo difícil sua positividade pela escassez do parasita. A fixação do material e a coloração pela hematoxilina férrica ou tricrômio de Gomori, aumentam a taxa de positividade.

Uma alternativa possível é visualizar as amebas por meio de imunofluorescência, ou detecção por cultura pela técnica de Robinson. Usando a técnica de contraimunoeletroforese, podemos encontrar antígenos do parasita nos aspirados do fígado.

O exame histopatológico da parede do abscesso, por meio de biópsia cirúrgica do fígado, pode revelar a presença da *E. histolytica*. Na biópsia é tentada a pesquisa do antígeno, como realizado nos aspirados.

Exames radiológicos

A radiografia do tórax demonstra com frequência a elevação da cúpula diafragmática direita, com eventuais infiltrados do lobo inferior e presença de atelectasias em 2/3 dos pacientes e/ou derrame pleural. Outros métodos de imagem úteis para o diagnóstico compreendem a ultrassonografia (US), a tomografia computadorizada (TC), e as cintilografias com isótopos radioativos. A ultrassonografia pela sua versatilidade e eficiência, em casos de abscessos hepáticos, supera os outros métodos.

Ultrassonografia

É um método de imagem capaz de visualizar o fígado com imagens em tempo real, distinguindo tumores sólidos de abscessos ou cistos. A imagem do abscesso é arredondada ou oval, hipoecoica, e com margens bem definidas. Taxas elevadas para eficiência diagnóstica são obtidas com esse método (próximas a 90%).

A somatória das técnicas US + TC permite chegar ao diagnóstico etiológico específico do abscesso em 95% dos casos, servindo como guias de biópsia hepática percutânea, geralmente com agulha tipo Chiba n. 22, capaz de obter aspirados do material do abscesso com sucesso.

A medida precisa dos diâmetros da cavidade, bem como sua redução com o tratamento quimioterápico e/ou aspirativo, são outras vantagens dessas metodologias (US e TC), que trazem segurança sobre os resultados terapêuticos e cura desses processos patológicos.

Tomografia computadorizada

É excelente para o diagnóstico do abscesso de fígado, fornecendo imagens das lesões solitárias ou múltiplas desse órgão com boa definição, principalmente com injeção intravenosa de contraste. Os abscessos e hematomas hepáticos tendem a diferir dos cistos, como imagens mais complexas que o ultrassom, no qual os ecos múltiplos no seu interior conferem aspecto heterogêneo. Na TC os abscessos se apresentam com densidade próxima ou mais elevada do que a da água.

Cintilografia ou mapeamento hepático com isótopos radioativos

Foi o primeiro método utilizado no diagnóstico dos abscessos de fígado, com sensibilidade de 85 a 90%, permitindo visualizar lesões maiores que 1,5 cm de diâmetro. Esse método é realizado com enxofre coloidal marcado com Tc^{99m}, detectando áreas do parênquima hepático sem células de Kupffer. No caso de abscessos hepáticos deve ser complementado por US ou TC. Esse método de imagem é capaz de separar cistos de abscessos, porque existe difusão do isótopo nos últimos pela maior vascularização nas lesões amebianas agudas.

O uso do isótopo gálio^{67} e de leucócitos marcados com In^{111} (índio) são úteis para diferenciar abscessos piogênicos de amebianos, sendo o fluido amebiano pobre em leucócitos. Encontra-se nesses casos área fria com atividade aumentada na periferia da lesão.

Angiografia hepática

É realizada por meio de punção da artéria femoral, pela técnica de Seldinger, cateterizando o tronco celíaco e artéria hepática. O aspecto angiográfico é de massa expansiva avascular, com deslocamento arterial e venoso.

Radiografia de intervenção ou terapêutica

O abscesso amebiano do fígado, além da quimioterapia específica, poderá ser tratado por meio da drenagem percutânea por métodos padronizados, como a radiografia intervencionista, com finalidade diagnóstica e terapêutica. Essa técnica consiste na identificação de coleções líquidas pelo US ou pela TC, com punção guiada pela imagem, e realizada com agulhas finas do tipo Chiba (calibres n. 20-22), para coleta de amostras para cultura. Na sequência, introduz-se fio-guia flexível, de calibre 0,5 mm para agulha n. 21, e cateteres de dilatação cada vez mais calibrosos, para drenagem e descompressão. Apesar da drenagem se completar em 24 horas, recomenda-se a permanência do cateter por período de 12 a 20 dias. A qualquer momento pode ser injetado contraste para caracterização da cavidade, com avaliação de suas dimensões. Antibióticos apropriados podem ser empregados antes da punção, ou mesmo após, de acordo com o resultado das culturas.

Drenagem do abscesso por agulha percutânea

A drenagem cirúrgica dos abscessos não complicados geralmente não é necessária, e deve ser evitada. Vários estudos não têm mostrado diferença significativa entre os grupos tratados com medicação, e os grupos submetidos à aspiração percutânea. Entretanto, algumas situações clínicas permanecem como indicações para a drenagem do abscesso:

- Presença de abscessos grandes, com risco de ruptura para a cavidade abdominal e torácica. Um estudo prospectivo, em que grandes abscessos hepáticos amebianos foram triados para receber aspiração, e abscessos menores foram tratados apenas com drogas, mostrou benefícios para o primeiro grupo no tempo médio de internação, e na velocidade da melhora clínica.
- Falha em melhorar após 5 dias de quimioterapia (persistência da dor e febre).
- Incerteza do diagnóstico, com dúvidas entre abscesso piogênico e amebiano.
- Pacientes com o estado clínico muito deteriorado e risco de ruptura iminente do abscesso.

Tanto o empiema amebiano como a pericardite amebiana, tem curso clínico mais favorável com a drenagem percutânea (cirúrgica ou por cateter). A ruptura do abscesso em peritônio pode responder ao tratamento conservador e drenagem das coleções, que eventualmente se formarem. Vários autores são favoráveis ao tratamento conservador sem drenagem nesses casos, enquanto outros consideram a drenagem necessária em 2/3 de seus pacientes.

Drenagem cirúrgica

A drenagem cirúrgica do abscesso é reservada para os seguintes casos:

- Falha na drenagem por agulha percutânea.
- O abscesso não pode ser alcançado por agulha (situação mais comum nos abscessos do lobo esquerdo).
- Crescimento continuado do abscesso apesar das punções percutâneas.
- Sinais de infecção secundária do abscesso.
- Piora das condições clínicas do paciente, apesar da quimioterapia.

Sepulveda (1982) recomenda drenagem cirúrgica em condições bem definidas, basicamente quando é eminente a ruptura do abscesso para as cavidades pleural, peritoneal ou pericárdica, e na ausência de resposta à quimioterapia. Em 444 casos de abscesso amebiano do fígado, a aspiração por agulha foi realizada em apenas 1,8% dos casos e drenagem cirúrgica em 4,7%.

COMPLICAÇÕES DO ABSCESSO AMEBIANO DO FÍGADO

O abscesso amebiano não tratado pode produzir aderências fibrosas entre o fígado doente e o tecido adjacente. Essas aderências impedem a ruptura do abscesso em cavidade livre, permitindo que se espalhe a estruturas vizinhas, e produzindo as seguintes complicações:

- **Envolvimento pleuropulmonar:** a extensão do abscesso pode se realizar de três maneiras:
- **Derrame pleural seroso:** é a forma mais benigna, com o derrame podendo alcançar proporções moderadas.
- **Empiema amebiano:** existe a ruptura do abscesso diretamente na cavidade pleural.
- **Fístula broncopleural:** é a extensão direta do abscesso amebiano para o pulmão, quando esse fica aderente ao diafragma. A extensão do processo para cima alcança os brônquios, dando origem à fístula hepatobrônquica ou broncopleural.

Nesses casos, os pacientes podem produzir quantidades abundantes de escarro de cor marrom contendo material necrótico, com ocasional observação de trofozoítos. Em 501 pacientes mexicanos com complicação torácica, 165 tiveram derrame pleural, 106 empiema amebiano, 175 fístula broncopleural e 39 empiema associado à fístula.

- **Envolvimento pericárdico:** cerca de 10% dos pacientes com complicação torácica estendem o processo ao pericárdio, quando a localização do abscesso hepático é no lobo esquerdo. Os pacientes apresentam sinais de pericardite, com dor torácica, atrito pericárdico, dispneia e taquicardia. O quadro pode evoluir para o tamponamento cardíaco. Os derrames podem ser puncionados por agulha, e drenados a seguir, se for constatada a presença de empiema.
- **Extensão à parede lateral do tórax e parede abdominal:** abscessos hepáticos no lobo direito podem se estender para a parede lateral do tórax, ou podem seguir trajeto por baixo da caixa torácica, para o interior da cavidade abdominal. Quando a lesão é anterior e no lobo esquerdo, ela pode se estender para a parede epigástrica. Esse tipo de lesão, se não tratada, pode evoluir para a amebíase cutânea com lesão necrótica, de mau cheiro e dolorosa, que se espalha rapidamente e pode simular lesão neoplásica. Deve-se examinar o fígado

com cintilografia ou ultrassom, a fim de detectar a lesão hepática e proceder sua drenagem através da pele sadia.

- **Extensão para órgãos intra-abdominais:** o abscesso localizado na superfície inferior do fígado tem possibilidade de romper para a cavidade abdominal em 2 a 7% dos casos, causando peritonite e choque. Pode também se abrir no interior de vísceras ocas como o estômago, o duodeno e a vesícula biliar. Estruturas sólidas como o rim direito, o pâncreas e o baço podem ser envolvidas. O diagnóstico é difícil, geralmente feito por meio de laparotomia.
- **Disseminação hematogênica:** é complicação rara, mas o abscesso amebiano pode ocorrer no coração, no pulmão, no baço, no cérebro ou em outros órgãos, sendo nesses casos difícil reconhecer sua etiologia.
- **Complicação no próprio fígado:** como decorrência da lesão expansiva no fígado ocorre, raramente, compressão de ductos biliares, com icterícia obstrutiva. Compressões da veia porta podem resultar em hipertensão portal e esplenomegalia, quadro raro e reversível com tratamento específico.

AMEBÍASE EM HOMOSSEXUAIS

As infecções intestinais nos homossexuais merecem destaque por vários motivos:

- Alta prevalência das infecções por *E. histolytica* nesses indivíduos.
- A *E. histolytica* é agente capaz de provocar infecção oportunista em pacientes com síndrome de imunodeficiência adquirida (aids).

Dentro da característica dos homossexuais, em que a poli-infecção intestinal é mais frequente, uma pesquisa recente revela diferenças nas taxas de prevalência de *E. histolytica* em comparação com heterossexuais (Tabela 79.1). Como se observa, a prevalência da *E. histolytica* foi de 20%, taxa significativa, em relação à população heterossexual. Apesar da alta prevalência da infecção amebiana nos homossexuais, não houve diferença nesse trabalho em relação à presença de sintomas como diarreia, dor abdominal, flatulência, perda de peso e anorexia. Os números estão próximos de estatísticas americanas, em que 21 a 32% dos homens homossexuais se mostram infectados pela *E. histolytica*.

TABELA 79.1 Prevalência da *E. histolytica* em homossexuais.

Ano	Homossexuais	Heterossexuais
1978	18/89 (20%)	-
1979	39/126 (32%)	74/5886 (1,3%)
1980	54/200 (27%)	1/100 (1,0%)
1981	10/51 (20%)	0/64 (0,0%)
1984	54/150 (36%)	-
1986	45/225 (20%) (cistos)	0/129 (0,0%)

Fonte: Petri e Ravdin (1986).

O diagnóstico sorológico da amebíase (HI ou IFI) apresenta maior sensibilidade que o exame de fezes, com positividade superior a 90%, porém depende de amebas patogênicas e invasivas que induzam a produção de anticorpos, sendo de menor valor nos homossexuais que apresentam formas não patogênicas de ameba com maior frequência.

Vários trabalhos colocam em dúvida a patogenicidade das cepas de *E. histolytica* encontradas nos homossexuais, uma vez que os zimodemos não patogênicos do tipo I e do tipo III são os mais observados nesses indivíduos. Apesar dessas observações, continua sendo constatada a presença de *E. histolytica* entre homossexuais. Um estudo epidemiológico feito em três grandes cidades do Japão, em 2004, revelou que a amebíase sintomática atingiu homens de média idade nessas cidades, sendo a maioria exposta durante a atividade homossexual, com grande prevalência de coinfecção pelo HIV.

Uma vez que a infecção amebiana assintomática é a mais comum em homossexuais, muitos questionam a necessidade de seu tratamento. A ausência de coexistência de zimodemos patogênicos e não patogênicos contraindica o tratamento, embora a troca genética de zimodemos em cultura seja possível. Os dados evolutivos de indivíduos infectados por cepas não patogênicas, com indivíduos homossexuais seguidos até por 30 meses, mostram que esses indivíduos muitas vezes eliminam o parasita espontaneamente, havendo poucos relatos de amebíase invasiva. Em 16 indivíduos homossexuais infectados por HIV a evolução da infecção amebiana não tratada teve curso benigno. Os defensores da ideia do tratamento da infecção amebiana em homossexuais argumentam que os zimodemos não seriam confiáveis, além do fato de cepas não patogênicas poderem se tornar virulentas pela exposição a bactérias irradiadas.

E. HISTOLYTICA E AIDS

Outra razão para tratamento da *E. histolytica* em homossexuais com predominância de formas não patogênicas, é representada pelos linfócitos CD4+ infectados com vírus HIV-1 estimulados por PHA: ocorre aumento da replicação viral e morte celular. A *E. histolytica* produz lecitina solúvel mitogênica para linfócitos, que pode servir de "gatilho" para replicação do HIV-1, deflagrando a síndrome da imunodeficiência adquirida (aids).

Evidências recentes comprovam que a amebíase invasiva ocorre também em pacientes com aids. Em um estudo em Taiwan, 18 de 296 pacientes com HIV-positivo (6,1%) apresentaram amebíase invasiva assim distribuída: 13 com colite amebiana, 9 com abscesso hepático, 4 com colite amebiana e abscesso hepático e 2 com derrame pleural. Em 9 casos, a apresentação inicial do HIV foi a amebíase invasiva. Nesse estudo foi testada, também, a hemaglutinação indireta como teste diagnóstico. Dos 18 casos com amebíase invasiva, 13 tinham título positivo. O teste apresentou sensibilidade de 72,2% e especificidade de 99,1%. Outro estudo recente do mesmo autor encontrou entre 951 pacientes infectados com HIV, 49 casos de amebíase invasiva (5,2%). Um alto título de anticorpo por hemaglutinação indireta foi detectado em 6,2% de 634 pessoas infectadas com HIV, comparado com 2,3% de 429 não infectados com sintomas gastrointestinais, e 0 de 178 controles normais ($p < 0{,}001$). Amostra de fezes de 12,1% de 332 infectados com HIV foram positivas para antígenos de *E. histolytica* ou *E. dispar*, comparado com 1,4% de controles normais.

Em outro estudo, também em Taiwan, o abscesso hepático foi a primeira apresentação clínica em 54% dos pacientes HIV com esta doença. Não havia diferenças clínicas entre os pacientes com abscesso hepático HIV-positivos, e HIV-negativos, exceto pelo nível de leucocitose. O maior risco de adquirir abscesso amebiano hepático foi atribuído ao comportamento homossexual que atingiu a taxa de 86% neste grupo.

A incidência de doença por *E. histolytica* diagnosticada entre homossexuais nos Estados Unidos é baixa, em torno de 13,5 casos por 10 mil pessoas-ano, conforme recente levantamento indica. O diagnóstico é mais comum entre pacientes expostos ao HIV por meio de atividade homossexual. Estudos nos Estados Unidos e Europa demonstram alta taxa de portadores de amebas entre homossexuais (20 a 30%). Apesar disso, a doença amebiana invasiva é rara nesses subgrupos.

Também no Brasil surgiram evidências recentes da baixa incidência de amebíase invasiva entre homossexuais. De 77 pacientes homossexuais com aids, apenas 1 (1,3%) apresentava cistos de *E. histolytica* nas fezes. Em todos os pacientes os anticorpos antiamebianos não foram encontrados. Em países como a Tanzânia, a prevalência de *E. histolytica* foi maior entre pacientes HIV-negativos do que entre HIV-positivos.

TRATAMENTO DA AMEBÍASE

A quimioterapia de infecções causadas por parasitas intestinais implica no uso de drogas que alcançam concentrações intraluminais adequadas, para serem efetivas contra a colonização do parasita, lembrando que a *E. histolytica* habita o ceco, o cólon ascendente, o cólon descendente e o reto. A droga mais utilizada para o tratamento da *E. histolytica* é o metronidazol, bem como outros membros desse grupo de drogas como tinidazol, ornidazol, nimorazol etc. A efetividade dessas drogas contra *E. histolytica* não diminuiu nos últimos anos, e elas permanecem eficientes no tratamento da amebíase intestinal e extraintestinal. São drogas bem absorvidas pelo tubo digestivo, úteis nas formas trofozoítos do parasita localizadas no interior dos tecidos intestinal, hepático, pulmonar etc. A concentração intraluminal é garantida pela excreção biliar do metabólito ativo, pela presença de lesões ulcerativas, e pela fração não absorvida. Essas drogas são menos efetivas, entretanto, para trofozoítos ou cistos presentes na luz intestinal.

Os indivíduos assintomáticos devem ser tratados com um agente intraluminal por dois motivos: para impedir o desenvolvimento de doença invasiva no futuro, e para impedir a disseminação de *E. histolytica* no meio ambiente. Infecções por *E. dispar* e *E. moshkovskii* não devem ser tratadas.

METRONIDAZOL (FLAGYL®)

É composto nitroimidazólico, que deve ser reduzido pela *E. histolytica* ou por bactérias anaeróbicas a metabólito tóxico alquilante do DNA, e bloqueador de sua síntese. É mais efetivo nas formas invasivas do parasita, utilizando-se doses mais altas para infecção na luz intestinal. Recomenda-se droga de ação intestinal após o tratamento de amebíase invasiva, para impedir recidivas ou falhas de tratamento. Além da forma oral apresentada em comprimidos de 250 ou 400 mg, o metronidazol é utilizado por via intravenosa, em frascos com 500 mg.

ESQUEMAS DE TRATAMENTO

Nas formas intestinais as doses de metronidazol são de 500 mg, 3 vezes ao dia, durante 10 dias por via oral. Nas crianças, a dose é de 35 mg/kg, divididas em 3 doses, no período de 10 dias. Em casos graves de amebíase intestinal ou hepática, o metronidazol poderá ser usado na dose de 750 mg, via oral, 3 vezes ao dia, durante 10 dias. Em crianças nessa situação, recomenda-se 50 mg/kg/dia, durante 10 dias. O metronidazol nas formas graves, intestinal ou extraintestinal, pode ser usado por via intravenosa, 1 frasco de 500 mg cada 8 horas, com infusão em período de 1 hora. Outro esquema é iniciar com 15 mg/kg por via intravenosa (1 g) em 1 hora, seguido de 7,5 mg/kg (500 mg) cada 6 horas nos casos graves, principalmente formas ulcerativas intestinais ou abscessos de fígado. A taxa de cura com metronidazol aproxima-se de 90%.

Na colite amebiana invasiva, para complementar o tratamento com metronidazol, devemos usar drogas de ação intraluminal para erradicar a colonização:

1. **Etofamida (Kitnos®):** é a dicloroacetamida usada na dose de 200 mg, 3 vezes ao dia, durante 5 dias.
2. **Teclozan (Falmonox®):** é o dicloroacetilaminobenzeno, recomendando-se 100 mg, 3 vezes ao dia, durante 5 dias.
3. **Iodoquinol:** é di-iodo-hidroxiquina, na dose de 650 mg, 3 vezes ao dia, durante 20 dias, ou 30 a 40 mg/kg/dia, em 3 doses, durante 20 dias para crianças.
4. **Furoato de Diloxanida (Amebiazol®):** 500 mg, 3 vezes ao dia, durante 10 dias ou 20 mg/kg/dia, em 3 doses, durante 10 dias.
5. **Paromomicina (Hematina®):** 25 a 30 mg/kg/dia em 3 doses, durante 7 dias.

Autores mexicanos, com grande experiência no tratamento da amebíase, também recomendam metronidazol ou derivados como secnidazol, tinidazol e nimorazol. O secnidazol é boa opção para o metronidazol, podendo ser usado na dose de 2 g/dia, em dose única, para adultos ou 30 mg/kg/dia para crianças, até dose máxima de 2 g/dia. Essa droga deve ser evitada no primeiro trimestre da gravidez. Os dados disponíveis referem cura em mais de 90% dos pacientes com abscesso de fígado e na amebíase invasiva intestinal.

EFEITOS COLATERAIS

- **Metronidazol:** para tratamentos de curta duração, o metronidazol é droga segura, embora alguns pacientes apresentem náuseas, vômitos, gosto metálico, tonturas, exantemas, fraqueza, ataxia, cefaleia etc. Apesar da falta de evidência de efeito nocivo para fetos, seu uso na gravidez é contraindicado por alguns pela facilidade da droga em atravessar a barreira placentária. Tratamentos prolongados podem causar leucopenia ou neuropatia periférica, efeitos adversos pouco comuns no tratamento da amebíase.

- **Tinidazol:** absorvido por via oral. Tem vida média 2 vezes superior ao metronidazol. Dose única de 2 g/dia para adultos ou 50 mg/kg/dia durante 2 dias para crianças. Apresenta efetividade comparável ao metronidazol na amebíase invasiva. Produtos comerciais disponíveis: Pletil® Fasigyn® e Amplium® em cápsulas de 500 mg.

ESQUEMAS ALTERNATIVOS PARA O TRATAMENTO DA AMEBÍASE INVASIVA GRAVE

AMEBÍASE INVASIVA INTESTINAL

Desidroemetina

É droga idêntica à emetina, porém menos tóxica, e com potência amebicida semelhante à droga original. É fabricada na Suíça, em ampolas de 2 mL contendo 30 mg/mL de solução para injeção intramuscular. Embora a toxicidade cardiovascular seja menos frequente e grave do que a emetina, deve-se utilizar a desidroemetina com os mesmos cuidados. A dose para adultos é de 1 a 1,5 mg/kg/dia, máximo 90 mg/dia, durante 5 dias, eventualmente até 10 dias, via intramuscular; para crianças a dose recomendada é de 1 a 1,5 mg/kg/dia, fracionada em duas, até 90 mg/dia, durante 5 dias, via intramuscular.

Emetina

É a droga original, disponível em nosso meio em ampolas de 1 mL (20 e 40 mg). Dose de 1 mg/kg/dia, máximo de 60 mg/dia, durante 5 dias, via intramuscular; em crianças deve-se administrar: dose de 1 mg/kg/dia, fracionando em 2 doses por período similar. Toxicidade: arritmias cardíacas, dor precordial, fraqueza muscular, diarreia, vômito, hipotensão etc.; no ECG destacam-se inversão de onda T e aumentos dos intervalos PR e QT. A dose total não deve exceder 600 mg, e o tratamento não deve se prolongar por período superior a 10 dias. Como referido para o metronidazol, o tratamento com emetina ou desidroemetina deve ser complementado com amebicida de ação intraluminal.

AMEBÍASE HEPÁTICA

A desidroemetina ou emetina são opções, com o mesmo esquema terapêutico referido para amebíase invasiva intestinal. Após a administração dessas drogas, considerar como opção o fosfato de cloroquina (Aralen®). Essa droga pode ser obtida em formulação artesanal, com comprimidos de 250 mg do sal difosfato de cloroquina, com 150 mg de base. Dose administrada: adulto 600 mg de base (fracionada), 4 cps/dia, por 2 dias, seguido por 300 mg de base por um período adicional de 2 a 3 semanas. A dose para crianças é de 10 mg/kg (máximo 300 mg de base) por dia, por 2 a 3 semanas. A droga é útil apenas para amebíase hepática, não tendo atividade contra infecções intestinais invasivas. Bem absorvida pelo trato gastrointestinal, tem excreção lenta, com vida média de 6 a 7 dias, ligando-se intensamente a proteínas teciduais, especialmente no fígado. A combinação emetina ou desidroemetina com cloroquina demonstrou ser tão efetiva como o metronidazol em estudo duplo-cego.

Os efeitos colaterais observados são principalmente gastrointestinais como vômitos e diarreia, embora outros como cefaleia, tonturas e visão embaçada também possam ocorrer. Não apresenta contraindicação para o uso na gravidez. O complemento terapêutico é feito com drogas de ação intraluminal: etofamida e teclosan, nas doses já referidas.

PERSPECTIVAS

IMUNOPROFILAXIA DAS INFECÇÕES POR *E. HISTOLYTICA*

Embora no terreno especulativo, pode se tornar viável a utilização de vacinas com antígenos obtidos da *E. histolytica*, tendo sido demonstrada imunidade protetora em vários ensaios experimentais com animais. Segundo Sepulveda (1982), aproxima-se o estágio de testes com vacinas em humanos, visando avaliar a segurança e eficácia desses antígenos em desenvolver imunidade humoral e celular. Recentemente, a vacina recombinante com a subunidade de 170 kDa da lecitina da *E. histolytica* inibida pela galactose, rica em cisteína, comprovou sua imunogenicidade, sendo eficaz em modelo experimental de abscesso amebiano do fígado, em animais. Em outro estudo com camundongos, houve também sucesso na vacinação com a lecitina Gal/GalNAc amebiana. Duas semanas após a imunização, os trofozoítos foram injetados no ceco, e a vacinação impediu a infecção intestinal com eficácia de 84 a 100%. O mais alto nível de proteção foi obtido entre os camundongos que tiveram uma resposta mensurável de IgA fecal antilecitina. Outros estudos têm mostrado a imunogenicidade da proteína heterodimérica EhCPADH, que é formada pela EhCP112 (cisteína-proteinase) e EhADH112 (adesina), polipeptídeos envolvidos nos efeitos citopáticos da *E. histolytica*.

O desenvolvimento de uma vacina eficiente recombinante com base em antígenos da *E. histolytica* ainda é um desafio para os próximos anos. A importância dessa meta é ainda mais justificada, pelo recente conhecimento que a imunidade após a infecção natural pela *E. histolytica* parece não ter longa duração, abrindo possibilidades de reinfecções. Esse fenômeno foi constatado entre pacientes que desenvolveram abscesso hepático. Apesar do tratamento efetivo existente, a amebíase merece nos dias atuais toda a atenção da comunidade científica, pela grande prevalência mundial dessa doença, bem como pelas taxas significativas de morbidade e mortalidade que, infelizmente, ainda são muito importantes.

AGRADECIMENTO

Ao Dr. Ronaldo Cesar Borges Gryschek, pelo apoio e auxílio valioso na atualização da terapêutica da amebíase.

BIBLIOGRAFIA SUGERIDA

Adams EB, MacLeod IN. Invasive amebiasis. I. Amebic dysentery and its complications. Medicine. 1977; 56:315-23.

Anjan Debnath, Mario Alberto Rodriguez, Serge Ankri. Editorial: Recent Progresses in Amebiasis. Front Cell Infect Microbiol. 2019; 9: 247.

Amano K, Takeuchi T. Amebiasis in acquired immunodeficiency syndrome. Intern Med. 2001; 40:563-64.

Brandt H, Perez-Tamoyo R. Pathology of human amebiasis. J Pathol. 1977; 1:351-68.

Cantellano ME, Martinez-Palomo A. Pathogenesis of intestinal amebiasis: from molecules to disease. Clin Microbiol Rev. 2000; 13:318-31.

Cui Z, Li J, Chen Y, Zhang L. Molecular epidemiology, evolution, and phylogeny of Entamoeba spp. Infect Genet Evol. 2019 Aug 26;75:104018. doi: 10.1016/j.meegid.2019.104018. Review.

Gatti S, Cevini C, Bruno A, Novati S, Scaglia M. Transmission of E. histolytica within a family complex. Trans R Soc Trop Med Hyg. 1995; 89:403-5.

Gonzales MLM, Dans LF, Sio-Aguilar J. Antiamoebic drugs for treating amoebic colitis. Cochrane Database Syst Rev. 2019 Jan 9;1:CD006085. doi: 10.1002/14651858.CD006085.pub3.

Gupta RK. Amebic liver abscess: report of 100 cases. Int Surg. 1984; 69:261-4.

Houpt E, Barroso L, Lockhart L et al. Prevention of intestinal amebiasis by vaccination with the E. histolytica Gal/GalNac lectin. Vaccine. 2004; 22:612-8.

Hsu MS, Hsieh SM, Chen MY, Hung CC, Chang SC. Association between amebic liver abscess and human immunodeficiency virus infection in Taiwanese subjects. BMC Infect Dis. 2008; 8:48.

Hung CC, Deng HY, Hsiao WH et al. Invasive amebiasis as an emerging parasitic disease in patients with human immunodeficiency virus type 1 infection in Taiwan. Arch Intern Med. 2005; 165:409-15.

Kantor M, Abrantes A, Estevez A, Schiller A, Torrent J et al. Entamoeba Histolytica: Updates in Clinical Manifestation, Pathogenesis, and Vaccine Development. Can J Gastroenterol Hepatol. 2018 Dec 2;2018:4601420. doi: 10.1155/2018/4601420.

Kenner BM, Rosen T. Cutaneous amebiasis in a child and review of the literature. Pediatr Dermatol. 2006; 23:231-4.

Labruyère E, Thibeaux R, Olivo-Marin JC, Guillén N. Crosstalk between Entamoeba histolytica and the human intestinal tract during amoebiasis. Parasitology. 2019 Aug;146(9):1140-1149. doi: 10.1017/S0031182017002190.

Meng XY, Wu JX. Perforated amebic liver abscess: clinical analysis of 110 cases. South Med J.1994; 87:985-90.

Prakash V, Oliver TI. Amebic Liver Abscess. StatPearls [Internet]. Treasure Island (FL): StatPearls Publishing; 2019.

Saidin S, Othman N, Noordin R. Update on laboratory diagnosis of amoebiasis. Eur J Clin Microbiol Infect Dis. 2019 Jan;38(1):15-38. doi: 10.1007/s10096-018-3379-3.Review.

Shirley DT, Farr L, Watanabe K, Moonah S. A Review of the Global Burden, New Diagnostics, and Current Therapeutics for Amebiasis. Open Forum Infect Dis. 2018 Jul 5;5(7):ofy161. doi: 10.1093/ofid/ofy161. eCollection 2018 Jul. Review.

Snow M, Chen M, Guo J, Atkinson J, Stanley Jr SL. Differences in complement-mediated killing of E. histolytica between men and women-explanation for the increased susceptibility of men to invasive amebiasis? Am J Trop Med Hyg. 2008; 78:922-23.

Stanley Jr SL. Amoebiasis. Lancet. 2003; 361:1025-34.

Taherian M, Samankan S, Cagir B. Amebic Colitis. StatPearls [Internet]. Treasure Island (FL): StatPearls Publishing; 2019 Jan.

Tanyuksel M, Petri Jr WA. Laboratory diagnosis of amebiasis. Clin Microbiol Rev. 2003; 16:713-29.

80

Infecções por amebas de vida livre (AVL)

Annette Silva Foronda

INTRODUÇÃO

Também chamadas de limax ou anfizoicas, são protozoários amplamente dispersos na natureza, não dependendo de hospedeiro para transmissão e disseminação. O envolvimento de amebas de vida livre em patologia humana só foi reconhecido a partir de 1965, quando casos fatais de meningoencefalite foram descritos na Austrália e quase concomitantemente nos Estados Unidos.

O diagnóstico dessa nova entidade clínica só foi possível graças aos trabalhos de Culbertson et al., em 1958, que, após a descoberta casual de uma ameba com efeito citolítico em culturas de tecido, estabeleceram um modelo de meningoencefalite em animais de laboratório, aventando a possibilidade de aparecimento da doença na espécie humana.

Desde o início do século XX, acreditava-se que a única espécie de ameba patogênica para o homem fosse a *Entamoeba histolytica*, e casos conhecidos de meningites causadas por esse protozoário eram sempre secundários à infecção intestinal.

Introduziu-se, dessa maneira, um novo conceito em medicina, amebas de vida livre como agentes etiológicos de infecções humanas do sistema nervoso central (SNC) e de natureza primária.

Sucederam-se, a partir daí vários relatos de casos de infecções do SNC por amebas de vida livre, até mesmo por meio de diagnósticos retrospectivos, na tentativa de esclarecimento de surtos epidêmicos da doença em várias regiões do mundo. Chegou-se, assim, ao primeiro caso conhecido de meningoencefalite amebiana primária (MAP), em 1909, na Inglaterra.

No Brasil, os casos de infecções por amebas de vida livre foram relatados por Foronda (1979), Campos et al. (1977), e Salles-Gomes et al. (1978) em São Paulo, Biasoli et al. (1983) no Ceará, e Carvalho et al. (1983) em diagnóstico retrospectivo na cidade do Rio de Janeiro. Chimelli et al. (1992) comunicaram o primeiro caso brasileiro de encefalite por ameba da ordem Leptomyxida.

A detecção de novos quadros clínicos e de novas espécies de amebas envolvidas ampliou o conhecimento inicial.

Foram descritas úlceras de córnea por Acanthamoeba, em 1974, mas o diagnóstico tornou-se mais frequente entre 1980 e 1985, principalmente nos Estados Unidos. No Brasil, Nosé et al. comunicaram os quatro primeiros casos. Um grupo de pesquisa em ceratite por Acanthamoeba, de 1987 a 2006, relatou 185 casos, diagnosticados por isolamento em cultura.

Atualmente, existem diferentes sugestões para a nomenclatura das infecções causadas por amebas de vida livre, a maioria dos pesquisadores da área, no entanto, aceita a seguinte:

- Meningoencefalite Amebiana Primária (MAP).
- Encefalite Amebiana Granulomatosa (EAG).
- Ceratite por Acanthamoeba (CA).

ETIOLOGIA

As espécies de amebas de vida livre, pelos conhecimentos atuais, envolvidas na etiologia de infecções humanas são:

- *Naegleria fowleri*, ameboflagelado da família Vahlkampfiidae, única espécie do gênero que é patogênica para o homem.
- *Acanthamoeba* spp., como *A. culbertsoni, A. castellanii, A. polyphaga, A. hatchetti, A. rhysodes, A. divionensis* e *A. healyi*, da família Acanthamoebidae.
- *Balamuthia mandrillaris*, da família Acanthamoebidae, (antes colocada na ordem Leptomyxida) espécie descrita em 1993.
- *Sappinia diploidea*, da família Thecamoebidae.

Amebas pertencentes a outros gêneros, como Vahlkampfia, Hartmannella e Willaertia, eventualmente têm sido citadas como agentes de infecções humanas, porém os dados não são conclusivos.

A classificação dos seres vivos está sob reformulação, em decorrência de modernas abordagens morfológicas, bioquímicas e de filogenia molecular. Em 2005, foi publicada uma nova proposta para a taxonomia de eucariotos, em que as clássicas categorias, Reino, Filo, Classe, Ordem, Família, seriam substituídas por Supergrupos ou *clusters*. As amebas de vida livre potencialmente patogênicas (Tabela 80.1) para a espécie humana, tratadas neste capítulo, estariam classificadas em dois supergrupos: *Excavata* e *Amoebozoa*. Em *Excavata* estaria a *Naegleria fowleri* (Vahlkampfiidae). Em *Amoebozoa* estariam a *Acanthamoeba* spp. e a *Balamuthia mandrillaris* (Acanthamoebidae) e a *Sappinia diploidea* (Thecamoebidae). Para alguns autores, esses protozoários constituem um grupo polifilético, havendo grande dificuldade na classificação.

Por razões práticas, as espécies serão estudadas a partir da doença que causam (Figura 80.1).

MENINGOENCEFALITE AMEBIANA PRIMÁRIA (MAP)

A maioria dos casos descritos de meningoencefalite amebiana primária tem etiologia atribuída a ameboflagelados do gênero Naegleria. Atualmente, apenas uma espécie é

TABELA 80.1 Amebas de vida livre potencialmente patogênicas.

	Naegleria fowleri	*Acanthamoeba* spp.	*Balamuthia mandrillaris*
Doenças causadas	Meningoencefalite amebiana primária (MAP)	Encefalite amebiana granulomatosa (EAG) Ceratites (CA)	Encefalite amebiana por Balamuthia (EAB) Lesões de pele e mucosas
Posição taxonômica	Supergrupo *Excavata* (Vahlkampfiidae)	Supergrupo *Amoebozoa* (Acanthamoebidae)	Supergrupo *Amoebozoa* (Acanthamoebidae)
Epidemiologia	Amplamente dispersa no ambiente, principalmente piscinas aquecidas. Atinge jovens imunocompetentes. Casos ligados a banhos em coleções de água.	Amplamente dispersas no ambiente, água, solo úmido e ar. São as mais frequentes dentre todas as espécies de amebas de vida livre. EAG: imonodeprimidos CA: usuários de lente de contato.	Amplamente dispersas no ambiente. EAB e lesões de pele: imunocompetentes.
Quadro clínico	Via de entrada: epitélio neuro-olfatório. Início súbito. Doença aguda, com evolução rápida para coma e morte em 4 a 6 dias. Patologia: Leptomeningite aguda necrotizante.	EAG: via de entrada: pele, pulmões e epitélio neuro-olfatório. Início insidioso. Sinais e sintomas dependem da localização das lesões. Evolução crônica, coma e morte em torno de 30 dias. Patologia: Encefalite Granulomatosa. CA: lesão de córnea, úlcera, dor desproporcional à lesão, evolução lenta. Casos graves podem evoluir para perfuração da córnea.	EAB: semelhante ao de EAG por *Acanthamoeba* spp. Lesões de pele extensas. Pode haver comprometimento de SNC, evoluindo para coma e morte. Nos últimos casos descritos, com diagnóstico precoce, houve boa evolução clínica.
Diagnóstico	Quadro clínico e achados liquóricos semelhantes ao de meningite bacteriana. Encontro de amebas no líquido cefalorraquidiano (direto e cultura). Técnicas imuno-histoquímicas. Dados epidemiológicos de contato com água.	EAG: em geral só feito *post mortem*. Sorologia. CA: encontro de amebas no raspado da lesão de córnea (exame direto e cultura). Diferencial com ceratites fúngicas e herpéticas.	EAB: geralmente, só feito *post mortem*. Sorologia (CDC). Lesões de pele: encontro de amebas no raspado (exame direto e cultura). Sorologia. Diferencial com leishmanioses tegumentares.
Tratamento	Anfotericina B associada ao miconazol.	EAG: pentamidina, fluconazol, flucitosina, Itraconazol, miconazol, sulfadiazina. CA: casos de evolução recente, sucesso com uso tópico de isotionato de propamidina (Brolene), biguanida. Casos de evolução prolongada: transplante de córnea.	EAB: pentamidina, fluconazol, flucitosina, itraconazol, miconazol, sulfadiazina. Lesões de pele: pentamidina, cetoconazol creme, clorexidina.
Nº estimado de casos	≅ 200	EAG: ≅ 200 CA: > 3.000	EAB: > 100

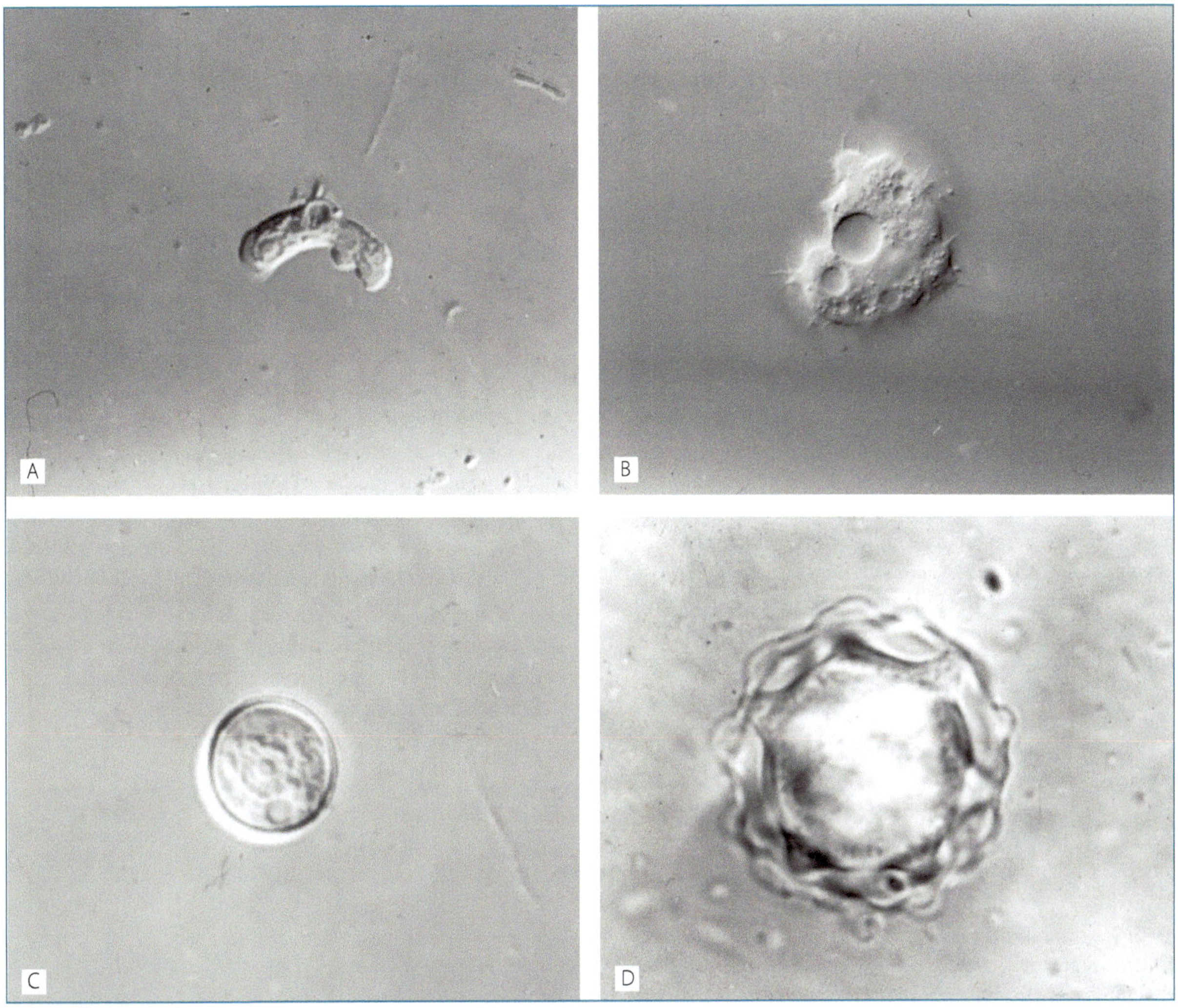

FIGURA 80.1 Amebas em preparação a fresco, sob contraste de interferência (Nomarski). Barra: 10 μm. (A) *Naegleria gruberi*, forma trofozoítica, notar pseudópodes tipo lobópodes; (B) *Acanthamoeba* sp., forma trofozoítica, notar pseudópodes com acantopódios, vacúolo contrátil e núcleo com nucléolo; (C) *Naegleria gruberi*, cisto com parede lisa e poros; (D) *Acanthamoeba* sp., cisto com parede dupla rugosa.

Fonte: Acervo do autor.

considerada patogênica para o homem, a *Naegleria fowleri*. Embora outras espécies tenham sido caracterizadas, como a *N. jadini*, a *N. lovaniensis*, a *N. andersoni* e a *N. australiensis*, apenas esta última tem patogenicidade comprovada para animais de laboratório. Outra espécie, a *N. gruberi*, comumente encontrada no ambiente, não é patogênica.

As fontes de infecção são: piscinas, principalmente as aquecidas, lagos, açudes e outras coleções de água.

Embora espécies de Hartmannella tenham sido encontradas apenas em faringe, aparentemente destituídas de poder patogênico, sua etiologia na meningoencefalite amebiana primária não deve ser totalmente posta de lado, pela possibilidade de atuarem como agentes oportunistas e também por serem os prováveis causadores de caso de meningoencefalite amebiana primária não fulminante descrito no Brasil.

Os protozoários do gênero Naegleria caracterizam-se por apresentarem três formas evolutivas durante o ciclo vital:

- **Trofozoítica:** cuja observação mostra movimentação rápida, por meio de pseudópodes, tipo lobópodes, medindo de 8 a 15 μm, com apenas um núcleo.
- **Cística:** de resistência a ambientes adversos, medindo de 7 a 12 μm, com paredes lisas e poros.
- **Flagelar:** com dois flagelos, de aparecimento fugaz.

A transformação de trofozoíto em flagelado, peculiar a amebas do gênero Naegleria, é uma característica utilizável para fins diagnósticos já que, sob determinadas condições, pode ser induzida em laboratório.

ENCEFALITE AMEBIANA GRANULOMATOSA (EAG)

A maioria dos casos de encefalite amebiana granulomatosa (EAG) está na dependência de imunodepressão do hospedeiro, e relacionada com a *Acanthamoeba* spp. Nessa situação, as amebas são consideradas agentes oportunistas. Há vários relatos de EGA associados a diabetes, alcoolismo, radioterapia, uso de drogas imunossupressoras e em pacientes com aids.

A *Acanthamoeba* spp. apresenta duas formas no ciclo vital:

- **Trofozoítica:** medindo de 15 a 40 μm, com movimentação lenta por meio de pseudópodes típicos, denominados acantopódios, expansões semelhantes a espinhos.
- **Cística:** medindo de 15 a 20 μm, em forma de "resistência", com paredes duplas, uma delas rugosa, dando-lhe aspecto de estrela.

As amebas do gênero Acanthamoeba foram classificadas, de acordo com a morfologia dos cistos, em grupos 1, 2 e 3. A maioria das espécies encontra-se no grupo 2.

A *Balamuthia mandrillaris* também está associada à etiologia de encefalite crônica. Essa ameba foi descrita em 1993, por Visvesvara et al. e isolada (Centers of Diseases and Control - CDC, EUA) do cérebro de um babuíno com encefalite. Embora tenha sido confundida com a *Acanthamoeba* spp., tanto pelo quadro clínico e anatomopatológico quanto pelo encontro em imunodeprimidos, existem alguns aspectos epidemiológicos distintos, como a incidência em crianças e jovens imunocompetentes. Alguns autores propõem a denominação de encefalite amebiana por Balamuthia (EAB). As amebas dessa espécie também têm duas formas no ciclo vital, trofozoítica e cística. Os trofozoítos têm dimensões entre 12 e 60 μm, em geral são uninucleados, podendo, ocasionalmente, apresentar formas com dois núcleos; têm dois tipos de pseudópodes, largos e dendriformes, durante a locomoção. Os cistos podem ser uni ou binucleados, têm cerca de 12 a 30 μm de diâmetro e apresentam membrana cística com três camadas, visíveis à microscopia eletrônica.

A *Sappinia diploidea* é uma ameba considerada coprozoica. Apresenta dois núcleos, tanto na forma trofozoítica quanto na cística. Há apenas um caso descrito de encefalite amebiana não granulomatosa, em indivíduo imunocompetente, por essa espécie de ameba. Em se tratando de apenas um relato, nada se pode afirmar quanto ao quadro clínico.

CERATITE POR *ACANTHAMOEBA*

As úlceras de córnea por amebas de vida livre, até o momento, são atribuídas a amebas do gênero Acanthamoeba. Relatos de casos de ceratite por amebas de outros gêneros foram publicados, mas ainda não existe comprovação científica.

Essa infecção está associada ao uso de lentes de contato, principalmente gelatinosas, sem relação com imunodepressão.

A fonte de infecção parece ser a água usada na limpeza das lentes, sem a correta esterilização (Figura 80.2).

EPIDEMIOLOGIA

As amebas de vida livre encontram-se em praticamente todos os ambientes, nas mais diversas altitudes e em todos os continentes. Podem resistir a extremas condições de temperatura e de pH, bem como ao cloro e a outros sistemas de desinfecção. Citam-se isolamentos desses protozoários a partir de água doce, águas minerais engarrafadas, água do mar, sedimentos de oceano, água de rede pública de distribuição, águas industriais submetidas à poluição térmica, piscinas aquecidas e geladas, lagos, rios, solo, ar, aparelhos de ar-condicionado, material de diálise, instrumental cirúrgico e lentes de contato.

Entre os organismos vivos, as amebas de vida livre têm sido isoladas de vegetais, células de cultura, peixes, répteis, caranguejos, aves e mamíferos. Em humanos, são encontradas na cavidade nasal, faringe e intestino, bem como em tecidos infectados, cérebro, pulmão, pele e córnea.

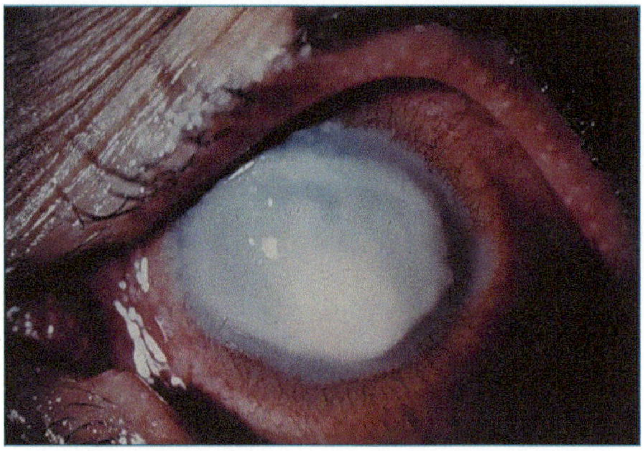

FIGURA 80.2 Extensa úlcera de córnea por *Acanthamoeba* sp., apresentando infiltrado anelar e neovascularização periférica. *Fonte:* Segundo caso brasileiro (Nosé et al., 1988).

TABELA 80.2 Defesas do hospedeiro contra infecções por *Naegleria/Acanthamoeba*.

Anticorpos séricos	Ativação do complemento	Células fagocíticas
IgG, IgM; mais altos contra *Naegleria*; elicitados em resposta à exposição ambiental a amebas de vida livre	Via alternativa	Citocinas (TNF-α); neutrófilos alterados em presença de anticorpos ou complemento
Inibem aderência de amebas de vida livre aos tecidos humanos	Lise de amebas *in vitro* na presença de C5-C9	Neutrófilos envolvem e aderem à superfície das amebas
Opsonização	*Naegleria fowleri* altamente patogênica resiste à lise mediada pelo complemento, mesmo em presença de anticorpos específicos	

Fonte: Adaptada de Bottone, 1993.

Espécies do gênero Acanthamoeba são consideradas as mais frequentes no ambiente, talvez mesmo os protozoários mais comuns. Na Austrália, as amebas de vida livre mais encontradas são do gênero Naegleria. Observa-se que as espécies patogênicas são isoladas mais frequentemente de piscinas do que de águas naturais. É possível que o contato com a pele humana contribua, assim como outros fatores, para a expressão de patogenicidade.

Embora as amebas de vida livre possam viver sob as mais variadas faixas de temperatura, a *Naegleria fowleri* é uma espécie considerada termofílica, em decorrência de seu encontro frequente em coleções de águas aquecidas, natural ou artificialmente, como piscinas e canais de fábricas submetidos à poluição térmica. Há mais de 40 espécies reconhecidas de *Naegleria*. Em geral, existem algumas limitações ao seu desenvolvimento, como dessecação e pH extremos; também não sobrevivem na água do mar.

A resistência ao cloro e a outros produtos de desinfecção de piscinas é característica digna de registro. Somente altas doses de cloro ativo são capazes de matar amebas na forma trofozoítica, sendo que os cistos são ainda mais resistentes. É necessário, no entanto, assinalar que, recentemente, tem sido usada, com sucesso, uma droga no tratamento de ceratite por Acanthamoeba, poli-hexametileno de biguanida, antes conhecida apenas como desinfetante de piscinas.

A resistência de cistos de Acanthamoeba a tratamento por ultravioleta é 15 vezes maior do que de *Escherchia coli*, mas as técnicas usuais de esterilização de instrumental cirúrgico matam trofozoítos e cistos das amebas.

Outro aspecto interessante na epidemiologia é a interação de amebas de vida livre, principalmente a *Acanthamoeba* spp. e a *Legionnella pneumophila*, bactéria causadora da doença dos legionários. Foi demonstrado, experimentalmente, que a bactéria consegue sobreviver no citoplasma dos protozoários, em determinadas condições de temperatura. As associações a outras espécies de micro-organismos têm sido relatadas, como a *Mycobacterium avium*, a *Mycobacterium bovis*, o *Vibrio cholerae*, a *Chlamydia* sp., o *Cryptococcus neoformans*, a *Burkholderia pseudomallei*, a *Listeria monocytogenes*, a *Helicobacter pylori*, a *Escherichia coli*, a *Afipia felis* e o mimivírus.

Com relação à associação a outros protozoários, foi demonstrado que a *Acanthamoeba* sp pode atuar como carreadora de *Cryptosporidium parvum*. Em estudo de interação de oocistos de *Toxoplasma gondii* com a *A. castellanii* foi constatado que os oocistos não perdem a infectividade, nem a virulência, mesmo depois de prolongado cocultivo.

Em razão da ubiquidade de *Acanthamoeba* spp. e de sua grande habilidade em albergar bactérias e outros micro-organismos, como endossimbiontes, necessário se torna avaliar o papel desempenhado por amebas de vida livre nos mecanismos de transmissão de outros agentes infecciosos, principalmente em infecções hospitalares. Além disso, o estabelecimento de *Francisella tularensis* em trofozoítos amebianos tem levantado a possibilidade de *Acanthamoeba* spp. ser usada como arma de bioterrorismo.

A falta de especialistas para um diagnóstico confiável, o desconhecimento da classe médica sobre o problema e a não exigência de notificação compulsória, são alguns dos fatores limitantes para a avaliação da verdadeira incidência das infecções do SNC por amebas de vida livre. Estima-se em mais de 500 casos, que 200 sejam por *Naegleria fowleri*, 200 por espécies de *Acanthamoeba*, mais de 100 por *Balamuthia mandrillaris* e apenas um por *Sappinia diploidea*.

Os primeiros relatos de ceratite por *Acanthamoeba* foram em 1974 e 1975, na Inglaterra e Estados Unidos; durante alguns anos os casos ocorreram esporadicamente e, geralmente, seguiram-se a traumas extensos da córnea. A partir de 1981, a importância do achado dessas amebas no olho tem sido progressivamente crescente. Observou-se, nesse período, a associação de CA ao uso de lentes de contato e, de 1981 a 1988, foram notificados ao CDC, em Atlanta, nos Estados Unidos, 208 novos casos. O número de casos de ceratites por *Acanthamoeba* é estimado, atualmente, em três mil.

Nosso grupo diagnosticou, de 1987 a 2006, dentre 581 pedidos, 185 casos positivos, todos por isolamento em cultura, sendo que em cinco deles o acometimento era bilateral. Do total de pacientes positivos, 83% eram usuários de lentes de contato.

O incremento do uso de lentes de contato, principalmente gelatinosas, a prática de preparo de soluções salinas em casa, utilizando água de torneira, e a falta de cuidados no manuseio e desinfecção das lentes são fatores que podem explicar o repentino aumento na incidência dessa ceratite.

INTERAÇÃO PARASITA-HOSPEDEIRO

A associação homem-amebas de vida livre não constitui ainda uma verdadeira relação entre parasita e hospedeiro. As amebas têm o ambiente como seu *habitat* natural e só algumas espécies eventualmente atingem o homem, apresentando reversibilidade de vida jamais vista em seres estritamente parasitas. Pode-se estar diante de um complexo de protozoários em transição para a vida parasitária, e seu estudo deve levar a interessantes caminhos para a compreensão de mecanismos patogênicos.

Há cinco componentes de considerável importância na determinação da infecção por amebas de vida livre: a temperatura, a capacidade de persistir nas mucosas, a imunidade de mucosas, a imunodeficiência e a dose infectante (Tabela 80.2).

Diferentes isolados de *Naegleria fowleri* exibem graus de virulência variados, como pode ser demonstrado pelo comportamento em células de cultura e em modelos animais. Mesmo a espécie não patogênica, a *N. gruberi*, pode produzir efeito citopático em células de cultura, quando incubada a 30 °C.

Observações em cultura de células mostram que trofozoítos de *Naegleria fowleri* apresentam estruturas parecidas a ventosas (amebostomas) que promovem a entrada nas células. Há descrição ainda de outros possíveis mecanismos, como a atividade de: 1. Fosfolipase A e B, causando a destruição de membranas celulares; 2. Neuraminidase ou elastase, facilitando a destruição celular; 3. Proteína formadora de poros, destruindo as células-alvo; 4. Proteína citopática que desencadeia apoptose.

Todas as espécies de Acanthamoeba parecem ter a mesma composição antigênica de superfície e reagem bem com anticorpos humanos. Os anticorpos contra Acanthamoeba são da classe IgG e IgM, sendo igualmente efetivos contra espécies patogênicas e não patogênicas. Não está claro se esses anticorpos são protetores nas infecções por Acanthamoeba, mas desde que a maioria das infecções sistêmicas ocorra em indivíduos imunocomprometidos, parece que existe alguma proteção naqueles sadios e previamente expostos. Outros componentes da resposta imune inata e induzida também têm, provavelmente, papel importante na proteção.

Nas infecções oculares, que acometem imunocompetentes, há que considerar-se que o olho é um sítio privilegiado, protegido de uma resposta imune, que a infecção amebiana poderia elicitar em outras áreas e que a IgA secretora pode ter importante papel na proteção da córnea à colonização de Acanthamoeba. Foi demonstrado que a simples lavagem da superfície da córnea com líquido contendo IgA poderia ser suficiente para impedir a adesão da ameba. Anticorpos antiAcanthamoeba foram pesquisados em soros de indivíduos normais e em pacientes com ceratites, por técnica de *immunoblot*. Os pacientes com ceratite mostraram baixos níveis de IgA. Os anticorpos IgA, no entanto, não ativam complemento, sendo menos potentes do que os IgG e IgM.

Se humanos e animais são largamente expostos a amebas do solo, por que não há o desenvolvimento de uma imunidade protetora contra essas infecções?

No decorrer da invasão da córnea ou do tecido cerebral, os trofozoítos de *Acanthamoeba* spp. causam danos decorrentes de diferentes mecanismos de patogenicidade, incluindo a fagocitose de células do hospedeiro (presença de amebostomas) e produção de enzimas, tais como proteinases, metaloproteinases e proteínas com afinidade para a manose.

As espécies patogênicas de Acanthamoeba excretam mais fosfolipases do que as não patogênicas, bem como mostram mais atividade de proteases. Estudos *in vitro* demonstraram que a manose inibe a adesão de trofozoítos às células epiteliais de córnea de coelhos. Os macrófagos e as células microgliais têm importante papel na destruição de *Acanthamoeba* spp. As células microgliais produzem interleucinas, quando cultivadas com essas espécies.

Com relação aos mecanismos patogênicos de *Balamuthia mandrillaris,* existem poucas informações. Acredita-se que sejam semelhantes aos de *Acanthamoeba* spp.

Por aspiração de poeira ou água contaminada com *Naegleria fowleri*, os trofozoítos penetram na mucosa nasal, onde são fagocitados pelas células de sustentação do epitélio neuro-olfatório e atravessam a placa cribrosa do etmoide pela bainha amielínica do nervo olfatório. Chegam depois ao bulbo e lobo olfatórios e daí a todo o encéfalo.

Os achados de necropsia, nas infecções causadas por *Naegleria fowleri,* são a leptomeningite purulenta, a meningoencefalite hemorrágica necrotizante, o edema cerebral, os nervos e os bulbos olfatórios extremamente danificados até a necrose. O exsudato é composto, principalmente, de polimorfonucleares, poucos eosinófilos e linfócitos. As amebas se encontram na forma trofozoítica, geralmente nos espaços perivasculares, em aglomerados, com pouca ou nenhuma reação inflamatória.

Tem sido relatado que alguns casos de meningoencefalite amebiana primária podem mostrar associação à miocardite focal ou difusa, embora sem encontro de amebas nas lesões do miocárdio.

A porta de entrada nos indivíduos acometidos por encefalite amebiana granulomatosa não está completamente estabelecida. Pode ser o epitélio neuro-olfatório, como em meningoencefalite amebiana primária, mas a pele e os pulmões poderiam apresentar lesões iniciais que, por via hematogênica, disseminariam os protozoários para o SNC.

Nessas infecções por *Acanthamoeba* spp. e *Balamuthia mandrillaris*, usualmente há encefalite granulomatosa com necrose focal e leptomeningite localizada. O exsudato é composto, geralmente, por linfócitos e monócitos, raros polimorfonucleares. As amebas se encontram nas formas trofozoítica e cística, também nos espaços perivasculares e, geralmente, invadem a parede dos vasos. Em função da capacidade de formar cistos nos tecidos, a *Balamuthia mandrillaris* foi muitas vezes confundida com a *Acanthamoeba* spp.

No quadro histopatológico de ceratites por *Acanthamoeba*, estudos revelam a destruição da córnea, com infiltrado de células inflamatórias nas camadas superficiais e medianas do estroma corneano. A principal resposta inflamatória do hospedeiro consiste na presença de polimorfonucleares ao redor da parede cística das amebas. A resposta efetiva, no entanto, só foi vista em raras ocasiões. Trabalhos recentes mostram que amebas vivas induzem pouca ou nenhuma resposta celular da córnea, sendo que intensas reações são vistas ao redor de organismos encistados ou necrosados.

Após a ceratoplastia, o encontro de amebas nos bordos do botão corneano removido é sinal de provável recidiva.

Recentemente, foi demonstrado, por estudos experimentais, que a associação de sobrenadantes de *Acanthamoeba* sp com hemácias e plaquetas, produz a hemólise e a agregação plaquetária, sugerindo que, na vigência de infecção por *Acanthamoeba* sp., as hemácias e as plaquetas possam ser células-alvo em potencial.

QUADRO CLÍNICO

MENINGOENCEFALITE AMEBIANA PRIMÁRIA

As infecções humanas por *Naegleria fowleri* têm quase sempre início abrupto, desenvolvimento agudo e término fatal. As lesões mais importantes estão no sistema nervoso central, traduzindo-se clinicamente por sinais e sintomas de meningoencefalite.

A contaminação inicial ocorre quando jovens portadores de boa saúde entram em contato com o protozoário, durante suas atividades de lazer, por ocasião de exercícios de natação em lagos, piscinas e outras coleções de água. Em alguns casos, poucas horas depois do banho surgem fenômenos de comprometimento nasal. Depois de um período de incubação curto, de 3 a 7 dias, a doença se manifesta bruscamente por cefaleia bitemporal ou bifrontal, febre, náuseas e vômitos (usualmente em jato). A seguir, aparecem os sinais mais característicos de irritação meníngea e de encefalite. Há, muitas vezes, rápida progressão a partir da febre e primeiros sinais de leptomeningite, encefalite ou meningoencefalite até convulsões e coma.

A meningoencefalite amebiana primária assemelha-se à meningite bacteriana purulenta, sendo que, nos estádios iniciais, os dois tipos de meningite são praticamente indistinguíveis.

As convulsões generalizadas, os distúrbios de paladar (ageusia) ou de olfato (parosmia) e a ataxia cerebelar podem aparecer logo. A rigidez de nuca usualmente ocorre, com sinais de Kernig e Brudzinski positivos. O envolvimento cerebral, focal ou difuso, pode manifestar-se e os pacientes apresentam-se confusos, letárgicos ou comatosos no início das manifestações clínicas.

A fotofobia pode estar presente, geralmente com aparecimento tardio. Paralisias, principalmente dos III, IV e VI pares cranianos, podem indicar edema cerebral e herniações. O aumento de pressão intracraniana tem sido relatado em pacientes terminais. A grande maioria dos casos chega a morte uma semana após o aparecimento dos primeiros sinais e sintomas. A causa do óbito é, geralmente, por comprometimento cardiorrespiratório e edema pulmonar.

ENCEFALITE AMEBIANA GRANULOMATOSA

As infecções do sistema nervoso central por *Acanthamoeba* spp. Incidem, geralmente, em pacientes imunodeprimidos, como foi citado, e têm período de incubação desconhecido; várias semanas ou meses são necessários para o aparecimento da doença e a evolução clínica pode ser prolongada.

Em se tratando de doença não disseminada, as manifestações clínicas dependem da localização das lesões. Vários sinais neurológicos de localização, como as hemiparesias, as mudanças de personalidade e as convulsões aparecem durante o curso clínico. O estado mental alterado é um achado importante em encefalite amebiana granulomatosa. A cefaleia é insidiosa e ocorre precocemente em alguns casos. A febre é esporádica e, geralmente, baixa. A rigidez de nuca aparece em mais de 40% dos casos. Náuseas, vômitos e letargia também se manifestam em cerca de 35% dos pacientes. Paralisias, principalmente de nervos cranianos III e VI, podem estar presentes em alguns pacientes. As características clínicas incluem, também, outros sinais e sintomas de inflamação de parênquima cerebral, como diplopia, ataxia cerebelar e coma.

As infecções do sistema nervoso central por *Balamuthia mandrillaris,* além de incidirem em imunodeprimidos, têm sido descritas com frequência em indivíduos previamente sadios. Há ainda um quadro clínico com extensas lesões de pele, assemelhando-se a leishmanioses tegumentares.

Em geral, a morte é por broncopneumonia, insuficiência hepática ou renal, associadas ou em combinação com septicemia.

CERATITES POR *ACANTHAMOEBA*

O trauma é considerado precondição para que as amebas invadam a córnea. Se for grave o bastante para causar abrasão, a ceratite tem desenvolvimento rápido, com ulceração da córnea, irite, muitas vezes esclerite, dor grave, hipópio e acentuada perda de visão.

Se a infecção ocorrer em usuários de lente de contato, a simples irritação da aderência das lentes, agravada pela presença de pequenos detritos, pode ser lesão suficiente para a penetração das amebas. Nesses casos, os sintomas, geralmente, começam sutilmente, embora a evolução seja inexorável. De início, os achados corneanos podem não ser específicos ou sugerir infecção herpética. Em alguns pacientes, a sucessão de períodos de remissão e recrudescência podem aparentar a cura completa; acredita-se serem por causa dos ciclos de encistamento e desencistamento das amebas. O quadro clínico caracteriza-se por infiltrados epiteliais que podem coalescer, formando anéis, centrais ou paracentrais, e dor de intensidade desproporcional à lesão, embora esse tipo de dor não surpreenda tanto, uma vez que se considera ter a córnea a mais alta densidade de terminações nervosas do corpo humano. Fazem parte do quadro clínico os infiltrados perineurais e as lesões satélites. Casos mais avançados podem apresentar necrose corneana extensa e descemetocele. A neovascularização corneana é tipicamente ausente. A associação de *Acanthamoeba* spp. a outros patógenos pode facilitar a penetração das amebas ou agravar as lesões causadas por elas (Figura 80.2).

DIAGNÓSTICO DIFERENCIAL

A possibilidade da ocorrência de meningoencefalite amebiana primária deve ser considerada no diagnóstico diferencial de qualquer quadro de meningoencefalite. Os dados clínicos e laboratoriais não são patognomônicos, assemelhando-se aos das meningites bacterianas. A incidência em crianças ou jovens anteriormente sadios e dados epidemiológicos recentes de natação em piscinas, principalmente aquecidas, auxiliam no diagnóstico.

Em encefalite amebiana granulomatosa, dependendo da localização e da extensão das lesões, o quadro clínico é de um processo expansivo, impondo-se o diagnóstico diferencial com tumores e abscessos cerebrais. Em alguns casos, a diferenciação deve ser feita com meningoencefalite por *Mycobacterium tuberculosis, Cryptococcus neoformans* e *Entamoeba histolytica.* É de grande valia para o diagnóstico a ocorrência de abscessos e granulomas de pele ou de vias aéreas superiores, em doentes imunodeprimidos precedendo o quadro neurológico.

A encefalite por *Balamuthia mandrillaris,* em muitos pacientes, tem sido erroneamente diagnosticada, como neurotuberculose ou neurocisticercose. Nos quadros clínicos de lesões de pele por *Balamuthia mandrillaris,* o diagnóstico diferencial com leishmanioses tegumentares deve ser feito.

Na ceratite por Acanthamoeba, o diagnóstico diferencial é feito principalmente com as ceratites fúngica e herpética. Infecções mistas podem ocorrer e, em casos de tratamento prolongado, existe a possibilidade do aparecimento de infecções secundárias. Dor desproporcional à lesão, infiltrados em forma de anel e o uso de lentes de contato formam uma tríade muito sugestiva de ceratite por *Acanthamoeba.*

DIAGNÓSTICO LABORATORIAL

EXAME DO LÍQUIDO CEFALORRAQUIDIANO (LCR)

É o primeiro exame a ser feito, mas os achados não são patognomônicos, só o encontro de trofozoítos de amebas de vida livre permite firmar o diagnóstico.

As características do LCR são:

- **Aspecto e cor:** ligeiramente turvo ou hemorrágico
- **Proteínas:** 75 a 970 mg/100 mL
- **Leucócitos:** 300 a 26.000/mm^3 (80 a 95% de neutrófilos)
- **Hemácias:** no início, poucas, mais tarde, em torno de 25.000/mm^3
- **Glicose:** cerca de 10 mg/100 mL
- **Cloretos:** 680 a 720 mg/100 mL
- **Bactérias:** ausentes
- **Amebas:** presentes

PESQUISA DE AMEBAS DE VIDA LIVRE

Coleta e exame direto

Pesquisam-se as amebas:

1. A partir de hospedeiros, no líquor, secreções faringeanas e pulmonares, lesões de pele, raspados de córnea e fragmentos de tecidos, como cérebro e pulmão, obtidos de biópsia ou autópsia.
2. A partir do ambiente, em amostras de coleções de água, de solo ou de ar-condicionado. O material coletado deve ser mantido à temperatura ambiente até a chegada ao laboratório, não deve ser guardado em geladeira ou congelador, sob o risco de morte dos protozoários.

No laboratório, deve-se proceder ao exame direto do material, a fresco ou corado. As colorações comumente usadas para o diagnóstico de amebas intestinais, como a hematoxilina férrica, não diferenciam os trofozoítos de amebas de vida livre, nem os cistos de *Naegleria* sp; se for conseguida a visualização dos cistos de Acanthamoeba, o diagnóstico é possível, por causa de sua morfologia peculiar. Dentre as colorações utilizadas, estão a hematoxilina férrica de Heidenhain, o Giemsa e o gram. A técnica de *Calcofluor white* foi introduzida recentemente, mas cora apenas os cistos, não acrescentando muito à metodologia usual. A coloração por laranja de acridina pode ser recomendada para um rápido diagnóstico histológico.

O exame a fresco, com a observação do material vivo e as amebas em locomoção, é o que oferece melhores condições de caracterização de amebas de vida livre, embora seja difícil. Devem ser usadas microscopia de fase ou de interferência e os padrões morfológicos adotados permitem a identificação até do gênero. A caracterização específica não é possível com essa metodologia. O exame direto é precário em função do pequeno número de amebas. Pode-se, a partir do material coletado, fazer o cultivo.

Isolamento e cultivo

A metodologia de isolamento, cultivo e identificação de amebas de vida livre é considerada, até o momento, padrão de referência. Em nosso serviço é realizada como se segue.

A semeadura do material é feita em placas de Petri contendo meios de cultura especiais para o isolamento. Pode ser usado ágar não nutriente semeado com bactérias vivas ou mortas (*Escherichia coli* ou *Enterobacter aerogenes*), como recomendado por vários autores, ou meio de infusão de soja e ágar, segundo Foronda (1979). Se a quantidade de líquido for excessiva, pode-se filtrar o material em membranas de 1,2 μm de porosidade. Todo material usado é previamente esterilizado. Os fragmentos de tecido podem ser macerados antes da semeadura. Diferentemente de *Acanthamoeba* spp., a *Balamuthia mandrillaris* não cresce em placas com ágar, conseguindo-se o cultivo apenas em cultura de células.

Em ceratites, o material obtido de raspados de córnea é semeado e cultivado, podendo-se tentar também o isolamento de amebas a partir de lentes de contato e/ou materiais utilizados na desinfecção. Culturas positivas das lentes e/ou materiais não fecham o diagnóstico, apenas sugerem infecção por Acanthamoeba.

As placas devem ser examinadas diariamente. Após alguns dias, pode-se observar o crescimento das amebas, sem abertura das placas, diferenciando-as de outras células pela presença de vacúolo contrátil, característico de seres de vida livre. Dependendo do inóculo, é possível conseguir-se crescimento em até 24 horas após a semeadura. Esse é um dado interessante, uma vez que a precocidade do diagnóstico é arma importante nas infecções por amebas de vida livre, diante das deficiências terapêuticas. Um resultado só deve ser considerado negativo após duas semanas, às vezes mais.

Tão logo seja constatado o crescimento, as placas devem ser lavadas com água destilada, colocando-se o lavado entre lâmina e lamínula ou em gota pendente, que é a preparação de escolha. Faz-se a observação ao microscópico e os critérios de identificação são os mesmos do exame direto.

Para a caracterização de *Naegleria* sp o teste de flagelação, citado no item etiologia, deve ser feito, bastando, para isso, incubar os protozoários a 37 °C, durante algumas horas.

É necessário proceder-se à clonagem da cepa e o cultivo axênico, se o interesse for estudar os protozoários para caracterização mais fina; os meios usados são o PYG e o Neff.

As amebas patogênicas são, muitas vezes, mantidas em cultura de tecidos ou por transferências em animais suscetíveis, sendo o camundongo o melhor modelo da doença humana.

Embora infecções acidentais em laboratório não tenham sido relatadas, precauções são necessárias ao trabalhar-se com agentes reconhecidamente patogênicos.

Exame histológico

Nos casos de meningoencefalite amebiana primária, o exame de tecido cerebral, corado por hematoxilina-eosina (HE), mostra os trofozoítos de *N. fowleri* como grandes células rodeadas por halo claro, ocasionado talvez por substâncias histolíticas.

A superfície do parasita tem contorno irregular, o citoplasma é vacuolizado e no núcleo nota-se a presença de grande nucléolo, ocupando-lhe quase todo o volume. É bom enfatizar que apenas a *Acanthamoeba* spp. e a *Balamuthia mandrillaris* têm a propriedade de formar cistos nos tecidos.

Processos de imunofluorescência indireta e imunoperoxidase têm permitido o reconhecimento dos protozoários nos tecidos. Dessa maneira foi possível o diagnóstico retrospectivo de vários casos.

O exame em botão corneano permite a visualização, no estroma, de trofozoítos e cistos de *Acanthamoeba* spp., pela coloração de rotina, por hematoxilina-eosina, embora a coloração pelo ácido periódico de Schiff (PAS) seja considerada melhor.

IMAGEM

Em encefalite amebiana granulomatosa, pode-se utilizar tomografia computadorizada e ressonância magnética, mas os achados não são específicos, mostrando apenas um processo expansivo. Em ceratite, o uso de microscópio confocal, aparentemente permite a visualização de imagens de alto contraste, de cortes corneanos contendo trofozoítos ou cistos de Acanthamoeba.

IMUNODIAGNÓSTICO

As características antigênicas de amebas pertencentes aos gêneros Naegleria, Acanthamoeba e Hartmannella têm sido intensamente estudadas, chegando-se a bons resultados, aplicáveis à imunotaxionomia. Observou-se que, com a utilização de técnicas de imunoeletroforese, foi possível caracterizar espécies de Naegleria, mostrando pouca ou nenhuma reação cruzada com Entamoeba, Acanthamoeba e Balamuthia. Embora espécies dentro do mesmo gênero tenham antígenos comuns, a *N. fowleri* é acentuadamente diferente das outras. Essas diferenças podem ser demonstradas por reações de difusão em gel, imunoeletroforese, imunofluorescência e *immunoblot*.

Parece estar bem estabelecido que o soro humano contenha anticorpos, das classes IgM e IgG, para espécies de Naegleria e Acanthamoeba, patogênicas ou não. Verificou-se que 50 a 100% da população humana têm anticorpos contra espécies de Acanthamoeba. A técnica de imunofluorescência para diagnóstico de infecções por Acanthamoeba é efetiva no reconhecimento da doença, antes da morte. Apesar disso, testes sorológicos para o diagnóstico de infecções por amebas de vida livre não estão padronizados, nem são rotineiramente utilizados, pelo menos até o momento, porque nos casos de infecções por *N. fowleri* os pacientes morrem antes de produzir anticorpos, e nos de infecções por *Acanthamoeba* spp. dificilmente se suspeita da etiologia, antes da morte.

Recentemente, anticorpos monoclonais para *Acanthamoeba* spp. foram desenvolvidos, embora se constituíssem em grande promessa na detecção de isolados de ceratites, não foram capazes de distinguir diferentes espécies.

O diagnóstico de vários casos de infecções por *Balamuthia mandrillaris* tem sido feito por sorologia nos Estados Unidos (CDC).

ANÁLISES ISOENZIMÁTICAS E MOLECULARES

As análises de isoenzimas mostram que todas as cepas de *N. fowleri*, a despeito da origem geográfica, são basicamente homogêneas.

As espécies de Acanthamoeba, não distinguíveis por critérios morfológicos, podem ser caracterizadas por análise de isoenzimas, até com descrição de novas espécies.

O diagnóstico de infecções por Naegleria apresenta menos problemas do que nas infecções por Acanthamoeba, pois apenas uma espécie de Naegleria causa infecções humanas. Em decorrência desse fato, o diagnóstico por técnicas moleculares em Naegleria não foi tão pesquisado, concentrando-se mais em estudos epidemiológicos. O uso da reação em cadeia da polimerase (PCR), no entanto, foi sensível o bastante para detectar cinco trofozoítos de *N. fowleri*.

O desenvolvimento de técnicas de biologia molecular para infecções por Acanthamoeba se originou de estudos de filogenia e taxonomia, por meio da análise de DNA nuclear e mitocondrial. Pesquisas recentes, por técnica de PCR utilizando a sequência 18S de rDNA, permitiram o estabelecimento de 15 genótipos (T1 a T15) e o agrupamento de cepas patogênicas e não patogênicas de *Acanthamoeba* spp., correlacionando os grupos formados com aqueles propostos por Pussard e Pons (1977), com base na morfologia dos cistos. A maioria das cepas patogênicas tem genótipos T3 e T4, que correspondem ao grupo 2 de Pussard e Pons. Até o momento, apenas um isolado de olho tem genótipo T11. Tal como em *N. fowleri*, a técnica de PCR em Acanthamoeba foi capaz de detectar menos de 10 organismos em amostras clínicas.

TRATAMENTO

MENINGOENCEFALITE PRIMÁRIA

A anfotericina B, a rifampicina, a tetraciclina e o miconazol têm ação *in vitro* sobre *Naegleria fowleri*. Em meningoencefalite amebiana primária, provavelmente, não há elicitação de resposta protetora celular ou humoral, portanto, o diagnóstico precoce é essencial para o sucesso do tratamento. O paciente deve ser tratado imediatamente com altas doses de anfotericina B, por via intravenosa e intratecal, em associação ao miconazol. Existem relatos de sobrevivência em cerca de uma dúzia de pacientes.

Outras drogas, como o clotrimazol, o itraconazol, o fluconazol, o cetoconazol e o voriconazol têm sido testadas, a maioria *in vitro*. A anfotericina B e o miconazol, entretanto, permanecem como drogas de escolha.

ENCEFALITE AMEBIANA GRANULOMATOSA POR *ACANTHAMOEBA* SPP. E *BALAMUTHIA MANDRILLARIS*

Não há tratamento efetivo para encefalite amebiana granulomatosa. A maioria dos casos tem sido diagnosticada *post-mortem*, não havendo assim experiência suficiente em relação a esquemas terapêuticos. Se a lesão cerebral for única, pode ser feito tratamento cirúrgico. Infelizmente, as lesões cerebrais são múltiplas e de localização profunda. O principal fator associado ao mau prognóstico é a situação de imunodeficiência dos pacientes, mas há que se levar em conta que as *Acanthamoeba* spp. são as cepas de amebas de vida livre mais resistentes a tratamento. Embora a sulfadiazina, a pentamidina, a propamidina e o cetoconazol pareçam ser efetivos *in vitro*, é questionável que sejam úteis em função do estado imunitário do hospedeiro. Um importante fator em relação à terapêutica é a habilidade das *Acanthamoeba* spp. formarem cistos nos tecidos, quando as condições são adversas, podendo dar a falsa impressão de cura. É interessante lembrar que as dificuldades terapêuticas aumentam em decorrência de não se dispor de uma droga que atue tanto em trofozoítos quanto em cistos de *Acanthamoeba* spp., e que há crescente risco de toxicidade com o uso combinado de várias drogas e a possibilidade de interações entre elas. Cita-se um relato de tratamento bem sucedido em infecção disseminada por *Acanthamoeba rhysodes*, em indivíduo imunocomprometido, com isotionato de pentamidina IV, itraconazol, via oral, e tratamento tópico das lesões de pele com cetoconazol creme e gluconato de clorexidina.

Foram relatados três casos de encefalite por *Balamuthia mandrillaris*, que sobreviveram em função de tratamento inicial com 5-flucitosina, isotionato de pentamidina, fluconazol, sulfadiazina e um antibiótico macrolídeo (azitromicina ou claritromicina), sendo também usadas fenotiazinas. Dois deles se recuperaram com pequena ou nenhuma sequela neurológica. Muitas drogas usadas nas infecções por *Balamuthia mandrillaris* têm desagradáveis efeitos colaterais, quando utilizadas por longos períodos de tempo.

É desejável o desenvolvimento de drogas novas e menos tóxicas para o tratamento de encefalite por *Balamuthia mandrillaris* e outras infecções amebianas.

CERATITE POR *ACANTHAMOEBA*

Os resultados dos esquemas terapêuticos adotados dependem da precocidade do diagnóstico, da virulência da cepa da ameba e da eventual resistência adquirida pelos protozoários. Muitas drogas foram usadas, como o cetoconazol, o clotrimazol, o miconazol, o itraconazol, a neomicina, o isotionato de propamidina, o polihexametileno de biguanida, todos com ação sobre os trofozoítos das amebas, exceto a biguanida, que atua sobre os cistos.

São usados agentes antissépticos catiônicos (biguanida ou clorexidina) e diamidinas aromáticas (propamidina – Brolene® e hexamidina). Como primeira escolha, utilizam-se o polihexametileno de biguanida, apresentação sob forma de colírio a 0,02%, obtido em farmácias de manipulação a partir de Baquacil® + isotionato de propamidina, o Brolene® (só disponível na Inglaterra e Austrália) apresentação sob forma de colírio ou pomada, a 0,1%, de hora em hora, dia e noite, nos três primeiros dias e depois de hora em hora, em vigília, diminuindo-se paulatinamente conforme a evolução. Se for boa, mantém-se a média de 4 vezes/dia por um período prolongado (± 4 meses). Em alguns casos, o tratamento pode estender-se por 6 a 12 meses. Em geral, como o Brolene® só tem ação sobre os trofozoítos, seu uso é restrito ao primeiro mês de tratamento. Se esse esquema não funcionar, substitui-se a biguanida pela clorexidina e se também não funcionar, tenta-se introduzir a hexamidina (só disponível na França). As diamidinas e os agentes antissépticos catiônicos não são aprovados no Brasil para o tratamento de ceratites por Acanthamoeba, é necessário que o paciente assine um termo de consentimento livre e esclarecido.

Drogas antifúngicas, quer por via tópica quer por via sistêmica (cetoconazol – Nizoral®, 400 mg/dia ou itraconazol – Itranax®), 200 mg/dia, via oral), têm sido usadas com menos frequência, e somente nos casos que não responderam ao tratamento anteriormente descrito. O uso de corticosteroides, tanto tópico como sistêmico, é controvertido, só é indicado na vigência de resposta inflamatória muito importante, e acredita-se que seja responsável pelo encistamento das amebas. O transplante de córnea é indicado nos casos resistentes ao tratamento clínico ou naqueles com necrose e perfuração extensas e deve ser feito somente após o controle da infecção ativa. Cita-se um caso submetido à ceratoplastia por quatro vezes, sem sucesso. Em casos de infecção grave e de disseminação, a enucleação pode ser indicada.

Novas estratégias terapêuticas vêm sendo testadas, visando a potencialização de drogas antiamebianas no sentido de evitar o encistamento das amebas, tornando-as mais suscetíveis ao tratamento.

PROFILAXIA

Não se dispõe, no momento, de medidas eficazes para a profilaxia das infecções por amebas de vida livre, uma vez que vários aspectos da biologia e do comportamento desses protozoários ainda são desconhecidos. A orientação, no entanto, baseia-se na adoção de medidas de ordem geral, consideradas auxiliares para a solução do problema:

- Educação sanitária junto aos banhistas, no sentido de se evitar a poluição da água com matéria orgânica (descamação da pele, secreções nasais, uretrais, vaginais etc.) e a utilização de piscinas frequentadas por grande número de banhistas nas horas mais quentes do dia.
- Limpeza sistemática de piscinas, principalmente de filtros, fundo e bordos, para remoção de acúmulos de matéria orgânica.
- Pré-cloração e manutenção de níveis de cloro ativo, segundo a legislação vigente, fazendo-se pesquisas periódicas de formas livres dos protozoários na água e nos filtros, considerados verdadeiros "ninhos" de amebas.
- Não contato de animais com águas destinadas ao uso da população humana.
- Recomendação de cuidados no manuseio, limpeza e esterilização de lentes de contato, sendo o melhor sistema a desinfecção térmica, embora os outros sistemas sejam úteis para diminuir a população de bactérias, alimento das amebas, controlando indiretamente a sobrevivência de *Acanthamoeba* spp.
- Proibição do uso de lentes durante banhos de piscinas ou na vigência de qualquer sinal de irritação da córnea.

É importante relembrar que essas infecções podem ser adquiridas em atividades profissionais, como também de lazer e práticas esportivas.

BIBLIOGRAFIA SUGERIDA

Adl SM, Simpson AGB, Farmer MA et al. The new higher-level classification of eukaryiotes with emphasis on the taxonomy of protists. J Eukariot Microbiol. 2005; 52:399-451.

Alves JMP, Gusmão CX, Foronda AS et al. Random amplified polymorphic DNA profiles as a tool for the characterization of Brazilian keratitis isolates of the genus Acanthamoeba. Brazilian Journal of Medical and Biological Research. 2000; 33:19-26.

Bottone EJ. Free-living amebae of the genera Acanthamoeba and Naegleria: an over view and basic microbiologic correlates. Mt. Sinai J. Med 1993; 60(4):260-70.

Carrijo-Carvalho LC, Sant'ana VP, Foronda AS, de Freitas D et al. Therapeutic agents and biocides for ocular infections by free-living amoebae of Acanthamoeba genus. Surv Ophthalmol. 2017 Mar-Apr;62(2):203-218. doi: 10.1016/j.survophthal.2016.10.009.

Carvalho FRS, Foronda AS, Pellizari VH. Detection of Legionella pneumophila in water and biofilm samples by culture and molecular methods from man-made systems in São Paulo – Brazil. Braz J Microbiol. 2007; 38:743-51.

Carvalho FRS, Carrijo-Carvalho LC, Chudzinski-Tavassi AM, Foronda AS, de Freitas D. Serine-like proteolytic enzymes correlated with differential pathogenicity in patients with acute Acanthamoeba keratitis. Clin Microbiol Infect. 2011 Apr;17(4):603-9. doi: 10.1111/j.1469-0691.2010.03252.x.

Costa AO, Furst C, Rocha LO, Cirelli C, Cardoso CN et al. Molecular diagnosis of Acanthamoeba keratitis: evaluation in rat model and application in suspected human cases. Parasitol Res. 2017 Apr;116(4):1339-1344. doi: 10.1007/s00436-017-5411-4.

Foronda AS. Observações sobre amebas de vida livre potencialmente patogênicas. [Tese de doutoramento]. São Paulo (SP). Instituto de Ciências Biomédicas, Universidade de São Paulo, 1979.

Freitas D, Foronda A, Zorat-Yu C. Córnea: Ceratite por Acanthamoeba. In: Hofling-Lima AL (ed.). Manual de condutas em oftalmologia. São Paulo: Unifesp/Atheneu, 2008. p. 223-27.

Khan NA, Jarroll EL, Paget TA. Molecular and Physiological Differentiation Between Pathogenic and Nonpathogenic Acanthamoeba. Current Microbiology. 2002; 45:197-202.

Khan NA. Acanthamoeba: biology and increasing importance in human health. FEMS Microbiol Rev. 2006; 30:564-95.

Król-Turmińska K, Olender A. Human infections caused by free-living amoebae. Ann Agric Environ Med. 2017 May 11;24(2):254-260. doi: 10.5604/12321966.1233568.

Lares-Jiménez LF, Borquez-Román MA, Lares-García C, Otero-Ruiz A, Gonzalez-Galaviz JR et al. Potentially pathogenic genera of free-living amoebae coexisting in a thermal spring. Exp Parasitol. 2018 Dec;195:54-58. doi: 10.1016/j.exppara.2018.10.006.

Marciano-Cabral F, Cabral G. Acanthamoeba spp. as Agents of Disease in Humans. Clin Microbiol Rev. 2003; 16(2):273-307.

Neelam S, Niederkorn JY. Pathobiology and Immunobiology of Acanthamoeba Keratitis: Insights from Animal Models. Yale J Biol Med. 2017 Jun 23;90(2):261-268. eCollection 2017 Jun.

Pinna A, Porcu T, Boscia F, Cano A, Erre G, Mattana A. Free-Living Amoebae Keratitis. Cornea. 2017 Jul;36(7):785-790. doi: 10.1097/ICO.0000000000001226.

Sant'Ana VP, Foronda AS, de Freitas D, Carrijo-Carvalho LC, de Souza Carvalho FR. Sensitivity of Enzymatic Toxins from Corneal Isolate of Acanthamoeba Protozoan to Physicochemical Parameters. Curr Microbiol. 2017 Nov;74(11):1316-1323. doi: 10.1007/s00284-017-1319-6.

Schuster FL, Visvesvara GS. Free-living amoebae as opportunistic and non-opportunistic pathogens of humans and animals. International Journal of Parasitology. 2004; 34:1001-27.

Szentmáry N, Lei Shi L, Laurik KL, Sabine Lepper S et al. Acanthamoeba keratitis – Clinical signs, differential diagnosis and treatment. J Curr Ophthalmol. 2019 Mar; 31(1): 16–23.

Teixeira LH, Rocha S, Pinto RM, Caseiro MM, Costa SO. Prevalence of potentially pathogenic free-living amoebae from Acanthamoeba and Naegleria genera in non-hospital, public, internal environments from the city of Santos, Brazil. Braz J Infect Dis. 2009 Dec;13(6):395-7.

Visvesvara GS, Moura H, Schuster FL. Pathogenic and opportunistic free-living amoebae: Acanthamoeba spp., Balamuthia mandrillaris, Naegleria fowleri, and Sappinia diploidea. FEMS Immunol Med Microbiol. 2007; 50:1-26.

Visvesvara GS. Infections with free-living amebae. Handb Clin Neurol. 2013;114:153-68. doi: 10.1016/B978-0-444-53490-3.00010-8. Review.

Visvesvara GS, Schuster FL. Opportunistic Free-living Amebae, Part II. Clin Microbiol Newsletter. 2008; 30(21):159-66.

81

Balantidíase

Rosângela Maria de Castro Cunha
Marcos de Assis Moura

CONCEITO

O *Balantidium coli* é o maior protozoário ciliado parasita do intestino grosso do ser humano, geralmente não é patogênico para o homem, embora já tenham sido descritos surtos epidêmicos em regiões tropicais e subtropicais, bem como em regiões com precárias condições de higiene e saneamento básico.

A transmissão, quando ocorre, é orofecal e se dá por meio da ingestão de cistos presentes em água ou alimentos contaminados com fezes. Sob vários aspectos, este parasita lembra a *Entamoeba histolytica*; porém, com uma importante diferença que pode ter impacto na sua epidemiologia: os trofozoítos do *Balantidium coli* podem sofrer encistamento logo após serem eliminados nas fezes, o que não ocorre com a *Entamoeba histolytica*.

Estudo realizado na Nigéria alerta sobre a possibilidade da disseminação do parasita mecanicamente por baratas, o que é facilitado por este processo de encistamento. Malmsten foi o primeiro a relatar o *B. coli* em humanos com disenteria no ano de 1857. Apesar de estar presente principalmente no intestino grosso também pode invadir a mucosa intestinal, uma vez que produz substâncias proteolíticas e citotóxicas que medeiam à invasão tecidual e à ulceração intestinal, ou através de lesões provocadas por outros agentes. Contudo, as formas ectópicas (extraintestinais) são raras.

Do ponto de vista clínico, a infecção pode ser completamente assintomática; no entanto, em condições como a desnutrição, alcoolismo e imunossupressão pode ocorrer a forma gastrointestinal grave ou síndrome disentérica.

ETIOLOGIA

O *Balantidium coli* é um protozoário ciliado de muitas espécies animais (incluindo primatas, ratos, cobaias, porcos etc.) que tem distribuição mundial. Os suínos são considerados o reservatório de infecção, mas o parasita é inofensivo para este hospedeiro. No homem, o *B. coli* habita principalmente o ceco e cólon, mas pode ser encontrado em locais extraintestinais, como fígado, pulmão e trato geniturinário.

CICLO DE VIDA

O ciclo de vida do *Balantidium coli* se inicia quando o cisto (estágio infeccioso) é ingerido liberando trofozoítos (estágio vegetativo) no intestino grosso, que pode permanecer no intestino ou invadir a submucosa do intestino. O trofozoíto apresenta forma oval e mede 30 a 150 μm de comprimento por 25 a 120 μm de largura, podendo ser esférico ou ligeiramente ovoide, mede 40 a 60 μm de diâmetro, está coberto por uma delicada película estriada longitudinalmente com cílios curtos e uniformes, contém dois núcleos e muitos vacúolos citoplasmáticos. Em sua parte anterior, encontram-se o perístoma e o citóstoma que continuam com a citofaringe; o extremo posterior termina no poro anal, o citopígio. O protoplasma contém o micro e o macronúcleo, vacúolos contráteis e digestivos. Os trofozoítos se transformam em cistos no momento em que as fezes onde se encontram sofrem desidratação. Os cistos são ovais ou esféricos e medem 45 a 65 μm, possuem um micronúcleo, vacúolos contráteis e cílios, e são circundados por uma parede clara e birrefringente.

Os trofozoítos e cistos de *B. coli* são liberados nas fezes, contaminando o meio ambiente, água potável e alimentos, sendo possível a infecção de porcos ou humanos sem a necessidade de um hospedeiro intermediário.

PATOGÊNESE

No homem, a infecção ocorre pela ingestão dos cistos que contaminam água ou alimentos. A transmissão inter-humana também já foi descrita, embora seja um fenômeno insólito. Têm sido descritos surtos esporádicos de balantidíase em regiões tropicais e subtropicais, e em hospitais psiquiátricos. A transmissão interpessoal envolvendo pessoas que manuseiam alimentos também já foi implicada em surtos.

Após a ingestão dos cistos em estágio infectante, no nível do intestino grosso estes se transformam em trofozoítos que invadem a parede do cólon e se multiplicam, podendo ou não causar sintomas ao hospedeiro. Ao serem eliminados nas fezes, os trofozoítos se encistam e podem contaminar mananciais de água ou alimentos.

A balantidíase geralmente afeta os cólons, embora já tenha sido descrito o acometimento do íleo terminal. As lesões aparecem em todo o intestino grosso, desde o ceco até o reto, porém as regiões mais afetadas compreendem o reto e o sigmoide. Inicialmente, as lesões são ulcerações arredondadas, pequenas e planas, que posteriormente tendem a se expandir formando úlceras que lembram as da colite amebiana. O fundo das lesões está recoberto com fibrina e ao redor observam-se halo de edema e eritema. O aspecto da mucosa entre as lesões é normal. Embora as lesões sejam geralmente superficiais, em algumas ocasiões podem afetar toda a espessura da parede intestinal e ocasionar perfuração.

Apesar das infecções humanas não serem frequentes, alguns indícios apontam para o fato de ser necessária a presença de outros fatores para que a doença se manifeste. Dentre eles, podemos citar a hipocloridria ou acloridria e qualquer fator que gere imunossupressão, como alcoolismo e desnutrição.

O *B. coli* pode se tornar um parasita oportunista em pacientes portadores de doenças neoplásicas e com infecção pelo vírus da imunodeficiência humana (HIV) que vivem em ambientes urbanos. Em relato recente, o *B. coli* foi encontrado na urina de um paciente com doença pulmonar obstrutiva crônica (DPOC) que estava em uso de corticosteroides por um longo tempo. Devido à natureza invasiva, o parasita também pode infectar o peritônio e trato genital e se disseminar por via hematogênica a outros órgãos.

Indivíduos imunossuprimidos parecem ser menos resistentes à balantidíase. Nestes indivíduos, podemos encontrar formas pulmonares graves e atípicas da doença com hemorragia pulmonar, derrame pleural e consolidação difusa nos pulmões. Recentemente, foi relatado o primeiro caso de osteomielite vertebral com compressão secundária da medula cervical causada por *B. coli* em um paciente imunocompetente que apresentou quadriplegia de curta duração.

EPIDEMIOLOGIA

A maior prevalência da infecção humana ocorre em ambientes rurais, como fazendas e outros locais onde as pessoas tenham contato direto com suínos, podendo também ser considerada uma doença laboral. Apesar de seu potencial de distribuição mundial, a infecção por *Balantidium coli* é incomum em humanos, embora patogênico apresenta baixa virulência. A prevalência mundial é estimada em 0,02 a 1,1%, mas varia amplamente por localização geográfica. Áreas de alta prevalência incluem regiões da América Latina, Filipinas, Papua Nova Guiné e áreas do Oriente Médio. Devido a fatores como falta de saneamento, variação climática e práticas culturais, o *B. coli* é restrito a países subtropicais.

DIAGNÓSTICO CLÍNICO

FORMAS ASSINTOMÁTICAS

Como ocorre com outros parasitas protozoários, pode existir o estado de portador assintomático de *Balantidium coli*. Essa apresentação tem importância epidemiológica e geralmente está relacionada à ocorrência de surtos em instituições (p. ex., hospitais psiquiátricos).

FORMA DISENTÉRICA OU AGUDA

A forma disentérica ou aguda caracteriza-se por fezes aquosas com a presença de sangue e pus, podendo chegar a dez ou mais evacuações em 24 horas. A diarreia geralmente é acompanhada por náuseas, dor abdominal difusa, tenesmo e perda de peso. Na forma fulminante ocorre desidratação, instabilidade hemodinâmica e óbito.

Em algumas ocasiões podem surgir manifestações do tipo abdômen agudo cirúrgico por apendicite aguda perfurada que geralmente ocasiona a morte do paciente.

FORMA INTESTINAL CRÔNICA

A forma crônica sintomática caracteriza-se por dor abdominal atípica, alternância de constipação intestinal com fezes diarreicas associadas a muco e raramente a sangue ou pus. Nesses casos, a eliminação do parasita se dá de forma intermitente e o diagnóstico requer exames parasitológicos de fezes seriados.

FORMAS EXTRAINTESTINAIS

As formas extraintestinais não são frequentes; contudo, já foi relatado o envolvimento dos pulmões, fígado, gânglios linfáticos mesentéricos, apêndice e vagina.

DIAGNÓSTICO DIFERENCIAL

O diagnóstico diferencial inclui as doenças crônicas inflamatórias intestinais (principalmente a Doença de Crohn) e doenças infecciosas, como salmonelose, shigelose e amebíase.

DIAGNÓSTICO LABORATORIAL

O diagnóstico da balantidíase baseia-se no exame microscópico das fezes para pesquisa de trofozoítos e cistos. O *Balantidium coli* é um organismo grande, quando comparado a outros protozoários intestinais, facilmente detectado em preparações microscópicas úmidas recentes. O exame direto é o teste que demonstra a maior eficácia para o diagnóstico de cistos de *B. coli* (22,4%); porém para aumentar a sensibilidade, há necessidade combinar o exame direto com uma técnica de sedimentação ou flutuação, a fim de não só diagnosticar os cistos, mas também investigar os trofozoítos de *B. coli*. Também podem ser utilizadas provas sorológicas, como a imunofluorescência ou hemaglutinação indireta, para detecção de anticorpos cujo aparecimento indica a invasão tecidual.

TRATAMENTO

O tratamento deve ser realizado tanto nas formas clínicas sintomáticas, quanto nos portadores assintomáticos. O fármaco de escolha é uma tetraciclina por via oral (VO). Em adultos, utiliza-se 500 mg de tetraciclina a cada 6 horas ou 100 mg de doxiciclina a cada 12 horas, por 10 a 14 dias. O metronidazol é uma alternativa e pode ser utilizado também em crianças. Em adultos, esse fármaco é recomendado na dose de 750 mg, 3 vezes ao dia, por 5 a 10 dias; em crianças a dose é de 35 a 50 mg/kg/dia, fracionada de 8 em 8 horas, também por 5 a 10 dias. Outros fármacos que já foram utilizados são a diiodo-hidroxiquinoleína (iodoquinol), na dose de 600 mg, 3 vezes ao dia, por 20 dias, e a paromomicina, na dose de 25 a 30 mg/kg/dia, 3 vezes ao dia, por 5 a 10 dias.

A nitazoxanida mostrou eficácia de 77% em um pequeno número de pacientes com balantidíase. É utilizada em crianças de um a 12 anos na dose de 15 mg/kg/dia, fracionada de 12 em 12 horas, por 3 dias, e em crianças maiores e adultos na dose de 500 mg, 2 vezes ao dia, por 3 dias, mas são necessários estudos com maior casuística para avaliação de sua real eficácia nessa parasitose.

As recidivas parecem não ocorrer após o tratamento. Na literatura, há relato de um caso de balantidíase que se manifestou um ano após a primeira infecção; foi tratado novamente com doxiciclina, com sucesso.

Estudo recente utilizando o aminoglicosídeo sulfato de paromomicina, para o controle da infecção por *Balantidium coli* em macacos Cynomolgus (*Macaca fascicularis*) em cativeiro, demostrou-se eficaz na dose de 25 mg/dia, por 5 + 5 dias (com intervalo de 2 dias) por via oral. Além da eliminação de cistos e trofozoítos, 14 dias após o tratamento não houve alterações nos parâmetros sanguíneos e bioquímicos durante o experimento.

PROGNÓSTICO

Em humanos, *B. coli* é principalmente assintomático, mas as pessoas imunocomprometidas provavelmente podem apresentar diarreia, disenteria, dor abdominal, perda de peso, náuseas e vômitos.

PREVENÇÃO

As formas mais eficazes para prevenir balantidíase em humanos são a higiene pessoal adequada, manutenção das condições sanitárias, uso de água limpa, consumo de alimentos cozidos e a cuidadosa monitorizarão das fezes de porco.

BIBLIOGRAFIA SUGERIDA

Abaza H, El-Sayadi AR, Kabil SM, Rizk H. Nitazoxanide in the treatment of patients with intestinal protozoa and helmintic infections: a report of 546 patients in Egypt. Curr Ther Res, 1998, 59:116-21.

Akbulut S et al. Atypic histopahologic findings in appendix. World Journal of Gastroenterology 2011, 17(15): 1961-1970.

Anargyrou K, Petrikkos GL, Suller MT et al. Pulmonary Balantidium coli infection in a leukemic patient. Am J Hematol, 2003, 73 180-83.

Aucott JN, Ravdin JL. Amebiasis and "nonpathogenic" intestinal protozoa. Infect Dis Clin North Am, 1993, 7: 467-85.

Barbosa ADS, Bastos OMP, Uchôa CMA, Pissinatti A, Bastos ACMP, Souza IVD, Amendoeira MRR. Comparison of five parasitological techniques for laboratory diagnosis of Balantidium coli cysts. Rev Bras Parasitol Vet, 2016, 25(3):286-292.

Canales Simón PG, Martinez LO, Hernández AC et al. Balantidiasis colica. Gastroenterol Hepatol, 2000, 23: 129-31.

Cermeno JR, Hernandez de Cuesta I, Uzcategui O et al. Balantidium coli in an HIV-infected patient with chronic diarrhoea. AIDS, 2003, 17: 941-42.

Dhawan S, Jain D., Mehta VS. Balantidium coli: an unrecognized cause of vertebral osteomyelitis and myelopathy: Case report. J Neurosurg Spine, 2013, 18(3):310-313.

Dodd LG. Balantidium coli infestation as a cause of acute appendicitis. J Infect Dis, 1991, 163:1392.

Esteban JG, Aguirre C, Angles R et al. Balantidiasis in Aymara children from the Northern Bolivian Altiplano. Am J Trop Med Hyg, 1998;59: 922-27.

Garcia LS. Flagellates and ciliates. Clin Lab Med, 1999; 19: 621-38.

Garcia-Laverde A, de Bonilla L. Clinical trials with metronidazole in human balantidiasis. Am J Trop Med Hyg, 1975, 24:781-83.

Giacometti A, Cirioni O, Balducci M et al. Epidemiologic features of intestinal parasitic infections in Italian mental institutions. Eur J Epidemiol,1997, 13: 825-30.

Hernandez F, Arguiello AP, Rivera P, Jimenez E. Balantidium coli (Vestibuliferida: Balantidiidae): the persistence of an old problem. Rev Biol Trop 1993, 41:149-51.

Kaur S, Gupta A. Urinary balantidiasis: A rare incidental finding in a patient with chronic obstructive pulmonary disease. J Cytol, 2016, 33(3):169.

Koopowitz A, Smith P, Van Rensburg N, Rudman A. Balantidium coli-induced pulmonary haemorrhage with iron deficiency. S. Afr. Med. J, 2010, 100(8):534-536.

LeAnne M.Fox, Saravolatz LD. Nitazoxanide: A new thiazolide antiparasitic agent. Clin Infect Dis, 2005, 40:1173-1180.

Majumdar K, Sakhuja P, Jain D, Singh, M, Agarwal A. Balantidium ascites: an incidental smile in a cytospin during workup for malignancy. Cytopathology, 2014, 25(2):138-140.

Malmsten PH. Infusorien als Intestinal-Thiere beim Menschen. Arch Pathol Anat Physiol Klin Med, 1857, 12:302-9.

Nakamura S, Itagaki I, Nakagawa T, Kawamoto I, Asano T, Arakawa D, Tsuchiya H. Paromomycin sulfate is an effective treatment for balantidiasis in captive cynomolgus monkeys. Exp Amim, 2019, 18-33.

Pouillevet H, Dibakou SE, Ngoubangoye B, Poirotte C, Charpentier MJ. A Comparative Study of Four Methods for the Detection of Nematode Eggs and Large Protozoan Cysts in Mandrill Faecal Material. Folia Primatol, 2017, 88(4):344-357.

Rivasi F, Giannotti T. Balantidium coli in a cervico-vaginal cytology. A case report. Pathologica, 1983;75: 439-42.

Schuster FL, Ramirez-Avila L. Current world status of Balantidium coli. Clin Microbiol Rev, 2008;21:626-38.

Schuster FL,Ramirez-Avila L. Current world status of Balantidium coli. Clinical Microbiology Reviews, 2008, 21(4):626-638.

Tafteng et al. Mechanical transmission of pathogenic organisms: the role of cockroaches. J Vect Borne Dis, 2005, 42:129-134.

Umesh S. Balantidium coli on urine microscopy. Natl Med J India. 2007, 20:270.

Vasilakopoulou A, Dimarongona K, Samalovli A et al. Balantidium coli pneumonia in an immunocompromised patient. Scand J Infect Dis, 2003,35:144-46.

82

Criptosporidiose e microsporidiose

Regina Maura Bueno Franco

INTRODUÇÃO

A criptosporidiose é uma infecção causada por protozoário parasita pertencente ao gênero *Cryptosporidium* que, embora descrito pela primeira vez em 1907 por Tyzzer, parasitando glândulas gástricas de camundongos, somente em 1955 houve associação do protozoário com quadros de diarreia severa em perus e, em 1971, como agente etiológico de diarreia em bovinos. Em 1976, ocorreu o registro de dois casos de criptosporidiose em humanos: em uma criança saudável de 3 anos de idade que apresentava sintomas de gastroenterite, e em um indivíduo severamente imunossuprimido, portador de diarreia crônica, recebendo tratamento com ciclosfosfamida e prednisolona. O diagnóstico desses primeiros casos humanos foi realizado mediante biópsia retal e do jejuno dos pacientes, além de análise por microscopia eletrônica dos espécimes. Em 1981, com a emergência da Aids, 21 casos de criptosporidiose humana despertaram a atenção dos especialistas dado o quadro de diarreia severa, debilitante e associação com a Síndrome da Imunodeficiência Humana Adquirida, estabelecendo-se nessa década o caráter oportunista dessa parasitose, conforme descrito por Goldfarb et al., 1982.

Na década de 1990, o *Cryptosporidium* emergiu como um dos mais relevantes patógenos de transmissão pela água. No ano de 1993 aconteceu o maior surto epidêmico de criptosporidiose noticiado até os dias de hoje, quando 403 mil pessoas apresentaram gastroenterite devido à veiculação hídrica do protozoário, na cidade de Milwaukee, nos Estados Unidos, sendo que 44 mil pessoas necessitaram de atenção médica, aproximadamente 4 mil indivíduos foram hospitalizados e ocorreram 100 mortes em decorrência desse episódio, gerando um custo de 96 milhões de dólares (Corso et al., 2003). Esse evento foi um marco na epidemiologia da parasitose, pois evidenciou de forma inequívoca a habilidade do *Cryptosporidium* em resistir à desinfecção química (cloração) empregada no processo de tratamento da água e expôs a vulnerabilidade do tratamento convencional da água pela possibilidade da passagem de uma pequena quantidade de oocistos na etapa de filtração, chegando os mesmos à água tratada (em Milwaukee, foram detectados 0,13 oocistos/litro nos efluentes dos filtros da planta de tratamento de água, durante a ocorrência do surto epidêmico). Desse modo, protozoários do gênero *Cryptosporidium* permanecem como uma constante preocupação para a indústria da água e dos alimentos devido ao seu grande potencial de veiculação hídrica e alimentar, ocasionando infecções tanto em pacientes imunocomprometidos quanto em indivíduos sem comprometimento do sistema imunológico.

Com o advento de ferramentas moleculares, no início dos anos 2000, é reconhecida a existência de duas espécies principais capazes de causar infecção humana: *Cryptosporidium parvum*, zoonótica, tendo como principal hospedeiro bovinos e *Cryptosporidium hominis*, antroponótica. Na atualidade, sabe-se que mais de 150 espécies de mamíferos pertencentes a 12 Ordens são hospedeiros do *Cryptosporidium*, sendo reconhecida a existência de 38 espécies válidas (Quadro 82.1) e mais de 40 genótipos (Feng et al., 2018).

QUADRO 82.1 Espécies válidas de ***Cryptosporidium*** e infecciosidade para o ser humano.

Espécie	Número sequência para gene 18S rRNA+	Hospedeiro principal	Tamanho médio dos oocistos
C. hominis	AF108865	Humanos	5,2 × 4,9
C. parvum	AF308600	Bovinos	5,0 × 4,5
C. meleagridis	AF112574	Aves	5,0 × 4,4
C. cuniculus	FJ262725	Coelhos	5,9 × 5,3
C. canis	AF112576	Canídeos	4,9 × 4,7
C. felis	AF108862	Felinos	4,6 × 4,0
C. muris	AB089284	Roedores	8,4 × 6,1
C. andersoni	AF093496	Bovinos	7,4 × 5,5
C. suis	AF115377	Suínos	4,6 × 4,2
C. bovis	AY741305	Bovinos	4,8 × 4,6
C. fayeri	AF159112	Marsupiais	4,9 × 4,3
C. ubiquitum	AF262328	Bovinos	5,0 × 4,6
C. tyzzeri	AF112571	Camundongos	4,6 × 4,1
C. viatorum	HM485434	Humanos	5,3 × 4,7
C. scrofarum	EU331243	Suínos	5,1 × 4,8
C. erinacei	KF612324	Cavalos, ouriços	4,9 × 4,4
C. baileyi	L19068	Aves	6,2 × 4,6
C. ditrichi	MG266030	Roedores	4,7 × 4,2
C. occultus	MG699168	Roedores	5,2 × 4,9
C. wairi	AF115378	Porquinhos-da-índia	5,4 × 4,6
C. macropodum	AF513227	Marsupiais	5,4 × 4,9
C. ryanae	AY587166	Bovinos	3,7 × 3,1
C. xiaoi	EU408314	Ovelhas	3,9 × 3,4
C. galli	AY168847	Aves	8,2 × 6,3
C. fragile	EU162751	Sapos	6,2 × 5,5
C. serpentis	AF151376	Cobras	5,9 × 5,1
C. varanii	AF112573	Lagartos	5,1 × 4,9
C. molnari	HM243547	Peixes	4,7 × 4,4
C. huwi	AY524773	Peixes	4,6 × 4,4
C. proliferans	KJ941145	Roedores	7,7 × 5,3
C. rubeyi	DQ295012-AY462233	Esquilos	4,6 × 4,3
C. avium	KU058875	Periquitos	6,2 × 4,8
C. testudinis	KX345028	Tartarugas	6,4 × 5,9
C. duscimarci		Tartarugas	5,0 × 4,8
C. homai	MF499131-MF499151	Porquinhos-da-índia	??*
C. apodemi	MG266033	Roedores	4,2 × 4,0
C. alticolis	MH145330	Ratazanas	5,4 × 4,9
C. microti	MH145328	Ratazanas	4,3 × 4,1

+Dados extraídos do GenBank/NCBI/National Institute of Health. *A descrição dessa espécie não inclui o tamanho dos oocistos.

O protozoário *Cryptosporidium* permanece como uma das principais causas de diarreia infantil, contribuindo com 12% do total da mortalidade por diarreia ao redor do mundo, sendo apenas superado por rotavírus. Crianças, idosos e indivíduos imunocomprometidos são os mais vulneráveis a desenvolverem sintomas da criptosporidiose, sobretudo nos países em desenvolvimento nos quais o déficit em infraestrutura sanitária e significativa contaminação ambiental contribuem para a disseminação dessa parasitose. A despeito da relevância mundial da parasitose, não há vacinas disponíveis e o tratamento medicamentoso permanece ineficaz.

ETIOLOGIA E EPIDEMIOLOGIA

O *Cryptosporidium* pertence ao filo Apicomplexa, pois existe a presença de um complexo apical associado com adesão e interiorização do protozoário na célula hospedeira, contendo róptrias, micronemas, grânulos elétron-densos, microtúbulos subpeliculares e anéis apicais. O conteúdo das organelas secretórias do complexo apical (róptrias e micronemas) participa nos processos de adesão, invasão e formação do vacúolo parasitóforo, bem como da reorganização do citoesqueleto da célula hospedeira.

Novos conhecimentos revolucionaram o entendimento sobre essa parasitose, como a comprovação de que o *Cryptosporidium* pode se multiplicar em biofilmes (Koh et al., 2013). Também foi reconhecida a habilidade do protozoário em completar seu ciclo biológico na ausência de células hospedeiras (Aldeyarbi e Karanis, 2016) ou, ainda, a descrição de um estádio extracelular similar ao que ocorre em gregarinas, sendo que esse estádio pode sofrer multiplicação via sizígio (tipo de reprodução sexuada envolvendo a fusão de dois ou mais parasitas, mediante suas porções apicais). Essas e outras observações contribuíram para o entendimento de que o *Cryptosporidium* apresenta fortes similaridades com as gregarinas de modo que, finalmente no ano de 2016, o protozoário foi oficialmente retirado da subclasse Coccidia e transferido para uma nova subclasse denominada Cryptogregaria (Classe Gregarinomorphea), juntamente com as gregarinas (Ryan et al., 2016).

O *Cryptosporidium* apresenta um ciclo biológico monoxênico. A ingestão de oocistos esporulados (cada oocisto contém quatro esporozoítos individualizados, sem a presença de esporocistos) inicia a infecção. No trato gastrointestinal, os esporozoítos são liberados na luz intestinal e mediante um mecanismo de invasão ativa são internalizados na célula hospedeira, onde formam um vacúolo parasitóforo, A interface parasita-hospedeiro é o local onde o parasita elabora a organela alimentar, na base do vacúolo parasitóforo. Sua natureza permanece a elucidar, mas sabe-se que esta interface é responsável pelo transporte de nutrientes a partir da célula hospedeira e uma barreira à entrada de agentes antiparasitários. No interior dos vacúolos parasitóforos, os parasitas se desenvolvem em trofozoítos esféricos, os quais se multiplicam por reprodução assexuada do tipo merogonia. Os merontes do Tipo I contêm 8 merozoítos, enquanto os merontes do Tipo II contêm 4 merozoítos. Esses últimos originam a fase sexuada do ciclo biológico do protozoário, com a formação de gamontes femininos (macrogamontes) e masculinos (microgamontes). A fertilização de macrogamontes pelos microgametas culmina na produção de zigotos que, após divisões meióticas, transformam-se em oocistos contendo dupla parede (denominados de oocistos de parede espessa, correspondendo à maioria dos oocistos produzidos) e oocistos de parede única (nomeados de oocistos de parede fina, cerca de 20% do total de oocistos produzidos).

Os oocistos de parede espessa são resistentes às condições adversas ambientais e liberados nas fezes dos hospedeiros infectados, enquanto os oocistos de parede fina se rompem e autoinfectam o mesmo hospedeiro. Esse mecanismo de autoinfecção interna torna a criptosporidiose uma causa de diarreia aguda prolongada na população em geral; e, nos indivíduos imunocomprometidos, é responsável pelos quadros de diarreia crônica que pode levar os pacientes ao óbito. Resumindo, tanto as repetidas merogonias dos merozoítos do Tipo I mediante sucessivos ciclos de multiplicação assexuada como a produção de oocistos de parede fina são fatores que contribuem para o quadro de diarreia prolongada característico dessa parasitose, em especial nos pacientes imunocomprometidos.

Ao empregarem anticorpos de ampla reatividade contra estádios endógenos do protozoário em sistemas de cultivo *in vitro* em células HCT-8 infectadas experimentalmente, Wilke et al. (2018) documentaram a progressão do ciclo biológico de *Cryptosporidium*: trofozoítos arredondados, merontes imaturos e maduros do Tipo I foram observados 4 horas pós-infecção (p.i.).; já os merontes do Tipo II, 32 horas p.i. e 48 horas p.i. macrogamontes e microgamontes foram visualizados no sistema de cultivo.

Todos os estádios endógenos do ciclo biológico do *Cryptosporidium* apresentam localização epicelular, à exceção dos merozoítos e microgametas que abandonam a célula hospedeira para invadir outras células. Os oocistos são os únicos estádios exógenos do protozoário; apresentam variação de tamanho de 3 a 8,5 μm e, dependendo da espécie, formato esférico a ovalado. Uma característica única dos oocistos de *Cryptosporidium* é a presença de uma sutura que, durante a excistação, é dissolvida, permitindo a saída dos esporozoítos para a luz intestinal. Os esporozoítos são formados no interior do oocisto por um processo de redução meiótica (esporulação) que, no caso do *Cryptosporidium* ocorre *in situ*. Oocistos já infecciosos são eliminados nas fezes dos hospedeiros infectados em grandes quantidades, ao redor de 10^8 a 10^9 oocistos/evacuação e contribuem para a dispersão do protozoário no ambiente. Indivíduos com criptosporidiose sintomática continuam a eliminar oocistos em suas fezes durante 50 dias após cessar a diarreia. Estudos realizados com voluntários saudáveis, objetivando determinar a dose necessária para causar infecção em 50% dos indivíduos (ID_{50}), mostraram que a dose infecciosa para o ser humano é variável: 9 oocistos para a cepa TAMU, 87 oocistos para a cepa IOWA e 1.042 oocistos para a cepa UCP.

A transmissão da criptosporidiose ocorre pela via fecal-oral, seja mediante o contato direto pessoa a pessoa ou ainda contato com fezes de animais infectados. A ingestão de água e alimentos contaminados apresenta grande relevância epidemiológica, como constatado pela ocorrência de numerosos surtos epidêmicos de criptosporidiose ocasionados pela transmissão hídrica e alimentar, em diversos países ao redor do mundo. A transmissão pessoa a pessoa caracteriza-se como um dos principais modos de transmissão, sobretudo entre crianças menores de 5 anos que frequentam creches e escolas maternais. Vetores mecânicos, formação de aerossóis e contato sexual constituem outras vias de aquisição da infecção.

Outro fator que implica em maior risco de aquisição da infecção reside no fato de que, das 38 espécies válidas de *Cryptosporidium*, pelo menos 19 delas são infecciosas para o ser humano (Quadro 82.1). *C. hominis* emergiu como a principal delas, relacionada à diarreia infantil como revelado pelos resultados do Estudo Multicêntrico Global, que abrangeu mais de 9 mil crianças com diarreia ao redor do mundo (Kotloff et al., 2013); sendo que, neste estudo, 78% dos casos de criptosporidiose foram ocasionados por essa espécie e apenas 10% deles foram atribuídos a *C. parvum*, o restante permanecendo sem determinação da espécie envolvida. Além de crianças, *C. hominis* é particularmente detectada entre mulheres na faixa etária de 15 a 45 anos e pacientes HIV+. Neste grupo populacional, a aplicação de técnicas de genotipagem de vários *loci* em 1.252 casos de criptosporidiose revelou que *C. hominis*, *C. parvum* e *C. meleagridis* contabilizaram 93,53% das infecções, com *C. hominis* sendo a espécie predominante (não se observou diferenças entre continentes), o que sugere que a transmissão antroponótica é de maior relevância entre os indivíduos HIV/Aids positivos. Outras espécies, como *C. canis*, *C. viatorum*, *C. andersoni*, *C. felis*, *C. suis*, *C. muris* e o genótipo "ferret" foram detectados ocasionalmente nas amostras analisadas (Wang et al., 2018). É importante ressaltar que como essas espécies e genótipo são primariamente parasitas de animais, a diferença quanto à distribuição das espécies de *Cryptosporidium* parece refletir a relevância de diferentes animais como fonte de infecção para o ser humano, em dada área geográfica.

Entre indivíduos imunocompetentes, duas outras espécies (*C. ubiquitum* e *C. cuniculus*), além do genótipo "chipmunk", causaram um substancial número de casos de criptosporidiose em áreas rurais dos Estados Unidos e Reino Unido, respectivamente. *C. cuniculus* foi responsável por um pequeno surto de criptosporidiose (23 casos) ocasionado pela ingestão de água tratada no Reino Unido. Previamente ao surto, oocistos haviam sido isolados do segmento retal de uma carcaça de coelho que acidentalmente caiu no reservatório de água da planta de tratamento do município (número de oocistos > 200.000/g/fezes; medida dos oocistos: 5,98 × 5,38 µm). Todos os demais surtos epidêmicos de criptosporidiose devido à transmissão hídrica foram ocasionados pelas espécies *C. hominis* e *C. parvum*.

C meleagridis, originalmente descrita em aves, é hoje considerada como a terceira espécie emergente, pois registra-se um aumento de sua detecção em pessoas imunocompetentes, sobretudo em crianças. Essa espécie já foi registrada infectando seres humanos no Peru, Espanha, Quênia, Tailândia, Japão e Brasil. Recentemente, a presença de oocistos de *C. meleagridis* foi confirmada, mediante clonagem de DNA, em água bruta do principal manancial que abastece a cidade de Campinas (SP) (Branco, 2018). A presença dessa espécie também foi documentada em amostras de água superficial do rio Rímac (Lima, Peru), além de *C. hominis* e *C. baileyi* mediante técnicas moleculares por Bautista et al. (2018). A criptosporidiose é endêmica no Peru.

Assim, é possível afirmar que a distribuição geográfica das espécies de *Cryptosporidium* em humanos difere entre os países em desenvolvimento e desenvolvidos: *C. hominis* é a espécie dominante nos países em desenvolvimento (consequentemente ao déficit de infraestrutura sanitária que ocorre nestas nações), enquanto nos países desenvolvidos ambas, *C. hominis* e *C. parvum*, são predominantes.

Os principais grupos de risco para aquisição da criptosporidiose compreendem uma ampla gama de indivíduos que apresentam imunodeficiência primária ou inata, como hipogamaglobulinemia ou imunodeficiência secundária, tais como os portadores de infecção pelo HIV, os receptores de órgãos, os que fazem uso de terapias imunossupressoras ou aqueles em tratamento quimioterápico contra câncer ou leucemia; também as pessoas que fazem hemodiálise ou são diabéticas, assim como crianças até 2 anos e idosos (> 70 anos) estão mais sujeitos à aquisição da infecção. Recentemente, alguns outros grupos de risco emergiram como gestantes, crianças que apresentaram baixo peso ao nascer, portadores de refluxo gastroesofágico, pessoas que são submetidas a terapia biológica ou imunomoduladores como interferon-gama e fator de necrose de tumor. Terapias imunossupressivas, como tacrolimo, prednisona, micofenolato mofetil e interferon peguilado, inibem a proliferação de linfócitos T, necessários para o controle da criptosporidiose.

Embora dados sobre a criptosporidiose em receptores de órgãos sejam ainda limitados, os estudos existentes mostram a necessidade de investigar a ocorrência do protozoário em qualquer indivíduo transplantado que apresente diarreia severa. Um estudo recente realizado no Jordão demonstrou que a prevalência de criptosporidiose foi significativamente maior entre pacientes oncológicos pediátricos com diarreia (14,4%) comparativamente ao grupo de crianças com diarreia, mas que não passaram por tratamento oncológico (5,1%) (Hijjawi et al., 2017). O protozoário *Cryptosporidium* também tem sido associado ao câncer de cólon (Sulzyc-Bielicka et al., 2018).

Quando analisados os casos esporádicos de criptosporidiose entre os indivíduos imunocompetentes, emergiram como importantes fatores de risco a idade, o contato com indivíduo portador de diarreia ou animais de criação, frequência em creches ou asilos e viagem para países onde esta parasitose é endêmica. Fatores sociais e ambientais também são relevantes quanto à exposição à criptosporidiose, tais como situações de fome (como em campos de refugiados), adoções internacionais após calamidades, mudanças climáticas e ocorrência de chuvas intensas sazonais. Em um estudo de metanálise sobre a sazonalidade da parasitose, o aumento da temperatura e da precipitação foram associados à maior incidência da criptosporidiose. A sazonalidade da parasitose difere conforme a espécie: *C. hominis* é mais frequente nas Américas, África, Ásia e Austrália, apresentando um padrão de ocorrência bimodal, no verão e no outono. Já *C. parvum* é a principal espécie zoonótica, predominando na Europa, em áreas rurais e com maior ocorrência durante a primavera.

A criptosporidiose já foi relatada em 6 continentes e mais de 90 países. A ocorrência de numerosos surtos epidêmicos de criptosporidiose ao redor do mundo refletem a ubiquidade do *Cryptosporidium*. Considerados três diferentes períodos, o número de surtos de criptosporidiose causados pela ingestão de água contaminada foi de 165 (até 2004), 120 (de 2004 a 2011) e 239 (de 2011 a 2016) (Karanis et al., 2007; Baldursson e Karanis, 2011; Efstratiou et al., 2017).

No Brasil, a presença do protozoário foi registrada em amostras diversas como águas superficiais, subterrâneas, tratadas, de fontes naturais, em águas minerais, em esgotos brutos e tratados e esgoto hospitalar (Franco, 2007). Mediante ferramentas moleculares, diferentes autores documentaram a presença de *C. hominis*, *C. parvum* e *C meleagridis* em águas superficiais, de *C. hominis* em águas de recreação e *C. parvum* em águas de áreas de propriedades leiteiras.

Entre os países da América Latina, o Brasil foi um dos primeiros a estabelecer leis (Portaria MS2914/2011 - revogada pela PRC n. 5, de 28 de setembro de 2017, Anexo XX) para o controle e vigilância da qualidade de água para consumo humano e padrões de potabilidade, além de incluir o monitoramento de cistos de *Giardia* sp. e de oocistos de *Cryptosporidium* sp. nos pontos de captação de água para abastecimento público, na dependência de comprovação de poluição fecal, inferida a partir das médias geométricas anuais da bactéria *Escherichia coli,* e também estabeleceu valores de turbidez em função da média aritmética de oocistos de *Cryptosporidium* nos pontos de captação de água, visando a remoção destes durante o tratamento convencional da água.

Segundo Rosado-Garcia et al. (2017), o número de surtos epidêmicos causados pelos protozoários parasitas de veiculação hídrica nos países da América Latina, no período de 1979 a 2015, foi de 16 episódios e tiveram como principais agentes etiológicos os protozoários *Toxoplasma gondii* (58,8%), *Cyclospora cayetanensis* (35,3%) e *Acanthamoeba* spp. (5,9%), em discrepância aos dados de ocorrência que apontavam *Giardia* spp. e *Cryptosporidium* spp. como os mais comuns. Quando analisadas as causas desses surtos ocorridos na América Latina, os autores destacaram como principais: a contaminação das fontes de água, falhas nos processos de tratamento, contaminação dos reservatórios e/ou contaminação após tratamento.

Em água doce, os oocistos permanecem infectantes por 6 meses, em temperatura entre 0 e 20 °C e resistem à salinidade de 35% por 40 dias a 18 °C. Durante o processo de tratamento convencional de água (baseado em floculação, coagulação, sedimentação e filtração), a remoção deste organismo depende basicamente da remoção física. Porém, a característica da compressibilidade que permite aos oocistos reduzirem seu tamanho para 2 a 4 µm quando expostos a altas pressões pode permitir que os oocistos atravessem esses filtros. Os oocistos também são resistentes à desinfecção da água ou do efluente de esgoto, à base de cloro, e as alternativas de desinfecção com ozônio e luz ultravioleta (UV) mostraram bons resultados na inativação destas formas infectantes. A presença de uma camada superficial de 8 nm de espessura (contendo galactose/N-acetilgalactosamina) e de uma camada interna de 25 a 40 nm de espessura (composta de polissacárides estruturais) parece influenciar o comportamento do oocisto de *Cryptosporidium* frente aos desinfetantes.

Nos dias de hoje, é reconhecida a existência de 10 famílias de subtipos para *C. hominis* (Ia-Ik) e 19 famílias de subtipos para *C. parvum* (IIa-IIt) como determinado pelo sequenciamento da região hipervariável do gene da glicoproteína gp 60 (Quadro 82.2), evidenciando a existência de considerável diversidade genética intraespécie (Xiao e Feng, 2017). O gene gp 60 apresenta repetições *in tandem* de trinucleotídeos (TCA, TCG ou TCT) no final 5'. Ademais, existem diferenças em sequências de regiões sem repetições, as quais permitem categorizar *C. parvum*, *C. hominis*, *C. ubiquitum*, *C. andersoni* e *C. meleagridis* em famílias, de acordo com os diferentes subtipos. Trata-se de marcador genético com maior polimorfismo identificado até o momento no genoma do protozoário. Ressalte-se que o gene gp 60 codifica uma proteína relacionada à invasão dos estádios de zoítos de *Cryptosporidium*, sendo um dos alvos dominantes para as respostas de anticorpos neutralizantes em seres humanos. Dessa forma, é possível correlacionar características biológicas dos parasitas com apresentações clínicas e identidade da família e subtipo.

QUADRO 82.2 Famílias de subtipos de ***Cryptosporidium parvum*, *C. hominis*** e ***C. meleagridis*** de acordo com análise de sequenciamento da região hipervariável do gene da glicoproteína de 60 KDa.

Espécie	Família/subtipo	Subtipos já documentados no Brasil
C. hominis	Ia	
	Ib	&IbA10G2 (Peralta et al., 2016)
	Id	
	Ie	
	If	
	Ig	
	Ih	
	Ii	
	Ij	
	Ik	

(continua)

QUADRO 82.2 Famílias de subtipos de ***Cryptosporidium parvum*, *C. hominis*** e ***C. meleagridis*** de acordo com análise de sequenciamento da região hipervariável do gene da glicoproteína de 60 KDa (continuação).

Espécie	Família/subtipo	Subtipos já documentados no Brasil
C. parvum	IIa*	IIaA20G3R2 (Oliveira et al., 2016); IIaA20G2R1; IIaA20G1R1 (Toledo et al., 2017); IIaA20G2R2 (Oliveira et al., 2016); IIaA19G2R1; IIaA19G2R2 (Oliveira et al., 2016); IIaA18G1R1; IIaA18G2R2; °IIaA17G2R1 (Toledo et al., 2017); IIaA17G2R2 (Toledo et al., 2017); IIaA16G3R2; IIa A14G2R2 (Couto et al., 2014); IIaA15G2R1 (Paz e Silva et al., 2014); (Coelho et al., 2016); IIaA14G2R1 (Heckler et al., 2015)
	IIb	
	IIc	&IIcA5G3 (Peralta et al., 2016)
	IId	
	IIe	
	IIf	
	IIg	
	IIh	
	IIi	
	IIk	
	IIl	
	IIm	
	IIn	
	IIo	
	IIp	
	IIq	
	IIr	
	IIs	
	IIt	
C. meleagridis	IIIa	IIIaA22G3R1 (Cunha et al., 2018)
	IIIb	#IIIbA24G1R1; IIIbA23G1R1 (Cunha et al., 2018)
	IIIc	
	IIId	
	IIIe	
	IIIf	
	IIIg	#IIIgA22G3R1; IIIgA24G2R1; IIIgA25G3R1; IIIgA21G3R1 (Cunha et al., 2018)
	IIIh	
	IIIi	
	IIIj	

#também podem ser infecciosos para o ser humano; *significativo potencial zoonótico; & amostras clínicas de pacientes de hospitais públicos do Rio de Janeiro; °detectado em amostra de água.

Fontes: Couto et al. (2016), Acta Trop. 139:117-122; Paz e Silva et al. (2014), Acta Parasitol. 59:193-196; Heckler et al. (2015), Prev Vet Med, 121:391-394; Coelho et al. (2016), J Trop Pathol, 45:361-368; Oliveira et al. (2016), Int J Parasitol. *Parasites and Wildlife*, 5:28-33; Peralta et al. (2016), *Mem Inst Oswaldo Cruz*, 111:30-36; Toledo et al. (2017), *PLoS ONE*,12:30175311; Cunha et al. (2018), *Res Vet Sci*,118:331-335.

Explicando, subtipos dentro de cada família são nomeados pelo número de repetições de TCA (representado pela letra A), de TCG (representado pela letra G) ou TCT (representado pela letra T). Em algumas famílias de subtipos, outras sequências repetitivas (como ACATCA na família de subtipos IIa, AAGACGGTGGTAAGG ou suas variações na família de subtipos Ia e AAGAAGGCAAAGAAG ou suas variações na família de subtipos If) estão presentes e são designadas pela letra R no final dos nomes dos subtipos. Os subtipos de maior prevalência de *C. hominis* e *C. parvum* são, respectivamente, IbA10G2 e IIaA15G2R1 (Feng et al., 2018).

Ao redor do mundo, os subtipos de *C. hominis* mais comuns são Ia, Ib, Id, Ie, If e Ig, enquanto os subtipos Ii e Ik são adaptados a animais. O subtipo IbA10G2 de *C. hominis* apresenta distribuição significativa tanto em países em desenvolvimento como desenvolvidos, expressa maior virulência e tem sido associado a surtos de criptosporidiose na Europa, Austrália e Estados Unidos ocasionados por transmissão alimentar ou água contaminada, incluindo o surto de Milwaukee, anteriormente citado. O subtipo IbA10G2 é transmitido frequentemente entre humanos. Com relação à espécie *C. parvum*, o subtipo IIaA15G2R1 parece causar infecções predominantemente em bezerros e cordeiros, bem como em humanos.

São escassos no Brasil os dados de subgenotipagem de *Cryptosporidium*. Os subtipos IbA10G2 de *C. hominis* e do subtipo IIcA5G3 de *C. parvum* foram documentados por Peralta et al. (2016) em amostras fecais provenientes de hospitais públicos no Rio de Janeiro. Em animais, outros subtipos da família IIa de *C. parvum* foram relatados no Brasil (Quadro 82.2).

MANIFESTAÇÕES CLÍNICAS E PATOGENIA

O período de incubação da criptosporidiose, comprovado em episódios de infecção acidental no laboratório ou durante os surtos epidêmicos, é de 5 a 7 dias (em média), variando de 2 a 14 dias. Em estudos com voluntários humanos, os sintomas se iniciaram em 9 dias (média) e 6,5 dias (mediana) em indivíduos que não exibiam evidência sorológica de infecção prévia. Vale destacar que durante o surto epidêmico ocorrido em Milwaukee, o período de incubação entre idosos (5 a 6 dias) foi menor comparado àquele entre crianças (7 dias) ou adultos (8 dias).

A gravidade do quadro clínico e a duração da infecção dependem da condição imunológica, idade e estado nutricional do hospedeiro, da composição da microbiota intestinal, da virulência do parasita, da espécie e/ou subgenótipo envolvido. Os principais sintomas e sinais clínicos da criptosporidiose são diarreia, presença de muco nas fezes, desidratação, perda de peso, anorexia, dor abdominal, fadiga, febre baixa, náusea e vômitos. Com o maior entendimento dos mecanismos de patogênese, somam-se a estes novos sintomas como dores nas articulações, vertigens, mialgias e síndrome de Reiter, principalmente em crianças que apresentaram episódios sucessivos de diarreia, inclusive envolvendo a concomitância de outros agentes etiológicos. A diarreia pode ter início súbito, caracteristicamente aquosa e volumosa. Pacientes relataram de 3 a 6 evacuações por dia. Sintomas similares à artrite foram relatados em adultos e crianças, decorrentes da imunopatologia causada por citocinas inflamatórias em resposta à criptosporidiose. Também é notório na criptosporidiose o aumento das células inflamatórias, principalmente de eosinófilos e células plasmáticas.

O protozoário causa anormalidades nas funções de absorção e secretórias do epitélio intestinal. Assim, a diarreia causada pelo protozoário é devida principalmente aos transtornos ocorridos em nível do epitélio intestinal, ocasionados diretamente pela infecção dos enterócitos ou indiretamente pela infiltração das células inflamatórias na lâmina própria. O desarranjo da arquitetura epitelial, devido à hiperplasia das células das criptas intestinais e apoptose celular, altera a permeabilidade do epitélio intestinal, causando má absorção dos íons sódio, mas há evidências da secreção aumentada de eletrólitos induzida pela liberação de mediadores que são produzidos pelas células inflamatórias (Certad et al., 2017). Durante a infecção por *Cryptosporidium* ocorre inflamação intestinal com produção de fator de necrose de tumor (TNF) e prostaglandinas. Demonstrou-se que um neuropeptídeo especifico (substância P) está correlacionado com a severidade da infecção, tanto nos indivíduos saudáveis como nos imunocomprometidos. Estes fatores, em conjunto, são responsáveis pelas anormalidades morfológicas, bioquímicas e funcionais que resultam na diarreia. Na criptosporidiose, a morte celular ocorre devido tanto à apoptose como à necrose; células não infectadas, adjacentes àquelas infectadas, sofrem apoptose; uma vez completo o desenvolvimento intracelular do protozoário, há indução de necrose nas células infectadas. Todos esses fenômenos em conjunto contribuem para a diminuição da superfície intestinal de absorção, aumento da permeabilidade epitelial e culminam em um quadro de má absorção. A suscetibilidade ou resistência à infecção por *Cryptosporidium parvum* depende de um delicado balanço entre a produção de citoquinas do Tipo Th1 (p. ex.: IL-2; IL-12 e interferon-gama), necessárias para controlar o desenvolvimento do parasita, e citoquinas do Tipo Th2 (p. ex.: IL-4; IL-5; IL-6 e IL-10) que influenciam a patologia.

Especula-se a existência de uma relação entre a criptosporidiose e a síndrome do intestino irritável; entretanto, mais estudos são necessários para elucidar o papel do protozoário no estabelecimento dessa patologia.

A duração dos sintomas em pacientes imunocompetentes usualmente é de 1 a 2 semanas; entretanto, pode variar em função da espécie ou subgenótipo do protozoário. Por exemplo, em Milwaukee, a espécie predominante neste surto foi *C. hominis* e a duração da diarreia se estendeu por 19 dias. Em um estudo realizado no Brasil, quando as crianças estavam infectadas por *C. hominis*, a diarreia persistiu por 20,9 dias, e 13,3 dias quando a infecção era ocasionada por *C. parvum*. Assim, é possível afirmar que as diferentes espécies de *Cryptosporidium* diferem em virulência: *C. hominis* exibe maior virulência e ocasiona sintomas clínicos mais severos que as outras espécies do gênero. Nos pacientes imunocompetentes, a resolução da criptosporidiose ocorre de forma espontânea. Sabe-se que a resposta imunitária contra essa parasitose requer tanto a imunidade mediada por células do perfil Th1 como uma resposta imune mediada por anticorpos específicos anti-*Cryptosporidium* dependente das células com perfil Th2 (Lemieux et al., 2018). Em alguns casos, a hospitalização é necessária em decorrência da severa desidratação imposta pelo protozoário, sobretudo em crianças e idosos. Em anos recentes, registrou-se um aumento da incidência da criptosporidiose entre idosos nos Estados Unidos (Painter et al., 2015). Permanece a esclarecer se esse achado reflete um aumento real na incidência da criptosporidiose entre adultos idosos ou maior inclusão da pesquisa de oocistos nos exames laboratoriais em populações idosas.

Infecção assintomática parece ser mais comum do que previamente suposto, como demonstrado em uma pesquisa realizada no Reino Unido na qual empregou-se a separação imunomagnética como etapa de purificação dos oocistos presentes nas amostras fecais de 230 crianças assintomáticas. Esse estudo demonstrou a ocorrência de *C. ubiquitum* entre as crianças, o que suscitou a hipótese de que algumas espécies apresentem baixa patogenicidade ao infectarem o ser humano. Os experimentos com voluntários humanos e *C. parvum* revelaram que alguns indivíduos eliminam oocistos nas fezes na ausência de sintomas como diarreia; entretanto, a mesma observação não foi confirmada para *C. hominis*.

Entre os indivíduos portadores de comprometimento do sistema imunológico, que apresentam contagem reduzida de linfócitos auxiliadores da resposta imune (linfócitos T CD4+), ao redor de menos de 200 células/µL de sangue, os sintomas gastrointestinais se tornam especialmente severos, tendendo à cronicidade e debilitando o paciente. São registrados casos em que os indivíduos infectados pelo HIV eliminaram de 17 a 20 litros de fezes/dia, caracterizando um quadro de criptosporidiose fulminante. Ressalte-se que, após a introdução da terapia antirretroviral combinada, em meados de 1997, estes casos se tornaram mais raros. Indivíduos com contagens de linfócitos T CD4+ acima de 180 a 200 células/µL de sangue, em geral, permanecem assintomáticos ou desenvolvem quadro de diarreia autolimitada. A falta de acesso à terapia antirretroviral ou a descontinuidade do tratamento medicamentoso são fatores que contribuem para o reaparecimento dos casos graves de criptosporidiose entre os indivíduos portadores de HIV/Aids (Wang et al., 2018).

A localização do *Cryptosporidium* em sítios extraintestinais, tais como o fígado, pâncreas, vesícula biliar, ocorre naqueles pacientes cujo nível de linfócitos T CD4+ é inferior a 50 células/µL de sangue e resultam em cirrose, pancreatite, colangiopatia crônica, colangite esclerosante, sem cálculos, e colangiocarcinoma. Ressalte-se que a infecção do parênquima hepático e do trato biliar é relativamente comum entre os pacientes HIV+.

Resumindo, a síndrome diarreica associada à criptosporidiose pode ser estratificada em três tipos, como segue: (1) quadro diarreico autolimitado, em pessoas imunocompetentes; (2) diarreia persistente que atinge crianças em países em desenvolvimento e que pode ocasionar falhas no desenvolvimento físico e cognitivo dessas crianças; e (3) síndrome diarreica com tendência à cronicidade, característica entre os indivíduos imunocomprometidos ou imunossuprimidos.

O envolvimento respiratório pode ocorrer, sobretudo, em pacientes imunocomprometidos e, nesses casos, os sintomas e sinais clínicos mais frequentes são tosse, rouquidão e falta de ar. A aspiração de oocistos pode causar lesões no sistema respiratório, evoluindo para um quadro agudo de pneumonia. Oocistos podem ser detectados no escarro, aspirado traqueal, fluidos e exsudato broncoalveolares. Estudos histológicos demonstraram a presença do protozoário no epitélio ciliado e infiltrado de células mononucleadas; casos de criptosporidiose respiratória também ocorrem entre os indivíduos que realizam transplante de medula. Recentemente, foi descrito um caso de criptosporidiose disseminada fatal em uma criança de 15 meses (Khalil et al., 2017) portadora de imunodeficiência dos linfócitos T CD8+, neutropenia periódica e infecção por citomegalovírus. Técnicas moleculares confirmaram a presença do DNA do protozoário em amostras de fezes e do aspirado endotraqueal da criança, tendo sido identificado *C. hominis* subtipo IaA23R2. Os autores hipotetizaram que a infecção intestinal precedeu o quadro de criptosporidiose respiratória e concluíram que a disseminação da criptosporidiose deve ser considerada em pacientes que apresentam imunocomprometimento celular ou imunossupressão.

DIAGNÓSTICO

Devido à similaridade do quadro clínico causado pelas infecções por *Cryptosporidium*, *Cyclospora cayetanensis* e *Cystoisospora belli*, o diagnóstico destas protozooses humanas recai sob o laboratório, sendo que o limite de detecção de *Cryptosporidium* para fezes formadas e métodos microscópicos é de 50.000 oocistos/g/fezes.

O diagnóstico laboratorial parasitológico é feito pela demonstração de oocistos nas fezes fixadas em formalina tamponada 10%, após métodos de concentração com base em princípios de centrífugo-concentração. A visualização dos oocistos requer o emprego de técnicas de coloração especiais, como a coloração álcool-ácido resistente (técnica de Ziehl-Neelsen modificada; técnica de Kinyoun) que constitui o "padrão-ouro" para o diagnóstico de casos esporádicos de criptosporidiose. É bastante comum, em um mesmo campo microscópico, a presença de oocistos bem corados, em tonalidades róseo-avermelhada e outros que não se impregnaram totalmente pelo corante; as leveduras se impregnam em cor azul ou verde, dependendo do corante de contraste utilizado como contracorante (azul de metileno ou solução de verde de malaquita) (Figura 89.1). A variabilidade de coloração pode ocorrer em função do tempo de armazenamento dos oocistos e qualidade do corante (Vohra et al., 2012).Embora não sendo uma coloração diferencial, a técnica de safranina também pode ser utilizada para a detecção dos oocistos de *Cryptosporidium*. Nesse caso, os oocistos se apresentam de cor alaranjada. Outros procedimentos podem ser empregados, como coloração combinada do ácido tricromático (Rigo e Franco, 2002), coloração negativa de Heine, coloração modificada de Kohn, coloração modificada de Koster. Em 1997, Ignatius et al. descreveram um novo procedimento, a coloração combinada do ácido tricromático e álcool-ácido resistente; pouco empregada nos laboratórios clínicos no Brasil. Este procedimento apresenta a vantagem de evidenciar tantos os oocistos de *Cryptosporidium*, bem como os de *C. belli* e *Cyclospora cayetanensis*, além dos esporos dos microsporídeos intestinais. Para triagem, é recomendada a coloração de auramina-0, porém os resultados positivos devem ser confirmados pela coloração de Kinyoun ou Ziehl-Neelsen modificada. Em amostras de tecidos é indicada a coloração de hematoxilina-eosina. A leitura de lâminas coradas é tarefa trabalhosa, demorada e requer microscopistas bem-treinados. A confirmação da presença de *Cryptosporidium* nos esfregaços fecais pressupõe a visualização de esporozoítos no interior de pelo menos uma parcela dos oocistos. A coloração álcool-ácido resistente não se aplica às amostras ambientais, tais como água e esgoto.

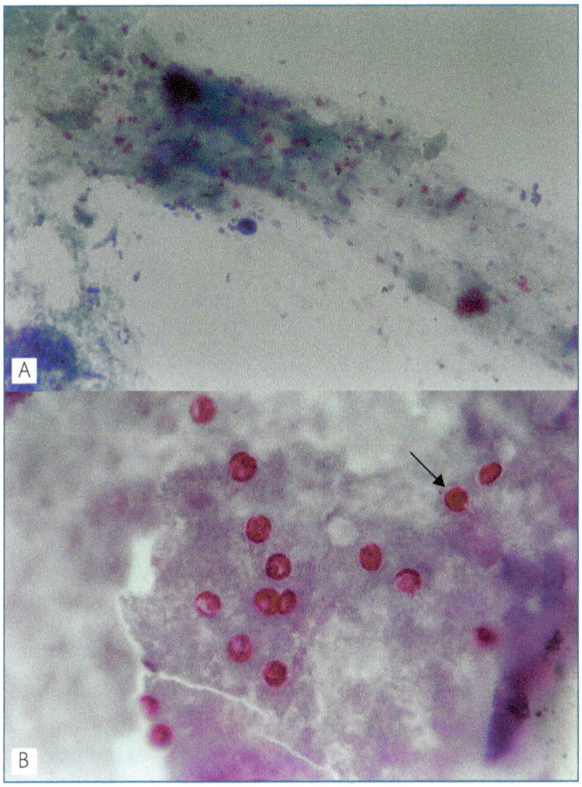

FIGURA 82.1 Aspecto microscópico de *Cryptosporidium* sp. (vermelho) em esfregaço de fezes corado pelo método de Ziehl-Neelsen modificado (1.000×). Seta: esporozoítos podem ser visualizados no interior do oocisto.

Para que o diagnóstico parasitológico fecal tenha maior sensibilidade, é aconselhável previamente à coloração, promover a sedimentação dos oocistos nos homogenados fecais e a remoção das sujidades mediante o uso de técnica de centrífugo-concentração. Embora muito utilizado no Brasil, o método de Ritchie contribui para que ocorra a perda de oocistos no sobrenadante já que a velocidade de centrifugação de 500 × g, durante 10 minutos, repetida 2 vezes, é considerada como o ponto crítico para a detecção de oocistos em amostras fecais humanas.

Testes imunoenzimáticos e *kits* comerciais empregando anticorpos monoclonais resultam em aumento da sensibilidade, sobretudo a microscopia de imunofluorescência, mas apresentam como desvantagem o alto custo. Quando detectados por estes métodos, os achados devem ser reportados como *Cryptosporidium* sp., uma vez que os métodos moleculares são requeridos para a determinação da espécie. *Kits* comerciais com anticorpos monoclonais para uso em reação de imunofluorescência direta estão disponíveis comercialmente e promovem maior sensibilidade (acima de 99%) e valor preditivo positivo ao redor de 90,7%. A purificação dos oocistos mediante à incubação do concentrado fecal com microsferas magnetizadas (*beads*), recobertas com anticorpos de captura e capazes de responder a um campo magnético (procedimento denominado separação imunomagnética), também contribui para o aumento da sensibilidade, mas seu uso na Parasitologia Clínica é bastante restrito devido ao seu elevado custo. Entretanto, é uma das etapas do método de referência para análise de água visando a detecção de *Cryptosporidium*, segundo a Agencia de Proteção Ambiental dos Estados Unidos, Método 1623.1, publicado em 2012.

No Brasil, os métodos moleculares têm sido aplicados principalmente em pesquisa científica e vêm contribuindo significativamente para o entendimento da heterogeneidade e complexidade deste agente parasitário, porém ressalte-se a falta de padronização dos protocolos existentes. Como os fatores de risco diferem para as infecções ocasionadas por *C. parvum* e aquelas por *C. hominis*, destaca-se a importância de conduzir estudos moleculares para identificação das espécies ou subtipos visando a rastreabilidade da origem da infecção ou fonte de contaminação. A reação em cadeia da polimerase (PCR), a nested-PCR, a PCR-RFLP e sequenciamento, a PCR em tempo real têm sido empregadas no Brasil para identificar as diferentes espécies de *Cryptosporidium* em amostras clínicas e ambientais. Em amostras clinicas, os marcadores genéticos mais utilizados são: 18S rRNA (detecta e diferencia todas as espécies conhecidas de *Cryptosporidium*), genes da proteína do choque térmico e da actina (uso para detecção *multilocus*), gene da proteína da parede externa dos oocistos (segundo gene mais empregado), região do espaçador transcrito interno (ITS-1 e ITS-2), gene da proteína adesiva do *Cryptosporidium* e da glicoproteína de 60-kDa (gp 60) hipervariável (utilizada para subgenotipagem).

Devido à presença de substâncias inibitórias da PCR, recomenda-se que a extração do DNA do protozoário seja efetuada com o emprego de *kits* comerciais que apresentem etapas de remoção desses inibidores; também o uso de aditivos na mistura da PCR deve ser considerado tais como a soro albumina bovina (BSA), não acetilada, que atua reduzindo o efeito inibitório dos contaminantes coextraídos. Sabe-se que a adição de 400 ng μL^{-1} de BSA na "mix" da PCR leva a uma tolerância de 10 a 1.000× na presença de inibidores; esse aditivo ainda apresenta a vantagem de reduzir a ligação não específica dos iniciadores em sequências ricas em CG, como é o caso dos iniciadores delineados por Xiao et al. (2000), os quais têm sido empregados em uma grande variedade de estudos. O número excessivo de ciclos de congelamento/aquecimento visando a ruptura dos oocistos de *Cryptosporidium* para posterior extração e amplificação do DNA do parasita pode ocasionar a degradação do DNA, e o emprego de um único ciclo de congelamento/aquecimento tem sido recomendado como protocolo mais eficiente (Manore et al., 2019).

É importante ressaltar que no Brasil a criptosporidiose permanece subdiagnosticada, pois essa parasitose não é contemplada na lista nacional de doenças ou agravos de notificação compulsória do Ministério da Saúde, apesar dos efeitos prejudiciais ao desenvolvimento físico e cognitivo ocasionados pela criptosporidiose em crianças.

TRATAMENTO

Até o momento não há uma terapia realmente efetiva para a criptosporidiose. Muitos dos compostos testados contra *Cryptosporidium* exibem atividade *in vitro*, mas há ausência de atividade efetiva quando avaliados *in vivo* (modelos animais). Contribui para esse cenário a estrutura da organela alimentar que exerce uma barreira seletiva à entrada de moléculas dos fármacos e há a expressão de proteínas do parasita que modulam o transporte de fármacos, promovendo a extrusão dos mesmos. Especula-se que tanto a variabilidade das diversas espécies como intraespécie possam influenciar na resposta à medicação; entretanto, esse é um aspecto que merece elucidação, em condições experimentais controladas. Apesar dos esforços para descobrir novos alvos moleculares, também não há vacinas disponíveis contra o protozoário sendo que a dificuldade em se obter vacinas eficazes pode ser explicada pelo complexo ciclo biológico do *Cryptosporidium*, dado que proteínas superficiais de esporozoítos e merozoítos são alvos potenciais (Lemieux et al., 2018).

Sucesso parcial tem sido relatado na literatura em relação à paromomicina, azitromicina e rifamicina. A nitazoxanida é um fármaco antiparasitário de amplo espectro aprovado pelo Food and Drug Administration dos Estados Unidos para o tratamento da criptosporidiose; entretanto, com importantes limitações por exibir moderada eficácia clínica quando administrada em crianças e pessoas imunocompetentes, e nenhuma para os portadores de HIV. Em crianças, a nitazoxanida deve ser administrada 2 vezes ao dia, durante 3 dias. Em crianças que passaram por transplante de órgão sólido, o tratamento medicamentoso deve ter maior duração (> 14 dias) (Mmbaga e Houpt, 2017).

A imunoterapia parece ser uma alternativa promissora e, embora com resultados de pesquisas variáveis, o uso de colostro hiperimune bovino, em alguns casos, parece reduzir a infecção e promover melhora aos pacientes tratados, mas na maioria das vezes sem sucesso.

Como a maioria dos casos de diarreia entre indivíduos imunocompetentes é autolimitada, embora com duração relativamente prolongada (em média 2 semanas), a reidratação é o tratamento indicado. Em pacientes portadores do vírus HIV, a terapia antirretroviral altamente ativa, o consequente aumento das células T-CD4 e cuidados de suporte são os pilares do tratamento (Wang et al., 2018).

MICROSPORIDIOSE

Microsporídeos são eucariotos intracelulares obrigatórios, ubíquos na natureza, podendo ser encontrados em ecossistemas de água doce, marinhos e terrestres, pois podem infectar uma ampla gama de hospedeiros vertebrados e invertebrados, particularmente insetos, peixes e mamíferos, em todo o mundo. Com mais de 1.300 espécies e 200 gêneros (Vavra e Lukes, 2013) são classificados no filo Microsporidia, superfilo Opisthosporidia pertencendo a um clado irmão do Reino Fungi (Bojko et al., 2017). Constituindo um grupo altamente diverso, sua classificação taxonômica tem sido tema de controvérsias. Considerados como protozoários até os anos 1990, análises filogenéticas e moleculares forneceram evidências sobre a relação desses organismos com fungos (Pirestani et al, 2013). Estudos recentes indicaram que os microsporídeos deveriam ser classificados em um novo filo basal, denominado Rozellomycota (ou Cryptomycota) (Li e Xiao, 2019; Quandt et al., 2017).

A primeira descrição de microsporidiose humana é atribuída a Matsubayashi et al. que, em 1959, descreveram a doença em um menino de 9 anos, com convulsões causadas por infecção com *Encephalitozoon* sp. Já em 1973, Margileth et al. relataram um quadro de infecção disseminada em uma criança com aplasia do timo que foi a óbito, sendo esporos isolados do material de autópsia (Sprague, 1974). Nos anos seguintes, apenas 9 casos esporádicos, não associados ao HIV, foram descritos. Somente em 1985, um caso de microsporidiose intestinal, atribuído a espécie *Enterocytozoon bieneusi*, foi descrito em um paciente haitiano com Aids que apresentava um quadro de diarreia aquosa e depauperante. Atualmente, o caráter oportunista da microsporidiose é reconhecido, pois essa infecção tem sido associada a pacientes imunocomprometidos como os portadores de HIV/Aids e transplantados; entretanto, sua detecção entre indivíduos imunocompetentes, especialmente crianças e idosos, vem aumentando e destacando a importância dos microsporídeos como patógenos emergentes. Devido ao seu impacto à saúde humana, os microsporídeos foram incluídos na Lista de Prioridade das Infecções Emergentes do Instituto Nacional de Alergia e Infectologia dos Estados Unidos (www.niaid.nih.gov) como patógenos prioritários da Categoria B (apresentam facilidade de disseminação, resultam em moderada morbidade e requerem treinamento específico para instalação de capacidade diagnóstica e de vigilância).

Historicamente, os microsporídeos são conhecidos como patógenos parasitas de insetos benéficos, como bicho-da-seda (*Nosema bombycis*) e abelhas (*Nosema apis* e *N. ceranae*), e também de peixes (*Glugea anomala*). Infecções crônicas foram um problema econômico significativo para as fazendas produtoras de seda, apiários e pesca no século XIX. Estudos desses organismos em vetores invertebrados, com finalidade de controle biológico de pragas agrícolas, foram realizados em vários países ao redor do mundo. Nos dias de hoje, os microsporídeos são uma preocupação quanto à transmissão alimentar como resultado da cadeia global de comercialização de vegetais frescos, embora sejam ainda poucos os estudos que documentaram a presença de esporos de microsporídeos neste tipo de alimento (Fayer e Santín-Duran, 2014; Stentiford et al, 2016).

ETIOLOGIA E EPIDEMIOLOGIA

A maioria das espécies de microsporídeos infecta uma grande variedade de animais; entretanto, existem 17 espécies capazes de infectar humanos (Fayer e Santin-Duran et al., 2014), distribuídas em 9 gêneros: *Anncaliia (Brachiola); A. algerae; A. (Nosema) connori; A. vesicularum; Encephalitozoon; E. cuniculi; E. hellem; E. intestinalis; Enterocytozoon; E. bieneusi;*

Nosema; N. ocularum; Nosema sp.; *Pleistophora; P. ronneafiei; Trachipleistophora; T. hominis; T. anthropophtera; Vittaforma; V. corneae; Tubulinosema; T. acridophagus; Endoreticulatus* sp. e *Microsporidium (incerta sedis); M. africanus; M. ceylonensis.* Embora diversos sintomas tenham sido associados à microsporidiose humana, na dependência da espécie envolvida e estado imune do hospedeiro, os distúrbios digestivos são os mais comuns na prática clínica. Quatro espécies destacam-se como principais causadoras das infecções humanas: *Enterocytozoon bieneusi* e as três espécies do gênero *Encephalitozoon (E. intestinalis, E. hellem* e *E. cuniculi).*

A infecção por microsporídeos é reconhecida como uma causa cada vez mais relevante de morbidade entre pacientes infectados pelo HIV, ocasionando doenças gastrointestinal ou disseminada significativas. Relatos iniciais associaram essa infecção à diarreia crônica em pacientes HIV-positivos, em todo o mundo (Weber e Bryan, 1994). Quadros de diarreia persistente e copiosa, má absorção intestinal e depauperamento físico são as manifestações clínicas mais comuns associadas à microsporidiose em pacientes com Aids, especialmente observados entre indivíduos com contagem inferior a 100 células CD_4/mm^3 de sangue. De acordo com Didier e Weiss (2011), a diarreia pode ser agravada pelo efeito direto do próprio HIV, declínio gradual do estado imunológico do paciente e concomitância de outros patógenos intestinais. Entretanto, o espectro das doenças causadas pelas diversas espécies de microsporídeos é amplo, incluindo acometimento ocular, respiratório, renal e do sistema nervoso (Galván et al., 2011), em direta dependência da espécie (Quadro 82.3). Assim, ceratite, miosite, ascite e bronquite são quadros clínicos também associados à microsporidiose humana.

QUADRO 82.3 Espécies de microsporídeos de interesse médico.

Microsporídeos mais comuns				
Espécie	**Sítios de infecção**	**Reservatórios**	**Quadro clínico**	**Infecção em imunocompetentes**
Enterocytozoon bieneusi	Trato intestinal, trato biliar, trato respiratório	Mamíferos (suínos, primatas não humanos, vacas, cães e gatos), aves	Diarreia aquosa, colangite, doença pulmonar	Sim
Encephalitozoon (sin. *Septata) intestinalis*	Trato intestinal, trato biliar, trato respiratório, ossos, pele, sistêmica	Mamíferos (asnos, cães, porcos, vacas, cabras, primatas não humanos)	Diarreia aquosa, colangite, lesões nodulares na pele, ceratite, infecção disseminada	Sim
Encephalitozoon (sin. *Nosema) cuniculi*	Sistêmica, ocular, tratos respiratório e urinário, fígado, peritônio, cérebro	Mamíferos (coelhos, roedores, carnívoros, primatas não humanos)	Encefalite, hepatite, peritonite, ceratite, sinusite, osteomielite, doença pulmonar, infecção disseminada	Sim
Encephalitozoon hellem	Ocular, trato respiratório, trato urinário, sistêmica	Aves (psitacídeos), morcegos frugívoros	Ceratoconjuntivite, sinusite, pneumonite, nefrite, uretrite, cistite, infecção disseminada	Sim
Microsporídeos menos comuns				
Pleistophora ronneafiei (sin. *Pleistophora* sp.)	Músculos	Desconhecidos (especula-se que peixes possam ser fonte de infecção para humanos)	Miosite, sinusite, infecção disseminada	Não
Trachipleistophora hominis	Músculos, olhos	Desconhecidos	Miosite, infecção disseminada	Sim
Trachipleistophora anthropopthera	Sistêmica, olhos, cérebro	Desconhecidos	Encefalite, infecção disseminada	Sim
Tubulinosema acridophagus	Músculo, sistêmica (pele, fígado, peritônio, pulmão, retina)	Insetos	Infecção disseminada	Não
Anncaliia (sin. *Nosema, Brachiola) algerae*	Músculos, olhos, pele	Insetos (mosquitos)	Miosite, infecção disseminada, ceratite, lesões na pele	Sim

(continua)

QUADRO 82.3 Espécies de microsporídeos de interesse médico (continuação).

Espécie	Sítios de infecção	Reservatórios	Quadro clínico	Infecção em imunocompetentes
		Microsporídeos menos comuns		
Anncaliia (sin. *Nosema, Brachiola*) *connori*	Sistêmica	Desconhecidos	Ceratite, infecção disseminada	Não
Anncaliia (sin. *Brachiola*) *vesicularum*	Músculos	Desconhecidos	Miosite	Não
Nosema ocularum	Olhos	Desconhecidos	Ceratite	Não
Nosema sp.	Olhos	Desconhecidos	Ceratite	Não
Vittaforma corneae (sin. *Nosema corneum*)	Olhos, trato urinário	Desconhecidos	Ceratite, infecção urinária, diarreia	Sim
Endoreticulatus (sin. *Microsporidium* sp.)	Ossos, músculos	Insetos lepidópteros	Miosite	Não
		Microsporídeos de posição taxonômica incerta		
Microsporidium africanus	Olho	Desconhecidos	Ceratopatia	–
Microsporidium ceylonensis	Olho	Desconhecidos	Ceratopatia	–

Infecção ocular é mais comum entre indivíduos imunocomprometidos. O início de sintomas oculares após o agravamento de sinusite crônica sugere que o acometimento ocular pode ser secundário à infecção nasal. Evidências sugerem que infecções oculares são parte de infecções sistêmicas que envolvem a mucosa nasal, seios da face, trato respiratório e rins, no caso de parasitismo por *E. hellem* e *E. intestinalis*. Segundo Lowder et al. (1996), o contato dos dedos com urina contendo esporos pode resultar em inoculação direta dos mesmos na superfície ocular. Entre pessoas imunocompetentes, o acometimento ocular está principalmente associado ao uso de lentes de contato e estende-se mais profundamente na córnea do que a infecção ocasionada nos pacientes imunocomprometidos.

O advento da terapia antirretroviral combinada e a restauração imunitária associada resultaram em uma diminuição na incidência da microsporidiose na população infectada pelo HIV. Estudos conduzidos entre pacientes portadores de Aids antes da introdução da terapia antirretroviral (1989-1998) demonstraram que 70% dos pacientes que experimentavam diarreia crônica apresentavam esporos em suas fezes. Após esse período, a incidência de microsporidiose neste segmento populacional diminuiu significativamente, porém nos países em desenvolvimento ou áreas onde a terapia antirretroviral é inacessível ou descontinuada, altas prevalências continuam a ser registradas. Por outro lado, as infecções causadas por microsporídeos são cada vez mais detectadas em pessoas submetidas a terapias para prevenção da rejeição de transplantes ou tratamento de malignidades, em crianças afetadas pela tríade de desnutrição, inadequadas práticas de higiene e coinfecção com outros parasitas, e indivíduos que fazem uso tópico de esteroides e desenvolvem ceratite ocasionada por determinadas espécies de microsporídeos (Didier, 2016). As espécies *E. hellem, E. cuniculi, E. intestinalis, Nosema* spp., *Vittaforma cornea* foram relatadas entre portadores de HIV e pessoas imunocompetentes com ceratoconjuntivite (Sharma et al., 2014), ao passo que entre indivíduos com leucemia mielomonocítica aguda, mieloma múltiplo ou outras formas de câncer, inclusive pacientes pediátricos, as espécies *E. intestinalis, E. hellem, E. cuniculi* e *E. bieneusi*, em monoinfecção ou infecções mistas, foram registradas até o momento.

Ressalte-se que casos de microsporidiose têm sido relatados em todos os continentes, exceto Antártica. Entre indivíduos imunocompetentes, a microsporidiose se manifesta como um quadro de diarreia autolimitada. Em pessoas saudáveis, dados de soroprevalência mostram positividade de 1,3 a 33% entre doadores de sangue, mulheres grávidas e indivíduos com exposição ocupacional a animais (Ghosh et al., 2014). Diante desse cenário, hipotetiza-se que possa ocorrer transmissão de microsporídeos de doadores para receptores de transplantes.

Crianças, idosos, pacientes com Aids, receptores de transplantes de órgãos, usuários de lente de contato e turistas constituem os principais grupos de risco para aquisição da microsporidiose (Didier, 2005). Acredita-se que a transmissão fecal-oral de esporos dos microsporídeos seja a primordial causa da maioria das infecções (Didier e Weiss, 2011), enquanto a transmissão por água e alimentos também ocorre. Os seres humanos podem ser infectados após exposições a pessoas infectadas (transmissão antroponótica) ou animais (transmissão zoonótica). Microsporídeos infecciosos para humanos foram identificados em animais domésticos, silvestres e de produção (Didier, 2005), atuando como reservatórios. Animais infectados liberam esporos com suas fezes e/ou urina no ambiente. Esporos podem ser aerossolizados a partir de excrementos e, dessa forma, inalados pelos hospedeiros suscetíveis, como partículas transportadas pelo ar.

Os esporos das espécies de microsporídeos que infectam humanos são relativamente pequenos, medindo de 1,0 a 3,0 μm × 1,5 a 4,0 μm; são envolvidos por uma camada externa de glicoproteínas e uma camada interna quitinosa que protege do ambiente (Franzen e Muller, 1999). Com o emprego de métodos moleculares, microsporídeos patogênicos como *E. bieneusi* e *Encephalitozoon* spp., *Anncaliia algerae* e *Vittaforma cornea* foram detectados em várias amostras ambientais, como águas de rio, água de irrigação, água de recreação, águas residuárias, águas subterrâneas, valas de água. Os esporos de microsporídeos são resistentes à degradação ambiental e podem reter a infecciosidade quando armazenados a baixa temperatura em águas doces ou marinhas. Esporos de algumas espécies armazenadas em água a 4 °C permanecem infectantes por até 2 anos. Além disso, não são facilmente removidos durante a etapa de filtração da água, e a dose infecciosa é provavelmente baixa (Franzen e Muller, 1999).

A transmissão vertical da microsporidiose (da mãe para a prole) foi documentada em roedores, coelhos, carnívoros e primatas não humanos, não sendo constatada a transmissão congênita em humanos (Fayer e Santín, 2014). Embora relatos sugiram que a transmissão possa ocorrer por meio de contato sexual anal-oral ou uso de drogas intravenosas, é necessária confirmação dessas vias (Fayer e Santín, 2014).

A possibilidade de transmissão vetorial de microsporídeos de interesse humano foi aventada, dado que algumas espécies de microsporídeos que infectam insetos são também capazes de causar infecção disseminada em humanos; como exemplo, pode-se citar *Anncaliia algerae* que causa lesões superficiais na córnea, nas cordas vocais e nos músculos em humanos, especialmente em pacientes com artrite reumatoide e transplantados. Os hospedeiros naturais de *A. algerae* são mosquitos. Uma análise mais aprofundada dos casos de miosite por *A. algerae* revelou que a via mais provável de infecção dos pacientes foi o contato com água contendo esporos provenientes de estádios imaturos de mosquitos (Watts et al., 2014). Pode-se concluir que o mecanismo de transmissão de *A. algerae* para humanos permanece a elucidar.

Os microsporídeos possuem um mecanismo único de infecção da célula hospedeira. O estádio de resistência, denominado esporo, é composto de duas partes com funcionalidades distintas: o *esporoplasma* (considerado como o verdadeiro material infeccioso do esporo) e o *aparato de extrusão*, o qual contém um tubo polar em espiral (também chamado de filamento polar) que sob condições apropriadas (mudança de pH para alcalino ou aumento da pressão osmótica ou das concentrações de Na+, K+, Cl-, CA++) sofrerá extrusão e, essencialmente, injetará o esporoplasma através do filamento polar na célula hospedeira (Didier e Weiss, 2011). Apesar da extrusão do filamento polar ser considerada o mecanismo primário de patogênese, a fagocitose dos esporos pode contribuir também para o início da infecção.

Dentro da célula, o esporoplasma sofre extensa multiplicação por merogonia (fissão binária) ou esquizogonia (fissão múltipla). Este desenvolvimento pode ocorrer em contato direto com o citoplasma da célula hospedeira (como ocorre em *E. bieneusi*) ou dentro de um vacúolo denominado vacúolo parasitóforo (p. ex., *E. intestinalis*). Uma vez no citoplasma ou dentro de um vacúolo parasitóforo, os microsporídeos se desenvolvem por esporogonia para esporos maduros. Durante a esporogonia, uma parede espessa é formada ao redor do esporo, o que proporciona resistência a condições ambientais adversas. Quando os esporos aumentam em número e preenchem completamente o citoplasma da célula hospedeira, a membrana celular é rompida e libera os esporos para o ambiente. Estes esporos maduros livres podem infectar novas células, continuando assim o ciclo (Feng e Li, 2017). A eliminação de esporos é intermitente no caso das infecções humanas; dessa forma, sugere-se que sem amostragem repetida, a prevalência desses organismos pode ser subestimada (Robertson et al., 2019). O número de esporos eliminados nas fezes é variável. Foram registrados $1{,}2 \times 10^5$ esporos de *E. bieneusi* por grama de fezes em crianças assintomáticas; já em pacientes portadores de Aids, $4{,}5 \times 10^5$ a $4{,}4 \times 10^8$ esporos/mL de fezes diarreicas, totalizando 10^{11} esporos em um período de 24 horas.

O período de incubação para a microsporidiose humana ainda permanece indeterminado devido à inexistência de dados disponíveis, excetuando-se um estudo de coorte na Suécia, realizado durante a investigação de um surto de origem alimentar em 2009, em uma conferência em um hotel, associado a *E. bieneusi* (Decraene et al., 2012). A mediana do período de incubação (considerado entre a data da conferência e o início da doença em pacientes) foi de 9 dias para todos os casos suspeitos e 7 dias (variando de 3 a 15 dias) para 4 casos confirmados laboratorialmente.

Indivíduos em risco de adquirir microsporidiose, como os pacientes com Aids, receptores de transplantes ou em tratamento contra câncer, devem ser orientados a somente beber água mineral ou fervida e a lavar as mãos apropriadamente. Outra relevante estratégia preventiva inclui a cocção completa de carne, peixe e frutos do mar, pois sabe-se que animais também podem ser hospedeiros de espécies de microsporídeos que infectam seres humanos. De acordo com Didier (2005), o consumo de carne malcozida foi relacionado à microsporidiose em indivíduos infectados pelo HIV. A lavagem cuidadosa de vegetais é uma importante medida profilática, já que hortaliças e frutas, como alface, aipo, coentro, feijões, morangos e framboesas comprados em mercados locais de determinados países foram identificados contendo espécies de microsporídeos patogênicos para humanos (Feng e Li, 2017).

Sabe-se que a fervura por pelo menos 5 minutos pode inativar esporos de *E. cuniculi* em água e a aplicação de desinfetantes, incluindo amônia quaternária, álcool 70%, formaldeído (0,3 ou 1%), derivados fenólicos, peróxido de hidrogênio a 1%, cloramina, hidróxido de sódio, também pode destruir a capacidade infecciosa dos esporos de *E. cuniculi* (Didier et al., 2004).

Recentemente, Yu et al. (2019) relataram que bovinos, roedores sinantrópicos e moscas presentes em um mesmo ambiente compartilhavam os mesmos genótipos de *E. bieneusi*, patogênicos para o ser humano. Tal achado implica na possibilidade destes animais e insetos atuarem, respectivamente, como reservatórios e vetores mecânicos de *E. bieneusi*. Os autores concluíram que condições sanitárias visando minimizar a população de roedores sinantrópicos e moscas são componentes essenciais quanto à prevenção e controle dessa patologia.

As duas principais espécies infecciosas para o ser humano são *Enterocytozoon bieneusi* (responsável por 90% das infecções humanas) e *Encephalitozoon intestinalis* (causadora de cerca de 8% das infecções humanas), sendo o restante causado pelas demais espécies que infectam o ser humano (Quadro 82.3). Assim como E. *bieneusi*, *E. intestinalis* pode infectar enterócitos e provocar diarreia crônica. Entretanto, via infecção de macrófagos, *E. intestinalis* pode disseminar para diferentes órgãos, especialmente rins, e esporos são eliminados na urina. Devido à relevância dessas duas espécies para a saúde humana, aspectos epidemiológicos são abordados como descrito a seguir:

E. bieneusi: Em 1996, Deplazes et al. descreveram o primeiro reservatório animal para esse microsporídeo, os suínos. Nos dias de hoje, *E. bieneusi* foi detectado em 236 diferentes espécies de animais (Wang et al., 2018).

Nas últimas décadas, com base no polimorfismo da região do ITS do fragmento do gene do RNA ribossômico (rRNA) da subunidade pequena (SSUrRNA), têm sido descritas variações genéticas em E. *bieneusi*. Fundamentado na divergência de nucleotídeos no fragmento da região do ITS do gene rRNA, mais de 300 genótipos de *E. bieneusi* foram definidos em animais e humanos. A análise filogenética indicou que esses genótipos poderiam ser agrupados em pelo menos 10 grupos genotípicos distintos (grupos 1 a 9, mais o denominado *outlier*, em cães) com diferentes especificidades de hospedeiros (Santín et al., 2018). O grupo 1 foi considerado zoonótico (devido à provável transmissão entre humanos e animais), abriga genótipos intimamente relacionados, detectado em humanos e na maioria dos animais, e os grupos 2 a 5 são adaptados principalmente a animais e associados a hospedeiros específicos (p. ex.: ruminantes, primatas não humanos e cães); já os grupos 8 e 9 incluem genótipos hospedeiros-específicos associados a animais, sem grande relevância para a saúde pública; no grupo 6, estão inseridos genótipos detectados em águas residuais urbanas enquanto o grupo 7 compreende genótipos encontrados em pacientes com Aids na Nigéria (Santín et al., 2018).

Em suma, pode-se afirmar que *E. bieneusi* é um microsporídeo zoonótico emergente, com muitas espécies de animais domésticos e de mamíferos silvestres atuando como hospedeiros-reservatórios; dessa forma, contribuindo para a contaminação e dispersão dos esporos no ambiente.

Recentemente, uma ferramenta de genotipagem *multilocus* (MLST) foi desenvolvida para fornecer genotipagem de alta resolução de *E. bieneusi*. Esta tecnologia tem sido usada com sucesso para esclarecer as estruturas populacionais e a variabilidade genética de isolados de *E. bieneusi* de humanos e animais em todo o mundo (Feng e Li, 2017).

Os genótipos mais comuns encontrados em humanos, nos vários estudos ao redor do mundo, são A (sinônimos: Ind3, Ind4, KIN-2 e Peru1), B, D e Tipo IV. Os genótipos A e B foram encontrados exclusivamente em humanos até hoje, indicando especificidade para humanos dessas variantes, enquanto os genótipos D e IV são reconhecidos como genótipos zoonóticos e também relatados anteriormente em humanos, muitas espécies de animais (42 espécies para o genótipo D e 21 para Tipo IV), bem como amostras de água, indicando transmissão entre espécies, possivelmente envolvendo também água contaminada. Um outro conjunto de genótipos aparentemente específicos do hospedeiro, como BEB4, J e O, originalmente identificado em animais, já fori registrado em humanos, indicando seu potencial zoonótico (Li e Xiao, 2019).

A epidemiologia da microsporidiose em humanos nos países em desenvolvimento é pouco compreendida, sendo necessárias mais pesquisas clínicas e ambientais para o melhor entendimento da distribuição de *E. bieneusi* e riscos para a saúde humana (Yamashiro et al., 2017).

No Brasil, pouco mais de 10 estudos utilizaram métodos moleculares para detectar esse patógeno em pacientes infectados pelo HIV com diarreia crônica e diversos animais, como gado bovino, porcos, galinhas, quatis, pombos, aves exóticas e, mais recentemente, o primeiro relato de *E. bieneusi* em gatos domésticos no país (tendo sido identificado o genótipo D o que destaca o risco potencial de transmissão para humanos) (Prado et al., 2019.)

Em 2017, Yamashiro et al. detectaram a presença de DNA de *E. bieneusi* em amostras de esgoto bruto e de efluentes tratados de um sistema combinado de tratamento de esgoto que recebia o despejo de esgoto hospitalar. Casos de microsporidiose em pacientes transplantados haviam sido recentemente detectados nesse hospital. Análises de sequenciamento confirmaram a presença de um novo genótipo de *E. bieneusi* (EbRB) nas amostras ambientais. Embora os riscos de infecção humana para esse novo genótipo sejam ainda desconhecidos, esse achado é relevante, pois demonstra que a remoção de esporos pelo sistema de tratamento de esgoto não é 100% eficiente, e esporos podem, via efluentes tratados, contaminar fontes de água utilizadas para abastecimento público. A água é uma importante via de infecção para indivíduos transplantados.

E. intestinalis, E. hellem e *E. cuniculi*: embora tenham sido demonstradas variações genotípicas em *E. intestinalis*, não foram aplicadas em pesquisa (Hinney et al., 2016). Até o momento, quatro genótipos de *E. cuniculi* foram descritos, com base nas sequências do ITS do rRNA, a saber: genótipo I (também denominado de coelho), genótipo II (de roedores), genótipo III (de cão) e genótipo IV (de humanos). Todos esses genótipos são infecciosos para o ser humano.

Em um estudo experimental, utilizando o modelo animal murino, realizou-se a comparação entre os genótipos II e III (ou ECII e ECIII, respectivamente) de *E. cuniculi*. A doença causada pelo genótipo ECII passou por um aumento gradual ao longo de 35 dias após inoculação (p.i.) em camundongos imunocompetentes e imunodeficientes. Esses últimos foram a óbito em 28 dias p.i. Já ECIII disseminou para todos os órgãos dos hospedeiros murinos, ao redor do sétimo dia p.i.; entretanto, óbito não foi registrado nesse grupo de animais. ECIII causou infecção persistente em vários órgãos, até o término do experimento e o número de esporos/órgão foi dez vezes maior em animais infectados com ECIII comparados àqueles com ECII, como avaliado por PCR quantitativa. Assim, este estudo confirmou que infecção por *E. cuniculi* pode atingir baço, coração, rins e cérebro; pode-se concluir que o modo de infecção, o genótipo e o estado imunológico do hospedeiro condicionam o curso da infecção causada por essa espécie de microsporídeo (Kotková et al., 2018). Para *E. hellem* foram descritos inicialmente três genótipos (1A, 1B, 1C), também empregada análise da sequência da região doITS do gene rRNA (Hinney et al., 2016).

Como os organismos do gênero *Encephalitozoon* de origem aviária são capazes de infectar tanto pessoas imunocompetentes como imunocomprometidas, há uma necessidade de melhor compreensão do papel das aves como reservatórios da microsporidiose humana. Cerca de 10 ordens (Anseriformes, Apodiformes, Ciconiiformes, Columbiformes, Falconiformes, Gruiformes, Passeriformes, Podicipediformes, Struthioniformes e Suliformes) se apresentam comumente infectadas por microsporídeos do gênero *Encephalitozoon* (Hinney et al., 2016).

MANIFESTAÇÕES CLÍNICAS

As manifestações clínicas da microsporidiose dependem da espécie infectante envolvida, do modo de infecção, da idade e competência do sistema imunitário do paciente. No Quadro 82.3 são apresentadas as espécies de microsporídeos de interesse médico, sítios preferenciais de infecção, reservatórios da infecção humana, quadro clínico e ocorrência entre indivíduos imunocompetentes registradas até o momento.

Os microsporídeos podem causar infecção localizada ou disseminada em humanos. A manifestação clínica mais comum em humanos é a diarreia, que pode ser aguda e autolimitada nos indivíduos imunocompetentes, ou se tornar crônica nos pacientes imunocomprometidos ou imunossuprimidos. A diarreia é a manifestação clínica particularmente associada à espécie *Enterocytozoon bieneusi*, cujo sitio primário de infecção são os enterócitos do intestino delgado. Essa é a principal espécie de microsporídeo que afeta o ser humano. Entretanto, *E. intestinalis* é outra espécie responsável por ocasionar quadro diarreico em humanos, secundariamente em relação à *E. bieneusi*.

Os microsporídeos também podem ocasionar infecções disseminadas, incluindo envolvimento renal, respiratório, ocular e do sistema nervoso central, em pacientes imunocomprometidos e imunossuprimidos. Infecções disseminadas são principalmente associadas às espécies do gênero *Encephalitozoon*; em especial, *E. cuniculi* e *E. hellem*, causando febre, pneumonia, hepatite, colangite, peritonite, nefrite, entre outros quadros clínicos.

Além do acometimento digestivo ou infecção disseminada, como descrito anteriormente, a doença ocular é outra manifestação clínica relevante da microsporidiose. A infecção ocular pode causar inflamação da córnea e conjuntiva (ceratoconjuntivite). Duas entidades clínicas distintas são observadas de acordo com o estado imunitário do hospedeiro: um quadro de ceratoconjuntivite superficial em imunossuprimidos/imunocomprometidos e ceratite profunda nos pacientes imunocompetentes. As principais espécies causadoras da infecção ocular pertencem aos gêneros *Encephalitozoon, Pleistophora, Trachipleistophora, Anncaliia, Nosema, Vittaforma.* Infecções da córnea em pacientes infectados pelo HIV são caracterizadas por irritação conjuntival, fotofobia, sensação de corpo estranho e diminuição da acuidade visual. O exame clínico geralmente revela hiperemia conjuntival e ceratopatia epitelial puntiforme.

Casos de microsporidiose ocular entre indivíduos imunocompetentes são numerosos, mais de 300, associados à *V. corneae*. Fatores que predispõem a infecção ocular nessa categoria populacional são o uso de lentes de contato, utilização inapropriada das soluções de limpeza de lentes de contato, transplante de córnea ou trauma, cirurgia ocular, aplicação de corticosteroides no olho, banhos em águas termais, exposição à água estagnada. Os sintomas clínicos são dor unilateral, vermelhidão, fotofobia, sensação de corpo estranho no olho, visão turva. Em 2012, ocorreu um surto de ceratoconjuntivite, afetando indivíduos jovens imunocompetentes, durante um torneio internacional de *rugby*, em Singapura. Cerca de 47 casos prováveis, sendo 6 confirmados mediante raspagem da córnea, envolvendo a espécie *V. corneae* que também foi identificada em uma das 12 amostras de solo e água (Tan et al., 2013).

Quando esporos são inalados juntamente com ar ou poeira, os mesmos podem invadir e colonizar o seio nasal ou o epitélio pulmonar, levando a infecções respiratórias, como tem sido observado para as espécies *E. cuniculi, E. hellem* e *Enterocytozoon bieneusi*. Infecção respiratória por *E. bieneusi* tem sido raramente descrita na literatura médica, associada a pacientes infectados com HIV e esporos identificados nas fezes, lavado broncolaveolar, escarro ou material de biópsia traqueobrônquico. Os sintomas mais comuns relatados são febre, diarreia crônica, dispneia, tosse persistente e desconforto respiratório. Recentemente, houve o primeiro relato de um caso de infecção respiratória e urinária disseminada por *E. bieneusi* em um receptor de transplante não infectado pelo HIV (Kicia et al., 2018).

É importante ressaltar que os sintomas das infecções causadas por microsporídeos são mais severos nos pacientes receptores de transplantes do que naqueles infectados pelo HIV (Kicia et al., 2018).

Algumas espécies de microsporídeos, como *P. ronneafiei, Pleistophora* sp., *T. hominis, Tubulinosema* sp., *Endoreticulatus* sp., *E. cuniculi, A. vesicularum* e *A. algerae*, são associadas a um quadro de miosite (Patel et al., 2015). Os sintomas e sinais clínicos relacionados são mialgia, fraqueza, níveis séricos elevados de creatinina-fosfoquinase, miopatia inflamatória. Pacientes portadores de HIV/Aids, sobretudo aqueles com contagens de células $CD_4 < 100$ células/mm^3, apresentam maior risco de adquirir essa patologia, além dos indivíduos com malignidades hematológicas que fazem quimioterapia e aqueles portadores de artrite reumatoide em tratamento com antagonistas do fator de necrose de tumor. Disfagia pode ocorrer e conduzir a um quadro de pneumonia aspirativa (Sutrave et al., 2018). *T. hominis* foi descrita em vários pacientes com Aids como causa de doença disseminada associada à miosite, enquanto *T. anthropophthera* foi relacionada à miosite associada com encefalite; já *A. vesicularum* e *P. ronneafiei* foram relatados como casos isolados de miosite. Em uma criança com leucemia, registrou-se infecção da pele, com envolvimento dos elementos celulares da derme, causada por *A. algerae*.

E. cuniculi tem sido associado à rejeição de transplantes de rins em pacientes HIV-negativos e o início dos sintomas ocorrendo dentro de 6 meses após o transplante (Brown et al., 2018). Brown et al. relataram o caso de um paciente transplantado renal, não infectado pelo HIV, com microsporidiose renal associada à disfunção aguda do enxerto que 20 semanas após o transplante, a biópsia revelou nefrite intersticial granulomatosa; os esporos foram detectados na urina empregadando a coloração do ácido tricromático; a microscopia eletrônica de transmissão evidenciou uma única fileira do filamento polar em espiral típica dos esporos de microsporídeos e análises de sequenciamento confirmaram a presença da espécie *E. cuniculi*. Duas hipóteses foram elaboradas para explicar a rejeição: acentuada imunossupressão ou a possibilidade de que infecção por esse microsporídeo possa causar alterações que, à biópsia, são confundidas com rejeição tais como tubulite, necrose tubular, formação de granuloma, nefrite intersticial aguda ou crônica. Dos 12 casos relatados até janeiro de 2018, em 4 deles os pacientes foram à óbito. Os que sobreviveram foram tratados com albendazol e redução da imunossupressão. Fumagilina sistêmica foi utilizada em alguns casos, mas seus efeitos colaterais são significativos (toxicidade da medula óssea, dor abdominal, vômitos e hiperlipasemia).

Infecção fatal foi estabelecida em camundongos depletados de células CD_4 e CD_8 (Chander, 2018), evidenciando que imunidade celular é relevante para o controle da microsporidiose. Tecidos linfoides associados ao trato digestório também são um fator crítico para o controle da infecção: linfócitos intraepiteliais exercem um papel fundamental no início da infecção. Experimentos usando modelo murino demonstraram a importância de citoquinas produzidas por células do perfil Th1 (interferon-gama, fator alfa de necrose de tumor e interleucina 12), além de óxido nítrico na resposta contra espécies de *Encephalitozoon* (Chander, 2018). Após a administração via oral de *E. cuniculi* aos camundongos, o número de linfócitos intraepiteliais CD_8+ aumentou rapidamente. Essas células parecem ter um papel em respostas pró-inflamatórias via produção de interferon-gama e atividade citotóxica, e também contribuem para a imunorregulação mediante a produção de IL-10.

DIAGNÓSTICO LABORATORIAL

O diagnóstico da infecção intestinal por microsporídeos era feito até 1988, exclusivamente, pela visualização dos esporos e de outras formas evolutivas intracelulares em fragmentos de biópsias duodenais e jejunais por meio de microscopia eletrônica de transmissão (Canning & Hollister, 1988). A microscopia eletrônica de transmissão tem sido o padrão-ouro para a identificação de microsporídeos com base na observação do filamento polar nos organismos (em forma de espirais dentro do esporo, sendo que, em *E. bieneusi*, as espirais se agrupam em duas fileiras, ao contrário de *Encephalitozoon* spp., que permanecem em fila única). Porém, esse tipo de diagnóstico é utilizado somente em laboratórios especializados de pesquisa, sendo muito caro, demorado e insensível para o diagnóstico de rotina (Weber et al., 2000).

O exame microscópico de esfregaços fecais corados por técnicas específicas é um método de baixo custo para detectar esporos de microsporídeos, embora apresente limitações como não permitir a identificação da espécie, é dificultoso devido ao reduzido tamanho dos esporos das espécies causadoras de infecção humana (o esporo de *E. bieneusi* apresenta 0,8 a 1,8 μm de diâmetro e *E. intestinalis*, 1,5 a 2,5 μm) e pelo fato de que leveduras e algumas bactérias intestinais, especialmente do gênero *Clostridium*, também se impregnam com os corantes utilizados gerando resultados falsos-positivos, além da eliminação intermitente dos esporos.

A técnica de coloração mais utilizada é derivada do ácido tricromático (ou "Chromotrope 2R"), inicialmente descrita por Weber et al., em 1994. Os esporos exibem maior afinidade por esse corante, apresentando aspecto ovalado e tonalidade rósea ou vermelho-pálido, contendo uma faixa característica que os envolve longitudinal ou transversalmente. Logo, surgiram modificações dessa técnica, tais como a diminuição do ácido fosfotúngstico e a substituição do *fast green* pelo azul de anilina, como contracorantes (Ryan et al., 1993) ou, ainda, a utilização do corante na temperatura de 37 °C e redução do tempo de coloração das lâminas de 90 para 30 minutos (Didier et al., 1995).

Em 1997, Moura et al. descreveram uma nova técnica de coloração fundamentada na combinação da tradicional coloração de Gram para bactérias com a do ácido tricromático. Denominada de Gram-cromótropo, essa metodologia pressupõe que os esporos dos microsporídeos possuem afinidades distintas pelos corantes em questão, sendo que os esporos se coram em uma tonalidade de cor vinho, sendo visível a faixa *belt-like* característica, envolvendo-os longitudinal ou transversalmente e à presença de grânulos Gram-positivos (Figura 82.2). Posteriormente, uma versão a quente dessa metodologia foi publicada, permitindo a execução da técnica em 10 minutos. Recomenda-se que amostras fecais sejam concentradas por centrifugação no mínimo a 500 × g (10 minutos), previamente à coloração, bem como o tratamento das fezes com KOH 10% quando há presença excessiva de muco.

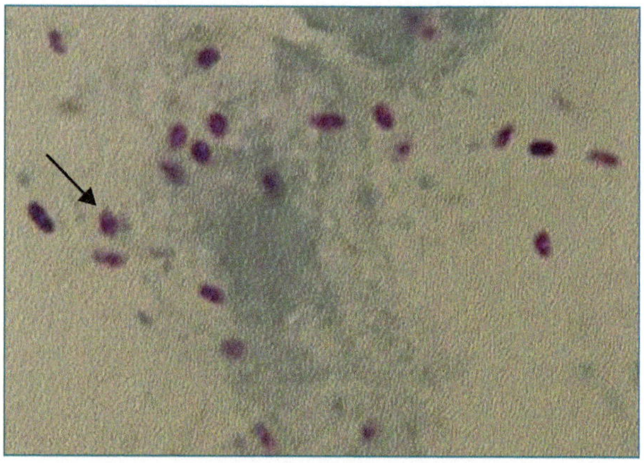

FIGURA 82.2 Aspecto dos esporos de microsporídeos (seta) em esfregaço corado pelo método de Gram-cromótropo (aumento 1.200×). Organismo indicado pela seta: visualização da faixa *belt-like* característica dos esporos de microsporídeos.

Corantes fluorescentes como Calcofluor White 2M (Merck, Damstadt, Germany) e Uvitex 2B (Polysciences Inc., Warrington, PA) podem ser empregados para triagem dos casos de microsporidiose, mas não são específicos; dependendo do corante utilizado, bem como o comprimento de onda, as paredes dos esporos de microsporídeos fluorescem. Por exemplo, com Calcofluor White 2M e um comprimento de onda de 395 a 415 nm (luz de observação: 455 nm), os esporos aparecem como halos ovais branco-azulados ou turquesa. É importante lembrar que pequenos fungos e algum material de artefato presente nas fezes também podem fluorescer.

Anticorpos policlonais e monoclonais que reconhecem antígenos específicos de gênero e/ou espécies de diferentes microsporídeos também foram desenvolvidos. Entretanto, uma dificuldade é a existência de reações cruzadas entre as espécies de *Encephalitozoon* e *E. bieneusi*, indicando a presença de antígenos comuns (Isquierdo et al., 2017).

Durante os últimos 20 anos, métodos moleculares baseados em PCR para amplificação de alvos moleculares dos microsporídeos foram desenvolvidos e são cada vez mais aplicados visando melhorar a sensibilidade e especificidade do diagnóstico (Fayer e Santín, 2014), além de outras vantagens como rapidez e maior facilidade de interpretação, comparados à microscopia e, possibilidade de confirmação da espécie. Atualmente, há métodos moleculares disponíveis para identificação e caracterização de *E. bieneusi*, *E. intestinalis*, *E. hellem* e *E. cuniculi*, seguido de sequenciamento fundamentado principalmente na análise de sequências nucleotídicas de ITS ribossômicos

Um estudo revelou que o limite de detecção de esporos de *Encephalitozoon* spp. situa-se entre 10^4 e 10^6 esporos/mL quando empregada a microscopia de campo claro e, cerca de 10^2 esporos/mL para a técnica de PCR (Rinder et al., 1998).

Nos casos de infecção disseminada ou suspeita clínica de acometimento renal, recomenda-se que a urina (fresca ou preservada) seja submetida para análise. Outros fluidos corporais como bile, escarro, lavado broncoalveolar, secreção nasal ou líquido cefalorraquidiano, esfregaços conjuntivais ou da córnea podem ser analisados. Enquanto a coleta de amostras frescas é indicada no caso da realização de métodos moleculares, o Ministério da Saúde recomenda que a fixação das amostras fecais seja feita em formalina tamponada a 10%. Para a realização de microscopia eletrônica, o glutaraldeído é o fixador preferido. Em cortes histológicos ou raspado de córnea, os corantes hematoxilina-eosina, Giemsa ou a técnica de Gram (Brown-Hopp ou Brown-Breen) podem ser empregados para evidenciar os esporos.

É importante ressaltar que a precisa identificação da espécie envolvida é essencial para determinar o tratamento mais efetivo e avaliar o risco de disseminação.

TRATAMENTO

Estudos demonstraram que a reconstituição imune pode resultar em resposta clínica em pacientes com disfunção imunitária.

Albendazol é o fármaco de escolha para tratar gastroenterite causada por *E. intestinalis* e para o tratamento da infecção disseminada (*E. hellem*, *E. cuniculi*, *E. intestinalis*, *Pleistophora* sp., *Trachipleistophora* sp., *A. vesicularum*).

Esse fármaco é um benzimidazol que inibe a polimerização da tubulina e se mostrou eficaz para pacientes imunossuprimidos com < 50 células CD_4/mL de sangue, diarreia crônica e infecção disseminada com *E. intestinalis*. O esquema terapêutico (400 mg 2 vezes ao dia, durante 4 semanas) promoveu a rápida resolução clínica e a eliminação transitória dos esporos nas fezes e urina. Assim, é bem estabelecido que em pacientes com Aids e baixas contagens de células CD_4, a reconstituição imune com terapia antirretroviral ativa deve ser considerada concomitantemente à administração de albendazol e deve ser mantida até que a contagem de células CD_4 seja maior ou igual a 200 células/μL.

O albendazol se liga às proteínas, sendo distribuído para o sangue, bile e líquido cefalorraquidiano; níveis séricos máximos são alcançados 2 horas após administração, com uma dose de 0,20 a 0,94 μg/mL. A absorção desse fármaco é aumentada se ingerido conjuntamente com alimentos gordurosos. Após a ingestão, o metabolismo hepático converte o albendazol em sulfonídeo de albendazol, que é detectável na circulação sistêmica (Weiss, 2015). O albendazol apresenta a vantagem de não ser carcinogênico ou mutagênico, embora em ratos e coelhos que receberam doses de 30 mg/kg, esse fármaco mostrou atividades embriotóxicas e teratogênica; consequentemente, seu uso não é recomendável para gestantes.

Além de sua comprovada eficácia clínica para tratamento das microsporidioses causadas por espécies de *Encephalitozoon*, o albendazol tem sido empregado com sucesso em pacientes com miosite devido à infecção por *T. hominis* e *A. vesicularum*, tendo a dose de 400 mg, 2 vezes ao dia, resultado em significativa melhora clínica.

Fumagilina é o fármaco de escolha para tratamento da gastroenterite ocasionada por *E. bieneusi*, mas apresenta a desvantagem de induzir trombocitopenia como significativo efeito adverso (Weiss, 2013). Demonstrou-se que a fumagilina exibe atividades *in vitro e in vivo* contra *E. cuniculi*, *E. hellem*, *E. intestinalis*, *E. bieneusi* e *V. corneae* (Weiss, 2015). A fumagilina é um antibiótico produzido pelo fungo *Aspergillus fumigatus*.

Em ensaio clínico randomizado, a fumagilina foi eficaz para o tratamento de infecções humanas ocasionadas por *E. bieneusi*, na dose de 60 mg/dia (20 mg, 3 vezes ao dia), durante 2 semanas, sendo o principal fator limitante a trombocitopenia que se iniciou após a primeira semana de tratamento. Ao interromper o tratamento, a trombocitopenia foi reversível dentro de 2 semanas. Assim, hemogramas devem ser solicitados durante sua administração ao paciente e, caso a contagem de plaquetas atingir níveis abaixo de 75.000/mm³ de sangue, o tratamento deve ser interrompido.

Nos casos de infecção causada por *E. bieneusi* em pacientes transplantados, a fumagilina via oral, na dose de 20 mg/kg, 3 a 4 vezes ao dia, durante 7 a 10 dias, é recomendável, tendo sido associada à resolução da diarreia. Recaídas podem ocorrer na descontinuidade do tratamento medicamentoso.

O tratamento de escolha para microsporidiose ocular (*E. hellem*, *E. cuniculi* e *V. corneae*) consiste na administração de albendazol via oral e concomitantemente a aplicação tópica de fumagilina (Fumidil B®) (colírio de 3 mg/mL; 2 gotas a cada 2 horas, durante 4 dias; então, 2 gotas, 4 vezes ao dia) (Chander, 2018). Deve-se ressaltar que infecções causadas por *V. corneae*, em geral, não respondem bem à terapia medicamentosa, sendo necessária a ceratoplastia.

Fluoroquinolonas tópicas (ciprofloxacina 0,3%; moxifloxacina 0,5%; levofloxacina 0,5% e norfloxacina 0,3%) têm sido usadas em casos de infecção por *V. corneae*, em esquema monoterapêutico ou em combinação com fumagilina tópica e/ou albendazol sistêmico (Weiss, 2015). Leroy et al. (2018)

relataram o caso de um turista francês que havia se banhado em piscinas de hotel em Nova Deli, Índia, e posteriormente constatada a infecção por *V. corneae*, o tratamento com colírio contendo norfloxacina 0,3% foi empregado e ocorreu desbridamento da córnea. Corticosteroides não devem ser utilizados no tratamento da microsporidiose ocular, pois não são efetivos e podem contribuir para piora do quadro clínico (Leroy et al., 2018).

BIBLIOGRAFIA SUGERIDA

Aldeyarbi HM, Karanis P. The fine structure osf sexual stage development and sporogony of Cryptosporidium parvum in cell-free culture. Parasitology, 2016;143, 749-761.

Baldursson S, Karanis P. Waterborne transmission of protozoan parasites: review of worldwide outbreaks – an update 2004-2010. Wat. Res., 2011;45,6603-6614.

Bautista M, Bonatti TR, Fiuza VRS, Terashima A et al. Occurrence and molecular characterization of Giardia duodenalis cysts and Cryptosporidium oocysts in raw water samples form the Rímac River, Peru. Environ. Sci. Poll. Res., 2018;25:11454-11467.

Bojko J, Clark F, Bass D, Dunn MA et al. Parahepatospora carcini n. gen., n. sp., a parasite of invasive Carcinus maenas with intermediate features of sporogony between the Enterocytozoon clade and other microsporidia. J Inv Pat, 2017;143, 124-134.

Branco N. Caracterização molecular de Cryptosporidium spp. e Giardia duodenalis nos mananciais utilizados para o abastecimento urbano de Campinas, São Paulo, Brasil e comparação de dois métodos de filtração para detecção desses protozoários. Tese de Doutorado, julho, 2018. Instituto de Biologia, Universidade Estadual de Campinas, SP.

Canning EU, Hollister WS. Microsporidian infection due to Enterocytozoon bieneusi: relationship with immunosuppression and HIV. Transact R Soc Trop Med Hyg, 1988; 82, 661.

Certad G, Viscogliosi E, Chabe M, Cacciò SM. Pathogenic mechanisms of Cryptosporidium and Giardia. Trends Parasitol. 2017;33,561-576.

Chander J. Textbook of Medical Mycology. Section V. Opportunistic mycoses. Microsporidiosis. 4th Ed. The Health Sciences Publishers. Jaypee Brothers Medical Publishers. 2018. Pp.494-505.

Didier ES, Orenstein JM, Aldras A, Bertucci D et al. Comparison of three staining methods for detecting microsporidia in fluids. J Clin Microbiol, 1995; 33,3138-3145.

Didier ES, Weiss LM. Microsporidiosis: not just in AIDS patients. Curr Opin Infect Dis, 2011;24, 490-495.

Efstratiou A, Ongerth J, Karanis P. Waterborne transmission of protozoan parasites: review of worldwide outbreaks – an update 2011-2016. Wat. Res., 2017;114,14-22.

Fayer R, Santín-Duran M. Epidemiology of Microsporidia in Human Infections. In: Microsporidia; Pathogens of Opportunity. First Edition. Ed. By Louis M. Weiss and James J. Becnel. 2014. John Wiley and Sons.

Feng Y, Li N.Microsporidia. In:JB Rose and B. Jiménez-Cisneros (eds) Global Water Pathogen Project. http://www.waterpathogens.org (R. Fayer and W. Jakubowski (eds). UNESCO, 2017.

Feng Y, Ryan UM, Xiao L. Genetic diversity and population structure of Cryptosporidium. Trends Parasitol. 2018;34, 997-1011.

Gálvan AL, Sanchez AM, Valentim MA, Henriques-Gil N et al. First cases of microsporidiosis in transplant recipients in Spain and review of the literature. J Clin Microbiol, 2011;49,1301-1306.

Ghosh K, Schwartz D, Weiss LM. Laboratory Diagnosis of Microsporidia. In: Microsporidia Pathogens of Opportunity, pp. 421-456, John Wiley and Sons, Inc.

Hijjawi N, Zahedi A, Kazaleh M, Ryan U. Prevalence of Cryptosporidium species and subtypes in pediatric oncology and non-oncology patients with diarrhoea in Jordan. Infect. Genet. Evol., 2017;55,127-130.

Karanis P, Kourenti C, Smith H. Waterbone transmission of protozoan parasites: a worldwide review of outbreaks and lessons learnt. J. Wat. Health, 2007;5,1-38.

Khalil, Mirdha BR, Paul J, Panda A, Singh Y. Disseminated cryptosporidiosis: Case report and literature review. World J Clin Infect Dis, 2017;7:32-37.

Koh W, Clode PL, Monis P, Thompson RC. Multiplication of the waterborne pathogen Cryptosporidium parvum in an aquatic biofilm, system. Parasites & Vectors, 2013;6, 270-281.

Kotloff KL, Nataro JP, Blackwelder WC, Nasrin D et al. Burden and aetiology of diarrhoeal disease in infants and young chikdren in developing countries (the Global enteric Multicenter Study, GEMS): a prospective, case-control study. The Lancet, 213;382, 209-222.

Lemieux MW, Sonzogni-Desautels K, Ndao M. Lessons learned from protective immune responses to optimize vaccines against cryptosporidiosis. Pathogens, 2018;7,2-22.

Lowder O, Macmahon J, Meisler D et al. Microsporidial keratoconjunctivitis caused by Septata intestinalis in a patient with acquired immunodeficiency syndrome. Am J Ophthalmol, 1996; 121, 715-717.

Manore AJW, Harper SL, Aguilar B, Weese JS, Shapiro k. Comparison of freeze-thaw cycles for nucleic acid extraction and molecular detection of Cryptosporidium parvum and Toxoplasma gondii oocysts in environmental matrices. J. Microbiol. Meth., 2019;156, 1-4.

Mmbaga BT; Houpt ER. Cryptosporidium and Giardia infections in children: a review. Ped. Clin. North America, 2017;64, 837-850.

PainterJE, Hlavsa MC, Collier SA, Xiao L et al. Cryptosporidiosis surveillance – United States, 201102012. MMWR Suppl., 2015;64, 1-14.

Peralta RHS et al. Genetic diversity of Cryptosporidium identified in clinical samples from cities in Brazil and Argentina. Mem. Inst. Oswaldo Cruz, 2016;111,30-36.

Pirestani M, Sadraei J, Forouzandel M. Molecular characterization and genotyping of human related microsporidia in free-ranging and captive pigeons of Tehran, Iran Infect Genet Evol, 2013;20, 495-499.

Rigo CR; Franco RMB. Comparação entre os métodos de Ziehl-Neelsen modificado e Acid-Fast-Trichrome para a pesquisa fecal de Cryptosporidium parvum e Isospora belli. Rev. Soc.Bras. Med. Trop.,2002;35:209-214.

Rosado-Garcia FM, Guerrero-Florez M, Karanis G, Hinojosa MDC, Karanis P. Water-borne protozoa parasites: The Latin American Perspective. Int. J. Hyg. Environ. Health, 2017;220,783-798.

Ryan U, Paparini A, Monis P, Hijjawi N. It's official – Cryptosporidium is a gregarine: What are the implications for the water industry? Wat. Res., 2016;105,305-313.

Stentiford GD, Becnel JJ, Weiss LM et al. Microsporidia – emergent pathogens in the global food chain. Trends Parasitol, 2016; 32, 336-348.

Sulżyc-Bielicka V, Kołodziejczyk L, Jaczewska S, Bielicki D, Safranow K, Bielicki P, et al. Colorectal cancer and Cryptosporidium spp. infection. PLoS ONE, 2018;13, e0195834.

Sutrave G, Maundrill A, Keighley C, Jennings Z et al. Anncaliia algerae microsporidial myositis, New South Wales, Australia. Emerg Infect Dis, 2018;24, 1528-1531.

Tan J, Lee P, Lai Y, Hishamuddin P et al. Microsporidial keratoconjunctivitis after rugby tournament, Singapure. Emerg Infect Dis, 2013;19, 1484-1486.

Vohra P, Sharma M, Chaudhary U. A compreensive review of diagnostic tecnhiques for detection of Cryptosporidium parvum in stool sample. IOSR J. Pharmacy,2012;2,15-26.

Wang R, Li J, Chen Y, Zhang L, Xiao L. Widespread occurrence of Cryptosporidium infections in patients with HIV/AIDS: Epidemiology, clinical feature, diagnosis, and therapy. Acta Tropica, 2018;187, 257-263.

Weber R, Bryan RT. Microsporidial infection in immunodeficient and immunocompetent patients. Clin Infect Dis, 1994; 19, 517-521.

Weiss LM. Microsporidiosis. In: Mandel, Douglas and Bennett's Principles and Practice of Infectious Diseases (Eighth ed.), Elsevier, 2015.

Wilke G, Ravindran S, Funkhouser-Jones L. et al. Monoclonal antibodies to intracellular stages of Cryptosporidium parvum define life cycle progression in vitro. mSphere, 2018;3,e00124-18.

Xiao L; Feng Y. Molecular epidemiologic tools for waterborne pathogens Cryptosporidium spp. and Giardia duodenalis. Food Wat. Parasitol., 2017;8-9,14-32.

83

Doença de Chagas – tripanossomíase americana

Marcelo Simão Ferreira
Edison Reis Lopes (in memoriam)
Arnaldo Moreira da Silva
Zilton de Araujo Andrade
João Carlos Pinto Dias
Alejandro Luquetti Ostermayer

CONCEITO

A Doença de Chagas (DC), ou tripanossomíase americana, é uma antropozoonose causada por um protozoário flagelado, o *Trypanosoma cruzi*. A enfermidade encontra-se amplamente distribuída em todo o continente americano, desde o sul dos Estados Unidos até o sul da Argentina. Dados recentes da Organização Mundial da Saúde (OMS) mostram que no continente americano existem cerca de 6 milhões de pessoas portadoras desse parasita e que cerca de 40 milhões encontram-se expostas ao risco de adquiri-lo. No Brasil, segundo dados do Ministério da Saúde, calcula-se em cerca de 1,2 milhões o número de infectados, a maioria vivendo nas cidades, em consequência do fluxo de indivíduos de baixa condição socioeconômica das áreas rurais para os centros urbanos. A intensa campanha de combate ao inseto transmissor, desencadeada pelos serviços de saúde do país, interrompeu a transmissão vetorial em extensas regiões de vários estados da Federação, assim como também a extensa cobertura de sorologia pré-transfusional praticamente aboliu a transmissão do parasito em bancos de sangue brasileiros. Todavia, a doença permanece sendo transmitida por métodos alternativos (congênita, transplantes, oral etc.). Essa parasitose continua um dos mais graves problemas de saúde pública em todo o continente americano, em virtude de sua alta prevalência e expressiva morbidade e mortalidade.

HISTÓRICO

Em 1908, o médico e pesquisador Carlos Ribeiro Justiniano realizava estudos sobre a malária em Lassance, Minas Gerais, quando descobriu, no intestino de insetos hemípteros, numerosos flagelados com características morfológicas de um tripanossomatídeo. No início, Justiniano formulou a hipótese de ser o protozoário um estágio evolutivo de algum hemoflagelado do próprio inseto ou de algum vertebrado. Quando submeteu macacos ao contato com os insetos infectados, o pesquisador observou a presença de tripanossomas no sangue periférico de um desses mamíferos e passou a denominar esse parasito de *Trypanosoma (Schizotrypanum) cruzi* (*T. cruzi*), espécie cujo nome foi dedicado ao mestre e amigo Oswaldo Cruz.

Posteriormente, Carlos Chagas encontrou o mesmo parasito no sangue de uma criança com febre, anemia, linfadenopatia e hepatoesplenomegalia, e demonstrou ser ele a causa de uma doença endêmica muito comum no interior do Brasil. Em abril de 1909, aos 29 anos, Chagas comunicou em nota prévia, na *Revista Brasil-Médico*, essa nova entidade mórbida do homem. É o único caso da história da medicina em que o agente etiológico de uma doença, seu transmissor e as manifestações clínicas foram descritos pelo mesmo investigador. Renomados cientistas contribuíram posteriormente para a elucidação de vários aspectos dessa infecção e alguns deles merecem citação: Cezar Guerreiro e Astrogildo Machado no diagnóstico sorológico; Gaspar Viana na patologia; Arthur Neiva no estudo dos transmissores; Emmanuel Dias, Laranja e Nóbrega no estudo das manifestações clínicas; Köberle e Rezende descrevendo a forma digestiva, entre outros.

ETIOLOGIA

ASPECTOS MORFOLÓGICOS DO PARASITO

O *T. cruzi* (Chagas, 1909) é um protozoário flagelado pertencente à classe Mastigophora, ordem Kinetoplatida e à família Trypanosomatidae. Apresenta um flagelo e uma organela autorreplicável que contém DNA – o cinetoplasto –, uma estrutura que tem continuidade com o sistema mitocondrial da célula parasitária. No sangue circulante do hospedeiro vertebrado, apresenta-se sob a forma de tripomastigotas, com cinetoplasto terminal ou subterminal, um núcleo central e um flagelo, que emerge da porção posterior, percorre o corpo da célula e termina com uma extremidade livre na porção anterior. O *T. cruzi* se enquadra no subgênero Schizotrypanum (pelo seu volumoso cinetoplasto), a este também pertencem outras espécies como *rangeli, dionisii, minasense, vespertilionis* e *conorhini*. Seu tamanho é de 15 a 20 μ (Figura 83.1). Morfologicamente, de modo geral, dois tipos de parasitos podem ser caracterizados no sangue periférico dos hospedeiros vertebrados:

- **Formas largas:** apresentam núcleo ovalado, flagelo longo na sua porção livre e cinetoplasto subterminal.
- **Formas delgadas:** apresentam núcleo alongado, cinetoplasto subterminal e flagelo livre longo.

Vários estudos, a maioria experimentais, mostraram que as formas delgadas tendem a predominar em toda a evolução da infecção, embora em outras populações elas predominem no início e na fase de ascensão da parasitemia, sendo progressivamente substituídas pelas formas largas. O tempo de permanência das formas delgadas no sangue, em modelos experimentais, é bastante curto, ao contrário das largas, que circulam durante vários dias de evolução do experimento.

Há evidências de que apenas as formas largas se desenvolvem no inseto vetor e que as delgadas teriam a função de cumprir o ciclo celular, transformando-se em amastigotas quando no interior das células. Estas aparecem como corpúsculos ovalados, desprovidos de flagelos e medem aproximadamente de 3 a 6 μ de diâmetro (Figura 83.2).

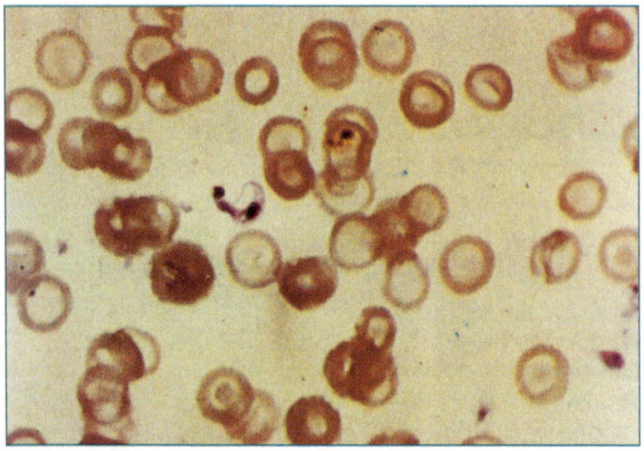

FIGURA 83.1 Formas tripomastigotas em sangue periférico (1.000× – imersão).
Fonte: Acervo da autoria.

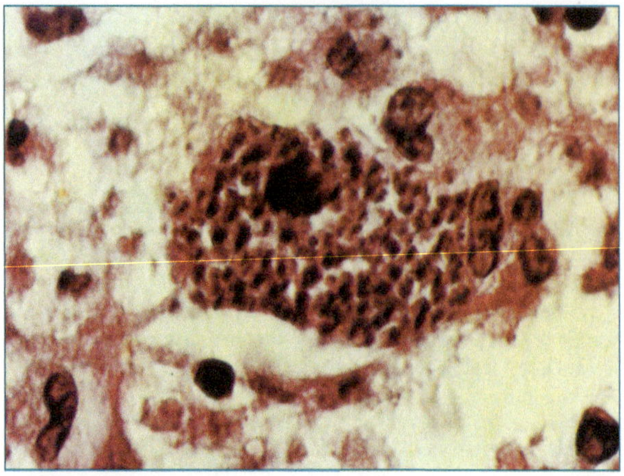

FIGURA 83.2 Ninho de amastigotas em encéfalo de paciente chagásico HIV positivo (1.000× – imersão).
Fonte: Acervo da autoria.

Análises de isoenzimas têm sido utilizadas para classificar diferentes cepas do *T. cruzi* em diversos grupos ou zimodemas. Outras técnicas, tais como análise da variação da densidade do DNA do cinetoplasto (KDNA) e comparação dos fragmentos de minicírculos gerados a partir da digestão do KDNA por enzimas (endonucleases) de restrição, permitem classificar subpopulações desse protozoário ou esquizodemas.

Diversos autores têm demonstrado variações na morfologia e no grau de parasitemia durante o curso da infecção por diferentes populações (cepas) de *T. cruzi* em animais de experimentação; a cepa Y, por exemplo, dá origens a parasitemias muitas intensas e fatais e apresenta acentuado tropismo para macrófagos do baço, fígado e medula óssea; já a cepa CL é eminentemente miotrópica e produz infecções mais benignas, com predominância de formas largas no sangue periférico. Há evidências comprovadas da influência dessas cepas na resposta terapêutica aos quimioterápicos ativos sobre o *T. cruzi*.

O parasita é facilmente cultivável em diversos meios monofásicos líquidos, como o LIT (*liver infusion – Tryptose*), em meios bifásicos e em meios celulares bem definidos; nas culturas acelulares etc. Nesses cultivos, multiplicam-se como epimastigotas e podem se diferenciar, até certo ponto, em tripomastigotas, à semelhança do que ocorre no inseto vetor. Em algumas populações, pode-se observar a transformação dos tripomastigotas sanguíneos, após serem inoculados em meios líquidos ou bifásicos, em amastigotas, em primeira instância, os quais, posteriormente, originariam epi e tripomastigotas. Em culturas de tecidos (com células Hela, Vero, células da pele, de músculo esquelético etc.), observam-se amastigotas replicando no citoplasma das células; esse modelo experimental tem permitido o estudo detalhado das formas intracelulares do parasita, sua interação com o tipo celular utilizado, seu metabolismo e o efeito de drogas tripanossomicidas sobre os protozoários intracelulares.

CICLO EVOLUTIVO DO *T. CRUZI*

NO HOSPEDEIRO VERTEBRADO

As formas tripomastigotas circulam no sangue dos vertebrados e podem infectar diversos tipos celulares, tais como macrófagos, fibras musculares esqueléticas, fibrocélulas cardíacas e células da glia. Apesar de alguns achados controversos, a maioria dos parasitologistas aceita o conceito de que o *T. cruzi* penetra nos macrófagos pelo mecanismo da fagocitose. Após a interiorização, ficam envolvidos por uma membrana que delimita o vacúolo fagocitário, mas rapidamente a lisam e escapam para o citoplasma, onde se replicarão. Esse mecanismo é conhecido como fenômeno de "escape", e pode ser observado também em culturas de células Hela, 3T3 etc. com atividade não ligada à fagocitose. Como parasitos intracelulares, os flagelados transformam-se em amastigotas ovalados, que se multiplicam a cada 12 horas por divisão binária, tornando-se tripomastigotas novamente, por ocasião da ruptura celular e liberação desses micro-organismos no sangue. O tempo decorrido desde a penetração na célula até a sua ruptura é de cerca de 3 a 6 dias, de acordo com o tamanho da célula e a cepa do parasito. O curso da infecção no homem segue, em geral, um padrão típico: no início, a reprodução do *T. cruzi*, nos tecidos, é exponencial e a parasitemia aumenta gradualmente, facilitando a visualização do protozoário no sangue periférico; com a ativação da resposta imune do hospedeiro, ocorre supressão progressiva da parasitemia, que se torna subpatente quando se instala a fase crônica da enfermidade. Em estados de imunodepressão do hospedeiro, essa parasitemia crônica pode ser significativamente exacerbada.

NO HOSPEDEIRO INVERTEBRADO

Os tripomastigotas circulantes são infectantes para os triatomíneos vetores da doença. Esses insetos sugam o sangue diretamente dos capilares, aspirando os parasitos para o interior do seu tubo digestivo. No estômago do artrópode, o *T. cruzi* evolui, inicialmente, para uma forma arredondada com flagelo circundando o corpo, denominada esferomastigota; esta, posteriormente, se transformaria em epimastigota, forma flagelada que mede cerca de 20 μ de comprimento, com o cinetoplasto anterior próximo ao núcleo. Os epimastigotas, dotados de grande mobilidade, multiplicam-se no intestino médio do inseto, por divisão binária. Parte deles migra mais tarde para o intestino posterior, aí se diferenciando em tripomastigotas metacíclicos, as formas infectantes para os hospedeiros vertebrados.

O homem é infectado na contaminação da pele ou mucosa, pelas fezes e urina dos insetos, eliminadas durante ou logo após o repasto sanguíneo. Os tripomastigotas metacíclicos contidos nessas dejeções penetram por pequenas soluções de continuidade do tegumento cutâneo ou pelas mucosas íntegras, infectando posteriormente os macrófagos teciduais locais. Similar dinâmica é observada ao longo da mucosa do trato digestivo, nos casos de contaminação oral da parasitose. Os triatomíneos permanecem infectantes para o homem por toda sua vida e em todos os estádios evolutivos (com exceção dos ovos) (Figura 83.3).

EPIDEMIOLOGIA

Distinguem-se basicamente duas formas de circulação do *T. cruzi* na natureza, entendidas como os ciclos "silvestre" e "doméstico" do parasito. Ambos correspondem a uma ampla distribuição no continente americano, desde o sul dos Estados

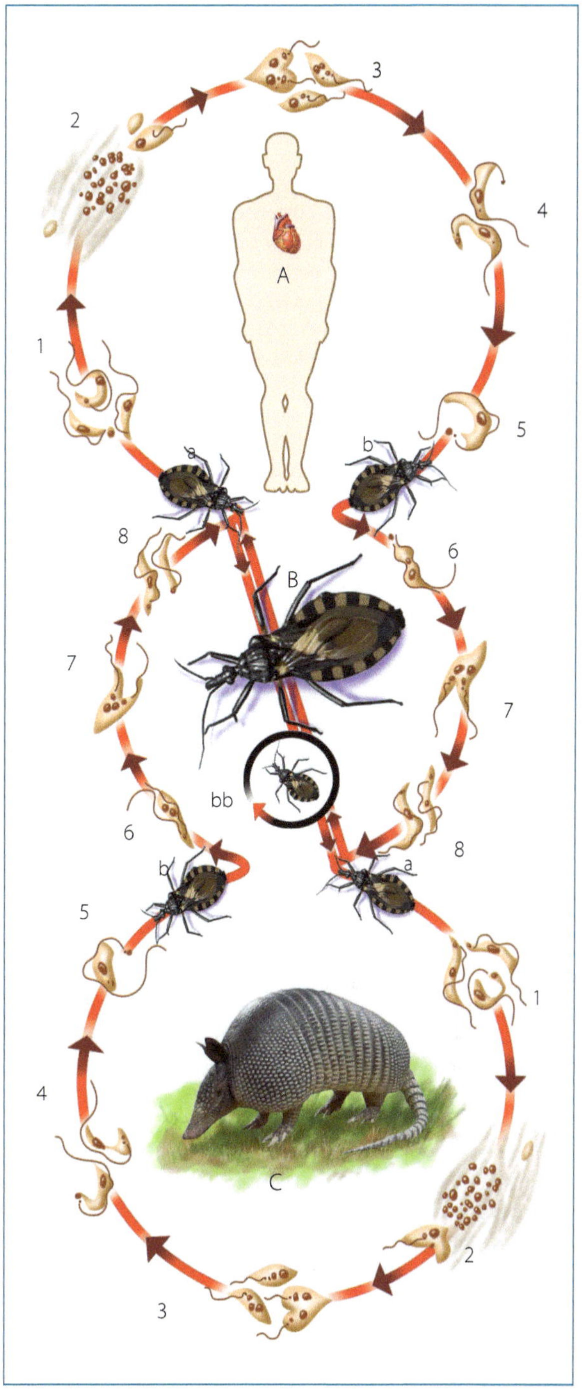

FIGURA 83.3 Ciclo evolutivo do *T. cruzi*. (A) Ciclo evolutivo no homem: 1. tripomastigotas metacíclicos chegam ao homem pelas fezes do hemíptero; 2. multiplicação intracelular do *T. cruzi* no estágio de amastigota; 3. 4. e 5. formas em tripomastigotas no sangue periférico. (B) Ciclo evolutivo do *T. cruzi* no intestino dos hemípteros: 6. tripanossomas recentemente adquiridos durante o hematofagismo dos insetos; 7. evolução para o estágio de epimastigota no intestino do inseto, onde se multiplicam ativamente; 8. tripomastigotas metacíclicos procedentes das fezes dos hemípteros. (C) Ciclo evolutivo do *T. cruzi* no reservatório silvestre da doença (tatus): quadro idêntico ao ciclo do homem. *Fonte:* Adaptada de Piekarski, Tablas de Parasitologia Médica, 1961.

Unidos até a Patagônia, aproximadamente ao nível do paralelo 49° S. O ciclo silvestre é ancestral, resultante da movimentação do *T. cruzi* entre reservatórios e vetores em um sem-número de ecótopos naturais que variam desde os desertos da Califórnia e os palmeirais da América Central e Caribe, até outros sistemas como as matas Amazônica e Atlântica, a caatinga nordestina, os cerrados do Brasil Central, os pedregais do Chile e do Uruguai, a Pampa úmida, o Chaco, o Pantanal e a pré-cordilheira andina. Nesses ambientes, o parasito se abriga (sem aparentemente molestar) em uma enorme variedade de mamíferos de pequeno e médio portes e em muitas espécies de triatomíneos silvestres, interação esta geralmente estável quando o ambiente é preservado. É também comum a transmissão do *T. cruzi* por via oral neste ciclo, desde que muitos daqueles reservatórios são carnívoros e insetívoros, contaminando-se por meio da ingestão de outros mamíferos e de triatomíneos infectados ou de suas dejeções. Os principais reservatórios silvestres são os marsupiais (especialmente os gambás), os roedores (uma enorme série de ratos silvestres), animais desdentados (especialmente tatus e tamanduás), pequenos carnívoros (gatos e cachorros-do-mato), lagomorfos (coelhos em geral), vários tipos de macacos e morcegos etc. São particularmente importantes os mamíferos "sinantrópicos", ou seja, aqueles capazes de aproximar-se do homem (gambás e vários ratos), por sua possibilidade de introduzir a infecção no âmbito doméstico. Esses reservatórios são geralmente portadores de elevada parasitemia pelo *T. cruzi*, podendo encontrar-se entre 30 e 40% de marsupiais infectados até cifras próximas a 1 ou 2% de infecção (ratos, carnívoros etc.). Geralmente vivem e se abrigam em locais também habitados por triatomíneos silvestres, como em locas, pedregais, palmeiras, anfractuosidades arbóreas, ninhos de pássaros etc. No ciclo silvestre, parece ser rara a transmissão congênita do parasito. Por seu turno, a fauna triatomínea silvestre comporta a grande maioria das espécies conhecidas (são pelo menos 96% das espécies descritas), das quais a enorme maioria está associada com as aves, animais estes refratários ao parasito. A grande importância das aves é justamente a de servir de fonte alimentar aos triatomíneos sem nunca serem contaminadas pelo *T. cruzi*, como, aliás, também o fazem animais pecilotérmicos como os anfíbios (rãs, sapos e pererecas) e os répteis (vários tipos de lagartos). Por meio de provas de precipitina, é possível rastrear a fonte alimentar dos "barbeiros", sabendo-se que estes apresentam algumas preferências alimentares – as aves, por exemplo – ou algumas espécies vinculadas aos tatus (*Panstrongylus geniculatus*), aos morcegos (*Triatoma sordida* e *Cavernicola pillosa* etc.). No âmbito do parasito, tudo indica que cepas isoladas de animais silvestres apresentem um perfil de rastreamento bioquímico muito particular, denominado padrão ZI. Já os tripanossomas isolados de homem ou mamíferos domésticos pertencem ao perfil "Z2", existindo padrões intermediários e mesmo mistos entre as duas populações de *T. cruzi*.

O ciclo doméstico do parasito é muito mais recente em sua evolução, produto da inserção do homem no ambiente silvestre, especialmente depois da descoberta da América por Colombo. Antes disso, todavia, focos esparsos da Doença de Chagas humana (DCH) certamente ocorreram entre algumas populações primitivas da América do Sul, que criavam pequenos roedores silvestres (preás, cobaias) com fins alimentares, e que também conheciam o inseto vetor, fatos depreendidos da cultura incaica e pré-incaica, assim como do encontro de múmias no deserto de Atacama (norte do Chile), albergando formas de *T. cruzi*. Com a invasão europeia, seguem-se séculos de efervescência social, com mobilização de populações e sua concentração ao longo de rios e vales, e uma nova relação de trabalho e agregação. Propicia-se uma progressiva devastação fauno-florística que movimenta vetores e reservatórios do parasito, em paralelo com relações sociais e de produção que geram populações pobres abrigadas em habitações extremamente rústicas, muito propícias à colonização pelos triatomíneos. De fato, toda a dispersão da DCH segue o binômio "triatomíneo domiciliado" e "habitação de má qualidade", com seu pico de endemicidade na primeira metade do século XX (Figura 83.4). É peculiar, portanto, a figura da DCH superposta às áreas de domiciliação triatomínea em toda a América, coincidentemente privilegiando bolsões de pobreza e de precárias habitações, sobretudo no âmbito rural. Assim, a DCH emerge de uma interação espúria do homem com o espaço silvestre, detectando-se nesta relação fatores bioecológicos e sociais igualmente importantes.

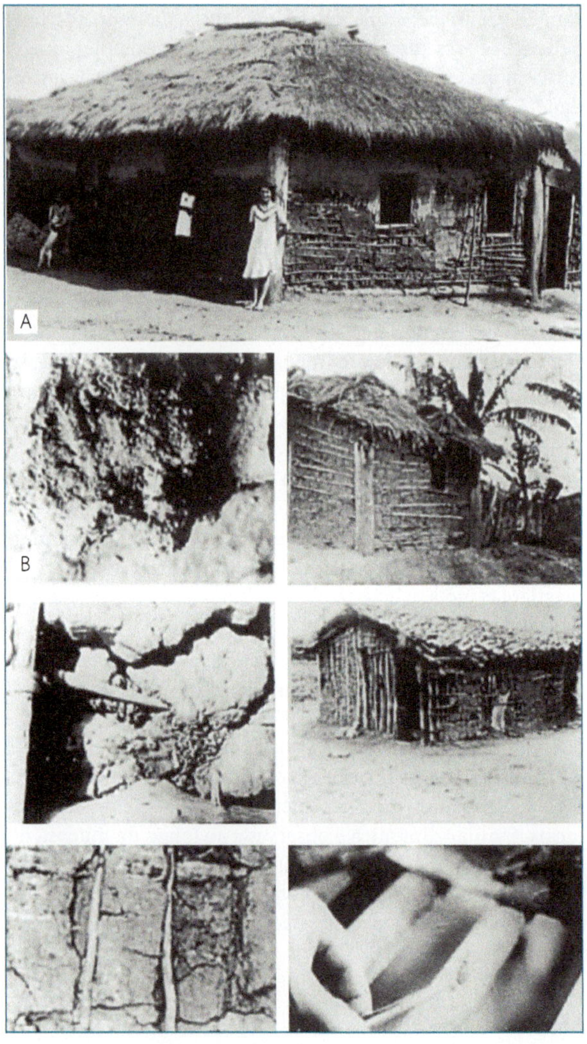

FIGURA 83.4 (A) Ranchos típicos em áreas chagásicas do Brasil, com detalhes de paredes, presença e captura de triatomíneos; (B) habitação rústica onde o triatomíneo se domicilia.
Fonte: Acervo da autoria.

Em particular, o fenômeno da domiciliação dos triatomíneos terá capital importância na emergência e dispersão da DCH, acontecendo apenas em algumas poucas espécies (8 a 10) entre as mais de 135 conhecidas. No Brasil encontra-se a maior variedade de espécies domiciliadas de triatomíneos, aqui podendo detectar-se dois tipos principais de relação homem-vetor: em um deles, o mais clássico, o ser humano promove um desbalanceamento ambiental (desmatamentos, aberturas de pastos e culturas extensivas), deslocando triatomíneos silvestres (nativos da área) de seus ecótopos naturais, muitas vezes deixando-os sem abrigo e/ou alimentação. Aqui a domiciliação se dá quase como uma estratégia de sobrevivência para algumas espécies, promovendo ainda uma aproximação de reservatórios infectados da morada humana (onde as colheitas concentrarão grãos e outras possíveis fontes alimentares, como animais domésticos). É o caso da maioria dos triatomíneos envolvidos na transmissão da DCH, como *Panstrongylus megistus, Triatoma brasiliensis, Triatoma pseudomaculata, Triatoma sordida, Triatoma dimidiata* e algumas *Rhodnius prolixus.* No outro tipo de domiciliação, envolve-se, na prática, uma única espécie, o *Triatoma infestans.* Ele não é nativo do Brasil, originando-se na Bolívia e carreado basicamente pela movimentação de populações humanas. Muito antropofílico e prolífico, ambienta-se rapidamente nas casas rústicas latino-americanas e se dispersa em longas distâncias por meio de objetos e pertences de seres humanos. Já no âmbito de casarios e localidades rurais, esses insetos passam ativamente de casa a casa, sempre elegendo aquelas de má qualidade que lhes oferecem abrigo fácil e alimentação abundante. Pode-se dizer que o *T. infestans* foi o maior responsável pela DCH no Brasil (e também em todo o cone sul), chegando a dispersar-se em mais de 720 municípios do país. Também é em sua área de ocorrência que se encontram os maiores índices de morbidade e mortalidade de DCH em todo o cone sul do continente americano.

A Figura 83.5 apresenta a distribuição dos principais triatomíneos domiciliados na América Latina, em coincidência com as áreas de maior incidência da DCH até o princípio dos anos de 1990.

Os vetores da DC são insetos hemípteros, da família Reduviidae e da subfamília Triatominae. Têm porte relativamente grande e são hematófagos estritos, eventualmente realizando canibalismo e coprofagia, com isso podendo (excepcionalmente) o *T. cruzi* transmitir-se vetor a vetor. Com vida relativamente longa (1 a 2 anos), apresentam metamorfose parcial, com um ciclo de cinco estádios ninfais e uma fase adulta, nesta surgindo as asas e a completa diferenciação sexual. Em sua maioria, os triatomíneos são silvestres, têm hábitos noturnos e tendem a voar pouco, sendo a fêmea mais ativa que o macho e com maior capacidade de dispersão e longevidade. Cada fêmea apresenta um período de 3 a 4 meses de oviposição, em uma produção final de 100 a 200 ovos/ano que eclodem, em média, entre 18 e 25 dias após a postura. Vulgarmente apelidados de "barbeiros", "chupões", "fincões", "bicudos", "chupanças", "procotós" etc. em nosso país, são conhecidos ainda como *vinchucas* (Argentina, Uruguai, Paraguai, Chile e Bolívia), *chipos* (Peru, Venezuela, Colômbia), *chinches* (Panamá, América Central e México), *kissing-bugs* (Estados Unidos) etc. De modo sumário, as principais espécies podem ser divididas em cinco

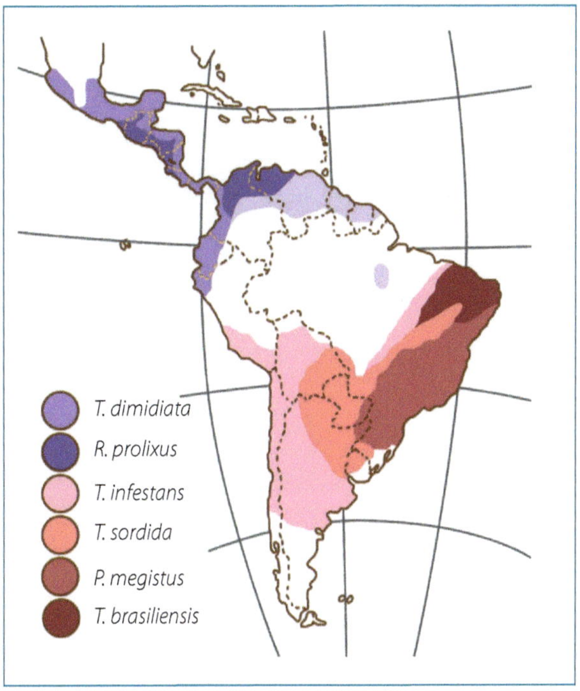

FIGURA 83.5 Distribuição dos principais triatomíneos domiciliados nas Américas.
Fonte: Adaptada de Sherlock, 1979.

grupos, de acordo com as suas características bioecológicas e capacidade de domiciliação, a saber (Figura 83.6):

- **Grupo 1:** espécies com forte adaptação aos ecótopos artificiais, sendo raros ou inexistentes os focos silvestres – *Triatoma infestans, Triatoma rubrofasciata* e *Rhodnius prolixus**.
- **Grupo 2:** espécies em processo de adaptação às vivendas humanas, podendo ser ainda muito encontradas em focos silvestres – *Triatoma dimidiata, T. sordida, T. maculata, T. brasiliensis, T. pseudomaculata, T. barberi, T. longipenis* e *Panstrongylus megistus***.
- **Grupo 3:** espécies predominantemente silvestres, com eventuais incursões em ecótopos artificiais onde raramente se encontram pequenas colônias – *Triatoma rubrovaria, T. protracta, T. tibiamaculata, T. vitticeps, T. matogrossensis, Rhodnius neglectus, R. nasutus, R. pictipes, R. ecuadoriensis, R. robustus* e *R. pallescens.*
- **Grupo 4:** espécies fundamentalmente silvestres. Excepcionalmente, insetos adultos podem ser detectados em vivendas humanas, sem nunca colonizá-las – *Triatoma arthurneivai, T. nitida, T. platensis, Panstrongylus geniculatus****, *P. lutzi, P. diasi.*

* *Rhodnius prolixus* apresenta uma situação muito particular, podendo ser encontrado no ambiente silvestre (especialmente em palmeiras) e, sobretudo no doméstico, do México à Colômbia. No Brasil tem sido de detecção esporádica, em focos silvestres isolados, basicamente na Amazônia.

** *Panstrongyllus megistus* mostra-se muito mais domiciliar ao norte de Minas Gerais e na Bahia, sendo predominantemente peridomiciliar e silvestre ao sul de Minas Gerais e em São Paulo, sendo praticamente silvestre em Santa Catarina Paraná e Rio Grande do Sul.

*** *Panstrongylus geniculatus* vive preferencialmente em tocas de tatus e troncos ocos. Recentemente, foram encontradas algumas pequenas colônias peridomésticas em áreas do Pará.

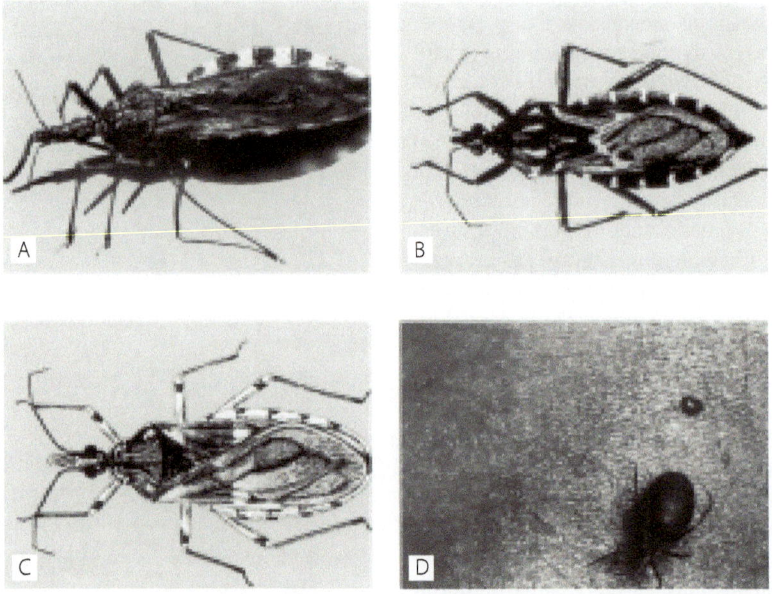

FIGURA 83.6 Triatomíneos de importância. (A) *Triatoma infestans* (adulto); (B) *Panstrongylus megistus* (adulto); (C) *Triatoma sordida* (adulto); (D) *Rhodnius prolixus* – ninfa ingurgitada após repasto sanguíneo, notando-se dejeções escuras atrás do inseto.
Fonte: Foto da Organização Pan-Americana de Saúde/Organização Mundial de Saúde (OPS/OMS).

- **Grupo 5:** espécies exclusivamente silvestres: *Psammolestes* sp., *Cavernicola* sp., *Dipetalogaster maximus*, *Microtriatoma* sp., *Belminus* sp.

De modo geral, todos os triatomíneos podem infectar-se pelo *T. cruzi* em qualquer etapa de sua vida ao sugarem um reservatório infectado. Formas sanguíneas do parasito (tripomastigotas) desenvolvem-se eficientemente nas porções mais altas do tubo digestivo do inseto, formando massas nucleares, esferomastigotas e formas alongadas (epimastigotas). No intestino terminal e nos tubos de Malpighi (sistema excretor), esses epimastigotas podem diferenciar-se novamente em tripomastigotas metacíclicos, que serão as formas infectantes nas dejeções do triatomíneo. Outros flagelados como a *Blastochritidia triatomae* e o *Trypanosoma rangeli* podem infectar os triatomíneos, sendo altamente patogênicos para os mesmos e não patogênicos para o homem.

RESERVATÓRIOS DO *T. CRUZI*

São pequenos mamíferos silvestres, no ciclo silvestre, e o homem e pequenos mamíferos domésticos, no ciclo domiciliar. Cabe relembrar que as aves (principalmente), os anfíbios e os répteis são animais refratários à infecção pelo *T. cruzi*, mas que desempenham relevante papel na história natural da DC por serem importantes fontes alimentares dos triatomíneos. Em geral, os reservatórios silvestres e muitos dos domésticos se infectam com as dejeções contaminadas dos triatomíneos ou pela via oral, pela ingestão de triatomíneos ou de outros mamíferos infectados. Geralmente, a infecção chagásica é mais benigna para os reservatórios silvestres do que para o homem e os principais reservatórios domésticos. A infecção é também muito mais benigna em animais maiores e mais idosos, podendo eliminar-se em mamíferos de grande porte, como bovídeos e equinos. Há uma grande variedade nas taxas de infecção natural dos reservatórios pelo *T. cruzi*. A parasitemia é habitualmente alta em animais jovens e recém-infectados, muitas vezes sendo detectada por exames diretos, a fresco. Na maioria das vezes, entretanto, sua pesquisa é feita por meio de xenodiagnóstico e/ou hemoculturas, conforme Barretto. Em alguns animais, como os gambás, a parasitemia costuma ser alta e constante, alcançando taxas de infecção frequentemente superiores a 30%.*

*

Taxa de infecção natural: número de animais infectados/número de animais examinados × 100.

Ordem	Gênero e espécie
Marsupialia	*Didelphis albiventris*, *D. azareae*, *D. marsupialis* (gambás), *Monodelphis* sp. ("rato-cachorro"), *Marmosa cynerea*, *M. elegans* ("marmosas"), *Philander opossum*.
Edentata	*Dasypus novencintus*, *D. mexicanus*, *Bradypus infuscatus* (tatus), *Tamandua tetradactyla* (tamanduá).
Chiroptera	*Phyllostomus hastatus*, *P. elongatus*, *Carolla perspicilata*, *Desmodus rotundus*, *Eptesicus brasiliensis*, *Glossophaga soricina* (todos morcegos*).
Carnívora	*Cerdocyon thous*, *Dusycon griseus*, *D. vetulus*, *Urocyon cinereoargenteous*, *Nasua* sp., *Eira barbara*, *Felis yaguaroundi* (geralmente gatos e cachorros-do-mato).
Lagomorpha	*Sylvilagus orenoci* (coelhos venezuelanos).
Rodentia	*Sciurus* sp., *Akodon* sp., *Neotoma* sp., *Oryzomis* sp., *Dasyprocta* sp., *Coendou* sp., *Cavia* sp., *Proechimis* sp., *Gallea spikii* (e outros tipos de ratos e roedores).
Primates	*Alouatta* sp., *Ateles* sp., *Callicebos* sp., *Cebus* sp., *Saimiri* sp. (e uma vasta relação de macacos, especialmente de pequeno porte).

*Os morcegos latino-americanos podem ainda albergar outros tripanossomatídeos relativamente semelhantes ao *T. cruzi*, como aqueles dos grupos marinkellii e vespertilionis, que não se transmitem pelos triatomíneos e não são encontrados no ser humano.

No caso dos gambás, um ciclo particular do *T. cruzi* nas glândulas anais foi recentemente encontrado pela pesquisadora brasileira Maria Deane, com interessantes aspectos epidemiológicos, em que o parasito se comporta de maneira semelhante àquela observada no tubo digestivo do vetor.

De modo sumário, as principais ordens de mamíferos portadores do parasito no ciclo silvestre são as seguintes, com as respectivas espécies mais importantes.

Desta lista, os principais reservatórios da DCH são os gambás e os roedores, encontrados infectados em todos os países latino-americanos. Ambos, embora silvestres de origem, se acercam muito do homem e chegam a viver no intradomicílio, especialmente nas épocas de colheita e armazenamento de grãos, sendo, assim, considerados animais sinantrópicos. Do ponto de vista prático, a eliminação de reservatórios não é considerada medida eletiva no controle da DCH, embora o controle ambiental na perspectiva de afastamento desses animais da vivenda humana seja de interesse.

No "ciclo doméstico", além do próprio homem, os mamíferos de pequenos e médios portes que participam de seu entorno são geralmente reservatórios importantes, a começar dos carnívoros – *Canis familiaris* (cão) e *Felis domesticus* (gato) –, com taxas de infecção natural variando nas áreas endêmicas, respectivamente, de 2 a 50% e de 0 a 60%. Seguem-se vários roedores domésticos, especialmente *Rattus rattus* (rato comum), *Rattus norvergicus* (ratazana do esgoto), *Mus musculus* (camundongo) e *Cavia porcellus* (cobaia), que podem infectar mamíferos maiores quando por eles ingeridos. Uma particularidade dos roedores é também albergar outro tripanossomatídeo semelhante ao *T. cruzi*, o *Trypanosoma conorhini*, não patogênico, que se transmite por meio de um triatomíneo cosmopolita, encontradiço em regiões portuárias, o *Triatoma rubrofasciata*. Outra ordem de importância é a Lagomorpha (coelhos: *Dryctolagus cuniculus*), em cujos viveiros, às vezes, se capturam centenas de triatomíneos. São animais mantidos em cativeiro para alimentação, como roedores do gênero Cavia (cobaias e preás), criados especialmente por povos andinos. Já mamíferos de maior porte da ordem Artiodactyla como suínos (*Sus scropha*) e caprinos (*Capra hyrcus*), muito frequentes nas áreas endêmicas, embora possam eventualmente achar-se infectados (em especial animais jovens), apresentam parasitemia extremamente baixa e transitória, de modo geral não sendo considerados importantes reservatórios do *T. cruzi*. Um fato epidemiológico muito relevante com relação aos reservatórios domésticos é a diminuição progressiva de suas taxas de infecção natural pelo *T. cruzi*, com o progredir do controle dos triatomíneos domiciliares. Um exemplo são as taxas de infecção de cães e gatos em áreas endêmicas de Minas Gerais e São Paulo, que atingiam entre 5 e 30% nos anos de 1950 e hoje raramente ultrapassam 0,5%. São dados que mostram a fundamental importância dos triatomíneos na manutenção e expansão do ciclo doméstico do parasito, de um lado, e que, de outro, relativizam outros mecanismos de transmissão, como o congênito e o oral. Com relação à patogenia, os animais domésticos apresentam graus variáveis de dano quando experimentalmente infectados, desenvolvendo-se formas agudas, arritmias e mesmo insuficiência cardíaca em cães, coelhos e roedores, no laboratório, assim como desenervação autonômica e graus variáveis de disperistalses do esôfago e do colo.

MODOS DE TRANSMISSÃO DA DOENÇA DE CHAGAS HUMANA (DCH)

A DCH tem sido basicamente transmitida pela via vetorial, na maior parte do continente, sendo hoje a via transfusional a alternativa mais importante. Uma terceira via é a congênita. Os demais modos são considerados excepcionais, como o oral, por transplantes de órgãos e o acidental. Recorde-se que, no ciclo silvestre, a via oral é bastante frequente.

TRANSMISSÃO VETORIAL

Uma vez contaminados pelo *T. cruzi*, os triatomíneos permanecem infectados pelo resto de suas vidas, embora possa ocorrer, em algumas raras situações, o desaparecimento espontâneo da infecção. Considerando-se a DCH, a potencialidade vetorial de um triatomíneo pode variar com sua idade (maiores taxas de infecção nos mais velhos), com seu grau de antropofilia (*T. infestans* mais antropofílico que *T. sordida* e *T. pseudomaculata*), com a maior rapidez com que o inseto defeca após o repasto sanguíneo, com a cepa do parasito e, especialmente, com a sua capacidade de domiciliação. Neste último aspecto, *T. infestans* e *R. prolixus* são as espécies de maior capacidade vetorial, justamente as responsáveis pelo maior número de chagásicos, encontrando-se frequentemente colônias com mais de 5 mil exemplares em uma única casa, em áreas não trabalhadas da Argentina, Bolívia, Brasil (hoje não mais), Honduras e Venezuela. Crianças pequenas são mais vulneráveis à transmissão vetorial da DCH, seja por estarem mais tempo expostas em seus berços, seja por menor defesa contra a agressão pelos insetos, seja por maior facilidade de dar-se a sucção do sangue e a penetração do parasito, em face da menor espessura da pele e da menor defesa imunológica que apresentam. A picada dos triatomíneos não é dolorosa, sendo facilitada por propriedades anestésicas e anticoagulantes de sua saliva. No entanto, pode ser pruriginosa e provocar fortes reações alérgicas, particularmente no gênero Rhodnius. Os triatomíneos geralmente sugam à noite, atraídos pela temperatura da pele e pelo teor superficial de CO_2. Triatomíneos adultos e ninfas de quinto estádio podem ingerir entre 0,2 e 0,5 mL de sangue por repasto, que ocorre semanal ou quinzenalmente (maior frequência nas épocas mais quentes do ano). Pode-se imaginar a significativa espoliação de sangue provocada por algumas centenas ou milhares de "barbeiros" em uma casa rural infestada. O tempo de sucção varia entre 10 e 30 minutos, sendo que várias espécies como *T. infestans*, *R. prolixus* e *T. brasiliensis* costumam defecar durante a alimentação ou imediatamente após. As formas infectantes do parasito estão presentes nas dejeções (geralmente fezes e urina misturadas) do triatomíneo infectado, ficando vivas e viáveis por algum tempo (minutos) após a dejeção, na dependência de fatores químicos e físicos do meio, particularmente da temperatura (ótima entre 20 e 30 °C), do pH (ao redor de 7,2) e da umidade (ideal acima de 80%). Na dinâmica corrente de transmissão, o parasito penetrará a pele proximamente à picada do triatomíneo (através do próprio orifício da picada ou por solução de continuidade ao coçar do local) ou, também frequentemente, através de mucosas indenes da boca e da conjuntiva ocular (nesse caso, geralmente transportado pelas mãos da pessoa, após coçar o local onde picou e evacuou o inseto). Na maioria das vezes, os triatomíneos picam as partes mais descobertas das pessoas, especialmente o rosto, as mãos, os antebraços e as extremidades dos membros inferiores. A penetração do parasito é ativa, permanecendo no interior de células epiteliais ou macrófagos de sítios próximos à porta de entrada, por alguns dias, antes de propagar-se pelo organismo por via hematogênica. Há consenso de que a transmissão vetorial da DCH é um evento complexo e de difícil ocorrência, a não ser em condições de elevada densidade de triatomíneos infectados, no intradomicílio, por tempo prolongado. É importante saber que tanto o número de casos novos de DCH como a taxa de infecção natural de triatomíneos domiciliados decresce rápida e consistentemente com a redução da densidade do vetor no intradomicílio, sendo muito rara a ocorrência de transmissão da doença humana quando menos de 5% das vivendas de uma localidade se encontram infestadas.

TRANSMISSÃO TRANSFUSIONAL

Trata-se do segundo mecanismo mais importante de transmissão da DCH, crescendo de significação com o fenômeno de urbanização dos "chagásicos" em virtude da crescente migração rural-urbana verificada no continente nas últimas décadas. Hoje se estima que mais de 60% das pessoas infectadas estejam vivendo em espaços urbanos e nas grandes metrópoles. O parasito é detectável no sangue de pelo menos 50% dos indivíduos cronicamente infectados e, em 100% dos casos agudos, podendo permanecer viável e infectante no sangue total, no plasma ou em concentrados de hemácias, na geladeira, por duas semanas ou mais. Estima-se que o risco de transmissão varia entre 12,5 e 25%, para uma única transfusão padrão de 500 mL de sangue total, sendo o doador infectado e o receptor suscetível, podendo esse risco alcançar 40% ou mais em regiões hiperendêmicas. Naturalmente, o peso da transmissão transfusional será tanto maior quanto maior for a prevalência de doadores infectados e o número de transfusões a que se submeter o receptor (p. ex., maior risco em hemofílicos). Em uma perspectiva mais geral, a qualidade do sistema transfusional é também um fator importante na gênese da DCH transfusional, por meio de três aspectos principais:

- Quando o número de transfusões indicadas é excessivamente alto (transfusões desnecessárias).
- Quando o componente da transfusão é inadequadamente indicado (em especial a realização de transfusões com sangue total).
- Quando a triagem dos doadores não é bem feita (p. ex., na ausência de provas sorológicas ou baixa qualidade das mesmas). Mais especificamente, os principais fatores de risco dependem da prevalência de doadores infectados em um serviço ou região. Nesse sentido, o panorama tem, aos poucos, melhorado em toda a América, não só pelo progressivo incremento de melhor triagem nos serviços de transfusão, como também pelo avanço de atividades de controle do triatomíneo em extensas regiões, o que corta ou diminui a transmissão vetorial e, a médio prazo, reflete-se em menor número de doadores infectados. Inclui ainda o próprio "efeito controle" da seleção de doadores, que acaba afastando doadores infectados de novas doações. Já a prática de quimioprofilaxia sobre o sangue infectado ou suspeito é considerada hoje uma medida de exceção. O número de doadores infectados em serviços de hemoterapia tem caído também por causas indiretas, como pela extinção de doações "remuneradas" e pelo incremento de práticas modernas como a auto-hemotransfusão e a transfusão de componentes específicos.

A prevalência de DC entre doadores de sangue na América Latina tem oscilado recentemente entre 1 e 4%, com valores extremos próximos a zero no Uruguai e São Paulo, e valores máximos acima de 40% em certas regiões bolivianas. No Brasil, recentes inquéritos têm mostrado cifras médias para o país em torno de 0,60%, com tendência à queda, sendo mais altos os índices de regiões de Goiás (cerca de 1,5%).

Na Argentina, as taxas variam entre 1 e 17% nas áreas endêmicas, também com tendência à queda. Na Venezuela, em 1991, um levantamento entre 972 mil doadores revelou 1,7% de prevalência. Outras cifras recentes situam-se entre 0,8 e 3% para o Chile, 1,5% para a Colômbia, médias próximas a 0,2% para o Equador, 5% para a Guatemala, 1,9% para Honduras, 1% para a Costa Rica, 2 a 12% para o Paraguai, de 0,7 a 1,2% para o México e entre 0,04 e 1% nos Estados Unidos. Para o Brasil, dados recentes da rede oficial mostram prevalência global de 0,1% de positividade sorológica em doadores mostrando, portanto, declínio substancial de chagásicos no Brasil.

O perfil clínico e epidemiológico dos doadores de sangue chagásicos resume-se assim: mais de 90% do sexo masculino, idade média entre 25 e 35 anos, origem rural, pouco letrados, trabalhadores braçais ou pouco qualificados. A maioria deles se encontra na forma crônica indeterminada da DCH, mas cerca de 20% já apresentam uma forma cardíaca incipiente, com 2 a 5% apresentando uma forma digestiva.

Já o registro de casos de DCH transfusional é muito discreto, não ultrapassando a 300 na literatura especializada. Desinteresse, ausência de diagnóstico, temor a sanções, dificuldade de publicação, falta de vigilância epidemiológica etc. são fatores que explicam essa enorme discrepância entre casos esperados e registrados. O perfil desses casos é variável, contemplando, em geral, adultos de ambos os sexos que apresentam uma doença febril pós-transfusional, cujo diagnóstico final é DCH aguda. O quadro clínico-laboratorial é semelhante ao da DCH aguda transmitida pelo vetor, com duas diferenças básicas:

- O período de incubação costuma ser maior na doença transfusional, variando entre 10 e 117 dias.
- Não se detectam sinais de porta de entrada na doença transfusional, o que ocorre entre 20 e 80% dos casos de transmissão vetorial registrados.

TRANSMISSÃO ORAL

A transmissão oral tem sido detectada mais frequentemente nesta última década, sendo registrada principalmente na Amazônia Brasileira (particularmente no Pará), com cerca de 100 casos novos, em média, por ano. Também foi assinalada na Bahia, Ceará, Paraíba, Santa Catarina, Venezuela e Colômbia, na maioria das vezes por minissurtos de entre 3 e 25 casos por surto, ligados à ingestão de alimentos diversos como sucos de açaí, de cana, de goiaba, ou de bacaba, provavelmente contaminados por triatomíneos e/ou suas dejeções infectadas. Recentemente, um surto da Doença de Chagas aguda foi descrita em Pernambuco, com 31 casos confirmados em pessoas que participaram de um retiro religioso no interior do estado, tendo sido a contaminação presumivelmente por via oral. Entre 2000 e 2016 mais de 2.000 casos de Doença de Chagas aguda por transmissão oral ocorreram no Brasil, a maioria no estado do Pará. Em 2019, cerca de 70% dos casos novos de Doença de Chagas se dá por via oral, contra cerca de 5% por via vetorial.

TRANSMISSÃO CONGÊNITA

É a terceira via mais importante de transmissão da DCH, estimando-se um risco que varia entre 0,5 a 6% de que gestantes infectadas transmitam o parasito aos seus conceptos. Há cerca de 15.000 novos casos de infecção congênita em toda América Latina ao ano. Parece que a transmissão congênita ocorre mais frequentemente em algumas áreas (Bolívia, Chile) do que em outras (Brasil). O perfil das gestantes infectadas é similar ao dos doadores chagásicos de sangue. Também aqui há um decréscimo na prevalência da DCH entre mulheres em idade fértil nas zonas endêmicas onde o vetor foi controlado. A transmissão congênita acontece principalmente após o terceiro mês de gestação, sempre com envolvimento placentário. A placenta afetada apresenta-se volumosa, edemaciada e com placas esbranquiçadas. Descreve-se prematuridade em muitos conceptos, havendo discordâncias sobre a produção de abortamentos. Não obstante, a maioria dos conceptos portadores da DCH congênita se apresenta eutrófica, assintomática e de termo, na observação corrente. Mais típicos e indicativos, todavia, são os casos congênitos "clássicos": fetos prematuros, com febre, hepatoesplenomegalia, taquicardia e parasitemia alta. Também aqui não se detectam sinais de porta de entrada. Casos mais graves podem evoluir para insuficiência cardíaca, meningoencefalite e calcificações cerebrais. Importa notar que todos os recém-nascidos filhos de mães chagásicas apresentam sorologia convencional positiva para *T. cruzi* até o 5º mês de vida, fruto da transferência passiva da IgG específica materna. Assim, o diagnóstico da DCH congênita deve ser feito ou por exames parasitológicos (direto, xenodiagnóstico, hemoculturas), pela presença de IgM específica anti-*T. cruzi* ou pela mesma sorologia convencional repetida aos 6 meses de vida, cuja positividade indicará infecção ativa da criança. A criança deve ser tratada especificamente, não havendo razões para tratamento específico da gestante infectada, muito menos para a prática de abortamento profilático. Estudos realizados na Argentina demonstraram que o tratamento prévio à gestação de mulheres chagásicas parece prevenir a transmissão congênita.

OUTRAS FORMAS DE TRANSMISSÃO DA DCH

São descritos casos de transmissão acidental (em laboratório, com contaminação por meio de sangue infectado, de fezes de triatomíneos, de caldo de cultura etc. ou em centros médico-cirúrgicos, pelo manejo de pacientes agudos). Também foram descritos casos de transmissão por "transplantes de órgãos" (especialmente de rins) e por "via oral" (pela ingestão de alimentos contaminados ou mesmo pelo leite de nutriz chagásica). Menor importância teriam outros mecanismos ainda mais excepcionais, como a transmissão pelo coito (contaminação do homem com tripanossomas eventualmente existentes em líquido menstrual) ou por outros vetores, que não o triatomíneo, que sugassem indivíduos infectados (piolhos, percevejos, pulgas e mosquitos hematófagos). Em 2019, segundo o Ministério da Saúde, em cerca de 18% dos casos crônicos da DCH não é conhecida a via de transmissão.

DISTRIBUIÇÃO GEOGRÁFICA, INCIDÊNCIA E PREVALÊNCIA

Como assinalado, a distribuição original da DCH se superpõe às áreas de distribuição dos triatomíneos domiciliados, desde o sul dos Estados Unidos à Patagônia (Figura 83.5). As maiores áreas de distribuição correspondem aos territórios de *T. infestans* e *R. prolixus*, justamente pela maior capacidade de formarem estas espécies grandes colônias intradomiciliares. De modo geral, a DCH ocorre naqueles espaços ecologicamente denominados "abertos", onde a ação do homem alterou profundamente o meio ambiente natural e ofereceu sua própria vivenda como alternativa de sobrevivência a algumas espécies animais, inclusive os triatomíneos. Nos Estados Unidos, a DCH não se implantou em virtude do menor potencial de domiciliação das espécies locais ("complexo" *protracta)*, mas principalmente porque naquele país o tipo e as circunstâncias da colonização humana não propiciaram o surgimento de cafuas. Os limites da DCH correm ainda por conta de elementos climáticos e fisiográficos, como a temperatura (os triatomíneos não proliferam em climas muito frios), a altitude (dispersão até 2.500 a 3.000 m), salinidade (dificuldades à beira do mar) e a presença de florestas fechadas. Casos autóctones de DCH têm sido registrados no sul dos Estados Unidos (muito raros), no México (especialmente em Jalisco, Monterrey, Chiapas, Nayarit e Oaxaca), em toda a Centro-América (especialmente em El Salvador, Guatemala e Honduras) e em todos os países sul-americanos. São mais de 80 milhões de indivíduos expostos à infecção, para um total estimado entre 16 e 18 milhões de já infectados. De uma enzootia silvestre, a tripanossomíase desdobrou-se também em uma endemia tipicamente rural, que hoje (pelas intensas migrações rural-urbanas) também aparece no espaço urbano e se transmite "artificialmente", pela via transfusional. Esta "urbanização" da DCH é uma tendência presente em todo o continente, sendo mais forte em países como o Brasil, Argentina e Venezuela, mas também alcançando toda a América Central, que anualmente "exporta" milhares de chagásicos para os Estados Unidos. No Brasil, estimativas recentes calculam a existência de 1,2 a 4,6 milhões de pacientes chagásicos segundo a OMS, em decorrência da intensa transmissão em meados do século XX (cerca de 300 mil chagásicos vivendo na Grande São Paulo, 100 mil em Belo Horizonte e cerca de 200 mil no Rio de Janeiro), sendo sempre esses infectados de origem rural, provenientes de áreas endêmicas onde conheciam e tinham contato com triatomíneos. Em 2006, o Brasil recebeu da Organização Mundial da Saúde (OMS) certificação internacional por ter praticamente eliminado o barbeiro *Triatoma infestans*, a principal espécie transmissora da doença, hoje restrita a regiões da Bahia e do Rio Grande do Sul.

Entre os países, a pior situação, sem dúvida, é a da Bolívia, em que as taxas de prevalência chegam a alcançar 60 a 80% de toda a população de extensas áreas das regiões de Cochabamba, de Santa Cruz e de Tarija. Na Argentina, as situações de maior prevalência estão em Santiago Del Estero, em Salta, em Formosa e no Chaco, enquanto no Chile os maiores índices remanescem na IV e na VI regiões (centro e norte do país). No Brasil, as maiores taxas de prevalência foram encontradas no Rio Grande do Sul (regiões Sudeste e Noroeste), em parte de São Paulo (Nordeste e região de Sorocaba), em Minas Gerais (Triângulo, Oeste, Norte e Jequitinhonha), Bahia (Centro, Norte, Oeste e recôncavo), Goiás, sul de Tocantins e alguns Estados do Nordeste (especialmente Paraíba, Pernambuco, Piauí e Ceará).

Em uma visão esquemática, a prevalência da DCH nas Américas pode ser vista na Tabela 83.1.

Uma medida indireta da prevalência da DCH pode ser estimada pela prevalência da infecção entre os doadores ou candidatos à doação de sangue nos diferentes países. A Figura 83.7, elaborada recentemente por Wendel, mostra esse panorama para o continente.

Quanto à "incidência", também os perfis variam conforme a região e circunstâncias epidemiológicas. Por exemplo, em 1979 calculava-se que ocorriam no Brasil cerca de 100 mil casos novos de DCH/ano, com mais de 85% resultantes do mecanismo vetorial; naquela época, as curvas de prevalência por grupos de idades, em populações rurais não selecionadas, mostravam a infecção presente em até 48% das crianças entre 1 e 10 anos em vários inquéritos feitos em áreas com elevada infestação triatomínica. Pouco a pouco, com o progredir dos trabalhos sistemáticos de desinsetização, a pressão de transmissão foi descendo em toda a área trabalhada, ao ponto de, em 1994, mais de 86% dos municípios da área endêmica se encontrar com uma taxa de infestação intradomiciliar menor do que 2%. Tal redução, naturalmente, refletiu-se em diminuição da incidência nessas áreas, de tal sorte que um inquérito sorológico recente, nas áreas trabalhadas, resultou em apenas seis crianças soropositivas entre 15 mil examinadas (0,04% de prevalência, indicativo de baixíssima incidência). Uma consequência destes números é que, nas áreas com controle vetorial, ocorre prontamente uma redução da prevalência em populações jovens, o que em poucos anos se refletirá também em redução do número de doadores de sangue e gestantes infectados. Um bom exemplo é o do Uruguai, onde se estima uma incidência não maior que 20 casos novos/100.000 habitantes por ano.

TABELA 83.1 População sob risco e infecção por *T. cruzi* nas Américas (estimativas em anos recentes OPAS, 2006).

País	Área endêmica (em 1.000 km²)	População em risco (n. estimado × 103)	População em risco (% estimada)	População infectada (n. × 103)	População infectada (%)
Argentina	1.946	6.900	23	2.333	7,2
Bolívia	1.300	2.834	55	1.134	22,2
Brasil	3.615	41.054	32	5.000	4,3
Chile	350	1.800	15	1.239	10,6
Colômbia	200	3.000	10	900	3,3
Costa Rica	–	1.112	45	130	5,3
Equador	100	3.823	41	30	0,3
El Salvador	–	2.100	43	322	6,9
Guatemala	–	4.022	52	730	9,8
Honduras	–	1.824	42	300	7,4
México	–	–	–	–	–
Nicarágua	–	–	–	–	–
Panamá	–	898	42	220	10,6
Paraguai	–	1.475	45	397	11,6
Peru	120	6.766	34	643	3,5
Uruguai	125	975	33	37	1,3
Venezuela	697	11.392	68	1.200	7,4

–: Sem dados.

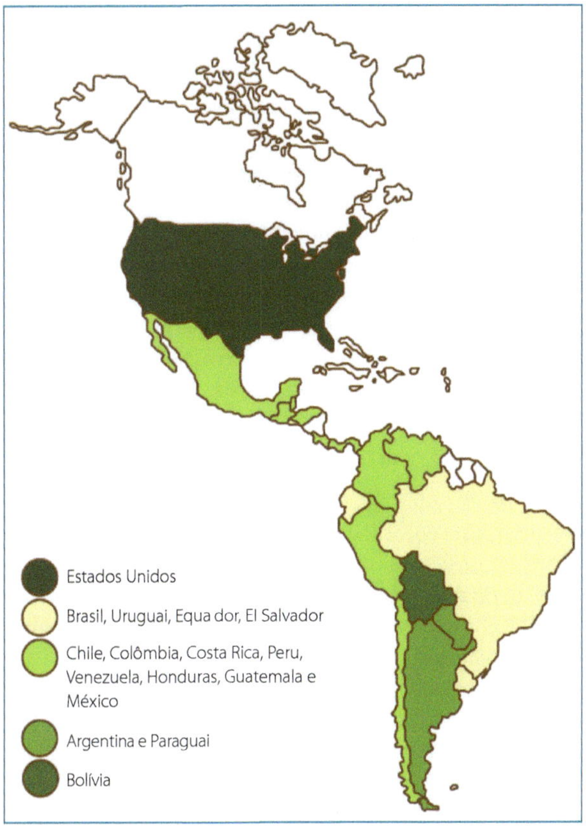

FIGURA 83.7 Prevalências estimadas entre doadores de sangue de 16 países diferentes do continente americano, com base em dados da Tabela 83.1 e considerando-se o país por completo, embora diferenças regionais possam ser observadas. Os países estão ilustrados de acordo com a prevalência estimada como < 0,1% (Estados Unidos), de 0,1 a 1% (Brasil, Uruguai, Equador, El Salvador), < 1 a 5% (Chile, Colômbia, Costa Rica, Peru, Venezuela, Honduras, Guatemala e México), > 5 a 10% (Argentina e Paraguai) ou > 10% (Bolívia). Os países em branco ainda não têm dados de prevalência satisfatórios.
Fonte: Acervo da autoria.

Já em países com transmissão ativa, segundo Schofield (1994), a incidência da infecção chagásica é alta, alcançando 246 casos por 100.000 habitantes na Bolívia, 309 casos/100.000 habitantes na Guatemala, 224/100.000 em Honduras, 221/100.000 no Panamá, 329/100.000 no Paraguai, 89/100.000 no Peru, 175/100.000 na Venezuela etc.

MORBIDADE E MORTALIDADE

São parâmetros epidemiológicos que variam grandemente de acordo com a região e a população em apreço ("matizes regionais da DCH"). A forma aguda da infecção apresenta-se geralmente inaparente ou oligossintomática, com uma mortalidade média entre 2 e 9%, sempre maior naqueles casos agudos de mais baixa idade e mais exuberantes, clinicamente. Um dos determinantes dessa situação é justamente a maior pressão triatomínica, que resulta sempre em casos agudos mais jovens (abaixo dos 2 anos de idade), nos quais são mais severos e com letalidade maior. Algumas observações também sugerem que a morbidade e mortalidade da DCH aguda são maiores em indivíduos negros em comparação aos brancos, o que demanda maiores estudos. Já na forma crônica, ocorrem importantes diferenças regionais, sendo muito mais raras as manifestações digestivas em regiões ao norte da linha equatorial, por exemplo, diante da sua ocorrência em Minas Gerais e no Brasil Central. Também nessas últimas áreas, a cardiopatia crônica apresenta-se mais grave do que em outras, por exemplo, da América Central, do Rio Grande do Sul e do Chile. Para o Brasil, como um todo, estima-se que a cardiopatia crônica incida em cerca de 25 a 30% dos infectados crônicos, variando as formas digestivas entre 5 e 10% dos casos.

A mortalidade é geralmente alta entre os chagásicos que desenvolvem a cardiopatia crônica, sobretudo naqueles com insuficiência cardíaca e/ou arritmias graves; isso significa, *grosso modo*, que uns 5% dos chagásicos crônicos brasileiros, no mínimo, estão fadados a morrer em decorrência da DCH, o que corresponde a 250 mil pessoas. Considerando-se os registros oficiais de óbito no Brasil, a incidência anual tem variado entre 5,4 e 4,1 por 100 mil habitantes, ou seja, oscilando em torno de 6 mil mortes por ano, com leve tendência ao decréscimo entre 1980 e 1990. Entre 1980 e 2014 houve cerca de 178.000 mortes por Doença de Chagas no Brasil (3,85 por 100.000 habitantes). Para microrregiões de maior endemicidade, no entanto, o coeficiente de morte por DCH entre pessoas adultas pode chegar a 200 por 100 mil habitantes ou mais. Sob outro ângulo, estudos longitudinais em áreas endêmicas de Minas Gerais e da Bahia têm mostrado que, entre infectados com cardiopatia, mais de 60% das mortes se devem à etiologia chagásica. A morte do chagásico crônico é caracteristicamente mais frequente no sexo masculino, em proporção que varia entre 1,5 e 2:1, particularmente entre os 30 e os 50 anos de idade, contribuindo significativamente para a redução da expectativa de vida nas áreas de maior endemicidade (Dias, 2009). Em geral, a maioria dos pacientes falece de morte súbita ou repentina em razão, principalmente, de taquiarritmias cardíacas, mas um grande número também falece por insuficiência cardíaca, com ou sem quadros tromboembólicos associados. No caso das mortes súbitas ou repentinas, o mecanismo final é geralmente a fibrilação ventricular, produto de taquicardia ventricular paroxística, originada de arritmias extrassistólicas frequentes e complexas. Já do lado digestivo, praticamente o único quadro causador de morte na DCH é o volvo da sigmoide, complicação relativamente frequente no megacolo avançado. As mortes precoces na DCH têm alta significação social, seja diretamente pelo volumoso número de anos de vida produtiva perdidos, seja de modo indireto pelo custo inimaginável que representam a orfandade e a viuvez em famílias já pobres, quando o pai (e provedor) falece ainda relativamente jovem.

HISTÓRIA NATURAL

A DCH apresenta um "período de incubação" entre 7 e 10 dias após a contaminação pelo vetor, podendo ser mais longo na transmissão transfusional. Segue-se uma fase aguda (aparente ou inaparente), com duração média entre 3 e 8 semanas, em que o tratamento pode propiciar cura e, na sua ausência, ocorre entre 5 e 10% de morte nas crianças menores. Instala-se, então, a fase crônica, de longa duração, caracterizada por baixa parasitemia e teor elevado de anticorpos da classe IgG, praticamente não se detectando anticorpos tipo IgM. Geralmente, a fase crônica se instala por meio da forma indeterminada, sempre assintomática, cuja duração é indefinida, podendo ser muito longa (ou mesmo permanente) e evoluir para uma forma clínica definida após 10 ou 20 anos de curso da infecção. Cura espontânea foi registrada em raríssimos casos de forma indeterminada, podendo também ocorrer cura parasitológica após terapêutica específica em uma proporção variável de casos (que parece ser maior, chegando aos 50 a 80%, em crianças ou outras pessoas com infecção recente).

Não há substrato anatômico ou fisiológico para se admitir a morte do chagásico devida à etiologia chagásica na forma indeterminada. As formas crônicas determinadas (cardiopatia, digestiva ou mista), em geral, evoluem insidiosamente a partir da forma indeterminada, assumindo uma conotação benigna e de evolução lenta na maioria dos casos. Uma proporção entre 5 e 10% dos pacientes, entretanto, evolui para as formas graves e progressivas da cardiopatia crônica, aí normalmente sobrevindo a morte prematura do chagásico.

Não há registro de cura parasitológica espontânea ou medicamentosa (com os fármacos atualmente disponíveis) nessas etapas clínicas determinadas, embora se especule se o tratamento específico é capaz de frenar a evolução da doença. Um tipo excepcional de evolução da DCH é a chamada forma subaguda, muito rara, que se instala subitamente em indivíduos jovens e assintomáticos, por meio de uma miocardite intensa que leva à insuficiência cardíaca refratária em poucos dias, e à morte, podendo eventualmente ser sustada com prontas medidas suportivas e tratamento específico, associado ou não à corticosteroidoterapia. Um esboço da história natural da DCH é apresentado na Figura 83.8 em uma perspectiva sintética e linear. Deve-se lembrar que uma série de fatores de risco e intercorrências podem mudar o curso da infecção, sejam enfermidades concomitantes (p. ex., imunodepressoras, como aids), sejam fatores mais gerais, como sobrecarga de esforço físico e desnutrição. No tocante às formas digestivas, como a idade, aumenta o processo de desenervação, agravam-se casos existentes e surgem novos casos. Já com relação à cardiopatia, após os 50 anos de idade associam-se outros fatores etiológicos como a hipertensão arterial, as coronariopatias e a cardioangioesclerose, gerando quadros complexos de morbidade e mortalidade.

CUSTO MÉDICO-SOCIAL

Alguns dados adicionais atestam a importância médico-social desta doença, endêmica em vastas áreas latino-americanas. Considerada a doença infectoparasitária de maior impacto final no continente, no Brasil admite-se que mais de 75 mil trabalhadores infectados sejam portadores de cardiopatia crônica, gerando um absenteísmo de 2.250.000 dias de trabalho perdidos por ano. Contudo, apenas o custo direto do tratamento das arritmias da cardiopatia crônica poderia alcançar US$ 46 milhões por ano se todos os pacientes que dele necessitassem fossem adequadamente tratados. Já para a implantação de marca-passos e a realização de cirurgias complexas para as formas digestivas avançadas subiriam a US$ 250 milhões para atender a todos os chagásicos brasileiros que teoricamente necessitam desses procedimentos.

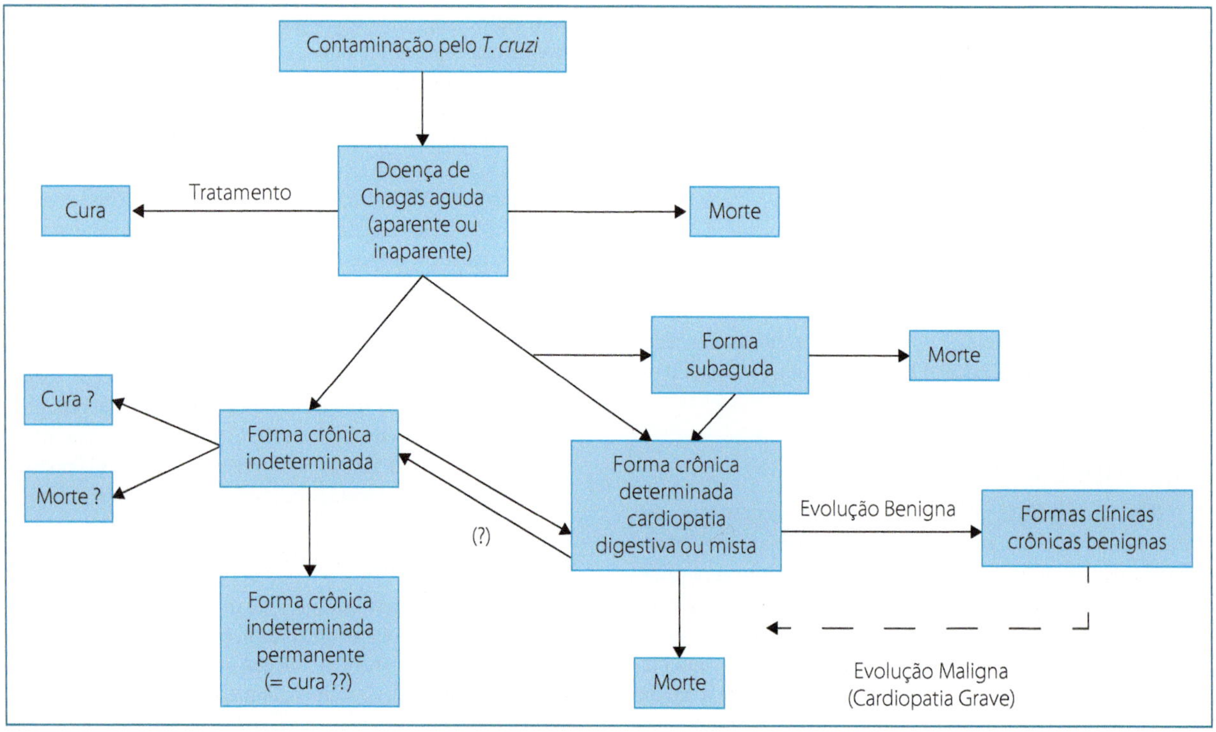

FIGURA 83.8 Esquema geral e a história natural da Doença de Chagas humana.
Fonte: Adaptada de Dias E., 1984.

PATOGENIA E ANATOMIA PATOLÓGICA

PROCESSOS PATOLÓGICOS FUNDAMENTAIS

O *T. cruzi*, por mecanismos diretos ou indiretos, e na dependência de vários fatores, produz alterações moleculares ou morfológicas (lesões) em diferentes tecidos e órgãos, das quais decorrem os quadros morfofuncionais que caracterizam a enfermidade.

Três são os processos patológicos fundamentais que o *T. cruzi* induz no tecido dos vertebrados: a resposta inflamatória, as lesões celulares e a fibrose. Esses processos, que são sequenciais e, o que é mais frequente, simultâneos e inter-relacionados, podem ocorrer em qualquer tecido ou órgão, acometendo, contudo, com maior frequência e gravidade, o coração, o tubo digestivo e o sistema nervoso.

Resposta inflamatória

O *T. cruzi* parasita preferencialmente macrófagos, fibroblastos, células de Schwann e miócitos estriados (Figura 83.9) e lisos, dentro dos quais, em sua forma amastigota, se multiplica formando ninhos. Enquanto as células parasitadas permanecem íntegras, não há inflamação em torno delas. Em determinado momento do ciclo evolutivo, a célula parasitada se rompe, liberando no interstício as formas epi, tripo e amastigotas do parasito (íntegras ou degeneradas) e restos da célula hospedeira, induzindo a resposta inflamatória. Essa é a razão por que, inicialmente, a flogose é focal e relacionada com o parasitismo. Formam-se tantos microfocos quanto os ninhos de parasitos e células que se romperam. Com a evolução da infecção, os microfocos podem confluir, conferindo à inflamação aspecto difuso.

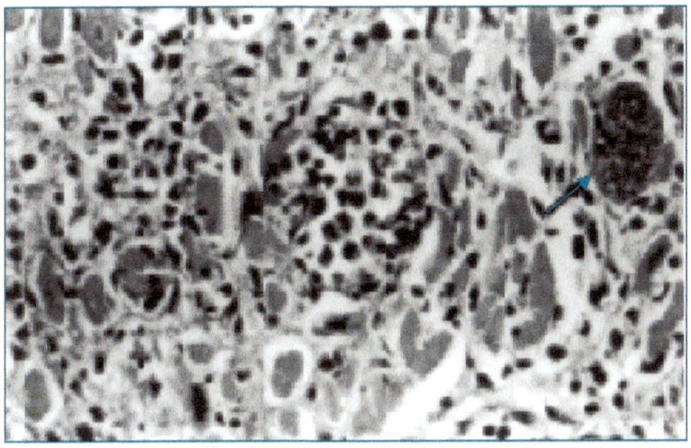

FIGURA 83.9 Miocardite chagásica aguda. Intenso infiltrado inflamatório e edema intenso separando as fibrocélulas miocárdicas. A seta indica ninho de amastigotas do *T. cruzi* no interior de célula muscular (HE 400×).
Fonte: Acervo da autoria.

Na fase aguda da DC, o parasitismo, que em geral é intenso, parece desempenhar papel importante na patogênese da resposta inflamatória. À medida que a infecção evolui, o número de parasitos se reduz acentuadamente e, na fase crônica da doença, há desproporção entre o número de parasitos nos tecidos e a resposta inflamatória. Em virtude da escassez do parasito nas lesões e das características morfológicas da resposta inflamatória, levanta-se, há décadas, a suspeita de que a inflamação possa relacionar-se com mecanismos imunológicos. Deve-se, entretanto, frisar que mecanismos imunológicos, ao que tudo indica, desempenham papel importante na patogênese da tripanossomose desde a fase aguda da DC.

Mais recentemente, passou-se a imputar a mecanismos de hipersensibilidade tardia e à autoimunidade participação importante na patogênese da inflamação e das lesões celulares na fase crônica da doença. O tipo do exsudato, o aparecimento, às vezes ainda na fase aguda, de granulomas, além da demonstração de que linfócitos sensibilizados ao *T. cruzi* exercem, *in vitro*, ação citotóxica sobre as células musculares cardíacas e a constatação de que frações subcelulares do parasito e de células miocárdicas têm propriedades antigênicas cruzadas reforçam a ideia de que mecanismos imunes desempenham papel na resposta inflamatória. Entretanto, discute-se e há controvérsias na literatura sobre o papel da autoimunidade, não só no desencadear da resposta inflamatória, como também das lesões celulares adiante descritas. Não está, ainda, bem esclarecido quando a reação imunitária se inicia, se é o principal fator responsável pelas graves miocardites vistas em alguns chagásicos e se, além da imunidade celular, a humoral também atua na gênese das lesões inflamatórias do chagásico.

Vários trabalhos sugerem que a negação ou mesmo a minimização do papel do *T. cruzi* na gênese da inflamação do chagásico necessitam, no mínimo, ser reavaliadas. Por meio de cortes seriados do miocárdio, é possível identificar, em muitos dos focos de miocardite, formas amastigotas do *T. cruzi*, dado que colocaria o parasito como o mais provável responsável pelo desencadeamento da miocardite focal observada nos chagásicos crônicos. Segundo Teixeira et al., o frequente parasitismo da veia central das suprarrenais pelo *T. cruzi* guardaria relação direta com o número e a extensão dos focos inflamatórios da miocardite chagásica crônica. Higuchi et al., analisando a frequência, intensidade e localização do *T. cruzi* em fragmentos miocárdicos de cardiopatas chagásicos crônicos, com o uso de anticorpos policlonais anti-*T. cruzi*, demonstraram associação entre infiltrado inflamatório e presença de antígenos do *T. cruzi* em 87% dos casos examinados. Segundo esses autores, os achados indicam que o parasito e/ou seus antígenos desempenham, diretamente, importante papel no desenvolvimento da miocardite chagásica crônica. Empregando a reação de polimerase em cadeia (PCR) em fragmentos miocárdicos obtidos à necrópsia em sete cardiopatas chagásicos crônicos, demonstraram que *T. cruzi* ou porção de seu genoma estavam presentes nos focos inflamatórios em todos os casos. Finalmente, pesquisando a parasitemia por meio de hemoculturas, Jorg et al. encontraram positividade em 86,6% de chagásicos crônicos sintomáticos ou assintomáticos, e Luz a constatou em 94% de tripanossomóticos crônicos, o que confirmaria a presença do parasito na quase totalidade dos chagásicos crônicos.

Em suma, a resposta inflamatória, que constitui uma das lesões básicas observadas na DC, parece dever-se a vários fatores, entre os quais se realçam os papéis do parasito, de seus antígenos e da resposta imunitária celular. É possível que, em decorrência do predomínio de um ou de outro, a inflamação adquira as diferentes feições sob as quais se apresenta nas diversas fases e formas da doença.

Lesões celulares

Podem ser de natureza e intensidade variadas, desde degenerações discretas até a morte (necrose), ocorrendo em células parasitadas ou não pelo *T. cruzi* e devidas a múltiplos mecanismos. Especial importância têm as lesões das miocélulas e dos neurônios pelas repercussões que acarretam.

O *T. cruzi*, multiplicando-se e se desenvolvendo no interior de células, causa-lhes alterações, agravadas com a ruptura dos ninhos parasitários. Lesões celulares na tripanossomíase podem constituir, também, um dos componentes do fenômeno degenerativo-necrótico da reação inflamatória já analisada. Nas miocardites de cardiopatas chagásicos crônicos, o infiltrado contém células T CD8+, citotóxicas, menor número de células CD4+, mescladas com poucos macrófagos que expressam fator alfa de necrose tumoral. Há aumento, também, da expressão de moléculas da classe I do complexo de histocompatibilidade principal. Esses dados sugerem a existência de mecanismo envolvendo citotoxicidade mediada por células nas lesões das miofibras cardíacas.

Fibrose

Instala-se lenta e progressivamente. No coração, em condições experimentais, inicia-se já nos primeiros dias da infecção. É considerada por alguns o principal fator responsável pela progressiva perda da atividade contrátil do miocárdio nos chagásicos crônicos. Não há nenhuma outra miocardite humana em que a fibrose se desenvolva tão intensamente e com características tão peculiares como a do cardiopata chagásico crônico. Morfologicamente, origina áreas irregulares de neoformação colágena, modestamente capilarizadas, tomando as características de um tecido de granulação só em casos excepcionais. Na maior parte, apresenta-se como uma *fibrose de substituição* de miocélulas desaparecidas. O conjunto das fibroses focais, composto ao longo dos anos, forma o quadro final, extenso e grave, observado especialmente nos chagásicos falecidos em, ou após, manifestações de insuficiência cardíaca (Figura 83.10).

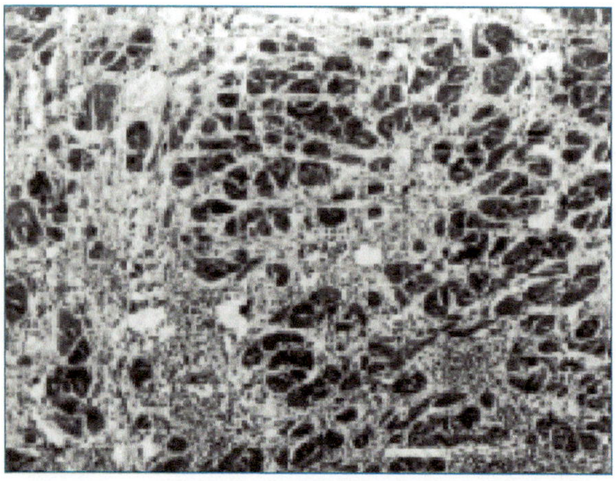

FIGURA 83.10 Miocardite chagásica crônica fibrosante. Infiltrado inflamatório e intensa neoformação conjuntiva (fibrose) que circunda e/ou afasta miocélulas HE 100×.

Em sua patogênese, ao que tudo indica, atuam inter-relacionados ou isolados, a inflamação, os fenômenos imunitários, as alterações vasculares e provavelmente outros fatores.

Associando-se o conhecimento de que a miocardite chagásica crônica é, pelo menos em parte, uma imunoinflamação aos dados que mostram que a síntese do colágeno é acentuadamente intensificada nas reações imunocelulares, não é difícil entender como fenômenos imunitários atuam na gênese da fibrose que acompanha a DC.

A exemplo do que sucede em muitas inflamações crônicas, na miocardite chagásica há a tendência para a cura por fibrose, a qual manifesta-se antes da extinção da flogose ou quando esta, apagada em parte do órgão, continua ativa em outras.

Mais recentemente, evidências de ordem clínica e experimental sugerem que alterações da microcirculação cardíaca podem ter importância na gênese do processo fibrosante. Estudos são necessários para comprovar essa suposição, podendo correlacionar a cardiopatia chagásica a outras doenças cardíacas, nas quais a disfunção da microcirculação, por mecanismos variáveis, compromete a estrutura e a função miocárdicas.

A possibilidade de regressão do tecido conjuntivo neoformado, observado em algumas doenças, abre novas perspectivas de tratamento para os chagásicos.

Pode-se concluir que as respostas inflamatória e imunitária, induzidas direta ou indiretamente pelo *T. cruzi*, parecem ser as maiores responsáveis pelas lesões básicas da DC. Esses dois componentes constituem a base das teorias inflamatória e imunitária da tripanossomíase *cruzi*. Outras teorias, como a tóxica, por exemplo, carecem de comprovação.

FORMA ADQUIRIDA – FASE AGUDA

Inicia-se com a penetração do *T. cruzi* no homem. Após um período de incubação de 5 a 7 dias, os parasitos invadem a corrente sanguínea e linfática, indo localizar-se em praticamente todos os órgãos e tecidos do corpo, podendo originar algumas das lesões básicas já referidas.

O conhecimento que se tem da anatomia patológica da fase aguda da DC baseia-se em dados experimentais e no que se apurou por meio de estudos humanos, especialmente necroscópicos, realizados em chagásicos que, em vida, apresentaram a fase aguda sintomática ou aparente da tripanossomíase *cruzi*.

SINAIS DE PORTA DE ENTRADA

Os sinais de porta de entrada surgem se a contaminação se fez pelo barbeiro. Quando o *T. cruzi* penetra pela conjuntiva, origina-se o sinal de Romaña; quando a penetração se dá na pele, formam-se os chagomas de inoculação. Geralmente, são comprometidos também os linfonodos satélites que, juntamente com as lesões conjuntivas ou cutâneas, formam os denominados complexos oftalmo-linfonodal ou cutâneo-linfonodal.

O "sinal de Romaña" ou complexo "oftalmo-linfonodal", de instalação súbita, caracteriza-se, segundo a maioria dos autores por edema bipalpebral unilateral, elástico e indolor, coloração róseoviolácea das pálpebras, congestão e edema conjuntival e das regiões vizinhas; linfadenite satélite (pré-auriculares, submandibulares e outros): os linfonodos se tomam aumentados de volume e palpáveis, mas não aderentes aos planos superficiais ou profundos; celulite periorbitária e palpebral, formando os chagomas metastáticos, por vezes com necrose do tecido gorduroso (citoesteatonecrose); grande número de parasitos, especialmente nos macrófagos e nos linfonodos.

O complexo cutâneo-linfonodal é caracterizado pelo aparecimento, em qualquer parte do tegumento, especialmente na face e nos membros, dos chagomas de inoculação. Estes consistem em lesões induradas, róseo-violáceas, de aparência furunculoide e com edema central discreto. Microscopicamente, há inflamação aguda focal, rica em parasitos, na derme e na hipoderme. Em consequência da propagação do parasito por via linfática, resulta a reação linfática satélite com infartamento linfonodal.

CORAÇÃO

O comprometimento cardíaco é frequente, desenvolvendo-se no órgão as lesões básicas, já referidas, que originam epicardite, miocardite e endocardite parietal. Constituem-se, portanto, em uma verdadeira pancardite, à qual se associam lesões do sistema nervoso autônomo intracardíaco.

Nos casos fatais de DC aguda humana, observa-se miocardite em focos disseminados, a qual, por vezes, adquire aspecto difuso. É constituída por exsudato de mononucleares com macrófagos, linfócitos e seus derivados (blastos e plasmócitos), e quantidade variável de granulócitos, neutrófilos e eosinófilos, além de mastócitos. Os elementos citados penetram no endomísio, enfileiram-se ao longo dele ou formam acúmulos, mascarando as fibrocélulas, dissociando-as e separando-as dos capilares (Figura 83.9); estendem-se, ainda, ao perimísio e, deste, à adventícia dos vasos. Essa distribuição do exsudato e sua tendência em dissecar a musculatura cardíaca são peculiares dessa miocardite. Há intenso parasitismo tecidual, não havendo, entretanto, correlação estreita entre sua intensidade e a resposta flogística. As fibrocélulas miocárdicas apresentam vários tipos de lesões degenerativas, hipotrofia e necrose, mais bem caracterizadas ao microscópio eletrônico. Raramente, formam-se granulomas constituídos por macrófagos, células gigantes tipo Langhans e outros leucócitos mononucleares, sugerindo a participação de resposta imunitária de tipo retardado. Essas lesões ocorrem tanto no miocárdio contrátil, como no sistema de gênese e condução do estímulo cardíaco.

As manifestações clínicas da cardite aguda parecem resultar, basicamente, das lesões miocárdicas descritas. A falência miocárdica, decorrente de tais lesões, leva à dilatação das câmaras ventriculares e, consequentemente, dos óstios das valvas atrioventriculares, cuja insuficiência contribui para maior dilatação das câmaras cardíacas, com agravamento da falência miocárdica e instalação do quadro de insuficiência cardíaca congestiva observada em alguns casos. As lesões do tecido excitocondutor, já relatadas, mostram boa correlação com os dados eletrocardiográficos (os quais indicam predomínio das arritmias sinusais) e seriam sugestivas de que as alterações da fase aguda são capazes de deixar sequelas cicatriciais nos indivíduos que passam para a fase crônica indeterminada da doença.

Do ponto de vista anatomopatológico, a epicardite aguda é ora focal, ora difusa e se estende, por vezes, aos glânglios e fibras do sistema nervoso autônomo intracardíaco (SNAIC), os quais, entretanto, podem também se inflamar primariamente. Em consequência, surgem ganglionite, periganglionite, neurite e perineurite agudas, acompanhadas ou não de lesões degenerativas dos seus componentes, podendo ocorrer, ainda, a destruição e redução numérica dos neurônios (Figura 83.11). Essas lesões do SNAIC são, entretanto, de frequência e intensidade muito variáveis. Em certos casos, são marcantes; em outros, bastante discretas.

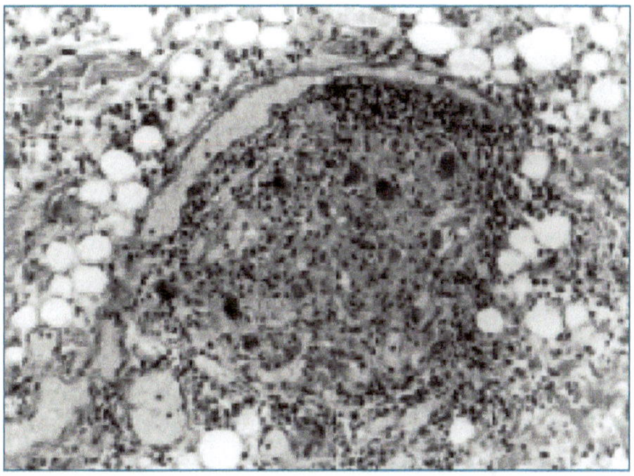

FIGURA 83.11 Cardite chagásica aguda. Epicardite com periganglionite, ganglionite e lesões neuronais (HE 200×).

A taquicardia, independentemente da febre que surge na DC aguda, seria, segundo alguns, a expressão de uma destruição parcial ou total dos neurônios parassimpáticos do coração. A epicardite é responsável, pelo menos em parte, pelo derrame pericárdico, para cuja formação também concorrem outros fatores, como aqueles que levam à anasarca, por vezes vista em chagásicos agudos.

Também é componente do quadro da cardite chagásica aguda a endocardite parietal, focal ou difusa. Não há comprometimento do endocárdio valvular.

Macroscopicamente, observam-se: aumento da área cardíaca; saco pericárdico distendido, congesto, com aumento do líquido pericárdico; cardiomegalia, especialmente devida à dilatação das câmaras; miocárdio flácido, congesto; espessamentos brancacentos, nodulares, no epicárdio, ao longo das artérias coronárias (epicardite moniliforme ou em rosário); endocárdio geralmente normal; trombose parietal, raramente; linfonodos subepicárdicos, situados entre a aorta e a pulmonar, às vezes aumentados de volume.

TUBO DIGESTIVO

No sistema digestivo, os processos patológicos fundamentais, cujas características básicas já foram descritas, são encontrados predominantemente nas camadas musculares e nos plexos nervosos intramurais das vísceras ocas. Há miosite focal com lesões das células musculares e dos componentes do interstício. Nos plexos intramurais, as lesões inflamatórias são de distribuição irregular e imprevisível, encontrando-se gânglios aparentemente normais ao lado de outros alterados ou até completamente destruídos. O parasitismo tecidual é frequente.

SISTEMA NERVOSO

Além das lesões já referidas no sistema nervoso autônomo; nos pacientes com manifestações neurológicas graves, há meningoencefalite multifocal, caracterizada pelo arranjo nodular do exsudato inflamatório, constituído por células mononucleadas. Amastigotas do *T. cruzi*, com frequência, são encontrados na intimidade dos focos inflamatórios ou em células gliais, no tecido adjacente. A meningoencefalite chagásica associa-se invariavelmente à miocardite chagásica aguda, em geral intensa, sendo esta associação a responsável pela gravidade do quadro e pela mortalidade nesses pacientes.

Ao lado desses casos de envolvimento grave do sistema nacional central (SNC), existem outros com lesões inflamatórias mais esparsamente distribuídas, com ou sem parasitos, aparentemente sem repercussões clínicas.

OUTROS ÓRGÃOS

Lesões morfológicas ocorrem também em músculos esqueléticos, fígado, baço etc. porém são discretas e desprovidas de importância prática.

FORMA ADQUIRIDA – FASE CRÔNICA

FORMA INDETERMINADA

Do ponto de vista morfológico, as lesões cardíacas, na sua qualidade, são semelhantes às observadas na forma cardíaca da doença (ver adiante); entretanto, quantitativamente, são bem menos acentuadas. Há cardite focal, discreta em 80% dos casos, e de grau moderado ou intenso em 20%. O comportamento morfológico do sistema de condução, estudado em poucos casos, revela discretas lesões inflamatórias e/ou fibróticas ou ausência de alterações. Não há estudos morfológicos sistematizados abordando o SNAIC na forma indeterminada.

Por ser a cardite focal, em geral discreta, não produz alterações funcionais, o que explica a ausência de sinais e sintomas e a normalidade do eletrocardiograma convencional. Não há, tampouco, aumento da área cardíaca, como se comprova ao exame radiológico do tórax. Contudo, as lesões explicam os achados nos exames não invasivos de maior sensibilidade.

FORMA CARDÍACA

A cardiopatia chagásica crônica, que tem como substrato morfológico fundamental uma miocardite crônica progressiva e fibrosante (Figura 83.10), pode ser assintomática ou manifestar-se como uma síndrome congestiva e/ou com alterações do ritmo cardíaco e da condução do estímulo elétrico. Outras vezes, sua primeira manifestação é a morte súbita.

Do ponto de vista morfológico, os corações dos chagásicos incluídos nessa forma da doença mostram epicardite, miocardite e endocardite parietal. O processo inflamatório com as características básicas, já também descritas, tem intensidade variável. No miocárdio, o processo se mantém em atividade pela eclosão de repetidos focos flogísticos que tendem a confluir com o tempo, conferindo à lesão, nas suas fases mais avançadas, o aspecto zonal ou difuso. O infiltrado inflamatório, constituído predominantemente por linfócitos e macrófagos, com menor participação de plasmócitos, eosinófilos, neutrófilos e mastócitos, enfileira-se ao longo do endomísio, dissociando os feixes de fibras, afastando-os entre si e dos capilares sanguíneos. Há casos em que o infiltrado eosinofílico é mais intenso. Em cerca de 10% dos portadores de ICC e em 50% dos falecidos subitamente, observam-se focos de miocardite granulomatosa, com células gigantes multinucleadas, outros leucócitos e células musculares multinucleadas que lembram os miócitos de Anitskow.

Estudos imuno-histoquímicos mostram que as células predominantes no exsudato inflamatório são linfócitos T (CD3+), sendo os T CD8+ 2 a 3 vezes mais numerosos que os T CD4+. As células T CD8+ aparecem, com frequência, muito próximas ou em íntimo contado com os miocardiócitos. Em menor quantidade, aparecem linfócitos B (CD20+) macrófagos (CD68+) e plasmócitos (CD79alfa$^+$; EMA$^+$). As células positivas para CD20 (linfócitos B) tendem a formar aglomerados perimisiais, geralmente na periferia de artérias de pequeno calibre, como se imitassem, na cardiopatia chagásica crônica, sua organização (em folículos) no baço, nos linfonodos e no tecido linfático associado às mucosas (MALT). O mesmo fenômeno é observado em inflamações crônicas nas quais o tecido linfático surge em regiões onde normalmente não está presente (MALT adquirido): gastrite crônica associada à bactéria *H. pylori*, tireoidite de Hashimoto, sialadenite mioepitelial, cistite folicular, cervicite folicular etc.; na miocardite chagásica, contudo, não foram descritos centros germinativos.

Desde as fases iniciais do processo, há as alterações degenerativonecróticas das fibrocélulas, já descritas anteriormente.

À medida que o processo evolui, a fibrose substitui as fibras cardíacas destruídas e afasta e circunda as demais fibrocélulas (Figura 83.10), que se atrofiam e podem desaparecer. Em consequência, o conjuntivo interrompe, parcial ou totalmente, miocardiócitos e fascículos musculares inteiros. A maioria das fibras não atingidas pelos processos degneratívonecróticos se hipertrofia e a intensidade desta parece diretamente ligada à fibrose.

No sistema excitocondutor, além das mesmas lesões do miocárdio contrátil, há dilatação e tortuosidade de vasos, infiltração por tecido adiposo e fibrose das túnicas íntima e média das arteríolas, com espessamento da íntima. As alterações morfológicas combinam-se em proporções variáveis de caso para caso e, por vezes, apresentam caprichosa topografia.

A epicardite crônica é constante nesses chagásicos, sendo ora focal ora difusa, com predomínio do fenômeno exsudativo (exsudato linfoplasmo-histiocitário) ou do produtivo (espessamentos fibrosos). É ela que explica as lesões macroscópicas do epicárdio: espessamentos brancacentos sob a forma de placas, faixas ou estrias e pequenos nódulos ao longo das artérias coronárias (epicardite moniliformes ou em rosário) (Figura 83.12). Reações imuno-histoquímicas mostram que a proporção entre os diversos componentes da população mononuclear do exsudato inflamatório da epicardite difere da vista na miocardite, havendo maior participação de linfócitos B (predominantes em alguns focos), macrófagos e plasmócitos.

Lesões do SNAIC, representadas por ganglionite, periganglionite, neurite e perineurite crônicas, são quase constantes, sendo decorrentes ou não da propagação da epicardite. Como já acentuado, as lesões iniciam-se na fase aguda e contribuem para a destruição neuronal que continua na fase crônica da infecção. A qualidade e a intensidade das lesões neuronais, bem como a redução dessas células, são variáveis de caso para caso.

A endocardite é, em geral, discreta e essencialmente parietal, podendo estar associada à trombose. O exsudato, nesse folheto, mostra aspectos morfológicos e imunofenotípicos semelhantes aos da miocardite, parecendo ser uma extensão da inflamação miocárdica subjacente.

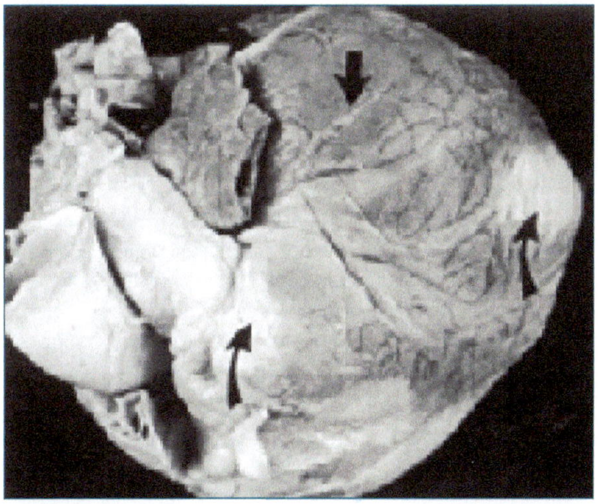

FIGURA 83.12 Cardiopatia chagásica crônica em paciente falecido com quadro de insuficiência cardíaca congestiva. Observar a cardiomegalia e as lesões do epicárdio sob forma de placas nas superfícies atrioventriculares (setas curvas) e faixas e nódulos ao longo dos ramos coronarianos (seta reta).
Fonte: Acervo da autoria.

As lesões miocárdicas são as principais responsáveis por alguns dos achados macroscópicos da cardiopatia chagásica crônica. Os aumentos de peso e volume do coração (Figuras 83.12 e 83.13), observados em graus variáveis, na quase totalidade dos portadores da forma cardíaca sintomática da DC, se devem especialmente à hipertrofia do miocárdio, embora outros fatores possam concorrer para sua instalação (edema, exsudato, fibrose). A dilatação das cavidades cardíacas, em geral mais marcante à direita, e dos óstios atrioventriculares também concorrem para a cardiomegalia e para a insuficiência funcional das valvas mitral e tricúspide.

Cerca de 55 a 60% dos corações dos portadores da forma cardíaca da doença apresentam um peculiar adelgaçamento circunscrito do vórtice cardíaco (Figura 83.14) que se conhece como lesão vorticilar (lesão de ponta, aneurisma de ponta, lesão atrófica do vórtice etc.). Há várias hipóteses sobre sua patogênese.

Em aproximadamente 75% dos chagásicos falecidos subitamente e em 40% daqueles com insuficiência cardíaca, observa-se aumento de volume (infartamento) dos linfonodos intrapericárdicos, situados entre aorta e pulmonar. Nos primeiros, o quadro histológico é de um estado reacional; e nos segundos, de depleção linfocítica.

Com relativa frequência, observam-se nos chagásicos crônicos, especialmente naqueles com insuficiência cardíaca, trombos (Figura 83.14) que têm como sede preferencial o átrio direito e o ventrículo esquerdo, a partir dos quais podem desprender-se êmbolos com possibilidade de alojarem-se, principalmente, em pulmões, encéfalo, rins e baço, provocando isquemia e enfarte nesses órgãos. É esse o substrato da síndrome do tromboembolismo do cardiopata chagásico crônico.

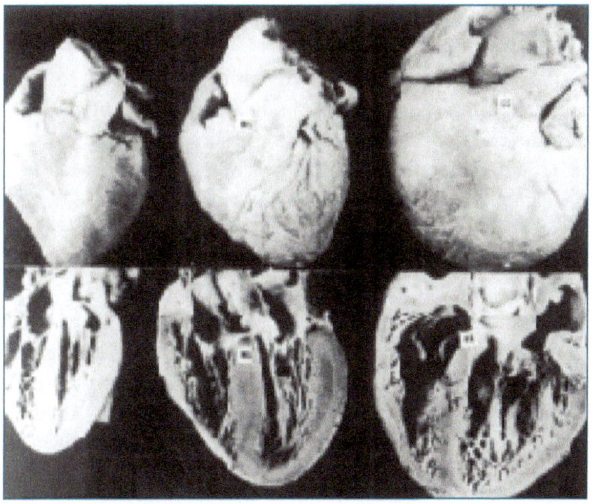

FIGURA 83.13 Forma e volume de corações de chagásicos crônicos falecidos subitamente (MS) e em insuficiência cardíaca congestiva (ICC) comparados com coração controle (à esquerda). Hipertrofia mais evidente no coração de chagásico com morte súbita (centro) do que no de portador de ICC (coração à direita). No último, a dilatação mascara a hipertrofia.
Fonte: Acervo da autoria.

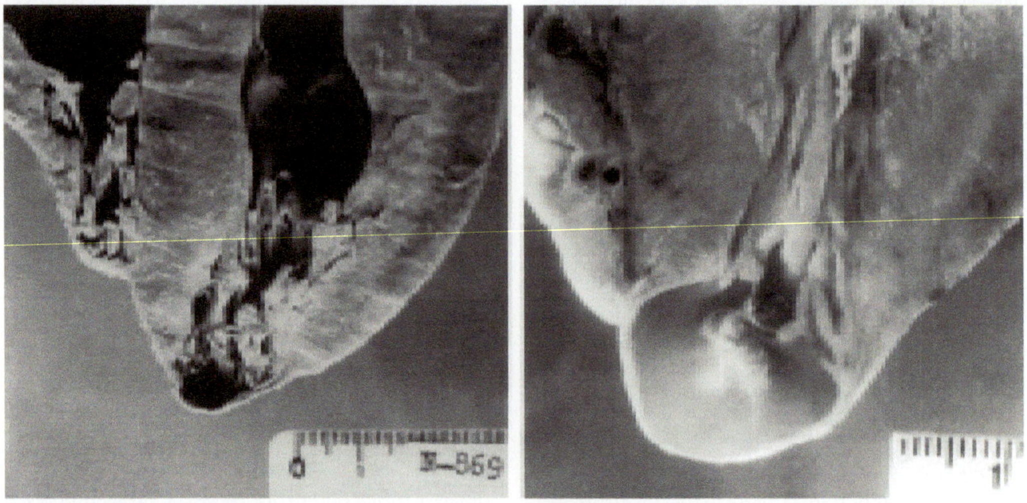

FIGURA 83.14 Cardiopatia chagásica crônica. Lesão do vórtex esquerdo.
Fonte: Acervo da autoria.

Correlação anatomoclínica na cardiopatia chagásica crônica

Certo número de chagásicos, após vários anos assintomáticos, desenvolve sintomas evidentes. Esta pode ser caracterizada pelo predomínio das arritmias e/ou das manifestações de insuficiência cardíaca. Por vezes, nos cardiopatas, a primeira manifestação da doença é a morte súbita inesperada.

Na gênese das arritmias, parece exercer papel de importância a inflamação do miocárdio, podendo produzir focos geradores de mecanismos de reentrância ou aumento da automaticidade ventricular. A lesão do vórtex tem sido correlacionada com arritmias e, em algumas ocasiões, estas podem ser abolidas pela ressecção cirúrgica da lesão. O acometimento do sistema excitocondutor do coração pelas lesões já descritas poderia explicar os diferentes tipos de bloqueios.

No entender de alguns, a diminuição da massa muscular miocárdica, em decorrência da destruição progressiva e contínua de fibrocélulas cardíacas, produzida pelos processos inflamatório (agressão pelos linfócitos T) e isquêmico (em decorrência da fibrose endomisial e das lesões vasculares), associada à interrupção de fibras e de fascículos miocárdios, são os principais fatos anatômicos responsáveis pela insuficiência cardíaca congestiva nos cardiopatas chagásicos crônicos. A interrupção de fibras e de fascículos se deve ao exsudato inflamatório da miocardite e à fibrose, a qual leva à fixação das fibras e fascículos entre si e aos septos conjuntivos interfasciculares. Há, portanto, grande remodelação do estroma cardíaco no cardiopata chagásico crônico, o que produz desarranjo do sincício eletrofisiológico, impede os movimentos de determinado número de fibras durante os batimentos cardíacos, reduz o tamanho das miocélulas cardíacas, diminuindo sua eficiência, retirando os pontos de apoio e formando, desordenadamente, outros. Além disso, obriga a fibra a tracionar, durante a contração, a massa de conjuntivo adicional inelástico. Também a interposição do edema, das células do exsudato e da fibrose entre as fibrocélulas e os capilares dificulta as trocas de nutrientes e catabólitos entre o miocardiócito e o sangue. Nesse pensamento, portanto, são as lesões miocárdicas as maiores responsáveis pela insuficiência cardíaca do chagásico crônico.

Para outros, entretanto, as manifestações do chagásico crônico e toda a patogenia da cardiopatia chagásica crônica seriam decorrentes fundamentalmente da destruição dos neurônios do SNAIC (teoria parassimpaticopriva). A miocardite, nesse pensamento, ficaria em plano secundário mediante a destruição dos neurônios parassimpáticos. Discutível, entretanto, é o papel fisiopatológico das lesões do sistema nervoso autônomo no desencadeamento da cardiopatia, situação que contrasta com a verificada no tubo digestivo, no qual se admite a obrigatoriedade da denervação na instalação dos megas.

Os dados conhecidos permitem, ao que parece, estabelecer que a denervação cardíaca e a consequente disautonomia neurovegetativa na DC atuariam retirando do coração um de seus principais mecanismos adaptativos reguladores, o que pode explicar algumas das manifestações cardíacas do chagásico, mas não teriam papel fundamental na instalação da insuficiência cardíaca e das arritmias do cardiopata tripanossomótico.

Outra manifestação importante a se considerar no cardiopata chagásico crônico é a morte súbita (MS) que pode ser de dois tipos: esperada e inesperada. Uma das características mais marcantes em qualquer dos tipos é que o óbito ocorre sempre de modo instantâneo, momentos após o início dos sintomas.

Pelas observações conhecidas, sabe-se que quase sempre a MS na DC é precedida por fibrilação ventricular, a qual constitui a arritmia terminal.

Vê-se, portanto, que no referente ao mecanismo das manifestações cardíacas, estas parecem dever-se especialmente, em qualquer fase e forma da DC, às lesões miocárdicas. As lesões do sistema nervoso autônomo, base da teoria parassimpaticopriva, parecem não constituir elemento fundamental e muito menos único no desenvolvimento da insuficiência cardíaca e/ou das arritmias do chagásico. Podem, entretanto, contribuir para desencadear a morte súbita e algumas manifestações da doença, relacionadas com a perda de um dos principais sistemas reguladores/adaptativos do coração que a denervação cardíaca produz.

FORMA DIGESTIVA

Representada por alterações da secreção, motilidade, absorção e, nos casos mais graves, pelos megas do tubo digestivo.

No Brasil, na Bolívia, na Argentina, no Chile e no Peru, parcela variável de chagásicos crônicos manifesta distúrbios funcionais, especialmente do esôfago (esofagopatia chagásica) e do colo (colopatia chagásica), os quais podem se seguir ou não de dilatação dessas vísceras (megas). Em outras áreas geográficas, como na Venezuela e no Panamá, onde ocorre cardiopatia chagásica crônica, não se observam manifestações digestivas da DC, o que sugere a existência de diferenças regionais.

A Tabela 83.2 indica a prevalência dos megas em necrópsias segundo vários anatomopatologistas brasileiros.

Megas

Dilatações permanentes e difusas de vísceras ocas ou de canais, acompanhadas ou não de alongamento (dólico) da parede, não provocadas por obstrução mecânica e cujo substrato anatomofuncional é uma lesão do sistema nervoso autônomo intramural (SNAIM).

Embora megas possam ocorrer em qualquer víscera oca, incomparavelmente são muito mais frequentes no esôfago e colo.

As vísceras com megas mostram-se permanentemente dilatadas, mas sem obstáculo mecânico (Figura 83.15). No esôfago, considera-se que há dilatação quando o diâmetro do órgão fixado ultrapassa 2,5 cm. O aumento da espessura das camadas musculares e as alterações da mucosa (leucoplasias, úlceras etc.) secundárias à estase pelo bolo alimentar estagnado ou por fecaloma confirmam o caráter permanente da dilatação. Contudo, em certos casos, a parede pode apresentar espessura normal ou menor, em razão de a dilatação mascarar o espessamento. A porção terminal do órgão pode ter diâmetro normal ou reduzido.

TABELA 83.2 Prevalência de megas em necrópsias, segundo vários anatomopatologistas brasileiros.

						Porcentagem de megas									
				Chagásicos		ME		MC		ME + MC		Outros		Total	
Autor	**Ano**	**Local**	**N. necr.**	**N.**	**%**	**Ch.**	**Necr.**	**Ch.**	**Necr.**	**Ch.**	**Necr.**	**Ch.**	**Necr.**	**Ch.**	**Necr.**
Köbele	1962	Ribeirão Preto	–	250	–	27,6	–	24,8	–	–	–	10,8	–	63,2	–
Chapadeiro	1964	Uberaba	318	133	41,8	7,5	3,1	7,5	3,1	1,5	0,6	0,8	0,3	17,3	7,3
Barbosa et al.	1966	Belo Horizonte	15.000	875	5,8	9,8	0,57	2,8	0,16	3,9	0,23	–	–	16,6	0,9
Andrade et al.	1967	Salvador	1.600	–	–	–	0,9	–	0,43	–	0,9	–	0,06	–	2,4
Köberle	1968	Ribeirão Preto	–	500	–	11,8	–	8,4	–	8,4	–	10,8	–	39,4	–
Lopes et al.	1998	Uberaba	4.690	1.708	36,4	8,3	3,02	4,1	1,51	2,8	1,02	0,7	0,25	15,9	5,8

ME: megaesôfago; MC: megacolo; N. necr.: total de necrópsias realizadas; N: número; %: porcentagem; Ch.: porcentagem em relação ao total de chagásicos; Necr.: porcentagem em relação ao total de necropsias.

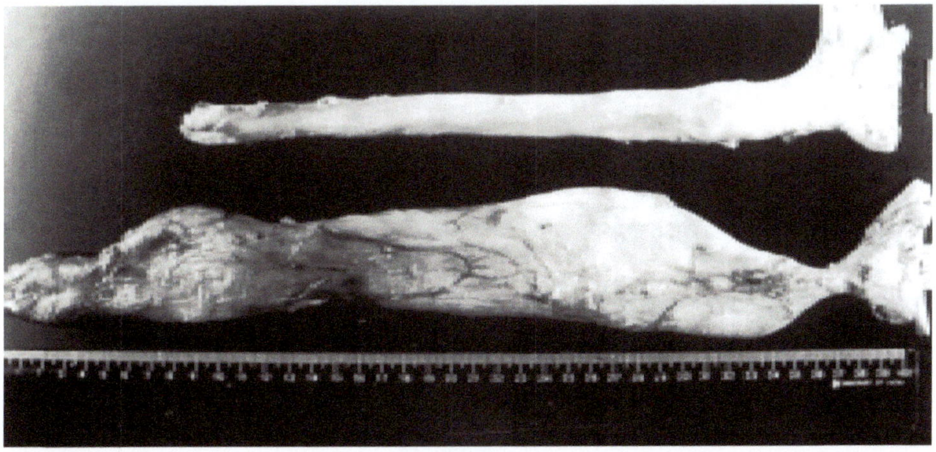

FIGURA 83.15 Megaesôfago chagásico embaixo; o esôfago (em cima) tem dimensões dentro dos limites da normalidade.
Fonte: Acervo da autoria.

Do ponto de vista microscópico, as lesões mais características e importantes são as das camadas musculares e do SNAIM, decorrentes dos mesmos processos patológicos gerais já descritos. As do SNAIM são evidentes, sobretudo nos plexos de Auerbach, e semelhantes às já descritas no SNAIC. Há inflamação dos gânglios e dos nervos com intensos fenômenos degenerativos dos neurônios, chegando à destruição completa deles. Por essa razão, há despopulação neuronal de grau variado. Na camada muscular, há focos de miosite, de intensidade variável, com degeneração e necrose de fibrocélulas, e fibrose intramuscular focal ou difusa, relacionada direta ou indiretamente com os focos de miosite.

O exsudato inflamatório, de forma semelhante ao da miocardite chagásica crônica, também se constitui predominantemente por linfócitos T (CD4+ e CD8+), com escassos linfócitos B, plasmócitos, macrófagos, eosinófilos, neutrófilos e mastócitos.

Para que os megas se instalem, parece obrigatória a existência de lesões, inclusive destruição neuronal, no SNAIM. Entretanto, em sua patogênese e fisiopatologia, parece que, além dessas lesões do SNAIM, outras são necessárias, como se pode constatar pela análise da Figura 83.16.

FORMA NERVOSA

Muito discutida é a presença de alterações morfológicas sistematizadas, no SNC, que possam constituir o substrato anatômico de uma verdadeira forma crônica nervosa da doença. De acordo com alguns, não existe tal substrato anatômico que poderia caracterizar a existência de uma forma nervosa crônica da DC. São necessários mais estudos para esclarecimento da questão.

REATIVAÇÃO (FORMAS COM EXACERBAÇÕES AGUDAS)

Habitualmente, a fase crônica da DC estaciona ou evolui lentamente, quando não interrompida por morte súbita. Em 1911, Chagas descreveu que em alguns cardiopatas crônicos surgiam sintomas similares encontrados na fase aguda ou subaguda, tornando o prognóstico desfavorável. A essa forma clínica denominou "cardiopatia chagásica crônica com exacerbações agudas". Em 1916, o mesmo Chagas julgou desnecessário manter a individualidade clínica desse grupo pelo fato de ter observado exacerbações em todas as formas crônicas da doença. Na X Reunião Anual de Pesquisa Aplicada em DC, realizada em 1994, aconselhou-se o emprego da designação reativação para indicar essa forma da *T. cruzi*.

Nas últimas décadas, no entanto, o uso de imunodepressores, os transplantes de órgãos e o surgimento da aids criaram condições para a agudização da infecção pelo *T. cruzi*, com graves repercussões orgânicas, especialmente encefálicas e cardíacas. Em virtude disso, essa forma clínica tornou-se relativamente frequente e deve ser considerada à parte, como sugerido inicialmente por Chagas.

A manifestação mais grave e frequente dessa forma da DC em aidéticos é uma encefalite multifocal grave, necro-hemorrágica, com intenso parasitismo tecidual. Ela tem sido descrita em cerca de 80% dos casos fatais. Miocardite de tipo agudo com intenso parasitismo é outro achado frequente nesse grupo de pacientes, nos quais em mais de metade dos casos detecta-se *T. cruzi* no sangue circulante e no líquor.

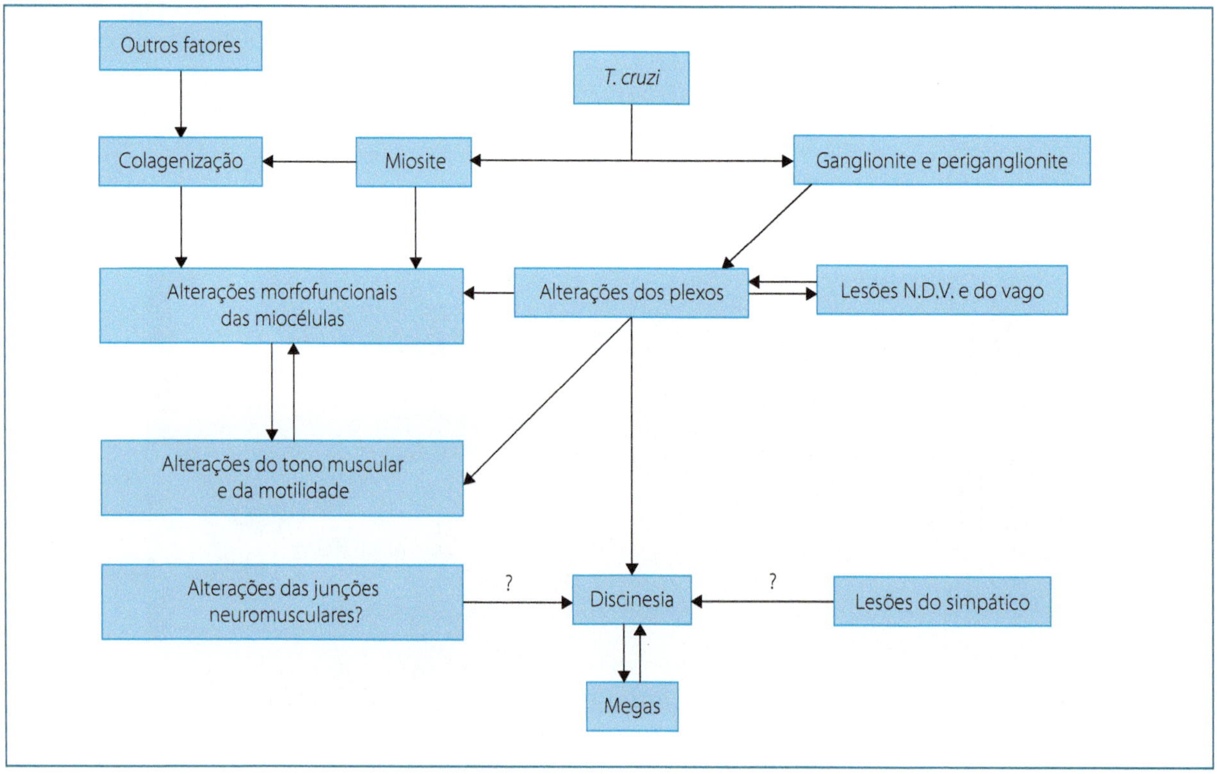

FIGURA 83.16 Fisiopatogenia dos megas chagásicos.

OUTRAS MANIFESTAÇÕES

Parasitismo e inflamação têm sido descritos em vários outros órgãos nos chagásicos crônicos necropsiados, como nas glândulas suprarrenais, em músculos esqueléticos etc. A elevada frequência de parasitismo na parede da veia central das suprarrenais (em 30 a 50% dos casos) poderia estar relacionada a uma provável ação anti-inflamatória e imunossupressora local dos hormônios corticosuprarrenais. Esse achado pode contribuir para melhorar a compreensão da patogênese dessa doença.

O exame do plexo pampiniforme de chagásicos crônicos, a despeito da possível ação imunossupressora da testosterona, não revelou parasitismo.

FORMA CONGÊNITA

A passagem do *T. cruzi* da mãe ao filho pode ocorrer por via placentária, produzindo-se uma placentite aguda, em alguns casos com lesões numerosas e disseminadas e, em outros, escassas e focais. Na maioria, o parasitismo é acentuado.

A placenta apresenta-se com aumento de peso e volume, pálida, edemaciada, com lóbulos suculentos e esbranquiçados, lembrando, macroscopicamente, os quadros vistos na sífilis e na doença hemolítica do recém-nascido. Histologicamente, observam-se vilosidades coriônicas edemaciadas, com intensa proliferação das células de Hofbauer, exsudato de granulócitos e mononucleares (às vezes, formando granulomas) e focos de necrose. O parasitismo é abundante; formas amastigotas do *T. cruzi* aparecem em macrófagos (inclusive nas células de Hofbauer), livres no estroma das vilosidades, dos troncos vilosos e da placa corial, no epitélio corial, na gelatina de Warthon do cordão umbilical e em células musculares lisas dos vasos sanguíneos placentários e do cordão umbilical.

Nos casos de óbito fetal e neonatal, há parasitismo e lesões inflamatórias mais frequentes no SNC, no coração, no fígado, no trato esôfago-gastrointestinal e na pele. O óbito na DC congênita deve-se, em geral, à cardite, à meningoencefalite ou a infecções intercorrentes.

MANIFESTAÇÕES CLÍNICAS

Classicamente, desde os primeiros estudos de Carlos Chagas, costuma-se dividir a tripanossomíase americana em duas fases: aguda e crônica. Nas áreas endêmicas dessa parasitose, Chagas, e posteriormente outros autores, sempre chamou a atenção para a discrepância observada entre o número de casos agudos, em geral esporádicos, e o grande número de chagásicos crônicos assintomáticos ou com formas cardíacas e digestivas da doença. Um estudo prospectivo realizado durante 16 meses em 554 pessoas com sorologia para DC negativa, em uma área hiperendêmica, mostrou, no referido período de observação, o aparecimento de 14 casos agudos; destes, somente cinco (35%) apresentavam manifestações clínicas agudas compatíveis com a fase aguda da infecção. Esse estudo demonstra, portanto, que na grande maioria dos indivíduos que se infectam com o *T. cruzi*, a fase aguda passa despercebida, podendo ser assintomática (inaparente) ou oligossintomática. A maioria dos pacientes crônicos nunca desenvolve sinais clínicos da doença. Eles permanecem na chamada forma indeterminada da infecção; com sorologia permanentemente positiva e cerca de 50% dos xenodiagnósticos demonstrando a presença do parasito; apenas 10 a 30% dos infectados desenvolverão síndromes clínicas da enfermidade, na dependência das cepas do protozoário presente em uma determinada área endêmica e, provavelmente, do estado imunológico do hospedeiro.

FASE AGUDA

A maioria dos casos agudos de DC registra-se em crianças, nas quais a infecção pode ser grave e até mesmo fatal. Após a penetração através da pele lesada ou das mucosas, os tripomastigotas metacíclicos são fagocitados por macrófagos, dentro dos quais multiplicam-se, sob a forma de amastigotas, causando a ruptura celular, com consequente reação inflamatória local. A disseminação para múltiplos órgãos e sistemas se faz através dos tripomastigotas sanguíneos, originados a partir do ciclo tecidual.

O período de incubação da doença nos casos sintomáticos é de 4 a 10 dias, embora nas formas adquiridas por transfusão sanguínea esse tempo possa ser maior (de até 40 dias). Os sinais da porta de entrada dos parasitos são valiosos para o diagnóstico. Eles são vistos em cerca de 75% dos doentes e podem ser divididos em duas categorias; complexo oftalmoganglionar (sinal de Romaña) e cutâneo-ganglionar (chagoma de inoculação).

No sinal de Romaña, os tripanossomas penetram pela mucosa ocular, gerando um quadro de conjuntivite aguda com congestão e edema bipalpebral, unilateral, indolor e de coloração rósea, acompanhado de lifadenopatia satélite pré-auricular e submandibular; por vezes, pode-se observar quadro exuberante de celulite periorbitária, com dacrioadenite e sinais de necrose do tecido subcutâneo (Figura 83.17). A biópsia nesse local sempre demonstra um grande número

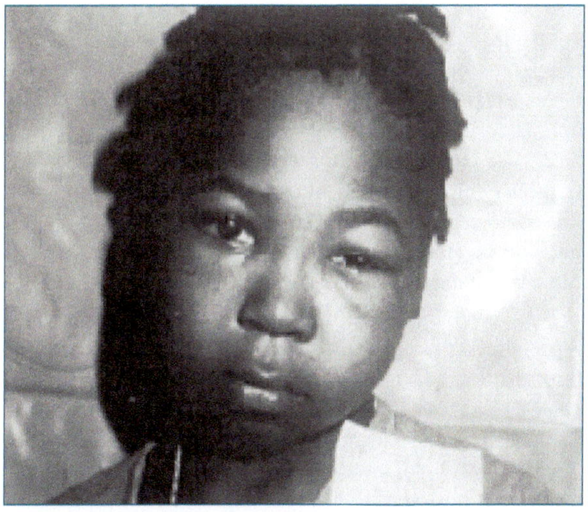

FIGURA 83.17 Sinal de Romaña em criança com Doença de Chagas.
Fonte: Fotografia gentilmente cedida pelo prof. Aluízio Prata – Uberaba, MG.

de parasitos. O chagoma de inoculação cutâneo pode aparecer em qualquer parte do tegumento e consiste em uma lesão nodular pequena, de cerca de 1 a 3 cm de tamanho, eritematosa, levemente dolorosa, com a base endurecida, e acompanhada frequentemente de adenopatia satélite. Ambas as portas de entrada apresentam lenta involução, que pode durar de 1 a 2 meses. O pleno conhecimento desses sinais de porta de entrada permitiu aos médicos das zonas endêmicas reconhecerem, com certa facilidade, casos agudos de DC, embora seja preciso enfatizar que muitas outras condições, tais como picadas de insetos, conjuntivites bacterianas e virais, traumatismos, celulites periorbitárias bacterianas, trombose do seio cavernoso e mesmo a picada de triatomíneos não infectados, podem simular os complexos olftamoganglionar e cutâneo-ganglionar da enfermidade aguda.

Vários outros sinais e sintomas estão presentes nessa fase da doença. A febre é diária, por vezes elevada (> 39 °C) e frequentemente mostra ascensões vespertinas; sua duração é longa e pode variar de 1 a 2 meses, embora temperaturas subfebris possam persistir por várias semanas. Mal-estar, mialgias, astenia, anorexia e cefaleia são outros sintomas que frequentemente estão presentes em concomitância ao estado febril.

O exame físico comumente mostra linfadenopatia generalizada, com linfonodos palpáveis em regiões cervicais, axilares e inguinais, podendo estar acometidas cadeias ganglionares profundas no abdome e no tórax. Em geral, os linfonodos são móveis, indolores, não coalescidos e nunca mostram sinais inflamatórios na pele circunjacente. A hepatoesplenomegalia é também frequentemente reconhecida ao exame clínico; o aumento desses órgãos é apenas moderado apresentando as bordas e superfícies lisas, consistência ligeiramente aumentada e pouco dolorosa à palpação.

Manifestações exantemáticas, denominadas por autores argentinos de esquizotripânides, são raramente vistas na evolução da doença; os exantemas podem ser morbiliformes, urticariformes ou podem simular o eritema polimorfo. Uma manifestação de destaque na fase aguda da tripanossomíase americana é o edema subcutâneo, generalizado ou localizado, que se instala desde o início do quadro clínico. Não há relação deste sinal com a insuficiência cardíaca; sua consistência é elástica, e à palpação não se observa hipertermia ou dor. As formas localizadas de edema, em geral, ocorrem na face e nos membros inferiores. A fisiopatologia dessa manifestação clínica ainda não está esclarecida, e várias hipóteses, tais como capilarite difusa, comprometimento linfático, hipoalbuminemia e aumento da permeabilidade capilar, já foram aventadas para explicá-la.

O envolvimento cardíaco é muito frequente e acomete especialmente os pacientes mais jovens. O quadro é o de uma miocardite aguda, que pode evoluir raramente para a insuficiência cardíaca congestiva. A ausculta do precórdio mostra taquicardia, independente da elevação térmica, e, menos frequentemente, hipofonese de bulhas, sopro sistólico funcional e arritmias cardíacas. O eletrocardiograma pode demonstrar taquicardia sinusal, baixa voltagem do QRS, alterações primárias da repolarização ventricular e bloqueio atrioventricular de 1º grau; as arritmias graves, vistas na fase crônica da doença, não são registradas nesse período.

Radiologicamente observa-se aumento da área cardíaca, e a ecocardiografia comumente mostra a presença de derrame pericárdico, fato que já havia sido assinalado por Chagas, quando necropsiou casos agudos que haviam falecido com miocardite. A instalação da insuficiência cardíaca congestiva acompanhada de grande cardiomegalia é sempre sinal de mau prognóstico e constitui-se na principal causa de morte nessa fase da infecção.

Excepcionalmente, pode haver acometimento do SNC, sob a forma de uma meningoencefalite difusa, que praticamente ocorre apenas em lactentes; é comum estar associada à miocardite aguda. Os sintomas são semelhantes aos vistos em outras encefalites, podendo ocorrer torpor, cefaleia, convulsões e sinais neurológicos de localização. Apesar da raridade desses achados clínicos, alguns autores verificaram que é frequente encontrar o *T. cruzi* no líquor de chagásicos agudos (72% dos casos investigados), embora nenhum apresente sintomas neurológicos. Portanto, pode-se concluir que esse flagelado invade o encéfalo na maioria dos pacientes, embora cause encefalite grave em apenas pequeno número deles.

Fundamental é, também, distinguir o quadro agudo febril da DC de outras doenças de natureza infecciosa, tais como a febre tifoide, as miocardites viróticas, a brucelose, a malária aguda, a leishmaniose visceral, a mononucleose infecciosa, a citomegalovirose aguda e a toxoplasmose aguda linfoglandular. O diagnóstico diferencial com essas enfermidades torna-se fácil quando estão presentes os sinais de porta de entrada do parasito, mas na ausência deles, apenas pelo quadro clínico, dados epidemiológicos e avaliação laboratorial é possível distinguir as diversas afecções citadas.

As alterações laboratoriais encontradas durante a evolução da fase aguda da parasitose são inespecíficas e podem ser observadas em qualquer patologia aguda de natureza infecciosa.

O hemograma revela anemia discreta, leucocitose leve a moderada, neutropenia, linfocitose com presença de numerosos linfócitos atípicos e, ocasionalmente, plasmocitose; a eosinofilia pode estar presente, mas surge apenas tardiamente, na evolução da moléstia. Esse quadro hematológico permite incluir a fase aguda da tripanossomíase americana na "síndrome da mononucleose infecciosa" (quadro febril e linfocitose atípica), na qual também se incluem as infecções causadas pelo Epstein-Barr, citomegalovírus, *Toxoplasma gondii*, vírus da hepatite A etc. A velocidade de hemossedimentação acha-se acelerada na maioria dos casos.

Outros parâmetros laboratoriais, tais como aumentos de leves a moderados dos níveis séricos da proteína C-reativa, das mucoproteínas, das globulinas-alfa e gama da eletroforese de proteínas e das aminotransferases, também estão habitualmente presentes.

Na grande maioria dos pacientes acometidos pelo *T. cruzi* (mais do que 90% dos casos), as manifestações clínicas da fase aguda desaparecem espontaneamente em um período de 2 a 4 meses; a febre e o sinal de Romaña involuem em 1 a 2 meses, o edema em 2 semanas, e a hepatoesplenomegalia em 3 a 4 meses; a hipertrofia ganglionar apresenta regressão lenta, podendo estar presentes meses após o desaparecimento de outros sinais clínicos. A miocardite pode mostrar involução completa (clínica, eletrocardiográfica e radiológica) em poucas semanas após o seu início. Todos os pacientes, após o período agudo, entram em uma latência clínica, tornando-se crônica a infecção (forma indeterminada da doença).

A taxa de localidade na fase aguda é baixa (2 a 10%), sendo mais comumente observada em crianças de baixa idade (lactentes) e em indivíduos imunodeprimidos, que adquiriram a infecção por via transfusional ou pelo transplante de órgãos (p. ex., rins). A miocardite, acompanhada de insuficiência cardíaca refratária, e a meningoencefalite constituem as duas principais causas de óbito nessa fase da doença.

Em 2018, no Brasil, foram diagnosticados cerca de 200 casos agudos por ano, 95% deles na região Norte do país, com cerca de 70% dos casos de transmissão oral, 9% vetorial e 21% não especificada. Obviamente há muitos casos não diagnosticados, assintomáticos ou com poucos sintomas, que não levam a suspeita clínica da doença. Um excelente exemplo da evolução natural da fase aguda de infecção chagásica foi observado em Catolé do Rocha, região semiárida do Estado da Paraíba, onde teve lugar surto de tripanossomíase americana adquirida por provável transmissão oral, por ingestão de caldo de cana possivelmente contaminado pelo *T. cruzi*. Nesse surto, 26 pessoas (15 homens e 11 mulheres), com idades que variavam de 15 a 75 anos, adoeceram após um período de incubação variável entre 7 e 22 dias após a ingestão do referido caldo de cana; os principais sinais e sintomas apresentados foram febre (26/26), mialgias (26/26), cefaleia (26/26), edema palpebral bilateral (24/26), edema de membros inferiores (22/26), linfadenopatia (13/26), hepatomegalia (9/26), esplenomegalia (9/26), *rash* cutâneo (9/26), arritmias cardíacas (1/26) e insuficiência cardíaca congestiva (1/26). Linfocitose com atipias foi vista em 8 de 12 casos e anticorpos IgM anti-*T. cruzi* estiveram presentes em 20 dos 22 estudados. A pesquisa do *T. cruzi* no sangue periférico foi positiva em poucos doentes (2/26), mas realizada apenas tardiamente na evolução da moléstia (entre 40 e 55 dias), com alguns pacientes já em uso de benzonidazol. Todos os sinais e sintomas regrediram na maioria dos casos (no período de 60 dias) antes da introdução da quimioterapia específica, com benzonidazol; esta foi administrada aos 26 doentes, na dose de 5 mg/kg/dia durante 60 dias, tendo havido boa evolução em 25 deles. Apenas um paciente, com 75 anos de idade, desenvolveu grave insuficiência cardíaca e evoluiu para o óbito, tendo recebido quimioterapia específica por curto período. Houve miocardite aguda, tendo sido observada também esofagite aguda, com presença de amastigotas em ambos os órgãos. Um surto epidêmico, de características similares, e também de provável transmissão digestiva, já havia sido relatado anteriormente em Teutônia, localidade do interior do Estado do Rio Grande do Sul. Nos últimos anos, têm se registrado outros surtos de DC aguda, por provável transmissão oral, em vários estados brasileiros tais como Santa Catarina (26 casos), Bahia (7 casos), Ceará (8 casos) e Pará (Santarém) (21 casos); o surto de Santa Catarina ocorreu após a ingestão de caldo de cana contaminado com o parasita; na região Amazônica, os surtos têm sido originados a partir da ingestão de suco de açaí contaminado durante o seu processamento; outros alimentos ou água contaminados com fezes de triatomíneos ou carne de mamíferos com a doença podem também ser fontes de infecção para o homem. O quadro clínico nesses pacientes tem sido similar ao descrito em outros indivíduos com a forma aguda da moléstia, embora algumas manifestações consideradas raras em muitas publicações tenham sido observadas aqui com maior frequência, tais como hematêmese e outras manifestações hemorrágicas, icterícia com elevações importantes das aminotransferases, dor abdominal aguda e erupção cutânea nodular. Os parasitas provavelmente penetram, após a ingestão oral pelas mucosas oral, esofagiana, gástrica ou intestinal, mesmo íntegras; a aderência à mucosa local, com replicação subsequente pode provocar o surgimento de ulcerações agudas com sangramento (hematêmese); a disseminação hematogênica leva o parasita ao fígado, ocasionando hepatite aguda ictérica. O tempo de incubação nesses casos tem sido maior do que o habitual (2 a 4 semanas). Outras manifestações, tais como, artralgias, dispneia, hepatoesplenomegalia, edema generalizado e mais raramente a insuficiência cardíaca têm sido também observadas nos indivíduos após a contaminação oral com o protozoário. A grande maioria dos casos tem sido diagnosticada, durante os surtos, por meio do encontro do *T. cruzi* em fluidos orgânicos (sangue, medula), por biópsia ganglionar, hemoculturas e sorologias (IFI ou enzimaimunoensaio – Elisa) demonstrando a presença de anticorpos específicos da classe IgM. Os pacientes foram tratados, na maior parte das vezes, com benzonidazol (5 mg/kg/dia) por 60 dias com boa evolução e poucos efeitos colaterais. A letalidade em alguns surtos tem sido elevada (até 30%) e a morte tem ocorrido por insuficiência cardíaca e/ou hemorragias.

FORMA CRÔNICA INDETERMINADA

Trata-se da forma clínica mais comum da DCH ao nível da população geral das áreas endêmicas, apresentando enorme interesse médico-social por pelo menos três motivos:

- São pacientes sempre assintomáticos que podem evoluir para uma forma "determinada", assim fazendo jus a um acompanhamento.
- Em sua total maioria, esses indivíduos podem levar vida normal, não devendo a maioria dos tipos de trabalho sofrer restrições.
- Mesmo sendo assintomáticos, esses indivíduos não devem doar sangue, como forma de prevenção da DCH transfusional. A denominação dessa forma veio do próprio Carlos Chagas, sendo modernamente definida como uma forma da DCH crônica em que o indivíduo é assintomático e apresenta sorologia e/ou exames parasitológicos para *T. cruzi* positivos, sendo normais o seu exame clínico, o eletrocardiograma basal e os exames radiológicos de coração, esôfago e intestino grosso. Essa é uma definição bastante prática, simples e operacional, de modo geral fornecendo excelentes subsídios para a avaliação laboral e prognóstica do indivíduo. Não obstante, apresenta alguns problemas quanto aos sintomas (por sua subjetividade) e, principalmente, pela relativamente baixa sensibilidade do arsenal propedêutico envolvido. Com efeito, se submetidos a baterias mais completas de

exames subsidiário,* uma proporção que pode variar de 20 a 50% desses chagásicos "indeterminados" já apresenta algum indício de comprometimento orgânico devido à DCH. No mesmo plano, estudos clínicos, fisiológicos e anatômicos têm demonstrado, no Brasil, que indivíduos na forma crônica indeterminada apresentam um grau de desnervação autonômica maior do que indivíduos não infectados do mesmo grupo etário, embora essa desnervação seja também quase sempre menor do que nos chagásicos crônicos com forma digestiva ou cardíaca. Nas áreas endêmicas, a proporção de chagásicos com a forma crônica indeterminada em geral ultrapassa os 50% dos infectados, tendendo a reduzir-se paulatinamente com a idade. Nos estudos brasileiros realizados na Bahia, em Goiás, em Minas Gerais e em São Paulo, observa-se que, do universo de chagásicos "indeterminados", uma proporção entre 2 e 3% emerge anualmente para uma forma clínica "determinada", no mais das vezes para uma cardiopatia ou uma esofagopatia em estágio inicial. Em termos prognósticos, um adulto jovem sempre apresenta uma excelente perspectiva de viver pelo menos 10 anos após o diagnóstico, perspectiva esta idêntica à da população não infectada, sendo tanto melhor quanto mais jovem for o indivíduo. Como já assinalado, não se admite a morte por DCH na forma indeterminada, sendo também excepcional a cura espontânea. No âmbito anatomopatológico e parasitológico, o parasito está presente nos indivíduos em forma crônica indeterminada, sem diferenças na parasitemia com outras formas crônicas. No nível tecidual, além de menor grau de desnervação autonômica intramural, os focos de amastigotas são raros e esparsos, sendo focal e muito pouco intensa a reação inflamatória nos órgãos de escolha do parasito.

Na prática corrente, um número cada vez maior de indivíduos na forma crônica indeterminada está chegando aos médicos, produto de triagem sorológica em bancos de sangue e de inquéritos soroepidemiológicos populacionais. Também aparecem aqueles que se submetem a seleções médico-trabalhistas de algumas empresas que requerem sorologia para *T. cruzi*. O manejo desses indivíduos é simples, e objetiva basicamente detectar segura e precocemente qualquer indício de evolução da moléstia. Normalmente, um bom exame clínico, subsidiado pelo eletrocardiograma (ECG) e pelas radiografias de praxe, é suficiente para avaliar a grande maioria dos pacientes. Indícios de evolução podem indicar aprofundamento nos exames. Há também que se considerar a costumeira tensão emocional que invade muitos indivíduos ao tomarem conhecimento de que estão infectados: ao clínico cabe avaliar judiciosamente o caso e tranquilizar o paciente. Do ponto de vista médico-trabalhista, há consenso de que o infectado na forma crônica indeterminada pode levar vida completamente normal, com restrições apenas ao exercício de profissões de alto risco para terceiros, como pilotos de aviões e operadores de coletivos e máquinas pesadas. Este último aspecto, embora contestado por alguns especialistas, a deve seguir vigente exatamente pela relativa dificuldade que apresentam muitos serviços e peritos em diagnosticar corretamente a forma indeterminada, sobretudo quando a cardiopatia é incipiente. A revisão médica do chagásico na forma crônica indeterminada deve fazer-se anualmente, em princípio na rede básica de saúde ou em unidades mistas que tenham ECG e radiografia.

O indivíduo, na forma crônica indeterminada, não deve doar sangue, pois sua parasitemia é semelhante à de qualquer outro infectado crônico e há risco de transmissão transfusional. Quanto ao tratamento específico, sua indicação não é consensual, pois a cura parasitológica é muito raramente obtida. Por outro lado, alguns indícios recentes estão a sugerir que, em alguns casos, o tratamento específico pode trazer benefícios a longo prazo, frenando a evolução da doença. Assim sendo, o tratamento específico da forma crônica indeterminada é ainda uma questão aberta e em fase de investigação, devendo cada caso ser avaliado particularmente. Não existe até aqui um marcador bioquímico ou biológico que indique se um indivíduo na forma crônica indeterminada evoluirá ou não para uma forma clínica determinada. Entre estas, as mais importantes, dos pontos de vista clínico e epidemiológico, são a cardiopatia, a esofagopatia e a colopatia da DC crônica, que se discutem mais detalhadamente a seguir.

FORMA CRÔNICA CARDÍACA (CARDIOPATIA CRÔNICA CHAGÁSICA – CCC)

É a mais importante forma clínica da DCH, justamente pelo seu impacto de morbimortalidade: é a forma que mata, que limita a produção laboral e que diminui a qualidade de vida. Incide mais precoce e gravemente no sexo masculino. Nesta forma, uma série de fatores fisiopatogenéticos vai afetando o coração do chagásico e produzindo, em geral, um comprometimento progressivo da função de bomba e/ou do ritmo cardíaco. O próprio Chagas já dizia que a história natural da CCC consiste em uma deterioração progressiva do miocárdio, um caminhar inexorável para a insuficiência cardíaca, evolução esta que muitas vezes é interrompida pela morte súbita ou repentina causada por uma arritmia cardíaca grave. Na sequência da insuficiência cardíaca, fenômenos tromboembólicos poderão sobrevir como fruto de estase e de dilatação das câmaras cardíacas, caracterizando-se uma síndrome de tromboembolismo que pode comprometer adiante os pulmões, cérebro, rins e outros setores, assim possibilitando outras causas imediatas de morte para o chagásico.

Como fatores básicos do desenvolvimento da CCC, são apontados a ação direta do parasito (principalmente destruição da fibrocélula cardíaca), os fenômenos flogísticos adjacentes à infecção, as consequências da dilatação compensatória das miocélulas cardíacas, os fenômenos hipóxicos resultantes de alterações da microcirculação, a desnervação autonômica, a desarticulação da estrutura celular do coração e a fibrose (alteração mais tardia e geralmente irreversível). Em uma perspectiva dinâmica, esses fatores se complementam e se potencializam, prejudicando progressivamente o músculo cardíaco e o sistema de formação e condução do estímulo. Não se descrevem, na CCC, alterações da macrocirculação coronária. Como já visto, o parasito apresenta preferência eletiva pelo miocárdio e pelos tecidos do sistema de condu-

* Especialmente endoscopia e testes farmacológicos para o tubo digestivo, ecocardiografia, eletrocardiografia dinâmica e testes ergométricos para a esfera cardiovascular.

ção, já na fase aguda da infecção. Alguns estudos longitudinais e experimentais parecem indicar que a gravidade da CCC pode também estar ligada à intensidade do comprometimento cardíaco na fase aguda da infecção. Como fatores externos e do hospedeiro, o agravamento da CCC parece estar ligado ao sexo masculino, à cor negra, às faixas etárias de 30 a 50 anos, à sobrecarga de esforço físico e a alguns agravos associados (hipertensão, miocardioesclerose, megacolo). Em geral, o comprometimento dos ventrículos precede o dos átrios, assim como as desordens da formação e da condução do estímulo antecedem a insuficiência cardíaca. Do ponto de vista anatômico, as fases iniciais da CCC transcorrem com o coração de tamanho normal, ocorrendo alguma hipertrofia celular compensatória e mínima dilatação. Em um estágio intermediário, em que predominam as manifestações de arritmia, já se mesclam a hipertrofia com graus iniciais de dilatação, notando-se discinesias de paredes, um início de redução da fração de ejeção e, histologicamente, princípios de fibrose. Nos estágios mais avançados, o coração está francamente dilatado e descompensado, com discinesias extensas, fibrose universal, presença de trombos e aneurismas parietais, havendo obrigatoriamente algum grau de ICC.

A CCC é geralmente progressiva e suas consequências clínicas principais (arritmias, ICC e tromboembolismo) podem estar associadas e potenciar-se reciprocamente. Em uma perspectiva operacional, procurando associarem-se os principais elementos propedêuticos, prognósticos e médico-periciais, a partir de uma classificação de Macedo (1973), foi elaborada a Tabela 83.3. Na verdade, à medida que progride o quadro anatômico da CCC, a deterioração funcional reflete as alterações de formação e condução do estímulo e a deficiência de bomba; os graus progressivos de ICC acompanham a dilatação cardíaca, tornando os sintomas, quase ausentes nos estágios iniciais, cada vez mais evidentes. O ECG funciona como forte elemento diagnóstico da CCC, sendo típico o bloqueio completo do ramo direito (BCRD), principalmente se associado ao hemibloqueio anterior esquerdo (HBAE), as extrassístoles multifocais, as alterações de T e as bradiarritmias (Figuras 83.18 e 83.19). Com elementos prognósticos do ECG na CCC, são mais reservados os casos de extrassístoles frequentes e polimórficas, a trombose venosa profunda (TPV), a fibrilação atrial, as áreas inativas extensas, os bloqueios de ramo avançados e associados com extrassístoles, e os bloqueios atrioventriculares (BAV) avançados. Já a radiografia tem uma conotação principalmente prognóstica, estando sempre as grandes silhuetas cardíacas associadas com quadros muito graves da CCC, implicando insuficiência cardíaca. Nesse sentido, caracteristicamente, as imagens pleuropulmonares são normais, na grande maioria dos chagásicos, somente vindo a apresentar sinais de congestão e derrame nas últimas etapas de ICC. No plano da atenção médico-trabalhista, de modo geral não há maiores restrições laborais para os casos de CCC inicial, mas estas são mandatórias para os estágios III e acima, com a finalidade de se poupar um miocárdio já extremamente irritável e com ICC desencadeada.

TABELA 83.3 Critérios de classificação e avaliação da cardiopatia crônica chagásica.

Estádios	Critérios clínicos	Radiografia (área cardíaca)	Eletrocardiograma	Prognóstico	Decisão médico-pericial
I	Ausência de sinais e sintomas (NYHA I)	Normal	Basal normal, com alterações mínimas em técnicas mais sofisticadas	Muito bom	Apto à maioria das profissões, como na forma indeterminada
II	Ausência de sintomas e sinais ou sintomas mínimos (NYHA II)	Normal	Alterações mínimas como extrassístoles isoladas e esparsas, discretas alterações de QRS ou T, baixa voltagem, HBAE, marca-passo migratório, BAV de 1ª alter. cond. atrial ou ventricular do estímulo	Muito bom	Não sendo possível avaliação funcional, considerar incapacidade para atividades muito pesadas, indicando reabilitação funcional
III	Ausência de sintomas ou sinais aos grandes esforços	Normal, limítrofe ou leve aumento	BCRD, alterações de T, bloqueio sinoatrial, ritmo juncional, BAV II (Mobitz I), sobrecarga de câmara, área inativa septal	Regular	Incapacidade para atividades que demandem esforço físico de média intensidade. Avaliar reabilitação profissional
IV	Ausência de sintomas e sinais aos grandes ou médios esforços (NYHA II ou III)	Ligeiro ou moderado aumento. Pulmões livres	BCRD + HBAE, BCRE*, extrassístole isolada frequente e monomórfica, bigeminismo, BAV de 111, área inativa	Reservado	Incapacidade profissional permanente. Clinicamente aceita-se atividade física informal leve
V	Insuficiência cardíaca (NYHA III ou IV)	Grande aumento. Possível congestão pulmonar ou derrame pleural	Extrassístole frequente, polimórfica RIT, TPV, BAV total, área inativa extensa, bloqueios bi ou trifasciculares, fibrilação ou *flutter* atrial	Muito reservado	Incapacidade omniprofissional permanente com restrição a qualquer tipo de atividade física

*Bloqueio completo do ramo esquerdo. HBAE: hemibloqueio anterior esquerdo; BAV: bloqueio atrioventricular; NYHA: New York Heart Association; BCRD: bloqueio completo de ramo direito; BCRE: bloqueio completo de ramo esquerdo; extrassístole polimórfica RIT; TPV: trombose venosa profunda.

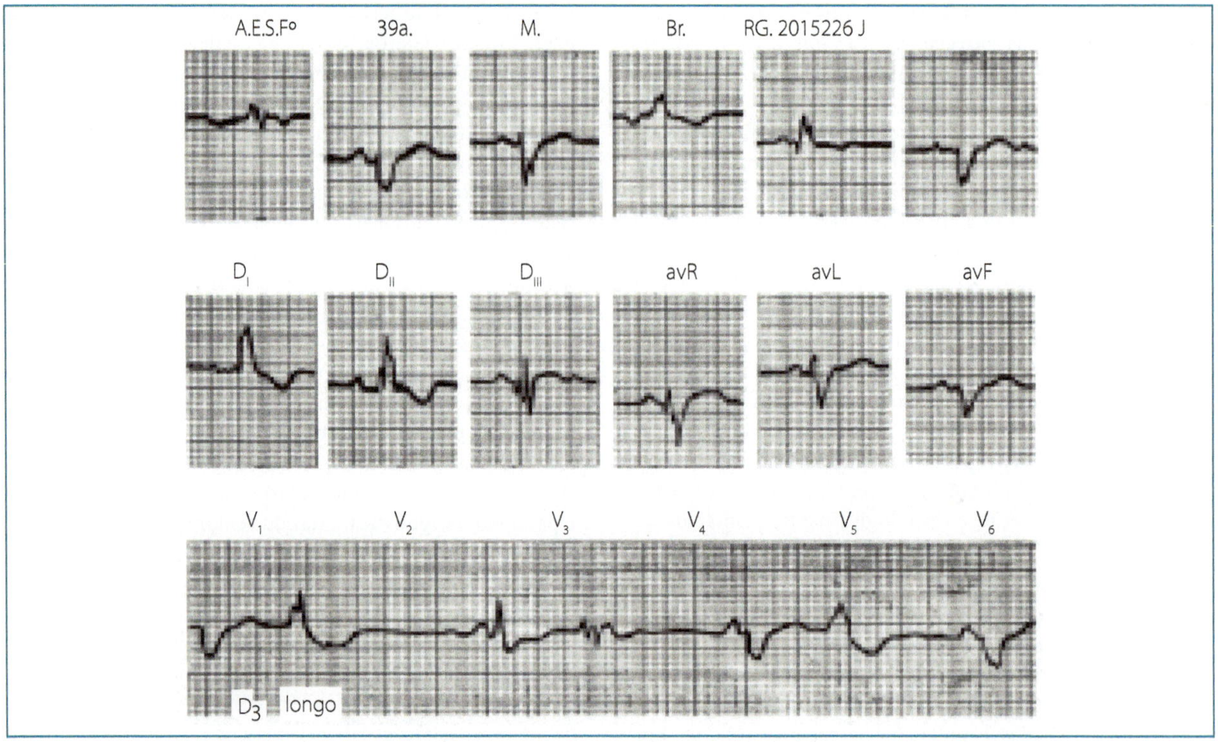

FIGURA 83.18 ECG típico de paciente chagásico de 39 anos, com cardiopatia patente: bloqueio de ramo direito, hemibloqueio anterosuperior direito, área eletricamente hipoativa anterolateral e extrassístoles ventriculares polimórficas frequentes.
Fonte: Prof. João Carlos Pinto Dias.

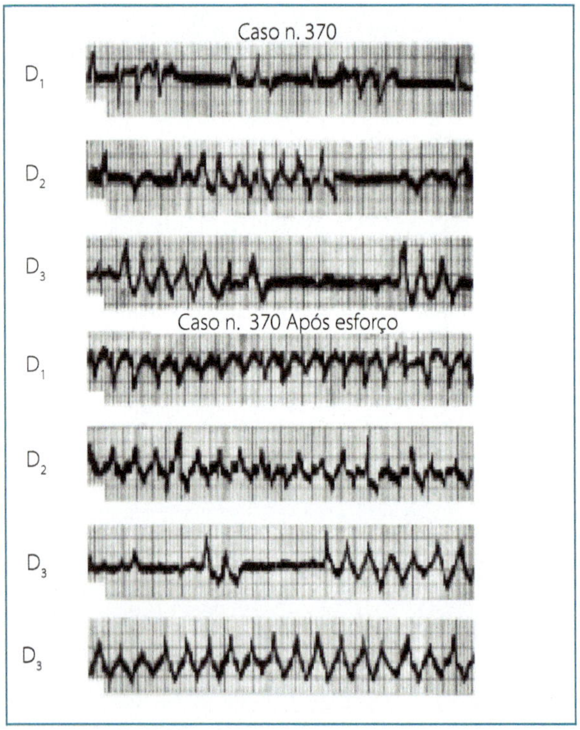

FIGURA 83.19 ECG de paciente de 42 anos com cardiopatia chagásica crônica avançada: extrassístoles ventriculares frequentes em salvas, com períodos de taquicardia paroxística ventricular (TVP) não sustentada.
Fonte: Dr. Francisco Laranja et al., 1956.

As manifestações clínicas da CCC correspondem naturalmente aos substratos anatômico e fisiopatogenético esboçados. De modo geral, pode-se dizer que, em sua grande maioria, os portadores de DCH podem e devem ser assistidos pelo clínico geral na rede básica de saúde, para tal não se exigindo mais que um instrumental propedêutico relativamente elementar.* As principais queixas dos pacientes com CCC decorrem das alterações do ritmo e da insuficiência cardíaca, isolada ou associadamente. A palpitação é sintoma precoce e bastante comum, ligada geralmente às ectopias ventriculares e taquiarritmias, eventualmente se manifestando em crises que correspondem a salvas prolongadas de extrassístoles e à taquicardia paroxística ventricular, podendo suceder-se por síncope por baixo débito. É um sintoma que pode ser precipitado e intensificado por esforço físico, vários fármacos, emoções e estresse, manobra de Valsalva, hiperventilação etc.

Sensações de vertigem e tontura são também frequentes nas taquiarritmias e na fibrilação atrial, aparecendo ainda nas bradiarritmias dos BAV avançados e na doença do nó sinusal. No BAV total, é característico o fenômeno de Adams-Stokes, com síncope grave em virtude do baixo débito, muitas vezes confundida com síndromes eptileptiformes,

* Para a triagem inicial do chagásico e o manejo clínico de todos os casos de forma indeterminada e os casos iniciais de CCC e formas digestivas, um mínimo arsenal propedêutico requer um bom clínico, uma possibilidade concreta de diagnóstico sorológico, um ECG e um aparelho de raio X capaz de fazer uma radiografia simples de tórax (área cardíaca e esôfago contrastado) e, se possível, um enema opaco.

com crises histéricas e com AVE. Mandatoriamente, todo chagásico deve ser auscultado cuidadosamente por alguns minutos, com o objetivo de detecção de ectopias cardíacas e determinação de sua frequência. Um achado comum à ausculta é o desdobramento constante de B2 no foco pulmonar, quando ocorre BCRD. Nas arritmias complexas, na fibrilação atrial e nos BAV avançados, o estudo acurado dos pulsos venosos e arteriais já indica com boa previsibilidade o distúrbio em curso. Já para a ICC, que predominantemente é do tipo "direito", as manifestações de baixo débito e de congestão passiva periférica são dominantes. Hepatomegalia dolorosa, edemas frios, vespertinos e depressíveis ao nível periférico, estase da jugular a 45º, refluxo hepatojugular e pressão venosa periférica aumentada são os principais achados ao exame físico. Ascite é sinal mais tardio e de extrema gravidade, assim como sinais objetivos de congestão pulmonar e de derrame pleural. Em paralelo, a ICC caminha com uma progressiva dilatação das câmaras cardíacas, geralmente universal (coração em garrafa), apropriável tanto pelo exame físico (palpação do ictus à esquerda da linha hemiclavicular esquerda e percussão do precórdio e/ou do esterno), como pela radiografia e pelo ecocardiograma. Neste último exame, é de grande valia a determinação da fração de ejeção (FE), sendo sempre de maior gravidade aqueles casos com FE menor que 50%. Também aqui se mostra importante a ausculta, não somente revelando a presença de B3, como a de sopros sistólicos de ejeção, suaves e na ponta (geralmente mitrais), indicadores de insuficiência valvular como resultado tanto de dilatação do óstio como de insuficiência da musculatura papilar. No paciente adulto com CCC "pura", a tensão arterial é caracteristicamente normal ou mesmo baixa, em função do baixo débito.

A "eletrocardiografia" é o principal elemento de avaliação básica da CCC, trazendo ao médico elementos diagnósticos e prognósticos de real valor. De modo geral, detecta todas as principais arritmias da CCC, os distúrbios de condução do estímulo, as alterações da repolarização e algumas evidências da fibrose. Para um comitê da OMS, as alterações eletrocardiográficas patognomônicas da CCC são as seguintes: bloqueios atrioventriculares, bloqueios intraventriculares (especialmente o BCRD associado ao hemibloqueio anterior esquerdo), bradicardia sinusal inferior a 50 batimentos/minuto, extrassístole ventricular e alterações primárias e difusas da repolarização. Já para uma câmara técnica sobre DC, reunida pela Fundação Nacional de Saúde em Brasília, em 1994, alterações muito sugestivas na cardiopatia chagásica crônica são as seguintes:

- bloqueio completo de ramo direito;
- hemibloqueio anterior esquerdo;
- hemibloqueio posterior esquerdo;
- arritmia ventricular (extrassístoles polimorfas, aos pares e taquicardia ventricular);
- manifestações de doença do nó sinusal (bradicardia sinusal < 40 bpm, bloqueio sinoatrial e parada sinusal);
- fibrilação atrial;
- bloqueio AV de 2º grau (tipo Mobitz II);
- bloqueio AV de alto grau;
- bloqueio AV de 3º grau;
- zona eletricamente inativa; e
- alteração primária da repolarização ventricular.

Na Tabela 83.4, encontram-se alguns dados eletrocardiográficos colhidos no oeste de Minas Gerais em populações chagásicas (trabalhadores, casos com CCC e casos fatais) e não chagásicas (trabalhadores rurais não selecionados), um quadro que permite notar o valor diagnóstico e prognóstico do ECG na DCH.

TABELA 83.4 Frequência (%) e significado prognóstico das alterações eletrocardiográficas em populações não selecionadas e entre casos fatais e não fatais de CCC, em área endêmica.

ECG (achados mais frequentes)*	Trabalhadores rurais sorologia		Casos confirmados de CCC (registrados)	
	Negativa (332 indivíduos)	Positiva (72 indivíduos)	Não fatais (483 casos)	Fatais (200 casos)
Extrassístoles	1,2	22,2	31,7	69,7
BCRD**	0,6	19,4	46	52
Alteração primária de T	3,6	19,4	12,8	13
BAV de 1º grau	0,6	5,6	28,6	15
BAV total	–	–	4,5	17
BCRE	–	–	1,2	4,5
Sobrecarga, ventricular esquerda	1,5	–	2,2	6,5
Fibrilação ou *flutter* atrial	–	–	2,7	16
Traçados normais***	87,4	52,8	–	–

*Duas ou mais alterações podem estar associadas em um mesmo traçado. **Incluindo casos com hemibloqueio anterior esquerdo associado. ***Critérios de Laranja et al. BCRD: bloqueio completo de ramo direito; BCRE: bloqueio completo de ramo esquerdo; BAV: bloqueio atrioventricular.

Outros estudos como esse, na Venezuela e na Argentina, tendem a mostrar resultados semelhantes. Em termos de prognóstico, verifica-se que um ECG normal em chagásico jovem apresenta nove vezes mais chances de sobrevida que em indivíduo com ECG alterado. Aliás, conforme a própria classificação da CCC da Tabela 83.4, observa-se que alguns achados eletrocardiográficos têm pior prognóstico na CCC, principalmente alterações que pressupõem grande acometimento tecidual, como fibrilação atrial, áreas inativas extensas, poliectopias multifocais e multifrequentes, associação complexa de bloqueios intraventriculares, bloqueios AV avançados etc. Essas alterações eletrocardiográficas marcham em paralelo com os graus progressivos de ICC e de cardiomegalia. Um bom exemplo disso é vários trabalhos que correlacionam os graus progressivos de ICC com extrassístoles ventriculares cada vez mais numerosas e frequentes (índice de Lown modificado). Em trabalho recente, verificou-se que a fração de ejeção estava deprimida em 60% dos casos de área inativa, em 50% dos casos de extrassístole ventricular, em 23,1% dos casos de BCRD e em apenas 8,3% dos chagásicos com ECG normal. Ainda sobre prognóstico, é consenso que as taquiarritmias são mais problemáticas e perigosas no chagásico crônico, cuja morte "repentina" (esperada ou não esperada) geralmente depende de mecanismos taquiarrítmicos, quase sempre a partir de uma taquicardia ventricular paroxística que leva à fibrilação ventricular. Contudo, alterações isoladas do ECG são benignas e apenas indicam um pequeno e focal compromisso miocárdico, que pode ou não evoluir. O próprio BCRD é um bom exemplo, muitas vezes se instalando em um chagásico jovem e permanecendo inalterado mais de 30 anos (ou toda a vida), sem manifestação clínica de nenhuma ordem, muito menos sem evoluir para cardiomegalia ou ICC. Às vezes, o BCRD começa "puro", mas o AQRS vai paulatinamente desviando-se para a esquerda até ultrapassar −30°, o que acaba caracterizando um HBAE. Aqui se observa um processo evolutivo, que pode ser lento e caminhar, a longo prazo, para uma associação com bloqueio AV de 1° grau e, talvez, mais adiante, para um bloqueio AV total. Em outros doentes, o que aparece primeiro é o HBAE, surgindo depois BRD incompleto que pode evoluir para completo. Outra associação importante do BCRD, de mau prognóstico, é com extrassístole ventricular, principalmente quando as ectopias são frequentes e polifocais, com fenômeno R/T etc. Já nas fases iniciais da cardiopatia crônica, com bastante frequência algumas alterações eletrocardiográficas como bloqueio AV de 1° grau, alterações de T e extrassístoles ventriculares isoladas costumam aparecer e desaparecer em traçados sucessivos, fenômeno provavelmente associado à miocardite ativa (com substrato em edemas, alterações microvasculares, irritabilidade miocárdica etc.), assumindo um caráter de "mutabilidade eletrocardiográfica", descrito há anos pelo pesquisador Aristóteles Brasil. Já com a expansão da miocardiopatia crônica, especialmente da fibrose, as alterações do ECG se tornam permanentes e se superpõem, às vezes, em quadros extremamente graves e complexos, como dificilmente se observa em outra cardiopatia.

Quanto à radiografia, a cardiomegalia da CCC é indicativa de processo evolutivo, não regressível e de mau prognóstico. Deve ser lembrado que, na DCH aguda, ocorre frequentemente cardiomegalia global às expensas de uma miocardite aguda, que regride totalmente quando termina a fase aguda. Na CCC, em geral, observa-se uma silhueta cardíaca globalmente aumentada, fruto, sobretudo, de dilatação das fibrocélulas cardíacas e, em menor monta, de um processo de hipertrofia que aparece no início da cardiopatia crônica. A cardiomegalia na CCC guarda relação direta com a insuficiência cardíaca, ocorrendo com frações de ejeção tanto mais reduzidas quanto maior a dilatação. Fato muito característico é a "limpeza" dos campos pleuropulmonares, surgindo apenas derrame e congestão nas etapas terminais da ICC (Figura 83.20).

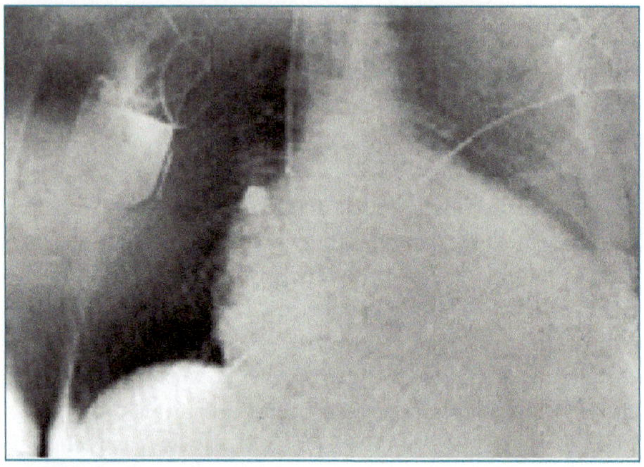

FIGURA 83.20 Grande cardiomegalia em paciente chagásico com 44 anos portador de BAV total e marca-passo, notando-se a característica limpeza dos campos pleuropulmonares.

Em outros exames menos convencionais, a CCC também apresenta importantes alterações, hoje sendo muito oportuna a ampliação da propedêutica armada em sua avaliação. Entre os mais úteis se encontram a eletrocardiografia dinâmica (Holter), a ecocardiografia, os testes de esforço os estudos eletrofisiológicos, indicados tanto na avaliação de sintomas vagos, com ECG e radiografia normais, como para um melhor ajuizamento da terapêutica a instituir.

Na "eletrocardiografia dinâmica", o paciente é monitorizado com um gravador portátil de ECG, sugerindo-se no mínimo 24 horas de gravação contínua, nas atividades normais da vida do paciente. Seus principais achados e indicações correspondem ao surgimento de extrassístoles em salvas ou multifocais, de taquicardia paroxística ventricular, de períodos de bradiarritmias e de BAV ou intraventriculares intermitentes. São quadros razoavelmente frequentes em chagásicos que apresentam sintomas geralmente lipotimossincopais, com exame clínico e ECG de base normais ou apenas apresentando extrassístoles raras e isoladas. Frequentemente, no entanto, os sintomas anotados durante o período da gravação não apresentam nenhuma correspondência com o traçado obtido. Contudo, em pacientes oligossintomáticos, o Holter costuma mostrar quadros graves e eventuais de taquicardias ventriculares sustentadas e BAV totais temporários, com escapes ventriculares lentos. São situações importantes que indicam intervenções específicas, às vezes só detectadas pelo Holter que, em outra perspectiva, mostra-se muito útil para a avaliação de terapêuticas antiarrítmicas, seja para a adequação de doses de medicamentos para determinado paciente, seja na pesquisa da eficácia de novos fármacos e procedimentos.

A "ecocardiografia" se mostra hoje como um dos mais úteis procedimentos diagnósticos na CCC, estando teoricamente ao alcance de qualquer unidade de saúde de média complexidade. O ideal é conjugar o clássico modo M com os modernos aparelhos de registro bidimensional. Além das verificações de rotina sobre a área cardíaca, a integridade e o funcionamento dos aparatos musculovalvulares e das principais dimensões das câmaras cardíacas na sístole e na diástole, o ecocardiograma na CCC tem muito valor em dois aspectos: na avaliação da contratilidade segmentar (cinesia e discinesia de paredes) e na determinação da fração de ejeção. Ecocardiografistas experimentados também podem detectar lesões parietais importantes, como aneurismas e trombos. Pode-se, ainda, verificar a existência de derrame pericárdico e de arritmias. Na forma crônica indeterminada, o ecocardiograma costuma apresentar precocemente alterações discretas nas funções sistólica e diastólica, assim como na contratilidade segmentar, achados estes geralmente indicativos de provável evolução para CCC.

Os "testes de esforço" na DC crônica também vêm se mostrando muito úteis, ganhando cada vez mais espaço na avaliação diagnóstica e prognóstica do paciente. São mais comuns os métodos de esforço padronizado e monitorizado em esteira rolante ou em bicicleta estática. De modo geral, as principais alterações hemodinâmicas induzidas pelo esforço são a redução da resistência vascular periférica total, aumento da pressão arterial sistólica e aumento do débito cardíaco. Na CCC, o teste de esforço indica precocemente uma ICC em evolução e também precipita ou agrava arritmias cardíacas. Ao contrário da população normal, acredita-se que as arritmias ventriculares induzidas pelo esforço nos pacientes chagásicos estão relacionadas com redução da expectativa de vida. Já na forma indeterminada, a grande maioria de pacientes adultos apresenta excelente desempenho ergométrico, em ensaios feitos em população não selecionada de áreas endêmicas, comparando-se com indivíduos não chagásicos. Uma prática interessante e útil tem sido preconizada por Anis Rassi (informação pessoal), ao realizar um teste de esforço em chagásicos crônicos submetidos à eletrocardiografia dinâmica, na última hora de gravação, com isso se somando os resultados dos dois métodos.

Nos estágios mais avançados da CCC, especialmente na vigência de ICC, uma "síndrome de tromboembolismo" pode sobrevir, por conta de trombos desgarrados especialmente da ponta do VE e do átrio direito. São trombos hemáticos que se organizam em função de estase e de alterações anatômicas maiores como aneurismas parietais, sempre havendo distúrbios endoteliais associados. O quadro resultante é o de enfartes secundários nos órgãos alcançados, predominando, pela ordem, os enfartes pulmonares, os cerebrais, os renais, os esplênicos e os mesentéricos, com as características clínicas habituais (dor, dispneia, alterações neurológicas centrais - afasia, dislalia, perda de consciência, alterações motoras diversas -, hematúria etc.). Como já assinalado, são alterações geralmente graves que podem precipitar ou desencadear o óbito em um paciente já depauperado e acometido de sérios problemas hemodinâmicos. Como elementos de risco aos eventos tromboembólicos na CCC, têm sido apontados: disfunção miocárdica grave (classe funcional III e IV, congestão venosa visceral crônica, dilatação da área cardíaca, fração de ejeção ventricular deprimida e ECG apresentando bloqueios bifasciculares, áreas eletricamente inativas e fibrilação atrial); lesão apical em VE; presença de trombo intracavitário; fenômeno tromboembólico prévio.

O "manejo clínico da CCC" constitui-se na principal tarefa médico-assistencial frente à DC, em geral não fugindo das medidas e estratégias habituais do manejo das cardiomiopatias dilatadas, da ICC e das arritmias de outras etiologias. Pelo seu caráter progressivo e fibrosante, é absolutamente ideal que a CCC seja diagnosticada em seus estágios iniciais, facultando a prevenção secundária de seus quadros mais graves e mesmo a remoção ou atenuação de alguns fatores de risco. Duas questões de base se impõem frente à CCC:

- Quem pode ou deve tratar o paciente?
- Existe algum benefício do tratamento específico da tripanossomíase, na doença crônica, quanto à evolução da CCC?

Quanto à primeira questão, deve-se frisar que, nos seus graus iniciais, a CCC pode ser tratada pelo clínico geral, se condições mínimas de conhecimento e de arsenal propedêutico estiverem presentes. Entre as últimas, há consenso de que o ECG se constitui no principal elemento diagnóstico, sendo imprescindível na avaliação de qualquer "chagásico", em uma periodicidade mínima de uma vez ao ano. Sinais de evolução da CCC e sintomas duvidosos ou mais ricos que os achados clínico-eletrocardiográficos indicam melhor prospecção, em centros de maior recurso diagnóstico. Em uma perspectiva prática, os clínicos gerais e a rede básica de saúde podem encarregar-se de todos os pacientes do estádio I da CCC (Tabela 83.5) e da total maioria dos pacientes do estádio II, podendo ainda atender a muitos pacientes do grupo III. Ao cardiologista cabem alguns diagnósticos no estádio II, pacientes em evolução no estádio III e todos aqueles dos estádios IV e V, sendo que estes últimos, com muita frequência, dependem de internação hospitalar. Quanto ao tratamento específico, o posicionamento dos especialistas brasileiros indicou que os pacientes crônicos em forma indeterminada ou CCC incipiente poderiam ser tratados "em caráter de investigação clínica", analisado cada caso individualmente. Há também consenso de que o tratamento parasitológico não beneficia os pacientes com CCC declarada ou em franca evolução. Alguns trabalhos recentes têm ressaltado a importância capital do parasito vivo na evolução da CCC, justificando a tentativa terapêutica em fases iniciais da doença. Isso é corroborado por alguns resultados preliminares de estudos em São Paulo e na Argentina, que mostram uma evolução melhor de pacientes com CCC tratados, frente a não tratados, resultados estes que não se confirmam em outros estudos de campo, basicamente realizados em grupos de pacientes na forma crônica indeterminada.

O manejo clínico das arritmias é de fundamental importância na CCC, pois elas constituem o mais frequente dos graves problemas da DCH. As arritmias foram o verdadeiro pesadelo dos médicos até a década de 1960, época em que melhorou substancialmente o arsenal terapêutico a elas dirigido. Deve ser lembrado que a CCC apresenta praticamente todos os tipos de arritmias, de tipo bradi e taqui, sendo comuns quadros mistos bradi-taqui. Na CCC, em geral as taquiarritmias

TABELA 83.5 Principais fármacos empregados no manejo das arritmias da CCC, por grupos*.

Grupo	Fármaco	Indicações	Observações
I	Procainamida	TPV sustentada	Infusão IV lenta (episódios agudos)
	Quinidina	Manutenção do ritmo sinusal após fibrilação ventricular e redução de IV	800 a 1.600 mg/dia, VO. Pouco empregada
Ib	Lidocaína	Arritmias ventriculares	IV, quando não responsíveis à procainamida
	Mexiletine	Extrassistolia ventricular	VO, 600 a 1.200 mg/dia (divididos em 3 tomadas)
Ic	Flecainida	Extraventricular e TVP	Risco em disfunção ventricular e fenômenos isquêmicos
	Propafenona	Idem	Idem, justificada em casos sintomáticos
II	Betabloqueadores	Arritmias ventriculares	Uso limitado em ICC. Necessitam maior estudo
III	Amiodarona	Extraventricular e TVP	A mais utilizada, 600 a 1.200 mg/dia por 10 a 14 dias, e manutenção de 200 a 400 mg/dia VO. Cuidado nas bradiarritmias
	Sotalol	Arritmias ventriculares refratárias	Cuidado nas bradiarritmias. Pouca experiência na CCC

IV: via intravenosa; VO: via oral; TVP: taquicardia paroxística ventricular; CCC: cardiopatia crônica chagásica.

Fonte: Esquema adaptado de De Paola et al., 1994.

são mais frequentes e mais perigosas que as bradi, em termos de morte súbita, pelo risco de produção de taquicardia paroxística e de fibrilação ventricular. Como nas demais cardiomiopatias arritmogênicas, os princípios gerais de abordagem devem ser seguidos, especialmente: situando a arritmia em um contexto clínico (avaliando repercussões hemodinâmicas, verificando fatores etiológicos ou precipitantes); avaliando se há cardiopatia subjacente e como está a função ventricular esquerda; definindo o tipo, o risco e a gravidade da arritmia; definindo o emprego de medidas terapêuticas inespecíficas e específicas. Entre as medidas inespecíficas, destacam-se a minimização dos fatores de risco (excesso de peso, de cafeína, fumo, álcool, certos fármacos, fatores de estresse etc.) e a prevenção da ICC. Nas arritmias benignas da CCC (geralmente extrassístoles ventriculares ou supraventriculares monomórficas, raras e isoladas), o emprego de ansiolíticos e de betabloqueadores pode ser útil quando houver algum sintoma, não havendo indicação para antiarrítmicos específicos. O êxito das medidas específicas depende muito do correto diagnóstico da arritmia em questão, envolvendo tratamento farmacológico e/ou cirúrgico. O tratamento farmacológico é o mais utilizado, estando resumido na Tabela 83.5.

Na prática da CCC, os antiarrítmicos mais utilizados têm sido a amiodarona, a mexiletine e a propafenona, cujas contraindicações principais são as disfunções sinusais e os BAV avançados. Em casos de respostas mais pobres, a amiodarona (droga mais usada) pode ser associada a uma ou duas das outras drogas. A amiodarona deve iniciar-se com a dose de 400 mg, a cada 12 horas, durante 2 a 3 dias, reduzindo-se para 600 mg/dia e ajustando a manutenção entre 400 e 200 mg/dia. A mexiletina se emprega na dose usual de 200 mg, a cada 8 horas. Nas "arritmias malignas" da CCC (especialmente taquicardia ventricular sustentada e poliectopias ventriculares tipo "anarquia ventricular"), a abordagem inicial deve ser feita com amiodarona e, se necessário, associada à mexiletine e à propafenona. Frente à não resposta, indicam-se mapeamento eletrofisiológico e abordagem cirúrgica (ablação do foco arritmogênico) ou implantação de desfibrilador associado ou não a marca-passo cardíaco. Na "fibrilação atrial", relativamente comum na CCC avançada, iniciar com quinidina (associada ou não a digital), ou procainamida IV. Nesses casos, especialmente quando há ICC e grande cardiomegalia, o emprego profilático de anticoagulantes é indicado em razão da grande frequência de episódios tromboembólicos. A cardioversão elétrica é indicada em episódios agudos, com repercussão hemodinâmica evidente.

As "bradiarritmias" na CCC são frequentes, especialmente vinculadas à disfunção do nó sinusal e aos BAV avançados, sendo seus sintomas geralmente ligados à má perfusão cerebral (vertigens e episódios lipotimossincopais). Além de medidas gerais de suporte da função cardíaca, o grande avanço nesses casos envolve o implante de marca-passos, cujas indicações podem ser indiscutíveis (classe I) ou convenientes, embora haja discussão sobre sua efetividade final (classe II). Na classe I, estão: disfunção sintomática do nó sinusal; BAV de 2º ou 3º graus sintomáticos; BAV de 3º grau assintomático, mas com frequência ventricular abaixo de 40 s e/ou períodos de assistolia maiores do que 3 segundos; BAV de 3º grau acompanhado de ectopias ventriculares que exijam drogas de efeito cronotrópico negativo; BAV avançado acompanhado de fibrilação ou *flutter* atrial ou de taquicardia supraventricular; e bloqueios bi ou trifasciculares com períodos intermitentes de BAV total. Pacientes com síndromes braditaqui, além da implantação do marca-passo, devem ser tratados com digital e/ou antiarrítmicos que impeçam ou dificultem o aparecimento de TPV sustentada. Na classe II, estão o BAV total assintomático com frequência maior que 40, BAV de 2º grau persistentes assintomáticos ou associados com bloqueios bi ou trifasciculares, bloqueios de ramo alternantes e assintomáticos, BAV de 2º grau e disfunção do nó sinusal associados com ectopias que requeiram drogas de efeito cronotrópico negativo e bloqueios bi ou trifasciculares com intervalo HV prolongado. Lembre-se de que há diversos tipos de marca-passos, sendo mais comuns no tratamento da CCC aqueles fixos e reguláveis, com eletrodo intracavitário implantado por via venosa.

O "manejo cirúrgico" das arritmias na CCC tem evoluído e se mostrado benéfico em anos recentes, principalmente quando respaldado por bons estudos de mapeamento eletrofisiológico. Incluem-se aqui a ressecção de focos arritmogênicos (inclusive aneurismectomias), as tromboembolectomias, a implantação de marca-passos e desfibriladores e o transplante cardíaco.

O "tratamento da ICC na cardiopatia chagásica crônica" refere-se, em geral, a um paciente já debilitado, com CCC em evolução e sujeito a complicações como morte súbita, associação de arritmias e baixo débito cardíaco. De modo geral, a ICC é progressiva e seu manejo é tanto mais difícil quanto mais avançado o grau de insuficiência. Entre outros fatores, a perda de elementos contráteis, a desarticulação anatômica das fibras remanescentes, a distensão exagerada dessas fibras como tentativa de compensação, a má perfusão ao nível da microcirculação miocárdica e a fibrose estão presentes e associadas na ICC mais grave da CCC, estimulando a evolução do quadro e tornando problemática a sua terapêutica. Acresce que também o miocárdio se apresenta especialmente irritável na ICC da CCC, tornando frequentes e graves os problemas de manejo clínico com muitas das drogas indicáveis nas ICC de outras etiologias. Como regra geral, admite-se que todo chagásico crônico que apresente uma CCC detectável tem tendência a evoluir para uma ICC a médio e longo prazos. Nas etapas iniciais da CCC, então, se impõem medidas terapêuticas com finalidade de prevenção secundária, com os dois objetivos básicos: evitar a morte súbita e a evolução da ICC. Conforme Guimarães "quanto mais cedo a sobrecarga ventricular for aliviada, melhor a qualidade de vida e a sobrevida do paciente, com retardo significativo do aparecimento de insuficiência cardíaca clínica". Isso significa que o clínico deve ficar atento aos sinais de disfunção ventricular precoces, especialmente naqueles pacientes que apresentam algum sinal de CCC (geralmente alterações eletrocardiográficas). Afastamento de fatores intervenientes ou precipitadores de ICC é fundamental, incluindo arritmias, esforço físico e dieta inadequada, consumo de certos fármacos, distúrbios hidroeletrolíticos, cardiopatias superponentes etc. O manejo farmacológico inicial faz-se geralmente com diuréticos (tiazídicos, de alça ou poupadores de potássio), associados à dieta hipossódica e relativa limitação de atividades físicas. Em particular, o emprego de espironolactona (diurético de ação no túbulo distal) acrescenta, na CCC, o benefício já comprovado de redução e/ou prevenção da fibrose cardíaca. Para pacientes sem quadro congestivo importante e com disfunção miocárdica leve, alguns autores, baseados em estudos multicêntricos para outras miocardiopatias (SOLVD, 1992), optam por iniciar o tratamento nessa fase com digoxina associada aos inibidores da enzima conversora da angiotensina (IECA), introduzindo hidralazina + isossorbida em casos de intolerância. Também são úteis os nitratos por via oral, que melhoram a *performance* ao esforço, reduzem o tamanho de VE e aumentam a fração de ejeção (quando associados à hidralazina). Naqueles pacientes cuja ICC evolui (ou não responde satisfatoriamente), o emprego de digitálicos está formalmente indicado, com preferência pela digoxina via oral (VO). Casos mais graves de ICC podem beneficiar-se com a inclusão de drogas como os IECA (enalapril e similares), nitratos e hidralazina cujo efeito vasodilatador favorece a hemodinâmica. Modernamente, tem aumentado a indicação de betabloqueadores na ICC manifesta, mormente os de ação seletiva como o carvedilol, que agem bloqueando o sistema renina-angiotensina-aldosterona e diminuem a pressão capilar pulmonar, remodelando (e prevenindo deterioração) a arquitetura contrátil dos cardiomiócitos, elevando a fração de ejeção sem aumentar o consumo de O_2. São mandatórias, na ICC instalada da DC, a restrição e readequação de atividades físicas, sendo pacífica a indicação de aposentadoria para os trabalhadores braçais (que constituem a maioria dos chagásicos em nosso meio). Nas fases mais avançadas, o paciente deve hospitalizar-se, ser monitorizado para a prevenção de fenômenos tromboembólicos e ter seu equilíbrio hidroeletrolítico adequadamente assistido, podendo eventualmente beneficiar-se de drogas como a dobutamida e a dopamina (agentes inotrópicos positivos para infusões contínuas), os IECA, os dinitratos e a hidralazina, associada e eventualmente os ganglioplégicos. Nessa fase, o uso de cardiotônicos geralmente apresenta riscos, sendo mais indicados aqueles de vida média curta (lanatosídeo C), para infusões intravenosas (IV) ou intramusculares (IM). Aqui também se preferem diuréticos de alça, como furosemida, IV. A anticoagulação por via IV tem caráter preventivo e pode diminuir a causa da refratariedade da ICC ao reduzir a incidência de fenômenos tromboembólicos. Em hospitais, sugere-se heparina (5.000 UI, a cada 4 ou 6 horas ou por bomba de infusão contínua, máximo de 30.000 UI/dia). Controlar a dose com o tempo de coagulação entre 20 e 30 minutos ou pelo tempo de tromboplastina parcial ativado até duas vezes o valor normal. Manter a anticoagulação até a regressão significativa da congestão sistêmica, prosseguindo com anticoagulação oral conforme a avaliação de cada caso. Naturalmente, o transplante cardíaco é uma importante opção nos casos de ICC grave, quando praticamente não mais há miocárdio contrátil e a fibrose é muito avançada, colocando-se três problemas fundamentais: a questão da falta de doadores e de centros médicos capacitados; a melhor capacidade de o paciente beneficiar-se da cirurgia justamente quando a ICC não está terminal; os problemas de rejeição e de frequente reativação da parasitose no pós-operatório. Nesse último caso, deve-se atentar para subidas bruscas da parasitemia, o que significa uma reagudização da doença e que requer tratamento específico. Outras abordagens cirúrgicas da ICC têm sido a cardiomioplastia (de resultados imediatos razoáveis, mas com sobrevidas curtas a médio prazo) e, mais recentemente, a ventriculotomia (de resultados pobres a médio prazo na CCC dilatada e fibrosada). De particular interesse, uma recente abordagem da ICC/CCC, especialmente os casos refratários, está sendo a infusão de células-tronco (autólogas e heterólogas), com resultados promissores tanto em modelos experimentais como em casos humanos, observando-se significativa recuperação da fração de ejeção, melhora clínica geral, remodelação do miocárdio e redução da fibrose.

O manejo clínico dos "fenômenos tromboembólicos" da CCC apresenta aspectos preventivos e curativos. No primeiro caso, em pacientes sem episódios relatados, mas que apresentam risco (cardiomegalias, aneurismas de ponta, fibrilação atrial, trombos intracardíacos detectados ao ecocardiograma ou à ventriculografia etc.), a prevenção tem sido tentada com aspirina ou cumarínicos, com efeitos benéficos frente a pacientes não tratados, a médio e longo prazo. O mesmo vale para chagásicos com cardiomegalia ou ICC que tenham de ficar acamados ou submeter-se a cirurgias de maior porte. As drogas mais usadas na profilaxia são a aspirina, o dipiridamol, a ticlopidina e a heparina. No tratamento propriamente dito, a heparina (já citada), a vafarina, a estreptoquinase e a uroquinase, podendo-se considerar, também, as possibilidades cirúrgicas (embolectomia, aneurismectomia etc.).

FORMAS CRÔNICAS DIGESTIVAS

Foi também Carlos Chagas quem primeiro notou o comprometimento digestivo na DCH crônica, chamando a atenção para o megaesôfago em pacientes chagásicos. De modo geral, pode-se dizer que uma disfunção principalmente motora (disperistalse) pode ocorrer em qualquer parte do tubo digestivo no infectado crônico, em especial naqueles segmentos em que o conteúdo é mais sólido: o esôfago e o colo terminal. O substrato básico dessas alterações é a desnervação autonômica intramural, que leva a uma discinesia do segmento (geralmente uma descoordenação motora, com hipertonia ou acalásia esfincteriana) e, posteriormente, à sua dilatação e alongamento ("megas" e dolicomegas). Outros segmentos afetados são o estômago, o duodeno e, menos frequentemente, o delgado e o grosso proximal. Alterações salivares (sialorreia e hipertrofia das parótidas) e de algumas secreções digestivas podem ser detectadas. A alteração mais precoce é a esofagopatia, às vezes detectável em crianças chagásicas e mesmo na fase aguda. A colopatia é a mais tardia das manifestações da DCH, frequentemente incidindo após a quarta década de vida. Dados brasileiros mostram que nas regiões da Bahia, Minas Gerais e Goiás a esofagopatia ocorre em cerca de 7 a 10% dos chagásicos crônicos, contra 2 a 5% de colopatia. Em cerca de 50% dos chagásicos com esofagopatia ocorre simultaneamente uma CCC.

Esofagopatia

A esofagopatia chagásica é importante em nosso meio e afeta mais o sexo masculino, por causas ainda desconhecidas, a partir da segunda década de vida. Em sua história natural apresenta quatro estágios ou graus (Figura 83.21):

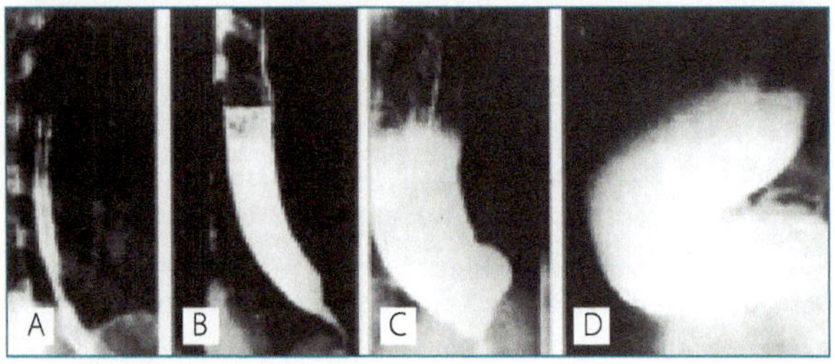

FIGURA 83.21 Os quatro graus da esofagopatia chagásica crônica. *Fonte:* Rezende JM (1979).

- Forma anectásica: esôfago de calibre normal, apenas com pequena retenção de contraste, um minuto após a deglutição.
- Esôfago discinético, com pequeno aumento de calibre e retenção franca de contraste.
- Esôfago francamente dilatado, atividade motora reduzida e grande retenção de contraste, não ocorrendo alongamento do órgão.
- Dolicomegaesôfago.

O sintoma fundamental da esofagopatia é a disfagia, especialmente para alimentos mais secos, mais duros e mais frios. É conhecido pela população como "mal de engasgo", caracteristicamente induzindo as pessoas a ingerir grandes volumes de água às refeições, para facilitar a deglutição. Outros sintomas são a dor à deglutição (odinofagia) e o soluço. Às vezes, a disfagia é mais notada pelo paciente nos graus iniciais da esofagopatia, quando a complacência do órgão é menor. Complicações do quadro, como pneumonia por regurgitação do alimento, esofagite por irritação e mesmo ruptura do esôfago, têm sido descritas, também notando-se uma chance maior de incidência de câncer de esôfago nos chagásicos com esofagopatia que na população geral não chagásica.

O diagnóstico da esofagopatia chagásica é basicamente clínico e radiológico,* podendo ser complementado por endoscopia peroral, por provas farmacológicas e por registros da atividade motora. A abordagem terapêutica envolve desde a passagem de sondas hiperbáricas no esfíncter inferior (estágio I) até as cirurgias de alívio da pressão esfincteriana (cardiotomia extramucosa de Heller e inúmeras variantes) e as cirurgias maiores de ressecção do segmento dilatado e interposição de alça jejunal (técnicas de Merendino e variantes). Uma possibilidade farmacológica nos estágios iniciais consiste na administração de dinitrato de isossorbitol (5 mg sublingual) ou nifedipina (10 mg sublingual), 15 minutos antes das refeições, drogas estas que reduzem a pressão esfincteriana e facilitam a deglutição por um período de 30 a 40 minutos. Como há efeitos colaterais (cefaleia, vasodilatação) e a ação da droga se limita na refeição em curso, entende-se que a prática em questão é paliativa e sintomática.

Outra abordagem consiste na injeção intramucosa de toxina botulínica nos quatro quadrantes do esfíncter inferior do esôfago, o que proporciona relaxamento da acalásia. Os resultados têm sido satisfatórios, com melhora significativa na deglutição dos pacientes por seis meses ou mais. Outro avanço importante na terapêutica moderna do megaesôfago foi o aprimoramento da cirurgia de Heller por meio de videolaparoscopia com instrumental cirúrgico de última geração, que confere muito maior precisão à cirurgia e diminui sobremaneira seu tempo de execução e suas complicações.

* Particularmente simples e prático, o método de Haddad et al. pressupõe uma chapa radiográfica em OAD imediatamente após a ingestão de 50 a 100 mL de contraste baritado pelo paciente, seguida de nova chapa um minuto após a deglutição. Se persistir o contraste nesta segunda chapa, estar-se-á diante de uma alteração motora, acompanhada ou não de dilatação de órgão (mostrada na primeira radiografia). Uma simplificação deste método é a tomada apenas da segunda chapa.

Colopatia

A colopatia crônica chagásica (Figura 83.22) é uma alteração relativamente frequente em nosso meio, especialmente entre chagásicos mais idosos, surgindo também em outros países como Bolívia, Chile e Argentina. Depois da cardiopatia crônica, é a forma clínica de maior gravidade na esquisotripanose, produzindo quadros graves de extremo desconforto e morte em um número importante de pacientes que desenvolvem volvo da sigmoide. Trata-se de alteração tardia, incidindo mais frequentemente após a 3ª ou 4ª década de vida, sendo seu principal sintoma a obstipação. Outros sintomas são o meteorismo e a disquezia (dificuldade de expulsão da massa fecal, mesmo quando a sua consistência é normal). Suas principais complicações são o fecaloma, a impactação fecal e o volvo da sigmoide. Por outro lado, o "megacolo" chagásico pode constituir-se em importante fator de complicação de uma cardiopatia chagásica mais grave. Também baseada na desnervação, a colopatia chagásica apresenta desordens motoras importantes, geralmente ao nível das últimas porções do intestino grosso, que anatomicamente se traduzem em uma dilatação do colo ("megacolo") e também, frequentemente, em um alongamento do mesmo. A obstipação é progressiva e, nos estágios iniciais da doença, pode alternar-se com diarreias devidas à hipermotilidade (lei de Cannon). Mais adiante, a obstipação se instala definitivamente, gerando períodos longos (de uma semana até 2 a 3 meses sem evacuar). Para efeitos diagnósticos, a obstipação apresenta valor preditivo quando maior que sete dias, em um chagásico crônico. Distensão, dores abdominais, meteorismo e fecaloma completam o quadro clínico. O diagnóstico final é dado por radiologia contrastada do colo (enema opaco simples), visualizando-se dilatação com ou sem alongamento do colo. Diante da suspeita de outras patologias, o enema deve fazer-se com duplo contraste e melhor preparação. Na presença de volvo, visualizam-se a área de torção, gases a montante e, eventualmente, sinais de sofrimento e necrose. O diagnóstico diferencial se faz com o megacolo congênito, com a gravidez e com diferentes causas de obstipação crônica, desde as neoplasias até as parasitoses intestinais e as dietas inapropriadas. Na região alta dos países andinos, ocorre também o denominado "megacolo das alturas" que se manifesta agudamente por episódios de volvo, estando a alça alongada e muito pouco dilatada. A sorologia nesses casos é negativa para anticorpos anti-*T. cruzi* e a etiologia do agravo é ainda desconhecida. Na colopatia chagásica, ao exame físico podem ser notados os fecalomas, a distensão abdominal e o timpanismo.

"O tratamento" da colopatia chagásica restringe-se ao manejo clínico nas fases iniciais do processo e àqueles pacientes ainda sem indicação cirúrgica ou com esta formalmente contraindicada. Trata-se do uso de dietas anticonstipantes e ao uso judicioso de laxantes e lavagens intestinais. A dieta deve evitar excesso de fibras, que podem facilitar a formação e/ou agravamento de fecalomas. Não raramente se fazem, em ambulatório, esvaziamentos manuais de megacolo, com auxílio concomitante de lavagem. Nos casos de volvo da sigmoide, o tratamento conservador pode resolver alguns casos de torção incompleta na ausência de necrose, mediante intubação descompressiva com sonda de nelaton n. 18, monitorada por retossigmoidoscópia. Com delicadeza e suave pressão na zona de torção, a sonda atinge a alça ocluída e inicia a drenagem de fezes e gases, a partir do que diminui a pressão a montante e o volvo se desfaz. Eventualmente, o próprio sigmoidoscópio consegue reduzir a torção. Conforme Rezende, o paciente deve permanecer com a sonda por 48 horas, evitando-se uma recidiva imediata. O "tratamento cirúrgico" compreende uma série de técnicas que objetivam ressecar o segmento dilatado e conservar a função do esfíncter retal. Entre estas, as mais empregadas são as várias variantes da técnica de Duhamel-Haddad, que ressecam o segmento dilatado e deixam um coto mínimo do reto, onde será anastomosada a boca proximal da alça rebaixada (anastomose terminolateral). São cirurgias longas e ainda com um risco relativamente alto de mortalidade, que devem ser bem indicadas e realizadas por pessoal e serviço competentes. É preciso lembrar que a maioria dos casos cirúrgicos da afecção compreende pessoas mais idosas, muitas delas portadoras de cardiopatia chagásica, o que leva muitos especialistas a recomendar prudência na indicação da operação.

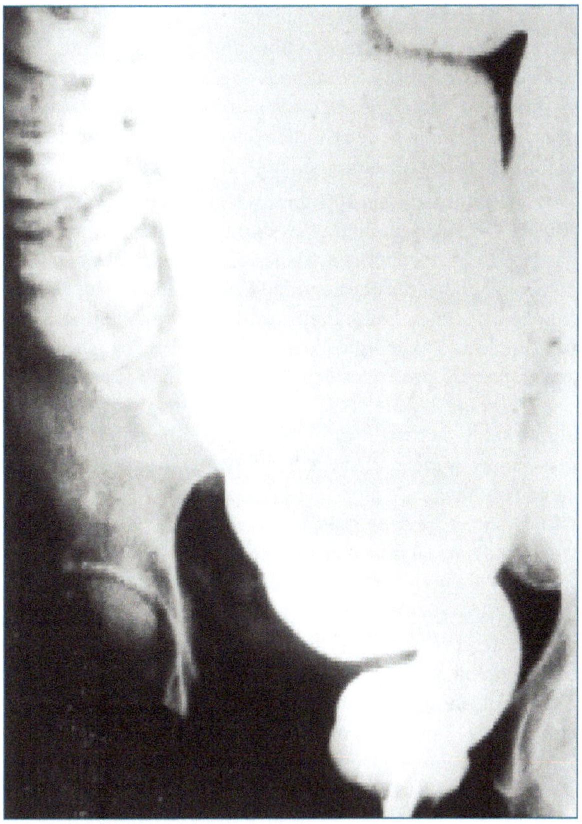

FIGURA 83.22 Grande megacolo em chagásico crônico de 54 anos de idade.
Fonte: Acervo da autoria.

OUTRAS MANIFESTAÇÕES DA DOENÇA DE CHAGAS NO APARELHO DIGESTIVO

As mesmas bases fisiopatogenéticos podem afetar outros setores do aparelho digestivo, de forma primária ou secundária. Como principal substrato, a desnervação autonômica produz importantes desordens motoras e eventualmente a dilatação de outros segmentos, a saber:

▪ **Duodeno:** é o segmento mais afetado, depois de esôfago e colo, apresentando discinesia e, eventualmente, dilatação (bulbar ou total). Sintomas vagos, tipo dispepsia alta. Diagnóstico radiológico e tratamento sintomático; nos casos graves, raramente pode-se indicar cirurgia (ressecção do segmento dilatado e anastomose duodenojejunal).

▪ **Estômago:** em 20% dos pacientes com a forma digestiva da DC ocorrem alterações da motilidade e da secreção gástricas, quase sempre em associação com um esôfago – ou colopatia. O diagnóstico é radiológico e endoscópico. Há disfunção motora e a musculatura gástrica torna-se hiperreativa ao estímulo colinérgico: o esvaziamento gástrico torna-se acelerado para conteúdos líquidos e retardado para os sólidos. Ocorre ainda hipossecreção cloridropéptica, paralelamente a um estado de gastrite crônica ainda não bem definido. Em graus mais avançados, surgem hipertrofia do piloro e dilatação do estômago. De modo geral, o tratamento é sintomático e clínico, devendo-se pesquisar e tratar uma infecção por *Helicobacter pylori* quando o quadro de gastrite crônica sobrevier. Piloroplastia pode ser útil nos casos de hipertrofia.

▪ **Intestino delgado:** são muito raros os casos de "mega", embora descritos no jejuno, íleo e apêndice, quase sempre acompanhando uma esofagopatia ou colopatia. Há distonia nas alças e o trânsito se apresenta ora lento, ora rápido. Em paralelo, há aumento da flora bacteriana e aumento da absorção de monossacarídeos, como a glicose (este fato explicando hiperglicemia precoce em chagásicos com insulina normal). São excepcionais os casos de "megas", e o tratamento é apenas sintomático.

▪ **Parótidas:** embora possa ocorrer uma parotidite primária das parótidas em chagásicos, com desnervação e hipersalivação, o mais importante e frequente é uma hipersalivação e hipertrofia de todas as glândulas salivares em consequência da esofagopatia chagásica, problemas estes decorrentes do reflexo esofagosalivar de Roger.

OUTRAS FORMAS CRÔNICAS

Teoricamente, o *T. cruzi* pode assentar-se e provocar dano em praticamente todos os órgãos do seu hospedeiro vertebrado, conforme várias observações experimentais. Dominam na DCH, no entanto, as "patias" do coração e tubo digestivo, sendo o compartimento do sistema nervoso particularmente importante em alguns quadros agudos. Uma série de alterações na DCH crônica pode dever-se aos inúmeros mecanismos fisiopatogenéticos da esquisotripanose, por meio de vias primárias ou secundárias, o que deve levar o clínico a uma prospecção cuidadosa do paciente chagásico, não apenas se limitando às esferas cardiovascular ou digestiva. Em particular, depois dos trabalhos de Köberle e seus colegas da escola de Ribeirão Preto, várias manifestações da DCH foram estudadas, principalmente aquelas decorrentes ou relacionadas à disautonomia nervosa. Em geral, trata-se de alterações menores, com sintomas vagos, apenas indicadores de tratamento sintomático. A seguir, sumariamente, referem-se as principais, por órgão ou setor:

▪ **Fígado:** ocorrem hepatomegalia e parasitismo na fase aguda, com algumas alterações funcionais que regridem na fase crônica. Nesta última, os principais achados correspondem a uma hepatomegalia e tendências à esteatose, decorrentes da insuficiência cardíaca congestiva da CCC.

▪ **Vias biliares extra-hepáticas:** megavesícula e megacolédoco têm sido relatados esporadicamente em necrópsias, sempre associados à desnervação. Podem ocorrer hipertonia do esfíncter de Oddi e discinesias da vesícula biliar (enchimento mais lento), sem significado clínico muito claro. Aspecto ainda controverso é sobre a litogênese na colecistopatia chagásica, referenciada por alguns autores.

▪ **Pâncreas:** também pode ser invadido na fase aguda, de modo passageiro, sem maiores consequências na fase crônica (funções exócrinas preservadas). Alterações do metabolismo glicêmico ("pseudodiabete" no GTT oral), como já relatado, dependem de hiperabsorção ao nível do delgado.

▪ **Alterações no trato urinário:** são também basicamente dependentes da desnervação autonômica, traduzindo-se pela eventual presença de "megas" e discinesias nos ureteres e na bexiga urinária. Descoordenação, estase e refluxos podem facilitar infecção bacteriana secundária. Ao nível do néfron, há evidências sugestivas de alguns problemas na capacidade de concentração urinária.

▪ **Alterações broncopulmonares:** uma bronquiectasia crônica por alterações funcionais da musculatura brônquica tem sido aventada, mas clinicamente o problema não parece apresentar maior importância. Uma hemossiderose secundária à ICC da CCC tem sido descrita. No parênquima, geralmente "limpo" à radiografia, não se detectam alterações relevantes. Em revisão recente sobre o pulmão na DCH, Terra Filho e Manço concluem que "se presentes, as alterações morfológicas em vias aéreas de chagásicos crônicos são discretas, e sem repercussões significativas do ponto de vista funcional e clínico".

▪ **Alterações secretórias:** são basicamente observadas ao nível das glândulas salivares e sudoríparas, com hipersecreção aos estímulos específicos (alimentares e odoríferos para as salivares, exercício e calor para as sudoríparas). Lembrem-se algumas alterações das secreções gástricas, também com substrato da desnervação. A tireoide, em que pesem as suspeitas iniciais de Chagas, não mostra comprometimento significativo, mesmo podendo ser parasitada e apresentar pequeno aumento de volume na fase aguda, em alguns poucos casos.

▪ **Alterações no sistema nervoso:** são evidentes, na fase aguda, em especial em função da meningoencefalite pelo *T. cruzi* e pelo grande volume de desnervação autonômica produzida em nosso meio. Na fase crônica, os achados são mais complexos e discretos, apresentando-se ao nível do sistema nervoso autônomo (SNA), do periférico (SNP) e do SNC. Em termos de SNA, além de todas as observações feitas sobre as formas digestivas e as alterações urinárias e secretórias, uma série de problemas ao nível cardiovascular e comportamental tem sido verificada. É inegável que um desbalanço autonômico ocorre no coração do chagásico crônico, com repercussões hemodinâmicas em alguns casos. Essa disautonomia não se constitui em fator único (ou no mais importante) na CCC, mas interage com outros fatores e pode resultar em alterações da frequência cardíaca (p. ex., após a manobra de Valsalva) e na menor capacidade elevatória da pressão diastólica aos estímulos simpáticos em pacientes sem ICC. São achados ligados a um progressivo bloqueio de receptores neurovasculares e neuromusculares e de uma desnervação parcial de chagásicos crônicos. Ao nível do SNP, vários estudos têm demonstrado uma importante redução de unidades nervosas motoras em músculos das eminências tenares e hipotenares de chagásicos, em comparação com controles normais. Outros achados mostram a existência de desnervação motora parcial em chagásicos crônicos, problema este aparentemente compensado por reinervação via axonal, a partir de neurônios sadios. A função sensorial, explorada em nervos como o mediano, também mostrou respostas reduzidas entre chagásicos crônicos. Todas essas alterações do SNP apresentam pouca significação clínica, em geral. Ao nível do SNC, na fase crônica, os quadros graves descritos por Chagas não têm sido observados.* Não obstante, uma revisão recente informa que chagásicos crônicos mostram moderadas alterações nas transmissões nervosas ao nível do tronco cerebral e do nervo ótico, assim como algumas deficiências neuropsicológicas, como desempenho cognitivo mais pobre que os controles normais. As investigações neste campo devem continuar, inclusive para definir o papel de algumas calcificações intracerebrais que são eventualmente detectadas em crianças com a infecção congênita.

- **Alterações comportamentais na DCH:** além das alterações mencionadas por Sica, um aspecto importante foi levantado há anos por Vieira sobre uma série de alterações psicológicas observáveis na DCH crônica, como resultado da exacerbação do simpático frente à desnervação parassimpática predominante. Trata-se de respostas hiperativas do infectado aos estímulos mais comuns do meio ambiente e da sociedade humana, como calor, susto e provocações: o chagásico, por desnervação parassimpática, tende a viver como um simpáticotônico, ou seja, como um indivíduo em semipermanente estado de estresse. Tal situação é especialmente verificada nos estágios intermediários da desnervação quando, pela lei de Cannon, as respostas hiper-reativas são a regra em indivíduos ou órgãos sob desnervação parcial: mais assustadiço, mais irritável, mais emotivo, com maior propensão à sudorese e à taquicardia, o chagásico crônico tende a sofrer mais e a administrar de forma menos eficiente as situações corriqueiras da vida em comparação ao não infectado. É uma situação que o clínico deve compreender, inclusive para explicar uma série de comportamentos anômalos do paciente e para eventualmente tratá-lo no contexto do problema, até mesmo por meio do uso moderado de drogas ansiolíticas. Em uma outra perspectiva, tal estado pode contribuir para o próprio agravamento da cardiopatia chagásica por meio dos habituais episódios de taquicardia.

DOENÇA DE CHAGAS E IMUNOSSUPRESSÃO

Desde o final da década de 1960, vários autores constataram a ocorrência de formas graves da moléstia de Chagas, particularmente meningoencefalite e miocardite, quando esta encontrava-se associada a doenças imunodepressoras. Descrições dessa natureza não foram relatadas apenas no Brasil, mas também em vários países da América Latina, onde a parasitose é endêmica. A imunodepressão em pacientes com infecção pelo *T. cruzi*, em geral, resulta em reativação da infecção com feições clínicas mais graves do que as habitualmente vistas nas formas agudas resultantes de transmissão por triatomíneos ou pós-transfusionais. Casos de reativações têm sido observados em indivíduos com neoplasias hematológicas (leucemias, linfomas), em geral submetidos à quimioterapia antineoplásica e à corticoterapia, em transplantados renais, cardíacos e de medula óssea, também em uso prolongado de imunodepressores para controlar a rejeição de enxerto, e em portadores da síndrome da imunodeficiência adquirida, virose que rapidamente se disseminou para todos os continentes, incluindo as zonas endêmicas de DC nas Américas Central e do Sul.

Muitos dos casos dessa enfermidade parasitária em imunodeprimidos, relatados na literatura, não têm sido decorrentes de reativação da doença crônica, mas sim casos agudos transmitidos por transfusão de sangue ou derivados; a imunodepressão pode, nestas situações, ter um papel facilitador para que a infecção se manifeste como doença, por vezes com gravidade.

Relativamente, poucos casos de associação dessa protozoose com neoplasias hematológicas foram descritos na literatura, a maioria ocorrendo em doentes com leucemia aguda do tipo linfocítico; registra-se pelo menos 20 casos de DC aguda ou reativada associada a essas neoplasias, assim discriminada: leucemia linfocítica aguda (nove); leucemia linfocítica crônica (três); leucemia mieloide aguda (um); doença de Hodgkin (quatro); linfoma não Hodgkin (três); praticamente todos estavam recebendo quimioterapia antineoplásica, associada ou não aos corticosteroides. Em cerca de metade desses pacientes descritos, houve doença aguda relacionada à transfusão sanguínea, administrada por ocasião do diagnóstico da doença de base ou de seu tratamento, e nos demais, tanto a doença subjacente quanto a terapia imunodepressora devem ter propiciado condições favoráveis à reativação da infecção crônica pelo *T. cruzi*. As formas clínicas predominantes foram miocardites (cinco casos com comprovação anatômica em três) e meningoencefalite (cinco casos), tendo sido observado envolvimento esporádico, à necropsia, de outros órgãos, tais como esôfago, fígado e medula óssea. Três pacientes apresentaram concomitância entre meningoencefalite e miocardite. O diagnóstico da tripanossomíase se fez por necrópsia em sete casos, biópsia em três (duas de cérebro e uma de esôfago), detecção de parasitismo sanguíneo em oito e liquórico em um. Como se pode observar, na maioria dos casos, o parasito foi encontrado no exame direto do sangue periférico. Em poucos doentes nos quais instituiu-se a terapêutica específica, com nifurtimox ou benzonidazol, contra o *T. cruzi*, houve boa evolução, com sobrevida dos pacientes. Houve ainda um caso de paciente de 62 anos com diagnóstico clínico de micose fungoide, em que as biópsias de pele e o linfonodo foram inconclusivos e que mostrou, na necrópsia, encefalite chagásica pseudotumoral, com intenso parasitismo envolvendo os lobos occipitais; não há referência ao uso de drogas imunodepressoras no caso.

Vários trabalhos da literatura têm discutido a ocorrência de DC em doentes que realizaram transplantes de diferentes órgãos. A maioria dos casos relatados ocorreu em transplantados de rim, tendo alguns deles adquirido a infecção

* Hoje, em chagásicos superinfectados com o vírus HIV, quadros centrais muito graves têm sido observados.

pelo órgão proveniente de doador chagásico; quadro clínico, por vezes indistinguível da fase aguda da infecção, pode ser devido à reativação da doença em transplantados portadores da tripanossomíase na fase crônica. Aproximadamente 37 pacientes (19 casos considerados agudos e 18 reativados), coletados em vários centros sul-americanos (Brasil, Argentina e Chile) e em revisão da literatura, desenvolveram sintomas clínicos (febre, mialgias, lesões cutâneas, hepatoesplenomegalia e sinais neurológicos diversos relacionados à meningoencefalite) com presença do *T. cruzi* no sangue periférico, na maioria deles, e em dois, com presença do *T. cruzi* no líquor; biópsias de lesões cutâneas (cinco casos) e do próprio rim transplantado (um caso) também contribuíram para o diagnóstico. Entre os casos necropsiados, relataram-se detalhadamente os achados morfológicos em dois: em ambos, constatou-se meningoencefalite necrosante pseudotumoral; em um paciente verificou-se também parasitismo cardíaco e vesical. O intervalo entre o transplante e o início das manifestações clínicas variou de 1 a 4 meses e, na totalidade dos casos agudos descritos, demonstraram-se anticorpos anti-*T. cruzi* da classe IgM no soro por imunofluorescência indireta. O tratamento desses pacientes que adquiriram o *T. cruzi* pelo transplante ou que reativaram a enfermidade pelo uso de imunodepressores, utilizando nifurtimox ou benzonidazol, tem sido em geral satisfatório. O acompanhamento a longo prazo de chagásicos transplantados renais mostra que a grande maioria dos pacientes foram não reativos à infecção, mesmo sem receber tratamento profilático específico. Por esse motivo, recomenda-se que a DC não seja uma contraindicação formal ao transplante renal, tanto no doador como no receptor, e que o uso de um tripanossomicida só deve ser iniciado se houver evidências de doença aguda ou reativada. Apenas 11 casos esporádicos de DC aguda ou reativada, por vezes de evolução fulminante, em transplantados de medula óssea, foram até o momento descrito na literatura. Um dos pacientes argentinos tratados com benzonidazol recuperou-se rapidamente mantendo-se livre da parasitemia dois anos após o procedimento.

Com relação ao transplante cardíaco, cerca de 25 casos de DC reativada ocorreram em 117 transplantados (21%), a maioria publicada no Brasil. A quase totalidade desses doentes apresentava cardiopatia chagásica avançada e experimentaram um ou mais episódios de reativação clínica. Fatores de risco associados à ocorrência de reativação consistem em número de episódios de rejeição, presença de neoplasias associadas e o uso de micofenolato mofetil.

A terapia imunossupressora utilizada na maioria desses casos consistiu em ciclosporina A, azatioprina, corticosteroides e/ou globulina antilinfocítica. O período decorrido entre o transplante e os sintomas e sinais de reativação foi variável, tendo sido maior que um ano em alguns casos. As manifestações clínicas preponderantes foram febre, sinais de miocardite aguda (insuficiência cardíaca e bloqueio atrioventricular) e lesões cutâneas eritêmato-infiltrativas, cujo exame histológico revelou paniculite com presença de grande quantidade de amastigotas do *T. cruzi* no interior dos macrófagos associada a um infiltrado mononuclear. Por vezes, as lesões cutâneas lembram o eritema nodoso clássico. Encefalite chagásica pseudotumoral, constatada por necrópsia, foi descrita em apenas dois casos. Curiosamente, o parasito não tem sido encontrado no sangue periférico, e o diagnóstico da reativação da tripanossomíase em transplantados cardíacos tem sido feito mediante achado do parasito em exame histopatológico de pele e miocárdio, este obtido por biópsia endocavitária. Como a taxa de reativação da doença nestes transplantados cardíacos mostrou-se, de início, muito elevada, passou-se a administrar benzonidazol pouco antes ou no momento do transplante, mantendo-o por 12 semanas, estratégia esta que não foi efetiva, confirmando que a referida droga não conseguiu eliminar o parasito do organismo humano. Entretanto, quando ocorreu reativação, o tratamento com este tripanossomicida foi bastante eficaz. A sobrevida aos cinco anos dos primeiros pacientes chagásicos transplantados no Brasil foi de cerca de 50%, sendo que, na maioria dos casos, os óbitos foram por complicações não relacionadas à tripanossomíase (rejeição, infecções oportunísticas etc.). Na atualidade, as mortes por reativação da DC têm sido muito raras após o transplante cardíaco; em casuística multicêntrica publicada recentemente ocorreram 48 óbitos dentre 117 chagásicos transplantados e apenas duas mortes se deveram à reativação da doença.

Nos últimos anos, com a diminuição do uso de altas doses de corticosteroides por tempo prolongado e da globulina antilinfocítica, os casos de reativação têm se tornado menos frequentes e com melhor evolução.

O surgimento, na década de 1980, da aids, doença que provoca profunda depressão na imunidade celular, despertou grande interesse nas zonas endêmicas de tripanossomíase em virtude da possibilidade de reativação da DC em portadores da respectiva forma crônica. Até o início de 2018, cerca de 180 casos de DC com reativação foram relatados na literatura, embora a maioria tenha sido documentada apenas em simpósios, congressos ou por informação pessoal de vários autores. Hoje, calcula-se a existência de cerca de 21.000 coinfectados nas Américas, e cerca de 1,3% dos pacientes HIV positivos no Brasil apresentam-se com infecção crônica pelo *T. cruzi*. Nesse grupo estão incluídos dois casos de associação da DC congênita com infecção perinatal pelo HIV confirmada pelo cocultivo desse vírus no sangue e/ou líquor dos recém-nascidos. De todos os casos conhecidos, exceto os congênitos, cerca de 75% desenvolveram quadro de meningoencefalite ou encefalite uni ou multifocal, raramente difusa, com necrose e hemorragia, cujo exame histológico demonstrava grande quantidade de amastigotas no interior de macrófagos, células da glia e, raramente, de neurônios (Figuras 83.23 e 83.24). O quadro clínico era caracterizado por febre elevada, cefaleia, vômitos e distúrbios do sensório, por vezes evoluindo para o coma; sinais neurológicos focais podem estar presentes. O líquor, em geral, mostra pleocitose discreta (< 100 células/mm^3) com predomínio absoluto de linfomononucleares, hiperproteinarraquia leve a moderada (ocasionalmente > 1 g%) e glicorraquia normal. Nos casos em que se processou a pesquisa direta do *T. cruzi* nesse humor, esta mostrou alto grau de positividade, às vezes com grande quantidade de parasitos. A tomografia computadorizada do cérebro desses doentes mostra a presença de lesões hipodensas, únicas ou múltiplas, de aspecto pseudotumoral, localizadas, em geral na junção entre a cortical e a substância branca, com ou sem reforço em anel após a injeção do contraste, geralmente acompanhadas de edema perilesional. O diagnóstico diferencial dessas imagens deve ser feito com a toxoplasmose, linfoma, leucoencefalopatia multifocal progressiva e outras entidades bastante frequentes no SNC dos portadores de aids. O coração é outro órgão que se mostra envolvido na reativação da DC em doentes com aids (cerca de 30 a 40% dos casos). O quadro é de uma miocardite aguda, que acomete todo o órgão ou, mais raramente, apenas uma câmara cardíaca. O quadro pode ser assintomático do ponto de vista clínico ou demonstrar a presença de taquicardia, outras arritmias, ou insuficiência cardíaca congestiva, por vezes, grave. Não é infrequente o achado de miocardite apenas ao exame necroscópico (Figura 83.25).

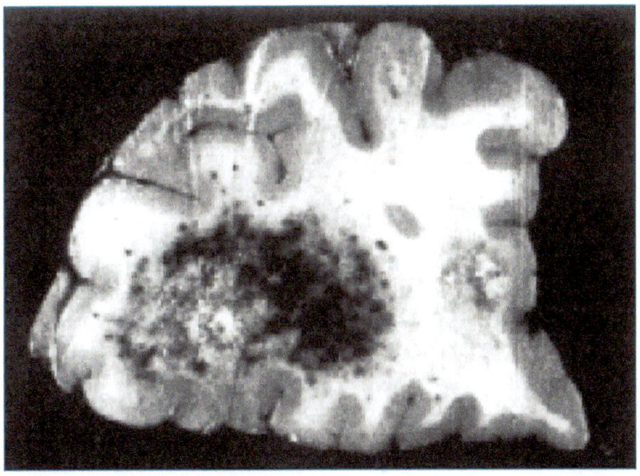

FIGURA 83.23 Aspecto do cérebro, à macroscopia, de paciente com aids e meningoencefalite chagásica; área de necrose e hemorragia extensa associada à importante edema cerebral.
Fonte: Acervo da autoria.

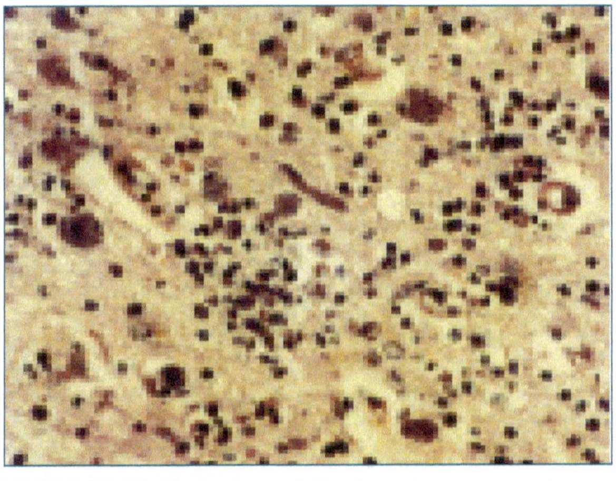

FIGURA 83.24 Meningoencefalite chagásica em paciente com aids – observar o grande número de ninhos de amastigotas associado a processo inflamatório (400×).
Fonte: Acervo da autoria.

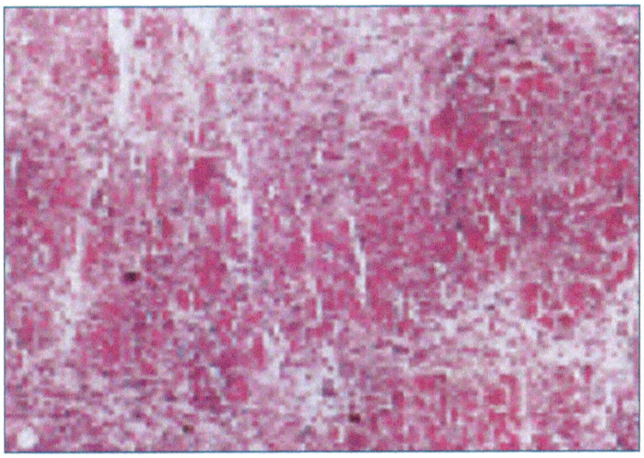

FIGURA 83.25 Miocardite chagásica aguda em paciente com aids – observar o intenso processo inflamatório e a presença de ninhos de amastigotas (100×).
Fonte: Acervo da autoria.

É importante destacar o fato de que a vasta maioria (senão todos) dos casos de reativação clínica da DC em pacientes com aids ocorre quando o número de linfócitos T CD4 está abaixo de 200 células/μL, à semelhança do que se observa em outras infecções oportunísticas que complicam essa retrovirose.

Poucos casos da associação da DC–aids foram submetidos à terapêutica específica anti-*T. cruzi*. As drogas empregadas foram o benzonidazol, o nifurtimox e os derivados triazólicos (itraconazol e fluconazol). Quando um destes medicamentos é introduzido precocemente, há uma resposta satisfatória, com desaparecimento das manifestações clínicas, laboratoriais, eletrocardiográficas e tomográficas. Entretanto, como ocorre com outras infecções em aidéticos, existe alto risco de recidiva clínica e parasitológica, sendo prudente considerar a possibilidade de profilaxia secundária com alguma das drogas citadas, em doses mais baixas, e, possivelmente, por toda a vida do paciente (benzonidazol 2,5 mg/kg, 3 vezes por semana).

Raros casos de reativação da DC crônica têm sido descritos em situações outras que não aquelas aqui citadas. Casos desta natureza já foram documentados em doentes com micose fungoide, hipogama-globulinemia e em doente em uso de altas doses de corticosteroides.

DIAGNÓSTICO PARASITOLÓGICO E SOROLÓGICO

O diagnóstico laboratorial da tripanossomíase americana (TA) consiste em uma série de exames laboratoriais que auxiliam o médico na confirmação ou exclusão do diagnóstico do agente causal. Os dados fornecidos pelo laboratório devem ser analisados pelo clínico no contexto global do estudo do paciente em questão.

Deve ser esclarecido que os resultados fornecidos pelo laboratório indicam apenas presença do agente etiológico ou de indicadores indiretos da presença deste. Eles não têm o poder de precisar se as alterações clínicas presentes são ou não devidas ao agente etiológico encontrado. Assim, no caso de paciente com cardiopatia, um exame sorológico positivo para TA indica apenas a presença de infecção chagásica. Cabe ao clínico interpretar esse exame junto aos elementos obtidos pela anamnese, exame clínico, antecedentes epidemiológicos e outros exames porventura solicitados.

Pelas características próprias da DC, na qual mais da metade dos infectados se encontra na forma clínica indeterminada, ou seja, não apresentam manifestações clínicas nem alterações nos exames convencionais (p. ex., eletrocardiograma), os exames laboratoriais são de grande importância para diferenciar a população infectada da não infectada. Nessa circunstância, os únicos elementos de que o clínico dispõe são os antecedentes epidemiológicos (procedência de região endêmica, familiares chagásicos) e os exames laboratoriais.

É de responsabilidade do clínico a comunicação do resultado ao paciente. No caso de confirmação de TA, a comunicação do "ser chagásico" deve ser realizada de forma cuidadosa, principalmente se o paciente não sabia que estava infectado. Mais grave é a rotulação de "chagásico" pelo médico, baseado apenas em teste laboratorial único, sem titulação do nível de anticorpos, realizado por vezes em laboratório sem experiência ou com reagentes de qualidade duvidosa. A "neurose" chagásica assim instalada pode ter consequências ruinosas para o paciente, e desnecessária, se o exame era falso-positivo.

O paciente chagásico pode se encontrar em uma das duas fases em que a doença se apresenta: aguda ou crônica.

A fase aguda é raramente diagnosticada, passa despercebida mesmo quando sintomática, por ser paucissintomática na maioria dos casos. O sinal de Romaña, quando presente, é um bom indicador. Atualmente, com as medidas profiláticas de controle de vetores no Brasil, a transmissão vetorial tem sido dizimada. A transmissão transfusional ou por transplante pode ainda originar novos casos de DC na sua fase aguda, que devem ser rapidamente diagnosticados, buscando as medidas terapêuticas apropriadas. Destaca-se que, nos casos adquiridos por hemoderivados, a parasitemia elevada pode ser detectada até 90 dias após a transfusão.

Na prática, o chagásico apresenta-se ao clínico quase sempre durante a sua fase crônica, seja na forma indeterminada (assintomática) ou nas formas sintomáticas, cardíaca e/ou digestiva.

O diagnóstico laboratorial também é diferente para as duas fases em que a doença se apresenta: durante a fase aguda, o diagnóstico deve ser "parasitológico", enquanto na fase crônica, o diagnóstico laboratorial é fundamentalmente "sorológico".

DIAGNÓSTICO LABORATORIAL DE FASE AGUDA

Como ressaltado, o que define a fase aguda do ponto de vista laboratorial é a presença do parasito facilmente demonstrável no sangue periférico.

Portanto, perante suspeita de paciente na fase aguda da DC, o primeiro exame que deve ser solicitado é a pesquisa no sangue periférico de *T. cruzi* a fresco, entre lâmina e lamínula. É preferível coletar sangue em período febril. Esse exame é frequentemente positivo, em particular quando a transmissão for por mecanismo transfusional, sendo necessário que o técnico que o executa tenha experiência. Habitualmente, técnicos da Sucen ou da Fundação Nacional da Saúde têm a habilidade necessária e a pesquisa em gota espessa ou mesmo em lâmina corada apresenta sensibilidade menor, ou seja, deve existir parasitemia elevada para que as análises sejam positivas. Em caso de *exame* negativo, se a suspeita clínica persiste, pode-se repetir o exame, assim como partir para métodos de concentração do parasito. Nesse caso, são indicados o método de Strout ou o do micro-hematócrito, este especialmente indicado em lactentes.

Na eventualidade de exame negativo, pode ser solicitada a pesquisa de anticorpos anti-*T. cruzi* de classe IgM, por imunofluorescência indireta. Esse exame não substitui a pesquisa do parasito detalhada no parágrafo anterior, porém é indicado quando o parasito não é encontrado pelo menos em duas tentativas diferentes. Títulos de 1:10 ou maiores são sugestivos de fase aguda da doença, desde que existam elementos clínicos suficientes. Recomenda-se, nesses casos, proceder ao xenodiagnóstico ou hemocultura, para confirmação parasitológica e/ou insistir na procura do parasito em sangue periférico. A presença de IgM anti-*T. cruzi* é uma evidência indireta de fase aguda, sujeita a problemas de reatividade cruzada, assim como a reações falso-positivas pela presença concomitante de fator reumatoide.

Quando o número de parasitos é baixo, tenta-se aumentá-lo por técnicas de multiplicação do parasito. As três técnicas mais empregadas (xenodiagnóstico, hemocultivo e PCR) têm o mesmo objetivo: a partir de um número baixo de parasitos, procura-se a sua multiplicação, seja em insetos, meio de cultivo ou métodos bioquímicos. Como se vê, o seu emprego é restrito, na maioria dos casos, para a fase aguda da doença.

O xenodiagnóstico não tem indicação formal como exame diagnóstico na fase aguda, a não ser na eventualidade já relatada (IgM indicando possível fase aguda). Esse exame laboratorial consiste na aplicação nos membros do paciente de até 40 ninfas de triatomíneos, criadas no laboratório, contidas em tubos ou caixas, em jejum de vários dias; os insetos são aplicados durante 30 minutos, onde ingurgitam. As fezes desses triatomíneos são examinadas 30 e 60 dias após o exame, procurando parasitos. Pela própria demora do exame, ele não é utilizado na fase aguda, pois, na ocasião do resultado, o paciente já se encontrará na fase crônica. Além disso, a positividade do xenodiagnóstico não indica, por si só, fase aguda.

Outro exame que pode ser utilizado é o hemocultivo, cujo resultado também é obtido entre 60 e 90 dias após a coleta do material, cabendo as mesmas considerações que para o xenodiagnóstico, ou seja, que não se utiliza na prática. Um terceiro método de tentar evidenciar a presença do parasito é a amplificação de ácidos nucleicos (DNA ou RNA) por meio do PCR, exame de maior sensibilidade que os já relatados, embora sujeito a falsos resultados positivos. Acresce que todos esses testes parasitológicos são realizados apenas em instituições de investigação. Por essa razão, seu uso é restrito a laboratórios de pesquisa.

Como apoio importante frente a uma suspeita de fase aguda e exames parasitológicos negativos, sugere-se de imediato a coleta de soro para pesquisa de anticorpos da classe IgG anti-*T. cruzi* (por Elisa, TIFi ou RHAi), que normalmente é negativa nas três primeiras semanas de doença. Nesse caso, a repetição do teste após quatro semanas, se houver viragem para positivo, indicará doença aguda (Consenso Brasileiro). Para o diagnóstico de transmissão congênita, o ideal em casos suspeitos é fazerem-se exames parasitológicos repetidos ao nascimento. Sendo negativos, fazer sorologia convencional para IgG após sete meses de vida, considerando-se infectados os casos positivos (Consenso Brasileiro).

Outros exames são dispensáveis para o diagnóstico laboratorial da fase aguda. Hemograma, velocidade de hemossedimentação, proteína C-reativa, eletroforese de proteínas séricas e dosagem de imunoglobulinas podem estar alterados ou não, sem ter valor diagnóstico.

O diagnóstico laboratorial de fase aguda é de extrema importância, pois, uma vez confirmado, indicará o início do tratamento específico do paciente. A importância está em que a eficácia terapêutica é proporcional ao tempo de doença. Os pacientes tratados durante a fase aguda têm 70% de possibilidades de sucesso terapêutico, com erradicação do parasito.

DIAGNÓSTICO LABORATORIAL DA FASE CRÔNICA DA DOENÇA DE CHAGAS

Ao contrário do que acontece na fase aguda, a baixa parasitemia é característica da DC na sua fase crônica. De acordo com a idade e a região geográfica, menos da metade dos infectados apresenta parasitos detectáveis por um exame único de xenodiagnóstico com 40 triatomíneos ou hemocultivo. À medida que se aumenta o número de xenodiagnósticos e/ou hemocultivos realizados, a porcentagem de positividade aumenta até aproximadamente 50 a 90% dos pacientes. Devido à baixa parasitemia, não se utilizam exames parasitológicos para diagnóstico de etiologia chagásica na prática.

Assim, devemos apoiar o diagnóstico laboratorial de DC na fase crônica, em evidências indiretas da presença do parasito. O método mais empregado é a procura de anticorpos anti-*T. cruzi*, da classe IgG, como em toda infecção crônica (resposta imune secundária). Assume-se que, se existem anticorpos, devem existir parasitos, mesmo que estes não sejam de fácil acesso. A desvantagem do emprego de métodos indiretos é a possibilidade de reações cruzadas com outras doenças, como leishmaniose, hanseníase, doenças autoimunes. Também existem erros técnicos, reagentes de baixa qualidade e outros. Para tentar evitar essas intercorrências, existem algumas regras: a primeira é solicitar pelo menos duas técnicas sorológicas diferentes; a segunda que seja exigida a titulação do soro, ou seja, determinar a quantidade de anticorpos por meio do título; a terceira é encaminhar o exame para laboratório que tenha bom controle de qualidade técnica e de reagentes. Hoje dispomos de testes rápidos imunocromatográficos que podem confirmar a existência da enfermidade rapidamente com boa sensibilidade e especificidade (93 a 99%).

Técnicas sorológicas

Existem várias técnicas sorológicas de uso corrente: hemaglutinação indireta (HAI), imunofluorescência indireta (IFI), Elisa, aglutinação direta com 2ME (AD2ME) e fixação de complemento ou reação de Guerreiro e Machado. Esta última praticamente não é mais utilizada na atualidade em decorrência das dificuldades técnicas na sua execução, assim como a estabilidade dos reagentes. A AD2ME também está em desuso. Todas as técnicas mencionadas têm elevada sensibilidade (capacidade de detectar os indivíduos chagásicos) e especificidade (poder de detectar os não reagentes entre a população não chagásica).

A utilização de duas técnicas entre as três primeiras citadas permite a execução de uma sorologia confiável, na maioria dos casos. Assim, o achado de títulos elevados de anticorpos anti-*T. cruzi* por duas técnicas permite ao clínico confirmar a etiologia chagásica. Um resultado congruentemente negativo, por outra parte, diz respeito à ausência de infecção naquele indivíduo.

Os problemas surgem quando os resultados são incongruentes ou o teor de anticorpos é baixo. Nesses casos, é recomendável repetir o exame semanas depois. Se ainda persistirem dúvidas, é aconselhável encaminhar o soro para um laboratório de referência. Atualmente, quase todos os estados do Brasil têm um centro de referência ou o soro pode ser encaminhado para um deles nas grandes capitais. Esses problemas não são frequentes (ao redor de 5% do total de soros positivos).

Para lidar com eles, o clínico deve ter conhecimento do ponto de corte da técnica, assim como dos valores normais, que devem ser fornecidos pelo laboratório que executou a técnica. O ponto de corte (*cut-off*) é o título considerado limiar de reatividade (divisor de águas) e que separa a população infectada da normal. Em geral, os limites entre a população normal e a chagásica são bastante estreitos. Por exemplo, o ponto de corte na HAI considera-se no título de 1:8; valores acima são considerados positivos, e abaixo, negativos. Esse ponto é variável e pode ser mudado conforme a população a ser estudada, os propósitos do exame, assim como o reagente utilizado.

Métodos parasitológicos utilizados na fase crônica

Embora o diagnóstico etiológico da fase crônica seja sorológico, existem casos em que interessa também a confirmação parasitológica, como em indivíduos com sorologia duvidosa ou candidatos a tratamento específico com drogas tripanocidas. Em face da baixa parasitemia durante a fase crônica, devemos escolher métodos de multiplicação do parasito, como o xenodiagnóstico, o hemocultivo ou o PCR. O xenodiagnóstico é habitualmente realizado com 40 ninfas de terceiro estádio de *Triatoma infestans* ou de primeiro estádio de *Dipetalogaster maximus*. Esse exame pode ser efetuado de forma seriada. Em casos de reações alérgicas pela picada dos triatomíneos, pode ser efetuado o xenodiagnóstico artificial, colhendo sangue com anticoagulante (heparina) com resultados similares aos do xenodiagnóstico convencional. Existem variações, como o xenocultivo. É possível ter falso resultado positivo no xenodiagnóstico em duas circunstâncias nas quais outros tripanossomatídeos podem ser encontrados nas fezes dos triatomíneos utilizados: contaminação da colônia de barbeiros com *Blastocrithidia triatomae* e presença de *Trypanosoma rangeli*. Este último infecta com certa frequência indivíduos residentes na América Central, Colômbia e Venezuela transmitidas pelo *Rhodnius prolixus*, não sendo patogênico para o homem. Para evitar estes falsos resultados, além do controle periódico da colônia de triatomíneos, é desejável corar a lâmina para facilitar a diferenciação do *T. cruzi* com outros tripanossomas.

Com relação ao hemocultivo, a positividade é similar à do xenodiagnóstico. Utilizam-se diferentes meios de cultivo como o de LIT (*Liver Infusion Tryptose)* ou o de Warren, sendo necessário o emprego de grandes volumes de sangue (30 mL) heparinizado, retirado em condições assépticas, para obter positividade similar à do xenodiagnóstico.

O PCR vem sendo utilizado em vários laboratórios de pesquisa, com sensibilidade sempre superior à dos métodos clássicos, porém não é isento de resultados falso-positivos. A técnica é trabalhosa, requer reagentes de custo elevados e, como os anteriores, não se encontra disponível no mercado, o que tem restringido sua utilização a centros especializados. Apesar da sua elevada sensibilidade, a parasitemia do infectado com *T. cruzi* pode ser tão baixa, que não exista nenhum parasito circulante por ocasião da coleta de sangue, gerando, assim, um resultado negativo, congruente com a dinâmica da infecção. Inclusive, há trabalhos que comprovam a existência de parasitos em um membro onde foram colocados triatomíneos e a sua inexistência no outro membro do qual foi coletado o sangue para PCR.

TÉCNICAS EMPREGADAS EM DIFERENTES SITUAÇÕES CLÍNICAS

Embora, na prática diária, a situação mais frequente seja a de um paciente com manifestações clínicas que comparece ao consultório ou ambulatório à procura do médico, existem outras circunstâncias que merecem considerações.

Situação habitual

Paciente que comparece ao consultório. O médico solicita reações sorológicas para TA no intuito de investigar a possível relação entre as queixas do paciente e a DC. Para esses efeitos, o médico deve solicitar sorologia para TA por meio de duas reações e com titulação em caso de positividade. Uma vez de posse do resultado, o clínico deverá decidir se se trata de infecção pelo *T. cruzi* ou não. Deverá apoiar-se no resultado, por exemplo, de HAI com título de 1/64 e IFI com título de 1/320; sendo ambas reações congruentemente positivas, deverá concluir pela existência de infecção pelo *T. cruzi* no paciente.

Doador de sangue

Existem duas considerações a serem feitas, a primeira em relação ao hemoterapeuta, que deve ter o máximo cuidado em selecionar os candidatos a doar sangue no sentido de oferecer hemoderivados com o controle de qualidade adequado; no caso de exclusão de chagásicos, o profissional, para aumentar a sensibilidade das técnicas, desce o ponto de corte de forma a abranger o maior número de chagásicos, mesmo com título baixo de anticorpos. O conceito, nesse caso, é de excluir todo hemoderivado com resultado positivo ou mesmo duvidoso. Não há preocupação em saber se o doador é realmente chagásico, porém a ênfase é na qualidade do sangue. O segundo aspecto é o do candidato a doador que é comunicado da sua impossibilidade de doar por ter tido sorologia reagente para TA. Esse indivíduo, em boas condições de saúde, trabalhando, é comunicado de ser possível portador de uma doença que desconhecia ter. O banco de sangue não tem infraestrutura para se ocupar de um candidato a doador. Este procura um serviço de saúde ou, pior, convive com o problema, sem saber resolvê-lo. Nessas circunstâncias, o clínico pode receber esse indivíduo, aparentemente sadio. Cabe ao médico resolver o problema. A primeira atitude é proceder como na primeira situação, ou seja, solicitar duas reações com titulação em laboratório de reconhecida competência. No caso de confirmação de positividade, deverá procurar alguma manifestação oculta de doença. As manifestações digestivas, em geral, são sintomáticas, porém as cardíacas podem, em ocasiões, ser silenciosas, assim, cabe solicitar uma eletrocardiografia. No caso de ser normal, deverá ser tranquilizado o infectado assintomático quanto à sua ausência de doença e retorno às suas atividades normais. Se a sorologia for congruentemente negativa, o candidato a doador deverá ser reafirmado quanto à sua normalidade e inclusive da possibilidade de doar sangue novamente. Nas grandes capitais, já existem serviços de atenção ao doador chagásico, em geral vinculados a serviços universitários.

No caso de possível transmissão congênita, o filho de mãe chagásica deve ser abordado como no caso de suspeita de fase aguda: a procura do parasito é prioritária. Em caso de ser negativa, pode-se fazer o seguimento do recém-nascido com exames sorológicos a cada dois meses. No caso de transferência passiva de anticorpos da mãe para o filho, a tendência será de descenso dos títulos mês a mês, até desaparecer pelo sexto a oitavo mês.

No caso de inquéritos soroepidemiológicos, o intuito é estabelecer a prevalência de infecção chagásica em certa parcela da população. O epidemiologista solicita ao laboratório a realização de pelo menos duas técnicas, descendo o ponto de corte, para incluir todos os infectados, mesmo os duvidosos. Nem todos os assinalados pelos exames serão efetivamente chagásicos, porém o propósito não é de detectar quem é chagásico, mas estabelecer a prevalência.

Outra situação é a do médico que decide tratar especificamente os seus pacientes chagásicos com drogas tripanocidas, com a intenção de eliminar totalmente o parasito e, no seguimento a longo prazo, inclusive o desaparecimento dos anticorpos. Nesses casos, é necessário empregar todas as reações disponíveis, inclusive com a utilização de antígenos purificados e/ou obtidos por meio de engenharia genética (antígenos recombinantes). Os indivíduos chagásicos submetidos a tratamento específico também podem ter seguimento parasitológico, por meio do xenodiagnóstico e/ou hemocultivo seriado, efetuados antes do início do tratamento e em períodos regulares depois dele.

OUTRAS TÉCNICAS

Nos últimos anos, com a utilização de técnicas de biologia molecular e engenharia genética, e a sua aplicação em diferentes situações clínicas, algumas destas têm sido aplicadas no diagnóstico laboratorial da DC. A pesquisa de antígeno na urina tem sido proposta como outro exame parasitológico na fase crônica, embora não seja um exame realizado na prática diária. Outros estudos têm demonstrado a presença de complexos imunes circulantes, porém não têm aplicação prática.

A técnica de lise de tripomastigotas mediada por complemento procura a presença, no soro dos pacientes, de anticorpos líticos. Ela foi utilizada no passado, sendo substituída pela citometria de fluxo em casos de seguimento de pacientes tratados, porém não é utilizada na rotina.

Outra técnica que tem sido utilizada no diagnóstico sorológico de fase crônica, em casos de sorologia duvidosa, é o Western-blot, eletroforese bidimensional com transferência em membranas de nitrocelulose, que permite evidenciar a existência de anticorpos no soro dos pacientes, reconhecendo bandas proteicas do parasito.

O emprego de antígenos purificados, recombinantes e peptídeos sintéticos, produzidos por engenharia genética utilizando a técnica de Elisa, tem tido sucesso, principalmente quando dois ou mais antígenos são empregados concomitantemente. A utilização de diversos suportes tem permitido o desenvolvimento de testes rápidos, em geral apenas qualitativos, com a vantagem de excluir um doador em situações de emergência ou sua utilização em serviços de pequeno porte, como o PaGIA e o Stat Pack, com bom desempenho em termos de sensibilidade e especificidade.

CONCLUSÕES

O diagnóstico laboratorial da DC é fundamentalmente sorológico na fase crônica da doença. Ele deve ser realizado por pelo menos duas técnicas sorológicas diferentes, entre as três mais utilizadas na rotina (HAI, IFI, Elisa). O título deve ser elevado para ambas as reações. A pesquisa do parasito é essencial nos raros casos de suspeita de fase aguda da doença, que deve ser aventada em pacientes que receberam hemoderivados ou transplantes recentemente. A reagudização em casos de imunossupressão segue os mesmos princípios.

Como em outras doenças infecciosas e parasitárias, os resultados laboratoriais devem ser cuidadosamente analisados pelo clínico, junto aos antecedentes epidemiológicos e exames clínicos e paraclínicos, para obter uma decisão final a respeito do paciente sob seus cuidados. Cabe ao médico a responsabilidade de transmitir (ou não) ao seu paciente a condição de infectado chagásico e a necessidade de ser submetido a novos exames.

TRATAMENTO ESPECÍFICO

No momento, dois fármacos eventualmente disponíveis vêm sendo usados contra o *T. cruzi* na DCH: o nifurtimox (Lampit®)* e o benzonidazol (Rochagan®). Ambos são ativos contra formas sanguíneas do parasito e também sobre as teciduais (provavelmente menos), devendo ser administrados continuamente por não menos do que 30 dias e, idealmente, de 60 dias. Esse longo período é justamente uma tentativa de esgotar o parasitismo, por meio da melhor ação da droga sobre as formas sanguíneas do *T. cruzi*. A administração desses fármacos é oral, com metabolismo hepático e excreção urinária. As contraindicações fundamentais para ambos são gravidez, insuficiência hepática e insuficiência renal. Como as demais drogas de suas classes, sua administração por longos períodos deve ser evitada, em face dos riscos de carcinogênese**.

O "nifurtimox", um pouco mais antigo, é um nitrofurânico que se apresenta em comprimidos de 120 mg, devendo ser administrado na dose básica de 8 a 10 mg/kg peso/dia para adultos e 10 a 15 mg/kg/dia para crianças, em três tomadas diárias (a cada 8 horas). É mais bem tolerado pelas crianças, sendo seus principais efeitos colaterais a anorexia, perda de peso, enjoos, vômitos, dores abdominais, insônia e alguns distúrbios do comportamento. Havendo ingestão de álcool durante o tratamento, o efeito antabuse é marcante.

O "benzonidazol" vem em comprimidos de 100 mg, para uso na dose de 5 mg/kg/dia para adultos e de 7 a 10 mg/kg/dia para crianças, sempre em tomadas a cada 12 horas. Suas reações colaterais são uma dermatopatia urticariforme (em 30% dos casos, geralmente na segunda semana de tratamento), depressão medular com leucopenia (rara e grave) e polineuripatia periférica (rara; surgindo a partir da sexta semana). Também se relatam sintomas gerais como diminuição do apetite, náuseas, dores abdominais e sensação de fraqueza. No caso da leucopenia, é importante a monitoração clínica e laboratorial, podendo ser necessárias a suspensão da droga e a cobertura com antibióticos. A polineuropatia regride com o término do tratamento, não sendo prevenível com a administração de complexo B ou outro antineurítico. No caso da dermatopatia, alguns pacientes a toleram até o término do tratamento. Em outros, a droga tem de ser suspensa por alguns dias até que se abrandem os sintomas, podendo-se voltar ao tratamento; nesses casos, alguns pacientes terminam a série, em outros retornam as reações e a droga deve ser interrompida definitivamente. Neste último caso, uma sugestão é começar a outra droga (nifurtimox), se estiver disponível. Como o efeito colateral é dose-dependente e o que mais interessa é a

* O nifurtimox, infelizmente, não está disponível no Brasil e na maioria dos países onde a DCH é endêmica, podendo ser conseguido por meio da OPAS (Organização Pan-Americana da Saúde), que solicita fabricação especial em El Salvador (América Central).

** Há poucos anos, alguns ensaios mostraram o desenvolvimento de linfomas em coelhos injetados com estas drogas, o que preocupou a comunidade científica. Ampla revisão de muitas centenas de pacientes tratados no Brasil e na Argentina e a repetição do ensaio em coelhos por via oral não confirmaram a ocorrência anterior, com isso mantendo-se o consenso sobre o tratamento. Não obstante, a incidência de linfomas tem sido alta em chagásicos tratados especificamente após transplante cardíaco, o que tem merecido novas investigações.

dose total administrada, o pesquisador brasileiro Anis Rassi tem ensaiado com sucesso, principalmente para prevenir efeitos colaterais em pessoas adultas, o esquema de manter-se a dose máxima diária de 300 mg de benzonidazol, ampliando-se o tempo de tratamento por quantos dias forem necessários para perfazer a dose total indicada. Assim, por exemplo, uma pessoa de 80 kg cuja dose total será de 80 kg × 5 mg × 60 dias = 24.000 mg (= 240 comprimidos de 100 mg) tomará, no máximo, a dose de três comprimidos de 100 mg, completando o tratamento em 80 (não em 60) dias, com muito menos efeitos colaterais. Alguns estudos recentes tem demonstrado que períodos de tratamento mais curtos podem ser tão efetivos quanto os 60 dias que classicamente se usam. Tratamentos por 4 semanas ou mesmo por 2 semanas (estudo Bendita), tem demonstrado eficácia semelhante a tratamentos mais longos, obviamente com menos efeitos adversos.

Outro fármaco testado recentemente foi o alopurinol, que apresenta alguma ação contra o *T. cruzi in vitro*, não se mostrando eficaz em vários experimentos na DCH aguda ou crônica. Uma nova perspectiva que se abre vem de antifúngicos de última geração, capazes de inibir a síntese de esterois pelo parasito, como o "posaconazole", de muito bom efeito contra o *T. cruzi* em trabalhos experimentais, mas que não mostrou melhor eficácia quando comparado ao benzonidazol, demonstrando, inclusive, elevada recidiva da parasitemia, 10 meses após o final do tratamento (92% × 38%). Na fase aguda, em situações de maior gravidade em que a miocardite é extrema, um recurso heroico e excepcional é associar corticosteroideterapia com o tratamento específico, com isso diminuindo o componente inflamatório do quadro.

As "indicações do tratamento específico na DCH" foram estabelecidas pelos pesquisadores brasileiros em 1985 (II Reunião de Pesquisa Aplicada, Araxá, MG), podendo ser assim resumidas:

- Em todos os casos agudos e congênitos.
- Como quimioprofilaxia em casos de acidentes com *T. cruzi* e em transplantes com doador infectado e receptor suscetível*.
- Em pacientes com infecção recente e crônicos de baixa idade (menores de 15 anos)**.
- Em pacientes na forma crônica indeterminada.
- Em pacientes com formas clínicas benignas e iniciais.

Nos anos recentes, não há mais dúvidas quanto a indicação de tratamento específico para diferentes modalidades da infecção. Além das clássicas acima citadas, acidentes laboratoriais, todas as formas de reativação em imunodeprimidos e pacientes indeterminados devem ser tratados. O estudo Benefit avaliou, o tratamento da cardiopatia chagásica já estabelecida com benzonidazol comparado ao placebo e não observou qualquer benefício do seu uso nessas formas avançadas da doença. Estudos recentes mostram taxas de cura bastante animadoras em pacientes com infecção congênita (96%), doença aguda (76%), crianças na fase crônica (62%) e mesmo na forma indeterminada (37%). Já como *critério de cura da DC*, o que se admite é que tenha que ocorrer a erradicação completa do parasitismo, traduzida na negativação total e permanente das provas parasitológicas (xenodiagnóstico e hemocultura) e imunológicas (sorologia convencional e testes especiais, como a dosagem de anticorpos líticos). O critério clínico é secundário, funcionando como suporte apenas na fase aguda.

* Para o acidente, tratar preventivamente o paciente por 10 dias imediatamente após o conhecimento; no transplante (geralmente de rim), tratar o doador nos 10 dias que antecedem a cirurgia e o receptor nos 10 dias subsequentes (doses normais).

** Nestes casos, alcança-se cura parasitológica em uma porcentagem significativa (20 a 40%).

PROFILAXIA DA DCH

Trata-se do setor mais resolutivo na luta contra a DCH, podendo-se afirmar que, na prática, as principais questões estão tecnicamente resolvidas e que as medidas hoje disponíveis são capazes de controlar a DCH, na dependência, basicamente, de decisão política, da disponibilidade de recursos e da continuidade das ações. Lamentavelmente, uma perspectiva concreta de vacina efetiva e segura contra a esquizotripanose humana ainda não foi concretizada, com poucas expectativas para os próximos anos. Colocam-se três níveis de prevenção, sendo mais efetivo o primeiro. A prevenção primária corresponde às ações que impeçam a transmissão do parasito ao indivíduo suscetível; no nível secundário, busca-se prevenir o dano e a incapacidade no infectado; cabendo ao terciário a readequação do paciente e a minimização da incapacidade instalada. Quanto ao Brasil, a prevenção primária tem evoluído e controlado as principais formas de transmissão em extensas regiões, restando no horizonte a atenção médica e previdenciária para os cerca de três milhões de já infectados. Em outros países como Bolívia e Paraguai, a taxa de transmissão é ainda muito alta, por falta de programas de controle. De forma geral, como a DCH está enraizada em profundas distorções sociais, as reformulações político-econômicas que logrem uma melhoria social significativa, de *per se*, já serão capazes de extinguir a doença. No entanto, a DCH pode ser controlada por meio de medidas setoriais contínuas e bem conduzidas, conforme várias experiências no Brasil, na Venezuela, na Argentina e no Uruguai. O ideal seria a integração do desenvolvimento social com as medidas de controle, sob um enfoque geral da DCH, o que não tem sido feito, infelizmente. Já em outra perspectiva, de natureza política, os países endêmicos estão se associando em ações conjuntas de controle vetorial e trasnfusional desde 1991, com assistência da Organização Pan-Americana da Saúde, com excelentes resultados na implementação e continuidade das ações. Trata-se de trabalhos integrados conhecidos como "iniciativas entre países", sendo a mais antiga e exitosa a do Cone Sul, que envolve sete países, inclusive o Brasil.

CONTROLE DA TRANSMISSÃO

Reitera-se que até hoje não se dispõe de uma vacina suficientemente eficaz e segura contra o *T. cruzi*, a despeito de grande esforço da comunidade científica. Também não se recomenda uma ação sistemática contra os reservatórios naturais do *T. cruzi*. As medidas mais utilizadas e eficientes de controle têm sido aquelas dirigidas contra o inseto vetor e contra a transmissão transfusional, principalmente levadas a cabo por meio de programas governamentais, podendo ainda citar-se o controle da doença congênita e a prevenção das transmissões por acidentes e transplantes (como já explanado).

Controle do vetor

A prioridade básica tem sido o controle do vetor domiciliado* baseado em três pilares: combate químico (com inseticidas), melhoria da habitação e educação sanitária.

- **Inseticidas:** constituem a medida isolada mais usada, aquela que apresenta os resultados mais rápidos. Os inseticidas mais empregados têm longa ação residual e são capazes de agir por contato, especialmente sobre o sistema nervoso do inseto. Na prática, não agem sobre os ovos, mas matam as jovens ninfas logo de sua eclosão. Hoje dá-se preferência aos piretroides de síntese, tendo sido usados largamente no passado os organoclorados (BHC, Dieldrin), os fosforados (Malathion) e os carbamatos (Baygon® – antigo). Os piretroides em uso são do grupo alfa-ciano-substituição, que agem inibindo impulsos nervosos do inseto ao nível de seus canais de sódio e cuja concentração final por produto e por m^2 é a seguinte:
- **Deltametrina:** 25 mg/m^2 (K-Othrine®, Químio do Brasil).
- **Lambda-cialotrina:** 30 mg/m^2 (Icon®, ICI do Brasil).
- **Ciflutrina:** 50 mg/m^2 (Solfac®, Bayer do Brasil).
- **Cipermetrina:** 125 mg/m^2 (vários produtos de vários laboratórios).
- **Betaciflutrina:** 25 mg/m^2.
- **Alfacipermetrina:** 50 mg/m^2.

São aplicados especialmente no interior das casas, onde apresentam ação residual maior de seis meses, e nos anexos peridomiciliares, onde sua ação residual é significativamente menor. Seus efeitos tóxicos sobre pessoas é bastante pequeno, geralmente correspondendo a irritações na pele e mucosas, quando caem diretamente sobre elas. No programa da Secretaria de Vigilância à Saúde do Brasil (SVS), as atividades são programadas e executadas por município, o qual é mapeado e passa inicialmente por uma borrifação de todas as casas (e anexos) das localidades infestadas por triatomíneos (fase de ataque). Em anos sucessivos, há pesquisa e borrifação seletiva das casas positivas, para finalmente instalar-se uma vigilância descentralizada com participação comunitária (a própria população vigia e notifica eventuais focos de triatomíneos, para expurgo por um agente de saúde fixo no município).** Os resultados têm sido bastante bons quando há um mínimo de continuidade no programa, a julgar-se pela redução significativa das taxas de infestação intradomiciliar em todo o país, pelo desaparecimento de casos agudos nas áreas trabalhadas e pelos resultados de soroepidemiologia em escolares (SVS, Secretarias Estaduais de Saúde, Sucen/SP), que vêm demonstrando a virtual interrupção na transmissão. O grande desafio atual é o peridomicílio, que concentra a maioria dos focos residuais do país, onde os inseticidas não apresentam a mesma boa atividade do intradomicílio. Uma interessante perspectiva é o emprego de pinturas inseticidas, com longo poder residual, hoje desenvolvida na França e no Brasil (UFRJ), mas ainda com problemas de custo e de produção. Na Argentina, empregam-se fumaças inseticidas ("potes fumígenos"), com bom efeito letal imediato, mas sem ação residual e peridomiciliar, portanto pouco recomendável no Brasil. O emprego de inseticidas naturais, de luta biológica com predadores de "barbeiros" e por meio de hormônios juvenilizantes e precocenos, carece de efetividade e praticidade ao longo de grandes programas. Não se justifica luta química ao nível silvestre, mas ordenamento ambiental e afastamento de ecótopos naturais e reservatórios silvestres do âmbito domiciliar. Na atualidade, têm sido detectados alguns focos de triatomíneos resistentes aos piretroides habituais, especificamente em sítios do norte da Argentina e do sul da Bolívia. Nenhuma resistência foi descrita no Brasil até aqui. Para esses casos de resistência, a melhor alternativa tem sido composta de carbamato, sugerindo-se alguns fosforados, como segunda opção (Dias, 2009).

- **Melhoria da habitação:** pode-se entendê-la desde o melhoramento de setores da casa (reboco de paredes, substituição de tetos) até a construção de casa nova. De modo geral, a melhoria da habitação é medida mais duradoura e transcendental que o inseticida, envolvendo outros aspectos da saúde e interessando muito mais à população. De custo variável (US$ 100 a US$ 5.000), e pressupondo alguns problemas como posse da terra, relações de trabalho e manutenção, foi adotada como estratégia nacional basicamente na Venezuela (anos de 1960 e 1970), posteriormente estendendo-se a programas mais amplos no Uruguai (programa MEVIR); e outros mais pontuais na Bolívia (Pró-habitat) e mesmo no Brasil (Funasa). Trata-se de medida eficaz na prevenção do triatomíneo domiciliado, mas é conveniente que seja complementada com a educação, com um bom manejo do peridomicílio e com o próprio inseticida.

- **Educação e organização da população:** conhecimento do triatomíneo; higiene pessoal, caseira e ambiental; capacidade de detecção e notificação de focos; manejo adequado do peridomicílio; manutenção da casa; capacidade de reivindicação etc. são elementos fundamentais na luta contra os "barbeiros", em todas as fases do programa e, especialmente, na de vigilância. Também se aplica a educação no reconhecimento de casos agudos e nas estratégias de controle da transmissão transfusional e congênita. Ao médico do interior, sugere-se difundir conhecimentos e práticas sobre a DCH, especialmente por meio da rede do ensino básico, nas zonas endêmicas.

* Em geral, não faz sentido um programa contra os triatomíneos silvestres, em seus ecótopos naturais. O que se pode fazer é manter as casas afastadas de tocas e ninhos de animais, de pedregais, de pequenos bosques etc.

** A vigilância se instala de modo permanente, quando a infestação triatomínica reduz-se a menos de 5%, hoje se estimando em mais de 70% dos municípios da área endêmica do Brasil em condições de recebê-la.

Controle da transmissão transfusional

As estratégias básicas são a seleção de doadores por sorologia prévia e a quimioprofilaxia. A primeira é a mais usada, prevista por lei no Brasil e vários países latino-americanos, e consiste no exame prévio do sangue do doador com pelo menos duas técnicas sorológicas de alta sensibilidade. Os doadores soropositivos devem abster-se da doação e encaminhados a um serviço médico, para avaliação e tratamento pertinente. A quimioprofilaxia se faz com a adição de violeta de genciana a 1:4.000 em sangues suspeitos por 24 horas, tempo necessário à erradicação de todas as formas vivas de *T. cruzi**. É particularmente útil para regiões altamente endêmicas em DCH, como foram no passado o estado de Goiás e o Triângulo Mineiro, sendo hoje indicada para a Bolívia, o Paraguai e algumas outras áreas. Outra possibilidade é o uso de filtros celulares para leucócitos, que são capazes de reter o parasito; lamentavelmente, são muito caros. Como complemento, deve-se mencionar que o melhor uso e indicação da hemoterapia (p. ex., evitando-se as transfusões braço a braço e com sangue total) e a ablação da figura do doador remunerado são elementos muito importantes para o controle definitivo da DCH transfusional. Resta lembrar que a expansão da rede de hemocentros está reduzindo em muito a ocorrência e os riscos da DCH transfusional.

Controle da transmissão congênita

Como não há medida preventiva antes do parto, o melhor a fazer é o diagnóstico precoce da criança e seu pronto tratamento específico. Sendo chagásica a parturiente, fazer exames diretos no sangue do cordão para a pesquisa do parasito (eventualmente xenodiagnóstico ou hemocultura na criança), tratando logo o recém-nascido, se este apresentar exame parasitológico positivo. Na dúvida e sob suspeita, reexaminar a criança aos seis meses de vida por sorologia convencional: se positiva, tratá-la imediatamente, pois os anticorpos da classe IgG então presentes não mais serão originários da mãe infectada, e sim da própria criança. Para abreviar o tempo de diagnóstico e poder tratar mais precocemente a criança suspeita, há uma tendência atual de empregar-se na bateria de exames citados a pesquisa com PCR (mais sensível que xenodiagnóstico ehemoculturas) e antígeno SAPA (altamente específico e capaz de definir a infecção própria da criança já aos três meses de idade). Estudos argentinos mostram substancial diminuição na taxa de infecção congênita em mães tratadas com benzomidazol antes da gestação.

Controle das transmissões acidentais e por transplantes de órgãos

Como já mencionado, a atitude básica é a quimioterapia preventiva a curto prazo após um acidente ou no doador infectado (logo antes do transplante) e no receptor suscetível (imediatamente após). Nos laboratórios, normas claras de cuidados e uso de equipamentos de proteção individual e coletiva devem ser rigorosamente cumpridas, com supervisão constante, devendo cada funcionário ou técnico submeter-se a um exame sorológico ao iniciar no emprego, o que servirá de balizamento para posteriores avaliações. Nos transplantes, é mandatória a sorologia do doador e do receptor previamente à cirurgia.

* Como este tempo é uma das limitantes ao método, experiências recentes têm demonstrado que a adição de ácido ascórbico em presença de luz ultravioleta é capaz de reduzi-lo para menos de duas horas.

PREVENÇÃO SECUNDÁRIA

Constitui-se em instituir corretamente o tratamento específico nos casos indicados e manter em boas condições, por meio do manejo clínico, os demais chagásicos. O mais importante é evitar a evolução da cardiopatia crônica, principalmente para os quadros arrítmicos graves e a insuficiência cardíaca. Nesse ponto, uma boa seguridade social é fundamental, para que viabilize a aposentadoria do chagásico nos casos indicados, poupando ou minimizando uma deterioração cardíaca irreversível. No âmbito digestivo, a prevenção secundária objetiva o adequado manejo clínico ou cirúrgico para que se evitem os graus avançados do colo e da esofagopatia, nesse sentido havendo consenso entre os especialistas que intervenções mais precoces em geral previnem ou retardam a evolução para quadros mais graves.

BIBLIOGRAFIA SUGERIDA

Brasil, Ministério da Saúde, SVS. Consenso Brasileiro em doença de Chagas. Rev Soc Bras Med Trop, 2005; 38 (suppl III):29.

Camargo ME. Serological diagnosis. An appraisal of Chagas disease serodiagnosis. In: Wendel S, Brener Z, Camargo ME, Rassi A (ed.). Chagas disease: its impact on transfusion and clinical medicine, São Paulo: ISBT, 1990.

Cançado JR. Tratamento etiológico da doença de Chagas pelo benzonidazol. In: Brener Z, Andrade Z, Barral-Netto M. T. cruzi e doença de Chagas. Rio de Janeiro: Guanabara-Koogan, 2000. p. 389-405.

Castro AM, Luquetti AO, Rassi A, Rassi GG, Chiari E, Galvão LMC. Blood culture and polymerase chain reaction for the diagnosis of the chronic phase of human infection with T. cruzi. Parasitological Research 2002; 88:894-900.

Ceretti Jr, W et al. Occurrences of triatomines (Hemiptera: Reduviidae) and first reports of Panstrongylus geniculatus in urban environments in the city of São Paulo, Brazil. Revista do Instituto de Medicina Tropical de São Paulo. v. 60, p. e33. 19 jul. 2018.

Dias JCP. Epidemiologia. In: Brener Z, Andrade ZA, Barral-Neto M (orgs.). T. cruzi e doença de Chagas. 2. ed. Rio de Janeiro: Guanabara Koogan, 2000. p. 48-74.

Dias JCP. O controle da doença de Chagas no Brasil. In: Silveira AC (org.). O controle da doença de Chagas nos países do Cone Sul da América. OPAS/Faculdade de Medicina do Triângulo Mineiro, Uberaba, 2002. p. 145-250.

Faria JBL, Alves G. Transmission of Chagas' disease through renal transplantation. Transplantation, 1993; 56:1583-4.

Ferreira MS, Borges AS. Some aspects of protozoan infections in immunocompromised patients: a review. Mem Inst Oswaldo Cruz, 2002; 97:443-7.

Fioravanti C. Pesquisa FAPESP. V.281, julho de 2019, pp.57-59.

Luquetti AO, Ponce C, Ponce E, Esfandiari J, Schijman A, Revollo S, et al. Chagas' disease diagnosis: a multicentric evaluation of Chagas Stat-Pak, a rapid immunochromatographic assay with recombinant proteins of T. cruzi. Diagnostic Microbiology and Infectious Disease, 2003; 46:265-71.

Luquetti AO, Rassi A. Diagnóstico laboratorial da infecção pelo T. cruzi. In: Brener Z, Andrade Z, Barral-Netto M. T. cruzi e doença de Chagas. Rio de Janeiro: Guanabara-Koogan, 2000. p. 344-78.

Morillo CA,Marin-Neto JÁ, Avezim A et al. Randomized trial of benzonidazol for chronic Chagas cardiomyopathry N Engl J Med 2015. Oct; 373 (14); 1295-306.

Morillo CA, Waskin h, Sosa-Estani, S et al. Benzonidazol e Posaconazol na eliminação de parasitas em portadores assintomáticos do T. cruzi. O ensaio clínico STOP-Chagas. JAAC, 2018; Vol 1 num1: 5-70.

Organización Panamericana de La Salud. Estimación cuantitativa de la enfermedad de Chagas en las Americas. Documento OPS/HDM/CD/425-06. Washington 2006, p. 28.

Prata AR. Clinical and epidemiological aspects of Chagas' disease. Lancet Infectiuos Diseases, 2001; 1:92-100.

Santana RAG et al. Oral Transmission of Trypanosoma cruzi, Brazilian Amazon. Emerging Infectious Diseases. v. 25, n. 1, p. 132-5. jan. 2019.

Silva RA. Estado atual da vigilância entomológica da doença de Chagas no estado de São Paulo. Brazilian Journal of Health Review. v. 2, n. 2, p. 742-55. mar.-abr. 2019.

Stevens JR, Brisse S. Systematics of Trypanosomes of medical and veterinary importance. In: Maudlin I, Holmes PH Miles, (orgs.). The Trypanosomiases. London: Cabi Publ. 2004. p. 1-23.

WHO. Control de la Enfermedad de Chagas. World Health Organization Technical Report Series n. 905. Geneva, 2002. p. 117.

84

Giardíase

Sergio Cimerman
Benjamin Cimerman

INTRODUÇÃO

A *Giardia lamblia* foi isolada inicialmente por Anton van Leeuwenhoek, em seus próprios espécimes fecais, em 4 de novembro de 1681, conforme carta enviada a Robert Hooke, então secretário-geral da Royal Society of London. Em 1859, Vilem Lambl descreveu o parasita em fezes diarreicas de crianças, sendo a forma trofozoítica denominada de *Cercomonas intestinalis*. Em 1879, Grassi descobriu a forma cística, e finalmente em 1915 surgiu a denominação que atualmente é empregada, derivada de uma homenagem ao professor Alfred Giard.

ETIOEPIDEMIOLOGIA

O ciclo de vida da *giardia* é composto de dois estágios: trofozoíto e cisto. Os cistos são as formas infectantes, sendo responsáveis pela disseminação do parasita. Infecções podem ser resultantes da ingestão de 10 ou até menos cistos. São resistentes, podendo permanecer viáveis durante dois meses no meio exterior. Condições de temperatura e umidade, como a água de 4 a 10 °C, podem mantê-los viáveis por muitos meses.

A cloração da água e a desinfecção pela luz ultravioleta são insuficientes para destruir os cistos, situação evidenciada em vários surtos que ocorreram em piscinas e cidades através das fontes de abastecimento de água. Muitas vezes, faz-se necessário o aquecimento da água acima de 60 graus, a fim de erradicar essa forma do parasita. A eliminação dos cistos não é contínua, sendo altamente variável, justificando-se exames parasitológicos das fezes com resultados falso-negativos. Admite-se hoje que, em infecções de média intensidade, o número de cistos eliminados por dia varia de 300 milhões a 14 bilhões. O ciclo de vida é completado quando são ingeridos pelo homem.

A giardíase ocorre em todas as regiões do mundo, preferencialmente em climas temperado e tropical, sendo mais comum em grupos etários inferiores a 10 anos.

É considerada pela Organização Mundial de Saúde (OMS) como uma zoonose, em decorrência das evidências de contaminação de riachos e reservatórios de água por animais parasitados. Tem seu maior acometimento em regiões com condições sanitárias precárias e tratamento de água inadequado, portanto com grande prevalência em países em desenvolvimento. Nos países desenvolvidos, tem-se revelado uma patologia emergente em virtude dos diversos surtos veiculados por meio de alimentos contaminados e principalmente de água contaminada. Esses surtos ocorreram com mais intensidade nos Estados Unidos, especialmente em piscinas públicas e reservatórios de água. Em 2018 a giardíase foi ranqueada pela OMS em 11º lugar de parasito alimentar globalmente.

Existem relações de acometimento em pacientes imunocomprometidos, como aqueles que apresentam hipo ou agamaglobulinemia e aids. Conforme estudo publicado pelos autores deste capítulo, realizado no Instituto de Infectologia Emílio Ribas e na Universidade Federal de São Paulo, verificou-se que, em pacientes com aids, na cidade de São

Paulo, a prevalência foi em torno de 26%, revelando ser a *Giardia lamblia* o parasita com maior acometimento. Outros fatores, como a infecção pelo *Helicobacter pylori*, ajudam a incrementar a presença da giardíase, em razão da redução da secreção de ácido gástrico. Fatores nutricionais e HLA-B12 também podem estar envolvidos em um maior achado da moléstia.

De modo geral, a transmissão ocorre principalmente por meio da água; da ingestão de frutas, verduras e legumes crus, contaminados pelos cistos; de manipuladores de alimentos; do contato direto pessoa a pessoa (fecal-oral), principalmente em creches, asilos, orfanatos e clínicas psiquiátricas; de artrópodes, como moscas e baratas, por meio de seus dejetos ou regurgitamentos; de relações sexuais anal-oral, no caso de indivíduos homossexuais.

CLÍNICA

O espectro clínico da giardíase é extensivo, variando de infecções assintomáticas, caracterizadas por meio de portadores sãos, até infecções graves, com diarreia crônica e má absorção intestinal. O período de incubação é de 1 a 2 semanas antes do aparecimento dos sintomas, podendo variar de 1 a 45 dias. O principal sintoma é, sem dúvida alguma, o aparecimento de diarreia, inicialmente líquida, podendo chegar ao grau de esteatorreia acompanhada de náuseas, desconforto abdominal e perda de peso.

DIAGNÓSTICO LABORATORIAL (QUADRO 84.1)

QUADRO 84.1 Recursos diagnósticos na giardíase.

Diagnóstico	Comentários
Exame de fezes	Baixo custo; fácil execução; conservante (fezes liquefeitas)
Enterotest® ou teste do barbante	Pouco uso no Brasil; baixa positividade
Antígeno nas fezes	Testes imunoenzimáticos com alta sensibilidade
Sorologia	Apenas em estudos epidemiológicos; anticorpos permanecem detectáveis por até seis meses após erradicação da infecção
Radiologia	Exame não específico
Biologia molecular	Experimental; altamente sensível

EXAME DE FEZES

O exame parasitológico de fezes constitui a melhor maneira de estabelecer o diagnóstico da giardíase, por ser um método não invasivo, de fácil execução, baixo custo, bem como utilizar equipamento disponível em todos os laboratórios de parasitologia.

Em fezes liquefeitas, recomenda-se, na coleta, a utilização de um conservante (SAF ou Schaudin) para a pesquisa das formas de trofozoítos. Os métodos usados correntemente são o direto e o corado pela hematoxilina férrica (Figura 84.1).

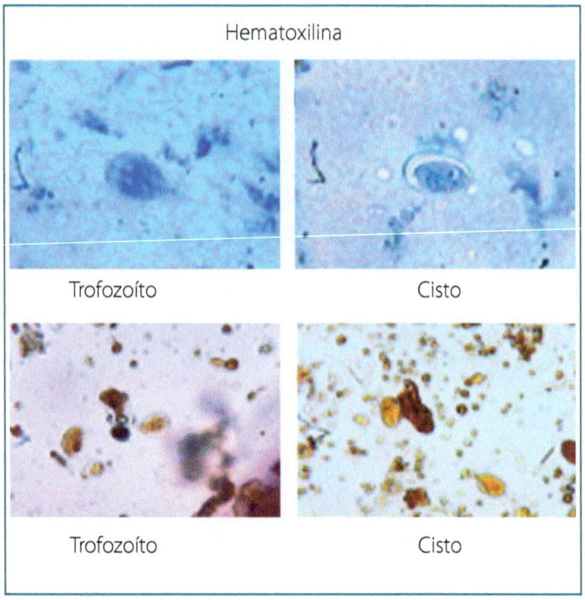

FIGURA 84.1 Trofozoítos e cistos da *Giardia* em fezes humanas. Acima: exame direto; abaixo: corados por hematoxilina férrica.

Em fezes formadas ou pastosas, pesquisa-se a presença de cistos, utilizando a metodologia direta ou de concentração de Ritchie ou Faust et al. Como a eliminação de cistos não é contínua, ocorrendo períodos de 7 a 10 dias durante os quais estão presentes em pequena quantidade ou desaparecem, exames falso-negativos tornam-se comuns. Desse modo, é recomendável, como forma de padronização, a realização de três exames, preferencialmente um a cada três dias.

ENTEROTEST® OU TESTE DO BARBANTE

Trata-se de um teste difundido no Brasil, porém com relativo uso em outros países, como México, Peru, Chile, Cuba e Estados Unidos. Consiste em uma cápsula gelatinosa que envolve um pequeno saco de borracha siliconizada, em cujo interior se encontra um peso de aço, que será carreado ao duodeno através da peristalse do paciente. É necessário jejum de pelo menos 4 horas para a realização desse procedimento, que tem como finalidade a obtenção do suco duodenal para a pesquisa de trofozoítos de *Giardia lamblia*. A positividade do teste não alcança cifras superiores a 50%. Atualmente em desuso pelas outras possibilidades no diagnóstico laboratorial.

ANTÍGENO NAS FEZES

Essa metodologia tem várias modalidades, sendo a mais amplamente conhecida a relacionada com a técnica imunoenzimática (Elisa). Outra técnica empregada em larga escala é a da imunofluorescência direta ou indireta. Geralmente, essas técnicas utilizam anticorpos monoclonais ou policlonais contra os antígenos dos cistos ou trofozoítos. No mercado, existem os kits comerciais: ProSpecT/Giardia Assay® (Alexon, Inc., Mountain View, Califórnia) e Merifluor Assay® (Meridian Diagnostics, Cincinnati, Ohio). A técnica de Elisa detecta uma proteína glicosilada de alto peso molecular, em torno de 65 kD, com uma sensibilidade de 91 a 98% e especificidade em torno de 100%. Estudos comparando a técnica de imunofluorescência com o exame convencional parasitológico de fezes revelam uma sensibilidade de 99,2 contra 66,4%.

Recentemente, uma nova técnica foi proposta, utilizando a imunocromatografia qualitativa de fase sólida, revelando alta sensibilidade e especificidade, de 96,1 e 98,5%, respectivamente. Essa técnica é bastante rápida e permite que se possa trabalhar com fezes frescas ou fixadas por formalina, mostrando também a não existência de reações cruzadas com outros parasitos. O *kit* comercial leva o nome de ColorPac Giardia/Cryptosporidium® (Becton Dickinson).

SOROLOGIA

Tem sido empregada apenas em estudos epidemiológicos, em razão da alta prevalência da giardíase no mundo. Os títulos anti-*Giardia* IgM são elevados apenas nos indivíduos com infecção corrente. Aproximadamente um terço dos pacientes desenvolve anticorpos específicos de resposta anti-Giardia IgA. Resultados negativos não afastam a doença. Anticorpos anti-Giardia IgG podem permanecer elevados por longos períodos, prejudicando o diagnóstico, principalmente por se tratar de região de endemicidade. Os anticorpos podem permanecer detectáveis por até seis meses após a erradicação da infecção.

RADIOLOGIA

Geralmente, não é específica, sendo de pouco uso no diagnóstico da giardíase, porém pode revelar outras lesões, ampliando um possível diagnóstico diferencial. Mudanças radiológicas podem aparecer no trato gastrointestinal alto, principalmente uma dilatação no intestino delgado, não sendo específicas da giardíase.

BIOLOGIA MOLECULAR

A detecção do ácido nucleico da *giardia* pela reação de cadeia polimerase ou pelas sondas genéticas é altamente sensível, porém ainda é experimental, não deixando de ser viável, apesar de todas as dificuldades para amplificação.

TRATAMENTO

Quando se avalia a eficácia clínica dos agentes usados no tratamento da giardíase, nota-se uma dificuldade enorme em comparar os estudos, por meio de seus resultados expressos na literatura corrente. Isto é facilmente explicado em virtude da metodologia que cada estudo adota, como a análise da população, medidas de evolução clínica, procedimento da randomização dos pacientes, bem como da duração do seguimento do tratamento dos indivíduos que entraram no estudo científico. A revisão crítica da literatura permite estabelecer alguns parâmetros para a escolha de drogas preferenciais. Para classificá-los, foram prioritariamente adotados alguns critérios: eficácia, efeitos colaterais, tolerabilidade, comodidade posológica e, sobretudo, a experiência profissional dos autores deste capítulo (Tabela 84.1).

TABELA 84.1 Esquemas terapêuticos utilizados em giardíase.

Droga	Posologia	Eficácia (%)	Efeitos adversos	Comentários
Secnidazol	2 g ou 30 mg/kg, dose única oral	89 a 96	Náuseas, vômitos, gosto amargo e metálico	Possível teratogenicidade
Tinidazol	2 g ou 50 mg/kg, dose única oral	92 a 96,6	Náuseas, vômitos, gosto amargo e metálico	Possível teratogenicidade
Metronidazol	250 mg 12/12 horas ou 15 mg/kg por 5 dias, oral	86 a 97	Náuseas, gosto metálico, cefaleia, vertigens, neutropenias (raramente)	Pode ser usado no segundo trimestre de gestação
Albendazol	400 mg/d por 5 dias, oral	77 a 97	Anorexia, obstipação, aumento de provas hepáticas, neutropenia (raramente)	Contraindicado em grávidas
Furazolidona	200 mg 12/12 horas ou 2,5 mg/kg 12/12 horas por 7 a 10 dias, oral	70 a 80	Náuseas, vômitos, diarreia, hemólise (deficiência de G6PD)	Contraindicado em crianças menores de 1 ano e gestantes
Quinacrina	100 mg 8/8 horas ou 6 mg/kg 8/8 horas por 5 a 7 dias	95	Náuseas, vômitos, cefaleia, vertigem, dermatite esfoliativa e retinopatia (raramente)	Contraindicado em grávidas; pode exacerbar quadros de psoríase
Paramomicina	500 mg 8/8 horas ou 10 mg/kg 8/8 horas por 10 dias	55 a 90	Nefrotoxicidade e ototoxicidade	Não disponível no Brasil; droga de escolha no primeiro trimestre de gestação
Nitazoxanida	500 mg (7,5 mg/kg) 12/12 horas por 3 dias	84 a 100	Cefaleia, vômitos, dor abdominal, diarreia, urina esverdeada	Categoria B na gestação; cuidado na lactação; uso a partir de 1 ano de idade

SECNIDAZOL

É um 5-nitroimidazólico, que tem sido largamente utilizado para tratamento da giardíase em esquema de dose única, em países da América Latina, especialmente Brasil, Chile, Colômbia e México. Até o fechamento da edição desta obra, a droga não estava comercialmente disponível nos Estados Unidos.

Completamente absorvida após administração oral, apresenta o maior tempo de meia-vida entre todos os imidazólicos (em torno de 20 a 25 horas). A concentração giardicida é de 0,2 mg/mL, atingindo na 1ª e na 72ª hora após a administração concentrações plasmáticas de 46,3 e 4 mg/mL, respectivamente, ou seja, 230 e 20 vezes acima da concentração inibitória mínima (CIM).

O secnidazol reúne todas as condições necessárias para o tratamento completo em uma única dose, em razão da sua meia-vida prolongada e CIM baixa. Sua tolerabilidade é boa, uma vez que todos os efeitos adversos são de intensidade leve ou moderada, representados por náuseas e vômitos, anorexia e cólica intestinal.

A posologia preconizada para adultos é de 2 g em dose única, preferencialmente após uma refeição, e para crianças é de 30 mg/kg, também em esquema de dosagem única, com alimentos. A eficácia, descrita na literatura, é em torno de 89 a 96% de cura parasitológica. A apresentação é na forma de comprimidos de 500 mg e de 1 g, além de suspensão líquida, nas apresentações de 450 mg, até 15 kg, e de 900 mg, até 30 kg.

TINIDAZOL

Outro derivado nitroimidazólico, facilmente absorvido por via oral e excretado por via renal. Sua meia-vida elevada, em torno de 12 horas, também proporciona o uso em esquema de dose única. Apresenta algumas diferenças em relação ao secnidazol, principalmente quanto aos efeitos colaterais. Sua tolerabilidade é regular e os relatos da literatura, bem como a experiência dos autores deste capítulo, evidenciam náuseas, vômitos, gosto amargo e metálico, sobretudo na apresentação de suspensão. Também apresenta como esquema posológico a dose de 2 g, com quatro cápsulas, em esquema único para os adultos e, em relação às crianças, a dose é de 50 mg/kg, também em dose única, sempre administrada preferencialmente após uma refeição. A eficácia é elevada, com cifras de 92 a 96,6% de cura parasitológica. Também ainda não é comercializada nos Estados Unidos, porém, como o secnidazol, tem sido amplamente utilizada no Brasil.

METRONIDAZOL

Em 1962, o pesquisador Darbon relatou na literatura o uso do metronidazol para tratar pacientes com giardíase. Trata-se de uma droga também pertencente à classe dos nitroimidazólicos, com mecanismo de ação bastante definido, valendo-se do metabolismo anaeróbio dos caminhos presentes na infecção pela *Giardia*.

A medicação apresenta excelente absorção oral, penetrando nos tecidos e secreções, como saliva, leite materno, sêmen e secreção vaginal. É metabolizada no fígado e excretada pela urina. Assim como o secnidazol e o tinidazol, apresenta alta eficácia *in vitro* e *in vivo*, diferindo deles por apresentar uma meia-vida menor, de oito horas, o que impossibilita esquemas de dose única, prolongando a administração. A resistência *in vitro* ao metronidazol é bem descrita na literatura, sendo correlacionada com um decréscimo da atividade do piruvato do parasita, através da enzima denominada ferredoxina oxidorredutase. Com relação ao secnidazol e o tinidazol, ainda não foram observados relatos de resistência.

A posologia para indivíduos adultos é de 250 mg, duas vezes ao dia, por cinco dias, enquanto para a população pediátrica é de 15 mg/kg, também por cinco dias. Como efeitos adversos, podem-se citar náuseas, gosto metálico, cefaleia, vertigens e, raramente, foram descritos casos de neutropenia reversíveis. Já foi tentado seu uso em dose única, porém se apresentaram baixos índices de cura, não chegando aos 60%. A eficácia clínica é de 86 a 97% de cura parasitológica.

ALBENDAZOL

Pertencente à classe dos benzoimidazólicos, é mal absorvido no trato gastrointestinal, com absorção no fígado e excreção renal. Sua baixa meia-vida (oito horas), torna o tratamento em dose única ineficiente, sendo recomendado um tratamento prolongado por cinco dias, na dose de 400 mg/dia, tanto para adultos quanto para crianças. A sua cura parasitológica é de 77 a 97%. Apresenta teratogenicidade, sendo seu uso na gestação contraindicado. Com relação aos efeitos colaterais, destacam-se a anorexia e a obstipação, com raros casos de neutropenia reversíveis e elevação de testes hepáticos. A droga é disponibilizada em forma de suspensão e em comprimidos.

FURAZOLIDONA

Descoberta em 1940, possui efeito sobre vários patógenos, dentre eles a *Giardia lamblia*. Essa droga era, até pouco tempo, de eleição nos Estados Unidos, porém com pouco uso nos países da América Latina, apesar de seu baixo custo. É pouco absorvida no trato digestivo, com mecanismo de ação não completamente explicado. Inúmeros estudos clínicos com furazolidona são registrados na literatura, com esquema de administração de 400 mg/dia, divididos em duas doses, por sete dias para os adultos, enquanto para a faixa etária pediátrica é de 2,5 mg/kg, também duas vezes ao dia, por 7 a 10 dias, chegando a uma cura parasitológica em 70 a 80% dos casos. Os principais efeitos colaterais são náuseas, vômitos e diarreia. Alguns pacientes podem apresentar quadros de hemólise em virtude da deficiência de G6PD. Há contraindicação formal para crianças menores de 1 mês, em decorrência de possível quadro de anemia hemolítica.

QUINACRINA

A partir de 1992, foi descontinuada sua comercialização nos Estados Unidos, tendo até então uso em larga escala como forma de tratamento. O seu mecanismo antiprotozoário ainda não foi elucidado e apresenta altos índices de resistência induzida *in vitro*. A dose habitualmente era de 100 mg, três vezes por dia, por 5 a 7 dias para os adultos, e as crianças faziam uso de 6 mg/kg/dia, divididos também em três tomadas, pelo mesmo período terapêutico. A eficácia girava em torno de 95%, com altos índices de efeitos colaterais, como vômitos, náuseas, cefaleia e vertigem. Casos de dermatite esfoliativa e retinopatia já foram descritos. Existem relatos de que pode exacerbar quadros de psoríase. É também contraindicada para grávidas.

PARAMOMICINA

Droga pertencente à família dos aminoglicosídeos, não disponível ainda no Brasil, devendo ser importada. Apresenta pobre absorção oral no lúmen intestinal. O seu mecanismo de ação é a inibição da síntese proteica da *Giardia lamblia*, interferindo nas subunidades ribossômicas 50S e 30S. Os estudos clínicos são bastante limitados, com eficácia clínica em torno de 55 a 90%. A dose habitual é de 500 mg, três vezes por dia, por dez dias, em adultos; e nas crianças é de 25 a 30 mg/kg, dividido também em três doses. Deve-se atentar para o seu uso nos pacientes com falência renal, em virtude de a droga ser nefrotóxica, além de ter um efeito de ototoxicidade.

NITAZOXANIDA

É um derivado 5-nitrotiazol, com amplo espectro antiparasitário, sintetizado pela primeira vez em 1976, por Rossignol. Teve seu emprego em adultos e, sobretudo, em crianças, aprovado pelo FDA em 2002. Foi disponibilizado para uso comercial no Brasil a partir do segundo semestre de 2006, com indicações também em parasitoses intestinais (como amebíase, blastocistose e criptosporidiose) em pacientes com aids e na maioria das helmintoses intestinais. Além disso, tem sido mostrada ação diante das gastroenterites virais, como a rotavirose. Estudos adicionais devem surgir a fim de evidenciar a sua possibilidade terapêutica nas hepatites crônicas pelo vírus C. O mecanismo de ação da droga em parasitoses intestinais deve-se ao bloqueio da enzima óxido piruvato redutase, que diminui a assimilação do oxigênio no processo celular. Seu uso corrente tem sido no México, com cura em 71 a 78% dos casos. A dose utilizada é de 500 mg ou 7,5 mg/kg, duas vezes ao dia, por três dias de terapêutica. Apresenta excelente tolerabilidade clínica, com baixos efeitos adversos, destacando-se dor abdominal, náuseas e diarreia. Deve-se alertar o paciente que a urina pode se tingir de cor esverdeada, sem repercussão hepática alguma. A absorção da droga é mais bem-vista com a ingesta de alimentos concomitantemente. Até o fechamento desta edição, não havia necessidade de ajuste de dose, sendo necessário, porém, estar atento aos pacientes renais, aos hepáticos, bem como aos idosos. Até o momento, não há relatos de resistência à droga, que deve ser proscrita em conjunto com a varfarina.

SITUAÇÕES ESPECIAIS

INFECÇÕES ASSINTOMÁTICAS

No início, acreditava-se que só doentes sintomáticos deveriam receber medicamento. Em seguida, foram introduzidos critérios epidemiológicos, isto é, o indivíduo assintomático eliminava cistos, sendo por conseguinte um contaminador da coletividade. Mais adiante, verificou-se que a duração e a gravidade da infecção dependiam mais da qualidade da defesa do hospedeiro do que da virulência do parasita, que, consequentemente, inócuo para uma pessoa, poderia ser gravemente prejudicial a outra. Firmou-se, então, o conceito de que todo indivíduo parasitado, sintomático ou assintomático, deveria ser tratado.

GRAVIDEZ E LACTAÇÃO

Mulheres que apresentarem infecção assintomática ou leve no primeiro trimestre de gestação não devem ser tratadas. Caso seja necessária a terapêutica, opta-se pela paramomicina, na dose já citada. Se for uma infecção no 2º ou 3º trimestre de gravidez, pode-se optar entre o metronidazol e a paramomicina. É contraindicado o uso de quinacrina, furazolidona e albendazol. Em relação ao tinidazol e ao secnidazol, recomenda-se que não sejam utilizados, devendo estudos adicionais ser realizados em razão da provável teratogenicidade.

RESISTÊNCIA E RECIDIVAS

Falência terapêutica tem sido frequentemente relatada na literatura, incluindo agentes como metronidazol, quinacrina, furazolidona e albendazol. O clínico precisa ter em mente se o paciente está realmente resistente à droga empregada ou se há apenas uma reinfecção, em decorrência do retorno dos sintomas que o levaram à consulta inicial. Deve-se insistir nos exames de fezes, para observar se não se trata de outro parasita com sitomas semelhantes. As reinfecções ocorrem frequentemente em áreas endêmicas e aquelas com condições precárias de higiene. Relatos de resistência induzida *in vitro* são cada vez mais habituais. Resistências clínicas têm sido tratadas com repetidos cursos das drogas escolhidas pelo médico, e não a utilizada inicialmente. Atualmente, a recomendação nessas situações é o emprego de droga de diferente classe ou uma combinação de nitroimidazólicos mais a quinacrina por um período de pelo menos duas semanas ou mais, dependendo dos sintomas e do quadro laboratorial do paciente. Ao final de 2018, a literatura aponta uma série de casos clínicos com a combinação de secnidazol e albendazol nas doses convencionais com 82% de cura. Essa situação também pode ter o seu uso nos indivíduos com deficiência imunológica, como a hipogamaglobulinemia, ou em pacientes com aids. Nessa última situação específica, deve-se ficar atento às inúmeras drogas de que esses pacientes fazem uso e que podem confundir os sintomas, levando o médico muitas vezes a pensar em recidiva ou reinfecção. Outra situação muitas vezes esquecida é no tocante à intolerância à lactose, que ocorre em 20 a 40% dos pacientes. Deve-se, nesses casos, realizar o exame de fezes e, sendo este negativo para parasitas, orientar o paciente a evitar alimentos e líquidos à base de lactose, podendo ter uma resolutividade em até várias semanas.

NOVOS FÁRMACOS

Várias estratégias vêm avançando como possibilidades terapêuticas com futuro promissor em estudos clínicos iniciais que podemos comentar: aurofina, fumagilin e disulfiram. Estes fármacos ainda são utilizados *in vitro* e em modelos de infecção de roedores.

BIBLIOGRAFIA SUGERIDA

Escobedo AA, Almirall P, Chirino E, Pacheco F, Duque A, Avila I. Treatment of refractory paediatric giardiasis using secnidazole plus albendazole: a case series. Infez Med. 2018 Dec 1;26(4):379-384.

Escobedo AA, Almirall P, Rodríguez-Morales AJ, Cimerman S, Salazar Y, Ávila I, Alvarez S. Why Are Patients With Giardiasis Not Treated Earlier? Two Sides of the Same Coin. Clin Infect Dis. 2018 Jul 18;67(3):480.

Escobedo AA, Almirall P, Hanevik K, Cimerman S, Rodríguez-Morales AJ, Almanza C, Auza-Santivañez J. Giardiasis: a diagnosis that should be considered regardless of the setting. Epidemiol Infect. 2018 Jul;146(10):1216-1218.

Lalle M, Hanevik K. Treatment-refractory giardiasis: challenges and solutions.Infect Drug Resist. 2018 Oct 24;11:1921-1933.

85

Citoisosporíase – antiga isosporíase

Ronaldo Cesar Borges Gryschek
Pedro Paulo Chieffi
Susana Angélica Zevallos Lescano

ETIOLOGIA E EPIDEMIOLOGIA

Cystoisospora belli é parasito monoxênico do homem, no qual efetua seu ciclo vital completo; há numerosas outras espécies de Isospora que parasitam animais domésticos e selvagens. Foi descrita pela primeira vez em 1915 por Woodcook (identificada no pessoal militar na Primeira Guerra Mundial) e por Wenyon em 1923. Brandborg et al. (1970) a identificaram em cortes de tecidos de pacientes com enterite por má-absorção. Inicialmente esta infecção foi atribuída a parasitos do gênero Isospora (filo Apicomplexa, classe Sporozoa, subclasse Coccidia, família Eimeriidae), mas análises moleculares reclassificaram este parasito separando as espécies que infectam aves no gênero Atoxoplasma e as que infectam mamíferos no gênero Cystoisospora (Frenkel, 1977), da Família Sarcocystidae dentro do filo Apicomplexa. Portanto, a espécie parasita do homem é *Cystoisospora belli*.

O ciclo biológico de *Cystoisospora* inicia-se com a esquizogonia (divisão assexuada) nas células epiteliais da mucosa intestinal do hospedeiro, seguida pela diferenciação dos gametócitos masculino e feminino, fertilização e formação do oocisto. Este contém o esporoblasto, inicialmente único e que dá origem a dois esporoblastos. Cada um desses evolui no meio exterior para esporocisto o qual contém quatro esporozoítos em forma de crescente, que se constituem na forma infectante para as células epiteliais da mucosa intestinal de um novo hospedeiro. No interior destas, evoluem para esquizontes que contêm merozoítos (Figuras 85.1 e 85.2). Com a ruptura dos esquizontes, os merozoítos são liberados, sofrendo reprodução assexuada ou transformando-se em gametócitos masculinos (microgametas) ou gametócitos femininos (macrogametas) que após fertilização reiniciam o ciclo.

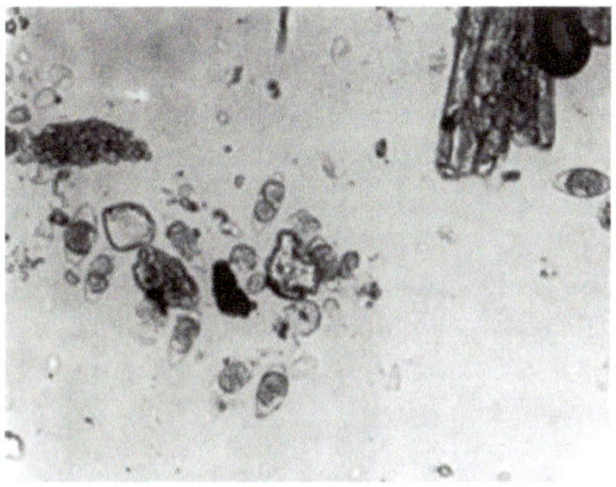

FIGURA 85.1 *Cystoisospora belli*: oocistos com esporoblasto único e duplo.
Fonte: Acervo da autoria.

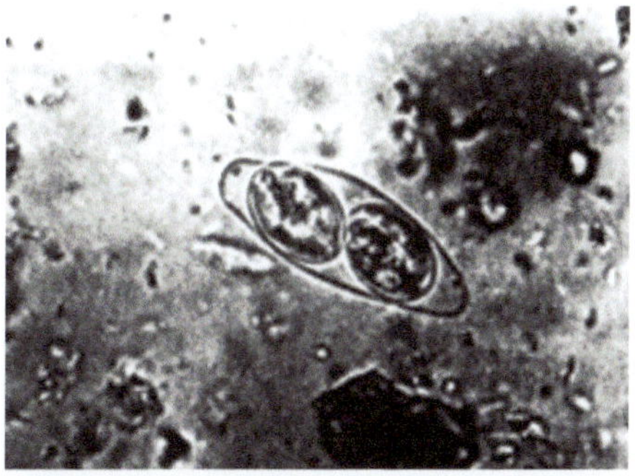

FIGURA 85.2 Oocisto de *Cystoisospora belli* com dois esporozoítos.
Fonte: Acervo da autoria.

Os oocistos observados em amostra fecal recente são ovoides, têm parede dupla e medem de 28 a 33 μ de comprimento por 10 a 18 μ de largura; nessa situação um único esporoblasto é observado na maioria das vezes. Na sequência, o desenvolvimento dos esporoblastos, por meio da exosporulação, leva à formação de dois esporocistos com 12 a 14 μ por 7 a 9 μ os quais contêm quatro esporozoítos cada um em formato de crescente, além de massa granular residual. Convém lembrar que todas as formas que se desenvolvem no ciclo biológico do parasito podem ser identificadas no exame histológico da mucosa intestinal, permitindo, assim, o diagnóstico de cystoisosporíase.

A transmissão do parasito dá-se por meio de contaminação fecal-oral, seja por via hídrica, seja pela ingestão de alimentos contaminados com oocistos de *C. belli*.

DISTRIBUIÇÃO GEOGRÁFICA

A cystoisosporíase humana tem distribuição cosmopolita, apresentando baixas frequências de infecção até meados da década de 1970. Todavia, em certas ocasiões foram descritos pequenos surtos epidêmicos na Holanda, França, Itália, Romênia, Egito, Iraque, Israel, Síria, África do Sul, China e Chile. Com o surgimento da síndrome de imunodeficiência adquirida (aids), em todo o mundo, observou-se aumento da frequência de infecção humana por *C. belli*.

No Brasil, de 1951 a 1976, a cystoisosoporíase ocorreu com baixas taxas de infecção. Assim, em 911.540 exames parasitológicos de fezes efetuados no Instituto Adolfo Lutz nesse período, encontraram-se apenas 186 (0,02%) amostras positivas para oocistos de *C. belli*. Com a caracterização da infecção humana por HIV e progressão da pandemia da aids verificou-se importante elevação na frequência de infecção humana por *C. belli* (Tabela 85.1). Após advento da terapêutica antirretroviral de elevada potência (HAART) notou-se, todavia, significativa diminuição dos casos de isosporíase em pacientes coinfectados por HIV.

Neira et al. (2010) relatam taxas de prevalência em pacientes HIV/aids que flutuam entre 0,2 e 6% na América do Norte, 1,5 e 15% nos países centro-americanos e 1,8 a 32,2% na América do Sul.

PATOGENIA

Conforme já mencionado, todo o ciclo biológico de *C. belli*, exceto a exosporulação, ocorre nas células absortivas do epitélio do intestino delgado. A ocorrência de formas parasitárias no interior de enterócitos, condicionando lesão dessas células, leva à instalação de quadros disabsortivos, sobretudo em pacientes imunocomprometidos (especialmente na aids) e com diarreia crônica. Mesmo em pacientes imunocompetentes, nos quais a infecção por *Cystoisospora* é autolimitada, a característica da diarreia – volumosa e aquosa – sugere a presença de distúrbios na absorção. O estudo de espécimes obtidos por meio de biópsia de intestino delgado revela alterações da arquitetura da mucosa intestinal, com descontinuidade, achatamento das vilosidades e criptas hipertróficas. Células epiteliais vacuolizadas e células das criptas contendo formas parasitárias são observadas em meio a essas alterações teciduais.

Com relação ao infiltrado inflamatório, nota-se a presença de grande quantidade de plasmócitos, linfócitos e polimorfonucleares, inclusive de eosinófilos na lâmina própria. Essas alterações parecem ser reversíveis na maior parte dos casos após tratamento específico bem-sucedido.

O encontro de parasitos em outros órgãos é raro, mas já foi descrito no fígado, baço, linfonodos e vasos linfáticos, sugerindo a possibilidade dessa via de disseminação.

QUADRO CLÍNICO

A infecção sintomática por *C. belli* se manifesta basicamente por doença diarreica de intensidade e duração variáveis e dependentes do estado imunológico do paciente. Dessa forma, no paciente imunocompetente, a doença tende a ser mais branda e autolimitada. Já nos pacientes imunodeprimidos, principalmente em decorrência da infecção por HIV, quadros diarreicos graves são mais frequentes e, não raro, resultam em desnutrição grave com caquexia e distúrbios hidroeletrolíticos, muitas vezes fatais.

No quadro agudo do paciente imunocompetente, a diarreia tem início geralmente após um período de incubação de cerca de uma semana e é acompanhada por dores abdominais, anorexia e perda de peso. Quando autolimitada, dura de duas a três semanas e apresenta-se com características comuns às diarreias decorrentes de comprometimento do intestino delgado: são volumosas, aquosas ou semipastosas, com odor fétido e acompanhadas por flatulência intensa. Nessa fase, os oocistos podem ser encontrados nas fezes.

TABELA 85.1 Frequência de infecção por *Cystoisospora belli* em pacientes coinfectados por HIV no Brasil.

Autor	Local	Ano	Frequência (%)
Dias et al.	São Paulo	1988	5,7
Moura et al.	Rio de Janeiro	1989	10,1
Saúda et al.	Santos	1993	9,9
Garlipp et al.	Campinas	1995	6,5
Cimerman et al.	São Paulo	1999	2,0
Silva et al.	Uberlândia	2005	7,0
Bachur et al.	Fortaleza	2008	4,8/1,0*

*Antes e após o uso da terapia antirretroviral de elevada potência.

Nos pacientes com aids, embora possam existir infecções assintomáticas, quadros diarreicos crônicos e de maior gravidade são comuns. Nessa situação, ocorre diarreia volumosa com mais de dez evacuações diárias e não responsiva às medidas habituais de controle com obstipantes intestinais. Evolui com frequência para desidratação e distúrbios hidroeletrolíticos que podem levar à morte ou ainda desnutrição grave, principalmente nos quadros de longa duração. Convém lembrar de que tais ocorrências se tornaram mais raras após o advento da terapia antirretroviral de alta potência, a partir de meados da década de 1990.

A indução de eosinofilia periférica é uma característica deste patógeno, diferenciando-o de outros coccídeos parasitos.

As infecções extra-intestinais por *C. belli*, embora infrequentes, já foram relatadas. Assim, há relatos de casos, onde o parasito foi encontrado em linfonodos mesentéricos ou mediastinais, baço, fígado, além de colecistite acalculosa na qual foram encontradas formas parasitárias no epitélio da vesícula biliar. No entanto, tais relatos não deixam claro o impacto clínico desses achados.

Outras condições imunossupressoras associadas com a cystoisosporíase, além da aids, incluem o linfoma de Hodgkin, timoma e leucemia aguda.

DIAGNÓSTICO

O diagnóstico parasitológico de cystoisosporíase pode ser feito pelo encontro de oocistos nas fezes e em aspirados de material do intestino delgado. Em biópsia de intestino delgado, podem ser observadas as formas evolutivas do parasito no interior dos enterócitos.

A pesquisa de oocistos nas fezes pode ser executada por exame direto, lembrando-se que os oocistos de *Cystoisospora* são grandes, permitindo assim fácil identificação em aumento de 400 vezes no microscópio óptico. A utilização de técnicas de concentração, como a de formol-éter modificada ou de sedimentação, têm maior sensibilidade, são pouco onerosas e de fácil execução. Também pode-se utilizar métodos de coloração como o de Kinyoun, o tricrômio, a hematoxilina-eosina ou ainda a auramina-rodamina. Técnicas de autofluorescência, com o emprego de filtros ultravioleta, também podem ser utilizadas com finalidade diagnóstica.

Conforme ocorre com outros enteroparasitos, convém examinar mais de uma amostra fecal de paciente suspeito, dada a intermitência na eliminação dos oocistos. Convém também mencionar que pode ser observada eosinofilia no sangue periférico de pacientes com cystoisosporíase.

As técnicas de biologia molecular têm se mostrado úteis para o diagnóstico no caso de infecções leves com este parasito, nos estudos epidemiológicos e para monitoramento da eficácia do tratamento. Hove et al. (2008), em estudo com amostras de 21 pacientes, obtiveram 100% de sensibilidade utilizando a reação em cadeia da polimerase (PCR) em tempo real. Estudo conduzido no Brasil por Resende et al. (2011) com 15 pacientes infectados pelo HIV determinou os perfis genéticos de *Cystoisospora* utilizando a técnica de restriction-length-polymorphism (RFLP); estes autores observaram três perfis genéticos diferentes, o que os levou a especular que este polimorfismo genético poderia ser a causa das diferentes apresentações clínicas, incluindo as manifestações extra-intestinais, que seria também a causa de respostas diversas ao tratamento observadas na prática clínica.

TRATAMENTO

Em pacientes imunocompetentes, dado o caráter autolimitado do quadro diarreico, o tratamento específico não se torna obrigatório. Já no paciente imunodeprimido com aids, mesmo as infecções assintomáticas devem ser tratadas. O fármaco de escolha para essa finalidade é a associação de sulfametoxazol com trimetoprim, conhecida como cotrimoxazol, que deve ser administrada na dose de 50 mg/kg de peso/dia do sulfamídico, divididos em quatro tomadas, durante 10 dias. Em seguida, 25 mg/kg do sulfamídico/dia, em duas doses diárias, por três semanas. Caso o número de linfócitos T CD4 seja inferior a 350/mm^3, deve ser mantida terapia supressiva, administrando-se o mesmo fármaco durante três vezes por semana, na dose diária de 12,5 mg/kg do sulfamídico. Caso haja vômitos, a terapêutica com cotrimoxazol deverá ser feita por via intravenosa. Cabe lembrar que o índice de recidiva clínica nesses pacientes sem a terapia supressiva aproxima-se de 50%. Pacientes que desenvolvem reações de hipersensibilidade aos sulfamídicos podem ser tratados, de forma alternativa, com pirimetamina na dose de 75 mg/dia + ácido folínico 10 mg/dia, por 14 dias, seguida por terapia supressiva com 25 mg/dia + ácido folínico 5 mg/dia. Outra opção é representada pela ciprofloxacino, na dose de 500 mg, via oral, duas vezes ao dia, por sete dias. A terapia antirretroviral de elevada potência contra o HIV constitui na medida mais eficaz para o controle do quadro diarreico a longo prazo.

Além da terapêutica específica, a reposição de volume e de eletrólitos deverá ser adequada à reposição das perdas pela diarreia, bem como terapia de suplementação alimentar nos casos de desnutrição.

As medidas profiláticas devem ser dirigidas ao controle adequado de água e alimentos ingeridos, dentro de uma orientação mais global de melhoria das condições sanitárias. Individualmente, a lavagem das mãos, sobretudo antes das refeições, constitui-se prática aconselhável na prevenção das doenças parasitárias do trato digestivo associadas aos alimentos.

BIBLIOGRAFIA SUGERIDA

Bachur TP et al. Enteric parasitic infections in HIV/AIDS patients before and after the highly active antiretroviral therapy. Braz J Infect Dis, 2008; 12(2): 115-22.

Barta JR et al. The Genus Atoxoplasma (Garnham 1950) as a Junior Objective Synonym of the Genus Isospora (Schneider 1881) Species infecting Birds and Resurrection of Cystoisospora (Frenkel 1977) as the Correct Genus for Isospora species infecting Mammals. J Parasitol, 2005; 91: 726-727.

Cimerman S et al. Prevalence of intestinal parasitis infections in patients with acquired immunodeficiency syndrome in Brazil. Int J Infect Dis, 1999; 3(4):203-6.

De Hovitz JA et al. Clinical manifestations and therapy of Isospora belli infection in patients with the acquired immunodeficiency syndrome. N Engl J Med, 1986; 315:87.

Dias RMD et al. Enteroparasitoses em pacientes acometidos pela síndrome de imunodeficiência adquirida (Aids/Sida). Rev Inst Adolfo Lutz, 1988; 48:63.

Farthing MJG. Treatment options for the eradication of intestinal protozoa. Nat Clin Pract Gastroenterol Hepatol, 2006; 3(8):436-45.

Frenkel JK et al. Presença extra-intestinal de cistos unizóicos de Isospora belli em pacientes com SIDA. Relato de caso. Rev Soc Bras Med Tropical, 2003; 36(3):409.

Garlipp CR et al. The relevance of laboratory diagnosis of human cryptosporidiasis and other coccidia. Rev Inst Med Trop São Paulo, 1995; 37(5):467-9.

Legua P & Seas C. Cystoisospora and Cyclospora. Curr Opin Infect Dis, 2013; 26: 479-483.

Michiels JF et al. Intestinal ad extra-intestinal Isospora belli infection in an AIDS patient. A second case report. Pathology Research and Practice, 1994; 190:1089.

Moura H et al. Enteric parasites and HIV infection: occurrence in Aids patients in Rio de Janeiro, Brazil. Mem Inst Oswaldo Cruz, 1989; 84(4):527.

Neira P et al. Infección por Isospora belli en pacientes con infección por VIH. Presentación de dos casos y revisión de la literatura. Rev Chil Infect, 2010; 27: 219-227.

Niedmann G. Elementos parasitários en la mucosa dei intestino delgado en biopsias de enfermos con isosporose. Bul Chil Parasit, 1963;18 (1):22.

Sauda FC et al. Prevalence of Cryptosporidium sp. and Isospora belli among aids patients attending, Santos, Reference Center for Aids, S. Paulo, Brazil. J Parasitol, 1993; 79:454.

Silva CV et al. Intestinal parasitic infections in HIV/aids patients: experience at a teaching hospital in central Brazil. Scand J Infect Dis, 2005; 37(3):211-5.

http://www.dpd.cdc.gov/dpdx/HTML/isosporiasis.htm

86

Leishmaniose tegumentar americana

Aloísio Falqueto
Gustavo Rocha Leite

INTRODUÇÃO

A leishmaniose tegumentar americana é uma doença de evolução crônica que acomete a pele e as mucosas do nariz, da boca, da faringe e da laringe. É causada por protozoários do gênero *Leishmania* e transmitida por insetos conhecidos genericamente como flebotomíneos.

A moléstia tornou-se conhecida, no Novo Mundo, no início do século XX, logo após a descrição do gênero *Leishmania*, por Ronald Ross, em 1903. As observações epidemiológicas iniciais levaram os pesquisadores a denominá-la "leishmaniose americana das florestas", em alusão ao fato de que sua transmissão estava associada ao ambiente silvestre.

Em 1932, no Rio de Janeiro, Aragão reproduziu experimentalmente a doença, inoculando no focinho de um cão um macerado de flebotomíneos que haviam picado uma pessoa doente. Anos depois, no Velho Mundo, a leishmaniose visceral foi reproduzida em hamsters expostos à picada de flebotomíneos infectados, ficando assim definido o papel desses insetos na transmissão das leishmanioses.

A participação de animais silvestres, como reservatórios no ciclo de transmissão da leishmaniose tegumentar nas Américas, só foi comprovada em 1957, quando se demonstrou pela primeira vez a infecção em roedores silvestres no Panamá. Três anos depois, animais silvestres foram novamente encontrados parasitados, em áreas florestais no estado de São Paulo.

Seguiram-se, então, várias descobertas, que possibilitaram o delineamento do perfil epidemiológico da zoonose, evidenciando a participação de diversas espécies parasitárias, animais reservatórios e insetos transmissores, em diferentes ciclos de transmissão.

Pelo menos 14 espécies de *Leishmania* causam a leishmaniose tegumentar no ser humano, ao passo que várias outras só foram encontradas em animais. Mais de 40 espécies de mamíferos silvestres do Novo Mundo já foram encontradas naturalmente parasitadas. Predominam pequenos roedores, marsupiais e desdentados, além de representantes dos primatas e carnívoros.

Cerca de 500 espécies de flebotomíneos ocorrem na região neotropical, a maioria sem importância na transmissão da leishmaniose. Pelo menos 35 espécies estão incluídas na relação dos prováveis transmissores.

Apesar de ser uma zoonose, a moléstia acomete milhares de indivíduos a cada ano, deixando como resultado um vasto espectro de formas clínicas, abrangendo desde infecções assintomáticas até as mutilações graves que ocorrem nas formas mucosas.

Não existem, nas Américas, dados seguros para se avaliar o número de pessoas atingidas pela doença. No Brasil, as estatísticas oficiais têm registrado entre 10 e 20 mil casos anuais, número este que não traduz a realidade, devido às deficiências no sistema de notificação das doenças transmissíveis. Além disso, a assistência médica precária nas zonas rurais faz com que muitos doentes deixem que o mal se cure espontaneamente, passando sem registro.

ETIOLOGIA

Os agentes da leishmaniose tegumentar completam seu ciclo biológico envolvendo obrigatoriamente mamíferos, considerados hospedeiros definitivos, e insetos hematófagos da subfamília Phlebotominae, que são os hospedeiros intermediários.

No mamífero, o parasito apresenta-se sob a forma denominada amastigota, a qual se multiplica por divisão binária no interior de macrófagos, não somente na pele, mas também nas vísceras de alguns animais. Em preparações coradas pelo Giemsa, amastigotas aparecem como corpúsculos ovoides, de contornos bem definidos, medindo de 2 a 6 μm de comprimento por 1,5 a 3 μm de largura. O citoplasma apresenta coloração azul pálida; já o núcleo excêntrico aparece corado em vermelho, acolado à membrana citoplasmática. Próximo ao núcleo, corado em violeta, o cinetoplasto apresenta-se puntiforme, ou como um bastonete denso.

Após o repasto sanguíneo em hospedeiro infectado, os amastigotas alcançam o tubo digestório do flebotomíneo, onde se transformam em promastigotas, formas flageladas alongadas que se proliferam por divisão binária. Cerca de quatro dias depois de se infectar, o inseto já pode transmitir o parasito a um novo hospedeiro. A infecção no flebotomíneo persiste ao longo de sua vida, perdurando por quatro a seis semanas, período em que o inseto pode se alimentar duas a três vezes. Os promastigotas inoculados na pele do mamífero retornam à forma amastigota, completando-se o ciclo biológico do protozoário. Há ainda uma terceira forma, denominada paramastigota, também encontrada no trato digestório do vetor, aderida ao epitélio, onde se multiplica.

Em meios de cultura sem células, à temperatura ambiente, os parasitos multiplicam-se sob a forma de promastigotas; em cultura de células, a 37 °C, multiplicam-se como amastigotas.

Nos mamíferos silvestres, as leishmânias causam pouco ou nenhum efeito patológico, caracterizando uma relação de equilíbrio entre o parasito e o hospedeiro; assim, muitos animais albergam amastigotas na pele e nas vísceras, sem qualquer sinal de doença. Hospedeiros acidentais, incluindo o ser humano, reagem intensamente à presença do invasor, resultando daí o aparecimento das lesões. Muitas vezes, porém, a infecção no homem é inaparente ou se manifesta sob a forma de lesão mínima. Além das características ligadas ao hospedeiro, fatores relacionados com a espécie parasitária concorrem para a gênese das diferentes formas clínicas da doença.

No passado, a classificação de parasitos do gênero *Leishmania* baseava-se em observações clínicas e epidemiológicas, que variavam de acordo com as regiões geográficas. A partir da década de 1960, passou-se a utilizar critérios mais consistentes, como as características do desenvolvimento de parasitos em meios de cultura, animais de experimentação e insetos vetores.

Ultimamente, a taxonomia tem recebido contribuições de novas técnicas sorológicas e moleculares para identificação de parasitos. Entre os métodos mais utilizados, cita-se, por exemplo, a análise do zimodema por meio da eletroforese de isoenzimas, que revela o perfil enzimático de cada espécie. Essa técnica tem se revelado de grande utilidade no estudo evolutivo de parasitos do gênero *Leishmania*.

O método de kDNA promove a clivagem de ácidos nucleicos do cinetoplasto por meio de enzimas de restrição. As enzimas seccionam a cadeia de DNA em locais onde aparecem determinadas sequências de aminoácidos, produzindo fragmentos com diferentes pesos moleculares, que identificam a espécie do protozoário.

Outra técnica utilizada é a análise do serodema, ou perfil sorológico, por meio de anticorpos monoclonais. Cada anticorpo monoclonal reconhece um antígeno específico, que identifica a espécie de *Leishmania*.

A utilização de métodos moleculares de alta sensibilidade possibilita a detecção de diferenças cada vez mais sutis entre parasitos, que nem sempre podem ser consideradas definidoras de novas espécies. Neste capítulo, não serão abordadas em profundidade as técnicas de estudos moleculares, nem discutidos detalhes taxonômicos que geram conceitos divergentes até mesmo entre especialistas em sistemática de protozoários. A diferenciação dos seres vivos é um processo dinâmico, e a identificação de espécies ou variantes genéticas traduz apenas o consenso de linguagem para determinada época, na evolução do conhecimento.

O modelo taxonômico mais aceito atualmente foi proposto por Lainson & Shaw, em 1987. Tomando por base essa classificação, atualizada de acordo com publicações mais recentes, estão relacionadas a seguir espécies do gênero *Leishmania*, causadoras de doença humana, em diferentes regiões das Américas.

PARASITOS DO SUBGÊNERO *VIANNIA*

- ***Leishmania (Viannia) braziliensis***: é o agente da leishmaniose cutaneomucosa, também conhecida como "espúndia" entre os países de língua hispânica; representa a forma mais grave da moléstia, que acomete com frequência as mucosas. A espécie parasitária ocorre no Brasil, além de Paraguai, Argentina, Bolívia, Peru, Colômbia, Venezuela, Guatemala, Nicarágua, Panamá e Honduras. No Brasil, ocorre na maioria dos estados, tanto em áreas florestais inexploradas como em regiões de colonização antiga, onde acomete também os animais domésticos.
- ***Leishmania (Viannia) guyanensis***: sua distribuição é restrita a norte do Brasil, Guiana, Suriname, Guiana Francesa e Colômbia. Causa, com frequência, lesões cutâneas múltiplas em pessoas que têm contato com as florestas.
- ***Leishmania (Viannia) panamensis***: é responsável pela leishmaniose tegumentar no Panamá; sua ocorrência tem sido registrada também em Honduras, Costa Rica, Colômbia e Equador. Acomete com frequência pessoas e, em pequena escala, cães.
- ***Leishmania (Viannia) peruviana***: é o agente causador da "uta", forma benigna da leishmaniose tegumentar que ocorre na região dos Andes, no Peru. Além do ser humano, infecta com frequência os cães.
- ***Leishmania (Viannia) lainsoni***: tem distribuição relativamente ampla na Amazônia, tendo sido identificada inicialmente no estado do Pará, onde foi isolada de animais silvestres (*Agouti paca*) e também de pessoas. Posteriormente, o parasito foi encontrado também em Rondônia, bem como na Bolívia e no Peru.
- ***Leishmania (Viannia) shawi***: foi isolada de animais silvestres (macacos, preguiças e procionídeos) na Amazônia; tem sido encontrada também em humanos, no estado do Pará.
- ***Leishmania (Viannia) naiffi***: foi isolada de animal silvestre (tatu) na Amazônia; casos raros de infecção humana foram também registrados.

- ***Leishmania (Viannia) colombiensis***: ainda pouco conhecida, foi identificada na Colômbia, no Panamá e na Venezuela, causando infecção em animais silvestres. Poucos casos humanos foram relatados até o momento.
- ***Leishmania (Viannia) lindenbergi***: tem sido isolada esporadicamente de casos humanos de leishmaniose cutânea, na região Amazônica.

PARASITOS DO SUBGÊNERO LEISHMANIA

- ***Leishmania (Leishmania) mexicana***: a espécie ocorre principalmente na península de Yucatã, no México, e também em Belize, Guatemala, Costa Rica, El Salvador, Colômbia e Equador. Causa doença relativamente benigna, conhecida no México como úlcera dos "chicleros", pelo fato de acometer com frequência pessoas que trabalham na coleta de chicle, goma extraída de plantas nativas em florestas locais.
- ***Leishmania (Leishmania) amazonensis***: tem distribuição ampla, principalmente nas florestas tropicais da região Amazônica. Ocorre no Brasil, Bolívia, Colômbia, Equador, Venezuela, Guiana Francesa e Suriname. No Brasil, tem sido registrada também nas regiões Nordeste, Centro-Oeste, Sudeste e, mais recentemente, no Sul.
- ***Leishmania (Leishmania) venezuelensis***: ocorre nos Andes venezuelanos, causando doença relativamente benigna.
- ***Leishmania (Leishmania) pifanoi* e *Leishmania (Leishmania) garnhami***: isoladas esporadicamente de casos humanos de leishmaniose cutânea, com distribuição geográfica restrita à Venezuela.

EPIDEMIOLOGIA

A leishmaniose tegumentar é uma zoonose considerada autóctone do continente americano, mantida na natureza por animais silvestres, com a participação secundária de animais domésticos. O ser humano doente, considerado hospedeiro acidental do parasito, não teria importância na manutenção do ciclo. Há que se admitir, porém, a possibilidade de transmissão entre humanos, visto que algumas espécies de flebotomíneos infectam-se facilmente sugando em pessoas doentes.

A doença tem ampla distribuição desde o sul dos Estados Unidos até ao norte da Argentina, não ocorrendo no Canadá, no Chile e no Uruguai. Predomina em regiões de clima quente e úmido, geralmente abaixo de 800 metros de altitude. Constituem exceções as regiões andinas de países tropicais, como Equador, Peru e Venezuela, onde a doença ocorre em áreas que alcançam 1.800 metros de altitude.

A leishmaniose comporta-se geralmente como uma doença profissional, ocorrendo em áreas onde se processam desmatamentos para colonização de novas terras, construção de estradas e instalação de frentes de trabalho para garimpo, mineração, extração de madeira e carvão vegetal. Estão igualmente expostos os indígenas habitantes de regiões endêmicas, além de pessoas que trabalham sob as matas nas plantações de cacau, na extração do látex da seringueira e na coleta de chicle; daí o nome regional de úlcera dos "chicleros", no México, como já mencionado. Constituem também atividades de risco o treinamento militar nas selvas, as expedições científicas e as incursões de caçadores em áreas florestais.

Os flebotomíneos são insetos de hábitos preferencialmente noturnos, de modo que o risco maior de transmissão surge a partir do crepúsculo vespertino; no entanto, algumas espécies picam as pessoas durante o dia, no interior das florestas.

A associação com atividades profissionais pode estar ausente em áreas onde surgiram condições para a transmissão domiciliar. É o que se verifica, por exemplo, em Manaus, no estado do Amazonas, onde a expansão urbana aproximou a população dos focos naturais da doença. Nas florestas vicinais, o gambá (*Didelphis* spp.) e outros reservatórios silvestres se aproximam das casas, sendo a doença transmitida indistintamente a adultos e crianças. Na Colômbia e no Equador, a construção das casas em meio às lavouras de café e banana, intercaladas com segmentos florestais, possibilita a circulação de animais silvestres no entorno das habitações, promovendo também a transmissão domiciliar.

O estudo epidemiológico dos focos naturais da leishmaniose é de tal modo complexo que, mesmo nos dias atuais, existem regiões onde pouco se conhece sobre os elos da cadeia de transmissão. Nessas áreas, o adoecimento de pessoas que entram em contato com as florestas constitui o único elemento capaz de revelar a existência da zoonose. Todavia, investigações realizadas em diferentes regiões das Américas já contribuíram para a elucidação de diversos ciclos de transmissão.

Em Belize e no México, por exemplo, pequenos roedores silvestres albergam a *L. (L.) mexicana*, que é transmitida ao ser humano pelo vetor *Bichromomyia olmeca*. Comporta-se como uma doença profissional, acometendo pessoas que têm contato com as selvas.

No Panamá, vários mamíferos silvestres estão envolvidos no ciclo de transmissão da *L. (V.) panamensis*, que infecta, em pequenas proporções, também os cães. A preguiça (*Choloepus hoffmanni*) é o reservatório mais importante. Naquele país, onde ocorrem também a *L. (V.) braziliensis* e a *L. (L.) mexicana*, 14 espécies de animais silvestres já foram encontradas parasitadas. Pelo menos quatro espécies de flebotomíneos participam da transmissão da doença ao ser humano.

Nos Andes peruanos, ocorre a forma benigna da leishmaniose tegumentar, denominada "uta". No Peru, bem como na Colômbia e na Bolívia, registra-se também a infecção por *L. (V.) braziliensis*, que acomete com frequência as mucosas e recebe a denominação regional de "espúndia"; essa espécie prevalece em regiões de menor altitude, nas encostas subandinas, vertentes para a bacia amazônica.

Na Amazônia brasileira, pequenos roedores dos gêneros Proechimys e Oryzomys são os principais reservatórios de *L. (L.) amazonensis*. O vetor, *Bichromomyia flaviscutellata*, apresenta baixo grau de antropofilia, mas a ampla distribuição do parasito permite o acometimento humano com relativa frequência. Já a infecção por *L. (V.) braziliensis* é bastante comum, ocorrendo principalmente nos estados do Pará, do Mato Grosso e de Rondônia. Pouco se conhece sobre os reservatórios silvestres desse parasito, transmitido nas florestas do Pará pelo flebotomíneo *Psychodopygus wellcomei*. Na região Nordeste, também existem áreas de transmissão silvestre da *L. (V.) braziliensis*. Em Pernambuco, há evidências de que esse parasito é mantido na natureza por pequenos roedores, tendo como vetor o *Nyssomyia whitmani*.

L. (V.) guyanensis é muito frequente nas florestas tropicais do norte do Brasil, nas Guianas, no Suriname e na Colômbia. É mantida na natureza por preguiças, tamanduás, roedores do gênero Proechimys e pelo gambá (*Didelphis marsupialis*). Duas espécies de flebotomíneos, *Nyssomyia umbratilis* e *Nyssomyia anduzei*, são consideradas transmissoras da moléstia.

Entre os demais parasitos, a *L. (V.) lainsoni* tem distribuição relativamente extensa na Amazônia, e a *L. (V.) shawi* é menos frequente. Outras espécies, como *L. (L.) venezuelensis*, *L. (L.) pifanoi* e *L. (L.) garnhami*, são responsáveis por pequeno número de infecções em humanos. Finalmente, a *L. (V.) naiffi*, a *L. (V.) colombiensis* e a *L. (V.) lindenbergi* raramente causam doença humana.

No Brasil, a leishmaniose tegumentar vem sendo registrada em todas as regiões, inclusive no Sul do país, onde predomina no estado do Paraná. As populações rurais do Norte, do Nordeste e do Centro-Oeste pagam maior tributo à moléstia, que assola extensas áreas de colonização recente, com florestas ainda abundantes. Em torno de 70% dos casos registrados no país procedem das regiões Norte e Nordeste. No Nordeste, a endemia persiste também em áreas de colonização antiga, especialmente nas zonas serranas do Ceará, da Paraíba e da Bahia.

Na região Sudeste, a doença marcou época no início do século XX, quando lhe foram atribuídos nomes diversos, como úlcera de Bauru, ferida brava e leishmaniose americana das florestas. As denominações caracterizavam bem a associação da moléstia com o ambiente silvestre, fato este amplamente documentado em textos clássicos que relatavam a ocorrência da moléstia em áreas onde se processavam desmatamentos, no noroeste do estado de São Paulo. Naquela região, a intervenção humana no meio ambiente descaracterizou totalmente o bioma onde viviam os animais reservatórios da *L. (V.) braziliensis*, alterando também o *habitat* dos flebotomíneos transmissores, especialmente de *Nyssomyia whitmani*. Como resultado, as décadas seguintes foram marcadas pela redução drástica na incidência da doença, que se restringiu a focos limitados, junto a remanescentes florestais ao longo dos rios. Ultimamente, porém, os casos da moléstia vêm aumentando, em decorrência do surgimento de novos focos em áreas de colonização antiga. Na faixa litorânea, onde se observam nítidas evidências de transmissão domiciliar, o *Nyssomyia intermedia* parece assumir o papel principal como espécie transmissora, tanto no vale do Ribeira, região de maior endemicidade, como em Caraguatatuba e outras áreas no litoral norte do estado.

Nos demais estados da região Sudeste, a doença tem sido registrada em áreas de colonização antiga, às vezes próximas de grandes centros urbanos. É o que se verifica, por exemplo, em Jacarepaguá, Paraty e Campo Grande, no estado do Rio de Janeiro. Em Minas Gerais, existem importantes áreas endêmicas no vale do Rio Doce, além de focos recentes na periferia de Belo Horizonte. No estado do Espírito Santo, onde se registram cerca de 100 casos por ano, a doença atinge a maioria dos municípios, chegando até a periferia da capital, Vitória.

A persistência da moléstia em áreas de colonização antiga tem sido associada à presença de cães e equídeos infectados por *L. (V.) braziliensis*. Tanto no Brasil como na Venezuela, as taxas de infecção nesses animais alcançam até 30%. A população de flebotomíneos é sempre maior no ambiente peridomiciliar do que nas florestas remanescentes. Entre os insetos, geralmente predominam as espécies *Nyssomyia intermedia* e *Nyssomyia whitmani*, já incriminadas como vetores da *L. (V.) braziliensis*. Estudos bem controlados realizados no estado do Espírito Santo demonstraram que a incidência da leishmaniose foi significativamente maior entre as pessoas que conviviam com cães doentes. Soma-se a isso o fato de que a doença acomete, em proporções semelhantes, adultos e crianças de ambos os sexos. A persistência da endemia em áreas sem florestas, na periferia de grandes cidades, reforça a hipótese de que os animais domésticos constituam fonte de infecção para o ser humano. Finalmente, demonstrou-se mais recentemente que os flebotomíneos procriam no ambiente peridomiciliar, independentemente da existência de remanescentes florestais no entorno das casas.

Em muitas áreas de colonização antiga, principalmente no interior do Brasil, existem evidências de que o ciclo de transmissão silvestre ainda existe nas florestas remanescentes. Estudos recentes, utilizando técnicas de biologia molecular, revelaram maior diversidade genética das leishmânias que circulam no interior do país, onde estariam localizados os focos primários da doença. Em áreas litorâneas, especialmente na região Sudeste, apenas alguns clones teriam se adaptado aos animais domésticos, o que explicaria a menor variabilidade genética dos parasitos ali encontrados.

QUADRO CLÍNICO

A doença manifesta-se inicialmente na pele, onde as formas promastigotas foram inoculadas pela picada do flebotomíneo. Dependendo da resposta imune do hospedeiro e da espécie infectante, a doença pode ficar limitada ao local da inoculação do parasito, ou atingir novos sítios na pele e nas mucosas do nariz, da orofaringe e da laringe. De acordo com a localização das lesões, distinguem-se, portanto, três formas clínicas da moléstia: a forma cutânea localizada; a cutânea disseminada ou cutaneomucosa; e a forma mucosa.

Os pacientes que reagem à infecção com adequada resposta imune celular, que são a maioria, desenvolvem a leishmaniose cutânea localizada, restrita a um ou mais sítios primários de inoculação do parasito. Em pequena parcela de indivíduos, com inadequada resposta imune celular, surgem lesões secundárias na pele e nas mucosas, caracterizando a forma cutânea disseminada, também denominada cutaneomucosa. Alguns pacientes que se curam espontaneamente da forma localizada da doença desenvolvem tardiamente a leishmaniose de mucosa, que está associada a forte resposta imune celular. Além disso, descreve-se à parte uma forma rara, denominada leishmaniose cutânea difusa anérgica, ou simplesmente leishmaniose difusa.

FORMA CUTÂNEA LOCALIZADA

Na pele, a manifestação mais comum é a úlcera, observada em pelo menos 85% dos pacientes; nos demais casos, observam-se lesões verrucosas, vegetantes, papulares, nodulares, tuberosas, ou em placas infiltradas.

A úlcera característica da leishmaniose apresenta contorno circular, com borda elevada, talhada a pique, lembrando a imagem de uma cratera (Figura 86.1). É pouco exsudativa, sem tendência a sangramento espontâneo, e mostra um fundo granuloso, de coloração vermelha, ou então amarelada, quando há deposição de fibrina. Pode estar coberta por crosta, cuja remoção expõe o aspecto ulcerado típico. Os pacientes raramente se queixam de dor intensa, mas alguns referem ardência e pontadas, confundindo-se a lesão inicial com miíase por *Dermatobia hominis*. O infiltrado de células na margem da úlcera confere à pele coloração avermelhada, que se estende a cerca de dois centímetros da borda. Na maioria das vezes, não há sinais de flogose, tais como edema e calor, observados em lesões bacterianas. É comum, no entanto, a colonização da superfície ulcerada por bactérias e leveduras, conferindo à lesão um aspecto exsudativo ou purulento, além de torná-la mais dolorosa.

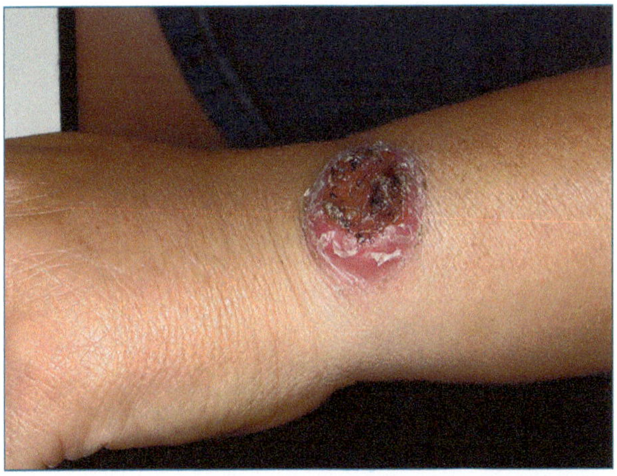

FIGURA 86.1 Lesão cutânea da leishmaniose tegumentar americana.
Fonte: Acervo da autoria.

Quanto à evolução, a doença tem início após um período de incubação de 2 a 8 semanas, quando surge, no local da picada, uma pápula, um nódulo ou simples enduração. A partir da lesão inicial, instala-se a úlcera, que evolui em tamanho durante os 3 ou 4 primeiros meses; o diâmetro máximo atingido varia de alguns milímetros a vários centímetros. Em seguida, a lesão se estabiliza e, à medida que começa a prevalecer a reação imune do hospedeiro, tende à cura espontânea, o que, na maioria das vezes, ocorre no período de 6 meses a 3 anos.

O doente apresenta geralmente uma ou poucas lesões iniciais, consequentes da inoculação do parasito pelo inseto. Em estatística dos autores deste capítulo, de 1.285 doentes com a forma cutânea, em região onde ocorre somente a *L. (V.) braziliensis*, 65% apresentavam lesão única; somando-se os que apresentavam até três lesões, esse índice alcançou 93%. Em diferentes regiões da América, o número de lesões primárias pode variar muito, em função da densidade de insetos vetores e do índice de infecção natural deles.

No início da doença, é comum a presença de linfangite e linfadenite regionais, especialmente quando as lesões se localizam na face ou nos membros superiores. Alguns doentes relatam aumento do gânglio antes do aparecimento da lesão cutânea. Os gânglios reacionais tendem a regredir após 2 a 3 meses, à medida que a lesão primária tende a se estabilizar em tamanho; eventualmente, o gânglio evolui para ulceração, acusando a presença local do parasito. Em raros casos, a disseminação de *L. (V.) braziliensis* por via linfática dá origem a múltiplas lesões secundárias, alinhadas em direção centrípeta, simulando esporotricose. Quando o agente infeccioso é a *L. (V.) guyanensis*, é bem mais frequente a ocorrência de úlceras cutâneas múltiplas, consequentes da disseminação linfática do parasito (Figuras 86.2 a 86.8).

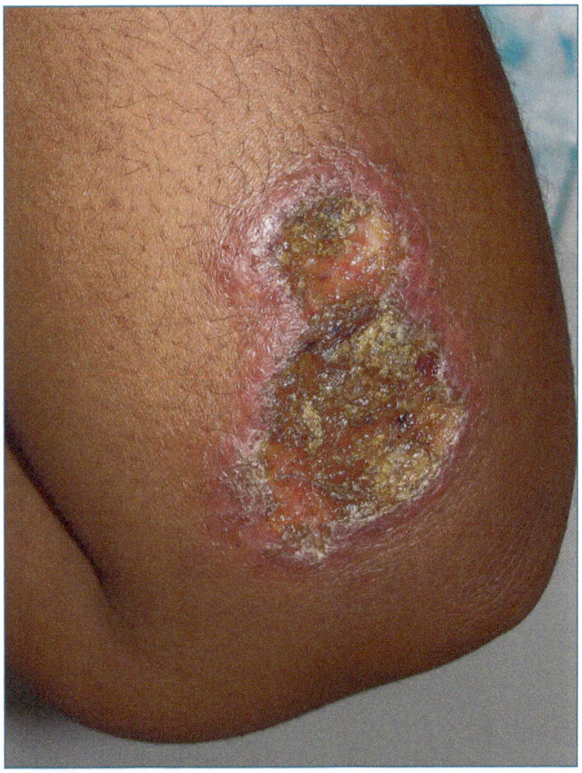

FIGURA 86.2 Lesão cutânea da leishmaniose tegumentar americana.
Fonte: Acervo da autoria.

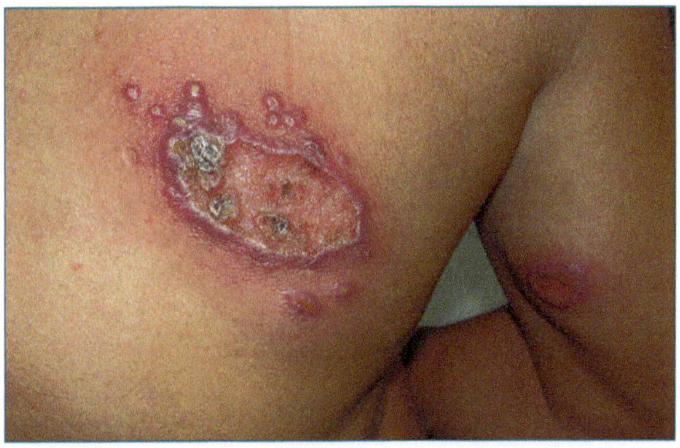

FIGURA 86.3 Lesão cutânea da leishmaniose tegumentar americana.
Fonte: Acervo da autoria.

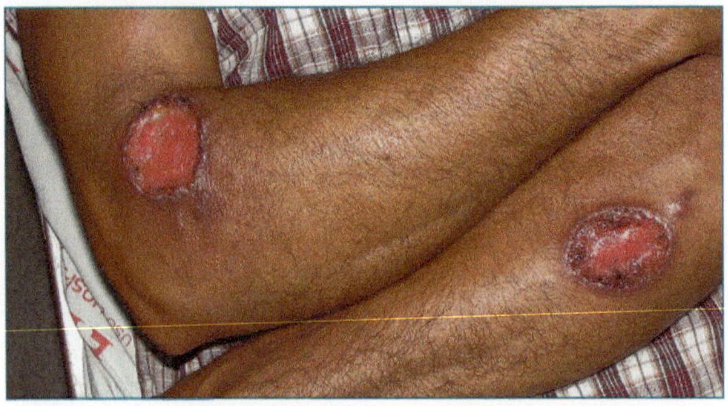

FIGURA 86.4 Lesão cutânea da leishmaniose tegumentar americana.
Fonte: Acervo da autoria.

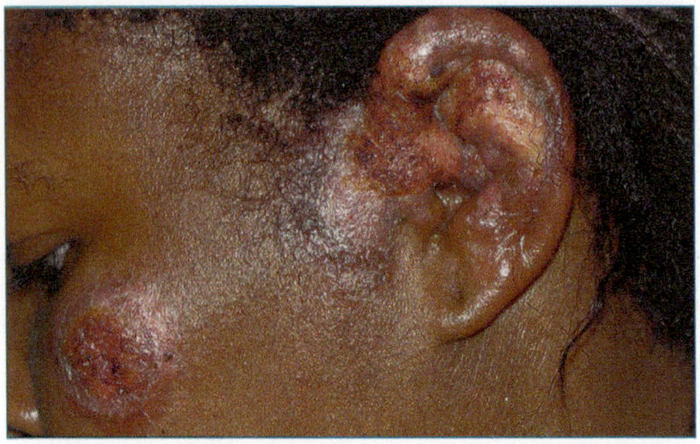

FIGURA 86.5 Lesão cutânea da leishmaniose tegumentar americana.
Fonte: Acervo da autoria.

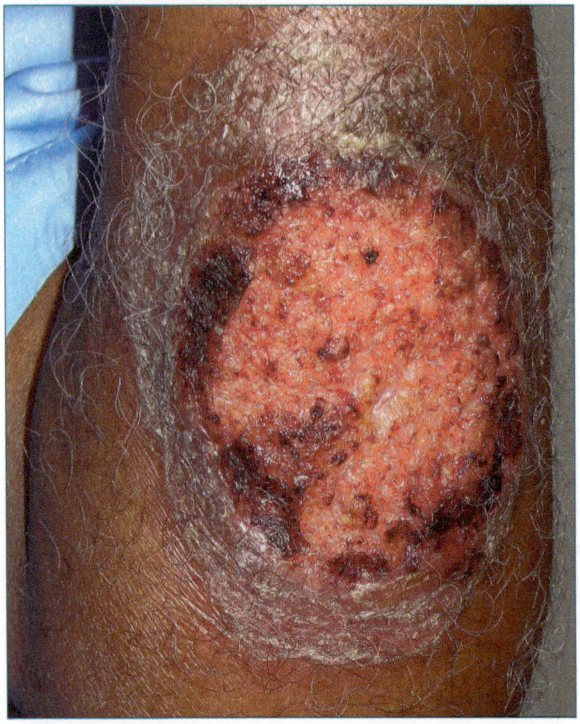

FIGURA 86.6 Lesão cutânea da leishmaniose tegumentar americana.
Fonte: Acervo da autoria.

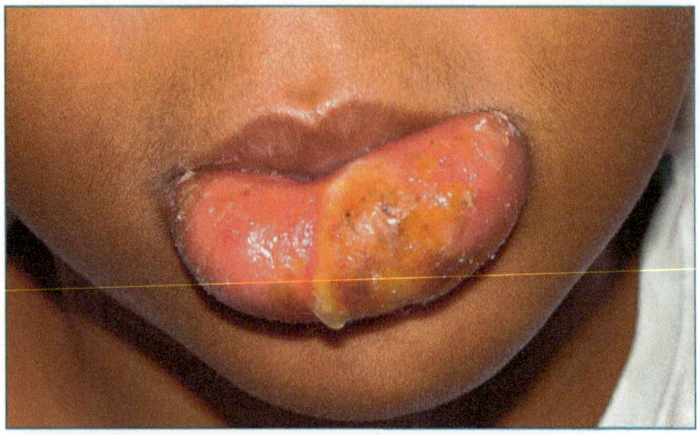

FIGURA 86.7 Lesão cutânea da leishmaniose tegumentar americana.
Fonte: Acervo da autoria.

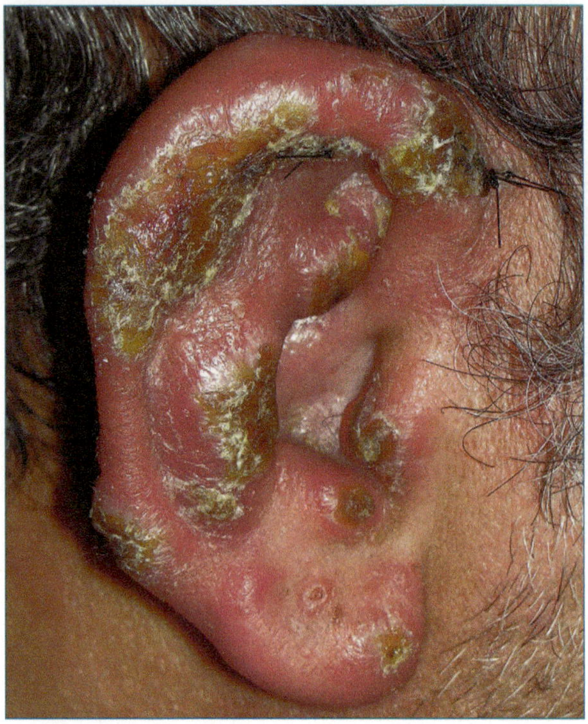

FIGURA 86.8 Lesão cutânea da leishmaniose tegumentar americana.
Fonte: Acervo da autoria.

A resposta imune contra *Leishmania* é determinada pela carga genética do hospedeiro e também do parasito, sendo este o fator primariamente responsável pelo amplo espectro clínico observado na LTA. A principal defesa contra *Leishmania*, assim como contra outros protozoários que sobrevivam dentro de macrófagos, é a imunidade mediada por células. Logo após a infecção, o rápido recrutamento de neutrófilos e monócitos pró-inflamatórios influencia no decurso da doença. Os neutrófilos podem apresentar um papel protetor para o hospedeiro, destruindo os parasitos; mas, dependendo da espécie de *Leishmania* e do hospedeiro, este papel pode ser o inverso, quando o parasito é protegido. Já os monócitos pró-inflamatórios eliminam os parasitos e se diferenciam em células dendríticas, promovendo, então, o desenvolvimento de linfócitos T-auxiliar CD4+ do tipo 1. O controle da infecção depende da produção de interferon-γ por estes linfócitos, o que acarreta em uma amplificação da eliminação de parasitos por macrófagos, devido à produção de compostos químicos denominados espécies reativas do oxigênio e espécies reativas do nitrogênio.

Inversamente, a ativação de linfócitos T-auxiliar CD4+ do tipo 2 facilita a sobrevivência dos parasitos, além de promover a exacerbação das lesões, em razão das ações supressivas dos macrófagos pela IL-4. Ainda, os linfócitos T CD8+ recrutados para as lesões apresentam perfil citolítico, lisando células infectadas sem matar os parasitos, o que leva a um aumento no processo inflamatório e, consequentemente, um aumento na severidade da doença. O controle destes linfócitos, ou os mediadores inflamatórios que eles induzem, constitui as novas abordagens da imunoterapia da LTA.

De modo geral, os pacientes com leishmaniose cutânea localizada apresentam adequada imunidade celular e fraca imunidade humoral, porém de intensidades diferentes nos diversos indivíduos. Como resultado, as lesões de alguns pacientes podem curar-se espontaneamente. Na maioria das vezes, porém, algum tipo de tratamento é administrado, promovendo a cura em um período de 30 a 70 dias, quando se utilizam os antimoniais.

Em pacientes imunocompetentes, a histopatologia das lesões revela escassez de parasitos e macrófagos, ao lado de linfócitos e células plasmáticas mais frequentes, às vezes formando granulomas epitelioides bem organizados. O quadro histopatológico explica, nesses pacientes, a alta prevalência de reações positivas ao teste cutâneo de hipersensibilidade tardia (teste de Montenegro), utilizado na prática médica como método de diagnóstico. É positivo também, nesses casos, o teste de proliferação de linfócitos estimulados com antígenos de leishmânias.

Quando a modulação da resposta imune é inadequada, os pacientes podem apresentar a forma evolutiva denominada leishmaniose cutânea disseminada, associada à reação negativa ao teste de Montenegro. Com o passar do tempo, e principalmente após a instituição do tratamento, torna-se positiva a reação de hipersensibilidade tardia. Esse perfil imunológico é observado em infecções por parasitos do subgênero *Viannia*. Ao contrário, pacientes com leishmaniose cutânea difusa, causada por parasitos do subgênero *Leishmania*, caracterizam-se pela falta de resposta ao teste de hipersensibilidade tardia, dificultando sobremaneira a cura da doença.

Pelo fato de apresentar um amplo espectro de variações clínicas, a leishmaniose pode ser confundida com diversas outras afecções cutâneas. Variáveis relativas ao aspecto clínico das lesões, sua localização, tempo de evolução e recorrência, além de fatores ligados ao paciente, como idade, presença de distúrbios circulatórios ou metabólicos, devem ser valorizados quando se investigam os diagnósticos diferenciais.

As úlceras crônicas de membro inferior, geralmente localizadas no maléolo ou terço inferior da perna, constituem a principal causa de erro no diagnóstico da leishmaniose (Figura 86.9). Atenção especial deve ser dispensada para pacientes em idade avançada (que podem apresentar distúrbios da circulação venosa ou linfática), bem como para casos de diabetes, hipertensão, tabagismo, erisipela de repetição, anemia, entre outros fatores predisponentes a úlceras crônicas. Impetigo, ectimas e outras úlceras de origem bacteriana, bem como a paracoccidioidomicose e a esporotricose, também podem ser confundidos com a leishmaniose. Em pessoas idosas, de pele clara, entram no diagnóstico diferencial as neoplasias, mais frequentes no segmento cefálico e nos membros superiores.

As formas verrucosas e vegetantes da leishmaniose, pouco frequentes, confundem-se com paracoccidioidomicose, esporotricose, cromoblastomicose, tuberculose cutânea, piodermite vegetante, bouba e neoplasias diversas (Figuras 86.10 a 86.14).

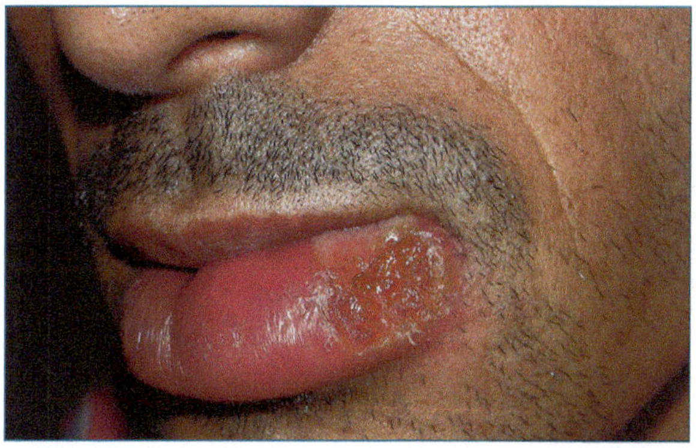

FIGURA 86.9 Lesão cutânea da leishmaniose tegumentar americana.
Fonte: Acervo da autoria.

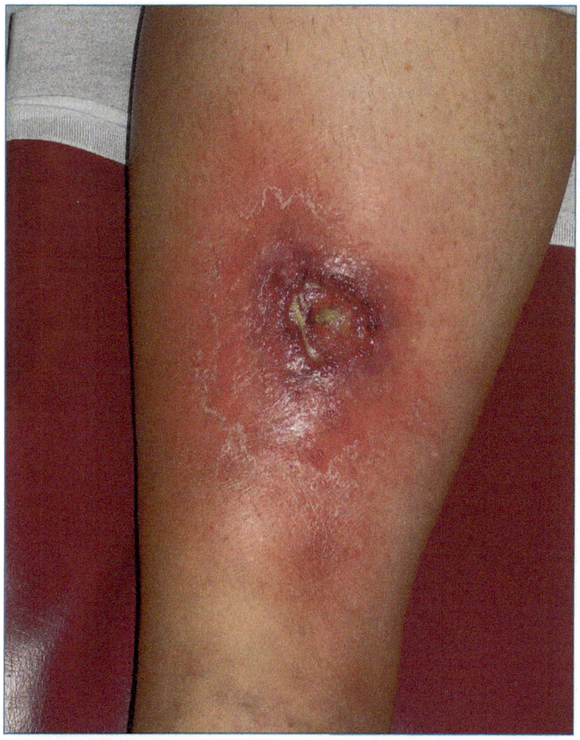

FIGURA 86.10 Leishmaniose tegumentar americana simulando doença bacteriana.
Fonte: Acervo da autoria.

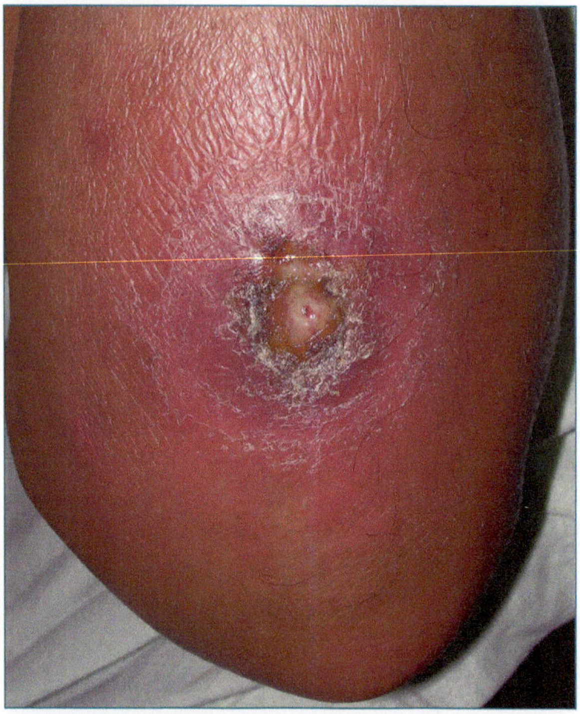

FIGURA 86.11 Leishmaniose tegumentar americana simulando doença bacteriana.
Fonte: Acervo da autoria.

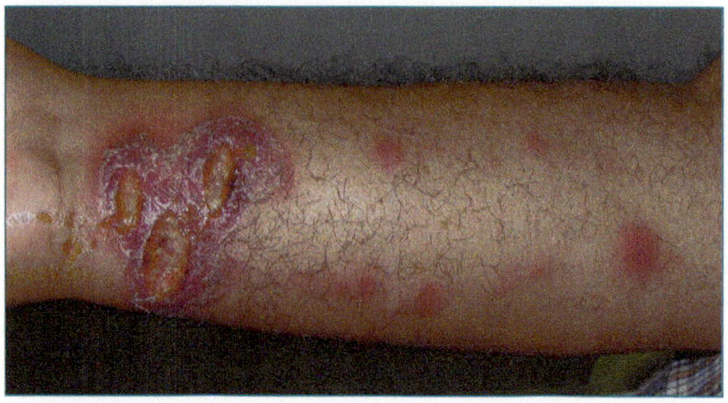

FIGURA 86.12 Leishmaniose tegumentar americana simulando esporotricose.
Fonte: Acervo da autoria.

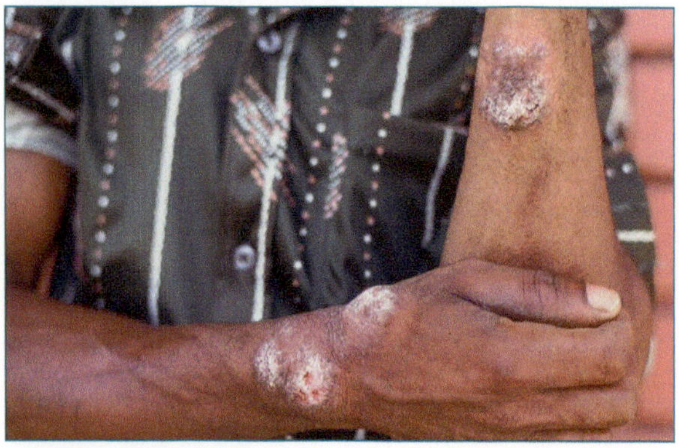

FIGURA 86.13 Leishmaniose tegumentar americana. Lesão do complexo verrugoso.
Fonte: Acervo da autoria.

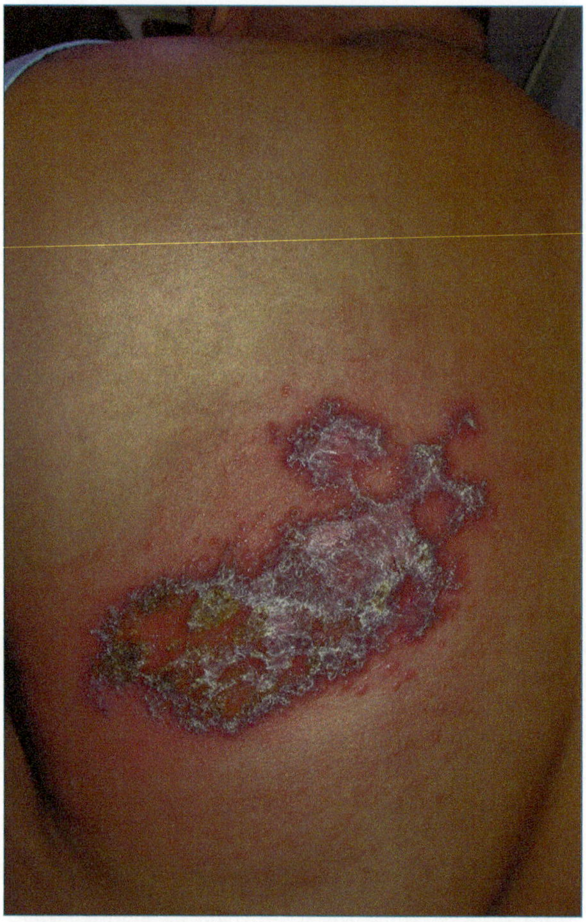

FIGURA 86.14 Leishmaniose recidiva cútis. Forma rara com 18 anos de evolução.
Fonte: Acervo da autoria.

FORMA CUTÂNEA DISSEMINADA

Cerca de 2% dos indivíduos infectados pela *L. (V.) braziliensis* evoluem com essa forma, apresentando, com frequência, lesões múltiplas de pele, em diferentes estágios de evolução, sugerindo a disseminação do parasito por via sanguínea (Figuras 86.15 a 86.18). Na maioria das vezes, as lesões cutâneas estão associadas ao comprometimento das mucosas, daí também a denominação forma cutaneomucosa, para designar esse quadro mórbido. Estudo realizado pelos autores deste capítulo, em 35 pacientes com a forma disseminada, mostrou que 26 (75%) apresentavam mais de uma lesão cutânea, e 18 (57%), mais de três. Esses números diferem significativamente daqueles observados na forma cutânea localizada. Dos 35 doentes, 25 (71,5%) apresentavam lesões em mucosa nasal, associadas ou não com outras localizações. Seis homens apresentavam úlceras em área genital, simulando sífilis e cancro mole.

O processo de disseminação ocorre, geralmente, nos três primeiros meses de doença, com lesões distribuídas principalmente na face e nos membros superiores. Observam-se, com frequência, ulcerações rasas, simulando impetigo e ectima, porém com a base endurada, além de lesões papulares e tuberosas. Em alguns casos, a disseminação da *L. (V.) braziliensis* origina até dezenas de lesões secundárias na pele. A doença ocorre em indivíduos sem qualquer distúrbio imunológico aparente. No entanto, a resposta imunitária específica parece estar retardada, pois cerca de 30% dos doentes apresentam teste de Montenegro negativo; essa situação geralmente se reverte depois de instituída a terapêutica antimonial. A evolução favorável indica que essa forma, aparentemente anérgica, tem comportamento diferente da leishmaniose difusa, causada por *L. (L.) amazonensis*.

A histopatologia das lesões cutâneas mostra um infiltrado nodular de linfócitos e células plasmáticas na derme, com raros macrófagos e parasitos, semelhante ao observado na leishmaniose cutânea localizada. Entretanto, a sorologia revela títulos médios de anticorpos específicos mais elevados. Esses achados sugerem que a resposta imune humoral mais intensa esteja inibindo parcialmente a imunidade celular. Por isso, a doença com muitas lesões cutâneas não responde adequadamente ao tratamento preconizado para as demais formas clínicas, sendo necessários esquemas terapêuticos mais intensivos e prolongados.

Já os pacientes com a síndrome da imunodeficiência adquirida (aids), infectados por *L. (V.) braziliensis*, desenvolvem formas graves da doença, inclusive com comprometimento visceral. De fato, já existem evidências claras de que a resposta imunitária mediada pelos linfócitos T exerce papel fundamental na cura da leishmaniose tegumentar (Figuras 86.15 a 86.18).

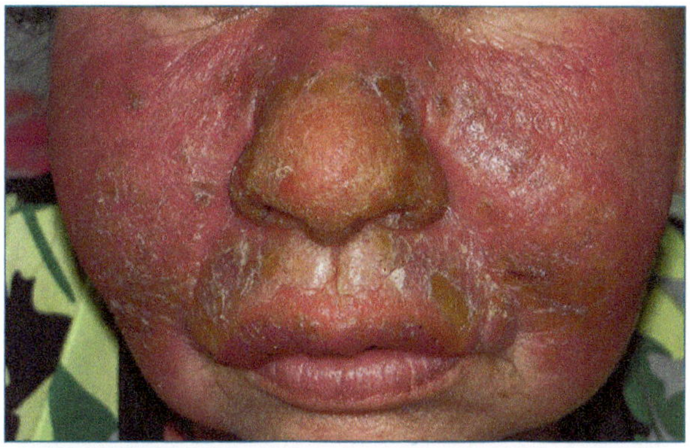

FIGURA 86.15 Lesão cutânea atípica de leishmaniose tegumentar americana.
Fonte: Acervo da autoria.

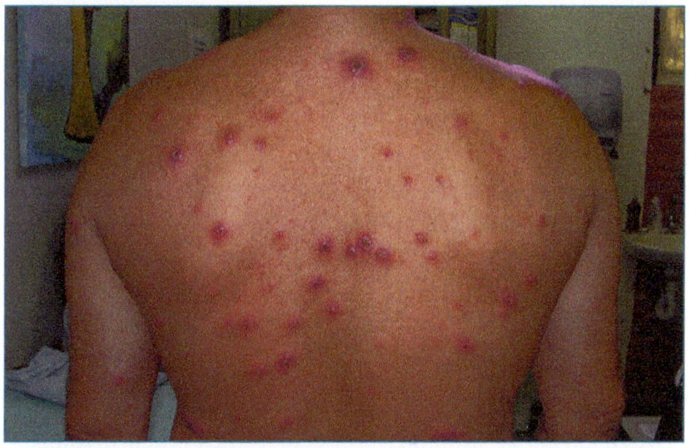

FIGURA 86.16 Leishmaniose tegumentar americana. Forma cutânea disseminada.
Fonte: Acervo da autoria.

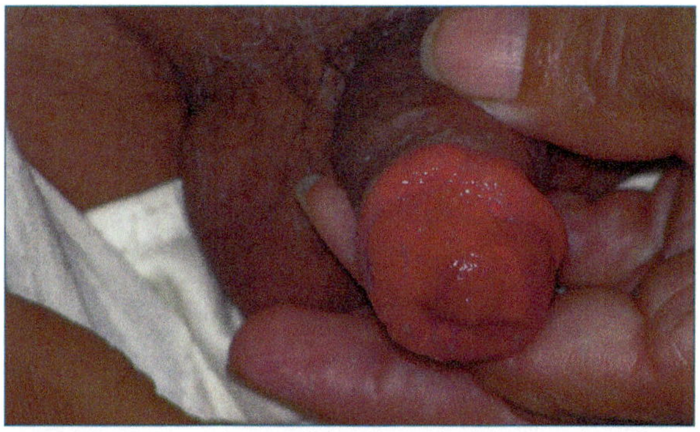

FIGURA 86.17 Leishmaniose mucosa. Lesão com 20 anos de evolução.
Fonte: Acervo da autoria.

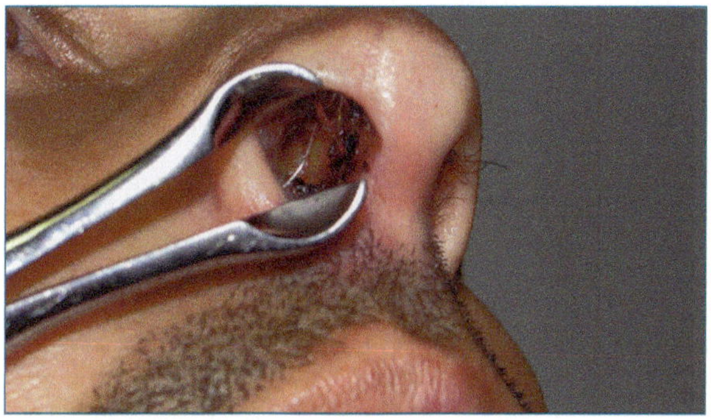

FIGURA 86.18 Leishmaniose mucosa.
Fonte: Acervo da autoria.

FORMA MUCOSA

As lesões de mucosas instalam-se de preferência nas vias aéreas superiores, acometendo as estruturas mais resfriadas pela passagem do ar inspirado, especialmente o septo nasal. Caracterizam-se pela evolução arrastada, tendo como manifestações mais comuns desconforto, ardência, obstrução nasal, aumento de secreção, formação de crostas escuras e sangramento aos pequenos traumatismos. Na fase inicial, o exame local evidencia apenas eritema e erosão superficial na mucosa do septo anterior, que pode estar desviado para o lado oposto ao da lesão. Outro aspecto que caracteriza a fase inicial da doença é a presença local de processo infiltrativo, causando tumefação e rugosidades na mucosa. Nessa fase, as manifestações clínicas podem simular rinite alérgica, persistindo durante meses, até que o diagnóstico seja confirmado (Figuras 86.19 a 86.24).

A evolução da doença nas mucosas assume características variadas, configurando um espectro de formas clínicas, ora com predomínio do caráter ulcerativo e mutilante, ora com aumento de volume das partes moles, eritema e ulcerações superficiais, mas sem destruição importante.

A extensão das lesões não guarda relação com o tempo de evolução, de tal forma que, em poucos meses, pode ocorrer destruição total do arcabouço nasal e do lábio superior. Outras vezes, a doença evolui durante muitos anos, com discreta perfuração do septo, sem comprometer a aparência externa. Em qualquer das situações, as lesões mostram caráter progressivo, raramente evoluindo para a cura espontânea.

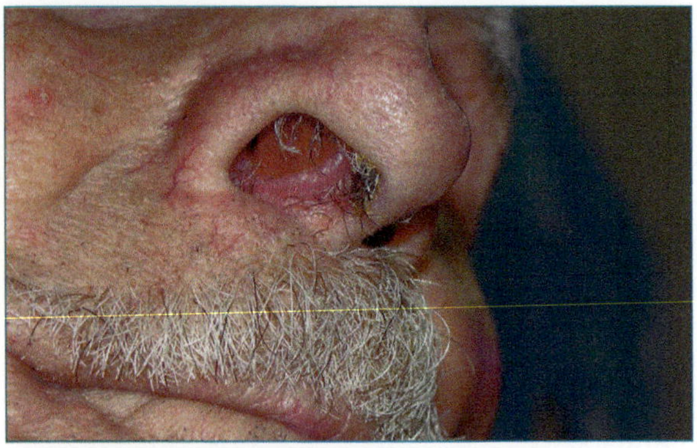

FIGURA 86.19 Leishmaniose mucosa.
Fonte: Acervo da autoria.

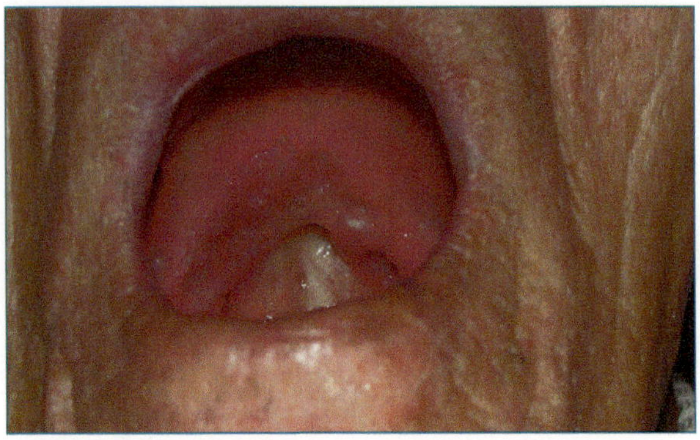

FIGURA 86.20 Leishmaniose mucosa.
Fonte: Acervo da autoria.

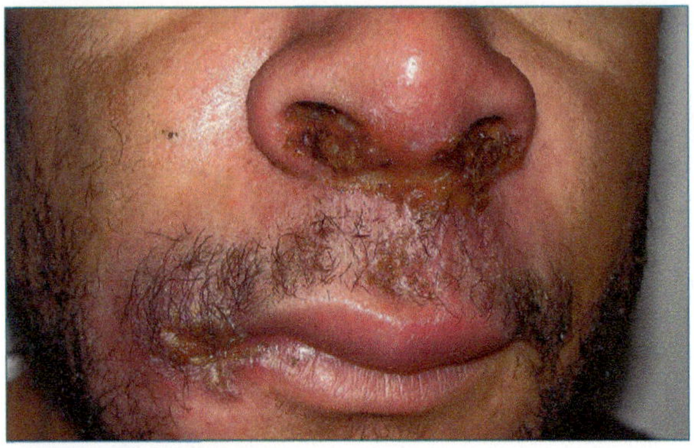

FIGURA 86.21 Leishmaniose mucosa.
Fonte: Acervo da autoria.

Na boca, na orofaringe e na laringe, as lesões geralmente assumem caráter proliferativo. É comum a presença, no palato, de um coxim saliente, com superfície irregular, contrastando com a mucosa normal e acentuando o sulco natural mediopalatal. A úvula e os pilares amigdalianos aumentam de volume e apresentam eritema, rugosidades e ulcerações superficiais, às vezes cobertas por placas de monilíase; com o tempo, podem sofrer deformidades ou destruição total. O comprometimento da faringe e da laringe pode ser muito intenso, a ponto de causar distúrbios na deglutição, dificuldade respiratória, rouquidão ou mesmo afonia. Lesões na língua, nas gengivas e na mucosa jugal são raras, aparecendo, geralmente, na forma cutaneomucosa disseminada.

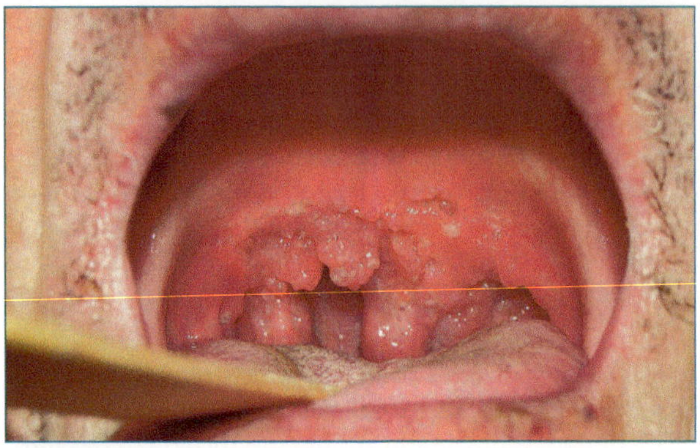

FIGURA 86.22 Leishmaniose mucosa.
Fonte: Acervo da autoria.

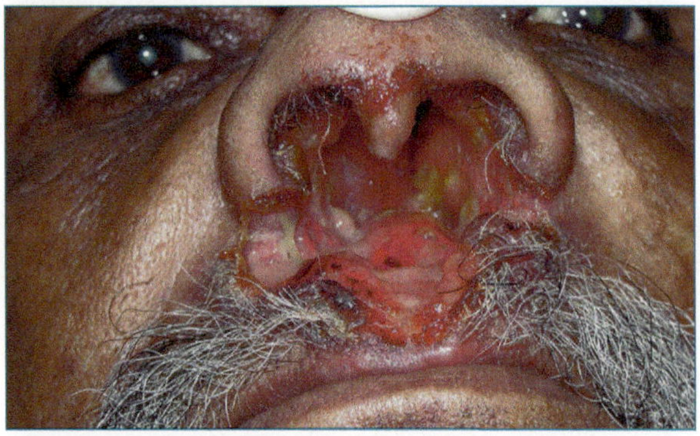

FIGURA 86.23 Leishmaniose mucosa.
Fonte: Acervo da autoria.

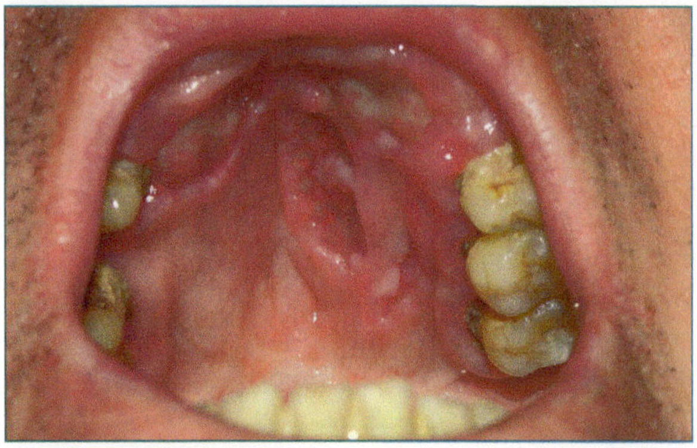

FIGURA 86.24 Leishmaniose mucosa.
Fonte: Acervo da autoria.

Em estatística destes autores, de 118 pacientes com a doença nas mucosas, 97 (82%) apresentavam exclusivamente lesões nasais, havendo em 45 (37%) destruição de septo em grau variável. Em 14 (12%), havia associação de lesões nasais com outras de orofaringe, laringe e boca; somente em oito pacientes (7%) não havia lesões nasais.

A maioria das lesões de mucosa é causada por parasitos do subgênero *Viannia*, quase sempre a *L. (V.) braziliensis*. A doença surge, geralmente, no decorrer dos cinco primeiros anos que sucedem o aparecimento da lesão na pele. Às vezes, porém, manifesta-se até algumas décadas após a involução da úlcera primária, cuja cicatriz pode ainda ser observada.

Não existem parâmetros que permitam prever o aparecimento de lesões nas mucosas. Sabe-se, porém, que o risco é bem maior em indivíduos que permitiram a cura espontânea da doença na pele, estimando-se que 3 a 5% destes venham a apresentar a forma mucosa. Em algumas pessoas, a doença aparece primariamente nas mucosas, sem deixar vestígios na pele. Nesse caso, a infecção cutânea provavelmente não se manifestou, ou surgiu como lesão mínima, sem despertar a atenção do paciente.

Quanto aos aspectos imunológicos, a doença nas mucosas está associada à exacerbação da resposta imune mediada por células T, evidenciada pela intensa reação cutânea de hipersensibilidade tardia, elevada produção de interferon-g e teste positivo de proliferação de linfócitos. A partir desse perfil imunológico, configura-se o quadro histopatológico das lesões, caracterizado por intenso infiltrado de linfócitos e células plasmáticas, poucos macrófagos, escassos parasitos, com aspecto semelhante ao observado na forma cutânea localizada. Como resultado, a resposta ao tratamento é satisfatória, possibilitando a cura do paciente, independentemente da gravidade ou do tempo de evolução das lesões.

Com relação aos fatores determinantes da doença nas mucosas, a detecção de elevadas concentrações de TNF-α no soro dos pacientes antes do tratamento, e de baixos níveis ao final dele, sugere que essa citocina seja responsável por essa forma da moléstia e que respostas Th1 muito robustas, com consequente desenvolvimento de estado hiperinflamatório, favoreceria o estabelecimento das lesões. Existem, ainda, evidências de que as lesões seriam causadas por mecanismos de autoagressão, mediada pela ação local de anticorpos antileishmânia, que identificam antígenos da mucosa normal.

Apesar de não constituir um fator de risco imediato para a vida do paciente, o aspecto fagedênico das lesões de mucosa e o odor fétido causam repugnância, dificultando-lhe a convivência social e familiar. Mesmo após a cura, a doença é responsável por estigmas sociais decorrentes de mutilações graves e problemas estéticos de difícil correção cirúrgica.

A leishmaniose de mucosas pode ser confundida com outras doenças granulomatosas que acometem as mesmas regiões anatômicas. A paracoccidioidomicose, mais comum no Brasil, raramente acomete a mucosa nasal, mas frequentemente causa lesões periorais e no vestíbulo nasal; ainda mais frequentes são as lesões que acometem segmentos anatômicos sujeitos aos traumas da mastigação, como a mucosa jugal, gengivas e língua. No palato, as lesões da paracoccidioidomicose geralmente se distribuem de forma assimétrica, aspecto este menos frequente na leishmaniose. A hanseníase pode também afetar o septo nasal, ao passo que a tuberculose acomete mais a laringe e a traqueia. A histoplasmose e a sífilis podem causar lesões orais, acometendo também o anel linfático da orofaringe. Também devem ser considerados, no diagnóstico diferencial, os granulomas necrosantes de linha média, outras categorias de linfomas e os carcinomas epidermoides.

LEISHMANIOSE DIFUSA

Um aspecto peculiar da leishmaniose tegumentar é a forma denominada difusa ou hansenoide, causada por parasitos do subgênero *Leishmania*. No Brasil, a *L. (L.) amazonensis* tem sido a única espécie responsável por essa forma da doença. A moléstia caracteriza-se pela presença de nódulos isolados ou agrupados, máculas, pápulas e placas infiltradas. As lesões, inicialmente localizadas, aos poucos se disseminam por todo o corpo; mostram limites imprecisos, que se confundem com a pele normal, lembrando a hanseníase virchowiana. As lesões predominam nas extremidades e no segmento cefálico, geralmente se limitando à pele. O comprometimento das mucosas ocorre tardiamente, associado à presença de lesões antigas na face, sugerindo a disseminação por contiguidade (Figura 86.25).

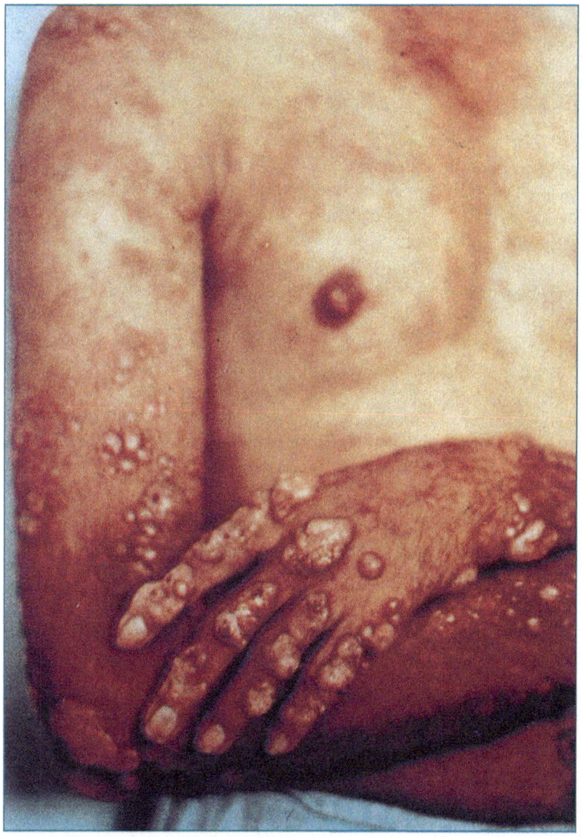

FIGURA 86.25 Leishmaniose difusa
Fonte: Cortesia do Dr. Jeffrey J. Shaw.

O exame histopatológico revela frequentemente atrofia da epiderme e a presença, no derma, de granulomas bem constituídos, onde predominam macrófagos com citoplasma vacuolizado, repletos de parasitos; linfócitos e células plasmáticas raramente são observados.

Do ponto de vista imunológico, a prova cutânea de hipersensibilidade tardia e o teste de proliferação de linfócitos são sempre negativos, caracterizando uma deficiência na resposta imune mediada por células. A imunidade celular parece estar inibida pela resposta humoral exacerbada, evidenciada pela presença de elevados títulos de anticorpos específicos no soro dos pacientes.

Não existe tratamento eficaz para a moléstia, embora se observe melhora das lesões iniciais com a infiltração de medicamentos e a aplicação de calor local. Ao longo dos anos, algumas lesões regridem espontaneamente, deixando cicatrizes atróficas.

Diversos produtos têm sido utilizados para tratamento sistêmico, mas o resultado é quase sempre insatisfatório; mesmo quando se consegue a cura clínica, as recidivas são constantes.

Admite-se que o quadro mórbido ocorra em função de uma deficiência no sistema imunológico do hospedeiro. Nas Américas, porém, somente os parasitos do subgênero *Leishmania* causam lesões difusas, o que sugere a participação, também, de fatores ligados à espécie infectante.

Além da leishmaniose difusa, a *L. (L.) amazonensis* provoca, em raros casos, doença sistêmica, idêntica à leishmaniose visceral americana. Esses achados, ainda sem explicação, demonstram a complexidade das relações entre parasitos e hospedeiros.

DIAGNÓSTICO LABORATORIAL

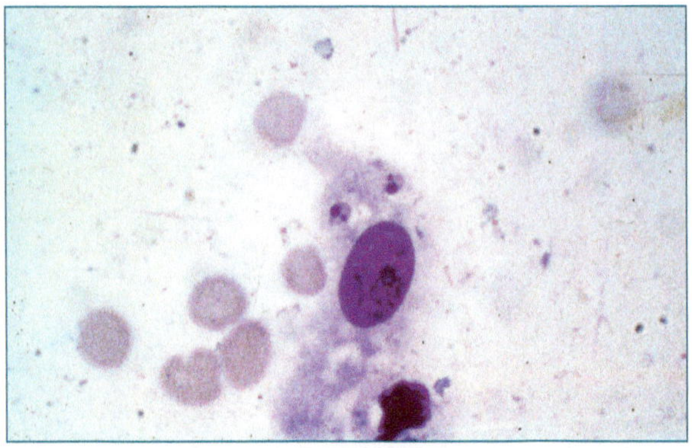

FIGURA 86.26 Esfregaço corado pelo Giemsa evidenciando formas amastigotas de *Leishmania* no interior de célula.
Fonte: Acervo da autoria.

Na prática, são utilizados, para diagnóstico da leishmaniose tegumentar, o teste intradérmico de Montenegro e a pesquisa direta do parasito nas lesões. Como se trata de uma endemia rural, a maioria dos postos de atendimento está situada em pequenas cidades do interior, onde apenas o teste intradérmico é realizado.

O diagnóstico por meio do exame direto deve ser realizado antes do início do tratamento, pois os parasitos desaparecem das lesões logo depois de instituída a terapêutica antimonial. Os melhores resultados são obtidos por meio de esfregaços em lâmina, a partir de raspagem na borda interna da úlcera. Impressões em lâmina, obtidas a partir de fragmentos de biópsias, também podem fornecer bons resultados. Após preparadas, as lâminas são secadas à temperatura ambiente, para serem então fixadas com metanol e coradas pelo Giemsa durante 15 a 20 minutos. A pesquisa direta do parasito dá índices de positividade em torno de 90%, superando amplamente o exame histopatológico. De modo geral, as formas amastigotas são mais abundantes nos três primeiros meses de doença, tornando-se raras em lesões antigas, especialmente nas mucosas. A técnica adequada de coleta do esfregaço é fundamental para o sucesso na demonstração do parasito. Aconselha-se escolher local onde a borda da úlcera esteja mais elevada, com eritema, em função do infiltrado inflamatório. A condição ideal é que a superfície cruenta tenha fundo granuloso vermelho, sem fibrina ou secreção purulenta. Em caso de infecção bacteriana associada, recomenda-se a aplicação de compressa com água boricada por três dias, antes de colher o esfregaço.

A histopatologia também tem valor no diagnóstico da leishmaniose tegumentar, apresentando resolutividade em torno de 60%, em termos de visualização do parasito. Ao microscópio, observa-se infiltrado inflamatório crônico, muitas vezes inespecífico, onde predominam linfócitos, plasmócitos e histiócitos, distribuídos desordenadamente, em proporções variadas. O quadro histopatológico varia em função das características imunitárias do hospedeiro e do tempo de evolução da doença. Em lesões mais antigas, o processo inflamatório pode se organizar, constituindo granulomas tuberculoides.

Diversos autores já tentaram classificar os achados histopatológicos da leishmaniose tegumentar, porém os resultados têm sido variáveis e nem sempre concordantes. Na prática, observam-se variações no quadro histopatológico de biópsias obtidas simultaneamente em diferentes pontos da lesão. Qualquer que seja o aspecto observado, somente o encontro do parasito confirma a doença. Entretanto, o exame histopatológico é fundamental no diagnóstico diferencial de neoplasias.

A demonstração do parasito nas lesões pode ser feita ainda por meio de isolamento em meios de cultura e inoculação em hamsters, a partir de material obtido por biópsia ou punção aspirativa na borda da lesão. Ambos os métodos podem alcançar até 80% de positividade, mas apresentam dificuldades técnicas, por exigirem procedimentos especializados, além do tempo mais longo para leitura dos resultados, sendo utilizados mais para fins de pesquisa.

Nos últimos anos o antígeno de Montenegro não tem sido mais disponibilizado pelo Ministério da Saúde. Com esta decisão, o diagnóstico da leishmaniose tegumentar ficou prejudicado, principalmente em locais onde é impraticável a aplicação de outros métodos. Mesmo assim mantivemos aqui o texto descritivo sobre a aplicação e interpretação do teste.

A intradermorreação idealizada por Montenegro em 1936 constitui um método indireto de diagnóstico, que consiste na injeção intradérmica de 0,1 mL do antígeno, preparado com promastigotas de cultura, e serve para avaliar o grau de sensibilização do hospedeiro contra o parasito. Considera-se positiva a reação em que houve, no prazo de 48 a 72 horas, o aparecimento de uma enduração, perceptível à palpação, com diâmetro igual ou superior a 5 mm.

A positividade do teste indica que o indivíduo já foi sensibilizado, mas não necessariamente que seja portador da doença. Em áreas com elevada incidência de leishmaniose, chega a 30% a proporção de indivíduos sadios, com intradermorreação positiva. Alguns deles apresentam cicatrizes sugestivas ou história de tratamento prévio, ao passo que outros, sem vestígios da moléstia, podem ter sido sensibilizados a partir de infecções subclínicas. Esta é, sem dúvida, uma importante causa de erro na interpretação do teste, pois, em qualquer desses indivíduos, a presença de lesão suspeita, mas de origem não leishmaniótica, pode levar a um falso diagnóstico. Na prática, as úlceras crônicas em membros inferiores constituem a principal causa de diagnósticos falso-positivos, especialmente em pacientes idosos acometidos por diabetes, insuficiência venosa, erisipela de repetição, entre outras causas de distúrbios vasculares e metabólicos. Citam-se ainda, como fatores de confusão, ectimas, neoplasias cutâneas e doenças granulomatosas que acometem a pele, especialmente paracoccidioidomicose, esporotricose, cromoblastomicose e tuberculose.

Entretanto, pessoas portadoras de leishmaniose às vezes não reagem ao teste de Montenegro, especialmente na fase inicial da doença, ou nas formas disseminadas. É comum, no entanto, observar-se a viragem do teste durante o tratamento. Respostas exacerbadas ao teste intradérmico são observadas em pacientes com doença de longa evolução, principalmente nas mucosas; nesse caso, o índice de positividade chega próximo a 100%, com reações geralmente superiores a 10 mm. Assim, um teste de Montenegro não reator, em paciente com lesão de mucosa, tem elevado valor preditivo negativo, devendo-se pensar em outra patologia, que não a leishmaniose.

Em indivíduos com a forma cutânea da doença, a positividade do teste varia de 85 a 97%, segundo diferentes autores. As pessoas tratadas, que retornam à área endêmica, podem manter a reação positiva por toda a vida, raramente contraindo a doença pela segunda vez. Aqueles que saem da área ou não sofrem novas exposições ao parasito tendem a se tornar negativos no período de 5 a 10 anos. Nesse caso, ficam propensos a contrair novamente a doença. Da mesma forma, a exposição a uma nova espécie do parasito pode gerar o segundo episódio da doença, fato este mais comum na Amazônia, onde circulam diferentes espécies. Naquela região, pacientes infectados por *L.* (*L.*) *amazonensis* apresentam índice de positividade ao teste de Montenegro em torno de 50%, o que limita sua utilização como método de diagnóstico.

Diversas técnicas de biologia molecular, dentre elas a reação em cadeia da polimerase (PCR), têm sido utilizadas na detecção de parasitos em material obtido de lesões. Apesar de úteis no diagnóstico da doença, tais métodos são caros e exequíveis somente em laboratórios especializados.

O diagnóstico sorológico tem sido tentado por meio de técnicas variadas. O teste de imunofluorescência indireta, mais utilizado, revelou-se pouco sensível, além de apresentar reações cruzadas com a leishmaniose visceral e a doença de Chagas. O ensaio imunoenzimático (Elisa), mais sensível, mostra especificidade semelhante à da imunofluorescência. Em pacientes tratados, os títulos de anticorpos podem permanecer elevados por vários anos após a cura clínica. Admite-se que a persistência do teste sorológico positivo seja sinal de infecção latente, o que poderia servir de prognóstico para uma possível recidiva nas mucosas.

TRATAMENTO

Em 1912 o médico brasileiro Gaspar Vianna utilizou pela primeira vez o tartarato duplo de sódio e antimônio (tártaro emético) para tratamento da leishmaniose tegumentar americana. Nos anos subsequentes, a descoberta teve repercussão mundial, após a verificação, na Itália, de que o medicamento era ativo também contra a leishmaniose visceral, responsável na época por milhares de vítimas em diversos países do Velho Mundo.

Depois dos antimoniais trivalentes, vieram os pentavalentes, menos tóxicos, que constituem hoje a medicação de escolha para a leishmaniose, sendo comercializados com os nomes de Pentostan® e Glucantime®. O antimoniato de N-metil-glucamina (Glucantime®), único disponível no Brasil, é apresentado em ampolas com 5 mL de solução a 30%, contendo 300 mg/mL do sal. Essas informações do fabricante podem gerar confusão, visto que o cálculo da dose terapêutica deve ser feito em função do metaloide antimônio, princípio ativo que se apresenta na concentração de 81 mg/mL.

Mesmo introduzidos há várias décadas, os antimoniais continuam sendo utilizados de maneira um tanto empírica, devido à falta de padronização de esquemas terapêuticos, instabilidade química da molécula e precários conhecimentos sobre seu mecanismo de ação. Além disso, a diversidade de espécies de *Leishmania* existente na América configura quadros clínicos variados, com respostas terapêuticas diversas.

Estudos sobre a farmacocinética dos antimoniais demonstram que uma fração superior a 80% da dose administrada é excretada pelo rim no período de 6 a 8 horas. Daí se explica a melhor eficácia do medicamento quando administrado em dose única diária. Doses fracionadas fornecem menores concentrações sanguíneas, reduzindo a passagem do medicamento para o meio intracelular, onde se localizam os parasitos.

O Glucantime® pode ser aplicado por via intramuscular ou endovenosa. Quando esta última via for utilizada, recomenda-se diluir o produto em 10 mL de solução de glicose a 25% e injetá-lo lentamente, em dois minutos; também pode ser diluído em 200 mL de soro glicosado a 5%, para infusão venosa em 10 minutos. A dose diária, calculada em função do elemento antimônio, varia entre 10 e 20 mg/kg de peso, limitando-se a dose máxima diária em três ampolas. Doses diárias inferiores a 10 mg/kg não são recomendadas em áreas onde ocorre a *L.* (*V.*) *braziliensis*, devido à maior chance de recidiva nas mucosas, ou insucesso terapêutico primário. No entanto, a diversidade genética dessa espécie concorre para a resposta terapêutica variada, em diferentes regiões da América. De modo geral, nas áreas litorâneas da região Sudeste do Brasil aparecem clones mais sensíveis aos antimoniais, ao passo que no Nordeste e no Centro-Oeste tendem a ser mais resistentes.

Quanto ao esquema terapêutico, recomenda-se fazer as aplicações em séries de 10 dias, com intervalos equivalentes sem medicação entre cada série, até a cicatrização das lesões. Usualmente, são necessárias 2 a 4 séries para o tratamento das formas cutâneas e 3 a 5 séries para as lesões de mucosas. A *L.* (*V.*) *guyanensis*, bem como as demais espécies do subgênero *Viannia*, exigem esquema terapêutico semelhante a este, com o atenuante de que raramente provocam lesões em mucosas. Já a *L.* (*L.*) *amazonensis* responde a baixas doses de antimonial, em séries mais curtas.

A documentação dos autores deste capítulo sobre terapêutica relaciona registros de 1.148 pacientes portadores da forma cutânea localizada, procedentes de região onde ocorre somente a *L.* (*V.*) *braziliensis*. Os pacientes com peso acima de 50 kg receberam duas ampolas de Glucantime® por dia em séries de 10 dias, intercaladas com iguais períodos sem medicação, até a cura clínica. Crianças e adultos com menos de 50 kg receberam doses diárias equivalentes a 1 mL para cada 5 kg de peso. Dos 1.148 pacientes, 51% curaram-se com duas séries de injeções; o índice de cura alcançou 88%, somando os indivíduos que utilizaram três séries, mas 7% deles apresentaram recidivas após a cura clínica. Já entre 112 pacientes com lesões exclusivamente nas mucosas, 55% curaram-se utilizando até três séries; somando-se os pacientes que tomaram quatro e cinco séries, o índice de cura alcançou 94%. Entre os portadores de lesões nas mucosas, o índice de recidivas foi de 6%. Comparados aos grupos anteriores, os pacientes com formas disseminadas apresentaram índices de cura intermediários, no entanto as recidivas ocorreram em 26% dos indivíduos considerados clinicamente curados.

Diversos esquemas terapêuticos alternativos são utilizados no Brasil, entre os quais aquele proposto pelo Ministério da Saúde, que preconiza séries contínuas de 20 e 30 aplicações, respectivamente, para as formas cutâneas e mucosas. Apesar de mostrar eficácia semelhante, tem como desvantagem a menor adesão dos pacientes ao tratamento, devido ao incômodo provocado pela série prolongada de injeções, especialmente quando se utiliza a via intramuscular. Soma-se a isto o fato de que, na maioria dos pacientes com infecção por *L.* (*V.*) *braziliensis*, o processo inflamatório persiste por quatro a seis semanas após o início do tratamento, além do que, cerca de 30% dos pacientes não se curam com apenas 20 aplicações do antimonial.

O tratamento com aplicações intralesionais de antimonial tem se mostrado eficaz nas formas cutâneas localizadas. Consiste na injeção subcutânea de 2 a 5 mL de antimonial associando-se 1 a 2 mL de lidocaína 2%. A dose varia em função do diâmetro da úlcera, buscando-se infiltrar toda a base da lesão. Recomenda-se fazer um total de três a cinco aplicações com intervalos semanais. Não obstante o sucesso obtido com a cicatrização da úlcera cutânea, ainda não se sabe se o método é eficaz para prevenir recidivas tardias da doença nas mucosas. Considerando que *L.* (*V.*) *braziliensis* é o parasito mais prevalente no país, recomenda-se reservar este esquema para tratamento complementar quando a doença não cede após as 20 aplicações sistêmicas. Primariamente, o tratamento exclusivo com aplicações intralesionais se torna útil quando não se dispõe de Anfotericina B lipossomal para pacientes com idade avançada, cardiopatas e renais crônicos.

Um dos problemas que surge no decorrer do tratamento é a falta de parâmetros para avaliação da cura parasitológica, daí a ocorrência de recidivas em pacientes considerados clinicamente curados. Em outras situações, não se consegue ao menos a cura clínica, especialmente quando as lesões comprometem extensamente as mucosas do nariz, da orofaringe e da laringe. Na anamnese, esses pacientes quase sempre relatam uso prévio de antimoniais, em doses baixas e irregulares. Tal conduta certamente contribui para a seleção de clones resistentes de *Leishmania*, fato este já demonstrado *in vitro*, a partir da exposição de parasitos a doses crescentes de antimoniais. Contudo, as recidivas ocorrem com maior frequência em pacientes portadores de formas cutaneomucosas disseminadas, mostrando que o insucesso no tratamento decorre também da má resposta imunitária do hospedeiro. Em pacientes com recidiva da doença nas mucosas, que usaram previamente antimoniais, recomenda-se um esquema contínuo, com dose diária de 20 mg/kg de peso durante 30 dias. Se a resposta for satisfatória, nova série pode ser programada após intervalo de 10 dias; em caso contrário, recomenda-se utilizar medicação alternativa, sendo mais eficaz a Anfotericina B.

Apesar da relativa segurança que oferecem, os antimoniais podem causar efeitos colaterais sérios, principalmente os relacionados com a função elétrica do coração. Entre as alterações eletrocardiográficas, são mais comuns a inversão ou o achatamento de onda T, geralmente sem maior gravidade. No entanto, arritmias severas, taquicardia supraventricular e bloqueios atrioventriculares podem causar a morte de pacientes que utilizam antimoniais. Quando detectadas em tempo, essas alterações obrigam à suspensão imediata do medicamento. Pacientes com distúrbios leves de condução elétrica ou insuficiência cardíaca, mesmo compensada, devem ser tratados em nível hospitalar, sob rigorosa vigilância. Outros distúrbios que afetam a função cardíaca, como anemia intensa e hiperpotassemia, potencializam os efeitos tóxicos do medicamento.

Na segunda semana de tratamento com antimonial, pode ser observada elevação transitória de enzimas hepáticas e pancreáticas, além de proteinúria discreta, sem maior gravidade. Contudo, é importante recomendar ao paciente que evite o uso de bebidas alcoólicas. Finalmente, antimoniais não devem ser utilizados em pacientes com alterações na função excretora renal, especialmente idosos em que as dosagens de creatinina ultrapassarem 1,5 mg/dL. Não havendo tabelas para ajuste de doses, a utilização empírica do medicamento pode atingir níveis tóxicos, com sério risco de parada cardíaca.

Pessoas que usam antimoniais frequentemente referem dores articulares e epigástricas, adinamia e anorexia, sintomas estes que desaparecem após a suspensão do medicamento. Artralgia pode ser muito intensa em alguns pacientes, acentuando-se na medida em que o tratamento prossegue. Recomenda-se, neste caso, utilizar prednisona 20 mg/dia, a partir da segunda série de aplicações. Náuseas e vômitos, acompanhados de dores epigástricas, são sinais de alerta, podendo indicar intoxicação mais grave. Também frequentes são as reações de hipersensibilidade, com inflamação no local da injeção intramuscular, além de prurido e exantema generalizados. Com certa frequência, geralmente em adultos, observa-se a erupção de herpes zoster a partir da segunda série de aplicações do antimonial, o que não exige a interrupção do tratamento.

Pacientes com lesões extensas de orofaringe e laringe podem apresentar sinais obstrutivos de vias aéreas, mais intensos no segundo e no terceiro dia de tratamento. A exacerbação do processo inflamatório decorre, provavelmente, da liberação de antígenos dos parasitos mortos. Tal reação pode ser grave e deve ser tratada com corticosteroides em doses elevadas, durante 3 a 5 dias.

Na forma de apresentação lipossomal, a Anfotericina-B, apesar do alto custo, surge como segunda opção de tratamento, ficando reservada para doentes que não responderam aos antimoniais. Os efeitos colaterais são amplamente atenuados, permitindo seu uso com relativa segurança em pacientes idosos, ou com alterações de função renal. Além disso, pode ser utilizada em doses mais elevadas, reduzindo o tempo de internação hospitalar. Recomenda-se a dose diária de 2,5 a 3 mg/kg de peso, até acumular dose total de 35 a 50 mg/kg. Por outro lado, existem evidências de que a redução da dose diária para 1,5 a 2 mg/kg de peso e, consequentemente, ampliação do tempo de tratamento aumentaria o índice de cura.

A Anfotericina-B, na forma de desoxicolato, foi por muito tempo a segunda opção, mas devido à sua toxicidade e efeitos colaterais tem sido pouco utilizada. O medicamento é utilizado na dose de 1 mg/kg de peso, três a cinco vezes por semana, limitando-se a dose máxima diária a 50 mg. Recomenda-se iniciar a primeira aplicação com 25 mg, para melhor avaliação de efeitos adversos primários, representados por tremores, calafrios e broncoespasmos, entre outros. A dose total para adultos varia de 1.200 a 1.800 mg nas formas cutâneas e 2.000 a 3.000 mg nas formas mucosas.

A Anfotericina causa hipopotassemia, que deve ser corrigida com uso de cloreto de potássio por via oral ou parenteral. Alterações da função renal são constantes, exigindo a dosagem semanal de ureia e creatinina, para orientar o ajuste na dose ou suspensão do medicamento.

A Pentamidina tem sido recomendada para tratamento de formas mais benignas de leishmaniose tegumentar, especialmente aquela causada pela *L. (L.) amazonensis*. O medicamento é aplicado na dose de 4 mg/kg de peso em dias alternados, em séries curtas de 3 a 5 aplicações. Como principais efeitos colaterais podem ocorrer hiperglicemia, hipoglicemia, cefaleia, náuseas, tonturas, hipotensão e abscessos no local da injeção intramuscular.

A imunoterapia tem sido tentada com vacina de promastigotas inativados, na forma pura ou associada com BCG. Essa terapêutica alternativa vem se revelando eficaz, tanto na leishmaniose cutaneomucosa, como na fase inicial da leishmaniose difusa. Os autores deste capítulo a utilizaram, com bons resultados, em oito pacientes com leishmaniose cutânea e dois com lesões em mucosas, todos com idade superior a 80 anos. A vacina (Leishvacin®) foi utilizada em séries de 10 aplicações, com intervalos equivalentes de descanso, associada a uma ampola de antimonial no terceiro e outra no sétimo dia. Um paciente com leishmaniose de mucosa resistente aos antimoniais e à Anfotericina também foi curado, quando se associou imunoterapia a este último medicamento. Alguns experimentos bem controlados confirmam os resultados favoráveis da imunoterapia, mesmo que a eficácia seja inferior à dos antimoniais. Tem como vantagem a ausência de efeitos colaterais, possibilitando a utilização em pacientes grávidas, cardiopatas, renais crônicos e outras situações que não permitam o uso dos medicamentos disponíveis. Por falta de demanda, a produção da vacina foi interrompida, no Brasil, de modo que o produto não está mais disponível para uso como imunoterápico.

Vários outros produtos, como cetoconazol, itraconazol, fluconazol, alopurinol, nifurtimox, rifampicina, azitromicina, aminosidina e miltefosine, já foram testados na leishmaniose tegumentar. Devido a baixa eficácia ou avaliação ainda insuficiente, não são recomendados para uso de rotina. Entre eles, miltefosine parece ser a droga mais promissora.

MEDIDAS DE CONTROLE

Nas áreas de transmissão silvestre, a leishmaniose tegumentar americana resiste a qualquer medida preventiva aplicável às doenças transmitidas por vetores. No entanto, nas situações em que a expansão urbana aproxima a população humana das florestas, como se verifica em Manaus e em outras cidades no estado do Amazonas, a aplicação de inseticidas estaria justificada. Mais importante, em longo prazo, seria o planejamento urbano, evitando que núcleos habitacionais se instalassem na orla das florestas. Nas áreas rurais, a prevenção já se torna mais difícil, visto que a presença de florestas nativas e matas de formação secundária no entorno das casas permite a aproximação de marsupiais, roedores e outros mamíferos reservatórios de leishmânias que ocorrem na região.

Em regiões de colonização antiga, onde a doença assume caráter de transmissão domiciliar, admite-se que cães (Figuras 86.27 a 86.31) equídeos e roedores silvestres participem como reservatórios secundários no ciclo de transmissão da *L. (V.) braziliensis*, principalmente no Sudeste, no Sul e no Nordeste do Brasil, bem como na Venezuela. No entanto, não há evidências de que a eutanásia dos animais doentes seja eficaz para o controle da endemia, mesmo em áreas com transmissão independente do ciclo silvestre remanescente. Animais com infecção subclínica poderiam manter parasitos em circulação no ambiente peridomiciliar. Discute-se também o papel epidemiológico das pessoas infectadas, já que somente aquelas que adoecem recebem tratamento específico, mas sem a certeza da erradicação completa da leishmânia. No entanto, indivíduos infectados podem albergar parasitos no organismo durante vários anos, sem doença aparente. Tal fato se torna evidente quando uma pessoa migrante manifesta a doença na mucosa, algumas décadas depois de deixar o local onde se infectou.

A aplicação de inseticida nas paredes externas das casas, em abrigos de animais domésticos e troncos de árvores pode ser eficaz em caso de surto local da doença, porém não se justifica como intervenção eletiva em áreas extensas. Também pode ser eficaz e ecologicamente justificada a intervenção no ambiente peridomiciliar, visando perturbar os criadouros e sítios de repouso diurno dos flebotomíneos. Os insetos repousam em folhas secas de bananeiras, ramagens e detritos vegetais no solo, ao redor das habitações.

Outras medidas de proteção contra insetos, como instalação de telas em janelas, utilização de mosquiteiros e uso de repelentes, carecem de valor prático, não se adaptando à realidade das pessoas que vivem nas áreas endêmicas. No entanto, podem ser eficazes em situações específicas, para proteção de pessoas que entram nas florestas em missões transitórias.

A imunização preventiva contra a leishmaniose tegumentar já foi ensaiada, com relativo sucesso, em áreas de colonização antiga do Sudeste brasileiro, bem como na região Amazônica. A vacina (Leishvacin®), constituída de promastigotas inativados, mostrou eficácia satisfatória, promovendo a viragem do teste de Montenegro e reduzindo a incidência da doença entre os vacinados. Apesar dos resultados promissores, o produto trazia como inconvenientes a aplicação intramuscular em duas doses e o período de proteção por apenas dois anos. Talvez a razão principal de ter sido preterida pelo Ministério da Saúde tenha sido a dificuldade na delimitação das áreas de risco, onde a população deveria ser imunizada.

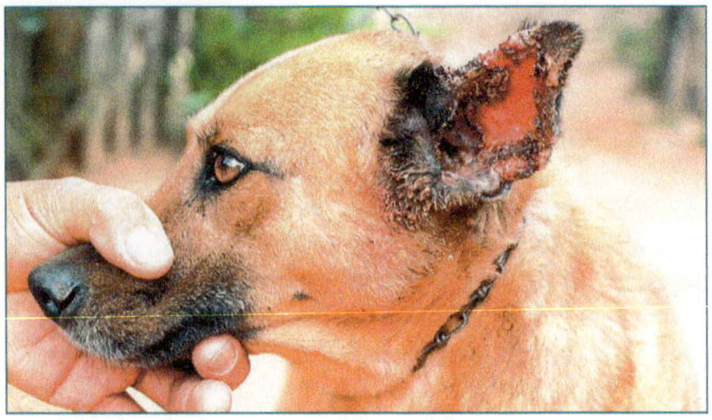

FIGURA 86.27 Leishmaniose tegumentar no cão. Forma cutânea.
Fonte: Acervo da autoria.

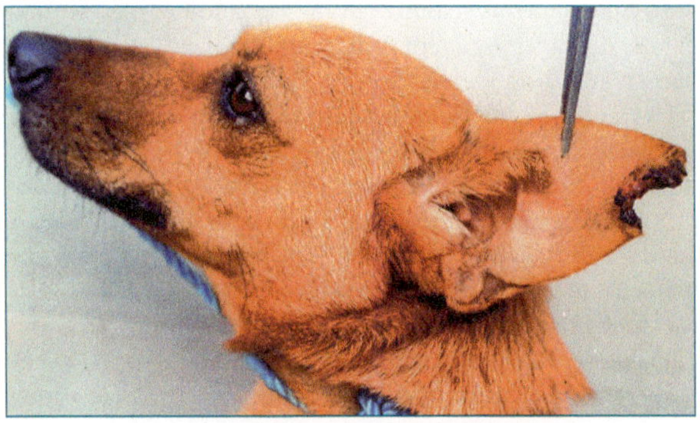

FIGURA 86.28 Leishmaniose tegumentar no cão. Forma cutânea.
Fonte: Acervo da autoria.

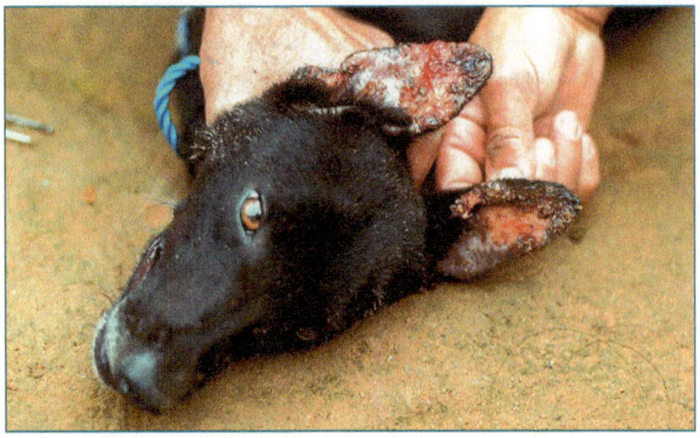

FIGURA 86.29 Leishmaniose tegumentar no cão. Forma cutânea.
Fonte: Acervo da autoria.

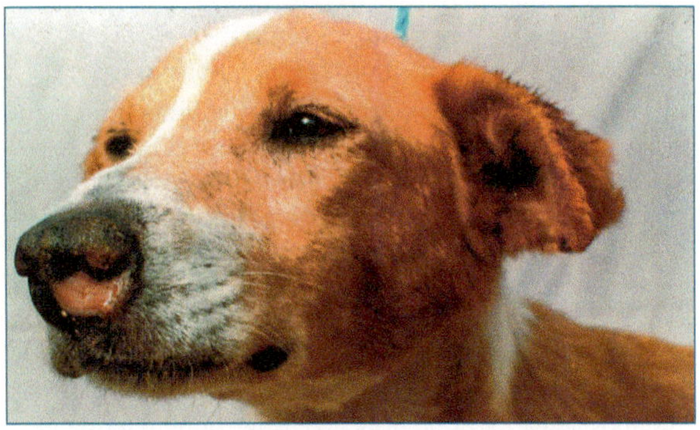

FIGURA 86.30 Leishmaniose tegumentar no cão. Forma mucosa.
Fonte: Acervo da autoria.

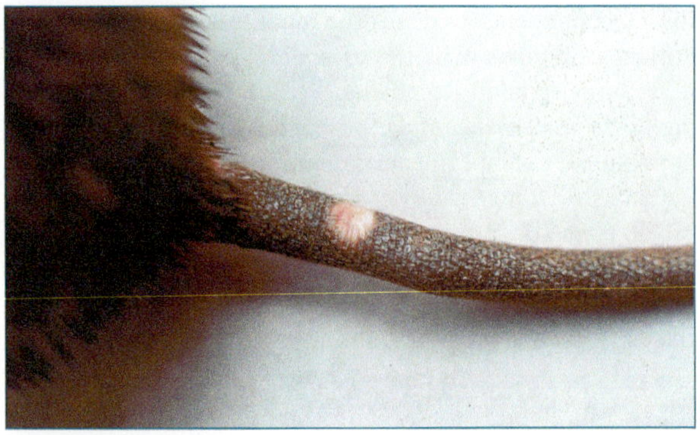

FIGURA 86.31 Úlcera leishmaniótica na cauda de roedor silvestre do gênero *Proechimys*.
Fonte: Acervo da autoria.

BIBLIOGRAFIA SUGERIDA

Aguilar CM et al. Zoonotic cutaneous leishmaniasis due to L. (Viannia) braziliensis associated with domestic animals in Venezuela and Brazil. Mem Inst Oswaldo Cruz, 1989; 84: 19-28.

Alexander B & Maroli M. Control of phlebotomine sandflies. Medical and Veterinary Entomology, Oxford, 2003; 17:1-18.

Berman JD. Chemotherapy for leishmaniasis: biochemical mechanisms, clinical efficacy, and futures strategies. Reviews of Infectious Diseases, 1988; 10:560-586.

Bittencourt AL & Barral A. Evaluation of the histopathological classifications of American cutaneous and mucocutaneous leishmaniasis. Mem Inst Oswaldo Cruz, 1991; 86:51-56.

Brandão-Filho SP, Research and control of leishmaniasis in Brazil. Fundação Oswaldo Cruz, 1993, Recife.

Brazil RP & Brazil BG. Biologia de flebotomíneos do Brasil, In: Rangel EF & Lainson R. (Org.). Flebotomíneos do Brasil. Rio de Janeiro: Fiocruz, 2003; cap. 4, p.257-274.

Braz LMA. Tegumentary leishmaniasis diagnosis: what happened with MST (Montenegro Skin Test) in Brazil? Rev Inst Med Trop S Paulo, 2019; 61: e17.

Camargo-Neves VLF et al. Correlação da presença de espécies de flebotomíneos (Diptera: Psychodidae) com registros de casos da leishmaniose tegumentar americana no estado de São Paulo, Brasil. Revista da Sociedade Brasileira de Medicina Tropical, Uberaba, 2002; 35: 299-306.

Chulay JD et al. Eletrocardiographic changes during treatment of leishmaniasis with pentavalent antimony (Sodium stibogluconate). Am J Trop Med Hyg, 1985; 34: 702-709.

Coura JR. Dinâmica das Doenças Infecciosas e Parasitárias, Guanabara Koogan, 2005, Vol. I,1132 p.

Cupolillo E et al. A general classification of New World Leishmania using numerical zymotaxonomy. Am J Trop Med Hyg, 1994; 50:296-311.

Cupolillo E et al. Genetic polymorphism and molecular epidemiology of Leishmania (Viannia) braziliensis from different hosts and geographic areas in Brazil. J Clin Microbiol, 2003; 41: 3126-3132.

Falqueto A et al. Epidemiological and clinical features of Leishmania (Viannia) braziliensis American cutaneous and mucocutaneous leishmaniasis in the State of Espírito Santo, Brazil. Mem Inst Oswaldo Cruz, 2003; 98:1003-1010.

Falqueto A et al. Participação do cão no ciclo de transmissão da leishmaniose tegumentar no município de Viana, estado do Espírito Santo, Brasil. Mem Inst Oswaldo Cruz, 1986; 81: 155-163.

Galati EAB. Morfologia e taxonomia: classificação de Phlebotominae. In: Rangel EF& Lainson R. (Org.). Flebotomíneos do Brasil. Rio de Janeiro: Editora Fiocruz, 2003; cap. 2, p. 23-52.

Grimaldi Jr G et al. A review of geographical distribution and epidemiology of leishmaniasis in the New World. Am J Trop Med Hyg, 1989; 41: 687-725.

Grimaldi Jr G et al. Characterization and classification of leishmanial parasites from humans, wild mammals, and sandflies in the Amazon Region of Brazil. Am J Trop Med Hyg, 1991; 44: 645-661.

Grogl M et al. Drug resistance in leishmaniasis: implication in systemic chemotherapy of cutaneous and mucocutaneous disease1993. Am J Trop Med Hyg, 47: 117-126.

Herrer A et al. Reservoir hosts of cutaneous leishmaniasis among Panamanian forest mammals. Am J Trop Med Hyg. 1973; 22: 585-591.

Ishikawa EAY et al. Genetic variation in populations of Leishmania species in Brazil. Trans R Soc Trop Med Hyg, 2002; 96: 111-121.

Jackson JE et al. Quantitative in vitro drug potency and drug susceptibility evaluation of Leishmania spp. from patients unresponsive to pentavalent antimony therapy. Am J Trop Med Hyg. 1990; 43: 464-480.

Killick-Kendrick R. Phlebotomine vectors of leishmaniases: a review. Medical and Veterinary Entomology, 1990; 4: 1-24.

Lainson R. Espécies neotropicais de Leishmania: uma breve revisão histórica sobre sua descoberta, ecologia e taxonomia. Rev Pan-Amaz Saude, 2010; 1: 13-32.

Lainson R & Shaw JJ. Evolution, classification and geographical distribution. In: The Leishmaniases in Biology and Medicine. Vol. 1, p. 1-120. Ed. Peters W & Killick-Kendrick R. The Leishmaniasis in Biology and Medicine, Academic Press, 1987, London, 941p.

Lima EB et al. Tratamento da leishmaniose tegumentar Americana. An Bras Dermatol, 2007; 82:111-124.

Marcondes CB. Entomologia médica e veterinária. 2. ed. São Paulo, Atheneu, 2011. 526p.

Marsden PD. Mucosal leishmaniasis (Espundia/Escomel, 1911). Trans R S Trop Med Hyg, 1986; 80:859-876.

Martinez JE et al. Haemoculture of Leishmania (Viannia) braziliensis from two cases of mucosal leishmaniasis: re-examination of haematogenous dissemination. Trans R Soc Trop Med Hyg, 1993; 86: 393-394.

Mayrink W et al. An experimental vaccine against American dermal leishmaniasis: experience in the state of Espírito Santo. Ann Trop Med Parasitol, 1985; 79: 259-269.

Melo MN et al. Padronização do antígeno de Montenegro. Rev Inst Med Trop, São Paulo, 1977; 19: 161-164.

Meneguzzi VC et al. Environmental Niche Modelling of Phlebotomine Sand Flies and Cutaneous Leishmaniasis Identifies Lutzomyia intermedia as the Main Vector Species in Southeastern Brazil. PLOS ONE, 2016; 11:e0164580.

Navin TR et al. Placebo-controlled clinical trial of sodium stibogluconate (Pentostan) versus ketoconazole for treating cutaneous leishmaniasis in Guatemala. J Infect Dis, 1993; 165: 528-534.

Netto EM et al. Long-term follow-up of patients with Leishmania (Viannia) braziliensis infection and treated with glucantime. Trans R Soc Trop Med Hyg, 1990. 84: 367-370. Clin Microbiol Rev 6: 230-250.

Neves DP & Cols. Parasitologia humana. Atheneu, 12. ed., 2009.

Oliveira-Neto MP et al. An outbreak of American cutaneous leishmaniasis (Leishmania braziliensis braziliensis) in a periurban area of Rio de Janeiro city, Brazil: clinical and epidemiological studies. Mem Inst Oswaldo Cruz, 1988; 83: 427-435.

Oliveira-Neto MP et al. Treatment of American cutaneous leishmaniasis: a comparison between low dosage (5mg/kg/day) and high dosage (20 mg/kg/day) antimony regimens. Pathol Biol, 1997; 45: 496-499.

Rangel EF & Lainson R, 2003. Flebotomíneos do Brasil, Fiocruz, 2003, 367p.

REY L. Bases da parasitologia médica. 3. ed. Rio de Janeiro, Guanabara Koogan, 2009. 424p.

Rossi M, Fasel N. How to master the host immune system? Leishmania parasites have the solutions! Int Immunol, 2018; 30: 103-111.

Santrich C et al. Mucosal disease caused by Leishmania braziliensis guyanensis. Am J Trop Med Hyg, 1990; 42: 51-55.

Saravia NG et al. The relationship of Leishmania braziliensis subspecies and immune response to disease expression in New World leishmaniasis. J Infect Dis, 1989; 159:725-735.

Schubach A et al. Cutaneous scars in American tegumentary leishmaniasis patients: a site of Leishmania (Viannia) braziliensis persistence and viability eleven years after antimonial therapy and clinical cure. Am J Trop Med Hyg, 1998; 58: 824-827.

Scott P, Novais FO. Cutaneous leishmaniasis: immune responses in protection and pathogenesis. Nat Rev Immunol, 2016; 16: 581-592.

Shaw JJ. New World Leishmaniasis: the ecology of leishmaniasis and the diversity of leishmanial species in Central and South America. In J Farrell, World Class Parasites: Leishmania, Kluwer Academic Publishers, 2002. Boston, Vol. 4, p. 11-31.

Shimabukuro PHF & Galati EAB. Checklist dos Phlebotominae (Diptera, Psychodidae) do estado de São Paulo, Brasil, com comentários sobre sua distribuição geográfica. Biota Neotropica, São Paulo, 2011; 11: 1-20.

Teodoro U et al. Observações sobre o comportamento de flebotomíneos em ecótopos florestais e extraflorestais, em área endêmica de leishmaniose tegumentar americana, no norte do Estado do Paraná, sul do Brasil. Rev. Saúde Pública, 1993; 27: 242-249.

Teodoro U et al. Avaliação de medidas de controle de flebotomıíneos no município de Lobato, estado do Paraná, sul do Brasil. Cad Saúde Pública, 2006; 22:451-455.

Vieira VP et al. Peridomiciliary Breeding Sites of Phlebotomine Sand Flies (Diptera: Psychodidae) in an Endemic Area of American Cutaneous Leishmaniasis in Southeastern Brazil. Am J Trop Med Hyg, 2012; 87: 1089-1093.

Young DG & Duncan MA. Guide to the identification and geographic distribution of Lutzomyia sand flies in Mexico, the West Indies, Central and South America (Diptera: Psychodidae). Associated Publishers, 1994, Gainesville, Florida, USA.

87

Leishmaniose visceral – calazar

Maria Irma Seixas Duarte
Roberto José da Silva Badaró
Kleber Giovanni Luz

CONCEITO

A definição da leishmaniose visceral (LV) tem sido fundamentada nas manifestações clássicas que produzem os seus agentes etiológicos, os protozoários do gênero *Leishmania* que comprometem o sistema reticuloendotelial do homem. Calazar ou febre negra é uma síndrome clínica caracterizada por febre irregular de longa duração, acentuado emagrecimento e intensa palidez cutaneomucosa, que confere um aspecto escurecido à pele de indivíduos caucasianos. Associa-se a exuberante hepatoesplenomegalia, anemia, leucopenia e trombocitopenia. A desnutrição é flagrante, com acentuada hipoalbuminemia e com hipergamaglobulinemia comparável àquelas vistas no mieloma múltiplo.

Hoje, a LV é o protótipo de uma disfunção imunológica específica, resultante do parasitismo das leishmânias nos macrófagos, produzindo um espectro amplo de manifestações clínicas e imunológicas, reversíveis com o tratamento específico ou raramente regridem espontaneamente nos indivíduos imunologicamente competentes. Trata-se de uma zoonose típica das áreas tropicais, onde os insetos dos gêneros Lutzomyia nas Américas e Phlebotomus no Velho Mundo são os documentados vetores que transmitem a doença ao homem. Estima-se que, anualmente, 500 mil casos são diagnosticados no mundo, ressaltando-se os territórios do subcontinente indiano, o leste africano, o litoral do Mediterrâneo, além de Portugal, Rússia, Arábia Saudita, Iraque, Irã, China e América Latina, especialmente o Brasil. Os países que pertencem a Organização Mundial da Saúde, por meio da resolução WHA60.13 de 2007, assumiram o compromisso de fortalecer as ações de vigilância e de controle das leishmanioses. Os estados-membros da Organização Pan-Americana da Saúde reforçou esta resolução por meio da CD49.R19 de 2009 e CD55.R9 de 2016.

HISTÓRICO

Calazar, palavra de origem hindu, significa febre negra. Desde o descobrimento da doença, há mais de 90 anos, várias palavras foram utilizadas para exprimir uma enfermidade febril, que evoluía com disenteria, caquexia e exuberante hepatoesplenomegalia, levando o paciente à morte em um quadro séptico no qual nenhum organismo era identificado *in vivo* ou *post mortem*. O caráter endêmico a confundia com formas malignas de malária, sendo designada em diversas regiões da Ásia como febre de Dum-Dum, febre de Assam, febre caquecial, esplenomegalia tropical, anemia esplênica dos lactentes e febre negra indiana. Os gregos, no século passado, chamavam-na de *ponos* ou *haplopinakon*.

A primeira descrição do parasito foi feita por William Leishman em 1903, na Índia, ao realizar uma autópsia no cadáver de um soldado que havia sido internado no Hospital de Netley em abril de 1900, vindo da estação de Dum-Dum com disenteria e hepatoesplenomegalia.

> "... On making smear preparation from the spleen pulp, I was struck by the curious appearance, among the spleen cells and red corpuscles of enourmour numbers of small round or oval bodies 2 to 3 μ in diameter, which corresponded to nothing I had previously met with or had seen figured or described" (*Brit. Medical J*, 1903).

Naquele mesmo ano (1903), Charles Donovan confirmou a descrição de Leishman ao examinar o baço de cadáveres cuja *causa mortis* se acreditava ter sido malária crônica. Porém, o achado foi confundido com o *Trypanosoma brucei*, causador da doença do sono, já descrito em 1894 por David Bruce. Foram os estudos experimentais de Bruce, Laveran e Mesnil que fizeram a primeira descrição do novo protozoário, *Piroplasma donovani*, o agente causal da febre indiana. Em 1904, Roger isolou o parasito em cultivo, descrevendo as formas flageladas da *L. donovani*.

Charles Nicolle, em 1908, demonstrou o papel do cão como hospedeiro intermediário do *L. donovani*. Em 1924, R. Knowles, L. Napier e R. Smith identificaram as herptomonas no intestino do *Phlebotomus argentipis*, mas somente em 1942 a transmissão da *L. donovani* ao homem pela picada do *P. argentipes* foi definitivamente demonstrada, fechando o ciclo dessa zoonose. De 1905 até 1950, o calazar foi descrito em várias regiões do mundo, sendo endêmico no Norte e no Leste da África, em quase toda a Ásia, da costa do Pacífico até a Ásia Central, na China e do Sul da Mongólia até a Índia. Na Europa, várias áreas foram identificadas na costa do Mediterrâneo, na Romênia, na Bulgária e em diversas partes da Rússia.

Na América, o primeiro relato de um caso autóctone foi feito por Mignone, em 1913, no Paraguai, de um paciente proveniente do Brasil, do município de Boa Esperança, no Mato Grosso. Até 1934, somente três casos haviam sido descritos: o de Mignone e os outros dois na Argentina, descritos por Mazza e Cornejo, em 1926. No Brasil, a primeira orientação epidemiológica foi obtida a partir dos relatórios de Penna, em 1934, em exames histopatológicos de fígado obtidos por meio de viscerotomia *post mortem* em suspeitos de febre amarela. Registraram-se 41 casos de calazar em 47 mil seções examinadas. Em 1936, Evandro Chagas descreveu o primeiro caso diagnosticado *in vivo* da LV no Brasil. No ano seguinte, Cunha e Chagas estabeleceram o agente etiológico no Brasil pela denominação de *L. donovani chagasi*. Até 1953, somente 43 casos de calazar foram diagnosticados *in vivo* no Brasil, ao passo que mais 300 casos já haviam sido notificados por viscerotomia no Nordeste brasileiro.

Foi realmente no período de 1953 a 1965 que a doença foi plenamente reconhecida como endêmica no Brasil e de maior expressividade na América Latina, destacando-se os focos de Sobral, no Ceará (Aragão, 1953 - 174 casos), de Jacobina, na Bahia (Pessoa, 1955 - 31 casos), do Piauí (Alencar, 1958 - 45 casos) e de Minas Gerais (Martins et al., 1956, descrevem um novo foco). Deane estabeleceu definitivamente a zoonose no Brasil, com estudos dos reservatórios naturais, apontando a importância do cão e da raposa (*Lycalopex vetulus*) na manutenção da endemia nas áreas de maior incidência no Brasil.

ETIOLOGIA

O agente etiológico é um protozoário da família Trypanosomatidae, gênero *Leishmania* e espécies *donovani e Leishmania infantum*. Os critérios genotípicos e fenotípicos para caracterização de espécies e subespécies (Quadro 87.1) identificam as duas espécies mais importantes causadoras de doença no homem: *L. (L.) donovani, L. (L.) infantum*. Na posição taxonômica, pertence ao filo Sarcomastigoplora e à ordem Cinetoplastidae. As diversas espécies do gênero são listadas no Quadro 87.2.

QUADRO 87.1 Critérios para identificação de leishmânia.

Características biológicas:
- Comportamento nos flebótomos.
- Virulência de clones nos roedores.
- Características do cultivo *in vitro*.

Características imunológicas:
- Sorotipagem.
- Reação com anticorpos monoclonais.
- Testes *in vitro* de imunidade cruzada.

Características bioquímicas e moleculares:
- Reatividade com isoenzimas.
- Análise de ácidos graxos.
- Análise com enzima de restrição (fragmento de endonuclease).
- Hibridização de ácidos nucleicos.
- Análise da sequência ribossomal.
- Análise de DNA cinetoplasto (kdna).
- Estrutura da membrana celular (ligação com lecitinas).

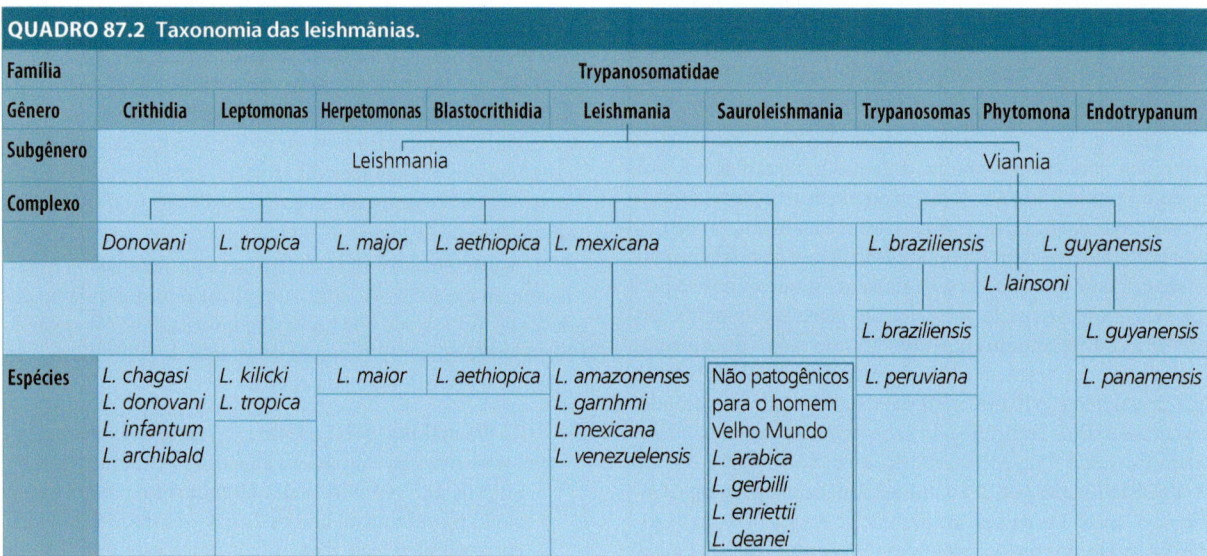

QUADRO 87.2 Taxonomia das leishmânias.

Família	**Trypanosomatidae**								
Gênero	**Crithidia**	**Leptomonas**	**Herpetomonas**	**Blastocrithidia**	**Leishmania**	**Sauroleishmania**	**Trypanosomas**	**Phytomona**	**Endotrypanum**
Subgênero	Leishmania						Viannia		
Complexo	*Donovani*	*L. tropica*	*L. major*	*L. aethiopica*	*L. mexicana*		*L. braziliensis*	*L. lainsoni*	*L. guyanensis*
							L. braziliensis		*L. guyanensis*
Espécies	*L. chagasi* *L. donovani* *L. infantum* *L. archibald*	*L. kilicki* *L. tropica*	*L. maior*	*L. aethiopica*	*L. amazonenses* *L. garnhmi* *L. mexicana* *L. venezuelensis*	Não patogênicos para o homem Velho Mundo *L. arabica* *L. gerbilli* *L. enriettii* *L. deanei*	*L. peruviana*		*L. panamensis*

Fonte: Reproduzido do *Report of a WHO Expert Committee. Control of the Leishmaniasis*, 1990.

MORFOLOGIA E BIOLOGIA

As leishmânias são parasitos intracelulares obrigatórios que se reproduzem dentro do sistema fagocítico mononuclear dos mamíferos suscetíveis. O dimorfismo é característica desse gênero, todavia se admite hoje a possibilidade de três estágios diferentes do parasito.

As formas amastigotas, que em geral são arredondadas, medem de 3 a 6 μ de diâmetro e não têm o flagelo exteriorizado. Nas colorações de Romanovsky, o citoplasma aparece em azul, o núcleo é relativamente grande, excêntrico, e cora-se em vermelho. A estrutura mitocondrial é característica e contém uma quantidade substancial de DNA extranuclear, que aparece organizado em mini ou maxicírculos justanucleares (Figura 87.1). Multiplica-se exclusivamente dentro dos vacúolos de macrófagos por divisão simples.

No trato digestivo do vetor invertebrado (que é o flebótomo, pequeno inseto conhecido como mosquito-palha), as leishmânias se desenvolvem, passando por múltiplos estágios, até atingirem uma forma flagelada denominada promastigota metacíclico, que migra para a probóscida do inseto e, pela regurgitação no repasto sanguíneo dele, é inoculada nos mamíferos. Os promastigotas podem crescer *in vitro* em um número variado de meios de cultivo, multiplicando-se até uma fase estacionária, em que aparecem as formas metaciclogênicas bastante infectantes.

Os promastigotas têm uma forma losangular adelgaçada de 10 a 15 μ, com um longo flagelo na extremidade, que emerge da base, mede de 15 a 28 μ de comprimento e é bastante móvel, impulsionando para a frente o parasito (Figura 87.2). A interação dos promastigotas com os macrófagos, que ocorre no início da infecção, tem sido amplamente estudada. Diversos receptores e substâncias interativas têm sido identificados.

Nos macrófagos *in vitro*, na ausência de soro, o acoplamento do promastigota é mediado pelo receptor de complemento tipo 3 (CR3), o qual é receptor de fibronectina, de frutose/manose e de produtos finais de glicolizações.

Na superfície do parasito, duas moléculas importantes foram identificadas como essenciais para o acoplamento dele ao macrófago: uma protease neutra à glicoproteína 63 (gp63); e uma lipofosfoglicose (LPG). A *Leishmania donovani* somente ativa o complemento em presença de anticorpos. Portanto, uma vez aderida à membrana do macrófago, o parasito é fagocitado, perde o flagelo dentro dos vacúolos parasitóforos, funde-se aos lisossomas e inicia a sua replicação.

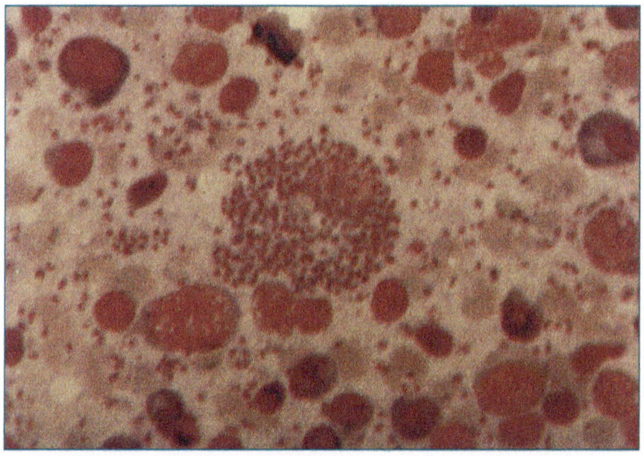

FIGURA 87.1 Formas amastigotas intracelulares em aspirado esplênico corado por Giemsa (1.000×). Paciente Hupes/Bahia.
Fonte: Foto cedida pelo Dr. Fernando Badró (Bahia).

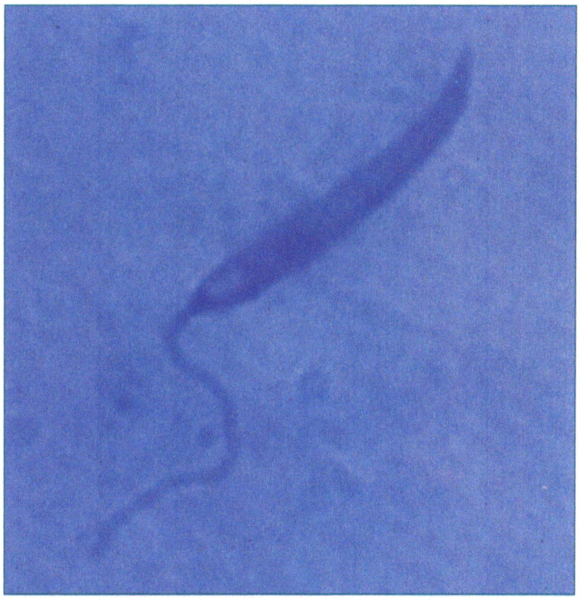

FIGURA 87.2 Forma promastigota de *L. chagasi* corado pelo Giemsa (400×).
Fonte: Foto gentilmente cedida pelo Dr. Jorge Arias, Organização Pan-Americana da Saúde (OPAS).

CICLO EVOLUTIVO

Nos macrófagos, no organismo de mamíferos e acidentalmente no homem, as formas amastigotas se multiplicam, chegando a dezenas de parasitos em uma única célula, até destruí-la. Os protozoários livres são, então, novamente fagocitados ou ingeridos pelos flebótomos ao sugarem o mamífero infectado, ocorrendo no tubo digestivo deles uma série de transformações. Tornam a perder o flagelo e, no epitélio da parede do intestino do inseto, evoluem para uma nova forma flagelar metacíclica que migra até a probóscida do inseto, sendo, então, regurgitados para a corrente sanguínea do mamífero no repasto sanguíneo das fêmeas desse inseto, fechando-se assim o ciclo biológico desses protozoários (Figura 87.3). Recentes investigações revelam que a saliva dos flebótomos contém substâncias que aumentam ou facilitam a infecção das células mononucleares dos mamíferos.

EPIDEMIOLOGIA

As leishmanioses, entre elas o calazar, compreendem uma das sete endemias mundiais de prioridade absoluta da Organização Mundial da Saúde (OMS), em razão do seu caráter endêmico em várias regiões do mundo, afetando 1 a 2 milhões de pessoas por ano e havendo aproximadamente 500 mil novos casos a cada ano.

Estima-se que uma população de aproximadamente 360 milhões de pessoas está exposta ao risco de infecção no globo terrestre. Cerca de 2 milhões se infectam diariamente, perfazendo uma prevalência anual de 12 milhões de pessoas infectadas. Hoje, a OMS reconhece a leishmaniose como um grande problema de saúde pública mundial, sendo notificada por 27 países do dito Novo Mundo e 67 países nos continentes do Velho Mundo. Estima-se que cerca de 90% dos casos de LV ocorrem predominantemente em cinco países (Índia, Bangladesh, Sudão, Brasil e Etiópia).

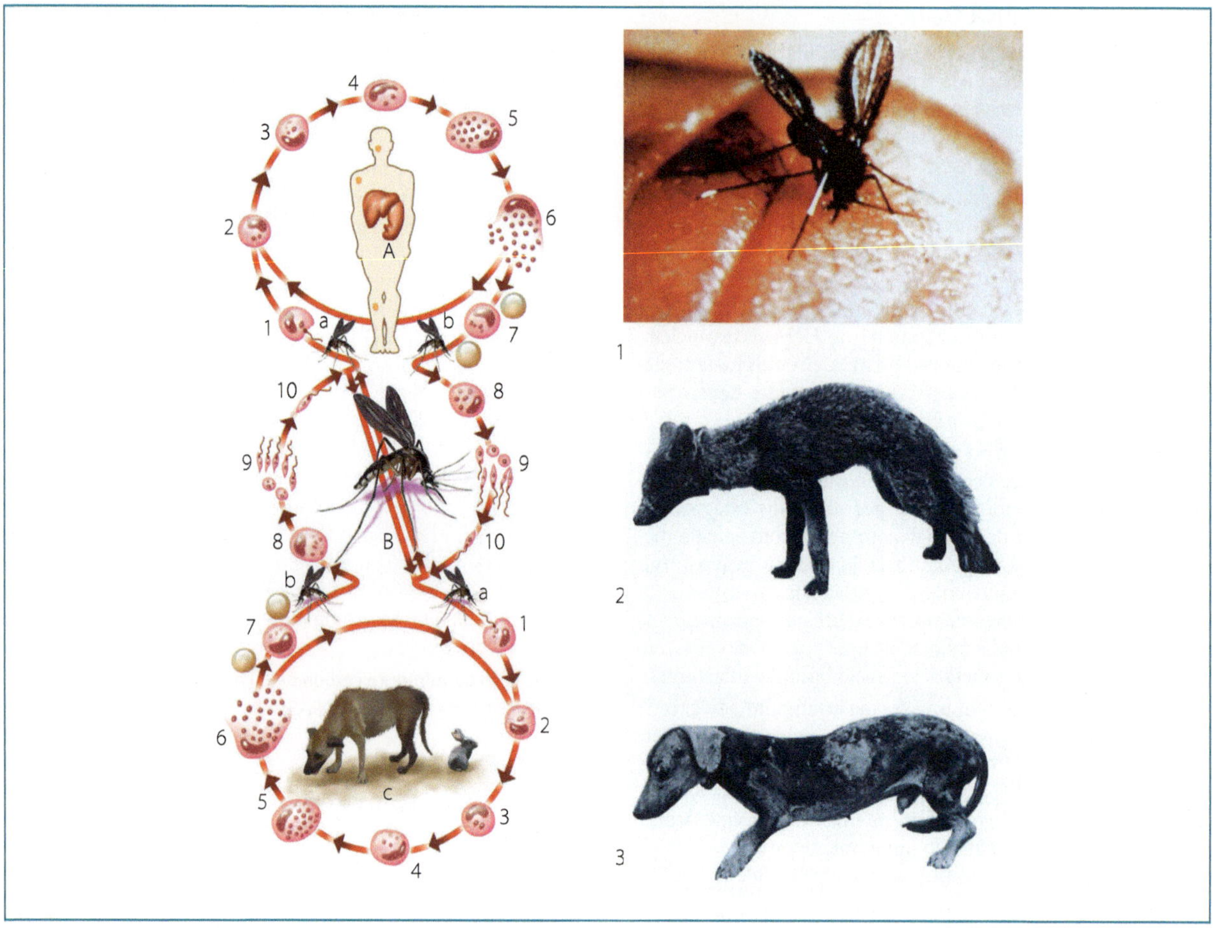

FIGURA 87.3 Ciclo evolutivo e epidemiológico do calazar. A) Hospedeiro humano; B) Vetor (flebótomos); C) Reservatório: 1-5, Leishmania intracelular; 6-8, ruptura das células e invasão de novos macrófagos; 9-10, leptomos (promastigotas desenvolvidas nos flebótomos. 1. *Lutzomyia longipalpis*, vetor mais importante no Brasil; 2. Raposa (*Lycalopex vetulus*) com LV, capturada nos arredores de Sobral, Ceará. Notar o emagrecimento, as unhas compridas, os pelos eriçados e a paresia do trem posterior (Deane, 1956); 3. Cão com LV, proveniente de Sobral, Ceará (Deane, 1956).

DISTRIBUIÇÃO GEOGRÁFICA

As leishmanioses são encontradas nos cinco continentes e representam doenças endêmicas em 102 países. Anualmente se registram cerca de 1,3 milhões de casos novos com cerca de 20.000 a 30.000 mortes anuais.

Calazar no Velho Mundo

É no Velho Mundo que o calazar ainda tem a sua maior incidência, a despeito de uma dramática redução no número de casos em decorrência das massivas campanhas nacionais e internacionais de erradicação da malária. Hoje, reconhecem-se dois tipos de focos. A doença é tipicamente conhecida como uma antroponose. Todavia, são identificadas várias áreas onde não só o homem é reservatório da *L. donovani*, mas também reservatórios silvestres já foram identificados.

Américas

A leishmaniose visceral americana assemelha-se ao calazar do Mediterrâneo, sendo predominantemente uma zoonose de áreas rurais e ocorrendo mais em crianças. A espécie identificada endemicamente é a *L. chagasi*, sendo a *L. longypalpis* o vetor incriminado nos seis países em que a doença ainda é ativamente registrada: Brasil (90% dos casos), Colômbia, Venezuela, Bolívia, El Salvador e Honduras. Vários reservatórios têm sido identificados, entre o ano de 2001 e 2017, 59.769 casos foram registrados nas Américas.

As raposas das espécies *Dusicyon* (*Lucalopex*) *vetulus* e *Cerdocyon thous* e o cão (todas as espécies) são importantes fontes de infecção dos transmissores no Brasil, em virtude do intenso parasitismo cutâneo verificado em várias áreas endêmicas estudadas. Todavia, o *Dedelphis albeventris* (o gambá) tem sido encontrado naturalmente infectado no Brasil e na Colômbia com a *L. chagasi*. No Brasil, a doença continua em franca expansão, sobretudo com as epidemias urbanas recentemente registradas no Rio de Janeiro, em Teresina, Natal, São Luís e na Bahia. No período entre 2001 e 2007, foram registrados 22.971 casos.

Os focos de maior endemicidade são registrados na Bahia, no Ceará, no Piauí, no Rio Grande do Norte e em São Luís do Maranhão. A LV é tipicamente uma endemia rural, com aspectos epidemiológicos de transmissão domiciliar e peridomiciliar.

De 2011 até 2017, o Brasil registrou 25.519 casos de Leishmaniose visceral de acordo com o DATASUS.

A LV é mais frequente no sexo masculino (60%) e em crianças menores de 5 anos (45%). Estudos prospectivos no foco de Jacobina (Bahia) revelam uma prevalência de 3,1% em crianças abaixo de 15 anos de idade, com uma incidência anual de 4,3 casos/1.000 crianças; 60% dos casos são em crianças abaixo de 5 anos de idade. Estudo similar no Ceará revela uma incidência anual de 4,6%, chamando atenção para a elevada incidência de casos novos em famílias com relatos de casos anteriores. A infecção canina pela *L. chagasi* tem uma prevalência elevada em vários municípios do Nordeste brasileiro, com taxas de positividade com variação de 5 a 25%.

Diversas tentativas de classificação de tipos epidemiológicos têm sido sugeridas desde a descoberta do calazar. São descritos cinco tipos epidemiológicos; indiano, mediterrâneo, sudanês, chinês e sul-americano (Quadro 87.3). O indiano se caracteriza por ter o homem como único reservatório identificado, havendo elevada frequência da leishmaniose dérmica pós-calazar. É uma doença de adultos jovens. O principal transmissor é o *P. argentipes*. Corresponde ao tipo endemoepidêmico de Maruashvilli, no qual o homem é a principal fonte de infecção do transmissor. O sudanês, embora seja uma zoonose com reservatórios animais identificados, tais como os carnívoros *Geneta senegalensis, Felis serval* e os roedores *Arvicanthis niloticus* e *Acomys albigena*, é uma doença de adultos jovens. O *P. orientalis* é o vetor incriminado. A característica é a ocorrência de graves epidemias. Na África, ocorre também um tipo endêmico, em que a infecção surge principalmente em crianças. É uma zoonose de roedores, e o *P. martini* é o transmissor. O tipo mediterrâneo é o calazar das regiões do Norte da África e do litoral mediterrâneo europeu, zoonose que afeta crianças, tendo o cão como principal reservatório. O *P. perniciosus* é o vetor da *L. infantum* e corresponde ao tipo urbano endêmico de Maruashvilli. O tipo chinês ou asiático apresenta padrões complexos, como já descritos, com comportamentos do tipo epidêmico e do tipo endêmico do mediterrâneo. O tipo americano ocorre predominantemente no Brasil e assemelha-se ao tipo mediterrâneo, no qual a doença é predominantemente de crianças e o cão é o principal reservatório. A prevalência maior é no sexo masculino, como já mencionado. Atualmente, a urbanização é um fenômeno que tem modificado as características epidemiológicas, registrando-se surtos epidêmicos, sendo a doença prevalente tanto em crianças como em adultos jovens, correspondendo ao tipo urbano-endêmico de Maruashvili. Do ponto de vista didático, pode-se classificar o calazar em três tipos fundamentais, sumariados no Quadro 87.4.

PATOLOGIA DA LEISHMANIOSE VISCERAL

As reações teciduais decorrentes de infecção por cepas viscerotrópicas de Leishmania são a expressão patológica do inter-relacionamento entre o agente e o hospedeiro. Assim, em consequência da infecção, ocorre uma resposta tecidual que pode refletir várias escalas de um espectro. Em um dos polos (hiperérgico), o sistema micro e macrofágico do hospedeiro é capaz de destruir as leishmânias e resolver o processo inflamatório reacional. No outro polo (anérgico), a doença se desenvolve com manifestações sistêmicas exuberantes (curso agudo ou crônico), existindo formas intermediárias de reação dentro desses polos (formas oligossintomáticas). Estudos genéticos em modelos experimentais em camundongos indicam a existência de um gene autossômico situado no cromossoma 1, o qual confere resistência a espécies C5BL e não existe nas espécies Balb/c, sensíveis a infecções pela *L. donovani*. Essas evidências sugerem a possibilidade de existência de mecanismos genéticos que determinam a suscetibilidade à infecção pela *L. donovani*, segregando os indivíduos em sensíveis e resistentes.

De modo geral, o quadro anatomopatológico da LV é semelhante nas diferentes áreas endêmicas, embora do ponto de vista clínico ocorram particularidades relacionadas às características dos diferentes ecossistemas.

A LV se caracteriza pelo comprometimento do sistema reticuloendotelial (SRE), em que os parasitos permanecem, multiplicam-se e disseminam-se. Reagindo ao parasitismo, o SRE exibe hipertrofia e hiperplasia. Deve-se ressaltar que a infecção ou doença é debelada por meio de uma ativação efetiva de suas células.

Além da reatividade do SRE, o interstício dos diferentes órgãos também participa de maneira importante no processo, com modificações dos seus componentes celulares, fibrilares, da matriz extracelular, além do infiltrado inflamatório (linfócitos, plasmócitos) e da reatividade vascular. Os sinais e sintomas da doença plenamente manifesta são mais pronunciados nos órgãos cujo SRE é mais proeminente, como fígado, baço e medula óssea.

QUADRO 87.3 Espécies do gênero Leishmania, reservatório e vetores transmissores.

Espécies	Distribuição geográfica	Reservatórios	Vetor	Espectro patogênico
L. donovani	Índia	Homem	*P. argentipes*	LV, PKDL
L. d. infantum	Mediterrâneo, Oriente Médio, Rússia	Cão, raposa e chacal	*P. perniciosus* *P. ariasi* *P. perfiliewl*	Visceral
L. d. chagasi	América Latina	Raposa, cão	*L. longipalpis*	Visceral
L. d. archibaldi	África, Sudão, Chade, Etiópia	Carnívoros, roedores, ratos	*P. langeroni*	Visceral Mucocutânea
L. donovani sp	África (Quênia, Etiópia, Somália) Itália (Bologna)	Homem, roedores	*P. martini* *P. celiae* *P. vansomeranae*	Visceral PKDL

PKDL: Leishmaniose dérmica pós-calazar (post-kala-azar dermal leishmaniose).

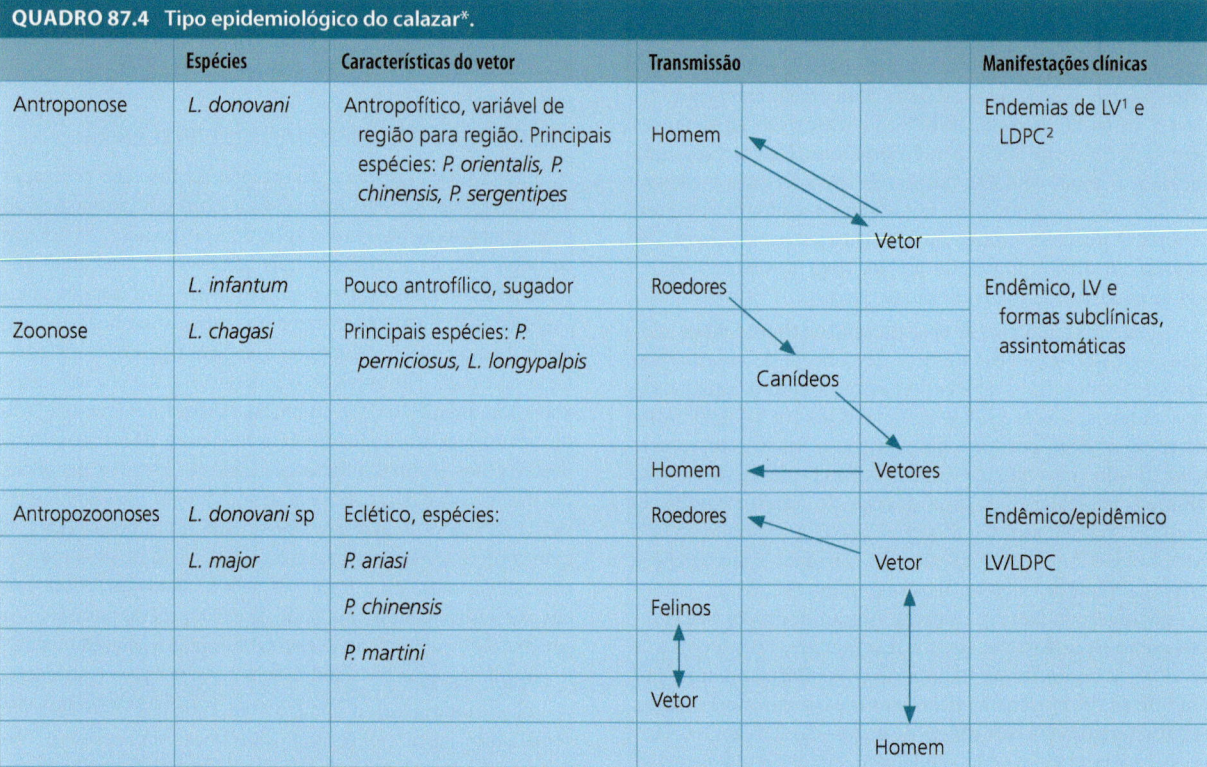

QUADRO 87.4 Tipo epidemiológico do calazar*.

	Espécies	Características do vetor	Transmissão			Manifestações clínicas
Antroponose	*L. donovani*	Antropofítico, variável de região para região. Principais espécies: *P. orientalis, P. chinensis, P. sergentipes*	Homem			Endemias de LV[1] e LDPC[2]
					Vetor	
	L. infantum	Pouco antrofílico, sugador	Roedores			Endêmico, LV e formas subclínicas, assintomáticas
Zoonose	*L. chagasi*	Principais espécies: *P. perniciosus, L. longypalpis*		Canídeos		
			Homem		Vetores	
Antropozoonoses	*L. donovani* sp	Eclético, espécies:	Roedores			Endêmico/epidêmico
	L. major	*P. ariasi*			Vetor	LV/LDPC
		P. chinensis	Felinos			
		P. martini				
			Vetor			
					Homem	

1 = Leishmaniose visceral; 2 = Leishmaniose dérmica pós-calazar.
*Quadro sumarizando tipos epidemiológicos da LV, considerando a espécie, a mais frequente apresentação clínica e os aspectos ecológicos descritos.

ALTERAÇÕES HISTOPATOLÓGICAS NO PONTO DE INOCULAÇÃO

O local onde penetra o promastigota na pele, em geral, é inaparente nos pacientes que desenvolvem LV; todavia, podem-se produzir localmente resposta inflamatória aguda, marginação e exsudação de polimorfonucleares, neutrófilos e eosinófilos. Fatores humorais interferem no processo, com ativação do sistema complemento. Este, ativado, é capaz de lisar formas promastigotas livres, enquanto outras penetram em neutrófilos e eosinófilos que as fagocitam, destruindo os parasitos previamente opsonizados pelo complemento e mais tarde por anticorpos (IgG específico). Macrófagos residentes ou recrutados, não ativados, fagocitam os parasitos, porém têm pequena ação leishmanicida. Assim, as formas amastigotas sobrevivem e multiplicam-se no interior dos vacúolos fagocíticos. Moléculas de superfície das leishmânias, como LPG e GP63, protegem as formas amastigotas da lise nos fagolisossomas, inibindo os mecanismos oxidativos e enzimas lisossomais. Enzimas como a fosfatase ácida, presente na superfície do parasito, bloqueiam a produção de metabólitos oxidativos, favorecendo a permanência de amastigotas nos macrófagos. Se a endocitose dos parasitos é mediada por receptores para manose-fucose ou para fibronectina, a sua destruição é facilitada, ao contrário do que ocorre quando os parasitos opsonizados pelo complemento penetram nos macrófagos via receptores CR1 e CR3, porque induzem fracamente os superóxidos do metabolismo oxidativo. Se o hospedeiro mostra uma resposta com um perfil de citocinas tipo TH1, os macrófagos ativados apresentam uma grande capacidade de destruir as leishmânias do foco inflamatório no ponto de inoculação, com resolução do processo. Entretanto, se a resposta é preferencialmente estruturada com o perfil de linfocinas tipo TH2, as leishmânias escapam do ponto de inoculação e são carregadas pelos macrófagos para todo o organismo, com colonização preferencial dos órgãos ricos no SRE. As formas amastigotas desaparecem no ponto de inoculação, assim como a reação inflamatória.

PATOLOGIA DO FÍGADO

O comprometimento do fígado na LV se faz segundo padrões que refletem o tipo de resposta imune do hospedeiro junto à parasitose, não podendo ser descartada uma possível influência da espécie de Leishmania viscerotrópica infectante.

Assim, haveria um padrão típico de envolvimento hepático, habitualmente observado nos pacientes com a doença plenamente manifesta (forma aguda ou crônica), com o quadro clínico de hepatoesplenomegalia febril, pancitopenia e hipergamaglobulinemia.

Os aspectos macroscópicos do fígado descritos em necrópsias efetuadas no Velho e no Novo Mundo caracterizam um aumento significativo do órgão, que ocupa uma grande proporção da cavidade abdominal, deslocando outras vísceras de sua topografia habitual. Apesar da hepatomegalia, há manutenção da consistência e das características regulares das bordas, sendo lisa a superfície externa. Cortes incidentes revelam preservação da lobulação com superfície discretamente amarelada (esteatose) ou superfície congesta com pontilhado avermelhado (Figura 87.4).

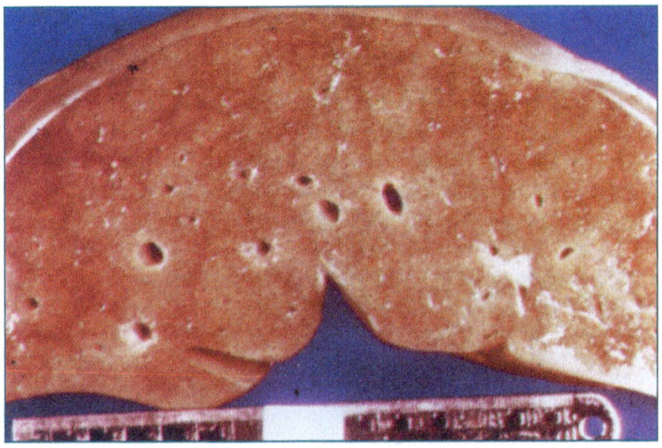

FIGURA 87.4 Fígado: aspecto macroscópico característico com preservação da arquitetura, congestão e esteatose.
Fonte: Acervo da autoria.

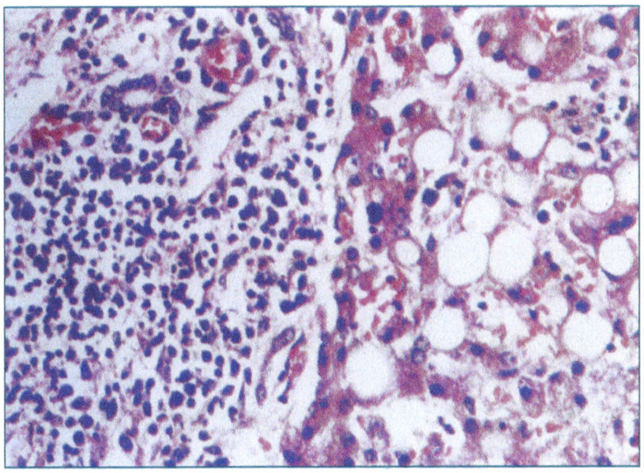

FIGURA 87.5 Fígado: padrão típico – hiperplasia, hipertrofia e parasitismo das células de Kupffer. Esteatose de hepatócitos. Espaço-porta com infiltrado inflamatório mononuclear. HE. AO ×400.
Fonte: Acervo da autoria.

O aspecto microscópico do fígado apresenta quatro padrões de lesões morfológicas: 1 – Padrão típico, relacionado à fase mais sintomática, plenamente manifesta e doença disseminada. 2 – Padrão nodular, granulomatoso visto nos casos de boa resposta imune do hospedeiro. 3 – Padrão fibrogênico, caracterizado por fibrose intralobular multifocal ou difusa, configurando a *cirrose de Rogers*. 4 – Padrão reacional, em geral concomitante a quadros de sepse, por infecções bacterianas secundárias.

O padrão típico revela hipertrofia e hiperplasia difusa das células de Kupffer, cujo volume, com frequência, se aproxima ou ultrapassa o dos hepatócitos. Muitas dessas células têm citoplasma preenchido por numerosas formas amastigotas de Leishmania. Observam-se, também, focos de infiltrado linfoplasmocitário intralobular e nota-se uma moderada expansão dos espaços-porta por infiltrado de linfócitos, plasmócitos e macrófagos, alguns parasitados. Em geral, a placa limitante lobular e os dutos biliares estão conservados. Os hepatócitos, em geral, exibem leve ou moderado grau de tumefação, esteatose (macro e microgoticular) de grau de intensidade variável, discreta atividade regenerativa, raramente sendo vista necrose de células isoladas (Figura 87.5).

A reação imuno-histoquímica com anticorpo policlonal específico mostra grande quantidade de material antigênico particulado no citoplasma de células de Kupffer, de macrófagos portais e também livre no estroma portal e no espaço de Disse. Neste, também estão presente IgM, IgG e IgA.

À microscopia eletrônica, constata-se a intensa ativação das células de Kupffer com um aparelho fagocítico proeminente, tendo os vacúolos fagocíticos formas amastigotas íntegras e em desintegração. As células de Ito, em geral, não exibem sinais de ativação (Figura 87.6).

O padrão nodular é caracterizado histologicamente pela presença de agregados de células inflamatórias (linfócitos T e B, macrófagos e plasmócitos) na intimidade dos lóbulos hepáticos e nos espaços-porta (Figuras 87.7 e 87.8). Não há predileção por qualquer das zonas acinares. Às vezes, os nódulos esboçam aspecto granulomatoso, que é nítido em animais experimentais. As formas amastigotas, em geral, são escassas, difíceis de serem visualizadas no centro dos nódulos. Há discreta ou moderada hipertrofia e hiperplasia de células de Kupffer, que não mostram formas amastigotas no citoplasma. Nos espaços portais sem nódulos, há discreto infiltrado de linfócitos, macrófagos e plasmócitos. Os espaços de Disse, em geral, não apresentam alterações significativas, surpreendendo-se apenas pequenas áreas com fibras reticulínicas de aspecto ramificado.

O diagnóstico etiológico de certeza, em virtude da escassez dos parasitos, pode ser feito por reação imuno-histoquímica, microscopia eletrônica ou métodos de biologia molecular.

Tem-se encontrado o padrão nodular nas seguintes situações: pacientes com quadro clínico-laboratorial e epidemiológico sugestivo de LV, mas com pesquisa e/ou cultura de Leishmania negativas na medula óssea; pacientes oligossintomáticos (subclínicos); pacientes após tratamento específico para leishmaniose, que apresentam regressão parcial dos sintomas e hamsters inoculados que controlam parcialmente a doença, não desenvolvendo a forma típica disseminada.

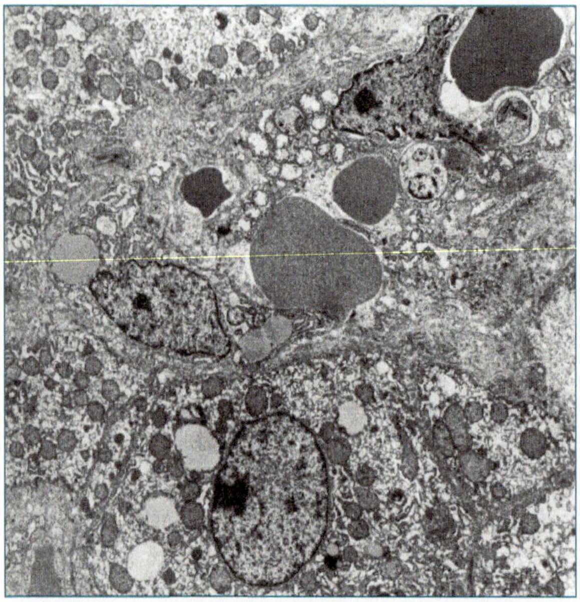

FIGURA 87.6 Fígado: padrão típico – formas amastigotas fagocitadas por célula de Kupffer. Hepatócito com esteatose. Microscopia eletrônica. AO × 14.000.
Fonte: Acervo da autoria.

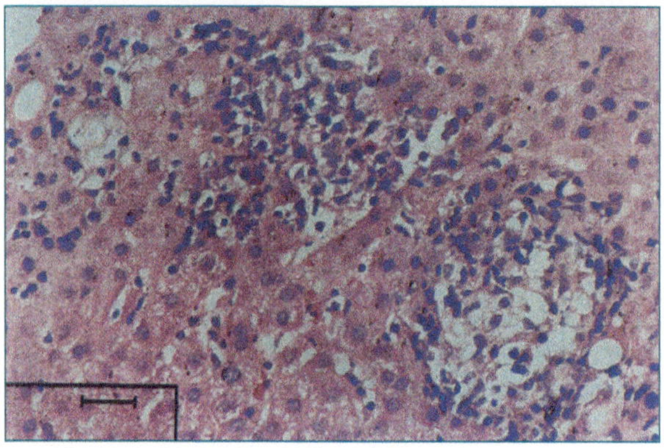

FIGURA 87.7 Fígado: padrão nodular – agregado de células mononucleadas no parênquima. HE. AO × 400.
Fonte: Acervo da autoria.

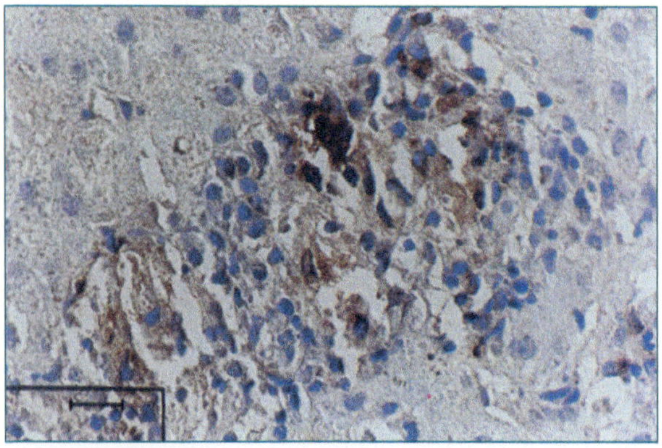

FIGURA 87.8 Fígado: padrão nodular – reação imuno-histoquímica para Leishmania revelando material antigênico particulado fortemente positivo no nódulo intralobular. HE. ABC × 400.
Fonte: Acervo da autoria.

- Considera-se que o padrão nodular representa uma resposta tecidual do hospedeiro mais eficaz contra o parasito, no sentido de controlar a infecção e evoluir para a cura.

O padrão fibrogênico (Figura 87.9) tem como aspecto principal a ampliação do espaço de Disse, com aumento da trama reticulínica e proliferação de feixes colágenos. Essa ampliação é irregular, sem distribuição preferencial nos lóbulos, ocorrendo em múltiplos focos, em graus variados de intensidade. As células de Kupffer revelam discreta ou moderada hipertrofia e hiperplasia com parasitismo ocasional por formas amastigotas. Nota-se, também, discreto infiltrado mononuclear portal e intralobular. Os hepatócitos, geralmente, estão bem preservados, com ocasional aumento de grânulos lipofuscínicos. Por meio de estudo estrutural, é possível caracterizar qualitativa e quantitativamente (análise morfométrica) as alterações perissinusoidais, ressaltando-se o papel da matriz extracelular e das células de Ito no processo. Por reações imuno-histoquímicas, identifica-se material antigênico relacionado às leishmânias no citoplasma de células de Kupffer e no espaço perissinusoidal, onde também ocorrem depósitos de IgG, IgM e IgA.

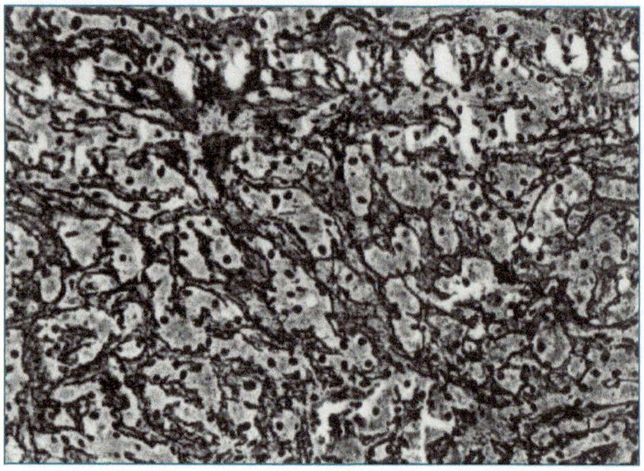

FIGURA 87.9 Fígado: padrão fibrogênico – espaços de Disse ampliados por aumento da trama reticulínica com aspecto ramificado. Reticulina. HE. AO × 400.
Fonte: Acervo da autoria.

Ocasionalmente no Brasil, e com maior frequência no calazar indiano, casos de LV de longa duração desenvolvem fibrose hepática intralobular difusa, semelhante àquela da lues congênita, sem fibrose portal, sem nódulos regenerativos. A fibrose ocorre nos espaços de Disse e entre os hepatócitos, isolando-os. Na literatura, tal quadro é também conhecido como "cirrose de Rogers" (Figuras 87.10 e 87.11). Embora os pacientes apresentem hipertensão portal e insuficiência hepática, os achados histológicos não preenchem os critérios definidos para uma verdadeira cirrose. É importante assinalar que é possível haver regressão total dessa fibrose difusa após o tratamento da LV.

A hipertrofia e a hiperplasia das células de Kupffer decorrentes da estimulação antigênica persistente poderiam conduzir a alteração da microcirculação no sinusoide e no espaço perissinusoidal, levando a dificuldades de circulação de fluidos e comprometimento do mecanismo de mensagem endotelial, propiciando estase original com ampliação do espaço de Disse. Pode haver distúrbio na produção de colagenases e outras enzimas responsáveis pelo catabolismo do colágeno, resultando em desequilíbrio de sua produção/degradação.

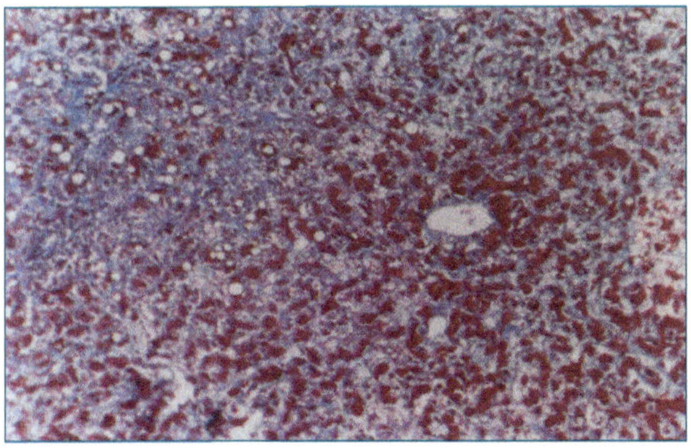

FIGURA 87.10 Fígado: fibrose intralobular difusa, circundando cada hepatócito. Masson. AO × 200.
Fonte: Acervo da autoria.

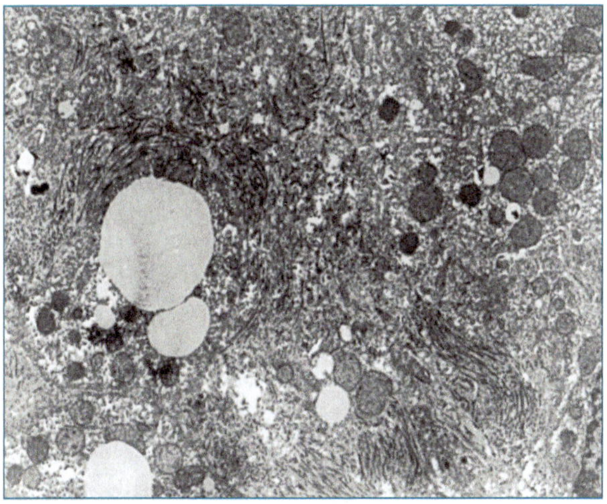

FIGURA 87.11 Fígado: fibrose intralobular difusa penetrando entre os hepatócitos e isolando-os. Microscopia eletrônica. AO × 14.000.
Fonte: Acervo da autoria.

- A produção excessiva de fibronectina no espaço perissinusoidal, funcionaria como um fator estimulador da fibrogênese.
- Por outro lado, pode ocorrer liberação do fator de crescimento para ativação das células de Ito e consequente fibroplasia. Ainda a secreção de monocinas e prostaglandinas favorecem a migração e proliferação das células de Ito.

Estudos de biópsias hepáticas de 18 casos de LV no Sudão, antes do tratamento e uma semana depois dele, descreveram várias alterações parenquimatosas que se correlacionaram com evidências bioquímicas de disfunção do fígado e que melhoraram após o tratamento.

Deve-se lembrar que há relatos de comprometimento grave do fígado na LV. Assim, há descrição de hepatite aguda como primeira manifestação da doença, com necrose hemorrágica e granulomas inespecíficos, sem demonstração do agente ou seus produtos na lesão. Ressalte-se que o paciente foi curado por tratamento com antimonial. Caso de hepatite fulminante foi relatado, porém sem comprovação por biópsia.

Deve-se ainda considerar que o hepatócito, ocasionalmente, pode ser parasitado por formas amastigotas de Leishmania (Figura 87.12). Foram surpreendidos focos de endocitose do parasito ao lado de formas amastigotas com morfologia bem preservada no citoplasma dos hepatócitos. Isso leva à suposição de que os hepatócitos e as células de Kupffer poderiam representar um reservatório para posterior recrudescência da doença.

O padrão nodular, observado com mais frequência nos indivíduos oligossintomáticos, necessita de estudos mais aprofundados para melhor entendimento do processo. Para diagnosticá-lo, deve-se ter familiaridade com os aspectos subclínicos da LV, sendo necessária a biópsia hepática com pesquisa do agente por meio de metodologia mais específica (imuno-histoquímica, microscopia eletrônica ou técnicas de biologia molecular).

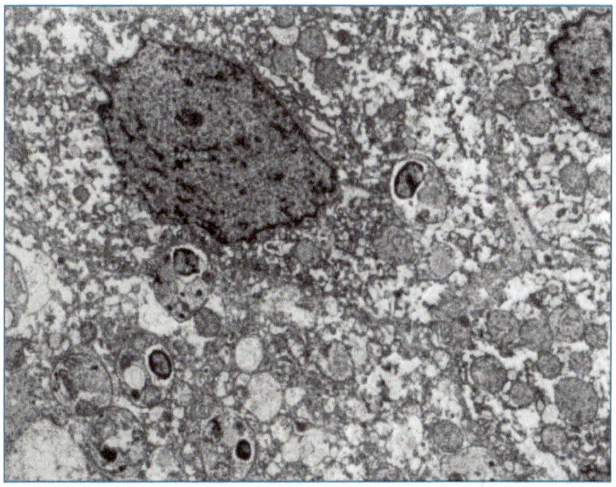

FIGURA 87.12 Fígado: forma amastigota penetrando no hepatócito e no citoplasma dele. Microscopia eletrônica. AO × 22.400.
Fonte: Acervo da autoria.

O padrão fibrogênico, observado em pacientes com a doença de longa duração ou após o tratamento da parasitose, demanda estudos posteriores para possibilitar melhor relacionamento de suas causas e de sua evolução.

O fígado pode exibir, ainda, na vigência da LV, aspecto reacional às infecções, principalmente as septicemias. Também nos casos graves de evolução fatal, podem ser observadas áreas de necrose centrolobular consequentes do choque.

Ocasionalmente, podem ser encontradas no homem áreas de amiloidose sinusal que é mais intensa e difusa em animais experimentais.

PATOLOGIA DO PULMÃO

Pneumonite intersticial

Há muitos relatos na literatura referindo a tosse como um sintoma muito frequente na LV. Os sintomas respiratórios verificados, na maioria das vezes, eram atribuídos às broncopneumonias bacterianas ou às pneumonias virais que com frequência complicam a doença.

Uma revisão mais detalhada dos relatos clínicos permite caracterizar um tipo de tosse seca, persistente, que surge em geral com o início dos sintomas, prolonga-se durante o período de estado e desaparece com a cura da LV. Um quadro histopatológico de pneumonite intersticial foi descrito inicialmente em necrópsia e posteriormente encontrado em paciente na fase ativa da doença. Apesar de pouco estudado, é frequente o comprometimento pulmonar, com quadro histopatológico típico de pneumonia intersticial, sobretudo em associação com HIV. Estudo de casos de necrópsia de vítimas de leishmaniose visceral (LV) revelou uma incidência de 76,9% de pneumonia intersticial. O exame macroscópico mostra os pulmões aumentados de volume, congestos, com uma consistência mais elástica do que a habitual. Os cortes incidentes revelam acentuação da lobulação, com proeminência do interstício axial (Figura 87.13). Esse aspecto pode ou não ser acompanhado de áreas de broncopneumonia.

O exame histopatológico dos pulmões demonstra septos interalveolares espessados por infiltrado inflamatório constituído de macrófagos, linfócitos e plasmócitos, aumento de células intersticiais com vacúolos de gordura, congestão de capilares septais e leve grau de edema. O espessamento septal é multifocal, não tendo predileção por qualquer área específica do parênquima, sendo irregularmente distribuído e mostrando intensidade variada nas diferentes áreas acometidas. Notam-se, também, focos de fibrose septal fina, de distribuição irregular (53,8%). Os pneumócitos I e II, em geral, não exibem alterações significativas, a não ser que estejam associadas broncopneumonias bacterianas ou pneumonias virais.

Apesar da frequência do comprometimento septal na doença, as formas amastigotas de Leishmania são visualizadas em apenas 30% dos casos; e mesmo quando identificadas aparecem em pequeno número no citoplasma de macrófagos ou livres na luz de alvéolos. A etiologia leishmaniótica do processo pode ser confirmada por reação imuno-histoquímica utilizando-se anticorpo policlonal específico para leishmânias. Assim, identificou-se material antigênico particulado no citoplasma de macrófagos, livre no interstício septal ou corando as formas amastigotas, quando presentes (Figura 87.14). Deve-se assinalar que os casos de LV sem aspecto histológico de pneumonite não revelam material antigênico intersticial.

Supõe-se que a persistência do material antigênico nos septos interalveolares promova o processo inflamatório regional, despertando uma reatividade dos elementos celulares intersticiais (especialmente as células armazenadoras de gordura), bem como das fibrilas e da matriz extracelular. A organização do processo levaria aos focos de fibrose septal.

O estado da dinâmica do envolvimento septal pulmonar na LV em hamsters infectados com cepas viscerotrópicas de *L. (L) donovani* e *L. (L) infantum* revelou que a pneumonia intersticial desenvolve-se em 85% dos animais infectados, evoluindo em três fases: uma fase inicial, exsudativa e fugaz, na qual os septos estão espessados por exsudação de neutrófilos; uma fase celular (semelhante à vista no homem) e uma fase de fibrose septal. Esses achados foram também verificados em cães naturalmente infectados de áreas endêmicas. A frequência de pneumonia intersticial nesses animais foi de 80,5%.

Broncopneumonia

Constitui-se na infecção secundária mais frequente observada nos pacientes com LV, representando a causa mais importante de óbito na doença. Os agentes etiológicos bacterianos dessas broncopneumonias não diferem dos agentes que acometem os pacientes imunocompetentes.

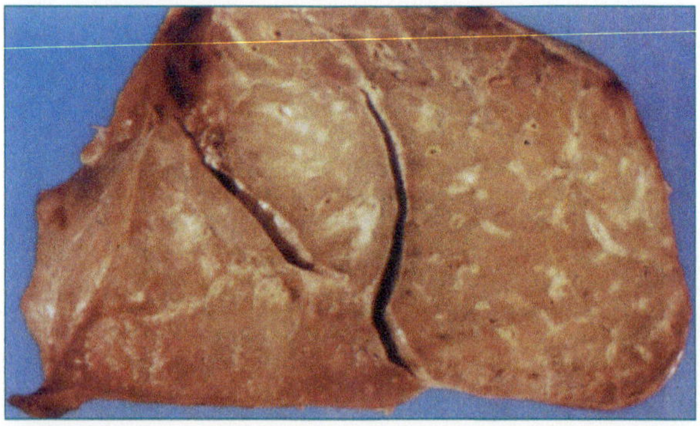

FIGURA 87.13 Pulmão: aspecto macroscópico da pneumonia intersticial.

Fonte: Acervo da autoria.

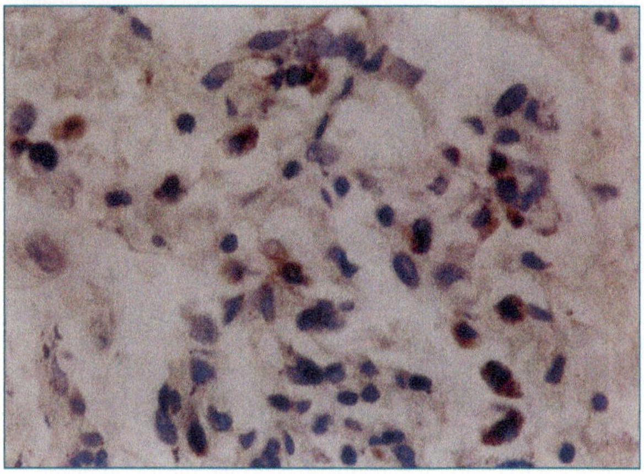

FIGURA 87.14 Pneumonia intersticial: imunomarcação positiva para antígenos de Leishmania e macrófagos e no interstício dos septos interalveolares. ABC × 400. AO × 400.

Fonte: Acervo da autoria.

PATOLOGIA DO RIM

Vários autores já descreveram alterações anatomopatológicas renais em pacientes com LV.

Anormalidades da função renal têm sido demonstradas em doentes com LV, em geral traduzidas por proteinúria, hematúria macroscópica, aumento da excreção de proteína urinária em 24 horas, bem como aumento de ureia e creatinina no soro, com diminuição do *clearance* de creatinina.

Na maioria dos casos, os sintomas regrediram após o tratamento antiparasitário.

O exame macroscópico dos rins nos casos que evoluíram para óbito não revela alterações expressivas, podendo ser observados, no entanto, aumento de volume e congestão do órgão. A análise histológica dos rins constata quadro de nefrite intersticial, que é observada em praticamente todos os casos de necrópsia (Figura 87.15). A intensidade da nefrite intersticial varia desde casos muito discretos, passando por graus intermediários, até aqueles em que o infiltrado inflamatório é denso e intenso. As alterações do interstício renal são representadas por edema e infiltrado de plasmócitos, macrófagos e linfócitos. Tal infiltrado tende a uma disposição multifocal, com predomínio de localização em torno de pequenos vasos na cortical renal. As formas amastigotas de Leishmania são raramente encontradas, mesmo quando da utilização de colorações específicas que facilitam a visualização dos parasitos. Por outro lado, material antigênico relacionado às leishmânias é encontrado na intimidade dos focos inflamatórios, no citoplasma de macrófagos ou livres na matriz extracelular do interstício (Figura 87.16). Não são observados aspectos de vasculite, agressão da membrana basal ou do epitélio tubular pelo infiltrado inflamatório.

O comprometimento inflamatório intersticial é também observado em cães naturalmente infectados e em hamsters e cães inoculados experimentalmente com cepas viscerotrópicas de Leishmania.

Acidificação urinária foi vista em 66% de pacientes com LV, indicando acidose tubular incompleta, provavelmente de tipo distal, a qual foi relacionada com a nefrite intersticial.

Nefrite intersticial é encontrada em necrópsias de pacientes tratados para a parasitose e também em casos não tratados. Estudo da correlação clinicopatológica da nefrite intersticial demonstrou que os pacientes que evoluíram para insuficiência renal aguda têm alguma condição associada que leva à isquemia renal.

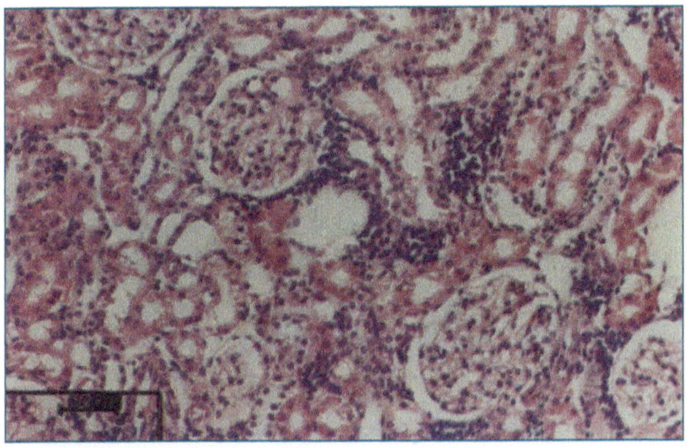

FIGURA 87.15 Nefrite intersticial com infiltrado mononuclear multifocal em cortical renal. HE. AO × 200.
Fonte: Acervo da autoria.

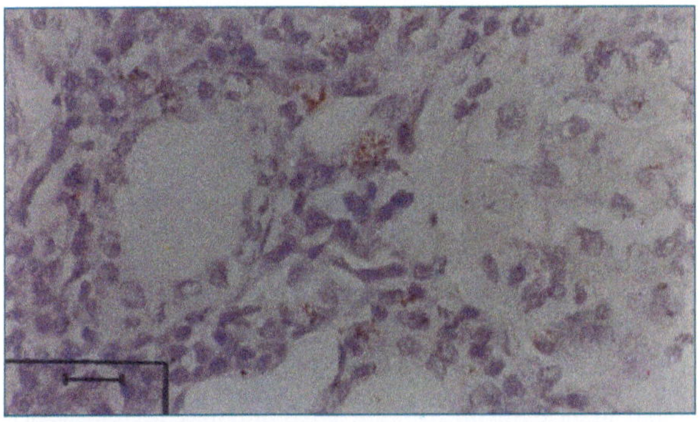

FIGURA 87.16 Nefrite intersticial revelando material antigênico relacionado à Leishmania no citoplasma de macrófagos e livre no interstício. Reação imuno-histoquímica ABC. AO × 400.
Fonte: Acervo da autoria.

Em geral, o comprometimento dos glomérulos na LV humana é mais discreto que o envolvimento intersticial, podendo ocorrer nefrite intersticial e insuficiência renal aguda sem qualquer alteração glomerular.

Os glomérulos, em casos de biópsia ou necrópsia, mostram-se normais ou moderadamente aumentados de volume, com hipertrofia e hiperplasia das células mesangiais, além de espessamento membranoso, fibrilar ou hialino da matriz mesangial. Em geral, não se notam alterações significativas da membrana basal glomerular. Há deposição de IgG, IgM, IgA, complemento e fibrinogênio no mesângio e, à microscopia eletrônica, foram observados pequenos depósitos na matriz mesangial, na membrana basal junto à matriz e por vezes subendoteliais e subepiteliais.

Em hamsters experimentalmente infectados por via intraperitoneal, verificou-se, por meio de estudo morfométrico e ultraestrutural, que as células mesangiais exibem profunda hiperplasia até determinado pico, a partir do qual começam a declinar, ao mesmo tempo em que surgem depósitos de amiloide no mesângio, sem comprometimento importante da membrana basal.

Outros estudos experimentais da patologia descrevem uma glomerulonefrite mesangioproliferativa com comprometimento da membrana basal glomerular e grande quantidade de imunocomplexos depositados nos glomérulos.

PATOLOGIA DO BAÇO

A reatividade do sistema reticulo-endotelial (SRE) e a congestão dos sinusoides são responsáveis pela esplenomegalia da LV.

O exame macroscópico do órgão demonstra acentuado aumento de volume, consistência firme, cápsula tensa com espessamentos focais. Os cortes incidentes evidenciam polpa vermelha bastante congesta e polpa branca pouco proeminente. Quando de concomitância de processo infeccioso bacteriano septicêmico associado, nota-se aspecto friável da polpa vermelha, que se mostra difluente. O aspecto histológico mais proeminente visto à necrópsia diz respeito à intensa hipertrofia e hiperplasia do SRE, com macrófagos, em geral densamente parasitados por formas amastigotas (Figura 87.17). Há congestão significativa dos sinusoides e os cordões de Bilroth evidenciam importante plasmocitose.

A polpa branca exibe diminuição de densidade celular linfocitária, particularmente nas zonas T-dependentes, e polimorfismo celular. Esse aspecto decorre de diminuição seletiva de linfócitos T, com surgimento de plasmócitos e macrófagos, estes últimos por vezes parasitados. Ocasionalmente, notam-se focos de amiloide depositados na polpa branca e/ou nos sinusoides.

Estudos sequenciais em hamsters inoculados com *L. (L.) chagasi* mostram que nas fases iniciais da infecção há acentuada reatividade dos folículos linfoides, com aumento da densidade linfocitária. Posteriormente, ocorre depleção dos linfócitos, especialmente da zona T, ao mesmo tempo em que ocorre o polimorfismo celular com participação de plasmócitos e macrófagos.

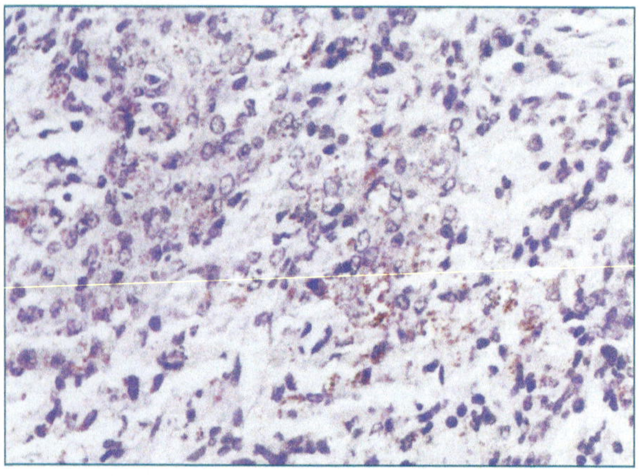

FIGURA 87.17 Baço: reação imuno-histoquímica mostrando numerosas formas amastigotas imunomarcadas. ABC. AO × 400. *Fonte:* Acervo da autoria.

LINFONODOS

No Brasil, em geral, os linfonodos não exibem acentuado aumento de volume.

O exame microscópico, todavia, demonstra reatividade dos seios (marginais, intermediários e medulares), com hipertrofia, hiperplasia e parasitismo das células macrofágicas. Os folículos linfoides são pouco aumentados de volume, principalmente por reatividade dos centros germinativos, ocorrendo, também, aumento da densidade linfocitária das células do manto. Nos casos de necrópsias, pode-se observar depleção linfocitária em zona paracortical (T-dependente), com aumento progressivo de células pironinofílicas. Plasmocitose é evidente em zona paracortical e nos cordões nodulares.

MEDULA ÓSSEA

As alterações vistas na medula óssea são superponíveis às encontradas no mielograma.

Evidencia-se, nos cortes histológicos da medula óssea, hipercelularidade da série granulocítica e bloqueio de granulócitos na linhagem neutrofílica. A neutropenia seria então decorrente de redução da reserva medular, de sequestro esplênico ou de reações de autoimunidade.

Há hipercelularidade relativa da série vermelha, proporcionalmente à série granulocítica, com predominância de microeritroblastos. A anemia decorreria de bloqueio de produção na medula, sequestro esplênico ou hemólise imune.

A série megacariocítica revela-se normo ou hipocelular, mas hipoplaquetopênica. A diminuição da maturação medular e a destruição periférica imune levariam à plaquetopenia.

Os macrófagos estão aumentados em número e volume, muito parasitados por formas amastigotas. É expressiva a plasmocitose, podendo-se encontrar linfocitose discreta. Os eosinófilos são escassos ou ausentes.

TUBO DIGESTIVO

A maioria dos relatos concernentes ao comprometimento do tubo digestivo em pacientes com LV aborda basicamente aspectos histológicos observados à necrópsia ou a presença ou ausência de alteração do hábito intestinal. Estudos referentes à repercussão na função intestinal são restritos. Os fenômenos de autólise da mucosa intestinal *post mortem* e as ulcerações decorrentes das infecções secundárias dificultam a interpretação dos achados.

Estudos detalhados de biópsias de delgado e correlação com a função intestinal em pacientes com LV verificaram que é frequente e o comprometimento constante da mucosa jejunal, representado por infiltrado inflamatório, composto por proporção variável de macrófagos (muito densamente parasitados), plasmócitos e linfócitos. Notaram, também, edema e alargamento das vilosidades, sem alteração da arquitetura da mucosa e dilatação dos linfáticos. Demonstrou-se ainda que a função intestinal de absorção de pentoses (avaliada pela prova da D-xilose) não estava comprometida. Todavia, registrou-se uma enteropatia perdedora de proteínas, por meio da avaliação da perda com albumina marcada com cromo 51, o que contribui para a hipoalbuminemia encontrada na doença plenamente manifesta. O autor desses estudos levanta a hipótese de que o substrato para o desenvolvimento do processo inflamatório seria a liberação de prostaglandina E2 pelos macrófagos parasitados no nível do microambiente da mucosa intestinal.

FISIOPATOGENIA E IMUNOLOGIA

A disfunção imunológica, com acentuada alteração na imunidade inata, celular e humoral, é uma marca característica e peculiar da leishmaniose visceral. A reversibilidade dessas alterações após a cura clínica dos pacientes tratados ou com resolução espontânea permitiu o melhor entendimento dos mecanismos imunológicos envolvidos durante a infecção aguda nessa doença.

A Leishmania é um parasito obrigatoriamente intracelular de macrófagos que pode escapar ou não dos potentes mecanismos oxidativos dessas células destinados a destruí-la.

Diversos estudos, tanto em modelos murinos como *in vivo* com células mononucleares de pacientes portadores de LV, indicam que a incapacidade dos macrófagos de responder à infecção tem a participação dos diversos mecanismos de ativação da imunidade inata, celular e humoral. É desconhecido o modo pelo qual a Leishmania influencia no padrão de resposta da célula T, deprimindo a ativação macrofágica.

Considerando a imunidade inata, as moléculas de superfície das *Leishmania* (LPG, gp63, glicoproteínas do glicocálice – GIPL) são reconhecidas pelos *toll-like receptors* (TLR) do hospedeiro, especialmente TLR4, TLR2, TLR3 e TLR9. Esses receptores estão expressos em células dendríticas, macrófagos, neutrófilos, linfócitos T e B e induzem a resposta pró-inflamatória através do NFκB. Este fator atua levando a transcrição e síntese de citocinas pró-inflamatória. O complemento ativado (C') é capaz de lesar as formas promastigotas através do complexo de ataque às membranas (C5b-C9). Os leucócitos que chegam ao ponto de inoculação (por ação de quimiotaxia), nos capilares se ligam ao endotélio pela selectina-E, moléculas de Sialil-Lewis X e LFA-1 e ICAM-1, mediados por IL-8. As células mononucleadas mediadas por moléculas RANTES, MIP-1 e Linfotaxina sofrem também quimiotaxia para chegarem ao ponto de inoculação. Da parte dos parasitas, as moléculas Gp63, manose/fucose, LPG e glicoproteínas do glicocálice (GIPL) ativam a imunidade inata, por reconhecer os *toll-like receptors* (TLR), expressos em células dendríticas, macrófagos, neutrófilos e linfócitos T e B. As moléculas adaptadoras MyD88, TIRAP, TRIF e TRAM dão suporte à função dos TLRs

(TLR4, TLR2, TLR3 e TLR9) que determinam resposta pró-inflamatória por ativação do fator NFκB com produção de citocinas pró-inflamatórias e indução da endocitose das pró-mastigotas por macrófagos e células dendríticas. Há formação do fagossomas, onde as formas pró-mastigotas se transformam em amastigotas. Fazendo parte da imunidade inata as células NK produzem IFN-γ inicial, têm ação de indução de apoptose e sua função se associa a bom prognóstico.

As células parasitadas e as células dendríticas migram para os linfonodos regionais com a finalidade de apresentar antígenos aos linfócitos T *naives*. Os linfócitos são então ativados (TCD4, TCD8, Linfócitos B e células de memória) e regressam ao ponto inicial onde ocorreu a infecção. Os linfócitos ativados iniciam a resposta imune adaptativa. Os macrófagos ativados secretam IL-12, e TNFα e desencadeiam os mecanismos microbicidas com formação de fagolissosoma e destruição dos parasitas, em virtude dos mecanismos dependentes de Oxigênio e Óxido nítrico, o que culmina com a eliminação das formas amastigotas.

As células dendríticas apresentam antígenos, ativam linfócitos T, induzem a produção de IL-12, citocina responsável pela resposta Th1 protetora.

A **resposta tipo Th1** resulta da diferenciação de linfócitos T CD4+ *hellper*, produtoras de IFNγ e de outras citocinas pró-inflamatórias (TNFα, IL-1, IL-18, IL-22, IL-23 e IL-17). A citocina IL-12, produzida pelas células apresentadoras de antígeno e por macrófagos depende da ação do IFNγ. O controle da *Leishmania* ocorre por ativação de macrófagos, induzidos a produzirem radicais livres de O_2 e de NO que destroem parasitas internalizados. Ainda o extermínio de amastigotas é mediado principalmente por TNFα, com interação CD40/CD40L.

A **resposta tipo Th2** caracteriza-se pela produção principalmente de IL-4 e redução da expressão de IFN. Esse tipo de resposta se associa ao aumento da suscetibilidade à infecção pela *Leishmania* e à insuficiência na produção de IL-12. Concomitantemente há produção de IL-5, IL-13 e síntese de anticorpos incapazes de destruir os parasitas.

A **resposta regulatória** se faz presente com a produção de citocinas anti-inflamatórias, como IL-10 e TGFβ. Estudos experimentais demonstram que hormônios sexuais podem influenciar diretamente a resistência ou a suscetibilidade contra a infecção pela *Leishmania*.

A **resposta imune *in situ* no local das lesões** é uma avaliação importante para o conhecimento real do comprometimento dos órgãos e da resposta do hospedeiro frente à agressão. Desse modo, a introdução de novas tentativas terapêuticas ou moduladoras da resposta imune poderiam ser introduzidas no hospedeiro. Com relação à resposta imune no local das lesões, no fígado de pacientes com LV, que exibem o padrão típico de apresentação histológica, observamos que o comprometimento do órgão caracteriza-se por predomínio de linfócitos T CD8+ sobre linfócitos T CD4+, alta expressão local de IL-4, IL-10, TGFβ e TNFα e escassa expressão de IFNγ e IL-2. Assim sendo, pode-se ressaltar um padrão de resposta imune tecidual de tipo Th2. De modo diferente no padrão nodular (polo hiperérgico) de agressão do fígado na LV, os linfócitos T CD4+ estão em maior número que os linfócitos T CD8+, com expressão de citocinas do padrão Th1 (maior produção de IFNγ e IL-2 que IL-4, IL-10 e TGFβ).

Deve-se acentuar a capacidade de evasão da *Leishmania* contra os mecanismos de defesa do hospedeiro. O parasita age de modo complexo sobre os padrões de sinalização intracelular do hospedeiro, por meio de mecanismos de escape ao sistema complemento. Reduz também a expressão de antígenos (disfarce antigênico), a produção de óxido nítrico e de citocinas. Os parasitas desenvolvem maneiras de aumentar a apoptose de células imunes e levar a ativação policlonal de células linfoides.

O esquema da Figura 87.18 sumariza as inter-relações das possíveis citocinas envolvidas na resposta imune na LV. Além disso, é clássico o padrão eletroforético das proteínas plasmáticas no calazar com elevação acentuada na fração γ-globulinas, em decorrência da presença de grande quantidade de anticorpos das classes IgG e IgM no soro dos pacientes. Hoje, sabe-se que ocorre uma ativação policlonal dos linfócitos B, o que resulta em uma produção excessiva de anticorpos específicos e inespecíficos a vários tipos de epítopos diferentes.

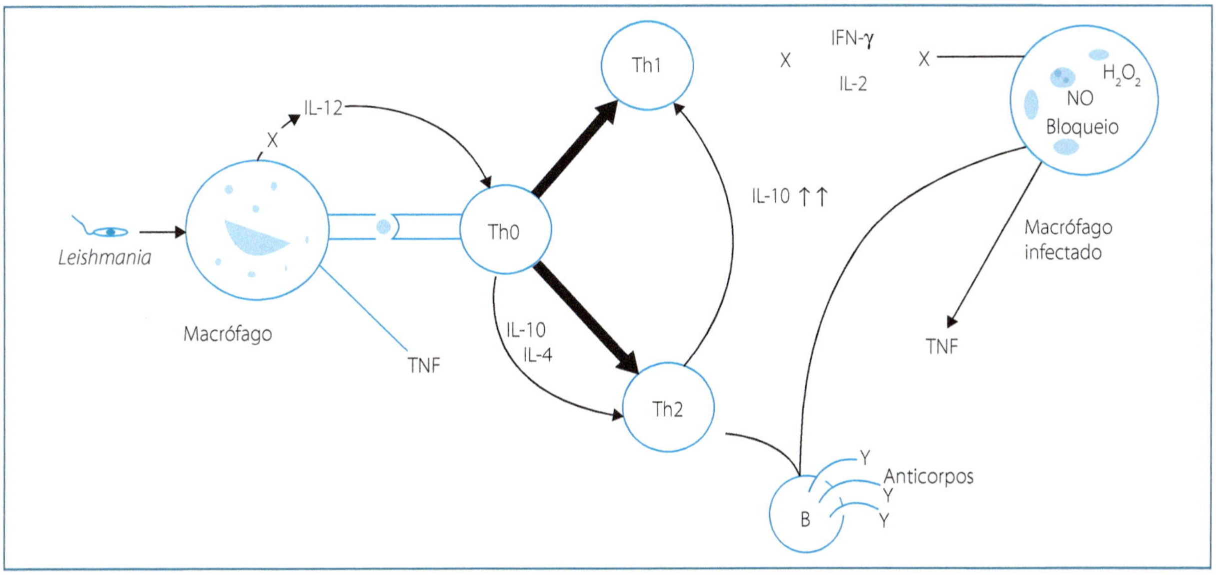

FIGURA 87.18 Esquema representativo da ativação imunológica de macrófagos e linfócitos T à infecção pela *L. donovani*. X representa ausência de resposta; macrófago apresenta antígeno. Exerce uma ação e produção: produção aumentada; produção diminuída.

No soro dos pacientes, encontram-se vários tipos de antígeno, anticorpos, fatores supressores da resposta imune celular e outras substâncias resultantes da complexa resposta imunológica à infecção pela Leishmania. Níveis acentuados de fator de necrose tumoral (TNF-γ), por exemplo, são encontrados no soro de pacientes com LV durante a fase aguda da doença.

QUADRO CLÍNICO

A infecção pelo *L. donovani* pode resultar em três tipos de resposta do organismo: 1) reação local com destruição do parasito fagocitado; 2) fagocitose por histiócitos e interação parasito-hospedeiro, com persistência do parasito no organismo de forma latente por tempo indeterminado; 3) fagocitose e multiplicação dos parasitos dentro dos macrófagos, com disseminação para o SRE, determinando, na dependência de fatores de risco associados, um espectro de doença variável, desde formas oligossintomáticas (subclínicas) até a síndrome completa ou calazar propriamente dito.

ESPECTRO NA INFECÇÃO PELA *L. DONOVANI* SP.

Infecção assintomática

Vários estudos têm documentado que a maioria dos indivíduos que vivem em áreas endêmicas apresentam evidências de infecção pelo *L. donovani* sp., sem história de doença clínica aparente. Esses estudos clínicos chamam a atenção para a elevada taxa de indivíduos sorologicamente positivos ou reatores no teste intradérmico sem evidências da doença. Por exemplo: em Jacobina (Bahia), a taxa de infecção/doença foi de 18:1; no Quênia, de 5:1; e no Ceará, de 11:1. Pelo menos 30% dos adultos que vivem nas áreas endêmicas têm teste intradérmico (leishmanina) fortemente positivo sem história de doença prévia.

Infecções "subclínicas" ou oligossintomáticas

Nas áreas endêmicas, essa é a forma mais frequente da doença. Como se observa na patologia, a Leishmania pode ser encontrada nos macrófagos teciduais, nos pulmões, no intestino, em linfonodos e, sobretudo, nos órgãos hematopoiéticos. Assim, manifestações podem ser decorrentes da presença da Leishmania nesses órgãos. A forma oligossintomática se caracteriza pela presença de sintomas inespecíficos, como febrícula, tosse seca, diarreia, sudorese e adinamia persistente, associada a discreta visceromegalia. Em geral, o baço é impalpável e o fígado está pouco aumentado. No estudo prospectivo de Jacobina, de 86 crianças com sorologia positiva, 51 apresentavam formas subclínicas, e 35 persistiram com esses sintomas, por 3 a 6 meses, os quais se resolveram espontaneamente, sem necessidade de terapêutica específica. Todavia, 13 dessas crianças com forma subclínica evoluíram para um calazar clássico, no período de 2 a 15 meses depois de documentada a infecção.

Estudos de fatores de risco, associados às crianças que desenvolveram calazar, documentaram que as desnutridas têm um risco relativo nove vezes maior de desenvolver calazar, quando infectadas, do que as nutridas. As formas oligossintomáticas têm sido descritas em várias outras áreas endêmicas de calazar no mundo. Na Índia, a linfadenomegalia é uma característica das formas oligossintomáticas. Na Itália, assinalou-se hepatomegalia como assintomática nos pacientes estudados.

Formas agudas

Desde 1904, descrevia-se uma forma aguda disentérica de leishmaniose visceral com grande semelhança no quadro séptico, com febre alta, tosse e diarreia acentuada. As alterações hematológicas são discretas e a hepatoesplenomegalia não é expressiva; muitas vezes, o fígado é de tamanho normal e o baço não ultrapassa 5 cm. A história, mesmo imprecisa, não ultrapassa dois meses de evolução. Confunde-se com febre tifoide, malária, esquistossomose mansônica, doença de Chagas aguda, toxoplasmose aguda, histoplasmose e outras doenças febris agudas que cursam com hepatoesplenomegalia. A característica marcante é a elevação de globulinas com grande quantidade de anticorpos específicos IgM e IgG antileishmânia. O encontro de parasito no mielograma não é tão habitual como nos casos de calazar clássico. Todavia, o parasitismo esplênico e hepático é intenso.

Calazar clássico

As características clínicas do calazar clássico, mesmo nas diferentes regiões do mundo, são marcantes. Em geral, é uma doença de evolução prolongada. A desnutrição proteico-calórica e o aspecto edemaciado do paciente – com o abdome protruso devido a volumosa hepatoesplenomegalia e as alterações de pele, na Índia conferindo uma cor escurecida e nas Américas uma coloração pardacenta ou de cera velha –, os cabelos quebradiços e os cílios alongados compõem o retrato dessa protozoose (Figura 87.19). A anamnese do paciente com calazar é bastante rica de sinais e sintomas, sendo o período de incubação impreciso. Quase sempre, as diferenças entre meses e semanas de evolução não são facilmente estabelecidas em razão do caráter insidioso, na maioria dos casos; a falta de especificidade dos sintomas iniciais, que em geral são tosse seca, diarreia, febre irregular, acrescida ao nível cultural insuficiente das populações nas áreas endêmicas, impossibilita apontar com exatidão o início da doença. Todavia, alguns estudos de campo sugerem períodos variáveis de 2 a 8 meses, havendo relatos excepcionais de menos de 10 dias. O início, em geral, é insidioso, e na maioria das vezes o doente e seus familiares não o informam com precisão. Nos casos agudos, pode haver um início abrupto com febre alta. Os sintomas iniciais são pouco característicos, todavia a febre é persistente, com 2 ou 3 picos diários ou, às vezes, intermitente. Associam-se, com frequência, distúrbios gastrointestinais (diarreia, disenteria ou obstipação), adinamia, prostração, sonolência, mal-estar e progressivo emagrecimento. Sangramento é incomum no início, porém podem ocorrer manifestações hemorrágicas (epistaxes, petéquias, sangramento gengival). No Sudão, linfadenomegalia e epistaxes são muito comuns, já desde o início da doença. As manifestações respiratórias lembram um resfriado comum, a que as mães se referem com frequência como um "resfriado que não está passando". A tosse é seca ou pouco produtiva. No período de estado, a doença assume características mais marcantes. A febre quase sempre está presente, variando entre 37 e 38 °C; ocasionalmente, temperatura de 40 °C pode ocorrer e, via de regra, reflete complicações bacterianas ou virais associadas. A irregularidade da febre, com períodos de 1 ou 2 semanas de apirexia, tem sido registrada com frequência. O emagrecimento é progressivo e leva o paciente a uma caquexia acentuada que contrasta com o apetite preservado. Os sintomas iniciais dão lugar aos achados mais graves da doença. O doente está pálido, com os cabelos secos e quebradiços, com clássico sinal da bandeira (cabelos com duas ou três colorações), os cílios estão alongados, deambula vagarosamente e o edema dos pés e das mãos é frequente. O abdome é volumoso, à custa de gigantesca hepatoesplenomegalia, de aspecto de útero gravídico nas mulheres e de cirrótico nos pacientes do sexo masculino (Figura 87.20).

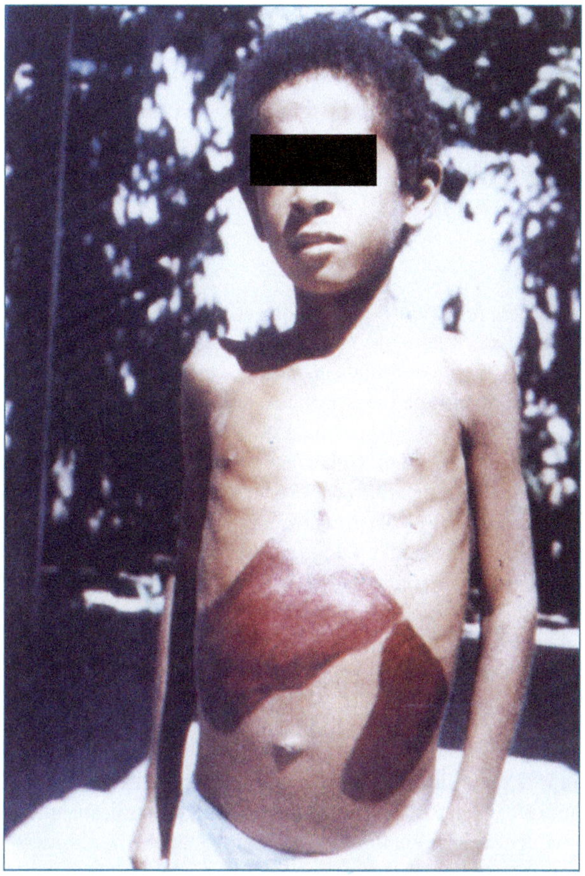

FIGURA 87.19 Criança de nove anos com quadro clássico de leishmaniose visceral. Pancitopenia periférica e volumosa hepatoesplenomegalia. O desenho amarronzado corresponde aos limites de palpação da visceromegalia.
Fonte: Acervo da autoria.

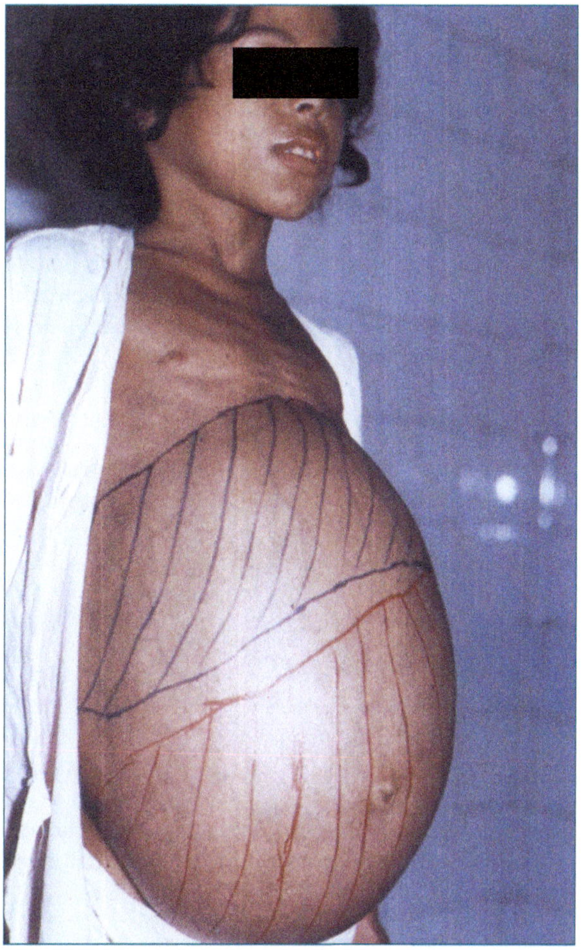

FIGURA 87.20 Criança com forma grave de leishmaniose visceral, refratária ao tratamento e com volumosa hepatoesplenomegalia, ocupando todo o abdome.
Fonte: Acervo da autoria.

Calazar em pacientes portadores de infecção pelo HIV

A Leishmania é um gênero de protozoários que pode ter um comportamento oportunista no hospedeiro imunocomprometido. Vários relatos na literatura documentam a reativação de uma infecção por *L. donovani* no passado e que recidivou em decorrência de imunodepressão induzida por droga ou transplante. Esses relatos, raros no passado, hoje se tornam a principal notificação de casos de calazar na Europa em pacientes portadores de aids. Atualmente, estima-se que mais de 700 casos de coinfecção de leishmaniose e HIV já tenham sido documentados, sendo em mais de 70% a manifestação da infecção pela Leishmania de uma forma visceral, muitas vezes com pneumonite grave ou outras manifestações exóticas para infecção leishmaniótica. Em um estudo de 40 pacientes observados na Espanha, verificaram-se as características a seguir. A atividade de risco associada à infecção pelo HIV foi o uso de drogas ilícitas em 95% dos casos; e 57% dos pacientes já apresentavam aids classe IV quando desenvolveram LV. Os sintomas clínicos mais comuns foram febre (95%), hepatoesplenomegalia (80%), hepatomegalia ou esplenomegalia isolada (92%), linfadenomegalia (57%) e alterações da pele (10%). Laboratorialmente, pancitopenia foi vista em 82% e todos apresentaram inversão de taxa CD4+/CD8+ com absoluta queda no número de linfócitos CD4+, o qual foi menor que 400 células/mm^3 em 90% deles. Apesar de a hipergamaglobulinemia ser verificada em 89% dos pacientes, anticorpos específicos antileishmânia só foram registrados em 35%. Por outro lado, a demonstração do parasito pode ser facilmente realizada. Os mesmos achados têm sido rotineiramente referidos por diversos autores na Europa e, recentemente, em relatos de congressos no Brasil.

DIAGNÓSTICO

A LV é uma doença que deve ser sempre investigada em pacientes com história de febre prolongada e hepatoesplenomegalia, sobretudo se são procedentes de áreas reconhecidamente endêmicas. Do ponto de vista didático, é preciso identificar minuciosamente os critérios a seguir.

CRITÉRIOS EPIDEMIOLÓGICOS

Verificar se há procedência de área reconhecidamente endêmica ou história de viagens nos últimos 12 meses. Se o paciente reside em áreas endêmicas, investigar ocorrência de casos caninos, presença do vetor na residência, o qual recebe designações populares, como mosquito-palha, asa branca, birigui ou outras denominações regionais identificadas por especialistas como flebótomos ou *Lutzomyas*.

CRITÉRIOS CLÍNICOS

A clássica síndrome clínica de febre, hepatoesplenomegalia, palidez cutâneo-mucosa, manifestações hemorrágicas e febre irregular é bastante sugestiva de calazar. A dificuldade está nas formas oligossintomáticas, das quais quase sempre só se faz o diagnóstico em áreas endêmicas. A pista diagnóstica abrange história de persistência de tosse, diarreia intermitente por mais de três semanas, adinamia e presença de discreto aumento de fígado e/ou baço que não excede 5 cm da reborda costal. Habitualmente, não há febre, e a doença é frequentemente confundida com processos virais comuns e enteroparasitoses.

CRITÉRIOS LABORATORIAIS

No calazar clássico, diversas alterações laboratoriais são verificadas. A anemia, com sinais de hemoglobinas inferiores a 10 g%, é comum. A leucopenia é acentuada, com leucócitos às vezes inferiores a 2.000 células/mm^3. As plaquetas, em geral, estão abaixo de 100 mil e com frequência atingem níveis inferiores a 40 mil. As enzimas hepáticas estão alteradas, com transaminases (em geral, duas vezes o valor normal). As alterações nas proteínas plasmáticas são características. A albumina está com níveis inferiores a 3,5 g%, e as globulinas estão bastante elevadas, com níveis superiores a 5 g%, podendo chegar a mais de 10 g%. A eletroforese de proteínas evidencia um aumento específico da fração gama, traduzindo a grande quantidade de anticorpos específicos presente no soro. O teste do formol-gel realiza-se facilmente por adição de uma gota de formol a 40% em 1 mL do soro do paciente, em virtude do uso de testes sorológicos rápidos, o teste do formol-gel não é mais utilizado. Todavia em áreas onde não haja testes mais modernos é possível que se encontre ainda essa prática de se fazer o teste do formol-gel. Em geral, é instantaneamente positiva no soro com alto teor de globulinas. Outras provas de precipitação de proteínas, como a reação de Bramachari e a reação de Ray, são também fortemente positivas. No calazar agudo, as alterações laboratoriais são menos evidentes, a anemia e a leucopenia são discretas, as plaquetas estão normais, porém as globulinas estão elevadas. Nas formas oligossintomáticas, os exames laboratoriais estão, em geral, dentro dos níveis normais ou com alterações discretas comuns a diversas parasitoses intestinais. O diagnóstico é principalmente sorológico, com a demonstração de anticorpos antileishmânia.

A Tabela 87.1 mostra uma comparação dos achados clínicos e laboratoriais nas diferentes formas clínicas do espectro da infecção pela *L. infantum*.

DIAGNÓSTICO DIFERENCIAL

A LV pode confundir-se com diversas entidades mórbidas que entram nas listas e no algoritmo das hepatoesplenomegalias febris. Todavia, no Brasil, as doenças a seguir são as mais frequentemente confundidas com a LV.

Malária

Essa protozoose, geralmente, evolui com hepatoesplenomegalia, anemia e, nas fases não imunes, a febre é contínua, mas a diarreia e os acessos palúdicos, com febre intermitente, terçã ou quartã, não são verificados. Todavia, diferentemente do calazar, o calafrio intenso e a sudorese profusa são marcantes na malária e, quando ocorrem no calazar, estão associados à presença de temperaturas elevadas em virtude da coinfecção bacteriana ou viral. Na grande maioria dos casos no Brasil não há sobreposição epidemiológica entre malária e calazar. Entretanto os casos diagnosticados em zonas de transmissão da malária merecem um diagnóstico diferencial entre estas duas enfermidades. A realização de testes rápidos diagnósticos auxiliam no diferencial.

Febre tifoide

Trata-se uma enfermidade comum em áreas endêmicas que, na fase septicêmica – com febre alta, prostração, adinamia, leucopenia e aumento de fígado e baço –, confunde-se com o calazar. Todavia, a anemia do calazar é mais acentuada do que na febre tifoide, a esplenomegalia é mais discreta, as globulinas não estão elevadas e a sorologia é negativa. Tipicamente a febre tifoide terá um curso para a gravidade mais rápido com sangramentos digestivos ou perfuração do trato digestivo ao final da quarta semana de evolução.

TABELA 87.1 Achados clínicos e laboratoriais nas diversas formas clínicas de espectro de infecção pela *L. infantum*.

	Febre	Adinamia	Tosse	Diarreia	Sinais de desnutrição	Visceromegalia		Hb g/dL	Leuco mm^3	Plaquetas mm^3	Globulinas	Sorologia	Parasitologia	Resposta ao Sb^V
						Fígado cm/RCO	Baço cm/RCE							
Assintomática	Ausente	Ausente	Normal	Normal	Ausente	Ausente	Ausente	Normal	Normal	Normal	Normal	+/++	Normal	Desnecessário R
Subclínica resolução espontânea	Ausente	Presente	Intermitente	Intermitente	Moderado	Palpável 2 a 3	Ausente	> 10 g%	> 4.000	Normal	Normal	++/+++	Normal	Desnecessário R
Subclínica com progressão p/LVA	Irregular	Presente	Intermitente	Intermitente	Acentuado	Palpável 3 a 5	1 a 2	> 10 g%	> 4.000	Normal	Normal	++/+++	Cultivo em hamster	Rápida (10 dias)
LVA	Presente	Presente	Presente	Presente	Moderado	Palpável > 5	> 3	< 10 g%	2.000 a 4.000	< 200.000	↑	++++	Medula+ baço++	Rápida (20 dias)
Calazar clássico	Presente	Presente	Ausente	Presente	Grave	> 5	> 5	< 9 g%	< 3.000	< 100.000	↑↑	++++	Medula++ baço++++	Lenta (30 dias)
Forma refratária	Irregular ou ausente	Presente	Ausente	Ausente	Grave	> 8	> 10c	< 8 g%	< 3.000	< 100.000	↑↑↑	++++	Medula baço++++	Resistente

Visceromegalia medida, RCB/E↑ discreto aumento; ↑↑ moderado aumento; ↑↑↑ muito aumentado; + positivo 1-10. promastigotas/1.000 campo; ++ 1-10 amastigotas/100 campo; +++ 1-10 amastigotas/100 campo; ++++ 1-10 amastigotas/campo. Desnecessário; R = tratamento não indicado; Sb^v na dose de 20 mg/kg/dia.

Salmonelose de curso prolongado

Essa é a condição que mais se confunde, do ponto de vista clínico, com o calazar. Febre, anemia, hepatoesplenomegalia, manifestações hemorrágicas e edema de membros inferiores se superpõem aos do calazar. No entanto, o lobo esquerdo do fígado está mais aumentado em razão da esquistossomose e, ao contrário do calazar, os leucócitos estão em número normal ou aumentados. A reação de Widal é positiva, e a sorologia para calazar é negativa. Nesta enfermidade geralmente há leucocitose com eosinofilia e as hemoculturas são positivas para um bacilo Gram-negativo.

Esquistossomose mansônica

A esquistossomose aguda pode confundir-se com o calazar, pois a febre é alta, persistente, e a hepatoesplenomegalia que se desenvolve rapidamente confunde-se com a leishmaniose visceral aguda (LVA). O leucograma, com leucocitose e acentuada eosinofilia característica da esquistossomose aguda, faz o diagnóstico diferencial em relação à LVA.

Outras enfermidades

Outras doenças infecciosas, como brucelose, histoplasmose, doença de Chagas aguda, toxoplasmose, tuberculose miliar e mononucleose infecciosa, podem, em dado momento, confundir-se com o calazar, sobretudo se os sintomas e o quadro laboratorial são atípicos. Em crianças, os linfomas e as leucemias agudas, inclusive as monocíticas e mieloblásticas, podem se confundir com o calazar. Anemia, esplenomegalia e manifestações hemorrágicas de rápida evolução são mais sugestivas das leucemias. O diagnóstico se estabelece com exame hematológico, sobretudo o mielograma.

Muitas vezes há a necessidade do auxílio de médicos especialistas em doenças linfoproliferativas e o paciente necessita ser encaminhado para níveis mais complexos de assistência médica.

DIAGNÓSTICO LABORATORIAL

Alterações hematológicas, bioquímicas e imunológicas quase sempre estão presentes nos pacientes com LV. Os pacientes podem ser investigados por meio de três grupos de exames diferentes: exames gerais; testes imunológicos; e exames parasitológicos.

Nos exames gerais, os hematológicos exibem diversas alterações. O VHS é elevado, e a hemoglobina está em geral abaixo de 10 g%, com morfologia de anemia normocítica e normocrômica. O leucograma mostra leucopenia com neutropenia, eosinófilos ausentes, monocitose e quase sempre linfocitose relativa. As plaquetas estão em geral abaixo de 150.000 células/mm^3 e nos casos graves chegam a menos de 40 mil. Os testes de coagulação estão normais ou com discreta alteração. No entanto, na vigência de coagulopatia de consumo, os tempos de tromboplastina parcial, fibrinogênio, coagulação e sangramento são anormais. Nos testes bioquímicos, as provas de função e alterações hepáticas estão anormais, com variações na intensidade, na dependência de maior ou menor comprometimento hepático. As transaminases estão quase sempre duas vezes os valores normais; as bilirrubinas, discretamente elevadas; e a atividade protrombínica, entre 60 e 80%. As proteínas plasmáticas mostram significativas alterações, com padrões marcantes, registrados na eletroforese de proteínas (Figura 87.21). Há uma acentuada queda nos níveis de albumina, com elevação policlonal das frações gama, permanecendo normais as curvas das frações alfa e beta. Os eletrólitos estão normais. Em alguns pacientes, verificam-se alterações urinárias, como proteinúria e hematúria, que refletem no comprometimento renal do calazar.

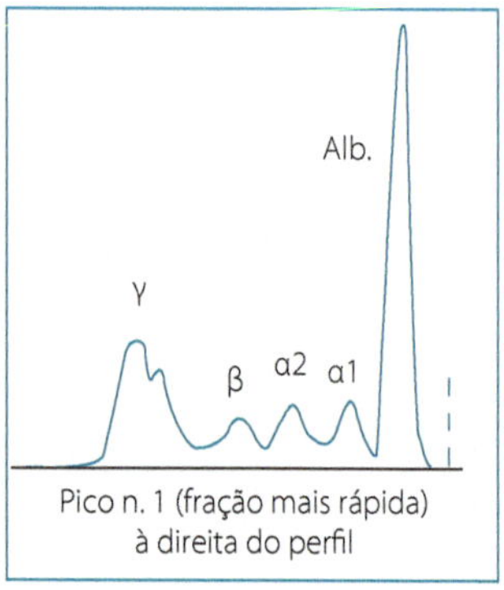

Pico N	Total 6,5 Porcentagem	☐ IU/1 ☐ GM/dL
1	43,8	2,84
2	8,3	0,53
3	10,5	0,68
4	8,0	0,52
5	29,4	1,93
6		
7	A/G	1,65
8		
9		
10		

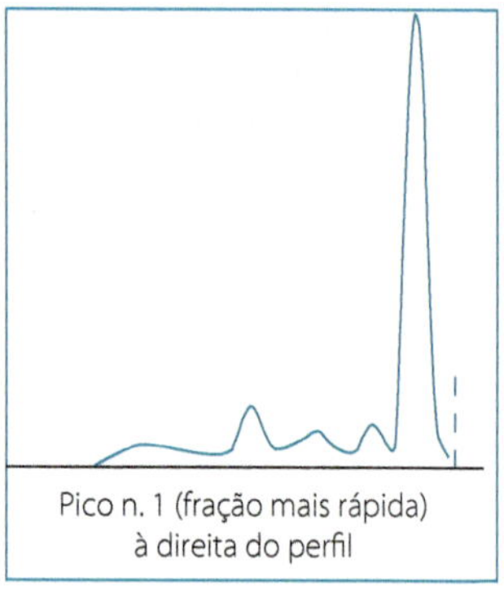

Pico N	Total 6,2 Porcentagem	☐ IU/1 ☐ GM/dL
1	62,4	3,96
2	5,6	0,34
3	8,1	0,50
4	11,9	0,73
5	12,0	0,77
6		
7	A/G	1,65
8		
9		
10		

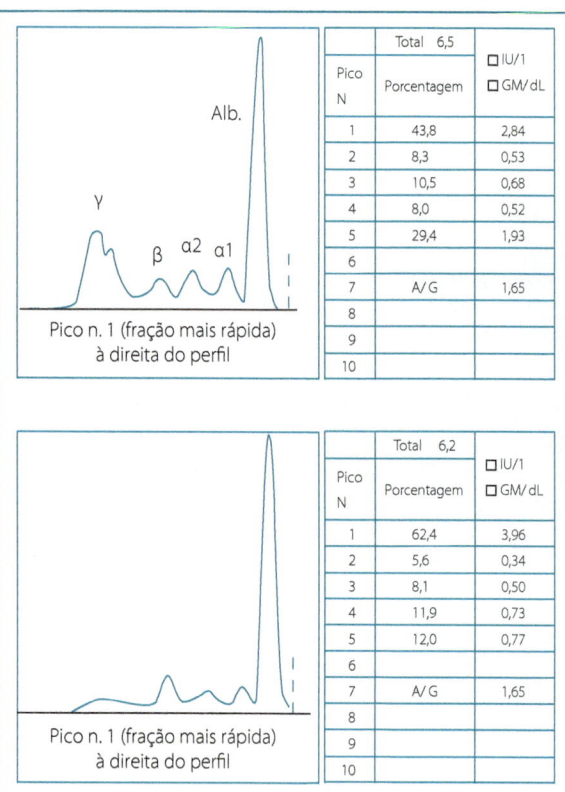

FIGURA 87.21 Eletroforese de proteínas.

PROVAS IMUNOLÓGICAS

Tanto a imunidade celular quanto a humoral estão comprometidas no calazar. Os níveis séricos das imunoglobulinas (Ig) e frações estão elevados, sobretudo nas IgG_1 e IgM. Níveis elevados de TNF-α são verificados durante todo o tempo em que a doença está ativa. Os testes de função da imunidade celular são bastante característicos. A hipersensibilidade retardada a antígenos inespecíficos, como candidina, tricofitina, DNCB e estreptoquinase, preservada no início da doença, deteriora-se com a progressão dela. Entretanto, o teste de Montenegro ou outros antígenos específicos é sempre negativo durante a fase aguda. A avaliação do perfil de resposta de célula T revelou o perfil típico Th_2, com elevação de IL-10, IL-4 e baixa expressão de IFN-γ e IL-2. Os testes sorológicos são úteis no diagnóstico de calazar. Por meio de vários métodos, pode-se demonstrar a presença de anticorpos específicos antileishmânia no sangue periférico dos pacientes portadores de LV ou simplesmente infectados. Na dependência de disponibilidade ambiental, qualquer dos testes a seguir pode ser utilizado.

O teste de aglutinação direta (DAT) modificado com azul de coomassie, com títulos iguais ou superiores a 1/3.200, é altamente sugestivo de calazar, assim como a imunofluorescência indireta, com títulos iguais ou superiores a 1/80, caso a titulação seja de 1/40, uma nova amostra deverá ser coletada com intervalo de 30 dias. Nos títulos positivos, porém inferiores a esses limites nesses testes, deve-se criteriosamente afastar reatividades cruzadas com outras doenças, sobretudo doença de Chagas, tuberculose, lepra, leishmaniose cutânea e histoplasmose. Na década de 1980, os métodos imunoenzimáticos permitiram mais sensibilidade e especificidade no diagnóstico sorológico do calazar com a utilização de extrato contendo antígenos da Leishmania. O ensaio imunoenzimático (Elisa, do inglês *Enzyme Lynked Immunosorbent Assay*), nas versões Fast-Elisa ou Dot-Elisa, é bastante sensível com os diversos antígenos utilizados. A especificidade está na dependência do antígeno empregado. As frações glicoproteicas são bastante específicas, porém as sensibilidades são inferiores aos extratos de antígenos brutos. Portanto, os testes de Elisa negativos praticamente afastam a possibilidade de calazar se o doente não é portador de aids. Os títulos são bastante elevados e normalmente estão 5 a 10 vezes maiores que o *cut-off* usado nas leituras espectrofotométricas. Recentemente, antígenos recombinantes definidos como espécie-específicos têm sido utilizados nos testes imunoenzimáticos e testes rápidos de *Dipstick*, para diagnóstico de campo. O antígeno rK39 é altamente específico para detecção de anticorpos no sangue de pacientes com leishmaniose visceral aguda, tomando-se negativo nos indivíduos assintomáticos. A utilização da biologia molecular tem permitido a detecção de DNA do parasito por meio de sondas específicas ou utilização de técnicas de reação em cadeia da polimerase (PCR, do inglês *Preliminary Chain Reaction*) em tecidos de biópsia ou em leucócitos de sangue periférico de pacientes com infecção pela *L. donovani*. O uso do teste rápido da pesquisa de anticorpos anti-rK39 tem tornado este teste, principalmente no primeiro nível de atenção médica, uma importante ferramenta diagnóstica. Neste sentido se o paciente tem uma clínica compatível com o calazar e um teste rápido anti-rK39 reativo o caso pode ser considerado diagnosticado e o tratamento poderá ser iniciado.

DIAGNÓSTICO PARASITOLÓGICO

A demonstração do parasito na LV pode ser feita em vários elementos do SRE do homem, por meio de métodos diretos ou isolamento por cultivo.

Métodos diretos

No sangue periférico, as formas amastigotas podem ser visualizadas em 30% dos pacientes com calazar, sobretudo na Índia e em pacientes com coinfecção pelo vírus da imunodeficiência humana (HIV), utilizando-se a coloração básica de Romanovsky (Giemsa, Wright, Leishman ou Diff-Quick®). No aspirado de medula óssea, a visualização das formações amastigotas acontece em mais de 70% dos pacientes. O aspirado de medula óssea pode ser realizado no osso esterno ou ainda na crista ilíaca posterior, utiliza-se uma agulha especial para tal procedimento e deve ser precedido pelo uso de anestesia local. O material aspirado deve ser colocado em lâmina de vidro e realizado o esfregaço para ser corado e levado ao microscópico. Se houver condição esta amostra coletada deverá ser semeada em meio de cultura específico e, também, uma alíquota ser enviada para testes moleculares. O ideal é que o esfregaço seja analisado por técnico experimentado para que um grande número de campos sejam visualizados. A detecção de formas amastigotas com a percepção do cinetoplasto marca o diagnóstico parasitológico. É importante saber que outros agentes infecciosos podem levar o examinador a erros diagnósticos, como, por exemplo, o histoplasma, porém neste caso não se verifica a presença do cinetoplasto. Entretanto, no aspirado esplênico, mais de 95% dos pacientes são positivos. O Quadro 87.5 mostra as etapas necessárias para a realização de modo seguro e fácil do aspirado esplênico; e a classificação da intensidade do parasitismo esplênico, de acordo com o número de parasitos por campo examinado, encontra-se na Tabela 87.2. O aspirado esplênico não tem sido utilizado de forma rotineira na América Latina, seu uso basicamente está restrito a regiões da Ásia, como Índia e o leste da África.

QUADRO 87.5 Aspiração esplênica.

Requisitos:

- Esplenomegalia => 3 cm da RCE
- Tempo de protrombina =< 5 segundos, atividade 60%
- Contagem de plaquetas => 40.000/mm³

Procedimento:

1. Preparar duas lâminas e identificá-las.
2. Preparar um tubo de 1 mL com tampa contendo 0,5 mL de salina ou, de preferência, meio líquido para cultivo LIT, Schneiders etc.
3. Preparar uma seringa descartável estéril de 5 mL com agulhas de 21 G 25 ou 30 × 0,8 mm (cor verde).
4. Colocar todo o material sobre uma mesa de apoio junto ao leito do paciente.
5. Informar ao paciente o procedimento a ser realizado. Palpar o baço e marcar com caneta o desenho do rebordo costal e o limite das extremidades do baço.
6. Fazer assepsia em uma área central da esplenomegalia com álcool iodado.
7. Introduzir a agulha (25 G) conectada na seringa na pele, de modo a permitir a realização a vácuo com aspiração de 1-2 cc.
8. Segurar firme a seringa, já com aspiração em vácuo de 1-2 cc e agulha introduzida na pele do paciente, e posicionar a 45° com a parede abdominal (posição cranial).
9. Para adultos ou crianças maiores, pedir ao paciente para prender a respiração ao final da expiração; se criança, aguardar a pausa respiratória e introduzir rápida e firmemente a agulha dentro do baço e retirar em movimento único (1 s) a agulha do paciente. O próprio vácuo já previamente feito fará aspiração do material necessário para a preparação das lâminas. *Importante:* A quantidade de material é muito pequena (às vezes, nota-se apenas pequena mancha vermelha no final da agulha), porém suficiente para rapidamente ser expelida na lâmina e preparar-se um fino esfregaço.
10. Rinsar o restante do material com solução salina ou meio contido no tubo. Enviar o material rinsado para ser inoculado em meio de NNN. As lâminas devem ser coradas e examinadas.
11. *Precauções:* É conveniente que as crianças menores de cinco anos sejam seguradas com os braços acima da cabeça durante o procedimento para evitar movimentação durante o procedimento. Após a punção, o paciente deve ficar em repouso absoluto no leito por quatro horas, verificando-se pulso e pressão arterial de meia em meia hora. Pode ocorrer sangramento, sobretudo se houver muita movimentação durante o procedimento. É importante estar preparado para a realização de reposição sanguínea, se necessário. O paciente é liberado do repouso após 12 horas do procedimento.

No caso da coinfecção com o HIV, a pesquisa direta do parasito pode ser feita em outros tecidos que não a medula ou o baço. Não raro se encontra o parasito na pele, em fragmentos do trato digestivo ou linfonodos. Nestes casos a riqueza dos parasitos é um aspecto frequente, facilitando o diagnóstico. É importante ressaltar que muitas vezes os testes sorológicos são negativos nos casos de coinfecção.

TABELA 87.2 Método de gradação do parasito esplênico no exame do esfregaço de material aspirado do baço.

Grau	Média de parasitos*
6+	> 100 parasitos/campo
5+	10 a 100 parasitos/campo
4+	1 a 10 parasitos/campo
+	1 a 10 parasitos/10 campos
2+	1 a 10 parasitos/100 campos
1+	1 a 10 parasitos/1.000 campos
0	0 parasito/1.000 campos

*Usando-se ocular 10x e objetiva 100 com óleo de imersão.

ISOLAMENTO DO PARASITO

Os métodos de cultivo *in vitro* em meios especiais apresentam positividades superiores a 60% na maioria dos casos. Os meios de NNN são os mais apropriados, porém os promastigotas crescem bem no meio NNN, LIT, Schneiders ou outro meio difásico contendo nutrientes essenciais às leishmânias. Em geral, a positividade se verifica entre 5 e 15 dias, devendo-se guardar as culturas durante 30 dias após a inoculação. O isolamento *in vivo* é feito preferencialmente em hamsters (*Mesocricetus auratus*), que são os animais suscetíveis de escolha. Decorridos 3 a 6 meses, estes exibem sinais sugestivos de leishmaniose animal, sendo os parasitos demonstrados com facilidade no baço e no fígado. Recentemente, nos pacientes coinfectados com o HIV, o sangue periférico tem sido coletado em sacos de pele de galinha para realização do xenodiagnóstico de flebótomos, sendo de positividade bastante elevada.

Uma vez isolado em cultura o parasito poderá ser submetido a testes afim de ser determinado a espécie.

É sabido que os cultivos podem retardar o diagnóstico, todavia os microcultivos são testes de resultados mais rápidos, por exemplo, cultivos de monócitos do sangue periférico. Claramente a sensibilidade é mais baixa.

TRATAMENTO

O tratamento da LV, há mais de 90 anos, vem sendo realizado com a utilização dos antimoniais pentavalentes ou, alternativamente, com a anfotericina B. A década de 1990 revolucionou a terapêutica da LV, com a introdução de drogas alternativas e reformulação da anfotericina B. As três grandes conquistas foram: a introdução da droga oral miltefosina, a nova formulação da anfotericina B em complexos lipídeos ou em lipossomas (o Amphocil® e o AmBisome®) e o aminoglicosídeo paramomicina (Aminosidina®). Diversos estudos realizados na Índia e na África, além de alguns no Brasil, documentam a superioridade e a segurança das novas drogas em relação ao antimonial pentavalente. A grande maioria das recomendações de tratamento da leishmaniose visceral inclui as drogas na lista de opções terapêuticas, a depender da região ou da espécie do parasito envolvido, neste sentido a anfotericina na formulação lipossomal ou não, os antimoniais e a miltefosina são as principais armas que deverão ser utilizadas na terapia. A Tabela 87.3 resume as opções terapêuticas para o tratamento da LV.

TABELA 87.3 Drogas disponíveis para o tratamento da LV.

Drogas	1990	2005	Experiência mínima de 10 anos
Uso parenteral			
Antimonial pentavalente	+	+	Eficácia confirmada na epidemia do Sudão, porém emergência de resistência em várias áreas, inclusive no Brasil.
Pentamidina	+	+	Toxicidade contraindica seu uso antes de outras alternativas.
Anfotericina B desoxicolato	+	+	Eficácia comprovada; há relatos de resistência.
		+	Altamente eficaz, inclusive em dose única; melhor alternativa para casos resistentes.
Paromomicina (aminosidina)		+	Bastante eficaz; na Índia, é alternativa para antimonial pentavalente.
Combinações de drogas			
Antimonial + paramomicina		+	Boa alternativa para casos refratários ou resistentes a múltiplos tratamentos.
Drogas orais			
Miltefosina		+	Primeira droga oral altamente eficaz e com baixa toxicidade. Deverá ser escolha terapêutica para tratamento de casos em crianças em âmbito ambulatorial.

A escolha da droga e do esquema para ser utilizado no tratamento da LV deve obedecer a alguns critérios práticos e bastante objetivos: 1. Gravidade do caso: considerar caso grave quando há manifestações de sangramento, plaquetopenia (< 40.000 plaquetas/mm³), anemia acentuada (Hb < 6,0 g%), infecções bacterianas associadas, otites, pneumonias, infecções de pele, visceromegalias (baço > 10 cm da RCE). 2. Disponibilidade do serviço para tratamento hospitalizado. 3. Disponibilidade de acompanhamento médico diário. 4. Serviço de enfermagem adequadamente treinado para infusões intravenosas em âmbito ambulatorial.

ESCOLHA DO ESQUEMA IDEAL

A escolha do tratamento ideal está na dependência de vários fatores como: região onde o paciente se infectou, por exemplo: há regiões da Índia onde há alta resistência do parasito aos antimoniais, dos recursos financeiros para a compra do medicamento, da presença ou não do HIV, assim como outros fatores. No Brasil, o Ministério da Saúde sugere que se o paciente apresentar algumas das condições abaixo, a opção terapêutica seja pela anfotericina lipossomal, caso contrário o antimonial deverá ser a droga de primeira escolha.

A lista de indicações para utilização da anfotericina B lipossomal inclui pacientes que atendam a pelo menos um dos critérios abaixo:

- idade menor que 1 ano;
- idade maior que 50 anos;
- escore de gravidade: clínico > 4 ou clínico-laboratorial > 6;
- insuficiência renal;
- insuficiência hepática;
- insuficiência cardíaca;
- intervalo QT corrigido maior que 450 ms;
- uso concomitante de medicamentos que alteram o intervalo QT;
- hipersensibilidade ao antimonial pentavalente ou a outros medicamentos utilizados para o tratamento da LV;
- infecção pelo HIV;
- comorbidades que comprometem a imunidade;
- uso de medicação imunossupressora;
- falha terapêutica ao antimonial pentavalente ou a outros medicamentos utilizados para o tratamento da LV;
- gestantes.

RECOMENDAÇÃO PARA CASOS REFRÁTARIOS OU RESISTENTES AO TRATAMENTO INICIAL

- Pacientes que falharam ou recidivaram com o uso do antimonial: o tratamento deve ser feito em âmbito hospitalar, com anfotericina B lipossomal.
- Pacientes que falharam com o uso de antimonial pentavalente: deve receber anfotericina B lipossomal ou paramomicina.
- Pacientes que falharam com o uso de anfotericina B lipossomal: deve ser tratado com associação de paramomicina com antimonial pentavalente.
- Associação de anfotericina B clássica com antimonial pentavalente em curto período de tempo: parece ser alternativa para casos difíceis de tratamento. Porém, há pouca experiência relatada.

A Tabela 87.4 indica doses e esquemas terapêuticos.

USO DE ANTIMONIAL PENTAVALENTE

Os antimoniais pentavalentes (Sb^v) são os compostos mais amplamente utilizados no tratamento da leishmaniose. Particularmente, os antimoniais trivalentes, foram utilizados no tratamento do calazar, seu uso data de 1915. O exato mecanismo de ação dos antimoniais é pouco conhecido. Admite-se que a droga tenha uma ação leishmanicida dentro dos macrófagos, entretanto o seu mecanismo molecular é pobremente estudado. A ação nos amastigotas parece estar relacionada à inibição enzimática da via glicolítica e oxidativa de ácidos graxos no metabolismo da Leishmania. Após administrada, a droga atinge concentrações plasmáticas bastante elevadas, de 10 µg/mL em 1 a 2 horas. A maior parte (80%) dos sais de antimônio é excretada rapidamente pelos rins em seis horas, com meia-vida de duas horas, permanecendo níveis plasmáticos de 1 a 2 µg após 8 a 12 horas da administração. Depois da fase de excreção rápida, o antimônio residual se concentra nos tecidos e sofre uma eliminação lenta, com meia-vida de até 76 horas. No 12º dia de administração, os níveis teciduais atingem o seu pico máximo, sendo bem conhecida sua toxicidade para o aparelho cardiovascular. As alterações na repolarização, traduzidas por achatamento ou inversão da onda T, aumento do espaço QT e, algumas vezes, alteração do ritmo cardíaco, são bem documentadas. Atualmente, estão disponíveis dois sais de antimoniais: o antimoniato de N-metilglucamina (Glucantime®, Sanofi, Brasil), apresentado em ampolas de 5 mL contendo 81 mg/mL de Sb^v, e o estibogluconato de sódio (Pentostan®, GlaxoSmithKline UK, Inglaterra), em frascos de 100 mL contendo 100 mg/mL de Sb^v (10%).

Quando o antimonial pentavalente foi introduzido para o tratamento do calazar, baixas doses (10 a 15 MKD mg/kg/dia, por 10 a 15 dias) eram recomendadas. Contudo, ao longo de 50 anos de uso rotineiro do antimonial no tratamento do calazar, a literatura relata as mais diversas experiências de doses e duração da terapêutica. Por exemplo, em 1953, na Índia, doses de 10 MKD por 10 dias curavam 80% dos pacientes. Contudo, nos anos 1960, essa mesma dose requeria o uso durante 30 dias para produzir o mesmo percentual de cura no Quênia. Nos anos 1980, dois estudos comparativos revelaram que a dose de 10 mg era insuficiente. No Quênia, em estudo randomizado, 10 MKD *versus* 20 MKD por 30 dias revelou uma eficácia de 60 e 100%, respectivamente.

TABELA 87.4 Dose e esquemas terapêuticos.

Droga	Dose	Esquema	% cura	Experiência
Antimonial (Sb^v)	20 mg/kg	Diário IV/IM × 28 a 30 dias	~ 90	Mundial
Anfotericina B desoxicolato	0,5 mg/kg	7 mg/kg (dose total). 0,5 mg/kg/dias alternados*	~ 95	Índia e Brasil
(AmBisome®) Anfotericina B liposssomal	3 mg/kg ou 1 a 2 mg/kg	IV diário × 5 dias e uma dose 10 dias	~ 95	Índia, Europa e Brasil
Paramomicina	15 a 20 mg/kg	IM diário × 21 dias	93-97	Índia

Na Índia, um estudo entre doses de 10 MKD por 4 e 8 semanas e doses de 20 MKD pelo mesmo período revelou uma eficácia para as doses de 10 MKD de 57% para 20 dias e 74% para 40 dias, comparada com 82% para 20 MKD por 20 dias e 97% para 40 dias.

A resistência das leishmânias aos antimoniais pentavalentes tem sido documentada *in vitro*. Estudos recentes revelam sensibilidades variáveis das leishmânias ao Sb^v. Entretanto, é indiscutível o aumento de número de casos de LV refratários ao tratamento com os antimoniais pentavalentes. Na Índia, 30% dos pacientes com a doença apresentam recidiva após tratamento com Sb^v. Na África, 5 a 10% dos pacientes são refratários ao tratamento com antimoniais. E, no Brasil, diversos relatos em congressos e reuniões científicas apontam o aumento da falência e da refratariedade do tratamento. A resistência primária ao tratamento pelos antimoniais pentavalentes é documentada em 1 a 2% dos pacientes previamente expostos aos antimoniais. Vários autores têm apontado como causa de recidiva e refratariedade a exposição prévia com doses baixas ou, sobretudo, tratamentos inadequados.

Estudos *in vitro* revelam a existência de uma glicoproteína nos parasitos resistentes aos antimoniais isolados de pacientes previamente tratados com Sb^v e que recidivaram.

Portanto, o tratamento da LV com antimonial pentavalente deve obedecer a quatro critérios fundamentais:

- padrão e evolução da doença;
- riscos de toxicidade;
- tratamento ambulatorial ou hospitalizado;
- facilidade da administração da droga IV ou IM.

A dose máxima diária recomendada é de três ampolas de Sb^v, ou seja, 1.215 mg.

Para pacientes com miocardiopatia chagásica e/ou arritmias sinusais, está contraindicado o uso de antimonial pentavalente. Devem-se utilizar drogas alternativas.

Toxicidade dos antimoniais pentavalentes

Os antimoniais são substâncias de depósito, e a maioria dos efeitos colaterais aparece no decorrer do tratamento, sobretudo após a segunda semana. Cerca de 85% dos pacientes apresentam mialgia ou artralgia. Cefaleia, anorexia e mal-estar gástrico podem ser relatados em até 30% dos pacientes. As enzimas hepáticas geralmente se alteram, podendo atingir de 3 a 5 vezes os valores normais. As alterações mais sérias são vistas no aparelho cardiovascular, embora na maioria das vezes sem repercussão hemodinâmica importante. Um estudo realizado no Quênia, sobre o acompanhamento das alterações eletrocardiográficas durante o tratamento com Sb^v de pacientes com calazar, revelou que são comuns os distúrbios da repolarização, com achatamento ou inversão da onda T e aumento do espaço QT após 20 dias de uso da dose de 20 MKD. Alterações mais graves, como arritmias ventriculares, só foram verificadas após 30 dias. Morte súbita tem sido relatada no curso da terapêutica com os antimoniais pentavalentes, mesmo independentemente de doença cardiovascular subjacente, em decorrência de arritmias graves. As reações idiossincrásicas são pouco frequentes e não dependem das doses e do tempo de tratamento.

Geralmente, com a suspensão do tratamento todas as reações adversas desaparecem. As reações tardias são pouco frequentes; todavia, queda de cabelo, alterações da coloração da pele e mudança do paladar já foram registradas.

ANFOTERICINA B DESOXICOLATO

Anfotericina B desoxicolato é um antibiótico poliênico que tem uma excelente atividade *in vitro* na destruição de Leishmania intra e extracelular, por meio de uma toxicidade seletiva para a Leishmania por sua interferência no episterol precursor do ergosterol da membrana do parasito. Em hamsters e macacos infectados com *L. donovani,* foi 400 vezes mais potente do que o antimonial pentavalente. É formulada em suspensão coloidal comercializada em frasco-ampolas de 50 mg. A droga é administrada exclusivamente em infusão intravenosa, lentamente, na dose de 0,5 a 1 mg/kg/dia, não ultrapassando 50 mg/dia. A sua utilização deve ser feita com cuidado, comparável aos antimoniais, em virtude da elevada cárdio e nefrotoxicidade, além de outras frequentes e graves reações adversas. A anfotericina B produz febre em 80% dos pacientes, bem como dor local, calafrios, flebites, cefaleia, anorexia e, algumas vezes, convulsões e reações anafiláticas.

No curso do tratamento, não é infrequente trombocitopenia, anemia e dores generalizadas. Cerca de 1/3 dos pacientes apresentam queda da filtração tubular e glomerular, e a continuidade do tratamento leva a insuficiência renal aguda. Não raras são a hipopotassemia e as repercussões cardiovasculares, inclusive com manifestações de insuficiência cardíaca e arritmia. Todavia, muitas dessas reações adversas podem ser prevenidas e revertidas com medidas cautelares durante o uso da anfotericina B. A administração em pacientes com LV deve obedecer aos seguintes critérios: monitorização dos níveis séricos de creatinina, pelo menos três vezes por semana; e ECG semanalmente. Iniciar o tratamento com 1/10 da dose diária e aumentá-la progressivamente, até o máximo diário tolerado pelo paciente, respeitando a dose por kg/peso e o máximo de 50 mg/dia. Para o tratamento do calazar, a dose total deverá ser de 20 a 30 mg/kg, a qual geralmente é atingida entre 40 e 60 dias de tratamento. Todavia, vários estudos na Índia têm revelado que doses baixas de 7 mg/kg (dose total), em utilização de doses diárias de 0,5 mg/kg/dia em dias alternados, produziram uma taxa de cura de 98%. A interrupção temporária não invalida as doses já recebidas. A administração prévia (30 minutos) antes de solução salina isotônica em fase rápida diminui consideravelmente a nefrotoxicidade.

A anfotericina B tem sido preferida como alternativa às outras drogas. Vários estudos comparativos com pentamidina revelam a superioridade da anfotericina B no tratamento do calazar. Todavia, com as novas formulações que reduzem significativamente o tempo de tratamento e, sobretudo, a toxicidade, estudos do custo-benefício comparativo das apresentações da anfotericina B definarão a continuidade ou não dessa clássica apresentação.

ANFOTERICINA B

A anfotericina B lipossomal é aprovada pelo FDA para uso no tratamento da leishmaniose visceral. O Ministério da Saúde do Brasil também aprovou seu uso, conforme citado anteriormente, em situações especiais onde o uso é recomendado. A dose diária varia de 3 a 5 mg/kg. Sendo a dose total de 3 mg/kg por 7 dias ou 4 mg/kg/dia por 5 dias. O CDC de Atlanta recomenda doses diferentes em esquemas de dias não consecutivos. Como sendo 3 mg/kg/dia do dia 1 ao 5, fazendo nova dose nos dias 14 e 21.

O tratamento da coinfecção com o HIV pode ser feito com antimoniais em regiões mais desprovidas de recursos, mas deve-se preferir o uso da Anfotericina B lipossomal, se esta droga estiver disponível. A profilaxia secundária é recomendada para os pacientes com contagem de CD4+ inferior a 350. A dose recomendada é de 4 mg/kg com doses quinzenais ou mensais.

MILTEFOSINA

É um composto sintético alquilfosfolipídico, designado hexadecilfosfocolina, que foi desenvolvido com droga alquilante antitumor. Todavia, em virtude da elevada taxa de reações adversas gastrointestinais, seu desenvolvimento para essa indicação foi interrompido na fase II. A miltefosina é um análogo da lecitina (fosfatidilcolina) ligado a um éter, em lugar de um éster, com uma base de carboidrato. Atua inibindo a síntese da membrana celular. As leishmânias contêm grande quantidade de éter lipídico em sua estrutura. O exato mecanismo para explicar o efeito citotóxico da miltefosina sobre elas ainda é desconhecido. Entretanto, diversos estudos *in vitro* documentam a atividade leishmanicida da miltefosina para as diversas espécies do protozoário que causam doença no homem. Do mesmo modo, sua atividade *in vivo* foi bem documentada em camundongos Balb/C infectados com *L. donovani*. Em humanos, a eficácia da miltefosina foi determinada por meio de estudos de fase I, inicialmente com dose elevadas de 100 a 200 mg/dia em doses escalonadas, revelando uma eficácia de 93% em 30 pacientes com calazar, incluindo os resistentes ao tratamento. A elevada toxicidade gastrointestinal, com diarreias e vômitos, sobretudo com doses iguais ou superiores a 200 mg/dia, limitou a dose máxima de tratamento a 100 mg/dia. O estudo de fase II da eficácia da miltefosina foi realizado em quatro diferentes esquemas terapêuticos, envolvendo 120 pacientes: esquema I – 50 mg por dia, via oral, durante seis semanas; esquema II – 50 mg por dia, por uma semana, seguido de 100 mg por dia, durante três semanas; esquema III – 100 mg por dia, por quatro semanas; esquema IV – 100 mg por dia, por uma semana, seguido de 150 mg por dia, por três semanas.

A taxa de cura foi respectivamente de 93, 93, 97 e 97%. Recidivas foram verificadas nos quatro grupos (seis pacientes). Reações adversas, sobretudo no trato gastrointestinal, com vômitos e diarreia, ocorreram em 62% dos pacientes. Alterações laboratoriais, com elevação de transaminases e bilirrubinas, foram verificadas em dois pacientes, sendo estes retirados do estudo. A dose de 100 mg por dia por quatro semanas foi recomendada para estudo definitivo de fase III, realizado na Índia, o qual levou à aprovação do miltefosina para o tratamento de pacientes com calazar. A taxa de cura na dose diária de 100 mg, VO, para pacientes pesando mais de 25 kg e de 50 mg para pacientes com menos de 25 kg, foi de 98% comparados com 99% de eficácia dos pacientes que receberam anfotericina B clássica na dosagem de 1mg/k/dia, durante 30 dias. A taxa de recidiva dos pacientes do grupo miltefosina foi de 3% e nenhuma recidiva no grupo anfotericina B. As reações adversas no grupo miltefosina foram vômitos (38%) e diarreia (20%). Todavia, um paciente apresentou síndrome de Stevens Johnson. Os estudos de fase II e II com 587 pacientes indicam ser essa droga oral segura, com efeitos adversos controláveis e taxa de cura de 95%. Atualmente, mais 1.200 pacientes foram incluídos na Índia e no Brasil para tratamento com miltefosina. As doses recomendadas são de 50 mg/dia, via oral, para pacientes com peso corporal ≤ 25 kg e de 100 mg/dia para pacientes acima desse peso, administrados em uma ou duas tomadas, durante 28 dias.

A eficácia da miltefosina foi avaliada em pacientes pediátricos, o que é fundamental para o Brasil. Um total de 80 pacientes, com idades entre 2 e 11 anos, foram tratados com a dose de 2,5 mg/kg/dia durante 28 dias. A taxa de cura foi de 94%. Os efeitos adversos mais frequentes foram vômito e diarreia (25%), além de elevação de transaminases (55%).

Experiências do uso de miltefosina no tratamento da LV em pacientes coinfectados pelo HIV revelaram resposta inicial favorável, todavia a recidiva foi elevada. Embora limitada, é uma droga com potencial para ser utilizada nesses pacientes.

Recomendações importantes para o uso da miltefosina

A miltefosina é teratogênica e não deve ser administrada em gestantes ou em mulheres em idade fértil sem uso de método anticoncepcional seguro. Monitorização dos níveis de creatinina e transaminases deve ser realizada de preferência a cada 10 dias. Manifestações alérgicas foram documentadas e casos de síndrome de Stevens-Johnson foram relatados, embora de ocorrência rara. Administração antes ou depois das refeições não modifica a taxa de intolerância gastrointestinal. Recomenda-se hidratação oral em crianças antes da administração diária do medicamento.

OUTRAS OPÇÕES

Pentamidina

A Pentamidina® é uma diamidina aromática que vem sendo utilizada como alternativa para o calazar há vários anos. Seu exato mecanismo de ação é pobremente conhecido. Admite-se que a droga atue no complexo mitocondrial do DNA cinetoplástico das leishmânias. Cerca de metade da droga é excretada em cinco dias pelo fígado e pelos rins, por isso deve ser administrada nos intervalos mais longos possíveis. Sua toxicidade é bem conhecida, causando hipotensão, hipoglicemia e diabetes tardio. A nefrotoxicidade e a formação de abscessos são bem documentadas. Sua principal indicação é para os casos resistentes aos antimoniais. Um estudo na Índia, de 312 pacientes com LV resistente ao Sb^v, com doses de 4 mg/kg, três vezes por semana, durante 11 semanas, revelou cura de 98%. A associação como Sb^v não produz nenhum benefício. Entretanto, em pacientes com LV de formas graves e refratárias, a associação ao Sb^v de um curso desse medicamento diminui as taxas de recidivas. Sua forma isotianato parece ser menos tóxica do que as outras apresentações. Em pacientes com coinfecção HIV/leishmaniose, a profilaxia com doses de 4 mg/kg de Pentamidina® uma vez por mês tem sido recomendada. Seu uso como profilaxia secundária ainda segue recomendado e está disponível no Brasil.

Alopurinol

Estudos *in vitro* têm revelado que o alopurinol ribosídeo (Zyloric®), um análogo da hipoxantina hidrolisada, é incorporado dentro do ácido ribonucleico da Leishmania, em vez do ATP, interferindo assim na síntese proteica do parasito. É controversa sua utilização no tratamento da leishmaniose. Nas formas cutâneas simples, tem sido relatado excelente efeito, comparável aos antimoniais. Todavia, no LV, a droga isolada não produz benefícios comparativos ao antimonial. Tem sido sugerida uma associação com Sb^v de doses de 21 mg/kg/dia de Alopurinol para casos resistentes. Estudos prospectivos randomizados estão sendo realizados para comprovação do benefício dessa associação. Atualmente o alopurinol não é recomendado nas guias brasileiras como opção terapêutica.

Aminosidina

A aminosidina é um antibiótico da família dos aminoglicosídeos, similar à paramomicina. Sua ação antileishmânia tem sido demonstrada. Nos últimos anos, a droga foi reintroduzida pela Farmitália com o nome de Gabromicina®. Vários relatos têm revelado sua eficácia no tratamento da LV em doses de 15 mg/kg/dia durante 21 dias, isolada ou em associação com o Sb^v[72]. Na Índia, em um estudo com doses da paramomicina de 16 mg/kg/dia durante 21 dias, obteve-se cura de 93%. Estudos em fase III na dose de 21 mg/kg/dia por 21 dias está em fase de conclusão, porém os resultados preliminares indicam excelente resposta ao tratamento. Por ser aminoglicosídeo, o antibiótico apresenta os mesmos riscos potenciais de nefro e ototoxicidade. Seu uso, hoje, restringe-se à associação com antimoniais para casos graves e recidivantes. Estudo piloto realizado em Bihar revelou taxa de cura de 82%. A paramomicina, formulação disponível, deve ser considerada como opção terapêutica para pacientes que apresentaram falha no tratamento com as drogas de primeira escolha ou intolerantes às drogas habituais.

IMUNOTERAPIA

Na LV a supressão da resposta dos linfócitos T induzida pela Leishmania e resultante da baixa de produção de interferon-gama (IFN-γ) e outras citocinas tem estimulado vários investigadores na utilização de imunoterapia no tratamento de calazar. O IFN-γ, sendo o mais potente ativador da capacidade microbicida de macrófagos, foi a primeira citocina a ser utilizada.

A utilização de rHIFN-γ (interferon-gama recombinante humano) em pacientes portadores de LV aguda ou refratários aos Sb^v revelou uma resposta terapêutica rápida ao antimonial pentavalente. Outros autores, na Índia, confirmam o papel adjuvante do IFN-γ no tratamento da LV, sobretudo para pacientes resistentes. O IFN-γ é disponibilizado nos Estados Unidos com o nome comercial de Actimune®. A dose recomendada é de 50 a 100 μg/metro quadrado de superfície corporal, via SC, por 10 a 15 dias. É possível reduzir a dose do Sb^v para 10 MKD nos pacientes não resistentes ao Sb^v.

A pancitopenia periférica, sobretudo com contagem de neutrófilos inferior a 1.500 células/mm^3 no sangue periférico, é um fator de risco importante para aquisição de infecção bacteriana em pacientes com calazar. Com a disponibilidade dos fatores estimuladores de colônias de granulócitos e macrófagos G-CSF e CM-CSF para tratamento de disfunções hematológicas, foi demonstrado em um recente estudo que a utilização de rHGM-CSF (fator estimulador de colônias de granulócitos e macrófagos recombinante humano) em pacientes portadores de LV com grave neutropenia (< 1.500 neutrófilos/mm^3) reduziu significativamente o número de infecções bacterianas ou virais associadas durante a hospitalização, havendo uma rápida involução dos sinais e sintomas da doença.

Portanto, para os casos de LV grave com severa neutropenia, é possível a utilização de GM-CSF na dose de 5 μg/kg/dia por via SC durante 5 a 10 dias, A monitorização do leucograma é obrigatória, devendo a droga ser suspensa se o número de leucócitos ultrapassar 10.000 células/mm^3. As reações adversas são mínimas, incluindo febre, leucocitose e sensação de calafrio e desmaios, geralmente na primeira dose.

As perspectivas futuras da utilização de outras citocinas, como IL-12 ou antagonistas de IL-10, são bastante animadoras, o que por certo terá um papel importante na rápida reversão da imunossupressão vista no calazar.

É sabido que apesar dessas drogas serem utilizadas como terapia anti-leishmania, também têm um papel imunomodulador, interagindo com os mais variados componentes do sistema imune. Todavia, até o momento, não há drogas licenciadas com papel imunomodulador para uso na leishmaniose visceral.

OUTRAS DROGAS ORAIS

Vários antifúngicos orais que interferem na síntese de ergosterol têm sido experimentados *in vitro* e *in vivo* no tratamento da leishmaniose. Particularmente, o cetoconazol tem sido utilizado. Os resultados de tratamento de séries ou casos isolados de calazar são animadores nestes últimos, embora com altas taxas de recidiva. Vários outros estudos estão em desenvolvimento para averiguar o papel adjuvante dessa droga em associação com o antimonial pentavalente.

Até o momento não há recomendação para uso dessa classe de medicamentos para uso regular nos casos de leishmaniose visceral.

EVOLUÇÃO E CRITÉRIOS DE CURA

Os pacientes em uso do antimonial pentavalente geralmente apresentam evidência de resposta à terapêutica já na primeira semana de tratamento. Geralmente, a febre, se presente, desaparece, há retorno do apetite, assim como o ganho de peso, e o hemograma evidencia nítida resposta, com elevação da série vermelha e recuperação da série branca. A redução da hepatoesplenomegalia é lenta. Todavia, ao final do tratamento, se o paciente responde bem, pelo menos 50% da redução do tamanho inicial da visceromegalia é notado, sobretudo na esplenomegalia. A negativação do aspirado esplênico (não é utilizado rotineiramente no Brasil) ou medular é um indicativo da resposta ao tratamento, porém não garante que não haverá recidiva. O aspirado de medula pode ser realizado principalmente nos pacientes com leishmaniose visceral e imunodeficiência, com o objetivo de se programar o próximo passo terapêutico. Os pacientes devem ser acompanhados mensalmente, durante seis meses. Entretanto, o Ministério da Saúde, recomenda que este segmento seja realizado nos meses 3, 6 e 12 após a alta. As recidivas geralmente ocorrem entre o 4º e o 6º mês após a terapêutica. A reação intradérmica a antígeno de Leishmania (leishmanina) se torna positiva geralmente após o primeiro ano de tratamento. Depois de três anos, mais de 70% dos pacientes apresentam forte reação, indicando a completa recuperação imunológica.

PROFILAXIA

As medidas de controle da LV em determinada área pressupõem o conhecimento da epidemiologia da doença na região a ser controlada, sendo de fundamental importância o tipo de epizootia da infecção: se zoonose, antroponose ou antropozoonose. Devem ser levados em consideração os fatores que podem aumentar ou diminuir a prevalência da doença, como diagnóstico tardio, imigração de casos, número de pessoas suscetíveis, taxa de letalidade e aumento de incidência de novos casos. A OMS recomenda o conjunto de medidas a seguir para controlar a LV.

1. **Detecção ativa e passiva de casos suspeitos:** os profissionais da saúde que trabalham em nível primário nas redes assistenciais (posto de saúde, hospitais regionais, clínicas etc.) devem estar treinados para reconhecer os sinais clínicos sugestivos de LV. Definição de caso: Caso humano suspeito, que é utilizado pelo Ministério da Saúde do Brasil: Todo indivíduo proveniente de área com ocorrência de transmissão, com febre e esplenomegalia, ou todo indivíduo de área sem ocorrência de transmissão, com febre e esplenomegalia, desde que descartados os diagnósticos diferenciais mais frequentes na região. Os casos confirmados serão aqueles com diagnóstico parasitológico ou sorológico associados com as manifestações clínicas. Se a sorologia realizada for a IFI (Imunofluorescência) outras causas para as manifestações clínicas deverão ser descartadas.

Ainda em nível primário deverá haver métodos sorológicos capazes de evidenciar presença de infecção, possibilitando o encaminhamento para as unidades secundárias (hospitais centrais e ambulatórios especializados) para realização de confirmação parasitológica, ou seja, demonstração do parasito em aspirados de medula óssea. Nas áreas endêmicas com notificação ativa de casos, deve-se proceder a inquéritos soroepidemiológicos para diagnóstico precoce de casos recentes, possibilitando uma rápida terapêutica e redução da taxa de letalidade. Todavia no Brasil a realização de inquéritos soroepidemiológicos não tem se tornado uma prática.

2. **Estabelecimento de programas de vigilância epidemiológica:** as comunidades em que a doença é endêmica devem ser treinadas para reconhecê-la, bem como identificar o vetor e possíveis animais reservatórios. Programas de educação continuada devem ser implantados para orientação da população sobre os principais fatores de risco associados à aquisição da infecção.

3. **Manutenção:** permanente de centros regionais capacitados para atendimento de doentes, tendo disponíveis medicação e pessoal treinado para supervisão e seguimento dos casos diagnosticados.

4. **Detecção e eliminação de reservatórios infectados:** nas áreas nas quais a LV é uma zoonose e o hospedeiro intermediário ou reservatório animal já foi identificado, como na América Latina, o cão é o principal reservatório da *L. chagasi*, o que tem implicação direta para transmissão humana. Na Colômbia, além do cão, o *Didelphis albiventris* (sariguê) tem sido identificado com altas taxas de infecção natural. Programas de detecção ativa de cães doentes ou infectados devem ser realizados, para que seja possível eliminar precocemente as fontes de infecção dos flebotomíneos. Inquéritos sorológicos caninos devem ser periodicamente realizados para se atingir esse objetivo.

5. **Controle de vetores:** inseticidas de ação residual, tais como cipermetrina e deltametrina, devem ser aplicados nas paredes internas e externas de casas e anexos, com exceção daqueles em que são mantidos os animais destinados à alimentação do homem. O uso de equipamentos de proteção individual é absolutamente recomendável para aqueles que irão aplicar os inseticidas. Um programa de monitorização da eficácia da ação residual do inseticida deve ser realizado, por meio de medidas de densidade de flebotomíneo nas áreas borrifadas, no mínimo a cada seis meses.

NOVAS PERSPECTIVAS

As vacinas antileishmaniose estão em plena fase de desenvolvimento. Todavia, ainda não são viáveis para utilização como instrumento de controle. Os extratos antigênicos de Leishmania induzem uma resposta celular e com positivação de hipersensibilidade retardada em mais de 60% das pessoas expostas à vacina. Entretanto, ainda não estão disponíveis resultados comprobatórios da proteção induzida pela vacinação. Novas vacinas de terceira geração estão sendo submetidas a estudos com resultados animadores, como a vacina ChAd63-KH, que induz uma resposta do linfócito TCD8+. Todavia, ainda estamos longe de termos uma vacina terapêutica ou profilática para uso em humanos.

BIBLIOGRAFIA SUGERIDA

Akhoundi M, Kuhls K, Cannet A, Votýpka J, Marty P, Delaunay P, Sereno D. A Historical Overview of the Classification, Evolution, and Dispersion of Leishmania Parasites and Sandflies. PLOS NEGL TROP DIS. 2016 MAR 3;10(3):E0004349. DOI: 10.1371/JOURNAL.PNTD.0004349.

Alencar JE, Aragão TC. Leishmaniose visceral no Ceará. Sintomas observados em 174 casos. Diagnóstico clínico. Congresso Brasil de Higiene, 1995. p. 9-15.

Alvar J. Blazquez, J. Najera, R. Association of visceral leishmaniasis and human immunodeficiency virus infections. J Infect Dis, 1989; 160:560-1.

Andrade TM, Carvalho EM, Rocha R. Bacterial infections in patients with visceral leishmaniasis. J Infect Dis, 1990; 162:1354-9.

Andrade ZA, Vaibuki K. A nefropatia do calazar. Rev Inst Med Trop São Paulo, 1972; 14:51.

Chenoweth CE, Singal S, Pearson, RD, et al. Acquired immunodeficiency syndrome-related visceral leishmaniasis presenting in a pleural effusion Chest, 1993; 103:648-9.

Corbett CEP, Pinto Paes RA, Leurenti MD, et al. Histopathology of lymphoid organs in experimental leishmaniasis. Int J Exp Path, 1992; 73:417-33.

Duarte MIS. Análise subcelular qualitativa e morfométrica dos hepatócitos e da região sinusoidal na leishmaniose visceral humana. [tese de livre-docência]. São Paulo: Faculdade de Medicina da Universidade de São Paulo, 1987.

Duarte MIS. Aspectos renais do calazar experimental. Contribuição da análise morfométrica da célula mesangial ao conhecimento da patogênese da amiloidose. [tese de Doutorado]. São Paulo: Escola Paulista de Medicina, 1975.

Duarte MIS, Corbett CEP. Histopathological and ultrastructural aspects of interstitial pneumonitis of experimental visceral leishmaniasis. Trans R Soc Trop Med Hyg, 1984;78: 683-8.

Duarte MIS, Corbett CEP. Histopathological patterns of the liver involvement in visceral leishmaniasis. Rev Ins, Med Trop São Paulo, 1987; 29(3):131-6.

Freire ML, Machado de Assis T, Oliveira E, Moreira de Avelar D, Siqueira IC et al. Performance of serological tests available in Brazil for the diagnosis of human visceral leishmaniasis. PLoS Negl Trop Dis. 2019 Jul 18;13(7):e0007484. doi: 10.1371/journal.pntd.0007484. eCollection 2019 Jul.

Galvão-Castro B, Sá Ferreira JA, Marzochi KF, et al. Polyclonal B cell activation, circulating immune complexes and autoimmunity in human American visceral leishmaniasis, Clin Exp Immunol, 1984; 56:58-66.

Hag LA, Hashim FA, Toum LA, et al. Liver morphology and function in visceral leishmaniasis (kala-azar), J Clin Patol, 1994; 47:547-551.

Harrison LH, Naidu TG, Drew JS, et al. Reciprocal relationship between undernutrition and the parasitic disease visceral leishmaniasis. Rev Infect Dis, 1986; 8:447-53.

Horrillo L, Castro A, Matía B, Molina L, García-Martínez et al. Clinical aspects of visceral leishmaniasis caused by L. infantum in adults. Ten years of experience of the largest outbreak in Europe: what have we learned? Parasit Vectors. 2019 Jul 24;12(1):359.

Lainson R, Shaw JJ. Evolution, classification and geographic distribution, In: Peters W, Killick-Kendrick R, (eds.). The leishmaniasis in biology and medicine, v. 1. London: Academic Press, 1987. p. 1-120.

Leite de Sousa-Gomes M, Romero GAS, Werneck GL et al. Visceral leishmaniasis and HIV/AIDS in Brazil: Are we aware enough. PLoS Negl Trop Dis. 2017 Sep 25;11(9):e0005772. doi: 10.1371/journal.pntd.0005772.

Mishra M, Biswas UK, Jha AM, Khan AB. Amphotericin versus pentamidine in antimony-unresponsive kala-azar. Lancet 1992; 340:1256-7.

Nicodemo EL. Infecção secundária no curso da leishmaniose visceral. [dissertação de mestrado]. São Paulo: Faculdade de Medicina da Universidade de São Paulo, 1991.

Osman M, Mistry A, Keding A, et al. A third generation vaccine for human visceral leishmaniasis and post kala azar dermal leishmaniasis: First-inhuman trial of ChAd63-KH. PLoS Negl Trop Dis. 2017;11(5):e0005527. Published 2017 May 12. doi:10.1371/journal.pntd.0005527.

Raso P, Siqueira, JT. Subsídio ao conhecimento da anatomia patológica da leishmaniose visceral, com especial referência às lesões pulmonares e cardíacas, Hospital 1964; 65:145-63.

Roselino AM, Chociay MF, Costa RS. L. (L.) chagasi in aids and visceral leishmaniasis (kala-azar) co-infection/L. (L.) chagasi em lesões cutâneas na co-infecção aids-calazar. Rev Inst Med Trop. São Paulo, 2008; 50(4):251-4.

Tauil PL. Perspectives of vector borne diseases control in Brazil. Rev Soc Bras Med Trop Uberaba, 2006; 39(3).

Teixeira R. Experiências vividas com a leishmaniose visceral 1954-1980. Aspectos epidemiológicos, sorológicos e evolutivos, [tese]. Fac Med UFBA, 1980:1-311

Timerman A. Comprometimento intestinal na leishmaniose visceral americana. [dissertação de mestrado]. São Paulo: Faculdade de Medicina da Universidade de São Paulo, 1990.

Veronesi R, et al. Leishmaniose visceral (calazar) no Brasil, estudo do quadro clínico e humoral de 15 novos casos. Rev Hosp Clínicas de São Paulo, 1955; 10:86.

88

Malária

88.1 Etiologia e ciclo evolutivo

Marcelo Simão Ferreira

CONCEITO

A malária é uma doença infecciosa, não contagiosa, que acomete milhões de pessoas nas zonas tropicais e subtropicais do globo. É, talvez, a mais antiga, a mais distribuída e a mais conhecida das doenças parasitárias que acometem o homem. Nos últimos anos, adquiriu particular importância, em virtude da extensa distribuição geográfica e de sua atuação como fator limitante do crescimento demográfico, cultural e econômico em vastas áreas do mundo, particularmente nos países em desenvolvimento.

As áreas endêmicas desta importante protozoose estendem-se por mais de 100 países, e mais da metade da população encontra-se exposta ao risco de aquisição da infecção.

ETIOLOGIA

Na sistemática zoológica, os parasitas da malária humana estão classificados no filo Protozoa, classe Sporozoea, família Plasmodiidae, gênero Plasmodium, ao qual pertencem quatro espécies:

- *Plasmodium vivax* (Grassi e Feletti, 1890), Labbé, 1899.
- *Plasmodium falciparum* (Welch, 1897), Shcaudinn, 1902.
- *Plasmodium malariae* (Laveran, 1881), Grassi e Feletti, 1890.
- *Plasmodium ovale*, Stephens, 1922.

Destas quatro espécies de *Plasmodium* humanos, o *P. vivax* é o mais amplamente distribuído pelas zonas tropicais e subtropicais do globo. O *P. falciparum*, comparado às outras espécies, causa maior morbidade e mortalidade, e apresenta-se hoje como um grave problema terapêutico, em razão da crescente resistência à cloroquina e a outras drogas, já detectada na maioria das zonas endêmicas conhecidas.

Muitos animais, especialmente macacos, roedores e aves, também sofrem infecções semelhantes, produzidas por outras espécies do gênero Plasmodium, e o estudo do seu comportamento e desenvolvimento permite um progresso considerável no conhecimento sobre a malária humana. As infecções do homem e dos mamíferos são transmitidas por mosquitos do gênero Anopheles e as das aves, por culicíneos. Recentemente, uma nova espécie de parasita da malária, o *P. knowlesi*, foi reconhecida como o quinto plasmódio humano, encontrado principalmente no Sudeste Asiático. É uma espécie predominante em áreas da Malásia e da Indonésia e pode causar infecções potencialmente fatais.

Os plasmódios dos macacos superiores são experimentalmente inoculáveis no homem e vice-versa, produzindo manifestações clínicas semelhantes. Uma variedade de *P. cinomolgi* é capaz de produzir no homem um quadro que, clínica e parasitologicamente, corresponde ao das infecções por *P. vivax*, mas a evolução e a imunologia demonstram que se trata de infecções produzidas por espécies diferentes. Considera-se provável que, na natureza, os homens e macacos que compartilham os mesmos espaços ecológicos podem infectar-se reciprocamente, mas ainda não foi provado que esses acidentes podem dar origem a surtos epidêmicos ou a um estado de endemia malárica no homem; este é privilégio dos parasitas próprios do gênero humano (*P. vivax, falciparum, malariae, ovale*).

CICLO EVOLUTIVO

Os parasitas da malária possuem evolução complicada. A forma infectante inicial chama-se esporozoíta e penetra no organismo pela saliva que o mosquito introduz no sangue dos capilares subcutâneos. Após cerca de 45 minutos, essas formas desaparecem do sangue circulante; nesse estágio, os parasitas encontram-se recobertos por um polipeptídeo chamado proteína circunsporozoíta, que tem sido utilizada como um dos alvos das vacinas antimaláricas, esta proteína, juntamente com outra, Thrombospondin-related adesive protein (TRAP), participam da invasão do hepatócito. Em geral, são inoculados de 8 a 15 esporozoitas, mas até uma centena pode ser inoculada em determinadas situações. Alguns deles são destruídos pelos macrófagos, mas os que passam através do fígado penetram nas células parenquimatosas deste órgão (hepatócitos), onde se multiplicam assexuadamente por um processo de divisão múltipla (esquizogonia), resultando na formação dos esquizontes teciduais primários, que se assemelham a enormes sacos (40 a 60 μ) carregados de núcleos.

O esquizonte tecidual primário, após 6 a 15 dias da época da infecção, uma vez maduro, rompe-se e liberta o seu caudal de merozoítos (até 10 mil para o *P. vivax*, 40 mil para o *P. falciparum*, e 7.500 a 18.600 para o *P. malariae*) nos capilares intra-hepáticos. Nas infecções devidas ao *P. falciparum* e ao *P. malariae*, os esquizontes teciduais se rompem todos ao mesmo tempo e nenhum persiste no interior dos hepatócitos. Já naquelas decorrentes do *P. ovale* e do *P. vivax*, algumas formas exoeritrocíticas, denominadas hipnozoítas, permanecem latentes no fígado por meses ou anos, e parecem ser responsáveis pelas recidivas tardias observadas nas infecções causadas por essas duas espécies. Esse estágio do parasita não ocorre no *P. falciparum* e no *P. malariae*, portanto as recrudescências clínicas observadas nessas espécies (até 40 anos depois no *P. malariae*) são devidas à persistência de formas eritrocíticas na circulação microcapilar tecidual. Essa etapa do ciclo vital dos plasmódios é denominada esquizogônica primária ou tecidual pigmentada e, nessa fase, não se encontram parasitas na circulação, por isso esse período é denominado pré-patente. Os merozoítos liberados no sangue dos sinusoides hepáticos invadem os eritrócitos. A penetração é rápida (cerca de 30 segundos) e a invasão depende da interação entre a membrana do parasita e receptores específicos na superfície dos eritrócitos; a glicoforina A, uma proteína que tem sido isolada e caracterizada, é provavelmente o receptor para o *P. falciparum*; o ácido siálico, na membrana do eritrócito, pode também funcionar como receptor de entrada para este plasmódio. Um antígeno das hemácias, o fator Duffy, constitui o receptor específico necessário para a invasão dessas células pelos merozoítos do *P. vivax;* a baixa incidência de malária por este parasita em muitas regiões da África tropical é explicada pelo fato de que a maioria dos residentes dessas áreas não possui esse antígeno. Entretanto, estudos recentes demonstram que o *P. vivax* pode eventualmente, invadir hemácias sem o antígeno Duffy.

No interior dos eritrócitos, os merozoítos transformam-se em trofozoítas jovens, conhecidos como formas em anel, que crescem, tornam-se irregulares (trofozoítas ameboides) e, em determinado momento, mostram sinais de divisão no núcleo, eles se convertem, então, em esquizontes hemáticos, que, por divisão do núcleo e posterior segmentação, originam um número variável de merozoítos hemáticos (6 a 36). Esse processo de multiplicação assexuada se chama esquizogonia eritrocítica e, nessa fase, os parasitas metabolizam a hemoglobina da hemácia, originando um produto denominado hemozoína, um pigmento escuro composto de 65% de proteínas, 16% de hematina (ferriprotoporfirina IX), 6% de carboidratos e pequenas quantidades de lipídeos e ácidos nucleicos; este pigmento irá depositar-se em vários órgãos durante a evolução clínica da doença. Os eritrócitos infectados acabam se rompendo, liberando os merozoítas, que voltarão a parasitar outros glóbulos vermelhos e repetir o ciclo. Na infecção pelo *P. knowlesi*, os esquizontes se localizam nas hemácias, na parte central, em forma de faixas que cortam a célula à semelhança do que é visto no *P. malariae*, com o qual pode ser confundido.

A periodicidade da esquizogonia sanguínea é variável, de acordo com a espécie de *Plasmodium*, sendo de 48 horas para o *P. vivax* e o *P. ovale*, 72 horas para o *P. malariae* e 36 a 48 horas para o *P. falciparum*; no *P. knowlesi*, o ciclo de vida, dura cerca de 24 horas, menor que o das outras espécies. Vários antígenos extraídos dos estágios sanguíneos já foram identificados, desde meados dos anos 1970, quando se tornou possível cultivar os plasmódios *in vitro*; alguns desses antígenos (MSA-1, MSA-2, HRP11 etc.) recombinados, são utilizados experimentalmente como vacinas em macacos e em seres humanos.

Após um período de 3 a 10 dias do início dos sintomas clínicos, alguns parasitas diferenciam-se em gametócitos femininos (macrogametócitos) e masculinos (microgametócitos); os gametócitos do *P. falciparum* amadurecem em cerca de 7 a 10 dias e os do *P. vivax* tornam-se maduros em 36 horas, sobrevivendo, no sangue periférico, por apenas um dia. Quando a fêmea do *Anopheles* se alimenta em um humano infectado, ela retira, durante o repasto sanguíneo, os gametócitos que realizarão o ciclo sexuado ou gametogônico no estômago do inseto. O microgametócito sofre um processo denominado exflagelação, originando os microgametas, que são móveis (flagelados) e fecundarão os macrogametas já desenvolvidos, produzindo os zigotos que, em 18 a 24 horas, tornam-se alongados e móveis, passando a ser denominados oocinetos. Estes atravessam a parede do estômago, se transformam em corpúsculos esféricos dentro de uma membrana elástica e são, agora, chamados de oocistos; estas formas aumentam de tamanho progressivamente, produzindo no seu interior um grande número de esporozoítas fusiformes (esporogonia). Estudo experimental recente demonstrou que os oocistos do *P. vivax* são capazes de produzir, em média, 3.688 esporozoítas por unidade, e os do *P. falciparum* produzem cada um, em média, 3.385 esporozoítas. Quando ocorre a ruptura dos oocistos, esses milhares de parasitas são liberados na cavidade celomática do inseto, migrando posteriormente para as glândulas salivares. A partir daí, as fêmeas se tornam infectantes. A duração dessa fase exógena do ciclo varia com as espécies de *Plasmodium*, com os vetores e com as condições de temperatura e umidade. Habitualmente, *P. vivax* e *P. falciparum* completam seu desenvolvimento no vetor em 7 a 14 dias, e o *P. malariae*, em 21 dias ou mais (Figura 88.1.1). A longevidade do mosquito é um fator crítico na determinação da capacidade vetorial.

Durante sua evolução dentro da hemácia, os plasmódios apresentam-se como organismos ameboides, cujos três elementos fundamentais (o núcleo, o protoplasma e o pigmento) possuem características peculiares para cada espécie. Assim, a posição, a forma, o tamanho e a quantidade desses elementos, bem como as alterações produzidas no glóbulo parasitado, observados ao microscópio em preparações coradas pelo método clássico de Romanowsky, são valores essenciais para o diagnóstico (Figuras 88.1.2 a 88.1.4).

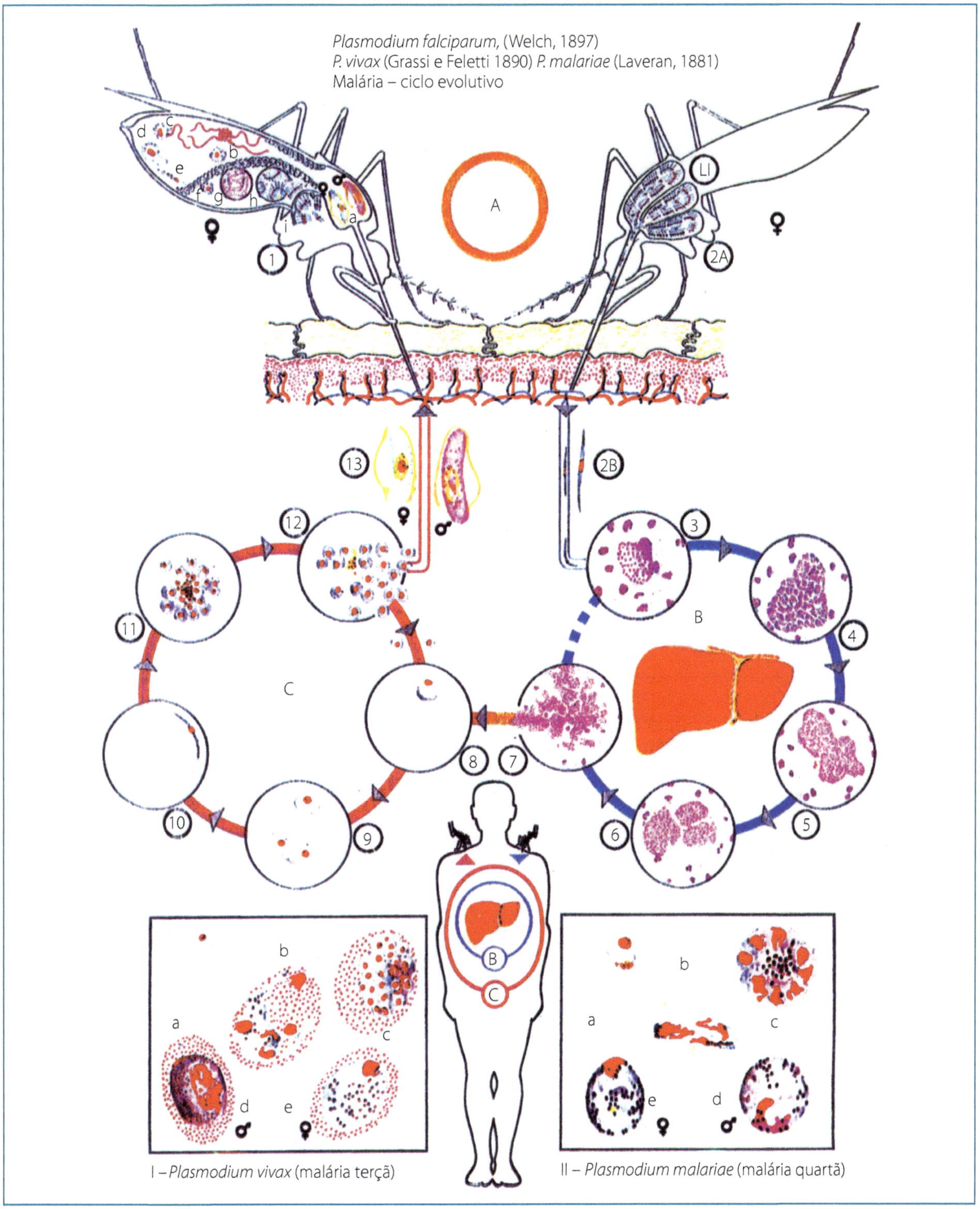

FIGURA 88.1.1 Ciclo evolutivo da malária. (A) Desenvolvimento sexual (gametogonia) na fêmea do mosquito *Anopheles*. 1: a: gametócito ingerido com o sangue humano; b: gametas (azul: macrogameta; vermelho: microgameta); c: fecundação; d: zigoto; e: oocineto; f: oocisto; g: esporocisto; h: esporocisto maduro; i: esporozoítos na glândula salivar; 2A: *Anopheles* transmitindo esporozoíto pela picada; 2B: esporozoíto isolado. (B) Desenvolvimento pré-eritrocítico (esquizogonia) no hepatócito (3-7). (C) Desenvolvimento eritrocítico (esquizogonia sanguínea): 8-9-10: trofozoítos em anel do *P. falciparum*; 11: esquizonte com divisões em merozoítos; 12: merozoítos liberados da hemácia; 13: gametócitos; I: *Plasmodium vivax*: a: trofozoíto em anel; b: esquizonte; c: roseta; d: gametócito masculino; e: gametócito feminino. II: *Plasmodium malariae*.

Fonte: Adaptada de Piekarski. Tabelas de Parasitologia Médica, 1961.

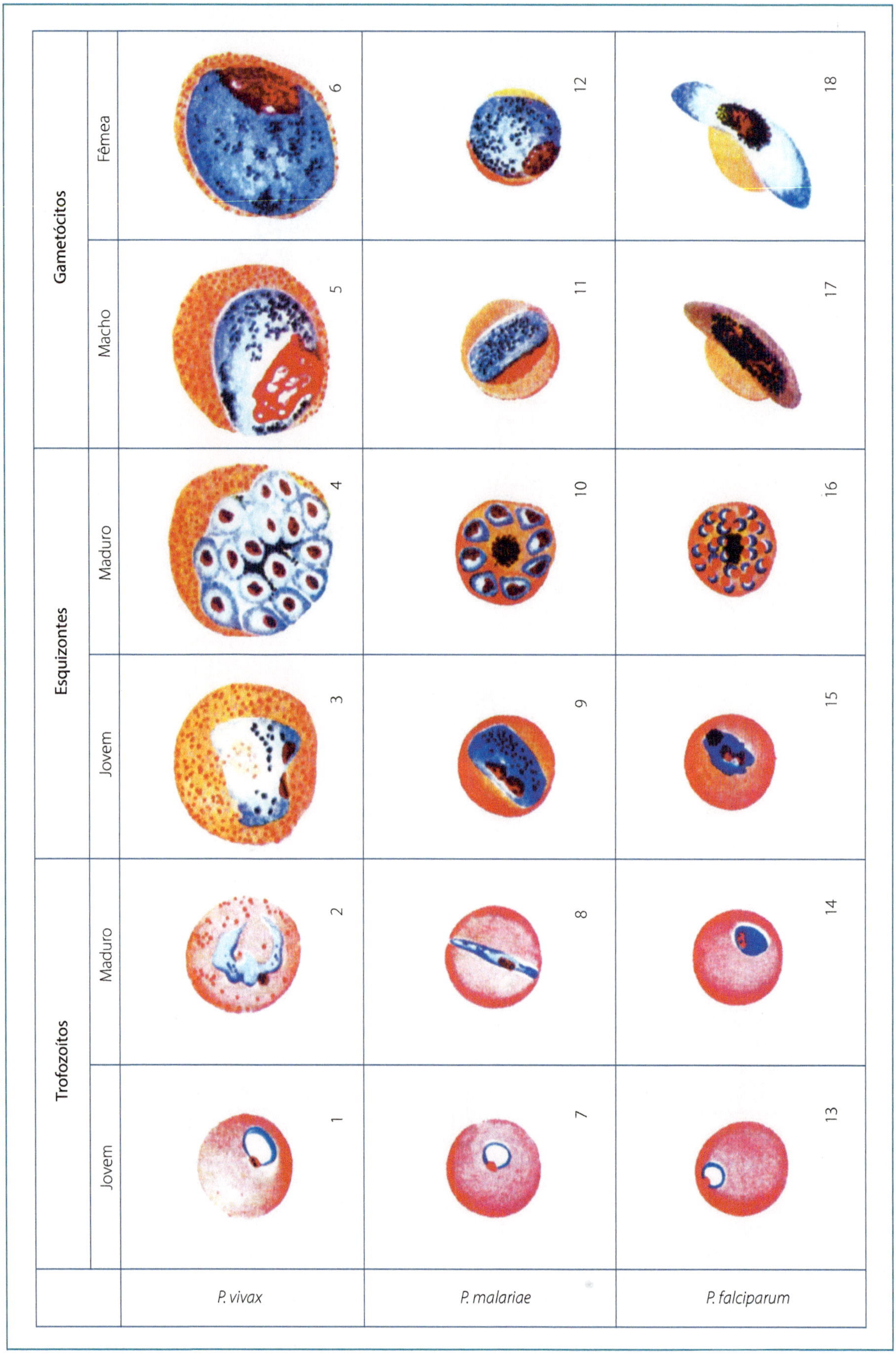

FIGURA 88.1.2 Aspectos morfológicos das formas evolutivas dos plasmódios da malária.

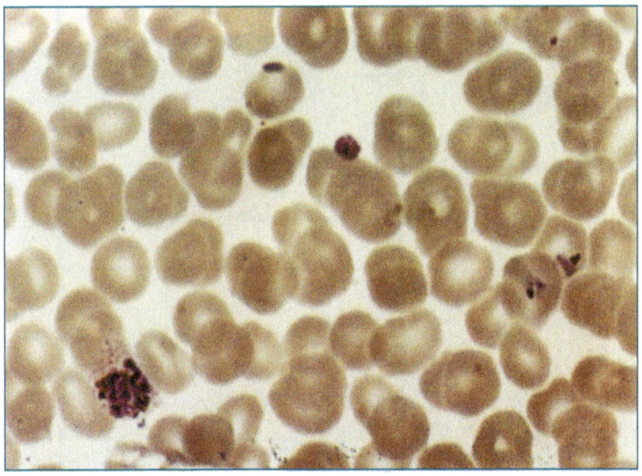

FIGURA 88.1.3 Esfregaço sanguíneo demonstrando trofozoítos e rosácea (ou merócito) do *P. ovale* (imersão – 1.000×).
Fonte: Acervo da autoria.

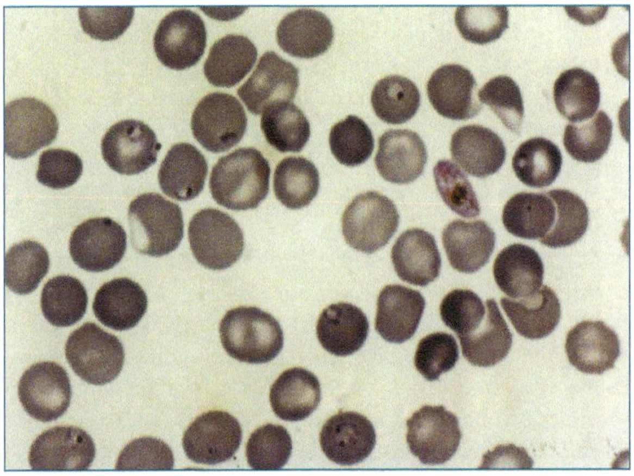

FIGURA 88.1.4 Esfregaço sanguíneo demonstrando numerosos trofozoítos e um gametócito do *P. falciparum* (imersão – 1.000×).
Fonte: Acervo da autoria.

O *P. vivax* apresenta a seguinte evolução em 48 horas (todas as formas presentes no sangue periférico):

1. **Trofozoíto jovem:** forma anular; tamanho, 1/3 do diâmetro do glóbulo.
2. **Trofozoíto maduro:** forma ameboide; aumento de volume de glóbulo vermelho com aparecimento de uns pontinhos rosados (grânulos de Schuffner).
3. **Esquizonte jovem:** começa a divisão do núcleo; glóbulo vermelho descolorido.
4. **Esquizonte maduro:** formação de 16 merozoítos de tamanho grande; o glóbulo vermelho tem o dobro do diâmetro normal.
5. **Microgametócito:** tamanho maior que um glóbulo vermelho normal, cromatina dispersa e em grânulos finos, protoplasma cinza-azulado.
6. **Macrogametócito:** núcleo periférico, cromatina em grânulos grossos e compactos; protoplasma azul intenso. *P. malariae* (evolução em 72 horas; todas as formas presentes no sangue periférico).
7. **Trofozoíto jovem:** forma anular; tamanho, 1/3 do glóbulo vermelho; aparecimento precoce do pigmento.
8. **Trofozoíto maduro:** forma "em banda"; pigmentos em grânulos grossos e abundantes; glóbulo vermelho normal ou ligeiramente diminuído de volume.
9. **Esquizonte jovem:** tende a tomar forma retangular.
10. **Esquizonte maduro:** forma em "roseta" ou "margarida"; pigmento no centro e oito merozoítos dispostos regularmente na periferia.
11. **Microgametócito:** ocupa 2/3 a 3/4 do glóbulo vermelho; núcleo em banda ao longo do protoplasma, este último de cor cinza-esverdeado.
12. **Macrogametócito:** quase preenche o glóbulo vermelho; cromatina compacta e de cor vermelho-vivo; protoplasma azul intenso. P. falciparum (evolução em 48 horas ou menos: no sangue periférico só se encontram trofozoítos jovens e gametócitos).
13. **Trofozoíto jovem:** anel pequeno e delicado; 1/6 de diâmetro de glóbulo; são frequentes as formas acoleé, os anéis com duas massas cromatínicas e os glóbulos parasitados com dois ou mais anéis.
14. **Trofozoíto maduro:** grossa massa nuclear, aparecimento tardio do pigmento; glóbulo vermelho de tamanho normal, mas de coloração mais intensa; às vezes com um pontilhado grosso (manchas de Maurer).
15. **Esquizonte jovem:** pigmento agrupado em uma massa compacta.
16. **Esquizonte em divisão:** com até 32 merozoítos pequenos; pigmento central.
17. **Microgametócito:** forma em meia-lua; grânulos de cromatina pequenos e dispersos; pigmento, idem; protoplasma de cor azul-rosado.
18. **Macrogametócito:** forma em meia-lua; cromatina em grânulos grossos e compactos; pigmento agrupado na vizinhança do núcleo; protoplasma azul profundo.

Em condições naturais, a transmissão da malária requer um vetor específico (mosquitos fêmea do gênero *Anopheles*) que tenha adquirido a infecção de outro enfermo ou de um portador são com gametócitos maduros em sua circulação periférica. Para que um mosquito se torne infectante, deve se completar, em seu estômago, o desenvolvimento da segunda fase do ciclo sexuado ou esporogônico, e os esporozoítos devem alcançar as glândulas salivares para que a transmissão se processe. Com relativa frequência, em filhos de mães infectadas, mas não imunes, também se podem produzir infecções transplacentárias, provavelmente durante o momento do parto, ocasionando o chamado "impaludismo congênito".

Em condições experimentais, pode-se provocar a infecção por picada de *Anopheles* infectados no laboratório ou por inoculações de sangue parasitado. Acidentalmente, a malária também pode ser transmitida, em consequência de transfusões sanguíneas, transplantes de órgãos ou injeções intravenosas, utilizando seringas sem a devida esterilização (pequenas epidemias entre toxicômanos, especialmente os viciados em drogas injetáveis). A forma frequente dessas infecções acidentais é a produzida por transfusões, particularmente ostensiva nos países onde a infecção natural foi eliminada mediante programas de erradicação; nesses casos, o parasita encontrado é, quase sempre, o *P. malariae*.

88.2 Epidemiologia

Pedro Luiz Tauil

DISTRIBUIÇÃO GEOGRÁFICA

Segundo dados da Organização Mundial da Saúde (OMS), referentes a 2017, cerca de 2,2 bilhões de pessoas, o equivalente a 42% da população mundial, vivem em áreas onde há risco de transmissão da malária, abrangendo cerca de 100 países na África, ao Sul do Deserto do Saara, Sul e Sudeste da Ásia e América do Sul e Central. Foram registrados, nesse ano, 219 milhões de casos clínicos e 435 mil óbitos, sendo mais de 90% na África tropical (WHO, 2018).

A incidência da malária, nos países tropicais da Ásia, da América Latina e do Caribe, predomina em áreas de fronteira de desenvolvimento econômico, de conflito armado, de comércio ilegal de mercadorias e de movimentos migratórios de trabalhadores ou de refugiados. São áreas de população instável que vive em condições precárias de habitação e de trabalho. Predomina, ainda, em países endêmicos que nunca chegaram a desenvolver programas nacionais de controle da doença, como é o caso da maioria dos países africanos situados ao sul do Saara. Os casos de malária grave estão geralmente associados à infecção pelo *Plasmodium falciparum*. Crianças menores de 5 anos, particularmente na África, gestantes, pessoas não imunes recém-chegadas a áreas endêmicas, como trabalhadores rurais, garimpeiros de ouro e de outros minerais, e colonizadores compõem os grupos de maior risco de falecerem pela doença, principalmente em locais remotos onde o diagnóstico e o tratamento apropriados não estão suficientemente disponíveis. Residentes de áreas não endêmicas que viajam para áreas endêmicas por trabalho ou por lazer, quando se infectam, correm o risco de adquirir formas graves, e até mesmo letais, de malária, se o diagnóstico e o tratamento corretos não forem realizados oportunamente.

A malária, no Brasil, incide fundamentalmente na região da bacia amazônica, incluindo os estados do Acre, Amazonas, Roraima, Amapá, Rondônia, Pará, Mato Grosso, Tocantins e o Maranhão. Neste último estado, a área endêmica compreende apenas sua região ocidental.

Em 2017, segundo dados da Secretaria de Vigilância em Saúde, do Ministério da Saúde, foram registrados 194.426 casos da doença no país, sendo 193.917 (99,7%) naquela região, onde a doença não é homogeneamente distribuída. Alguns municípios, entre os estados amazônicos, concentraram a grande maioria dos casos. Cerca de 80% da incidência ocorreu em apenas 31 municípios, em 2017, correspondendo a apenas 4,3% do total de municípios da região. Apenas três municípios (Cruzeiro do Sul (AC); São Gabriel e Manaus (AM)) concentraram 23,1% de todos os casos registrados na região, segundo dados do Programa Nacional de Controle da Malária, Secretaria de Vigilância em Saúde, Ministério da Saúde, 2017. Essa distribuição altera-se em função da mobilidade da população. Em geral, as áreas de maior transmissão são aquelas onde as pessoas são recém-chegadas, as habitações e as condições de trabalho são muito precárias e ficam próximas à floresta e a coleções de água limpa, quente, de baixo fluxo e sombreada. Na região extra-amazônica, foram registrados, em 2017, apenas 509 casos de malária, sendo 50% deles importados da região amazônica e de outros países endêmicos e 95 foram autóctones (19%). A transmissão fora da Amazônia está praticamente interrompida, restringindo-se a alguns pequenos focos residuais e a focos novos de pequena magnitude, resultantes da reintrodução da transmissão por meio de portadores do parasito provenientes da região amazônica e de outros países endêmicos. Em 2017, houve registro de casos nos estados do Espírito Santo (32), São Paulo (17), Rio de Janeiro (22) e Minas Gerais (19). Estes estados são os que têm registrado o maior número de casos autóctones nos últimos anos.

A Tabela 88.2.1 mostra o número de amostras de sangue positivas para malária, por ano, por espécie de *Plasmodium*, no Brasil, desde 1959. A relação entre a incidência de *Plasmodium falciparum* e *Plasmodium vivax*, conhecida como fórmula parasitária, alterou-se ao longo dos anos, ora predominando uma, ora predominando a outra espécie, em função da maior ou menor eficácia das atividades de controle executadas. De modo geral, predomina o *P. vivax* quando as ações são mais eficazes. Desde 1988, o *P. vivax* predomina no Brasil de forma consistente. O *P. malariae*, em todos esses anos, tem sido muito pouco registrado, raramente ultrapassando 1.000 casos anuais. Apenas 121 casos de *Plasmodium ovale*, todos importados, foram diagnosticados no Brasil entre 1990 e 2018.

TRANSMISSÃO

A malária é produzida como resultado da interação de fatores de natureza biológica, ambiental, socioeconômica e cultural. O parasito, o mosquito transmissor e o homem constituem-se nos elementos primários da transmissão; eles são influenciados pelas características do ambiente (principalmente temperatura, índices pluviométricos, umidade relativa do ar, altitude, cobertura vegetal) e pelos hábitos, condições de vida, moradia e trabalho das populações.

A transmissão natural da malária ocorre por meio de picadas de mosquitos infectados. Os mosquitos são infectados, quase sempre, em pessoas doentes ou apenas portadoras das formas sexuadas (gametócitos) dos parasitos. Excepcionalmente, é possível que chimpanzés, na África, e alguns macacos, nas Américas, possam ser fonte de infecção natural para *o P. malarie* e o *P. vivax*. Mais recentemente, no sudeste asiático, têm sido registrados casos humanos graves de malária por *P. knowlesi*, um plasmódio simiano.

TABELA 88.2.1 Brasil: registro de casos de malária por espécie, de 1959 a 2018.

Amostras de sangue			%	Espécies parasitárias			*Ovale*	Ignorado
Ano	Positivas	*Falciparum*		*Vivax*	*Falciparum* + *Vivax*	*Malarie*		
1959	43.343	–	–	–	–	–	–	–
1960	39.729	–	–	–	–	–	–	–
1961	36.912	4.578	12,5	32.285	47	2	–	–
1962	68.371	22.164	33,2	45.683	519	5	–	–
1963	109.779	37.112	34,5	71.860	709	98	–	–
1964	109.507	41.045	38,4	67.713	682	67	–	–
1965	103.516	45.575	44,7	57.100	727	114	–	–
1966	108.551	56.764	52,9	49.257	622	247	–	1.661
1967	99.592	51.488	52,1	42.783	435	218	–	4.668
1968	78.349	40.894	52,7	34.913	384	228	–	1.930
1969	53.887	27.611	51,9	24.265	376	148	–	1.487
1970	52.469	26.245	50,7	25.711	347	154	–	12
1971	76.752	42.721	56,4	33.359	585	87	–	–
1972	82.421	48.305	59,2	33.534	522	60	–	–
1973	76.132	39.077	51,9	36.536	462	57	–	–
1974	64.320	27.814	43,8	36.024	396	86	–	–
1975	88.630	39.058	44,6	49.020	514	38	–	–
1976	86.437	33.504	39,3	52.246	470	37	–	–
1977	101.081	38.623	38,2	61.740	690	28	–	–
1978	117.267	47.020	40,8	69.385	838	24	–	–
1979	144.215	56.100	39,8	86.767	1.327	21	–	–
1980	169.871	68.080	41,5	99.442	2.336	13	–	–
1981	197.149	75.716	39.5	119.368	2.063	2	–	–
1982	221.939	96.877	44,6	122.934	2.122	6	–	–
1983	297.687	143.832	49,6	150.169	3.672	14	–	–
1984	378.257	202.230	54,6	171.836	4.184	7	–	–
1985	399.462	210.076	53,3	186.643	2.738	5	–	–
1986	443.627	240.664	54,9	199.857	3.097	9	–	–
1987	508.864	266.148	53,1	238.403	4.310	3	–	–
1988	559.535	282.786	51,4	271.784	4.964	1	–	–
1989	577.520	271.268	47,7	301.841	4.406	5	–	–
1990	560.396	248.207	45,0	308.184	3.984	20	1	–
1991	541.927	214.988	40,3	323.175	3.656	108	–	–
1992	572.993	239.600	42,5	329.472	3.740	181	–	–
1993	483.367	172.884	36,5	306.780	3.481	222	–	–
1994	555.135	193.572	35,8	356.478	4.930	155	–	–
1995	564.570	199.595	36,0	360.367	3.843	765	–	–
1996	444.048	128.417	29,6	311.208	2.850	1.573	–	–

(continua)

TABELA 88.2.1 Brasil: registro de casos de malária por espécie, de 1959 a 2018 (continuação).

Amostras de sangue			%	Espécies parasitárias			*Ovale*	Ignorado
Ano	Positivas	*Falciparum*		*Vivax*	*Falciparum* + *Vivax*	*Malarie*		
1997	405.051	95.439	24,3	305.493	3.042	1.077	–	–
1998	471.894	102.722	22,5	384.434	3.226	1.512	–	–
1999	637.474	118.630	19,2	514.113	3.725	1.006	–	–
2000	615.247	125.919	21,6	481.655	6.736	937	–	–
2001	389.762	77.799	21,0	307.575	3.813	575	–	–
2002	349.896	76.570	23,0	268.624	3.873	829	–	–
2003	410.112	84.033	21,6	321.275	4.467	313	24	–
2004	466.460	104.711	23,8	355.385	6.145	219	1	–
2005	607.702	147.493	25,6	451.854	8.138	217	7	–
2006	550.676	137.167	26,6	404.174	9.101	234	7	–
2007	458.666	88.600	20,4	364.922	4.999	145	6	–
2008	315.807	46.331	15,6	266.355	3.041	80	9	–
2009	309.305	47.826	16,5	258.277	3.100	102	8	–
2010	334.670	47.411	15,3	283.444	3.640	175	8	–
2011	266.975	32.026	13,2	231.537	3.276	136	7	–
2012	242.752	31.913	14,7	206.958	3.786	95	9	–
2013	178.490	29.439	17,9	146.460	2.551	40	12	–
2014	144.127	23.656	16,4	120.433	144.089	32	6	–
2015	143.159	16.790	11,7	126.325	143.115	43	1	–
2016	129.246	15.350	11,9	113.878	129.228	12	6	–
2017	194.426	21.078	10,8	173.312	194.390	32	4	–
2018	188.729	20.576	10,9	168.132	188.708	16	5	–

Fonte: Programa Nacional de Controle da Malária. Secretaria de Vigilância em Saúde. Ministério da Saúde. Dados atualizados em 2018. Dados de 2018 são preliminares. Dados de 2018 até 30 de Agosto.

A transmissão pode ser, ainda, acidental, como resultado de transfusão de sangue cujo doador esteja infectado ou de contatos involuntários com sangue contaminado. São conhecidos episódios de transmissão de malária entre dependentes de droga injetável, que partilham o uso de agulhas e seringas contaminadas. Esta forma de transmissão é chamada malária induzida.

A transmissão congênita ou perinatal, apesar de pouco frequente, existe quando ocorre mistura do sangue materno com o fetal, ainda na fase intrauterina, por má implantação da placenta ou durante o trabalho de parto.

Na primeira metade do século XX, com finalidade terapêutica, praticou-se a malarioterapia, transmissão intencional de malária para casos de neurossífilis, quer por meio de picadas de mosquitos infectados com esporozoítos, quer por injeção de sangue contaminado com esquizontes. A transmissão intencional também é praticada com voluntários em experimentos científicos, como testes de novas drogas e pesquisas de vacina.

Conhecem-se hoje mais de 100 espécies de plasmódios que infectam répteis, aves e mamíferos, entre estes, roedores, morcegos, ungulados e primatas não humanos. Admite-se que nenhum dos plasmódios de animal seja infectante para o homem, exceto alguns dos que parasitam primatas que têm sido responsáveis por infecções humanas experimentais, acidentais ou até mesmo naturais. Cinco espécies de protozoários do gênero Plasmodium podem produzir, de forma natural, a malária humana: *P. falciparum*; *P. vivax*; *P. malariae*; *P. ovale*; e *P. knowlesi*. No Brasil, três espécies estão associadas à malária em seres humanos: *P. vivax*; *P. falciparum*; e *P. malariae*. O *P. vivax é o* mais disperso no mundo, existe em países tropicais, subtropicais e temperados. Está associado à chamada febre terçã benigna. O *P. falciparum* é o responsável pelas formas mais graves e complicadas da doença e é encontrado mais comumente nas regiões tropicais. Predomina nos países africanos ao sul do Saara, existindo ainda nas regiões tropicais e subtropicais das Américas e do sudeste asiático. Está associado à chamada febre terçã maligna. O *P. malariae* é de incidência bem mais baixa, restrita a pequenas áreas das regiões tropicais e temperadas. Produz a febre quartã. O *P. ovale* está restrito a algumas áreas da África, sendo descrito ocasionalmente na Ásia, com baixa incidência, nunca tendo sido transmitido no Brasil. O *P. knowlesi* ocorre apenas no sudeste asiático e produz febre cotidiana. As denominações febre cotidiana, terçã e quartã referem-se à periodicidade dos surtos febris e correspondem aos períodos de esquizogonia de cada espécie de plasmódio nos seres humanos.

Os vetores da malária humana são insetos da ordem Diptera, da família Culicidae, do gênero Anopheles. Só as fêmeas são transmissoras naturais, pois sendo hematófagas, elas precisam de sangue para o amadurecimento dos ovos; os machos alimentam-se de néctar e sucos vegetais. Existem numerosas espécies transmissoras. A importância epidemiológica de uma espécie vetora depende de vários fatores, entre os quais estão: suscetibilidade à infecção pelo plasmódio humano; antropofilia (preferência por sangue humano); endofilia (presença no interior das habitações); endofagia (alimentação no interior das casas); grande longevidade e alta densidade. No Brasil, já foram encontradas 13 espécies de anofelinos naturalmente infectadas, porém somente algumas estão relacionadas com a transmissão da doença. As principais espécies transmissoras pertencem a dois subgêneros: Nyssorhincus e Kerteszia. O *Anophelis (N) darling* Root, 1926, é a espécie de maior importância epidemiológica, pela abundância, pela ampla distribuição no território nacional, atingindo todo o interior do país, pelo alto grau de antropofilia e endofagia e pela capacidade de transmitir diferentes espécies de *Plasmodium*. Tem, como criadouros preferenciais, coleções de água limpa, quente, sombreada e de baixo fluxo, situação muito frequente na região Amazônica. O *An.* (*N.*) *aquasalis* Curry, 1932, distribui-se pela faixa litorânea que vai do Amapá até o norte de São Paulo. Tem como criadouros preferenciais coleções de água salobra. O *An.* (*K*) *cruzii* Dyar e Knab, 1909, e o *An.* (*K*) *bellator* Dyar e Knab, 1906, distribuem-se pelo litoral, na região da Mata Atlântica. Têm como criadouros preferenciais a água que se acumula na base das folhas de plantas bromeliáceas.

A espécie antes conhecida como *An.* (*N.*) *albitarsis* Lynch Arribalzaga, 1878, atualmente é considerada um conjunto de quatro espécies, com diferentes capacidades vetoriais. Duas delas já foram encontradas naturalmente infectadas por *Plasmodium* no Brasil. São elas o *An. (N.) marajoara* Galvão e Damasceno, 1942, que existe tanto no interior como no litoral, encontrada naturalmente infectada no Amapá e tem hábitos domésticos, e o *An. (N.) deaneorum* Rosa-Freitas, 1989, encontrado no Acre e em Rondônia. As outras duas espécies seriam o próprio *An. (N.) albitarsis sensu strictu* e uma outra ainda não descrita, apenas reconhecida por técnica da reação em cadeia da polimerase amplificada. Provavelmente, estas duas últimas não sejam espécies transmissoras.

O *An.* (*N.*) *oswaldoi* Peryassu, 1922, é uma espécie considerada transmissora da malária em algumas áreas da região Amazônica, como no estado do Acre.

A suscetibilidade humana à infecção malárica parece ser universal. Porém, há fatores inatos que influenciam a resposta imune. No caso de *P. vivax*, a ausência de isoantígenos do sistema sanguíneo Duffy impede a penetração do merozoíto na hemácia, pela falta de receptores específicos. Recentemente, alguns trabalhos questionam essa resistência. O genótipo Duffy negativo é muito frequente na população africana, o que explicaria a baixa incidência deste plasmódio naquela região, mas não impede a infecção por outros plasmódios. Já a presença de hemoglobina S, nos portadores de estigma da anemia falciforme, reduz a gravidade dos sintomas da infecção pelo *P. falciparum*. Há ainda referências sobre eventual efeito protetor da deficiência genética da 6-glicose-fosfato-desidrogenase, normalmente presente nas hemácias, em infecções por *P. falciparum*.

Dependendo do grau de exposição a picadas de anofelinos, pode haver diferenças na incidência em certos grupos etários e entre sexos. Em certas situações, a malária comporta-se como doença do trabalho, atingindo, por exemplo, garimpeiros, derrubadores de mata, agricultores e motoristas de caminhão. A ocupação desordenada de áreas da região Amazônica por levas de migrantes procedentes de estados onde a transmissão já não existe há muitos anos e, portanto, desprovidos de imunidade adquirida contra a doença, os expõe a intensa transmissão, com níveis altos de parasitemia e casos clinicamente muito graves. As crianças abaixo de 5 anos, em áreas endêmicas, as gestantes e as pessoas primoinfectadas são mais suscetíveis a formas graves de malária. Os tipos de habitação provisória, onde há ausência total ou parcial de paredes, facilita o contato vetor-homem. O hábito de manter boa parte do corpo descoberta em razão do calor expõe maior superfície corporal ao contato com mosquitos. A construção de moradias provisórias próximas à mata e junto a coleções de água é outro fator de aumento da transmissão. Contudo, o uso de mosquiteiros, impregnados ou não com inseticidas, a construção de casas com paredes completas, a colocação de telas em portas e janelas, e a aplicação de inseticida nas paredes do interior das habitações são fatores eficazes de proteção em áreas endêmicas.

O clima influencia profundamente a vida dos mosquitos e o desenvolvimento dos parasitos no seu interior. À temperatura abaixo de 16 °C, interrompe-se a evolução do parasito no mosquito. Está entre 20 e 30 °C a temperatura ideal para o desenvolvimento dos plasmódios humanos nos mosquitos-vetores. A umidade relativa deve estar acima de 60% e quanto maior essa umidade, maior é a longevidade dos mosquitos, permitindo período de transmissão mais amplo. Os índices de pluviometria interferem na umidade relativa do ar e também na formação de coleções de água. Embora possam existir anofelinos em altitudes bem elevadas, até 4.200 m, as maiores densidades encontram-se em altitudes de até 900 m, em que, epidemiologicamente, é mais provável a transmissão. O tipo de cobertura vegetal influencia na prevalência de vetores. Assim, o *A. darlingi* predomina em áreas de mata e praticamente desaparece em áreas de cerrado. Os fatores climáticos também podem determinar a sazonalidade da malária; em áreas subtropicais e temperadas, a transmissão ocorre apenas nos meses mais quentes e úmidos.

Do ponto de vista epidemiológico, chama-se malária estável aquela cuja incidência se mantém elevada por muitos anos em determinada área, conferindo imunidade adquirida à população. A malária é chamada instável quando sua incidência varia muito de um ano para outro, em dada região, conferindo baixa imunidade populacional e possibilitando o risco de epidemias.

Quanto ao nível de transmissão, as áreas malarígenas podem ser classificadas em quatro tipos, segundo a Organização Mundial da Saúde:

- **Hipoendêmica:** quando o percentual de esplenomegalia entre crianças de 2 a 9 anos (índice esplênico) é menor que 10%.
- **Mesoendêmica:** quando o índice esplênico está entre 11 e 50%.
- **Hiperendêmica:** quando o índice esplênico está entre 50 e 75% e é assim elevado também entre os adultos.
- **Holoendêmica:** quando o índice esplênico é maior que 75%.

Essa classificação está superada em muitas regiões do mundo, como nas Américas, onde medidas de controle têm sido aplicadas há muitos anos e a oferta oportuna de tratamento impede a manutenção da esplenomegalia. No Brasil, modernamente, as áreas maláricas são classificadas como de alto, médio, baixo e sem risco. Nas primeiras, a incidência é muito elevada, acima de 50 casos por 1.000 habitantes; nas de médio risco, a incidência varia de 10 a 49 casos por 1.000; nas de baixo risco, está entre 0,1 e 9 casos por 1.000 habitantes; e é zero naquelas sem risco.

BIBLIOGRAFIA SUGERIDA

Bruce-Chwatt L.J. Essential malariology. William Heinemann Medical Books. London, 1980.

Loban K & Polozok E. Lê paludisme. Editions Mir, Moscow e Paris, 1987.

Kreier J.P. Editor. Malaria: epidemiology, chemotherapy, morphology and metabolism. Vol. 1. Academic Press, New York, 1980.

WHO 2018. World Malaria Report 2018. WHO press, Geneva, Switzerland.

88.3 Imunologia clínica

Carlos Eduardo Tosta da Silva
Maria Imaculada Muniz Barboza Junqueira

A MALÁRIA E SEUS DESAFIOS

A malária está presente em todas as regiões tropicais do mundo. Embora as estatísticas sobre sua prevalência sejam imprecisas, os números estimados são sempre superlativos: ocorreriam entre 400 milhões e 5 bilhões de episódios por ano (90% deles na África), que seriam responsáveis por algo em torno de 700 mil a 3 milhões de mortes anuais. Esses números colocam a malária como a principal doença parasitária endêmica do mundo e uma das cinco doenças infecciosas que mais matam. Como se tais dados não fossem suficientemente dramáticos, reconhece-se que a situação da malária está em progressiva deterioração em vastas áreas do globo, apesar das medidas de controle disponíveis.

São várias as razões para o agravamento da situação da malária. Elas incluem o aumento acelerado das populações de áreas endêmicas; as migrações para e das áreas de transmissão; a degradação ambiental, que causa desequilíbrio ecológico, desmatamento e formação de novos criadouros para o mosquito transmissor; além da carência de políticas e estratégias adequadas de controle da infecção em grande parte dos países onde existe transmissão. Uma das causas mais importantes da piora da situação da malária foi o advento do fenômeno de resistência: dos plasmódios, especialmente o *P. falciparum*, às principais drogas antimaláricas; e dos mosquitos transmissores a quase todos os inseticidas. Este quadro sombrio estimulou a procura de novas alternativas para o controle da doença. Nesse contexto, a possibilidade de se desenvolver vacinas antimaláricas surgiu como a alternativa mais promissora. Entretanto, apesar do esforço de vários grupos de pesquisa e empresas de diversas partes do mundo, ainda não se dispõe de uma vacina eficaz.

Desenvolver um método eficiente de vacinação antimalárica constitui um dos maiores desafios científicos atuais para o controle da doença. Um dos principais obstáculos é o conhecimento limitado sobre a relação do plasmódio com o sistema imunológico humano. Outro grande desafio seria a redução de morbidade e mortalidade da doença. Reconhece-se atualmente que as principais manifestações clinicopatológicas da malária decorrem da desregulação do sistema imunológico do hospedeiro pelo plasmódio e seus antígenos. Daí se conclui que, tanto para a prevenção da infecção como para o controle de morbidade e mortalidade da doença, não se pode prescindir de um conhecimento aprofundado sobre as interações do plasmódio com o sistema imunológico humano. O presente subcapítulo tem como propósito analisar este tema.

DINÂMICA DAS RELAÇÕES DO PLASMÓDIO COM O ORGANISMO HUMANO

Ao penetrar no organismo humano sob a forma de esporozoítos inoculados pelo mosquito vetor, o plasmódio inicia uma associação que, se não for interrompida pelo tratamento com drogas antimaláricas ou pela morte do indivíduo infectado, pode perdurar por meses ou anos, a depender das características da imunidade do hospedeiro. Nos indivíduos que já desenvolveram certo grau de imunidade antimalárica em decorrência de infecções prévias, a infecção se expressa por baixa parasitemia e pouca ou nenhuma manifestação clinicopatológica. Tais indivíduos poderão permanecer assintomáticos por longos períodos e, eventualmente, a infecção será controlada por ação da imunidade adquirida. Se a infecção ocorrer em indivíduo não imune, a doença se manifestará por quadro clínico de maior ou menor gravidade, decorrente da infecção dos eritrócitos e do acometimento de múltiplos órgãos; a morte pode ocorrer por anemia, por coma, por insuficiência renal, por hipoglicemia ou por edema pulmonar.

Além dos fatores associados à imunidade do hospedeiro, também fatores ligados ao plasmódio são importantes. Por exemplo, existe um grande número de cepas distintas de *P. falciparum* na natureza e algumas parecem ser mais virulentas que outras. Utilizando-se métodos de modelagem matemática, conclui-se que algumas poucas cepas são capazes de causar malária cerebral.

A imunidade antimalárica possui, entretanto, características peculiares que a distinguem das demais infecções e têm frustrado as tentativas de desenvolvimento de vacinas antimaláricas.

CARACTERÍSTICAS DA IMUNIDADE ANTIMALÁRICA

Em habitantes das áreas de transmissão de malária, a prevalência de doença diminui à medida que aumenta o grupo etário, coincidentemente com o desenvolvimento de imunidade antimalárica. A frequência e os níveis de anticorpos antiplasmódio alcançam graus máximos no grupo de 50 a 60 anos de idade, o que indica o caráter cumulativo da imunidade. Em locais de intensa transmissão, a imunidade para as formas graves da doença se desenvolve após alguns poucos episódios da doença e já está praticamente completa aos 5 anos de idade, enquanto a imunidade para as formas mais leves pode demorar mais de uma década para ser alcançada. Nessas condições de transmissão, existe uma associação positiva entre a ocorrência de coinfecção por múltiplos clones de *P. falciparum* e a proteção contra as manifestações clínicas e infecções subsequentes. Indivíduos não imunes que migram para área de transmissão de malária necessitam em torno de sete anos de contato com o plasmódio para deixarem de apresentar manifestações graves da doença.

Além da necessidade de contato prolongado com o plasmódio para sua instalação, a imunidade antimalárica exige, para sua manutenção, a continuidade do estímulo antigênico. Dessa forma, indivíduos imunes, quando afastados da área de transmissão por poucos anos, perdem a imunidade e voltam a apresentar suscetibilidade à malária. Esta característica fica evidente pela variação sazonal dos níveis de anticorpos antiplasmódio em habitantes de áreas endêmicas da Amazônia. Com o início da estação das chuvas, multiplicam-se os criadouros do mosquito-vetor, aumenta a transmissão de malária e, em consequência, elevam-se os níveis de anticorpos antiesporozoíto. Durante a seca, há redução da população anofelínica por existirem menos criadouros, diminui a transmissão e ocorre queda ou negativação dos níveis de anticorpos. Testando-se três amostras consecutivas de sangue, coletadas do mesmo indivíduo da área endêmica de Costa Marques, Rondônia, com intervalos de três meses, demonstrou-se que muito raramente todas apresentavam anticorpos antiesporozoítos. Mesmo a presença de anticorpos em duas amostras consecutivas era infrequente, o que mostra o caráter fugaz da resposta imunitária ao plasmódio (TOSTA; dados não publicados). Dados de infecção experimental confirmam essa observação: a inoculação de esporozoítos irradiados de peptídeos sintéticos ou recombinantes da proteína circum-esporozoíto induzem anticorpos que desaparecem depois de poucos meses.

A alta frequência de episódios de malária em moradores de áreas de transmissão (não é incomum o relato de mais de 50 episódios) tem sido interpretada como evidência de que a imunidade antimalárica é incapaz de evitar reinfecções, ao passo que a persistência prolongada do plasmódio no indivíduo vem sendo considerada indicação de que a imunidade antimalárica é incapaz de erradicar a infecção. Tais observações são comumente evocadas como indicativas da baixa eficiência da imunidade antimalárica. Entretanto, sabe-se que moradores de áreas de alta transmissão de malária são submetidos a infecções sucessivas ou concomitantes por diferentes variantes antigênicas do plasmódio, muitas vezes incapazes de induzir proteção cruzada, ou seja, a imunidade contra uma variante não protege, ou protege incompletamente, contra outra. Assim, tanto a persistência prolongada do plasmódio na circulação como a aparente incapacidade do sistema imunológico para erradicar a infecção, poderia decorrer de reinfecções repetidas por variantes antigenicamente distintas de plasmódio.

O frequente achado de infecções assintomáticas por plasmódio, em moradores de áreas endêmicas de malária, também não apoia a interpretação de que a imunidade antimalárica seja ineficiente. Essa é a situação usual entre jovens e adultos moradores de áreas de alta transmissão de malária da África. Diferente das crianças que frequentemente apresentam infecção com manifestações clínicas, inclusive letais, nos primeiros 4 ou 5 anos de vida, os jovens e adultos podem albergar até mesmo diversas variantes de *P. falciparum* (mais de 10 variantes já foram caracterizados no mesmo indivíduo), embora se mantenham assintomáticos. Também em áreas de menor transmissão, como no Brasil, infecções assintomáticas por *P. vivax* ou *P. falciparum* têm sido crescentemente caracterizadas, não raro ultrapassando o número de infecções sintomáticas. Assim, a imunidade antimalárica pode levar a um estado de perfeita adaptação entre o plasmódio e seu hospedeiro, evitando não apenas a morte, mas também as manifestações clínicas graves e até mesmo qualquer manifestação clínica, apesar da presença do parasito no hospedeiro.

Há quem interprete as peculiaridades da imunidade antimalárica como decorrentes de uma possível baixa imunogenicidade do plasmódio, ou seja, de sua baixa capacidade de induzir resposta do sistema imunológico, ou mesmo de alguma incapacidade desse sistema responder aos antígenos do plasmódio. Entretanto, evidências clínico-epidemiológicas e experimentais contrariam essas interpretações:

1. O sistema imunológico responde intensamente aos antígenos do plasmódio, mesmo em indivíduos primoinfectados.

2. A presença de anticorpos antiplasmódio, que indica ativação de linfócitos b, é quase universal em moradores de áreas de alta endemicidade.

3. Ocorre aumento da produção de várias citocinas durante a infecção, o que indica a ativação de várias células do sistema imunológico. A intensidade da resposta imunitária varia com o grau de transmissão local da malária, com o tempo de exposição ao plasmódio, com o fato de se tratar de primo ou reinfecção, com a idade do indivíduo, e com a presença ou não de gestação, entre outros fatores.

Em conclusão, diferente do que ocorre com outras infecções, a imunidade antimalárica é de lenta aquisição, necessita de contatos repetidos com o plasmódio e não se mantém na ausência deste. Entretanto, naqueles que sobrevivem a alguns episódios de malária, estabelece-se um grau de imunidade capaz de mantê-los livres das manifestações clínicas da infecção e conter o crescimento da população parasitária, ou seja, estabelecem-se condições para o desenvolvimento de adaptação parasito-hospedeiro.

MECANISMOS DE IMUNIDADE ANTIMALÁRICA

É grande a quantidade de informações sobre os mecanismos de imunidade antimalárica, entretanto, tais dados são ainda insuficientes para permitir traçar um quadro claro e coerente dos processos responsáveis pela proteção contra o plasmódio. Além disso, muitos dos mecanismos de imunidade antimalárica conhecidos foram estabelecidos com base em observações *in vitro*, ou em modelos experimentais que nem sempre representam a realidade da infecção natural em humanos. O Quadro 88.3.1 apresenta os principais mecanismos do hospedeiro que se contrapõem ao crescimento excessivo do plasmódio e permitem o estabelecimento de um estado de coadaptação entre os dois.

Imunidade contra os esporozoítos

Os esporozoítos, introduzidos pela picada do mosquito infectado, são as primeiras formas do plasmódio a entrar em contato com o sistema imunológico do hospedeiro e induzir uma reação. Em indivíduos não imunes, os esporozoítos migram rapidamente pelas camadas da pele, cobrindo distâncias de muitos micrômetros em minutos e entram na corrente sanguínea, por onde alcançarão o fígado. A imunidade adquirida reduz a velocidade de migração e a taxa de infectividade dos esporozoítos. A resposta imunitária contra os esporozoítos está bem documentada, tanto em infecções naturais como em indivíduos experimentalmente infectados com esporozoítos irradiados. A imunidade antiesporozoíto é específica para este estágio de desenvolvimento. Indivíduos resistentes à infecção por esporozoítos de *P. falciparum* são suscetíveis à infecção pelas formas eritrocitárias e também é específica para a espécie de plasmódio, já que esporozoítos de *P. vivax* infectam livremente indivíduos previamente imunizados com esporozoítos *P. falciparum* irradiados e vice-versa.

QUADRO 88.3.1 Mecanismos do hospedeiro que se contrapõem ao crescimento excessivo do plasmódio.
Fagocitose ▪ Mediada por receptores para imunoglobulina e/ou complemento. ▪ Mediada por receptores *toll*-símiles.
Linfócitos B e anticorpos ▪ Bloqueio da invasão dos hepatócitos pelos esporozoítos. ▪ Facilitação da fagocitose dos esporozoítos pelos macrófagos (?). ▪ Citotoxicidade dependente de anticorpos dos hepatócitos infectados. ▪ Bloqueio da invasão dos eritrócitos pelos merozoítos. ▪ Interferência com o desenvolvimento intraeritrocitário do plasmódio. ▪ Facilitação da fagocitose de merozoítos e de eritrócitos parasitados. ▪ Lise via complemento, de plasmódio livre e de eritrócitos infectados (?). ▪ Inibição da formação de rosetas. ▪ Inibição da citoaderência de eritrócitos parasitados ao endotélio. ▪ Neutralização do efeito patológico de citocinas (?). ▪ Bloqueio da fertilização dos gametas. ▪ Bloqueio da maturação de oocinetos.
Linfócitos T ▪ Citotoxicidade de linfócitos CD4+ e CD8+ para hepatócitos infectados. ▪ Ativação de macrófagos com aumento de sua capacidade fagocitária.
Linfócitos citotóxicos naturais (*natural killers*) ▪ Citotoxicidade para o plasmódio e eritrócitos parasitados (?).
Citocinas ▪ Interferência com o desenvolvimento intraeritrocitário do plasmódio (?). ▪ Interferência com o desenvolvimento intra-hepático do plasmódio. ▪ Toxicidade para gametócitos (?).

Existem controvérsias quanto ao papel protetor dos anticorpos antiesporozoítos na infecção humana. Estudos seccionais mostram que a prevalência desses anticorpos em áreas de alta transmissão começa a se elevar em crianças a partir dos 10 anos de idade, portanto bem depois da redução da frequência de ataques clínicos de malária nesta população, que ocorre a partir do 4º ano de vida. Tais resultados podem indicar que anticorpos antiesporozoítos não apresentam atividade protetora contra o plasmódio. Em indivíduos submetidos a infecções experimentais com esporozoítos irradiados parece haver associação entre presença e títulos de anticorpos e a proteção contra a infecção. Entretanto, o achado frequente de associação entre anticorpos antiesporozoítos e a presença de infecção ativa sugere que os níveis de tais anticorpos possam refletir o grau de transmissão da malária, e não a proteção. Observações recentes mostraram associação positiva entre a presença de linfócitos T CD4+ de memória, capazes de produzir interferon-gama (IFN-γ) quando expostos a uma sequência conservada da proteína circum-esporozoíto, e a proteção à malária em população de área endêmica de alta transmissão no Gâmbia. Este é considerado o primeiro fator preditivo de proteção descrito na malária.

Imunidade contra as formas intra-hepáticas

Os antígenos liberados pelos esporozoítos, ao penetrarem nos hepatócitos, além daqueles produzidos pelo parasito intracelular e expressos na membrana destas células, induzem resposta imunitária do hospedeiro. Desconhecem-se os mecanismos de imunidade que atuam durante a fase hepática do plasmódio em infecções humanas. Com base em modelos murinos, demonstrou-se a destruição das formas intra-hepatocitárias do plasmódio por linfócitos T CD8+ e CD4+ que agem contra os hepatócitos parasitados, por ação citolítica direta ou pela produção de citocinas.

A real importância da ação de cada subpopulação de linfócitos T contra as formas intra-hepáticas do plasmódio ainda não está completamente estabelecida. A administração de anticorpos anti-CD4 ou anti-CD8 não influencia significativamente o desenvolvimento das formas hepáticas do plasmódio. Isso ocorre apenas quando ambas as populações de linfócitos são concomitantemente bloqueadas. Uma nova interpretação da natureza da resposta imunitária contra as formas hepáticas do plasmódio leva em conta as propriedades tolerogênicas do fígado. Pelo fato de circular pelo órgão grande quantidade de substâncias antigênicas absorvidas pelo intestino, predominaria no fígado respostas que favoreceriam a indução de imunotolerância em vez de reatividade imunológica, com secreção principalmente de citocinas anti-inflamatórias, como interleucina 10 (IL-10) e de fator de transformação do crescimento-beta (TGF-β). Isso explicaria a imunidade deficiente e de curta duração contra os antígenos dos estágios hepáticos do plasmódio.

Se efetiva, a imunidade dirigida contra as formas pré-eritrocitárias do plasmódio (esporozoítos e formas intra-hepáticas) impediria o desenvolvimento do ciclo eritrocitário do parasito. Entretanto, tem sido demonstrado, tanto em infecções naturais como em experimentais, que a resposta imunitária contra as formas pré-eritrocitárias não é geralmente suficiente para impedir a infecção dos eritrócitos. Em modelos experimentais, a inoculação de um único esporozoíto pode dar origem à infecção eritrocitária. Assim, para ser efetiva, a imunidade contra as formas pré-eritrocitárias teria que ser capaz de destruir todos os esporozoítos ou todos os esquizontes hepáticos. Contudo, os fenômenos biológicos não funcionam com esse grau de eficiência. Pode-se postular que a imunidade contra as formas pré-eritrocitárias do plasmódio desempenhe um papel na modulação da infecção, evitando a ocorrência de superinfecções.

Imunidade contra as formas eritrocitárias assexuadas

Ao término da esquizogonia hepática, os milhares de merozoítos liberados em consequência da rotura dos hepatócitos infectados são despejados na circulação e rapidamente penetram nos eritrócitos. Caso isso não ocorra prontamente, serão destruídos por fagocitose, principalmente por macrófagos esplênicos e hepáticos. Anticorpos dirigidos contra os merozoítos podem impedir a invasão dos eritrócitos, por ocupação dos sítios de ligação às células do hospedeiro, ou podem facilitar sua fagocitose. Mesmo após a penetração no eritrócito, o plasmódio continua suscetível à resposta imunitária do hospedeiro. Considera-se que a membrana celular dos eritrócitos, quando íntegra, seja impermeável aos anticorpos. Entretanto, durante a infecção pelo plasmódio, o eritrócito sofre intensas alterações morfológicas, estruturais e funcionais, que causam alteração da permeabilidade de sua membrana. Demonstrou-se que o *P. falciparum* intraeritrocitário capta macromoléculas fluorescentes por meio de canais que comunicam o vacúolo parasitóforo com a membrana do eritrócito e que seriam também permeáveis a anticorpos. A observação de formas degeneradas de *P. falciparum* no interior de eritrócitos incubados com soro de indivíduos imunes, mas não com soro em que as imunoglobulinas eram absorvidas, reforça essa possibilidade.

Além de anticorpos, outras moléculas são capazes de alterar o desenvolvimento intraeritrocitário do plasmódio: a injeção de fator de necrose tumoral (FNT) recombinante, em camundongos com malária, inibe o crescimento intraeritrocitário do plasmódio e causa o aparecimento de formas intracelulares degeneradas do parasito. Entretanto, não foi possível demonstrar uma ação direta dessa citocina sobre o plasmódio *in vitro*, sugerindo que sua ação plasmodicida possa ser indireta. A demonstração de que o FNT contido no soro de indivíduos infectados aumenta a capacidade de monócitos e linfócitos inibirem o crescimento de *P. falciparum in vitro* sugere essa possibilidade.

Papel importante tem sido imputado aos radicais de oxigênio e nitrogênio produzidos pelos macrófagos como parte dos mecanismos de reação ao plasmódio. O peróxido de hidrogênio destrói formas eritrocitárias do parasito. Experimentos *in vitro* mostraram o aparecimento de formas degeneradas de *P. falciparum* no interior de eritrócitos incubados com peróxido de hidrogênio, sugerindo que o sistema microbicida dependente de oxigênio dos fagócitos possa exercer efeito citotóxico sobre o parasito. A observação de que *P. yoelii*, um plasmódio de roedores, é destruído quando incubado com macrófagos e que este efeito é abolido por ação de catalase (um inibidor de peróxido de hidrogênio) confirma a ação parasiticida desse composto de oxigênio. Pacientes com malária apresentam produção aumentada de radicais de oxigênio pelos fagócitos, o que poderia concorrer para maior capacidade de restringir o crescimento parasitário. Entretanto, indivíduos com formas graves de malária apresentam produção aumentada de radicais de oxigênio, o que está de acordo com a hipótese de alguns autores de que esses radicais poderiam também ser responsáveis pela lesão tecidual.

Alguns trabalhos demonstram que o óxido nítrico (NO) também desempenha papel protetor contra a infecção pelo plasmódio. Monócitos humanos estimulados com IFN-γ inibem o crescimento *in vitro* de *P. falciparum* por meio da secreção de intermediários reativos de nitrogênio. Na infecção de camundongos com *P. chabaudi* AS, o papel protetor da IL-12 depende de IFN-γ e FNT e ocorre por um mecanismo dependente de NO. A correlação entre altos níveis plasmáticos de NO e rápida cura parasitológica e clínica de infecção pelo *P. falciparum* sugere uma função para este radical na defesa contra o parasito.

Os macrófagos esplênicos e hepáticos são os principais responsáveis pela eliminação do plasmódio da circulação. Essas células captam tanto eritrócitos parasitados como formas livres do plasmódio, e atuam também por meio de secreção de moléculas tóxicas para o parasito. A fagocitose é intensamente potencializada pela ação de anticorpos opsonizantes, que aumentam a aderência de eritrócitos parasitados aos macrófagos e a velocidade com que se processa a fagocitose. A destruição de parasitos fagocitados ocorreria pela ação de moléculas, como o peróxido de hidrogênio, que pode também ser liberado pelo fagócito e exercer atividade citotóxica a distância.

Os linfócitos T são críticos para o desenvolvimento da imunidade contra as formas eritrocitárias do plasmódio. Camundongos depletados de linfócitos T CD4+ são incapazes de controlar a infecção, ao passo que a transferência destas células, mas não de linfócitos T CD8+, de animais imunes para não imunes protege contra a infecção pelo plasmódio. Os linfócitos T CD4+ poderiam atuar por meio da cooperação com linfócitos B na produção de anticorpos, ou diretamente como células efetoras da imunidade. Entretanto, o real papel dos linfócitos T CD4+ na imunidade antimalárica precisa ser reavaliado em face das observações de que a malária não é nem mais frequente, nem mais grave em crianças infectadas pelo vírus da imunodeficiência humana, que causa importante comprometimento quantitativo e funcional daquelas células. Também necessita esclarecimento o significado da inibição do desenvolvimento *in vitro* de *P. falciparum* por linfócitos T CD4+ e CD8+ de indivíduos não expostos à malária.

Imunidade contra as formas eritrocitárias sexuadas

As formas sexuadas do plasmódio no hospedeiro vertebrado, os gametócitos, podem persistir por dias ou semanas depois que as formas assexuadas são eliminadas pela resposta imunitária. Isso pode decorrer da baixa imunogenicidade dos gametócitos e da limitada reatividade cruzada entre as formas assexuadas e as sexuadas do plasmódio. A reduzida imunogenicidade é evidenciada pela baixa frequência de anticorpos contra antígenos de gametócitos em habitantes de áreas endêmicas de malária.

A reação do sistema imunológico às formas sexuadas do plasmódio se manifesta por meio da produção de citocinas, como FNT e IFN-γ, que causam morte dos gametócitos, ou de anticorpos que se ligam aos antígenos de superfície dos gametócitos e bloqueiam o desenvolvimento do parasito no tubo digestivo do mosquito. Existem evidências de que a ação de fatores séricos capazes de reduzir a infectividade dos gametócitos é máxima logo após os paroxismos (febre, calafrios etc.) que acompanham o fim da esquizogonia eritrocitária e estaria relacionada ao aumento dos níveis séricos de FNT em indivíduos infectados com *P. vivax*.

Diferente das citocinas, que agem sobre os gametócitos circulantes, os anticorpos bloqueadores da transmissão são transferidos para o mosquito durante o repasto sanguíneo e atuam, no tubo digestivo do inseto-vetor, reduzindo a infectividade do plasmódio. Sua ação pode se dar pela ligação a antígenos de superfície dos gametas masculino e feminino, evitando, assim, a fertilização ou, nos estágios pós-fertilização, sobre o zigoto, impedindo seu desenvolvimento posterior. Mostrou-se que fagócitos sanguíneos ingeridos pelo mosquito podem, também, participar da destruição de gametas e de outros estágios do ciclo esporogônico do plasmódio no vetor. Entretanto, demonstrou-se associação entre a redução da parasitemia assexuada e o aumento da infectividade dos gametócitos para o mosquito-vetor, sugerindo que as formas eritrocitárias do parasito exerçam atividade supressora sobre os gametócitos.

ESTRATÉGIAS DE SOBREVIVÊNCIA DO HOSPEDEIRO E DO PLASMÓDIO

Das centenas de milhões de episódios de malária que ocorrem no mundo a cada ano, somente de 1 a 2% evoluem para malária grave ou letal. Este relativo estado de benignidade sugere a existência de mecanismos adaptativos entre o homem e o plasmódio. De fato, a prolongada convivência entre os dois organismos, algo em torno de 45 a 81 mil anos, permitiria o desenvolvimento de processos seletivos, com a eliminação dos organismos menos aptos para a sobrevivência.

O *P. falciparum*, por ser o responsável pela maior taxa de mortalidade entre as espécies que infectam o homem, é o que mais exerce pressão seletiva. A influência deste plasmódio sobre o genoma humano tem concorrido para a seleção de variantes alélicas capazes de aumentar a resistência do hospedeiro à malária, embora possam se associar a condições patológicas, como é o caso de talassemias, da falcemia (HbS) e da deficiência da desidrogenase da glicose-6-fosfato. Essas e outras condições geneticamente determinadas concorrem para impedir a penetração dos eritrócitos pelo plasmódio (p. ex., eritrócitos Duffy-negativos são resistentes à infecção por *P. vivax*), reduzir o desenvolvimento intraeritrocitário do parasito (p. ex., *P. falciparum* e deficiência de desidrogenase da glicose-6-fosfato nos eritrócitos), ou limitar o aparecimento de formas graves de malária (p. ex., determinadas variantes polimórficas do FNT e infecção por *P. falciparum*). Os fatores de resistência de humanos à infecção pelo plasmódio estão expostos na Tabela 88.3.1.

TABELA 88.3.1 Fatores geneticamente determinados de resistência de humanos ao plasmódio.

Fator	Condição	Comentário
Diminuição das globinas alfa e beta da hemoglobina	Talassemias alfa e beta	Pressão seletiva de Pf; resistência ao Pf
Hemoglobina S	Hb AS ou Hb SS	Pressão seletiva de Pf; resistência ao Pf
Hemoglobina E	Hb EE ou Hb AE	Pressão seletiva de Pf; resistência ao Pf
Hemoglobina C	Hb CC	Resistência ao Pf
Hemoglobina F	Hb AF	Resistência ao Pf
Desidrogenase da glicose-6-fosfato	Deficiência	Redução do crescimento de Pf
Mutação na faixa 3 das membranas eritrócito	Ovalocitose	Proteção contra a malária cerebral
Indivíduos HLA-B53 e HLA-DRB1*1302	Haplótipos de HLA em africanos	Proteção contra formas graves de Pf
Variantes de FNT	Variação alélica de genes promotores	Proteção contra formas graves de Pf
Variantes de ICAM-1 (CD54)	Variação alélica de adesina	Proteção contra formas graves de Pf
Variantes da sintase induzível de óxido nítrico (NO_2)	Polimorfismo região promotora da enzima	Proteção contra formas graves de Pf
Eritrócitos Duffy (–)	Grupo sanguíneo Fy: receptor de Pv	Eritrócitos resistentes ao Pv
Variante do receptor 1 do complemento nos eritrócitos	Redução da aderência de eritrócitos parasitados a não parasitados	Proteção contra malária cerebral por Pf

Pf: *Plasmodium falciparum*; Pv: *Plasmodium vivax*; Hb: hemoglobina; HLA: antígenos leucocitários humanos; FNT: fator de necrose tumoral; ICAM-1: molécula de adesão intercelular-1; Fy: gene Fy do grupo sanguíneo Duffy.

Também o plasmódio desenvolve estratégias capazes de permitir sua sobrevivência no hospedeiro humano. As principais são:

1. diversidade antigênica;
2. mimetismo molecular;
3. indução de anticorpos pró-plasmódio;
4. indução de imunodepressão (ver Quadro 88.3.2).

Por meio da diversidade antigênica, o plasmódio consegue escapar da resposta imunitária do hospedeiro; o mimetismo molecular reduz seu reconhecimento pelo sistema imunológico; anticorpos pró-plasmódio, quando ingeridos pelo mosquito, aumentam a fertilidade do plasmódio ou reduzem a ação de anticorpos protetores por competição; e a indução de imunodepressão pelo plasmódio compromete a eficiência da ação do sistema imunológico.

Diversidade antigênica

Tanto o polimorfismo antigênico do plasmódio quanto a variação antigênica representam manifestações da diversidade antigênica do plasmódio. O polimorfismo decorre da

QUADRO 88.3.2 Estratégias de sobrevivência do plasmódio no hospedeiro humano.

- Diversidade antigênica: escape da resposta imunitária.
  - Polimorfismo.
  - Variação antigênica.
- Mimetismo molecular: moléculas do plasmódio homólogas às do hospedeiro poderiam dificultar seu reconhecimento pelo sistema imunológico.
- Indução de anticorpos pró-plasmódio: competição com anticorpos protetores ou estimulação da divisão sexuada.
- Indução de imunodepressão: redução da reatividade ao plasmódio.
  - Interferência com a capacidade fagocitária, plasmodicida e de processamento e apresentação de antígenos por macrófagos e monócitos.
  - Linfócitos CD4+ e CD25+ suprimem a ativação de linfócitos T CD4+ e T CD8+.
  - Citocinas interferem com a resposta imunitária.
  - Células dendríticas produzem citocinas que inibem a ativação de linfócitos T CD8+ *in vitro* e suprimem a resposta de linfócitos T CD8+ antiplasmódio no ciclo hepático.

fertilização cruzada de gametas originados de diferentes populações do plasmódio. Isso ocorre porque o mosquito pode picar indivíduos que apresentem gametócitos circulantes provenientes de múltiplas infecções pela mesma espécie de plasmódio (em áreas de intensa transmissão, uma mesma pessoa pode estar concomitantemente infectada por diferentes populações de plasmódios), ou porque picou mais de um indivíduo que apresentavam gametócitos no sangue.

A fertilização cruzada no tubo digestivo do mosquito gerará uma progênie de plasmódios geneticamente distinta e que se mantém estável em infecções sucessivas, se não ocorrerem novas fertilizações cruzadas. O polimorfismo antigênico do plasmódio concorre para a sobrevivência do parasito porque a imunidade gerada contra uma variante polimórfica será pouco eficaz contra outra variante. Assim, um indivíduo imune contra determinada variante poderá apresentar certo grau de suscetibilidade a uma variante diferente.

Outro fator responsável pelo alto grau de diversidade antigênica do plasmódio é a variação antigênica, que consiste na expressão de formas alternativas de antígenos na progênie de um único clone do parasito durante uma infecção. Diferente do polimorfismo, a variação antigênica decorre de processo seletivo induzido pelo sistema imunológico do hospedeiro. Assim, demonstrou-se, em *saimiri* (saguis) inoculados com *P. falciparumi*, o aparecimento de variante antigênica após a administração de IgG imune. A variante era insensível a este anticorpo e, quando transferida para o animal infectado com o parasito original, induzia infecção letal, indicando a ausência de proteção cruzada entre as variantes. Em um modelo menos artificial, em que primatas foram infectados com uma linhagem clonada de seu parasito natural, *P. fragile*, observou-se que variantes de antígenos de superfície dos eritrócitos infectados apareciam sequencialmente durante o curso da infecção, cada variante correspondendo a uma nova onda de parasitemia.

Embora os mecanismos moleculares da variação antigênica não sejam completamente conhecidos, acredita-se que a pressão seletiva do sistema imunológico, decorrente de respostas focalizadas contra alguns epítopos, possa induzir deleções ou mutações puntiformes, com substituição de aminoácidos. Se essas mutações representarem vantagens seletivas para o plasmódio, podem se tornar fixas na população parasitária, contribuindo, assim, para o aparecimento de diferentes formas alélicas de determinados antígenos.

A variação antigênica se manifesta principalmente nas proteínas do plasmódio expressas na superfície de eritrócitos infectados. A principal delas, no caso da infecção pelo *P. falciparum*, é a proteína PfEMP1, responsável pela citoaderência de eritrócitos às células endoteliais, às células dendríticas e às células da placenta, concorrendo, assim, para o estabelecimento das malárias cerebral e placentária. Essa proteína é codificada por mais de 60 genes da família *var*, base molecular da variabilidade, que apresentam expressão característica para cada variante do plasmódio.

Que importância a variação antigênica pode ter sobre a relação parasito-hospedeiro na malária e qual o impacto sobre a epidemiologia e o controle da infecção? Os dados de estudos populacionais permitem concluir que, à medida que se experimentam novos episódios de malária, aumenta-se o espectro de reconhecimento de um número crescente de variantes do plasmódio pelo sistema imunológico. Isso explicaria a razão da lenta aquisição de imunidade antimalárica e sua associação com o tempo de residência na área endêmica e com a idade, nas áreas de alta transmissão.

Mimetismo molecular

Como ocorre com os demais agentes infecciosos, o plasmódio compartilha sequências peptídicas com o hospedeiro humano. O fenômeno é conhecido como mimetismo molecular. Mais de 20 dessas sequências já foram caracterizadas no *P. falciparum*. O grau de homologia é variado, podendo incluir uma porção significativa da molécula, como acontece com proteínas intracelulares ubíquas (p. ex., proteínas de choque térmico), até pequenas sequências de aminoácidos, frequentemente constituintes de proteínas de membrana celular (p. ex., TRAP – *thrombospondin-related anonymous protein* – do esporozoíto e trombospondina do hospedeiro).

As consequências do mimetismo molecular sobre a relação parasito-hospedeiro na malária ainda não estão completamente estabelecidas. As seguintes possibilidades podem ser consideradas:

a) As sequências comuns do plasmódio não ativariam o sistema imunológico, causando imunotolerância.

b) Os antígenos parasitários poderiam simular funções biológicas características das moléculas próprias do organismo.

c) Haveria indução de autoanticorpos e linfócitos autorreativos com potencialidade para causar manifestações autoimunes.

Não existem evidências de que o mimetismo molecular possa causar tolerância imunológica. Ao contrário, demonstrou-se, em moradores de área de transmissão de *P. falciparum*, a presença de anticorpos e de linfócitos T reativos contra a proteína de choque térmico de plasmódio hsp70-1, que apresenta alto grau de homologia com a proteína humana correspondente. Contudo, grande variedade de autoanticorpos tem sido detectada em indivíduos infectados. Essa autorreatividade poderia ser desencadeada por peptídeos do parasito suficientemente diferentes das proteínas do hospedeiro, a ponto de ativar o sistema imunológico, mas dotados de certo grau de homologia a ponto de gerar anticorpos autorreativos. A possibilidade de que a autorreatividade possa concorrer para a desregulação da resposta imunitária do hospedeiro e, consequentemente, ser utilizada pelo plasmódio como um mecanismo de escape, deve ser considerada.

Anticorpos pró-plasmódio

Anticorpos formados durante a infecção pelo plasmódio podem favorecer o parasito em detrimento do hospedeiro humano. Acredita-se que as seguintes situações sejam decorrentes da ação de tais anticorpos pró-plasmódio:

- Anticorpos induzidos por infecção natural e dirigidos contra gametas de *P. vivax* aumentam em até 12 vezes os níveis de infecção do mosquito; quando em baixas concentrações, seu efeito é o inverso.

- Anticorpos antiesporozoítos ingeridos pelo mosquito cinco dias após a infecção por gametócitos de *P. falciparum* causam aumento da produção e da infectividade dos esporozoítos.
- Anticorpos contra a proteína do circum-esporozoíto, em baixas concentrações, aumentam o número de esquizontes hepáticos maduros em até 150%; em altas concentrações, reduzem a infectividade dos esporozoítos.
- Anticorpos antiesporozoítos ou antiproteína do circum-esporozoíto ingeridos por mosquitos cinco dias após um repasto sanguíneo infectante com gametócitos de *P. falciparum* impedem a ação inibidora do soro imune sobre a invasão dos hepatócitos pelos esporozoítos.

Desconhecem-se os mecanismos de ação dos anticorpos pró-plasmódio e também em que condições eles são formados. É possível que, em outras fases de seu ciclo vital, o plasmódio sofra a ação de outros anticorpos capazes de facilitar seu desenvolvimento. Essa facilitação poderia também ser decorrente da ação de outros elementos do sistema imunológico, como os linfócitos. Há necessidade de mais pesquisas visando esclarecer o assunto que, mais que uma curiosidade biológica, deve ser considerado um potencial complicador na utilização de vacinas antimaláricas.

Imunodepressão

Uma das estratégias mais poderosas de que o plasmódio se utiliza para garantir sua sobrevivência é a de interferir com a resposta imunitária do hospedeiro. Por meio da hiperativação dos diferentes segmentos do sistema imunológico, ocorre desregulação da resposta imunitária e, em consequência, imunodepressão. O efeito imunodepressor do plasmódio tem sido demonstrado em várias situações. Em camundongos, a infecção é capaz de facilitar a manifestação de linfoma induzido por vírus mais intensamente que a ciclofosfamida, poderoso agente imunossupressor. Reconhece-se que a malária, especialmente durante a fase aguda, aumenta a suscetibilidade a certas infecções e reduz o efeito de algumas vacinas.

Resposta deficiente à vacina antitetânica é demonstrada em alguns estudos. Também foi mostrado que a vacina anti-*Salmonella typhi* induz deficiente formação de anticorpos contra o antígeno O (timo-dependente), mas resposta normal ao antígeno H (timo-independente) da salmonela, indicando o comprometimento da população de linfócitos T. Foi mostrado, em camundongos, que a ativação de linfócitos T CD4+ e CD25+ leva à supressão da resposta imunitária contra o plasmódio. Também em camundongos infectados com plasmódio, mostrou-se que eritrócitos parasitados induzem células dendríticas a produzirem fatores solúveis que inibem a ativação e a ação antiplasmódio de linfócitos T CD8+.

As observações sobre a associação da malária com outras infecções humanas têm provocado resultados conflitantes e de difícil interpretação. A reativação do vírus da hepatite B em casos crônicos, a disseminação de candidíase e a indução de curso mais benigno de casos de lúpus eritematoso disseminado são eventos previsíveis em indivíduos com malária aguda, em virtude da ocorrência de imunodepressão associada à infecção. Difícil é entender a evolução inalterada de sarampo, influenza, gripe e infecção pelo vírus da imunodeficiência humana (HIV) em indivíduos infectados por *P. falciparum*.

Os fatores responsáveis pela imunodepressão associada à malária não estão completamente estabelecidos. Sabe-se que durante a infecção aguda podem ser demonstradas alterações da reatividade imunitária, como ativação policlonal de linfócitos e produção alterada de citocinas capazes de comprometer o desenvolvimento da imunidade antiplasmódio. Também se tem incriminado o acúmulo intracelular de hemozoína (pigmento produzido pelo plasmódio em consequência da metabolização da hemoglobina) pela disfunção apresentada por macrófagos em sua capacidade fagocitária, microbicida, de processamento e apresentação do antígeno e de produção de citocinas e óxido nítrico.

PARTICULARIDADES DA MALÁRIA NA CRIANÇA

Os mecanismos fisiopatológicos da malária em crianças não estão completamente esclarecidos e a maioria dos estudos abordando as diferenças que ocorrem nas faixas etárias menores tem sido realizada em áreas de alta endemicidade de *P. falciparum*, particularmente na África, sendo poucos os estudos em crianças de áreas de menor transmissão, como nas Américas.

Crianças não imunes que se transferem para áreas de alta transmissão de malária apresentam suscetibilidade (morbidade e mortalidade) sete vezes menor que a de seus parentes adultos, igualmente não imunes. Entretanto, a imunidade protetora decorrente de exposições repetidas ao plasmódio desenvolve-se mais rapidamente na população adulta. Crianças nascidas em áreas de alta transmissão são acentuadamente resistentes ao desenvolvimento de manifestações clínicas da malária *falciparum* nos primeiros meses de vida. Consequentemente, as formas graves, nesse período, são raras, as infecções apresentam geralmente baixa densidade parasitária e as crianças são usualmente assintomáticas nesse período. A presença, nos recém-nascidos, de anticorpos antiplasmódio, transferidos passivamente da mãe, tem sido responsabilizada por esse tipo de apresentação clínica. Entretanto, tentativas para identificar o alvo e os mecanismos dessa proteção não têm sido bem-sucedidas.

Por volta dos 10 a 12 meses de idade, com a perda dos anticorpos herdados da mãe imune, as crianças passam a apresentar suscetibilidade à infecção pelo plasmódio. Das formas graves de malária, a anemia predomina até os 2 ou 3 anos de idade e a malária cerebral é a manifestação mais frequente a partir daí. Reconhece-se, atualmente, que o modelo de formas graves cerebrais ou anemia, isoladamente, é muito simplista e que a malária grave resulta de uma síndrome complexa, afetando muitos órgãos com sobreposição de múltiplos sintomas, como consequência de um desequilíbrio funcional sistêmico.

Nas áreas de alta transmissão de malária, a anemia e os comprometimentos cerebral e pulmonar podem ocorrer em crianças isoladamente ou em combinação e são capazes de evoluir rapidamente, tanto para o óbito quanto para a recuperação. A febre geralmente começa de 1 a 3 dias antes da internação e as manifestações neurológicas, de maneira geral, dentro de 12 horas da internação. A maioria das mortes ocorre 24 horas após o início do tratamento e a maior parte dos que sobrevivem se recuperam dentro de 48 horas do início do tratamento.

A anemia grave da malária apresenta-se como dificuldade respiratória e circulação hiperdinâmica, possivelmente ocasionadas por combinação de oxigenação inadequada e comprometimento cardíaco, com melhora dos sintomas clínicos pela transfusão de sangue. Entretanto, diferente do que ocorre em adultos, o sangue pode ser transfundido rapidamente em crianças com acidose metabólica, desde que a maioria delas apresente depleção do volume intravascular. Em adultos, uma transfusão de sangue rápida pode precipitar edema pulmonar. Esses fatos sugerem que a fisiopatologia da malária seja diferente em crianças e adultos.

Várias manifestações de acidose metabólica têm sido descritas em crianças com malária, como acidemia, hiperlactatemia e hiperpneia. Entre os possíveis mecanismos fisiopatológicos da acidose metabólica, aqueles associados ao choque não são considerados importantes em crianças, já que estas, muito raramente, apresentam manifestações de hipotensão arterial, insuficiência renal ou sepse. O *P. falciparum* obtém energia por meio de glicólise anaeróbia e, como as formas metabolicamente mais ativas do parasito (trofozoítos adultos e esquizontes) encontram-se sequestradas na microcirculação, é provável que a intensidade da acidose na microcirculação seja bem maior do que a observada no sangue periférico. O sequestro dos parasitos na microcirculação, por comprometer o fluxo sanguíneo local e por aumentar o consumo de glicose local, facilita a instalação de metabolismo anaeróbio nos tecidos do hospedeiro.

Outro aspecto da malária grave que difere entre adultos e crianças é a ocorrência de hipertensão intracraniana, muito mais frequente no grupo infantil. O aumento da pressão intracraniana pode ocasionar herniação transtentorial e/ou redução da pressão de perfusão cerebral. A causa mais provável de hipertensão intracraniana na malária cerebral é o aumento do volume sanguíneo, agravado pelo edema, naqueles que desenvolvem sequelas neurológicas graves. O aumento do volume sanguíneo cerebral pode ser causado pelo sequestro de eritrócitos parasitados, tanto por atuar por ocupação difusa de espaço como por obstrução do fluxo sanguíneo. A anemia, a hipertermia e as convulsões, condições frequentes em crianças, também concorrem para aumentar o fluxo sanguíneo cerebral.

Insuficiência renal aguda e edema pulmonar são raramente observados em crianças. Entretanto, certo grau de alteração funcional renal é frequente em crianças com malária, possivelmente relacionada à hipovolemia. Infecções superimpostas são frequentes causas de morte em adultos não imunes com malária e raramente são responsáveis pela morte de crianças com malária grave e complicada.

IMUNOPATOLOGIA DA MALÁRIA COMO O SISTEMA IMUNOLÓGICO AGRIDE O INDIVÍDUO INFECTADO

O sistema imunológico humano reage à presença do plasmódio com uma complexa série de mecanismos que tendem à manutenção das condições de equilíbrio do meio interno do organismo – a homeostasia. Entretanto, o intenso estímulo antigênico induzido pelo plasmódio pode causar a hiperativação do sistema imunológico que, assim desregulado, participa da fisiopatogenia das principais manifestações clinicopatológicas da malária grave: a anemia e os comprometimentos cerebral, renal e pulmonar. Os mecanismos envolvidos na fisiopatologia da malária grave devem-se, em grande parte, à exacerbação de mecanismos fisiológicos envolvidos na defesa contra o plasmódio.

Nas áreas de alta transmissão da África, a anemia e o comprometimento cerebral são as causas mais frequentes de hospitalização e morte, sendo as crianças e as gestantes primoinfectadas os grupos mais expostos ao risco. Em áreas de menor transmissão, como acontece nas Américas, o fator de risco mais importante é o retardo no diagnóstico e tratamento da malária. As lesões pulmonares ocorrem em uma frequência de 3 a 10% e estão relacionadas à disfunção da unidade alveolocapilar. O comprometimento renal pode ocorrer em até 94% das formas graves com ampla variação de apresentações, de glomerulopatia a tubulopatia. A mortalidade, na forma cerebral da malária, pode ocorrer em até 50% dos casos.

A evolução da doença para as formas graves, nos indivíduos infectados pelo *P. falciparum*, depende de fatores relacionados ao plasmódio, ao indivíduo e ao ambiente. Entre os relacionados ao parasito, incluem-se a alta taxa de multiplicação do *P. falciparum*, que infecta tanto eritrócitos jovens quanto adultos, e a capacidade dos eritrócitos parasitados de aderirem tanto ao endotélio vascular quanto a eritrócitos não parasitados. Esta última condição, envolvendo mecanismos de citoaderência, reduz o fluxo sanguíneo local e origina estado de hipoxemia, que facilita o desenvolvimento do *P. falciparum* e cria condições favoráveis para a infecção de novos eritrócitos. Além disso, o *P. falciparum* apresenta alto grau de polimorfismo antigênico e variação antigênica, que propiciam seu escape da resposta imunitária do hospedeiro. A resistência do plasmódio, particularmente do *P. falciparum*, às drogas antimaláricas também concorre para o agravamento dos casos clínicos.

Entre os fatores relacionados ao indivíduo, associados à evolução grave da malária, encontram-se o grau de imunidade ao plasmódio. Tanto a falta de imunidade quanto o excesso de reatividade do sistema imunológico podem ser danosos para a saúde do indivíduo infectado. A anemia associada à malária, a principal causa de mortalidade entre crianças de áreas de alta transmissão, ocorre tipicamente no período compreendido entre a perda da imunidade passivamente herdada da mãe e a aquisição de imunidade pela criança. Outras manifestações graves da malária, como o acometimento cerebral e o pulmonar, decorrem de hiper-reatividade da resposta imunitária dos indivíduos infectados. Os fatores agravantes das manifestações clínicas da malária incluem a gravidez, particularmente em primigestas não imunes, as deficiências nutricionais e as comorbidades. Também influenciam a frequência e o prognóstico da doença, a facilidade (ou dificuldade) de acesso ao tratamento, os fatores culturais e econômicos, a intensidade de transmissão local, o tipo de mosquito transmissor local, a estabilidade ou a sazonalidade da transmissão, o número de picadas infectantes por ano, o número de esporozoítos inoculados, o tipo de comportamento e a resistência do vetor aos inseticidas e as situações epidêmicas, como mostrado no Quadro 88.3.3.

QUADRO 88.3.3 Fatores associados à gravidade da malária.
Dependentes do hospedeiro ▪ Imunidade baixa ou ausente (incluindo crianças e adultos). ▪ Gravidez (especialmente a primeira). ▪ Ausência de diagnóstico, diagnóstico retardado ou incorreto. ▪ Ausência de tratamento, tratamento retardado ou incorreto. ▪ Hiperativação do sistema imunológico. ▪ Hiperexpressão de moléculas de aderência pelas células endoteliais. ▪ Comorbidades (anemia, imunodeficiência, outras infecções).
Dependentes do parasito ▪ Espécie (*P. falciparum* é mais frequentemente associado às formas graves). ▪ Alta parasitemia. ▪ Resistência às drogas antimaláricas. ▪ Alta virulência do isolado (clone?). ▪ Grande polimorfismo antigênico. ▪ Grande variação antigênica. ▪ Capacidade de citoaderência às células endoteliais e a eritrócitos não parasitados. ▪ Capacidade para evadir da resposta imunitária do hospedeiro. ▪ Capacidade para induzir altos níveis de citocinas pró-inflamatórias.
Dependentes do vetor ▪ Grande capacidade vetorial. ▪ Grande antropofilia (preferência para picar humanos). ▪ Alta densidade. ▪ Resistência aos inseticidas. ▪ Transmissão perene ou sazonal.
Dependentes do meio ambiente ▪ Quantidade e importância dos criadouros de mosquitos. ▪ Desequilíbrio ecológico. ▪ Degradação ambiental (ocupação desordenada do solo, minas, represas).
Dependente de fatores sociais ▪ Dificuldade de acesso ao sistema de saúde. ▪ Fatores culturais e econômicos.

ANEMIA ASSOCIADA À MALÁRIA

A anemia é uma manifestação frequente e precoce da malária, mas, apesar de intensamente estudada, sua patogenia ainda não foi totalmente esclarecida. Sabe-se que a destruição de eritrócitos durante a infecção pelo plasmódio envolve diferentes mecanismos, que variam em importância com a espécie do hospedeiro e do plasmódio, e com a fase evolutiva da doença. Como mostra a Tabela 88.3.2, a anemia pode decorrer da destruição dos eritrócitos (por ação da esquizogonia intraeritrocitária, por alterações de membrana ou por fagocitose), de alterações da eritropoese, do sequestro dos eritrócitos, ou de perda sanguínea decorrente da coagulopatia, que ocasionalmente se associa à infecção.

TABELA 88.3.2 Etiopatogenia da anemia associada à malária*

Mecanismo	Efeito
1. Aumento da destruição	
Rotura dos eritrócitos pós-esquizogonia	Lise intra e extravascular
Expressão de antígenos na membrana do EP[1]	Fagocitose, lise (?)
Ligação de anticorpo ou complemento a EP e ENP[2]	Fagocitose, lise (?)
Ativação de macrófagos	Fagocitose
Desparasitação esplênica de EP + eritrócitos anormais	Fagocitose (?), lise (?)
Estase esplênica + alteração da membrana de eritrócitos	Lise (?), fagocitose (?)
Aumento da permeabilidade de membrana de EP	Lise
Autoanticorpos (IgM anti-isomerase da triosefosfato)	Lise
Primaquina + deficiência de G6PD[3]	Lise intravascular

(continua)

TABELA 88.3.2 Etiopatogenia da anemia associada à malária* (continuação).

Mecanismo	Efeito
2. Alterações da eritropoese	
Redução de precursores eritroides Redução de eritropoetina[4] Defeitos na maturação de normoblastos[5] Defeito da síntese de heme Deficiência de folato	Hipoplasia eritroide Hipoplasia eritroide Diseritropoese Anemia hipocrômica Anemia megaloblástica
3. Alterações do *pool* circulante	
Sequestro de sangue no baço Coagulopatia Insuficiência renal e/ou hiperidratação	Redução do *pool* circulante Perda sanguínea

*Variam com a espécie de plasmódio e com o hospedeiro. Diferentes mecanismos podem estar associados. [1]EP: eritrócito parasitado; [2]ENP: eritrócito não parasitado; [3]G6PD: desidrogenase da glicose-6-fosfato; [4]Pode estar aumentada; [5]Geralmente atribuídos à ação de citocinas, como o fator de necrose tumoral.

Ao penetrar no eritrócito, o plasmódio causa invaginação da membrana celular que, entretanto, mantém-se intacta. À medida que o parasita se desenvolve e seu metabolismo se torna mais ativo, ocorrem alterações do meio intracelular e da membrana do eritrócito, que podem levar à destruição desta célula. Têm sido descritas alterações nas concentrações de sódio e de ATP intraeritrocitárias, produção de catabólitos tóxicos, modificações dos lipídeos da membrana e expressão de antígenos do plasmódio na membrana eritrocitária. O aumento da fragilidade osmótica dos eritrócitos, que ocorre durante a fase aguda, poderia ser uma consequência tanto das alterações estruturais dessas células como da distensão da membrana causada pelo plasmódio em crescimento.

O paralelismo entre o aumento do baço, que na fase aguda da malária pode alcançar 20 vezes seu tamanho original, e a ocorrência e a intensidade da anemia faz supor uma relação de causa e efeito entre os dois eventos. De fato, a esplenomegalia se acompanha de estase sanguínea e esta induz hipóxia local, que leva, por sua vez, à redução local da tensão parcial de oxigênio, necessidade de utilização anaeróbica da glicose e consequente acúmulo local de catabólitos ácidos e redução do pH do parênquima esplênico. Essa situação local causa enrijecimento da membrana dos eritrócitos, redução de sua deformabilidade e consequente redução de sua vida média. A estase sanguínea ocasiona também aumento do tempo de contato dos eritrócitos parasitados e não parasitados com os macrófagos esplênicos, aumentando as possibilidades de que sofram fagocitose ou ação citotóxica por essas células, por meio da produção de radicais de oxigênio, nitrogênio ou citocinas como o FNT.

A nutrição e a oxigenação do parênquima esplênico são garantidas por um sistema "fechado" de circulação, como ocorre em todos os demais órgãos, em que o sangue circula através de artérias, das arteríolas, dos capilares, das vênulas e das veias. Entretanto, o baço possui um segundo tipo de circulação, a "aberta", também encontrada na medula óssea, que permite que o órgão cumpra sua função de retirar da circulação células alteradas e micro-organismos. Para isso, parte do sangue que chega ao órgão é "despejada" na periferia da polpa branca e circula extravascularmente através da polpa vermelha; o sangue retorna ao compartimento intravascular atravessando estreitas fendas interendoteliais de 0,2 a 0,5 μm de diâmetro. Os eritrócitos normais, altamente maleáveis, atravessam facilmente essas fendas, já os parasitados, por conterem uma partícula mais rígida (o plasmódio) têm dificuldade para cruzá-las. A travessia é demorada, as fendas ficam bloqueadas por algum tempo e o sangue passa a se acumular no parênquima da polpa vermelha, causando estase e congestão nessa região. Durante a passagem pelas fendas, pode haver extrusão do plasmódio do eritrócito, a exemplo do que ocorre com os núcleos dos normoblastos na medula óssea, e o eritrócito "desparasitado" pode retornar à circulação como célula, apresentando alterações estruturais. Essa sequência de eventos foi descrita em infecções experimentais em ratos e camundongos. O encontro de eritrócitos não parasitados apresentando antígeno de *P. falciparum* na membrana (RESA, do inglês *ring-infected erythrocyte surface antigen*) em indivíduos com o baço intacto, mas não em esplenectomizados, indica que o processo de "desparasitação" esplênica também ocorre em humanos. O retardo no aparecimento da anemia após esplenectomia reforça a importância do papel do baço na patogênese da anemia na malária. Os eritrócitos jovens (reticulócitos), submetidos ao processo de "desparasitação" esplênica, transformam-se em células que apresentam franjas ou protuberâncias, correspondentes ao local da membrana por onde o plasmódio foi retirado, e recebem o nome de ropalócitos (do grego, *ropalon* = protrusão + *cytos* = célula). Se o eritrócito "desparasitado" for uma célula adulta, com menor área de membrana celular que os reticulócitos, a "desparasitação" dará origem a esferócitos, em que a forma de disco bicôncavo se transforma em esfera. Tanto os esferócitos quanto os ropalócitos, apesar de não mais conterem o plasmódio, apresentam vida média reduzida, concorrendo, assim, para a anemia associada à malária.

Utilizando-se eritrócitos marcados com cromo radioativo, é possível estimar que 9% da queda do hematócrito, durante a infecção aguda, decorre da destruição de eritrócitos não parasitados. Por que razão essas células são destruídas? Inicialmente, é necessário esclarecer que, em um indivíduo com malária, eritrócitos não parasitados não podem ser considerados, necessariamente, células normais. Como já discutido, ao atravessarem o baço alterado pela infecção, os eritrócitos, parasitados ou não, sofrem modificações da membrana por causa da estase, as quais concorrem para reduzir sua vida média. Além disso, no processo de extrusão do plasmódio dos eritrócitos durante sua passagem pelas fendas interendoteliais para retornarem à circulação venosa, os eritrócitos "desparasitados" passam a apresentar alterações estruturais que concorrem para reduzir sua sobrevida. Também contribui para a redução da vida média dos eritrócitos, parasitados ou não, a presença, na membrana, de antígenos parasitários, anticorpos (principalmente IgG) e componentes do complemento (sobretudo C3). Esses fatores podem facilitar a destruição precoce dos eritrócitos por fagocitose, particularmente pelos macrófagos esplênicos.

Embora a produção medular de leucócitos e plaquetas durante a infecção aguda encontre-se dentro dos limites da normalidade, a eritropoese apresenta-se intensamente comprometida. É comum encontrar-se retardo da resposta da medula óssea à destruição de eritrócitos na malária. Assim, o aumento da eritropoese medular e da reticulocitemia só ocorre depois de alguns dias de infecção e é, frequentemente, insuficiente para compensar as perdas. Algumas citocinas parecem concorrer para a gênese das alterações da eritropoese associadas à malária. O FNT, por exemplo, que alcança níveis muitos elevados durante a infecção aguda, pode exercer efeito inibitório sobre a eritropoese. Ratos não infectados, injetados com altas concentrações de FNT durante uma semana, desenvolvem anemia causada por hipoplasia eritroide medular e redução da vida média dos eritrócitos circulantes. Contudo, demonstrou-se que indivíduos infectados com *P. falciparum* com anemia grave apresentavam baixos níveis de IL-10. A capacidade de esta citocina proteger contra a anemia associada à malária poderia ser consequência de seu efeito inibitório sobre a síntese de FNT e/ou sobre a ativação de macrófagos. Também a IL-12 parece exercer efeito protetor sobre a anemia. Mostrou-se, em modelo experimental, a associação entre baixos níveis desta citocina e reduzida eritropoese.

ACOMETIMENTO DO SISTEMA NERVOSO

O quadro clínico da malária cerebral, em adultos, geralmente se desenvolve de maneira progressiva, em alguns dias, com febre e outros sinais não específicos, mas, na criança, as manifestações do acometimento são mais precoces, instalando-se o quadro em menos de dois dias. O comprometimento cerebral geralmente começa com convulsão generalizada, seguida por coma. Os mecanismos envolvidos na fisiopatologia da forma cerebral da malária são complexos e multifatoriais e não estão totalmente esclarecidos. Entre eles, encontram-se:

a) Sequestro de eritrócitos parasitados na microcirculação cerebral.

b) Produção aumentada de FNT e outras citocinas pró-inflamatórias (IL-1; IL-6) e IFN-γ.

c) Aumento da expressão de moléculas de aderência no endotélio das vênulas pós-capilares.

d) Produção aumentada de radicais de oxigênio.

e) Produção aumentada de óxido nítrico.

f) Acidose metabólica.

Uma diferença importante entre o *P. falciparum* e os outros plasmódios que infectam o homem é a maneira como esta espécie modifica a superfície do eritrócito parasitado, tornando-o aderente ao endotélio vascular, aos eritrócitos não parasitados e, em alguns isolados, aos trofoblastos da placenta. Em consequência dessa aderência, somente os eritrócitos infectados com trofozoítos jovens (formas em anel) são comumente encontrados na circulação sanguínea. Na superfície do eritrócito infectado com trofozoítos maduros e esquizontes, formam-se protuberâncias (*knobs*), nas quais se expressam antígenos do parasito (PfEMP1 e rosetinas/rifinas), que representam o ponto de contato com moléculas do endotélio vascular do hospedeiro. O processo de aderência protege o parasito da destruição pelos macrófagos esplênicos e propicia o microambiente necessário para o seu amadurecimento. As propriedades mecânicas, tanto dos eritrócitos parasitados como dos não parasitados, mudam intensamente durante a evolução da malária, em decorrência da redução da maleabilidade de suas membranas, o que dificulta sua circulação pelos vasos de menor calibre.

A aderência das células sanguíneas ao endotélio é um processo fisiológico finamente regulado, responsável pela circulação e pelo direcionamento das células do sangue para os tecidos, e é controlado pela expressão de moléculas na superfície das células envolvidas. Durante a infecção pelo plasmódio, ocorre aumento patológico da aderência por maior expressão dessas moléculas, ou por aumento na avidez da interação entre moléculas ligantes e receptoras. Estudos sobre as bases moleculares do sequestro de eritrócitos na malária têm mostrado que a adesão é mediada pela interação de proteínas do parasito ou dos antígenos neoformados, expressos na membrana do eritrócito parasitado, e das moléculas de aderência, presentes no endotélio vascular e nos eritrócitos não parasitados. A distribuição destes receptores em tecidos humanos não é uniforme, refletindo a heterogeneidade fenotípica e funcional do endotélio de diferentes órgãos. O nível de expressão dessas moléculas pode variar, pois está sujeito a ativação induzida por citocinas.

O processo de citoaderência na malária é muito complexo e envolve várias moléculas do parasito e do hospedeiro. No início, fatores do parasito, como componentes da molécula glicofosfatidil-inositol, induzem aumento da produção de FNT e outras citocinas pró-inflamatórias, como a IL-6 e a IL-8. Essas citocinas, particularmente o FNT, induzem profunda alteração no endotélio cerebral, incluindo aumento da expressão de moléculas de aderência, como ICAM-1 e PECAM-1. Isso facilita o sequestro de eritrócitos contendo os estágios maduros do parasito, principalmente nas vênulas pós-capilares, por meio da interação entre moléculas expressas na superfície do eritrócito parasitado e seus receptores no endotélio vascular. As moléculas de origem parasitária que participam dessa interação são a PfEMP1 (proteína de membrana do eritrócito parasitado pelo *P. falciparum*) e a Pfalhesin (forma modificada pelo parasita da proteína nativa de transporte de íons do eritrócito). Os receptores endoteliais da PfEMP1 são o ICAM-1 (molécula de adesão intercelular-1) ou CD54, o PECAM-1 (molécula de adesão célula endotelial-plaqueta-1) ou CD31, o sulfato de condroitina A, o sulfato de heparano, o CD36, a selectina-E, a selectina-P, o VCAM-1 e o ácido hialurônico, enquanto a trombospondina endotelial funciona como receptor para a Pfalhesin do eritrócito parasitado.

A aderência de eritrócitos parasitados às células endoteliais e a eritrócitos não parasitados, formando rosetas, pode levar à obstrução das vênulas pós-capilares e ocasionar o aumento da pressão sanguínea local, o que facilita o desenvolvimento de pontos de micro-hemorragia em anel, que é a lesão anatômica característica da malária cerebral, podendo ou não ser acompanhada por manifestações clínicas da malária cerebral. A aderência de eritrócitos parasitados ao endotélio vascular cerebral pode levar à superativação das células endoteliais e, em consequência, levá-las a destruição por apoptose. Entretanto, a perda de proteínas da junção interendotelial leva à ruptura da barreira hematoencefálica e à transudação de líquido do compartimento intravascular para o tecido cerebral, o que acarreta edema cerebral e concorre para a instalação do coma.

A barreira hematoencefálica é uma interface altamente especializada entre o espaço vascular e o parênquima cerebral e tem como função crítica a regulação do transporte de células e solutos para o cérebro. As células endoteliais cerebrais são componentes-chave na barreira hematoencefálica e a aderência dos parasitas às moléculas de adesão na superfície destas células poderia afetar diretamente suas funções e estrutura e, subsequentemente, a atividade neuronal. Existem dados, tanto obtidos de material de necrópsia como de exame de líquido cefalorraquidiano (LCR), que sugerem a existência de disfunção da barreira hematoencefálica na malária cerebral, associada ao sequestro de eritrócitos parasitados e que levaria à redistribuição das proteínas de junção intercelular e alteração do processo de sinalização intracelular. Um dos eventos iniciais na malária cerebral parece ser o aumento discreto da permeabilidade às proteínas na barreira hematoencefálica. Entretanto, as evidências de que o edema cerebral associado aos quadros graves de malária seja decorrente do aumento generalizado da permeabilidade na barreira hematoencefálica ainda são controversas.

Lesão mediada pelos linfócitos T CD8+ também pode resultar em extravasamento de citocinas, antígenos do plasmódio e outras moléculas lesivas através da barreira hematoencefálica para o parênquima cerebral. Isso pode ativar a micróglia e levar à ativação e à apoptose dos astrócitos. A obstrução vascular também pode levar à hipóxia cerebral localizada, redução do consumo de oxigênio local e alterações do metabolismo de glicose ocasionado pelas citocinas.

Outros parâmetros também têm sido considerados na imunopatogenia das formas graves da malária. A produção aumentada de IFN-γ leva ao aumento da expressão da enzima hemeindoleamina 2,3 desoxigenase pelas células endoteliais da microvasculatura, que é a primeira enzima da via da quinurenina do metabolismo de triptofano. O aumento da expressão desta enzima aumenta a produção de metabólitos biologicamente ativos que participam da resposta protetora tecidual. A lesão dos astrócitos pode resultar na menor produção do ácido quinurênico, que é um neuroprotetor, levando à diminuição de sua relação com o ácido quinolínico, que é neurocitotóxico, o que também pode contribuir para alguns dos sintomas neurológicos da malária cerebral. O ácido quinolínico pode lesar neurônios e sua ação pode estar relacionada à geração de radicais de oxigênio e à produção de produtos tóxicos da via de peroxidação lipídica. Tem sido sugerido que as enzimas ciclo-oxigenase-2 (COX-2), e hemeoxigenase-1 podem também ser parte dos mecanismos que protegem o tecido do hospedeiro contra os efeitos tóxicos das citocinas e do estresse mediados pelos leucócitos induzidos pela infecção malárica.

Entretanto, algumas das manifestações clinicoevolutivas da malária cerebral não podem ser completamente explicadas pelos modelos descritos. Embora a mortalidade seja importante nas formas graves da malária (50%), entre os pacientes que sobrevivem, a grande maioria daqueles com a forma cerebral evoluem sem sequelas neurológicas após a recuperação do coma (90 a 99% dos sobreviventes), o que deveria ocorrer no caso de lesão orgânica. Também não ocorre diminuição do fluxo sanguíneo cerebral, como deveria ser esperado caso o fenômeno obstrutivo vascular fosse o fator predominante responsável pelos sintomas clínicos; ao contrário, tem sido encontrado aumento do fluxo sanguíneo cerebral. As causas possíveis para este aumento poderiam incluir dilatação arteriolar em razão das convulsões, hipertermia, anemia, hipóxia, acidose ou aumento da produção de óxido nítrico induzido pelo FNT.

Possivelmente, outros mecanismos de lesão devem ser concomitantemente operativos na determinação final da expressão clínica da malária grave, que poderiam ou não determinar lesão orgânica, mas que seriam reversíveis. As alterações metabólicas têm sido consideradas entre estes mecanismos de lesão, podendo os radicais de oxigênio e nitrogênio apresentar um papel importante. Tais radicais, como o ânion superóxido (O_2^-), a hidroxila (OH^-), o peróxido de hidrogênio (H_2O_2) e o óxido nítrico (NO), têm sido implicados tanto na patogenia de várias doenças infecciosas como na defesa anti-infecciosa.

Metabólitos tóxicos de hidrogênio são normalmente gerados pelo metabolismo celular, principalmente de fagócitos, e sua produção é significativamente aumentada durante infecções. Se os mecanismos de defesa antioxidante endógenos são excedidos, ocorre lesão tecidual, com lesão dos componentes lipídicos da membrana celular, desnaturação de proteínas, desativação enzimática e alterações em ácidos nucleicos, capaz de resultar em mutação ou morte celular. Componentes teciduais extracelulares também podem ser lesados, incluindo ácido hialurônico e colágeno, o que resulta em comprometimento da integridade arquitetural dos tecidos.

O óxido nítrico (NO) é uma molécula livremente difusível pelas membranas celulares, funciona como mediador e apresenta uma variedade de funções fisiológicas que incluem a regulação do tônus vascular, a transmissão neuronal e a defesa antimicrobiana. Existem evidências de que o NO poderia ser um dos mediadores finais em lesões induzidas por citocinas pró-inflamatórias como o FNT.

Existem dois sistemas enzimáticos importantes que resultam na produção de NO e podem estar envolvidos na patogenia da malária. Ambos usam arginina como substrato e resultam na produção de citrulina e NO. Um dos sistemas é dependente de cálcio e envolve a enzima óxido nítrico sintase constitutiva (NOSc), enquanto o outro envolve a enzima óxido nítrico sintase induzível (NOSi), ativada por citocinas, particularmente o FNT, e é, provavelmente, a mais importante na imunopatogenia da malária. A NOSi demora algumas horas para ser ativada e a produção de óxido nítrico por ela catalisada persiste por 36 a 48 horas.

A demonstração de aumento dos metabólitos de NO no sangue e no líquido cefalorraquidiano de pacientes com malária grave pode ser interpretada como indicativa de sua associação com a patogenia da malária. A concentração de óxido nítrico no LCR é significativamente maior em crianças que morrem do que nas sobreviventes de malária *falciparum*, o que sugere a participação dessa molécula na patogenia das formas graves da malária. A análise de material de necrópsia de casos graves de malária por imuno-histoquímica tem revelado a presença de NOSi e de nitrotirosina em quantidades aumentadas em vários tecidos estudados.

Tem sido sugerido que algumas alterações presentes na malária cerebral, principalmente o coma, poderiam ser mediadas pelo NO. Esta hipótese deriva do conhecimento corrente de que o óxido nítrico participa da transmissão do sinal na sinapse neuronal. Quando é gerado um sinal na sinapse, aminoácidos, como o glutamato, são liberados e permitem a entrada de cálcio na célula pós-sináptica. O aumento do cálcio intracelular ativa a enzima NOSc, induzindo aumento súbito da produção de NO intracelular, que, por sua vez, interrompe a entrada de cálcio para a célula por reduzir grupos sulfidrilas dos canais de cálcio. Este mecanismo funciona como regulação negativa da condução sináptica após o estímulo. Assim, a geração de NO pela via de NOSc é autolimitada. Entretanto, na malária grave, o grande aumento de fator de necrose tumoral induz a ativação de NOSi, para a qual não existem mecanismos de modulação negativa, e que pode produzir aumento de NO até mil vezes maior que o observado quando a indução de NO ocorre pela via da NOSc. O óxido nítrico poderia, assim, manter a interrupção da condução sináptica por até 48 horas, seu tempo regular de ação. Esta ação do NO na interrupção da transmissão sináptica é a causa da perda de consciência induzida pelo álcool e por anestésicos, normalmente restabelecida quando o estímulo para a produção de NO é removido. Alguns autores sugerem que uma das causas do coma na malária teria um mecanismo semelhante; o NO seria produzido pela via da NOSi, estimulada por fator de necrose tumoral, e após sua eliminação metabólica o paciente se recuperaria do coma sem sequela neurológica.

O comprometimento cerebral da malária poderia também resultar de acúmulo local de linfócitos T CD4+ auxiliar do tipo 1, com produção exacerbada de IFN-γ e de citocinas pró-inflamatórias, e de linfócitos T CD8+ com atividade citotóxica dependente de perfurinas. Os macrófagos também têm sido implicados na indução das manifestações neuropatológicas. Observações histopatológicas de cérebros de pacientes que morreram com malária cerebral mostram desmielinização e lesão neuronal concomitante com a expressão de quantidades aumentadas de proteínas de estresse pelos macrófagos cerebrais. Estudos morfológicos sugerem ativação de células da micróglia quatro dias antes de os camundongos começarem a morrer de malária cerebral; e parâmetros de ativação do macrófago, como a expressão de moléculas do complexo principal de histocompatibilidade do tipo I, precedem o aparecimento de leucócitos no cérebro.

ACOMETIMENTO RENAL

Tem grande espectro de apresentações, podendo acometer túbulos e glomérulos renais, e se apresenta como:

a) Lesão grave, aguda: dependente das consequências hemodinâmicas decorrentes do alto parasitismo dos eritrócitos, podendo levar à necrose tubular com insuficiência renal aguda, mais frequentemente nas infecções pelo *P. falciparum*, mas também pode estar associada ao *P. vivax*.

b) Glomerulopatia mediada por imunocomplexos: lentamente progressiva e associada à infecção crônica pelo *P. malariae*, mas também pode estar associada ao *P. vivax*.

c) Outras alterações: também associadas ao *P. falciparum*, como nefrite intersticial aguda e glomerulonefrite proliferativa aguda.

A nefropatia crônica da malária, associada geralmente à infecção por *P. malariae*, ocorre principalmente em crianças africanas, se apresenta clinicamente como síndrome nefrótica resistente aos corticosteroides. A doença geralmente é progressiva, independentemente do tratamento bem sucedido da infecção malárica, culminando com insuficiência renal crônica em alguns anos. Predominam, na lesão glomerular, depósitos subendoteliais, vistos à microscopia óptica como espessamento das paredes capilares, dando aparência de duplo contorno à membrana basal. Ao exame por imunofluorescência, observa-se um padrão grosseiramente granular, ao longo do endotélio capilar, contendo IgG (principalmente IgG_3), IgM, componente do complemento (C_3) e, em 25 a 33% dos casos, antígenos do plasmódio, principalmente nas fases iniciais do acometimento. Pode ocorrer, menos frequentemente, depósitos de IgG_2. Lesão proliferativa, principalmente envolvendo mesângio, é frequentemente encontrada nos rins de adultos. O aparecimento de lesão tubular depende da gravidade do comprometimento glomerular. Na evolução, as lesões, inicialmente focais, podem persistir dessa forma ou evoluir para esclerose segmentar, mas geralmente tornam-se difusas e progressivas, levando à esclerose global.

A lesão renal mais frequente e mais grave na malária, principalmente por *P. falciparum*, é a necrose tubular aguda, que geralmente se manifesta por insuficiência renal aguda (IRA), esta pode ocorrer entre 1 a 4,8% dos casos de malária em áreas endêmicas da doença, sendo muito mais frequente em indivíduos não imunes, nos quais ocorre em 25 a 30% dos casos de acometimento renal. É geralmente oligúrica, hipercatabólica e determinada pela baixa perfusão sanguínea do rim, em virtude da associação de vários fatores, como anemia, hipovolemia, sequestro de eritrócitos parasitados nos capilares, alterações vasculares decorrentes do acúmulo e da ação de monócitos e neutrófilos, e da ação de citocinas, como o FNT. Pode se associar à lesão renal uma alteração microcirculatória generalizada caracterizada por vasodilatação periférica, frequentemente associada à hemólise, rabdomiólise e coagulação intravascular disseminada. Entretanto, os eritrócitos parasitados podem comprometer a microcirculação renal levando à isquemia de vasos peritubulares do rim. A redução da deformabilidade dos eritrócitos torna o fluxo sanguíneo mais lento e aumenta a viscosidade sanguínea, para a qual contribuem também o aumento das proteínas de fase aguda, como o fibrinogênio. Entre os fatores relacionados às alterações hemodinâmicas, encontram-se o FNT, os radicais de oxigênio e o óxido nítrico induzido.

A hipovolemia explica muitas alterações associadas com a IRA na malária, incluindo a hipercatecolaminemia, os níveis aumentados de atividade de renina plasmática, de prostaglandinas e de vasopressina. A perfusão tecidual prejudicada leva à acidose láctica e ao acúmulo de radicais de oxigênio. Contudo, a inibição de ATPase sódio-potássio leva à perda interna de sódio e à hiponatremia dilucional, encontrada em 12,5 a 55% dos casos de acometimento renal. Alterações da produção de hormônio antidiurético não têm sido confirmadas em trabalhos mais recentes.

A lesão glomerular associada à malária por *P. falciparum* é um quadro leve e transitório, e, possivelmente, não diagnosticado, que pode ocorrer em qualquer idade, mas, em áreas de alta transmissão, as crianças são acometidas com mais frequência. Proteinúria discreta, micro-hematúria e cilindros são relatados em 20 a 50% dos casos. Síndromes nefrótica e nefrítica aguda são vistas ocasionalmente, mas hipertensão é raramente observada. Níveis séricos de complemento (C_3 e C_4) podem estar diminuídos durante a fase aguda. Diferente do observado na nefropatia associada ao *P. malariae*, o quadro constatado com o *falciparum* é geralmente reversível em 1 a 2 semanas após a eliminação da infecção.

A lesão glomerular é caracterizada por proliferação mesangial proeminente e discreta expansão da matriz mesangial, ao passo que alterações da membrana basal são incomuns. Têm sido observados depósitos de material eosinofílico granular ao longo das paredes dos capilares glomerulares e do mesângio contendo IgM, C_3 e, ocasionalmente, antígenos de plasmódio. As células tubulares renais podem se apresentar edemaciadas, com depósitos granulares de hemossiderina e graus variáveis de necrose. Na luz tubular, frequentemente observam-se cilindros de hemoglobina. O interstício encontra-se edematoso, com infiltrado celular mononuclear de grau moderado a intenso e, nas vênulas, observam-se aglomerados de eritrócitos parasitados. Tem sido sugerido um possível papel patogênico de citocinas, com base em estudos no modelo murino da malária, em que foi mostrada associação entre proteinúria e a expressão de FNT, IL-1-α, IL-6 e IL-10 nos glomérulos.

A nefrite intersticial aguda observada em roedores infectados com plasmódio ou após vacinação de macacos é atribuída ao influxo maciço de linfócitos T auxiliares do tipo 1 e é frequentemente associada à lesão glomerular aguda. Embora esta lesão, isoladamente, não tenha sido descrita em seres humanos, inflamação intersticial é um achado histopatológico frequente na necrose tubular aguda associada à infecção pelo *P. falciparum*.

ACOMETIMENTO PULMONAR

O envolvimento pulmonar, na malária, tem um grande espectro de apresentações, desde manifestações discretas, que podem ocorrer em quase 20% dos pacientes, até quadro de comprometimento pulmonar grave, com alta mortalidade. As alterações pulmonares graves, na malária pelo *P. falciparum*, ocorrem em 3 a 10% dos indivíduos infectados e apresentam letalidade de aproximadamente 70%. O óbito pode ocorrer poucas horas após a instalação do quadro e em qualquer etapa da infecção, mas, em geral, é mais tardio do que nas demais complicações, podendo acontecer quando a parasitemia já está diminuindo, ou mesmo negativada.

O edema pulmonar não cardiogênico é a manifestação pulmonar mais grave da malária e pode estar associado à infecção pelo *P. falciparum*, pelo *P. vivax* ou pelo *P. ovale*. Uma das manifestações de maior letalidade é a síndrome de angústia respiratória aguda (SARA), que se caracteriza por lesão endotelial difusa e aumento da permeabilidade capilar. As alterações histopatológicas mais comuns nos casos graves incluem edema alveolar e intersticial, congestão, hemorragia intra-alveolar, formação de membrana hialina, presença de eritrócitos parasitados, pigmento malárico e células gigantes no septo interalveolar, uma das estruturas mais comprometidas no acometimento grave do pulmão, com possível ocorrência de edema intersticial e espessamento do septo. As células endoteliais dos vasos pulmonares apresentam edema estreitando o lúmen do capilar, sendo que os capilares, nos septos alveolares, podem estar obstruídos por eritrócitos, parasitados ou não, e leucócitos. Macrófagos e neutrófilos com pigmento malárico são encontrados nos lumens dos capilares e no interstício. Observa-se alteração mais proeminente nos pneumócitos tipo 1.

O sítio primário de lesão é o endotélio, a partir da aderência de leucócitos, particularmente neutrófilos. A importância dos neutrófilos nas lesões pulmonares provavelmente se explica pela grande população destas células nos pulmões, sendo seu número cerca de três vezes maior que o total de neutrófilos circulantes; 95% localizam-se no compartimento vascular e 4%, no intersticial e nos espaços alveolares. Diferente de outros locais do organismo, a marginação de neutrófilos nos vasos pulmonares se dá nos capilares alveolares, e não nas vênulas pós-capilares.

Os eritrócitos parasitados aderidos ao endotélio dos capilares pulmonares estimulam, diretamente ou por meio das citocinas inflamatórias (FNT, IL-1 e IL-6), a expressão de moléculas de aderência, tanto nas células endoteliais, que passam a expressar ICAM-1, ICAM-2, ELAM-1, entre outras, como nos monócitos e nos neutrófilos, que passam a expressar Mac-1, LFA-1, entre outras. O processo de adesão de leucócitos e de eritrócitos, parasitados ou não, ao endotélio pulmonar, e a consequente liberação local de citocinas pró-inflamatórias, causa ativação das células endoteliais, produção de radicais de oxigênio, óxido nítrico e proteases, e provavelmente constitui o mecanismo desencadeador das lesões pulmonares associadas à malária. Segue-se o edema pulmonar, que pode evoluir para a lesão pulmonar aguda e culminar com SARA. Esta é caracterizada por início agudo, $PaO_2/FiO_2 \leq 200$ mmHg, radiografia de tórax mostrando infiltrados bilaterais e pressão de encunhamento na artéria pulmonar ≤ 18 mmHg, sem evidência clínica de hipertensão em átrio esquerdo.

Na vigência de acidose metabólica, muito frequente em crianças com malária, ocorrem manifestações clínicas pulmonares, com respiração tipo acidótica (rápida e profunda), mas não há comprometimento orgânico do pulmão; o comprometimento é apenas metabólico. Também tem sido descrita a ocorrência de toxicidade pulmonar associada à mefloquina, e é possível ocorrer comprometimento pulmonar decorrente de pneumonia bacteriana secundária à malária ou de pneumonia por aspiração pós-convulsão.

QUADROS GRAVES DE MALÁRIA ASSOCIADOS AO *PLASMODIUM VIVAX*

A infecção por *P. vivax* leva, tipicamente, a uma doença de evolução benigna, geralmente sem complicações. Entretanto, formas graves da infecção malárica ocasionadas por esta espécie de plasmódio têm sido descritas, com envolvimento cerebral, pulmonar e trombocitopenia, sendo a infecção exclusiva com *P. vivax* confirmada por PCR.

Os mecanismos fisiopatológicos envolvidos nos comprometimentos cerebral e pulmonar associados ao *P. vivax* não estão esclarecidos. Na infecção pelo *P. falciparum* um aspecto central no comprometimento cerebral é a aderência de eritrócitos parasitados ao endotélio das vênulas pós-capilares e o consequente aumento local de citocinas, o que ainda não foi demonstrado na infecção pelo *P. vivax*. Embora nesta infecção também ocorra aumento da produção de citocinas, particularmente do FNT, o processo imunopatológico seria exclusivo para infecções com o *P. falciparum*, pois esta é a única espécie de plasmódio que infecta humanos apresentando o fenômeno de sequestro na microvasculatura dos órgãos.

As alterações das funções pulmonares ocorrem tanto na infecção pelo *falciparum* quanto pelo *vivax* e incluem obstrução do fluxo aéreo, ventilação e trocas gasosas deficientes e função fagocitária aumentada. Esta ocorrência associada às duas espécies de plasmódio sugere que os mecanismos fisiopatológicos possam ser semelhantes.

O mecanismo da trombocitopenia na malária *vivax* não está esclarecido. A presença do parasito no interior de plaquetas, demonstrada por microscopia eletrônica, sugere a possibilidade de um efeito lítico direto. Entretanto, esse tipo de parasitismo deve ser muito raro, mesmo porque as plaquetas não contêm o principal nutriente do plasmódio, a hemoglobina. Alternativamente, a trombocitopenia poderia decorrer da ligação de anticorpos IgG a antígenos aderidos à membrana das plaquetas, seguido por sua lise por ação de complemento. Outra alternativa relaciona-se ao papel de citocinas, como o fator estimulador de colônias de macrófagos (M-CSF), que está aumentado na malária e pode causar trombocitopenia reversível dependente da dose, como também o fator de necrose tumoral que apresenta relação inversa com o número de plaquetas em pacientes com malária *vivax*. Outra possibilidade seria a lesão oxidativa das plaquetas em função do baixo nível de atividade da dismutase do superóxido e da peroxidase da glutationa, bem como as concentrações elevadas de produtos de peroxidação lipídica em pacientes com malária. Os vários mecanismos sugeridos não são mutuamente exclusivos e possivelmente a associação de muitos deles pode contribuir para a trombocitopenia observada em pacientes com malária *vivax*.

MALÁRIA GESTACIONAL

A cada ano, pelo menos 50 milhões de gestantes são expostas à infecção por plasmódio, o que ocasiona sérios problemas para mãe e filho, desde aumento da mortalidade de ambos a comprometimento do desenvolvimento fetal e pós-natal. Nas áreas endêmicas de malária, a frequência e a gravidade da infecção são maiores nas grávidas do que nessas mesmas mulheres antes da gestação ou em não grávidas. Estudos epidemiológicos mostraram que a suscetibilidade à infecção e a gravidade das manifestações clínicas são determinadas pelo grau de imunidade pré-gestação e este, por sua vez, depende da intensidade e da estabilidade da transmissão local de malária. Em áreas onde a transmissão é baixa ou instável, o grau de imunidade adquirida é baixo, e tanto a mãe como o feto podem apresentar doença grave.

As gestantes apresentam doença grave com anemia intensa e alta mortalidade, já as repercussões para o feto são retardo de crescimento intrauterino, prematuridade e morte. Em áreas de alta transmissão de malária ou de transmissão estável (perene), o grau de imunidade pré-gestação é alto e as consequências para mãe e feto são, geralmente, mais brandas. Nas gestantes previamente não imunes, a gravidade da malária não varia com o grau de paridade. Entretanto, nas habitantes de áreas de alta transmissão de malária, a doença é mais grave nas primíparas que nas multíparas. Isso indica que a aquisição de imunidade concorre para a atenuação das manifestações clínicas. As relações parasito-hospedeiro peculiares, que ocorrem no tecido placentário, determinam as características da malária associada à gestação.

Cerca de 30% das placentas de gestantes de áreas endêmicas exibem alterações histológicas atribuíveis à infecção malárica, frequência que aumenta para 50% nos casos em que a gestante apresenta infecção. Macroscopicamente, a placenta não mostra características específicas, podendo, entretanto, apresentar menor peso. Na maioria dos casos, tem consistência esponjosa e coloração parda, sendo, às vezes, friável e pálida. As alterações principais se encontram nos espaços intervilositários, que se encontram infiltrados por eritrócitos parasitados, neutrófilos e macrófagos. A hipóxia no espaço interviloso, com as previsíveis consequências para a nutrição fetal, é sugerida pelo aumento significativo dos nós sinciciais das placentas infectadas. Durante a infecção por *P. falciparum*, a placenta alberga grande concentração de eritrócitos infectados, mesmo na ausência de parasitos no sangue periférico, que se concentram nos espaços intervilositários, geralmente aderidos aos trofoblastos. Diferente dos isolados de *P. falciparum*, que se ligam aos vasos cerebrais por meio das moléculas CD36, ICAM-1, selectina-E e VCAM-1 expressas pelo endotélio, os parasitos placentários aderem aos trofoblastos da placenta por meio de receptores para sulfato de condroitina A e ácido hialurônico. A placenta funciona, assim, como um local privilegiado para multiplicação e a seleção de isolados de *P. falciparum* capazes de aderir ao seu tecido. Essa descoberta permitiu esclarecer a razão pela qual as primigrávidas apresentam infecção mais grave que as multíparas. Na primeira gestação, as mulheres não possuiriam qualquer grau de imunidade contra os isolados aderentes à placenta, por nunca terem entrado em contato com eles. À medida que a imunidade se estabelece, com formação de anticorpos IgG capazes de bloquear a aderência do plasmódio à placenta, as manifestações da malária tornam-se mais brandas. Isso pode ocorrer já a partir da 20ª semana da primeira gestação e perdurar nas gestações subsequentes.

As características imunológicas da placenta durante a malária explicariam as complicações gestacionais associadas à infecção. Para que o feto não seja normalmente rejeitado, já que é antigenicamente distinto da mãe, predominam, na placenta, linfócitos T da subpopulação Ta2, que produzem citocinas anti-inflamatórias que, com os altos níveis locais de progesterona, inibem os linfócitos Ta1, responsáveis pelas reações inflamatórias capazes de prejudicar o feto. Assim, as citocinas tipo Ta1, como FNT, IFN-γ e IL-2, são associadas ao abortamento, enquanto as do tipo Ta2, como IL-10 e TGF-β, associam-se à manutenção da gestação. A malária causa mudança do padrão Ta2 para Ta1 na placenta, o que estimula a produção de citocinas pró-inflamatórias capazes de causar prejuízos ao feto.

MODULAÇÃO TERAPÊUTICA NA MALÁRIA

O entendimento dos mecanismos envolvidos na patogênese da malária tem propiciado tentativas de intervenção terapêutica, procurando modular a hiperativação do sistema imunológico, com o objetivo de reduzir elevadas morbidade e mortalidade associadas às formas graves da doença. A modulação do sistema imunológico na malária tem sido avaliada tanto em modelos experimentais como em casos da doença em humanos. Muitas alternativas foram utilizadas: anticorpos capazes de neutralizar a ação de citocinas (FNT, IL-6, interferon-γ, TGF-β, IL-3, GM-CSF); aplicação de citocinas recombinantes envolvidas na defesa antiparasitária (IL-12, TNF, IL-2, TGF-β); anticorpos para inibir moléculas de aderência ou plaquetas, na tentativa de diminuir o sequestro e melhorar o fluxo sanguíneo; drogas que diminuem os efeitos dos radicais de oxigênio; e drogas com ação pleiotrópica sobre pontos chave da imunopatogenia das formas graves da malária (p. ex., pentoxifilina, talidomida). Os resultados dos diferentes ensaios variaram de ausentes, à melhora da evolução ou à piora das manifestações.

Apesar da ausência de dados definitivos sobre a imunomodulação terapêutica na malária como terapia complementar aos medicamentos antiparasitários, alguns aspectos podem ser considerados. Qualquer tentativa terapêutica deve ser precoce o suficiente para impedir a superprodução das citocinas inflamatórias e, consequentemente, seus efeitos deletérios, como a hiperativação endotelial e o aumento do sequestro de eritrócitos na microcirculação. Porém, a imunomodulação não pode ser excessivamente precoce de modo a inibir a resposta imunitária de defesa antiparasitária.

A possibilidade de manipular as respostas do sistema imunológico ao plasmódio possivelmente diminuiria a inaceitavelmente altas morbidade e mortalidade associadas à doença e poderia mudar o enfoque de tratamento para a prevenção das formas graves da malária.

PERSPECTIVAS

O plasmódio e o ser humano são dois sistemas vivos e de alta dinamicidade que vêm, desde tempos remotos, aperfeiçoando suas estratégias de sobrevivência mútua. Apesar disso, suas relações são ainda, em parte, conflituosas, particularmente na infecção pelo *P. falciparum*. De um lado, o organismo do hospedeiro vertebrado mobiliza um complexo sistema de detecção e de reação à presença do parasito, por meio de diferentes populações celulares e uma grande variedade de moléculas, objetivando restabelecer o equilíbrio homeostático alterado pela infecção. O plasmódio, por sua vez, utiliza-se de diversas estratégias capazes de permitir sua sobrevivência no hospedeiro imune. A tendência é que essa associação se torne cada vez menos conflituosa com o passar do tempo, tendendo a um estado de equilíbrio com o mínimo possível de agressões mútuas.

Considerando-se a impossibilidade de se erradicar as 66 espécies de mosquitos transmissores e as quatro de plasmódio capazes de causar infecção humana, as estratégias de controle devem buscar meios de tornar mais harmônica a convivência dessas espécies com o homem. Para alcançar esse objetivo, há necessidade de melhor compreensão das interações do plasmódio com os hospedeiros vertebrados e invertebrados, principalmente focalizando o processo de adaptação mútua. O reconhecimento de que os genomas são estruturas abertas e influenciáveis por estímulos externos, inclusive por sequências gênicas exógenas, o que geraria a possibilidade de influências mútuas entre parasito e hospedeiro, até mesmo coevolução, abre uma nova perspectiva para o entendimento da infecção pelo plasmódio e para o desenvolvimento de vacinas antimaláricas.

88.4 Patologia, fisiopatologia, quadro clínico e diagnóstico

Marcelo Simão Ferreira

PATOLOGIA

A malária, sendo uma doença multissistêmica, pode demonstrar acometimento em numerosos órgãos, particularmente no cérebro, nos rins, nos pulmões, no fígado e no baço. Essas alterações anatomopatológicas mostram-se evidentes, sobretudo nas formas graves causadas pelo *P. falciparum*. Analisaremos com alguns detalhes as principais características em cada órgão.

SISTEMA NERVOSO CENTRAL (SNC)

As lesões do SNC, na malária, são observadas exclusivamente em indivíduos infectados pelo *P. falciparum*. Macroscopicamente, o encéfalo mostra-se congesto, com edema proeminente em cerca de 36% dos casos e, em mais de 80% deles, observam-se evidentes hemorragias petequiais distribuídas especialmente na substância branca; o cérebro apresenta-se com cor cinza-azulada em virtude da impregnação pelo pigmento malárico (hemozoína), e as meninges também se apresentam congestas. Microscopicamente, observam-se, em praticamente todos os casos, hemácias infectadas com esquizontes aderidas ao endotélio dos capilares e às vênulas cerebrais (citoaderência) ou formando agregados com células não parasitadas. Esse fenômeno, conhecido como sequestração microvascular das hemácias, leva a profundas alterações na circulação cerebral, em virtude da obstrução parcial ou completa dos pequenos vasos, resultante desse fenômeno; isso é considerado de grande importância para o parasita, porque o acúmulo dos glóbulos parasitados fora da circulação geral constitui adaptação biológica essencial à sobrevivência parasitária, uma vez que a passagem através do baço pode resultar em sua destruição. A gravidade da doença, em casos de malária cerebral, está na dependência direta do grau de sequestração eritrocítica que ocorre no nível do sistema nervoso.

Alguns autores, recentemente, demonstraram que o índice de sequestração eritrocítica ao nível da microvasculatura cerebral é mais expressivo na substância branca do que na cinzenta, o mesmo ocorre com as hemorragias perivasculares e em anel, também com maior frequência no nível dessa substância; essas lesões parecem ser mais intensas nos indivíduos que evoluíram para o coma. Esses mesmos autores, ao realizarem estudos imunopatológicos em cérebros de pacientes que morreram de malária cerebral, demonstraram, ao longo das paredes dos pequenos vasos, depósitos de antígenos do *P. falciparum*, de imunoglobulinas (IgM e IgG) e C_3, sendo estes depósitos, com mais frequência, observados, mais uma vez, na substância branca do encéfalo.

Outro aspecto de particular interesse na patologia da malária cerebral é a variação da porcentagem de vasos com sequestração de eritrócitos parasitados em diferentes regiões do sistema nervoso, sendo maior no cerebelo do que no cérebro; isso se deve ao fato de que o grau de vascularização do cerebelo (sete vasos por mm^3) é maior do que no cérebro (cinco vasos por mm^3). Outras lesões, como as hemorragias perivasculares, também são mais comumente vistas no cerebelo do que no cérebro. Estudos imuno-histoquímicos no SNC revelam significativa lesão axonal, difusa, correlacionada com a ocorrência de coma, mas pode ser reversível após o tratamento adequado da infecção.

Pode-se observar, ainda, à histopatologia do tecido nervoso nessa parasitose, algumas lesões como a necrose perivascular, a necrose neuronal com reação glial e os denominados granulomas de Durck; estes consistem em uma zona central constituída por um pequeno vaso trombosado envolvido por tecido necrótico e por hemácias, ao redor das quais se dispõem células da glia, em constante multiplicação. Estes granulomas provavelmente representam um processo de reparação desencadeado pelo extravasamento de sangue com parasitas, seus produtos e mediadores de inflamação no tecido nervoso.

RINS

As lesões renais, na malária, ocorrem nas infecções pelo *P. falciparum* e pelo *P. malariae*. Nas causadas pelo primeiro, as alterações tubulares são mais proeminentes que as glomerulares e podem variar com alterações de pequena monta até uma verdadeira necrose tubular aguda, com cilindros de hemoglobina e hemácias degeneradas no interior dos túbulos distais e proximais; essas lesões parecem resultar da isquemia. Alterações glomerulares também podem ser detectadas e, após a primeira semana de doença, uma glomerulonefrite, com moderada hipercelularidade, mediada por imunocomplexos contendo IgM e antígeno malárico, pode ser evidenciada em biópsias renais desses pacientes. Sua evolução é benigna, e estas alterações tendem a desaparecer em poucas semanas após a cura da infecção. Na malária crônica pelo *P. malariae*, surgem, por vezes, lesões glomerulares proliferativas em virtude dos depósitos de imunocomplexos no mesângio e na membrana basal glomerular; a expressão clínica destas alterações é a síndrome nefrótica que acomete, particularmente, crianças. A doença é lentamente progressiva, observando-se, com o passar do tempo, esclerose glomerular e atrofia tubular secundária, com consequente deterioração da função renal. Nos casos agudos causados pelo *P. falciparum*, ocorre sequestração, particularmente nos capilares glomerulares.

PULMÕES

Alguns pacientes com malária pelo *P. falciparum* desenvolvem edema pulmonar, complicação grave e frequentemente fatal. Nesses casos, os pulmões demonstram congestão vascular, edema intersticial e alveolar, podendo-se observar a presença de eritrócitos parasitados aderidos ao endotélio dos capilares pulmonares. Infiltrado inflamatório leucocitário pode estar presente nos septos alveolares. Alterações mais graves incluem formação de membranas hialinas, hemorragia intra-alveolar e infecção bacteriana secundária. Alguns pacientes com infecção pelo *P. vivax* podem também desenvolver edema pulmonar agudo.

FÍGADO

Apesar de a primeira fase do ciclo evolutivo dos plasmódios processar-se no fígado (esquizogonia hepática), as lesões induzidas pela ruptura dos hepatócitos observadas nesse período são mínimas e desprovidas de importância. Durante a fase aguda da infecção, o fígado mostra-se aumentado de volume e de cor cinza-escuro em razão da impregnação pelo pigmento malárico (hemozoína). Microscopicamente, observa-se congestão, hiperplasia e hipertrofia das células de Kupffer, que contêm parasitos, restos de hemácias e pigmento malárico. Este pode se localizar também fora do revestimento dos sinusoides entre estes últimos e os hepatócitos e, às vezes, nos espaços portais.

Nas formas graves do *P. falciparum*, pode ocorrer necrose centrilobular, e o órgão apresenta-se intensamente impregnado de bilirrubina. Na malária crônica, pode haver fibrose portal e intralobular discretas. Ao contrário do que se pensava antigamente, essa infecção não causa cirrose hepática, e a elevada prevalência dessa afecção em áreas malarígenas reflete, provavelmente, má nutrição, hepatite viral ou fatores tóxicos na comunidade.

BAÇO

Na malária aguda, este órgão se encontra moderadamente aumentado de volume, de consistência amolecida e sujeito à ruptura, particularmente nas infecções causadas pelo *P. vivax*. Nos casos fatais, pode haver áreas hemorrágicas na polpa, nos trombos arteriolares e nas áreas de infarto. A cor do órgão pode variar do vermelho-escuro ao negro, dependendo do grau de congestão e da quantidade de hemozoína. Microscopicamente, constata-se congestão intensa, grande quantidade de pigmento nos macrófagos e hiperplasia histiocitária com ávida fagocitose sobre hemácias parasitadas.

Nas formas crônicas, a esplenomegalia pode ser considerável e se deve, fundamentalmente, à hipertrofia e à hiperplasia do sistema reticuloendotelial. A fibrose é evidente e o órgão apresenta consistência endurecida, lenhosa. A periesplenite é frequentíssima, e a víscera pode aderir-se aos órgãos vizinhos, ao diafragma e à parede abdominal. Nessa fase, o acúmulo de homozoína e hemossiderina é considerável e pode haver bloqueio das vias linfáticas intraesplênicas, provocando a formação de cistos linfáticos.

MEDULA ÓSSEA

Na infecção aguda, a medula óssea mostra-se hiperemiada, com hiperplasia das células reticuloendoteliais, que contêm hemácias parasitadas e hemozoína em seu interior. Existe acentuada hiperplasia normoblástica ou megaloblástica, mesmo na ausência de reticulocitose periférica (diseritropoiese medular). Nos casos de malária grave pelo *P. falciparum*, pode-se observar acentuada depleção da série granulocítica. Nos casos crônicos, com grande esplenomegalia, pode haver hiperesplenismo, e a medula óssea, nestes casos, mostra-se hipercelular com hiperplasia de ambas as séries, eritroide e mieloide.

PLACENTA

O aborto e o parto prematuro, às vezes visto em grávidas com malária, em geral são precipitados pelo grande número de eritrócitos parasitados sequestrados nos sinusoides da placenta. Esta apresenta-se, macroscopicamente, com coloração enegrecida, consistência esponjosa e, às vezes, friável e pálida. É possível que este órgão funcione como um local onde os parasitas ficariam resguardados, por vários meses, dos efeitos do sistema imunológico e das drogas antimaláricas. Microscopicamente, observa-se a presença de espessamento trofoblástico, infiltração macrofágica, necrose fibrinoide e deposição perivilosa de fibrina.

MIOCÁRDIO

As lesões miocárdicas são mínimas; fenômenos de citoaderência podem ser observados ao longo dos capilares e dos pequenos vasos deste músculo. Algumas vezes, miocardite leve com infiltrado linfomonocitário nos tecidos intersticiais pode estar presente.

TRATO GASTROINTESTINAL

A mucosa dos intestinos é congesta e edematosa. Os pequenos vasos sanguíneos da parede desses órgãos podem apresentar intensa sequestração de hemácias parasitadas. Ocasionalmente, pode-se observar necrose do epitélio intestinal, com hemorragia extensa na mucosa.

QUADRO CLÍNICO

Varia de um indivíduo para outro, na dependência básica de dois fatores: a espécie do plasmódio e o grau de imunidade, natural ou adquirida do hospedeiro. Geralmente, as infecções causadas pelo *P. vivax*, pelo *P. malariae* ou pelo *P. ovale* são benignas e com mortalidade praticamente ausente. Entretanto, o mesmo não ocorre com as causadas pelo *P. falciparum*, que, como veremos, apresentam quadro clínico por vezes grave, com inúmeras complicações e excessiva mortalidade, particularmente em hospedeiros não imunes.

Descreveremos, a seguir, as características clinicolaboratoriais de cada espécie de plasmódio humano e, depois, discutiremos determinadas condições associadas ou relacionadas à malária.

INFECÇÕES POR *P. VIVAX* (FEBRE TERÇÃ BENIGNA)

O período de incubação da malária *vivax* varia de 12 a 16 dias e é doença essencialmente benigna. Esse hematozoário ataca quase exclusivamente os reticulócitos e, ao que parece, não infecta hemácias amadurecidas, limitando, com isso, a magnitude da parasitemia. O grau desta, portanto, é geralmente baixo, varia usualmente de 10 a 20 mil parasitas por mm^3 de sangue, mas pode, em raras ocasiões, exceder 50.000/mm^3. Nos estágios iniciais, duas gerações de parasitas evoluem concomitantemente, amadurecendo em dias alternados e, portanto, provocando acessos febris diariamente. Com a evolução da infecção, uma das gerações do protozoário declina e a outra segue normalmente, passando, portanto, os acessos febris, a ocorrerem a cada 48 horas, advindo daí a denominação *terçã* para esse tipo de malária. Entretanto, sem o tratamento adequado ao paciente, a geração que desapareceu pode, posteriormente, reaparecer na circulação, e a febre volta novamente a se tornar cotidiana. Logo, a curva febril na malária *vivax* consiste, em última instância, em uma série de períodos alternados de febre cotidiana e terçã.

Caracteristicamente, o acesso malárico inicia-se com calafrios violentos e de curta duração (15-60 minutos), e a febre, subsequentemente, eleva-se rapidamente e dura de 4 a 8 horas; o período posterior de sudorese prolonga-se por várias horas. Inúmeros outros sintomas, como cefaleia, náuseas, vômitos, mialgias e hipotensão, acompanham esse quadro e, ao exame físico, pode-se observar palidez cutaneomucosa, icterícia discreta e hepatoesplenomegalia. Após o paroxismo febril, o paciente sente-se cansado e sonolento.

No Hospital de Clínicas da Universidade Federal de Uberlândia, foram observados 86 pacientes com malária por *P. vivax*, a maioria adquirida na região amazônica. Os principais sinais e sintomas observados nesses indivíduos foram: febre (99%); calafrios (86%); sudorese (63%); cefaleia (24%); vômitos (30%); palidez cutaneomucosa (36%); icterícia (34%); hepatomegalia (53%); e esplenomegalia (58%). Outros sintomas, como diarreia e dispneia, apareceram em menor proporção (22 e 7%, respectivamente). Complicações durante a malária por *P. vivax* são raras, e apenas a ruptura esplênica tinha sido descrita ocasionalmente; nos últimos anos, diversas publicações mostraram que as infecções por esse parasito podem ser graves em alguns pacientes, nos quais tem-se observado a ocorrência de envolvimento cerebral (coma malárico), pulmonar (edema agudo de pulmão) e de trombocitopenia, cuja patogênese ainda é obscura.

A duração desse ataque primário, nessa forma de impaludismo, é variável, mas pode prolongar-se por período tão longo quanto três meses, se a parasitemia não for erradicada por drogas antimaláricas. O desaparecimento dos parasitas assexuados por várias semanas, quer naturalmente, quer pela terapêutica, marca o fim do ataque primário; mas, como foi referido anteriormente, nessa forma de malária, recidivas costumam ocorrer, meses após a supressão parasitêmica inicial, e estas se devem à presença, no fígado, de hipnozoítas, que reativam e lançam merozoítas novamente na circulação; estes, por sua vez, invadem as hemácias. Se o tratamento radical não foi instituído, novas recidivas ocorrerão periodicamente, durante um período máximo de quatro anos, quando então se extingue, de forma natural, a atividade do parasita. O quadro clínico dos pacientes nas recidivas é idêntico ao do ataque primário, mas a anemia e a esplenomegalia são mais acentuadas quanto mais tempo persistir a infecção ativa.

INFECÇÕES POR *P. FALCIPARUM* (FEBRE TERÇÃ MALIGNA)

O período de incubação, nessa forma de malária, é de 8 a 12 dias. Ao contrário das infecções por *P. vivax*, as infecções por *P. falciparum* são graves e, geralmente, acompanhadas de elevada parasitemia. Esse protozoário tem a capacidade de invadir qualquer hemácia, independentemente da idade, não havendo, portanto, fator limitante ao seu crescimento progressivo na circulação sanguínea. Níveis de parasitemia podem atingir até um milhão de parasitas por mm^3 e, como o *P. falciparum* induz alterações físicas nas hemácias, isso favorece sua aglutinação nas paredes capilares, provocando trombose e isquemia tecidual. Em pacientes semi-imunes, ou seja, que já adquiriram outras infecções no passado, o quadro clínico é similar aos pacientes com malária por *P. vivax*, e, excepcionalmente, desenvolvem as complicações graves da infecção, sobretudo as relacionadas ao SNC.

Em geral, é aceito que a atividade desse parasita no hospedeiro humano não dura mais do que 12 meses; entretanto, existem ocasionais relatos de períodos de latência maiores que um ano, em particular, ocorrendo em indivíduos com doenças imunossupressoras ou que recebiam quimioprofilaxia para malária ou, ainda, que tiveram prolongada exposição em áreas endêmicas, tomando-se semi-imunes à doença.

Em 91 pacientes com malária *falciparum*, entre semi--imunes e não imunes, observados pelos autores na Universidade Federal de Uberlândia, os principais sinais e sintomas registrados foram: febre (97%); calafrios (88%); sudorese (77%); vômitos (48%); diarreia (30%); cefaleia (30%); icterícia (37%); palidez cutaneomucosa (30%); hepatomegalia (61%); e esplenomegalia (53%). Outros sinais e sintomas, como oligúria (8%), torpor (7%), hipotensão (8%) e hemorragias (3%), foram observados em menor proporção e, principalmente, em pacientes com formas complicadas da doença.

Tais formas, denominadas perniciosas, podem ser classificadas em oito modalidades, que adiante serão descritas com detalhes (OMS, 1990; 2000). São considerados graves os pacientes com: malária cerebral; anemia grave (hemoglobina < 5 g/dL; hematócrito < 15%); insuficiência renal aguda; edema pulmonar agudo, hipoglicemia (glicemia < 40 mg%); colapso circulatório (hipotensão com pressão sistólica < 70 mm/hg em adultos); edema pulmonar agudo; convulsões generalizadas repetidas; acidose metabólica (pH < 7,35); hemoglobinúria macroscópica; diagnóstico confirmado por necropsia. Também podem ser considerados parâmetros de gravidade: hiperlactatemia (> 5mmol/L), rebaixamento do nível de consciência (não coma); prostração; hiperparasitemia (> 4% das hemácias parasitadas em não imunes); icterícia e hiperpirexia (temperatura > 40 °C) não são considerados fatores de gravidade.

MALÁRIA CEREBRAL

O início dessa forma pode ser gradual ou súbito, e os sintomas consistem em cefaleia, delírio, desorientação, manifestações psíquicas, convulsões e coma. Desde que estes sinais e sintomas não são específicos para a malária, outras doenças, como meningites, encefalites a vírus e acidentes vasculares cerebrais, devem ser excluídas por meio de propedêutica adequada. O exame neurológico, nesses pacientes, revela hiper-reflexia e sinal de Babinsky bilateral. Sinais focais são raramente vistos. O líquor pode revelar níveis pressóricos elevados, hiperproteinorraquia e discreta pleocitose. A elevação da pressão intracraniana é um achado comum, particularmente em crianças que falecem com a doença, e provavelmente resulta da perfusão encefálica inadequada, em consequência das alterações, já referidas, na microcirculação do SNC. Estudos utilizando tomografia computadorizada e ressonância magnética têm mostrado a ocorrência de apenas leve edema cerebral, decorrente do aumento intracerebral do volume sanguíneo, sem maiores alterações da permeabilidade da barreira sangue/cérebro.

Em estudo realizado na Tailândia, demonstrou-se que os níveis de lactato no fluido cerebrospinal de pacientes maláricos em coma eram elevados, sendo esta elevação significativamente maior nos pacientes que faleceram em decorrência dessa complicação. Contudo, esses valores aumentados de lactato liquórico retornaram ao normal quando houve recuperação da consciência. Portanto, os níveis de ácido láctico no SNC representam importante indicador prognóstico, sugerindo que a anóxia seja fator fisiopatológico de capital importância nessa afecção.

Além disso, verificou-se, em outro estudo realizado em crianças com malária cerebral, que os níveis de lactato sanguíneo também têm valor prognóstico, sendo sua concentração sérica duas vezes maior nos casos fatais do que nos sobreviventes, além do que, houve correlação direta com os níveis de TNF, IL-6 e IL-8, cujas altas concentrações sanguíneas observadas nessa infecção sempre são associadas com evolução fatal em várias séries.

Outro sinal comum de significância prognóstica nessa forma de malária é a hemorragia retiniana. Autores tailandeses observaram 21 pacientes, em um grupo de 144 (14,5%), nos quais este sinal esteve presente. Hemorragias foram múltiplas em 17 casos e bilaterais em 14. A maioria dos indivíduos que apresentaram esta retinopatia tinha vários sinais de gravidade da infecção, como elevada parasitemia, coma, insuficiência renal e distúrbios de coagulação. O estudo histopatológico realizado pelos autores nos vasos da retina, em pacientes que evoluíram para o óbito, evidenciou lesões semelhantes às encontradas nos vasos do SNC.

A mortalidade na malária cerebral ainda permanece elevada, pode atingir de 20 a 50% dos casos; alguns fatores, como o nível do coma, a presença de hiperventilação (indicando a acidose metabólica ou o edema pulmonar), a ocorrência de rigidez de descerebração, a hipoglicemia, os elevados níveis de creatinina, bilirrubinas e enzimas hepáticas (AST, ALT), a leucocitose > 12.000 leucócitos/mm^3, os distúrbios de coagulação, a hiperparasitemia (> 500.000 parasitas/μl) e a presença de formas maduras do parasita (esquizontes e trofozoítos ameboides) no sangue periférico, são indicadores de mau prognóstico. Nos pacientes que sobrevivem a um episódio de malária cerebral, particularmente nas crianças, sequelas neurológicas podem ocorrer com frequência de 9 a 18%; as mais proeminentes são: déficits da fala; desordens de tono muscular; ataxia; mono ou hemiparesia; e perda visual. Pacientes com hipoglicemia persistente, convulsões graves e coma prolongado foram particularmente propensos a desenvolver déficits neurológicos.

INSUFICIÊNCIA RENAL AGUDA (AKI – *ACUTE KIDNEY INJURY*)

A atuação de diversos fatores sobre o rim, como hipovolemia, vasoconstrição, hemoglobinúria, deposição de imunocomplexos em nível glomerular e coagulação intravascular intraparenquimatosa, resulta em insuficiência renal grave com oligúria progressiva (< 0,4 mL/kg/h de urina), raramente anúria. Os níveis de ureia, creatinina e potássio elevam-se progressivamente, e os métodos dialíticos devem ser utilizados precocemente, por tempo indeterminado, até que haja recuperação da função renal. Leve proteinúria pode ser observada. Essa manifestação parece ser mais rara em crianças.

Muitos indivíduos apresentam volume urinário normal, apesar de os níveis bioquímicos de ureia e creatinina elevarem-se rapidamente. Histologicamente, os rins demonstram vacuolização focal nos túbulos proximais, necrose tubular aguda e cilindros de hemoglobina intratubulares. O prognóstico global e o índice de recuperação são melhores nos casos oligúricos do que nos anúricos.

MALÁRIA ÁLGIDA

As formas álgidas da malária por *P. falciparum* acompanham-se, na maioria das vezes, de extenso comprometimento do trato gastrointestinal. Diarreia profusa, às vezes sanguinolenta, pode, com frequência, acompanhar esse quadro. O paciente, nessa condição, apresenta-se intensamente prostrado, e o colapso circulatório constitui o sinal mais característico dessa forma de malária, que costuma acompanhar-se de um curso clínico primário afebril. Icterícia e vários graus de anemia podem, concomitantemente, estar presentes.

Atualmente, entretanto, a maioria dos estudiosos dessa doença considera o choque da malária álgida um distúrbio hemodinâmico provavelmente resultante de septicemias por bacilos Gram-negativos que, frequentemente, complicam essa afecção. O choque, em geral, responde temporariamente à infusão de líquidos e ao uso de drogas vasoativas, mas o edema pulmonar agudo pode ser precipitado se a infusão de líquidos for vigorosa. A letalidade, nessa forma clínica, é bastante elevada.

MALÁRIA PULMONAR

Em um pequeno número de pacientes com malária *falciparum*, pode surgir uma complicação extremamente grave: o edema pulmonar, cujo desenvolvimento está geralmente associado à hiperparasitemia, à insuficiência renal, à gravidez e à reposição hídrica parenteral excessiva. Nos pacientes acometidos, as trocas gasosas apresentam comprometimento importante, e a hipóxia e a cianose podem ser evidentes; essa complicação pode surgir em qualquer fase da infecção pelo *P. falciparum* e, raramente, na evolução da malária *vivax*.

Hiperventilação, dispneia, tosse seca e crepitações difusas à ausculta dos pulmões estão usualmente presentes. As radiografias do tórax geralmente demonstram infiltrados pulmonares difusos bilaterais, à semelhança do edema agudo pulmonar de origem cardiogênica; o quadro deve ser diferenciado de manifestações de broncopneumonia bacteriana.

A resposta terapêutica é pobre nessa condição, e a letalidade, por conseguinte, extremamente elevada (> 80%).

FORMA BILIOSA REMITENTE

A icterícia é sempre um sinal clínico proeminente, de mau prognóstico, nas formas graves de malária por *P. falciparum*, nas quais o acometimento hepático é evidente, e uma verdadeira "hepatite malárica", com necrose centrolobular, pode ser evidenciada histologicamente, constituindo, por si só, a causa maior da icterícia.

Os níveis de bilirrubina, nessa condição, podem demonstrar aumentos consideráveis (até maiores que 50 mg%), com predomínio absoluto da fração conjugada, contrastando com as aminotransferases cujos valores alcançam, excepcionalmente, aqueles vistos nas hepatites virais agudas. Contudo, é importante salientar que, mesmo nos pacientes profundamente ictéricos, a insuficiência hepática não é importante e raramente tem sido responsável pela morte do paciente.

Outros sintomas, como náuseas, vômitos, diarreia e desconforto epigástrico, frequentemente acompanham este quadro ictérico.

COAGULOPATIA NA MALÁRIA GRAVE

Há uma aumentada atividade da cascata da coagulação com acelerado *turnover* do fibrinogênio, consumo de antitrombina III, redução do fator XIII e aumentada produção dos produtos de degradação da fibrina nas formas agudas da doença. Nas modalidades mais graves, há redução mais acentuada de antitrombina III, proteína C, proteína S e prolongamento do tempo de tromboplastina parcial. Hemorragias graves podem ocorrer em até 5% dos casos. A coagulação pode ser ativada pela via intrínseca. Formação de trombos intravasculares é observada apenas raramente em casos fatais da doença. Trombocitopenia é comum em todas as formas da malária, particularmente na malária pelo *P. vivax*. Está associada a altos níveis de IL-10 e elevação da trombopoietina sérica. Plaquetas são destruídas por macrófagos ativados pelo parasito, mas a destruição mediada por anticorpos é ainda controversa. Quadros hemorrágicos mais graves, podem ser causados pela redução da síntese dos fatores de coagulação no fígado, gravemente acometido pela malária.

FORMA COLÉRICA

Vômitos persistentes, às vezes hemorrágicos, acompanhados de profusa diarreia ou disenteria e dor abdominal, podem, ocasionalmente, ser vistos nas formas perniciosas de malária. Extensa trombose nos capilares da mucosa, com hemorragia para a luz intestinal, pode ser evidenciada em necrópsias desses pacientes. O sangue obtido das fezes frequentemente contém um número muito acentuado de parasitas.

Uma síndrome de má absorção, documentada, nessa forma clínica, pelo teste da D-xilose, pela dosagem da vitamina B_{12} sérica e pelo balanço de gorduras demonstrando esteatorreia, parece ser secundária à obstrução dos capilares e das vênulas da mucosa do intestino delgado por eritrócitos parasitados aderidos ao endotélio.

À semelhança da cólera, choque circulatório e insuficiência renal podem, eventualmente, desenvolver-se e conduzir o doente rapidamente ao óbito.

HIPERPIREXIA

Elevadas temperaturas, com picos de 41 a 41,5 °C podem aparecer durante o curso de um acesso malárico aparentemente benigno. Nesses pacientes, a pele é quente e seca, e algum grau de cianose pode ser visto nas extremidades. Sintomas neurológicos, como desorientação, delírio e coma, podem ser proeminentes nos casos graves. O sangue periférico, nessa forma, geralmente demonstra elevada parasitemia e, além dos trofozoítas, inúmeros esquizontes podem ser visualizados facilmente no esfregaço sanguíneo. A hiperpirexia não é mais considerada sinal de gravidade nessa infecção.

OUTRAS COMPLICAÇÕES

Hipoglicemia, na malária *falciparum*, tem sido observada principalmente em dois grupos de pacientes: nas mulheres grávidas e naqueles com doença grave. Esta hipoglicemia resulta, geralmente, da hiperinsulinemia consequente da enorme quantidade de glicose necessária para o desenvolvimento dos plasmódios. Recentemente, demonstrou-se também que o quinino, administrado por via intravenosa em pacientes com malária grave, pode estimular a secreção da insulina. Além disso, a aumentada demanda de glicose que ocorre nas doenças febris com anoxia generalizada e uma falência na gliconeogênese hepática e na glicogenólise também contribuem para o surgimento dessa complicação.

Na maioria dos casos de malária *falciparum* grave, entretanto, a hipoglicemia já está presente antes do início do tratamento, e como já referido, a disfunção no mecanismo da gliconeogênese hepática tem sido sugerida na sua patogênese. A hipoglicemia está frequentemente associada com a malária cerebral e também é comumente vista em crianças com formas graves da moléstia (até 30% dos casos). Há evidências de que o fator de necrose tumoral também seja um dos indutores de hipoglicemia.

Outra condição clínica frequentemente vista na evolução das formas graves da malária falciparum é a acidose metabólica, que resulta do acúmulo de ácidos orgânicos no organismo, inclusive do ácido láctico. Crianças podem desenvolver cetoacidose. Em geral, os pacientes com esta complicação se apresentam com hiperventilação (respiração de Kussmaul), hipovolêmicos e com sintomas neurológicos (inclusive convulsões). A ingestão de aspirina pode complicar a acidose já existente.

Finalmente, em um paciente com malária cerebral, o desenvolvimento da hipoglicemia pode precipitar ou agravar o coma, e uma resposta terapêutica dramática pode ser obtida se infusões de glicose hipertônica forem administradas continuadamente.

Infecções bacterianas são bastante comuns na malária perniciosa. Septicemia por bactérias Gram-negativas, provenientes dos pulmões, do trato urinário, ou do trato digestivo, pode se manifestar por febre alta, deterioração clínica ou hipotensão súbita, com cianose de extremidades e oligúria. Nas formas cerebrais, particularmente durante os episódios convulsivos, os pacientes podem vomitar e, a seguir, pode haver aspiração com desenvolvimento posterior de pneumonia anaeróbica. A letalidade na malária complicada por processos bacterianos pulmonares ou sistêmicos, a despeito de adequada antibioticoterapia, é extremamente elevada.

Em nossa experiência, na Universidade Federal de Uberlândia, dentre 91 pacientes com malária por *P. falciparum*, 19 (20%) desenvolveram complicações graves. Na maior parte das vezes, as formas descritas anteriormente estiveram associadas, mas a icterícia foi um sinal constante em nossos casos gravemente acometidos, surgindo em 18 dos 19 tratados (95%). Formas cerebrais ocorreram em seis casos (31%), e insuficiência renal aguda, que exigiu o uso de métodos dialíticos, foi vista em 12 dos 19 doentes com formas perniciosas (63%). Apenas um caso da forma pulmonar com evolução fatal surgiu em nossa casuística, e é importante ressaltar que diarreia, às vezes sanguinolenta, foi um sintoma pouco frequente, tendo aparecido em apenas cinco dos nossos casos (26%).

MALÁRIA POR *P. MALARIAE* (FEBRE QUARTÃ)

No Brasil, as infecções causadas por este hematozoário são relativamente raras. Poucos focos endêmicos têm sido descritos além da Amazônia. Em nossa casuística de 185 casos de malária, apenas dois (1%) eram portadores deste parasito. O período de incubação da malária por *P. malariae* é nitidamente superior ao dos anteriores, variando de 30 a 40 dias, e o quadro clínico é perfeitamente superponível àquele encontrado nas infecções por *P. vivax*, exceto pela periodicidade dos acessos febris, que ocorrem, nessa espécie, geralmente, a cada 72 horas. A esplenomegalia é muito frequente.

A parasitemia é moderada, acomete predominantemente hemácias maduras e, geralmente, não ultrapassa 20.000 parasitas/mm^3. Após o ataque primário agudo, a infecção tende a se tornar crônica, em geral persistindo por anos em uma condição patente ou subpatente.

A complicação mais temível das infecções por *P. malariae* é a síndrome nefrótica, frequentemente observada em crianças na faixa etária entre 4 e 5 anos, que habitam áreas endêmicas na África e nas Guianas. Essa condição costuma cursar com proteinúria maciça (> 3 g/24 h), hipoproteinemia grave e edema generalizado, ocorrendo principalmente nas formas crônicas da doença. Ao contrário da síndrome nefrótica, dita "por lesões mínimas", que, com frequência, é observada na infância e se acompanha de bom prognóstico, na malária quartã, esta nefrose cursa geralmente com má evolução clínica e pouca resposta aos corticosteroides. Existe, ainda, alguma dúvida sobre a existência de um ciclo exoeritrocitário do *P. malariae*, porém é mais provável que não haja. Há relatos de recidivas ocorridas muitos anos após o ataque primário e, ao que parece, estas são consequentes a uma parasitemia baixa e persistente ao longo do tempo.

INFECÇÕES POR *P. OVALE*

São formas de malária com distribuição geográfica muito restrita, quase exclusivamente limitada à África. Alguns casos foram descritos nas Américas; trata-se, provavelmente, de falsos diagnósticos, em virtude de artifícios de preparação e coloração, pois os numerosos exames realizados por ocasião dos programas de erradicação não evidenciaram novos casos. Do ponto de vista clínico, são infecções muito benignas, com febre moderada, de forma terçã, com acessos que ocorrem na última parte da tarde e no começo da noite. A cura espontânea é quase regra. Considera-se ser esta a espécie de parasita que produz a imunidade mais sólida e, provavelmente, a isso se deve a grande limitação em sua distribuição.

MALÁRIA POR *P. KNOWLESI*

P. knowlesi foi reconhecido recentemente como o quinto parasita da malária e parece ser causa importante de doença no Sudeste Asiático. Seu ciclo de vida nas hemácias é curto, dura apenas 24 horas. Pacientes com essa forma de malária se apresentam clinicamente com doença febril aguda com calafrios, e praticamente todos os pacientes são plaquetopênicos. A parasitemia média é baixa (1.387 parasitas por μL) e a maioria tem curso clínico benigno, não complicado, na evolução. Complicações podem ocorrer, em particular, edema pulmonar, que pode evoluir para a insuficiência respiratória. Elevação dos níveis de creatinina, bilirrubinas e aminotransferases ocorrem em casos graves dessa infecção. A letalidade é baixa (< 2% em uma série de 107 casos na Malásia) e a doença pode ser confundida com malária pelo *P. malariae*, pois os parasitas se assemelham morfologicamente. A maioria dos casos responde adequadamente no tratamento com cloroquina e primaquina.

FEBRE BILIOSA HEMOGLOBINÚRICA

Em todo ataque de malária, a destruição de glóbulos vermelhos excede a que se pode atribuir exclusivamente à ruptura dos glóbulos parasitados; porém, em certas infecções por *P. falciparum* e em circunstâncias especiais, produz-se uma hemólise intravascular aguda que dá lugar a um quadro pernicioso muito típico, razão pela qual essa forma clínica costuma ser tratar separadamente. Stephens JL descreveu-a da seguinte forma: "A febre biliosa hemoglobinúrica não é uma enfermidade *per se*, mas sim uma condição em que quinino, outras substâncias, o frio e até os esforços podem produzir uma brusca destruição dos glóbulos vermelhos. Essa condição só é produzida na malária e, em geral, após ataques ligeiros, porém, repetidos, insuficientemente tratados".

O início é brusco, com calafrios intensos, vômitos biliosos, febre e excreção de urina escura ou negra; quase sempre aparece icterícia. O acesso hemoglobinúrico tem duração variável, habitualmente entre 12 e 48 horas, sendo, em geral, único, embora possa reaparecer se houver insistência no uso do medicamento que desencadeou a hemólise, principalmente o quinino.

A morte pode ocorrer por choque ou anúria, em decorrência da insuficiência renal aguda por necrose tubular aguda. No sangue, os parasitas são escassos, podendo mesmo não ser encontrados, porquanto a hemólise afeta principalmente os glóbulos parasitados e, uma vez fora do glóbulo vermelho, aqueles são captados pelo baço e por células fixas ou móveis do sistema reticuloendotelial.

O exame de urina demonstra grande quantidade de albumina com presença de oxi-hemoglobina e meta-hemoglobina. A presença de certa quantidade de oxi-hemoglobina é, em geral, de mau prognóstico. No sedimento, encontra-se grande quantidade de cilindros hialinos e de hemoglobina e um material pardacento granuloso; raramente se encontram glóbulos vermelhos ou eles são muito escassos. A reação é francamente ácida, como consequência de uma forte diminuição da reserva alcalina.

O diagnóstico diferencial deve ser feito com a hemoglobinúria de outras origens, especialmente com a hemoglobinúria paroxística noturna e a hemólise consequente à deficiência de G-6-PD, induzida pela primaquina.

MALÁRIA NA INFÂNCIA

Não há dúvida de que o grupo etário infantil, nos trópicos, paga grave tributo à malária, infecção que constitui uma das maiores causas de morbidade e mortalidade na infância. O ataque primário pode ocorrer já nos primeiros meses de vida, e várias crianças desenvolvem, por essa ocasião, ataques perniciosos; mesmo a malária *vivax* e a *malariae* podem ser fatais nesse período.

O quadro clínico, nessa faixa etária, depende de uma série de fatores, mas basicamente pode sofrer variações, se a infecção é aguda e recente ou crônica, com surtos múltiplos de recidivas.

A temperatura geralmente varia de 38 a 40,6 °C e pode adquirir caráter intermitente, remitente ou contínuo; com frequência, é acompanhada de anemia grave, calafrios, vômitos e convulsões. Nas infecções por *P. falciparum*, complicações como icterícia, hipoglicemia, insuficiência renal aguda, choque ou coma podem surgir em elevado percentual dos casos, exceto em crianças negras portadoras do traço falcêmico, nas quais a parasitose, no geral, tem decurso protraído e benigno. Como referido anteriormente, sequelas neurológicas tardias podem aparecer em crianças que sofreram episódios graves de malária cerebral.

A anemia é a regra nas crianças infectadas, e uma volumosa hepatoesplenomegalia pode ser verificada, particularmente nos casos de longa evolução. Condições associadas, como desnutrição proteicocalórica, parasitoses intestinais ou esquistossomose, são comuns nesse grupo etário e devem ser tratadas conjuntamente à malária.

Um aspecto curioso refere-se à concomitância entre a malária por *P. falciparum* e determinadas infecções como a influenza e o sarampo, ocorrência bastante comum em crianças nas regiões tropicais; a prevalência parasitária e as densidades médias sanguíneas dos plasmódios em crianças maiores de 9 anos de idade, com estas viroses, foram significativamente mais baixas quando comparadas com um grupo-controle; ao contrário, quando as crianças adquiriram coqueluche, a prevalência dos parasitas e a densidade média sanguínea aumentavam consideravelmente. O curso clínico dessas infecções não é afetado pela malária, e as razões dessa supressão durante as infecções viróticas são desconhecidas.

MALÁRIA NA GRAVIDEZ

Em áreas endêmicas, as mulheres grávidas são, com relativa frequência, acometidas pela malária, e a doença acarreta, nessa condição, uma série de efeitos deletérios não apenas para a mãe, mas também para o feto. Malária é causa habitual de aborto, morte neonatal e parto prematuro, especialmente se a infecção ocorre nos últimos meses da gestação. Nas formas causadas pelo *P. falciparum*, não é incomum a evolução fatal, não apenas da mãe, mas também de seu concepto, ambas vítimas das complicações graves que ocorrem no decurso dessa parasitose (edema pulmonar, hipoglicemia etc.). Anemia é extremamente comum em gestantes com malária.

Alguns autores sugerem que o estado gravídico poderia inibir a capacidade de resposta imunológica do hospedeiro aos parasitas, mas não há, até o momento, na literatura, de outros fatos confirmatórios dessa hipótese.

A infecção malárica pode, ocasionalmente, ser transmitida da mãe ao seu concepto (malária congênita), é possível ocorrer com todas as quatro espécies de plasmódios, sendo mais comuns as decorrentes do *P. vivax* e do *P. malariae*. A baixa frequência dessa transmissão é explicada com base na eficiência da barreira placentária e na imunidade adquirida pelas mulheres em zonas endêmicas, embora níveis séricos elevados de imunoglobulinas (IgG) antiplasmódios tenham sido detectados em mães que tiveram crianças com malária congênita. Estudos recentes utilizando exames de sangue de cordões umbilicais durante o parto e de recém-nascidos durante as primeiras horas de vida, confirmaram que o paludismo congênito, na verdade, é perinatal, ou seja, adquirido durante o parto, e não transplacentário.

Nas crianças acometidas, observam-se decréscimo do peso ao nascer, menor circunferência craniana e baixo índice ponderal dos recém-nascidos; estas características foram mais comumente observadas em crianças nascidas de primíparas do que de multíparas, e as mães com níveis de hemoglobina mais baixos tiveram conceptos com maior frequência desses acometimentos. Outros sintomas, como febre, vômitos, diarreia, icterícia, palidez e hepatoesplenomegalia são comuns em neonatos com malária congênita. Como não há, obviamente, estágios hepáticos exoeritrocíticos, as infecções congênitas pelo *P. vivax* e pelo *P. ovale* não necessitam de tratamento com primaquina.

MALÁRIA CRÔNICA

Esse termo tem sido aplicado a um grupo de sintomas e sinais físicos, de natureza crônica, que resultam de vários ataques anteriores à doença, geralmente tratados de maneira inadequada e, na maior parte das vezes, causados pelo *P. vivax* ou pelo *P. malariae*. Esses sinais e sintomas consistem em fadiga, surtos intermitentes de febre, anemia intensa, leve icterícia e volumosa hepatoesplenomegalia. Como referido anteriormente, não há desenvolvimento, nessa condição, de cirrose ou fibrose hepática apreciável, mesmo nas formas de longa evolução. Felizmente, o uso corrente dos antimaláricos sintéticos e a extensão dos programas de controle e erradicação tornaram cada vez mais raro o encontro de um quadro típico de malária crônica.

INFECÇÕES MISTAS

Infecções mistas com *P. vivax* e *P. falciparum* não são incomuns em áreas endêmicas onde as duas espécies são prevalentes. Quando esses dois parasitas estão presentes no sangue periférico, *P. falciparum* predomina inicialmente, e *P. vivax aparece posteriormente* no curso da infecção várias semanas depois. Quando *P. vivax* e *P. malariae* estão juntos, o primeiro é sempre a espécie predominante e, algumas vezes, ocorre até mesmo a completa expulsão do *P. malariae* do sangue periférico. Infecções mistas por *P. vivax* e *P. falciparum* reduzem o risco de doença grave em quatro vezes, reduzindo também o grau de anemia.

Em casuística de 206 casos de malária, 26 (13%) demonstraram infecções associadas (*P. vivax* e *P. falciparum*). Os sinais e sintomas nestes pacientes não diferiram daqueles citados anteriormente em ambas as infecções, mas vale a pena ressaltar o alto percentual de icterícia (34%) apresentado por esses doentes durante o ataque agudo dessas parasitoses associadas. Curiosamente, nenhum desses indivíduos desenvolveu hiperparasitemia com complicações graves como coma, insuficiência renal ou edema agudo de pulmão, provavelmente em decorrência do antagonismo existente entre as duas espécies, quando simultâneas no mesmo hospedeiro, fator este que limitaria, pelo menos em parte, o crescimento delas.

MALÁRIA E SÍNDROME DA IMUNODEFICIÊNCIA ADQUIRIDA HUMANA (AIDS)

Em algumas regiões do mundo, a malária e a infecção pelo vírus da imunodeficiência humana (HIV) constituem, hoje, os dois maiores problemas de saúde pública; isso é particularmente verdadeiro na África equatorial. Desde o surgimento da aids, numerosos autores postularam uma possível interação dessa infecção com a malária, uma vez que ambas produzem respostas imunocelulares semelhantes, inclusive com queda na relação de linfócitos CD4. Vários estudos, nos anos 1980, entretanto, realizados em crianças e adultos infectados com o HIV na África, mostraram que nenhuma associação existe entre a malária e essa retrovirose. Tanto a frequência de acometimento quanto o grau de parasitemia e o curso clínico dessa protozoose não mostravam alterações na vigência da imunossupressão induzida por esses retrovírus.

Entretanto, trabalhos recentes, na África, contradizem essas afirmações; na epidemia de malária *falciparum* em Natal, África do Sul, adultos infectados pelo HIV foram significativamente mais admitidos em hospitais com malária, desenvolveram complicações graves da doença e tiveram maior letalidade. Portanto, a infecção pelo HIV tende a produzir doença mais grave, maior parasitemia, menor resposta terapêutica e maior mortalidade. A profilaxia com cotrimoxazol em pacientes com aids, pode oferecer proteção parcial contra a malária.

SÍNDROME DA ESPLENOMEGALIA TROPICAL (SÍNDROME DA MALÁRIA HIPER-REATIVA/SMH)

Esta entidade nosológica, frequente em alguns países da África e da América, era conhecida desde as primeiras décadas do século XX, contudo, se identificar uma etiologia definida para tal patologia. Constituía, portanto, um diagnóstico de exclusão, desde que fossem afastadas todas as causas mais habituais de esplenomegalia nos trópicos (esquistossomose mansônica, calazar, linfoma etc.).

Atualmente, após a SMH ter sido exaustivamente estudada, aceitam-se como parâmetros para o diagnóstico:

- Esplenomegalia volumosa de evolução crônica.
- Hipergamaglobulinemia acentuada (níveis de IgM elevados).
- Altos títulos de anticorpos circulantes contra os plasmódios da malária.
- Infiltração linfocitária sinusoidal hepática.
- Hiperesplenismo acentuado.
- Regressão do quadro clínico-laboratorial após a terapêutica antimalárica prolongada.

Sua frequência é variável nos diversos países tropicais. Em análise recente feita por Lowenthal et al., na Zâmbia, em 344 casos de hepatoesplenomegalias, a SMH contribuiu com 40% dos casos. Outras publicações mostram frequências variáveis de 11 a 45% de SMH em hepatoesplenomegalias analisadas em diversos países africanos. Também na Índia, na China, no Oriente Médio e na Amazônia brasileira, numerosos casos dessa entidade já foram identificados.

A doença acomete preferencialmente o adulto jovem, constituindo quase um apanágio da raça negra, embora permaneça inexplicada a suscetibilidade desta à SMH. Vários argumentos sugerem etiologia malárica para essa curiosa entidade. Alguns deles são citados a seguir:

- A SMH só é encontrada em regiões palúdicas, estando ausente nas zonas onde essa infecção não existe ou foi erradicada.
- A grande maioria dos indivíduos com a síndrome apresenta altos títulos de anticorpos contra os parasitas da malária.
- Uma porcentagem variável dos doentes apresenta parasitemia por uma das espécies de plasmódios humanos (45% dos pacientes), mas a maioria mostra ausência de parasitos no sangue periférico.
- Terapêutica antimalárica prolongada pode levar à regressão completa do quadro.

Contrariamente a esses argumentos, vários outros se opõem à etiologia malárica, sendo o mais convincente deles a ausência do pigmento malárico em nível hepático. Como se sabe, a deposição da hemozoína na malária crônica constitui a regra em quase todos os casos, não apenas no fígado, mas também no baço e em outros órgãos ricos em sistema retículo endotelial (SRE). Além disso, diversas outras ressalvas foram feitas por numerosos autores, em relação às argumentações etiológicas já discutidas. Apesar disso, é unânime, na opinião de vários estudiosos do assunto, que a malária constitui, até o momento, a etiologia mais provável para a SMH, e pode ser corroborada pelo encontro de antígenos do parasita em biópsias hepáticas obtidas desses doentes, demonstrados por técnicas de imuno-histoquímica.

Histopatologicamente, o baço apresenta dilatação sinusoidal e grande quantidade de macrófagos ingerindo eritrócitos e granulócitos. Não se observam parasitas, nem pigmento malárico. Os sinusoides hepáticos mostram-se infiltrados por linfócitos; observa-se hiperplasia e hipertrofia das células de Kupffer.

Clinicamente, os indivíduos com SMH apresentam-se com volumosa hepatoesplenomegalia, mucosas hipocoradas e sintomas gerais. Alguns deles podem apresentar sinais de hemólise e, às vezes, síndrome nefrótica. Laboratorialmente, além do hiperesplenismo, evidente em alguns casos, anemia, leucopenia e trombocitopenia, são marcantes a hipoalbuminemia e o aumento acentuado das gamaglobulinas à eletroforese proteica. Estudos imunológicos realizados nessa doença mostraram alterações importantes, tanto na imunidade humoral quanto na mediada por células. A análise das imunoglobulinas, por meio da imunoeletroforese, revela níveis séricos bastante aumentados da IgM. Os anticorpos específicos para a malária, como afirmado anteriormente, estão bastante elevados, constituindo critério diagnóstico nesses casos. Além disso, alta positividade para o fator reumatoide, altos títulos de crioaglutininas anti-hemácias e a presença de outros anticorpos (anticoração, antitireoide e anticélulas parietais) vieram conferir à SMH as feições de uma doença com importante componente autoimune.

O complemento sérico é baixo, particularmente a fração C_3l, o que levou Ziegler e Stuiver a aventarem a hipótese de constituir também a SMH uma patologia por imunocomplexos, fato comprovado posteriormente.

As provas intradérmicas e a transformação dos linfócitos pela fitoemaglutinina – expressões da imunidade celular – não mostraram alterações significativas quando comparadas com indivíduos saudáveis. Mais recentemente, definiu-se a SMH como uma resposta imunológica anormal à malária recorrente. Fatores genéticos, indubitavelmente, estão também associados a essa entidade, pois dentro de uma área malárica, sua distribuição geográfica não segue o padrão de transmissão da doença.

Uma hipótese para explicar as alterações imunitárias anteriormente descritas é a de que a alta produção de anticorpos da classe IgM e a formação de imunocomplexos e de numerosos autoanticorpos seriam decorrentes da diminuição do controle exercido pelos linfócitos T supressores sobre a produção de anticorpos, em resposta aos antígenos contidos nos plasmódios. Essas células parecem ter sido removidas desses indivíduos por um mecanismo citotóxico dependente de anticorpos.

Finalmente, com relação ao prognóstico e à terapêutica, alguns pontos devem ser considerados. Um acompanhamento de 75 doentes mantidos sem tratamento na Nova Guiné, mostrou mortalidade de 36% ao fim de seis anos de evolução. Esse índice foi maior naqueles que apresentavam maiores esplenomegalias. Como já referido, a grande maioria dos pacientes que realizam corretamente terapêutica antipalúdica apresenta remissão quase completa da doença. Os poucos que não respondem ao tratamento, na estatística de alguns malariologistas, acabaram por descobrir, posteriormente, que eram portadores de neoplasias linfoproliferativas. A possibilidade de que esses pacientes fossem, no início, portadores de SMH e que posteriormente degenerassem em linfomas linfocíticos, é defendida por numerosos autores, os quais observaram tal degeneração.

DIAGNÓSTICO LABORATORIAL

EXAMES ESPECÍFICOS

A confirmação etiológica da malária é basicamente realizada por meio do encontro dos plasmódios no sangue periférico, seja em esfregaços comuns ou em gota espessa. Evidentemente, não cabe ao propósito deste capítulo descrever técnicas de coloração ou preparo de lâminas, serão apenas descritas as principais características das três espécies de *plasmodium* vistas em nosso meio.

Plasmodium falciparum

- Parasitemia elevada; 10% ou mais das hemácias encontram-se parasitadas.
- Infecção múltipla dos eritrócitos é comum.
- Na maior parte das vezes, apenas trofozoítos são vistos no sangue periférico.
- Granulações ditas de "Maurer" podem ser visualizadas no interior das hemácias contendo parasitas.
- O eritrócito parasitado não aumenta de volume.
- Gametócitos em crescente (meia-lua) podem ser vistos alguns dias após a infecção aguda ter sido iniciada (10 a 12 dias).

Plasmodium vivax

- Parasitemia moderada; 2% ou menos das hemácias estão parasitadas.
- Todos os estágios (trofozoítos, esquizontes, merozoítos e gametócitos) são vistos no sangue periférico.
- Os eritrócitos parasitados são aumentados de tamanho e contêm, no seu interior, granulações ditas de "Schuffner".
- Os trofozoítos são mais largos e maiores que os do *P. falciparum*.
- Os gametócitos aparecem precocemente e permanecem por curto período no sangue periférico.

Plasmodium malariae

- Parasitemia leve. Poucos parasitas no esfregaço sanguíneo.
- Todas as formas evolutivas são encontradas no sangue periférico.
- Os trofozoítos jovens e ameboides tendem a formar faixas largas atravessando a hemácia, sendo esta sua característica mais marcante.
- Gametócitos semelhantes aos do *P. vivax* e, em geral, pouco numerosos.

É preciso salientar que, para detecção dos parasitas da malária por um exame microscópico comum, um mínimo de 10 plasmódios/mm^3 de sangue é normalmente requerido.

Inúmeros testes sorológicos para detecção de anticorpos maláricos têm sido ensaiados nessa patologia, mas nenhum deles, até o momento, substituiu a demonstração dos parasitas no sangue como método diagnóstico ideal nas formas agudas da doença. Imunofluorescência indireta, hemaglutinação, Elisa e radioimunoensaio estão entre os mais usados rotineiramente, e tais métodos podem ser particularmente úteis em estudos soroepidemiológicos, como a determinação da endemicidade de alguma área ou a identificação de um provável foco da doença. De todas as técnicas sorológicas mencionadas, a imunofluorescência indireta parece ser a mais sensível e, atualmente, é a mais utilizada nos estudos de campo.

Ensaios Elisa, radioimunoensaio e *dot-blot* têm sido usados com sucesso para detectar antígenos parasitários em mosquitos, no sangue e na urina de humanos. Sondas de DNA também têm sido introduzidas para detectar infecções pelo *P. vivax* e pelo *P. falciparum* no sangue periférico e são utilizadas, atualmente, apenas em alguns projetos de pesquisa. Estas sondas podem detectar até 10 picogramas de DNA de *P. falciparum* no sangue periférico, o que equivale a cerca de 100 parasitas. Quando usadas para hibridizar diretamente com amostras de sangue de pacientes com malária, a detecção torna-se mais sensível, chegando a 20 a 25 parasitas por microlitro de sangue. A sensibilidade aumentará mais ainda por meio da amplificação do DNA-alvo usando-se a reação em cadeia da polimerase (PCR), que pode detectar um único parasita em uma amostra de 20 mL de sangue. A PCR é capaz também de diferenciar cepas dentro de cada espécie de *plasmodium* e oferece a possibilidade de confirmar o desaparecimento dos parasitas do sangue após o tratamento específico. Estudo recente, utilizando PCR para detectar plasmódios da malária (*P. vivax* e *P. falciparum*) em amostras de sangue de ameríndios da Amazônia venezuelana, demonstrou que essa reação apresenta boa sensibilidade (80%), excelente especificidade (97%) e elevado valor preditivo positivo (88%). Em futuro próximo, esta técnica poderá ser adicionada à microscopia comum, e será de grande valor nos casos em que o número de parasitas no sangue periférico está abaixo do mínimo requerido por mm^3 para sua detecção. Os protocolos moleculares, hoje estão disponíveis em centros de referência e são indicados em situações específicas, tais como triagem de doadores de sangue ou vigilância da segurança em transplantes.

Um teste manual rápido, imunocromatográfico, para detectar infecções por *P. falciparum*, denominado Parasight-F, foi desenvolvido recentemente, trata-se de um teste de captura de antígeno que detecta a proteína rica em histidina tipo II, derivada do trofozoíto desse parasita, em não mais do que 10-15 minutos. Essa técnica não exige equipamento especial, e sua sensibilidade e especificidade são próximas de 90%. Ela pode ser especialmente útil para confirmar a cura radical da parasitose após a quimioterapia específica. Outros testes rápidos já disponíveis, detectam enzimas do parasita, tais como lactatodesidrogenase que apresenta isoformas para diferenciação de espécies e a aldolase, que participa da via glicolítica do parasita. Nos casos positivos, o antígeno do *Plasmodium* no sangue se liga ao anticorpo específico, formando um complexo antígeno anticorpo, marcado na fita de nitrocelulose que dá suporte à prova. Apesar da simplicidade no manuseio, tem algumas desvantagens como o custo elevado, não são quantitativos e menos sensíveis nas baixas parasitemias. Pode haver resultados falsos positivos, devido a persistência de antígenos parasitários circulantes, mesmo após a cura parasitológica.

Finalmente, os parasitas da malária podem ser detectados no sangue periférico por meio de um exame microscópico fluorescente em tubos capilares centrifugados contendo acridina *orange* e um anticoagulante. Essa técnica é denominada QBC e oferece uma alternativa rápida e superior à microscopia convencional em lâminas coradas pelo Giemsa. A sensibilidade do método gira em torno de 75 a 80% e a especificidade, cerca de 95%. Entretanto, é importante ressaltar que esta técnica é difícil de ser viabilizada em lugares remotos, pois necessita de uma série de equipamentos essenciais ao seu funcionamento e manutenção (eletricidade, microscópio de fluorescência, centrífuga e ar-condicionado), o que a torna pouco prática e de elevado custo.

EXAMES COMPLEMENTARES

Vários exames complementares, a par dos específicos para o diagnóstico, devem ser solicitados para uma avaliação clínica global do paciente. A seguir, são analisados cada um deles.

Hemograma

A anemia normocítica e normocrômica é uma eventualidade comum na malária, particularmente nas formas graves, com hemólise intensa, e nos pacientes crônicos. A série leucocitária é frequentemente leucopênica, mantendo, em algumas situações, desvio para a esquerda; o desenvolvimento de leucocitose nas formas graves pode ser sinal de mau prognóstico. Nas formas perniciosas, as plaquetas encontram-se frequentemente diminuídas. Em nossa casuística, anemia foi detectada em 30% (50/167), leucopenia em 37% (59/161) e plaquetopenia em 56% (28/50) dos pacientes, sendo esta última anormalidade verificada, principalmente, em infecções graves pelo *P. falciparum*.

Bilirrubinemia

Nas formas benignas causadas pelo *P. vivax* ou mesmo pelo *P. falciparum*, a icterícia é discreta e, geralmente, há predomínio, em virtude da hemólise, da fração não conjugada da bilirrubina. Entretanto, nas formas graves, a elevação da bilirrubina com predomínio da fração conjugada, expressão do comprometimento hepático, é quase uma constante e, em nosso material, verificou-se icterícia com predomínio de bilirrubina direta em 32% dos casos (43/133), sendo 24 (56%) portadores de *P. falciparum* e nove (21%) de infecção mista. O nível mais elevado de bilirrubina atingido por um desses pacientes (que posteriormente evoluiu para o óbito) foi de 52 mg%, com predomínio absoluto da fração conjugada (40 mg%).

Aminotransferases

O aumento dessas enzimas hepáticas na malária é geralmente moderado e, em especial, ocorre nas formas graves causadas pelo *P. falciparum*. Os níveis, em geral, raramente ultrapassam 200 UI e há aumento tanto da alanino aminotransferase (ALT) quanto da aspartato aminotransferase (AST). O valor máximo observado em nossa casuística foi o de um paciente com malária por *P. falciparum*, cujos valores de AST chegaram a 250 UI (N até 18 UI) e de ALT, a 205 UI (N até 20 UI).

Coagulação

As manifestações hemorrágicas complicam a malária perniciosa em um pequeno número de casos. Nessas formas, além da plaquetopenia, pode haver prolongamento do tempo de protrombina (TP) e queda de outros fatores da coagulação, consequentes à diminuição da síntese hepática e à coagulação intravascular disseminada. A maior parte de nossos doentes não mostrou significativa alteração do tempo de protrombina, e o maior valor detectado para o TP foi de 21 segundos, com 41% de atividade em paciente com *P. falciparum* que teve evolução fatal.

Ureia e creatinina

Nas fases iniciais da infecção, pode haver aumentos discretos dessas duas substâncias, provavelmente em decorrência da desidratação secundária, da sudorese profusa e dos vômitos.

Nas formas perniciosas, é possível a ocorrência de uma verdadeira insuficiência renal com necrose tubular, e os níveis de ureia, creatinina e potássio podem elevar-se consideravelmente, exigindo, como visto anteriormente, o uso de métodos dialíticos até que haja recuperação da função renal.

Em nossos pacientes com malária grave, que desenvolveram insuficiência renal aguda, os níveis de ureia variaram de 77 a 468 mg% e os de creatinina de 2,1 a 12,9 mg%.

Proteínas de fase aguda do soro

A proteína C-reativa, a alfa-1-glicoproteína ácida, a procalcitonina e os níveis de imunoglobulinas se elevam e a albumina sérica cai.

DIAGNÓSTICO DIFERENCIAL

A malária aguda pode simular várias doenças infecciosas e parasitárias que cursam com febre e esplenomegalia; os sintomas iniciais podem ser confundidos com a influenza ou outra virose autolimitada, bastante comuns em zonas endêmicas de malária. No período de estado, a malária deve ser diferenciada da leishmaniose visceral, da toxoplasmose aguda, da febre tifoide, da endocardite infecciosa, da doença de Chagas aguda, da tuberculose miliar, da brucelose e de várias arboviroses. Quando a icterícia está presente, principalmente nas formas complicadas do *P. falciparum*, o diagnóstico diferencial deve ser feito com as hepatites graves, com a leptospirose íctero-hemorrágica, com a febre amarela e com as septicemias e colangites.

Nas formas crônicas, nas quais predominam grandes esplenomegalias com pancitopenia periférica, várias patologias devem ser lembradas no diagnóstico clínico, como: hepatopatias crônicas virais (cirrose hepática pelos vírus B e C das hepatites); trombose da veia porta; hipertensão portal idiopática; calazar; doenças linfoproliferativas (linfomas); e anemias hemolíticas crônicas.

Em áreas endêmicas, o diagnóstico deve se basear em dados de exames físicos, laboratoriais, sorológicos, radiológicos e histopatológicos, sendo importante ressaltar que a presença de poucos parasitas no sangue periférico não implica, necessariamente, que a doença atual do paciente seja malária, uma vez que esta poderá coexistir com várias outras patologias ao longo da vida do indivíduo.

BIBLIOGRAFIA SUGERIDA

Basu S, Sahi PK. Malaria: An Update. Indian J Pediatr. 2017 Jul;84(7):521-528. doi: 10.1007/s12098-017-2332-2.

Dyer E, Waterfield T, Eisenhut M. How to interpret malaria tests. Arch Dis Child Educ Pract Ed. 2016 Apr;101(2):96-101. doi: 10.1136/archdischild-2015-309048.

Getlung P W et al. A long neglected World malaria map: P vivax endemicity in 2010 Plos Negl Trop Dis 2012; 6: c 1814.

Lowenthal MN. Tropical Splenomegaly Syndrome (TSS) in caucasians in Africa. Br Med J. 1970;3:262-3.

Ministério da Saúde. Malária: o que é, causas, sintomas, tratamento, diagnóstico e prevenção, 2019.

Plowe CV. The evolution of drug resistant malaria. Trans R Soc Trop med Hyg 2009: 103:11-14.

Sowunmi A, Fatunmbi B, Akano K, Wewe OA, Agomo C et al. Factors contributing to anaemia after uncomplicated falciparum malaria in under five year-old Nigerian children ten years following adoption of artemisinin-based combination therapies as first-line antimalarials. BMC Infect Dis. 2017 Dec 19;17(1):781. doi: 10.1186/s12879-017-2876-9.

White NJ, Pukrittayakamee S, Hien TT, Faiz MA Mokuolu OA et al. Malaria. Lancet. 2014 Feb 22;383(9918):723-35. doi: 10.1016/S0140-6736(13)60024-0.

Wilson ML. Malaria rapid diagnostic tests Clin Infect Dis 2012; 54: 1637-41.

88.5 Tratamento

Tania do Socorro Souza Chaves
Marcos Boulos
Melissa Mascheretti (in memoriam)

Historicamente a política nacional de tratamento antimalárico no Brasil orienta o tratamento e disponibiliza gratuitamente os antimaláricos utilizados em todo o território nacional, nas unidades de referência do Sistema Único de Saúde (SUS). A atual política de tratamento da malária do Ministério da Saúde do Brasil está em consonância com as diretrizes da Organização Mundial da Saúde (OMS). Este subcapítulo apresentará as recomendações atualizadas sobre o tratamento da doença no país, incluindo os antimaláricos preconizados no País com suas respectivas indicações, e uso de acordo com o grupo etário e peso dos indivíduos acometidos pela doença.

Ratifica-se que o atual Guia de Tratamento de Malária, do Ministério da Saúde do Brasil, recomenda que os antimaláricos sejam administrados rigorosamente de acordo com o peso do paciente, sem o fracionamento de comprimidos. Isso tem como objetivo fazer o melhor aproveitamento dos antimaláricos pelo organismo, portanto minimizar a chance de falhas terapêuticas consequentes do mau uso da medicação. O referido Guia chama atenção que devem ser mantidos os aspectos considerados na decisão do tratamento, descritos a seguir e ilustrados na Figura 88.5.2.

Outro ponto a ser abordado ao longo deste subcapítulo é a apresentação de duas opções de esquemas terapêuticos para a malária, que compreendem Opção 1 e Opção 2, correspondentes ao uso da combinação de antimaláricos aos derivados de artemisina (ACT, do inglês *artemisinin-based combination therapy*), recomendada pelas atuais diretrizes nacionais, contidas no Guia de Tratamento de Malária. Esta denominação não se refere a um esquema de 1ª ou 2ª escolha, mas sim à disponibilidade destes esquemas terapêuticos nos serviços de referência em tratamento de malária.

Após o diagnóstico correto e oportuno da malária, o tratamento adequado é essencial para curar o paciente, prevenir as formas graves e complicadas, evitar o óbito e interromper a transmissão da doença. Desta forma, o objetivo imediato do tratamento da malária é abolir o ciclo sanguíneo do parasito, responsável pelas manifestações clínicas da doença e interromper a transmissão da doença. Quando iniciado oportunamente e administrado de forma adequada, o tratamento da malária é altamente eficaz.

O tratamento da malária visa eliminar o parasito em três importantes fases do ciclo evolutivo, descritos na Figura 88.5.1. Objetivos do tratamento da malária podem ser compreendidos:

i. Interrupção da esquizogonia sanguínea, responsável pela patogenia e manifestações clínicas da malária.

ii. Destruição de formas latentes do parasito no ciclo tecidual (hipnozoítos) das espécies *P. vivax* e *P. ovale*.

iii. Interrupção da transmissão da doença, por meio do uso de antimaláricos que eliminam as formas sexuadas (gametócitos).

Para garantir a cura radical da malária, idealmente, deve ser utilizada a associação de antimaláricos que atuem nas diferentes fases do ciclo evolutivo do parasito. Entre os antimaláricos utilizados no tratamento, estão os esquizonticidas sanguíneos que agem nas formas eritrocíticas do parasito promovendo a cura clínica. As drogas esquizonticidas teciduais (hipnozoiticidas) atuam nas formas exoeritrocíticas (ou pré-eritrocíticas), impedindo a invasão das hemácias, o que é fundamental para a obtenção da cura radical. São empregados fundamentalmente para infecções por *P. vivax* e *P. ovale, pois são capazes de atingir as formas latentes hepáticas.*

Os antimaláricos com ação gametocitocida têm como objetivo interromper o ciclo de transmissão da doença, portanto eliminam os gametócitos, forma sexuada do parasito. Até a presente data, não existem fármacos eficazes que atuem sobre os esporozoítos, únicos que seriam capazes de evitar a infecção humana, uma vez que atuariam na forma inicial do ciclo evolutivo do plasmódio.

A escolha do esquema terapêutico contra malária é o cerne para a cura radical do paciente e deve considerar os seguintes aspectos: espécie de plasmódio; idade e peso do paciente; condições clínicas ou fisiológicas associadas como: presença de comorbidade e gravidez; história de malária prévia; gravidade da doença; e suscetibilidade aos antimaláricos convencionais no Brasil (Figura 88.5.2).

Para garantir boa eficácia e baixa toxicidade no tratamento da malária, recomenda-se que as doses dos medicamentos sejam preferencialmente ajustadas ao peso do paciente, sem o fracionamento dos medicamentos, como citado anteriormente. Quando uma balança para verificação de peso não estiver disponível, recomenda-se a utilização da relação peso/idade.

A classificação das principais drogas com ação antimalárica, suas formulações e mecanismos de ação são apresentados no Quadro 88.5.1. Neste subcapítulo, serão descritos os tratamentos individualizados por espécie de *Plasmodium* (tipo de infecção), das recaídas, apresentação de formas graves e complicadas e situações especiais (gestantes e crianças menores de 6 meses).

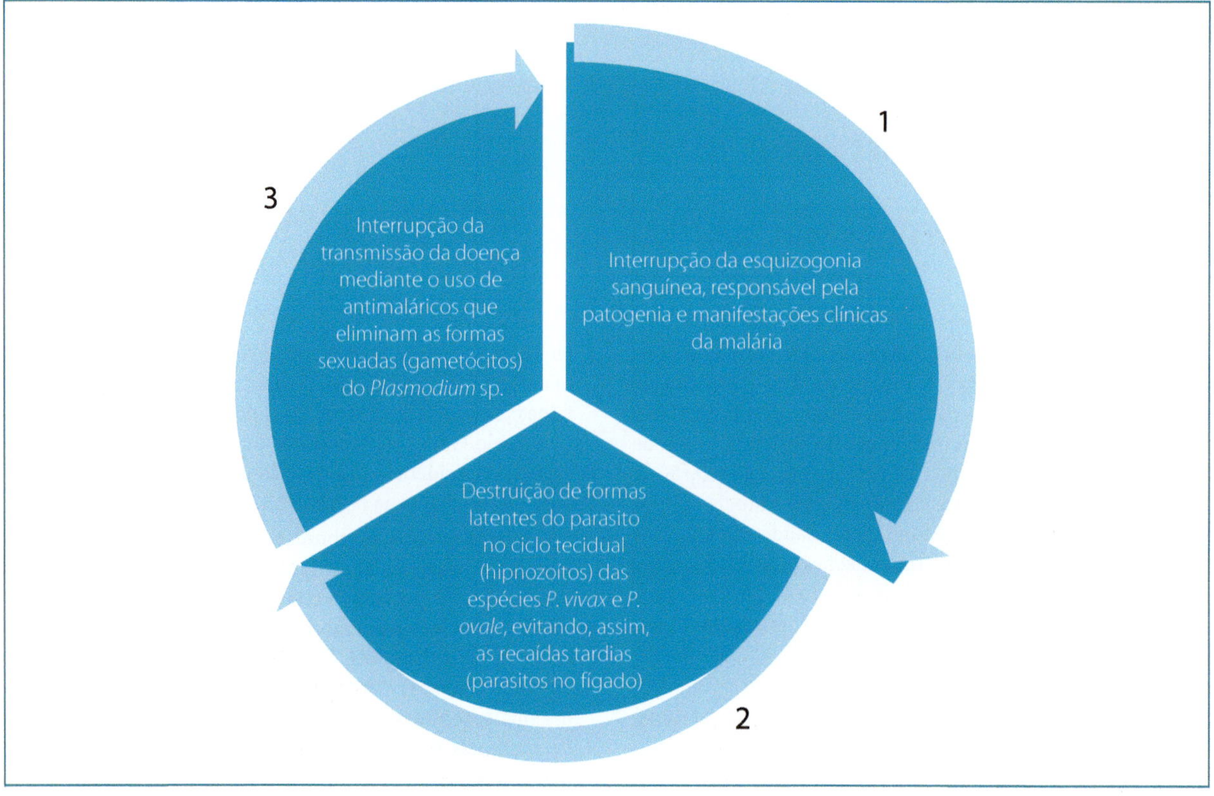

FIGURA 88.5.1 Objetivos do tratamento da malária.

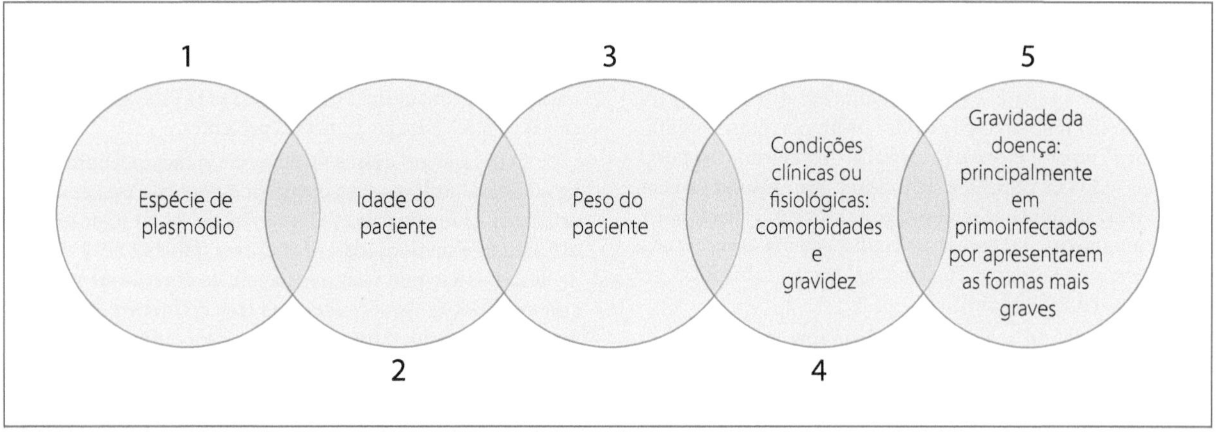

FIGURA 88.5.2 Aspectos considerados na decisão do tratamento da malária.
Fonte: Adaptada de Siqueira A. Malária na atenção básica. Belo Horizonte: Nescon/UFMG, 2018.

QUADRO 88.5.1 Classificação das principais drogas antimaláricas, formulação e mecanismo de ação.

Categoria	Composto	Formulação	Mecanismo de ação	Ação no ciclo parasitário
4-aminoquinolinas	Cloroquina Amodiaquina*	250 mg sal (150 mg base) 200 mg base (dicloridrato) 153,1 mg base (cloridrato)	Digestão de produtos da hemoglobina	Esquizonticida sanguíneo
8-aminoquinolinas	Primaquina	15 mg base (adulto) 5 mg base (infantil)	Inibe a respiração mitocondrial do parasito	Esquizonticida tecidual, gamecitocida
Quinolinometanóis	Quinina Mefloquina** Halofantrina* Lumefantrina***	500 mg sal (325 mg base) 250 mg base 250 mg cloridrato (233 mg base) 120 mg	Digestão de produtos da hemoglobina	Esquizonticida sanguíneo
Lactona sesquiterpênica	Artemisinina	250 mg	Metabolismo das proteínas	Esquizonticida sanguíneo
Éter de lactona sesquiterpênica	Artesunato Artemeter	50 ou 250 mg 40 ou 50 mg (80 mg ampola intramuscular)	Metabolismo das proteínas	Esquizonticida sanguíneo
Derivados de naftaceno****	Tetraciclina Doxiciclina	250 mg (231 mg base) 100 mg de sal	Síntese das proteínas	Esquizonticida sanguíneo
Lincosaminas****	Clindamicina Lincomicina	300 mg base	Síntese das proteínas	Esquizonticida sanguíneo

*Não disponível no Brasil. **Disponível apenas na combinação fixa artesunato (25 ou 100 mg) e mefloquina (55 ou 220 mg). ***Disponível apenas em combinação fixa artemeter 20 mg e lumefantrina 120 mg. ****Fármacos não mais utilizados na atual política nacional de tratamento da malária. Entretanto, caso haja o julgamento médico para o benefício do paciente, estes fármacos poderão ser prescritos quando disponíveis.

MALÁRIA POR *PLASMODIUM VIVAX* E *PLASMODIUM OVALE*

Nas infecções por *P. vivax* e *P. ovale*, alguns parasitos se desenvolvem rapidamente, enquanto outros ficam em estado de latência no hepatócito, caracterizam-se por apresentar as formas latentes hepáticas (hipnozoítos) que são responsáveis pelas recaídas da doença e que podem acontecer semanas ou anos depois da infecção primária.

Desta maneira, uma única picada de mosquito infectado pode causar vários "ataques" (episódios) de malária. O objetivo do tratamento de *P. vivax* e *P. ovale* é curar tanto a forma sanguínea como a forma latente hepática, chamada de cura radical e, assim, prevenir recaída e recrudescência da malária.

Para o tratamento dessas espécies de Plasmodium, devem-se utilizar antimaláricos que atuem tanto na fase eritrocítica como na hepática, ou exoeritrocítica do ciclo evolutivo do parasito, para eliminar os hipnozoítos. Desta maneira, é usada a combinação de dois antimaláricos: cloroquina (4-aminoquinolinas) e primaquina. Apenas as 8-aminoquinolinas (primaquina é a única atualmente disponível para uso no Brasil) têm atividade contra os hipnozoítos. O tratamento de *P. vivax* e *P. ovale* é realizado com cloroquina por 3 dias. Em todos os pacientes, utiliza-se a primaquina (exceto em crianças menores de 6 meses, gestantes e puérperas até 1 mês de amamentação) para a cura radical da malária causada por *Plasmodium vivax* e *Plasmodium ovale* (Tabelas 88.5.1 [Opção 1] e 88.5.2 [Opção 2]).

Para melhorar a adesão, a primaquina, é utilizada na dose de 0,5 mg/kg de peso por dia, por 7 dias. Tal iniciativa vem ao encontro com dados da literatura, e sua instituição visa diminuir o impacto da recidiva de malária vivax que pode dar-se tanto por recrudescência como recaída. Esta dose da primaquina (0,5 mg/kg de peso por dia, por 7 dias) reduz a carga de malária aos indivíduos e às comunidades afetadas. Atenção para o tratamento dessas espécies em crianças menores de 1 ano e em gestantes e puérperas até 1 mês, pois a primaquina é contraindicada (Tabelas 88.5.1 (Opção 1) e 88.5.2 (Opção 2)) nesses pacientes.

O tratamento dessas formas em crianças menores de 10 kg é possível utilizar duas opções terapêuticas: esquema com artemeter e lumefantrina (AL), ver Tabela 88.5.1 (Opção 1), ou artesunato e mefloquina (AMFQ) ver Tabela 88.5.2 (Opção 2), descritos a seguir. Como mencionado anteriormente, a decisão da adoção desses esquemas tem o objetivo de evitar o fracionamento dos comprimidos de cloroquina, como acontecia antes. Desta maneira, reduz-se a chance de a criança receber dose inadequada do antimalárico, já que a cloroquina não é hidrossolúvel, além de reduzir a chance de recorrência da doença. Essas opções de tratamento são preconizadas pela OMS e já adotadas em muitos países endêmicos.

TABELA 88.5.1 Tratamento das infecções pelo *P. vivax* ou *P. ovale* com artemeter e lumefantrina (AL) para menores de 1 ano, e com cloroquina (CLQ) e primaquina (PQ) para maiores de 1 ano (Opção 1).

Idade/Peso	Número de comprimidos (cp)									
	1º dia (cp)		2º dia (cp)		3º dia (cp)		4º dia (cp)	5º dia (cp)	6º dia (cp)	7º dia (cp)
	Manhã	Noite	Manhã	Noite	Manhã	Noite				
< 6 meses < 5 kg	AL (1)	AL (1)	AL (1)	AL (1)	AL (1)	AL (1)				
6 meses a 11 meses 5 a 9 kg	AL (1) PQ 5 mg (1)	AL (1) PQ 5 mg (1)	AL (1) PQ 5 mg (1)	AL (1) PQ 5 mg (1)	AL (1) PQ 5 mg (1)	AL (1) PQ 5 mg (1)	PQ 5 mg (1)	PQ 5 mg (1)	PQ 5 mg (1)	PQ 5 mg (1)
1 a 3 anos 10 a 14 kg	CLQ 150 mg (1) PQ 5 mg (2)		CLQ 150 mg (1) PQ 5 mg (2)		CLQ 150 mg (1) PQ 5 mg (2)		PQ 5 mg (2)	PQ 5 mg (2)	PQ 5 mg (2)	PQ 5 mg (2)
4 a 8 anos 15 a 24 kg	CLQ 150 mg (2) PQ 15 mg (1)		CLQ 150 mg (1) PQ 15 mg (1)		CLQ 150 mg (1) PQ 15 mg (1)		PQ 15 mg (1)	PQ 15 mg (1)	PQ 15 mg (1)	PQ 15 mg (1)
9 a 11 anos 25 a 34 kg	CLQ 150 mg (2) PQ 15 mg (1)		CLQ 150 mg (2) PQ 15 mg (1)		CLQ 150 mg (2) PQ 15 mg (1)		PQ 15 mg (1)	PQ 15 mg (1)	PQ 15 mg (1)	PQ 15 mg (1)
12 a 14 anos 35 a 49 kg	CLQ 150 mg (3) PQ 15 mg (2)		CLQ 150 mg (3) PQ 15 mg (2)		PQ 15 mg (2) AL (4) PQ 15 mg (2)		AL (4) PQ 15 mg (2)	AL (4) PQ 15 mg (2)	AL (4) PQ 15 mg (2)	AL (4) PQ 15 mg (2)
> 15 anos 50 a 69 kg	CLQ 150 mg (4) PQ 15 mg (2)		CLQ 150 mg (3) PQ 15 mg (2)		CLQ 150 mg (3) PQ 15 mg (2)		PQ 15 mg (2)	PQ 15 mg (2)	PQ 15 mg (2)	PQ 15 mg (2)
70 a 89 kg	CLQ 150 mg (4) PQ 15 mg (3)		CLQ 150 mg (3) PQ 15 mg (3)		CLQ 150 mg (3) PQ 15 mg (3)		PQ 15 mg (3)	PQ 15 mg (3)	PQ 15 mg (3)	PQ 15 mg (3)
90 a 120 kg	CLQ 150 mg (4) PQ 15 mg (4)		CLQ 150 mg (3) PQ 15 mg (4)		CLQ 150 mg (3) PQ 15 mg (4)		PQ 15 mg (4)	PQ 15 mg (4)	PQ 15 mg (4)	PQ 15 mg (4)

Artemeter (20 mg) + lumefantrina (120 mg) (AL)

- Administrar os medicamentos preferencialmente após as refeições, com esquema de duas doses por dia (manhã e noite).

Cloroquina (CLQ) 150 mg

Primaquina (PQ) 5 mg e 15 mg

- Contraindicada para gestantes, puérperas durante a lactação até 1 mês e > de 1 ano de idade.
- Na presença de urina escura, icterícia, tontura, falta de ar, buscar urgentemente a unidade de referência no tratamento da malária.
- Sempre que possível supervisionar o tratamento.

Fonte: Manual de tratamento da malária no Brasil. Coordenação Geral de Vigilância de Zoonoses e Doenças Vetoriais. Secretaria de Vigilância em Saúde. Ministério da Saúde.

TABELA 88.5.2 Tratamento das infecções pelo *P. vivax* ou *P. ovale* com artesunato e mefloquina (AMFQ) para menores de 1 ano (sempre que possível, ajustar pelo peso), e com cloroquina (CLQ) e primaquina (PQ) para maiores de 1 ano (Opção 2).

Idade/Peso	Número de comprimidos (cp)						
	1º dia (cp)	2º dia (cp)	3º dia (cp)	4º dia (cp)	5º dia (cp)	6º dia (cp)	7º dia (cp)
< 6 meses < 5 kg	AMFQ 25 mg/50 mg (1)	AMFQ 25 mg/50 mg (1)	AMFQ 25 mg/50 mg (1)				
6 a 11 meses 5 a 9 kg	AMFQ (1) PQ 5 mg (1)	AMFQ (1) PQ 5 mg (1)	AMFQ (1) PQ 5 mg (1)	PQ 5 mg (1)	PQ 5 mg (1)	PQ 5 mg (1)	PQ 5 mg (1)
1 a 3 anos 10 a 14 kg	CLQ 150 mg (1) PQ 5 mg (2)	CLQ 150 mg (1) PQ 5 mg (2)	CLQ 150 mg (1) PQ 5 mg (2)	PQ 5 mg (2)	PQ 5 mg (2)	PQ 5 mg (2)	PQ 5 mg (2)
4 a 8 anos 15 a 24 kg	CLQ 150 mg (2) PQ 15 mg (1)	CLQ 150 mg (1) PQ 15 mg (1)	CLQ 150 mg (1) PQ 15 mg (1)	PQ 15 mg (1)	PQ 15 mg (1)	PQ 15 mg (1)	PQ 15 mg (1)
9 a 11 anos 25 a 34 kg	CLQ 150 mg (2) PQ 15 mg (1)	CLQ 150 mg (2) PQ 15 mg (1)	CLQ 150 mg (2) PQ 15 mg (1)	PQ 15 mg (1)	PQ 15 mg (1)	PQ 15 mg (1)	PQ 15 mg (1)
12 a 14 anos 35 a 45 kg	CLQ 150 mg (3) PQ 15 mg (2)	CLQ 150 mg (3) PQ 15 mg (2)	CLQ 150 mg (3) PQ 15 mg (2)	PQ 15 mg (2)	PQ 15 mg (2)	PQ 15 mg (2)	PQ 15 mg (2)
> 15 anos 50 a 69 kg	CLQ 150 mg (4) PQ 15 mg (2)	CLQ 150 mg (3) PQ 15 mg (2)	CLQ 150 mg (3) PQ 15 mg (2)	PQ 15 mg (2)	PQ 15 mg (2)	PQ 15 mg (2)	PQ 15 mg (2)
70 a 89 kg	CLQ 150 mg (4) PQ 15 mg (3)	CLQ 150 mg (3) PQ 15 mg (3)	CLQ 150 mg (3) PQ 15 mg (3)	PQ 15 mg (3)	PQ 15 mg (3)	PQ 15 mg (3)	PQ 15 mg (3)
90 a 120 kg	CLQ 150 mg (4) PQ 15 mg (4)	CLQ 150 mg (3) PQ 15 mg (4)	CLQ 150 mg (3) PQ 15 mg (4)	PQ 15 mg (4)	PQ 15 mg (4)	PQ 15 mg (4)	PQ 15 mg (4)

Artesunato (25 mg) e mefloquina (50 mg) (AMFQ) (apresentação para crianças)
- Administrar uma única dose diária.

Artesunato (100 mg) e mefloquina (200 mg) (AMFQ) (apresentação para adultos)
- Administrar uma única dose diária.

Cloroquina (CLQ) 150 mg
Primaquina (PQ) 5 mg e 15 mg
- Contraindicada para gestantes, puérperas durante a lactação até 1 mês e em menores de 6 meses.
- Na presença de urina escura, icterícia, tontura, falta de ar, buscar urgentemente a unidade de referência no tratamento da malária.
- Sempre que possível supervisionar o tratamento.

Fonte: Manual de tratamento da malária no Brasil. Coordenação Geral de Vigilância de Zoonoses e Doenças Vetoriais. Secretaria de Vigilância em Saúde. Ministério da Saúde.

CLOROQUINA – CARACTERÍSTICAS FARMACOLÓGICAS

A cloroquina continua sendo a droga de escolha para tratar a fase eritrocítica do ciclo do parasito, embora a resistência de *P. vivax* à cloroquina já tenha sido descrita em regiões como Oceania, Indonésia e alguns países da América do Sul. Essa droga também age como gametocitocidas do *P. vivax* e do *P. falciparum*. Recentemente, foram descritas cepas distintas *de P. vivax*, denominadas "complexo *vivax*", que podem estar relacionadas a respostas terapêuticas diferentes à cloroquina.

A drágea de apresentação comercial da cloroquina contém 150 mg de substância-base (equivalente a 250 mg do sal difosfato ou sulfato) e sua utilização via oral deve ser realizada, preferencialmente, às refeições. A dose empregada é de 25 mg de base/kg de peso dividida em quatro tomadas durante três dias: 10 mg de base/kg no início, 5 mg de base/kg 6, 24 e 48 horas após início do tratamento. Operacionalmente, tem sido empregada 10 mg de base/kg na primeira dose, seguida de 7,5 mg de base/kg 24 e 48 horas após, sem prejuízo. A dose máxima total não deve ultrapassar 1.500 mg de base.

De baixa toxicidade, são raros os efeitos colaterais graves relacionados à cloroquina. Podem ser observados sinais e sintomas leves como cefaleia, náuseas, sintomas gastrointestinais, embaçamento visual e prurido palmar e plantar acompanhado de *rash* cutâneo. A cloroquina é uma droga considerada isenta de riscos quando utilizada para tratamento durante a gravidez e em crianças de qualquer idade.

Não há relatos de níveis tóxicos da droga no leite materno que contraindiquem sua administração para nutrizes. Seu uso deve ser contraindicado em indivíduos com hipersensibilidade conhecida à droga e em portadores de psoríase. Em decorrência dos eventos adversos graves, não se recomenda o uso da cloroquina injetável. A ingestão de dose única de 1.500 a 2.000 mg de cloroquina pode causar envenenamento agudo, situação extremamente perigosa que provoca a morte em poucas horas.

Os sintomas de envenenamento incluem cefaleia, náusea, diarreia, tontura, fraqueza muscular e visão turva. Entretanto, o principal efeito da superdosagem é a toxicidade cardiovascular, com hipotensão arterial, arritmia cardíaca e parada cardíaca irreversível. Nos casos de superdosagem, é necessário induzir o vômito ou fazer a lavagem gástrica o mais rapidamente possível, além de manutenção das funções cardiovasculares, respiratórias e administração de sintomáticos.

PRIMAQUINA – CARACTERÍSTICAS FARMACOLÓGICAS

Com o objetivo de promover cura radical e evitar recaída, deve-se associar droga do grupo dos 8-aminoquinolínicos que atue na fase exoeritrocítica (esquizonticida tecidual). A primaquina, único representante desse grupo disponível no País, é apresentada em comprimidos de 5 mg (infantil) e de 15 mg (adulto) de base como difosfato de primaquina (equivalente a 8,8 e 26,4 mg do sal, respectivamente).

Na região amazônica brasileira, a primaquina é utilizada na dose de 0,5 mg de base/kg/dia, durante 7 dias consecutivos, a fim de otimizar a adesão ao esquema. No caso do emprego desse esquema, deve-se ter atenção à maior possibilidade de toxicidade medular. Nas doses preconizadas para o tratamento da malária, a primaquina é, em geral, bem tolerada.

Efeitos colaterais como anorexia, náusea, vômito, dores abdominais, fraqueza e mal-estar podem estar relacionados à droga, bem como leucopenia e anemia. Reações adversas graves, como agranulocitose, raramente são relatadas e podem estar associadas a doses mais elevadas. Portanto, sugere-se cautela no seu uso em situações clínicas que predisponham à granulocitopenia, como artrite reumatoide ativa, lúpus eritematoso e uso de drogas antineoplásicas.

O maior desafio no uso da primaquina, entretanto, está no seu potencial em causar anemia hemolítica em pessoas com deficiência de G6PD. A deficiência ocorre em 5% da população da Amazônia, sendo mais frequente em homens em função da deficiência estar ligada ao cromossomo X. Como não se faz de rotina a testagem fenotípica para a deficiência, muitos pacientes que desconhecem a condição usam a primaquina e, por volta do 3º dia, iniciam com retorno da febre, colúria e icterícia, sinais sugestivos de anemia causada pelo antimalárico.

Na presença desses sinais, recomenda-se a suspensão imediata do uso do fármaco pelo paciente, portanto, durante o uso de primaquina o surgimento de icterícia, escurecimento da urina ou queda acentuada da hemoglobina, a hipótese mais provável é a anemia hemolítica determinada pela primaquina. Nesta condição, o paciente deverá ser encaminhado ao centro de referência, pelo risco de insuficiência renal e óbito. Sugere-se investigação de deficiência de G6PD antes da administração da primaquina, embora o teste não esteja disponível na rotina em nosso meio. Nesta condição, para se obter a cura radical do paciente, a primaquina deverá ser administrada na dose de 0,75 mg/kg/semana, por 8 semanas. A primaquina pode ser utilizada em puérperas após o 1º mês de lactação. Estudos científicos evidenciam que a droga não atinge concentração importante no leite materno após 1 mês de lactação.

RECIDIVAS – RECAÍDAS

É necessário destacar que, a despeito do esquema terapêutico completo de cloroquina mais primaquina, assumindo-se que tenham ocorrido adesão e absorção adequada das drogas, 8 a 24% dos casos de malária por *P. vivax* podem apresentar falhas terapêuticas, ocasionando recaídas, que em algumas regiões do mundo as taxas de recaídas podem ser superiores a 80%.

Caso o paciente volte a apresentar malária por *P. vivax* ou *P. ovale* em até 60 dias do episódio anterior, caracteriza-se uma recidiva, e o tratamento recomendado é o uso da combinação de antimaláricos aos derivados da artemisinina (ACT, do inglês *artemisinin-based combination therapy*) em 3 dias, e primaquina com dose dobrada (7 mg/kg dose total) em 14 dias. Indivíduos acima de 120 kg deverão receber a quantidade de comprimidos apropriada para a dosagem por peso preconizada. A seguir, o detalhamento do tratamento das recaídas, apresentado nas Tabelas 88.5.3 (Opção 1) e 88.5.4 (Opção 2).

A fim de prevenir as recaídas, deve-se realizar manutenção com cloroquina na dose de 5 mg de base/kg/semana (Tabelas 88.5.9 [Opção 1] e 88.5.10 [Opção 2]) até que o esquema completo possa ser administrado. A primaquina poderá ser administrada após a mulher completar 1 mês de lactação, ou a criança completar 6 meses de vida. Se ainda assim o paciente voltar a apresentar exame positivo para *P. vivax*, mesmo com correta adesão ao tratamento recomendado no episódio anterior, deve-se consultar a referência médica estadual ou o grupo técnico de malária da Coordenação Geral de Vigilância de Zoonoses e Doenças Vetoriais, do Ministério da Saúde.

Nos casos em que a primaquina é contraindicada (gestantes e menores de 6 meses de idade), o tratamento deve consistir na administração apenas da cloroquina na sua posologia habitual, como descrito nas Tabelas 88.5.9 (Opção 1) e 88.5.10 (Opção 2).

No caso de malária por *P. vivax*, por transmissão acidental ou induzida, não é necessário utilizar primaquina, uma vez que não ocorre o ciclo exoeritrocítico do parasito. Em alguns lugares do mundo, entre os quais o Brasil, tem sido documentado o surgimento de pacientes com infecção pelo *P. vivax* que não são curados pelo esquema preconizado. Nos casos de tal ocorrência ou nos de intolerância à medicação oral, a OMS sugere o emprego de esquemas terapêuticos utilizados para a infecção pelo *P. falciparum* não complicada em associação com primaquina, ver Tabelas 88.5.3 (Opção 1) e 88.5.4 (Opção 2).

Os casos da malária por *P. vivax* habitualmente apresentam evolução benigna com baixa taxa de letalidade, entretanto têm sido descritas formas graves da doença. Pouco se conhece sobre os mecanismos fisiopatológicos envolvidos nestes casos, contudo já foram relatados casos de malária cerebral, icterícia, ruptura esplênica, insuficiência renal aguda, síndrome do desconforto respiratório agudo grave, anemia, pancitopenia e trombocitopenia graves. Os casos graves ou com complicação causados pelo *P. vivax* devem ser manejados e tratados conforme protocolo de tratamento de malária grave (ver o tópico "Malária grave" neste subcapítulo).

TABELA 88.5.3 Tratamento de recaída de infecções pelo *P. vivax* ou *P. ovale* com artemeter e lumefantrina (AL) 3 dias e primaquina (PQ) em 14 dias, com dose dobrada (Opção 1).

Idade/Peso	Número de comprimidos (cp)						
	1º dia (cp)		2º dia (cp)		3º dia (cp)		Do 4º ao 14º dia (cp)
	Manhã	Noite	Manhã	Noite	Manhã	Noite	
< 6 meses < 5 kg	AL (1)	AL (1)	AL (1)	AL (1)	AL (1)	AL (1)	PQ 5 mg (1)
6 meses a 11 meses 5 a 9 kg	AL (1) PQ 5 mg (1)	AL (1)	AL (1) PQ 5 mg (1)	AL (1)	AL (1) PQ 5 mg (1)	AL (1)	PQ 5 mg (2)
1 a 3 anos 10 a 14kg	AL (1) PQ 5 mg (2)	AL (1)	AL (1) PQ 5 mg (2)	AL (1)	AL (1) PQ 5 mg (2)	AL (1)	PQ 5 mg (2)
4 a 8 anos 15 a 24 kg	AL (2) PQ 15 mg (1)	AL (2)	AL (2) PQ 15 mg (1)	AL (2)	AL (2) PQ 15 mg (1)	AL (2)	PQ 15 mg (1)
9 a 11 anos 25 a 34 kg	AL (3) PQ 15 mg (1)	AL (3)	AL (3) PQ 15 mg (1)	AL (3)	AL (3) PQ 15 mg (1)	AL (3)	PQ 15 mg (1)
12 a 14 anos 35 a 49 kg	AL (4) PQ 15 mg (2)	AL (4)	AL (4) PQ 15 mg (2)	AL (4)	AL (4) PQ 15 mg (2)	AL (4)	PQ 15 mg (2)
> 15 anos 50 a 69 kg	AL (4) PQ 15 mg (2)	AL (4)	AL (4) PQ 15 mg (2)	AL (4)	AL (4) PQ 15 mg (2)	AL (4)	PQ 15 mg (2)
70 a 89 kg	AL (4) PQ 15 mg (3)	AL (4)	AL (4) PQ 15 mg (3)	AL (4)	AL (4) PQ 15 mg (3)	AL (4)	PQ 15 mg (3)
90 a 120 kg	AL (4) PQ 15 mg (4)	AL (4)	AL (4) PQ 15 mg (4)	AL (4)	AL (4) PQ 15 mg (4)	AL (4)	PQ 15 mg (4)

Artemeter (20 mg) + lumefantrina (120 mg) (AL)
- Administrar os medicamentos preferencialmente após as refeições, em esquema de duas doses por dia (manhã e noite).

Primaquina (PQ) 5 mg e 15 mg
- Contraindicada para gestantes, puérperas durante a lactação até um mês e > de um ano.
- Na presença de urina escura, icterícia, tontura, falta de ar, buscar urgentemente a unidade de referência no tratamento da malária.
- Sempre que possível supervisionar o tratamento.

Fonte: Manual de tratamento da malária no Brasil. Coordenação Geral de Vigilância de Zoonoses e Doenças Vetoriais. Secretaria de Vigilância em Saúde. Ministério da Saúde.

TABELA 88.5.4 Tratamento de recaída de infecções pelo *P. vivax* ou *P. ovale* com artesunato e mefloquina (AMFQ) 3 dias e primaquina (PQ) em 14 dias, com dose dobrada (Opção 2).

Idade/Peso	Número de comprimidos (cp)			
	1º dia (cp)	2º dia (cp)	3º dia (cp)	4º ao 14º dia (cp)
< 6 meses < 5 kg	AMFQ 25 mg/ 50 mg (1)	AMFQ 25 mg/ 50 mg (1)	AMFQ 25 mg/ 50 mg(1) (1)	PQ 15 mg (2)
6 a 11 meses 5 a 9 kg	AMFQ 25 mg/ 50 mg (1) PQ 5 mg (1)	AMFQ 25 mg/ 50 mg (1) PQ 5 mg (1)	AMFQ 25 mg/ 50 mg (1) PQ 5 mg (1)	PQ 5 mg (1)
1 a 6 anos 10 a 18 kg	AMFQ 25 mg/ 50 mg (2) PQ 5 mg (2)	AMFQ 25 mg/ 50 mg (2) PQ 5 mg (2)	AMFQ 25 mg/ 50 mg (2) PQ 5 mg (2)	PQ 5 mg (2)
7 a 11 anos 18 a 29 kg	AMFQ 100 mg/ 200 mg (1) PQ 15 mg (1)	AMFQ 100 mg/ 200 mg (1) PQ 15 mg (1)	AMFQ 100 mg/ 200 mg (1) PQ 15 mg (1)	PQ 15 mg (1)
12 a 14 anos 30 a 49 kg	AMFQ 100 mg/ 200 mg (2) PQ 15 mg (2)	AMFQ 100 mg/ 200 mg (2) PQ 15 mg (2)	AMFQ 100 mg/ 200 mg (2) PQ 15 mg (2)	PQ 15 mg (2)

(continua)

TABELA 88.5.4 Tratamento de recaída de infecções pelo *P. vivax* ou *P. ovale* com artesunato e mefloquina (AMFQ) 3 dias e primaquina (PQ) em 14 dias, com dose dobrada (Opção 2) (continuação).

Idade/Peso	Número de comprimidos (cp)			
	1º dia (cp)	2º dia (cp)	3º dia (cp)	4º ao 14º dia (cp)
> 15 anos 50 a 69 kg	AMFQ 100 mg/ 200 mg (2) PQ 15 mg (2)	AMFQ 100 mg/ 200 mg (2) PQ 15 mg (2)	AMFQ 100 mg/ 200 mg (2) PQ 15 mg (2)	PQ 15 mg (2)
70 a 89 kg	AMFQ 100 mg/ 200 mg (2) PQ 15 mg (3)	AMFQ 100 mg/ 200 mg (2) PQ 15 mg (3)	AMFQ 100 mg/ 200 mg (2) PQ 15 mg (3)	PQ 15 mg (3)
90 a 120 kg	AMFQ 100 mg/ 200 mg (2) PQ 15 mg (4)	AMFQ 100 mg/ 200 mg (2) PQ 15 mg (4)	AMFQ 100 mg/ 200 mg (2) PQ 15 mg (4)	PQ 15 mg (4)

Artesunato (25 mg) e mefloquina (50 mg) (AMFQ) (apresentação para crianças)
- Administrar uma única dose diária.

Artesunato (100 mg) e mefloquina (200 mg) (AMFQ) (apresentação para adultos)
- Administrar uma única dose diária.

Primaquina (PQ) 5 mg e 15 mg
- Contraindicada para gestantes, puérperas durante a lactação até 1 mês e > de 1 ano.
- Na presença de urina escura, icterícia, tontura, falta de ar, buscar urgentemente a unidade de referência no tratamento da malária.
- Sempre que possível, supervisionar o tratamento.

Fonte: Manual de tratamento da malária no Brasil. Coordenação Geral de Vigilância de Zoonoses e Doenças Vetoriais. Secretaria de Vigilância em Saúde. Ministério da Saúde.

MALÁRIA POR *PLASMODIUM MALARIAE*

Para o tratamento do *P. malariae*, deve ser utilizado o esquema anteriormente descrito nas Tabelas 88.5.1 (Opção 1) e 88.5.2 (Opção 2), respectivamente, sem o uso da primaquina. Nesta infecção específica, o tratamento deve utilizar drogas que atuem apenas nas formas eritrocíticas, uma vez que não existe forma exoeritrocítica nesta espécie.

Não há referência de resistência do *P. malariae* a esta droga (ver o tópico "Malária por *P. vivax* e *P. ovale*" neste subcapítulo). Nas complicações crônicas da malária por *P. malariae*, com predomínio de processo autoimune; além do tratamento antimalárico, devem-se empregar drogas imunossupressoras.

MALÁRIA POR *PLASMODIUM FALCIPARUM*

Com intuito didático, o tratamento da malária por *P. falciparum* será subdividido em malária por *P. falciparum* não complicada e malária por *P. falciparum* grave.

Diante de um caso de malária por *P. falciparum*, deve-se ter atenção aos sinais clínicos e laboratoriais de gravidade e à possibilidade de rápida progressão da doença. Crianças, gestantes, primoinfectados e portadores de condições especiais apresentam risco elevado de evoluir para formas graves e óbito pela doença. A presença de apenas um dos critérios listados no Quadro 88.5.2 define o caso como malária grave por *P. falciparum*.

Considera-se malária por *P. falciparum* não complicada quando o paciente não apresenta sinal clínico ou laboratorial de gravidade (Quadro 88.5.2). Diante de um caso de malária por *P. falciparum*, deve-se ter atenção aos sinais clínicos e laboratoriais de gravidade e à possibilidade de rápida progressão da doença. A presença de apenas um dos critérios listados no Quadro 88.5.2 define o caso como malária grave por *P. falciparum*. Crianças, gestantes, primoinfectados e portadores de condições especiais apresentam risco elevado de evoluir para formas graves da doença.

Pacientes que indicam possível gravidade da doença e necessidade de acompanhamento médico:

- Crianças menores de 1 ano.
- Idosos com mais de 70 anos.
- Todas as gestantes.
- Pacientes imunodeprimidos

Considera-se malária por *P. falciparum* não complicada quando o paciente não apresenta sinal clínico ou laboratorial de gravidade (Quadro 88.5.2).

TRATAMENTO DA *P. FALCIPARUM* NÃO COMPLICADA

As 4-aminoquinolinas, especialmente a cloroquina, já foram amplamente empregadas para tratar malária por *P. falciparum* até o início dos anos 1960, quando foi descrita resistência a esses medicamentos. A associação de sulfadoxina e pirimetamina passou a ser utilizada a partir de então, mas também perdeu sua eficácia rapidamente. O quinino (não mais utilizado na política nacional de tratamento da malária), um alcaloide extraído da casca da árvore *Cinchona*, é o antimalárico mais antigo conhecido.

Desde 2006, a OMS recomenda formalmente a utilização de combinação de drogas para o tratamento de malária por *P. falciparum* a fim de obter melhor desempenho terapêutico e evitar o aparecimento de resistência. A necessidade do uso de terapêutica combinada de duas ou mais drogas antimaláricas com diferentes mecanismos de ação. Os ACT (combinação de derivados da artemisinina, do inglês *artemisinin-based combination therapy*) são os medicamentos mais recomendados para malária não grave.

QUADRO 88.5.2 Critérios clínicos e laboratoriais de gravidade para malária por *P. falciparum*.

Critérios clínicos	Critérios laboratoriais
Hiperpirexia (> 41 °C)	Hiperparasitemia (> 200.000 nos primoinfectados; parasitemia > 100.000 trofozoítos/mm³)
Prostração, rebaixamento do nível de consciência, convulsões múltiplas ou coma (escore abaixo de 9 na escala de coma de Glasgow para adultos, e escore abaixo de 2 na escala de coma de Blantyre para crianças)	Anemia grave hematócrito < 21% em adultos e < 15% em crianças
Convulsão (mais de dois episódios em 24 horas)	
Icterícia (bilirrubina total sérica > 3 mg/mL)	Hipoglicemia < 40 mg/dL
Hemorragias (sangramento no local de punção, epistaxe, hematêmese, melena)	Hiperlactatemia
Anemia intensa	
Hipotensão arterial ou choque (malária álgida)	Distúrbio hidroeletrolítico
Dispneia	
Microglubinúria/hemoglobinúria	
Insuficiência renal Oligúria	Creatinina sérica > 3 mg/mL (menos de 400 mL/24 horas) mesmo após reidratação
Vômitos repetidos	
Respiração de Kussmaul	
Acidose metabólica	
Leucocitose por polimorfonucleares	
Trombocitopenia	

Fonte: Adaptado de Organização Mundial de Saúde, 2015.

O conceito da terapia antimalárica combinada (ACT *artemisinin-based combination therapy*, na sigla em inglês) baseia-se na utilização simultânea de duas ou mais drogas esquizonticidas, com modelos independentes de ação, para melhorar a eficácia terapêutica e retardar o desenvolvimento de resistência aos componentes da combinação. Uma de ação rápida – o derivado de artemisinina – e outra droga de eliminação mais lenta. A artemisinina clareia rapidamente os parasitas do sangue (forma assexuada) e também tem atividade contra as formas sexuadas (gametócitos).

A melhor opção de ACT é a combinação de di-hidroartemisinina e piperaquina (DHA + PPQ) pela sua alta eficácia e pelas vantagens posológicas (não disponível no Brasil). Os esquemas sugeridos devem ser empregados conforme padrão de sensibilidade do *P. falciparum* no país. São eles: artemeter e lumefantrina; artesunato e mefloquina; artesunato e amodiaquina; artesunato e sulfadoxina/pirimetamina; di-hidroartemisinina e piperaquina.

Os ACT devem ser administrados por 3 dias obrigatoriamente. Portanto, deve ser garantida a adesão do paciente ao tratamento completo. A escolha do derivado da artemisinina a ser empregado deve ser individualizada conforme padrão de sensibilidade encontrado. É recomendação da OMS ter como 1ª e 2ª linhas do tratamento de *P. falciparum* um ACT. A eficácia e segurança de artesunato e mefloquina e artemeter e lumefantrina são bastante semelhantes. Recomenda-se o uso de artesunato e mefloquina ou artemeter e lumefantrina para o tratamento de *P. falciparum*, conforme disponibilidade local.

Conforme orientação da OMS, o ACT deve ser administrado junto à primaquina em dose única no 1º dia do tratamento de *P. falciparum*, correspondente à 0,25 mg/kg, independentemente da atividade da enzima G6PD, esta recomendação objetiva eliminar os gametócitos, formas evolutivas responsáveis pela manutenção da transmissão da malária (ver Tabelas 88.5.5) (Opção 1) e 88.5.6 (Opção 2). Desta maneira, o tratamento de malária por *P. falciparum* não complicada são os dispostos nos esquemas com o uso de artemeter e lumefantrina (AL) ou artesunato e mefloquina (ASMQ), respectivamente.

A combinação fixa em comprimidos contendo artemeter (20 mg) e lumefantrina (120 mg) está disponível em embalagem individual de acordo com o peso ou a idade do paciente; deve ser administrada a cada 12 horas, durante 3 dias. A segunda dose pode ser administrada em intervalo de 8 a 12 horas, a opção de se fazer no intervalo de 8 horas é para garantir o nível sérico da droga nas primeiras horas.

TABELA 88.5.5 Tratamento das infecções por *Plasmodium falciparum* com a combinação fixa de artemeter e lumefantrina (AL) em 3 dias e primaquina (PQ) em dose única (Opção 1).

Idade/Peso	Número de comprimidos (cp)					
	1º dia (cp)		2º dia (cp)		3º dia(cp)	
	Manhã	Noite	Manhã	Noite	Manhã	Noite
< 6 meses < 5 kg	AL (1)	AL (1)	AL (1)	AL (1)	AL (1)	AL (1)
6 a 11 meses/5 a 9 kg 1 a 3 anos/10 a 14 kg	AL (1)	AL (1) PQ 5 mg (1)	AL (1)	AL (1)	AL (1)	AL (1)
4 a 8 anos 15 a 24 kg	AL (2)	AL (2) PQ 15 mg (1)	AL (2)	AL (2)	AL (2)	AL (2)
9 a 11 anos/25 a 34 kg	AL (3)	AL (3) PQ 15 mg (1)	AL (3)	AL (3)	AL (3)	AL (3)
12 a 14 anos/30 a 49 kg	AL (4)	AL (4) PQ 15 mg (2)	AL (4)	AL (4)	AL (4)	AL (4)
> 15 anos/50 a 69 kg	AL (4)	AL (4) PQ 15 mg (2)	AL (4)	AL (4)	AL (4)	AL (4)
70 a 89 kg	AL (4)	AL (4) PQ 15 mg (3)	AL (4)	AL (4)	AL (4)	AL (4)
90 a 120 kg	AL (4)	AL (4) PQ 15 mg (4)	AL (4)	AL (4)	AL (4)	AL (4)

Artemeter (20 mg) e lumefantrina (120 mg)
- Duas doses por dia (manhã e noite) – os medicamentos devem ser tomados preferencialmente após as refeições.
- Administrar uma única dose diária.

Primaquina (PQ) 5 mg e 15 mg
- Contraindicada para gestantes, puérperas durante a lactação até 1 mês e menores de 6 meses.
- Na presença de urina escura, icterícia, tontura, falta de ar, buscar urgentemente a unidade de referência no tratamento da malária.
- Sempre que possível supervisionar o tratamento.

Fonte: Manual de tratamento da malária no Brasil. Coordenação Geral de Vigilância de Zoonoses e Doenças Vetoriais. Secretaria de Vigilância em Saúde. Ministério da Saúde.

A droga de eliminação mais lenta (mefloquina e lumefantrina) clareia os parasitos restantes e exerce proteção contra o desenvolvimento de resistência ao derivado de artemisinina. As drogas com meia-vida mais longa também propiciam um período de profilaxia pós-tratamento.

O tratamento com derivados de artemisinina oral duração de 3 dias obrigatoriamente. Portanto, deve ser garantida a adesão do paciente ao tratamento completo. Desta maneira, o tratamento de malária por *P. falciparum* não complicada encontra-se descrito nas Tabelas 88.5.5 e 88.5.6, com o uso de artemeter e lumefantrina (AL) ou artesunato e mefloquina (ASMQ), respectivamente. Pelo fato de o *P. falciparum* não apresentar formas latentes hepáticas, torna-se desnecessário o emprego de medicamento esquizonticida tecidual.

TABELA 88.5.6 Tratamento das infecções por *Plasmodium falciparum* com a combinação fixa de artesunato e mefloquina (AMFQ) em 3 dias e primaquina (PQ) em dose única (Opção 2).

Idade/Peso	Número de comprimidos (cp)		
	1º dia (cp)	2º dia (cp)	3º dia (cp)
< 6 meses < 5 kg	AMFQ 25 mg/50 mg (1)	AMFQ 25 mg/50 mg (1)	AMFQ 25 mg/50 mg (1)
6-11 meses/5 a 9 kg	AMFQ 25 mg/50 mg (1) PQ 5 mg (1)	AMFQ 25 mg/50 mg (1)	AMFQ 25 mg/50 mg (1)
1 a 6 anos 10 a 18 kg	AMFQ 25 mg/50 mg (2) PQ 15 mg (1)	AMFQ 25 mg/50 mg (2)	AMFQ 25 mg/50 mg (2)
7 a 11 anos/18 a 29 kg	AMFQ 100 mg/200 mg (1) PQ 15 mg (1)	AMFQ 100 mg/200 mg (1)	AMFQ 100 mg/200 mg (1)
12 a 14 anos/30 a 49 kg	AMFQ 100 mg/200 mg (2) PQ 15 mg (2)	AMFQ 100 mg/200 mg (2)	AMFQ 100 mg/200 mg (2)

(continua)

TABELA 88.5.6 Tratamento das infecções por *Plasmodium falciparum* com a combinação fixa de artesunato e mefloquina (AMFQ) em 3 dias e primaquina (PQ) em dose única (Opção 2) (continuação).

Idade/Peso	Número de comprimidos (cp)		
	1º dia (cp)	2º dia (cp)	3º dia (cp)
> 15 anos/50 a 69 kg	AMFQ 100 mg/200 mg (2) PQ 15 mg (2)	AMFQ 100 mg/200 mg (2)	AMFQ 100 mg/200 mg (2)
70 a 89 kg	AMFQ 100 mg/200 mg (2) PQ 15 mg (3)	AMFQ 100 mg/200 mg (2)	AMFQ 100 mg/200 mg (2)
90 a 120 kg	AMFQ 100 mg/200 mg (2) PQ 15 mg (4)	AMFQ 100 mg/200 mg (2)	AMFQ 100 mg/200 mg (2)

Artesunato (25 mg) e mefloquina (50 mg) – AMFQ (apresentação para crianças)
- Administrar uma única dose diária.

Artesunato (100 mg) e mefloquina (200 mg) – AMFQ (apresentação para adultos)
- Administrar uma única dose diária.

Primaquina (PQ) 5 mg e 15 mg
- Contraindicada para gestantes, puérperas durante a lactação até 1m mês e menores de 6 meses.
- Na presença de urina escura, icterícia, tontura, falta de ar, buscar urgentemente a unidade de referência no tratamento da malária.
- Sempre que possível supervisionar o tratamento.

Fonte: Manual de tratamento da malária no Brasil. Coordenação Geral de Vigilância de Zoonoses e Doenças Vetoriais. Secretaria de Vigilância em Saúde. Ministério da Saúde.

A mefloquina não deve ser usada em monoterapia, mesmo nos casos de malária *P. falciparum* não complicada. Quando recomendado, o esquema terapêutico para malária *P. falciparum* não complicada e para malária mista deve usar a dose fixa de artesunato e mefloquina, conforme especificado na Tabela 88.5.6.

MEFLOQUINA – CARACTERÍSTICAS FARMACOLÓGICAS

A mefloquina é um 4-quinolinometanol de atividade esquizonticida sanguínea prolongada e potente contra o *P. falciparum* e também ativa contra o *P. vivax* e o *P. malariae*. Não tem ação contra os hipnozoítos de *P. vivax* ou de *P. ovale*.

É bem absorvida pelo trato gastrointestinal, com variação no tempo para atingir a concentração plasmática adequada, é metabolizada no fígado e eliminada na bile e nas fezes. Manifestações leves como tontura, náusea, vômito, diarreia e dor abdominal podem ser observadas com o uso da mefloquina.

Efeitos adversos graves como distúrbios neuropsiquiátricos, convulsões, encefalopatia e surto psicótico têm sido descritos na literatura. Risco de convulsão foi observado com o uso concomitante de cloroquina ou quinino. Pode aumentar o risco de arritmia cardíaca em pacientes em uso de betabloqueadores, bloqueadores de canal de cálcio, amiodarona, digoxina e antidepressivo.

É contraindicada em caso de hipersensibilidade à droga; de indivíduos com antecedente de doenças neurológicas, psiquiátricas ou convulsão; e de indivíduos que desenvolvem atividades de destreza (tripulantes de aeronaves, operadores de máquinas, motoristas).

MALÁRIA MISTA

Refere-se aos casos em que dois parasitos estão envolvidos na infecção, *P. falciparum* e *P. vivax*, *P. malariae* ou *P. ovale*. Suas ocorrências são com frequência subestimadas. Os tratamentos recomendados para malária por *P. falciparum* também são efetivos contra as formas eritrocitárias do *P. vivax*, do *P. malariae* e do *P. ovale*. Logo, o tratamento da infecção mista deve incluir uma droga esquizonticida sanguínea, recomendada para o tratamento de *P. falciparum*, associada à droga que atue na fase exoeritrocítica (esquizonticida tecidual), como a primaquina, a fim de promover a cura radical e prevenir a recaída (Tabela 88.5.7). Os esquemas podem ter o uso de artemeter e lumefantrina (AL) ou artesunato e mefloquina (ASMQ), conforme disposto nas Tabelas 88.5.7 e 88.5.8, respectivamente.

TABELA 88.5.7 Tratamento das infecções mistas por *Plasmodium falciparum* e *Plasmodium vivax* ou *Plasmodium ovale* (Opção 1) com artemeter e lumefantrina (AL) e primaquina (PQ).

Idade/Peso	Número de comprimidos (cp)									
	1º dia (cp)		2º dia (cp)		3º dia (cp)		4º dia (cp)	5º dia (cp)	6º dia (cp)	7º dia (cp)
	Manhã	Noite	Manhã	Noite	Manhã	Noite				
< 6 meses < 5 kg	AL (1)	AL (1)	AL (1)	AL (1)	AL (1)	AL (1)				
6 a 11 meses 5 a 9 kg	AL (1) PQ 5 mg (1)	AL (1) PQ 5 mg (1)	AL (1) PQ 5 mg (1)	AL (1) PQ 5 mg (1)	AL (1) PQ 5 mg (1)	AL (1) PQ 5 mg (1)	PQ 5 mg (1)	PQ 5 mg (1)	PQ 5 mg (1)	PQ 5 mg (1)

(continua)

TABELA 88.5.7 Tratamento das infecções mistas por *Plasmodium falciparum* e *Plasmodium vivax* ou *Plasmodium ovale* (Opção 1) com artemeter e lumefantrina (AL) e primaquina (PQ) (continuação).

Idade/Peso	Número de comprimidos (cp)									
	1º dia (cp)		2º dia (cp)		3º dia (cp)		4º dia (cp)	5º dia (cp)	6º dia (cp)	7º dia (cp)
	Manhã	Noite	Manhã	Noite	Manhã	Noite				
1 a 3 anos 10 a 14 kg	AL (1) PQ 5 mg (2)	AL (1) PQ 5 mg (2)	AL (1) PQ 5 mg (2)	AL (1) PQ 5 mg (2)	AL (1) PQ 5 mg (2)	AL (1) PQ 5 mg (2)	PQ 5 mg (2)	PQ 5 mg (2)	PQ 5 mg (2)	PQ 5 mg (2)
4 a 8 anos 15 a 24 kg	AL (2) PQ 15 mg (1)	AL (2) PQ 15 mg (1)	AL (2) PQ 15 mg (1)	AL (2) PQ 15 mg (1)	AL (2) PQ 15 mg (1)	AL (2) PQ 15 mg (1)	PQ 15 mg (1)	PQ 15 mg (1)	PQ 15 mg (1)	PQ 15 mg (1)
9 a 11 anos 25 a 34 kg	AL (3) PQ 15 mg (1)	AL (3) PQ 15 mg (1)	AL (3) PQ 15 mg (1)	AL (3) PQ 15 mg (1)	AL (3) PQ 15 mg (1)	AL (3) PQ 15 mg (1)	PQ 15 mg (1)	PQ 15 mg (1)	PQ 15 mg (1)	PQ 15 mg (1)
12 a 14 anos 35 a 49 kg	AL (4) PQ 15 mg (2)	AL (4) PQ 15 mg (2)	AL (4) PQ 15 mg (2)	AL (4) PQ 15 mg (2)	AL (4) PQ 15 mg (2)	AL (4) PQ 15 mg (2)	PQ 15 mg (2)	PQ 15 mg (2)	PQ 15 mg (2)	PQ 15 mg (2)
> 15 anos 50 a 69 kg	AL (4) PQ 15 mg (2)	AL (4) PQ 15 mg (2)	AL (4) PQ 15 mg (2)	AL (4) PQ 15 mg (2)	AL (4) PQ 15 mg (2)	AL (4) PQ 15 mg (2)	PQ 15 mg (2)	PQ 15 mg (2)	PQ 15 mg (2)	PQ 15 mg (2)
70 a 89 kg	AL (4) PQ 15 mg (3)	AL (4) PQ 15 mg (3)	AL (4) PQ 15 mg (3)	AL (4) PQ 15 mg (3)	AL (4) PQ 15 mg (3)	AL (4) PQ 15 mg (3)	PQ 15 mg (3)	PQ 15 mg (3)	PQ 15 mg (3)	PQ 15 mg (3)
90 a 120 kg	AL (4) PQ 15 mg (4)	AL (4) PQ 15 mg (4)	AL (4) PQ 15 mg (4)	AL (4) PQ 15 mg (4)	AL (4) PQ 15 mg (4)	AL (4) PQ 15 mg (4)	PQ 15 mg (4)	PQ 15 mg (4)	PQ 15 mg (4)	PQ 15 mg (4)

Artemeter (20 mg) e lumefantrina (120 mg) (AL)
- Administrar os medicamentos preferencialmente após as refeições, em duas doses por dia (manhã e noite).

Primaquina (PQ) 5 mg e 15 mg
- Contraindicada para gestantes, puérperas durante a lactação até 1 mês e > de 1 ano.
- Na presença de urina escura, icterícia, tontura, falta de ar, buscar urgentemente a unidade de referência no tratamento da malária.
- Sempre que possível supervisionar o tratamento.

Fonte: Manual de tratamento da malária no Brasil. Coordenação Geral de Vigilância de Zoonoses e Doenças Vetoriais. Secretaria de Vigilância em Saúde. Ministério da Saúde.

TABELA 88.5.8 Tratamento das infecções mistas por *Plasmodium falciparum* e *Plasmodium vivax* ou *Plasmodium ovale* com artesunato e mefloquina (AMFQ) e primaquina (PQ) (Opção 2).

Idade/Peso	Número de comprimidos (cp)						
	1º dia (cp)	2º dia (cp)	3º dia (cp)	4º dia (cp)	5º dia (cp)	6º dia (cp)	7º dia (cp)
< 6 meses < 5 kg	AMFQ 25 mg/ 50 mg (1)	AMFQ 25 mg/ 50 mg (1)	AMFQ 25 mg/ 50 mg (1)				
6 a 11 meses 5 a 9 kg	AMFQ 25 mg/ 50 mg (1) PQ 5 mg (1)	AMFQ 25 mg/ 50 mg (1) PQ 5 mg (1)	AMFQ 25 mg/ 50 mg (1) PQ 5 mg (1)	PQ 5 mg (1)	PQ 5 mg (1)	PQ 5 mg (1)	PQ 5 mg (1)
1 a 6 anos 10 a 18 kg	AMFQ 25 mg/ 50 mg (2) PQ 5 mg (2)	AMFQ 25 mg/ 50 mg (2) PQ 5 mg (2)	AMFQ25 mg/ 50 mg (2) PQ 5 mg (2)	PQ 5 mg (2)	PQ 5 mg (2)	PQ 5 mg (2)	PQ 5 mg (2)
7 a 11 anos 18 a 29 kg	AMFQ 100 mg/ 200 mg (1) PQ 15 mg (1)	AMFQ 100 mg/ 200 mg (1) PQ 15 mg (1)	AMFQ 100 mg/ 200 mg (1) PQ 15 mg (1)	PQ 15 mg (1)	PQ 15 mg (1)	PQ 15 mg (1)	PQ 15 mg (1)

(continua)

TABELA 88.5.8 Tratamento das infecções mistas por *Plasmodium falciparum* e *Plasmodium vivax* ou *Plasmodium ovale* com artesunato e mefloquina (AMFQ) e primaquina (PQ) (Opção 2) (continuação).

Idade/Peso	Número de comprimidos (cp)						
	1º dia (cp)	2º dia (cp)	3º dia (cp)	4º dia (cp)	5º dia (cp)	6º dia (cp)	7º dia (cp)
12 a 14 anos 30 a 49 kg	AMFQ 100 mg/ 200 mg (2) PQ 15 mg (2)	AMFQ 100 mg/ 200 mg (2) PQ 15 mg (2)	AMFQ 100 mg/ 200 mg (2) PQ 15 mg (2)	PQ 15 mg (2)	PQ 15 mg (2)	PQ 15 mg (2)	PQ 15 mg (2)
> 15 anos 50 a 69 kg	AMFQ 100 mg/ 200 mg (2) PQ 15 mg (2)	AMFQ 100 mg/ 200 mg (2) PQ 15 mg (2)	AMFQ 100 mg/ 200 mg (2) PQ 15 mg (2)	PQ 15 mg (2)	PQ 15 mg (2)	PQ 15 mg (2)	PQ 15 mg (2)
70 a 89 kg	AMFQ 100 mg/ 200 mg (2) PQ 15 mg (3)	AMFQ 100 mg/ 200 mg (2) PQ 15 mg (3)	AMFQ 100 mg/ 200 mg (2) PQ 15 mg (3)	PQ 15 mg (3)	PQ 15 mg (3)	PQ 15 mg (3)	PQ 15 mg (3)
90 a 120 kg	AMFQ 100 mg/ 200 mg (2) PQ 15 mg (4)	AMFQ 100 mg/ 200 mg (2) PQ 15 mg (4)	AMFQ 100 mg/ 200 mg (2) PQ 15 mg (4)	PQ 15 mg (4)	PQ 15 mg (4)	PQ 15 mg (4)	PQ 15 mg (4)

Artesunato (25 mg) e mefloquina (50 mg) – (AMFQ) (apresentação para crianças)
- Administrar uma única dose diária.

Artesunato (100 mg) e mefloquina (200 mg) (AMFQ) (apresentação para adultos)
- Administrar uma única dose diária.

Primaquina (PQ) 5 e 15 mg
- Contraindicada para gestantes, puérperas durante a lactação até 1 mês e > de 1 ano.
- Na presença de urina escura, icterícia, tontura, falta de ar, buscar urgentemente a unidade de referência no tratamento da malária.
- Sempre que possível supervisionar o tratamento.

Fonte: Manual de tratamento da malária no Brasil. Coordenação Geral de Vigilância de Zoonoses e Doenças Vetoriais. Secretaria de Vigilância em Saúde. Ministério da Saúde.

RECORRÊNCIA POR *PLASMODIUM FALCIPARUM*

FALHA DE TRATAMENTO

No caso de falha de tratamento após o uso de artemeter e lumefantrina em até 28 dias após o início do tratamento, recomenda-se o uso do esquema terapêutico com artesunato e mefloquina. No caso de falha de tratamento após o uso de artesunato e mefloquina em até 42 dias após o início do tratamento, recomenda-se o uso do esquema terapêutico com artemeter e lumefantrina.

Caso o exame em até 5 dias ainda tenha formas assexuadas, e não apenas o gametócito de *P. falciparum*, havendo garantido a adesão ao tratamento preconizado, comunicar imediatamente unidade de centro mais próxima ao grupo técnico de malária, da Coordenação Geral de Vigilância de Zoonoses e Doenças Vetoriais da Secretaria de Vigilância em Saúde, do Ministério da Saúde.

Ressalta-se que não deve ser reutilizada a mefloquina em intervalo inferior a 60 dias do primeiro tratamento, pois este uso está associado a um maior risco de reações psiquiátricas, devendo ser consultada a referência médica estadual ou o grupo técnico de malária, da Coordenação Geral de Vigilância de Zoonoses e Doenças Vetoriais, da Secretaria de Vigilância em Saúde, do Ministério da Saúde. Em centros de referência estaduais, devem-se manter as duas opções de ACT para utilização em casos especiais (recorrência, evento adverso, contraindicação).

ESQUEMAS RECOMENDADOS PARA A MALÁRIA GRAVE E COMPLICADA

Embora a maioria dos casos de malária grave seja causada por infecções por *Plasmodium falciparum*, o *Plasmodium vivax* também pode causar doença grave e óbito, seja por ruptura espontânea ou traumática do baço, resultante de complicações respiratórias ou anemia grave, especialmente em pacientes portadores de doenças metabólicas e pacientes desnutridos. Todas as espécies de *Plasmodium* sp. podem ser transmitidas por transfusão sanguínea, e a evolução para o óbito tem sido descrita especialmente em pacientes imunodeprimidos, como observado em relatos sobre pacientes portadores de linfoma.

Diante de um caso de malária por *P. falciparum*, deve-se ter atenção aos sinais clínicos e laboratoriais de gravidade e à possibilidade de rápida progressão da doença. Crianças, gestantes, primoinfectados e portadores de condições especiais apresentam risco elevado de evoluir para formas graves e óbito pela doença. A presença de apenas um dos critérios listados no Quadro 88.5.2 define o caso como malária grave por *P. falciparum*.

Portanto, qualquer paciente portador de exame positivo para malária, independentemente da espécie de plasmódio que apresente um dos sinais e/ou sintomas relacionados no Quadro 88.5.2, deve ser considerado portador de malária grave e complicada para a qual o tratamento deve ser realizado, imediatamente, de preferência em unidade hospitalar. Nesses casos, o principal objetivo do tratamento é evitar o óbito do paciente.

Para isso, deve-se usar antimaláricos de administração parenteral, com ação rápida, associados às medidas de suporte à vida do paciente. Nas formas graves de malária, se estas não forem tratadas, a morte pode ocorrer nas primeiras 24 horas; enquanto a letalidade em indivíduos tratados é de aproximadamente 15 a 20%. Portanto, o principal objetivo do tratamento da malária é evitar o óbito.

Além da necessidade de rápida negativação da parasitemia, é fundamental controlar as complicações da doença. Não raro, o paciente pode evoluir desfavoravelmente a despeito da ausência de parasitas circulantes. Uma vez que o atraso do início do tratamento específico para malária grave está relacionado à piora da evolução clínica e à maior letalidade. É recomendável iniciar o tratamento antes de o paciente ser encaminhado para a unidade de referência. O diagnóstico imediato e o tratamento oportuno são decisivos na sobrevida do paciente.

A malária grave deve ser considerada uma emergência médica, portanto é necessário garantir permeabilidade das vias aéreas e avaliação dos parâmetros ventilatórios, circulatórios e neurológicos. Se possível, o peso do paciente deve ser aferido ou estimado, para facilitar os cálculos dos medicamentos a serem administrados.

Acesso venoso adequado do paciente deve ser garantido para o tratamento parenteral específico, infusão de cristaloides, e quando indicado, uso de drogas vasoativas para o suporte da vida do paciente.

É imperiosa a realização de exames laboratoriais diariamente, com repetidas coletas de acordo com a avaliação clínica. Entre os exames laboratoriais necessários para avaliar os casos graves, estão: glicemia; hemograma; gasometria arterial; dosagens dos parâmetros laboratoriais de função renal e hepática; e lactato. Todos devem ser realizados imediatamente após admissão hospitalar do paciente. A realização diária do exame de gota espessa para determinação da parasitemia nas formas graves e complicadas está recomendada. Exame cliniconeurológico minucioso deve ser realizado, com especial atenção para o estado de consciência do paciente, registrando-se o escore da escala de coma (p. ex., a escala de Glasgow).

TRATAMENTO ESPECÍFICO DA MALÁRIA GRAVE

A OMS recomenda o uso de artesunato endovenoso ou intramuscular por no mínimo 24 horas, para o tratamento da malária grave e complicada, em todas as faixas etárias, inclusive para gestantes em qualquer trimestre da gravidez e mulheres em período de amamentação. Tão logo possível, deve-se fazer a administração oral do artesunato, e completar o tratamento preconizado por espécie de Plasmodium com minuciosa atenção às restrições de uso da primaquina (contraindicada em grávidas e crianças menores de 6 meses).

Atenção deve ser dada para malária grave e complicada em crianças com peso inferior a 20 kg devem receber maior dose parenteral de artesunato (3 mg/kg/dose) do que crianças acima desse peso e do que adultos (2,4 mg/kg/dose) para garantir uma exposição equivalente ao medicamento. O artesunato parenteral é o tratamento de escolha para todos os casos de malária grave, independentemente da espécie do parasito.

O atual Guia de Tratamento de Malária do Brasil, em consonância com as diretrizes para tratamento de malária da OMS, recomenda a administração de artesunato endovenoso com dose de ataque 2,4 mg/kg de peso na admissão, no 1º dia, seguida de 1,2 mg/kg administrados 12 e 24 horas após dose de ataque. Deve ser mantida a dose de manutenção; uma dose diária até completar 6 dias. A partir do momento em que o paciente possa ingerir, recomenda-se introduzir o tratamento oral com os ACT (nas doses já descritas neste subcapítulo) por 3 dias.

Em crianças menores de 5 kg, a recomendação da dose diária é de 3 mg/kg/dose diária por via endovenosa ou intramuscular. Para administração endovenosa, diluir o artesunato com 6 mL de bicarbonato (10 mg/mL); e, para administração intramuscular, diluir com 3 mL de bicarbonato (20 mg/mL). Em seguida, manter uma dose diária de 1,2 mg/kg durante 6 dias. Em crianças > de 5 kg, administrar a dose de 2,4 mg/kg/diariamente por via endovenosa ou intramuscular.

DERIVADOS DE ARTEMISININA PARENTERAL – CARACTERÍSTICAS FARMACOLÓGICAS

A formulação em pó do artesunato deve ser diluída em diluente próprio ou em solução de 0,6 mL de bicarbonato de sódio 5% distribuído com o produto, e a formulação, por sua vez, deve ser diluída em 5 mL de dextrose a 5% para a administração endovenosa lenta em 2 a 5 minutos. Recomenda-se o preparo na hora da administração, sem armazenamento posterior.

Efeitos colaterais relacionados ao uso de derivados de artemisinina são: sonolência; distúrbios gastrointestinais; zumbido; elevação das enzimas hepáticas; e alterações do eletrocardiograma, incluindo bradicardia e prolongamento do intervalo QT. Não é necessário ajuste da dose para insuficiência hepática ou renal. A literatura científica tem descrito anemia hemolítica durante tratamento com artesunato induzida pelo antimalárico. Trata-se de complicação rara, com pouco mais de 30 casos relatados na literatura, que pode se apresentar com padrão de anemia persistente, com início por volta do 7º dia de tratamento e duração além do 14º dia, ou como uma anemia tardia, cerca de 2 a 3 semanas após término do uso do artesunato.

Como apresentado anteriormente, não é necessária a utilização de esquizonticida tecidual na malária por *P. falciparum*. Porém, a fim de interromper o ciclo de transmissão da doença, emprega-se a primaquina como gametocitocida, na dose única de 45 mg, para adultos.

TRATAMENTO NÃO ESPECÍFICO

MEDIDAS DE SUPORTE

Simultaneamente à condução do tratamento etiológico, é necessário monitorizar as complicações existentes, preferencialmente em unidades de terapia intensiva (UTI). Devem ser monitorados regularmente os sinais vitais, o nível neurológico, o padrão respiratório, a diurese e o balanço hídrico. A reposição de fluídos deve ser avaliada caso a caso, com cuidado especial aos pacientes com anemia, que podem evoluir com hiper-hidratação e, consequentemente, edema pulmonar, ou desidratação com piora da função renal.

O monitoramento por meio de cateteres centrais (pressão venosa central ou Swan-Ganz), quando possível, pode ser de grande auxílio para o melhor manejo do equilíbrio hidroeletrolítico, evitando a sobrecarga hídrica.

HIPOGLICEMIA

Complicação frequente em pacientes com malária grave, que deve ser suspeitada especialmente quando o doente apresentar alteração cerebral e coma. Dosagem de glicose sérica deve ser verificada a cada 4 horas quando possível, particularmente nos pacientes em coma. Na suspeita ou presença de hipoglicemia detectável, deve-se administrar glicose a 50%, em bólus, seguida de soro glicosado a 5 ou 10% continuamente.

ANEMIA GRAVE

Uma das principais manifestações de malária grave em crianças. Não existem estudos controlados que evidenciem benefícios relacionados à transfusão sanguínea, mas ela deve ser recomendada quando houver sinais de descompensação cardíaca, ou para crianças com hemoglobina menor que 5 g/100 mL, nas áreas endêmicas, e abaixo de 7 g/100 mL, em residentes de área de baixa transmissão de malária. Esta recomendação baseia-se no fato de que as consequências patológicas do desenvolvimento rápido da anemia são piores nos indivíduos com a anemia aguda do que naqueles cronicamente anêmicos (moradores de área endêmica). Ressalta-se, ainda, que, quando indicada, a transfusão deve ser iniciada preferencialmente após o início da terapêutica específica.

INSUFICIÊNCIA RENAL

O primeiro passo é determinar se a diminuição do débito urinário é consequente à desidratação, ou seja, insuficiência pré-renal cuja correção se faz com hidratação, ou se é secundária à lesão renal. Caso o paciente evolua com elevação dos níveis séricos de ureia e creatinina e oligúria (débito urinário menor que 0,4 mL/kg/h), ainda que excluídas causas pré-renais e realizado balanço hídrico adequado, a reposição de fluídos deve ser restrita. Nos casos de insuficiência renal aguda não responsiva à hidratação, é necessário iniciar diálise peritoneal ou hemodiálise e hemofiltração, quando disponíveis, o mais rápido possível. Os benefícios do uso de diuréticos e dopamina nos casos de insuficiência renal não estão comprovados.

INSUFICIÊNCIA RESPIRATÓRIA

Sem dúvida, a complicação mais grave, em virtude da rápida instalação e da dificuldade de abordagem. Pacientes que evoluem com edema pulmonar agudo devem ser mantidos em decúbito elevado (45º) e com suporte de oxigênio. Procedimentos que diminuam a hipervolemia, como uso de diurético, diálise e hemofiltração também contribuem para a melhora do quadro. Na presença de sinais de insuficiência respiratória aguda, submeter o paciente à intubação orotraqueal e ventilação mecânica com pressão positiva antes que se instale hipoxemia.

MALÁRIA CEREBRAL

O tratamento do coma malárico é semelhante ao de outras etiologias. Deve-se manter o paciente em decúbito lateral para evitar a aspiração, manter vias aéreas livres e intubação orotraqueal se necessário e realizar reavaliação frequente do nível de consciência. Outras causas de coma como hipoglicemia, meningite, período pós-ictal posterior à crise convulsiva, entre outras, devem ser excluídas. Crises convulsivas são particularmente comuns em crianças com malária cerebral e a administração de benzodiazepínicos ou fenobarbital deve ser recomendada. O uso de corticosteroides no coma malárico não se mostrou eficaz na redução de mortalidade.

CHOQUE

A presença de choque pode ter várias causas, como hipovolemia, edema pulmonar ou septicemia. A hipovolemia deve ser corrigida com expansor plasmático, sempre com atenção para evitar a hipervolemia e, para os casos que não responderem à reposição de volume, deve-se utilizar drogas vasoativas. Se houver suspeita de septicemia, é fundamental investigar o possível foco infeccioso e iniciar a terapêutica antimicrobiana empírica de amplo espectro, como a cefalosporina de 3ª geração e, se houver sinais de broncoaspiração, pode-se associar clindamicina. Em países endêmicos, a associação de malária com infecção por *Salmonella* spp. é frequente.

SANGRAMENTOS ESPONTÂNEOS E COAGULOPATIA

Menos de 5% dos casos de malária grave por *P. falciparum* evoluem com coagulação intravascular disseminada. Nesses casos, recomenda-se administração de vitamina K injetável e transfusão de hemoderivados, crioprecipitado, plasma fresco ou plaquetas quando disponível.

TRATAMENTO DE GESTANTES E CRIANÇAS MENORES DE 6 MESES COM MENOS DE 5 KG

MALÁRIA POR *PLASMODIUM VIVAX* OU *P. OVALE*

A mortalidade de malária em gestantes é de aproximadamente 50%, representando maior risco de morte quando comparada com a população geral. Gestantes no 2º e no 3º trimestres são mais suscetíveis a evoluírem com apresentação grave da doença e complicações como edema agudo de pulmão e hipoglicemia. Também há aumento do risco de abortamento, óbito fetal e parto prematuro.

A malária na gestante pode ser de difícil abordagem terapêutica, uma vez que há sequestro parasitário nas vilosidades placentárias, assim como há depressão imunológica fisiológica da gravidez. No caso de infecções por *Plasmodium vivax* ou *P. ovale*, devem usar o tratamento com o ACT disponível por 3 dias e cloroquina profilática (5 mg/kg/dose) semanalmente até 1 mês de aleitamento, para prevenção de recaídas. Crianças até os 6 meses devem ser tratados com ACT, ver Tabelas 88.5.9 e 88.5.10.

Nos países endêmicos, a malária em crianças é mais comum entre lactentes e menores de 2 anos de idade. Nesse grupo, observam-se risco elevado de desenvolver doença grave e maior letalidade, quando comparado com crianças de maior idade.

Existem poucos estudos clínicos que avaliam separadamente esquemas terapêuticos em lactentes e crianças, inclusive por questões éticas. O tratamento da malária em crianças deve levar em consideração o uso de doses adequadas, com ajuste para o peso corporal, e a possibilidade de regurgitação ou vômito.

O tratamento da malária nessa população também deve considerar a espécie de plasmódio envolvido e a presença de critérios de gravidade, ver Quadro 88.5.2. Estudos bem conduzidos apontaram os derivados de artemisinina, para a malária por *P. falciparum* não complicada, como seguros e bem tolerados. A terapêutica antimalárica em gestantes com malária grave por *P. falciparum* deve ser iniciada o mais breve possível, e os derivados de artemisinina são os medicamentos de 1ª escolha para o tratamento de gestantes (ver o tópico "Malária grave" neste subcapítulo). São recomendáveis a avaliação e o seguimento do concepto durante as primeiras 4 semanas de vida, pelo risco de desenvolvimento de malária congênita ou induzida no momento do parto.

TABELA 88.5.9 Esquema recomendado das infecções por *P. vivax* ou *P. ovale* em gestantes e crianças menores de 6 meses com artemeter e lumefantrina (AL) por 3 dias e cloroquina (CLQ) semanal até 1 mês após o parto e em criança até completar 6 meses (Opção 1).

Idade/Peso	Número de comprimidos (cp)						
	1º dia (cp)		2º dia (cp)		3º dia (cp)		Até 1 mês após o parto Até completar 6 meses Semanal
	Manhã	Noite	Manhã	Noite	Manhã	Noite	
< 6 meses < 5 kg	AL (1)	AL (1)	AL (1)	AL (1)	AL (1)	AL (1)	CLQ 150 mg (1)
12 a 14anos 35 a 49 kg	AL (4)	AL (4)	AL (4)	AL (4)	AL (4)	AL (4)	CLQ 150 mg (2)
> 15 anos 50 a 69 kg	AL (4)	AL (4)	AL (4)	AL (4)	AL (4)	AL (4)	CLQ 150 mg (2)
70 a 89 kg	AL (4)	AL (4)	AL (4)	AL (4)	AL (4)	AL (4)	CLQ 150 mg (2)
90 a 120 kg	AL (4)	AL (4)	AL (4)	AL (4)	AL (4)	AL (4)	CLQ 150 mg (2)

Artemeter (20 mg) e lumefantrina (120 mg)
- Administrar os medicamentos preferencialmente após as refeições, em duas doses por dia (manhã e noite).

Cloroquina (CLQ) 150 mg
- Na presença de urina escura, icterícia, tontura, falta de ar, buscar urgentemente a unidade de referência no tratamento da malária.
- Sempre que possível supervisionar o tratamento.

Fonte: Manual de tratamento da malária no Brasil. Coordenação Geral de Vigilância de Zoonoses e Doenças Vetoriais. Secretaria de Vigilância em Saúde. Ministério da Saúde.

TABELA 88.5.10 Esquema recomendado das infecções por *P. vivax* ou *P. ovale* em gestantes e crianças menores de 6 meses com artesunato e mefloquina (AMFQ) por 3 dias e cloroquina (CLQ) semanal até 1 mês após o parto e em criança até completar 6 meses (Opção 2).

Idade/Peso	Número de comprimidos (cp)			
	1º dia (cp)	2º dia (cp)	3º dia (cp)	Até um mês após o parto Após seis meses Semanal
< 6 meses < 5 kg	AMFQ 20 mg + 50 mg (1)	AMFQ 20 mg + 50 mg (1)	AMFQ 20 mg + 50 mg (1)	CLQ 150 mg (1)
12 a 14 anos 35 a 49 kg	AMFQ 100 mg + 200 mg (2)	AMFQ 100 mg + 200 mg (2)	AMFQ 100 mg + 200 mg (2)	CLQ 150 mg (2)
> 15 anos 50 a 69 kg	AMFQ 100 mg + 200 mg (2)	AMFQ 100 mg + 200 mg (2)	AMFQ 100 mg + 200 mg (2)	CLQ 150 mg (2)
70 a 89 kg	AMFQ 100 mg + 200 mg (2)	AMFQ 100 mg + 200 mg (2)	AMFQ 100 mg + 200 mg (2)	CLQ 150 mg (2)
90 a 120 kg	AMFQ 100 mg + 200 mg (2)	AMFQ 100 mg + 200 mg (2)	AMFQ 100 mg + 200 mg (2)	CLQ 150 mg (2)

Artemeter (20 mg) + lumefantrina (120 mg)
- Duas doses por dia (manhã e noite) – os medicamentos preferencialmente após as refeições.

Artesunato (25 mg) + mefloquina (50 mg) (apresentação para crianças)
- Administrar uma única dose diária.

Artesunato (100 mg) + mefloquina (200 mg) (apresentação para adultos)
- Administrar uma única dose diária.

Cloroquina 150 mg
Primaquina 5 mg e 15 mg
- Contraindicada para gestantes, puérperas durante a lactação até 1 mês e > de 1 ano.
- Na presença de urina escura, icterícia, tontura, falta de ar, buscar urgentemente a unidade de referência no tratamento da malária.
- Sempre que possível supervisionar o tratamento.

Fonte: Manual de tratamento da malária no Brasil. Coordenação Geral de Vigilância de Zoonoses e Doenças Vetoriais. Secretaria de Vigilância em Saúde. Ministério da Saúde.

MALÁRIA POR *PLASMODIUM MALARIAE* EM GESTANTES E MENORES DE 6 MESES

Gestantes e crianças com menos de 6 meses com infecções por *P. malariae* podem usar o esquema com cloroquina durante 3 dias, descrito nas Tabelas 88.5.1 e 88.5.2, respectivamente, sem a primaquina.

MALÁRIA POR *PLASMODIUM FALCIPARUM* E MALÁRIA MISTA EM GESTANTES E MENORES DE 6 MESES

Em infecções por *P. falciparum*, gestantes em qualquer trimestre devem utilizar ACT, com artemeter e lumefantrina ou artesunato e mefloquina, o que estiver disponível na unidade local, conforme descrição a seguir, nas Tabelas 88.5.11 (Opção 1) e 88.5.12 (Opção 2) a seguir. A primaquina está contraindicada nestes esquemas.

Para crianças abaixo de 6 meses com menos de 5 kg com malária por *P. falciparum* não complicada que tenham dificuldade em deglutir podem ser tratadas com artesunato parenteral. Artesunato injetável para malária grave (pode ser utilizado via endovenosa e intramuscular) também para gestantes, como descrito no item sobre malária grave.

TABELA 88.5.11 Tratamento das infecções não complicadas em gestantes e menores de 6 meses por *Plasmodium falciparum* com a combinação fixa de artemeter e lumefantrina (AL) em 3 dias (Opção 1).

Idade/Peso	Número de comprimidos (cp)					
	1º dia (cp)		2º dia (cp)		3º dia (cp)	
	Manhã	Noite	Manhã	Noite	Manhã	Noite
< 6 meses < 5 kg	AL (1)	AL (1)	AL (1)	AL (1)	AL (1)	AL (1)
12 a 14 anos 35 a 49 kg	AL (4)	AL (4)	AL (4)	AL (4)	AL (4)	AL (4)
> 15 anos 50 a 69 kg	AL (4)	AL (4)	AL (4)	AL (4)	AL (4)	AL (4)
70 a 89 kg	AL (4)	AL (4)	AL (4)	AL (4)	AL (4)	AL (4)
90 a 120 kg	AL (4)	AL (4)	AL (4)	AL (4)	AL (4)	AL (4)

Artemeter (20 mg) + lumefantrina (120 mg) (AL)
- Administrar os medicamentos preferencialmente após as refeições, em duas doses por dia (manhã e noite).
- Na presença de urina escura, icterícia, tontura, falta de ar, buscar urgentemente a unidade de referência no tratamento da malária.
- Sempre que possível, supervisionar o tratamento.

Fonte: Manual de tratamento da malária no Brasil. Coordenação Geral de Vigilância de Zoonoses e Doenças Vetoriais. Secretaria de Vigilância em Saúde. Ministério da Saúde.

TABELA 88.5.12 Tratamento das infecções não complicadas em gestantes e menores de 6 meses por *Plasmodium falciparum* com a combinação fixa de artesunato e mefloquina (AMFQ) em 3 dias (Opção 2).

Idade/Peso	Número de comprimidos (cp)		
	1º dia (cp)	2º dia (cp)	3º dia (cp)
< 6 meses < 5 kg	AMFQ 20 mg + 50 mg (1)	AMFQ 20 mg + 50 mg (1)	AMFQ 20 mg + 50 mg (1)
12 a 14 anos 35 a 49 kg	AMFQ 100 mg + 200 mg (2)	AMFQ 100 mg + 200 mg (2)	AMFQ 100 mg + 200 mg (2)
> 15 anos 50 a 69 kg	AMFQ 100 mg + 200 mg (2)	AMFQ 100 mg + 200 mg (2)	AMFQ 100 mg + 200 mg (2)
70 a 89 kg	AMFQ 100 mg + 200 mg (2)	AMFQ 100 mg + 200 mg (2)	AMFQ 100 mg + 200 mg (2)
90 a 120 kg	AMFQ 100 mg + 200 mg (2)	AMFQ 100 mg + 200 mg (2)	AMFQ 100 mg + 200 mg (2)

Artesunato (25 mg) + mefloquina (50 mg) AMFQ (apresentação para crianças)
- Administrar uma única dose diária.

Artesunato (100 mg) + mefloquina (200 mg) AMFQ (apresentação para adultos)
- Administrar uma única dose diária.
- Na presença de urina escura, icterícia, tontura, falta de ar, buscar urgentemente a unidade de referência no tratamento da malária.
- Sempre que possível supervisionar o tratamento.

Fonte: Manual de tratamento da malária no Brasil. Coordenação Geral de Vigilância de Zoonoses e Doenças Vetoriais. Secretaria de Vigilância em Saúde. Ministério da Saúde.

MALÁRIA MISTA EM GESTANTES E MENORES DE 6 MESES

Para infecções mistas em gestantes e em crianças menores de 6 meses, deve ser utilizado o tratamento convencional com ACT em 3 dias e cloroquina profilática (5 mg/kg/dose) semanalmente até 1 mês após o parto, para prevenção de recaídas, ver Tabelas 88.5.13 e 88.5.14.

TABELA 88.5.13 Tratamento das infecções mistas em gestantes e menores de 6 meses por *Plasmodium falciparum* e *P. vivax* (ou *P. ovale*) com a combinação fixa de artemeter e lumefantrina (AL) em 3 dias, e cloroquina (CLQ) semanal até um mês após o parto (Opção 1).

Idade/Peso	Número de comprimidos (cp)						
	1º dia (cp)		2º dia (cp)		3º dia (cp)		Até 1 mês após o parto Após 6 meses Semanal
	Manhã	Noite	Manhã	Noite	Manhã	Noite	
< 6 meses < 5 kg	AL (1)	AL (1)	AL (1)	AL (1)	AL (1)	AL (1)	CLQ 150 mg (1)
12 a 14anos 35 a 49 kg	AL (4)	AL (4)	AL (4)	AL (4)	AL (4)	AL (4)	CLQ 150 mg (2)
> 15 anos 50 a 69 kg	AL (4)	AL (4)	AL (4)	AL (4)	AL (4)	AL (4)	CLQ 150 mg (2)
70 a 89 kg	AL (4)	AL (4)	AL (4)	AL (4)	AL (4)	AL (4)	CLQ 150 mg (2)
90 a 120 kg	AL (4)	AL (4)	AL (4)	AL (4)	AL (4)	AL (4)	CLQ 150 mg (2)

Artesunato (25 mg) + mefloquina (50 mg) AMFQ (apresentação para crianças)
- Administrar uma única dose diária.

Artesunato (100 mg) + mefloquina (200 mg) AMFQ (apresentação para adultos)
- Administrar uma única dose diária.

Cloroquina 150 mg
- Na presença de urina escura, icterícia, tontura, falta de ar, buscar urgentemente a unidade de referência no tratamento da malária.
- Sempre que possível, supervisionar o tratamento.

Fonte: Manual de tratamento da malária no Brasil. Coordenação Geral de Vigilância de Zoonoses e Doenças Vetoriais. Secretaria de Vigilância em Saúde. Ministério da Saúde.

TABELA 88.5.14 Tratamento das infecções mistas em gestantes e menores de 6 meses por *Plasmodium falciparum* e *P. vivax* (ou *P. ovale*) com a combinação fixa de artesunato e mefloquina (AMFQ) em 3 dias, e cloroquina (CLQ) semanal até 1 mês após o parto (Opção 2).

Idade/Peso	Número de comprimidos (cp)			
	1º dia (cp)	2º dia (cp)	3º dia (cp)	Até 1 mês após o parto Após 6 meses Semanal
< 6 meses < 5 kg	AMFQ 20 mg + 50 mg (1)	AMFQ 20 mg + 50 mg (1)	AMFQ 20 mg + 50 mg (1)	CLQ 150 mg (1)
12 a 14 anos 35 a 49 kg	AMFQ 100 mg + 200 mg (2)	AMFQ 100 mg + 200 mg (2)	AMFQ 100 mg + 200 mg (2)	CLQ 150 mg (1)
> 15 anos 50 a 69 kg	AMFQ 100 mg + 200 mg (2)	AMFQ 100 mg + 200 mg (2)	AMFQ 100 mg + 200 mg (2)	CLQ 150 mg (1)
70 a 89 kg	AMFQ 100 mg + 200 mg (2)	AMFQ 100 mg + 200 mg (2)	AMFQ 100 mg + 200 mg (2)	CLQ 150 mg (1)
90 a 120 kg	AMFQ 100 mg + 200 mg (2)	AMFQ 100 mg + 200 mg (2)	AMFQ 100 mg + 200 mg (2)	CLQ 150 mg (1)

Artesunato (25 mg) e mefloquina (50 mg) AMFQ (apresentação para crianças)
- Administrar uma única dose diária.

Artesunato (100 mg) e mefloquina (200 mg) AMFQ (apresentação para adultos)
- Administrar uma única dose diária.

Cloroquina 150 mg

Primaquina (PQ) 5 mg e 15 mg
- Contraindicada para gestantes, puérperas durante a lactação até 1 mês e > de 1 ano.
- Na presença de urina escura, icterícia, tontura, falta de ar, buscar urgentemente a unidade de referência no tratamento da malária.
- Sempre que possível supervisionar o tratamento.

Fonte: Manual de tratamento da malária no Brasil. Coordenação Geral de Vigilância de Zoonoses e Doenças Vetoriais. Secretaria de Vigilância em Saúde. Ministério da Saúde.

MALÁRIA EM PACIENTES HIV/AIDS

O número de indivíduos infectados pelo vírus HIV que vivem em área endêmica para malária cresce a cada dia e pouco se conhece sobre o impacto desta coinfecção. O que se sabe, hoje, é que quanto maior a progressão da infecção e da imunodepressão maior será o risco de desenvolver malária grave ou com complicações.

Fato bem conhecido é que gestantes infectadas pelo HIV que vivem em região hiperendêmica para malária, como a África, devem receber quimioprofilaxia em razão dos riscos de baixo peso ao nascimento e mortalidade do concepto.

Não existem dados suficientes que avaliem se a infecção pelo HIV pode alterar a resposta terapêutica aos antimaláricos, entretanto sabe-se que essa condição pode aumentar o número de falhas terapêuticas. Por esse motivo, pacientes portadores de HIV/aids com diagnóstico de malária devem receber o tratamento-padrão recomendado de acordo com a espécie e a gravidade da doença já descritas neste subcapítulo.

AVALIAÇÃO DA RESPOSTA TERAPÊUTICA DA MALÁRIA

Todos os casos de malária, independentemente da espécie de plasmódio envolvida, devem ser avaliados quanto à evolução clínica e parasitológica. A resposta clínica é avaliada pela diminuição da febre, pela melhora dos sinais e sintomas; e a resposta parasitológica, pela negativação da pesquisa de hematozoários em sangue periférico, por meio do exame de gota espessa. A gota espessa realizada regularmente durante o acompanhamento do paciente é chamada de lâmina de verificação de cura (LVC).

Idealmente, essa avaliação deve ser realizada diariamente, sobretudo nos casos graves ou com complicações tratados em ambiente hospitalar. Na impossibilidade desse procedimento, o Ministério da Saúde recomenda que a realização de lâmina de verificação de cura (LVC) seja feita, no mínimo, nos dias 2, 4, 7, 14, 21 e 28 após início do tratamento, uma vez que a maior frequência de falhas terapêuticas ocorre entre o 14º e o 28º dias após o início do tratamento.

A OMS estabelece uma classificação padronizada de desfechos possíveis no período de 28 dias, a qual tem orientado o conhecimento de perfil de suscetibilidade dos plasmódios aos antimaláricos no mundo, ver Quadro 88.5.3. Centros de pesquisa clínica adotam o acompanhamento de LVC, entre D0 até que o paciente tenha duas lâminas consecutivas negativas, e uma vez por mês por 180 dias, a partir da data do diagnóstico da doença, com a realização de LVC nos dias: D30, D60, D90, D120, D150, D180 (para seguimento de pacientes com infecções por *Plasmodium vivax* e *Plasmodium ovale*).

LÂMINA DE VERIFICAÇÃO DE CURA (LVC)

Classifica-se como LVC o exame de microscopia (gota espessa e esfregaço) realizado durante e após tratamento recente, em paciente previamente diagnosticado para malária, por busca ativa ou passiva.

Objetivos da realização de LVC

No que diz respeito à atenção clínica (individual) – acompanhar o paciente para verificar se o tratamento foi eficaz. No que diz respeito à vigilância epidemiológica (coletivo) – a LVC constitui importante indicador para a detecção de deficiências dos serviços de saúde na vigilância de fontes de infecção, atenção e tratamento do doente com malária. Além disso, é útil para diferenciar uma nova infecção (caso novo) de uma recidiva (recrudescência ou recaída).

Critérios para a aplicação de LVC

Para a região amazônica

Não há obrigatoriedade na realização dos controles periódicos pela LVC durante o tratamento, podendo ser no 7º e 28º dias após o tratamento. Desta forma, todo paciente que demandar o diagnóstico de malária deverá ser assim classificado:

- **Resultado do exame atual = *P. vivax*:** Se o paciente realizou tratamento para *P. vivax* dentro dos últimos 60 dias do diagnóstico atual, deverá ser classificado como LVC.
- **Resultado do exame atual = *P. falciparum*:** Se o paciente realizou tratamento para *P. falciparum* dentro dos últimos 40 dias do diagnóstico atual, deverá ser classificado como LVC.

Para a região extra-amazônica

A realização dos controles periódicos pela LVC durante os primeiros 40 (*P. falciparum*) e 60 dias (*P. vivax*) após o início do tratamento deve constituir-se na conduta regular na atenção a todos os pacientes maláricos nessa região. Dessa forma:

- **LVC deverá ser realizada:** nos dias 3, 7, 28, 40 e 60 após o início do tratamento de pacientes com malária pelo *P. vivax*;
- **LVC nos dias 3, 7, 28 e 40:** após o início do tratamento de pacientes com malária pelo *P. falciparum*.

QUADRO 88.5.3 Critérios para a classificação da resposta clínica e parasitológica do paciente com malária a determinado tratamento.

- Falha terapêutica precoce (FTP), definida pela presença de qualquer um dos critérios seguintes:
  - Desenvolvimento de sinais de perigo de malária grave em D1, D2 ou D3 de tratamento.
  - Parasitemia em D2 superior à do D0.
  - Parasitemia em D3 ≥ 25% da contagem em D0.
- Falha terapêutica tardia (FTT), definida pela presença de qualquer um dos seguintes critérios:
  - Falha clínica tardia (FCT):
    - Sinais de perigo de malária grave, na presença de parasitemia pela mesma espécie de D0, após o D3.
    - Recrudescência de sinais e sintomas entre D4 e D14, e presença de parasitemia pela mesma espécie de D0.
  - Falha parasitológica tardia (FPT):
    - Parasitemia pela mesma espécie de D0 nas avaliações de D7, D14, D21 ou D28.
- Resposta clínica e parasitológica adequada (RCPA), definida pelo não preenchimento dos critérios que classificam a resposta em FTP e FTT.

Fonte: Pan American Health Organization (PAHO).

RESISTÊNCIA ANTIMALÁRICA

A resistência antimalárica e a falha do tratamento podem ser definidas da seguinte forma:

- Resistência antimalárica é definida como a capacidade de uma cepa parasita de sobreviver e/ou multiplicar-se apesar da administração e absorção de um medicamento em doses iguais ou superiores às normalmente recomendadas;
- A resistência multidroga é a resistência a mais de dois compostos antimaláricos diferentes classes químicas. Este termo geralmente se refere à resistência do *P. falciparum* a cloroquina, sulfadoxina-pirimetamina e um terceiro composto antimalárico;
- Falha no tratamento é definida como a incapacidade de eliminar a parasitemia da malária ou prevenir o recrudescimento após a administração de um medicamento antimalárico, independentemente de os sintomas clínicos serem resolvidos. Muitos fatores podem contribuir para a falha do tratamento, incluindo dosagem incorreta, baixa adesão ao tratamento pelo paciente, má qualidade do medicamento e interações e resistência a medicamentos.

Desde 1908, era conhecido que a malária podia não responder adequadamente a medicamentos. Miguel Couto, no Rio de Janeiro, descreveu casos de malária tratados com o quinino que não curavam. Posteriormente, com a identificação dos plasmódios, soube-se que a resistência ocorria, de forma predominante, nas infecções por *P. falciparum*.

Sucessivamente ao surgimento de novas drogas, ocorreu o aparecimento de resistência do *P. falciparum* a elas. Assim aconteceu com a cloroquina, a sulfadoxina-pirimetamina, o quinino, a amodiaquina e, mais recentemente, com a mefloquina. Atualmente, já se conhece a resistência aos antimaláricos do *P. falciparum*, do *P. vivax* e, recentemente, do *P. malariae*.

A resistência do *P. vivax* à sulfadoxina-pirimetamina se desenvolveu rapidamente em diversas áreas. Já à cloroquina, restringem-se a Indonésia, Timor Leste, Papua Nova-Guiné, parte da Oceania, na América do Sul já descrita no Brasil, Bolívia e Peru. Mantém-se sensível no Sudeste Asiático, na Índia, na Coreia, no Oriente Médio, no Nordeste Africano e nas Américas Central e do Sul (Figura 88.5.3).

Em um estudo de revisão sistemática e metanálise, os autores identificaram 129 ensaios clínicos elegíveis envolvendo 21.694 pacientes em 179 locais de estudo. A resistência à cloroquina esteve presente em 58 (53%) dos 113 locais de estudo avaliados, espalhados na maioria dos países endêmicos para *P. Vivax* ver Figura 88.5.3.

A cloroquina ainda é usada em muitos lugares para tratar a malária por *P. vivax*. No entanto, como a resistência à cloroquina também está se desenvolvendo em parasitos por *P. vivax*, alguns países mudaram para ACT no tratamento da malária por *P. vivax*.

As terapias combinadas à base de artemisinina foram introduzidas em meados dos anos 1990, quando havia uma perspectiva iminente de intratável malária no Sudeste Asiático, onde a resistência a todas as drogas antimaláricas disponíveis haviam se desenvolvido. Em 2006, a Organização Mundial de Saúde (OMS) recomendou essa combinação baseada em artemisinina; terapias podem ser usadas como tratamentos de 1ª linha para o falciparum malária em todos os países onde a malária é endêmica.

Resistência à artemisinina foi relatada primeira vez no oeste do Camboja, onde as taxas de falha terapias combinadas à base de artemisinina aumentram rapidamente e onde a resistência a outras drogas antimaláricas de 1ª linha também emergiram, região referida por alguns como o berço da emergência aos antimaláricos no mundo. Na Tailândia – fronteira de Mianmar –, a meia-vida geométrica para depuração de parasitos aumentou de 2,6 horas em 2001 para 3,7 horas em 2010, em comparação com uma meia-vida de 5,5 horas no oeste do Camboja entre 2007 e 2010. Definir a extensão e gravidade da resistência à artemisinina é essencial para planejamento de eliminação da malária.

A resistência antimalárica pode ser evitada ou ao menos retardada pela combinação de drogas com diferentes mecanismos de ação; e altas taxas de cura podem ser asseguradas com a recomendação de esquemas terapêuticos adequados e de adesão ao tratamento.

A fim de evitar o surgimento de resistência aos derivados de artemisinina, a OMS recomenda a associação de drogas, bem como o monitoramento de resistência em todos os países endêmicos. Os métodos de avaliação de resistência antimalárica incluem a avaliação *in vivo* da eficácia terapêutica, os estudos *in vitro* da suscetibilidade do parasito às drogas em meio de cultura e a genotipagem molecular.

Atualmente, as principais regiões de multirresistência do *P. falciparum* compreendem áreas de fronteira da Tailândia, Camboja e Mianmar, da Oceania e da África Ocidental. Recentemente, foi descrita na América do Sul, em parte do Brasil, na Guiana Francesa e no Suriname (Figura 88.5.4).

Infecções pelo *P. falciparum* resistentes à cloroquina e sulfadoxina/pirimetamina, com sensibilidade reduzida ao quinino e falha terapêutica à mefloquina foram descritas na região de fronteira entre Tailândia, Mianmar e Camboja. Informações atualizadas sobre resistência antimalárica podem ser encontradas nos sites: <www.who.int>; e <www.cdc.gov/travel>.

A resistência do *P. falciparum* aos diferentes medicamentos é disseminada pelo mundo, variando segundo o local. África: resistência baixa, mas ainda há sensibilidade à cloroquina em algumas regiões.

- **Sudeste asiático:** resistência alta, não há áreas de sensibilidade à cloroquina e à associação sulfadoxina-pirimetamina; também existe alta taxa de resistência à mefloquina (mais de 70%).
- **América do Sul:** resistência intermediária. No Brasil, apesar de acentuada resistência à cloroquina (aproximadamente 90%) e à associação sulfadoxina-pirimetamina (praticamente 100%), existem variações dentro do País; na Amazônia ocidental (Amazonas, Acre, Roraima, Rondônia, Mato Grosso e Sudoeste do Pará), a resistência é mais acentuada do que na Amazônia oriental (Amapá, Maranhão, Tocantins e o restante do Pará).

Vários são os mecanismos que favorecem o surgimento da resistência, entre os quais destacamos: alta prevalência de infecção por *P. falciparum*; migração desordenada; tratamento com dose subterapêutica; quimioprofilaxia; livre oferta e falta de medicamentos; além de dificuldades operacionais para o controle da malária.

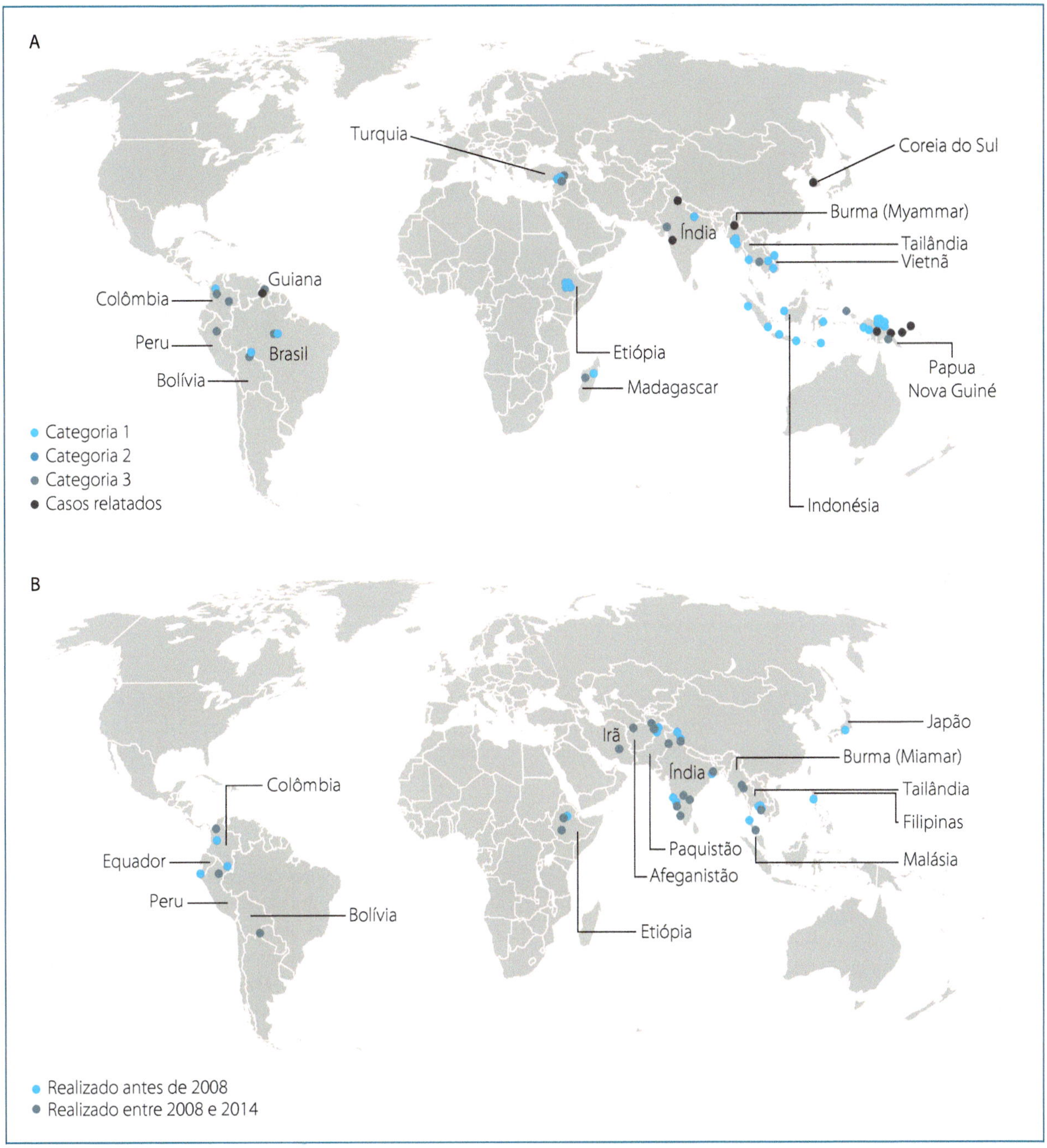

FIGURA 88.5.3 Localização dos centros de estudo com *Plasmodium vivax* (B) resistente à cloroquina (A) e sensível à cloroquina (B).
Fonte: Adaptada de Ric N Price et al.

A prevenção da resistência passa pela correção dos fatores mencionados, o que inclui maior cobertura do serviço de saúde na atenção e na educação da população. A introdução de novas drogas no arsenal terapêutico deve ser feita com cautela, procurando protegê-las da resistência utilizando-as apenas quando indicadas por resistência às demais drogas e, se possível, associadas a outros medicamentos para dificultar o surgimento de cepas resistentes.

O grau de resistência deve ser avaliado e quantificado com o objetivo de estabelecer esquemas terapêuticos eficazes para as diferentes regiões e situações e para o monitoramento da evolução do padrão de sensibilidade.

TESTES *IN VIVO*

A avaliação *in vivo* da eficácia terapêutica é realizada principalmente por meio do acompanhamento de cura após tratamento correto. Existem diferentes padrões de resposta: sensível (S), quando há cura; e resistência (R), quando ocorre reaparecimento de parasitemia após negativação parasitológica.

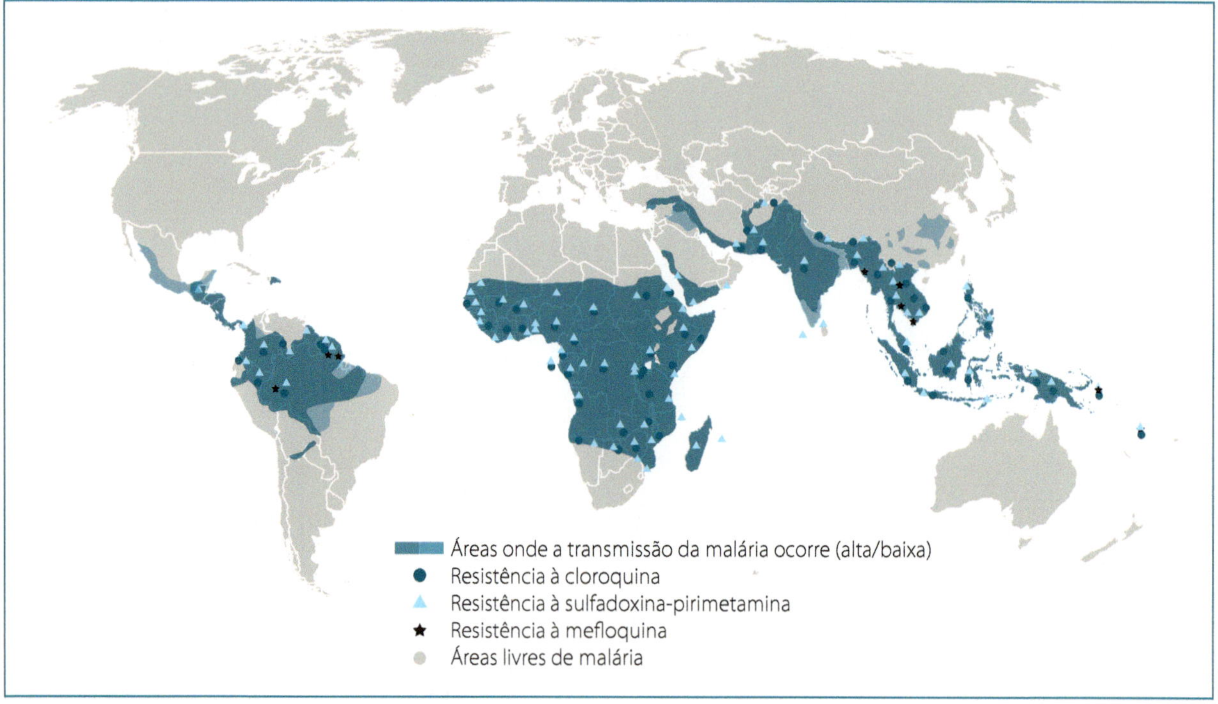

FIGURA 88.5.4 Áreas de transmissão de malária e resistência do *Plasmodium falciparum*, 2010.
Fonte: OMS, 2010.

A resistência de 1º grau (RI) pode ser precoce, quando o reaparecimento da parasitemia ocorre entre 1 e 2 semanas após o tratamento, ou tardia, quando o reaparecimento da parasitemia ocorre após 2 semanas do tratamento.

Na resistência de 2º grau (R2), ocorre redução de mais de 70% da parasitemia, porém sem negativação. A resistência de 3º grau (R3) caracteriza-se pela redução discreta da parasitemia, menor que 30%, ou até mesmo pela ausência de negativação. O termo "resistência" deve ser utilizado quando há dosagem sérica da droga em estudo. Nas situações em que não se dispõe desse método de avaliação, sugere-se utilizar a denominação falha terapêutica.

No Brasil, cerca de 90% dos casos de malária por *P. falciparum* não respondem ao tratamento com cloroquina, aproximadamente 90% das cepas apresentam resistência RI. A associação sulfadoxina-pirimetamina também apresenta altos níveis de resistência, mais de 30% das cepas apresentam níveis R2 ou R3. A resistência à mefloquina apresenta-se em torno de 15%, sendo a maior parte RI.

A Rede Amazônica de Vigilância da Resistência às Drogas Antimaláricas (RAVREDA), criada em 2001 com o objetivo de monitorizar a resistência aos antimaláricos em toda a região amazônica, em estudos recentes, descreveu o padrão de resistência na Bacia Amazônica.

As limitações do teste *in vivo* ocorrem pela necessidade de monitorizar o paciente por período variável, na dependência da droga utilizada (28 dias para a cloroquina e 42 dias para a mefloquina), e pela impossibilidade de se empregar o teste em regiões onde ocorre transmissão pela dificuldade de diferenciar reinfecção de recrudescência. Além disso, é fundamental avaliar se houve adesão ao esquema, sua validade, a quantidade de substância-base do produto, e a absorção adequada (eventualmente, ocorrem vômitos e diarreia que podem diminuir a absorção).

TESTES *IN VITRO*

Os estudos *in vitro* da suscetibilidade do parasito às drogas, em meio de cultura, são realizados com microtestes de sensibilidade, utilizando-se a técnica de Rieckmann, que emprega placas com orifícios onde são colocadas diferentes concentrações da droga a ser testada, e, a seguir, o *P. falciparum* isolado do paciente, avaliando-se a inibição do micro-organismo pela droga.

O padrão de sensibilidade encontrado no Brasil para a cloroquina está em estudo, mas já foi de 100% de sensibilidade. Para o quinino, em torno de 10 a 20% e, para a mefloquina, em torno de 30%. As diferenças observadas entre testes *in vivo* e *in vitro* se devem à imprevisibilidade dos estudos humanos (p. ex., absorção) e também a problemas relacionados com a aderência da droga ao plástico da placa. É importante destacar que os testes *in vitro* não devem ser diretamente correlacionados com resultados *in vivo*, mas entendidos apenas como tendência da evolução da resistência no local onde foi realizado.

NOVAS DROGAS

É fundamental a introdução contínua de novas drogas no arsenal terapêutico para malária por *P. falciparum*, pois a resistência é um fenômeno dinâmico, que surge de modo espontâneo e se dissemina rapidamente, na dependência da situação socioeconômica do local onde ocorre.

Um excelente exemplo da importância de novas drogas foi a comercialização dos derivados da artemisinina em nosso meio, que, em menos de 1 ano, passaram a ser as principais armas utilizadas em pacientes com alta parasitemia e/ou com malária grave.

Atualmente, existem algumas drogas já comercializadas em outros países que ainda não são utilizadas no Brasil, como a halofantrina, similar à mefloquina, que pode apresentar resistência cruzada com ela, mas tem se mostrado eficaz para tratar malária por *P. falciparum* em algumas regiões do mundo. Destaca-se também o atovaquona, uma hidroxinaftoquinona que não mostrou dados animadores em estudos preliminares, mas é eficaz quando associada ao proguanil, atualmente muito utilizada para quimioprofilaxia da malária em viajantes em situações especiais, ver o capítulo sobre medicina de viagem.

Uma nova associação à di-hidroartemisinina e piperaquina tem se mostrado bastante eficaz para tratar malária em região de resistência reconhecida do *P. falciparum*, como a fronteira do Laos e do Camboja. Também é empregada na China e tem vantagem posológica e eficácia superior às combinações com artemisinina recomendadas.

Mais recentemente, em julho de 2018, um derivado sintético da primaquina, a tafenoquina, foi aprovado pela agência norte-americana Food and Drug Administration (FDA), para tratamento radical de malária por *P. vivax*, em maiores de 16 anos após ensaios clínicos de fase 3. A diferença está na meia-vida dessa nova droga, que permite a dose única da medicação, em vez dos habituais 7 dias de primaquina. Por apresentar os mesmos desafios de hemólise em deficientes de G6PD, a nova droga carece de testagem prévia ao seu uso.

O Brasil deverá ser o primeiro país a testar a tafenoquina em campo, com o uso, em paralelo, de um biosensor que detecta a atividade da enzima G6PD, ferramenta diagnóstica que deverá compor o arsenal de estratégias para o tratamento seguro dos indivíduos. A tafenoquina deverá ser utilizada apenas em caso de atividade da enzima G6PD acima de 70%. Espera-se, com isso, um novo cenário no controle à malária no Brasil, permitindo pensar em estratégias futuras de eliminação.

A combinação de di-hidroartemisina (DHA) e piperaquina (PPQ) (não é disponível no Brasil), com comprimidos contendo 40 mg de DHA e 320 mg de PPQ, deve ser administrada em doses de 4 mg/kg/dia de DHA e 18 mg/kg/dia de PPQ, uma vez ao dia, por 3 dias. Não existe disponível no Brasil, até a presente data, a combinação atovaquona-proguanil (Malarone®) que também poderia ser utilizada.

BIBLIOGRAFIA SUGERIDA

Ashley EA, Dhorda M, Fairhurst RM, Amaratunga C et al. Spread of artemisinin resistance in Plasmodium falciparum malaria. N Engl J Med 2014;371:411-23.

Brasil. Ministério da Saúde. Manual de terapêutica de malária no Brasil. Brasília: Brasil. Ministério da Saúde. Secretaria de Vigilância em Saúde. 2019.

Brasil. Ministério da Saúde. Secretária de Vigilância em Saúde Guia Prático de Tratamento da malária no Brasil, Brasília 2010.

Chen N, Auliff A, Rieckmann K et al. Relapses of Plasmodium vivax infection result from clonal hypnozoites activated at predetermined intervals. J Infect Dis, 2007; 195(7):934-41.

Chu, CS; White, NJ. Management of relapsing Plasmodium vivax malaria expert review of anti-infective therapy, 2016 vol. 14, no. 10, 885-900.

Departamento de Vigilância Epidemiológica. Doenças infecciosas e parasitarias: guia de bolso/Ministério da Saúde, Secretaria de Vigilância em Saúde. 6. ed. rev. Brasília: Ministério da Saúde, 2005. p. 213-216.

Dondorp A, Nosten F, Stepniewska K et al. Artesunate versus quinine for treatment of severe falciparum malaria: a randomised trial. Lancet, 2005.366:717-725.

Guidelines for the treatment of malaria. World Health Organization 2010.

Hien TT, Davis TM, Chuong LV, et al. Comparative pharmacokinetics of intramuscular artesunate and artemether in patients with severe falciparum malaria. Antimicrob Agents Chemother, 2004;48:4234-4239.

John K.G. Primaquine radical cure of Plasmodium vivax: a critical review of the literature. Malaria Journal, 2012, 11:280

Jones KL, Donegan S, Lalloo DG. Artesunate versus quinine for treating severe malaria. Cochrane Database Syst Rev, 2007; 4.

Kochar DK, Saxena V, Singh N et al. Plasmodium vivax malaria. Emerg Infect Dis. 2005; 11(1):132-4.

Lacerda MVG, Fragoso SCP, Alecrim MGC, Alexandre MAA, Magalhaes BML, Siqueira AM, Ferreira LCL, Araujo JR, Mourão MPG, Ferrer M, Castillo P, Martin-Jaular L, Fernandez-Becerra C, del Portillo H, Ordi J, Alonso PL, Bassat Q. Postmortem characterization of patients with clinical diagnosis of Plasmodium vivax malaria: to what extent does this parasite kill? Clinical Infectious Diseases, v. 55, p. 615, 2012.

Lacerda MVG, Llanos-Cuentas A, Krudsood S et al. Single-dose tafenoquine to prevent relapse of Plasmodium vivax malaria. N Engl J Med. 2019 Jan 17; 380(3): 215-228.

Lalloo DG, Shingadia D, Pasvol G, Chiodini PL, Whitty CJ et al. UK malaria treatment guidelines. J Infect. 2007 Feb;54(2):111-21.

Mohapatra MK, Padhiary KN, Mishra DP, Sethy G. Atypical manifestations of Plasmodium vivax malaria. Indian J Malariol. 2002; 39(1-2):18-25.

Ric N Price, Lorenz von Seidlein, Neena Valecha, Francois Nosten, J Kevin Baird, Nicholas J White. Global extent of chloroquine-resistant Plasmodium vivax: a systematic review and meta-analysis. Lancet Infect Dis. 2014;14: 982–91.

Rosenthal PJ. Artesunate for the treatment of severe falciparum malaria. N Engl J Med. 2008. 24;358(17):1829-36.

Siqueira A Marchesini P, Torres RM, Rodovalho S, Chaves T. Malária na atenção básica. Belo Horizonte; Nescon/UFMG, 2018.

WORLD HEALTH ORGANIZATION. Guidelines for the treatment of malaria – 3. edition. Geneva, 2015.

Wuelton M Monteiro, Fernando FA Val, André M Siqueira, Gabriel P Franca1, Vanderson S Sampaio, Gisely C Melo, Anne CG Almeida, Marcelo AM Brito, Henry M Peixoto, Douglas Fuller, Quique Bassat, Gustavo AS Romero, Maria Regina F Oliveira, Marcus Vinícius G Lacerda. G6PD deficiency in Latin America: systematic review on prevalence and variants. Mem Inst Oswaldo Cruz, Rio de Janeiro, Vol. 109(5): 553-568, August 2014.

88.6 Controle

Pedro Luiz Tauil

HISTÓRICO

Podem ser identificados, historicamente, quatro períodos distintos no controle da malária humana:

- Desde a Antiguidade até a descoberta do agente etiológico, por Laveran, em 1890, e do mecanismo da transmissão, por Ross, em 1897.
- Destas descobertas até a introdução do uso do inseticida DDT (dicloro-difenil-tricloroetano) na profilaxia da doença em 1944.
- Do início do uso do DDT até a mudança da estratégia mundial de controle da malária, em 1992.
- De 1992 até nossos dias.

O primeiro período caracteriza-se pelo uso do quinino, a partir de 1820, como agente terapêutico eficaz, indicado até hoje para o tratamento da malária.

No segundo período, desenvolveram-se estudos etiopatogênicos e epidemiológicos da doença. Iniciou-se o combate às larvas dos vetores por meio de drenagem e aterros de coleções hídricas e do uso de substâncias larvicidas (os derivados do petróleo e o verde-paris). Outras medidas de controle começaram a ser utilizadas, como a telagem das casas, o uso de mosquiteiros e de inseticidas sem efeito residual (piretro). Em 1906, Carlos Chagas chamou a atenção para a transmissão intradomiciliar da malária. No início dos anos 1940, utilizando o verde-paris como larvicida, o piretro como adulticida e a eliminação de criadouros potenciais, conseguiu-se uma das maiores glórias da saúde pública brasileira, a eliminação do *Anopheles gambiae* do nordeste do país. O mosquito, importado da África, foi responsável por uma epidemia com alta letalidade (acima de 10%).

Em 1924, foi introduzida a plasmoquina, uma 8-aminoquinoleína, e, em 1930, a atebrina, no tratamento da malária. A primeira tinha ação nas formas teciduais e sexuadas do parasito, e a última, uma ação supressiva superior à do quinino. Ambas, porém, foram posteriormente abandonadas em virtude da alta toxicidade. Tanto Laveran, pela descoberta do *Plasmodium malariae*, como Ross, pela descoberta da transmissão vetorial da malária, foram ganhadores de Prêmios Nobel.

No terceiro período, houve uma revolução na luta contra a malária, a partir do uso do DDT como inseticida de contato, de aplicação em superfície e de efeito residual. O composto foi sintetizado por Zeidler em 1874, porém suas propriedades inseticidas só foram verificadas por Muller, em 1936, que também recebeu Prêmio Nobel pela descoberta. Na terapêutica, surgiram muitas drogas, entre elas as 4-aminoquinoleínas (cloroquina e amodiaquina), a primaquina, do grupo das 8-aminoquinoleínas e a mefloquina, um quinolinometanol. Essas drogas, ainda usadas atualmente, mostraram-se muito eficazes e de baixa toxicidade.

O uso do DDT trouxe tanta euforia que se visualizou a possibilidade de erradicação mundial da malária. Campanhas com esta finalidade foram planejadas e executadas em quase todas as regiões malarígenas, com exceção da maioria dos países africanos, coordenadas pela Organização Mundial da Saúde OMS. Muitos êxitos foram obtidos em países desenvolvidos e em áreas mais desenvolvidas de países subdesenvolvidos como o Brasil. Se no início da década de 1940, segundo Barros Barreto, estimava-se a incidência da malária em seis milhões de casos novos anuais (mais de 15% da população), em 1970 só foram registrados no país cerca de 52 mil casos.

A campanha de erradicação foi implantada no Brasil em 1960 e teve, também, como objetivo a eliminação da transmissão natural da doença de forma permanente. Com esta estratégia, a transmissão da malária foi interrompida nas regiões Sul e Sudeste, na quase totalidade da região Nordeste e em parte da região Centro-Oeste. Nessas áreas, as características das moradias, a estabilidade da população e o maior grau de desenvolvimento socioeconômico facilitaram a efetividade do inseticida aplicado no interior das habitações com a finalidade de combater o inseto-vetor infectado. Hoje, as áreas praticamente livres de transmissão da malária alcançam todas as unidades federadas da região extra-amazônica, existindo apenas pequenos focos nos estados de São Paulo, Espírito Santo e Paraná.

A estratégia da erradicação tinha como principal medida de ataque à doença o combate ao vetor na sua fase adulta, com inseticida de efeito residual aplicado nas superfícies internas dos domicílios. O combate ao mosquito na sua fase larvária e, sobretudo, a assistência aos doentes de malária, com diagnóstico oportuno e tratamento completo e efetivo, eram consideradas atividades complementares.

Porém, já em dezembro de 1970, atendendo a recomendações da XXII Assembleia Mundial da Saúde, a campanha de erradicação da malária dividiu o Brasil em duas áreas, com base em características geográficas, ecológicas e socioeconômicas: área de erradicação de longo prazo, compreendendo a região da Bacia Amazônica; e área de erradicação de curto prazo, compreendendo o restante do país, onde a perspectiva de erradicação era iminente. Essa divisão prenunciava um convívio com a doença na Amazônia por um longo tempo.

O quarto período caracterizou-se pela identificação das dificuldades de erradicação da malária em diferentes países da Ásia, da África e da América Latina. Múltiplos fatores passaram a ser considerados responsáveis pela persistência e até mesmo pelo aumento da transmissão. Fatores antes pouco valorizados passam a ter maior importância, como os de natureza econômica, social, política, ambiental e antropológica, ao lado dos de natureza puramente biológica, antes os mais priorizados. Nesse período, a estratégia mundial de erradicação foi substituída pela do controle integrado da doença, com todas as implicações trazidas por esta decisão na teoria e na prática dos programas de luta contra a malária. A ênfase deixa de ser o combate ao mosquito e passa a ser a atenção ao doente, buscando-se evitar a morte pela doença, a gravidade dos casos e, quando e onde for possível, a redução da influência dos diferentes fatores responsáveis por sua incidência.

No Brasil, em 1970, foi iniciado o processo de ocupação intensiva e desordenada da Amazônia. Verificou-se que a transmissão da malária dependia, em cada localidade, da interação de diferentes fatores de risco epidemiológico, de origem diversa, como fatores biológicos, ecológicos, sociais, culturais, econômicos e políticos. A redução ou eliminação da transmissão não depende exclusivamente da aplicação do inseticida, mas de intervenção adequada em função da natureza dos próprios fatores envolvidos na transmissão. Em áreas restritas, onde foi possível este tipo de intervenção, a malária foi controlada. São exemplos o garimpo de Serra Pelada, em Marabá, no Pará; a construção da hidrelétrica de Balbina, no Amazonas; a pavimentação da rodovia BR-364, que liga Cuiabá a Porto Velho; a construção da ferrovia Carajás (PA) - Itaqui (MA); e as áreas de mineração mecanizada em vários pontos da Amazônia.

A dificuldade para reduzir os fatores de risco de ordem econômica e social, determinantes da incidência da malária na região amazônica, faz com que, no momento, mesmo com as armas científicas e tecnológicas disponíveis, seja praticamente impossível interromper a transmissão da doença da região. Nas áreas de alta endemicidade da Amazônia, enquanto o processo de desenvolvimento não atingir um nível mínimo de infraestrutura social, incluindo a oferta regular de serviços de saúde, que favoreça a fixação da população na terra, tornando-a mais estável e produtiva, os objetivos da luta contra a malária são os de prevenir a morte, reduzir o número de casos graves e reduzir a incidência. Nessas áreas, os princípios em que se fundamentavam os programas de erradicação da malária estão comprometidos. Esses princípios eram:

- A transmissão da malária é fundamentalmente intradomiciliar.
- A malária humana não tem reservatórios animais e, portanto, o esgotamento do parasito no homem, naturalmente ou por medicação, leva à interrupção da transmissão.
- A disponibilidade de um inseticida de efeito residual, de ação por contato e de aplicação em superfície (o DDT), viabiliza a eliminação de mosquitos infectados nas zonas endêmicas.

Quanto ao primeiro item, não apenas se constatou transmissão extradomiciliar, como a precariedade das habitações descaracteriza os conceitos de intra e extradomicílio, pela ausência total ou parcial de paredes verticais nas casas.

Com relação ao segundo item, tanto a resistência de cepas de *P. falciparum* aos antimaláricos seguros para uso em massa, como a dificuldade de acesso a medicamentos e a existência de portadores assintomáticos em zonas endêmicas, prolongam o período de transmissibilidade da doença.

Quanto ao terceiro princípio, mesmo onde não há, ainda, resistência dos anofelinos ao DDT ou a outros inseticidas, a falta total ou parcial de paredes nas casas reduz a efetividade de qualquer substância de aplicação em superfície.

Portanto, em outubro de 1992, em Amsterdam, na Holanda, uma conferência ministerial patrocinada pela OMS recomendou a adoção de uma nova estratégia global de luta contra a doença com base na realidade epidemiológica e social de cada região, com incorporação de outras medidas de controle adequadas a cada situação, ação multissetorial para redução da influência de fatores de risco de naturezas socioeconômica, cultural, política e ecológica, e participação ativa da população. A ênfase da luta contra a malária passa a ser a atenção aos doentes, e não mais ao mosquito, na medida em que se busca primeiro prevenir os casos graves e as mortes causadas pela doença.

O controle integrado da malária, como uma ação conjunta do governo e da sociedade dirigida para a eliminação ou a redução dos riscos de morrer ou adoecer de malária, é a nova orientação de luta contra a doença adotada pelo Brasil em consonância com as recomendações da Conferência de Amsterdam.

São os seguintes os objetivos do controle integrado da malária:

- Evitar a mortalidade.
- Reduzir a morbidade e as perdas socioeconômicas causadas pela doença.
- As estratégias a serem adotadas para atingir os objetivos propostos são:
- Diagnóstico oportuno e tratamento imediato dos casos.
- Planejamento e aplicação de medidas antivetoriais seletivas.
- Detecção oportuna de epidemias e combate eficaz para evitar a dispersão da doença e o restabelecimento da transmissão em áreas onde esta foi interrompida.
- Avaliação contínua da situação da malária no país, incluindo seus fatores determinantes de natureza ecológica, social, cultural e econômica.

Para que essas estratégias sejam efetivas e os objetivos, alcançados, é preciso:

- Compromisso político dos diferentes níveis de governo.
- Integração da luta contra a malária no Sistema Único de Saúde e participação nos planos de desenvolvimento da Amazônia.
- Participação ativa da população nas medidas de controle.
- Adequação dos recursos humanos, materiais e financeiros.

Apesar de promissoras pesquisas científicas estarem em desenvolvimento em vários países do mundo, ainda não existe uma vacina comprovadamente eficaz para ser utilizada em um programa de controle da malária como medida única ou fundamental. Assim, a estratégia de controle deve contemplar várias ações dependendo da realidade epidemiológica e social da área de incidência da doença, dos recursos materiais e humanos disponíveis e da importância política que as autoridades governamentais dão ao problema.

CONDUTA EM RELAÇÃO À DOENÇA

O elemento fundamental na luta atual contra a malária é dispor de diagnóstico oportuno e tratamento imediato e eficaz. Estes são direitos fundamentais das populações afetadas. Independentemente das condições locais existentes, o primeiro objetivo a ser buscado é a prevenção de casos de óbito por malária. Em certas situações, este é, às vezes, o único objetivo possível de ser perseguido; não é possível aceitar passivamente a morte por malária.

Para atingir este objetivo, são fundamentais duas medidas de controle:

a) Identificação dos casos suspeitos de malária antes do aparecimento de complicações e seu diagnóstico e tratamento corretos o mais breve possível.

b) Reconhecimento dos casos graves e de suas complicações principais, como coma neurológico, insuficiência renal, insuficiência pulmonar, hipoglicemia, distúrbios do equilíbrio hidroeletrolítico e acidobásico, anemia grave, choque circulatório e distúrbios da coagulação sanguínea. Estes casos devem ser imediatamente encaminhados para centros hospitalares com recursos médicos e de enfermagem adequados para atendimento dessas complicações.

No nível periférico, enquanto se providencia o encaminhamento desses pacientes, o que se deve fazer é administrar drogas antimaláricas adequadas e disponíveis nessas localidades, por pessoal treinado, quer sejam médicos, enfermeiros ou auxiliares de saúde. As epidemias de malária grave ocorrem quando populações com baixa imunidade específica ficam expostas a elevada intensidade de transmissão. Áreas ecologicamente favoráveis à transmissão da doença, com população instável, do ponto de vista social e econômico, que residem ou trabalham em condições precárias, em regiões onde os serviços sociais básicos não existem, como em garimpos abertos ou acampamentos de sem-terra na Amazônia, podem ser sedes de epidemias de malária grave.

A redução da incidência de casos graves é outro objetivo do programa a ser buscado, quando há condições de diagnóstico confirmatório oportuno e tratamento específico antes do aparecimento de complicações. Portanto, nessas circunstâncias, são fundamentais a implantação e o funcionamento de laboratórios para confirmação do diagnóstico clínico e a disponibilidade de medicamentos específicos e eficazes para o tipo de parasito ou parasitos prevalentes na localidade. Tanto para atingir este objetivo como o anterior, as medidas a serem adotadas são eminentemente assistenciais, realizadas por unidades de saúde estrategicamente localizadas para permitir acesso rápido de pacientes suspeitos de malária e seu encaminhamento para unidades de referência mais complexas quando necessário.

PREVENÇÃO DA MALÁRIA

Em outras situações, o objetivo do programa pode ser mais ambicioso, buscando, além dos descritos anteriormente, a redução da incidência da doença e a manutenção da transmissão em níveis muito baixos. Para atingir essa meta, além do tratamento oportuno dos doentes, para que as fontes de infecção dos mosquitos sejam reduzidas, são necessárias ações de natureza antivetorial. Estas compreendem uma gama de medidas realizadas junto às pessoas, aos domicílios, aos locais de trabalho e ao meio ambiente em geral. Variam desde a aplicação de inseticida de efeito residual nas paredes internas das casas até obras de saneamento ambiental de grande porte. A escolha das medidas disponíveis dependerá das condições epidemiológicas locais, com a identificação dos fatores de risco mais importantes presentes na localidade. Não há mais a prescrição de medidas uniformes para qualquer área de transmissão, a exemplo do antigo programa mundial de erradicação.

A nova estratégia mundial de controle integrado tem muitas vantagens, em termos de efetividade, quando comparada com a estratégia anterior de erradicação. Porém, exige a descentralização das decisões e, para isso, é necessário pessoal capacitado no nível periférico para realizar diagnósticos epidemiológicos e optar pelas medidas de controle mais eficazes para determinada situação. O pessoal periférico deixa de ser exclusivamente executor de decisões tomadas em outros níveis para participar de forma importante deste processo. O rol de medidas disponíveis é bastante grande, a maioria delas com base no princípio de redução do contato do mosquito infectado com o homem.

Desde 2006, o controle da malária no Brasil tem alcançado resultados muito favoráveis, com redução drástica da letalidade, das internações hospitalares e da incidência da doença, principalmente aquela produzida por *Plasmodium falciparum*. Algumas medidas tomadas podem explicar esse declínio da doença, entre elas a expansão da rede de diagnóstico e tratamento, com mais de 3 mil unidades na Região Amazônica, e a progressiva integração da atenção básica nessas atividades; a adoção de esquema terapêutico mais eficaz e de maior adesão da população para a malária por *P. falciparum*, que consiste na associação de um derivado da artemisinina com a lumefantrina ou a mefloquina. O percentual de casos por esta espécie caiu bastante, para cerca de 10% em 2017. O conjunto dessas medidas contribuiu para a diminuição do número de óbitos e de casos graves, por um lado, e da incidência, por outro, pois mais de 60% dos casos foram tratados antes de 48 horas do início dos sintomas, o que evitou a formação de gametócitos, forma infectante para os mosquitos, ou reduziu seu tempo de permanência na corrente sanguínea dos pacientes.

PROTEÇÃO INDIVIDUAL

Consegue-se certo grau de proteção pessoal e familiar com o uso de roupas protetoras e de substâncias repelentes, telagem das portas e janelas, uso de mosquiteiros, impregnados ou não com inseticida. O uso de mosquiteiros impregnados com inseticida repelente tem sido considerado, onde é regularmente aplicado, como uma arma muito importante na redução da transmissão da doença. A quimioprofilaxia com medicamentos é cada vez menos indicada, pela dificuldade das pessoas para seguirem corretamente as prescrições, em virtude dos efeitos colaterais que seu uso continuado produz e pelo aumento da resistência dos parasitos aos medicamentos disponíveis. A quimioprofilaxia fica restrita a situações muito específicas, sob orientação e acompanhamento médicos.

LUTA CONTRA OS VETORES

As medidas antivetoriais disponíveis compreendem a aplicação de inseticidas químicos, o manejo do meio ambiente e o uso de larvicidas químicos ou biológicos. Os inseticidas químicos podem ser usados, em aplicações periódicas, nas superfícies das paredes internas dos domicílios, pois apresentam ação residual e efeito letal aos mosquitos, por contato. Essa medida busca criar uma barreira ecológica entre os mosquitos-vetores e os seres humanos, uma vez que os insetos pousam nestas paredes antes e depois do seu repasto sanguíneo. Quando encontram um inseticida eficaz que atua por contato, tendem a morrer.

A aplicação intradomiciliar de inseticidas tem sua efetividade seriamente comprometida em áreas onde predominam habitações precárias, com ausência parcial ou total de paredes, ou ainda com paredes que dificultam a aderência do inseticida (plástico, por exemplo). Outro modo de uso dos inseticidas químicos é sua aplicação espacial, sob forma de partículas com volume ultrabaixo, ou na forma de *fog*. Este modo de aplicação é indicado em agrupamentos populacionais onde predominam os domicílios sem paredes completas, limitando a forma de aplicação anteriormente citada, ou onde a densidade vetorial é muito elevada. Como não apresenta efeito residual, seu custo operacional é muito alto e sua aplicação depende ainda de condições meteorológicas favoráveis, como ausência de chuvas, ventos fortes e temperaturas muito elevadas no momento da aplicação. Do ponto de vista ecológico, é mais contaminador do meio ambiente.

A aplicação de inseticidas químicos exige pessoal adequadamente treinado, experiente e devidamente protegido. Sua utilização é, atualmente, assunto muito polêmico e complexo, havendo de se levar em conta as condições ambientais e sociais e a possibilidade de se poder sustentar os custos crescentes dos produtos mais modernos. Em condições apropriadas, pode ser bastante efetivo e pouco nocivo às pessoas e ao meio ambiente. A análise criteriosa das condições locais é que deve indicar ou não seu uso.

O manejo adequado do meio ambiente pode reduzir a densidade anofélica, eliminando criadouros por meio de aterro, drenagem, ou limpeza da vegetação. Na periferia de cidades, este procedimento tem sido efetivo em diferentes oportunidades. Em outras situações, quando não é possível a eliminação das coleções de água, podem ser utilizadas substâncias larvicidas de natureza química ou biológica (*Bacillus turingiensis* variedade *israelensis* e *B. esphaericus*). Animais predadores de larvas de anofelinos, como certas espécies de peixes, também podem ser usados.

MANUTENÇÃO DAS ÁREAS LIVRES DA TRANSMISSÃO NATURAL

Nas áreas onde a transmissão foi, há algum tempo, interrompida, mas onde ainda existem os mosquitos-vetores, a entrada de pessoas infectadas procedentes de áreas endêmicas pode reintroduzir a transmissão de forma epidêmica. Os conceitos de receptividade, presença do vetor em densidade suficiente para manter transmissão da doença, e de vulnerabilidade, presença de pessoas infectadas procedentes de áreas endêmicas, são de muita utilidade para a abordagem deste objetivo do programa de controle da malária.

O conhecimento das áreas receptivas e vulneráveis a epidemias pode ser obtido por meio da análise epidemiológica, considerando-se, entre outros fatores, as condições geográficas e climáticas, as características da fauna anofélica, a situação social e econômica e a presença de movimentos populacionais. A prevenção de surtos epidêmicos nestas áreas depende da capacidade dos serviços básicos de saúde de suspeitar de malária, diagnosticar e tratar oportunamente os portadores de síndrome febril procedentes de área endêmica. Quando não for possível prevenir a reinstalação da transmissão, sua rápida detecção é fundamental para reduzir as dimensões da epidemia. Os serviços básicos de saúde desempenham papel muito importante nesse aspecto e precisam estar preparados para o diagnóstico presuntivo de malária em pessoas febris procedentes de área endêmica. A vigilância epidemiológica é o meio disponível de detecção rápida de epidemias. As medidas de controle consistem no diagnóstico e no tratamento oportuno e correto do maior número possível de portadores de parasito, com a finalidade de reduzir rapidamente a fonte de infecção para os mosquitos, e na aplicação de medidas antivetoriais adequadas.

BIBLIOGRAFIA SUGERIDA

Ferreira MU, Castro MC. Challenges for malaria elimination in Brazil. Malar J. 2016 May 20;15(1):284. doi: 10.1186/s12936-016-1335-1.

Griffing SM, Tauil PL, Udhayakumar V, Silva-Flannery L. A historical perspective on malaria control in Brazil. Mem Inst Oswaldo Cruz. 2015 Sep;110(6):701-18. doi: 10.1590/0074-02760150041.

Oaks S.C., Mitchel V.S. Pearson G.W and Carpenter C.J. Editors. Malaria: Obstacles and Opportunities. Institute of Medicine, 1991. National Academy of Sciences. National Academy Press, Washington, USA.

Organizacion Mundial de la Salud. Serie de Informes Técnicos 839. Aplicacion de la Estrategia Mundial de Lucha contra el Paludismo, 1993. Ginebra, Suiza.

Pampana E. Erradicacion de la Malaria. Centro Regional de Ayuda Técnica. Agencia para el Desarrollo Internacional dos USA. Editorial LIMUSA-Willey: México, 1966.

Targett G.A.T. Editor. Malaria: waiting for the vaccine. London School of Hygiene and Tropical Medicine. First Annual Publlic Health Forum. 1991. John Wiles & Sons Ltd. Chichester. England.

89

Toxoplasmose

Jacob K. Frenkel (in memoriam)
José Ernesto Vidal Bermúdez

DEFINIÇÃO

Infecção, algumas vezes doença, causada pelo *Toxoplasma gondii* (Nicolle e Manceaux, 1909; apud: Kennou MF), protozoário intracelular obrigatório pertencente ao *phylum* Apicomplexa, subclasse coccídea. O gato é o hospedeiro definitivo ou completo, ao passo que o homem, os outros mamíferos e as aves são hospedeiros intermediários ou incompletos.

HISTÓRICO

O toxoplasma foi descoberto por Splendore em 1908, em um coelho de laboratório, em São Paulo, Brasil, e por Nicolle e Manceaux no *gondi,* roedor africano então usado na pesquisa de leishmaniose no Instituto Pasteur de Túnis. É impressionante que os coelhos e os *gondis* se tornaram infectados em laboratórios, mas decorreram mais de 60 anos até se descobrir como poderiam ter se infectado.

Depois, seguiu-se um período em que o toxoplasma era identificado esporadicamente em animais e homens. Em 1923, Janku observou-o no olho de uma criança na Tchecoslováquia e, no Brasil, em 1927, Torres descreveu-o como causa de meningoencefalite congênita, miocardite e miosite. Em ambos os exemplos, os organismos foram descritos como *encephalitozoon*, um pequeno protozoário difícil de distinguir do toxoplasma sem colorações especiais.

A partir de 1937, Wolf e Cowan relataram vários casos da doença em crianças pequenas, que provocou a transmissão transplacentária, tendo sido isolado o toxoplasma por inoculação em animal. A primeira infecção bem documentada em adultos foi descrita por Pinkerton e Weinman, em um peruano que também tinha bartonelose, e por Pinkerton e Henderson, em um paciente com doença exantemática aguda e febril. O toxoplasma foi reconhecido, por Sabin, como causa de encefalite em crianças mais velhas.

Com o desenvolvimento de um teste sorológico sensível e específico, a prova do corante, por Sabin e Feldman, e de outros testes, tornou-se possível associar outras síndromes ao toxoplasma. Também foi reconhecida a grande prevalência de infecção assintomática em animais e no homem, a doença sintomática representa apenas o pequeno pico de um grande *iceberg* submerso. Uma percentagem de pacientes com coriorretinite, hiperplasia de linfonodos, miocardite e miosite poderia também estar associada à toxoplasmose.

A transmissão transplacentária revelou-se responsável por menos de 1% da infecção. Carne crua ou malcozida seria uma grande fonte de infecção, segundo Jacobs Remington e Melton, e já se demonstrou que a taxa de infecção humana aumentava em pessoas que ingeriram, experimentalmente, costeletas de carneiro cruas. Embora existisse explicação razoável sobre o modo como animais carnívoros e o homem, alimentando-se de carne malcozida, podiam infectar-se, restava descobrir como herbívoros puros – incluindo carneiros e coelhos – e pessoas vegetarianas contraíam a infecção. Hutchison foi o primeiro a mostrar que gatos podiam eliminar toxoplasma pelas fezes e postulou que os parasitas estavam contidos em ovos de ascarídeos do gato, o toxocara.

Contudo, o toxoplasma foi definitivamente separado do toxocara das fezes de gato. A infecciosidade do toxoplasma foi identificada com um pequeno oocisto coccidiano, usando-se um número estatisticamente significativo de observações e medidas independentes, por meio de testes que podiam dissociar a infectividade dos oocistos. Sheffield e Melton, Overdulve, Weiland e Kühn, Witte e Piekarski, Walton e Werner, e Hutchison, Dunachie, Siim e Work, e outros contribuíram para estabelecer e apoiar esta tese.

ETIOLOGIA

O *Toxoplasma gondii* é o único membro conhecido do gênero. Estudos realizados na Europa e nos Estados Unidos descreveram classicamente três linhagens clonais designadas como tipo I, tipo II e tipo III, as quais variam em termos de distribuição epidemiológica. No hemisfério norte, a maioria de cepas isoladas de casos humanos, incluindo pacientes com a síndrome da imunodeficiência adquirida (aids) é do tipo II. Entretanto, estudos realizados no Brasil identificaram o tipo I como o mais frequente em pacientes com toxoplasmose ocular e naqueles com toxoplasmose cerebral e aids. Recentemente, em virtude da identificação de uma proporção importante de polimorfismos e diversidade genética nos isolados clínicos brasileiros, foi sugerido que a classificação clonal previamente descrita possa não ser adequada para todos os contextos epidemiológicos.

Existem três estágios principais de desenvolvimento do *Toxoplasma gondii*: taquizoítos, bradizoítos e esporozoítos.

TAQUIZOÍTOS

São os organismos de rápida multiplicação da infecção aguda, também chamados formas proliferativas e trofozoítos (Figura 89.1). A multiplicação acontece por sucessivas endodigenias (brotamento interno de dois organismos) dentro dos vacúolos intracitoplasmáticos. Assim, grupos de 8 a 16 taquizoítos foram encontrados desenvolvendo-se em quase todas as células e tecidos de mamíferos e aves, o que torna o toxoplasma um dos parasitas de menor especificidade para células e tecidos.

Em esfregaços que secam ao ar, fixados com metanol e corados pelo Giemsa, os taquizoítos apresentam-se alongados ou "em crescente", medindo aproximadamente 2 × 6 mμ. Em cortes de tecidos fixados com formalina ou Zenker, corados pela hematoxilina-eosina, os organismos aparecem ovoides ou redondos, com aproximadamente 3 mμ de diâmetro e núcleo medindo cerca de 2 mμ. À microscopia eletrônica, observa-se um complexo apical anterior, constituído por um anel cônico e polar, roptrias e micronemas que podem ter alguma função na penetração celular. Próximo ao centro, observam-se um núcleo, mitocôndrias, um aparelho de Golgi e, na superfície, microtúbulos capazes de conferir motilidade. Embora a multiplicação dos taquizoítos usualmente destrua a célula hospedeira, a produção ou não de lesões depende da capacidade de autorregeneração das células. Os taquizoítos livres são muito lábeis aos fatores externos.

BRADIZOÍTOS

São organismos de multiplicação lenta ou de repouso nos cistos do toxoplasma e se desenvolvem, durante a infecção crônica, no cérebro, na retina, nos músculos esquelético e cardíaco, e em qualquer outra parte (Figuras 89.2A e 89.2B).

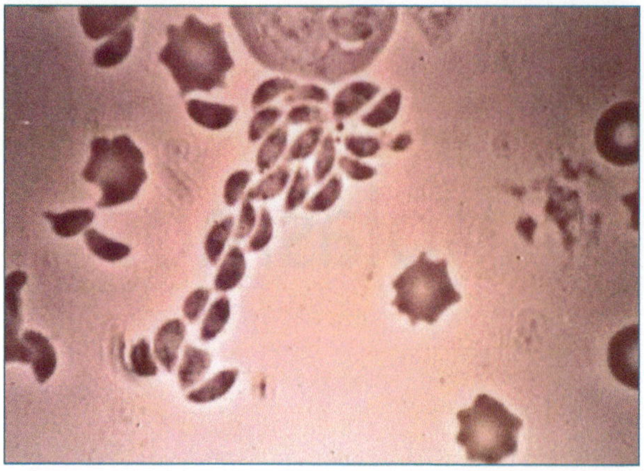

FIGURA 89.1 Preparação supravital de taquizoítos de toxoplasma livres em exsudato peritoneal de macrófagos de camundongo. As hemáceas servem de medida comparativa (contraste de fase, 800×).

Os bradizoítos originam-se em um vacúolo citoplasmático cuja membrana se transforma na cápsula do cisto. O núcleo da célula hospedeira permanece fora do cisto, mas frequentemente não é visível no plano de corte; a cápsula do cisto é resistente e elástica, argirofílica, provavelmente composta de uma glicoproteína que isola os bradizoítos da ação dos mecanismos imunológicos do hospedeiro. Assim, os cistos persistem durante meses e anos, frequentemente durante toda a vida do hospedeiro.

Em esfregaços, os bradizoítos medem cerca de 2 × 7 mμ e são similares aos taquizoítos, exceto pelo seu maior conteúdo de uma substância semelhante ao glicogênio. Os bradizoítos resistem à digestão péptica e tríptica, o que está de acordo com sua transmissão pela via oral. Esses organismos são importantes no ciclo do toxoplasma, pois, quando ingeridos por gatos, a eliminação dos oocistos ocorre apenas durante 3 a 6 dias (Figuras 89.2A e 89.2B). Ao contrário, os taquizoítos, se infectantes, são eliminados apenas após 20 a 40 dias. Os bradizoítos encontram-se, em geral, intimamente comprimidos dentro do cisto, que é esférico no cérebro e na retina, medindo de 20 a 200 mμ de diâmetro, mas alongado no músculo estriado, onde mede até 200 mμ de comprimento.

ESPOROZOÍTOS

Desenvolvem-se nos esporocistos, dentro de oocistos que são eliminados pelas fezes dos gatos (Figura 89.2C). Como *a Isospora* sp., cada oocisto contém dois esporocistos, e cada esporocisto, quatro esporozoítos. Os esporozoítos medem 2 × 8 mμ; os esporocistos, cerca de 6 × 8 mμ e o oocisto, aproximadamente 10 × 13 mμ. Os esporozoítos são ultraestruturalmente similares aos dois estágios mencionados; por via oral, eles se revelam altamente infectantes para muitos mamíferos, aves e para o homem. Os oocistos desenvolvem-se a partir dos gametócitos, nos gatos domésticos e nos outros Felidae, e após um ciclo reprodutivo enteroepitelial. Eles também infectam diretamente os gatos, mas só são eliminados por eles após um intervalo de cerca de três semanas.

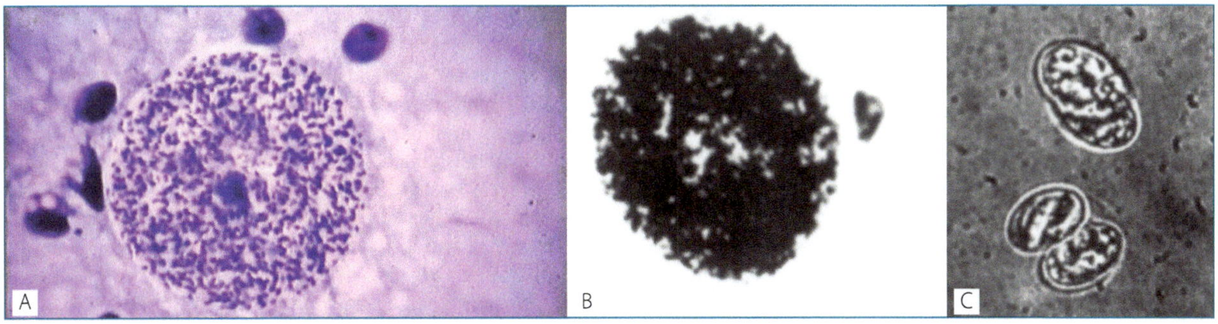

FIGURA 89.2 Cisto toxoplasmático, lâmica por decalque (Giemsa, 1.600×).
Fonte: Acervo da autoria.

CICLO BIOLÓGICO (FIGURA 89.3)

O toxoplasma é um parasita coccidiano com um ciclo de duplo hospedeiro bem evidente. Os gatos são os hospedeiros finais nos quais os estágios reprodutivos enteroepiteliais são seguidos por um ciclo sexual (gametócitos macho e fêmea, e oocistos). Esses felinos podem ser denominados "hospedeiros completos", já que também apresentam o ciclo extraintestinal ou tecidual, composto por taquizoítos em grupos e por bradizoítos em cistos. O homem, os mamíferos não felinos e os pássaros são "hospedeiros intermediários" ou "incompletos", nos quais ocorre apenas o ciclo tecidual extraintestinal.

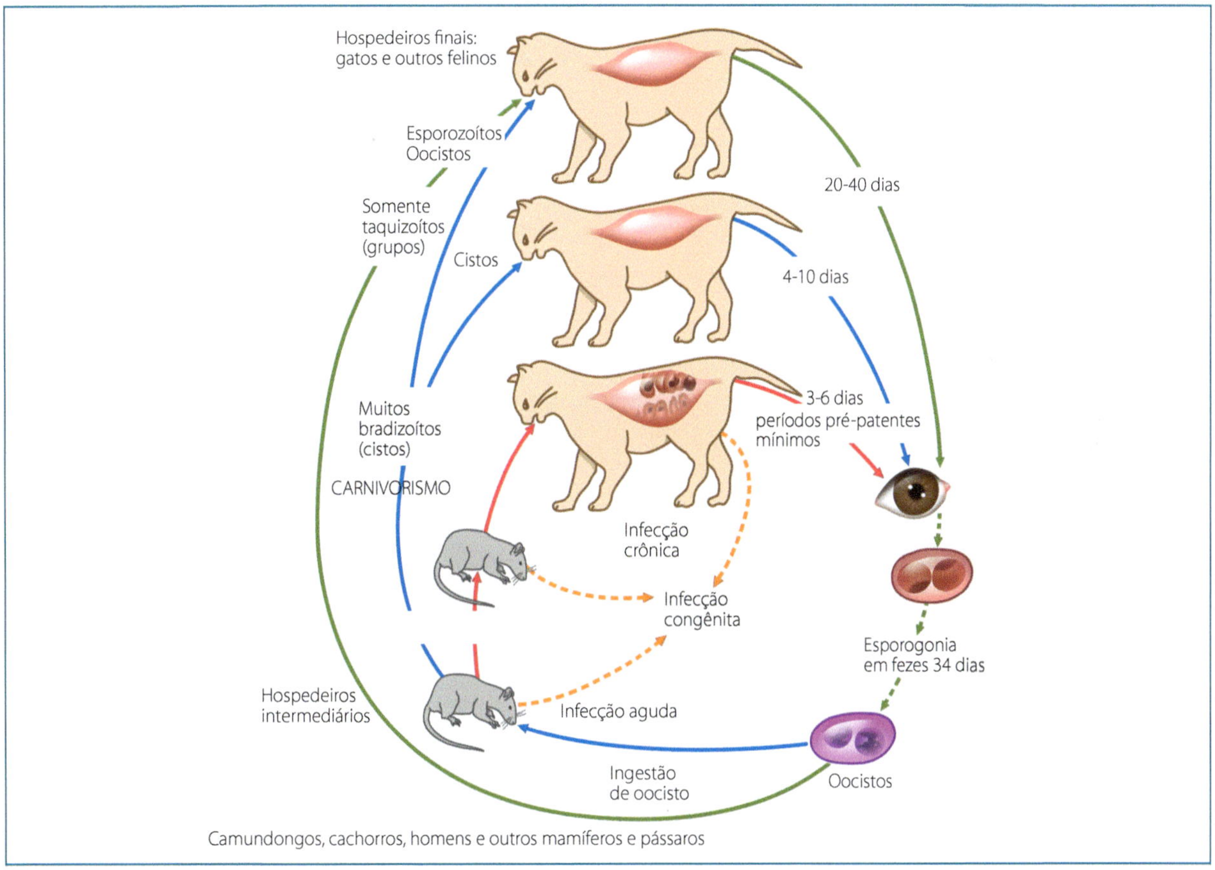

FIGURA 89.3 Ciclo do toxoplasma. Três gatos indicam infecção com diferentes períodos de incubação que antecedem o aparecimento de oocistos. Após a ingestão dos bradizoítos (cistos), o período de incubação estende-se de 3 a 6 dias. Após a ingestão de camundongos com infecção aguda, onde usualmente estão presentes uns poucos cistos, o período de incubação habitualmente é de 4 a 6 dias. Entretanto, quando se subinocula durante infecções agudas muito precoces, onde só taquizoítos estão presentes, o período de incubação é de 20 a 40 dias, o mesmo que após a ingestão de esporozoítos contidos em oocistos. Somente o ciclo endógeno em gatos que se segue à ingestão de cistos tem sido descrito com detalhes. Os camundongos representam hospedeiros intermediários ou incompletos, nos quais somente o ciclo tecidual extraintestinal do toxoplasma é encontrado. Nos felinos, esse ciclo extra-intestinal ocorre juntamente com o ciclo intraepitelial (tipos A-E, gametócitos e oocistos). Infecção congênita tem sido observada no homem e em muitos animais, no curso da infecção aguda, e, em uns poucos animais, também durante a infecção crônica.
Fonte: Acervo da autoria.

Os oocistos são eliminados pelas fezes dos gatos no estágio de esporoblasto não infectante. Na presença de oxigênio, a temperaturas entre 20 e 30 °C, os oocistos esporulam em 1 a 3 dias, tempo durante o qual se tornam infectantes para os mamíferos, para os pássaros, e para o homem. Muitos animais desenvolvem infecções crônicas com os bradizoítos em cistos, sendo, portanto, fontes potenciais de infecção para os carnívoros. Quando um carnívoro ingere cistos de toxoplasma, segue-se primeiro um ciclo proliferativo em muitos tecidos e, com o desenvolvimento da imunidade, formam-se os cistos. Somente nos felinos ocorre o ciclo enteroepitelial. A transmissão transplacentária em humanos realiza-se, provavelmente, pelos taquizoítos.

EPIDEMIOLOGIA

A infecção toxoplásmica ocorre em todo o mundo, segundo os resultados dos inquéritos sorológicos. A maior parte das infecções é assintomática, sendo a doença uma exceção no homem. Assim, de 70 a 100% dos adultos podem ter sido infectados.

No Brasil, a prevalência de anticorpos na população adulta varia de 50 a 80%, com maiores índices em alguns estados do Norte e do Sul. A incidência aumenta com a idade, estimando-se a frequência anual de conversão sorológica em 10% entre 0 e 5 anos; 1% entre 6 e 20 anos; e 0,3% acima de 20 anos de idade.

Em cerca de 50% dos gatos, são comumente encontrados anticorpos. Na área de Manaus, Brasil, 81% dos 32 gatos examinados apresentaram anticorpos em títulos iguais ou superiores a 1:128 no teste de hemaglutinação indireta. Em Botucatu, 64% dos cães tinham anticorpos.

Como os gatos eliminam centenas de milhares ou milhões de oocistos durante a primoinfecção, eles têm importância fundamental na epidemiologia da toxoplasmose. Os oocistos persistem no solo úmido por muitos meses (na Costa Rica, foram observados até 12 meses, e no Kansas, Estados Unidos, até 18 meses), portanto muitos seres humanos e animais podem infectar-se com os oocistos de um gato. Contudo, se houver a ingestão de um animal infectado, somente um ou, no máximo, alguns carnívoros são infectados.

Recentemente, durante um estudo prospectivo de infecção por toxoplasmose no Panamá, constatou-se que crianças entre 1 e 6 anos que soroconverteram tinham mais contato com cães do que com gatos, fato que, inicialmente, foi difícil de explicar porque os cães não excretam oocistos. Entretanto, aprendeu-se que esses animais, no Panamá, ingerem e se envolvem com fezes de gato. Dessa maneira, os cães levariam os oocistos eliminados por gatos da rua para os domicílios, onde as crianças contaminam suas mãos ao brincar com eles.

No Panamá, no Novo México e no Alabama – Estados Unidos, observou-se o envolvimento dos cães com fezes de gato. As crianças têm o hábito de colocar as mãos na boca dos cães e, como não têm repugnância ao cheiro de fezes, como os adultos, e os cães gostam de ser agradados, estes podem ser importantes portadores mecânicos de oocistos de *T. gondii* como mostra a correlação estatística no Panamá.

O homem adquire a infecção principalmente por três vias (Figura 89.4):

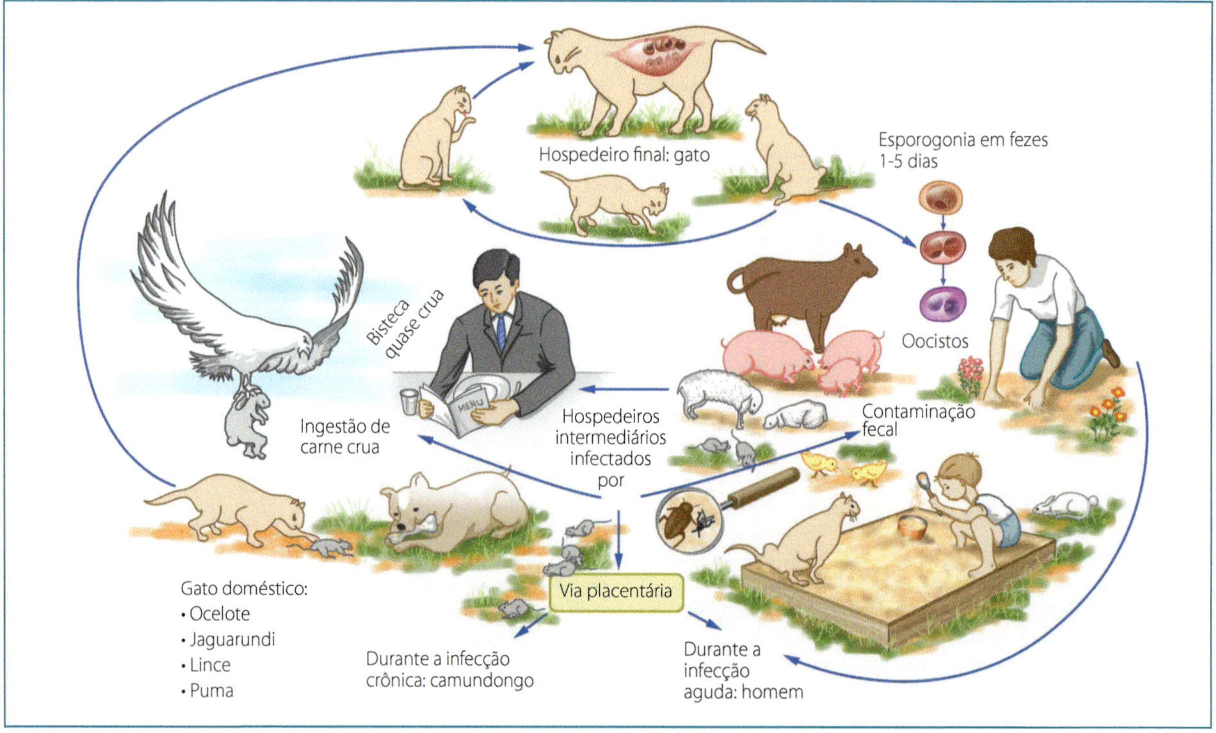

FIGURA 89.4 Transmissão da toxoplasmose. Os oocistos são eliminados nas fezes de gatos e outros *Felidae*, e, após esporulação, tornam-se infectantes para uma grande variedade de hospedeiros. Contaminação fecal, direta ou por vetores, tais como moscas, insetos e vermes, pode infectar pássaros, mamíferos e o homem. O carnivorismo é outro importante meio de transmissão. A transmissão transplacentária é rara.
Fonte: Reproduzida, com permissão, de Williams e Wilkins.

a) Ingestão de oocistos do solo, da areia, das latas de lixo e de qualquer local onde os gatos defecam, em torno das casas e jardins, disseminando-os por meio de hospedeiros transportadores como moscas, baratas e minhocas.

b) Ingestão de cistos de carne crua e malcozida, especialmente de porco e carneiro. Os cistos sobrevivem no frio por semanas, mas são, em geral, mortos pelo congelamento. O aquecimento acima de 66 °C também mata, seguramente, os cistos.

c) Infecção transplacentária. Cerca de 40% dos fetos foram infectados por essa via em mulheres que adquirem a infecção toxoplásmica durante a gravidez.

O índice de infecção em uma população humana depende da combinação de padrões de vida e de cultura, como o local onde as crianças costumam brincar ou o fato de morarem em casas ou apartamentos. A concentração de gatos e de suas fezes em áreas peridomiciliares é importante em cidades onde as áreas utilizáveis para defecção são restritas às casas, às ruas e aos pátios cimentados. A existência de terrenos onde se criam pássaros, camundongos e ratos, que são hospedeiros intermediários, aumentará a incidência da infecção nos gatos, ao passo que a administração de alimentos preparados a fará baixar.

A maneira como a carne é preparada para o consumo humano é um fator de transmissão, bem como a chance de os animais carnívoros comerem alimentos contaminados com fezes de gatos (Figura 89.4). Por exemplo, em Minas Gerais, o índice de infecção foi de 30% em porcos abatidos e de 12% no gado. Na área de Manaus, o índice de infecção em animais selvagens e domésticos foi de 81% em gatos, 63% em cães, 55% em *opossums* (marsupial) e 49% em macacos-esquilo. A taxa anual de conversão sorológica mostrou-se mais elevada em crianças de 0 a 6 anos do que em adultos em El Salvador (Figura 89.5) e em outros países latino-americanos, provavelmente em razão da ingestão de oocistos provenientes de fezes de gatos deixadas no chão. Resultados semelhantes foram encontrados no Brasil, como se mencionou. Na França central, onde se costuma dar carne crua às crianças como alimento saudável, e carne mal passada aos adultos, a taxa de conversão sorológica também é alta (Figura 89.5). Entretanto, em Nova Iorque, onde o contato com terra contaminada por fezes de gatos é provavelmente pequeno, e comer carne mal passada é um hábito adquirido culturalmente, a taxa de conversão sorológica é baixa e, possivelmente, mais alta em adultos que em crianças.

Na ausência de gatos domésticos, como ocorre na área do rio Xingu, no Brasil central, a alta prevalência de anticorpos pode, provavelmente, ser atribuída aos felinos selvagens, como o ocelote, o jaguar e o jaguarundi, que se mostraram capazes de eliminar oocistos de toxoplasma. A prevalência humana mais baixa é encontrada em climas quentes e secos, como na Amazônia.

A alta incidência de primoinfecção durante a idade procriativa e o risco elevado de infecção fetal têm sido responsabilizados pela manutenção da taxa anual de infecção entre 3 e 5%. Embora não sejam disponíveis dados exatos, em razão das limitações quanto ao diagnóstico e as notificações, esses percentuais estão de acordo com a seguinte observação: mulheres que já apresentavam soropositividade antes da gravidez não infectam seus fetos.

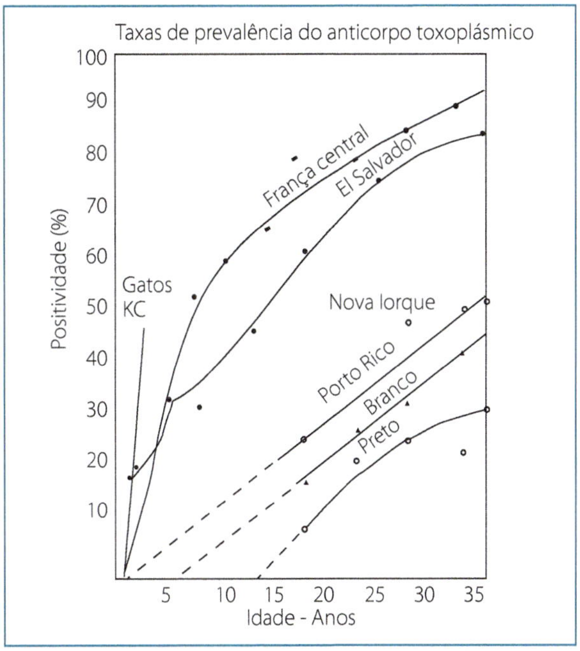

FIGURA 89.5 Índices de prevalência de anticorpos contra toxoplasma nas populações humanas de El Salvador, França, Nova Iorque e em gatos de Kansas City, Estados Unidos. A curva de El Salvador refere-se aos dados de Remington e outros, e indica um elevado índice de aquisição de anticorpos durante a infância. Os dados de Nova Iorque, obtidos por Kimball, Kean e Fuchs são de mães durante a gestação, indicando que o índice de aquisição de anticorpos na infância é provavelmente menor do que em adultos, sobretudo em negros e brancos. Gatos com uma idade média de dois anos mostram a presença de anticorpos em aproximadamente 45%.

PATOGENIA E HISTOPATOLOGIA

Na maioria dos animais e no homem, a toxoplasmose é uma infecção assintomática. A doença resulta de um grande número de células destruídas pelo micro-organismo, pela hipersensibilidade ou por ambos. As manifestações da doença em humanos estão geralmente relacionadas a uma vulnerabilidade tecidual especial associada à regeneração lenta ou ausente. A infecção materna, embora inaparente, pode determinar lesões destrutivas no feto.

Basicamente, pode-se distinguir as seguintes lesões e suas causas:

a) Destruição de células parasitadas, principalmente por taquizoítos.

b) Tecidos necrosados por ruptura de cistos.

c) Infarto necrosado decorrente de comprometimento vascular pelos mecanismos "a" e "b".

d) Lesões de cérebro de crianças com toxoplasmose neonatal mostrando vascularites periaquedutais e periventriculares com necrose.

A destruição de células parasitadas pelos taquizoítos é o primeiro mecanismo a produzir lesões. Ela lesa especialmente tecidos como o cérebro, os olhos e os músculos, nos quais as células destruídas não são substituídas como acontece nos tecidos linfoide, epitelial e conectivo, ou no fígado e no pulmão, em que as lesões podem não ser notadas. A reação inflamatória consiste, geralmente, em linfócitos, monócitos e macrófagos, um número variável de polimorfonucleares e, algumas vezes, plasmócitos. Na micróglia cerebral, formam-se nódulos. No caso de perdas celulares extensas e reparação tecidual, ocorre por fibrose no cérebro, por gliose.

A necrose tecidual que se segue à ruptura de cistos, geralmente, ocorre durante a infecção crônica, na presença de imunidade e hipersensibilidade tardia. A maioria ou todos os bradizoítos liberados pela ruptura dos cistos são destruídos por mecanismos imunológicos. A despeito disso, há, frequentemente, necrose de células adjacentes às células parasitadas, uma manifestação de hipersensibilidade. O grau de hipersensibilidade é medido pelo grau de lesão tecidual proveniente da liberação de antígenos, ao passo que o grau de imunidade é medido pela limitação do crescimento do parasita ou do seu número.

Os cistos persistem em muitos organismos, mas, quando intactos, são de pouca significação. Da mesma forma, a ruptura de cistos no fígado ou no tecido linfoide pode ter pouca importância, desde que as células destruídas possam ser regeneradas. Mesmo no miocárdio e no cérebro, a ruptura de alguns cistos usualmente não é acompanhada de sintomas, em virtude da reserva funcional das células remanescentes. Entretanto, quando ocorre na retina, a ruptura de cistos revela-se frequentemente sintomática, já que a função visual é altamente concentrada em limitada área da retina. A perda de uma porção de retina dá origem ao escotoma, e a posterior reação inflamatória no vítreo causa o obscurecimento da visão.

O enfarte necrosado em virtude de comprometimento vascular nem sempre está presente. Ele depende de uma participação acidental do vaso por uma lesão parenquimatosa que dá origem a trombose e enfarte. Este último é um importante mecanismo patogenético de lesão cerebral em pacientes com aids, e é visível à tomografia computadorizada. Frequentemente, os taquizoítos se espalham ao longo das arteríolas, provocando proliferação das paredes, trombose e enfarto. Assim, a lesão focal no córtex cerebral de um bebê pode ser tão grande que a área necrótica calcificada torna-se visível à radiografia.

Necroses periaquedutal e periventricular têm sido observadas somente depois de infecções intrauterinas em que ocorre intenso parasitismo do cérebro. O toxoplasma penetra o sistema periventricular a partir das lesões parenquimatosas e parasita as células ependimárias e os tecidos subependimários, produzindo inflamações e causando pequenas úlceras. Se o aqueduto de Sylvius, a porção mais estreita do sistema ventricular, se torna obstruído, os ventrículos lateral e terceiro são transformados em algo semelhante a um abscesso cavitário com grande número de parasitas, material antigênico e células inflamatórias. Então, outro processo tem início. O fluido antigênico infiltra-se através das úlceras ependimárias, invadindo tecidos subependimários e aí permanecendo em contato com os vasos sanguíneos que transportam anticorpos. Estes últimos são, inicialmente, transferidos da mãe, mas são também produzidos ativamente pelo feto antes do nascimento.

Os vasos sanguíneos mostram infiltrado celular do espaço de Virchow-Robin, edema das células das paredes vasculares e, por último, exsudato rico em fibrina. Finalmente, os vasos podem se trombosar. Esta lesão incomum é interpretada como uma reação antígeno-anticorpo. Como prova de que não é produzida por um fator tóxico, há a presença de tecido de granulação na luz ventricular, proveniente das paredes de algumas grandes artérias que atravessam a zona periventricular da necrose. Esse tecido de granulação, embora com espaços vasculares comumente vazios, está ileso. Aparentemente, o fluido dos ventrículos não é tóxico para as células.

A quantidade de tecido necrosado é desproporcionalmente grande em comparação com o número de células contendo toxoplasma, fenômeno atribuído à trombose. O tecido cerebral necrótico é autolisado e gradualmente eliminado para dentro dos ventrículos, de onde pode ser aspirado. O conteúdo proteico desse líquido ventricular é elevado, frequentemente em nível de gramas por cento. Testes cutâneos em cobaias sensibilizadas demonstram seu componente antigênico.

Enquanto isso, é discreta a inflamação do quarto ventrículo não obstruído e drenado através dos forames de Luschka e Magendie. As úlceras ependimárias não são acompanhadas por reação vascular. O líquido espinal que se comunica com o quarto ventrículo contém, comumente, apenas algumas centenas de miligramas de proteína por cento e um pouco mais de células inflamatórias do que os ventrículos laterais. Estas lesões são ilustradas e descritas adiante neste capítulo.

TOXOPLASMOSE CLÍNICA

Do ponto de vista prático, é importante fazer distinção entre as manifestações da doença, como a toxoplasmose febril aguda, a linfadenopatia, a toxoplasmose ocular, a doença em pacientes imunossuprimidos, a toxoplasmose neonatal, a toxoplasmose na gravidez e a toxoplasmose congênita.

TOXOPLASMOSE FEBRIL AGUDA

A infecção aguda em pessoas imunocompetentes é geralmente assintomática. Porém, até 10% dos casos podem apresentar manifestações clínicas inespecíficas e autolimitadas que raramente necessitam de tratamento.

Essa infecção é generalizada e pode acompanhar-se de exantema, mas sintomas de acometimento pulmonar, miocárdico, hepático ou cerebral, às vezes, são evidentes. Como a infecção é usualmente contraída pela ingestão de oocistos ou de cistos, pode-se suspeitar de uma fase entérica, a qual foi recentemente diagnosticada em um paciente com aids. Mais tarde, o agente se dissemina pelas vias linfática e hemática, comprometendo o fígado, os pulmões, o coração e os gânglios linfáticos. As lesões resultam da proliferação dos taquizoítos destruidores de células hospedeiras e os tecidos nos quais a regeneração celular é lenta ou ausente são os mais severamente afetados.

Uma vez que, na maioria dos indivíduos, a imunidade que se desenvolve impede o aparecimento de quaisquer sintomas, só se conhecem casos esporádicos, com sintomas característicos e que têm como etiologia o toxoplasma.

A pneumonia é difusa, podendo haver tosse seca, com expectoração escassa, contendo mononucleares. Miocardite e miosite durante o período febril inicial resultam da destruição de células pelos taquizoítos (Figura 89.6A). Posteriormente, os cistos se desenvolvem e sua ruptura pode originar importantes lesões reativas atribuíveis à hipersensibilidade (Figura 89.6B).

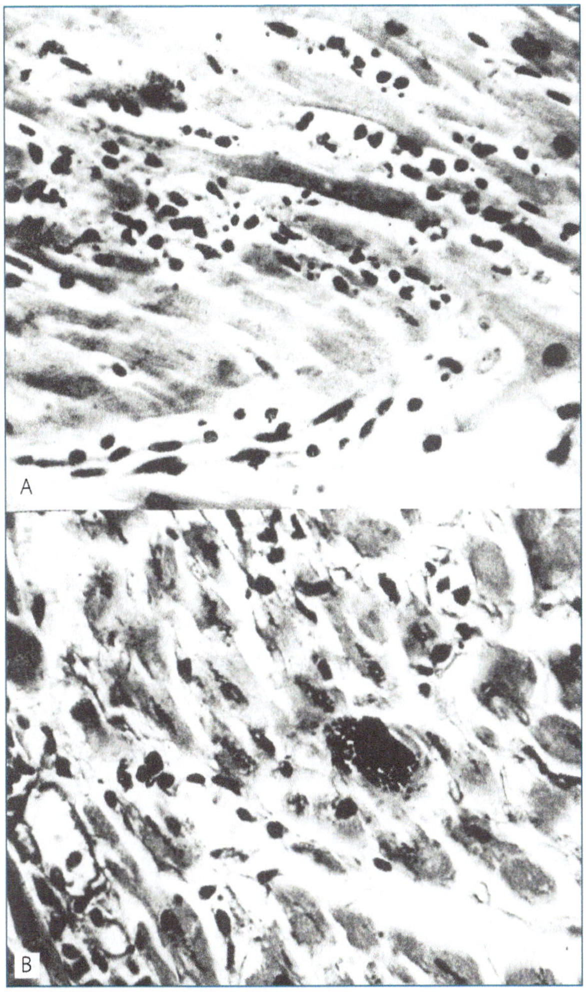

FIGURA 89.6 (A) Miocardite toxoplásmica aguda. Toxoplasmas em multiplicação produzem necrose das células parasitadas. Ácido periódico-hematoxilina de Schiff, 270×; (B) miocardite toxoplásmica crônica à esquerda, aparente resultado da ruptura de cisto num hospedeiro hipersensível. O cisto intacto (ao centro) não acarretou inflamação. Note-se a intensa coloração em virtude do conteúdo glicogênico do cisto. Os grânulos de lipofucsina em cada fibra miocárdica são menores que o toxoplasma. Ácido periódico-hematoxilina de Schiff, 285×.

Fonte: (A) cortesia do Dr. Donald E. Eyles; (B) cortesia do Dr. EH. Kass.

No Chile, a toxoplasmose foi diagnosticada em 65% de 166 pacientes com miocardiopatia e insuficiência cardíaca, ao passo que a doença de Chagas foi diagnosticada em 50% desses pacientes. A hepatite decorrente da necrose focal hepática é habitualmente discreta e de curta duração; a cicatrização não acarreta sequelas. O exantema é maculopapular, marrom-avermelhado e não pruriginoso; envolve o corpo todo, exceto as palmas das mãos e as plantas dos pés.

A encefalite pode acompanhar as citadas manifestações de acometimento extraneural ou pode ser a manifestação primária da toxoplasmose febril aguda. As lesões não têm localização típica, mas são difusas e se assemelham à encefalite por *arbovirus*. Pode haver discreta pleiocitose mononuclear e aumento de proteína no líquor.

LINFADENITE TOXOPLASMÁTICA

A manifestação clínica mais típica é a presença de linfadenopatia cervical ou occipital isolada. A linfadenite regional pode estar relacionada à porta de entrada durante a síndrome febril aguda. Como os taquizoítos em reprodução causam necrose, os gânglios linfáticos estão aumentados e dolorosos.

Linfadenopatia localizada, especialmente em mulheres, e, em geral, envolvendo os nódulos linfáticos cervicais posteriores, ou linfadenopatia generalizada, seguindo um episódio febril, têm sido ligadas à toxoplasmose por Gard e Magnusson e Siim. Tais nódulos estão aumentados e sensíveis, algumas vezes levantando a suspeita de que são linfomatosos. Quando removidos por cirurgia, eles mostram hiperplasia sem toxoplasma ou com apenas um cisto. Há hiperplasia histiocitária com poucas células epitelioides, principalmente em folículos linfoides sem necrose, periadenite ou fibrose e com boa preservação da arquitetura. Isso é capaz de persistir por uma semana ou um mês e pode assemelhar-se à mononucleose infecciosa acompanhada por linfócitos atípicos no sangue periférico. O teste de Paul-Bunnell é negativo.

Em 118 pacientes com "toxoplasmose glandular", somente 19 tinham febre, que era alta em apenas dois. Uma vez que os títulos de anticorpos permanecem elevados e estáveis, e a doença eventualmente observada antes já não subsiste e, ainda, em vista da presença de somente um pequeno número de toxoplasmas no estágio de cisto, essa síndrome é interpretada como uma resposta imunológica mais ou menos adequada. Ocasionalmente, são referidas esplenomegalia e hepatomegalia.

TOXOPLASMOSE OCULAR

A retinocoroidite (Figuras 89.7, 89.8 e 89.9) é a lesão mais frequentemente associada à toxoplasmose e, em 30 a 60% dos pacientes com esta entidade, pode-se atribuir a etiologia ao toxoplasma. Tal conclusão é fundamentada em avaliações estatísticas de estudos sorológicos, confirmados pela histologia e pelo isolamento dos organismos em limitado número de casos. A frequência do achado de anticorpo toxoplásmico é muito maior em pacientes com retinocoroidite do que na população saudável. Contudo, a distribuição dos níveis de anticorpos é semelhante nos dois grupos; esse fato indica que a retinocoroidite é parte da toxoplasmose crônica, e que as lesões clinicamente ativas não fornecem estímulos antigênicos suficientes para aumentar os níveis de anticorpos além do que é encontrado na população-controle. Embora isso traga certa insegurança no diagnóstico individual dos pacientes, o quadro clínico e a patogênese são bem delimitados, baseando-se em uma combinação de dados clínicos, patológicos e experimentais. Apesar de a retinocoroidite ser geralmente uma reativação de infecção congênita, ela pode se apresentar na infecção aguda.

No sul do Brasil, tem sido observada prevalência alta de toxoplasmose ocular, provavelmente associada com populações de origem alemã e italiana habituadas a ingerir carne de porco malcozida.

Dois tipos de lesões de retina podem ser observados:

a) Retinite com rápido início de intensa inflamação que desaparece após período de 1 a 2 meses, provavelmente à ruptura do cisto.

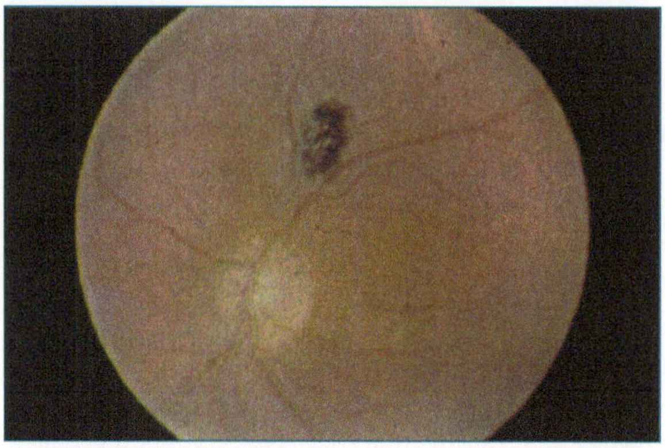

FIGURA 89.7 Coriorretinite aguda com aproximadamente dez dias de duração, no olho esquerdo. A lesão de cor amarela obscurece os vasos sanguíneos (teste do corante 1:256). Data: 30.3.1954.
Fonte: Acervo da autoria.

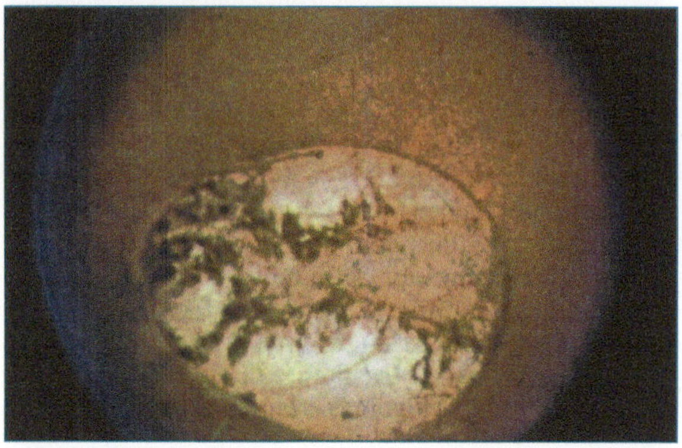

FIGURA 89.8 Antiga coriorretinite congênita, toxoplásmica, do olho esquerdo, quando o paciente tinha sete anos de idade e o teste do corante apresentava um título de 1:128. Este paciente apresentava calcificações cranianas.
Fonte: Acervo da autoria.

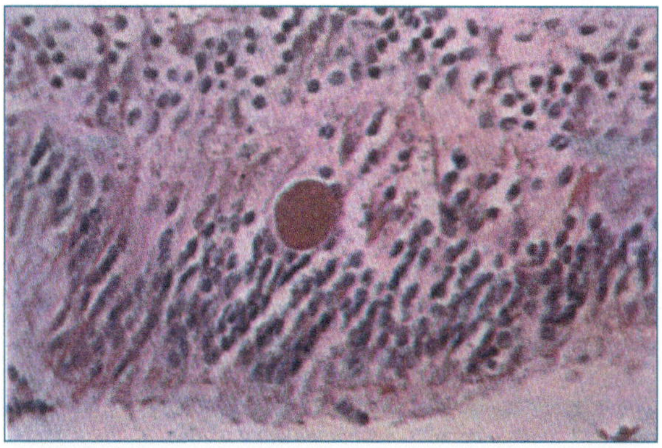

FIGURA 89.9 Cisto toxoplásmico na retina de paciente que, durante nove anos, apresentou coriorretinite recidivante e que recebia tratamento com corticosteroides até 16 dias antes da enucleação do olho. Acredita-se que a ruptura desses cistos seja responsável por casos esporádicos de coriorretinite que usualmente não exigem tratamento quando a imunidade é alta. Todavia, em indivíduos sob a ação de corticoides, os taquizoítos podem se formar e multiplicar continuamente até destruir a retina.
Fonte: Caso dos Drs. Brooks e Crawford.

b) Retinite crônica, ativa durante meses, provavelmente decorrente da necrose de células individuais consequente à multiplicação de taquizoítos.

No primeiro exemplo, a liberação do antígeno pela ruptura do cisto e a presença de hipersensibilidade dão origem à inflamação, porém com imunidade suficiente para inibir a proliferação dos organismos liberados. As lesões são branco-amareladas, circunscritas por hiperemia, compatíveis com necrose retiniana, mas apresentam limites borrados em razão da inflamação no vítreo. Lesões branco-amareladas antigas, circunscritas, com alterações pigmentares, são comumente encontradas no mesmo exame de fundo de olho. Embora alguma hemorragia possa acompanhar a lesão, a vasculite primária não é causada pelo toxoplasma.

A fim de estabelecer o diagnóstico, o paciente precisa ter um teste positivo para toxoplasmose, e não deve haver outra causa ou causas melhores; contudo, dos casos diagnosticados para a retinite citomegálica (provável segunda causa mais comum da síndrome), a infecção por citomegalovírus constitui o mais importante diagnóstico diferencial, especialmente em pacientes com aids. Clinicamente, a coriorretinite toxoplásmica se acompanha de mais exsudato e os bordos são imprecisos, à medida que a retinite citomegalovirótica mostra bordas nítidas com hemorragias.

No segundo tipo, a lesão é crônica, amiúde ou recorrentemente progressiva, e sua persistência leva à perda progressiva da visão, algumas vezes chegando à cegueira. Se, em virtude da presença de glaucoma e dor, esses olhos cegos são enucleados, encontra-se uma multiplicação ativa de taquizoítos na retina. Embora a reação inflamatória seja mais intensa na coroide e na esclerótica, nenhum parasita é encontrado nelas. Essa lesão se deve, basicamente, a uma imunidade deficiente na retina, em geral espontânea e com aids, mas às vezes agravada pela administração de corticosteroides.

TOXOPLASMOSE NEONATAL

Resultado da infecção intrauterina, a qual varia em severidade do assintomático ao fatal, dependendo da idade fetal à infecção e de fatores desconhecidos.

Os achados comuns são prematuridade, baixo peso, coriorretinite pós-maturidade (5,7% bilateral), estrabismo, icterícia e hepatomegalia. Os achados laboratoriais incluem pleiocitose com proteinorraquia e retardo mental e, ocasionalmente, defeitos endócrinos resultantes de disfunção hipotalâmica e pituitária.

As mães desses bebês, usualmente, tiveram infecção assintomática; aparentemente, elas têm resposta imunológica adequada e pronta. Algumas vezes, referem sintomas semelhantes à influenza, de curta duração, ocasionalmente acompanhados de enfartamento ganglionar.

A doença, na primeira infância, é singular em virtude da imaturidade imunológica do hospedeiro e da imunização passiva por anticorpos maternos, resultando em uma infecção discreta, porém prolongada e, portanto, destrutiva. Se a infecção ocorreu no último trimestre da gestação, o bebê pode apresentar principalmente pneumonia, miocardite ou hepatite com icterícia e anemia, trombocitopenia, retinocoroidite, falta de ganho de peso ou é assintomático. Se ocorrer no segundo trimestre, o bebê pode nascer prematuro, mostrando sinais de encefalite com convulsões, pleiocitose do LCR, líquor ventricular com alto teor proteico, calcificações cerebrais (Figura 89.10) e acentuada destruição da retina.

A estenose do aqueduto frequentemente se acompanha de obstrução da drenagem do sistema ventricular com hidrocefalia interna (Figura 89.11), necrose periventricular e necrose por enfarte, sendo todas essas lesões patognomônicas da toxoplasmose. Sinais oculares são úteis no diagnóstico: nistagmo; estrabismo; microftalmia; retinocoroidite; e iridociclite. Em consequência da extensão da necrose no hipotálamo, a temperatura corporal da criança pode ser instável. O conteúdo proteico do líquor ventricular é usualmente alto, no nível de gramas por cento, ao passo que o líquor subaracnóideo apresenta somente algumas centenas de miligramas por cento.

Uma sequela comum, mesmo entre aqueles com doença subclínica, é o retardo psicomotor. Também os focos de calcificação cerebral se destacam nas crianças mais velhas; eles tendem a se localizar nas paredes ventriculares, distribuindo-se ao acaso por todo o córtex. Embora algumas crianças permaneçam assintomáticas durante os primeiros anos de vida, acredita-se que elas sejam propensas a desenvolver retinocoroidite mais tarde. Sabin descreveu com as sequelas neurológicas, conhecidas por "Tétrade de Sabin":

- coriorretinite (90%);
- calcificações cerebrais e convulsões (70%);
- retardamento psicomotor e mental (60%);

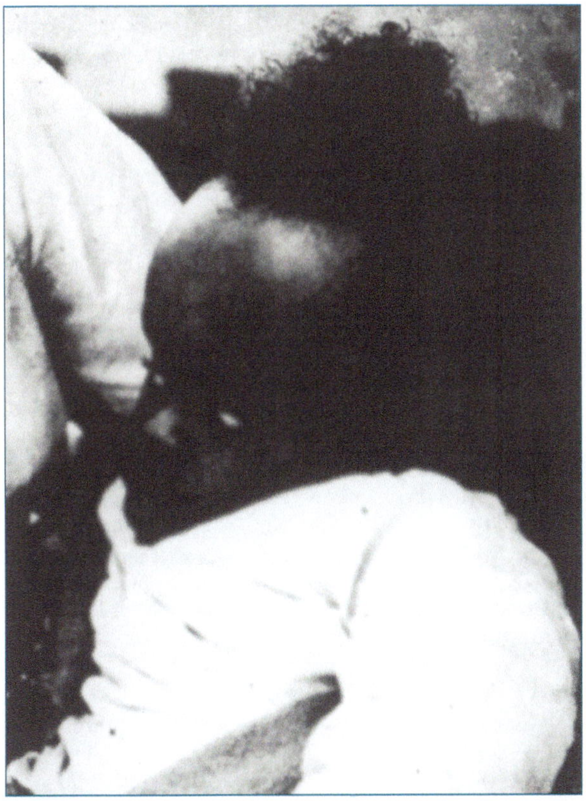

FIGURA 89.10 Toxoplasmose congênita. Calcificações cerebrais difusas.
Fonte: Acervo da autoria.

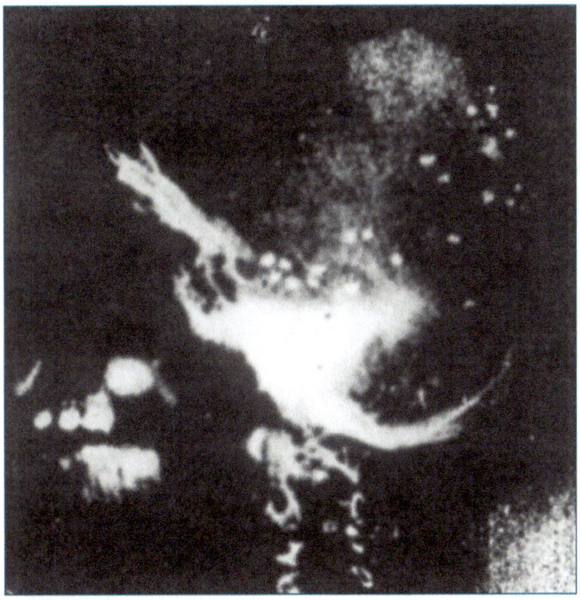

FIGURA 89.11 Toxoplasmose congênita. Notar a hidrocefalia e o estrabismo convergente.
Fonte: Gentileza de Delascio, D.

- alterações do volume craniano como microcefalia ou macrocefalia pela substituição da massa encefálica por líquor (50%).

A mera presença de anticorpos toxoplásmicos no recém-nascido não é evidência de infecção, visto que a IgG materna atravessa a placenta. A vida média da IgG passivamente transferida é de 1 mês, e cerca de 3 meses são necessários para que ocorra uma queda de 10 diluições no título de anticorpos. Os anticorpos maternos podem persistir por um ano.

O diagnóstico de toxoplasmose no recém-nascido é feito pela demonstração da presença de anticorpos IgM ou IgA contra o *T. gondii*; e não pode ser feito apenas pela demonstração de anticorpos IgG, já que estes são transferidos passivamente da mãe para o feto. Entretanto, deve-se ter cautela na interpretação dos resultados de IgM e IgA no recém-nascido, pois a transmissão de IgM e/ou IgA materna pode ocorrer durante o nascimento. Em razão da curta meia-vida destes anticorpos (IgM e IgA), os testes positivos devem ser confirmados e repetidos do segundo ao quarto dias de vida (IgM) e no décimo dia de vida (IgA).

Outro método para o diagnóstico da toxoplasmose no recém-nascido é a realização do teste de Western-blot em mãe e recém-nascido. Em 1985, pesquisas revelaram que bandas eram claramente demonstráveis em blots de IgG e/ou IgM do soro de recém-nascidos infectados que não estavam presentes em blots no soro das mães. Mesmo após 20 anos, esse método ainda é utilizado e demonstra mais sensibilidade que a detecção de IgM.

TOXOPLASMOSE NO PACIENTE IMUNOSSUPRIMIDO

Como os cistos de toxoplasma persistem por período indefinido, qualquer imunossupressão significativa pode ser seguida por recrudescimento da toxoplasmose. As lesões são focais e vistas com maior frequência no cérebro e, menos frequentemente, na retina, no miocárdio e nos pulmões. A encefalite, usualmente denominada toxoplasmose cerebral, é a apresentação clínica mais grave, uniformemente letal, se não tratada. É comumente de instalação subaguda e as manifestações mais frequentes incluem cefaleia, febre, déficits neurológicos focais, convulsões, confusão mental e/ou letargia. Entretanto, a doença também pode se apresentar de forma aguda. Deve-se lembrar que é comum o paciente apresentar, inicialmente, apenas cefaleia, motivo pelo qual este é o limiar para solicitar imagem contrastada em pacientes imunossuprimidos, especialmente aqueles com infecção pelo HIV e imunodepressão grave (p. ex., CD4 < 200 células/mm^3).

Tipicamente, a encefalite é multifocal, porém pode ser observada lesão única e, mais raramente, encefalite difusa sem lesões visíveis nas neuroimagens. Pleocitose discreta (usualmente < 20 células/mL), conteúdo proteico elevado (usualmente < 100 mg/dL) e glicorraquia normal são achados comuns no líquor. O diagnóstico inicial, em pacientes sem diagnóstico prévio de infecção pelo HIV, tem variado desde psicose alcoólica ou esquizofrênica a tumor cerebral, leucemia meníngea, encefalite, abscesso cerebral, encefalopatia hipertensiva, entre outros. O uso crônico de corticosteroides, ciclofosfamida ou a combinação de outros agentes estão entre as causas mais comuns de imunossupressão por drogas. Entre as condições mórbidas, destacam-se principalmente a aids e, em menor frequência, a doença de Hodgkin e o transplante de órgãos. No Brasil, a tuberculose do sistema nervoso central (SNC) é o principal diagnóstico diferencial da toxoplasmose cerebral em pacientes infectados pelo HIV, sendo o linfoma primário do SNC bem menos frequente.

A toxoplasmose cerebral tem letalidade de 10% e taxa de sequelas neurológicas funcionais entre 30 e 50%, devendo ser tratada assim que o diagnóstico presuntivo for considerado.

Embora infrequente, a toxoplasmose disseminada pode imitar sepse e deve ser incluída no diagnóstico diferencial dessa síndrome, especialmente em pacientes infectados por HIV que apresentam imunossupressão grave.

TOXOPLASMOSE NA GRAVIDEZ E TOXOPLASMOSE CONGÊNITA

Como mencionado anteriormente, o toxoplasma pode ser transmitido ao feto se a paciente grávida contrair a infecção durante a gestação. Uma vez que a infecção da mãe é usualmente assintomática, via de regra, não é detectada. Os testes sorológicos nem sempre são úteis, pois altos títulos de anticorpos podem persistir por muitos meses ou anos e não indicam, necessariamente, infecção recente. Contudo, títulos acima de 1/4.000 poderiam ser assim interpretados.

Na Tabela 89.1, são indicados os principais cenários dos resultados dos testes sorológicos usualmente realizados em grávidas. Tendo como base um único teste sorológico, para cada teste positivo de toxoplasmose adquirida durante a gravidez, têm-se 20 a 30 testes positivos por infecções adquiridas anteriormente a esse período. Por isso, sugere-se a realização de repetidos testes sorológicos das mães, durante a gravidez, a fim de detectar títulos de anticorpos em ascensão, quando não havia nenhum antes ou no início da gestação. O ideal é realizar a primeira avaliação sorológica no primeiro trimestre e depois, mensalmente, nas soronegativas. Isso facilitaria a detecção precoce da infecção adquirida recentemente. Como alternativa, pelo menos um teste por trimestre seria recomendável.

Apesar disso, alguns fatores como custo, características demográficas, disponibilidade de testes apropriados e a relativa baixa incidência de infecção aguda devem ser considerados. A toxoplasmose pode ser transmitida ao feto durante toda a gravidez, porém o risco de infecção congênita aumenta no decorrer desta à proporção de 9, 27 e 59%, no primeiro, no segundo e no terceiro trimestre, respectivamente. Entretanto, a gravidade da doença é inversamente proporcional à precocidade da infecção. Quanto mais precoce a infecção materna (primeiro ou segundo trimestres) maior o risco de morte fetal ou perinatal e aborto espontâneo; já a infecção materna tardia (terceiro trimestre) usualmente resulta em neonatos aparentemente saudáveis. Quando se faz o diagnóstico de infecção materna, frequentemente é muito tarde para avaliar o aborto terapêutico, com as devidas considerações clínicas e legais. Resta, assim, apenas a conduta quimioterápica para tratamento apenas da mãe com espiramicina, que não ultrapassa a barreira placentária e não alcança o feto.

Ferramenta importante para complementar os resultados sorológicos é o teste de avidez de anticorpos IgG, que resulta especialmente útil quando uma única amostra de soro está disponível e demonstra anticorpos IgM. Adicionalmente, o teste de avidez é muito útil quando usado no início da gestação (até 16 semanas), pois avidez elevada no segundo ou

TABELA 89.1 Interpretação dos resultados dos testes sorológicos para toxoplasmose durante a gravidez, realizados em laboratórios clínicos.

Resultado do teste de IgG	Resultado do teste de IgM	Relevância clínica
Negativo	Negativo	Indica que a mulher não foi infectada pelo *T. gondii*. Testes seriados são recomendados.
Positivo	Negativo	Durante o primeiro ou o segundo trimestre, a maioria de resultados indica infecção adquirida antes da gravidez atual.
Negativo	Positivo ou indeterminado	Anticorpos IgM são detectados precocemente na infecção aguda e podem persistir por períodos prolongados. Podem ser detectados em grávidas que foram infectadas em passado distante e antes da gravidez. Portanto, resultados positivos ou indeterminados de anticorpos IgM devem ser confirmados em laboratórios de referência.
Positivo	Positivo ou indeterminado	Igual ao cenário anterior.

no terceiro trimestre não descarta infecção adquirida no primeiro trimestre. Valores intermediários devem ser analisados com cautela e, em casos duvidosos, deve-se tratar a gestante. Portanto, o teste de avidez de IgG é recomendado para mulheres que realizam a primeira sorologia antes de 16 semanas de gestação e apresentam IgM reagente.

Em mulheres com toxoplasmose suspeita ou comprovadamente adquirida durante a gravidez, recomenda-se a pesquisa de toxoplasma por reação em cadeia da polimerase (PCR) no líquido amniótico, idealmente na semana 18, e a realização de ultrassonografia fetal seriada. Esta última pode revelar a presença de anormalidades fetais, incluindo hidrocefalia, calcificações cerebrais ou hepáticas, esplenomegalia e ascite. Grávidas que tiveram toxoplasmose durante o primeiro trimestre, ultrassonografia fetal normal e que receberam espiramicina, tiveram crianças que apresentaram (após seguimento de 2 anos) evolução similar àquelas nascidas de mães infectadas durante o segundo e o terceiro trimestres.

Resultados de testes sorológicos realizados em centros de referência e teste de avidez, durante as primeiras 16 semanas de gravidez, têm o potencial de evitar procedimentos (p. ex., amniocentese, aborto) e tratamentos (p. ex., espiramicina) desnecessários.

O aborto, especialmente o espontâneo, pode ser atribuído à toxoplasmose. Aborto esporádico tem sido encontrado quando a toxoplasmose primária foi adquirida no início da gravidez. Além do mais, toxoplasmose crônica está, como regra, associada em imunidade adequada para prevenir transmissão ao feto, com raras exceções na mulher imunocompetente. Nas portadoras de aids, mais do que um feto pode ser infectado com toxoplasma, em razão da imunossupressão. Além disso, a comparação dos títulos de anticorpos de mulheres que tiveram gestações normais e daquelas que abortaram mostraram títulos mais elevados nas que abortaram com a idade de 20 a 30 anos, sem diferença significativa na faixa etária de 30 a 40 anos. As evidências estatísticas sugerem associação de toxoplasmose com aborto único e, também, com a infecção de um único feto nascido a termo.

Contudo, as evidências de associação de toxoplasmose com abortos múltiplos são precárias. Muitas delas basearam-se em dados incertos como os de Langer, nos quais ele afirmava, ao diagnóstico, que a confusão com grânulos de pólen não poderia ser excluída. Outras identificações tiveram como base a coloração com anticorpos fluorescentes sem confirmação por cortes histológicos ou isolamento em animais. Certamente, a prova exigiria o isolamento do parasita dos fetos abortados.

DIAGNÓSTICO LABORATORIAL

Depende de uma combinação entre a informação clínica e os dados de laboratório. Os métodos diagnósticos incluem as sorologias e os métodos diretos, o isolamento do agente em animais de laboratório, a histopatologia, a hibridização e as técnicas de biologia molecular, especialmente a PCR.

Como o anticorpo toxoplásmico é comumente encontrado na população geral, um teste sorológico positivo indica infecção passada ou atual, mas não necessariamente doença. Em pacientes com retinocoroidite, são encontrados os mesmos títulos de anticorpos que na população geral. Em recém-nascidos, o anticorpo pode estar presente (passivamente transferido), mesmo que a infecção não o tenha atingido. Exceto em pacientes com retinocoroidite, o diagnóstico sorológico deve ser baseado na demonstração do título de anticorpo, sempre que possível.

Há vários métodos sorológicos, entre os quais se destacam o teste de imunofluorescência indireta e o teste Elisa. Seus resultados e sua precisão são geralmente comparáveis aos do teste do corante, teste básico de referência, que exige a manutenção de uma cepa virulenta de toxoplasma e muita perícia na sua execução. Os outros testes, como a aglutinação direta, a hemaglutinação indireta, a precipitação e os testes de fixação de complemento, têm indicação mais limitada e exigem, ainda, uma perícia especial na sua execução e interpretação.

No teste de aglutinação direta, os taquizoítos são aglutinados em um molde próprio, *carpet-like*. Este teste é versátil, pode ser usado para detectar anticorpos IgG e IgM, e para teste de captura, descrito a seguir. Deve-se preferir o teste de aglutinação direta ao teste do corante porque não é necessário nenhum fator acessório. Contudo, os antígenos são de difícil disponibilidade.

TESTE DE IMUNOFLUORESCÊNCIA INDIRETA (IFI)

Com a disponibilidade de um microscópio, fonte de luz ultravioleta, condensador especial e alguns filtros, somente o antígeno toxoplásmico é exigido para realizar o diagnóstico sorológico da toxoplasmose. Os antígenos podem ser obtidos quer em suspensão formalizada, quer em esfregaços diretos de toxoplasma provenientes de exsudato de peritônio de camundongo ou cultura de células. As lâminas são fixadas em álcool absoluto contendo 5% de ácido acético ou tricloroacético, a seguir, são lavadas e conservadas a –20 °C. A globulina fluorescente antitoxoplásmica deve ser livre de anticorpo toxoplásmico, isto é, não deve corar o toxoplasma sem a adição de antissoro específico. A interpretação dos títulos é dada na Tabela 89.2. Trata-se de um teste altamente específico; contudo, algumas reações falso-positivas têm sido encontradas em pacientes com lúpus eritematoso, em virtude da presença de anticorpos antinucleares.

TESTE IMUNOENZIMÁTICO (Elisa)

Este é um "teste-sanduíche" semelhante ao teste IFI. O antígeno lisado é adsorvido às paredes de tubos de ensaio plásticos ou das cavidades das placas de microtitulagem e, a seguir, conservado em estado congelado. Para realizar o teste, adiciona-se o soro do paciente e, então, qualquer anticorpo presente se ligará ao antígeno e permanecerá aderente à parede plástica, mesmo depois de lavada.

A antiglobulina ligada a uma enzima, como a fosfatase alcalina ou a peroxidase, é adicionada e se ligará ao anticorpo, se presente; na ausência de anticorpo, ela será removida quando da lavagem. Em seguida, adiciona-se um substrato que é hidrolisado quando a enzima permanece e que apresentará uma cor visível na parede do tubo de ensaio ou das placas de microtitulagem. A cor pode ser detectada visualmente ou lida no colorímetro. O título é a mais alta diluição do soro, que absorve mais luz que os controles negativos.

TABELA 89.2 Guia para interpretação dos títulos sorológicos na toxoplasmose.

Problema clínico	Teste do corante – IFI-IgG			IgM-IFI	IgM-Elisa**
	Incompatível	Improvável	Possível	Característico	Característico
Assintomático	0	1:2	> 1:4	ausente	ausente
Infecção durante a gravidez	0	1:2-1:512	> 1:1.024	> 1:32	alto
Icterícia neonatal	0-1:16	1:32-1:512	> 1:1.024*	> 1:2	presente
Encefalite neonatal	0-1:128	1:256-1:512	> 1:1.024	> 1:2	alto
Linfadenopatia	0-1:128	1:256-1:512	> 1:1.024	> 1:64	alto
Febre com pneumonia, miocardite e hepatite	0-1:16	1:32-1:512	> 1:1.024	> 1:64	alto
Retinocoroidite	0	0	> 1:2	ausente	ausente
Encefalite aguda	0-1:16	1:32-1:512	>_ 1:1.024	> 1:16	alto
Encefalite em paciente imunossuprimido	0	1:2-1:128 (possivelmente transfusional)	> 1:256	variável	variável

*Títulos estáveis ou ascendentes; **Expresso em quantidade de cor revelada por absorbância.

Fonte: Frenkel JK. Toxoplasmosis. In: JS Seidel (ed.). The pediatric clinics of North America. Symposium on Parasitic infections. Philadelphia, PA: W.B. Saunders Co., 1985. p. 917-32

As vantagens do teste Elisa sobre o teste IFI são: permanência da cor da reação; sensibilidade do teste e sua adequação à leitura automática; focos de luz ultravioleta; condensadores e filtros não são necessários. As desvantagens do teste Elisa são sua maior complexidade e os problemas referentes à purificação e à padronização dos vários ingredientes.

TESTE PARA DETECÇÃO DE IMUNOGLOBULINA M (IgM)

Em virtude do seu tamanho, a IgM não atravessa a barreira placentária íntegra e, mesmo em caso de lesão da placenta, sua meia-vida é de somente cinco dias. Por esse motivo, a fração IgM é ideal para o diagnóstico da infecção neonatal aguda, pois permite a separação dos anticorpos produzidos pela criança (IgM) daqueles transferidos passivamente pela mãe (IgG). Os testes de imunofluorescência convencionais para IgM possuem uma percentagem de resultados falso-negativos pelo fato de a IgG poder saturar os receptores antigênicos. Resultados falso-positivos podem ocorrer na presença de fator reumatoide e anticorpo antinuclear. Contudo, essas possíveis causas de erro podem ser evitadas pela separação química da IgM em coluna (Quicksep®, Isolab®) ou pelos testes de captura, que evitam ambos os tipos de falsas reações. Nos testes convencionais para detecção de IgM, o "sanduíche" começa com o antígeno, seguido de soro do paciente, antissoro humano (que deve estar isento de anticorpos antitoxoplasma) e um sistema indicador (fluorescente ou enzimático).

No teste de captura, o "sanduíche" se inicia com a antiglobulina humana (que deve estar isenta de anticorpo antitoxoplasma), seguido do soro do paciente, antígeno do toxoplasma e o sistema indicador. Já foram usados, como indicadores, substratos enzimáticos, toxoplasma íntegro, hemácias e partículas de látex. Navarrete, Camargo e Almeida desenvolveram um teste de hemaglutinação reversa para IgM, e Remington, Eimstad e Araujo, uma reação de imunoabsorção de IgM em partículas de látex para o teste de captura. Espera-se, para futuro próximo, que equipes estejam disponíveis para a realização dessas reações ou que as sorologias para captura de IgM possam ser realizadas em laboratórios regionais.

O fato de os títulos de IgM antitoxoplasma surgirem antes dos títulos de IgG e persistirem por período relativamente curto após a infecção aguda, torna essa imunoglobulina fundamental no diagnóstico das infecções recentemente adquiridas. Na imunofluorescência convencional para IgM, os anticorpos antitoxoplasma persistem por 6 a 12 meses; nos testes de captura, porém, os anticorpos persistem por 2 a 3 anos. Vários pacientes com encefalite toxoplasmática associada com diversas condições imunossupressoras que não a aids, também apresentam anticorpos da fração IgM no teste de captura. Em pacientes com aids, o teste de captura para IgM pode ser positivo e útil para o diagnóstico, mas, quando negativo, não apresenta valor preditivo.

A utilização isolada da detecção de IgM é insuficiente para discriminar entre infecção adquirida recente e aquela obtida no passado.

TESTE DE AVIDEZ

Os testes de avidez (afinidade funcional) de anticorpos IgG constituem, na atualidade, ferramentas importantes para auxiliar o diagnóstico, especialmente em pacientes imunocompetentes com suspeita de infecção aguda, na toxoplasmose adquirida durante a gravidez e na toxoplasmose congênita.

Elevada avidez se apresenta, pelo menos 12 a 16 semanas, dependendo do método utilizado, depois da infecção e sugere que a infecção aguda tenha ocorrido antes dos últimos 3 a 4 meses. Contudo, a demonstração de baixa avidez sugere infecção recente. Portanto, a introdução dos testes de avidez melhorou o valor diagnóstico dos testes sorológicos em diversos cenários clínicos.

DETECÇÃO DE PROTEÍNAS EXCRETADAS/ SECRETADAS DE *T. gondii*

Estudo realizado em São Paulo demonstrou que a identificação das proteínas excretadas/secretadas (ESAs) de *T. gondii* permitiu diferenciar soros de pacientes com toxoplasmose cerebral ativa dos soros de pacientes com infecção toxoplásmica crônica e assintomática. Esse achado parece ser particularmente útil em regiões com elevada soroprevalência de infecção pelo toxoplasma, onde a maioria de pacientes com aids apresenta anticorpos IgG, utilizando as técnicas convencionais.

DETECÇÃO DO DNA DO TOXOPLASMA POR PCR

Este teste tem sido usado com sucesso para determinar a presença do DNA de um número pequeno de parasitas no líquor, no líquido amniótico, no humor aquoso, no lavado broncoalveolar e no sangue. Ele pode ser realizado em um dia, portanto é muito mais rápido que o isolamento em animais de experimentação.

Atualmente, a utilização da PCR tem melhorado o diagnóstico da toxoplasmose em diversas situações clínicas, especialmente nos casos de toxoplasmose congênita e em pacientes imunossuprimidos. No diagnóstico pré-natal da doença, a PCR em amostras de líquido amniótico demonstrou sensibilidade de 64 a 80% e deve ser realizada na 18ª semana de gravidez ou tão rápido quanto seja possível, depois dessa semana, para mulheres com toxoplasmose suspeita ou confirmada adquirida durante a gravidez.

O principal estudo avaliando esse teste foi realizado na França e identificou sensibilidade, especificidade, valor preditivo negativo e valor preditivo positivo de 64, 100, 88 e 100%, respectivamente. O valor do teste não foi avaliado antes da 18ª semana; sua realização mais precoce se associa com maior risco para o feto e, provavelmente, menor utilidade.

A utilização da PCR em tempo real permite identificar a carga parasitária no líquido amniótico e tem sido identificada como fator de risco independente para gravidade da infecção fetal, além da idade gestacional.

No diagnóstico de toxoplasmose neonatal, a PCR parece ser mais útil quando utilizada em amostras de placenta, demonstrando sensibilidade próxima a 60%. Em pacientes com aids, a PCR, em amostras de sangue e líquor, evidenciou sensibilidades médias de 40% (16 a 86%) e 60% (11,5 a 100%), respectivamente.

No Instituto de Infectologia Emilio Ribas, foi validada a pesquisa de DNA de *T. gondii* em sangue periférico, exame que apresentou sensibilidade, especificidade, valor preditivo positivo e valor preditivo negativo de 80, 98, 94 e 91%, respectivamente. Contudo, resultados menos alentadores têm sido publicados em outros estudos. Testes negativos não descartam a doença e, inclusive alguns falso-positivos podem ser obtidos. A maioria dos estudos que avaliou a utilidade clínica da PCR, incluindo a experiência dos autores deste capítulo, utilizou técnicas *in-house,* com a consequente falta de padronização dos procedimentos, os quais variaram de acordo com cada laboratório.

Além da escolha de *primers*, dentre outras variáveis técnicas, a sensibilidade parece depender também da precocidade na coleta das amostras e da presença de doença disseminada. Os elevados valor preditivo positivo e especificidade da PCR fazem desta técnica um recurso útil quando interpretada em associação às informações clínicas, sorológicas e radiológicas. A utilização da PCR em tempo real parece ser promissora no diagnóstico de pacientes imunossuprimidos.

INTERPRETAÇÃO DOS ACHADOS SOROLÓGICOS

Na Tabela 89.2, estão dispostos os títulos de anticorpos usualmente encontrados nas principais síndromes clínicas da doença. Como regra geral, os anticorpos começam a ser detectados após 8 ou 10 dias de infecção, atingindo títulos iguais ou superiores a 1:1.000 em poucas semanas. Esses títulos, não necessariamente, precisam estar associados a manifestações clínicas. Em alguns casos, títulos altos de anticorpos podem persistir por meses ou anos, como observado em infecções de laboratório, e sua correlação com uma possível doença toxoplasmática é de difícil avaliação sem a dosagem de IgM específica.

Um título baixo e estável de anticorpos, entre 1:10 e 1:500, mas às vezes tão baixo quanto 1:2, indicaria infecção crônica, passada ou persistente. Um teste negativo praticamente descarta a toxoplasmose em um indivíduo imunocompetente com sintomas; porém, em paciente imunodeprimido, a ausência de anticorpos não exclui infecção. É concebível que, eventualmente, em um enfermo com toxoplasmose ocular, os anticorpos caiam com níveis tão baixos a ponto de parecerem negativos. Pacientes que recebem várias transfusões de sangue podem, às vezes, apresentar títulos de anticorpos que, erroneamente, sugerem infecção.

DIAGNÓSTICO IMUNOCITOQUÍMICO

O teste IFI e, particularmente, a técnica da peroxidase-antiperoxidase (PAP) podem ser utilizados em cortes de tecidos com a finalidade de detectar pequenas quantidades do parasito. Existem relatos de sucesso com o emprego da técnica da PAP usando-se cortes de tecidos fixados em formalina. Contudo, somente a fixação em álcool acético tem fornecido resultados consistentes para a IFI. Podem ser também empregados cortes congelados ou embebidos em parafina. A especificidade da coloração deve ser controlada com o emprego de lâminas sabidamente positivas e com soro positivo que será absorvido pelo toxoplasma, o qual, nesses casos, não poderá mais ser corado.

Os testes IFI, Elisa ou hibridização *in situ* aplicam-se também a cortes de tecidos a fim de detectar pequeno número de toxoplasmas. Embora se tenha relatado algum êxito com o teste Elisa no uso de tecidos fixados com formalina e embebidos com parafina, somente a fixação com ácido acético tem dado resultados confirmadamente satisfatórios com o teste IFI. Podem-se usar cortes embebidos em parafina ou congelados; a especificidade da coloração deve ser controlada pelo uso de soro positivo absorvido com toxoplasma, caso em que o protozoário, nos tecidos, não seria mais corado. Também a identificação do toxoplasma pode ser confirmada marcando-se a localização dos grupos fluorescentes, removendo o meio de montagem e corando o corte com hematoxilina ou Giemsa. Esses corantes demonstrarão os núcleos do toxoplasma, embora o citoplasma esteja geralmente lisado.

Pela utilização de vários testes sorológicos e por meio de testes sequenciais de espécimes sorológicas, a duração e o estágio da infecção podem ser, muitas vezes, determinados. Tais métodos, de alto custo de tempo e dinheiro, raramente se encontram disponíveis ou aplicáveis individualmente. Em caso de toxoplasmose grave, a quimioterapia deve ser iniciada na fase de suspeita, e nos dias ou semanas após, quando o diagnóstico for confirmado sorologicamente ou for muito provável.

Um único teste sorológico (IFI, Elisa ou aglutinação direta) é, geralmente, suficiente para se fazer um diagnóstico sorológico (Tabela 89.2). Estas técnicas podem ser aperfeiçoadas pelo uso de imunoglobulinas classe-específicas anti-IgG e anti-IgM, em vez da mistura natural, quando possível.

RECUPERAÇÃO DE TOXOPLASMA DO SANGUE OU DOS TECIDOS

O sangue heparinizado é centrifugado e a camada do coágulo contendo alguns glóbulos vermelhos é injetada intraperitonealmente em camundongos. O plasma não é injetado, a fim de se evitar a possibilidade de proteção passiva se o anticorpo estiver presente. Os tecidos podem ser conservados a 4 °C por 24 a 28 horas. Eles são moídos, em um almofariz com areia ou óxido de alumínio, suspensos em salina e injetados, por via intraperitoneal, em vários camundongos ou hamsters, e, por via subcutânea, em outros tantos. É importante manter animais de controle, quando isoladamente, para se ter certeza de que eles já não estavam infectados.

As culturas de células também têm sido usadas, ocasionalmente, com sucesso. Se os tecidos são suspeitos de conter cistos de toxoplasma, devem ser picados e moídos em um almofariz com areia ou óxido de alumínio, após o que podem ser digeridos usando-se solução salina contendo 1% de HCl e 0,5% de pepsina; a suspensão é mantida por 1 a 2 horas a 37 °C, sob agitação. Partículas grosseiras podem ser removidas pela passagem através de gaze ou coador de chá. O filtrado é sedimentado em uma centrífuga e o sedimento, lavado em solução salina. O sedimento é finalmente suspenso, em aproximadamente duas vezes o seu volume, em solução salina, e porções de 1 mL são injetadas por via intraperitoneal, enquanto porções de 0,5 mL são injetadas subcutaneamente, em camundongos, que ficam sob observação e, após 4 a 5 dias, são examinados os seus exsudatos peritoneais.

Se nenhum organismo for observado, o fluido peritoneal ou um lavado com solução salina do peritônio será subinoculado cegamente. Isso é repetido cada 4 a 5 dias, para permitir uma formação contínua de organismos sem a intervenção de imunidade. Isso também pode ser obtido sem a necessidade de subinoculações injetando-se, nos camundongos, 2,5 mg de acetato de cortisona, por via subcutânea, duas vezes por semana.

O toxoplasma pode ser demonstrado no esfregaço do líquido peritoneal ou em cortes de tecidos que são secos, fixados com metanol e corados pelo Giemsa ou pelo corante de Wright (Figura 89.2B). Nos camundongos sobreviventes, o cérebro será examinado para a pesquisa de cistos após 30 dias. Isso é mais bem feito em cortes de cérebro, e, se os esfregaços forem utilizados, eles devem ser corados pelo Giemsa (Figura 89.2A). É importante dispor permanentemente de preparações que possam ser reexaminadas; assim é evitada a eventual confusão com grãos de pólen. Também, após 2 a 3 semanas, os animais injetados e os controles podem ser sangrados pelo seio retro-orbital e avaliados sorologicamente; quando a IFI for usada, o soro antiespécie específico não deve conter anticorpos toxoplásmicos.

Para demonstrar oocisto de toxoplasma (Figura 89.2C), o material fecal dos gatos ou do solo é suspenso e centrifugado em 1,15 gradiente específico de sucrose (53 g de açúcar de cana e 100 mL de água contendo fenol a 0,8%). Isso é feito de maneira semelhante à flutuação para ovos de helminto. A esporulação dos oocistos é facilmente realizada em ácido sulfúrico a 2% e exposição ao oxigênio à temperatura ambiente. A esporulação é completada em 1 a 3 dias, tempo suficiente para que o ácido seja neutralizado por uma quantidade igual de hidróxido de sódio a 3,3% contendo cerca de 2% de fenol vermelho como indicador. A suspensão neutralizada pode ser injetada diretamente nos camundongos, por via intraperitoneal, aplicando-se solução alcoólica de iodo a 7%, no local da injeção, após a retirada da agulha. O diagnóstico, em camundongos, é feito pela demonstração do toxoplasma no líquido peritoneal, pelo desenvolvimento de anticorpos nos camundongos, após 2 a 3 semanas, ou mostrando a presença de cistos após um mês.

IDENTIFICAÇÃO MORFOLÓGICA DO TOXOPLASMA

Em preparados por decalque corados pelo Wright ou pelo Giemsa, os taquizoítos do toxoplasma (formas de multiplicação rápida da infecção aguda) são identificados como corpúsculos, em crescente, com 4 a 6 mμ de comprimento e 2 a 3 mμ de largura, e um núcleo paracentral (Figura 89.1). Em cortes, eles são facilmente demonstrados pela hematoxilina como grupos de organismos, em geral, intracelulares e de tamanho uniforme (Figura 89.1). A reação de imunoperoxidase (PAP) e a hibridização *in situ* são úteis para identificar organismos únicos ou esparsos. Às vezes, parecem esféricos, já que somente os núcleos são bem corados; em visão lateral, a aparência alongada pode ser realçada pelo Giemsa ou por outros corantes citoplasmáticos. Os taquizoítos usualmente originam necrose celular individual, com consequente inflamação.

Os cistos de toxoplasma variam em tamanho, de 20 até mais de 200 mμ (Figuras 89.2A e 89.2B). Quase sempre estão intactos e não acarretam inflamação, sendo encontrados tanto em indivíduos saudáveis como em pacientes com toxoplasmose clínica. Somente pela identificação das lesões em associação com os micro-organismos pode-se responsabilizar o toxoplasma pela doença em causa. Os bradizoítos intracísticos armazenam glicogênio. A coloração com ácido periódico de Schiff, seguida pela hematoxilina, auxilia no reconhecimento dos cistos (Figura 89.6B). Os bradizoítos medem cerca de 2 × 7 mμ. A parede do cisto pode ser nitidamente corada com o PAS. Os cistos são esféricos no cérebro, mas alongados nos músculos esqueléticos ou cardíacos. Quando os cistos se rompem, a necrose tecidual ocorre na presença de hipersensibilidade, e, em geral, a presença de imunidade é suficiente para prevenir o parasitismo de outras células (Figura 89.6B).

Os oocistos medem aproximadamente 10 × 13 mμ e são do tipo isospórico, contendo dois esporocistos, cada um com quatro esporozoítos (Figura 89.2B). Deve-se tomar cuidado na diferenciação dos oocistos toxoplasmóticos com outros oocistos maiores, de *Isospora felis* e *I. rivolta* de gatos, assim como esporocistos de *sarcocystis* e outros.

O pequeno tamanho e a organização simples do toxoplasma podem causar dificuldades na sua distinção com o *sarcocystis* e o *encephalitozoon*, também encontrados no homem, e com a *Besnoitia* e outros organismos observados em animais. Leveduras ovais, ocasionalmente, são identificadas como contaminantes; o histoplasma deve ser diferenciado com a coloração de Grocott. Formas teciduais de *trypanosoma* e *leishmania* são distinguíveis pela presença do cinetoplasto, que está ausente no toxoplasma. Deve-se tomar muito cuidado ao basear qualquer identificação a fresco em preparações não permanentes. Alguns pequenos protozoários e seus cistos têm sido diferenciados sinopticamente.

TRATAMENTO

Sulfadiazina e pirimetamina (Daraprim®), sinergicamente, inibem as etapas sequenciais da biossíntese do equivalente do ácido folínico exigido pelo toxoplasma. O tratamento recomendado para adultos é mostrado na Tabela 89.3 e, para crianças, na Tabela 89.4.

TABELA 89.3 Quimioterapia da toxoplasmose em adultos.

Dose diária (drogas)	Nos três primeiros dias de tratamento	Do 4º dia em diante
Pirimetamina	75-100 mg (3 dias)	25-50 mg
Sulfadiazina[a]	500-1.500 mg × 2-4	Idem
Antagonista[b]		
Ácido folínico (Leucovorin)	10-15 mg	idem

[a]Outras sulfanilamidas, conforme mencionado no texto, podem ser utilizadas; [b]Se a contagem de plaquetas estiver abaixo de 100.000/cm^3 ou, profilaticamente, se não forem possíveis contagens de plaquetas duas vezes por semana. Os antagonistas são dados juntamente com o tratamento.

TABELA 89.4 Quimioterapia da toxoplasmose em crianças.

Dose diária / Drogas	Três primeiros dias de tratamento	Quarto dia em diante
Pirimetamina	2 mg/kg	1 mg/kg
Sulfadiazina	25 mg/kg, 4x	25 mg/kg, 4x
Antagonistas		
Ácido fólico (Leucovorin)	1 mg	1 mg
Fermento de pão	100 mg	100 mg

Utiliza-se a quimioterapia para suprimir a proliferação do toxoplasma até que seja adquirida a imunidade. No homem, a imunidade celular persiste por muitos anos depois do tratamento, ao passo que o toxoplasma ainda pode ser isolado de animais; por isso, é duvidoso que a infecção crônica possa ser erradicada. Concluiu-se que a estratégia da quimioterapia deve ser dirigida aos sintomas da infecção, ou seja, à doença, enquanto a consequência biológica dessa infecção não pode ser erradicada e, geralmente, não requer tratamento.

Contagens de plaquetas e leucócitos no sangue devem ser executadas duas vezes por semana. A trombocitopenia e a leucopenia, ocasionalmente observadas, podem ser impedidas pela administração de ácido folínico (Leucovorin) e levedo de cerveja, que os mamíferos conseguem utilizar, mas o toxoplasma não. Drogas e antagonistas podem ser administrados simultaneamente. As doses recomendadas de vitamina são as que constam das Tabelas 89.3 e 89.4.

Não são recomendadas certas sulfonamidas solúveis e de longa ação, por não atingirem altas concentrações intracelulares. As sulfonamidas mais eficazes são a sulfadiazina, a sulfamerazina, a sulfametazina, a sulfalina, a sulfadoxina e o sulfametoxazol. Os efeitos sinérgicos da sulfadiazina e pirimetamina ocorrem também com alguns dos seus análogos, como o sulfaleína e o trimetoprim. Embora sulfonas, tetraciclina, clindamicina e espiramicina (Rovamicina) também inibam o toxoplasma, são menos eficazes que o tratamento sinérgico já descrito. A combinação de duas destas drogas provavelmente tem ação apenas aditiva.

TOXOPLASMOSE AGUDA EM IMUNOCOMPETENTES

Usualmente, não precisa de tratamento. Porém, este deve ser considerado se os sintomas são graves ou persistentes. As infecções adquiridas mediante acidentes de laboratório ou transfusões de sangue são potencialmente mais graves, portanto devem ser sempre tratadas.

TOXOPLASMOSE DURANTE A GRAVIDEZ

A gestante pode ser tratada a fim de se suprimir a ação do toxoplasma sobre o feto. Se a mulher demonstrar que adquiriu a doença pouco antes ou no início da gestação, a primeira medida a ser considerada será o aborto terapêutico, dependendo da legislação de cada país. Se não for realizado, a quimioterapia deve ser conduzida com espiramicina (1.000 mg a cada oito horas, sem alimentos) ou clindamicina (600 mg a cada seis horas). Ainda que essas drogas não atravessem a barreira placentária, elas reduzem a parasitemia na mãe e podem dificultar a transmissão para o feto. Desmonts e Couvreur empregaram a espiramicina por três semanas, repetindo-a arbitrariamente com intervalos de 3 semanas até o parto. Seus resultados preliminares indicam que 76% das crianças nascidas de mães submetidas a tratamento foram normais, contra 44% das crianças nascidas de mães não tratadas. Alternativamente, sulfadiazina, pirimetamina e ácido folínico podem ser usadas, no lugar da espiramicina, a partir da 18ª semana (Tabela 89.3 e Figura 89.2B).

Sulfadiazina, pirimetamina e ácido folínico é o tratamento de escolha para a infecção fetal confirmada (p. ex., com resultado positivo da PCR em líquido amniótico) ou altamente suspeita (p. ex., alterações fetais consistentes com toxoplasmose congênita, detectada mediante ultrassonografia). Portanto, nesses cenários, grávidas que recebem espiramicina devem passar a receber o esquema combinado a partir da 18ª semana. Pirimetamina é potencialmente teratogênico e não deve ser utilizado no primeiro trimestre.

Os recém-nascidos assintomáticos, com altos títulos de anticorpos que não baixam e que apresentam também anticorpos da classe IgM, especialmente se associados a outros testes, como o de avidez ou a PCR, devem ser medicados. Atualmente, recomenda-se continuar o tratamento durante o primeiro ano de vida. Porém, a duração dos esquemas de tratamento varia em diversos países europeus. O objetivo da terapêutica prolongada seria o de minimizar a multiplicação do toxoplasma, prevenindo a expansão de lesões inaparentes e a profilaxia da retinocoroidite tardia.

CORIORRETINITE

Se causada pela toxoplasmose, deve ser tratada, em vista do perigo de lesão irreversível. Sulfadiazina, pirimetamina e ácido folínico é o tratamento de escolha. Embora a usual, pequena e rápida lesão, provavelmente relacionada com a ruptura do cisto, pareça estatisticamente autolimitada, o tratamento é ainda considerado a melhor estratégia, já que a patogênese da lesão não pode ser prognosticada individualmente. A terapêutica deve impedir a multiplicação do toxoplasma e as oportunidades de formações subsequentes de cistos por alguns organismos que, porventura, penetraram em outras células. Em pacientes com imunodeficiência, o tratamento teria a finalidade de prevenir que se desenvolvessem lesões crônicas progressivas pelo impedimento de proliferação do toxoplasma.

A eficácia da quimioterapia na toxoplasmose ocular é, algumas vezes, posta em dúvida, já que, na verdade, as lesões produzidas apenas pela ruptura de cistos não são por ela beneficiadas. Se pudessem ser diagnosticadas, não exigiriam terapia; contudo, em estudo duplo-cego realizado por Perkins, um efeito terapêutico significativo da pirimetamina foi demonstrado em toxoplasmose ocular presumida. Pacientes com uma prova do corante positiva mostraram 75 a 88% de resposta ao tratamento. Os tratados com placebo mostraram somente 50% de resposta, que foi idêntica à constatada no grupo com prova do corante negativa, tratado quer com droga, quer com placebo. Isso certamente exclui a possibilidade de que um agente etiológico sensível à pirimetamina possa explicar a resposta terapêutica. Ao contrário, é possível interpretar esses dados como indicativos de uma resposta terapêutica favorável em 25 a 35% dos pacientes, provavelmente aquela fração associada com algum grau de proliferação toxoplásmica. Considerando que o tratamento pode ser conduzido com segurança, mesmo essa baixa resposta terapêutica parece ser útil.

Em um estudo colaborativo, notou-se que recaídas de coriorretinite crônica, prolongadas por muitos meses ou anos, foram interrompidas após uma única série de terapia quimioterápica com sulfadiazina e pirimetamina. O paciente descrito por Hoeprich teve atividade clínica por oito anos, mas, após o tratamento, tornou-se assintomático por, pelo menos, cinco anos e meio. A duração usual do tratamento é de 4 a 8 semanas, a toxicidade da droga é controlada conforme descrito, enquanto continua a administração de sulfadiazina, pirimetamina e ácido folínico. Os corticosteroides são usados pelos oftalmologistas para diminuir a necrose e a inflamação consequentes à hipersensibilidade e para minimizar a subsequente cicatriz. Em média, o enfermo é tratado com 40 mg de prednisona ao dia (1 mg/kg/dia, dividido em duas doses) durante uma semana, seguindo-se 20 mg/dia por outras sete semanas. A resposta terapêutica parece ser satisfatória, contudo a imunidade do paciente seria diminuída por essas doses, e, em pacientes com pequena imunidade tecidual intraocular, tal tratamento pode ser desastroso se algum toxoplasma estiver presente e livre na retina. Por essa razão, é obrigatória a cobertura por quimioterapia específica com sulfadiazina e pirimetamina quando se trata uma suposta toxoplasmose com corticosteroides. As doses apresentadas nas Tabelas 89.3 e 89.4 são as indicadas; elas devem continuar por uma ou duas semanas além do período em que foram administrados os corticosteroides.

PACIENTES IMUNOSSUPRIMIDOS

Em pacientes com câncer hematológico, a quimioterapia da toxoplasmose primária ou recidivante não é propriamente difícil, já que as medicações agem diretamente sobre o toxoplasma e não requer a participação do hospedeiro; o problema é determinar a extensão do tratamento necessário. Depende-se essencialmente da imunidade para manter a infecção sob controle, já que, em uma infecção primária, a quimioterapia seria exigida durante todo o período de imunogênese. Nos indivíduos imunossuprimidos, é difícil determinar a magnitude desse processo. Dados disponíveis na literatura indicam que mesmo os pacientes com leucemia aguda podem manter imunidade à toxoplasmose.

O tratamento antitoxoplásmico pode ser interrompido quando os sintomas leucêmicos apresentam remissão e quando os pacientes não precisam mais de drogas antileucêmicas. Estudos clínicos e experimentais indicam que a imunidade toxoplásmica não pode ser adquirida quando são utilizadas grandes doses farmacológicas de corticosteroides. Tais observações sugerem que a ciclofosfamida, o soro antilinfocitário e, em menor grau, a aminopterina e o clorambucil, prejudicam igualmente a imunidade celular. Por isso, deve-se tentar o tratamento da doença de base sem corticosteroides ou outros agentes imunossupressores durante o tempo de espera para que seja adquirida a imunidade antitoxoplasma.

Posteriormente, quando são usadas drogas imunossupressivas, a cobertura terapêutica baseada em sulfas deveria ser recomendada, pelo menos enquanto se utilizasse a terapêutica com corticosteroides e ciclofosfamida, uma vez que já foram observadas recidivas com essas drogas em infecções experimentais. Não foi necessário aumentar a dosagem de drogas em hamsters infectados e tratados com cortisona, podendo, os esquemas das Tabelas 89.3 e 89.4, ser usados para seres humanos. Contudo, o tratamento prolongado certamente aumenta a perspectiva de toxicidade à droga, e estes pacientes exigem cuidados muito especiais de vigilância na contagem de plaquetas e leucócitos, além de ser necessário o uso de ácido fólico.

Nos pacientes com aids e toxoplasmose cerebral, os esquemas recomendados são sulfadiazina-pirimetamina-ácido folínico ou trimetroprim-sulfametoxazol (10/50 mg/kg/dia via oral ou endovenosa, dividido em 2 doses), ambos durante seis semanas. Alternativamente, pode ser utilizada a associação de clindamicina, pirimetamina e ácido folínico, durante seis semanas. Após concluir o tratamento da fase de ataque, recomenda-se tratamento supressivo com sulfadiazina, pirimetamina e ácido folínico ou trimetroprim-sulfametoxazol (5/25 mg/kg/dia, ou metade da dose utilizada na fase de ataque, dividido em 2 doses). Alternativamente, clindamicina, pirimetamina e ácido folínico podem ser utilizados. Os corticosteroides apenas devem ser utilizados em casos de lesões com importante efeito de massa (desvio da linha média, compressão de estruturas adjacentes ou risco iminente de herniação cerebral), ou nos casos com edema cerebral difuso. O uso irrestrito dos corticosteroides pode mascarar o diagnóstico de outras causas de lesões expansivas cerebrais. Os anticonvulsivantes devem ser prescritos após a presença de crises convulsivas e não profilaticamente.

O tratamento supressivo poderá ser descontinuado se existir reconstituição imune, caracterizada por contagem de linfócitos CD4+ > 200 células/mm^3 por período maior ou igual a 3 a 6 meses. O início precoce das terapias antirretrovirais de elevada eficácia demonstrou melhorar a sobrevida dos pacientes com toxoplasmose cerebral e infecção pelo HIV. Em pacientes virgens de terapia antirretroviral, recomenda-se iniciar esse tratamento após duas semanas do tratamento antiparasitário. Em pacientes experimentados em terapia antirretroviral, o esquema de resgate deve ser avaliado individualmente, em função do histórico terapêutico, da adesão e dos testes de resistência.

Na Figura 89.12, é apresentado o algoritmo para o manejo de lesões expansivas cerebrais em pacientes infectados pelo HIV do Instituto de Infectologia Emílio Ribas. Importante salientar que o diagnóstico inicial de toxoplasmose é presuntivo, motivo pelo qual o paciente precisa ser internado para estrito seguimento clínico e radiológico. As sorologias quantitativas devem ser sempre solicitadas, embora a soroprevalência seja elevada no Brasil. Sorologias negativas, presentes em aproximadamente 5-10% dos pacientes com toxoplasmose cerebral, devem alertar a possibilidade de outros diagnósticos, mas o tratamento antiparasitário deve ser mantido até elucidação diagnóstica. A detecção de DNA de *T. gondii* em líquor ou sangue periférico confirma o diagnóstico, quando associado a apresentação clínica e radiológica compatível com toxoplasmose cerebral. Importante lembrar que antes de admitir o paciente para prova terapêutica de 10 a 14 dias, deve-se questionar se existe elevada probabilidade de a lesão expansiva não ser causada pelo *T. gondii* (p. ex., tuberculoma, abscesso bacteriano ou micobacteriano, tumor primário ou metástases). A decisão de realizar outro(s) exame(s) ou solicitar avaliação neurocirúrgica imediata, será feita individualmente.

PROFILAXIA

O homem é infectado com cistos de toxoplasma na ingestão da carne, com oocistos dos gatos e do solo ou com taquizoítos por via transplacentária (Figura 89.4). Como é mais provável que a infecção se torne doença na criança e no feto, é especialmente recomendável preveni-la em crianças e gestantes.

Há referências de encontros de cistos de toxoplasmose em carne de porco, cabra e galinha. Há prevalência na carne de porco e de carneiro, mas é variável e pode ser baixa; provavelmente depende do contato do porco, do carneiro e do gado com os oocistos de gatos e da contaminação dos alimentos e do pasto com fezes de gatos.

A oportunidade de exposição depende da frequência de ingestão da carne crua ou malcozida. O cozimento total da carne a uma temperatura acima de 66 °C mata o toxoplasma. O congelamento causa nítida redução da viabilidade do toxoplasma na carne, mas não é suficiente para destruir todos os micro-organismos. Por exemplo, a raça Aldrin de toxoplasma foi isolada da carcaça de um macaco que foi congelado por 16 dias a –20 °C. A carne congelada é mais segura para o homem, mas não deveria servir de alimento para gatos, pois mesmo um pequeno número de toxoplasmas dá origem a um grande número de oocistos. Há evidências sugerindo que a manipulação da carne crua em matadouros, por açougueiros, e em casa, para consumo por animais domésticos, aumenta a frequência de transmissão. Por isso, é recomendável lavar as mãos depois de lidar com a carne e antes de colocá-las em contato com a boca ou os olhos.

Os gatos eliminam oocistos em seguida a um período de incubação de 3 a 5 dias após a ingestão de cistos de tecidos de animais infectados. Esses felinos podem também tornar-se infectados pela ingestão de oocistos; o período de incubação é, então, de 20 a 40 dias. Os oocistos de toxoplasma são eliminados pelos gatos durante cerca de 2 a 3 semanas, na infecção primária, e por curto período, em número reduzido ou mesmo nenhum, depois da reinfecção com o mesmo ou com outros isolados de toxoplasma. O problema da reinfecção com outras raças aguarda novas pesquisas. Os oocistos nas fezes de felinos esporulam em 1 a 5 dias e, então, tornam-se persistentes fontes de infecção.

Os gatos são infectados primariamente pela ingestão de carne crua, aves selvagens e ratos; a proteção mais eficaz dependerá do controle da sua dieta. Os gatos que vivem no interior da casa, com comida seca e alimentos enlatados ou cozidos, têm pouca oportunidade de se infectar. Uma vez que exista a possibilidade de o gato doméstico ter se alimentado fora de casa, é melhor recolher as fezes, diariamente, antes que os oocistos esporulem. As fezes dos gatos podem ser atiradas em vasos sanitários, tratadas com água fervida ou expostas ao calor seco. Seu depósito em latas de lixo é perigoso e produtos químicos são usualmente ineficazes. As gestantes devem usar luvas plásticas quando lidarem com os locais onde os gatos defecam.

Gatos de rua, em geral, adquirem mais a infecção pela ingestão de carne do que pela ingestão de oocistos de fezes. Como esses animais defecam na areia e no solo sem serem vistos, a contaminação é dificilmente controlada. Os gatos de rua parecem ser a chave da epidemiologia de toxoplasmose e deveriam ser controlados por medidas legais que reduzissem a intensidade da disseminação da infecção a outros animais e ao homem.

Diversas espécies de gatos selvagens também podem eliminar os cistos. Os não felinos aparentemente não apresentam o ciclo sexual do toxoplasma e, por isso, não são importantes na transmissão fecal. Esta conclusão é baseada em experiências nas quais 16 espécies de mamíferos de nove ordens, e nove espécies aviárias de cinco ordens foram alimentadas com cistos.

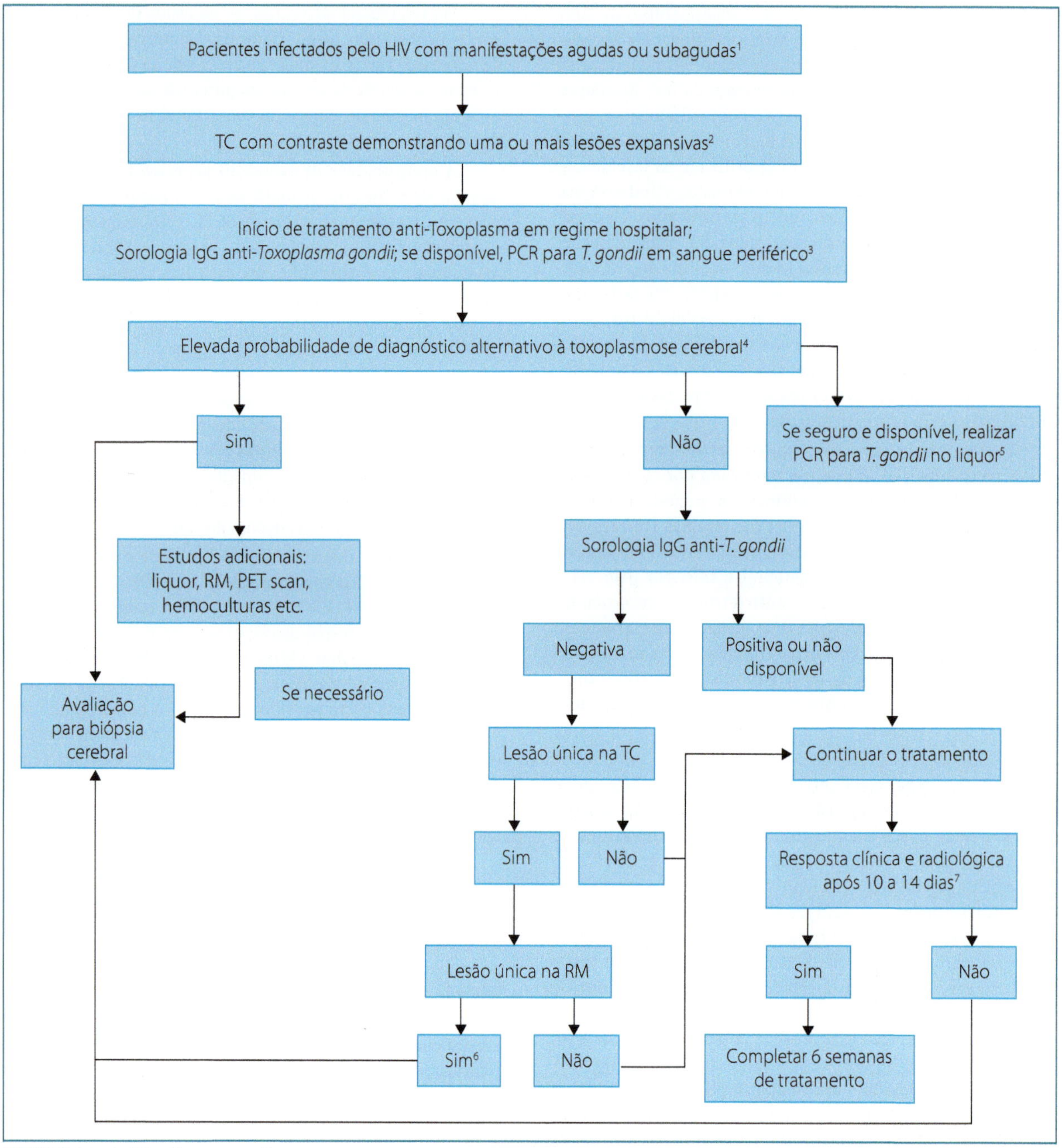

FIGURA 89.12 [1]Manifestações clínicas compatíveis com lesões expansivas cerebrais, tais como cefaleia, déficit motor focal, crise convulsiva ou confusão mental; [2]Os achados mais frequentes na tomografia computadorizada (TC) são lesões expansivas com: (i) realce anelar, (ii) realce nodular ou (iii) sem realce. Ressonância magnética (RM) deve ser solicitada em pacientes com achados inespecíficos na TC, mas, se disponível, é a técnica de escolha; [3]O tratamento anti-Toxoplasma é uma ferramenta diagnóstica na abordagem de lesões cerebrais expansivas em pacientes infectados pelo HIV-1. Portanto, o monitoramento clínico e radiológico é importante. A ausência de anticorpos IgG anti-*T. gondii* e resultado negativo da reação em cadeia da polimerase (PCR) para *T. gondii* em sangue periférico, não excluem a possibilidade de toxoplasmose cerebral; [4]Este questionamento é fundamental para avaliar hipóteses alternativas à toxoplasmose cerebral. As principais considerações incluem: (i) neuroepidemiologia local, (ii) grau de imunossupressão, e (iii) achados clínicos, laboratoriais e neurorradiológicos individuais; [5]Avaliar cuidadosamente se existe risco de herniação cerebral. Resultado negativo da PCR para *T. gondii* no líquor não exclui a possibilidade de toxoplasmose cerebral; [6]A ausência de anticorpos séricos IgG anti-Toxoplasma associada à presença de lesão expansiva única na ressonância magnética (RM), sugere um diagnóstico alternativo à toxoplasmose cerebral e biópsia cerebral é usualmente indicada. Contudo, se existe estabilidade ou melhora clínica, nova imagem pode ser realizada após 1-2 semanas de tratamento anti-Toxoplasma e, se existe melhora radiológica, não será necessária a biópsia cerebral; [7]A melhora clínica usualmente precede a melhora radiológica, mas sempre considerar o impacto isolado dos corticosteroides. *Fonte:* José Ernesto Vidal Bermudez, 2019.

Areia e solo contaminados por fezes de gato infectadas representam fontes duradouras de infecção, sendo de difícil erradicação. Dependendo da umidade, a infectividade pode ser observada em fezes de gatos conservadas em recipientes durante 8 a 32 dias no laboratório e, depois, por mais 400 dias ao ar livre. Com a colaboração do Dr. Ruiz, da Costa Rica, os autores estudaram depósitos de fezes de gato no solo, nos quais foram detectados oocistos depois de 12 meses. No Kansas, tais depósitos persistiram durante, pelo menos, 18 meses, incluindo dois invernos. A tendência dos gatos para defecar perto dos seus *habitats* naturais aumenta a concentração de oocistos nos quintais e nos depósitos de areia próximos às casas. O hábito dos felinos de cobrir suas fezes quando acabam de defecar aumenta a sobrevivência dos oocistos, já que a umidade é maior sob a terra do que na superfície. O uso de luvas e a lavagem das mãos diminuem o risco de infecção. Os tanques de areia das crianças devem ser cobertos quando estiverem em uso, pois a areia contaminada não é facilmente esterilizável e deve ser substituída. Como mencionado, os cães que se envolvem com fezes de gatos podem servir como eficientes portadores mecânicos de oocistos, quando eles entram em casas e brincam com crianças, as quais prestam pouca atenção ao cheiro de fezes.

As moscas e as baratas têm servido adequadamente como vetores experimentais de oocistos; portanto, devem ser controladas. Seria conveniente que as mulheres grávidas evitassem comer carne crua ou malcozida; elas devem lavar as mãos após manipular carne crua, gatos, cães, terra e areia, e sempre antes das refeições. Deveriam usar luvas, ao trabalhar com o solo, e nunca cuidar de gatos, exceto os estritamente domésticos, cujo alimento fosse rigidamente controlado. Possuir gatos aumenta a frequência de anticorpos antitoxoplasma nos Estados Unidos, embora alimentos secos e enlatados sejam frequentemente dados aos animais domésticos. Na Inglaterra, a propriedade de cães e gatos se associa a uma prevalência aumentada de anticorpos nos proprietários que manipulam carne crua para dar aos seus animais domésticos.

Vacina experimental para seres humanos tem sido intensamente pesquisada, porém ainda não se dispõe de uma eficaz e segura para uso clínico. A imunização de mulheres grávidas soronegativas ou que não apresentem reação cutânea à toxoplasmina terá baixo custo se infecções fetais puderem ser prevenidas. Também os pacientes infectados pelo HIV e os receptores de transplantes cardíacos, caso soronegativos, deveriam receber a vacina, uma vez que o cérebro e o músculo cardíaco são frequentemente acometidos. Apesar de não haver entusiasmo na utilização de vacinas com toxoplasmas vivos em humanos, elas poderiam ser úteis em imunizar macacos de zonas tropicais (Austrália e Madagascar). Na Nova Zelândia e na Inglaterra, uma vacina semelhante foi utilizada para imunizar carneiros contra perdas fetais da toxoplasmose. Uma vacina experimental para gatos foi descrita, e consistiu em uma mutante viva, inapta a formar oocistos. Os bradizoítos são oferecidos aos gatos, os quais se tornam, mais tarde, imunes à infecção produzida por toxoplasmas normais produtores de oocistos. A vacinação de gatos poderia ter um grande impacto em saúde pública se isso for desejado.

As medidas de desinfecção dependem do estágio de desenvolvimento do toxoplasma. Depois da contaminação com oocistos de fezes de gatos ou do solo, a água fervente e o calor seco são os únicos meios de desinfecção rápidos, práticos e dignos de confiança. Os produtos químicos não são suficientemente eficazes; contudo, os taquizoítos e bradizoítos contidos na carne podem ser destruídos na pele pela maioria dos desinfetantes químicos, álcool, e mesmo, água e sabão.

As recomendações preventivas podem ser esquematizadas da seguinte maneira:

1. Alimentar o gato somente com alimentos secos, cozidos ou enlatados.
2. Evitar que o gato se alimente fora de casa.
3. Limpar os locais onde os gatos defecam; desinfetá-los com água fervente.
4. Durante a gravidez, usar luvas plásticas ou pedir a outra pessoa que cuide do gato.
5. Usar luvas grossas durante o trabalho com solos contaminados por fezes de gato.
6. Cobrir os tanques de areia das crianças quando não estiverem em uso.
7. Manter controle sobre os gatos de rua.
8. Manter controle sobre as moscas e baratas.
9. Não comer carne crua; cozinhar bem todas as carne a, pelo menos, 66 °C.
10. Lavar as mãos após manipular carne, gatos, cães, terra, antes das refeições e antes de tocar o rosto.

BIBLIOGRAFIA SUGERIDA

Ajzenberg D, Cogne N, Paris L et al. Genotype of 86 Toxoplasma gondii isolates associated with human congenital toxoplasmosis, and correlation with clinical findings. J Infect Dis, 2002; 186:684-689.

Antinori A, Larussa D, Cingolani A, et al. Prevalence, associated factors, and prognostic determinants of AIDS-related toxoplasmic encephalitis in the era of advanced highly active antiretroviral therapy. Clin Infect Dis, 2004; 39:1681-1691.

Bahia-Oliveira LM, Jones JL, Azevedo-Silva J et al. Highly endemic waterborne toxoplasmosis in north Rio de Janeiro state, Brazil. Emerg Infect Dis, 2003; 9:55-62.

Bartlett JG, Galant JE. Medical management of HIV. Baltimore: Johns Hopkins University, Division of Infectious Diseases and AIDS Service; 2003.

Baruzzi RG. Contribuição para o estudo epidemiológico da toxoplasmose. Levantamento sorológico em índios do Alto Xingu, Brasil Central. Rev Inst Adolfo Lutz, 1969/70; 29/30:105-139.

Bastien P. Molecular diagnosis of toxoplasmosis. Trans R Soc Trop Méd Hyg, 2002; 96 (Suppl. 1):201-215.

Camargo ME, Ferreira AW, Mineo JR et al. Immunoglobulin G and Immunoglobulin M enzyme-linked immunosorbent assays and defined toxoplasmosis serological patterns. Infect Immun, 1978; 21:5-58.

Camargo ME, Leser PG & Lesser WSP. Diagnostic information from serological tests in human toxoplasmosis. I. A comparative study of hemagglutination, complement fixation, IgG-and IgM-immunofluorescence tests in 3.752 serum samples. Rev Inst Med Trop S. Paulo, 1976; 18:215-226.

Chabbert E, Lachaud L, Crobu L, Bastien P. Comparison of two widely used PCR primer systems for detection of Toxoplasma in amniotic fluid, blood, and tissues. J Clin Microbiol, 2004; 42:1719-1722.

Colombo FA, Vidal JE, Penalva de Oliveira AC et al. Diagnosis of cerebral toxoplasmosis in AIDS patients in Brazil: importance of molecular and immunological methods using peripheral blood samples. J Clin Microbiol, 2005; 43:5044-5047.

Conley FK, Jenkins KA & Remington JS. Toxoplasma gondii infection of the central nervous system. Use o the peroxidase-antiperoxidase method to demonstrate toxoplasma in formalin fixed, paraffin embedded tissue sections. Human Pathol, 1981; 12:690-698.

Couvreur J, Desmonts G, Thulliez PJ. Prophylaxis of congenital toxoplasmosis. Effects of spiramycin on placental infection. Antimicrob Chemother, 1988;22 Suppl B:193-200.

Dupouy-Camet J, Lavareda de Souza S, Maslo C et al. Detection of Toxoplasma gondii in venous blood from AIDS patients by polymerase chain reaction. J Clin Microbiol, 2003; 31:1866-1869.

Elkins BS, Holland GN, Opremcak EM et al. Ocular toxoplasmosis misdiagnosed as cytomegalovirus retinopathy in immunocompromised patients. Ophathalmology, 1994;101:499-507.

Ferreira IM, Vidal JE, Costa-Silva TA et al. Toxoplasma gondii: genotyping of strains from Brazilian AIDS patients with cerebral toxoplasmosis by multilocus PCR-RFLP markers. Exp Parasitol, 2008;118:221-7.

Frenkel JK, Dubey JK & Miller NL. Toxoplasma gondii in cats: fecal stages indentified as coccidian oocysts. Science, 1970; 167:893-896.

Frenkel JK, Nelson B & Arias-Stella J. Immunosuppression and toxoplasmic encefaphalitis: clinical and experimental aspects. Human Path, 1975; 6:99-111.

Frenkel JK. Toxoplasmosis, pp. 917-932. In: JS Seidel (Ed.). The pediatric clinics of North America. Symposium on Parasitic infections. W.B. Saunders Co., Philadelphia, PA, 1985.

Jacobs L, Remington JS & Melton ML. A survey of meat samples from swine, cattle and sheep for the presence of encysted Toxoplasma. J Parasitol, 1960; 46:23-28.

Jewell ML, Frenkel JK, Johnson KM et al. Development of Toxoplasmose oocysts in neotropical Felidae. Am J Trop, Med Hyg, 1972; 21:512-517.

Kennou MF. Toxoplasma gondii (Nicolle e Manceaux, 1909). Arch Inst Pasteur Tunis, 1986;63(1):123-31.

Martino R, Bretagne S, Einsele H et al. Early detection of Toxoplasma infection by molecular monitoring of Toxoplasma gondii in peripheral blood samples after allogenic stem cell transplantation. Clin Infect Dis, 2004; 40:67-78.

Meira CS, Costa-Silva TA, Vidal JE, Ferreira IM, Hiramoto RM, Pereira-Chioccola VL. Use of the serum reactivity against Toxoplasma gondii excreted-secreted antigens in cerebral toxoplasmosis diagnosis in human immunodeficiency virus-infected patients. J Med Microbiol, 2008;57:845-50.

Mitchel CD, Erlich SS, Mastrucci MT et al. Congenital toxoplasmosis occurring in infants perinatally infected with human immunodeficiency virus 1. Ped Infect Dis, 1990; 9, 512-518.

Montoya J G, Kovacs J A & Remington J S. Toxoplasma gondii. In: Mandell G L, Bennet J E & Dolin R. Principles of Infectious

Diseases, Elsevier Ed., Phyladelphia, 6th Edition, 2005, chapter 276, pp. 3170-3198.

Montoya JG, Liesenfeld O. Toxoplasmosis. Lancet, 2004; 363:1965-1976.

Montoya JG, Remington JS. Management of Toxoplasma gondii infection during pregnancy. Clin Infect Dis, 2008;47:554-66.

Montoya JG, Remington JS. Toxoplasmic chorioretinitis in the setting of acute acquired toxoplasmosis. Clin Infect Dis, 1996; 23:277-282.

Pereira-Chioccola VL, Vidal JE, Su C. Toxoplasma gondii infection and cerebral toxoplasmosis in HIV-infected patients. Future Microbiol, 2009; 4: 1363-79.

Portegies P, Solod L, Cinque P et al. Guidelines for the diagnosis and management of neurological complications of HIV infection. Eur J Neurol, 2004; 11:297-304.

Remington JS, McLeod R, Thulliez P, Desmonts G.

Toxoplasmosis. In: Remington JS, Klein J, eds. Infectious Diseases of the fetus and newborn infant, 5th edition. Philadelphia: WB, Saunders, 2001:205-346.

Ricciardi I D, Sabroza P C, Sandoval E D et al. Seroepidemiological study on the prevalence human toxoplasmosis in Brazil. Rev Microbiol (S. Paulo), 1978; 9:181-187.

Romand S, Chosson M, Franck J et al. Usefulness of quantitative polymerase chain reaction in amniotic fluid as early prognostic marker of fetal infection with Toxoplasma gondii. Am J Obstet Gynecol, 2004; 190:797-802.

Romand S, Wallon M, Franck J, et al. Prenatal diagnosis using polymerase chain reaction on amniotic fluid for congenital toxoplasmosis. Obstet Gynecol, 2001;97:296-300.

Sabin AB, Feldman HA, Jacobs L. Present status of clinical manifestations of toxoplasmosis in man: indications and provisions for routine serologic diagnosis. J Am Med. Assoc. 1952;150(11)1063-9.

Vidal JE, Colombo FA, Penalva de Oliveira AC, et al. PCR assay using CSF for the diagnosis of cerebral toxoplasmosis in brazilian AIDS patients. J Clin Microbiol, 2004; 42:4765-4768.

Vidal JE, Hernandez AV, de Oliveira AC, et al. Cerebral toxoplasmosis in HIV-positive patients in Brazil: clinical features and predictors of treatment response in the HAART era. AIDS Patient Care STDS, 2005; 19:626-34.

Vidal JE. HIV-related cerebral toxoplasmosis revisited: current concepts and controversies of an old disease. J Int Assoc Physicians AIDS Care (Chic) 2019 [Epud ahead of print].

Wong SY, Israelski DM & Remington JS. AIDS-associated toxoplasmosis. In: Sande MA & Volberding PA.eds.

The medical management of AIDS. Philadelphia: W.B. Saunders, 1995: 460-493.

Parte IX

Helmintos

90

Ancilostomíase

Francisco Orniudo Fernandes
Walfredo da Costa

CONCEITO

Ancilostomíase humana é a nematodiose causada pelos geo-helmintos, *Ancylostoma duodenale* e *Necator americanus*, vermes da família Ancylostomida*e*, que vivem no intestino delgado, principalmente no duodeno. A maioria do grande contingente de infectados é assintomática, o restante desenvolve quadros variáveis de anemia e desnutrição, principalmente em populações rurais pobres, localizadas em regiões tropicais e subtropicais de todo o mundo.

HISTÓRICO

Em 1838, Dubini encontrou esse parasito nos intestinos de uma mulher falecida de pneumonia que ele autopsiara em Milão. A ele devem-se a primeira descrição detalhada do verme e o nome *Ancylostoma duodenale*. Griessinger (1851) e Bilharz (1853), no Egito, descobriram a associação da presença do parasita e a clorose (anemia ancilostomótica). Wucherer (1886), no Brasil, confirmou o trabalho de Bilharz. Em 1880, foi constatada uma epidemia chamada de "anemia dos mineradores", ocorrida entre trabalhadores italianos, encarregados da construção do túnel São Gotardo na estrada de ferro nos Alpes Suíços. O *Ancylostoma duodenale* foi o parasita responsável.

A anemia ancilostomótica recebeu os nomes "clorose", no Egito; e no Brasil, "anemia dos mineiros", "anemia intertropical", "amarelão" e "opilação".

No Brasil, Piso, médico holandês que acompanhava o príncipe Maurício de Nassau (1637), assinalou epidemias de uma doença caracterizada por perturbações intestinais, fraqueza e anemia que conduzia, por vezes, à "hidropsia", e que era frequente entre os escravos. No país, por falta de vontade política, jamais se realizou um programa de controle das parasitoses intestinais, e, ainda hoje, essas doenças apresentam elevados índices de prevalência em extensas áreas do território nacional.

No entanto, vários pesquisadores brasileiros se destacaram por relevantes contribuições para o entendimento de diferentes aspectos da ancilostomíase e de outras parasitoses intestinais, entre eles, Samuel Pessoa, Carlos Vinha, o casal Luiz e Dora Rey e Léa Camillo-Coura.

Monteiro Lobato, advogado e escritor brasileiro, escreveu o conto *O Jeca Tatu*, em uma publicação conhecida como *Almanaque Fontoura*, destinado principalmente ao esclarecimento da terapia marcial. Esse periódico ensinava medidas de controle das parasitoses intestinais, mormente do amarelão (ancilostomíase), e muito contribuiu para divulgar práticas de higiene em todos os recantos do Brasil. No livro *Urupês*, frases do autor Monteiro Lobato ficaram famosas, tais como "Dois terços da população brasileira vivem ocupadas em botar ovos alheios", "O Jeca não é assim, está assim" (redimindo-se o autor, por ter destratado camponeses, chamando-os de preguiçosos, ignorando, à época do insulto, a situação de pobreza e doença em que viviam).

EPIDEMIOLOGIA

A ancilostomíase é amplamente distribuída por todo o mundo, sendo endêmica nos países tropicais e subtropicais. Ocorre também em regiões de clima temperado, que apresentam condições ambientais propícias, pontuais.

O *Ancylostoma duodenale* é conhecido como "*Ancylostoma* do Velho Mundo", predominando nos países do Mediterrâneo, partes do Irã, Paquistão, norte da Índia e China, norte da África e algumas áreas do Extremo Oriente, incluindo o Japão; e na América do Sul. O *Necator americanus* é a espécie predominante das regiões tropicais das Américas (*Ancylostoma* do Novo Mundo) do sudeste da China e Ásia, parte da Austrália, com ampla distribuição na África, abrangendo África Central e África do Sul. No Brasil, esse helminto é o mais prevalente. Entretanto, nos estados onde a migração europeia é marcante, concorre com o *A. duodenale*. Segundo a clássica estimativa de Stoll (1947), os ancilostomídeos parasitavam cerca de 630 milhões de pessoas em todo o mundo (21% da população mundial, na época) e a perda de sangue por este número de infectados seria igual à exsanguinação de 1,5 milhão de pessoas, diariamente. Uma estimativa mais recente de Crompton (1999) mostra que a situação é pouco diferente nos dias atuais, sendo de 740 milhões o número de parasitados por *Ancylostoma e Necator.*

No Brasil, somadas suas características geográficas às precárias condições sanitárias e socioeconômicas da população, é possível que ainda persistam elevados índices dessa nematodiose em grandes extensões de seu território.

O último inquérito nacional sobre parasitoses intestinais foi realizado, em 1952, por Pellon e Teixeira, indicando índices relativamente elevados de esquistossomose e de outras parasitoses, com a ressalva de que usaram métodos coprológicos com sensibilidade inferior à obtida com o método de Kato-Katz, atualmente usado pela Fundação Nacional de Saúde no programa de controle da esquistossomose.

Os fatores climáticos, o tipo de solo e o grau de pobreza da população são fatores que limitam a intensidade da ancilostomíase. Para Rey, a temperatura, a umidade e as chuvas são fenômenos naturais importantes relacionados ao ciclo vital dos parasitos; daí sua maior prevalência nos países tropicais e subtropicais. A existência de solo arenoso com elevado índice pluviométrico concorre, sob o ponto de vista ecológico, para a sua maior ocorrência. O hábito de andar descalço na zona rural, nas favelas e na periferia dos grandes núcleos urbanos contribui decisivamente para o incremento da perpetuação do ciclo biológico dos parasitos. Com relação a esse aspecto, acredita-se que o uso do calçado conhecido como "sandálias havaianas", iniciado nos anos de 1960, possa, ao contrário do que se pensara, ter contribuído para manter e até elevar a prevalência da ancilostomíase em áreas rurais do Brasil e de outros países. O calçado dá ao homem do campo uma falsa impressão de segurança; deixa que o solo, contaminado e úmido, fique aderido às tiras e à superfície em contato com a planta dos pés do trabalhador; além, ainda, de o dorso do pé ficar totalmente exposto. Deve-se, portanto, ressaltar que, dentre as medidas de profilaxia da ancilostomíase e estrongiloidíase, o hábito de andar calçado tem significativa importância. Mas o calçado deve ser adequado ao tipo de trabalho (p. ex., trabalhadores do campo devem usar botas).

As crianças e adolescentes em áreas de alta prevalência são mais afetados pelas infecções parasitárias. Esses grupos etários, por seus hábitos higiênicos, são, também, os maiores disseminadores dos parasitos intestinais.

Em áreas hiperendêmicas, os lactentes também se infectam, com registros de casos graves. Os homens, provavelmente por causa da maior exposição, são mais parasitados do que as mulheres.

ETIOLOGIA

Os agentes causais da ancilostomíase pertencem à família *Ancylostomidae* da classe *Nematoda*. Duas espécies são parasitas naturais do homem: o *Necator americanus* e o *Ancylostoma duodenale*, vermes que se encontram no intestino delgado, principalmente no duodeno, podendo, entretanto, se alojar no jejuno e íleo proximal.

Outros ancislostomídeos, como o *Ancylostoma brasiliense,* parasito de cães e gatos, causam uma dermatite serpiginosa ou *larva migrans* cutânea. O *Ancylostoma brasiliensis*, parasito de cães, causa enterite eosinofílica, caracterizada por dor abdominal, sem sangramento. O *Ancylostoma ceylanicum*, parasita de cães e gatos, é encontrado em áreas focais endêmicas no sudeste da Ásia, com registro de alguns casos humanos em nosso país; causa doença intestinal leve. Esses helmintos, que causam infecções zoonóticas, manifestam no homem apenas infecções leves e autolimitadas.

Os ancilostomídeos são helmintos cilíndricos, revestidos por uma cutícula resistente, afilados nas extremidades, que apresentam cápsula bucal, capaz de se fixar nas vilosidades do intestino humano, onde provocam dilaceração dos tecidos, sugando-os juntamente com o sangue do hospedeiro. A cápsula bucal do *Necator americanus* tem lâminas ou placas cortantes circundando a margem da boca, enquanto o *Ancylostoma duodenale* apresenta dois pares de dentes (Figura 90.1).

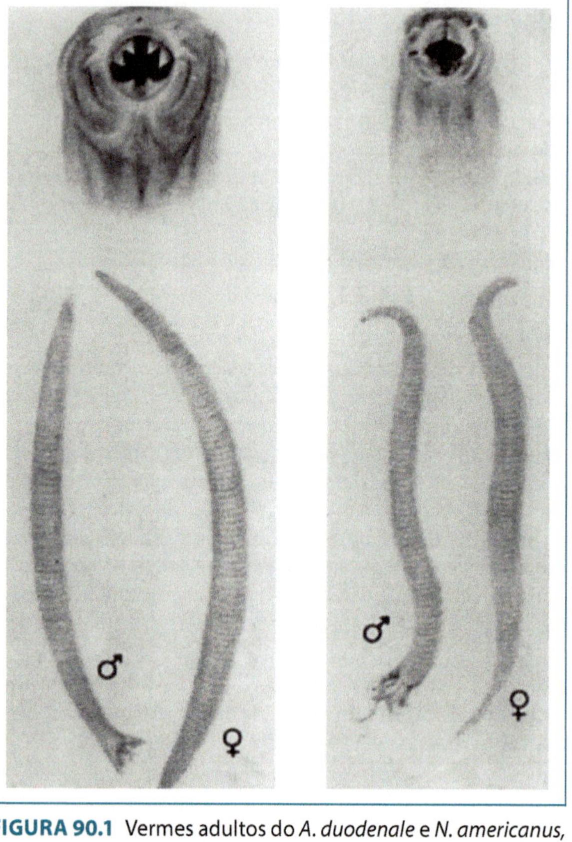

FIGURA 90.1 Vermes adultos do *A. duodenale* e *N. americanus*, com respectivas cápsulas bucais.

Os vermes adultos machos do *Necator americanus* medem de 5 a 9 mm, e 11 mm as fêmeas; os do *A. duodenale* medem de 8 a 11 mm e de 10 a 18 mm, machos e fêmeas, respectivamente.

Além de maior, o *A. duodenale* suga (0,3 mL/verme/dia) 10 vezes mais sangue do que o *N. americanus* (0,026 mL/verme/dia).

A ovoposição pelas fêmeas do *A. duodenale* é de cerca de 10 a 30 mil ovos/verme/dia e por fêmeas de *N. americanus* é de 3 a 6 mil. A sobrevida desses vermes é de 1 a 3 anos para o *A. duodenale* e de 3 a 10 anos para o Necator.

CICLO BIOLÓGICO

O ciclo de vida dos ancilostomídeos tem início com a expulsão dos seus ovos juntamente com as fezes do hospedeiro. Em solo arenoso e úmido, os ovos, após um curto período de maturação (geo-helminto), eclodem, liberando uma larva rabditoide de primeiro estágio (L1), que sofre duas mudas (L2, L3) transformando-se em uma larva de esôfago longo (filariforme) de terceiro estágio (L3), a qual é infectante. Essa fase do ciclo ocorre em 5 a 10 dias.

A larva filarioide apresenta movimentos característicos, serpentiformes, que facilitam a sua locomoção e penetração na pele do hospedeiro.

A penetração se dá através da pele dos pés ou das mãos, pelos espaços interdigitais, folículos pilosos ou por baixo da camada escamosa da epiderme, ocasionando uma dermatite pruriginosa. Atravessando a derme, entra na corrente sanguínea e chega aos pulmões em 10 dias, onde sofre nova muda, originando larvas de quarto estágio (L4). Durante essa migração pulmonar, as larvas liberam substâncias que produzem um quadro reacional leve de tosse, febre baixa e infiltrado eosinofílico, e pode até evoluir para um quadro mais grave, conhecido como síndrome de Löeffler.

A tosse e os movimentos ciliares das células epiteliais conduzem as larvas no sentido ascendente, e, da glote, são deglutidas, passando pelo tubo digestivo até o intestino delgado (extremidade distal do duodeno, jejuno e íleo proximal), onde completam o ciclo evolutivo, tornando-se vermes adultos, machos e fêmeas. Fixam-se na parede intestinal por meio da cápsula bucal e, após 6 a 7 semanas, começam a produzir ovos que podem ser vistos nas fezes cerca de 8 a 12 semanas após a infecção. Não há replicação dos vermes no hospedeiro, a infecção termina, em condições normais, com a morte dos parasitos, naturalmente determinada.

A infecção por *A. duodenale* pode acontecer também por via oral não se dando a migração que decorre da infecção transdérmica; as larvas transmitidas pela amamentação sob a forma larvária, a partir de vermes que permanecem nos tecidos (Figura 90.2).

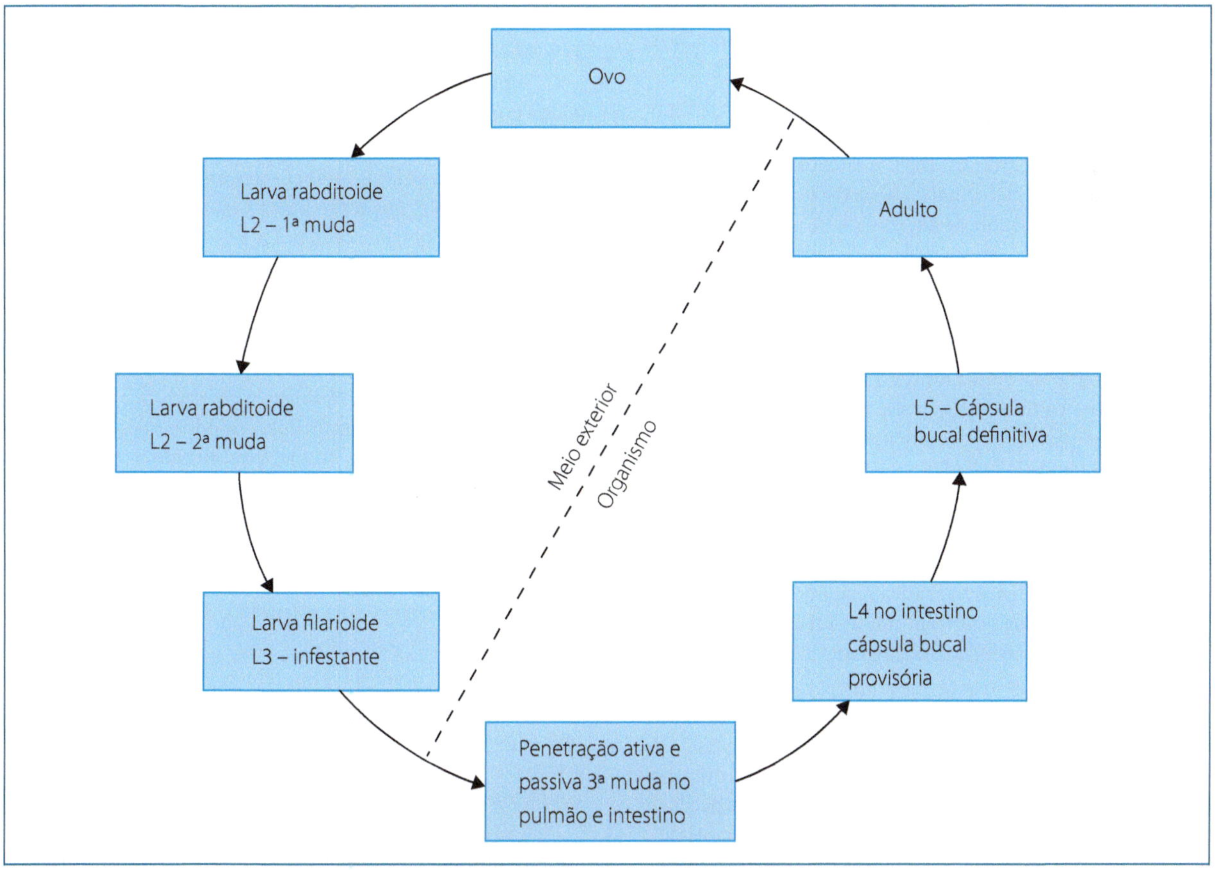

FIGURA 90.2 Ciclo evolutivo do *Necator americanus* e *Ancilostoma duodenale*.

PATOGENIA

As ações dos ancilostomídeos sobre o organismo são determinadas pelas formas larvárias e pelos vermes adultos, constituindo-se de três etapas distintas: fase invasiva; de migração larvária pulmonar; e da fixação dos vermes ao intestino.

A fase invasiva começa com a penetração das larvas na pele, provocando lesões traumáticas mínimas, geralmente imperceptíveis, podendo surgir erupções eritematopapulosas. Essas manifestações são mais frequentes quando a infecção é determinada pelo *Necator americanus* e podem persistir durante vários dias, sobretudo quando há infecção secundária por micro-organismos carreados pelas larvas, do solo contaminado ou do material fecal.

Na fase de migração pulmonar, as larvas rompem os capilares, provocam lesões microscópicas com pequenas hemorragias até atingirem os alvéolos. Na última fase, fixadas à mucosa intestinal por suas cápsulas bucais, dentes ou placas cortantes, os ancilóstomos produzem erosões e ulcerações com necrose tecidual. Os vermes ingerem e digerem sangue da mucosa lesionada por meio de uma cascata de metalo-hemoglobinases. Inibem a coagulação mediante uma série de anticoagulantes dirigidos contra os fatores Xa e VIIa, bem como contra a agregação plaquetária.

A perda sanguínea intensa é resultante de grande carga parasitária e do deslocamento dos helmintos, que trocam de lugar a cada 4 a 8 horas, para se fixarem em diversos pontos da parede intestinal, produzindo mínimas ulcerações e hemorragias na mucosa. A essa ação espoliativa, geralmente estão associados estados carenciais. A anemia por carência de ferro representa grave problema de saúde pública em todo o mundo, prevalecendo em populações pediátricas, sobretudo nos lactentes.

Estados mais graves da anemia ancilostomótica afetam o desenvolvimento intelectual e cognitivo de crianças e o desempenho cardiovascular de adultos.

A deficiência de ferro no ser humano ocorre, naturalmente, nas fases da vida em que há um grande aumento nas exigências desse metal, como nos períodos de rápido crescimento, nos primeiros anos de vida e na adolescência, com o desenvolvimento da massa muscular. Em crianças e adolescentes de alto padrão nutricional, mesmo que apresentem elevada carga parasitária por ancilostomídeos, excepcionalmente foi evidenciada anemia.

Nas infecções maciças, as ulcerações favorecem a invasão de germes entéricos, com a instalação de infecções bacterianas associadas (translocação bacteriana) que determinam o agravamento dos casos. Achados anatomopatológicos evidenciam uma mucosa intestinal muito edemaciada, necrose de tecidos e infiltração leucocitária eosinofílica (Figura 90.3).

Trabalho recente sugere que podem ocorrer desnutrição e imunodeficiência independentes de anemia, em adultos e crianças, com infecção significativa. Isso é consequência de uma enteropatia com perda de proteínas, inclusive de imunoglobulinas, consequente à digestão dos vermes. Essa perda de proteínas, além de agravar o estado nutricional, predispõe o hospedeiro a infecções. Pacientes com aids associada podem desenvolver doença mais grave e rapidamente progressiva.

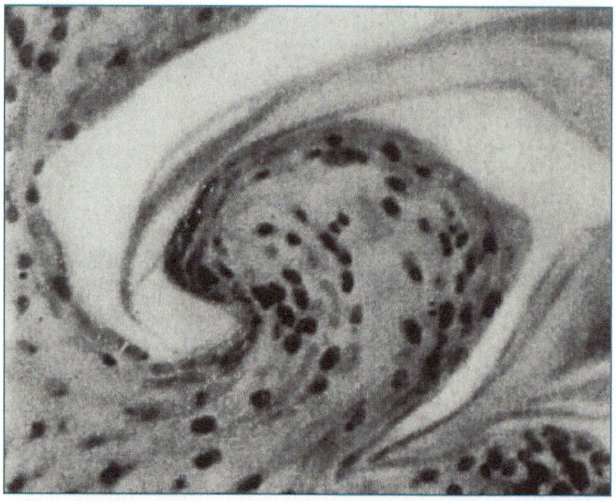

FIGURA 90.3 Corte microscópico do ancilóstomo agarrado à mucosa do delgado.

Apesar dos esforços de muitos anos de estudo, os mecanismos da resposta imune à infecção por ancilostomídeos e outros helmintos não estão bem esclarecidos.

Sabe-se, no entanto, que, quando uma infecção por helminto se estabelece, gera-se uma forte reação mediada por linfócitos *T helper* (Th) 2, a qual regula uma variedade de respostas como eosinofilia, mastocitose intestinal e elevada produção de IgE.

Por várias gerações, em um processo adaptativo ao parasitismo humano, o *N. americanus* possivelmente desenvolveu uma relação simbiótica com esse hospedeiro.

A produção de interleucina 5 (IL-5) durante infecção primária por ancilostomídeos parece aumentar a função eosinofílica em limitar uma segunda infecção por larvas filarioides.

Os vermes adultos também ativam a produção de IL-10, IL-4, IL-5 e IL-13, que estão ligadas mais a uma resposta por células Th-2 do que por células Th-1.

Ancilostomídeos também produzem um fator inibidor de linfócitos *natural killer* (NK) e, dessa forma, suprimem a produção de gamainterferon e a resposta Th-2, responsáveis pela expulsão dos parasitos.

Observou-se que o *N. americanus* secreta produtos que induzem a apoptose de linfócitos, criando uma área, em torno de si, livre do sistema imune, diminuindo a inflamação e tornando a infecção relativamente assintomática.

Uma resposta alérgica a antígenos de ancilostomídeos é raramente observada em indivíduos infectados, apesar dos altos níveis de IgE e de outros fatores ativados pela resposta Th-2. Isso demonstra uma tolerância do hospedeiro a esses antígenos.

Nos países desenvolvidos, tem-se observado um grande aumento na incidência de doenças alérgicas e autoimunes. Esse fato, segundo os defensores da discutida "hipótese da higiene", relaciona-se com o desaparecimento de infecções por parasitos endógenos como consequência de medidas de higiene.

Curiosamente, resultados de vários estudos, utilizando--se animais, e mesmo humanos, têm sugerido que infecções por helmintos podem proteger os organismos de doenças alérgicas e autoimunes como asma, doença inflamatória intestinal (doença de Crohn e retocolite ulcerativa), diabetes tipo I e esclerose múltipla.

QUADRO CLÍNICO

Do ponto de vista clínico, podem-se encontrar desde infecção assintomática até quadros graves de desnutrição, anemia e anasarca, necessitando-se, em geral, de atendimento hospitalar. Os adultos apresentam sintomas de menor gravidade que as crianças.

Para melhor caracterizar o estado clínico, diversos fatores devem ser considerados: espécie do parasito e carga parasitária; idade; estado nutricional; e intensidade da anemia do paciente. De modo geral, considera-se leve ou moderada a infecção ancilostomótica quando o paciente elimina até 12.000 ovos/g de fezes, sendo a infecção intensa quando superior a esse número.

Pode-se, também, procurar correlacionar o quadro clínico com as fases da infecção. A penetração das larvas na pele provoca prurido ou sensação de queimação local com presença de lesões eritêmato-maculopapulosas e edema (dermatite urticariforme); essa reação é proporcional ao número de larvas infectantes e sensibilidade do hospedeiro. Quando o prurido é intenso, as pápulas podem infectar, surgindo, então, vesículas e pústulas.

A passagem das larvas pela árvore pulmonar é usualmente assintomática. Porém, nos casos de maior gravidade, relacionados com uma grande carga parasitária, o paciente apresenta sinais e sintomas definidos: tosse seca; dispneia; rouquidão; broncoespasmo; febre baixa ou moderada; e mesmo pneumonite intersticial eosinofílica (síndrome de Löeffler). A frequência dessa complicação é, no entanto, maior na ascaridíase.

Em pessoas infectadas com um grande número de *A. duodenale,* por via oral, pode se desenvolver um quadro de hipersensibilidade imediata conhecida por síndrome de Wakana. Prurido faringeal, tosse, rouquidão, dispneia, náusea, vômito e eosinofilia são frequentemente observados nessa síndrome. Recém-nascidos, infectados por via oral com o leite materno com larvas desse nematoide, podem evoluir com hemorragia gastrointestinal fulminante, sendo, no entanto, uma situação rara.

As manifestações decorrentes da instalação dos vermes adultos no tubo digestivo são sintomas gastrointestinais inespecíficos e variáveis.

Os casos de menor gravidade se caracterizam pelo surgimento de náuseas, vômitos, anorexia, obstipação ou diarreia. A fase intestinal aguda ocorre na infecção grave, caracterizada por dor abdominal, náusea, anorexia e diarreia, que frequentemente se desenvolvem em torno de um mês após a infecção.

A dor abdominal pode simular apendicite. A maioria dos indivíduos que apresentam uma forma crônica da doença evolui com um maior acometimento do aparelho gastrointestinal, sistema hematopoiético e aparelho circulatório.

Consequentemente, os sintomas gastrointestinais são mais evidentes, com dores epigástricas ou abdominais difusas, frequentes e de maior intensidade. Outras alterações podem surgir, incluindo distúrbios do apetite: anorexia; e bulimia ou perversão (geofagia e malácia). A geofagia é mais frequentemente encontrada nas crianças e adolescentes. A diarreia é mais profusa, registrando-se enterorragia volumosa ou melena em população infantil com infecção maciça, constatando-se maior gravidade da doença em crianças entre 5 meses e 5 anos de idade.

A anemia constitui a principal manifestação da ancilostomíase. Infecções moderadas ou graves causam significativa perda sanguínea, que pode se manifestar sob a forma de melena. Uma vez que sua instalação é insidiosa, a sua detecção só é percebida quando os sintomas refletem um maior comprometimento orgânico, observando-se palidez de pele e mucosas, anorexia, lassidão, tontura, cansaço fácil, sonolência, falta de iniciativa para o trabalho ou divertimento e lipotímias. Na maioria dos casos, a anemia é do tipo hipocrômica e microcítica. Nas infecções crônicas graves, as crianças podem ter deficiência no seu desenvolvimento físico, intelectual e cognitivo. Gestantes portadoras de anemia grave poderão ter parto prematuro e recém-nascido de baixo peso. A mortalidade perinatal, tanto materna como fetal, é maior nessas mães.

Quando ocorre acometimento do aparelho circulatório, os sintomas cardíacos incluem dispneia, taquicardia, palpitações e dores anginosas. A dispneia manifesta-se frequentemente após esforço físico.

Usualmente, resultados de um maior esforço ventilatório, decorrentes da anóxia periférica, da anóxia cerebral e do aumento do volume sanguíneo pulmonar, podem ser fatores adjuvantes.

No estágio tardio, a dispneia pode ser associada à falência cardíaca. As palpitações são devidas ao aumento da força contrátil do miocárdio, e as dores anginosas ou precordiais, à insuficiência coronariana por deficiente aporte de oxigênio.

Outras manifestações clínicas são encontradas nos quadros avançados, tais como edema generalizado (anasarca), hipoproteinemia, cardiomegalia, insuficiência cardíaca e sopros cardíacos. A dor no hipocôndrio direito e hepatomegalia também são constatadas nesses casos.

DIAGNÓSTICO

CLÍNICO

O diagnóstico de certeza da ancilostomíase baseado apenas em dados clínico-epidemiológicos, é impossível. Pode-se presumir o diagnóstico clínico nos casos considerados graves ocorrentes em zona endêmica. Frequentemente, a ancilostomíase é associada a outras parasitoses que também habitam porções altas do tubo digestório, como ascaridíase, estrongiloidíase e giardíase. Os sintomas nessas parasitoses são caracteristicamente superpostos.

LABORATORIAL

O diagnóstico parasitológico confirma a infecção e é feito por meio de exame microscópico das fezes, consistindo na demonstração dos ovos ou das larvas rabditoides (Figura 90.4).

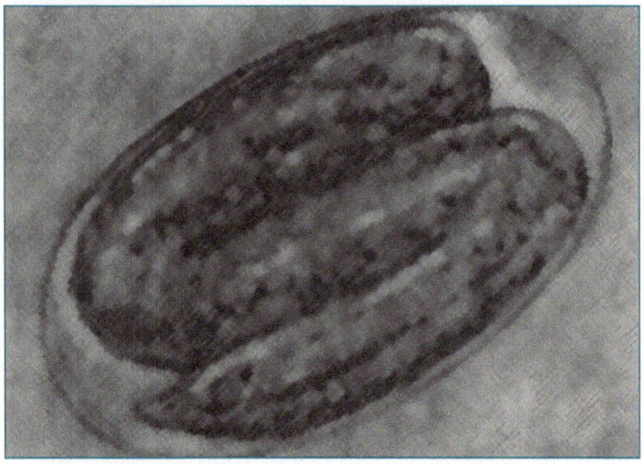

FIGURA 90.4 Ovos em preparação não corada de fezes com presença de larvas.

Os ovos dos ancilóstomos são morfologicamente semelhantes, não sendo possível identificar as espécies pela simples visualização dessas estruturas.

O exame deve ser realizado com fezes recém-eliminadas porque, se passarem mais de 24 horas, ocorrem a eclosão dos ovos e a liberação de larvas rabditoides, as quais poderão ser confundidas com as do *Strongyloides stercoralis* por técnicos pouco experientes em identificá-las.

As técnicas coprológicas de flutuação e concentração são utilizadas na detecção dos ovos nas fezes (métodos de Willis, de Faust, de Hoffman e de Kato-Katz). O método de concentração de Kato-Katz é prático, de baixo custo, tem elevada sensibilidade e permite resultado qualitativo e quantitativo. Utilizando-se um método de cultivo em que são postas as fezes contendo os ovos dos ancilostomídeos, pode-se obter, em cerca de oito dias, larvas filarioides a partir das quais é possível identificar morfologicamente as espécies Para *Necator americanus* e *Ancylostoma duodenale*, O método mais conhecido é o de Harada-Mori. Costa & Camillo-Coura desenvolveram um método, mais prático e igualmente eficiente, para cultivo de *Strongiloides stercoralis* e ancilóstoma, usando círculos de espuma nos quais são postos os ovos dos ancilostomídeos obtidos por um método de flutuação, e/ou as larvas rabditoides de *S. stercoralis* oriundas do método de extração de larvas de Baermann-Moraes.

Para avaliação da anemia, o estudo hematológico consiste em hemograma e pesquisa de sangue oculto nas fezes. No hemograma, o exame da série vermelha revela anemia habitualmente do tipo hipocrômica e microcítica, que, nos casos extremos, pode atingir valores muito baixos. A contagem dos leucócitos geralmente é normal, podendo ocorrer leucocitose com eosinofilia, sendo esta mais acentuada na fase aguda, diminuindo de intensidade na doença crônica. A eosinofilia no sangue periférico se inicia com frequência, durante infecção assintomática, possivelmente, durante a migração da larva através dos pulmões. Os níveis séricos de IgE e contagem de eosinófilos no sangue periférico de crianças com helmintíase apresentam maior elevação nos infectados por ancilóstomos.

Quando o comprometimento pulmonar é evidente, o exame de escarro corado pelo Giemsa pode revelar a presença de eosinófilos e cristais de Charcot-Leyden.

O estudo radiológico pode mostrar imagens de infiltrados localizados ou difusos, caracterizando uma pneumonite intersticial (síndrome de Löeffler). A hipoalbuminemia está presente nos casos graves.

Outros exames complementares poderão ser solicitados, dependendo da análise de cada caso e das complicações surgidas.

TRATAMENTO

ANTI-HELMÍNTICO

Os principais medicamentos utilizados para o tratamento da ancilostomíase são o mebendazol, o albendazol e o pamoato de pirantel. Recentemente, um novo medicamento, nitazoxanida, foi lançado no Brasil para tratamento das parasitoses intestinais. Entretanto, sua eficácia no tratamento da ancilostomíase necessita ser mais bem estudada nas diversas regiões do país endêmicas para essa nematodiose.

Mebendazol

Derivado benzimidazólico, absorvido no intestino em pequena proporção, indutor da inibição da captação de glicose, provocando depleção do glicogênio e diminuição na produção do ATP do parasito.

Exceto nas estrongiloidíase e teníase, é amplamente utilizado em nosso país no tratamento das helmintíases intestinais mais frequentes pela facilidade de administração, baixo custo, boa tolerabilidade e elevada eficácia terapêutica. O tratamento em massa pode ser recomendado como meio de controle de endemias, principalmente em escolares.

Deve ser usado na dosagem de 100 mg, duas vezes por dia, durante três dias seguidos, ou 500 mg em dose única, ingerido preferentemente distante das refeições, para aumentar sua eficácia. A posologia é a mesma para adultos e crianças acima de 2 anos. Estudos recentes admitem o emprego em gestantes após o primeiro trimestre de gravidez. O produto é encontrado, comercialmente, nas apresentações de comprimidos e suspensão.

É muito bem tolerado. Porém, nos casos em que há infecção maciça, pode ocorrer eliminação de um grande número de vermes, e, consequentemente, ocorrer náuseas, cólicas intestinais e diarreia transitória. Há relatos de hipersensibilidade.

Interações medicamentosas: coadministração com a carbamazepina e fenitoína pode diminuir sua eficácia; a cimetidina potencializa a sua ação.

Albendazol

Benzimidazólico que inibe a polimerização da betatubulina, levando a uma degeneração de microtúbulos citoplasmáticos. Diminui a produção de trifosfato de adenosina (ATP) no verme, causando depleção de energia das células intestinais dos parasitos por produção deficiente de ATP; há imobilização, má absorção de nutrientes, enfraquecimento e morte. De amplo espectro de ação, é ativo contra os principais helmintos, com atividade vermicida, ovicida e larvicida. Apresenta a vantagem de ser utilizado em dose única de 400 mg para adultos e crianças acima de 2 anos. Para crianças menores de 2 anos, administra-se dose de 200 mg. É a droga de primeira opção para o tratamento da *larva migrans* cutânea. A segurança para o seu uso durante a gravidez ainda não foi estabelecida. Comercialmente, é encontrado sob a forma de comprimidos com 200 mg e suspensão oral com 400 mg em cada 10 mL. Os comprimidos podem ser mastigados, deglutidos ou misturados com alimentos. Os percentuais de cura encontram-se entre 70 e 80%.

Em virtude da baixa toxicidade, o medicamento é de boa tolerabilidade, sendo observadas em alguns pacientes, reações adversas, como, desconforto gastrointestinal, náuseas, vômitos, diarreia e secura na boca. Prurido cutâneo também é relatado.

Coadministração com carbamazepina pode diminuir a eficácia; dexametasona, cimetidina e praziquantel podem aumentar a toxicidade.

Pamoato de pirantel

Pode ser considerado mais uma opção terapêutica para ancilostomíase. Age como agente bloqueador da despolarização neuromuscular, inibindo a colinesterase, resultando em paralisia espástica do verme. Apresenta ação de amplo espectro, com eficácia de 40 a 75%. O pamoato de pirantel deve ser usado na dose de 11 mg/kg por dia, para adultos e crianças acima de 2 anos de idade, durante três dias. A dose total não deve exceder 1 g.

Considerando-se as taxas inferiores de sucesso terapêuticos, quando comparado ao albendazol e mebendazol, o pamoato de pirantel é utilizado com menor frequência do que os novos anti-helmínticos. Há relatos de casos em que apresentaram reação de hipersensibilidade. É contraindicado nos hepatopatas e na gravidez.

Nitazoxanida

Novo medicamento para o tratamento de algumas helmintíases e protozoonoses intestinais. Apesar de resultados de trabalhos científicos indicarem sua ação contra ancilostomídeos, ainda se faz necessário estudo acerca da sua eficácia e tolerabilidade no Brasil. À luz dos conhecimentos atuais sobre a resistência de parasitos a medicamentos antiparasitários, é essencial que se conheça o ponto zero da nitazoxanida nesse aspecto.

No Brasil, há extensas áreas com elevadas prevalências de ancilostomídeos, tanto de *N. americanus* como de *A. duodenale*, por longos anos submetidos a antiparasitários, principalmente o mebendazol.

TRATAMENTO DA ANEMIA

A melhora da anemia ocorrerá lentamente, subsequentemente à utilização de anti-helmínticos. A correção rapidamente, porém, é completada pela suplementação da administração de sulfato ferroso. Recomenda-se sua prescrição comumente por via oral, na dosagem de 3 a 5 mg/kg ao dia – 200 mg três vezes ao dia, dosagem máxima de 400 a 800 mg, de preferência distante das refeições, durante três meses ou mais. A intolerância com o uso do medicamento é pouco comum em crianças; todavia, quando ocorre, pode ser contornada com administração junto às principais refeições. Deve-se estar atento para a não resposta do tratamento, que, frequentemente decorre da não administração de forma regular, o que pode ser constatado por meio da coloração das fezes que devem se tornar escuras durante o uso continuado dos sais de ferro.

A via parenteral poderá ser indicada em situações especiais, quando o paciente recusa a ingestão do medicamento ou apresenta reação colateral persistente e nos casos de síndrome de má-absorção.

O controle do acometimento cardíaco decorrente de anemia é mais bem efetuado quando se procede ao tratamento com anti-helmínticos e administração de ferro. A anemia crônica de grave intensidade pode ser tolerada durante anos. Contudo, se a reserva miocárdica estiver reduzida com sérias implicações, representadas por dispneia acentuada, taquicardia, sopro cardíaco e sinais de hipóxia, a reposição sanguínea deverá ser indicada.

Valorizam-se os índices hematimétricos, principalmente, quando o número de hemácias é inferior a 2.000.000/mm^3 e a hemoglobina se encontra abaixo de 4 g%.

O volume de sangue total ou concentrado de hemácias a ser administrado é de 10 mL/kg/dia. Como parâmetro de avaliação, o controle clínico-laboratorial se constitui rotina obrigatória.

PROFILAXIA

Teoricamente, é possível eliminar ou reduzir a transmissão dessa verminose, adotando-se um conjunto de medidas preventivas que envolvem fundamentalmente melhoria das condições sanitárias, educação sanitária continuada e o tratamento de todos os indivíduos infectados com a finalidade de impedir a contaminação do solo pelas fezes humanas.

O combate, porém, à desnutrição, se inclui como meta prioritária em qualquer plano de controle das parasitoses em geral porque a associação de infecções e imunodeficiências nesse grupo populacional constitui a principal causa de óbito nos países subdesenvolvidos.

A elaboração de um programa de saneamento básico com melhoramento ambiental por meio da implantação de abastecimento de água e rede de esgotos nos grandes centros, da instalação de latrinas nas zonas rurais, como também da construção de moradias condignas à sobrevivência humana, ajudaria substancialmente na redução dos índices parasitários.

A observação das normas da educação sanitária e da higiene pessoal é pilar na saúde pública para qualquer programa de prevenção.

A capacidade de estabilidade das populações de ancilostomídeos, proporcionada pelas condições ideais encontradas no ambiente hospedeiro, a princípio, inviabiliza propostas de tratamento em massa como estratégia de controle. A administração dos anti-helmínticos não erradica a infecção, mas a reduz a níveis toleráveis.

Nenhuma das medidas profiláticas, concretamente, surtirá resultado positivo se não houver engajamento dos órgãos governamentais para a execução de projetos amplos na eliminação do estado de pobreza e miséria das populações dos países subdesenvolvidos que apresentam índices crescentes dessas enfermidades.

VACINA

Abre-se uma alentadora perspectiva para o controle da ancilostomíase com a produção de uma vacina inédita a partir de antígenos secretados por larvas L3 do verme *N. americanus* ASP-2.

Na-ASP-2, foi escolhido como o principal componente de larvas L3, para o qual anticorpos protetores são dirigidos, sendo promissor para a nova vacina. A tecnologia para fabricação da vacina com Na-ASP-2 já está sendo introduzida no Brasil. Estudos nessa direção estão sendo efetuados, envolvendo a Universidade George Washington e Instituto de Vacinas Albert Sabin dos Estados Unidos, em convênio com a Fundação Oswaldo Cruz (Fiocruz).

Em teste com animais, a vacina conseguiu reduzir em até 50% a quantidade de vermes no intestino. A expectativa é de que o mesmo efeito ocorra em humanos.

BIBLIOGRAFIA SUGERIDA

AbdAllah M. Ancylostomiasis causing upper gastrointestinal bleeding: real-time endoscopic pictures. Gastroenterol Nurs. 2019 Mar/Apr;42(2):179-180.

Albonico M. Methods to sustain drug efficacy in helminth control programs. Acta Tropica 2003; 86:233-242.

Bethony, et al. Soil-transmitted helminth infections; ascariasis, trichuriasis, and hookworm. Lancet 2006; 367:1521-1532.

Bufford JD, Gern JE. The hygiene hypothesis revised. Immunol Allergy Clin N Am 2005; 25:247-262.

Chauhan VM, Scurr DJ, Christie T, Telford G, Aylott JW et al. The physicochemical fingerprint of Necator americanus. PLoS Negl Trop Dis. 2017 Dec 7;11(12):e0005971. doi: 10.1371/journal.pntd.0005971. eCollection 2017 Dec.

Chieff PP, Gryschek RCB, Neto VA. Helmintoses. In: Cimerman S, Cimerman BDP. Ancilostomíase e Necatoríase. In: Neves DP. Parasitologia Dinâmica. 1. ed. Rio de Janeiro: Atheneu, 2003. p. 307-315.

Croese J, Marnie J, Wood J, Melrose W, Speare R. Allergy controls the population density of Necator americanus in the small intestine. Gastroenterology 2006; 131:402-409.

Croese J, Neil NJO, Masson J, et al. A proof of concept study establishing Necator americanus in Crohn's patients and reservoir donors. Gut 2006; 55:136-137.

Diemert JD, Bethony JM, Hotez PJ. Hookworm Vacines. Clin Infect Dis 2008; 46:282-8.

Elliott DE, Summers RW, Weinstock JV. Helminths as governors of immune-mediated inflammation. Int J Parasitol 2007; 37(5):457-464.

Else KJ, Finkelman FD, Maliszewski CR,Grencis RK. Cytokine-mediated regulation of chronic intestinal helminth infection. J Exp Med 1994; 1(1):347-51.

Falcone FH, Pritchard DI. Parasite role reversal: worms on trial. Trends in Parasitology 2005; 21(4):157-160.

Haburchak, DR. Hookworms. Disponível na Internet: http://www.emedicine.com/med/topic1028.htm. Last updated, January 16, 2007.

Hu Z, Chen H, Huang L, Chen S, Huang Z et al. Correlation between hematological parameters and ancylostomiasis: A retrospective study. J Clin Lab Anal. 2019 Mar;33(3):e22705.

Loukas A, Betony J, Broker S, Hotez P. Hookworm vacines; past, present and future. The Lancet Infectious Diseases 2006; 61(11):733-741.

Rey L. Um século de experiência no controle de ancilostomíase: Revista da Sociedade Brasileira de Medicina Tropical 2001; 34(1):61-7.

Watson CM, Hickey PW. Hookworm infection. Disponível em: http://www.emedicine.com/PED/topic1025.htm. Last updated: Aug 23, 2006.

Yazdanbakhsh M, Biggelaar AVD, Maizels RM. Th2 responses Without atopy: Immunoregulation in chronic helminth infections and reduced allergic disease. Trends in immunology 2001; 22(7):372-377.

91

Angiostrongilíases

Mauricio Carvalho de Vasconcellos
Pedro Morera

91.1 *Angiostrongylus costaricencis*

A angiostrongilíase abdominal causada pelo *Angiostrongylus costaricencis,* Morera e Céspedes, 1971 (sinônimo: *Morerastrongylus costaricencis*), nematódeo da super família Metastrongyloidea e família Metastrongylidae Leiper 1908, é uma doença que foi registrada pela primeira vez em crianças na Costa Rica, no início dos anos 1950.

Durante vários anos, atribuiu-se importância apenas acadêmica a essa zoonose; entretanto, pela sua endemicidade, passou a ser considerada uma parasitose emergente e de destaque na saúde pública, tendo sido encontrada na maior parte dos países do continente americano.

No homem infectado, os nematódeos adultos são encontrados nas artérias mesentéricas, especialmente nas da região ileocecal, onde produzem lesões inflamatórias e vasculares que podem ser confundidas com tumores malignos ou processos inflamatórios de outra etiologia e as manifestações clínicas apresentam um amplo quadro clínico que vão desde casos assintomáticos a graves, onde a cirurgia se faz necessária. Também se observam localizações ectópicas no fígado e testículos. Poucos dados sobre a incidência desta doença são observados no Brasil, tendo sido descrito até o momento uma soroprevalência de 28%, porém tendo uma letalidade considerada baixa entre 1,3 e 7,4%.

MORFOLOGIA E CICLO VITAL

O *Angionstrongylus costaricencis* é um nematódeo filiforme, com a extremidade caudal curvada ventralmente em ambos os sexos. A extremidade cefálica tem uma abertura bucal provida de três pequenos lábios, onde se encontram seis papilas sensoriais dispostas em dois círculos. A cutícula é transparente e lisa, exceto nas extremidades, onde é finamente estriada. O macho mede, em média, 19,9 mm, tem tubo digestivo espiralado, testículo longo cujo canal se abre em uma bolsa copuladora de tamanho médio provida de dois espículos delgados. A fêmea tem, em média, 32,8 mm de comprimento, e, próximas da extremidade caudal, tem curta vagina e vulva situadas pouco antes do ânus; a posição do útero ao redor do tubo digestivo lhe dá um aspecto claviforme.

O homem é um hospedeiro acidental desse parasita, não ocorrendo transmissão homem a homem. Entretanto, nesse hospedeiro, o *A. costaricensis* torna-se maduro sexualmente e libera ovos na mucosa intestinal. Os ovos e larvas degeneram, causando inflamação local intensa, não detectável nas fezes, necessitando-se, para isso, exames laboratoriais.

Diversas espécies de roedores representam o hospedeiro definitivo natural, e vários moluscos servem como hospedeiro intermediário. Entretanto, moluscos terrestres (lesmas) da família Veronicellidae constituem o hospedeiro intermediário de maior importância.

No roedor, os parasitas adultos habitam no interior das artérias mesentéricas, principalmente da região ileocecal. Nesse hábitat, o *A. costaricensis* realiza a ovipostura e os ovos são arrastados para os vasos menores, na parede intestinal. A fecundação conduz à formação de uma larva de primeiro estágio (L_1), que mede, em média, 260 a 290 µm de comprimento; depois da eclosão, essa larva se move para a luz intestinal e é transportada para o solo com as fezes do rato. Os moluscos se infectam ao ingerir as fezes do roedor contendo essas larvas (L_1). Estas se movem para os tecidos fibromusculares do pé e do manto do molusco, onde permanecem, e, em um período de 18 dias e por meio de duas modificações ($L_1 \rightarrow L_2$, no 4º dia, e $L_2 \rightarrow L_3$, entre o 11º e 14º dias), alcançam o terceiro estágio (L_3), em que passam a medir cerca de 460 a 480 μm de comprimento, que é a forma infectante para o mamífero. Os roedores sadios geralmente se infectam ao ingerir os moluscos contendo essas lavras infectantes (L_3). A ação do suco gástrico digere os tecidos desse invertebrado e as larvas penetram na parede intestinal, na região terminal do íleo. Durante os primeiros 7 a 10 dias, localizam-se nos vasos linfáticos, mas, depois de alcançarem o quinto estágio (juvenil), migram para as artérias mesentéricas, seu hábitat final. O período pré-patente é de cerca de 25 dias.

EPIDEMIOLOGIA

Na Costa Rica, em 1983, foram diagnosticados 104 casos, por meio de método sorológico. Em 1984, o número chegou a 308, observando-se uma taxa aproximada de 12 casos por 100 mil habitantes, atualmente ocorrem 600 novos casos a cada ano, o que excede a taxa de prevalência de outras doenças infecciosas.

A doença também já foi registrada em vários países da América Central e América do Sul, entre eles México, El Salvador, Honduras, Nicarágua, Panamá, Venezuela, Equador, Argentina e Brasil; assim como um caso na África.

No Brasil, os primeiros casos dessa zoonose foram descritos nos estados do Rio Grande do Sul, Santa Catarina, Paraná, São Paulo e Brasília, com predominância em zonas rurais, onde, até 2001, existiam relatos de 65 casos, a maioria deles descrita no Rio Grande do Sul. Em geral, são encontrados 4 a 6 novos casos por ano.

Na América Central, essa parasitose se apresenta, com maior frequência, em crianças em idade pré-escolar, o que não é observado no Brasil, onde são afetadas crianças e adultos de ambos os sexos, provenientes de áreas rurais, mas também se observa um número considerável de casos em adultos com mais de 50 anos. A doença também já foi registrada em áreas residenciais urbanas.

O *Angiostrongylus costaricencis* é um parasita eurixeno que realiza seu ciclo vital em diversos hospedeiros, incluindo roedores silvestres e moluscos. Na Costa Rica, os hospedeiros intermediários mais importantes são as lesmas (*Sarasinula plebeia = Vaginulus plebeius*) da família Veronicellidae, que se encontram distribuídas desde o nível do mar até aproximadamente 2.200 m de altitude. A frequência da infecção varia de 28 a 75%, com uma média de 50% para todo o país. No Brasil, lesmas das espécies *Phyllocaulis variegatus* (Semper, 1885), *Sarasinula languaeformis* (Semper, 1885) e *Sarasinula* sp., foram identificadas como hospedeiros intermediários. Moluscos das espécies *Lymax maximus* (Linné, 1758), *Lymax flavus* (Linné, 1758), *Bradybaena similaris* (Férussac, 1821), *Belocaulos angustipes* (Heynemann, 1885), *Phylocaulis soleiformis* (Orbigny, 1835), *Helix aspersa* (Müller, 1774) e *Megalobulinus abbreviatus* (Bequaert, 1948) foram descritos como potenciais hospedeiros intermediários no sul do país, o que indica a diversidade de moluscos capazes de atuar como hospedeiros.

Moluscos planorbídeos das espécies *Biomphalaria glabrata* (Say, 1818), *Biomphalaria tenagophila* (Orbigny, 1835) e *Biomphalaria straminea* (Dunker, 1848), assim como o molusco gigante africano *Achatina fulica* Bowdich, 1822, demonstraram suscetibilidade à infecção por *A. costaricensis* em condições experimentais.

Trabalhos experimentais demonstraram que as larvas infectantes podem sair com a secreção mucosa dos moluscos, contaminando alimentos, bem como objetos que o homem, especialmente as crianças de pouca idade, podem levar à boca (fomites). Essa forma de infecção poderia explicar por que o grupo etário mencionado é o mais afetado.

Os primeiros hospedeiros definitivos do parasita, ratos das espécies *Sigmodon hispidus* (Say e Ord, 1825) e *Rattus rattus* (Linnaeus, 1758), foram encontrados na Costa Rica. Posteriormente, no Panamá, foram encontrados três novas espécies de hospedeiros que, juntamente com mais outras sete encontradas na Costa Rica, somam um total de 12 espécies de roedores para essa pequena região do continente. *A. costaricencis* foi encontrado em *Sigmodon hispidus*, nos Estados Unidos, em um coati *Nasua narica bullata* (Linné, 1766) na Costa Rica e em um sagui *Saguinus mistax* (Spix, 1823) da Amazônia peruana, com infecção natural. No sul do Brasil roedores silvestres das espécies *Oligorizomys nigripes* (Olfers, 1818) e *Oligorizomys ratticeps* foram descritos como os mantenedores da doença na região. Outros roedores, entre os quais *Rattus rattus*, *R. norvegicus*, *Oligorizomys fulvecens* (Waterhouse, 1837, *Oligorizomys*), *Caliginosus* (Malek, 1981), *Zygodontomys microtinus* (Thomas, 1898), *Liomys adspersus* (Peters, 1874), *Sooretamys angouya* (Weskslee, 2006), espécies do gênero Proechimys (Santos, 1985), também foram encontrados com infecção natural. Esses dados sugerem que o *A. costaricencis* é um parasita que pode se adaptar a hospedeiros alternativos, tendo o homem muitas oportunidades de se infectar.

QUADRO CLÍNICO E PATOLOGIA

No homem, quando os parasitas estão localizados na região ileocecal, o paciente apresenta geralmente dor na fossa ilíaca direita e no flanco direito; a palpação nessa região apresenta dor. O toque retal também é doloroso em 50% dos pacientes acometidos. Apesar de não se observar febre alta, a temperatura quase sempre varia entre 38 e 38,5 °C, raras vezes acompanhada de calafrios; essa situação se mantém por 2 a 4 semanas; nos casos crônicos, os pacientes podem permanecer com uma febre ligeira durante várias semanas. Aproximadamente em 50% dos casos se observam anorexia e vômitos, e cerca de 44% das crianças afetadas apresentam obstipação. Às vezes, a presença de uma massa tumoral palpável, no quadrante inferior direito, é um sintoma importante da doença. Ocasionalmente, esse quadro pode levar à hipótese de neoplasia (pseudoneoplasia), especialmente linfoma, em crianças. Alguns pacientes apresentam um quadro hematológico normal, mas, na maioria dos casos, observa-se uma leucocitose de 8 a 52 mil leucócitos/mm³ e eosinofilia sanguínea periférica de 4 a 70% (em geral, de 20 a 50%). O estudo radiológico é muito útil no diagnóstico clínico; as alterações estão geralmente localizadas no íleo terminal, ceco e colo ascendente. O meio de contraste mostra defeitos de preenchimento e irritabilidade, bem como uma redução da luz por espessamento da parede intestinal. Na radioscopia, é possível observar o sinal de Stierlin.

De acordo com estudos recentes de dois casos clínicos no Rio Grande do Sul, os vermes adultos de *A. costaricensis* podem atingir o fígado por ramos da artéria hepática e veia porta. Quando o fígado está afetado, o paciente apresenta nódulo hepático com dor localizada no quadrante superior direito. A palpação é dolorosa e quase sempre se observa uma hepatomegalia. A leucocitose e a eosinofilia podem ser mais elevadas do que na angiostrongilíase intestinal. A taxa de fosfatase alcalina e as transaminases pirúvica e oxalacética estão geralmente elevadas. Esse quadro clínico é muito semelhante ao da *larva migrans* visceral causada por *Toxocara canis e strongiloidíases causada por Strongyloides stercoralis.*

Nas infecções produzidas por *A. costaricencis,* pode-se distinguir claramente dois mecanismos patogenéticos: primeiro, os vermes adultos vivendo dentro das artérias lesam o endotélio, produzindo trombose e necrose dos tecidos originalmente irrigados pelo vaso lesado; em segundo lugar, os ovos e, depois, os embriões e as larvas, bem como os produtos de excreção/secreção alcançam os vasos menores da parede intestinal, onde produzem uma reação inflamatória.

Esses dois mecanismos, juntamente com a sensibilidade do hospedeiro e o número e localização do parasita, determinam o quadro clinicopatológico da doença, que varia desde os casos em que apenas o apêndice está lesado até os que exigem uma grande cirurgia, podendo incluir a ressecção do íleo terminal, o ceco e o colo ascendente.

Ao corte, o intestino apresenta área de necrose e espessamento da parede, que, em alguns casos, chega a alcançar 4 cm. A luz intestinal mostra-se reduzida, o que limita o trânsito da matéria fecal. Os gânglios linfáticos do mesentério estão geralmente aumentados. O estudo histopatológico mostra que o espessamento da parede intestinal é produzido pela reação inflamatória. Na maioria dos casos, a reação se caracteriza por uma forte infiltração eosinófila, especialmente na mucosa e submucosa. Nos pequenos vasos, pode-se observar ovículos, embriões e larvas, estando ocasionalmente presentes grupos de células epitelioides ao redor dessas estruturas parasitárias. Em certas ocasiões, é possível observar áreas microscópicas de necrose em relação com ovos e larvas em processo de degeneração. Esses pequenos focos necróticos, assim como os observados na ausência de estruturas parasitárias, são produzidos por antígenos de excreção/secreção, como se pode demonstrar por meio de técnicas de anticorpos fluorescentes. As grandes áreas de necrose que podem levar à perfuração e peritonite são produzidas pelas artérias trombosadas contendo os parasitas adultos.

As lesões hepáticas produzidas pelo *A. costaricencis* são clinicamente semelhantes às que se observam nas infecções por *Toxocara canis*; distinguindo-se pela presença constante de ovos e larvas, ou mesmo de vermes adultos, entretanto, sua patogenia é diferente. Além disso, parasitas como o *Strongyloides stercoralis*, *Anisakis* sp e *Eustoma rotundatum* causam lesões em segmentos proximais do intestino, tal como nas formas localizadas da gastroenterite eosinofílica. Acredita-se que, na angiostrongilíase, o hábitat errôneo é realizado durante a migração dos vermes jovens a partir dos vasos linfáticos até as artérias. Em ratos experimentalmente infectados, alguns anti-helmínticos provocam migrações anormais dos parasitas. Esses medicamentos são bastante utilizados nas áreas onde os parasitas intestinais são muito abundantes, de modo que valeria a pena perguntar se isso não poderia ser um dos fatores que levam à migração ectópica. Além disso, no primeiro caso comprovado de infecção hepática, baseou-se no fato de que o paciente havia tido parotidite com febre muito elevada, 22 dias antes de apresentar o quadro abdominal; pode ser, então, que a febre seja outro dos fatores causais da migração errática dos parasitas. Qualquer que seja o mecanismo, em alguns casos os parasitas adultos se localizam nas veias mesentéricas, e os ovos, larvas e produtos de excreção/secreção são, então, levados para o fígado. Também nesses casos, a reação inflamatória é caracterizada por forte reação eosinófila. Também os vermes adultos podem chegar ao fígado; quando morrem e degeneram, observam-se extensas áreas de necrose ao seu redor.

Outra localização ectópica dos parasitas é nas artérias espermáticas do cordão, casos em que o bloqueio desses vasos produz amplas áreas de necrose do parênquima com ressecamento testicular, quadro semelhante à torção testicular, especialmente em crianças.

A resposta imune à infecção parasitária pode ocorrer nos três estágios do ciclo de vida do hospedeiro, pois durante a infecção natural, L_3, L_4 e o adulto são alvos da imunidade. Os antígenos dos helmintos promovem a ativação de linfócitos Th-2, com produção de citocinas, que em conjunto suprimem a resposta imune celular e estimulam a produção de anticorpos IgE, principalmente. A eosinofilia ocorre em virtude da ação da IL-5, por isso as alterações clínicas e patológicas encontradas na resposta imune contra os helmintos são comparáveis às reações de hipersensibilidade dos tipos I e II.

DIAGNÓSTICO

No homem, as larvas de primeiro estágio (L_1) ou ovos, não são encontradas nas fezes, provavelmente em razão da forte reação inflamatória e das dimensões que adquire a parede intestinal, por isso, o exame coprológico é ineficaz nesses pacientes. Nos casos cirúrgicos, pode-se fazer o diagnóstico histopatológico pelo encontro dos parasitas adultos, ovos, embriões ou larvas; também, como já se mencionou, é possível localizar antígenos no tecido por meio de técnicas de anticorpos fluorescentes (imunofluorescência indireta). A presença de dor abdominal, especialmente quando localizada na fossa ilíaca direita, acompanhada de febre, leucocitose e eosinofilia elevada, pode induzir o médico ao diagnóstico clínico onde o estudo radiológico tem contribuição relevante.

Reação de imunodifusão dupla em gel de ágar obteve resultados positivos em três casos, em El Salvador, comprovados histopatologicamente. Na Costa Rica, desenvolveu-se uma prova de aglutinação de partículas de látex altamente específica e sensível. Sendo encontrado, em média, 12 casos/100.000 habitantes/ano. A comparação deste método com a técnica de micro-Elisa demonstrou resultados semelhantes.

TRATAMENTO

O tratamento por infecção de *A. costaricensis* é discutível. Nas pessoas acometidas por angiostrongilíase, exige-se, em geral, tratamento cirúrgico nos casos agudos, é necessário lembrar que, mesmo nos casos em que se extirpam todos os tecidos macroscopicamente lesados, poderiam permanecer alguns parasitas vivos nas artérias mesentéricas e, eventualmente, causar recidivas. O tratamento é apenas de suporte com anti-inflamatórios e analgésicos. Apesar de se ter recomendado tratamento clínico, um estudo experimental realizado com dietilcarbamazina, levamisol e tiabendazol demonstrou que nenhum dos três medicamentos produz a morte do parasita; além disso, a absorção dos medicamentos pode induzir migrações erráticas e agravamento das lesões, as quais, eventualmente, podem levar a óbito os ratos que normalmente não morreriam sem tratamento. O tratamento das demais verminoses intestinais, na ausência da suspeita de angiostrongilíase, deve ser baseado no diagnóstico coproparasitológico. Os doentes devem ter acompanhamento médico atento, a fim de receberem tratamento precoce da oclusão ou das perfurações intestinais, complicações geralmente graves, responsáveis pela mortalidade causada pela parasitose. Continua-se pensando que, mesmo se encontrado um medicamento eficaz contra o parasita, deveria sempre haver o questionamento a respeito de quais poderiam ser as consequências da morte dos parasitas no interior dos vasos sanguíneos, uma vez que, devido as respostas inflamatórias provocadas pelo antígeno liberado de parasito mortos, podem ser prejudiciais ao hospedeiro.

PROFILAXIA

Conforme já mencionado, provavelmente a maior parte das infecções humanas por *A. costaricensis* se produz ao ingerir larvas do terceiro estágio (L_3) eliminadas no muco dos moluscos. Lavagem cuidadosa das verduras a serem consumidas é muito importante. A fervura mata, em poucos segundos, as larvas e a refrigeração 0 a 4 °C no mínimo por 24 horas possibilita a inativação das larvas; o ácido acético e hipoclorito de sódio a 1%, mata as larvas em algumas horas. Entretanto, parece ser difícil evitar que as lesmas contaminem alguns objetos; isso ocorre particularmente no caso de crianças (sobretudo as de baixa idade) que os levam à boca. Quintais, hortas e porões devem ser limpos e madeiras, telhas, tijolos etc. devem ser empilhados em locais seguros. As lesmas, durante o dia, se abrigam em fendas e depressões no solo e paredes, de onde saem à noite. Seria recomendado também que, nas zonas de alta densidade de moluscos, se considere a possibilidade de controlar sua população. Esse controle poderia ser realizado pelo combate aos moluscos vetores e roedores, mediante a aplicação de moluscicidas e rodenticidas, de uso corrente na agricultura, porém os custos e problemas operacionais tornam a medida inviável. Recomenda-se, então, a coleta manual e a matança das lesmas e roedores por meio físico.

BIBLIOGRAFIA SUGERIDA

Abrahams-Sandi E, Mesén-Ramírez P, Suarez-Chacón D, Fernández-Quesada K. An indirect immunofluorescence antibody test employing whole eggs as the antigen for the diagnosis of abdominal angiostrongyliasis. Mem Inst Oswaldo Cruz 2011; 106: 303-304.

Alegría AR, Garcia MB, Tirado VV, Mingo AG, Suárez LA, Lledias JP, Sánchez MC. Angiostrongylus costaricensis: Systematic review of case reports, Adv Infec Diseases 2014; 4:36-41.

Ashby BS, Appleton PJ, Dawson I. Eosinophilic granuloma of gastro intestinal tract caused by herring parasite Eustoma rotundatum. Br Med J 1964; 1:1142-5.

Baird JK, Neafie RC, Lanoie L, Connor DII. Abdominal angiostrongyliasis in an African man: case study. Amer J Trop Med Hyg 1987; 37:353-6.

Céspedes R, Salas I, Mekbel S, et al. Granulomas entéricos y linfáticos com intensa eosinofilia tisular produzidos por un estrogilideo (Strongylata). I - Patologia. Acta Med Cost 1967; 10:325-55.

Demo OJ, Pessat OAN. Primer caso humano encontrado en Argentina. Prensa Med Argentina 1986; 73:732-8.

Fauza DO, Maksoud Filho JG, El Ibrahin R. Abdome agudo na infância por angiostrongilíase intestinal: relato de um caso. AMB - Rev Assoc Med Bras 1990; 36:150.

Ferrari MBG, Rodrigues R. Prevalência de helmintíases em apêndices cecais. Rev Bras Col Cir 2004; 31:77-82.

Forchesatto Filho L, Barros E. Medicina interna na prática clínica. Artmed, 2013.

Franceschina CC. Estudo sobre substâncias inibidoras da oviposição em Angiostrongylus spp. e sua utilidade no tratamento anti-helmíntico. Dissertação PUCRGS. 2011. 40pp.

Graeff-Teixeira C, Ávila-Pires FD, Machado RCC, et al. Identificação de roedores silvestres como hospedeiros do Angiostrongylus costaricencis no sul do Brasil. Rev Inst Med Trop São Paulo 1990; 32:147-50.

Graeff-Teixeira C, Camillo-Coura L, Lenzi HL. Angiostrongilíase abdominal-nova parasitose no Sul do Brasil. Rev AMRIGS. 1991; 35:91.

Graeff-Teixeira C, Camillo-Coura L, Lenzi HL. Clinical and epidemiological aspects of abdominal angiostrongyliasis in Southern Brazil. Rev Inst Med trop São Paulo 1991b; 33(5):373-8.

Graeff-Teixeira C, Thiengo SC, Thomé JW, et al. On the diveversity of mollusc intermediate hosts of Angiostrongylus costaricencis Morera & Cespedes, 1971 in Southern Brazil. Mem Inst Oswaldo Cruz 1993; 88(3):487-9.

Graeff-Teixeira C, Goulart AH, Brum Co, Laitano AC, Sievers-Tostes C, Zanini GM et al. Longitudinal clinical and serological survey of abdominal Angiostrogyliasis in Guaporé, Southern Brazil, from 1995 to 1999. Rev Soc Bras Med Trop 2005; 38: 310-315.

Kaminsky R, Caballero R, Andrews K. Presencia de Angiostrongylus costaricensis en Honduras y sus relaciones agroecológicas y humanas. Parasitol al Día, 1995; 19: 81-90.

Loría R, Lobo F. Clinical abdominal angiostrongylosis. A study of 116 children with intestinal eosinophilic granuloma caused by Angiostrongylus costaricensis. Am J Trop Med Hyg 1980; 29:538-44.

Lv S., Zhang Y, Steinmann P, Yang G-J, Yang K, Zhou X-N, Utzinger J. The emergence of angiostrongyliasis in the People's Republic of China: the interplay between invasive snails, climate change and transmission dynamics. Fresh Biology, 2011; 56: 717-34.

Mentz MB, Teixeira CG, Garrido CT. Treatment with mebendazole is not associated with distal migration of adult Angiostrongylus costaricensis in the murine experimental infection. Rev Inst Med Trop Sao Paulo 2004; 46: 73-5.

Mentz MB, Teixeira CG. Drug trials for treatment of human angiostrongyliasis. Rev Inst Med Trop Sao Paulo 2003; 45: 179-84.

Mentz MB, Dallegrave E, Agostini AA, Graeff-Teixeira C. Phenantroline, lovastatin, and mebendazole do not inhibit oviposition in the murine experimental infection with Angiostrongylus costaricensis. Parasitol Res 2007; 100: 379-82.

Morera P, Ash LR. Investigación del huésped intermediario de Angiostrongylus costaricencis Morera and Céspedes, 1971. Bol Chileno Parasitol 1970; 25:135.

Morera P, Bontempo I. Acción de algunos antihelmínticos sobre Angiostrongylus costaricensis. Rev Med Hosp Niños 1985; 20.

Morera P, Céspedes R. Angiostrongylus costaricensis n. sp (Nematoda: Metastrongyloidea) a new lungworm occurring in man in Costa Rica. Rev Biol Trop 1970; 18:173-85.

Morera P, Pérez F, Mora F Castro L. Visceral larva migrans-like syndrome caused by Angiostrongylus costaricensis. Am J Trop Med Hyg 1982; 31:67-70.

Morera P. Abdominal angiostrongyliasis: a problem of public health. Parasitology Today 1985; 1:173-5.

Morera P. Angiostrongilíases abdominal. Um problema de saúde pública. Rev Soc Bras Med Trop 1988; 21(2):81-83.

Morera P. Granulomas entéricos y linfáticos con intensa eosinofilia tisular producidos por un Strongilideo. (Strongylata Railliet y Henry, 1903). II. Aspecto parasitológico. Acta Medica Cost 1967; 10:257-63.

Morera P. Invetigación del huésped definitivo de Angiostrongylus costaricensis Morera and Céspedes, 1971. Bol Chileno Parasitol 1970; 25:133-4.

Morera P. Life history and redescription of Angiostrongylus costaricensis Morera and Céspedes, 1971. Am J Trop Med Hyg 1973; 22:613-21.

Neves DP, Campos DMB, Lima JD, et al. Parasitoses Emergentes. 392-400. In. Neves DP. Parasitologia humana. 10. ed. Rio de Janeiro: Atheneu, 2000.

Palominos PE, Gasnier R, Rodriguez R, Agostini AA, Graeff-Teixeira C. Individual serological follow-up of patients with suspected or confirmed abdominal angiostrongyliasis. Mem Inst Oswaldo Cruz, 2008; 103: 93-97.

Pena GP, Andrade Filho J, De Assis SC. Angiostrongylus costarricensis: First record of its ocurrence in the State of Espírito Santo, Brazil, and a review of its geographic distribution. Rev Inst Med Trop São Paulo 1995; 37-369.

Rey L. Angiostrongylus costaricencis e Angiostrongilíase: Lagochilascaris e Lagoquilascaríase. In: Rey L. Parasitologia. 3. ed. Rio de Janeiro: Guanabara, 2001. p. 621-6.

Rocco SC. Infecção natural de nematódeos parasita em Achatina fulica Férrussac (Gigante africano) (Gastrópoda: Pulmonata: Stylommatophora) relacionadas com as condições em vida livre e em condições comerciais no estado de São Paulo. SES/CCD/CD – 2007; 145/06.

Rodriguez R, Dequi RM, Peruzzo L, Mesquita PM, Gracia E, Fornari F. Abdominal Angiostrongyliasis: Report of two cases with different clinical presentations. Rev Inst Med Trop São Paulo 2008; 50:339-341.

Sawanyawisuth K, Sawanyawisuth K. Treatment of angiostrongyliasis. Trans R Soc Trop Med Hyg 2008;102: 990-6.

Sawerbrey M. A precipitin test for the diagnosis of human abdominal angiostrongyliasis. Am J Trop Med Hyg 1977; 26:1156-8.Sly DL, Tuft JD, Gardner CH, London WT. Spontaneous occurrence of Angiostrongylus costaricencis in Saguinus mystax. Lab Anim Sci 1982; 32:286-8.

Zanini GM, Graeff-Teixeira C. Inactivation of infective larvae of A. costaricencis with short time incubations in 15% bleach solution, vinegar or saturated cooking salt solution. Acta Tropica 2001; 78:17-21.

Zuccaro AM, Zani R, Aymoré IL. Angiostrongilíase abdominal: relato de um possível caso autóctone do Rio de Janeiro. Arq Gastroenterol 1998; 35:54-61.

91.2 *Angiostrongylus cantonensis*

Angiostrongylus cantonensis é um nematódeo parasita de pulmão de roedores, tendo seu primeiro registro realizado em países asiáticos e ilhas do pacífico e, hoje, este helminto vem sendo observado em vários outros continentes. É, ainda, um parasito pouco conhecido nas Américas, apesar de já haver casos registrados.

Esse parasito é zoonótico e causa a angiostrongilíase meningoencefálica, também denominada meningite eosinofílica, doença que tem significativo *status* na saúde pública, já que acomete o homem, no qual não realiza a migração completa no ciclo de vida do parasita, provocando danos ao sistema nervoso central (SNC) e sintomas neurológicos associados que podem levar a óbito.

MORFOLOGIA E CICLO VITAL

Angiostrongylus cantonensis tem o corpo filiforme que mede cerca de 17 a 25 mm de comprimento com a extremidade caudal curvada ventralmente em ambos os sexos.

Roedores e moluscos aquáticos representam hospedeiros definitivos e intermediários, respectivamente. Nos roedores, a larva de terceiro estágio do parasita (L_3) migra pelo SNC ao cérebro, permanecendo no parênquima neural por duas semanas, passa para o espaço subaracnóideo, onde permanece por mais duas semanas quando, então se transforma em larva de quinto estágio (L_5), essa L_5, migra via sistema venoso para a artéria pulmonar. Na oviposição pelo parasita maduro, os ovos se alojam em pequenos vasos pulmonares, onde se embrionam e, após seis, dias eclodem, gerando uma larva de primeiro estágio (L_1) que mede cerca de 270 a 300 μm de comprimento, de onde são expelidas com a secreção respiratória e em seguida deglutidas pelo roedor, saindo com as fezes para o meio ambiente. Os moluscos, hospedeiros intermediários, se infectam ao ingerirem as fezes dos roedores contendo essas larvas de primeiro estágio (L_1). No tecido do molusco, as L_1 se desenvolvem para larvas infectantes (L_3) após 17 dias de infecção. As L_3 medem de 460 a 480 μm de comprimento por 28 μm de largura e permanecem imóveis. Essas larvas infectantes (L_3) são expelidas ao meio ambiente por meio do muco produzido pelo molusco, tornando-se ativas, e o hospedeiro definitivo se infecta ao ingerir esse estágio larvar. O período pré-patente é de cerca de 42 a 45 dias.

EPIDEMIOLOGIA

O parasita foi descrito pela primeira vez na China por Chen, em 1935, como *Pulmonema cantonensis*, em estudo parasitológico de rotina em roedores, posteriormente descrito em Taiwan e Formosa como *Haemostrongylus ratti* e finalmente por Dougherty em 1946, como *Angiostrongylus cantonensis*.

O verme já foi observado na Ásia, sudeste asiático (Tailândia, Vietnã, China, Sumatra, Malásia, Indonésia, Taiwan e Filipinas) e Ilhas do Pacífico (Havaí, Taiti, Célebes), Índia, Austrália, Japão e Madagascar, assim como regiões da África (Egito) e, recentemente, foram registrados casos no continente americano (Estados Unidos, Cuba, Jamaica, Porto Rico, Equador e Brasil). Estudos recentes demonstram que o parasito foi registrado no Brasil nos estados de Pernambuco, Espírito Santo, São Paulo e Rio de Janeiro. Neste último nas cidades de São João de Meriti e São Gonçalo.

Os primeiros registros na América do Sul foram descritos no Brasil, em 2007, sendo dois casos humanos (homens de 21 e 39 anos) de angiostrongilíase meningoencefálica causada por *Angiostrongylus cantonensis*, em Cariacica - ES, transmitidos pela ingestão de lesma terrestre da família Veronicellidae, espécie *Sarasinula marginata* (Semper, 1885) e outro caso em Vila Velha, no mesmo estado, de uma criança de 1 ano e 8 meses internada em hospital com sintomas semelhantes. Caracterizando, assim, os primeiros casos de meningite eosinofílica por ingestão de larvas no país. No ano anterior, um caso clínico fatal de meningoencefalite eosinofílica foi reportado dez dias após a ingestão de três exemplares do molusco terrestre *Achatina fulica*. Em 2008, uma paciente foi a óbito com diagnóstico de meningo-encephalo-radiculoneurite causada por neuroinfestação de *A. cantonensis*, em Olinda, Pernambuco. Em 2010, cinco casos clínicos de meningite eosinofílica, sendo quatro em pessoas da mesma família (Mongaguá - litoral sul) e um na capital, foram registrados no estado de São Paulo. Entretanto, a recente explosão demográfica na população e distribuição de uma das espécies de hospedeiro intermediário, o molusco gigante africano *Achatina fulica*, vem preocupando bastante os estudiosos com a latente possibilidade de expansão da doença pelo país, pois foram relatados casos desses hospedeiros infectados pelo *Angiostrongylus cantonensis* nos estados do Espírito Santo, São Paulo, Pernambuco e Rio de Janeiro. Essa espécie de molusco foi introduzida, no Brasil, com fins comerciais e comestíveis no final da década de 1980, porém, a falta de interesse pela população por essa opção alimentar, associada ao grande potencial reprodutivo da espécie, contribuiu para uma rápida dispersão pelo território brasileiro.

Moluscos gastrópodos aquáticos, anfíbios e terrestres, tais como *Vaginulus plebeius* e *Laevicaulus alte* na Austrália, *Achatina fulica* na Ásia e *Bradybaena circulus* no Japão, foram descritos como hospedeiros intermediários. Outros moluscos como *Bradybaena similaris, Subulina octona* (Bruguière, 1792), lesmas dos gêneros *Veronicella, Limax* e *Deroceras*, também participam como hospedeiros intermediários, assim como o prosobrânquio dulcícola *Pomacea canaliculata, Pomacea lineata* e *Pila* spp. Moluscos da espécie *Helix aspersa* mostraram ser, experimentalmente, suscetíveis à infecção pelo *A. cantonensis*.

Moluscos das espécies *Sarasinula marginata, Subulina octona, Achatina fulica Bradybaena similaris*, foram registrados no Brasil (Espírito Santo), em 2007 e *Belocaulus willibaldoi* naturalmente infectados com *A. cantonensis* e as larvas obtidas dos moluscos infectaram ratos da espécie *Rattus norvegicus*. Assim como larvas obtidas do molusco *Achatina fulica*, de São Vicente-SP, submetidas à reação em cadeia de polimerase (PCR) e diagnóstico por polimorfismos de comprimento de fragmentos de restrição, apresentaram compatibilidade com *A. cantonensis*.

No início da década de 1980, o parasito foi encontrado em ratazanas (*Rattus* sp.) na área urbana da capital de Cuba. Atualmente o roedor é encontrado em todo o mundo, até mesmo nas ilhas oceânicas isoladas e desérticas e é conhecido como rato do velho mundo. Sua disseminação se dá por ser altamente reprodutivo, ser utilizado como animais de estimação, servir de alimentação para outros animais ou até mesmo na alimentação humana.

Pequenos roedores urbanos e silvestres das espécies *Rattus rattus, Rattus norvegicus, Mus musculus* e *Bandicola indica* são hospedeiros definitivos e podem servir de reservatório do verme. Outros mamíferos, como canídeos, marsupiais e equinos, foram encontrados abrigando o parasita adulto, na Austrália. O homem pode se infectar na qualidade de hospedeiro eventual. Não há transmissão homem a homem, já que o parasita não completara seu ciclo de vida no homem.

Pode existir uma grande variedade de hospedeiros paratênicos (hospedeiros passivos onde o parasito não sofre nenhum desenvolvimento, mas que desempenham um papel importante, pois melhoram as oportunidades do parasito de encontrar o hospedeiro definitivo), que incluem camarões de água doce (*Microbrachium lar*), caramujos terrestres (*Ocypode ceratophthalma, Cardisoma hirtepes*), caranguejos (*Birgus latro*), rãs e planárias (*Geoplana septemlineata*). No Japão, há registros de infecção em sapos e rãs, podendo, as larvas, sobreviver nesta última por um período de pelo menos 10 semanas.

QUADRO CLÍNICO E PATOLOGIA

No hospedeiro definitivo (roedores) o parasita se aloja nas vias pulmonares. Em outros mamíferos, a migração do parasita não se completa, causando danos ao SNC de extrema gravidade, observando-se sintomas neurológicos e respiratórios. No homem, embora com baixa fatalidade, os sintomas podem se arrastar por meses e são apresentados como dores de cabeça, febre, vômito, irritabilidade, quadriplegia flácida, ausência de reflexos nos tendões, retenção urinária e incontinência anal e, além disso, ocorrem casos de graves lesões oculares permanentes. Foram observados casos de paralisia do nervo craniano, eosinofilia no sangue periférico (com eosinófilos acima de 10%) e fluido cerebroespinhal. Foi também observado caso de desenvolvimento de hidrocefalia triventricular, tratado com desvio ventriculoperitoneal. Infecções subclínicas secundárias podem ocorrer, sendo esses sintomas insuficientes para uma investigação clínica detalhada.

DIAGNÓSTICO

Em roedores, pode ser diagnosticada pelo exame coproparasitológico e constatação de larvas de 1° estágio (L_1) nas fezes, ou necrópsia. A infecção da angiostrongilíase meningoencefálica ou meningite eosinofílica no homem pode ser diagnosticada pelo exame de sangue e fluido cerebroespinhal mediante provas sorológicas, como o método de enzimaimunoensaio (Elisa), que revelou sensibilidade de 100% em pacientes clinicamente afetados. O exame coproparasitológico no homem não é eficaz, já que o parasita não completa o seu ciclo vital. A tomografia computadorizada é indicada, mas na maioria dos casos não revela anormalidade. Mais recentemente foi confirmada a presença do DNA do parasito no líquido cefalorraquidiano pela reação em cadeia da polimerase (PCR) em tempo real.

TRATAMENTO

No homem, o principal tratamento da angiostrongilíase eosinofílica tem sido indicado à base de analgésicos e/ou corticoides para a redução dos sintomas e a remoção cuidadosa do líquido cefalorraquidiano (LCR) em intervalos frequentes. O uso combinado de tiabendazol, levamisol (benzimidazóis) e prednisolona, por duas semanas têm demonstrado resultados seguros e eficazes. Em roedores, o mebendazol (6,25 mg/kg de peso vivo) e levamisol (12,5 mg/kg de peso vivo), por cinco dias, apresentaram uma eficácia maior que 95% para os estados larvários de *A. cantonensis*. Também apresentaram efetividade o canbendazol, fenbendazol e parbendazol, porém em dosagens mais elevadas.

PROFILAXIA

O hospedeiro definitivo contrai a doença ao ingerir as larvas infectantes deixadas pelo hospedeiro intermediário no meio ambiente, em objetos ou em alimentos. Em muitas regiões do mundo, o homem possui o hábito de se alimentar de animais exóticos, incluindo moluscos e lesmas, o que leva à alta possibilidade de infecção. Verduras e legumes não higienizados com solução de hipoclorito de sódio e preparados inadequadamente também são fontes de veiculação das larvas infectantes (L_3) ao homem. O controle desses hospedeiros (intermediários) nas regiões endêmicas, em curto prazo, é essencial, e algumas medidas de controle devem ser adotadas. Somente pessoas treinadas devem recolher os moluscos, sempre utilizando luvas descartáveis ou sacos plásticos para proteção das mãos, para não manter contato da pele diretamente com os animais. Após a coleta, os moluscos devem ser esmagados e seus restos devem ser enterrados em valas com pelo menos 50 cm de profundidade e cobertos com cal virgem. Não é recomendada a aplicação de sal grosso diretamente no solo, pois o saliniza, tornando-o, em curto prazo, impróprio para o plantio. O uso de produtos químicos devem ser adotados com restrição já que podem contaminar, em algumas situações, as águas de subsolo (lençol freático de águas pluviais), riachos e rios. Não deixar pneus, latas, entulhos, plásticos, tijolos e telhas, madeiras etc. espalhados pelo quintal ou terrenos, pois favorece a proliferação dos hospedeiros intermediários (moluscos) e definitivos (roedores), além de outras pragas nocivas à saúde pública, como baratas, escorpiões, aranhas, moscas e mosquitos.

CONSIDERAÇÕES FINAIS

Apesar dos diversos estudos realizados nas últimas décadas, pouco se conhece sobre a angiostrongilíase meningoencefálica, causada por *Angiostrongylus cantonensis*, desde o seu ciclo de vida à patogenia humana. Ainda são necessárias muitas pesquisas e investigação de campo sobre a biologia básica desse parasita, as quais melhorarão o conhecimento da relação parasita-hospedeiro, que visa minimizar as sequelas deixadas pelo parasita no homem, por meio de um método mais eficaz de controle da doença. Além disso, a necessidade de conscientização das populações de que contrair angiostrongilíase representa riscos de futuros surtos, assim como a vigilância e controle dos hospedeiros intermediários e definitivo, podem evitar as infecções humanas.

Estudos com produtos extraídos de plantas (naturais) e sintéticos visando o controle dos hospedeiros intermediários (moluscos) têm sido realizados pelo Instituto Oswaldo Cruz, no Rio de Janeiro, e resultados promissores têm sido obtidos, o que abre uma possibilidade alternativa para o combate à disseminação da doença.

BIBLIOGRAFIA SUGERIDA

Aguiar PH, Morera P, Pacual J. First record of Angiostrongylus cantonensis in Cuba. Am J Trop Med Hyg 1981; 30(5):963-5.

Alicata JE, Jindrak K (eds.). Angiostrongylosis in the Pacific and Southeast Asia. Springfield IL. Thomas, 1970.

Asato R, Sato Y, Otsuru M. The occurrence of Angiostrongylus cantonensis in frogs in Okinawa Prefecture, Japan. Jap J Parasit 1978; 27:1-8.

Baheti NN, Sreedharan M, Krishnamoorthy T, Nair MD, Radhakrishanan K. Eosinophilic meningitis and an ocular worm in a patient from Kerala, South India. J Neurol Neurosurg Psychiatry 2008;79:271.

Caldeira LR, Mendonça CLGF, Gouveia CO, et al. First record of mollusks naturally infected with Angiostrongylus cantonensis (Chen, 1835) (nematode: Metastrongylidae) in Brazil. Mem Inst Oswaldo Cruz 2007; 102:887-9.

Carvalho O dos S, Scholte RG, Mendonça CL, Passos LK, Caldeira RL. Angiostrongylus cantonensis (nematode: metastrongyloidea) in molluscs from harbour areas in Brazil. Mem Inst Oswaldo Cruz 2012; 107:740-46.

Carvalho OS, Teles HMS, Mota EM, et al. Potentiality of Achatina fulica BOWDICH, 1822 (Mollusca, Gastropoda) as intermediate host of the Angiostrongylus costaricencis Morera & Céspedes, 1971. Rev Soc Med Trop 2003; 36:743-5.

Chen HT. Un nouveau nematode pulmonaire Pulmonema cantonensis n.g. n.sp., des rats de Canton. Ann Parasitol Hum Comp 1935; 13:312-7.

Ciaravolo RMC, Pinto PLS, Mota DJG. Meningite eosinofílica e a infecção por Angiostrongylus cantonensis: um agravo emergente no Brasil. Vector Inf Tec Cient SUCEN. 2010; 7-8.

Dougherty EC. The genus Aelurostrongylus (Cameron, 1927) (Nematoda: Metastrongylidae) and its relatives with description of Parafilaroides gen. Nov. and Angiostrongylus gubernaculatus sp nov. Proc Helm Soc wash 1946; 13:16-26.

Espirito-Santo MC, Pinto PLS, Mota DJG, Gryschik RCB. The first case of Angiostrongylus cantonensis eosinophilic meningitis diagnoses in the city of São Paulo, Brazil. Rev Inst Med Trop 2013, 55:129-132.

Franceschina CC. Estudo sobre substâncias inibidoras da oviposição em Angiostrongylus spp. e sua utilidade no tratamento anti-helmíntico. Dissertação PUCRGS. 2011. 40pp.

Graeff-Teixeira C, da Silva AC, Yoshimura K. Update on eosinophilic meningoencephalitis and its clinical relevance. Clin Microbiol Rev. 2009; 22(2): 322-48.

Himsworth CG, Parsons KL, Jardine C, Patrick DM. Rats, Cities, people, and pathogens: a systematic review and narrative synthesis of literature regarding the ecology of rat-associated zoonoses in urban centers. Vector Borne Zoonotic Dis 2013; 13:1-11.

Intapan PM, Kittimongkolma S, Niwattayakul K, Sawanyawisuth K, Maleewong W. Cerebrospinal fluid cytokine responses in human eosinophilic meningitis associated with angiostrongyliasis. J Neurolol Sci 2008;267: 17-21.

Jin EH, Ma Q, Ma DQ, He W, Ji AP, Yin CH. Magnetic resonance imaging of eosinophilic meningoencephalitis caused by Angiostrongylus cantonensis following eating freshwater snails. Chin Med J 2008;121: 67-72.

Lima A, Mesquita S, Santos S, Aquino E, Rosa L, Duarte F, Teixeira A, Costa Z, Ferreira M. Alicata disease: neuroinfestation by Angiostrongylus cantonensis in Recife, Pernambuco, Brazil. Arq Neuro-Psiquiatr 2009; 67:1093-96.

Maldonado AJ, Simões R, Thiengo S. Angiostrongyliasis in the Americas. In Zoonosis. Volume 1. 1st edition. Edited by Morales-Lorenzo J. InTech; 2012; 303-20.

Maldonado AJ, Simões R, Oliveira A, Motta E, Fernandez M, Pereira ZM, Monteiro SS, Torres EJ, Thiengo SC. First report of Angiostrongylus cantonensis (Nematoda: Metastrongylidae) in Achatina fulica (Mollusca:Gastropoda) from Southeast and South regions of Brazil. Mem Inst Oswaldo Cruz 2010; 105:938-41.

Matsumoto T. On a nematode found in the lung, especially in the pulmonary artery of the wild rat. J Med Assoc Formosa 1937; 36:2620-3.

Monte TC, Simões RO, Oliveira AP, Novaes CF, Thiengo SC, Silva AJ, Estrela PC, Maldonado AJ. Phylogenetic relationship of the Brazilian isolates of the rat lungworm Angiostrongylus cantonensis (nematoda: metastrongylidae) employing mitochondrial COI gene sequence data. Parasit Vectors 2012; 6:248-56.

Moreira VL, Giese EG, Melo FT, Simões RO, Thiengo SC, Maldonado AJ, Santos JN. Endemic angiostrongyliasis in Brazilian Amazon: natural parasitism of Angiostrongylus cantonensis in Rattus rattus and R. norvegicus, and sympatric giant African land snails, Achatina fulica. Acta Trop 2012; 125:90-7.

Mota DJG, Oliveira AP, Pereira-Chiocola VL, Almeida ME, Silva AJ, Pinto PLS. Infecção natural por Angiostrongylus cantonensis em Belocaulus willibaldoi e Rattus norvegicus em área urbana do município de São Paulo, SP, Brasil. In: XXII Congresso de Parasitologia; 2011 Agosto 24-27; São Paulo, Brasil. Rev Patol Trop. 2011;40(Supl 2).

Pascual J, Bouli R, Aguiar H. Eosinophilic meningoencephalitis in Cuba, caused by Angiostrongylus cantonensis. Amer J Trop Med Hyg 1981; 30:960-62.

Pipitgool V, Sithithaworn P, Pongmuttasaya P, Hinz E. Angiostrongylus infections in rats and snails in northeast Thailand. South Asian J Trop Med Pub Health 1997; 28(1):190-3.

Prociv P, Spratt DM, Carlisle MS. Neuro-angiostrongyliasis: unresolved issues. Int J Parasitol 2000; 30:1295-1303.

Simões RO, Maldonado A, Olifiers N, Garcia JS, Bertolino AVFA, Luque JL. A longitudinal study of Angiostrongylus cantonensis in an urban population of Rattus norvegicus in Brazil: the influence of seasonality and host features on the pattern of infection. Parasites & Vectors 2014; 7:100.

Simões RO, Monteiro FA, Sanchez E, Thiengo SC, Garcia JS, Costa-Neto SF, Luque JL, Maldonado A. Endemic angiostrongyliasis in Rio de Janeiro, Brazil. Emerg Infect Dis 2011; 17:1331-33.

Soulsby EJL. Parasitología y enfermedades parasitarias en los animals domésticos. 7. ed. México: Ed. Interamericana, 1987. p. 823.

Teles HMS, Vaz JF, Fontes LR, Domingos MF. Registro de Achatina fulica Bowdich, 1822 (Mollusca, Gastropoda) no Brasil: caramujo hospedeiro intermediário da angiostrongilíase. Rev Saúde Pública 1997; 31(3):310-2.

Thiengo SC, Simões RO, Fernandez MA, Maldonado AJ. Angiostrongylus cantonensis and rat lungworm disease in Brazil. Hawaii J Med Public Health 2013; 72:18-22.

Thiengo S, Maldonado A, Mota E, Torres E, Caldeira R, Carvalho OS, Oliveira AP, Simões RO, Fernandez MA, Lanfredi RM. The giant African snail Achatina fulica as natural intermediate host of Angiostrongylus cantonensis in Pernambuco, northeast Brazil. Acta Trop 2010; 115:194-9.

Thiengo SC, Faraco FA, Salgado NC, et al. Rapid spread of an invasive snail in South America: The giant African snail, Achatina fulica, in Brazil. Biol Invasions 2006; 9:693-702.

Tokiwa T, Harunari T, Tanikawa T, Komatsu N, Koizumi N, Tung K-C, Suzuki J, Kadosaka T, Takada N, Kumagai T, Akao N, Ohta N. Phylogenetic relationships of rat lungworm, Angiostrongylus cantonensis, isolated from different geographical regions revealed widespread multiple lineages. Parasitol Int 2012; 61:431-36.

Vasconcellos MC, Pile E. Ocorrência de Achatina fulica no Vale do Paraíba, Estado do Rio de Janeiro, Brasil. Rev Saúde Pública 2001; 35(6):582-4.

Vasconcellos MC, Szabó RB. Caramujo gigante africano. Um caso de Saúde Pública. Achatina fulica uma praga agrícola no Brasil. Vet & Pragas 2004; 14:20-3.

Wallace GD, Rosen L. Studies on eosinophilic meningitis. V. Molluscan hosts of Angiostrongylus cantonensis on Pacific Islands. Am J Trop Med Hyg 1969; 18:206-16.

Wang QP, Wu ZD, Wei J, Owen RL, Lun ZR. Human Angiostrongylus cantonensis: an update. Eur J Clin Microbiol Infect Dis 2012; 35:389-95.

Wang Q, Lai D, Zhu X, Chen X, Lun Z. Human angiostrongyliasis. Lancet Infect Dis 2008; 8:621-30.

Wilson ME. A world guide to infections: diseases, distribution, diagnosis. New York: Oxford University Press, 1991.

Yokogawa S. A new species of nematode found in the lungs of rats, Haemostrongylus ratti sp nov. Trans Nat Hist Soc Formosa 1937; 27:247-50.

Zanol J, Fernandez M, Oliveira A, Russo C, Thiengo S. The exotic invasive snail Achatina fulica (Stylommatophora, Mollusca) in the State of Rio de Janeiro (Brazil): current status. Biota Neotropica, 2010; 10: 447-51.

92

Ascaridíase

Ronaldo Cesar Borges Gryschek
Pedro Paulo Chieffi
Susana Angélica Zevallos Lescano

INTRODUÇÃO

A ascaridíase decorre da infecção do tubo digestivo com o nematoide *Ascaris lumbricoides*, vulgarmente conhecido como lombriga. Além de manifestações decorrentes da migração de formas larvárias, a capacidade de deslocamento do verme adulto no interior do tubo digestivo, aliada às suas dimensões avantajadas, pode ocasionar quadros obstrutivos variados, revestidos de gravidade. Estima-se que a ascaridíase seja uma das helmintíases mais comuns, sobretudo nos países em desenvolvimento, onde as condições sanitárias precárias facilitam sua propagação.

ASPECTOS PARASITOLÓGICOS E CICLO DE VIDA

O PARASITO ADULTO

Ascaris lumbricoides é o nematódeo intestinal, parasito do homem, de grandes dimensões, sendo popularmente conhecido como "lombriga intestinal". O verme adulto apresenta o corpo recoberto por cutícula brilhante e estriada, de cor amarelo-rosado. Como todo ascarídeo, possui boca trilabiada. As fêmeas medem entre 25 e 40 cm de comprimento por 3 a 6 mm de diâmetro e o seu extremo posterior é afilado e reto; os machos, de 15 a 20 cm por 2 a 4 mm de diâmetro, apresentando enrolamento ventral da cauda e nela existem dois espículos quitinosos e retráteis utilizados para a cópula. O tamanho dos vermes relaciona-se inversamente à carga parasitária, isto é, quanto mais exemplares presentes, menor será seu tamanho. Estima-se que existam, em média, de 4 a 16 áscaris por indivíduo infectado, mas há registros na literatura de casos onde havia 500 a 700 vermes. Esses achados parecem estar relacionados com fatores do hospedeiro como idade, hábitos de geofagia, imunidade e prevalência da infecção. Assim, nas regiões onde é maior a prevalência é, também, mais elevada a carga parasitária dos pacientes infectados. À diminuição das taxas de prevalência corresponde, geralmente, queda na carga parasitária, com reflexos na morbidade observada.

O aparelho digestivo inicia-se na boca rodeada por três lábios proeminentes seguida do esôfago curto e o intestino achatado, que desemboca no ânus localizado em uma cloaca perto do extremo posterior. O aparelho genital é muito desenvolvido: no macho, é composto por um longo túbulo enrolado e tortuoso, com testículos, condutos deferente e eferente que se abrem na cloaca subterminal junto dos espículos. A fêmea apresenta a vulva na altura do terço anterior, continuada pela vagina, útero duplo, ovidutos e ovários. Calcula-se que possa conter 27 milhões de ovos com uma postura diária de 200.000 a 240.000 ovos. O tempo de vida estimado de um verme adulto é de um a dois anos.

OVOS

Apresentam três camadas: interna ou membrana vitelina, impermeável; média de natureza quitinosa, e transparente e membrana externa, de natureza albuminoide, grossa e de superfície mamilonada, constituída por mucopolissacarídeos e secretada pela parede uterina do verme. Esta última tem cor marrom devido à absorção de pigmentos biliares das fezes e é muito aderente, o que facilita a disseminação dos ovos nas áreas endêmicas por meio de partículas de solo, frutas, vegetais, dinheiro, móveis, utensílios e dedos. Estes ovos podem ser de dois tipos: os férteis têm forma oval ou quase esférica, medem 60 × 45 µm e são muito resistentes no meio ambiente; os inférteis são mais alongados, têm casca mais delgada, e medem de 80 a 90 µm de comprimento; sua presença indica a probabilidade de o parasitismo ser somente por fêmeas. Estudo recente na China demonstrou que 45% das pessoas infectadas eliminavam somente ovos férteis, 40% eliminavam ovos férteis e inférteis e 20% apenas ovos inférteis.

Os ovos são muito resistentes às condições ambientais: sobrevivem a temperaturas de 5 a 10 °C por até dois anos, mas temperaturas de 50 °C os matam em aproximadamente 45 minutos; na ausência de oxigênio podem viver até três meses. Nos solos argilosos, úmidos e sombreados sobrevivem até seis anos, porém só resistem à dessecação por duas semanas. São dispersos no ambiente pelas chuvas, ventos, insetos, aves e batráquios insetívoros (Figura 92.1).

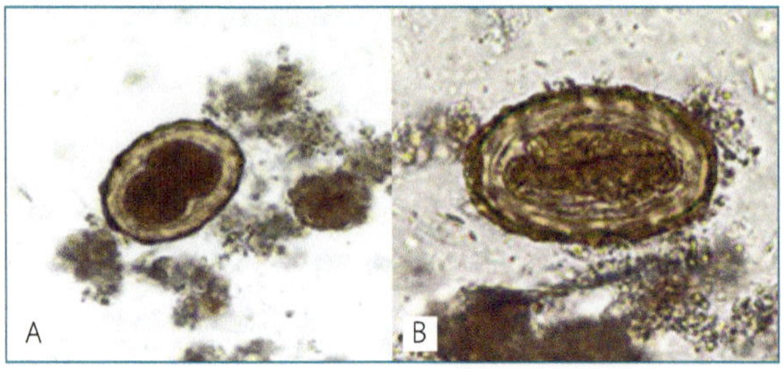

FIGURA 92.1 Ovos embrionados de *Ascaris lumbricoides*. (A) Estágio inicial. (B) Estágio maduro, distinguindo-se larva no seu interior.
Fonte: http://www.dpd.cdc.gov/dpdx.

CICLO BIOLÓGICO

Os ovos de *Ascaris* são eliminados junto com as fezes; se os ovos férteis caírem em solo úmido e sombreado, com temperaturas de 15 a 35 °C, em 2 a 8 semanas se formam larvas que sofrem duas mudas dentro da casca e, a larva de terceiro estágio ou L_3 é a forma infectante. Nesse estágio, podem permanecer por vários meses ou anos, se as condições forem apropriadas. Quando os ovos são ingeridos, as larvas eclodem no intestino delgado, atravessam a parede intestinal e migram, via sistema porta, para o fígado (quatro dias) penetrando na circulação sanguínea ou linfática. Atingem o coração direito de onde são levadas aos pulmões para efetuar o ciclo pulmonar. Nesses órgãos (4 a 5 dias após a infecção), as L_3 encontram o meio favorável para continuar sua evolução. Após 8 ou 9 dias sofrem a terceira muda, transformando-se em L_4, atravessam a parede que separa os capilares das cavidades alveolares e, nos alvéolos, realizam a quarta muda para L_5. Cerca de duas semanas depois, as larvas atingem os bronquíolos e são arrastadas com o muco pelos movimentos ciliares da mucosa, sobem pela traqueia e laringe e são deglutidas com as secreções brônquicas. Assim, alcançam de forma passiva o estômago e o intestino. No intestino (geralmente o jejuno), dá-se a quarta e última muda, que as transforma em formas juvenis; estas continuam crescendo, e o desenvolvimento sexual se completa em cerca de dois meses. Em geral, após 65 dias da infecção, as fêmeas começam a oviposição, encerrando o período pré-patente. A longevidade dos áscaris adultos é estimada em 1 a 2 anos. Alimentam-se de produtos digeridos no intestino do hospedeiro e se mantêm no lume do intestino delgado por meio de constantes movimentos para não serem arrastados pelo peristaltismo apresentado por esse órgão (Figura 92.2).

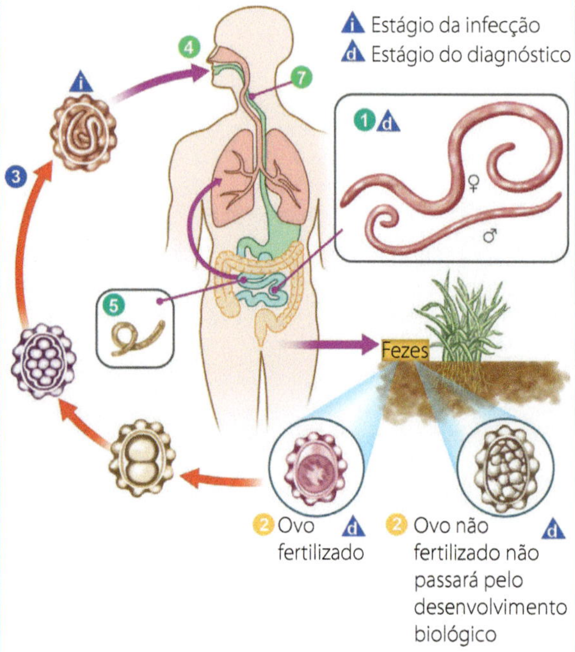

(1) Vermes adultos vivem na luz do intestino delgado; (2) as fêmeas ovipõem e os ovos são eliminados com as fezes; (3) os ovos embrionados tornam-se infectantes na dependência de condições ambientais (umidade, calor, sombra); (4) após a ingestão de ovos embrionados; (5) estes eclodem liberando larvas; (6) que invadem a mucosa intestinal e são carreadas pela circulação portal e, depois, sistêmica aos pulmões; (7) aí elas maturam, penetram os alvéolos, ascendem a árvore brônquica até a faringe sendo, então, deglutidas; (1) após atingirem o intestino delgado, transformam-se em vermes adultos.

FIGURA 92.2 Ciclo biológico de *Ascaris lumbricoides*.
Fonte: http://www.dpd.cdc.gov/dpdx

EPIDEMIOLOGIA

A distribuição dessa helmintíase é mundial, dados recentes sugerem que existam aproximadamente 1,2 bilhões de pessoas infectadas, ocorrendo em regiões com clima tropical, subtropical ou até mesmo temperado. Por tratar-se de uma geo-helmintíase, água potável ou alimentos com contaminação no solo são fatores da maior relevância para a disseminação dessa parasitose. Nos países e regiões mais desenvolvidos do ponto de vista socioeconômico, são vistos casos nas zonas rurais. A infecção predomina em crianças e adolescentes, decrescendo progressivamente à medida que a faixa etária avança.

Chammartin et al. (2013) realizaram revisão sistemática de trabalhos publicados sobre geo-helmintíases na América do Sul e observaram as seguintes porcentagens de prevalência para *Ascaris lumbricoides*: Argentina – 10,4; Bolívia – 27,6;

Brasil – 16,0; Chile – 14,2; Colômbia – 17,1; Equador – 18,9; Guiana – 18,8; Paraguai – 4,3; Peru – 29,4; Suriname – 30,5; e Venezuela – 29,7.

No Brasil não há dados recentes fidedignos acerca da prevalência de ascaridíase, todavia, estima-se que se trate de uma parasitose frequente, constituindo, em muitas regiões, problema de saúde pública. Entretanto, em áreas com índices de desenvolvimento mais expressivo, como o Estado de São Paulo e, em especial, a área metropolitana representada pela Grande São Paulo, as taxas de infecção por *A. lumbricoides* têm diminuído nas últimas décadas. Isso tem sido observado em inquéritos realizados pelo Instituto Adolfo Lutz e em estudos realizados em amostras estatisticamente representativas de crianças com até 5 anos no município de São Paulo (Tabelas 92.1 e 92.2).

TABELA 92.1 Frequência de infecção por *Ascaris lumbricoides* em clientes de unidades sanitárias na região metropolitana e no interior do Estado de São Paulo. Resultados obtidos em laboratórios do Instituto Adolfo Lutz, período de 1960 a 1987.

Ano	Região metropolitana* % número de exames		Interior % número de exames	
1960	33,1	23.097	31,2	133.665
1966	–		38,1	265.935
1967	42,9	47.131	–	
1970	–		32,8	321.663
1971	31,9	49.787	–	
1974	30,0	72.303	–	
1975	–		24,5	346.516
1979	23,2	62.002	17,0	342.322
1987	15,7	73.826	16,6	250.330

*37 municípios constituintes da Grande São Paulo; –: dados não disponíveis

Fonte: Modificado de Waldman & Chieffi, 1989.

TABELA 92.2 Prevalência de infecção por *Ascaris lumbricoides* em amostra probabilística de crianças de 0 a 59 meses de idade no município de São Paulo (SP), períodos de 1984 a 1985 e de 1995 a 1996.

Ano	*A. lumbricoides* (%)
1984-1985	16,4
1995-1996	4,4

Fonte: Modificado de Monteiro et al., 1988; Ferreira et al., 2000.

IMUNIDADE E PATOGENIA

As formas larvárias podem provocar dano tecidual diretamente ou pela resposta inflamatória resultante, dependendo da carga parasitária e contato prévio do hospedeiro com o parasito.

As larvas presentes no interior do ovo, ao atingirem o intestino delgado, penetram na mucosa e migram para a circulação portal chegando ao fígado. A morte de larvas na mucosa ou submucosa intestinal pode resultar em alterações teciduais caracterizadas como micro-hemorragias e infiltrado inflamatório constituído por macrófagos e eosinófilos. No fígado, em geral, não ocorrem alterações teciduais relevantes, embora cargas larvárias maciças possam levar a um quadro inflamatório que resulta em áreas de hemorragia e necrose com manifestações clínicas (hepatomegalia e, mais raramente, icterícia). Após a passagem pelo fígado, as larvas atingem a circulação sistêmica, câmaras cardíacas direitas e chegam aos pulmões, onde sofrerão duas mudas. Esses estágios larvários são os que detêm maior poder antigênico e ocasionarão ruptura alveolar. Estabelecem-se, então, áreas de hemorragia puntiforme, edema, além de infiltrado inflamatório às custas de polimorfonucleares neutrófilos e eosinófilos. Segue-se a esse processo uma resposta imunológica adaptativa, do tipo Th-2, conduzindo à formação de um granuloma eosinofílico; o braço efetor dessa resposta é representado por IgA, IgE, eosinofilia, mastocitose e secreção de muco. Além disso, alterações fisiológicas ocorrem no intestino, mediadas por IL-4 e IL-13, com aumento de permeabilidade da mucosa e aumento da contratilidade do músculo liso, levam a um aumento do peristaltismo. A resposta humoral, com predominância de IgE é responsável por reações de hipersensibilidade. A presença de sintomatologia respiratória nessa fase caracteriza a síndrome de Loeffler.

O verme adulto não invade a mucosa e as alterações patológicas decorrentes da sua presença são devidas à interferência mecânica resultante das suas dimensões, a excreção de substâncias antigênicas e também sua capacidade de migração, principalmente na presença de ambiente hostil (p. ex., ação de drogas anti-helmínticas). Dentre esses antígenos, convém destacar o ABA-1, peso molecular de 14 kD, que induz à produção de IgE, com as consequentes reações de hipersensibilidade manifestas por reações cutâneas (urticária) e respiratórias (broncoespasmo).

O fato de reinfecções em indivíduos tratados e que continuem expostos serem frequentes indica que a imunidade adquirida por infecções pregressas é apenas parcial. Há um decréscimo nas taxas de infecção nas faixas etárias maiores, mas esse fato pode refletir menor exposição.

MANIFESTAÇÕES CLÍNICAS

A fase de invasão larvária costuma ser assintomática, exceto quando há grande quantidade de larvas envolvidas nesse processo. Nessa situação, hepatomegalia e, muito raramente, icterícia podem ocorrer.

A passagem das larvas pelos pulmões pode ser traduzida clinicamente por quadro respiratório de intensidade variável, onde ocorrem tosse, dispneia, sibilância e dor retroesternal. São manifestações da síndrome de Loeffler. Indivíduos hipersensíveis podem desenvolver reações alérgicas como asma e urticária.

A maturação das larvas e a presença de vermes adultos no tubo digestivo, ocasionam sintomatologia inespecífica e variada, com anorexia, dor abdominal, distensão abdominal, cólicas, náuseas, vômitos e diarreia. Em algumas situações, pode haver algum grau de má-absorção de proteínas, lactose e algumas vitaminas lipossolúveis o que, a depender do tempo, pode ocasionar sinais de desnutrição e, a mais longo prazo, déficits cognitivos em crianças. Sinais clínicos como irritabilidade, déficit de atenção e sono intranquilo são descritos por alguns autores, mas provavelmente não são específicos dessa helmintíase.

Exemplares adultos de *Ascaris lumbricoides* podem causar oclusão ou suboclusão intestinal, quando presentes em grande número, mediante compactação dos vermes e a formação do chamado "bolo de áscaris" (Figura 92.3). Também podem ocorrer intussucepção intestinal e volvos. Além disso, a grande mobilidade do verme adulto pode ser responsável pela sua presença em locais onde o parasitismo habitualmente não ocorre: apêndice cecal, divertículo de Meckel, vias biliares, especialmente no colédoco e, mais raramente, na vesícula biliar, ocasionando quadros de icterícia obstrutiva. Pancreatite aguda pode decorrer da entrada do verme pelo ducto pancreático. Alguns autores admitem a possibilidade de os parasitos atingirem as vias biliares durante a fase de migração larvária. A presença desses parasitos no fígado evolui com abscesso hepático. Ao atingirem o estômago em grande número, podem ser regurgitados e aspirados para a árvore traqueobrônquica, ocasionando obstrução das mesmas, com a consequente insuficiência respiratória aguda de caráter obstrutivo. Essa complicação é mais comum em crianças. No mais, a migração errática do helminto pode ocasionar perfuração intestinal, seguida de peritonite (Figura 92.4).

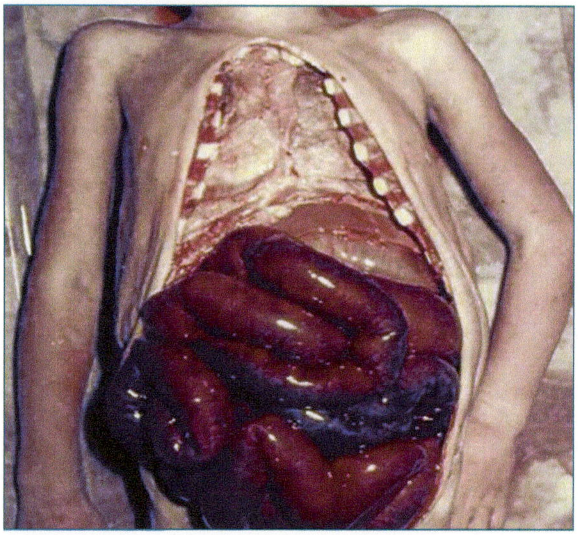

FIGURA 92.3 Obstrução intestinal por bolo de *Ascaris lumbricoides*. Notar edema intenso e extensa necrose das alças.
Fonte: Cortesia do Departamento de Ciências Patológicas da Faculdade de Ciências Médicas da Santa Casa de São Paulo.

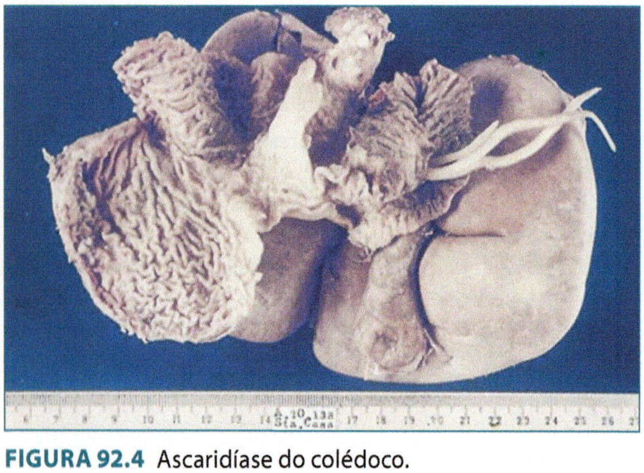

FIGURA 92.4 Ascaridíase do colédoco.
Fonte: Cortesia do Departamento de Ciências Patológicas da Faculdade de Ciências Médicas da Santa Casa de São Paulo.

Formas graves como hepatite ascaridiana ou abscesso ascaridiano do fígado são, atualmente, muito raras.

DIAGNÓSTICO

O diagnóstico parasitológico de ascaridíase baseia-se no encontro de ovos em material fecal. Em razão da grande quantidade de ovos eliminados diariamente pelas fêmeas de *A. lumbricoides* (até 200.000 ovos/dia/fêmea), os mesmos são encontrados com facilidade, independentemente da técnica empregada. No entanto, por serem ovos pesados, as técnicas de sedimentação, como a de Lutz, são as mais adequadas. O emprego da técnica de Kato-Katz permite a quantificação dos ovos.

TRATAMENTO

O tratamento medicamentoso pode ser realizado pelo emprego de várias drogas. Deve-se, no entanto, atentar para o fato de que drogas que atuem em processos metabólicos do parasito, causando sua morte de forma lenta podem, em tese, induzir a ocorrência de complicações decorrentes da mobilização dos vermes. Assim, drogas anti-helmínticas de espectro amplo, como albendazole (400 mg, dose única) e mebendazole (100 mg, duas vezes ao dia por três dias ou 500 mg, dose única), que atuam sobre a síntese de tubulina e a captação de glicose pelo verme, não devem ser vistas como fármacos de primeira escolha na terapêutica da ascaridíase. Parece mais adequado, nessa situação, o emprego do levamisole (80 mg, dose única, para crianças e 150 mg, dose única, para adultos), que ocasiona, prontamente, paralisia espástica nos vermes, facilitando sua eliminação.

No caso da oclusão ou suboclusão intestinal por "bolo de áscaris", deve-se preferir, se disponível, a piperazina (50 mg/kg de peso com dose máxima de 3,0 g), droga que causa paralisia flácida nos vermes por ação sobre os canais de cloro dependentes do ácido gama-aminobutírico (GABA), facilitando a eliminação dos vermes por meio do peristaltismo estimulado pelo óleo mineral (50 mL), ministrado simultaneamente. Em caso de insucesso, pode ser feita ainda uma tentativa de tratamento medicamentoso utilizando-se a piperazina na metade da dose acima recomendada. A falta de resposta ao tratamento medicamentoso indica procedimento cirúrgico, durante o qual todos os vermes deverão ser removidos para evitar o risco de deiscência da sutura da alça intestinal.

O controle de cura, após tratamento, deve ser efetuado por meio da realização de três exames de fezes, no 7º, 14º e 21º dias após ministração do anti-helmíntico.

PROFILAXIA

A profilaxia da ascaridíase, como das demais geohelmintíases, baseia-se na melhoria das condições sanitárias, na educação sanitária e no diagnóstico e tratamento dos indivíduos parasitados. A veiculação dos ovos dá-se por meio de água usada para beber e no preparo de alimentos e também de alimentos diretamente contaminados com os ovos. Assim, a filtração da água para consumo, a lavagem adequada dos alimentos, sobretudo aqueles que tiveram contato com o solo, e a lavagem sistemática das mãos antes das refeições devem ser práticas amplamente implementadas pelas populações sob risco da infecção.

BIBLIOGRAFIA SUGERIDA

Anantaphruti MT, Waikagul J, Maipanich W, Nuamtanong S, Watthanakulpanich D, Pubampen S, Kusolsuk T. School-based health education for the controlo f soil-transmitted helminthiases in Kanchanaburi province, Thailand. Annals of Tropical Medicine and Parasitology 2008; 102: 521-528.

Bradley JE & Jackson JÁ. Immunity, immunoregulation and the ecology of Trichuris and Ascaris. Parasite Immunology, 2004, 26: 429-441.

Bethony J, Brooker S, Albonico M, et al: Soil-transmitted helminth infections: ascariasis, trichuriasis, and hookworm. Lancet 2006; 367: 1521-1532.

Chammartin F, Scholte RGC, Guimarães LH, Tanner M, Utzinger J, Vounatsou P. Soil-transmitted helminth infection in South America: a systematic review and geostatistical meta-analysis. Lancet Infect Dis 2013; 13: 507-518.

Chieffi PP, Gryschek RCB & Amato Neto V. Parasitoses Intestinais – diagnóstico e tratamento. Lemos editorial. São Paulo, 2001.

Crompton DWT. Ascaris and Ascariasis. Advances in Parasitology 2001; 48: 285-375.

Dold C & Holland CV. Ascaris and Ascariasis. Microbes Infect., 2011 13:632-637.

Ferreira MU, Ferreira CS, Monteiro CA. Tendência secular das parasitoses intestinais na infância na cidade de São Paulo (1984-1996). Revista de Saúde Pública 2000; 34(Supl.6): 73-82.

Hotez PJ, Zheng F, Long-qi X et al. Emerging and reemerging helminthiases and the public health of China. Emerg Infect Dis 1997 Jul-Sep; 3(3): 303-10.

Keiser J, Utzinger J. Efficacy of current drugs against soil-transmitted helminth infections. Systematic review and meta-analysis. JAMA 2008; 299: 1937-1948.

Monteiro CA, Chieffi PP, Benício MHA, Dias RMDS, Torres DMAGV, Mangini ACS. Estudo das condições de saúde das crianças do município de São Paulo (1984/85). VII. Parasitoses intestinais. Revista de Saúde Pública 1988; 22: 8-15.

Waldman EA, Chieffi PP. Enteroparasitose no Estado de São Paulo: questão de saúde pública. Revista do Instituto Adolfo Lutz 1989; 49: 93-99.

http://www.dpd.cdc.gov/dpdx

93

Cisticercose – comprometimento do sistema nervoso central

Lamartine Pedretti Júnior
Eleni Aparecida Bedaque
George Schulte (in memoriam)
Rafi Felício Bauab Dauar
Julio Sotelo Morales
Oscar H. Del Brutto

HISTÓRICO

Os primeiros escritos médicos documentados sobre infecções parasitárias provêm da Medicina Egípcia do período de 3000 a 400 a.C., particularmente descritas no Papiro de Ebers (1500 a.C.) descoberto em Tebas.

Aristófanes, em uma de suas comédias, escrita entre os anos 380 e 375 a.C., foi o primeiro autor a referir a presença de vesículas de cisticercos em animais, comparando-as a pequenas pedras que poderiam ser encontradas sob a língua dos porcos. Henneberg (1912) cita Paranoli como o primeiro a descrever o encontro de vesículas redondas, brancas e cheias de um líquido claro no corpo caloso de um homem por ocasião de uma necropsia em 1550.

Em 1558, Gessner e Rumler publicaram o exame necroscópico de um indivíduo que apresentara convulsões, encontrando vesículas aderidas à dura-máter, mas, somente em 1686, Redi, Malpighi e outros identificaram essas vesículas como parasitas. O nome Cysticercus foi dado por Laennec, derivado do grego *kystic* e *kercos,* que respectivamente significam vesícula e cauda. Acreditando que os cisticercos constituíam uma espécie de animal, Rudolphi (1809) denominou-os *Cysticercus cellulosae*, termo pelo qual é conhecido até hoje.

Em 1855, Kuckenmeister, induzindo infecções no homem e no suíno, demonstrou que o cisticerco dos suínos, ao ser ingerido, dá origem à tênia no homem.

A observação, por Virchow (1860), de numerosas vesículas na base do crânio assemelhadas a cacho de uva mereceu de Zenker, em 1882, a denominação de *Cysticercus racemosus,* associando tal achado à cisticercose.

O estudo da cisticercose recebeu significativas contribuições de Lombroso (1867) em seu relato de um paciente psiquiátrico e epiléptico, no qual se encontraram cisticercos cerebrais e renais, e com a descrição da meningite cisticercótica por Heller (1874) e a publicação de Askanazy (1890) sobre um caso de meningite crônica acometendo a medula espinal e desenvolvendo ependimite e hidrocefalia interna, com vasculite basal craniana e endarterite obliterante.

O primeiro caso de cisticercose humana no Brasil foi relatado na Bahia, em 1881.

No Brasil, em 1911, Arthur Alexandre Moses, médico e pesquisador brasileiro, documenta, pela primeira vez na História, a positividade do teste de fixação do complemento no soro e no líquor de três casos humanos confirmados por necropsia (dois doentes com cisticercose subcutânea e um com encefalite por cisticercos). Coube a Oswaldo Lange (1940) descrever o que ele próprio denominou de "o síndromo liquórico da cisticercose encéfalo-meningeia" – fenômeno constituído pelos achados simultâneos de hiperproteinorraquia, pleocitose com presença de eosinófilos e reação de Moses (Weinberg) presente no líquor. Os estudiosos da doença, assim como os que a encontrarão em sua vida profissional, não terão dificuldades em confirmar os dados que esses pioneiros apontaram desde o início do século passado.

Estudos histopatológicos da cisticercose cerebral humana divulgados por Ochoterena, em 1935, marcaram o início da contribuição do México. No ano de 1961, Lombardo relata a prevalência da moléstia em 2,6% de 2.202 necropsias realizadas na Escola de Medicina e em 3,6% de todas as necropsias verificadas em seis anos consecutivos no Hospital Geral, ambos na Cidade do México.

No Brasil, Spina-França identificou que 2,98% das internações na Clínica Neurológica da Faculdade de Medicina da Universidade de São Paulo, entre 1947 e 1955, foram por cisticercose encefálica. Lima (1966) analisou os aspectos clínicos da doença e Lefrèvre (1969) a relatou na infância.

Osvaldo Massaiti Takayanagui, em Ribeirão Preto, única cidade brasileira que meritoriamente faz a notificação compulsória da doença, documentou prevalência de 67 casos para 100 mil habitantes (1,5%) em 2.522 necropsias realizadas no Hospital das Clínicas da Faculdade de Medicina daquele município no período de 1992 a 1997.

A literatura latino-americana conta com diversos pioneiros que contribuíram significativamente, expondo suas casuísticas e despertando a atenção para a alta incidência e prevalência da doença em nosso meio. Destacaram-se Nieto e Escobar no México, Trelles e Lazarte no Peru, Brinck, Nogales-Gaete, Arriagada e Salinas no Chile e Mendonza e Flores na Venezuela. Diversas publicações de Sotelo detalharam a patologia, permitindo sua proposta para uma nova classificação e facilitando os enfoques diagnósticos e terapêuticos. Em paralelo, Del Brutto, no Equador, e Rafael, no México, abordaram vários aspectos, inclusive comentando a localização do parasita em sítios incomuns do sistema nervoso central (intrasselar).

Em 2001, um comitê de especialistas propõe uma forma de classificação padronizada para o diagnóstico utilizando critérios patológicos, de neuroimagem, clínicos e epidemiológicos.

CONCEITO

A neurocisticercose resulta da infestação do sistema nervoso central pela forma larvária da *Taenia solium*, denominada *Cysticercus cellulosae,* popularmente conhecida como "pipoquinha", "canjiquinha", "ladrária" ou "sapinho". O homem é o hospedeiro definitivo do verme adulto, cujos ovos maduros e férteis encontram no suíno condições naturais para o desenvolvimento da fase intermediária do ciclo biológico do parasita. Na Ásia e na África, o cão e o macaco são hospedeiros intermediários, fazendo parte do ciclo do parasita heteroxeno.

EPIDEMIOLOGIA

A cisticercose acomete, principalmente, pessoas em condições socioeconômicas desfavoráveis, conviventes do saneamento e da educação alimentar inadequados, destacando-se a ausência da água potável e da coleta do lixo. Atinge homens e mulheres, com maior frequência em seu período laborativo-reprodutivo. Infantes podem ter quadros clínicos graves com manifestações encefalíticas; o hábito de introduzir repetidamente os dedos na boca e o contato com o solo os expõe a risco mais acentuado de infestação maciça. Os idosos são estatisticamente menos acometidos.

Os humanos são os únicos hospedeiros definitivos da *T. solium*, a qual habita seus intestinos, em geral, sem grandes incômodos, podendo até permanecer despercebida. O parasitado de teníase elimina as proglotes gravídicas para o meio ambiente, onde ocorre sua abertura com a liberação dos ovos para o solo. Em alguns casos, o fenômeno acontece na luz intestinal, eliminando-se os ovos com as fezes, sendo que cerca de 50% destes são maduros e férteis. O suíno, hospedeiro intermediário usual, adquire a cisticercose, mormente quando criado em liberdade, por meio da ingesta de excretas humanas (coprofagia), água e alimentos contaminados por ovos de tênia. Esses parasitas abrigam-se em estruturas com maior aporte de oxigênio, como o cérebro, a musculatura mastigatória, a língua e o coração. Na zona rural do Brasil, é hábito do suinocultor avaliar a saúde dos animais apresentados para a venda, observando a presença ou não das "pipoquinhas", comuns sob a língua do animal infectado.

O porco, o homem, o cão e o macaco são potenciais hospedeiros intermediários do *Cysticercus cellulosae.* Assim como os macacos, os cães são utilizados como alimento na África e no sudoeste da Ásia e funcionam como elo importante na cadeia epidemiológica dessas regiões.

Ao se alimentar com a carne crua ou malcozida contendo larvas encistadas, o homem adquire a teníase, forma adulta da parasitose, pois o cisticerco já vivenciou sua fase intermediária. Antecedentes de infestação prévia por tênia são descritos em 7 a 22% dos pacientes com cisticercose.

Problemas sérios poderão surgir quando o homem, acidentalmente, torna-se hospedeiro intermediário pela ingestão de água ou verduras foliáceas contaminadas por ovos ou proglotes. Outras formas ocorrem por autoinfestação interna (antiperistalse, levando proglotes gravídicas ou ovos ao estômago) ou externa (fecal-oral própria).

No estômago, o suco gástrico desgasta a camada de quitina que recobre os ovos. No intestino delgado, os sais biliares ativam-nos e permitem a liberação das oncosferas, que alcançam a circulação pelos vasos mesentéricos.

Pela corrente circulatória, as oncosferas alcançam todo o organismo, desenvolvendo-se, preferencialmente, em tecidos com alta concentração de oxigênio, onde atingem a condição de larva (cisticerco). Assim, são encontrados com maior frequência no sistema nervoso central, na musculatura esquelética e no tecido celular subcutâneo, mas infrequente na medula espinal, nos globos oculares, em nervo periférico, língua, trompas de Falópio, coração, pulmões, pleura, peritônio e órbita ocular.

Estatísticas de localização de cisticercos nos tecidos nervosos, um de seus sítios favoritos, oscilam entre 35 e 84% dos casos, segundo diferentes autores.

Comumente múltiplos, os cisticercos cerebrais variam de poucos até centenas, estes mais raros, como as infestações miliares verificadas nas crianças (Figura 93.1). A literatura refere-se a cistos cisticercóticos únicos ou múltiplos de localização parenquimatosa ou intraventricular comportando-se como verdadeiros processos expansivos.

Há curiosas situações em que o cisto torna-se inviável, por morte ou não desenvolvimento do escólex. Em geral, trata-se de cisto multilobulado, formado pela proliferação de suas membranas, assumindo aspecto de "cachos", e representando forma degenerada do parasita, é a denominada cisticercose racemosa. Sua localização habitual é o espaço subaracnóideo, mais frequente nas cisternas basais e na convexidade cerebral, incitando uma resposta inflamatória que resulta em meningites crônicas e aracnoidites (Figura 93.2).

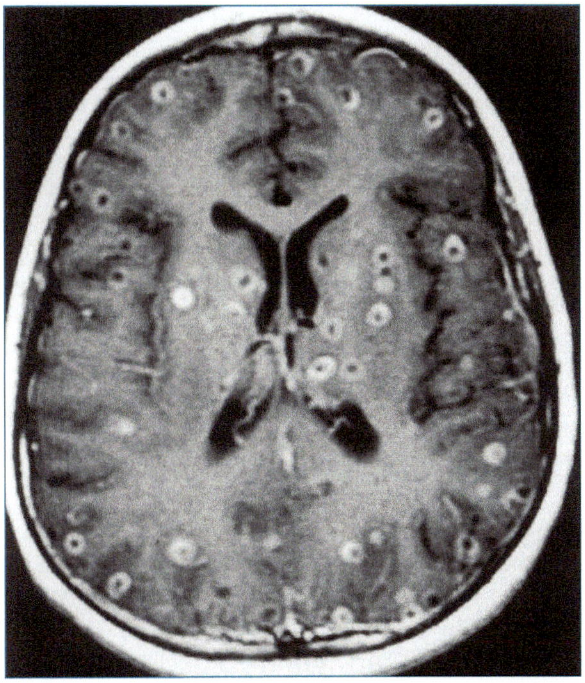

FIGURA 93.1 RM ilustrando forma miliar de neurocisticercose em criança (10 anos) procedente de zona rural, observando-se realce anelar das vesículas após injeção de contraste.
Fonte: Acervo da autoria.

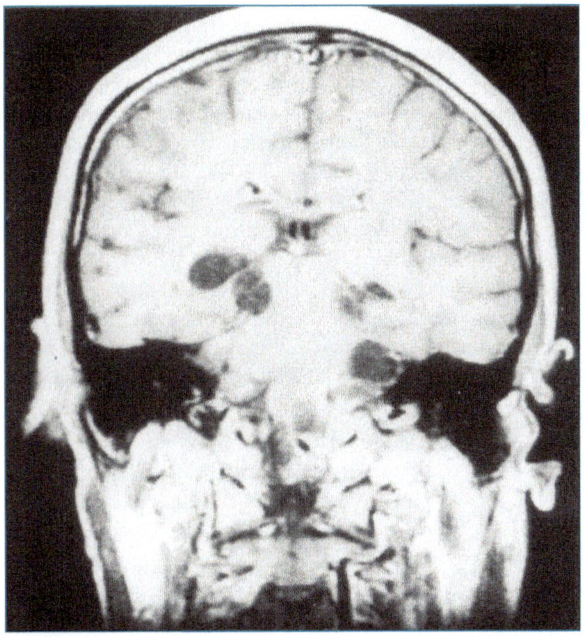

FIGURA 93.2 RM em paciente portador de cisticercose racemosa nas cisternas basais.
Fonte: Acervo da autoria.

A cisticercose humana e animal representa um pesado tributo socioeconômico que muitos países pagam devido a seu subdesenvolvimento, aceitando-se universalmente que a doença no homem está implicada com a forma larval da *T. solium*.

A neurocisticercose afeta ambos os sexos, sendo encontrada em qualquer idade na faixa de 5 a 75 anos, com pico de incidência entre os 25 e os 35 anos.

A patologia foi descrita na maioria dos países europeus e asiáticos. Disseminada na América Central, Acha mostrou que 2,13% de 543.672 porcos investigados em seis países (Costa Rica, Guatemala, Nicarágua, Honduras, Panamá e El Salvador) continham cisticercos e ovos de *Taenia* spp. 157.085 amostras de fezes humanas. No Chile, Barrientos a encontrou em 12,5% de 5.132 necropsias por suspeita de tumores cerebrais entre 1939 e 1966 no Hospital Psiquiátrico de Santiago. Na América Latina, ocupa papel de destaque ainda no Equador, Colômbia, Peru, México e Brasil. Entre nós, Takayanagui relatou-a em 500 pacientes atendidos no Hospital das Clínicas da Faculdade de Medicina de Ribeirão Preto no período de julho de 1956 a dezembro de 1970.

Nos Estados Unidos, Stern (1981) surpreende-se com o aparecimento de "formas clínicas incomuns" causadas pelo estágio larval da *T. solium*, fato que relacionou à migração de populações de áreas endêmicas para a América do Norte. Entretanto, em 1979, as complicações da cisticercose cerebral respondiam por 1,2% de todos os atendimentos realizados em Los Angeles pela Universidade da Califórnia. No Condado de Los Angeles, Sorvillo encontrou 138 portadores da patologia, dos quais 7,2% constituídos de casos autóctones no final da década de 1980. Em 1992, Schantz, relata a ocorrência da neurocisticercose em uma comunidade novaiorquina de judeus ortodoxos, cujos empregados domésticos eram portadores de teníase. O relato reforça a atenção para a importância do seguimento dos doentes quanto a seus conviventes, para identificar os portadores do parasita intestinal, potenciais eixos disseminadores.

Esses relatos sequenciais devem apontar ao estudioso e ao profissional da saúde, a necessidade e a importância da observação progressiva da doença, antes descrita como "exótica" e própria de países tropicais. Atualmente, documentada como autóctone em Nova Iorque, San Diego, Houston, Denver, na Carolina do Norte, na Pensilvânia e em Oregon, motivando, em pleno século XXI, um alerta para o diagnóstico diferencial da neurocisticercose nas Unidades de Atendimento Emergencial dos Estados Unidos, pela gravidade dos casos admitidos de convulsões, edema cerebral e morte, alguns verificados somente por diagnóstico necroscópico.

Segundo informe do Centers for Disease Control and Prevention (CDC), em 1992, a neurocisticercose acometia cerca de 50 milhões de pessoas ao redor do mundo, das quais 50 mil morrem por ano. A literatura não contempla dados mundiais atualizados, entretanto não há motivo para acreditar que a realidade atual seja diversa: áreas indenes e com desenvolvimento social e econômico privilegiados, como as referidas nos Estados Unidos, são documentos incontestes da urbanização da doença.

ETIOPATOGENIA

CICLO BIOLÓGICO DA *TAENIA SOLIUM*

A *T. solium* é um cestoide com ciclo biológico complexo que requer a presença de dois hospedeiros. O homem é o único hospedeiro definitivo, todavia tanto o homem quanto o suíno podem atuar como hospedeiros intermediários. A *T. solium* adulta localiza-se no intestino delgado humano, sendo composta por uma cabeça ou escólex contendo quatro ventosas e uma dupla coroa de ganchos, um colo estreito e um corpo com vários metros de comprimento formado por centenas de proglotes hermafroditas. As proglotes maduras ou gravídicas desprendem-se da extremidade distal da tênia, sendo eliminadas junto com as fezes humanas. Essa ocorrência é intermitente, podendo resultar na eliminação de conjuntos dessas unidades. Cada proglote ou um conjunto delas contém milhares de ovos, que são resistentes à dessecação, podendo viver durante meses no ambiente. Os suínos podem alimentar-se com ovos de *T. solium* nos locais onde as excretas humanas são eliminadas ao ar livre. Uma vez ingeridos pelos suínos, os ovos perdem sua capa protetora, liberando as oncosferas, que atravessam a parede intestinal, atingem a corrente circulatória e distribuem-se pelos tecidos corpóreos, onde sofrem sua evolução até o estágio larval (cisticercos). Quando o homem ingere carne suína crua ou malcozida contaminada por cisticercos viáveis, as larvas são liberadas no tubo digestivo e evoluem até transformarem-se em vermes adultos. Assim, o ciclo biológico da *T. solium* está finalizado. O homem atua como hospedeiro intermediário ao ingerir os ovos da *T. solium* contidos nas proglotes, e nessa circunstância desenvolve-se a cisticercose humana. O homem adquire a cisticercose pela ingesta dos ovos do parasita, que pode ser por contaminação fecal-oral própria (ovos-ânus-mão-boca), ou pela ingesta de alimentos contaminados à manipulação por portadores do verme adulto; nesse aspecto o convívio com o portador da tênia determina risco epidemiológico. Na manutenção do ciclo de vida do parasita, merece destaque o portador do verme adulto, o qual representa ameaça desconhecida de doença para a população em geral, residindo nesse fato o risco maior.

RELAÇÃO HOSPEDEIRO-PARASITA

Uma vez que os cisticercos alojam-se nos tecidos do hospedeiro, especialmente no sistema nervoso central, o papel do sistema imune deste é reconhecê-los como agentes estranhos e desenvolver uma reação inflamatória que combata adequadamente a infecção. Entretanto, esta situação não ocorre com frequência, pois em muitos casos a resposta imune desenvolve-se lentamente, permitindo que os parasitas sobrevivam no hospedeiro em um estado de relativa tolerância imunológica por vários anos. Por outro lado, em alguns casos, os parasitas são rapidamente destruídos em decorrência de uma reação inflamatória intensa, que pode desencadear lesão concomitante no tecido cerebral em torno dos cisticercos. Entre estes dois extremos, o de tolerância imune e o de hipersensibilidade, existe uma ampla gama de respostas inflamatórias desencadeadas pela complexa interação hospedeiro-parasita, em que os mecanismos naturais do hospedeiro procuram eliminar a infecção, enquanto os parasitas tentam escapar desses mecanismos.

Variados caminhos são utilizados pelos cisticercos para a evasão à resposta imune do hospedeiro, dentre eles destacam-se a variação antigênica, a imunidade concomitante e o mimetismo molecular. Este último, que consiste na incorporação de antígenos do hospedeiro à membrana celular dos parasitas, parece ser utilizado com frequência pelos cisticercos, porém com efeitos opostos aos desejados, como veremos adiante. Os pacientes do gênero feminino parecem apresentar uma resposta inflamatória mais intensa ao cisticerco; a assertiva baseia-se em relatos que demonstram uma resposta imune mais acentuada em mulheres: nelas se descreve a meningoencefalite cisticercótica com mais frequência do que nos homens. Os achados sugerem a existência de fator relacionado ao gênero do hospedeiro que permitiria uma melhor detecção dos parasitas pelo sistema imune. Nas crianças com neurocisticercose miliar, esse fenômeno também foi descrito. O sentido está documentado clinicamente, entretanto o quebra-cabeça imunológico carece de peças fundamentais.

SISTEMA HLA E CISTICERCOSE

Estudos realizados no México têm demonstrado que o sistema de antígenos leucocitários humanos (HLA) participa na patogenia da cisticercose. Alguns cisticercos apresentam moléculas HLA aderidas a suas membranas, achado este interpretado inicialmente como um mecanismo protetor dos parasitas com o fim de escapar à vigilância imunológica (mimetismo molecular).

Entretanto, posteriormente demonstrou-se que os parasitas recobertos com moléculas do HLA desencadeavam uma reação inflamatória mais intensa do que aquela induzida pelos cisticercos que não apresentavam as referidas moléculas em sua superfície. Esse efeito paradoxal leva a crer que existiria uma interação entre o HLA e os antígenos do cisticerco induzindo a mudanças estruturais nas moléculas do HLA, de tal forma que o sistema imune não mais as reconheceria como próprias, desencadeando uma resposta imune mais intensa do que a causada exclusivamente pelos antígenos do cisticerco; outra possibilidade, as moléculas HLA aderidas aos cisticercos não seriam provenientes do hospedeiro, mas sim elaboradas pelos próprios parasitas com a finalidade de escape à resposta imune. Essas moléculas não seriam idênticas às produzidas pelo hospedeiro, levando, então, a uma resposta imune exacerbada. É provável que os cisticercos tenham capacidade de sintetizar moléculas similares às do HLA, uma vez que podem sintetizar outras substâncias complexas, como as porfirinas.

A distribuição de certos determinantes antigênicos de classe I e II do sistema HLA influi na suscetibilidade à doença. O antígeno HLA-A28 encontra-se aumentado, ao passo que o HLA-DQW2 está diminuído em pacientes com cisticercose, com um risco relativo de desenvolvimento de cisticercose 3,55 vezes maior na presença do antígeno HLA-A2. Esses achados sugeriram que a suscetibilidade ou a resistência de um indivíduo desenvolver a cisticercose encontra-se parcialmente relacionada a influências genéticas.

Em outro estudo realizado na região de Curitiba, no Paraná, onde a prevalência da neurocisticercose foi estimada em 9%, entre as mais elevadas do mundo, sugere-se que os aspectos genéticos de suscetibilidade à neurocisticercose ainda são pouco conhecidos. Com o objetivo de investigar se genes do complexo principal de histocompatibilidade (MHC) influenciam a suscetibilidade individual à neurocisticercose, realizou-se uma análise de associação caso-controle. Cinquenta e dois pacientes caucasoides e 149 indivíduos-controle pareados foram tipados para antígenos dos locos HLA-A, B, C, DR e DQ. Todos os pacientes apresentavam tomografia computadorizada e sinais clínicos compatíveis com neurocisticercose parenquimatosa. A imunofluorescência indireta do líquido cefalorraquidiano mostrou que 19 (37%) pacientes apresentavam anticorpos anticisticerco com títulos ≥ 1:10. Nenhuma diferença significativa foi detectada quando as frequências de especificidades do HLA no grupo total de pacientes e no subgrupo de pacientes que apresentaram anticorpos no líquor foram comparadas àquelas do grupo controle. Esses resultados não sustentam a hipótese de participação dos genes HLA na suscetibilidade à neurocisticercose parenquimatosa.

Os resultados díspares apontam para a diversidade do parasita e do ser humano e para a necessidade de estudos complementares.

PATOLOGIA E PATOGENIA

IDENTIFICAÇÃO DO PARASITA

Os cisticercos são vesículas arredondadas de tamanho variável, repletas de líquido, constituídas por uma camada externa, denominada membrana vesicular, e uma porção interna, chamada escólex. A membrana vesicular é composta por uma camada cuticular externa, uma camada celular média com estrutura pseudoepitelial e uma camada interna composta por fibras musculares e reticulares. O escólex apresenta uma estrutura semelhante à da *T. solium*, ou seja, uma cabeça composta por quatro ventosas e uma coroa de ganchos, um colo estreito e um corpo rudimentar (estróbilo) que inclui o denominado canal espiral (Figura 93.3).

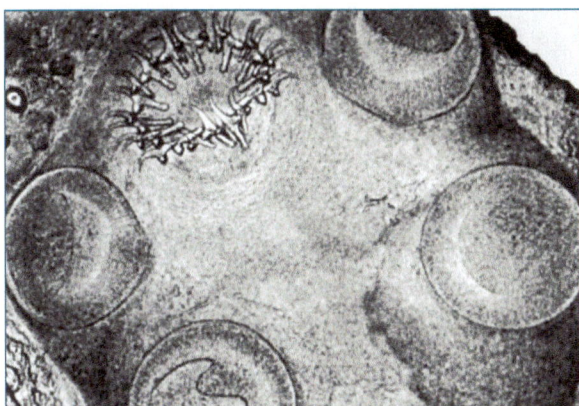

FIGURA 93.3 Escólex de cisticerco mostrando as características de *T. solium*: coroa central de ganchos e quatro ventosas.
Fonte: Acervo da autoria.

Existe outra forma microscópica de cisticercos composta por numerosas membranas vesiculares aderidas entre si, com tendência a agrupamento em forma de cacho. Observa-se essa forma de cisticercose quando os parasitas localizam-se no espaço subaracnóideo, especialmente ao nível das cisternas basais. Nesses casos não é possível identificar o escólex, uma vez que ocorre um processo de degeneração hidatiforme, levando ao desaparecimento do mesmo. É uma prática comum denominar os cistos com escólex de *Cysticercus cellulosae*, e os sem escólex, *Cysticercus racemosus*. Essa terminologia gera confusão, pois o termo racemoso foi empregado para nomear os cisticercos localizados nas cisternas com tendência à formação de cachos ou racemos, e não para descrever uma espécie distinta de parasitas.

O aspecto macroscópico dos cisticercos varia de acordo com sua localização no sistema nervoso. Os cisticercos parenquimatosos medem cerca de 5 a 20 mm de diâmetro, localizando-se, preferencialmente, nas áreas mais vascularizadas dos gânglios da base e do córtex cerebral. Os cistos subaracnóideos podem atingir até mais de 60 mm e usualmente têm conformação multilobulada. Os cisticercos intraventriculares podem ser encontrados em qualquer dos ventrículos cerebrais, pequenos ou grandes, geralmente únicos e localizando-se de preferência no IV ventrículo. Não é incomum o achado de cistos lobulados e até racemosos; nos cornos, a presença de escólex foi documentada (Figura 93.6). Os cisticercos espinais podem situar-se no parênquima medular ou no espaço subaracnóideo espinal, tendo morfologia semelhante à dos cisticercos cerebrais.

ESTÁGIOS DE DESENVOLVIMENTO DOS CISTICERCOS

Uma vez implantado o embrião hexacanto no sistema nervoso central, inicia-se o desenvolvimento para a forma embrionária: o cisticerco. No primeiro estágio do desenvolvimento, denominada etapa vesicular, a membrana é delgada e transparente, o líquido vesicular é claro e o escólex invaginado tem aspecto normal. Os cisticercos podem permanecer indefinidamente nesse estágio evolutivo ou entrar, como resultado da reação imune do hospedeiro, em um processo degenerativo, que pode culminar com sua eventual destruição. O primeiro estágio desse processo denomina-se etapa coloidal, quando o líquido vesicular torna-se turvo e o escólex mostra sinais de degeneração hialina. Posteriormente, a parede do cisto torna-se espessada e o escólex transforma-se em uma estrutura mineralizada de aspecto granular. Nesse estágio, denominado etapa granular nodular, os parasitas já não são mais viáveis. Finalmente, os cisticercos entram na etapa nodular calcificada, quando todo o parasita torna-se um nódulo calcificado e inerte. Não se sabe ao certo o tempo de permanência do cisticerco em cada um desses estágios, entretanto acredita-se haver amplas diferenças individuais dependentes da intensidade da resposta imune do hospedeiro e da localização do parasita.

ALTERAÇÕES TECIDUAIS PERILESIONAIS

A intensidade das alterações teciduais em torno dos cisticercos depende do estágio evolutivo em que se encontram os parasitas e de sua localização no sistema nervoso central. Os cisticercos parenquimatosos em etapa vesicular desencadeiam uma fraca reação inflamatória perilesional, constituída principalmente por linfócitos, plasmócitos e eosinófilos. Quando os cisticercos entram em etapa coloidal, forma-se uma densa membrana de tecido colágeno ao redor da membrana vesicular e o infiltrado inflamatório perilesional pode, também, comprometer o parasita. O parênquima cerebral vizinho apresenta gliose reacional, com proliferação de células da microglia, edema difuso, alterações neuronais degenerativas, infiltrado linfocitário perivascular e fusão de células epitelioides formando células gigantes multinucleadas. A gliose é o substrato anatômico que explica uma das manifestações clínicas mais frequentes da neurocisticercose: a epilepsia.

Os cisticercos meníngeos também desencadeiam uma intensa reação inflamatória perilesional, que se manifesta pela formação difusa de um denso exsudato no espaço subaracnóideo composto por fibras colágenas, células gigantes multinucleadas, eosinófilos e membranas parasitárias hialinizadas. Essa inflamação crônica é responsável pelo desenvolvimento de hidrocefalia em mais da metade destes casos. Observa-se o espessamento das leptomeninges basais, estendendo-se desde o quiasma óptico até a fossa posterior. Esse espessamento acomete nervos pares cranianos, levando a alterações isquêmicas e a danos de suas fibras. Os vasos sanguíneos que formam o polígono de Willis também podem ser acometidos por este exsudato inflamatório, podendo-se observar a formação de um processo de endarterite (Figura 93.4), afetando artérias de pequenos e médios calibres e levando à redução da luz desses vasos com potencial desenvolvimento de um infarto cerebral.

Os cisticercos ventriculares também desencadeiam uma intensa reação inflamatória perilesional quando se encontram aderidos à parede ventricular. Nesses casos, a camada de células ependimárias altera-se, formando-se células gigantes subependimárias com tendência a agrupamento e protrusão para o interior das cavidades ventriculares, levando à obstrução do trânsito do líquor ao nível dos forames de Monro ou do aqueduto de Silvio. Esse processo é denominado ependimite granular e leva à hidrocefalia obstrutiva, que pode ser assimétrica quando ocorre a oclusão de apenas um forame de Monro. Há descrição do desenvolvimento ocasional de siringomielia e de siringobulbia causadas por intensa ependimite granular em torno de um cisticerco localizado no IV ventrículo.

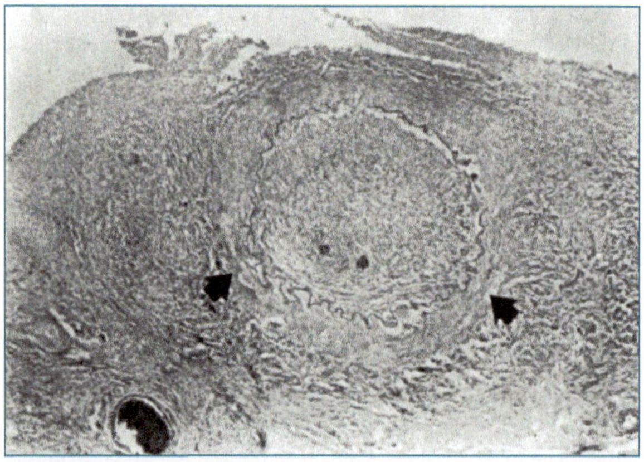

FIGURA 93.4 Oclusão de um vaso leptomeníngeo acometido por endarterite cisticercosa. Observa-se uma ruptura do endotélio e um espessamento da parede arterial (setas).
Fonte: Acervo da autoria.

QUADRO CLÍNICO

A neurocisticercose não se mostra como uma doença única, mas muitas síndromes neurológicas induzidas pela infestação do sistema nervoso por cisticercos. O polimorfismo de suas manifestações clínicas é relacionado a quatro fatores principais: variadas localizações dos cistos no parênquima cerebral, espaço subaracnóideo ou ventrículos ocasionam diferentes achados patológicos, influenciando testes diagnósticos imunológicos ou radiológicos; cisticercos podem enumerar-se de um cisto isolado a muitas centenas; intensidade da resposta imune desenvolvida pelo hospedeiro em reação ao parasita oscila de uma tolerância imunológica a formas severas de encefalite com edema cerebral, aracnoidite e vasculites (Figura 93.5); atividade da lesão pode variar de cisticercos ativos a granulomas e calcificações – sequelas de cistos destruídos pelo hospedeiro – ou fibrose meníngea como resultado de exsudato inflamatório formado.

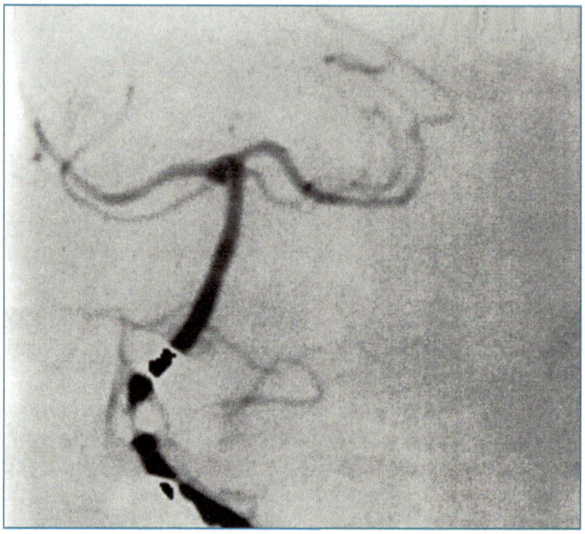

FIGURA 93.5 Angiografia de circulação posterior mostrando vasculite acometendo a artéria cerebral posterior esquerda.
Fonte: Acervo da autoria.

A doença tem seu curso próprio particular dependente da reação imune individual do hospedeiro, resultando num quadro clínico extremamente multiforme e incaracterístico.

O período de incubação é citado como desconhecido por Botero, que, entretanto, na mesma publicação, sugere um tempo médio de 3,5 anos com base nas observações de tropas inglesas que serviram na Índia. Os cisticercos podem viver no tecido cerebral humano por seis anos ou mais. A duração da história clínica de alguns pacientes parece indicar a longevidade dos parasitas. O tempo entre a infestação e o início dos sintomas neurológicos pode ser extremamente variável, desde poucos meses até 20 anos. A presença de calcificação indica uma duração de, pelo menos, três anos. Para alguns autores, o tempo de início dos sintomas varia com a área do sistema nervoso central envolvida e tem sido estimado entre muitos meses e 30 anos, com média de quatro anos.

O cérebro, área principal de envolvimento dessa doença em humanos, foi acometido em 60% de 118 casos estudados na Índia, dos quais apenas 17,8% apresentavam-se no tecido subcutâneo e 5% em globos oculares e na musculatura esquelética. Os cisticercos menores podem passar despercebidos aos exames de neuroimagem.

Os cistos ventriculares podem migrar pelas vias do sistema liquórico, indo dos ventrículos laterais ao terceiro e quarto ventrículos, além das cisternas basais. Essa característica é importante para explicar os sintomas quando a obstrução parcial ou total do fluxo liquórico acarreta hidrocefalia aguda ou crônica, podendo levar até à morte súbita.

A análise da atividade da doença é o ponto mais importante para seu tratamento; testes imunodiagnósticos e decisões terapêuticas são diferentes quando os parasitas estão vivos em comparação a casos em que a infestação prévia foi eliminada pela resposta imune do hospedeiro e déficits neurológicos são sequelas de granulomas e fibrose residual. Com tal embasamento, em 1985, Sotelo propôs uma classificação mediante o estudo de 753 pacientes, que detalhasse lesões ativas e inativas, como se segue:

- Formas ativas:
    - aracnoidites;
    - hidrocefalia secundária à inflamação meníngea;
    - cistos parenquimatosos;
    - infarto cerebral secundário à vasculite;
    - efeito de massa causado por grandes cistos ou racema;
    - cistos intraventriculares;
    - cistos espinais.
- Formas inativas:
    - calcificações parenquimatosas;
    - hidrocefalia secundária à fibrose meníngea.

Essa classificação objetivou expor didaticamente a neurocisticercose, permitindo a individualização da multiplicidade clínica em cada caso e as consequentes posturas terapêuticas, ressaltando-se que cerca de metade desses pacientes teve duas ou mais formas combinadas da doença.

A cisticercose cerebral pode ser inteiramente assintomática, os cistos viáveis produzem pouca inflamação nos tecidos vizinhos com sintomas escassos correspondentes. A degeneração dos parasitas e consequente reconhecimento dos mesmos pelo sistema imune desencadeia marcante mudança tecidual com aparecimento ou acentuação de sinais e sintomas. No entanto, vale lembrar, que a neurocisticercose sintomática cursa com exame neurológico normal em 25% dos pacientes.

Os sintomas iniciais que levavam o paciente a procurar auxílio médico compreendiam convulsões, reação meníngea, distúrbios visuais, cefaleia e vômitos. Atenta para a presença da epilepsia como manifestação isolada por um longo tempo, sendo rotulada de "epilepsia idiopática", conforme ainda ocorre em dias atuais.

A síndrome de hipertensão intracraniana, como cefaleia, vômito e edema de papila, ocorrem no curso da neurocisticercose como parte da história natural da doença, mesmo decorrida uma década de seu diagnóstico inicial. A manifestação exige acompanhamento metódico e continuado dos portadores dessa moléstia.

As estimativas de prevalência de alterações mentais na neurocisticercose são altamente variáveis, dependendo da origem das amostras de pacientes estudadas e da metodologia utilizada para o diagnóstico psiquiátrico. Em serviços de neurologia, alterações psíquicas são descritas com frequência em associação a síndromes hipertensivas e epilépticas, enquanto formas psíquicas puras são menos comuns. Observação relevante é o predomínio de pacientes que receberam o diagnóstico de transtornos depressivos (52,6%) e a ocorrência menos frequente de distúrbios psicóticos.

Um parasita único ou poucos cisticercos situados em "área silenciosa" podem passar clinicamente despercebidos sendo achado incidental de necropsia. Cisticercos em área motora ou sensorial costumam originar convulsões epilépticas, mais comumente generalizadas. Em presença de vários parasitas no cérebro, à hipertensão intracraniana e à epilepsia podem somar-se diferentes manifestações focais conforme as regiões afetadas.

Os sintomas podem apresentar-se no curso de semanas ou meses, mimetizando tumores ou doenças desmielinizantes do sistema nervoso central, com as quais é requerido diagnóstico diferencial. Dois casos de cistos solitários foram abordados cirurgicamente como neoplasias cerebrais, sem que a hipótese de cisticercose fosse aventada, sendo um deles, o primeiro relato da doença na Nova Zelândia.

Tanto as formas ativas como as inativas da doença podem levar à epilepsia, a qual, em 70% dos casos, exibe crises parciais com generalização secundária. Em pacientes com convulsões parciais simples, estudos de imagem evidenciaram granulomas no hemisfério cerebral contralateral em 75% dos casos; nos outros, 25% em hemisfério ipsilateral.

Conclusões recentes confirmam que o prognóstico do controle de convulsões é melhor quando os parasitas estão calcificados do que quando são cistos vivos ou granulomas. Em 1994, a Comissão para Doenças Tropicais da Liga Internacional contra a Epilepsia ressalta que o ponto básico inicial a ser respondido é se a doença encontra-se ativa ou não em termos relevantes para produzir os sintomas mais importantes: epilepsia e hipertensão intracraniana.

Nos países em desenvolvimento, a neurocisticercose é a principal causa de epilepsia em adultos (em torno de 50% dos casos), sendo considerado problema maior de saúde pública na América Latina. As crises convulsivas no adulto, frequentemente, são o primeiro sintoma da doença parenquimatosa ativa. A epilepsia focal crônica é relacionada com calcificações residuais e focos de gliose que representam uma forma inativa do processo. Analisando 203 epilépticos pela doença, Del Brutto encontrou convulsões generalizadas em 25 e parciais em 82 pacientes, e alterações do eletroencefalograma em 96 deles.

Na Índia, alerta-se para a importância do diagnóstico diferencial entre pequenos granulomas cisticercóticos e tuberculomas em indivíduos epilépticos, ressaltando a elevada incidência de ambas as patologias em seu país. No Peru, um autor concluiu que lesões de nascimento e cisticercose encefálica são as principais causas de epilepsia em pacientes provindos de zona rural, concordando seus achados em epilepsia tardia com Medina, no México, onde 50% desses diagnósticos confirmaram cisticercose.

Manifestação particular é a encefalite cisticercótica, quadro clínico grave caracterizado por alterações da consciência, crises convulsivas generalizadas ou parciais, diminuição da acuidade visual, com sinais e sintomas de hipertensão intracraniana. A resposta imune exacerbada do hospedeiro diante do parasita é responsável por tal espectro, que predomina em crianças e mulheres jovens.

Em 1983, Madrazo propôs o emprego do termo encefalite cisticercótica aguda, baseado na identificação de grave processo inflamatório e reação de tipo alérgica envolvendo os embriões dos parasitas. Foi descrita também a presença de encefalite cisticercótica em 65% dos seus casos, mais frequente em crianças e adolescentes, com mortalidade aproximada de 10% na fase aguda, não obstante o uso de antiedematosos e anticonvulsivantes.

Particular interesse merece a cisticercose racemosa caracterizada por aglomerados de cistos que se desenvolvem assumindo a forma de cacho de uva. Localizam-se nas cisternas, comumente as da base do crânio, dos ventrículos e da convexidade cerebral; raríssimos no parênquima. Os sintomas provêm da obstrução dos forames de Luschka e Magendie, e da aracnoidite mediando fenômenos vasculares, a clínica identifica desde a ocorrência da hidrocefalia até a infartos encefálicos e neurite óptica.

As meningites cisticercóticas podem cursar com queixas agudas ou crônicas de cefaleia, cervicalgia e incomumente febre, em alguns casos que adentram o ambiente hospitalar a hipertensão intracraniana é constatada. Há ocasiões, entretanto, em que a meningite pode evoluir de maneira arrastada e oligossintomática, levando à hidrocefalia comunicante por aracnoidite dos vasos da base do crânio.

Em estudo retrospectivo de 171 prontuários de pacientes em primeiro atendimento no Instituto de Infectologia Emílio Ribas (IIER), São Paulo, entre 1980 e 1990, constatou a meningite em 160 casos à admissão. O líquor coletado no pronto-socorro apresentou predomínio linfocitário em 64,5% das amostras e neutrofílico em 27,2% desses doentes. Os sintomas foram compatíveis com quadro de meningite e irritação meníngea em 58,5%, a hipertensão intracraniana esteve presente em 23,4% e o exame físico foi considerado normal em 18,1% dos casos. Dado clínico de extrema importância para o diagnóstico diferencial foi a ausência de febre na quase totalidade dos pacientes com meningite, incluindo o período de internação dos mesmos.

Pesquisadores do IIER (1995), em conjunto com o Instituto de Medicina Tropical de Berlim e a Universidade de Londrina, estudaram aspectos clínicos e imunológicos evolutivos de pacientes com doença parenquimatosa tratados por droga cisticida. A cefaleia, a rigidez de nuca e as crises convulsivas foram o quadro clínico inicial. Os exames tomográficos, sanguíneos e liquóricos identificaram marcadores inflamatórios e merecem ser revistos pelos estudiosos da clínica.

Alterações liquóricas espelham variações evolutivas do processo inflamatório, sendo tanto mais acentuadas quanto mais expostos ao líquor estiverem os parasitas. Segundo Spina-França, a neurocisticercose se traduz por um modelo patogênico de infecção de tipo inflamatório crônico, com períodos irregulares de agudização, o que acontece quando há morte de cisticercos por desintegração, causando liberação antigênica.

A cisticercose intraventricular (Figura 93.6) ocorre em 11 a 17% dos pacientes, constituindo-se numa forma potencialmente letal da doença. O envolvimento do sistema ventricular é aparente em mais de 30% dos casos, sendo comuns os cistos intraventriculares solitários. As oncosferas atingem os ventrículos através do plexo coroide, podendo desenvolver-se, flutuar livres no líquor ou aderirem-se ao epêndima por uma reação granulomatosa. Quando pequenos o suficiente para atravessarem o aqueduto e os forames do IV ventrículo, atingem as cisternas basais, causando aracnoidite e hidrocefalia comunicante. Oclusão do aqueduto ou dos forames pode resultar em hidrocefalia obstrutiva aguda e morte súbita.

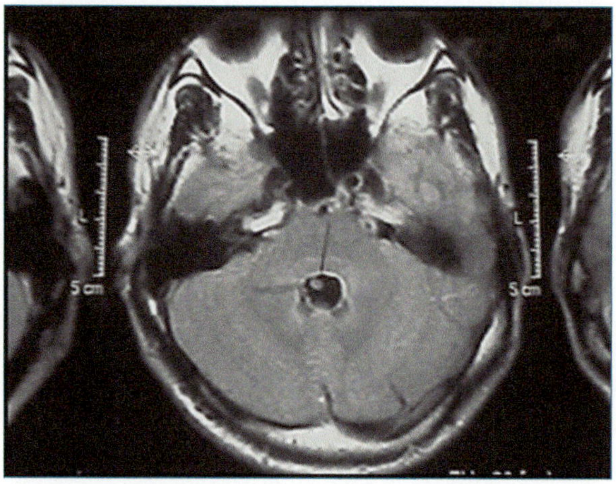

FIGURA 93.6 Cisticerco com escólex no IV ventrículo.
Fonte: Acervo da autoria.

Náuseas, vômitos, tonturas, cefaleia, diplopia, síncope e transtornos da consciência e do humor são manifestações comuns dos cistos intraventriculares.

Esses pacientes podem ser admitidos subitamente em prontos-socorros com letargia, perda de consciência, convulsões, rigidez de nuca e apneia. Os doentes com envolvimento ventricular que constituem um grupo sob risco de complicações gravíssimas, merecem constar no rol das emergências médicas.

A primeira descrição de complicação cerebrovascular da neurocisticercose ocorreu no século passado, em paciente com meningite cisticercótica complicada com angiíte de pequenos vasos. Casuísticas clínicas mostram o acometimento inflamatório vascular no curso da patologia, documentando os diversos autores, resultados próximos entre si; cerca de 3% dos pacientes desenvolvem infarto cerebral e de 2 a 5% dessas ocorrências na população geral têm a neurocisticercose como etiologia. Esse valor varia, naturalmente, conforme a prevalência da doença na população, sendo no México a segunda causa mais frequente de infarto cerebral não aterosclerótico. Conclui Alarcón que a doença deva ser considerada um fator de risco para a ocorrência de ictus em jovens, pareando-se à hipertensão arterial, ao diabetes *mellitus*, à doença cardíaca, à hiperlipemia, ao tabagismo e ao alcoolismo. Os critérios para a hipótese diagnóstica, em áreas endêmicas da patologia, apontam pacientes costumeiramente abaixo de 40 anos de idade, sem fatores de risco para a instalação de doença cerebrovascular. A relação causa-efeito entre infarto cerebral e neurocisticercose precisa ser demonstrada por imagem tomográfica intracraniana, estudo vascular contrastado ou achado liquórico compatível com aracnoidite ativa.

As artérias basais cranianas são envolvidas por um intenso exsudato inflamatório, o qual compromete todas as camadas da parede vascular, levando a mudanças teciduais de origem isquêmica a montante. Achados histopatológicos incluem fibrose da camada média, hiperplasia endotelial e, ocasionalmente, completa oclusão de sua luz. Infarto cerebral pós-oclusão da artéria cerebral média ou de seus principais ramos, por angiíte cisticercótica, foi descrito em três pacientes, dos quais o mais velho tinha 38 anos de idade. Nesse grupo ocorreram dois óbitos, o sobrevivente evoluiu com sequela motora.

Um relato de oclusão de artéria carótida interna supraclinoide por compressão extrínseca de sua luz devido a racemas, com intensa aracnoidite subjacente, levando à confusão mental, disfasia de expressão e hemiplegia contralateral, foi dado ao conhecimento por McCormick, ilustrando não serem os grandes vasos cerebrais poupados dos efeitos da resposta imune.

A cisticercose medular é incomum, contrastando com o frequente achado no encéfalo. O envolvimento da medula espinal é observado em cerca de 3% dos casos, localizando-se os cistos no espaço subaracnóideo e mais raramente no tecido medular (6/1). Creem os autores que os primeiros migrem das cisternas basais por gravidade, podendo manter-se silenciosos por períodos prolongados. Os sintomas, quando surgem, refletem uma inflamação meníngea, até com hidrocefalia, ou podem se traduzir por radiculopatia, confundindo-se com a doença discal. Cistos intramedulares predominam em nível torácico e manifestam-se gradualmente com paraparesia, alterações esfincterianas e radiculalgias, equivalendo-se ao quadro inicial de tumores medulares.

A mobilidade dos cistos leptomeníngeos raquianos durante a realização de mielografia foi considerada significativa para a suspeita diagnóstica, pois se relaciona a cistos não aderidos, pequenos e delicados o suficiente para migrarem pelo espaço subaracnóideo espinal. Parker relata dois portadores de cisticercose intratecal extramedular lombossacra que necessitaram de cirurgia por sintomas radiculares.

Queiroz minuciou a cisticercose intrarraquiana em ordem decrescente de frequência nas formas leptomeníngea, intramedular e epidural. Relativo à migração pelo espaço subaracnóideo de larvas provindas das cisternas basais, é de se esperar que parassem nas trabéculas das porções superiores do canal espinal. Ilustrando o suposto, Rocca, em 1959, encontrou 13 pacientes com cisticercose leptomeníngea cervical entre 15 casos intrarraquianos.

As vias hematogênica e ventriculoependimal são postuladas para explicar a forma intramedular. Desde que o canal central medular permaneça patente em alguns adultos, tem-se sugerido que pequenas larvas possam cruzá-lo em sentido descendente e, em algum nível, crescer até formas maduras. Se a migração ependimal fosse significativa, um apreciável número de vesículas seria de se esperar ao nível cervical, como ocorre com as vesículas do espaço subaracnóideo, porém o predomínio de formas intramedulares se dá na região médio-dorsal ou mais abaixo. A distribuição topográfica dos cisticercos intramedulares mostra-se proporcional ao fluxo sanguíneo para cada região, o que favorece a premissa de disseminação hematogênica. Assim, 13 entre 21 enfermos tinham a parasitose em localização torácica.

Acredita-se que a cisticercose intramedular origina-se pela via hematogênica. Refere ainda que as formas leptomeníngeas seriam melhor explicadas por migração gravitacional de cistos presentes em fossa posterior pelas vias de fluxo liquórico.

Fora do sistema nervoso central, excetuando-se a forma ocular, a cisticercose raramente manifesta sintomas clínicos, e o seu diagnóstico é ocasional. Há comunicados de maciça infestação de musculatura estriada originando quadro de pseudo-hipertrofia miopática de cistos junto a nervos periféricos e até dentro de órbita ocular, porém não habituais, mesmo em áreas de ocorrência comum da patologia.

A superposição de parasitoses, doenças bacterianas e virais em áreas endêmicas é um item a ser valorizado, vistos os informes de Walus, no México, onde *Brucella melitensis* foi cultivada de secreção purulenta contida em cisticerco cerebral excisado. Ray, descreveu, na Índia, a presença de formas amastigotas de *Leishmania donovani* encontradas em histiócitos que envolviam cisticerco de parede torácica, e de Thornton, na África, em que o vírus HIV foi encontrado em quatro pacientes que apresentavam sintomas imputados apenas à parasitose.

DIAGNÓSTICO

TOMOGRAFIA AXIAL COMPUTADORIZADA (TC)

Os achados da TC, na neurocisticercose, dependem da localização dos parasitas e de seu estágio evolutivo. Ao nível do parênquima cerebral, os cisticercos vesiculares são vistos como lesões císticas de contornos bem definidos, sem edema perilesional e com escasso ou nulo reforço logo após a administração do meio de contraste (Figura 93.7A). Os cistos coloidais apresentam edema ao redor, tendo contornos menos definidos quando comparados aos cistos vesiculares e podem captar o meio de contraste em forma de um reforço anelar periférico separando o cisto do edema cerebral circundante (Figura 93.7B). Esse aspecto tomográfico foi denominado "fase encefalítica aguda", com o objetivo de enfatizar que essas alterações são consequência de uma intensa reação inflamatória do hospedeiro contra os cisticercos. Ao entrar na etapa granular nodular, os cisticercos apresentam-se discretamente hiperdensos desde os cortes não contrastados, com edema perilesional escasso e, geralmente, persistindo um reforço anormal da lesão em estudos contrastados. Finalmente, os cisticercos calcificados aparecem como minúsculas lesões hiperdensas não rodeadas por edema e não reforçadas após administração de contraste intravenoso (Figura 93.7C). Em alguns casos, a TC revela edema difuso da substância branca subcortical e múltiplas lesões anulares ou granulares disseminadas no parênquima cerebral (Figura 93.8). Esse é o padrão tomográfico da encefalite cisticercosa, uma forma particularmente grave de neurocisticercose em que o sistema imune responde ativa e intensamente contra a invasão maciça de cisticercos no parênquima cerebral. Há pacientes com neurocisticercose parenquimatosa com TC de aparência normal, provavelmente devido tanto ao pequeno tamanho dos cistos quanto à falta de reação inflamatória. Nesses casos, as lesões só podem ser vistas com ressonância magnética (RM).

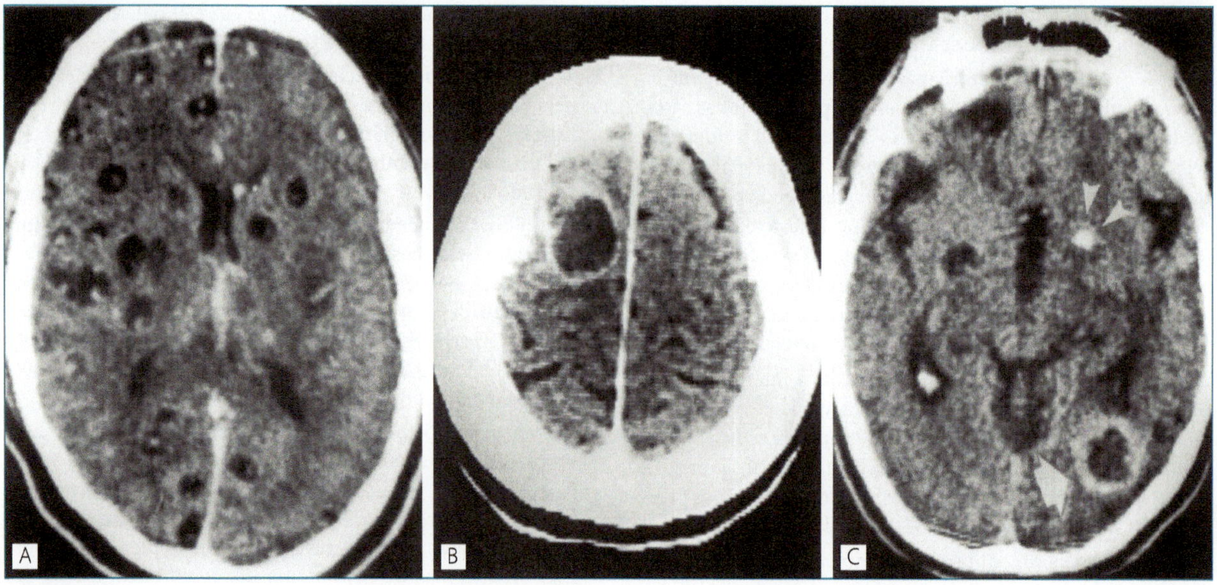

FIGURA 93.7 TAC contrastadas de pacientes com neurocisticercose parenquimatosa: (A) cistos múltiplos em fase vesicular; (B) cisto único em fase coloidal; (C) calcificação puntiforme (setas) e cisto em fase granular nodular (ponta de seta).
Fonte: Acervo da autoria.

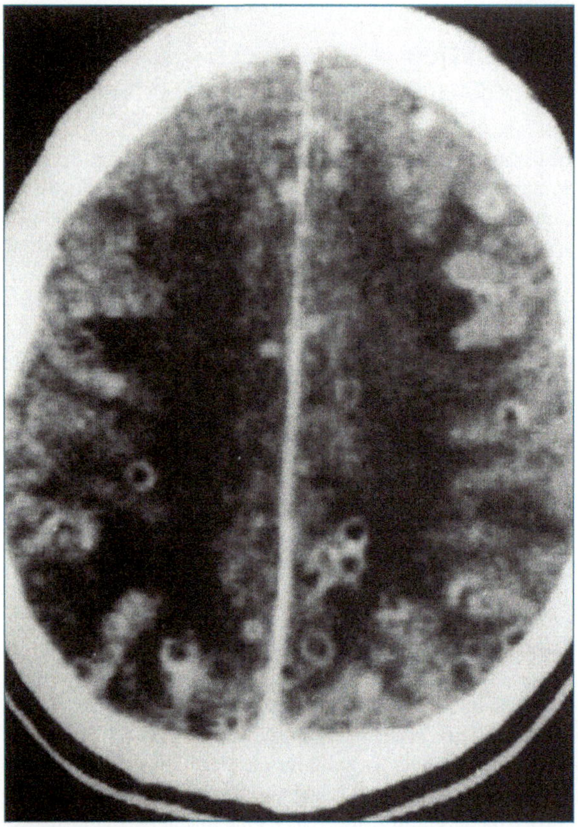

FIGURA 93.8 TAC contrastada de um paciente com encefalite cisticercosa. Observa-se edema cerebral difuso e múltiplas lesões anulares pequenas na substância branca subcortical.
Fonte: Acervo da autoria.

Apesar de o aspecto tomográfico dos cisticercos parenquimatosos poder ser característico, eventualmente pode haver dúvida diagnóstica quando se analisa isoladamente a TC. Isso ocorre, principalmente, com as lesões anulares, únicas ou múltiplas, uma vez que seu aspecto tomográfico pode ser similar ao da tuberculose, de granulomas micóticos ou de, até mesmo, tumores primários ou metastáticos do sistema nervoso. Nesses casos, a presença de manifestações sistêmicas (muito raras na cisticercose) associadas a informações provenientes do estudo do líquido cefalorraquidiano (LCR) e de outros exames complementares, geralmente permitem estabelecer o diagnóstico.

Os achados tomográficos na neurocisticercose subaracnóidea incluem hidrocefalia, reforço anormal das leptomeninges basais, infartos cerebrais e cistos localizados na depressão silviana, nas cisternas basais ou nos sulcos cerebrais (Figura 93.9). A maioria dessas alterações, exceto as lesões císticas, pode ser observada em pacientes com meningites crônicas de diversas etiologias; logo, o diagnóstico de neurocisticercose meníngea pode basear-se em achados de LCR.

Os cisticercos ventriculares podem ser isodensos em relação ao LCR; portanto sua visualização direta por meio de TC é difícil, podendo-se inferir sobre sua presença em pacientes com hidrocefalia obstrutiva ou assimétrica. A administração do meio de contraste intratecal por punção ventricular ou por sistema de derivação ventricular permite a visualização precisa dos cistos ventriculares.

Os cisticercos intrasselares são vistos em cortes coronais como lesões hipodensas, rodeadas ou não de um anel de captação anormal de contraste, deslocando a hipófise e comprimindo-a contra o assoalho da sela túrcica. Finalmente, os cisticercos no parênquima da medula espinal não são vistos com TC, aparecendo apenas edema difuso do segmento medular correspondente. Os cistos subaracnóideos espinais podem aparecer como defeitos de enchimento na TC com contraste intratecal; entretanto, nesses casos, a mielografia continua sendo de valor diagnóstico e a RM é o exame de escolha.

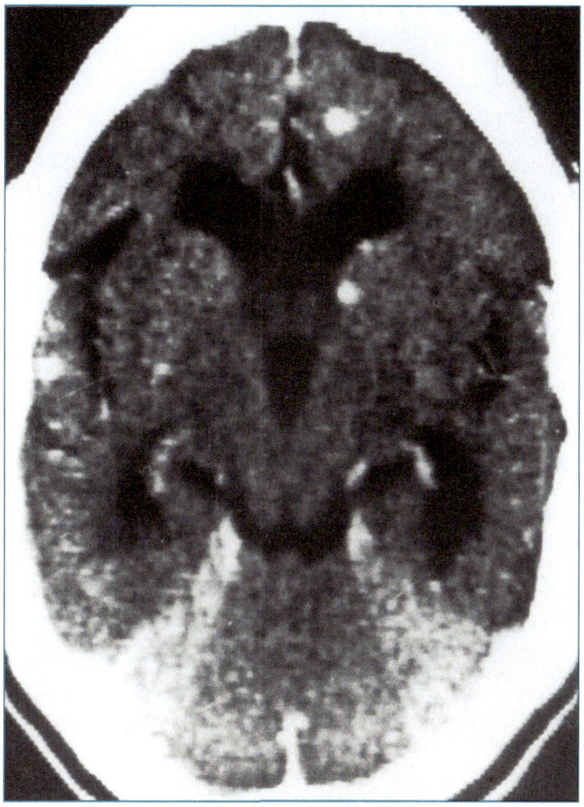

FIGURA 93.9 TAC contrastada de um paciente com cisticercose meníngea, na qual se observam hidrocefalia e captação anormal do contraste na tenda do cerebelo.

Fonte: Acervo da autoria.

RESSONÂNCIA MAGNÉTICA (RM)

A RM permite ampliar a precisão do diagnóstico por imagem da neurocisticercose, especialmente naqueles pacientes com achados tomográficos inespecíficos. Assim como na TC, o aspecto dos cisticercos parenquimatosos na RM depende de seu estágio evolutivo. Os cistos vesiculares aparecem como lesões arredondadas de contornos bem definidos, com intensidade semelhante ao LCR, tanto nos cortes em T1 como em T2. O escólex é visto como um ponto hiperdenso no interior da lesão cística (Figura 93.10A). A imagem dos cistos coloidais nos cortes em T1 é diferente, pois quando as proteínas do escólex degenerado combinam-se com as do líquido vesicular toda a lesão torna-se isodensa em relação ao parênquima cerebral. Esses cistos são vistos melhor nas sequências potencializadas em T2, apresentando-se como uma cápsula espessa, hipodensa e com abundante edema perilesional (Figura 93.10B). Os granulomas e as calcificações residuais apresentam-se como pequenas regiões desprovidas de sinal, tanto nos cortes em T1 quanto em T2. Essa forma de neurocisticercose mostra uma das limitações diagnósticas mais importantes da RM, uma vez que os granulomas e as calcificações podem passar despercebidos nesta, sendo unicamente discerníveis na TC.

Os cisticercos meníngeos são facilmente diagnosticados pela RM, uma vez que podem ter intensidade distinta da liquórica. Da mesma forma, a distorção que esses cistos causam nas cisternas basais ou nos sulcos corticais permite definir com exatidão sua localização extraparenquimatosa (Figura 93.10C). A visualização direta dos cisticercos ventriculares é uma das utilidades diagnósticas mais importantes da RM. Além disso, a RM permite avaliar o movimento ocasional dos cisticercos, dentro do sistema ventricular, relacionado às mudanças de posição do paciente, denominado "migração ventricular". Outra vantagem da RM no diagnóstico da neurocisticercose é o melhor reconhecimento dos cistos medulares, especialmente daqueles localizados no parênquima medular.

A Figura 93.1 mostra imagens anelares, após contraste, em forma miliar.

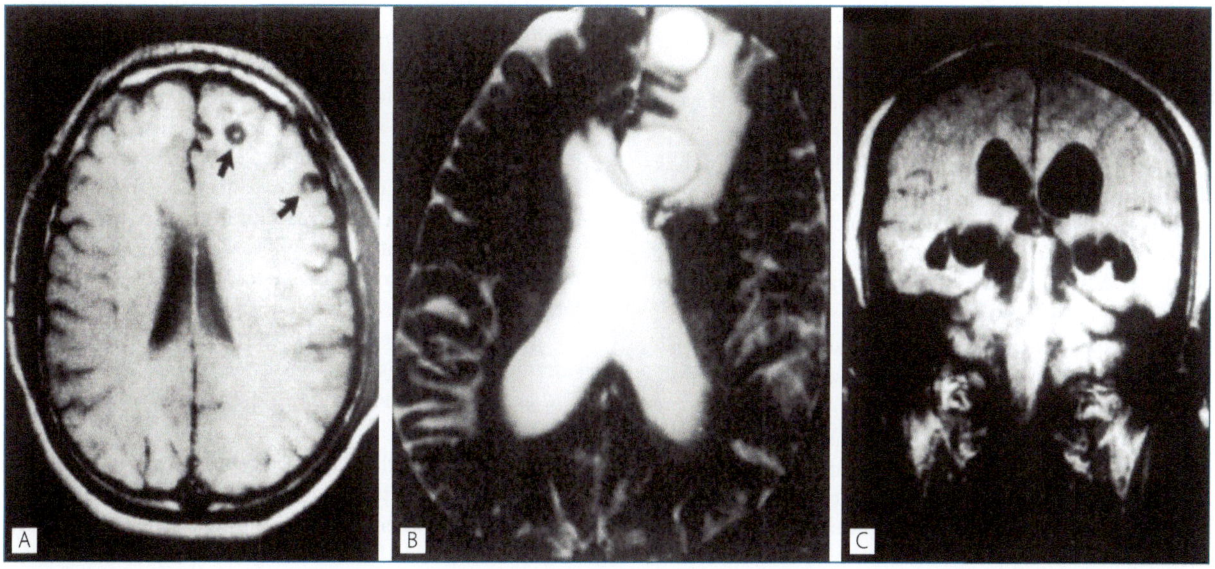

FIGURA 93.10 RM contrastadas de pacientes com neurocisticercose parenquimatosa: (A) cistos múltiplos em fase vesicular; (B) cisto único em fase coloidal; (C) calcificação puntiforme e cisto em fase granular nodular.

Fonte: Acervo da autoria.

LÍQUIDO CEFALORRAQUIDIANO (LCR)

O estudo do LCR é de grande importância para o diagnóstico e a caracterização adequada da neurocisticercose. Os dois indicadores principais de atividade da doença são a presença de alterações citoquímicas do LCR, como pleocitose mononuclear e hiperproteinorraquia, e a positividade das reações imunológicas para detecção de anticorpos anticisticerco no LCR. Apesar de as alterações citoquímicas serem inespecíficas, os testes imunológicos são confiáveis, o que facilita o diagnóstico de neurocisticercose em casos duvidosos.

É importante recordar que a sensibilidade e a especificidade das provas imunológicas dependem diretamente da técnica utilizada, da atividade da doença e do contato dos parasitas com o LCR. A reação de fixação do complemento, uma das primeiras provas utilizadas para o diagnóstico dessa doença, alcança uma sensibilidade de 83% em casos de neurocisticercose meníngea ativa associada a alterações inflamatórias do LCR. No entanto, essa sensibilidade é de apenas 22% quando o citoquímico do LCR é normal. Outra prova imunológica utilizada atualmente é o ensaio imunoenzimático (Elisa), obtendo-se uma especificidade de 95% e uma sensibilidade de 87% nos casos de neurocisticercose meníngea ativa. Essa prova detecta simultaneamente anticorpos das classes IgG e IgM, tendo a vantagem de revelar casos com o citoquímico do LCR normal. Por outro lado, demonstrou-se que o uso simultâneo de uma reação de fixação do complemento recentemente modificada e do Elisa aumenta, consideravelmente, a sensibilidade e a especificidade de cada um dos testes em separado.

Os testes imunológicos realizados no soro não são confiáveis para o diagnóstico de neurocisticercose, em virtude da grande quantidade de resultados falso-negativos e falso-positivos. Recentemente, reportou-se uma alta precisão do teste de *immunoblot* para a detecção de anticorpos específicos no sangue. Entretanto, a técnica considerada pelo CDC como padrão de referência ainda carece de padronização e tem custo elevado para os padrões dos países endêmicos. Dessa forma, uma série de autores e pesquisadores ressalta e mantém-se com a assertiva de que o diagnóstico deva priorizar a clínica e a epidemiologia complementadas pelos exames de neuroimagem e pelas provas imunológicas convencionais no LCR.

Apesar de todos os dados clínicos, laboratoriais e epidemiológicos, o diagnóstico da neurocisticercose é dificultoso em decorrência das manifestações clínicas inespecíficas, dos muitos achados de neuroimagem não patognomônicos e de alguns testes sorológicos e imunológicos, que podem ser pouco sensíveis e específicos.

Em 2001, um grupo de especialistas de vários países propôs padronização para os critérios diagnósticos conforme o Quadro 93.1.

Esses critérios preveem dois grupos para a assertiva diagnóstica: diagnóstico definitivo da doença em pacientes que tenham um critério absoluto ou dois critérios maiores associados a um critério menor e um epidemiológico e diagnóstico provável em pacientes que tenham um critério maior e dois menores, um critério maior associado a um critério menor e um critério epidemiológico, três critérios menores e um critério epidemiológico.

QUADRO 93.1 Critérios diagnósticos de cisticercose.

Absoluto
▪ Demonstração histológica por biópsia cerebral ou de lesão medular. ▪ Lesões císticas mostrando o escólex por TC ou RM. ▪ Visualização direta sub-retiniana do parasita por fundo de olho.
Major
▪ Lesões altamente sugestivas por imagem. ▪ Teste sérico por *immunoblot* para anticorpos específicos. ▪ Resolução de lesão cerebral pós-uso de albendazol ou praziquantel. ▪ Resolução espontânea de pequena lesão única.
Minor
▪ Lesões compatíveis por imagem. ▪ Manifestação clínica sugestiva. ▪ Teste Elisa liquórico positivo para anticorpos ou antígenos do parasita. ▪ Cisticercose fora do sistema nervoso central. ▪ Epidemiológico. ▪ Contato doméstico com *T. solium*. ▪ Procedente ou viajante a áreas endêmicas.

Fonte: Adaptado de García HH et al. Current Consensus Guidelines for Treatment of Neurocysticercosis. *Clin Microbiol Rev* 2002; 15:747-56.

São consideradas sugestivas as neuroimagens de cistos sem escólex, realçadas por contraste ou as calcificações parenquimatosas.

TRATAMENTO CLÍNICO

SINTOMÁTICO

Como mencionado anteriormente, a epilepsia é a manifestação clínica mais frequente da neurocisticercose. Portanto, uma grande parte destes pacientes deve receber tratamento anticonvulsivante. Nos pacientes com neurocisticercose calcificada, a administração de um anticonvulsivante de primeira linha (carbamazepina ou fenitoína) geralmente leva ao controle adequado das crises convulsivas. Por outro lado, os pacientes com cistos viáveis geralmente requerem a administração inicial de um curso terapêutico com drogas anticisticercosas, com o fim de obter um controle adequado das crises em associação à medicação anticonvulsivante. Em um estudo de 203 pacientes com epilepsia secundária à neurocisticercose, documentou-se uma relação direta entre o uso de fármacos cisticidas e o controle adequado das crises, uma vez que 83% dos pacientes que receberam essas drogas permaneceram livres das crises, ao passo que apenas 26% daqueles sem tratamento cisticida ficaram livres das mesmas ao final do seguimento.

Apesar de a epilepsia secundária à neurocisticercose ser facilmente controlada com anticonvulsivantes, o tempo durante o qual os pacientes devem receber essa medicação para alcançar um estado livre de crise, após suspensão do tratamento, é desconhecido. Recentemente, demonstrou-se que o percentual de recidiva de crises após a suspensão da medicação anticonvulsiva, em pacientes com neurocisticercose inativa e que permaneceram livres de crises por dois anos, foi de 50%. Nesse trabalho, documentou-se que a presença de calcificações residuais foi o único fator prognóstico isolado que manteve relação significativa com o risco de recidiva. A associação de crises repetitivas com múltiplas lesões tomográficas antes do tratamento também foi considerada um fator de mau prognóstico para recidiva de crises após suspensão da medicação.

Além das drogas anticonvulsivas, os corticosteroides também são utilizados com frequência em pacientes com neurocisticercose. Existem formas de neurocisticercose que se beneficiam, mais do que outras, da administração de corticosteroides. Essas drogas são de grande utilidade na aracnoidite crônica e na encefalite cisticercosa, quando são empregadas altas doses de dexametasona associadas ou não a diuréticos osmóticos, com o objetivo de reduzir o edema cerebral, preservando a função dos nervos ópticos. Os pacientes com cistos subaracnóideos gigantes também se beneficiam do uso de corticosteroides, especialmente se estes causarem desvio da linha média ou se houver intenção de tratamento cisticida. Neste último caso, deve-se administrar os corticosteroides antes, durante e após o referido tratamento, com o objetivo de diminuir o risco de infarto cerebral.

A administração simultânea de corticosteroides e de drogas cisticidas em pacientes com cistos parenquimatosos é um aspecto controverso no tratamento da doença. Recomenda-se essa associação para reduzir os efeitos colaterais (cefaleia e vômitos) apresentados por alguns pacientes, em virtude da inflamação causada pela destruição aguda dos parasitas no sistema nervoso. Entretanto, a maioria dessas manifestações cede com tratamento sintomático (analgésicos, antieméticos), podendo-se, então, reduzir a administração rotineira de esteroides. Todavia, os esteroides podem ser associados ao albendazol sem risco de diminuir seus níveis plasmáticos. Essa complicação rara pode ser antecipada em pacientes com múltiplos cistos, nos quais a administração intermitente de dexametasona é suficiente para controlar os sintomas.

CISTICIDA

O metrifonato foi o primeiro medicamento cisticida disponível. Porém, a presença de efeitos tóxicos indesejáveis rapidamente limitou seu uso. Posteriormente, passou-se a utilizar o praziquantel, uma isoquinolona com ação antiparasitária a potente, que leva ao desaparecimento de 60 a 70% dos cistos parenquimatosos depois de um curso de 15 dias de tratamento na dose de 50 mg/kg/dia. O albendazol é um benzoimidazólico que também tem propriedades cisticidas e tem sido utilizada para tratamento de neurocisticercose desde 1987, quando sua eficácia foi demonstrada em sete pacientes com cistos viáveis no parênquima cerebral. Neste e em outros trabalhos preliminares, o albendazol era administrado em doses de 15 mg/kg/dia por 30 dias; no entanto, estudos posteriores demonstraram que a duração do tratamento pode ser reduzida de 30 para 8 dias, sem haver diminuição da eficácia da droga. Em geral, os cisticidas destroem 75 a 90% dos cistos de parênquima; os cistos meníngeos e ventriculares podem necessitar também de manipulação cirúrgica. Estudos comparativos anteriores sugeriam superioridade do albendazol ao praziquantel. Entretanto, atualmente essa conclusão não se mostrou verdadeira, acreditando-se numa equivalência dos dois para o tratamento clínico da neurocisticercose, além da possibilidade do uso em associação. Indivíduos com múltiplos cistos parenquimatosos podem necessitar de mais de uma série de tratamento cisticida, assim como o intervalo entre elas não deve se menor que três meses. Multiparasitados podem ter contraindicação a tratamento por drogas cisticidas por risco de degeneração massiva de cisticercos, edema e dano cerebral incontroláveis. Portanto, cada tratamento e cada paciente devem ser individualizados e supervisionados por especialista em ambiente hospitalar. O tratamento cisticida domiciliar não é recomendado. Uma sugestão de tratamento para pacientes com um a dois cistos seria albendazol (15 mg/kg por dia em duas doses diárias de até 1.200 mg por dia, com alimentos) e, para pacientes com mais de dois cistos, albendazol (15 mg/kg por dia em duas doses diárias até 1.200 mg por dia, com alimentos) e praziquantel (50 mg/kg por dia em três doses diárias). Corticosteroides devem ser administrados concomitantemente com terapia antiparasitária.

A eficácia do tratamento com albendazol ou praziquantel era inicialmente avaliada por meio da contagem de cistos na TC. Essa medida de eficácia tem causado alguma confusão, tendo até mesmo se considerado que os cisticidas melhoravam apenas o aspecto tomográfico sem alterar o quadro clínico. Contudo, estudos recentes têm enfatizado a melhora clínica causada pelo tratamento cisticida dos doentes, não apenas no controle das crises convulsivas, como também na melhora de determinadas alterações neurológicas focais motoras e sensitivas.

Outro papel dos medicamentos cisticidas é a ajuda diagnóstica fornecida ao ser empregada em pacientes com grandes cistos parenquimatosos únicos. Como mencionado anteriormente, o aspecto na TC e na RM dessas lesões é inespecífico, podendo simular outros processos infecciosos ou até mesmo tumorais do sistema nervoso central. A administração do cisticida, com finalidade de prova diagnóstico-terapêutica em pacientes com lesões anulares únicas ou naqueles com suspeita de neurocisticercose, permite discernir entre aqueles candidatos a procedimentos diagnósticos invasivos. Antes do início da terapia para cisticercose, todos os pacientes devem fazer um exame oftalmológico para excluir a cisticercose ocular. A inflamação ao redor dos cisticercos degenerados do olho (particularmente no cenário da terapia antiparasitária), pode ameaçar a visão. Além disso, os pacientes que provavelmente necessitam de corticosteroides prolongado, também devem ser submetidos a triagem ou terapia empírica para estrongiloidíase.

TRATAMENTO CIRÚRGICO

HISTÓRICO

Embora Dandy, em 1938, não acreditasse ser a intervenção neurocirúrgica de valia para tratar a patologia, Arana Iniquez e Asenjo, no final da Segunda Guerra Mundial, abordaram cistos cisticercóticos isolados e bem definidos, com resultados mais favoráveis naqueles localizados no interior do quarto ventrículo. Stépien e Choróbski, em 1949, confirmaram a importância do procedimento, relatando não haver maior dificuldade técnica ou risco do que para se extirpar tumores cerebrais.

Stépien, em 1962, referindo não haver medicamento específico efetivo, operou 132 pacientes e observou mortalidade de 67,4% nos casos com leptomeningite de base encefálica e ependimite crônicas, muitos com hidrocefalia interna. Por outro lado, encontrou resultados mais animadores quando a doença se apresentava como uma síndrome clínica sugestiva de tumor intracraniano, com desaparecimento ou melhora dos sintomas em 74,5% e mortalidade em 23,6%. Esse era o grupo mais numeroso e composto, principalmente, por portadores de cistos parenquimatosos únicos.

Doenças infecciosas do espaço subaracnóideo, em particular a neurocisticercose, induzem à hidrocefalia crônica em virtude da restrição de trânsito e absorção do líquido cefalorraquidiano por aracnoidite, exsudatos inflamatórios e fibrose residual. A hidrocefalia cisticercótica está entre as três principais causas de neurocirurgia em países onde a doença é endêmica.

A primeira laminectomia e mielotomia com excisão de cisto cisticercótico referida na literatura foi realizada por Kimpton, em 1920. Akiguchi, em 1979, documentou a raridade da cisticercose intrarraquiana, contando 40 publicações na literatura mundial até então, sendo 26 casos em topografia intramedular. Na cisticercose espinal, as formas leptomeníngeas são mais comuns que as intramedulares, epidurais ou subpiais, em ordem decrescente de frequência. Holtzman atenta para a elevada morbidade pré ou pós-operatória que acompanha as formas persistentes de paraparesia, pé equino, espasticidade, distúrbios sensoriais e urinários. Presentes por meses ou anos, representam gliose parenquimatosa resultante de exposição crônica à larva. Dessa maneira, mesmo efetivando-se descompressão mecânica, a completa restituição funcional medular pode não ocorrer.

Na Índia, um paciente portador de progressiva paraplegia crural foi submetido a uma laminectomia em nível C6 – C7, retirando-se um cisto calcificado. Na França, em 1964, descreveu-se paciente com incontinência urinária, alterações parestésicas perineais e paraparesia crural, quadro explicado por imagem mielográfica incaracterística e confirmação cirúrgica de cisticercose racemosa na cauda equina.

ASPECTOS CIRÚRGICOS DA NEUROCISTICERCOSE

A cisticercose é a parasitose mais comum do sistema nervoso central, e apesar do uso de drogas cisticidas, muitos pacientes necessitarão de procedimentos neurocirúrgicos para tratar suas complicações, como a hidrocefalia e os cistos que comprimem estruturas do sistema nervoso central ou que causam obstrução da circulação liquórica.

- **Hidrocefalia:** a neurocisticercose constitui a causa mais frequente de hidrocefalia em adultos que vivem em áreas endêmicas e representa a principal causa de mortalidade decorrente dessa parasitose.

O processo inflamatório ou a presença de cistos no sistema ventricular e cisternas encefálicas constituem as causas da dilatação ventricular que ocorre na neurocisticercose.

A colocação de derivação ventriculoperitoneal ou ventriculoatrial pode ocorrer em até 30% dos pacientes, sendo extremamente comum a reoperação por obstrução ou infecção.

Nos casos de hidrocefalia obstrutiva pela presença de cistos nos ventrículos laterais (III ou no IV ventrículo), a remoção cirúrgica dos cistos, por cirurgia aberta ou com a utilização de neuroendoscópio, pode constituir uma alternativa terapêutica.

- **Remoção cirúrgica dos cistos:** a retirada das lesões císticas por cirurgia aberta ou por neuroendoscopia permanecem controversas. O processo inflamatório que envolve lesões antigas pode provocar aderência dos cistos à parede ventricular, vasos das cisternas ou nervos cranianos, o que aumenta muito o risco de dano neurológico durante sua remoção.

A decisão de remoção cirúrgica dos cistos deverá envolver escolha cuidadosa dos pacientes realizada por equipe com experiência nesse tipo de afecção.

Para os cistos localizados dentro do sistema ventricular, exames de imagem (ressonância magnética) deverão ser realizados o mais próximo possível do procedimento, tendo em vista o possível deslocamento dos cistos livres dentro do sistema ventricular.

- **Cisticercose espinal:** a localização de cistos dentro do espaço subaracnóideo da raque é um evento raro, mesmo em áreas endêmicas, sendo sua incidência estimada entre 0,7 a 5,85%. Localizam-se, frequentemente, extramedulares e dentro da dura-máter e distribuindo-se, em ordem decrescente, no segmento torácico (44,5%), no segmento cervical (34%), no segmento lombar (15,5%) e na região sacral (6%). A localização intramedular é extremamente rara.

Em pacientes acometidos de cisticercose espinal, atualmente o tratamento preconizado consiste em remoção cirúrgica dos cistos, nos casos sintomáticos, seguidos por uso de drogas cisticidas e corticosteroides.

PROGNÓSTICO

As diferentes manifestações da doença observadas por vários pesquisadores influenciaram a visão do prognóstico. Enquanto Dixon e Lipscomb afirmaram que "a história natural da doença é muitas vezes benigna", é reservado o prognóstico nas apresentações meningoencefalíticas, nas quais, em não havendo evolução aguda e fatal, a doença tende a cronificar-se, arrastando-se com surtos de hipertensão intracraniana de duração variável, até atingir um estágio final e irreversível.

Latovitzki observou a variação do quadro clínico com a melhora e estabilização dos sintomas, deterioração ou recrudescência destes. Scully concluiu ser o curso evolutivo usual de progressivo declínio, com aumento do edema cerebral e debilidade, levando à morte, em um ano, na maioria dos pacientes não tratados. Remissões ocasionais podem ocorrer, mas a sobrevivência sem tratamento por mais de três anos não é a esperada.

Os motivos óbvios para tais marcantes diferenças de opinião quanto ao prognóstico da cisticercose prendem-se às suas diversas expressões, que constituíram a maioria dos casos.

Contrariamente ao estabelecimento de padrões gerais para o enquadramento do prognóstico, seria desejável uma consideração individual para esse fim. Assim, pacientes que apresentem convulsões por lesões calcificadas, sem edema ou hipertensão intracraniana, evoluem bem somente com o uso de drogas antiepilépticas, conforme verificado por Tandon em seguimento longitudinal de pacientes por 10 anos.

Convulsões persistentes nas formas inativas têm sido atribuídas à gliose perilesional residual. O tratamento com cisticida das lesões parenquimatosas cerebrais em pacientes epilépticos melhora marcantemente o prognóstico, em relação ao mal comicial.

Igualmente, portadores de cisto intraventricular solitário ou granuloma único reagem positivamente após excisão cirúrgica. Entretanto, a presença de lesões parenquimatosas difusas acompanhadas de edema cerebral e aumento de pressão intracraniana deve ser caracterizada como doença perigosa. Numa visão otimista, apenas 20% destes se beneficiarão de tratamento medicamentoso, não se esquecendo das recorrências, que exigirão novo ciclo de aplicação de fármacos. Um total de 30 a 40% necessitarão de cirurgia descompressiva, lembrando-se que tal socorro não implica necessariamente alívio ou cura definitivos. Os restantes continuam em deterioração evolutiva, sucumbindo à doença ou tornando-se cronicamente inválidos. Desafortunadamente, os fatores que nos permitiriam predizer ou que são responsáveis por esta variabilidade não são de nosso pleno conhecimento.

Tanto do ponto de vista clínico como anatômico, a cisticercose medular tem evolução lenta. O aspecto estrutural e funcional dos elementos histológicos medulares deixa uma expectativa de um prognóstico favorável. Um diagnóstico precoce, com intervenção cirúrgica, permitirá, em grande parte, a recuperação dos movimentos e da função sensitiva. A forma medular é a mais benigna das formas topográficas neurológicas da cisticercose. Embora grave, é considerada a mais tratável, em regra, e é sua localização que se relaciona com a recuperação favorável.

A OMS estima que a doença aflija em torno de 50 milhões de pessoas atualmente no mundo, das quais 50 mil evoluem ao óbito por ano.

A literatura carece de dados atualizados de prevalência mundial, a cisticercose necessita entrar no rol das doenças de notificação compulsória, dimensionar para que se maneje o risco.

PROFILAXIA

O controle da parasitose requer higiene na criação e abate do suíno, adequado despojo das excretas humanas, saneamento do meio ambiente prevenindo a ingesta ou a contaminação de animais, fontes de água e de vegetais por fezes de indivíduos parasitados por *T. solium*. Essas medidas mostraram-se eficazes em limitar casos de teníase e cisticercose em países desenvolvidos como a Alemanha. A falta de empenho para a transmissão do conhecimento à população e as condições inadequadas de infraestrutura básica comungam para que o ciclo da doença se perpetue, portanto, esse pilar social tem de ser erguido e mantido.

A venda e o abate clandestinos, comum nas populações mais carentes que vivem, inclusive, do escambo, contribuem para o mercado informal e para a manutenção do ciclo do parasita. Essa prática é ilustrada, no México, pelas diferentes taxas de infecção observadas nos porcos abatidos em matadouros (0,3 a 1,38%) e naqueles pesquisados no campo (30%). Como agravo, a cisticercose suína diminui o valor de mercado da carne oferecida, mantendo sob o jugo vicioso os menos favorecidos por condições socioeconômicas e educacionais.

Técnica alternativa poderia ser o tratamento quimioterápico humano em massa visando à erradicação da teníase. No Equador, por exemplo, utilização de cisticida em uma amostra populacional determinada e controlada resultou na expulsão de parasitas em 1,6% dos tratados. Nessa região, a prevalência da cisticercose suína caiu de 11,4 para 2,6% no final de um ano. A extensão dessas medidas a nível nacional requer viabilidade econômica e apurados estudos epidemiológicos. Essa possibilidade, entretanto, não propicia mudança da realidade de vida cotidiana, real motivo de perpetuação da doença.

Importante relembrar que cada paciente com cisticercose deve merecer pesquisa em busca da presença de infestação pelo verme adulto como parte do seu atendimento clínico, assim como a presença da tênia deve ser questionada junto aos conviventes. Dessa forma, evita-se a contaminação de outras pessoas auxiliando nas tomadas de medidas visando à saúde coletiva e à educação da população, caminho lógico e eficaz para o controle da parasitose.

BIBLIOGRAFIA SUGERIDA

Bustos JA, García HH, Del Brutto OH. Reliability of Diagnostic Criteria for Neurocysticercosis for Patients with Ventricular Cystic Lesions or Granulomas: A systematic review. Am J Trop Med Hyg 2017; 97:653.

Coyle CM. Neurocysticerosis: An Individualized Approach. Infect Dis Clin North Am. 2019 Mar;33(1):153-168.

Dhiman R, Devi S, Duraipandi K, Chandra P, Vanathi M, Tandon R, Sen S. Cysticercosis of the eye. Int J Ophthalmol. 2017 Aug 18;10(8):1319-1324.

Garcia HH, Nash TE, Del Brutto OH. Clinical symptoms, diagnosis, and treatment of neurocysticercosisGarcia HH, O'Neal SE, Noh J, Handali S; Cysticercosis Working Group in Peru. Laboratory Diagnosis of Neurocysticercosis (Taenia solium). J Clin Microbiol. 2018 Aug 27;56(9).

Garcia HH. Neurocysticercosis. Neurol Clin. 2018 Nov;36(4):851-864. Lancet Neurol 2014; 13:1202.

Hernández RD, Durán BB, Lujambio PS. Magnetic ressonance imaging in neurocysticercosis. Top Magn Reson Imaging 2014; 23:191.

Nash TE, Garcia HH. Diagnosis and treatment of neurocysticercosis. Nat Rev Neurol 2011; 7:584.

Serpa JA, Graviss EA, Kass JS, White AC Jr. NeurocysticercosisWhite AC Jr, Coyle CM, Rajshekhar V et al. Diagnosis and Treatment of Neurocysticercosis: 2017 Clinical Practice Guidelines by the Infectious Diseases Society of America (IDSA) and the American Society of Tropical Medicine and Hygiene (ASTMH). Clin Infect Dis 2018; 66:e49.

94

Difilobotríase

Maria Bernadete de Paula Eduardo

INTRODUÇÃO

A difilobotríase, doença conhecida como a "tênia do peixe", é uma infecção intestinal de longa duração, adquirida por ingestão de peixes crus ou malcozidos contaminados com larvas plerocercoides de *Diphyllobothrium* spp. A maioria das infecções é assintomática. Nas infecções sintomáticas, apresenta um quadro de desconforto abdominal, flatulência, diarreia, vômito e perda de peso. Anemia megaloblástica por carência de vitamina B_{12} pode ocorrer. Infecções severas podem resultar em obstrução intestinal ou do ducto biliar com sintomas tóxicos.

A identificação de espécies é de importância epidemiológica, pois permite inferir sobre a fonte de infecção: *Diphyllobothrium pacificum* infecta somente peixes de água salgada e *Diphyllobothrium latum* infecta peixes de água doce e aqueles de água salgada que passam uma parte de seu ciclo de vida em água doce.

Estudos em paleoparasitologia mostram a existência de *D. pacificum* em coprólitos e esqueletos de múmias do Peru e do Chile datadas de 4.000 a 5.000 anos atrás, evidenciando a importância da mobilização das populações na disseminação das parasitoses, podendo-se observar rotas de introdução e distribuição da doença no passado e sua existência já em eras pré-colombianas.

A difilobotríase humana é uma doença antiga de ocorrência em vários países da Europa, Ásia, América do Norte e América do Sul, associada ao consumo de peixes, principalmente de salmões e trutas, crus ou defumados por processo caseiro. Na América do Norte há identificação de focos endêmicos em populações de esquimós, provenientes do Alasca e do Canadá. Nos Estados Unidos, a difilobotríase é rara, porém há registros de infecção na região dos Grandes Lagos. Recentemente foram relatados casos na Costa Oeste. Na América do Sul, a doença manifesta-se com importante prevalência de casos autóctones em países como Peru (*D. pacificum*), Argentina e Chile (*D. latum*). No Brasil, até 2003, não havia registro de casos autóctones. A partir de 2004 registra-se um surto, com inúmeros casos identificados em vários estados, e especialmente em São Paulo, associado à ingestão de *sushis/sashimis* preparados com salmão importado do Chile.

ETIOLOGIA

O agente causal é o *Diphyllobothrium* spp., um cestoide, conhecido como um dos maiores parasitas intestinais do homem, podendo alcançar mais de 10m de comprimento. Com mais de 3 mil proglótides, o verme é capaz de eliminar acima de 1 milhão de ovos imaturos por dia para as fezes do hospedeiro, podendo parasitar o intestino delgado por décadas. São conhecidas inúmeras variedades de espécies que infectam os seres humanos, como *D. latum* e *D. pacificum*, as de maior ocorrência, e menos frequentemente, *D. cordatum*, *D. ursi*, *D. dendriticum*, *D. dalliae*, entre outras. Vários vermes podem habitar o mesmo hospedeiro.

Todas as espécies de *Diphyllobothrium* têm um complexo ciclo de vida (Figura 94.1) envolvendo a eliminação de ovos pelo verme adulto nas fezes de seus hospedeiros definitivos (1), isto é, de animais que se alimentam de peixes, como cães, gatos, pássaros, raposas, ursos e seres humanos. Em contato com a água e sob condições apropriadas os embriões contidos nos ovos (2), em aproximadamente 8 dias a várias semanas, desenvolvem-se em coracídios (3). Os coracídios, depois de ingeridos por crustáceos denominados copépodes (*Cyclops* e *Diaptomus*), os primeiros hospedeiros intermediários, transformam-se em larvas procercoides (4). Os peixes ingerem esse crustáceo, que contêm a larva, a qual migra para o músculo do peixe, desenvolvendo-se em larvas plerocercoides (5). A transmissão pode ocorrer, quando um peixe predador de maior tamanho se alimenta de um peixe de menor tamanho contaminado (6). A infecção em humanos ocorre quando são ingeridos peixes crus ou mal cozidos que contêm a larva infectante (7), a qual no intestino do homem atinge o estágio adulto (8). Os ovos imaturos desprendidos da proglótides (9) passam para as fezes, os quais são detectáveis de 5 a 6 semanas após a ingestão da larva.

QUADRO CLÍNICO E MODO DE TRANSMISSÃO

É considerada uma doença transmitida por alimentos; hospedeiros definitivos eliminarão ovos no meio ambiente, enquanto abrigarem a tênia no intestino. Ambientes com saneamento básico precário, com dejetos não tratados jogados em coleções hídricas, e a presença de espécies de hospedeiros intermediários, favorecem a contaminação dos peixes. A infecção no homem se faz por meio da ingestão de peixes crus, defumados ou mal cozidos contaminados com a larva do parasita.

Após a ingestão do peixe contaminado, há um período de incubação de 5 a 6 semanas. Não há transmissão direta de pessoa a pessoa; todos são suscetíveis, e não se adquire imunidade à doença, podendo ocorrer reinfecções toda vez que se ingerir um novo alimento contaminado.

A grande maioria dos casos é assintomática (cerca de 80%). As manifestações clínicas são variáveis, desde quadros leves a formas mais graves com dor ou desconforto abdominal, flatulência, diarreia intermitente, náusea, vômito, fraqueza, perda de apetite e emagrecimento. Reações alérgicas frequentes são relatadas em vários casos. Parasitismo prolongado ou com múltiplos vermes podem causar anemia megaloblástica devido ao alto consumo da vitamina pelo parasita no lúmen intestinal. O hemograma pode apresentar alterações como aumento do volume corpuscular médio da hemoglobina, diminuição de leucócitos e aumento de eosinófilos. Há relatos de alguns óbitos (raros), devido à infestação massiva, com obstrução do ducto biliar ou do intestino.

DIAGNÓSTICO

A base do diagnóstico da difilobotríase é a identificação de ovos operculares ou o exame de proglótides (com papilas genitais características) eliminadas nas fezes de pacientes. Os ovos normalmente aparecem em grandes quantidades nas fezes e podem ser demonstrados sem técnicas especificas de concentração. Três amostras de fezes, colhidas em diferentes dias, devem ser submetidas a exames microscópicos para identificação dos ovos.

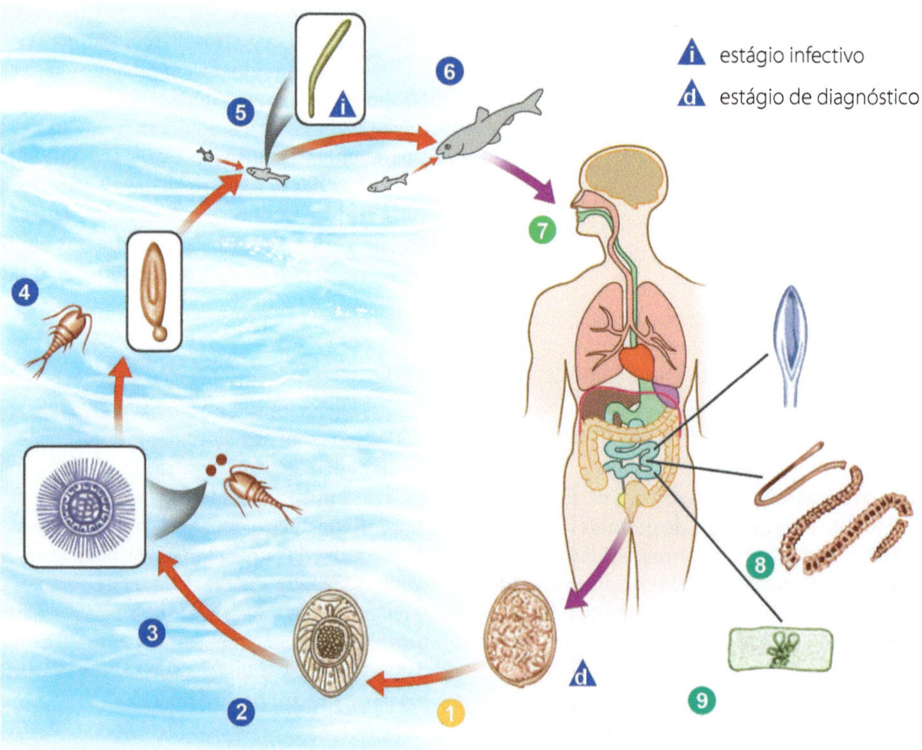

FIGURA 94.1 Ciclo de vida.
Fonte: Adaptada do CDC: http://www.dpd.cdc.gov/dpdx

Apesar de haver diferenças entre as espécies, em relação ao tamanho dos ovos, a literatura científica mostra que as dimensões dos mesmos não podem ser utilizadas como critério único para a determinação da espécie. Por sua vez, o exame das proglótides nas fezes é de grande valia para o diagnóstico das espécies. A análise molecular de DNA extraído de proglótides de *Diphyllobothrium* permite confirmar a espécie, bem como estabelecer a similaridade entre os parasitas eliminados por pacientes, constituindo-se em ferramenta importante da epidemiologia para confirmação de surtos causados por peixes contaminados.

As Figuras 94.2 a 94.5 ilustram as características do *D. latum* (ovos e proglótides), espécie responsável pelo surto no Estado de São Paulo.

TRATAMENTO

A droga de primeira escolha é o praziquantel, via oral, na dose de 5 a 10 mg/kg de peso em dose única. A droga de segunda escolha é a niclosamida, via oral, na dose de 2 g independente da massa corpórea. A administração de vitamina B_{12} e de ácido fólico pode ser necessária para a correção da anemia e a prevenção de neuropatias. Com o tratamento, o paciente elimina a tênia.

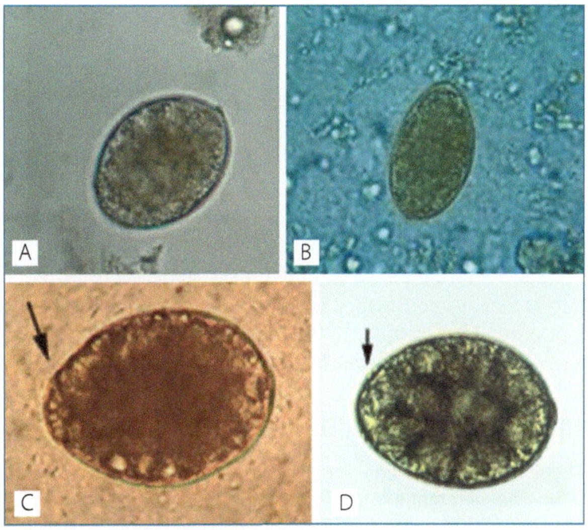

FIGURA 94.2 Ovos de *Diphyllobothrium latum* (tamanho: de 58 a 76 mm por 40 a 51 mm)

Fonte: CDC (http://www.dpd.cdc.gov/dpdx)

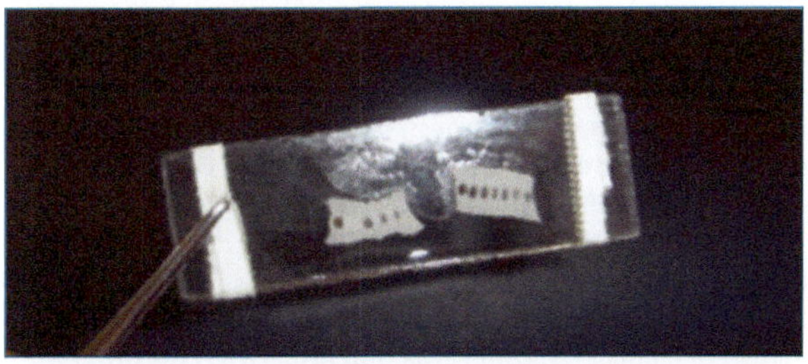

FIGURA 94.3 Fragmentos da tênia do *Diphyllobothrium latum* eliminada por um paciente residente em Santos, SP.

Fonte: Diagnóstico laboratorial feito pelo IAL Central, maio de 2005.

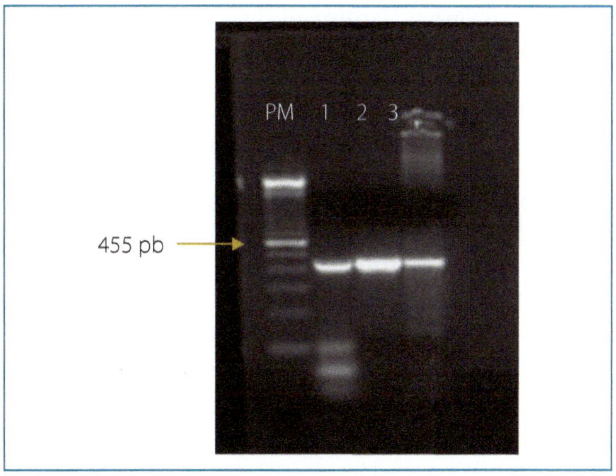

FIGURA 94.4 PCR da tênia do *Diphyllobothrium latum* eliminada por um paciente residente em Santos, SP.

Fonte: Diagnóstico laboratorial feito pelo IAL Central, julho de 2005.

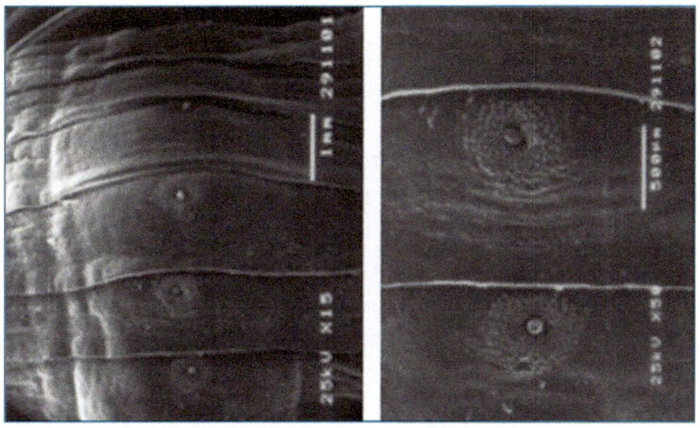

FIGURA 94.5 Papilas genitais de proglótides maduras da tênia do *Diphyllobothrium latum* eliminada por paciente do surto, residente no município de SP.

Fonte: Sampaio et al. Diphyllobothriasis, Brazil. Emerg Infect Dis 2005 Oct. Em http://www.cdc.gov/ncidod/EID/vol-11no10/05-0377.htm

EPIDEMIOLOGIA E VIGILÂNCIA

Casos esporádicos ou surtos associados principalmente ao consumo de salmonídeos são comuns na Europa, Ásia e América do Norte, e na América do Sul, em países como Argentina, Chile e Peru. Outras espécies de peixes podem ser a causa de casos e surtos, devido às condições precárias de saneamento e à contaminação fecal de lagos, rios e mar.

A prevalência da doença em humanos está relacionada à existência de determinadas espécies de peixes e seus *habitats*, à existência de copépodes (hospedeiros intermediários), às condições ambientais e fundamentalmente, aos hábitos alimentares de consumo de pratos à base de peixes crus como *cebiche* (comum no Peru), *sushis* e *sashimis* (culinária japonesa bastante apreciada em todo o mundo), e pescados defumados por processo caseiro, no qual a temperatura de defumação não mata as larvas.

As principais medidas de prevenção são: 1) evitar consumir pescados crus, defumados ou mal cozidos, uma vez que o cozimento mata a larva e impede o desenvolvimento da infecção no homem; 2) no preparo de culinárias exóticas cruas deve-se congelar previamente o peixe cru, durante 24 horas a −18 °C; em congeladores domésticos comuns recomenda-se o congelamento por sete dias A irradiação do produto em nível industrial/comercial permite inativar o parasita e assegura a proteção do consumidor de *sushis/sashimis* ou de outros pratos à base de peixes crus. O processo industrial de defumação de pescado, por ser feito em altas temperaturas, mata a larva e por isso não oferece risco ao consumidor.

No Brasil, até 2003 não havia registro de casos autóctones de difilobotríase. Os primeiros foram identificados no ano de 2004, no Estado de São Paulo, a partir de diagnósticos realizados por laboratórios de análises clínicas, particulares e públicos.

No início de março de 2005, o Centro de Vigilância Epidemiológica (CVE/SES-SP) constatou um aumento incomum de casos de difilobotríase na cidade de São Paulo, contabilizando 21 casos diagnosticados de março de 2004 a fevereiro de 2005, em comparação com apenas dois casos, importados, diagnosticados no período de 1998 a 2003.

De março de 2004 a dezembro de 2005 foram identificados no Estado de São Paulo 55 casos de *D. latum*, com uma taxa de incidência entre consumidores de peixes crus de 4,3 casos por 100 mil habitantes, configurando assim o primeiro surto de difilobotríase registrado e investigado no Brasil. O pico de casos se concentrou nos meses de janeiro a abril de 2005, representando 50% do total identificado em todo o período. A idade mediana foi de 30 anos, com variação de 6 a 77 anos de idade, e 57% eram do sexo masculino. Todos os casos eram de consumidores de *sushis/sashimis*, frequentadores, em grande parte, de restaurantes japoneses: 28 (52%) comiam salmão e outras espécies de peixes crus, e 26 (48%) consumiam apenas salmão. Entre estes, 21 (81%) nunca tinham viajado para fora do Brasil.

O grupo afetado incluía, em sua maioria, pessoas de nível socioeconômico alto. Entre os descendentes japoneses, paradoxalmente, o número de casos foi baixo, com uma taxa de incidência de 0,6 casos por 100 mil habitantes, o que pode ser explicado pelo fato de que japoneses tradicionalmente não usavam salmão no preparo de *sushis/sashimis*, e já sabiam que esse peixe poderia estar infectado por *Diphyllobothrium*. O uso do salmão na culinária japonesa é prática recente e de gerações mais novas.

Exames complementares de biologia molecular (extração de DNA e sequenciamento genético) em fragmentos de tênias de 3 pacientes, residentes em diferentes cidades (São Paulo, Carapicuíba e Santos), confirmaram a espécie *D. latum*, bem como o surto, mostrando existir 100% de similaridade entre as tênias desses pacientes, as quais, eram, por sua vez, diferentes de um *D. latum* isolado de um caso residente nos Estados Unidos.

O rastreamento sanitário realizado para identificação da origem das espécies utilizadas no preparo da culinária japonesa mostrou que todo o salmão consumido originava-se da cidade de Puerto Montt, sul do Chile, onde era produzido em cativeiros. Segundo o Ministério da Agricultura, desde 2003 o Brasil passou a importar 12 mil toneladas/ano de salmão fresco procedente do Chile e a entrada principal do produto no país era feita por meio de uma central de abastecimento de produtos agropecuários, conhecida como CEAGESP, no município de São Paulo.

Outros casos também foram relatados na Bahia, no Distrito Federal, em Minas Gerais e no Rio de Janeiro, no ano de 2005.

De 2006 até 2016 foram identificados mais 32 casos de *D. latum* no Estado de São Paulo, com tendência de declínio, sendo que até o presente não houve registro de novos casos. Não há dados disponíveis para o Brasil, pois a doença não faz parte ainda da Lista Nacional de Doenças de Notificação Compulsória.

A identificação da difilobotríase no Brasil mostrou a importância de determinados fatores de risco para a introdução e disseminação de novas ou velhas doenças, como a globalização do comércio de alimentos e a adesão a hábitos e modos de preparo de alimentos de outras culturas, e representou um alerta para a necessidade de aprimoramento do controle sanitário de produtos importados e de novos regulamentos sanitários, mais adequados, em especial, na importação e comercialização de pescados.

Destaca-se também, a importância da implantação de um sistema de vigilância ativa de patógenos emergentes, com base no rastreamento de diagnósticos laboratoriais, o que permite a identificação precoce da introdução de novas doenças e o desencadeamento de medidas sanitárias antes da instalação endêmica delas na população.

A vigilância epidemiológica das ictioparasitoses emergentes ou reemergentes assenta-se na informação coletada pelo sistema de vigilância ativa, e diagnosticados realizados em amostras de fezes por laboratórios de análises clínicas e outros serviços médicos, públicos e particulares. No Estado de São Paulo, o diagnóstico do parasita deve ser informado ao CVE/SES-SP) nos telefones (11) 3066-8234/3081-9804 ou 0800-555 466, ou pelo e-mail dvhidri@saude.sp.gov.br. Para outros Estados do Brasil, a notificação pode ser feita nos telefones: (61) 3213-8190/3213-8190 ou 0800-644-6645, ou pelo e-mail notifica@saude.gov.br.

BIBLIOGRAFIA SUGERIDA

Almeida M, Garcia H, Jimenez J, Eduardo MBP, Mathison B, Bishop H, Silva AJ. Differentiation of Diphyllobothrium latum and D. pacificum based on ITS2 SYBR Green Real-Time PCR. In: Abstract Book – Supplement to American Society of Tropical Medicine and Hygiene (ASTMH) 59 Annual Meeting – nov. 3-7, 2010, Atlanta, GA, USA: ASTMH, 2010, v. 83, p. 312.

Dick TA, Nelson PA, Choudhury A. Diphyllobothriasis: update on human cases, foci, patterns and sources of human infectious and future considerations. Southest Asian J Trop Med Public Health 2001; 32 Suppl 2:59-76 [Medline].

Divisão de Doenças de Transmissão Hídrica e Alimentar. Centro de Vigilância Epidemiológica. Vigilância Ativa de Doenças Transmitidas por Alimentos – Normas e Instruções. São Paulo: Secretaria de Estado da Saúde; 2003.

Division of Parasitic Diseases. Centers for Disease Control and Prevention. Diphyllobothrium Infection. DPDx [acessado em 28/05/2019 [online] Disponível da URL: http://www.cdc.gov/parasites/diphyllobothrium.

Dupouy-Camet J, Peduzzi R. Current situation of human diphyllobothriasis in Europe. Euro Surveill 2004 May 1;9(5).

Eduardo MBP, Sampaio JLM, Gonçalves EMN, Castilho VLP, Randi AP, Thiago C et al. Diphyllobothrium spp.: um parasita emergente em São Paulo associado ao consumo de peixe cru – sushis e sashimis, São Paulo, Março de 2005. Bol Epidem Paulista 2005; 2(15):1-5.

Flores JPM, Vidaurre, MT, Rosales MC. Diphyllobothrium pacificum en niños del Peru. Diagnóstico (Peru) 2002; 41(4):161-164 [Medline].

Gonçalves MLC. Helmintos, protozoários e algumas ideias: novas perspectivas na paleoparasitologia [Tese de Doutorado]. Rio de Janeiro (RJ): Escola Nacional de Saúde Pública; 2002.

King CH. Cestodes. In: Mandel GL, Bennett JE, Dolin R, editors. Mandell, Douglas and Bennett's Principles and Practice of Infectious Diseases. 4th ed. New York: Churchil Livingstone Inc.; 1995. p. 2544-2557.

Oshima T, Wakai R. [Epidemiology of Diphyllobothrium latum infection in Japan, with special reference to infection of cherry salmon]. Japan J Antibiot 1983;36(3):566-72 (article in japanese)[Medline].

Osório G, Daiber A, Donckaster R, Ubilla M, Com J, Anguita T et al. Severe megaloblastic anemia secondary to Diphyllobothrium latum. Rev Méd Chile 1974; 102(9):700-3.

Sampaio JLM, Andrade VP, Lucas MC, Fung L, Gagliardi SMB, Santos SR et al. Diphyllobothriasis, Brazil. Emerg Infect Dis [serial on the internet] 2005 oct [acessado em 28/05/2019; Disponível da URL: http://www.cdc.gov/eid/article/11/1005-0377_articleSemenas L, Kreiter A, Urbanski J. New cases of human diphyllobothriasis in Patagonia, Argentine. Rev. Saúde Pública 2001;35(2):214-216 [Medline].

Shantz PM, Tanowitz HB, Wittner M: Tapeworm Infections. In: Hunter's Tropical Medicine and Emerging Infectious Diseases. 8th ed. Philadelphia: WB Saunders; 852-4.

Torres P, Aedo A, Figueroa L, Siegmund I, Silva R, Navarrete N, Puga S, Martin F, Aedo E. Infección por helmintos parásitos em salmón coho, oncorhynchus kisuttch, durante su retorno al río Simpson, Chile. Bol. Chil. Parasitol 2000; 55(1/2):31-35 [Medline].

95

Enterobíase

José Carlos Bina de Araújo

CONCEITO

A enterobíase é a parasitose determinada pelo *Enterobius vermicularis* ou *Oxyurus vermicularis*, de localização preferencial no ceco, apêndice, cólon e reto, onde determina sua principal manifestação clínica, o prurido anal. É a helmintíase mais comum na Europa e América do Norte, infectando cerca de 42 milhões de pessoas só nos Estados Unidos. Conhecida também como oxiuríase e vulgarmente como "caseira", é uma helmintíase antiga, tendo sido encontrada em coprólitos humanos da era pré-colombiana no Chile – 400 a.C. a 800 d.C.

ETIOLOGIA

O *E. vermicularis* é o único gênero com uma única espécie de interesse médico da superfamília Oxyuroidea.

É um verme delicado, pequeno, filiforme e branco, semelhante a um fio de linha branca. O macho mede entre 3 e 5 mm e tem a cauda recurvada sobre o ventre; a fêmea, maior, mede entre 8 e 12 mm, apresenta a cauda afilada e possui dois úteros que se enchem de ovos, de modo que ao fim de certo tempo a fêmea grávida se apresenta como um saco cheio de ovos. As fêmeas põem cerca de 11 mil ovos, vivem em média de 20 a 60 dias e o tempo entre a ingestão ou inalação do ovo e o amadurecimento sexual, com eliminação de ovos viáveis, é de 30 a 50 dias.

Os ovos raramente são encontrados nas fezes porque a fêmea grávida migra do ceco para a região anal, onde faz a postura de ovos embrionados. Cerca de seis horas após a postura, os ovos tornam-se maduros e infectantes, e assim permanecem por 20 dias. As infecções e reinfecções fazem-se, portanto, facilmente por meio das mãos, que coçam a região anal, perianal e perineal, e posteriormente são levadas à boca do próprio hospedeiro; ingerindo os ovos, os quais liberam no duodeno as larvas rabditoides, que sofrem duas mudas até atingirem o intestino grosso, onde adquirem a maturidade. O enteróbio é parasita exclusivo do homem.

EPIDEMIOLOGIA

O enteróbio é o mais cosmopolita de todos os nematoides, sendo mais comum na infância e em instituições infantis, como creches, reformatórios, colégios etc. Nos Estados Unidos e na Europa, sua prevalência alcança 40% da população geral. No Brasil, as estatísticas variam muito, tanto na dependência do método diagnóstico empregado, quanto nas faixas etárias estudadas e mesmo no horário da coleta do material, aumentando a positividade pela manhã, antes da higiene pessoal. Aglomerações aumentam as chances de adquirir verminoses, principalmente enterobíase.

Além da transmissão direta, da região anal para a boca, existem mais quatro processos possíveis de transmissão da helmintíase:

- **Transmissão indireta:** pela contaminação dos alimentos pelas mãos sujas.
- **Transmissão pela poeira:** inalação de ovos – nos dormitórios, colégios, habitações coletivas etc.

- **Retroinfecção:** que consiste na eclosão das larvas nas bordas da mucosa anal, sua penetração e migração para as porções superiores do intestino grosso.
- **Autoinfecção interna:** processo excepcional e não aceito por todos, é semelhante ao que ocorre na estrongiloidíase e explicaria as infecções superiores a dois meses de duração, que é o tempo de vida do helminto, quando se controlam todas as demais possibilidades de infecção externa.

Como os ovos são eliminados já embrionados no momento da postura, o helminto não necessita de hospedeiro intermediário, nem os ovos precisam do solo para se tornarem infectantes.

PATOGENIA

Os vermes fixados na mucosa intestinal podem determinar um processo inflamatório leve, do tipo catarral. Na maioria das vezes, entretanto, não chegam a causar lesão anatômica, uma vez que a mucosa não é penetrada. Nas regiões anal e perianal, a irritação local leva a um prurido mais ou menos intenso, não raro com sinais de proctite, apresentando mucosa congesta com pontos hemorrágicos dispersos, coberta com mucosidade sanguinolenta, contendo ovos ou mesmo exemplares de vermes.

Alguns autores associam a presença de enteróbios no apêndice à apendicite, porém tal fato nunca ficou definitivamente comprovado. Prurido anal associado com enterobíase pode determinar irritação mecânica pela movimentação dos vermes ou reação de hipersensibilidade local aos vermes, seus ovos ou suas secreções.

O envolvimento extraintestinal ocorre no trato genital feminino, causada pela migração do verme do ânus para a vagina, o que leva a reações inflamatórias granulomatosas. Outros envolvimentos extraintestinais têm sido excepcionalmente descritos em sítios como nariz, seios da face, ouvido externo, próstata, epidídimo, região inguinal, tecido subcutâneo etc.

QUADRO CLÍNICO

A maioria dos pacientes tolera bem a infecção e não manifesta sintoma algum.

Sintomas digestivos, representados por náuseas, vômitos e dores abdominais vagas, têm sido imputados à enterobíase, em decorrência da fixação dos vermes na mucosa intestinal.

O sintoma característico da infecção pelos enteróbios é o prurido anal e vulvar, decorrente da presença dos vermes nas regiões anal, perianal e perineal. Esse prurido exacerba-se à noite, por causa da ativação dos enteróbios pelo calor do corpo acamado, às vezes, tornando-se mesmo intolerável, o que leva o paciente a coçar-se constante e intensamente, resultando uma proctite e facilitando a contaminação via ânus-boca, além de provocar insônia.

As migrações erráticas dos vermes são responsáveis, quando atingem o aparelho genital feminino, por sintomas do tipo: excitação sexual, onanismo, corrimento vaginal, salpingite, ooforite e granulomas peritoneais.

Eosinofilia não é um achado comum porque os vermes não passam por uma fase tecidual.

DIAGNÓSTICO

Conforme já referido, raramente os ovos dos enteróbios são encontrados nas fezes, tanto que as técnicas habituais dão positividade de apenas 5%.

O método utilizado para a demonstração dos ovos é feito por uma técnica simples, denominado *swab* anal, também chamado método da fita gomada. A positividade aumenta quando o material é coletado pela manhã, antes da higiene pessoal.

O prurido anal é o único sintoma que pode sugerir o diagnóstico clínico, além, é claro, da observação direta da presença do verme na região anal, perianal e perineal, bem como também na superfície das fezes.

PROGNÓSTICO

O prognóstico é invariavelmente bom, embora a cura, em alguns casos, possa ser difícil de ser obtida em razão das reinfecções contínuas.

TRATAMENTO

A droga específica para o tratamento da enterobíase, com a qual se obtém de 90 a 100% de cura em dose única, via oral, é o pamoato de pirvínio, que, infelizmente, deixou de ser fabricado no Brasil.

Desse modo, as drogas ultimamente utilizadas são as seguintes:

- **Pamoato de pirantel:** administrado na dose de 10 mg/kg em dose única, via oral, de preferência em jejum. Encontra-se disponível sob a forma de comprimidos de 250 e 500 mg e suspensão contendo 50 a 100 mg/mL. Trata-se de uma amidina cíclica, praticamente desprovida de efeitos colaterais, a não ser raramente cefaleia, tonturas e distúrbios gastrointestinais leves. Não deve ser administrado por gestantes. Sua eficácia gira em torno de 80 a 100% de cura, de acordo com inúmeros trabalhos apresentados pela literatura especializada. Pode ser repetido após 2 semanas.
- **Mebendazol:** 100 mg por via oral uma vez; repetir em duas semanas. Dose única resulta em taxas de cura relativamente altas, embora uma segunda dose repetida em duas semanas alcance uma taxa de cura próxima a 100% e ajude a prevenir a recorrência devido à reinfecção. É muito bem tolerado, não apresentando praticamente reações colaterais, a não ser muito raramente dor abdominal, náuseas, vômitos e graus variados de disfunção hepática, quando se usam doses elevadas, e neutropenia reversível.
- **Albendazol:** 400 mg por via oral uma vez com o estômago vazio; repetir em duas semanas.
- **Nitazoxanida:** é um 5-nitotriazol de amplo espectro antiparasitário, sendo sua principal indicação o tratamento de patógenos oportunistas em pacientes com a síndrome da imunodeficiência adquirida, embora também eficaz no tratamento da giardíase, amebíase, fasciolíase e teníases. Foi usado para tratamento da enterobíase pela primeira vez no Egito, mostrando um percentual de cura de 95%, com pouca ou nenhuma reação colateral: cefaleia, náuseas, vômitos, dor abdominal e diarreia. A dose recomendada é de 7,5 mg/kg,

dividido em duas tomadas durante três dias. Apresentação em comprimidos ou suspensão.

- **Ivermectina:** É uma droga análoga sintética da avermectina B (abamectina), resultante da fermentação do actinomiceto do solo *Streptomyces avermetitis*, com amplo espectro antiparasitário, eficaz contra nematoides e artrópodes. Considerada uma droga muito segura, com poucas reações colaterais descritas, como prurido, adenomegalias, raramente náuseas, vômitos e elevações transitórias das transaminases. A dose utilizada é de 200 µg/kg em dose única. Quando associada a albendazol atinge níveis de cura superiores a 80%.
- Todos os membros da família ou do grupo comunitário deverão ser tratados simultaneamente, com o intuito de evitar reinfecções repetidas.
- Várias séries de tratamento poderão ser necessárias para a erradicação da helmintíase.
- Cuidados de higiene pessoal deverão ser recomendados, como unhas cortadas rentes, banhos frequentes, roupas íntimas e camas limpas e trocadas diariamente durante o tratamento.

PROFILAXIA

A medida mais importante é o tratamento dos indivíduos parasitados, porque dessa forma se elimina as fontes de infecção. Paralelamente, são necessárias as práticas de higiene pessoal, principalmente com a higienização das mãos.

BIBLIOGRAFIA SUGERIDA

Arca MJ, Gates RL, Groner JI et al. Clinical manifestations of appendiceal pinworms in children: an institutional experience and a review of the literature. Pediatr Surg Int 2004; 20:372.

Cimerman S, Cimerman B. Enterobíase. Rev Panam Infectol 2005; 7(3):27-30.

Cruz AS. Parasitoses Intestinais. In: Ferreira CT, Carvalho E, Silva LR, (eds.). Gastroenterologia e hepatologia em pediatria: diagnóstico e tratamento. Rio de Janeiro: Medsi, 2003.

da Silva DF, da Silva RJ, da Silva MG et al. Parasitic infection of the appendix as a cause of acute appendicitis. Parasitol Res 2007; 102:99.

Gilles HM, Hoffman PS. Treatment of intestinal parasitic infections: a review of nitazoxanide. Trends Parasitol 2002; 18:95-7.

Horton J. Albendazole: a review of anthelmintic efficacy and safety in humans. Parasitology 2000; 121 Suppl:S113.

Patel B, Sharma T, Bhatt GC, Dhingra Bhan B. Enterobius vermicularis: an unusual cause of recurrent urinary tract infestation in a 7-year-old girl: case report and review of the literature. Trop Doct 2015; 45:132.

Tsai CY, Junod R, Jacot-Guillarmod M et al. Vaginal Enterobius vermicularis diagnosed on liquid-based cytology during Papanicolaou test cervical cancer screening: A report of two cases and a review of the literature. Diagn Cytopathol 2018; 46:179.

96

Esquistossomose mansônica

Cléa Nazaré Carneiro Bichara
Aluízio Prata (in memoriam)

SINONÍMIA

Esquistossomose, esquistossomíase, bilharziose ou bilharzíase mansônica, mansoni ou intestinal, doença de Manson-Pirajá da Silva.

DEFINIÇÃO

É uma doença produzida pelo *Schistosoma mansoni* e transmitida por contato com água contaminada por larvas (cercárias) que se reproduzem dentro dos caramujos do gênero *Biomphalaria*. Caracteriza-se por uma fase inicial, geralmente despercebida, e outra crônica, na qual podem aparecer as formas graves, evidenciadas principalmente pela hipertensão porta e suas complicações e pelo comprometimento do sistema nervoso.

De acordo com as recomendações do Ministério da Saúde do Brasil, considera-se caso de Esquistossomose mansônica, pelo critério clínico-laboratorial, todo indivíduo que apresente ovos de *S. mansoni* em amostra de fezes, tecidos ou outros materiais orgânicos e/ou formas graves da esquistossomose aguda, hepatoesplênica, abscesso hepático, enterobacteriose associada, neurológica (mielorradiculopatia esquistossomótica), nefropática, vasculopulmonar, ginecológica, pseudotumoral intestinal e outras formas ectópicas.

Atualmente, a esquistossomose está na lista de doenças de notificação compulsória conforme Portaria do Ministério da Saúde n. 1271, de 06/06/2014 e consta no Código Internacional de Doenças/CID 10: B65.1.

DISTRIBUIÇÃO GEOGRÁFICA

Das cinco principais espécies de *Schistosoma* que parasitam o homem, somente a *S. mansoni* existe na América, onde foi comprovada desde o início do século XX. Acredita-se, ainda, mas sem comprovação, que ela veio da África, em decorrência do tráfico de escravos. Além desses dois continentes, é encontrada também no Oriente Próximo. A esquistossomose mansoni está presente com transmissão ativa em 54 países. No continente africano estão concentrados mais de 90% dos casos registrados no mundo, distribuídos na África do Sul, Angola, Benin, Botsuana, Burkina Faso, Burundi, Camarões, Chade, Congo, Costa do Marfim, Etiópia, Gabão, Gambia, Gana, Guiné, Guiné-Bissau, Libéria, Madagascar, Moçambique, Nigéria, Somália, República Centro Africano, Sudão, Ruanda, Senegal, Serra Leoa, Suazilândia, Tanzânia, Togo, Uganda, Zaire, Zâmbia, Zimbabue, Quênia Malaui, Mali, Namíbia e Niger. No Caribe consta na Antígua, Guadalupe, Martinica, Porto Rico, República Dominicana e Santa Lúcia. No Mediterrâneo Oriental está na Arábia Saudita, Egito, Iêmen, Líbia, Omã, Somália, Sudão e no continente americano, a esquistossomose se fixou nas Antilhas, Venezuela, Suriname e no Brasil.

O Brasil constitui uma das mais importantes zonas de distribuição da doença no mundo, não somente pelo número de enfermos, mas também pela gravidade apresentada por alguns deles. Está presente em 19 unidades federativas: na área endêmica estão os estados do Maranhão, Alagoas, Bahia, Pernambuco, Paraíba, Rio Grande do Norte, Sergipe, Minas Gerais e Espírito Santo; a área com transmissão focal inclui os Estados do Pará, Piauí, Ceará, Rio de Janeiro, São Paulo, Paraná, Santa Catarina, Goiás, Distrito Federal e Rio Grande do Sul (Figura 96.1). É difícil calcular o número de esquistossomóticos no país, principalmente porque milhões de pessoas receberam tratamento pelo Programa de Controle da Esquistossomose (PCE) ou por meio de tratamentos individuais. Com base no inquérito feito por Pellon e Teixeira, na década de 1940, e, no fato de que um exame de fezes não diagnostica todos os casos, calculamos que, por volta de 1960, havia, pelo menos, seis milhões de esquistossomóticos no Brasil. Destes, cerca da terça parte estariam na Bahia, outro tanto em Pernambuco, por volta de 15% em Minas Gerais e igual quantidade em Alagoas e Sergipe; nestes dois últimos Estados, a parasitose ainda se encontra disseminada por quase todas as regiões. Na Bahia, ela é menos prevalente na região do São Francisco e do Planalto Ocidental, onde, no entanto, há focos importantes, como em Catolândia, Cristópolis, São Desidério, Baianópolis e Santa Maria da Vitória. Em Pernambuco, a helmintose é frequente na zona do litoral e na mata agreste, raramente no sertão. Na Paraíba, as zonas do litoral e da mata, brejo e parte do agreste estão entre as mais atingidas. A doença vai diminuindo progressivamente para o norte, embora com a possibilidade de um ou outro foco. No Rio Grande do Norte, as zonas do litoral e da mata são as mais importantes. No Ceará, a zona de Baturité, com focos em Redenção, Acarapé, Maranguape, Pacoti e pontos esparsos em outras zonas, como a de Quixadá, no Sertão Central, e o de Juazeiro do Norte, no Cariri. No Maranhão, existem os focos clássicos em Cururupu, Bacuri, Turiaçu, Santa Helena, São Vicente Ferrer e São Bento, entretanto estudos recentes mostraram que há declínio nas notificações e que entre as 19 regionais de saúde, os casos estão presentes em 15, predominando na baixada maranhense, com maiores índices em São Luís e Bacabal e com tendência de aumento de notificações em Imperatriz. No Pará, em Quatipuru, Altamira, Ilha de Marajó e Belém, tendo o foco em Fordlândia sido extinto. No Espírito Santo, a doença existe principalmente na zona Serrana do Centro. Em Minas Gerais, as zonas de Itacambira, do Alto e Médio São Francisco, do Mucuri, do Rio Doce, do Alto Jequitinhonha, da Metalúrgica e da Mata são as mais atingidas; no Alto Paranaíba, existe o foco de Barreiros do Araxá. Mais recentemente constatou-se casos autóctones em Paracatu, Itajubá, Passos e Sacramento. Para o sul, encontramos zonas de transmissão da doença no Estado do Rio de Janeiro (Niterói, Sumidouro e Duas Barras e na região de Jacarepaguá, no município do Rio de Janeiro). No Estado de São Paulo foram encontrados no município de São Paulo, na Baixada Santista, no Vale do Paraíba, na zona da Sorocabana, no Vale do Paranapanema e no Planalto Ocidental. No Paraná, Mayrink, Ibiporã, Jataizinho, Joaquim Távora, Leópolis, Londrina, Paracatu, Primeiro de Maio, Rancho Alegre, Sertaneja, Sertanópolis, Pinhalão e Itambaracá, em Santa Catarina, São Francisco do Sul e no Rio Grande do Sul, Esteio. Para o oeste, a doença tem sido assinalada em Goiás (Formosa e Padre Bernardo), Distrito Federal e Mato Grosso. Embora com redução no número de casos, a esquistossomose está em expansão no Brasil e muitos fatores podem condicionar a distribuição geográfica da parasitose em uma área, como a migração de doentes, as espécies vetoras, modificações ambientais, ecoturismo, e os hábitos e as condições de vida das populações. Disso resulta áreas de diferentes endemicidades e áreas focais, sem contiguidade (Figura 96.1).

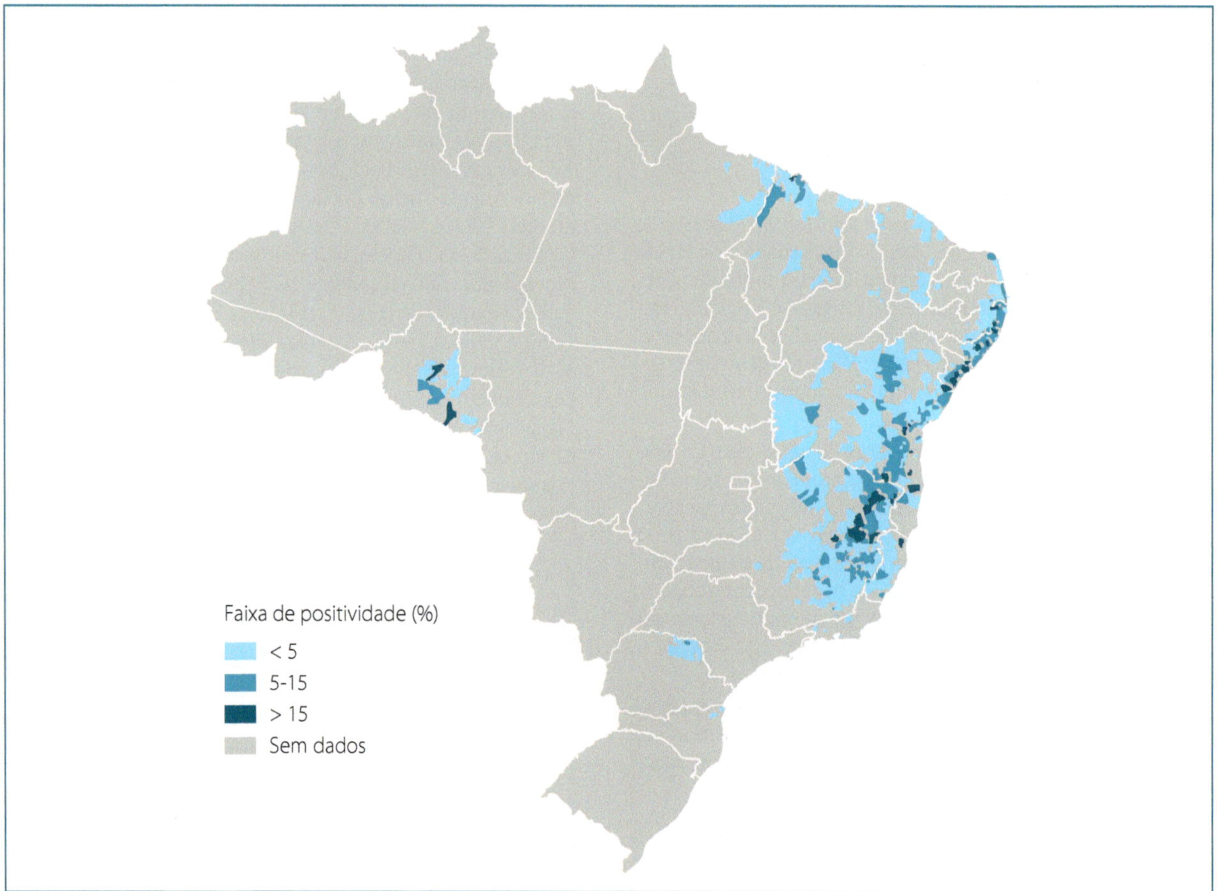

FIGURA 96.1 Distribuição da esquistossomose, de acordo com a faixa de positividade, por município. Brasil, 2014.
Fonte: Acervo da autoria.

Dados recentes apontam que há cerca de 1,5 milhão de pessoas com esquistossomose no Brasil. Possui baixa letalidade e as principais causas de óbito estão relacionadas às formas clínicas graves, com registros de 500 óbitos na média anual entre 2004 e 2013.

ETIOLOGIA

O *S. mansoni* (Sambon, 1907), causador da esquistossomose mansoni, é um trematódeo de sexos separados, podendo medir mais de 1 cm de comprimento. A fêmea é delgada e maior. O macho é mais robusto e tem, em sua parte ventral, o canal ginecóforo, no qual fica alojada a fêmea. Eles se fixam na parede dos vasos por meio de ventosas (Figura 96.2).

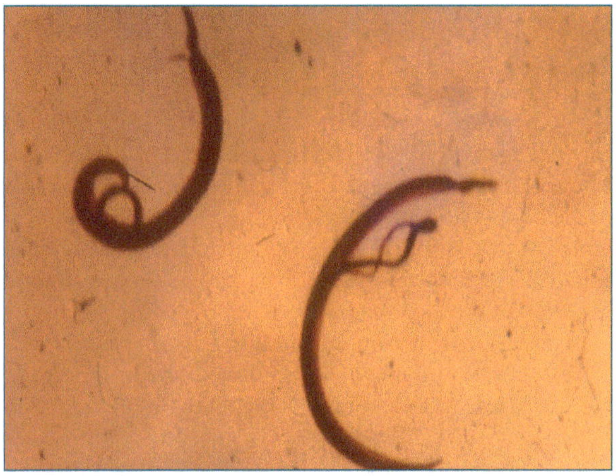

FIGURA 96.2 Vermes adultos do *S. mansoni*. A fêmea maior e o macho com canal ginecóforo no ventre onde se aloja a fêmea.
Fonte: Acervo da autoria.

Para o *S. mansoni*, não se conhece uma raça não patogênica ao homem, como é o caso da raça *Formosa* do *S. japonicum*. No entanto, o estudo experimental de algumas raças mostra diferença na quantidade de ovos eliminados, nos locais de postura, na infecciosidade e na patogenicidade e que esta não dependerá somente da carga de vermes. O *S. mansoni* apresenta outras variações intraespecíficas, como pequenas alterações morfológicas, infecciosidade para o caramujo, periodicidade de eliminação de cercárias, reação aos medicamentos, capacidade de se desenvolver em diferentes hospedeiros definitivos, taxa de crescimento, período de pré-latência e imunogenicidade.

NÚMERO DE VERMES

O cálculo do número de vermes, ou carga parasitária, é importante para a avaliação da intensidade da infecção, que tem implicações na epidemiologia e morbidade da doença. Isso pode ser feito pela determinação da quantidade de antígenos liberados pelos vermes, no soro ou eliminados pela urina. Contudo, apesar das variações, o meio mais adequado é por meio da contagem de ovos expelidos por grama de fezes. Quando o indivíduo é mantido em dieta com pouco resíduo, a quantidade diária de ovos nas fezes sofre pouca variação. Com a alimentação habitual, ela pode variar muito de um dia para outro, inclusive dependendo da consistência das fezes. No entanto, a contagem dos ovos nas fezes, além de ser um método de exame muito simples, analisada em conjunto, tem interesse epidemiológico.

Pelo menos nos indivíduos com hipertensão porta, em que os vermes têm sido extraídos cirurgicamente, verificamos que o seu número pode chegar até quase 3.900 vermes (Figura 96.3), com frequente predomínio de machos. Quando a idade das pessoas é inferior a 15 anos, quase sempre se encontra mais de 500 vermes e, quando superior a 30 anos, menos de 500.

LONGEVIDADE

Existem relatos de pacientes afastados há mais de 20 anos dos focos de contágio e ainda eliminando ovos vivos de *S. mansoni*. Tanto em animais de experimentação como no homem, o número de parasitas diminui à medida que a infecção vai se tornando mais antiga.

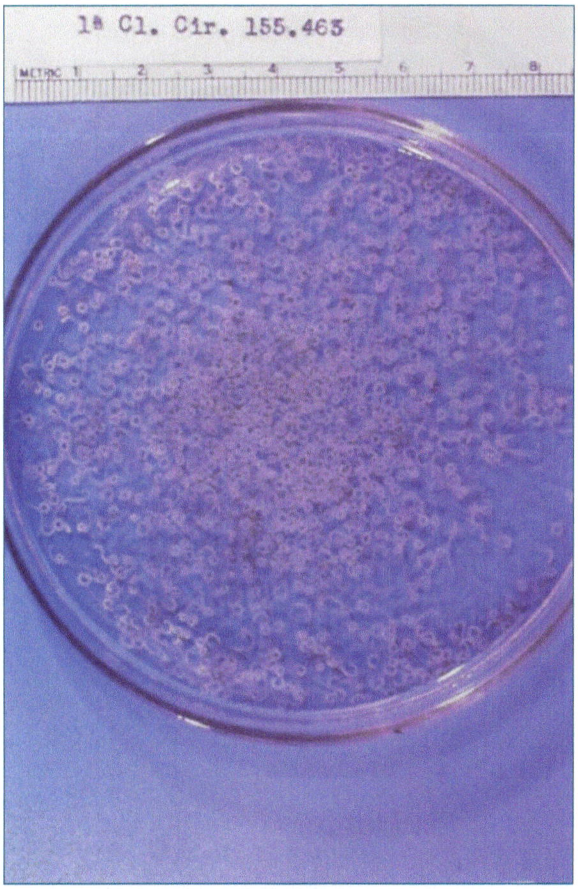

FIGURA 96.3 3.890 exemplares de *S. mansoni* removidas do sistema porta de um doente de 14 anos.
Fonte: Foto cedida pelo Prof. F. Carvalho Luz.

HABITAT

Os esquistossômulos encontram condições favoráveis para o seu desenvolvimento no sistema porta intra-hepático, onde passam a se alimentar de sangue. Os que demoram a chegar ao fígado têm seu desenvolvimento retardado. Na fase adulta, os vermes se acasalam e vão para o sistema venoso do intestino; quando desgarrados pela ação de drogas, são levados até o fígado, podendo retornar novamente. Os vermes são, às vezes, encontrados em outras localizações que não as habituais, como pulmões, baço, pâncreas, bexiga etc.

POSTURA

A postura é feita, principalmente, ao nível do reto e do sigmoide, mas se estende ao intestino delgado nas infecções graves. Os ovos são postos nos vasos de pequenos calibres. Quando se examina o intestino sem esmagá-lo, eles estão no interior dos capilares e dispostos em fila. Calculamos que uma fêmea ponha mais de um milhar de ovos por dia. *In vitro* e nos animais de laboratório, há oscilações diárias no número de ovos eliminados por cada par de vermes.

EVOLUÇÃO DOS OVOS

O ovo recém-posto mede cerca de 109 × 51 μ, apresenta casca delgada com o típico espículo lateral, contendo em seu interior a vesícula germinativa, algumas células vitelinas e certa quantidade de líquido; é o chamado ovo do primeiro estágio (Figura 96.4). A vesícula germinativa – que é o futuro embrião – aumenta de tamanho progressivamente, na razão inversa da diminuição do material vitelino; o ovo passa pelos segundo, terceiro e quarto estágios, até a fase de amadurecimento. Ele leva um dia para atingir o segundo estágio, dois para passar do segundo ao terceiro, outros dois ao quarto e mais um para se tornar maduro; portanto, seis dias após a postura ele está maduro. Nessa etapa, ele mede cerca de 148 × 69 μ e, se não for eliminado para a luz intestinal, o ovo poderá permanecer vivo durante 12 dias; findo esse prazo, ele morre. Excepcionalmente, ele pode permanecer mais tempo se não houver a formação de granuloma ao derredor, o qual é precedido por infiltrado celular (Figura 96.5). Muitos morrem antes de atingir a fase madura, que é alcançada somente por cerca de 12% deles.

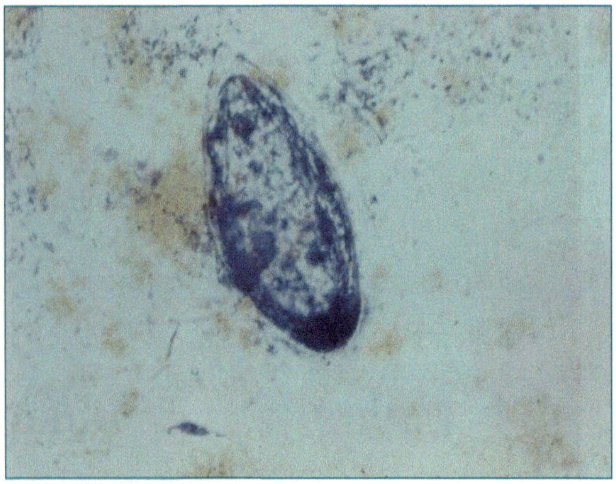

FIGURA 96.4 Ovo de *S. mansoni*.
Fonte: Acervo da autoria.

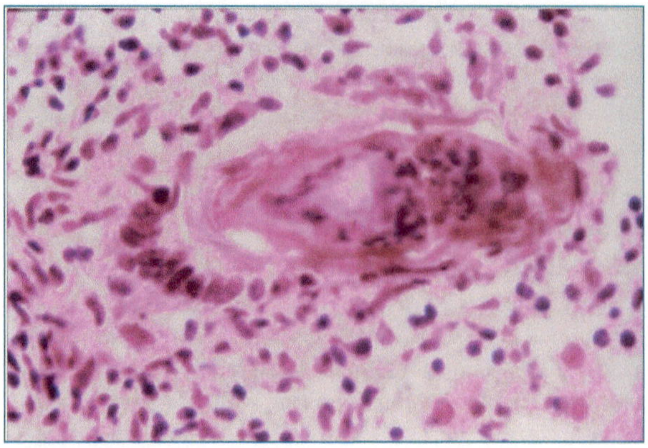

FIGURA 96.5 Ovo de *S. mansoni* com miracídio ainda vivo, sendo envolvido por células, precedendo a formação do granuloma.
Fonte: Acervo da autoria.

EXTRUSÃO DOS OVOS

Certamente, o ovo abre caminho para a luz intestinal em virtude da secreção de substâncias líticas pelo miracídio, as quais fluem através da casca. Do mecanismo extrusivo participa o estado imunológico do hospedeiro, havendo diminuição da quantidade de ovos eliminados pelos indivíduos com baixa de linfócitos CD4+. A ruptura de alguns vasos de pequeno calibre e a descamação da mucosa podem explicar a presença de ovos imaturos ou mortos vistos em pequeno número de fezes. Muitos ovos são retidos na parede intestinal e outros são levados pela corrente sanguínea.

CICLO EVOLUTIVO

Dentro do ovo eliminado pelas fezes, o miracídio pode viver vários dias, pelo menos no laboratório. Em condições apropriadas de luz, temperatura e água limpa, a água pode penetrar através da casca e favorecer a ecdise. O miracídio libertado se alonga e nada ativamente, podendo permanecer vivo durante várias horas. Em más condições de ambiente, ele morre logo.

Na evolução do *S. mansoni*, consideraremos duas fases: uma no interior do caramujo do gênero Biomphalaria, que serve de hospedeiro intermediário, e outra desenvolvendo-se no hospedeiro definitivo, geralmente o homem.

FASES LARVÁRIAS INTRAMOLUSCO

Penetrando no molusco, o miracídio principia logo a fase de desenvolvimento intramolusco e, em dois dias, já se transforma em esporocisto materno ou primário, que tem a forma de saco nitidamente individualizado. As células germinativas se multiplicam, e os esporocistos-filho ou secundários começam a aparecer a partir do 4º dia, migrando, entre o 18º e o 20º dia, para a glândula digestiva do molusco. Em 20 a 30 dias, tem início a eliminação das cercárias. A fase intramolusco se processa melhor em temperaturas de cerca de 28 °C. O caramujo pode reagir à infecção, na dependência de sua suscetibilidade ao *S. mansoni*. Muitos morrem, mas outros se curam espontaneamente. A duração de sobrevida dos moluscos à infecção varia de semana a meses. Quando o molusco infectado fica ressecado, o trematódeo pode interromper sua evolução, para continuá-la quando retorna à água. Dentro dos esporocistos secundários formam-se as cercárias, por multiplicação das células germinativas. As furcocercárias são libertadas pelo caramujo, principalmente entre 11 e 17 horas, praticamente não sendo eliminadas à noite. Cada molusco libera alguns milhares de cercárias por dia.

As cercárias nadam de maneira característica e podem permanecer vivas de 1 a 3 dias; nos focos de infecção, a grande maioria sobrevive algumas horas. Todas as cercárias provenientes de um miracídio são do mesmo sexo e, se o caramujo é infectado por um único miracídio – como geralmente acontece –, dará somente cercárias de igual sexo.

FASE INTRAMAMÍFERO

As cercárias pela sua ventosa oral se fixam sobre a pele ou mucosas e, com movimentos ativos e o auxílio de substâncias líticas, nelas penetram em 2 a 15 minutos. O número de cercárias invasoras é variável.

Após sua penetração, no estrato córneo, em três horas as cercárias se transformam em esquistossômulos, os quais permanecem 3 a 4 dias na pele. Com o auxílio de enzimas líticas, penetram nos vasos linfáticos e sanguíneos, indo ao coração, e a partir do 4º dia se encalham nos pulmões. Adquirem motilidade, alongam-se e, a partir de nove dias, os esquistossômulos são vistos no fígado, onde chegam em diferentes períodos. No 27º dia, existem vermes acasalados e a postura pode começar no 30º dia com uns poucos ovos, para se firmar 2 ou 3 dias após. A partir do 40º dia já se encontram ovos nas fezes.

EPIDEMIOLOGIA

A propagação da doença numa região depende da presença de indivíduos eliminando fezes com ovos, da existência de hospedeiros intermediários e do contato de pessoas suscetíveis com as águas naturais contendo cercárias. É necessária a somatória de fatores nas dimensões bioecológicas, socioecológicas e sociocultural.

RESERVATÓRIOS

Muitos animais – roedores, primatas, marsupiais – são experimentalmente infectados pelo *S. mansoni*, e alguns – por exemplo, o camundongo e o hamster – são excelentes hospedeiros. Muitos outros também têm sido encontrados naturalmente infectados. No Brasil, isso foi visto em dez espécies de roedores, em marsupiais, em carnívoros silvestres e em ruminantes. Em alguns animais, como cobaias, coelhos e preás, mesmo contendo centenas de vermes, não eliminam ovos do parasita, em outros os ovos podem ser encontrados nas fezes, até em quantidade superior a 100 por grama. Também se conseguiu, em condições seminaturais, a manutenção do ciclo do *S. mansoni* entre *Nectomys squamipes* ou *Holochilus brasiliensis* e *Biomphalaria glabrata*. Todavia, os animais estão sempre nas vizinhanças das habitações humanas, e nunca houve prova conclusiva da sua importância epidemiológica. Ao contrário do que acontece com a esquistossomose japônica, até agora, na mansônica localizada, no Brasil, o homem deve ser considerado o único reservatório.

HOSPEDEIROS INTERMEDIÁRIOS

No Brasil, três moluscos são comprovados hospedeiros do *S. mansoni*: *Biomphalaria glabrata*, *Biomphalaria tenagophila* e *Biomphalaria straminea*. Outros, como *Biomphalaria peregrina* e *Biomphalaria amazonica* se infectam no laboratório. A *B. glabrata* é o vetor mais importante. O bom vetor é suscetível à infecção e mais bem adaptado a ela, o que se comprova pela ausência de reação tecidual ao miracídio, maior sobrevida do caramujo infectado e maior eliminação de cercárias. Todavia, um molusco considerado, no laboratório, como hospedeiro secundário, é capaz de manter elevada prevalência de parasitose em certa localidade. Além disso, é possível haver adaptação fisiológica entre o molusco e a cepa local do parasita. Também sucede que uma cepa de *B. glabrata*, por exemplo, a de Salvador (Bahia), seja menos suscetível do que outras. A *B. occidentalis*, com distribuição geográfica do Acre a oeste do Paraná, não se mostrou suscetível à infecção pelo *S. mansoni* no laboratório.

Os moluscos preferem as valas e remansos dos córregos, onde a água é pouca e parada, e quase sempre estão ausentes onde há correnteza, ondas e após as enchentes. Seu desenvolvimento depende do grau e da natureza da poluição dos criadouros, pois eles requerem material orgânico para sua alimentação. Vivem onde há plantas – principalmente de certas espécies – ou lama com substâncias orgânicas. Contudo, havendo insuficiente quantidade de algas unicelulares, adaptam-se aos reservatórios de pedra ou cimento. A poluição abundante é prejudicial aos caramujos. Eles buscam os locais onde há luz solar. A acidez e a alta alcalinidade lhes são maléficas. Nos períodos estivais, os caramujos podem resistir à dessecação por vários meses; isso explica a possibilidade de serem transportados à distância por mamíferos ou aves. O molusco sempre aumenta de tamanho, sendo a maturidade sexual alcançada em torno de 40 dias. Os caramujos duram aproximadamente um ano. As estações e as mudanças de clima exercem profundo efeito sobre sua vida, pois chuvas, níveis de água, grau de umidade atmosférica e temperatura são fatores que condicionam a multiplicação das populações de caramujos. Os moluscos podem sofrer drásticas diminuições de número, mas é característica a rapidez com que os sobreviventes repovoam o habitat. Este é uma das grandes dificuldades ao combatê-los. O índice de infecção natural dos moluscos pela cercária do *S. mansoni* sofre variações estacionais.

TRANSFORMAÇÃO DAS COLEÇÕES HÍDRICAS EM FOCOS DE INFECÇÃO

A contaminação com fezes humanas cria as condições para a transmissão da esquistossomose. Na verdade, a doença é desencadeada pelo homem, ao permitir que suas fezes entrem em contato com as coleções hídricas, ou por hábitos de defecação ou pelo lançamento dos esgotos nos córregos ou rios que atravessam as localidades onde vivem as pessoas. A grande maioria de nossa população não é servida por esgoto sanitário.

De modo geral, as coleções de água existentes nas proximidades das habitações são leve ou moderadamente poluídas por substâncias orgânicas ou fezes humanas e, por isso, são ótimos criadouros de caramujo. Os focos peridomiciliares constituem os locais mais importantes para a transmissão da esquistossomose, pois além de banhos e lavagem de roupas, muitas vezes também são os locais preferidos pelos jovens em seus folguedos.

Contudo, quaisquer coleções de água devem ser consideradas adequadas para a criação de caramujos transmissores. E nas áreas endêmicas, como potenciais focos de transmissão de doença.

CONTATO DAS PESSOAS SUSCETÍVEIS COM AS ÁGUAS NATURAIS

O contato com as águas infestadas pelas cercárias é a maneira pela qual o indivíduo adquire a esquistossomose. Quase todas as pessoas expostas ao contágio são suscetíveis de adquirir a doença. A transmissão depende dos hábitos das pessoas. As valas de irrigação, as pequenas represas, os poços, os riachos com fundo arenoso e pouca corredeira, os alagadiços, enfim, pequenas coleções de água parada são os locais mais propícios para se adquirir a helmintose. Nos grandes rios, onde há água em abundância e não há irrigação, como na região amazônica, a esquistossomose não tem maior significação. Alguns grandes lagos da África, como Vitória, Alto Volta, Kariba, Nasser e outros, naturais ou artificiais, têm sido mencionados como focos de esquistossomose. Ao contrário, no Brasil, embora se possa adquirir esquistossomose em lagos, até agora as grandes represas, como Furnas, Três Marias e Paulo Afonso, constituídas em zonas endêmicas, não têm sido relacionadas como focos importantes da doença, provavelmente por servirem somente como fontes de energia elétrica.

Em algumas regiões, por motivo de trabalho, higiene ou distração, o contato com as águas infestadas por cercárias é quase obrigatório por não haver outra fonte de abastecimento de água nem estações de purificação da mesma. Acresce o fato de que muitas pessoas não sabem o modo de propagação da esquistossomose ou como evitá-la.

Tanto no Brasil como em outras partes do mundo, as áreas de irrigação constituem locais ideais para a transmissão da esquistossomose; nelas, além de elevada prevalência da doença, há ainda grande número de suas formas graves. Assim, não há dúvida de que a esquistossomose seja fruto da pobreza e da ignorância, mas, em outras circunstâncias, também o progresso e o desenvolvimento podem, até certo ponto, agravá-la.

Nas áreas endêmicas, geralmente o contato com os focos de infecção se inicia logo após o nascimento, sob provável proteção transmitida de mãe a filho. Dos 6 aos 10 anos de idade, a maioria das crianças já pode estar infectada.

MANSÔNICA NA AMAZÔNIA BRASILEIRA

A esquistossomose mansônica chegou à Amazônia no final do século XIX com o fluxo migratório impulsionado por mudanças econômicas no país, em função do período áureo da borracha. A mobilidade de pessoas e mercadorias ocorria somente por via marítima, justificando a presença da doença em áreas próximas ao litoral. A partir de 1970, com a abertura de rodovias como a Pará-Maranhão, os casos de esquistossomose começaram a ser registrados entre agricultores e garimpeiros, dando início a um processo de instalação da doença na periferia das cidades localizadas entre os municípios de Vizeu até Belém. Desse modo, os principais fatos registrados sobre a esquistossomose mansônica na Amazônia brasileira, constam do seguinte:

- a grande área endêmica compreende uma área de mais de 700 km de extensão, que vai de São Luís-MA até Belém-PA: Ilha de São Luís (3 municípios), continuando pela baixada ocidental maranhense (14 municípios), segue pelo litoral norte do Estado do Maranhão (5 municípios), Zona Bragantina-Pará (5 municípios). Migrantes destas áreas chegam frequentemente a Belém, passando a residir nas áreas periféricas da cidade, sendo comum a procura pelos bairros da Terra Firme, Telégrafo e Guamá, áreas de maior transmissão. Além da parte Amazônica do Maranhão, estado que está predominantemente no Nordeste, a transmissão autóctone no Norte do Brasil, até o momento só ocorre no Pará, e a expansão do maior registro de casos considerados importados está ocorrendo no Estado de Rondônia;
- a presença do *S.mansoni* na Região Amazônica foi registrada pela primeira vez por Lutz (1919), no Estado do Acre; posteriormente, por estudos de viscerotomia, Davis (1934) e outros autores observaram vários casos de esquistossomose mansônica na Amazônia, sem que houvesse comprovação de sua autoctonia;
- nos anos de 1944 e 1948, Costa (1952) realizou dois inquéritos coproscópicos nos municípios de Cametá e Abaetetuba, no Pará, e em Itacoatiara e Parintins, no Amazonas, sem encontrar um só caso autóctone.
- a confirmação da transmissão ativa de esquistossomose mansônica no Pará ocorreu a partir da identificação do primeiro foco autóctone feito pelos médicos Machado e Martins (1951) em Fordlândia, Município de Aveiro, no oeste do Pará. Este fato foi relacionado à entrada de imigrantes oriundos do nordeste para trabalhar na extração de látex das seringueiras na Ford Motor Company, à época da II Guerra Mundial. O foco foi considerado extinto desde 1976, após realização de inquérito coproscópico nos habitantes daquela vila e redondezas, no período de 1973 a 1975, e não encontrarem nenhum caso de parasitismo pelo *S. mansoni*, e, novamente revisto em 2012;
- o segundo foco autóctone, ainda ativo no Pará, foi descrito por Mello e Gueiros em 1959, no atual município de Quatipuru. Possivelmente, a população adquiria a doença em áreas vizinhas, sobretudo adultos em fase produtiva, que trabalhavam na extração de juta ou malva;
- o terceiro foco foi identificado em Belém em 1968, no Bairro do Reduto, entre escolares assintomáticos. Na ocasião, só havia registro de *Biomphalaria straminea*. Até o ano de 1982 já tinham sido estudados pelo menos 110 casos, e outros casos autóctones foram relatados em Altamira, no Xingu, e Afuá, na ilha do Marajó;
- Dados dos relatórios internos do Instituto Evandro Chagas mostraram que a distribuição da esquistossomose mansônica no Pará é urbana em Belém e Bragança, e rural nas localidades dos municípios de Capanema, Primavera, Quatipuru, Vizeu e também Bragança, onde o caramujo responsável pela disseminação é da espécie *B. glabrata*. Embora o *B. straminea* esteja presente, nenhum exemplar foi encontrado naturalmente infectado, o que leva a crer que a ocor-

rência de indivíduos parasitados pelo *S. mansoni* em locais onde existe somente o *B. straminea* pode demonstrar que a infecção no planorbídeo ocorra de modo fugaz não permitindo a detecção deste processo. Também há registro de *Biomphalaria khuniana* em Marabá na área do Projeto Salobo, e em Juruti nas localidades de Tabatinga e São José, foram encontrados criadouros de *Biomphalaria amazonica*.

Desse modo, o cenário atual da esquistossomose mansônica no Estado do Pará se mantém com os focos já consolidados e com a expectativa permanente de formação e identificação de novos focos autóctones. A área de maior risco de transmissão está localizada na faixa sublitorânea do nordeste paraense, que faz fronteira com o Maranhão, onde se destacam os focos de Vizeu, Bragança, Capanema, Quatipuru e Primavera, além de inúmeras localidades onde já foi identificada a presença do planorbídeo vetor. Esses focos possuem alguns aspectos que se assemelham aos do Nordeste como a topografia (tipo de solo, pH, vegetação, campos, açudes) e predomínio da espécie *B. glabrata*, em algumas localidades. Após 1982, a Fundação Nacional de Saúde passou a realizar inquéritos coproscópicos anuais em vários municípios paraenses e bairros de Belém, onde havia risco de transmissão do agravo, totalizando, nos últimos 25 anos, aproximadamente dois milhões de exames parasitológicos pelo método de Kato-Katz no Estado do Pará, com índice de positividade sempre abaixo de 2%, colocando-o epidemiologicamente como área de baixa endemicidade.

Belém, capital do Pará, é exemplo de um cenário que nas últimas décadas ocorre em toda a Amazônia, resultante da intensificação da migração, somada ao conjunto das modificações aceleradas no meio ambiente e à ocupação desordenada de espaços, factível para importantes doenças infecciosas, sobretudo aquelas transmitidas por vetores. A expansão dessa endemia é favorecida pela topo-hidrografia da cidade que sofre pressão dos rios Pará e Guamá, além das 7 bacias, canais e valas que entrecortam e inundam 40% do Município. Um outro fator importante é a ocupação inadequada das áreas periféricas e da região metropolitana, com os processos chamados de "invasão".

A despeito das obras de macrodrenagem realizadas nos últimos 15 anos, como na Bacia do Una e Bacia do Tucunduba, grande parte da população está desprovida de saneamento básico. Há poluição de coleções hídricas por sistema de esgoto favorecendo a formação de criadouros do *Biomphalaria*. Um estudo avaliou a distribuição espacial da esquistossomose mansônica e focos de *Biomphalaria* sp., em Belém-PA com base nos casos notificados entre 2013 a 2015. Foram encontrados 464 casos autóctones, com predominância do sexo masculino (80,8%), na faixa etária de 10 a 29 anos (65,1%), de maior contato com as coleções hídricas como valas e rios. Mostrou que o risco de transmissão de esquistossomose existe em todos os 8 distritos administrativos de Belém, com maior prevalência no Distrito do Guamá, estando 51,1% no bairro do Guamá (25 casos/10 mil hab.) e 37,4% no bairro da Terra Firme (28 casos/10 mil hab.). Do mesmo modo, os Distritos do Guamá e Sacramenta foram os que apresentaram bairros com caramujos infectados associados à presença de casos de esquistossomose. Os Distritos de Outeiro e Mosqueiro apresentaram somente caramujos não infectados e ausência de casos de esquistossomose. A carta planorbídica e o mapa de casos de esquistossomose do município de Belém-PA foram elaborados (Figuras 96.6 e 96.7).

Os altos níveis de movimento migratório interno, a disseminação de hospedeiros intermediários de caracóis e condições sanitárias precárias aumentam o risco de estabelecer novos focos no Brasil e Amazônia. O estado de Rondônia registrou um número crescente de casos confirmados nos últimos anos, onde a presença de possíveis hospedeiros intermediários foi confirmada, aumentando a possibilidade de a doença se estabelecer ali.

INFECÇÃO E REINFECÇÕES

A esquistossomose é considerada de fácil transmissão. É grande o risco de se adquiri-la em um único contato com focos de contaminação. Nas áreas endêmicas, algumas crianças já estão infectadas no primeiro ano de vida e aos cinco anos muitas eliminam ovos de *Schistosoma* pelas fezes.

No início, é pequeno o número de vermes, o qual vai aumentando com as reinfecções sucessivas, sendo que, de modo geral, o maior número é atingido no grupo etário de 10 a 20 anos; daí em diante a tendência é decrescer. Evidentemente, o homem infectado adquire certo grau de resistência, pois, do contrário, seria difícil admitir que os indivíduos pudessem viver, durante anos seguidos, em contato contínuo com focos de infecção. A diminuição gradativa do número de vermes com a idade, apesar das exposições ao risco das reinfecções, deve ser em decorrência do aumento da resistência, eliminando vermes adultos e controlando a aquisição de outros. A observação de que os indivíduos somente desenvolvem a forma hepatoesplênica da esquistossomose quando permanecem nas áreas endêmicas mostra a importância da exposição reiterada ao risco das reinfecções.

A verificação de que o tratamento específico incrementa a resistência às reinfecções aumentou o interesse no estudo das mesmas. Após o tratamento específico, os jovens se reinfectam mais facilmente do que os adultos e com maior carga parasitária, embora esta não seja tão grande como a de antes do tratamento. A alta carga parasitária antes do tratamento é o indício de maior reinfecção. Contatos mais repetidos com a água contaminada geram maior risco à reinfecção. Após o tratamento, e apesar das reinfecções, os indivíduos não desenvolvem a forma hepatoesplênica. Mesmo continuando o contato com as águas com cercárias, alguns indivíduos não se reinfectam. Assim, pode-se observar que uns são suscetíveis e outros resistentes às reinfecções.

Procurou-se verificar qual o comportamento imunológico nestas diferentes situações. Os indivíduos que não se reinfectam apresentam forte resposta humoral e celular a certos antígenos e o fato estaria associado à produção de interferon-γ. Os resistentes teriam em relação aos suscetíveis às reinfecções maior declínio da resposta aos antígenos dos ovos. Os resistentes apresentam níveis reais elevados de IgE contra os antígenos de verme e de larva, enquanto os suscetíveis apresentam mais IgG2 e IgG4. Assim, a resistência e a suscetibilidade às reinfecções estariam, em certa extensão, na dependência de linfocinas, e seriam influenciadas por subpopulações de linfócitos T auxiliares, sob controle genético.

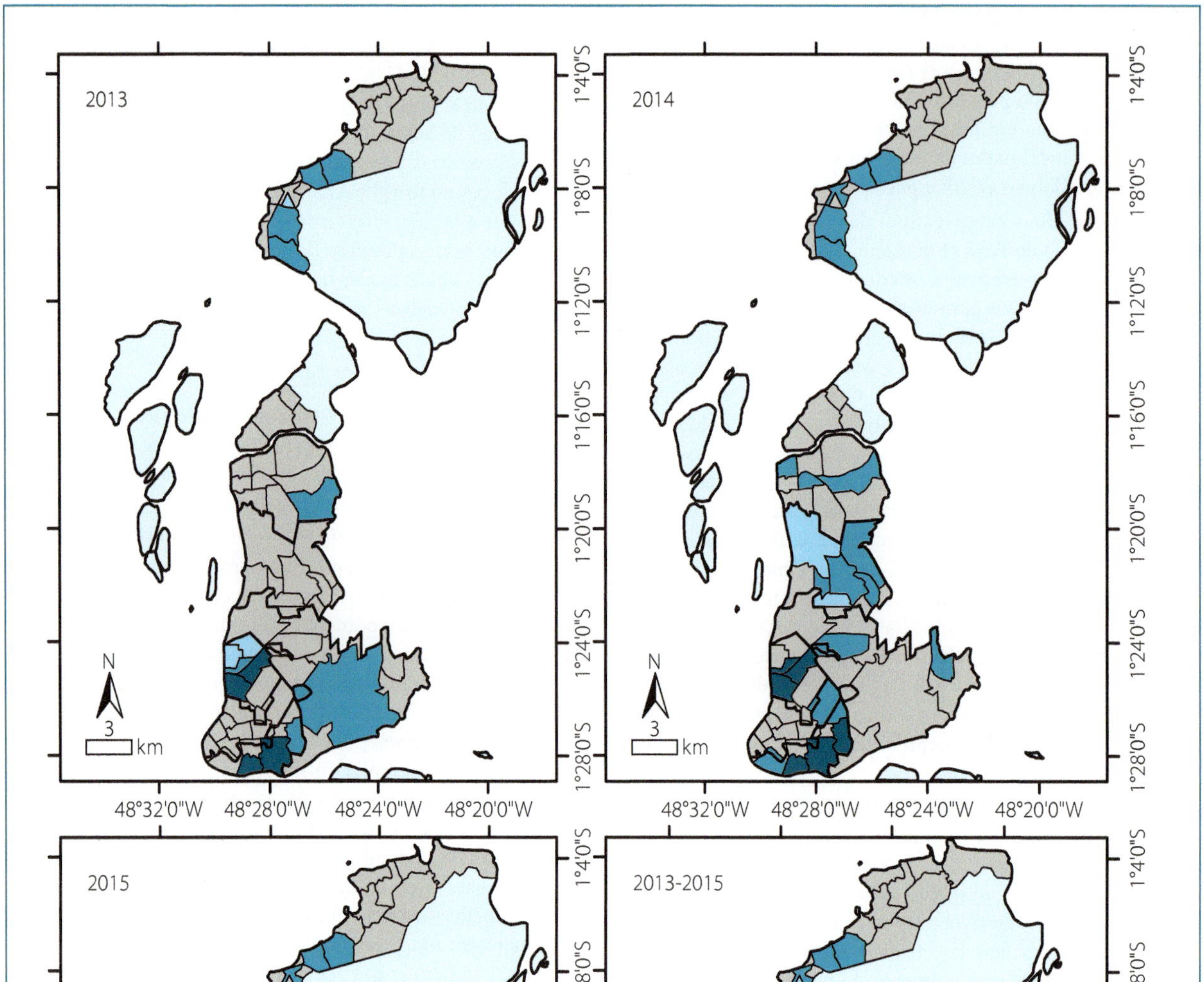

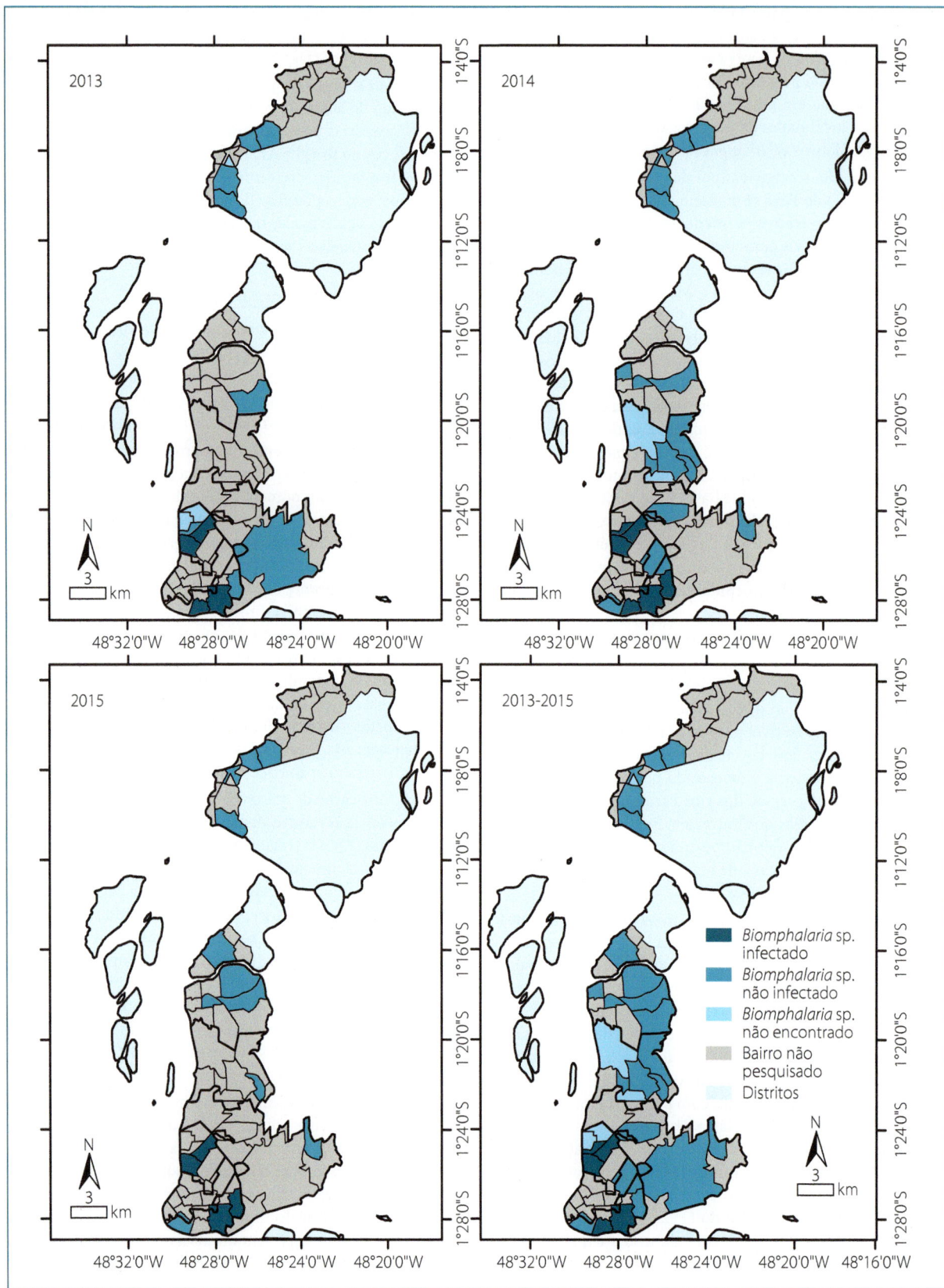

FIGURA 96.6 Carta planorbídica da cidade de Belém-PA, com a distribuição dos caramujos *Biomphalaria* sp., de acordo com os bairros e distritos, de 2013 a 2015.

Fonte: Laboratório de Geoprocessamento do IEC/SVS/MS.

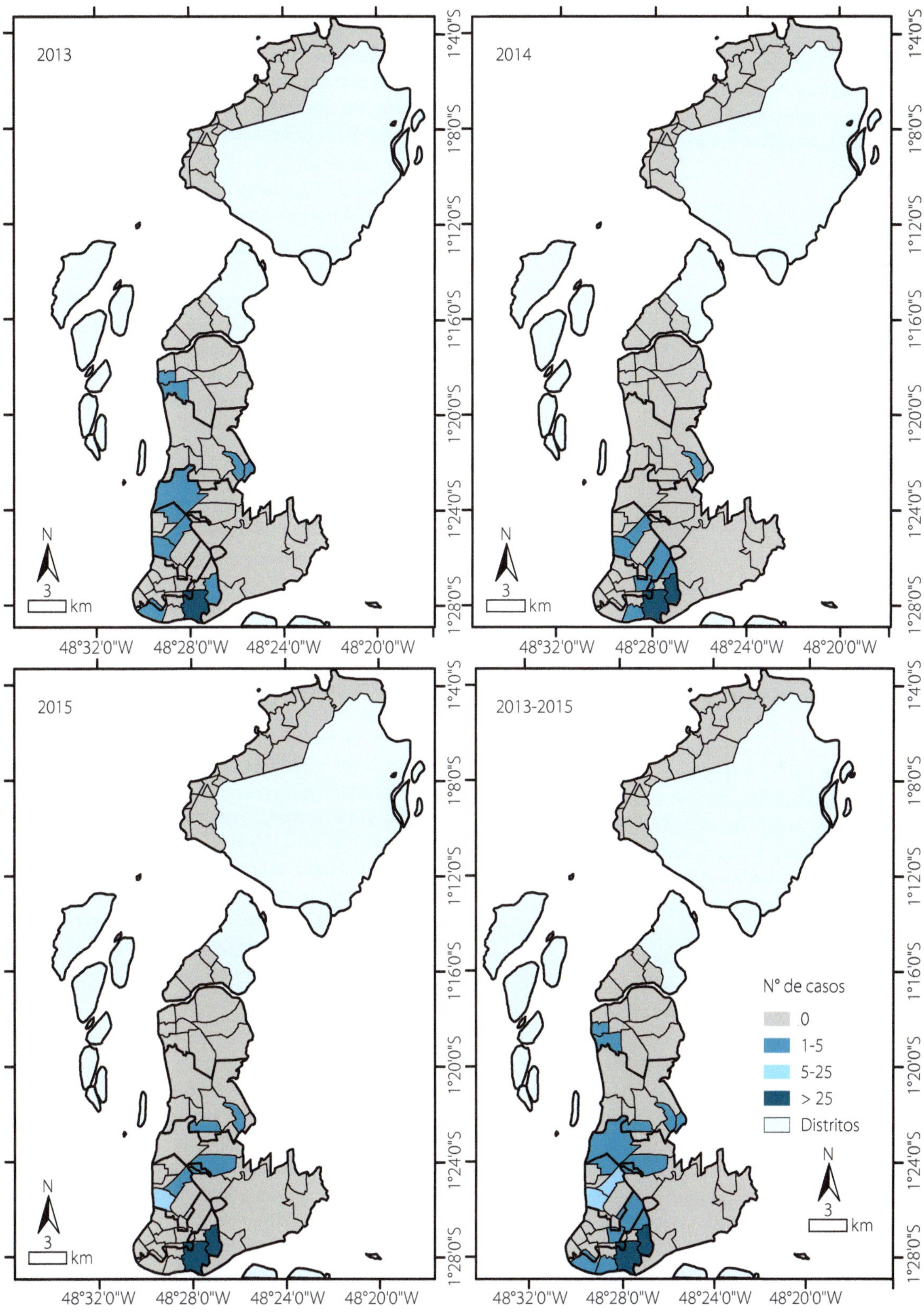

FIGURA 96.7 Apresentação espacial dos casos de esquistossomose mansônica na cidade de Belém-PA, de acordo com os bairros e distritos, de 2013 a 2015.

Fonte: Laboratório de Geoprocessamento do IEC/SVS/MS.

PATOGENIA

Os diferentes componentes do parasita são potenciais causadores de lesões no organismo parasitado. Nem sempre é possível separar o que corresponde à agressão direta do parasita ou seus elementos e o que seria devido à resposta do hospedeiro. Ademais, outros fatores podem interferir nos mecanismos causais, desencadeando ou atenuando a evolução do processo patológico.

PATOGENICIDADE DOS ELEMENTOS ESQUISTOSSOMÓTICOS

Esquistossômulos

Muitas cercárias não conseguem vencer a barreira da pele. No local da penetração há infiltrado inflamatório com predominância de neutrófilos e eosinófilos, podendo produzir eritema, edema, pápula ou flictena. Nos pulmões, os esquistossômulos podem produzir focos de arteriolite, arterite e necrose, e no fígado, hepatite aguda com necrose focal dos hepatócitos e infiltração com predomínio de neutrófilos, linfócitos e eosinófilos. Muitas manifestações causadas pelos esquistossômulos são fenômenos de hipersensibilidade.

Vermes adultos

O verme adulto vive no sistema porta, sem ser destruído pelo organismo. Os seus produtos metabólicos, excretados ou secretados, dotados de poder antigênico, são eliminados pelo organismo infectado e também depositados nos diversos órgãos. Sua capacidade patogênica é manifestada pelos sintomas agudos iniciados antes da postura. Na fase crônica, a demonstração mais evidente é a produção de antígenos, provavelmente polissacárides, oriundos do tegumento e do intestino do verme. A deposição desses antígenos e de seus anticorpos e complexos antígeno-anticorpo nos capilares glomerulares está relacionada à glomerulopatia esquistossomótica, podendo também ser depositados em alguns locais do sistema nervoso.

A hepatite esquistossomótica, vista na fase aguda, antes de iniciada a oviposição, e na crônica, independentemente da quantidade de ovos, parece relacionada com os vermes vivos. Pelo menos no chimpanzé, algum grau de fibrose, nos espaços porta médios e grandes precede a deposição de ovos, e sua patogênese é incerta.

Apesar desses aspectos assinalados, não há evidências que possam atribuir aos vermes as principais alterações patológicas encontradas na esquistossomose. Aparentemente, os vermes são tolerados pelo organismo do hospedeiro e, enquanto vivos, não produzem efeitos mecânicos, irritativos ou tóxicos. Não há indícios de produção de toxinas, inclusive em experiências utilizando-se animais parabióticos. O pigmento esquistossomótico estimula a hiperplasia das células do sistema fagocitário, mas é uma substância incapaz de produzir inflamação ou fibrose, processos patológicos fundamentais na esquistossomose. Nesse sentido, vale a pena mencionar uma observação feita em uma área endêmica. Em Caatinga do Moura foram capturados preás (*Cavia aperea aperea*) infectados, em média, com 259 esquistossomos, quantidade que em relação ao homem representa enorme carga parasitária. Nos cavídeos faltam substâncias necessárias à maturação dos ovos por isso não produzem granulomas. Esses animais também não apresentavam hepatite, fibrose ou outras lesões vasculares da esquistossomose.

A grande importância dos vermes na patogenia da esquistossomose é que deles depende a carga parasitária, e esta ação indireta relaciona-se à quantidade de ovos que eliminam.

Os vermes mortos desencadeiam lesões graves, obstrutivas, com necrose e inflamação, seguidas de cicatrização. Contudo, em camundongos com esquistossomose, os tratados sobrevivem aos não tratados, e as lesões em decorrência da morte dos vermes resolvem-se por completa reabsorção. Em pacientes tratados, esporadicamente, a morte dos vermes pode causar piora da insuficiência hepática por descompensação, elevação da pressão porta com hemorragia digestiva, deterioração da circulação pulmonar com *cor pulmonale* agudo, pneumonite, asma brônquica e choque anafilático ou vasculite generalizada. Todavia, o que se vê, habitualmente, é a melhora dos pacientes tratados.

Há permanente regulação em todos os estágios da infecção entre o parasita buscando sua sobrevivência e os meios de defesa do hospedeiro. O parasita tem de desenvolver mecanismos contínuos de escape para os seus diferentes estágios. Ao passar de esquistossômulo a verme adulto, a membrana se torna multilaminada e sofre transformações que a tornam, progressivamente, menos vulnerável à ação do complemento, de anticorpos e dos polimorfonucleares. O verme adulto resiste melhor às defesas do hospedeiro, sendo que uma das explicações para isso é a chamada imunidade concomitante, segundo a qual os vermes adultos criariam uma barreira contra as novas formas invasoras, mas não contra eles próprios. O verme incorporaria antígenos do hospedeiro ou os sintetizaria. O esquistossomo inibe, também, o sistema hemostático do hospedeiro, podendo liberar mediadores imunofarmacológicos capazes de influir na modulação das reações imunopatológicas.

OVOS

Dos ovos depositados na parede intestinal, somente uma pequena porcentagem é eliminada pelas fezes. A maior parte fica retida nos tecidos sob a forma imatura ou madura. Muitos permanecem na própria parede do intestino; alguns são levados pela corrente sanguínea e ficam encalhados no fígado, podendo certo número atingir os pulmões e, mais raramente, outros órgãos, como o estômago, miocárdio, pâncreas, testículos, cérebro, medula óssea, baço, rins etc.

Os ovos imaturos aparentemente não provocam reação nos tecidos, sendo absorvidos por macrófagos depois de mortos. Os ovos maduros e vivos podem ser vistos ainda sem apresentar reação ao derredor; contudo, antes de morrer, produzem uma típica reação nos tecidos, a qual constituirá o característico granuloma esquistossomótico, também chamado tubérculo, pseudogranuloma, pseudotubérculo ou nódulo fibroso (Figura 96.8). O miracídio secreta substâncias tóxicas e antigênicas. Se a histólise não eliminar o ovo, há infiltração celular, posteriormente transformada em cápsula fibrosa envolvendo o ovo, enquanto células gigantes, do tipo Langerhans ou de corpo estranho, destroem a casca. A desintegração do miracídio acelera a liberação de substâncias histolíticas e também antigênicas, podendo aparecer uma área de necrose no centro do granuloma. O granuloma tem 1 mm ou mais de diâmetro e, no decorrer de sua evolução, ele se transforma em minúscula escara fibrosa que acaba desaparecendo. O granuloma é o mecanismo com que o hospedeiro procura localizar, neutralizar e absorver o ovo e seus produtos. O papel patogênico desempenhado pelo ovo não ocorre por conta somente das múltiplas lesões desse tipo, em virtude dos granulomas, com sua consequente obstrução vascular e neoformação de vasos e reações imunitárias. Antígenos secretados pelos ovos poderão circular e ser depositados em tecidos, representando a causa importante na produção de fibrose.

Por isso, o estudo dos granulomas tem merecido especial atenção dos interessados na patogenia da esquistossomose. Os ovos têm sido relacionados à produção da fibrose periportal (fibrose de Symmers), da arterite pulmonar esquistossomótica e de outras lesões que caracterizam outras formas anatomoclínicas da doença. Acredita-se que o ovo seja o principal fator patogênico na esquistossomose.

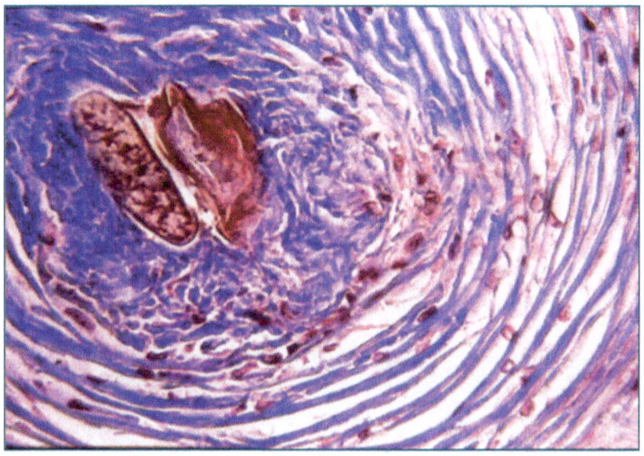

FIGURA 96.8 Granuloma em torno de dois ovos de *Schistosoma*, com grande aumento.
Fonte: Foto do Prof. Edson Reis Lopes.

Resposta do hospedeiro

A reação do hospedeiro, exercida em várias circunstâncias, é muito importante na patogenia da esquistossomose. Com relação ao ovo do *Schistosoma*, a formação do granuloma é uma resposta imunológica mediada por células e, portanto, uma forma de hipersensibilidade retardada, que pode ser suprimida por drogas, soro antilinfocítico, soro antimacrofágico, timectomia neonatal etc. A formação do granuloma pode ser acelerada em animais sensibilizados e esta sensibilização ser transferida por células de baço ou de gânglio linfático.

Além do papel desempenhado pelo hospedeiro na resistência e na suscetibilidade às reinfecções, a resposta imune está intimamente vinculada à morbidade na esquistossomose. A regulação da fibroplasia, que resulta na deposição em excesso de tecido conjuntivo, composto principalmente de colágeno e que é o processo fundamental na instalação e manutenção da fibrose periportal, está associada ao perfil das citocinas, e é influenciada por genes. Estes regulam a síntese do colágeno. Experimentalmente, raças diferentes de camundongos podem produzir graus diversos de fibrose. Fatores genéticos interferem na aparição da forma hapatoesplênica, como se pode inferir pela concentração desses doentes em determinadas famílias, chegando a estigmatizá-las pela frequência das hematêmeses. Tal concentração é maior quando a mãe é hepatoesplênica. O estudo de heredogramas em famílias de áreas endêmicas tem mostrado que a influência genética quanto ao desenvolvimento da hepatoesplenomegalia não sugere herança mendeliana simples, mas provavelmente multifatorial e, possivelmente, poligênica. Em populações de áreas endêmicas há maior consanguinidade entre os hepatoesplênicos, que aumenta a proporção de genes homozigotos, com consequente exacerbação de caracteres recessivos. Outra observação no mesmo sentido é a menor frequência das formas hepatoesplênicas nos indivíduos negros, embora adquiram a infecção na mesma frequência e intensidade e vivam em piores condições socioeconômicas. A regressão da hepatoesplenomegalia após o tratamento específico da esquistossomose é oito vezes mais provável de ocorrer nos não brancos do que nos brancos.

Condições associadas

Algumas condições ligadas ao ambiente, hábitos de vida, hospedeiros intermediários, evidentemente exercem fundamental influência na morbidade da doença, mas suas consequências são no sentido de alterar as reinfecções ou a carga parasitária.

Outras, como desnutrição, alcoolismo e certas infecções podem exercer influência sobre a morbidade, como a hepatite por vírus e as salmoneloses.

Quanto à desnutrição, as informações disponíveis sinalizam em sentido contrário, indicando que uma dieta deficiente, em animais, pode reduzir a quantidade de ovos postos pelos vermes, diminuir o tamanho ou mesmo abolir a formação dos granulomas e suprimir a fibrose periportal. Ademais, antigamente, era comum os casos com hipertensão porta ou pulmonar esquistossomóticos em pessoas de nível socioeconômico elevado, o que agora é mais raro, em virtude do melhor conhecimento do modo como se adquire a doença.

Sobre o álcool, até certo ponto, ocorre fato semelhante. Há informações experimentais indicando que o álcool etílico diminui a resposta imune aos ovos de *S. mansoni*, causando diminuição no número de vermes, na oviposição, na formação do granuloma e do grau de fibrose.

No homem, em áreas endêmicas, especificamente nos alcoólatras é menor a prevalência de exames de fezes positivos, não altera a quantidade de ovos nas fezes e há menos pacientes com a forma hepatoesplênica. Assim, tanto o alcoolismo quanto a hepatite por vírus, as salmoneloses e outras infecções não parecem influir na instalação da forma hepatoesplênica da esquistossomose, mas facilitam sua descompensação.

PATOLOGIA

ESQUISTOSSOMOSE AGUDA

Na esquistossomose aguda, o baço e o fígado podem aumentar de volume. No reto e no sigmoide, observam-se edema grave, eritema, hemorragias, petéquias, pequenas ulcerações e elevações puntiformes. O dano básico é uma vasculite granulomatosa obliterante. Os granulomas são encontrados em vários órgãos, principalmente nos intestinos e no fígado. Nos intestinos há irritação da mucosa pela presença de ovos com edema e pontilhado hemorrágico. No fígado, são vistos focos intralobulares de necrose e necrobiose, com destruição de hepatócitos, infiltração porta de histiócitos, eosinófilos, linfócitos, hiperplasia e hipertrofia das células de Kupffer. No baço, há hiperplasia dos cordões de Billroth, eosinofilia intensa e congestão dos seios. Nos pulmões, pode-se observar arterite necrosante.

Nas formas graves, verificou-se disseminação miliar intensa dos ovos do *S. mansoni*. Esses granulomas apresentam a característica de serem necroticoexsudativos e somente após o 110º dia de infecção entram na fase produtiva, época em que ocorre a modulação dos granulomas.

As alterações manifestadas em vários órgãos devem ser consideradas como reação do organismo a substâncias alergênicas, provenientes dos vermes ou dos ovos, produzindo um estado de hipersensibilidade. Esta tem sido demonstrada por meio da resposta imune dos pacientes.

ESQUISTOSSOMOSE CRÔNICA

Na esquistossomose crônica, são encontrados ovos, granulomas e infiltrações celulares nos intestinos, no fígado e, em menor quantidade, nos pulmões ou, até, em outros órgãos, como coração, estômago, apêndice, vesícula biliar, pâncreas, peritônio, rins, bexiga, testículos, ovários, útero, sistema nervoso e gânglios linfáticos. O encontro de ovos, com ou sem granuloma, muitas vezes depende da insistência com que são procurados. A fibrose, as alterações vasculares e outras lesões podem não existir ou serem em discretas ou focais. Mas, em certas circunstâncias, as lesões se intensificam, alteram a estrutura do órgão e é possível que surjam, desse modo, as formas graves da doença.

As formas graves estão associadas a lesões intensas e extensas e são as responsáveis pela gravidade da doença, embora, esporadicamente, pequenas lesões, pela sua localização especial – por exemplo, em certas partes do sistema nervoso – possam gerar manifestações graves.

FÍGADO

O fígado se torna mais duro e o seu lobo esquerdo, com frequência, é maior do que o direito. A lesão básica está em torno do tecido conjuntivo que circunda os ramos intra-hepáticos da veia porta, produzindo flebite e peripileflebite, que levam à perda da elasticidade dos vasos. A injeção de contraste e o molde do sistema porta mostram a rica rede de capilares limitada à zona periportal, porém não servindo de novas vias para o sangue porta. Essa bainha fibrosa, densa, em torno dos vasos (Figura 96.9), tem aspecto cicatricial e provoca a retração da cápsula de Glisson em certos pontos, dando à superfície externa do fígado um aspecto nodular (Figura 96.10); na verdade, o que se vê são protuberâncias, pseudonódulos, pois eles não estão circundados por tecido conjuntivo. A retração poderia ser devida aos miofibroblastos, dotados de capacidade contrátil e possíveis remodeladores da fibrose portal. No espaço de Disse, há depósitos de material e colágeno fibrilar na membrana basal subendotelial, com capilarização dos sinusoides. A estrutura lobular permanece conservada, salvo em alguns casos, quando há áreas focais de necrose ou nódulos regenerativos, na provável dependência de trombos intra-hepáticos ou de isquemia após hemorragias digestivas maciças. Na esquistossomose não há, portanto, cirrose, e sim fibrose. O aspecto típico se mostra, ao corte, quando os grandes e fibrosos espaços-porta, cortados em diferentes incidências, aparecem como manchas brancas circundadas por parênquima hepático (Figura 96.11). Essa lesão hepática é chamada fibrose periportal ou fibrose de Symmers, sendo aceita como peculiar à esquistossomose. Os ovos de esquistossomo e respectivos granulomas podem ser vistos em abundância nos espaços porta e, mais raramente, dentro dos lóbulos. Após a extinção da atividade parasitária, os ovos e os granulomas podem desaparecer completamente, permanecendo, no entanto, as lesões da fibrose de Symmers. Na necropsia dos indivíduos com hipertensão porta esquistossomótica, não é raro o encontro de trombose do tronco principal da veia porta.

ESÔFAGO

A fibrose hepática leva à hipertensão porta, e esta, ao aparecimento de varizes no esôfago.

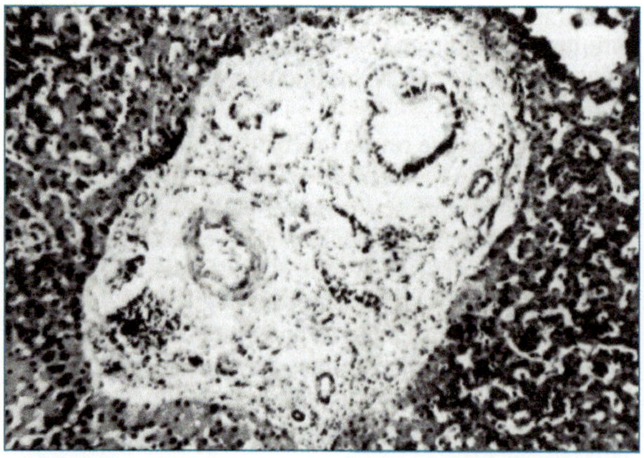

FIGURA 96.9 Fígado com fibrose de Symmers. Fibrose periportal esquistossomótica com destruição de veia porta e persistência da artéria. Presença de ovo de *S. mansoni* (HE 150×).
Fonte: Acervo da autoria.

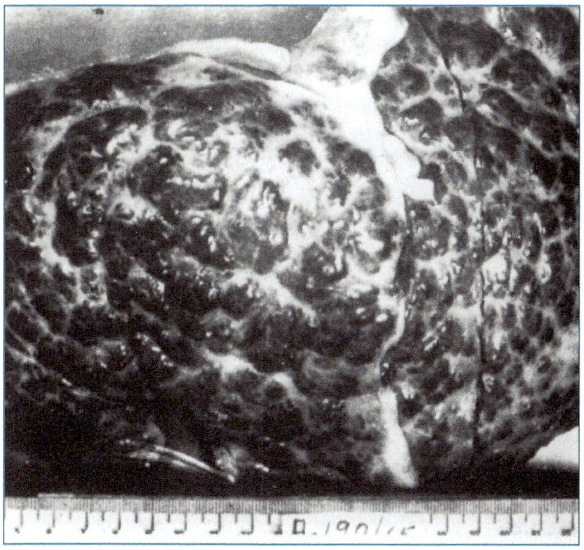

FIGURA 96.10 Fígado com fibrose de Symmers. Superfície externa mostrando retrações e pseudonodulação.
Fonte: Acervo da autoria.

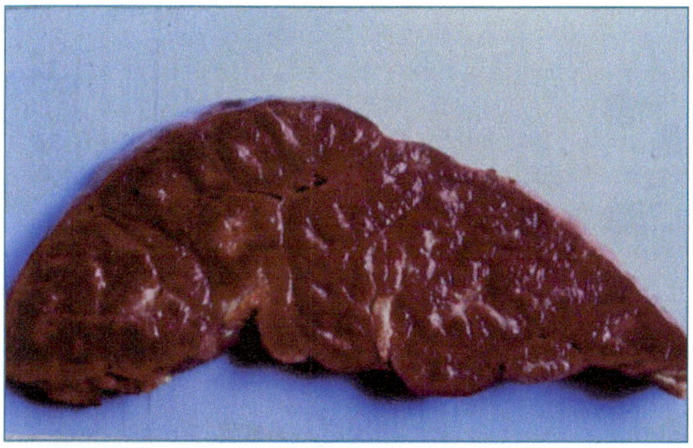

FIGURA 96.11 Fígado com fibrose de Symmers. Aspecto de superfície de corte.
Fonte: Acervo da autoria.

BAÇO

Em muitos casos com fibrose de Symmers, o baço aumenta de volume, em virtude da congestão determinada pela hipertensão porta e à hiperplasia dos elementos reticuloendoteliais. As lesões microscópicas encontradas são indistinguíveis das vistas nas chamadas esplenomegalias esclerocongestivas.

Quando a fibrose de Symmers é recente, há, no baço, predomínio da hiperplasia celular sobre a congestão.

PULMÕES

Têm sido descritas lesões parenquimatosas pulmonares relacionadas com a presença de ovos em grau suficiente para produzir sintomas. A morte dos vermes nos pulmões pode causar áreas de condensação, constituindo a chamada "pneumonia por verme morto". Entretanto, as lesões mais importantes se localizam nos vasos pulmonares (Figura 96.12) e são capazes de levar à hipertensão pulmonar e hipóxia, esta última, na dependência de *shunts* ainda não completamente esclarecidos. O ovo, pelas secreções do miracídio, parece ser o agente causador de arteriolite necrosante que destrói a íntima e leva à obliteração vascular. O tecido oclusor se canaliza, e os vasos recém-formados se dilatam, às vezes ultrapassando os limites originais da artéria e produzindo a chamada lesão angiomatoide. Os vasos localizados perto dessa área de arterite exibem hipertrofia da camada média. A multiplicação de lesões semelhantes explica a hipertensão pulmonar. Esta, por sua vez, qualquer que seja a etiologia, é capaz de produzir outras alterações, como trombos hialinos e arterite fibrosa e necrosante. O conjunto compõe o quadro anatomopatológico designado como arterite pulmonar esquistossomótica.

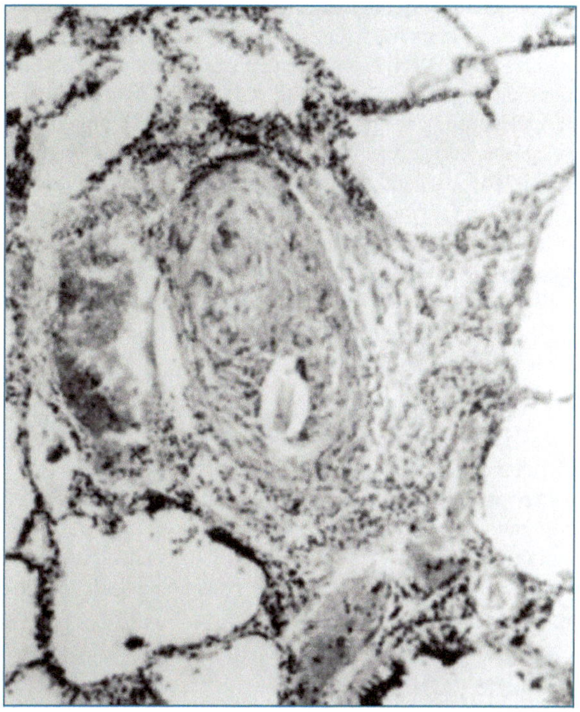

FIGURA 96.12 Arterite pulmonar esquistossomótica (HE 350×).
Fonte: Acervo da autoria.

A hipertensão pulmonar pode produzir, ainda, dilatação e aneurisma dos ramos arteriais, arteriosclerose, oclusão trombótica dos grandes vasos e hipertrofia do ventrículo direito. A insuficiência cardíaca resultante constitui o chamado *cor pulmonale*.

Vários autores têm discutido os caminhos pelos quais os ovos alcançam os pulmões, onde a ovopostura não parece ser habitual. Como na hipertensão porta se multiplicam as comunicações entre a circulação porta e a sistêmica, estas vias devem ser as principais rotas seguidas pelos ovos.

A existência de fístulas arteriovenosas nos pulmões explicaria a síndrome cianótica da esquistossomose.

INTESTINOS

Nos intestinos foram descritas lesões poliposas e ulcerações extensas que, no passado, já não o eram e, principalmente agora, não são frequentes no Brasil. A fibrose peri-intestinal aparece em 11,2% das necropsias dos hepatoesplênicos.

Uma forma grave é a pseudoneoplásica, com intenso componente fibroso, localizada principalmente no cólon descendente e sigmoide, formando uma massa endurecida, crescendo da serosa para a cavidade abdominal ou da submucosa para a luz intestinal e, outras vezes, com predomínio intramural. Essas lesões podem obstruir a luz intestinal. As lesões estenosantes no reto ainda não tiveram prova definitiva de sua exclusiva origem esquistossomótica.

RINS

O exame histopatológico revela a presença de glomerulonefrite em cerca de 10 a 12% dos pacientes hepatoesplênicos, podendo aparecer mesmo em alguns hepatointestinais. O tipo de lesão mais encontrado é a glomerulonefrite crônica membranosa e proliferativa generalizada, com expansão do mesângio e acentuação lobular. A imunofluorescência evidencia depósitos de IgC, IgM, IgF, IgA e C_3 no mesângio e na membrana basal. O segundo tipo de lesão mais encontrado é a esclerose focal glomerular. Todo tipo de glomerulopatia tem sido encontrado nos esquistossomóticos, mas não se sabe, ao certo, se todos são provocados pela parasitose. A glomerulopatia esquistossomótica pode ser reproduzida em animais e é explicada por imunocomplexos.

SISTEMA NERVOSO

Os ovos podem produzir infiltrado perivascular, granulomas, endarterite, tromboses, desmielinização ou degeneração axonal à distância. Pode haver arterite necrosante fibrinoide das pequenas artérias cerebrais, em razão dos granulomas ou deposição de imunocomplexos. A presença de muitos granulomas e fibrose pode resultar em lesão tumoral. Na medula espinal, a deposição de ovos pode produzir congestão das meninges e edema.

FORMAS CLÍNICAS

O amplo espectro clínico das formas de apresentação da esquistossomose, embora obedeça algumas classificações, tem ampla variabilidade, envolvendo faixa etária, procedência, comorbidades, aspectos familiares, tempo de evolução, além de outros aspectos. Portanto, a necessidade de dezenas de classificações já indica que nenhuma delas satisfaz plenamente. A doença pode ser classificada de vários modos, conforme o critério estabelecido. Com base na atividade parasitária, ela pode ser ativa, se há vermes vivos ou inativa, se a infecção foi extinta persistindo somente algumas de suas consequências. Analisando sob o ponto de vista da sintomatologia, pode ser assintomática (infecção) ou sintomática (doença). E quanto à gravidade dos sintomas, ela pode ser leve ou grave.

Para fins didáticos vamos considerar o aspecto evolutivo e dividir a infecção em fases, aguda ou inicial e crônica, ambas com suas formas clínicas. Considerando-se a localização topográfica, na fase crônica temos as formas anatomoclínicas, sem implicar que vermes ou ovos devam, necessariamente, ser encontrados no órgão, como sucede no rim e no baço. Também o simples encontro de ovos ou granulomas em um órgão não justifica uma forma anatomoclínica.

Assim, na fase crônica temos formas fundamentais, a hepatointestinal e a hepatoesplênica, e formas acessórias. Estas podem ser tópicas ou ectópicas (fora do setor portopulmonar). Todo doente, em princípio, deve ser incluído em uma das duas formas fundamentais, principalmente para uso epidemiológico, em trabalho de campo. Em algumas ocasiões, certas exteriorizações clínicas tornam-se muito evidentes ou assumem uma individualização, muitas vezes relegando para plano secundário a forma fundamental. Entre as formas acessórias, destacamos a pulmonar, a pseudoneoplásica, a neuroesquistossomose, a nefropatia, a panvisceral e as associações mórbidas.*

ESQUISTOSSOMOSE AGUDA OU INICIAL

Nesta fase, podemos considerar as manifestações do período pré-postural e as que surgem após o início da postura. Após a penetração das cercarias, pode haver prurido, seguido de exantema papuloeritematoso. Alguns pacientes não mencionam prurido que, no entanto, é muito frequente nos indivíduos expostos às reinfecções.

O período de incubação quase sempre se situa em torno de 1 a 2 meses e é assintomático, embora, em alguns pacientes, haja pródromos com astenia, cefaleia, anorexia, mal-estar e náuseas. O início é, em geral, abrupto, com febre, muitas vezes acompanhada de cefaleia, calafrios, sudorese, astenia, anorexia, mialgenia, tosse e diarreia. A temperatura, amiúde, atinge 39 °C, não sendo contínua; com frequência, baixa a menos de 37 °C durante alguns dias, principalmente pelas manhãs. Sua duração é longa, muitas vezes ultrapassando um mês e, não raro, dois, desaparecendo por lise. Ocasionalmente, a febre é acompanhada de delírio. Os calafrios e a sudorese são constantes e repetidos, e a intensidade da última desperta a atenção. Febre, calafrios, prostação e sudorese fazem parte do estado toxêmico instalado nessa fase. A tosse se acompanha de espasmo brônquico, podendo haver crises asmáticas e áreas de broncopneumonia, achados indistinguíveis dos encontrados na eosinofilia infiltrativa. Náuseas e vômitos são comuns. Ocorre diarreia e, não raro, disenteria, muitas vezes prolongada e com sensação de desconforto epigástrico, dores abdominais e distensão do abdome.

* *Nota do Editor Científico:* O Quadro 96.1 resume as principais formas clínicas evolutivas.

QUADRO 96.1 Formas clínicas evolutivas da esquistossomose mansônica.

- Forma aguda ou inicial
- Forma hepatointestinal
- Forma hepatoesplênica
  - sem hipertensão portal
  - com hipertensão portal
    - compensada
    - descompensada
      - ascite e edemas
      - varizes de esôfago
      - hiperesplenismo
      - circulação venosa visível
- Forma pulmonar – e/ou síndrome cianítica
- Formas ectópicas: rim, baço, SNC, panvisceral
- Formas pseudotumorais
  - Associada
    1. Hepatites virais B e C
    2. *S. typhi* (Enterobacteriose septicêmica prolongada)

Quase nunca faltam algumas das manifestações de hipersensibilidade, como urticária, prurido generalizado, edema da face, placas eritematosas ou lesões purpúricas, explicados por aumento da fragilidade capilar. O emagrecimento é regra na fase aguda da esquistossomose. Com frequência, o fígado aumenta de volume e é doloroso à palpação, em consequência do infiltrado celular e edema. Em geral, o baço é palpável e pode até ultrapassar a borda costal, mas nunca atingir o tamanho das formas crônicas avançadas. A hepatoesplenomegalia comumente desaparece em alguns meses, mesmo sem tratamento. Há micropoliadenia. Esplenomegalia e linfodenopatia podem representar uma reação imunitária.

O exame de sangue revela leucocitose, alcançando até 50 mil leucócitos por mm^3, e eosinofilia de 20 ou 30%, podendo ultrapassar 70%. As globulinas se elevam à custa da fração gama, e a velocidade de sedimentação das hemácias está aumentada. O mielograma mostra hiperplasia da série eosinofílica.

A fase aguda nem sempre se apresenta com a plenitude mencionada, sendo frequentes as formas leves, com diarreia, febrícula, cefaleia, sudorese, astenia, anorexia e emagrecimento, ou mesmo assintomática.

Têm sido descritas manifestações agudas em doentes com esquistossomose crônica em virtude da reinfecção.

Excepcionalmente, os pacientes desenvolvem quadros clínicos mais graves, com icterícia, coma ou abdome agudo. É a chamada forma aguda toxêmica.

Os casos de esquistossomose aguda não são de moradores em áreas endêmicas. Geralmente são pessoas, principalmente jovens, que esporadicamente entram em contato com águas contaminadas.

Em áreas endêmicas onde não há água potável disponível, o contato com as águas contaminadas se inicia após o nascimento. Nessas circunstâncias, a fase aguda passa despercebida, é assintomática, geralmente com pouca ou nenhuma eosinofilia e pequeno número de ovos nas fezes. Essa é a regra nas áreas em que se vive em permanente contato com os focos de infecção. A carga parasitária vai aumentando em decorrência da continuada exposição às reinfecções. Como nesses doentes não há sintomas, esta fase, em vez de aguda, seria melhor chamada de inicial.

A resposta do organismo após algum tempo é modulada e a doença caminha para a fase crônica.

ESQUISTOSSOMOSE CRÔNICA

Forma hepatointestinal

É a forma clínica habitual, geralmente sem hipertensão porta, com que se apresenta a grande maioria de pacientes esquistossomóticos. Ela compreende os pacientes também classificados como intestinais ou assintomáticos. É difícil precisar com segurança o seu quadro clínico, pois pacientes, em geral, são portadores de outras condições, principalmente parasitárias, que também podem produzir sintomatologia. Os resultados dos questionários submetidos a populações de baixo nível de vida e parasitadas por *S. mansoni*, quando comparados com os de outras sem a parasitose, não revelam diferenças apreciáveis. Por outro lado, como acentua Meira, as pessoas mais cultas e que conhecem a doença são mais propícias a ficar sugestionadas. Talvez a melhor maneira de deslindar as queixas, ainda que sujeita a erros, seja verificar quais delas se beneficiam com o tratamento específico.

A diarreia é a manifestação mais comum, assinalada em cerca de metade dos pacientes. Ela é periódica, na maioria das vezes, com intervalos de semanas e durando poucos dias. Não é raro vir com sangue, muco e tenesmo e alterar-se com a obstipação. Alguns pacientes referem estrias sanguíneas nas fezes e, menos amiúde, enterorragias. Outros mencionam dores abdominais, principalmente nos hipocôndrios e na fossa ilíaca esquerda, dificuldade de digestão para certos alimentos, náuseas e, raramente, vômitos e flatulência. Cada uma das seguintes queixas é citada pela terça parte dos doentes: tontura, nervosismo, cefaleia, falta de ar e emagrecimento. Também são frequentes a insônia, astenia, amnésia, sonolência, principalmente pós-prandial, mialgias e, mais raramente, anorexia, extremidades frias, azia, palpitações, sudorese, impotência, prurido anal e rinite. Muitos doentes são assintomáticos e ignoram sua moléstia, mesmo em idade avançada. Sempre há possibilidade de surgirem os sintomas, às vezes abruptamente. A palpação do abdome pode revelar dores vagas, principalmente no trajeto do cólon descendente, fígado impalpável ou flácido e baço impalpável.

Embora essa forma seja benigna e com lesões leves, isso nem sempre acontece, pois pode haver casos de forma hepatointestinal com lesões avançadas, tanto nos intestinos como no fígado. Nos intestinos, certos doentes apresentam o sigmoide endurecido (corda sigmoide), outros têm colite, estenose intestinal, apendicite, pólipos, fibrose perintestinal ou pericólica.

Quanto ao fígado, é comum ver doentes apresentando fígado duro, nodular e com proeminência do lobo esquerdo e sem esplenomegalia. A biópsia hepática, além dos granulomas, pode mostrar fibrose septal e porta e inflamação porta; esta, às vezes, invadindo as bordas do parênquima hepático. A ultrassonografia vem mostrando que esses pacientes são mais frequentes do que se pensava. Como somente cerca de 14% apresentam hipertensão porta, e, muito raro, hematêmese, dificilmente eles são diagnosticados, apesar de sua grande frequência nas áreas endêmicas.

Os exames hematológicos revelam eosinofilia sanguínea, ocasionalmente muito elevada, mas, em geral, menor do que na fase aguda. Em nossos casos, quando havia anemia, era predominantemente do tipo macrocítico hipocrômico. As provas de função hepática estão normais, podendo as relacionadas com o metabolismo proteico apresentar-se alteradas.

No exame retossigmoidoscópico, a mucosa se mostra normal em quase metade dos pacientes e, em outros, nota-se um aspecto granuloso, congestão, hiperemia, pontilhado hemorrágico e sangramento fácil. O exame radiológico do intestino grosso pode evidenciar espasmos, edema da mucosa ou sinais de atonia intestinal.

Forma hepatoesplênica

É a forma grave mais importante da esquistossomose e, habitualmente, é usada como principal marcador de morbidade da doença. A importância dessa forma anatomoclínica se deve ao fato de ela estar associada à hipertensão porta. Tal circunstância muda o prognóstico da doença que, de outro modo, excetuando-se a possibilidade do aparecimento de lesões ectópicas, não seria muito diverso do de outras parasitoses intestinais. Além do problema da hipertensão porta *per se*, com as hemorragias, infantilismo e hiperesplenismo, aumentam os riscos de complicações, como hipertensão pulmonar, nefropatia, coinfecções etc.

A hipertensão porta é causada pela fibrose periportal em grau avançado. Os pacientes com a forma hepatoesplênica esquistossomótica apresentam as queixas já descritas, para a forma hepatointestinal, acrescidas das inerentes à nova situação criada no fígado.

As hemorragias digestivas, principalmente as hematêmeses, constituem as manifestações clínicas mais importantes dessa forma da doença. Às vezes, são motivadas pela ingestão de comprimidos de aspirina. Guardam certa proporcionalidade com o grau de hipertensão porta. A hematêmese pode vir de modo inesperado ou ser precedida de astenia ou desconforto epigástrico. Como consequência imediata, surgem lipotimia, sonolência, sede, sudorese, palidez, diminuição de volume do baço (às vezes muito acentuado), seguindo-se, no outro dia, febre, eliminação de fezes semelhantes à borra de café e, posteriormente, quando a espoliação sanguínea é grave, edema e ascite. A melena é rara na ausência de hematêmese, mas alguns doentes a apresenta isoladamente ou com enterorragia, inclusive fatal.

A circulação colateral superficial pode ser vista em alguns doentes, sobretudo quando apresentam ascite. O tipo mais comum é a porto-cava. Embora, em um ou outro paciente, ela seja acentuada, na maioria é discreta ou ausente, em contraste com a frequência da abundante circulação colateral profunda. A ascite consequente às perdas sanguíneas volumosas tem como característica a pronta resposta ao tratamento.

A palpação do abdome revela a hepatomegalia e a esplenomegalia. Temos chamado a atenção para a importância do endurecimento do fígado, considerada uma característica da esquistossomose com hipertensão porta. O órgão tem borda cortante e, com frequência, superfície nodular. Nessa forma da doença, o lobo esquerdo pode apresentar-se proeminente, e essa configuração tem significado diagnóstico (Figura 96.13). O volume do fígado aparentemente regride com a evolução da doença. A icterícia, os angiomas estelares, o eritema palmar, a ginecomastia, a diminuição da massa muscular e outras manifestações de insuficiência hepática grave são raros na esquistossomose com hipertensão porta; às vezes, surgem na fase terminal da doença (Figura 96.14) ou em consequência de operações de derivação porto-cava.

A esplenomegalia pode ser discreta ou grave. Raramente o órgão ultrapassa a cicatriz umbilical. O eixo de seu crescimento se orienta, na maioria das vezes, no sentido oblíquo, em direção à fossa ilíaca direita, podendo, no entanto, situar-se no sentido vertical ou no horizontal.

Certos pacientes com hipertensão porta esquistossomótica e esplenomegalia apresentam atraso de crescimento, ausência de caracteres sexuais secundários e hipoplasia genital; nesses casos de infantilismo, encontra-se deficiência gonadotrópica (Figura 96.13). A amenorreia é comum. Febrícula e picos febris não muito elevados são frequentes.

Alguns hepatoesplênicos desenvolvem trombose porta que passa despercebida ou produz sintomas, às vezes intensos, com dor e distensão abdominal e ascite, regredindo após alguns dias.

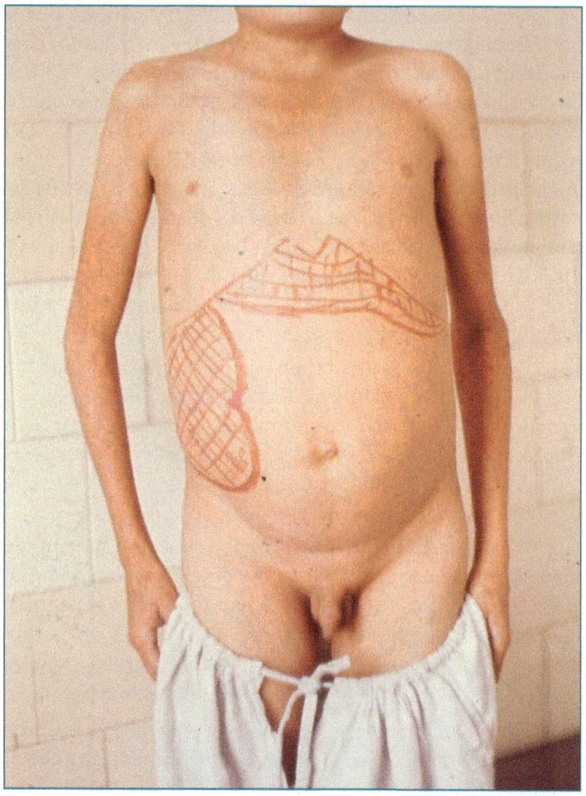

FIGURA 96.13 Paciente com forma hepatoesplênica da esquistossomose, com infantilismo.
Fonte: Acervo da autoria.

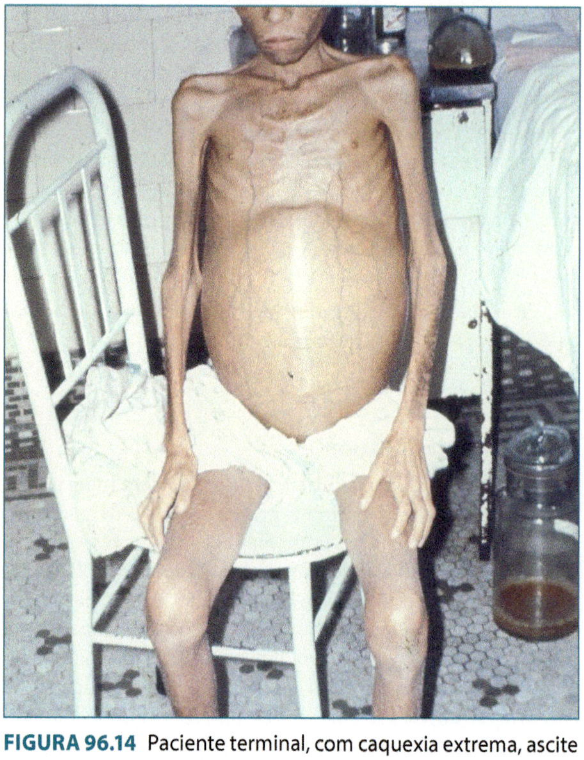

FIGURA 96.14 Paciente terminal, com caquexia extrema, ascite volumosa e circulação venosa visível, palidez intensa, colúria.
Fonte: Acervo da autoria.

Os exames complementares são importantes nessa forma clínica. A presença de varizes do esôfago constitui modo prático de revelar a hipertensão porta, e podem ser vistas na esofagoscopia. Elas se localizam, principalmente, no terço inferior do órgão, podendo ser encontradas também no estômago. A peritoneoscopia permite visualizar o aspecto do fígado e da circulação intra-abdominal. A esplenoportografia coloca em evidência a imagem de grande parte do sistema porta, extra e intra-hepática, e da circulação hepática (Figura 96.15). A esplenoportografia poderá mostrar o seguinte: no sistema vascular extra-hepático, o aumento de calibre e a tortuosidade das veias, a circulação colateral e a inversão do fluxo sanguíneo; no sistema vascular intra-hepático, a tortuosidade, a irregularidade de distribuição, as reduções bruscas de calibre das veias intra-hepáticas e, excepcionalmente, o manguito capilar em torno dos vasos; no enchimento dos sinusoides hepáticos, a opacificação não homogênea e a consequente diminuição da circulação colateral transepática. Quase sempre, o colecistograma é negativo.

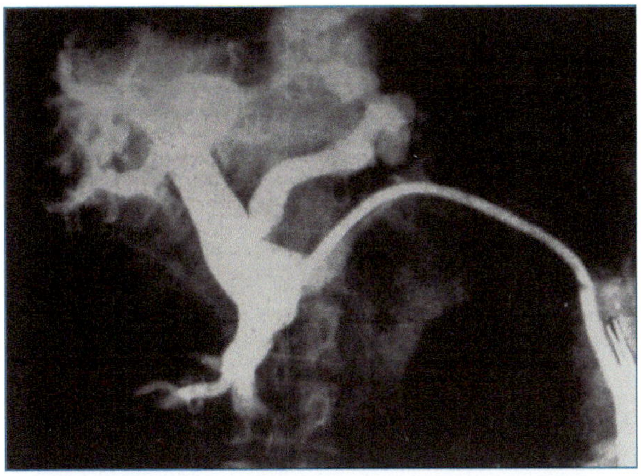

FIGURA 96.15 Portografia operatória em paciente com hipertensão porta esquistossomótica. Grande calibre e tortuosidade das veias do sistema porta e circulação colateral.
Fonte: Acervo da autoria.

A ultrassonografia pode fornecer informações sobre o sistema porta, mostrando as obstruções, o calibre das veias, o espessamento de suas paredes (Figura 96.16) e a circulação colateral, com a vantagem de ser um método não invasivo e de baixo custo. Os aparelhos portáteis permitem fazer exames em áreas endêmicas. É a melhor maneira de se evidenciar o patognomônico espessamento periportal. A ultrassonografia ou a ressonância magnética são imprescindíveis para o diagnóstico de certeza da fibrose de Symmers. Fornece, ao mesmo tempo, informações sobre o tamanho do fígado e do baço, sobre a vesícula biliar, o pâncreas e outros órgãos abdominais.

A pressão esplênica transparietal, que, do ponto de vista prático, reflete a pressão porta, está quase sempre acima de 200 mm de água. Ao contrário do que sucede na cirrose de Laennec, a pressão da veia hepática ocluída é normal ou discretamente elevada, refletindo a existência de obstáculo pré-sinusoidal. Na opinião de grande parte dos autores, a volemia está aumentada pelo menos na maioria dos esquistossomóticos com hipertensão porta acompanhada de esplenomegalia. Os tempos de circulação porta reto-pulmão e duodeno-pulmão estão habitualmente retardados.

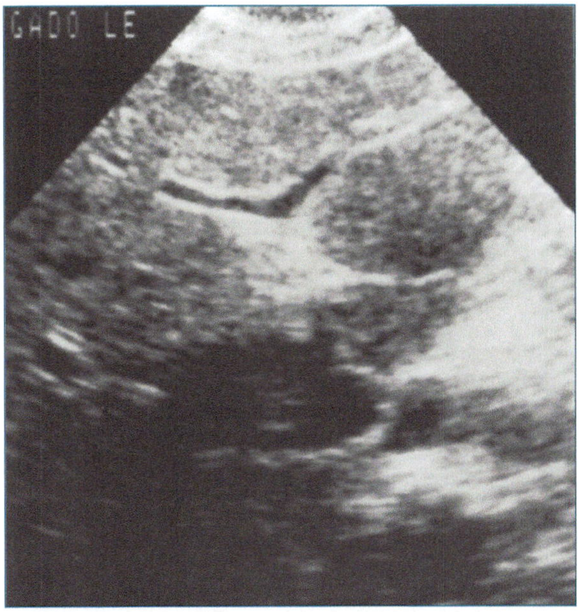

FIGURA 96.16 Ultrassonografia com espessamento periportal.
Fonte: Original do Prof. Wandir Ferreira de Souza.

Na hipertensão porta com esplenomegalia, o quadro hematológico é bem definido, caracterizando-se essencialmente pelas citopenias periféricas, isoladas ou combinadas, ao lado das alterações medulares correspondentes. O leucograma mostra leucopenia, neutropenia e eosinofilia. Frequentemente, há moderada baixa do número de eritrócitos e da hemoglobina, que se acentua após hemorragias digestivas. A vida média dos eritrócitos está diminuída. Quase sempre, os reticulócitos estão normais, embora, às vezes, ocorra reticulose. A resistência dos eritrócitos às soluções hipotônicas é normal. Na grande maioria das vezes, há diminuição do número de plaquetas, sem, contudo, atingir as cifras produtoras de hemorragias. O mielograma revela hiperplasia das séries eritroblástica e eosinofílica. Monócitos, megacariócitos, plasmócitos e células reticulares abaixo do normal. Presença do chamado bloqueio de maturação na série granulocítica, preferencialmente da fase bastonete para a de segmentado. Curva de maturação acelerada da série eritroblástica, ocasionalmente ao lado de um índice cariocinético aumentado. Atividade plaquetogenética diminuída.

A dosagem das proteínas plasmáticas mostra, habitualmente, diminuição da albumina e aumento de globulinas, sobretudo da fração gama. A velocidade de sedimentação das hemácias está acelerada. As provas de função hepática, principalmente as relacionadas com o metabolismo proteico, apresentam-se, em geral, alteradas, mas raramente a função hepática está comprometida em grau extenso. Só depois de repetidas espoliações sanguíneas, na fase terminal da doença, vê-se franco acometimento parenquimatoso do fígado.

Há hiperfosfatasemia alcalina e alguma retenção da bromossulfaleína. Pode haver aumento da atividade fibrinolítica e ativadora de plasma, alterações das funções endócrina e exócrina do pâncreas e redução da secreção pancreática; não há alteração na absorção da xilose e da glicose. Há significativo decréscimo do metabolismo da antipirina, aparentemente em virtude da circulação colateral.

O motivo pelo qual determinados doentes apresentam formas hepatoesplênicas da doença ainda não foi devidamente esclarecido. Elas constituem apanágio das áreas hiperendêmicas e não se desenvolvem quando os doentes se afastam delas. Tudo indica que na maior parte das vezes estejam relacionadas com grande número de vermes. Aqui estariam incluídas duas condições: a existência de um caramujo, bom vetor da esquistossomose, e o intenso contato das pessoas, geralmente jovens, com a água. No entanto, nem todos os indivíduos parasitados por grande número de vermes desenvolvem formas graves. Elas podem aparecer em pessoas eliminando pequeno número de ovos pelas fezes. Muitas vezes, elas aparecem em indivíduos da mesma família, o que pode ser explicado tanto sob o ponto de vista genético como pelo fato de frequentaram o mesmo ambiente. A maneira de reagir do indivíduo é outro fato que, acrescido à elevação das cargas parasitárias, condiciona o aparecimento das formas graves. Tudo se processa como se o organismo, em determinado momento, passasse a reagir de modo diferente ao estímulo que já vinha recebendo, da mesma natureza, ou, talvez, mais intenso.

Forma pulmonar

Os casos com hipertensão pulmonar esquistossomótica têm hipertensão porta, e todos os achados desta podem estar superajuntados; cerca de 25% dos hepatoesplênicos têm pressão média na artéria pulmonar superior a 20 mm de mercúrio. Quanto mais grave a hipertensão porta, maior a frequência da hipertensão pulmonar. Com o controle da morbidade da esquistossomose no Brasil, estas são formas cada vez menos observadas.

O substrato anatômico dessa forma é a arterite pulmonar esquistossomótica. A hipertensão se localiza na artéria pulmonar e, posteriormente, há aumento da pressão intracardíaca sistólica e diastólica. Por fim, instala-se o *cor pulmonale* crônico. A principal queixa dos pacientes é a dispneia, que nem sempre guarda relação com os outros sintomas. No começo, ela se evidencia somente aos esforços, mas, com o correr dos anos, pode ir aumentando até se tomar contínua. As palpitações são frequentes e acompanham a dispneia. Ambas surgem logo que a hipertensão atinge certo grau. Muitos doentes referem dor torácica, às vezes precordial, usualmente constritiva e paroxística, e tem sido atribuída à distensão dos vasos pulmonares. Manifestação curiosa e ainda não bem explicada é a síncope de esforço, que aparece, em alguns casos, durante o exercício; ela vem precedida por tonturas, turvação de visão, cefaleia e desconfortos epigástrico e precordial. Tosse e hemoptise podem surgir raramente. A cianose foi descrita como componente dessa forma clínica e, hoje em dia, sabe-se que ela é rara, a não ser em sua fase terminal. Com a evolução da doença, surgem as manifestações da insuficiência cardíaca congestiva. As queixas referidas para outras formas também são vistas nesta.

O exame físico revela os sinais dependentes do grau de hipertensão pulmonar e a resultante dilatação da artéria pulmonar e hipertrofia do ventrículo direito. Veem-se batimentos anormais do 2°, 3° e 4° espaços intercostais esquerdos e palpa-se a segunda bulha e o frêmito diastólico. O achado mais frequente de todos é a hiperfonese da segunda bulha no foco pulmonar, que, às vezes, também se apresenta desdobrada. A ausculta pode ainda evidenciar o ruído da abertura da válvula pulmonar e um sopro diastólico no mesmo foco. Em alguns casos, ouve-se sopro de Graham Steell da insuficiência pulmonar e sopro sistólico tricúspide. Pode haver pulsações epigástricas e dos vasos do pescoço. Nas fases mais avançadas, o choque da ponta do coração é desviado para a esquerda, e os sinais da insuficiência cardíaca grave são vistos.

O exame radiológico é de extrema importância na evidenciação dessa forma clínica, revelando a dilatação do cone e do tronco da artéria pulmonar e a acentuação da trama vascular. Há alargamento da sombra hilar, especialmente à direita, a qual se assemelha a uma grande vírgula e, às vezes, alcança dimensões de um aneurisma. O arco médio, representado pelo cone da artéria pulmonar, está abaulado ou, pelo menos, retificado. O ventrículo direito pode estar aumentado, produzindo crescimento do diâmetro transverso do coração. A radiografia em oblíqua anterior direita delimita bem a projeção da artéria pulmonar no espaço retroesternal; em oblíqua anterior esquerda, vê-se a artéria pulmonar esquerda e, quando há aumento acentuado do ventrículo direito, também sua projeção no espaço retrocardíaco, simulando o aumento do ventrículo esquerdo. A radioscopia mostra a típica pulsatividade da artéria pulmonar direita dilatada. A angiocardiografia confirma os achados e demonstra, em certos casos, o aspecto tortuoso e irregular de alguns vasos pulmonares periféricos. A ecografia pode ser útil no diagnóstico.

Os estudos hemodinâmicos evidenciam aumento da resistência arteriolar e pressão arteriolar ocluída normal. Após exercício, há elevação da pressão média, aumento da resistência arteriolar pulmonar e somente leve aumento do fluxo sanguíneo pulmonar, mostrando a perda de capacidade de adaptação dos pequenos vasos pulmonares.

O tempo de circulação pulmonar pode estar retardado. A saturação de oxigênio arterial é normal, mas nem sempre alcança 100% após a inalação de oxigênio puro, devido às derivações estabelecidas da direita para a esquerda. O eletrocardiograma não apresenta anormalidades antes do aparecimento de hipertrofia ventricular direita e, às vezes, mesmo após o início desta. O ritmo é normal e é raro surgir fibrilação auricular. Na maioria dos casos, não há alterações de onda P. O eixo elétrico desvia-se para a direita. Os sinais de sobrecarga ventricular apresentam-se, de início, com chanfradura dos complexos QRS. É comum a inversão da onda T em D2, D3, AVF e nas derivações precordiais direitas, sugestiva de lesão do miocárdio. O segmento S-T pode estar deprimido e convexo nas derivações que refletem a atividade do ventrículo direito. O eletrocardiograma é um bom indicador da progressão da doença.

As lesões parenquimatosas pulmonares podem ser micronodulares, comprometendo de modo difuso o parênquima ou sob a forma de nódulos maiores, macronodular, envolvendo estruturas bronquiolares e vasculares, podendo produzir bronquiectasias com hemoptises.

As lesões são reveladas pelo exame radiológico do tórax.

SÍNDROME CIANÓTICA

Na hipertensão pulmonar esquistossomótica, não há lesão parenquimatosa ou capilar, e a cianose não constitui uma manifestação clínica importante. Apesar de referida em alguns casos da literatura, geralmente ela está relacionada com grave insuficiência cardíaca. No entanto, Faria et al. chamaram a atenção para a existência de uma síndrome, na esquistossomose, que se acompanha de cianose e de dedos em baqueta de tambor. Muitos pacientes queixam-se de dispneia de esforço, apresentam aumento do débito cardíaco, hipertensão alveolar e decréscimo da saturação arterial, mesmo após respirar oxigênio puro durante 15 minutos. Após exercício, não há aumento da pressão sistólica no ventrículo direito, e a resistência arteriolar no pulmão diminui. São pacientes com hepatoesplenomegalia, sem ou com discreta hipertensão pulmonar.

Em cerca da metade dos casos, a cianose aparece após esplenectomia. Discute-se se a cianose é devida a fístulas arteriovenosas pulmonares, anastomoses porto-mediastinais (também assinaladas na cirrose de Laennec) e, certamente, relacionadas com a hipertensão porta, ou em consequência da diminuição da afinidade da oxi-hemoglobina pelo oxigênio.

NEUROESQUISTOSSOMOSE

A palavra neuroesquistossomose indica comprometimento do sistema nervoso por esquistossomos, com ou sem sintomas. O encontro de ovos no sistema nervoso central, na ausência de sintomas, tem sido relatado em necrópsias, com frequência variando de 25 a 100%. Entre as formas anatomoclínicas ectópicas da esquistossomose é a mais grave e a mais frequente. Contudo, não sabemos bem a frequência dessa forma clínica. Supomos ser maior do que tem sido até agora registrado pelos seguintes motivos: aumento do número de casos referidos ultimamente, grande número de diagnósticos feitos por alguns autores, achados de necropsias 3 a 4 vezes mais frequentes do que os diagnósticos em vida e, ao contrário do que vem ocorrendo com outras formas clínicas consideradas como graves, os relatos de neuroesquistossomose vêm aumentando.

É mais frequente ocorrer em pacientes com forma hepatointestinal do que com a forma hepatoesplênica, acomete todas as idades, sendo oito vezes mais frequente no sexo masculino. As lesões têm sido atribuídas aos ovos, ou por liberação de substâncias proteicas, sendo rara a presença de vermes adultos. Os elementos esquistossomóticos poderiam chegar aos órgãos nervosos pelas conexões do sistema porta, com veias medulares ou cerebrais, ou pela circulação arterial, através de fistulas pulmonares arteriovenosas.

Apesar de poder ser acometida em qualquer parte do sistema nervoso, habitualmente são considerados dois tipos de neuroesquistossomose: a encefálica e a mielorradiculopática. Podem ter evolução variável, inclusive frusta e transitória. A encefalopatia tem sido considerada mais comum na esquistossomose japônica, e a mielopatia, na mansônica.

A mielopatia geralmente se inicia com dores lombares irradiando-se para os membros inferiores, dificuldade de deambulação, distúrbios esfincterianos, impotência sexual e alterações sensoriais e dos reflexos osteotendinosos. A paraplegia é de instalação rápida. No líquido cefalorraquidiano, há aumento de células e de proteínas.

Na forma encefálica são comuns as manifestações de aumento da pressão intracraniana.

Para o diagnóstico, a sugestão é que se mantenha um raciocínio clínico epidemiológico da esquistossomose acometendo o sistema nervoso em pacientes com sintomas ou sinais de compressão da medula espinhal. Tal possibilidade pode ser respaldada pela pesquisa de anticorpos no líquor e com a ressonância magnética que tem facilitado o diagnóstico dessa forma clínica da esquistossomose. O tratamento precoce com corticoesteroides e esquistossomicidas mostra-se eficaz na maioria dos casos.

Forma pseudoneoplásica

Conhecida também como forma tumoral. Os sintomas obstrutivos ou de compressão e o aspecto granulomatoso ou consistência dura das lesões simulam uma neoplasia. Muitas vezes, constituem achados cirúrgicos inesperados, após ressecções que, em algumas ocasiões, poderiam ter sido evitadas ou minimizadas. Frequentemente, os doentes respondem com melhoras de intensidade variável com o tratamento específico da esquistossomose associado aos corticosteroides. Pode haver um ou mais tumores. Nas lesões, há excessiva neoformação conjuntiva hiperplásica e, frequentemente, grande quantidade de ovos calcificados e granulomas.

Acomete pacientes com a forma hepatoesplênica, mas também com a hepatointestinal. Localizam-se, frequentemente, no intestino ou no peritônio. Em 26 casos da literatura, a frequência foi a seguinte: cólon descendente e sigmoide – 50%; íleo terminal – 19%; retroperitoneal – 19%; intestino delgado – 8% e jejuino – 4%. Os pacientes podem apresentar distúrbios de trânsito intestinal, e, se o tumor crescer para a luz intestinal, pode chegar à oclusão. Se o crescimento for a partir da serosa, pode haver aumento do volume, comprimindo órgãos. À palpação, o intestino pode se apresentar endurecido. No Egito, são frequentes as massas abdominais nos omentos, mesentérios e gânglios e subserosas pericolônicas, comumente associadas a pólipos, dedos em baqueta de tambor e disenteria. O tumor pode se localizar fora do aparelho digestivo, como no aparelho genital feminino ou masculino, no sistema nervoso, pulmões, mama, faringe, bexiga ou outras partes do organismo.

NEFROPATIA

Inquéritos realizados em esquistossomóticos revelam proteinúria na quarta parte deles, principalmente nos portadores da forma hepatoesplênica. Nessa forma clínica, em 12 a 15% das necropsias há glomerulopatia, caracterizada mais frequentemente como glomerulonefrite membranoproliferativa ou esclerose glomerular, embora se possa encontrar qualquer tipo de glomerulonefrite. Ainda que raramente, a nefropatia pode ser encontrada em pacientes hepatointestinais.

A nefropatia na esquistossomose foi reproduzida experimentalmente. Sabe-se que ela é devida à deposição de complexos imunes, provenientes de antígenos circulantes originários do tubo digestivo dos vermes, compostos por polissacarídeos de alto peso molecular. Esses antígenos, não sendo neutralizados no fígado ou através de circulação colateral, caem na circulação geral, produzindo espessamentos da membrana basal dos glomérulos e lesões no epitélio tubular.

A exteriorização dessas lesões se manifesta lentamente, sendo a síndrome nefrótica a manifestação mais frequente. Podem aparecer edemas nos membros inferiores e, às vezes, hipertensão arterial. As manifestações urinárias, hematúria e cilindrúria antecedem as manifestações clínicas. No sangue, há hipoalbuminemia e hiperglobulinemia, com colesterol normal; nas fases avançadas da doença pode-se encontrar aumento de ureia e de creatinina.

Instalada a síndrome nefrótica, a doença, em 3 a 5 anos, evolui para insuficiência renal, não respondendo ao tratamento específico da esquistossomose nem aos corticosteroides ou aos imunossupressores.

Do mesmo modo que, as formas hepatoesplênicas da esquistossomose, a nefropatia tem sido encontrada mais raramente, embora guardando a mesma frequência entre os hepatoesplênicos.

Forma panvisceral

Forma clínica cada vez mais rara de se observar. No mesmo paciente encontra-se a hepatoesplenomegalia com infantilismo, hipertensão porta e pulmonar, manifestações pseudoneoplásicas e glomerulopatia, constituindo a chamada forma panvisceral da esquistossomose.

ENTEROBACTERIOSE SEPTICÊMICA PROLONGADA (ver Capítulo 45)

De início, sabia-se que as salmonelas podem associar-se aos esquistossomos produzindo a salmonelose septicêmica prolongada. Mas como o mesmo pode ocorrer com outras bactérias, como a *Escherichia coli*, a doença passou a ter o nome mais genérico de enterobacteriose septicêmica prolongada.

Mais de 20 espécies de salmonelas, de origem humana ou animal, podem associar-se aos esquistossomos. Elas aderem à superfície dos esquistossomos, principalmente nos vermes machos, emitindo fímbrias que penetram no tegumento dos mesmos. Também são encontradas no intestino dos vermes, tanto experimentalmente como nos helmintos retirados do sistema porta do homem. Nesses locais, as salmonelas podem permanecer abrigadas por mais de ano, sendo liberadas continuamente. Elas desenvolvem antígenos semelhantes aos dos vermes e, aliados à baixa imunidade celular dos pacientes hepatoesplênicos, pode-se entender como a salmonelose se cronifica e recrudesce.

Esta associação de verme e bactéria produz um quadro clínico caracterizado, principalmente, por febre de longa duração, esplenomegalia, hepatomegalia, diarreia, emagrecimento, dores abdominais, palidez, edemas e petéquias nos membros inferiores, e ausência de alterações sensoriais e toxêmicas. Essa ausência de manifestações toxêmicas, que caracterizam as infecções septicêmicas por salmonelas, tem sido confirmada por não haver febre ou outras manifestações sistêmicas em pacientes inoculados com *Salmonella typhi* via intravenosa. Outros fatos que chamam a atenção é a semelhança do quadro clínico, mesmo quando a salmonela for de origem animal e a ausência de complicações graves como seria de se esperar em infecções com longa duração. Aos exames de laboratório, observam-se hipergamaglobulinemia, eosinofilia e, frequentemente, leucocitose e neutrofilia moderadas. Em alguns pacientes com salmonelose septicêmica prolongada desenvolve uma lesão renal por imunocomplexos em que a bactéria funciona como antígeno, produzindo síndrome nefrótica. Esta, ao contrário da nefropatia esquistossomótica, responde ao tratamento.

A enterobacteriose septicêmica prolongada tem evolução crônica e responde bem ao tratamento específico da esquistossomose, independente do tratamento da bactéria associada.

OUTRAS ASSOCIAÇÕES MÓRBIDAS

Além da enterobacteriose septicêmica prolongada, a hepatite por vírus B e C tem sido encontrada em associação com pacientes hepatoesplênicos nos hospitais. O tratamento cirúrgico, a terapêutica parenteral e as transfusões de sangue ou de hemoderivados em pacientes com alterações na resposta imune são fatores que podem facilitar a coinfecção. Em alguns esquistossomóticos têm sido verificado a alteração da resposta imune contra a vacinação pelo vírus da hepatite B.

O assunto da associação da hepatite por vírus e esquistossomose hepatoesplênica tem sido motivo de controvérsias. Ultimamente, estudos bem controlados, realizados fora do ambiente hospitalar, em áreas endêmicas, não tem confirmado a associação verificada nos hospitais, entre pacientes hepatoesplênicos e vírus da hepatite B ou C.

Os hepatoesplênicos com associação dos vírus B ou C da hepatite apresentam maior frequência de angiomas estelares, icterícia e aminotransferase elevada. Neles se encontra mais hepatite crônica ativa, fator que agrava a evolução da doença, levando à descompensação da forma hepatoesplênica. A reunião de artigos publicados entre 1980 e 2014 sobre coinfecção hepatite B/esquistossomose mostrou que, onde esta é endêmica, a prevalência variou entre 9,6 e 64% no Egito e até 15,8% entre hospitalizados no Brasil. As taxas de hepatite C entre esquistossomóticos variam de 1% na Etiópia a 50% no Egito. Foi concluído que ainda há muitas controvérsias quanto as repercussões na coinfeccção com as hepatites virais.

A coinfecção entre o *S. mansoni* e o vírus da imunodeficiência humana (HIV) pode influenciar vários aspectos de ambas infecções. Com relação à esquistossomose, pode haver diminuição no número de ovos eliminados pelas fezes e aumento da suscetibilidade às reinfecções pelo *S. mansoni*.

Nos hepatoesplênicos, tem sido encontrado maior número de pacientes com linfoma folicular gigante do baço. Haveria ainda prevalência mais elevada de abscesso hepático em esquistossomóticos, quase sempre relacionado ao *Staphylococcus aureus*, que apresentaria afinidade com certos componentes do colágeno que entram na formação dos granulomas.

Formas ectópicas

As formas ectópicas da esquistossomose são aquelas em que os elementos parasitários – ovos ou vermes adultos – estão localizados fora do sistema porta-hepático. Raramente, ocorre em apenas um órgão isolado; na maioria dos casos, há lesões em outros locais além do fígado e do intestino. No entanto, as formas ectópicas geralmente não levantam suspeita clínica e geralmente representam descobertas em biópsias ou necropsias.

As lesões mais comuns são em pele e trato genital feminino e masculino, contudo, já foram relatados casos em diversos sítios distintos como: apêndice cecal, vesícula biliar, pâncreas, peritônio, sistema urogenital, sistema nervoso central, miocárdio, pele, esôfago, estômago, tireoide e adrenal.

O mecanismo pelo qual os ovos de Schistosoma atingem regiões ectópicas não é totalmente compreendido. Acredita-se que os ovos podem migrar das veias pélvicas por meio do plexo vertebral e chegar aos vasos espinhais, o que poderia explicar sua característica distribuição zosteriforme. Há a possibilidade de embolização de ovos por derivações arteriovenosas abertas pela hipertensão portal devido à forma hepatoesplênica da esquistossomose, como anastomoses entre as veias hemorroidárias e os vasos que drenam a genitália interna, explicando as formas genitais.

DIAGNÓSTICO CLÍNICO E DIFERENCIAL

ESQUISTOSSOMOSE AGUDA

O quadro clínico da fase aguda muitas vezes se assemelha ao de uma doença infecciosa aguda, como febre tifoide, brucelose, mononucleose infecciosa ou tuberculose miliar. Geralmente, é a eosinofilia que desperta a atenção para o diagnóstico de uma helmintose. O diagnóstico diferencial deve ser feito também com a ancilostomose aguda. Nesta, o prurido cutâneo é mais marcante; falam a favor da esquistossomose a febre e a hepatoesplenomegalia. É importante a história de banhos em águas suspeitas, 1 ou 2 meses antes, principalmente em se tratando de pessoas jovens e que não vivem em áreas endêmicas em contato permanente com os focos de infecção. O aparecimento de sintomas semelhantes em companheiros que se banharam nas mesmas águas robustece o diagnóstico. Deve-se procurar, sempre, a confirmação pelo encontro de ovos nas fezes, que podem aparecer a partir do 40º dia de infecção.

ESQUISTOSSOMOSE CRÔNICA

Os sintomas da esquistossomose crônica se confundem com os da amebíase, estrongiloidose, giardíase e demais parasitoses ou outras afecções do aparelho digestivo, e caberá ao laboratório confirmar o diagnóstico. Naturalmente, aqui também têm importância a procedência do doente e a referência aos banhos. Todavia, esses dados carecem de muito valor nas áreas endêmicas, onde todos os indivíduos, em alguma época da vida, entram em contato com águas suspeitas. Quase nunca um doente na fase crônica refere antecedentes de ter tido sintomas da fase aguda.

O diagnóstico clínico da forma hepatoesplênica pressupõe que o paciente deve ter fibrose periportal e também esplenomegalia. Evidentemente, a fibrose periportal somente pode ser confirmada pela ultrassonografia ou pela ressonância magnética. Contudo, o clínico pode suspeitá-la se o fígado for duro e/ou nodular e tiver o lobo esquerdo proeminente em relação ao direito. Essas características do fígado, mais do que a simples hepatomegalia, estão relacionadas à fibrose periportal. Quanto ao baço, o exame clínico é muito importante. O órgão deve atingir pelo menos o rebordo costal (sem inspiração) e ser endurecido. Baço flácido e palpável na inspiração profunda não está relacionado à fibrose de Symmers. Também nem todo paciente com fibrose periportal deve ser considerado como tendo a forma hepatoesplênica da esquistossomose. Na doença, a fibrose periportal é muito mais frequente do que a forma hepatoesplênica.

No diagnóstico de hipertensão porta, deve-se ter em conta que, em algumas áreas onde existe a doença, não é comum haver casos autóctones indiscutíveis com essas formas graves da doença. O simples encontro de ovos de *Schistosoma* nas fezes, embora seja elemento de real valor, não é decisivo no diagnóstico diferencial, em face da frequência do achado, pelo menos nas áreas endêmicas. Nos casos de fibrose sem esplenomegalia, o fígado duro, com nodulações e proeminência do lobo esquerdo, o estado geral inalterado e a frequência desses casos, ao lado de outros com esplenomegalia, na ausência de outras causas, são suficientes para estabelecer a suspeita do diagnóstico. A hipertensão porta esquistossomótica ainda não foi assinalada em pessoas com menos de cinco anos de idade; os casos que procuram os hospitais geralmente estão no grupo etário de 15 a 35 anos.

A esquistossomose hepatoesplênica descompensada, que na maioria das vezes aparece após episódios hemorrágicos, vem com ascite, edemas e outros sinais de insuficiência hepática, como icterícia, eritema palmar, angioma estelar, ginecomastia, diminuição da massa muscular e outros.

A esquistossomose com hepatoesplenomegalia necessita ser distinguida de muitas entidades que podem evoluir com quadro clínico semelhante, como calazar, salmonelose prolongada, leucemia, linfoma, esplenomegalia tropical, cirrose de Laennec e cirrose pós-necrótica.

Os elementos para o diagnóstico diferencial do calazar são: raridade da hipertensão porta, fígado volumoso, não endurecido e sem nódulos, febre elevada e prolongada, acentuada hipergamaglobulinemia, reação do formol-leuco gel-positiva imediata, mielograma característico, presença de leishmânia na medula óssea, no baço e no fígado. Na enterobacteriose prolongada, o quadro clínico se assemelha ao do calazar, há leucocitose com neutrofilia e hemocultura e/ou coprocultura habitualmente positivas. Como a enterobacteriose pode se instalar em doente com a forma hepatoesplênica, neste caso pode haver hipertensão porta.

Na leucemia, o leucograma e o mielograma são de valor decisivo. Certas formas de linfoma oferecem dificuldades diagnósticas, que são resolvidas com auxílio do mielograma, por biópsias, pelo aparecimento de adenopatias ou pela evolução da doença. Na esplenomegalia tropical, há antecedentes de episódios repetidos de malária, positividade de outros testes, ausência de nítida hipertensão porta e de fígado nodular; além disso, no Brasil, de sobremaneira prevalece na região amazônica onde a esquistossomose tem baixo registro de casos, tanto autóctones (Pará) quanto importados (como em Rondônia).

A cirrose pós-necrótica e a cirrose de Laennec podem ser confundidas principalmente com a esquistossomose em fase terminal. Naquelas, os doentes são mais idosos, sendo mais frequentes edemas, ascite, icterícia, angioma estelar, eritema palmar, circulação colateral superficial; o estado geral está mais comprometido, a hipoalbuminemia mais acentuada, as provas de função hepática mais comprometidas e há diminuição da tolerância à amônia. A biópsia hepática pode ajudar o diagnóstico da cirrose de Laennec. Em resumo, pode-se dizer que na cirrose predomina a insuficiência hepática parenquimatosa e na esquistossomose a hipertensão porta.

A hipertensão pulmonar esquistossomótica deve ser dissociada das doenças que produzem a mesma síndrome. Clinicamente, ela pode ser indistinguível da hipertensão pulmonar primária. A concomitância de hipertensão porta fala a favor da etiologia esquistossomótica. A síndrome cianótica e os dedos em baqueta de tambor também são vistos em pacientes com hipertensão porta e, muitas vezes, após esplenectomia.

As formas pseudoneoplásicas são raríssimas e, exceto quando se realizam em certos órgãos, como é o caso da neuroesquistossomose, necessitam quase sempre de comprovação histopatológica. Há necessidade de se pensar nelas para se prevenir ressecções evitáveis. O diagnóstico diferencial deve ser feito, principalmente, com tumores benignos e malignos e doenças infecciosas que podem produzir lesões tumorais, como tuberculose, paracoccidioidomicose, histoplasmose, criptococose, aspergilose e outras.

O diagnóstico da neuroesquistossomose tem se tornado de crescente importância, pela frequência dessa forma clínica e pelos bons resultados do tratamento na maioria dos casos. A clínica, os dados epidemiológicos, o exame positivo para ovos de *S. mansoni* e os exames complementares sugerem o diagnóstico. O aparecimento de dor lombar, paraplegia ou paraparesia, distúrbios sensoriais e esfincterianos, principalmente em jovens do sexo masculino e na terceira década da vida devem levantar a suspeita diagnóstica. Em decorrência disso, procura-se confirmar o diagnóstico da esquistossomose fazendo, se necessário, repetidos exames de fezes ou biópsia retal e estabelecer o tipo e localização da lesão. Os exames por imagem, como a tomografia computadorizada e, principalmente, a ressonância magnética (Figura 96.17) reforçam o diagnóstico presuntivo. O diagnóstico diferencial deve ser feito com traumatismo medular, tumores, deficiência de vitamina B_{12} ou excesso de folato, abscessos medulares, tuberculose, neurocisticercose, sífilis, diabetes, doença autoimune, infecções pelos vírus da imunodeficiência humana, da hepatite B e da leucemia por células T humanas e outras causas. É muito importante que nestes casos prevaleça o raciocínio clínico e epidemiológico no âmbito das possibilidades de endemias tropicais, evitando-se assim que o diagnóstico seja pelo histopatológico obtido após a ressecção cirúrgica, responsável por importantes sequelas.

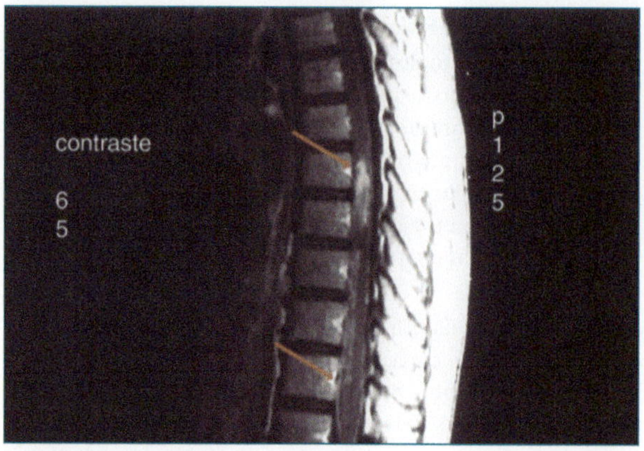

FIGURA 96.17 Ressonância magnética na mielopatia esquistossomótica. Alargamento do cone medular (seta inferior) e captação homogênea e circunscrita de contraste em medula torácica (seta superior).
Fonte: Original do Prof. J.R. Lambertucci.

O diagnóstico de certeza é feito pela biópsia, que é um procedimento invasivo, podendo deixar sequelas e por isso deve ser utilizado raramente.

Nos esquistossomóticos com proteinúria, principalmente em hepatoesplênicos, edemas e síndrome nefrótica suspeita-se de nefropatia esquistossomótica. O diagnóstico de certeza seria confirmado pela biópsia renal. Na prática, habitualmente não se recorre a esse procedimento invasivo, que não serve de orientação para o tratamento por não apresentar resultados satisfatórios.

DIAGNÓSTICO ETIOLÓGICO

A confirmação do diagnóstico de certeza da esquistossomose é feito por meio de métodos de exames diretos e indiretos.

MÉTODOS DIRETOS

Exame de fezes

A técnica de Kato-Katz é o método de diagnóstico recomendado pela OMS para avaliar a esquistossomose, mas não é um método sensível o suficiente no contexto de baixa excreção de ovos. Há necessidade de se buscar e implantar métodos diagnósticos voltados aos casos subnotificados, superando os limites da técnica de Kato-Katz, ou otimizando ela mesma a medida que se amplia o número de amostras fecais e de lâminas compostas a partir destas.

O desenvolvimento de métodos altamente precisos para todos os aspectos de prevenção, controle, monitoramento e vigilância são reforçados continuamente e não podem ser negligenciados. Infelizmente, nenhum teste único ainda está disponível. Como alternativa, novos métodos surgem, sobretudo para serem aplicados onde a endemicidade é baixa: foi desenvolvido um teste rápido de diagnóstico (RDT) baseado na detecção de antígeno ativo secretado por parasita na urina, teste de antígeno catódico circulante *point-of-care* (POC-CCA®), que já estava disponível mas precisando aprimorar a validação. Assim, a determinação de portadores infectados em ambientes brasileiros e países de baixa endemicidade deve envolver a combinação de vários métodos e, potencialmente, a definição de algoritmos para estimar com precisão a prevalência e os indicadores usados nos programas de controle e no plano de eliminação.

Para os exames coproscópicos são usadas preferencialmente técnicas quantitativas de sedimentação. Ovos de *Schistosoma mansoni* são encontrados nas fezes, sob a forma de ovos viáveis, ovos granulosos, ovos calcificados e, também, cascas e miracídios livres. A quase totalidade dos ovos tem miracídio bem formado e viável. A rigor, somente esses ovos indicam atividade parasitária. Após a extinção da parasitose, excepcionalmente os ovos não viáveis ainda podem ser encontrados nas fezes, durante alguns meses. Quando há muitos ovos nas fezes, eles podem ser vistos ao microscópio, diretamente, em uma lâmina, colocando-se um pouco de fezes em uma, ou duas gotas de água e cobrindo com lamínula. Um bom método de exame, principalmente pela simplicidade, é o da sedimentação, preconizado por Lutz. Consiste em dissolver em água certa quantidade de fezes em um cálice cônico e filtrar o solvente em gaze dobrada; após sedimentação espontânea de, pelo menos, uma hora, examinar o sedimento. Se o exame tiver de ser feito no dia seguinte, convém guardar o cálice com as fezes ao abrigo da luz para evitar a ecdise dos miracídios. Bons resultados são obtidos com o método de Kato-Katz. É o método escolhido para inquéritos coproscópicos de rotina nas áreas endêmicas e em investigações epidemiológicas. Além de dar melhores resultados, os ovos podem ser contados e as fezes preparadas podem ser guardadas durante meses. Quando a carga parasitária é pequena, há necessidade de repetir os exames de fezes para se encontrar os ovos de *S. mansoni*. Uma única contagem dos ovos nas fezes não permite calcular, com segurança, a quantidade de vermes que parasitam determinado doente, ao contrário do que sucede com os helmintos que vivem na luz intestinal.

Há também o método Elisa de captura que é um teste, embora imunológico, considerado direto porque evidencia a presença de antígeno circulante secretado pelo verme adulto. Utiliza anticorpo monoclonal e apresenta especificidade de 100%, sensibilidade de 75 a 90% e eficiência diagnóstica de 92%. Entre as desvantagens é ter baixa sensibilidade para os casos com pequenas cargas parasitárias.

Já estão disponíveis novos métodos de alta sensibilidade: detecção de ácidos nucleicos (PCR) nas fezes, métodos de isolamento de ovos de *S. mansoni* nas fezes pela interação com microesferas (Helmintex), pesquisa de antígeno circulante do parasito, além de outros.

Biópsia retal

A biópsia é de fácil execução e indolor. O desconforto pode ser diminuído, prescindindo-se da sigmoidoscopia, que na esquistossomose traz pouca informação, e limitando-se o exame à retoscopia com a retirada dos fragmentos. Os fragmentos de biópsia retal devem ser colocados em tubo de ensaio com água para perda da hemoglobina e consequente clareamento. Em seguida são examinados no microscópio entre duas lâminas, após compressão e sem nenhuma coloração. Os tipos de ovos que aparecem nas biópsias são bem mais variados do que nas fezes; por isso, há necessidade de conhecê-los a fim de se avaliar a atividade parasitária. A contagem e classificação dos ovos encontrados na biópsia retal de um paciente denomina-se oograma. Cerca de 50% dos ovos, vistos nas biópsias em geral, são viáveis, e, entre eles, os imaturos predominam na proporção de 4:1. Em resumo, a interpretação dos oogramas pode ser feita da seguinte maneira: presença de ovos viáveis imaturos significa ovoposição ocorrida, no máximo, há cinco dias; ovos viáveis maduros, postura entre 6 e 18 dias; ovos mortos, cascas ou nódulos fibrosos, ovopostura em data imprevisível, presumindo-se que, pelo menos em sua grande maioria, esses elementos são absorvidos depois de seis meses a um ano; biópsia negativa não exclui totalmente o diagnóstico da esquistossomose.

Na esquistossomose crônica, sem hipertensão porta, uma biópsia retal dá cerca de 80% de positividade, e um exame de fezes, cerca de 50%. No entanto, a diferença se reduz desde que se considerem somente os ovos viáveis ou sejam repetidos os exames. Nos casos da forma hepatoesplênica, os resultados da biópsia retal são bem inferiores aos fornecidos pelo exame de fezes.

O raspado retal também revelará os ovos de *S. mansoni*, mas não apresenta vantagens sobre a biópsia retal.

Outros exames histopatológicos

As biópsias cirúrgicas, retirando maior fragmento dos órgãos, principalmente do fígado, além dos ovos, evidenciam também as típicas lesões da doença, como a fibrose periportal e as lesões na neuroesquistossomose na forma pseudoneoplásica. A biópsia hepática pela agulha de Vim Silverman mostra ovos ou granulomas em cerca de um terço dos esquistossomóticos. Deve ser guiada por ultrassom e utilizada em situações clínicas de gravidade, quando outros meios mencionados não permitiram o diagnóstico ou a diferenciação de outras hepatopatias. A biópsia de outros tecidos como pulmão, testículos, cérebro, pólipos intestinais, muitas vezes é a única forma de definir o diagnóstico nesses órgãos.

MÉTODOS INDIRETOS

A positividade por tais métodos pode permanecer por muitos anos, mesmo após a cura da infecção. São menos usados, mas podem ser úteis em complementação aos exames parasitológicos nas áreas de baixa prevalência para aumentar a detecção de portadores falsos negativos pelo exame de fezes. Atualmente estão entre os mais usados para diagnóstico da esquistossomose: ensaio imunoenzimático (Elisa IgA, IgM e IgG), imunofluorescência (IF), reação periovular (RPOV, com maior positividade em doentes crônicos e desaparece oito meses após a cura da infecção), e, ainda, os marcadores de inflamação (citocinas, quimiocinas), marcadores de colágeno no soro e urina.

Para fins de diagnóstico individual nas áreas de baixa endemicidade, recomenda-se a realização complementar de testes sorológicos.

Reações sorológicas

Existem muitas reações sorológicas na esquistossomose, utilizando diferentes antígenos ou anticorpos. Muitas reações sorológicas apresentam pouca sensibilidade ou especificidade e os resultados muitas vezes não são reproduzíveis. Em alguns países são mais empregadas do que no Brasil. Elas são de mais utilidade no diagnóstico de infecções quando há baixa prevalência e baixa intensidade da infecção. Nos programas de controles após o tratamento, elas podem ser úteis para seleção dos pacientes que não ficaram curados e necessitam repetir o tratamento.

Entre as muitas reações podemos usar o ensaio imunoenzimático com antígeno solúvel de ovo de *S. mansoni* (Elisa-ASO). É de fácil execução, tem boa sensibilidade, mas não se negativa após tratamento e apresenta reações cruzadas com outros helmintos. A prova de precipitação periovular tem excelente sensibilidade e especificidade, somente se torna positiva após a deposição de ovos e se negativa após o tratamento meses depois. Para ser realizada exige ovos frescos de *S. mansoni*, é muito laboriosa e sujeita à interpretação subjetiva. É ideal para diagnosticar infecções leves, para controle de cura e nos programas de controle para identificar pacientes para tratamento seletivo. A determinação de antígenos catódico ou anódico circulantes se correlacionam com a intensidade da infecção.

Intradermorreação

Atualmente não é recomendada. Quando positiva não está correlacionada com atividade da doença, pois assim permanece mesmo em pacientes já tratados. O antígeno, preparado geralmente com vermes adultos ou cercárias, é muito estável. A interpretação é feita 15 minutos após a inoculação, na face anterior do antebraço, de 0,05 mL do antígeno, sendo positiva a reação com diâmetro superior a 10 mm. A reação pode ser positiva após 48 horas, o que, além de valor diagnóstico, evidencia a hipersensibilidade retardada.

A reação intradérmica é positiva em mais de 80% dos portadores de esquistossomoses, e falsas reações podem aparecer. As crianças são menos sensíveis ao antígeno. Ela não se negativa após o tratamento.

Outros exames complementares trazem importantes contribuições: Ultrassonografia abdominal, mostrando os diâmetros do fígado e baço e do calibre dos vasos portais. Identifica o aspecto do fígado nas formas graves com as características da fibrose de *symmers*, apresentando maior sensibilidade do que uma biópsia hepática, apoiando o diagnóstico diferencial da forma hepatoesplênica; Radiografia do tórax, dá importantes informações para o diagnóstico da hipertensão arterial pulmonar consequente da arterite pulmonar esquistossomótica; Endoscopia digestiva alta é utilizada no diagnóstico e tratamento das varizes gastroesofágicas resultantes da hipertensão portal na esquistossomose hepatoesplênica; Ressonância magnética, tem grande importância no diagnóstico da mielopatia esquistossomótica; Eco-doppler-cardiografia, exame de escolha na avaliação da hipertensão pulmonar esquistossomótica.

PROGNÓSTICO E EVOLUÇÃO

É rara a ocorrência de óbito na fase aguda da esquistossomose ou a evolução dessa fase diretamente para as formas graves com hipertensão porta ou pulmonar. Mesmo sem tratamento específico, as manifestações clínicas da fase aguda regridem. A febre não dura mais que 4 a 10 semanas, e a hepatoesplenomegalia, no máximo, alguns meses.

Na fase crônica, muitos pacientes permanecem assintomáticos ou oligossintomáticos. Outros, mesmo sem estarem sujeitos a reinfecções, se transmudam em queixosos. A esquistossomose seria uma verminose pouco importante, não fossem suas formas clínicas com hipertensão porta, que acometem menos de 10% dos habitantes de algumas áreas hiperendêmicas e alguns casos com formas clínicas mais raras como a neurológica.

É a hipertensão porta, em virtude da fibrose de Symmers, que agrava a prognóstico da esquistossomose mansônica, pois enseja o aparecimento das hemorragias digestivas, da hipertensão pulmonar, do infantilismo, do hiperesplenismo, da cianose, da glomerulonefrite e das associações mórbidas de curso prolongado, como hepatites por vírus e infecções por salmonelas e *E. coli*. A forma hepatoesplênica, que produz a hipertensão porta, instala-se lentamente, e apenas nos doentes que permanecem nas áreas endêmicas. Surge, na maioria das vezes, em doentes com 6 a 20 anos de idade, em média 5 a 15 anos após o início da infecção pelo *S. mansoni*. A primeira alteração que se observa é o aumento dos leucócitos e dos linfócitos no sangue e do volume do fígado e do baço, enquanto o fígado se torna nodular. Cerca de 2 a 4 anos após o início das alterações no fígado e no baço, a forma hepatoesplênica está consolidada e a pressão porta em torno de 190 a 440 mm de água. Geralmente, os pacientes não se dão conta das alterações evolutivas processadas em sua doença. Em qualquer fase de sua evolução, a forma hepatoesplênica pode permanecer estacionada, às vezes perfeitamente tolerada e ignorada pelos pacientes. Outros sangram, e é geralmente quando procuram os hospitais. A hemorragia pode ser fulminante, mesmo sendo a primeira vez, ou novas crises advêm até que o paciente sucumba em anemia ou coma hepático. Embora a hemorragia possa nunca mais se repetir, o fato de ter ocorrido turva o prognóstico. O etilismo e o vírus da hepatite são fatores de descompensação das formas hepatoesplênicas e torna mais difícil sua compensação. A associação de hepatite por vírus com a forma hepatoesplênica da esquistossomose concorre para o agravamento de ambas.

O tratamento específico pode tanto prevenir a instalação da forma hepatoesplênica, quanto obter sua regressão quando o tratamento não for tardio após sua instalação. Há preciosidade na realização do tratamento específico, visto que além dos benefícios individuais a cada paciente, é responsável pela interrupção da transmissão da esquistossomose em uma área endêmica, colaborando para evitar o aparecimento de novas formas hepatoesplênicas, embora a população ainda permaneça infectada.

Em uma área no Nordeste do Brasil, Barbosa e Voss calcularam a mortalidade anual da esquistossomose em 44,8 por 100.000 pessoas infectadas. A doença prejudica a economia de uma região em escala maior do que em outras com mortalidade mais dramática. E mais recentemente, outro estudo analisou os padrões espaço-temporais de óbitos relacionados a esquistossomose no Brasil entre 2000 e 2011. De um total de 12.491.280 mortes registradas no Sistema de Informações sobre Mortalidade Brasileira, a esquistossomose foi identificada em 8.756 óbitos (0,07%, sendo 6.319 óbitos como causa básica, e 2.437 como causa associada). A taxa bruta anual média nacional de morte atribuída à esquistossomose (por causas subjacentes e associadas) foi de 0,39 mortes (IC 95% 0,37-0,42) por 100.000 habitantes. Identificou agrupamentos de óbitos de alto risco, principalmente em áreas endêmicas de esquistossomose ao longo da costa leste da região Nordeste, particularmente nos estados de Alagoas, Pernambuco, Sergipe e Bahia e se estendendo ao norte de Minas Gerais e Espírito Santo no Sudeste. E, embora a esquistossomose seja uma doença típica das áreas rurais pobres, a intensificação da urbanização nas últimas décadas levou a um número crescente de casos e mortes urbanas. Os municípios que registraram o maior número de mortes foram concentrados nas capitais brasileiras, em São Paulo (SP), Recife (PE), Maceió (AL) e Belo Horizonte (MG). A maioria dos casos provavelmente se originou de pessoas provenientes de áreas rurais endêmicas migrando para capitais e regiões metropolitanas em busca de melhores condições de vida e maior acesso a serviços de saúde especializados. Apesar dos progressos alcançados no registro de óbitos, a análise tem limitações por usar dados de morte secundária e ter as mortes subnotificadas.

TRATAMENTO

O tratamento da esquistossomose sem lesões avançadas resume-se na cura da parasitose, que pode ser alcançada com os medicamentos específicos. Quando se instalam as alterações das formas graves da doença, elas adquirem individualidade e primazia, às vezes passando a independer da atividade parasitária. Por esses e outros motivos, no tratamento da esquistossomose é importante estabelecer, logo no início, dois diagnósticos: o da atividade parasitária e o da forma clínica da doença. O conhecimento dos dois orientará a conduta terapêutica para determinado paciente.

Do ponto de vista da atividade parasitária, a esquistossomose se divide em ativa e extinta. É óbvio que o tratamento específico só se justifica quando houver vermes vivos, ou seja, esquistossomose ativa.

TRATAMENTO ESPECÍFICO

Os seguintes medicamentos curam parasitologicamente a esquistossomose: niridazol (derivado do nitrotiazol), antimoniais (principalmente os trivalentes), miracil D e seus derivados, hicantone, emetina e di-hidroemetina, oltipraz, oxamniquine e praziquantel. O praziquantel é a droga de escolha para o tratamento da esquistossomose no Brasil e no mundo. A nitazoxanida (Annita©) apresenta um baixo potencial de cura desta infecção.

Oxamniquine

A oxamniquine (6-hidroximetil-2-isopropilaminometil-7-nitro-1,2,3,4-tetraidroquinoleína) é um metabólico derivado da 2-aminometiltetraidroquinoleína, com propriedades esquistossomicidas. Nos vermes tem efeito anticolinérgico e inibe a síntese do ácido nucleico. Inicialmente, foi usada via intramuscular, a qual foi abandonada pela dor intensa produzida. O medicamento é usado via oral, em dose única de 15 mg/kg administrada em cápsulas. A dose para crianças, de 20 mg/kg, dada sob a forma de xarope, será mais bem aceita se dividida em duas tomadas ao dia. A oxamniquine no Brasil recebe o nome comercial de Mansil®. A medicação produz sonolência e tonturas em alguns pacientes e, raramente, há alucinações, mas, em geral, é bem tolerada. Cura cerca de 80% dos tratados. Também cura os pacientes na fase aguda da doença. No Egito e na África Oriental, as doses têm de ser quatro vezes maiores, dadas em dois dias. A droga permanece estável por longos períodos sem requerer condições específicas. Apresenta efeitos apenas em infecções causadas por *S. mansoni*. Já foi a droga de escolha no tratamento da esquistossomose no país, mas ultimamente ela não tem sido comercializada, exceto o xarope para crianças. Tem sido constatada resistência ao tratamento em alguns pacientes, inclusive com isolamento de cepas e comprovação em animais. É contraindicado em mulheres grávidas, lactantes, crianças menores de dois anos de idade, pacientes com insuficiência renal ou cardíaca descompensada e indivíduos com epilepsia. A associação da oxamniquine ao praziquantel não apresenta vantagem.

Praziquantel

O praziquantel é um derivado da isoquinolinapirazino (2-cicloexil-carbonil-1,3,4,6,7,11b-hexaidro-2H-pirazino [2,1-a]4-isoquinolina), ativo nas três esquistossomoses humanas e nas teníases. Produz paralisia espástica nos vermes e, em dose elevada, lesões no tegumento. Foi introduzido, em 1996, na rotina do PCE e atualmente é o único medicamento utilizado, com segurança e bons resultados. É apresentado em comprimidos de 600 mg e administrado por via oral, em dose única de 50 mg/kg de peso para adultos e de 60 mg/kg de peso para crianças, e recomenda-se que seja administrado após uma refeição. Recentes metanálises revisaram a eficácia de doses mais baixas 40 mg/kg para adultos e crianças em dose única, mostrando semelhantes taxas de cura, com menores efeitos colaterais. A percentagem de cura se aproxima da obtida com a oxamniquine. Como acontece com outras drogas antiesquistossomóticas, a eficácia do praziquantel depende da dose e da carga parasitária avaliada pela contagem de ovos nas fezes. Mesmo nos não curados há redução do número de ovos com quaisquer doses utilizadas. As principais reações de toxicidade são dor abdominal, diarreia, astenia, tonturas, cefaleia, náuseas e anorexia. O medicamento pode ser considerado como bem tolerado pelos pacientes. O praziquantel é excretado no leite materno, devendo a mulher evitar dar o leite por até três dias após a última dose do medicamento; é considerado categoria B para gestantes. Além disso, é contraindicado em crianças abaixo de dois anos, insuficiência hepática, renal ou cardíaca grave, bem como na insuficiência hepatointestinal. Não há relato de óbitos associado ao tratamento da esquistossomose e nem de aparecimento de cepas resistentes a esse medicamento. Casos com vários tratamentos sem cura devem ser notificados ao PCE.

Medicação auxiliar

Na ausência de complicações, a maioria dos esquistossomóticos não necessita de outra medicação além do tratamento específico. Nos casos de anemia, ascite, edemas, insuficiência cardíaca, hemorragias e outras situações especiais, há necessidade de medicação apropriada para tais circunstâncias. Os corticosteroides têm sido úteis como medicação auxiliar na neuroesquistossomose, formas pseudotumorais e na forma toxêmica da fase aguda.

Na hipertensão porta, os sangramentos menos intensos podem se beneficiar durante algum tempo com o uso de medicamentos que aumentam a capacidade do leito vascular esplâncnico, como os bloqueadores β-adrenérgicos (propranolol, somatostatina e octreotidas), que reduzem a pressão porta. Alguns autores recomendam o seu uso continuado para prevenir a recorrência de hematêmeses.

No tratamento das varizes esofágicas, faz-se a ligadura de varizes de médio e grosso calibre por endoscopia. Há necessidade de muitas aplicações e o resultado da escleroterapia, às vezes, é temporário. Além dos riscos de ulcerações e estenoses.

CONDUTA TERAPÊUTICA

Na esquistossomose aguda, os doentes devem ser tratados o mais cedo possível, pela oxamniquine ou praziquantel na dose já mencionada. Nos pacientes com sintomas intensos, pode ser aconselhada a associação de prednisona na dose de 1 mg/kg de peso corporal por uma semana, iniciada um dia antes do uso da medicação específica, seguida da metade da dose na segunda semana e 0,25 mg/kg de peso corporal por mais uma semana. A associação dos corticosteroides aumenta a porcentagem de cura, melhora os sintomas e reduz o tempo de doença. Na falha terapêutica, o tratamento deverá ser repetido 30 dias depois com o mesmo esquistossomicida.

Na esquistossomose crônica, sem hipertensão porta ou pulmonar, havendo atividade parasitária, deve-se instituir a terapêutica específica. O objetivo desta é aliviar o paciente dos sintomas e evitar que uma forma assintomática se transforme em sintomática ou, mesmo, em uma forma grave. Do ponto de vista de saúde pública, pelo menos em certas circunstâncias, o tratamento específico deve diminuir a intensidade da transmissão.

Na forma clínica com hipertensão porta, sem antecedentes de hemorragia digestiva, a primeira providência a ser tomada deve ser o tratamento específico da esquistossomose, com o qual se pode obter, num prazo de 6 a 24 meses, a reversão da forma hepatoesplênica em 40% dos tratados e melhoras em outros doentes. Somente após esse período se deve pensar na possibilidade cirúrgica, de acordo com o perfil de indicação. O tratamento de outras formas clínicas como na mielopatia esquistossomótica, a associação de esquistossomicida e esteroides mostra-se eficaz (prednisolona 1 g/dia, por cinco dias), mantendo o esteroide vários meses após a melhora clínica.

Há relatos de complicações após o tratamento de pacientes com hipertensão portal ou pulmonar, decorrentes da repercussão de vermes mortos causando embolia. A reação inflamatória em torno dos vermes embolizados no fígado provoca aumento da pressão portal, podendo levar à hemorragia por ruptura das varizes do esôfago ou no pulmão, provocando cor pulmonale aguda. Tais quadros podem ser evitados com uso prévio de corticosteroides, mantidos por pelo menos sete dias após o tratamento.

O tratamento das varizes do esôfago pode ser farmacológico, endoscópico ou cirúrgico. Frente a um episódio de sangramento, sob internação, o paciente requer a estabilização de suas condições clínicas e até medidas para evitar choque hemorrágico. De acordo com a evolução, pode-se lançar mão do tamponamento por balão gastroesofágico e a terapia com drogas do tipo vasopressina (infusão EV contínua de 0,4 a 0,8 U/min) e, mais recentemente, a somatostatina. Segue-se com manutenção clínica, tratamento endoscópico (ligadura ou escleroterapia) ou cirúrgico. Estes pacientes devem ser mantidos com uso de betabloqueadores associados ou não aos vasodilatadores, evitando recidivas hemorrágicas. O nadolol, na dose única de 80 mg por dia, associado ao mononitrato de isossorbida, em doses de até 40 mg, duas vezes ao dia, tem sido preconizado para evitar novos sangramentos em pacientes com varizes do esôfago após escleroterapia, com resultados superiores a repetição da esclerose das varizes.

Pacientes com varizes gástricas, varizes esofágicas de grosso calibre e com sinais de sangramento iminente, devem ser encaminhados para o tratamento cirúrgico. A persistência de sangramento está mais relacionada com varizes gástricas, para as quais a escleroterapia não encontra indicação. O tratamento cirúrgico deve sempre ser muito bem programado, respeitando-se as tentativas prévias de resolutividade do caso. A mortalidade na vigência do primeiro sangramento digestivo, entretanto, permanece elevada.

A esplenectomia, a descompressão porta seletiva ou as desconexões porta-varizes tornam menos provável a possibilidade de haver hemorragias digestivas, embora não se previnam seguramente. Isso não significa que a cirurgia deva ser indicada sistematicamente para os portadores de hipertensão porta na ausência de hemorragias digestivas, pois outros fatores, inclusive o risco cirúrgico, devem ser considerados. O volume do baço, ainda que raramente, pode ser uma indicação para a esplenectomia. Esta também melhora as condições gerais do paciente e acelera a cura do infantilismo. Nas áreas endêmicas do Brasil, não há evidências de que os esplenectomizados tenham mais infecções do que os não esplenectomizados.

Na hipertensão porta com antecedentes de hematêmeses, são maiores os riscos de novas hemorragias e maiores as indicações de esplenectomia, isoladamente ou associada à ligadura intraesofagiana de varizes ou da descompressão porta seletiva por anastomose esplenorrenal distal (operação de Warren). O tratamento específico da esquistossomose deve ser realizado uns dois meses antes da operação. Os vermes podem ser removidos por meio de filtração do sangue porta por circulação extracorpórea no ato cirúrgico.

Os pacientes só deverão ser levados à mesa operatória nas melhores condições possíveis. Se houver ascite presente, eles serão tratados com repouso e diuréticos. Para a anemia, transfusões de sangue e sulfato ferroso. É preciso ter em mente que a anemia não precisa ser totalmente corrigida e que cifras de 9 a 10 g% de hemoglobina são satisfatórias. Na verdade, em alguns doentes, quando se insiste na obtenção de níveis mais elevados de hemoglobina, eles sangram e todo o preparo tem de ser recomeçado.

O paciente com hipertensão porta esquistossomótica, quando tem hematêmese, deve ser imediatamente internado no hospital e mantido sob vigilância. As medidas a serem adotadas são a correção da volemia e da anemia, a lavagem gástrica, o uso de coagulantes, a lavagem intestinal, a prevenção do coma hepático e o tratamento da insuficiência hepática. Se as hemorragias são repetidas, faz-se o tamponamento esofagiano com o balão de Sengstaken-Blakemore. Pode-se incluir no tratamento o Pitressin®. Se a hemorragia não for coibida, recorre-se a operações diretas sobre as varizes.

A arterite pulmonar esquistossomótica e a síndrome cianótica não se beneficiam com a extirpação do baço, que talvez até agrave esta última. Nas formas pseudoneoplásicas, a cirurgia só está indicada se fracassar o tratamento clínico. O tratamento específico é de importância fundamental na neuroesquistossomose. Ele não reverte as lesões da glomerulopatia esquistossomótica, mas exerce efeito benéfico na lesão renal da salmonelose septicêmica prolongada.

TRATAMENTO CIRÚRGICO

Indica-se o tratamento cirúrgico da esquistossomose principalmente nas formas com hipertensão porta, visando tratar e prevenir o sangramento. Porém, essa modalidade de tratamento está cada vez menos indicada, visto que objetiva primariamente o desvio do sangue do sistema porta hepático para o sistema porta, levando sangue não metabolizado no fígado para a circulação sistêmica, ou seja, o tratamento cirúrgico reduz a hipertensão portal e suas consequências - ascite e sangramento - porém, aumenta o risco e/ou a intensidade da encefalopatia hepática.

Nos serviços de referência no Brasil a escolha do procedimento cirúrgico, quando indicado, para o tratamento da hipertensão portal pauta-se em dois princípios básicos:

1. os que atuam indiretamente nas varizes pela diminuição da pressão sanguínea do sistema porta e do território esofagogástrico, através de ligaduras arteriais, anastomoses porto-sistêmicas clássicas e seletivas;
2. os que atuam diretamente nas varizes, interrompendo o fluxo de sangue através delas, denominados genericamente desconexões ázigo portais, que associada a esplenectomia é considerada a melhor cirurgia para o tratamento da esquistossomose hepatoesplênica com hipertensão portal, que pode ser complementada com escleroterapia de varizes do esôfago no pós-operatório.

Ressaltam que todos os tipos de anastomoses portossistêmicas totais devem ser evitadas em pacientes com hipertensão portal de qualquer etiologia.

O transplante de fígado está indicado na presença de insuficiência hepática avançada (Child B e C) em que prevalecem a ascite e a encefalopatia, com melhor prognóstico que demais procedimentos citados.

Mencionaremos a esplenectomia, anastomose porto-cava, anastomose esplenorrenal e desconexão porta-varizes.

Esplenectomia

É a operação que tem sido feita com mais frequência na hipertensão porta esquistossomótica. Ela tem as seguintes vantagens: elimina o tumor abdominal, corrige imediatamente o hiperesplenismo, cura o infantilismo e outros distúrbios endócrinos, melhora o estado geral e, às vezes, as provas de função hepática e baixa a pressão porta em cerca de 40%. Todavia, não traz suficiente alívio para a alteração básica que é a hipertensão porta, e, por isso, os esplenectomizados podem ter hemorragias digestivas, embora se acredite que com menor frequência. Na verdade, ainda não foi feito um estudo comparativo que permitisse analisar com segurança o efeito dessa operação sobre as hemorragias digestivas. A esplenectomia impede a realização posterior de certas anastomoses se o paciente voltar a ter hemorragias. Ainda não está esclarecido se ela favorece o advento de cianose em alguns raros casos e qual relação pode ter com o desempenho da fibrose periportal.

A esplenectomia pode ser subtotal, preservando o polo superior do baço, após ligadura do seu pedículo vascular. Com isso, preserva-se a função esplênica e não se transmite a pressão porta à região das varizes.

Anastomose porto-cava

Teoricamente, a anastomose porto-cava direta seria a operação ideal no tratamento da hipertensão porta esquistossomótica, pois facilitaria o escoamento do sangue, assim atenuando o distúrbio básico dessa forma clínica. À medida que a operação foi sendo executada entre nós, começaram a surgir os seus inconvenientes. Nem sempre a hipertensão porta é substancialmente reduzida. O hiperesplenismo é aliviado somente em cerca da metade dos casos. A vida média dos eritrócitos é encurtada e há aumento da bilirrubina indireta. A tolerância à amônia diminui e alguns doentes desenvolvem encefalopatia porto-sistêmica. Muitas vezes aparecem francas manifestações de insuficiência hepática após a operação, como o angioma estelar, eritema palmar e agravamento das provas de função hepática. A operação deve ser contraindicada no tratamento da hipertensão porta esquistossomótica.

Anastomose esplenorrenal distal

O objetivo desta operação é desviar parte do sangue mais para diminuir a pressão nas varizes esofagogástricas do que baixar a pressão porta.

Essa operação combinaria as possíveis vantagens da esplenectomia com a derivação. Em raros casos, ela não pode ser executada, por dificuldades técnicas. Tem-se mencionado que há maior queda da pressão porta quando se faz a anastomose esplenorrenal do que quando se realiza a esplenectomia isoladamente, e também que haveria menor incidência de hemorragia entre os operados. No seguimento dos enfermos, têm-se visto alguns dos inconvenientes mencionados na porto-cava, embora com menos frequência.

Outras operações, como a ligadura das artérias hepática e esplênica, são menos indicadas. Em determinados casos, quando a esplenectomia não pode ser realizada em virtude das aderências, a ligadura da artéria esplênica poderá facilitar a operação em um segundo tempo.

Desconexão porta-varizes

A ideia de que o sangramento cessa, não tanto pela diminuição da pressão porta, mas sim pela interrupção parcial do afluxo sanguíneo à região esofagogástrica, pelos vasos esplenogástricos, levou às operações de desconexão venosa, entre o sistema porta e a região esofagogástrica. Por isso os vários procedimentos consistindo, além da esplenectomia, a ligadura das veias da parede posterior do estômago, gástrica direita, curvatura menor do estômago, vasos que envolvem o cardia e o esôfago abdominal, incluindo sutura de todas as varizes no interior do estômago até o esôfago distal. Com essas operações não há diminuição do fluxo de sangue venoso para o fígado e nem derivação porto sistêmica. Mas, a longo prazo, pode haver a formação de novas varizes, principalmente quando a desconexão não foi completa.

CONTROLE DE CURA

Como os sintomas da esquistossomose não são característicos e nem sempre estão presentes, a melhor maneira de avaliar o resultado do tratamento específico é por meio do controle parasitológico. Na interpretação dos resultados, deve-se levar em conta que os medicamentos esquistossomicidas não destroem os ovos. Como estes podem permanecer vivos até 18 dias depois de postos, os exames de fezes ou de biópsia retal realizados nesse período poderão apresentar ovos viáveis, mesmo que os vermes tenham morrido.

Sob o efeito do tratamento, os vermes podem interromper a postura, para recomeçá-la, no máximo, três meses depois. Por isso, os exames negativos nesse período não constituem prova convincente de cura parasitológica.

Atualmente o PCE estabelece exames de verificação de cura parasitológica no quarto mês após o tratamento, considerando curado aqueles que não mais estiverem eliminando ovos de *S. mansoni* nas fezes constatado por um método de concentração, sendo o mais recomendado o de Kato-Katz, pelo exame de três amostras de fezes em dias diferentes. Embora a biópsia retal seja um bom método de avaliação da cura, os exames de fezes repetidos dão resultados superiores. Seis exames de fezes fornecem indicações iguais às de uma biópsia retal.

PROFILAXIA

Entre as grandes endemias, a esquistossomose é uma das que apresentam os problemas profiláticos mais difíceis. Há necessidade de um rigoroso combate e adoção de medidas por toda a comunidade local, visto que um único miracídio é suficiente para infectar o Biomphalaria que pode liberar até 20.000 cercárias em sua vida mantendo assim o ciclo de infecção e reinfecção.

A Organização Mundial de Saúde, em maio de 2012, passou a considerar a educação sobre o tratamento da água, saneamento básico e higiene (estratégia WaSH – water, sanitation and hygiene education), como componente de uma estratégia integrada de controle e eliminação da doença. O Brasil sendo signatário da resolução wha65-21, o PCE passa a ter como objetivo principal a eliminação da doença como problema de saúde pública nas áreas endêmicas, o que significa a redução do número de casos a níveis aceitáveis (menores que 5%). Nas áreas de baixa endemicidade, o objetivo é a interrupção da transmissão, o que significa a não existência de casos, mesmo que persistam as causas que podem potencialmente produzi-la, no caso a presença dos caramujos, hospedeiros intermediários.

No contexto, os trabalhos objetivando a eliminação da transmissão devem estar baseados em um sistema de vigilância epidemiológica com busca ativa de casos com uso de métodos de diagnóstico coproscópicos, sorológicos e outros disponíveis, tratamento preventivo coletivo, além de intervenções no meio ambiente para interromper o ciclo de transmissão. Nas áreas endêmicas, podem ser alvo da intervenção as crianças em idade escolar, os adultos que vivem em áreas de risco ou toda a população. Segundo a OMS, o período total de trabalho para interrupção da transmissão pode requerer mais de 20 anos de vigilância e intervenção, com cooperação intersetorial, até que a eliminação seja concluída. Além da parte material, para obter êxito é necessária a compreensão e colaboração das populações, o que se consegue com o auxílio de educação sanitária simultânea.

Embora o escopo para a eliminação da esquistossomose seja promissor em alguns países, a República Popular da China, Brasil, Egito, Marrocos e Omã entre eles, a situação é completamente diferente na África Subsaariana, que atualmente abriga 92% dos casos.

Assim, as lacunas de pesquisa e questões pendentes ainda permanecem, uma das quais é a situação altamente insatisfatória de depender de um único medicamento para o controle de uma doença grave, mesmo que ainda não haja evidências de resistência generalizada. Igualmente desconcertante é a constatação de que o número de pessoas com esquistossomose continuará a crescer como reflexo do crescimento populacional em curso, enquanto a proporção de pessoas realmente recebendo tratamento com drogas permanece muito aquém daquelas que o requerem.

TRATAMENTO ESPECÍFICO

Após a década de 1980, o tratamento em massa com praziquantel começou a fazer incursões e, embora a reinfecção permanecesse um problema, a morbidade severa estava controlada por meio de repetidos tratamentos. De fato, a quimioterapia mostrou-se tão eficiente que logo se tornou a única abordagem que contribui para a recomendação da OMS de 1984 de que o controle da morbidade seja o principal objetivo, uma estratégia que, em grande parte, ainda está em vigor.

Para o indivíduo, ele cura ou diminui a carga parasitária, alivia os sintomas, evita as formas graves e produz regressão de algumas formas clínicas. Para a coletividade, o tratamento dos pacientes infectados diminui a transmissão da doença. É a maneira mais fácil de combater a esquistossomose em áreas de baixa prevalência e de deter seu avanço a novas áreas. É muito bem aceito pelas populações e seu custo é razoável.

DEPOSIÇÃO DE FEZES EM LUGAR ADEQUADO

Essa medida tem como objetivo evitar que ovos presentes em fezes humanas vão para a água, reduzindo assim o número de miracídios que poderiam entrar em contato com o caramujo, além de ter a vantagem de ser útil no combate a diversas outras doenças.

Porém, não se deve esperar demais dessa medida e nem sempre se obtém o efeito desejado. Visto que, para garantir a eficácia desta medida, é necessário que toda a comunidade realize o correto despejo das fezes, já que a elevada taxa de reprodução de um único miracídio pode chegar a cerca de 200 cercárias por dia, no caso de *S. haematobium* e 250 a 600 por dia no caso de *S. mansoni*.

PREVENÇÃO DO CONTATO COM A ÁGUA CONTAMINADA

Aplica-se aqui o que já foi dito com referência à deposição das fezes. Esta medida, isoladamente, é impraticável nas zonas de irrigação, onde, muitas vezes, há escassez de água, sendo poucas as possibilidades de êxito se não existir serviço de abastecimento. Mesmo quando há água encanada, é difícil evitar que as crianças – justamente a parcela da população mais envolvida na propagação da esquistossomose – entrem em contato com a água infestada. Para os adultos, o uso de botas ou repelentes de cercárias poderia oferecer proteção. Sendo inevitável o contato com as coleções de água, evitar fazê-lo no período de 12 a 20 horas, quando há mais cercárias nos focos de infecção.

O uso de sabão e sabonetes tem um papel no controle da esquistossomose, devido à sua toxicidade contra miracídios e cercárias, que acabam matando ou reduzindo a infecciosidade. Observa-se uma menor prevalência em mulheres que lavam roupas com sabão do que aquelas que utilizam outras substâncias, além disso, a longo prazo, o sabão acaba por reduzir a população de caracóis infectados por miracídios. Quando não for disponível água convenientemente tratada, é possível utilizar a água de um lugar potencialmente contaminado, porém deve-se armazená-la por um período de dois a três dias antes do consumo, visto que a cercária não consegue se alimentar e dependem de níveis internos de glicogênio que não são renováveis, assim elas conseguem sobreviver entre 10 a 40 horas em condições naturais onde a temperatura da água varia entre 20 e 30 °C.

Outra medida que pode ser utilizada é a fervura da água em temperatura acima de 45 °C, visto que em poucos minutos nesta temperatura há a morte de quase todas as cercárias. Porém, a maioria dos estudos que avaliaram o efeito da temperatura nas cercárias utilizaram *S. mansoni*, alguns pequenos estudos que utilizaram cercárias de *S. haematobium* mostraram uma maior resistência a temperatura, assim mais estudos são necessários para entender a real importância da temperatura em outras espécies que não sejam de *S. mansoni*.

A simples filtragem da agua é incapaz de remover as cercárias da água, porém, a utilização de grandes filtros de areia fina podem ser utilizados para este fim. O uso de substância com cloro consegue eliminar totalmente as cercárias, mas é necessário aguardar no mínimo 12 horas para garantir a sua total eliminação.

VACINA

O desenvolvimento de vacinas é a grande expectativa no contexto das doenças infecciosas e, para a prevenção da esquistossomose mansônica, há estudos com mais de duas décadas buscando resultados promissores. Algumas moléculas candidatas para uso humano atingiram o nível de ensaios clínicos, entre estas a vacina da esquistossomose Sm14/GLA-SE, desenvolvida principalmente contra o *S. mansoni*, mas que reage de forma cruzada com o *S. haematobium* e o *S. japonicum*, que concluiu com sucesso os ensaios clínicos de Fase I e Fase IIa, estando com Fase II/III em andamento inclusive sob coordenação de pesquisadores brasileiros.

CONTROLE DOS CARAMUJOS

Os caramujos são combatidos de várias maneiras, principalmente pelo controle do meio, controle biológico e controle químico. O meio pode ser modificado, de modo que se torne impróprio à vida desses vetores. Isso será alcançado pela dessecação, aterro, aumento de velocidade da água, retificação dos cursos d'água com eliminação dos poços, limpeza da vegetação, decréscimo da poluição, eliminação de micro-habitats, canalização e outras obras de drenagem.

Especula-se muito sobre o controle biológico dos caramujos pelos peixes, patos, larvas e insetos, fungos, parasitas e outros moluscos e espécies. As melhores possibilidades de controle são pelos predadores ou competidores. Têm sido mencionados bons resultados, principalmente com a *Marisa cornuarietis* e, em menor escala, com *Melisoma duryi* e *Pomacea*.

Por outro lado, convém relembrar os perigos que representa a introdução de uma espécie em um ambiente e os cuidados que devem cercar tais experiências. Os melhores resultados têm sido ensejados com o controle químico. Entre os moluscicidas mais usados, citam-se: niclosamida, pentaclorofenato de sódio ou cobre, ou tritilmorfolina, além de outros ainda em uso ou em experimentação. O endod (*Phytolaccea dodecandra*), usado fora do Brasil, é o melhor exemplo de moluscicida extraído de planta. Estão sendo feitas pesquisas com moluscicidas de liberação lenta.

Com os moluscicidas se pode reduzir drasticamente a população de caramujos, havendo, concomitantemente, a destruição de peixes e outros animais aquáticos. No entanto, os caramujos repovoam rapidamente os criadouros. Os moluscicidas podem ser eficientes nas áreas onde há alta densidade de população humana e pouco volume de água. Eles podem ser racionalmente usados nos focos e nas épocas de transmissão da esquistossomose.

É evidente que essas medidas devem ser usadas em conjunto e raramente se justifica o emprego isolado de uma delas. Também é óbvio que, em qualquer circunstância, é imprescindível haver educação sanitária e a participação constante da comunidade. Inicialmente, deve-se fazer um estudo das condições em cada área, depois, levar a cabo planos pilotos e, conforme os resultados, estendê-los progressivamente. O combate à esquistossomose não deve ser empreendido antes de se avaliar a extensão do problema, estudando-se a prevalência e a gravidade da infecção humana, os seus efeitos e os índices de infecção dos caramujos. Evidentemente, deverão ser apreciados também as implicações econômicas e o custo do programa. Vencida a etapa de resolução, considera-se a seleção dos métodos que vão ser usados, a maneira de estimar os resultados, o treinamento do pessoal, e todas as medidas necessárias ao êxito do empreendimento.

O Brasil, a partir de 1975, iniciou um vigoroso Programa Especial de Controle da Esquistossomose (PECE), hoje conhecido como PCE, tratando em massa 4 milhões de pessoas com oxamniquine no Ceará, na Paraíba, no Rio Grande do Norte, em Pernambuco, em Sergipe, em Alagoas e no Paraná. Ao mesmo tempo, foram feitas aplicações de niclosamida (Bayluscide®) em muitos criadouros de caramujos e incrementado o programa de abastecimento de água. Com o PCE, obteve-se redução da prevalência da esquistossomose e de suas formas hepatoesplênicas. Em recentes metanálises, percebeu-se redução da prevalência de 36 a 70% para 1,6 a 15%, dependendo da região graças a atuações desses centros. Atualmente, o PCE tem como objetivo principal controlar a morbidade e evitar a expansão da doença.

Desse modo, como informações finais, resumimos o atual quadro epidemiológico e de controle do país. A prevalência da esquistossomose no Brasil foi estimada em 1% pelo Inquérito Nacional de Esquistossomose e Infeções por Helmintos (INPEG), realizado entre 2010 e 2015 e, ao se comparar ao realizado por Pellon e Teixeira, na década de 1940, mostra grande redução na prevalência (10,09% entre 1949 e 1953 e 9,24% entre 1975 e 1979). Entretanto, a infecção persiste e indivíduos infectados não são diagnosticados e não recebem o tratamento adequado, permanecendo infectados e contribuindo para a manutenção da transmissão e o estabelecimento de novos focos. Ao longo de quatro décadas, as medidas de controle integradas, como investimentos em saneamento básico e higiene, melhoria nos níveis de renda e qualidade de vida da população, e quimioterapia mudaram o cenário endêmico da esquistossomose no Brasil em termos de redução da prevalência, transmissão e morbidade. Houve redução das formas graves, da transmissão e diminuição significativa de mortes. Atualmente, temos pacientes crônicos que vivem em áreas endêmicas, bem como casos agudos oriundos da migração de populações devido à urbanização e ao turismo rural. No plano da Organização Mundial de Saúde (OMS) para 2020, que enfoca a "eliminação da doença como um problema de saúde pública", enfatiza as estratégias possíveis para diagnosticar com precisão as infecções de baixa intensidade.

BIBLIOGRAFIA SUGERIDA

Bergquist R, Gray, DJ. Schistosomiasis elimination: beginning of the end or a continued march on a trodden path. Trop. Med. Infect. Dis. 2019, 4(2), 76.

Bichara CNC, Gonçalves NV, Quaresma JAS. Esquistossomose mansônica. In: Leão RNQ et al. Medicina Tropical e Infectologia na Amazônia. Belém: Samauma: Instituto Evandro Chagas, 2013. p. 1367-1390.

Blanton RE et al. The Relative contribution of immigration or local increase for persistence of urban schistosomiasis in Salvador, Bahia, Brazil. PLOS Neglected Tropical Diseases, 2015.

Brasil. Ministério da Saúde. Secretaria de Vigilância em Saúde. Departamento de Vigilância Epidemiológica. Vigilância da esquistossomose mansoni: Diretrizes Técnicas. 4. ed. Brasília, 2014.144 p.

Brasil. Ministério da Saúde. Secretaria de Vigilância em Saúde. Coordenação Geral de Desenvolvimento da Epidemiologia em Serviços. Guia de Vigilância em Saúde: 3/Ministério da Saúde, Secretaria de Vigilância em Saúde, Coordenação Geral de Desenvolvimento da Epidemiologia em Serviços. 1. ed. atual. Brasília: Ministério da Saúde, 2017. 3v.: il.

Costain AH, MacDonald AS, Smits HH (2018). Schistosome Egg Migration: Mechanisms, Pathogenesis and Host Immune Responses. Front Immunol. 2018 Dec 20;9:3042. doi: 10.3389/fimmu.2018.03042. eCollection 2018. Review. Erratum in: Front Immunol. 2019 Apr 11;10:749.

Dietze R, Prata A. Rate of reversion of hepatosplenic schistosomiasis after specific therapy. Rev Soc Bras Med Trop 1986; 19:69-73.

Martins-Melo FR, Pinheiro MCC, Ramos Jr et al. Spatiotemporal Patterns of Schistosomiasis – Related Deaths, Brazil, 2000-2011. Emergency Infectious Diseases, vol. 21, N. 10, October 2015.

Nascimento GL, Pegado HM, Domingues ALC et al. The cost of a disease targeted for elimination in Brazil: the case of schistosomiasis mansoni. Mem Inst Oswaldo Cruz, Rio de Janeiro, Vol. 114: e180347, 2019.

Neves J, Martins NRLL, Tonelli E. Forma toxêmica da esquistossomose mansoni. Considerações diagnósticas em torno de 50 casos identificados em Belo Horizonte. O Hospital 1966; 70:1583-1603.

Paraense WL. Planorbídeos hospedeiros intermediários do Schistosoma mansoni. In: Cunha AS (ed.). Esquistossomose mansoni. São Paulo: Universidade de São Paulo 1970. p. 913-30.

Pereira AD, Pinto PLS, Camargo JSAA et al. Potential for shistosomiasis in a municipality of Rondônia, Brazilian Amazon. Acta Amazonica vol. 46(4) 2016: 377-382.

Petroianu A. Tratamento cirúrgico da hipertensão porta na esquistossomose mansoni. Rev Soc Bras Med Trop 2003; 36:253-65.

Prata A, Bina JC. Development of the hepatosplenic form of schistosomiasis (A study of 20 patients observing during a 5 year period). Gaz Med Bahia 1968; 68:49-60.

Raso P, Bogliolo L. Patologia. In: Cunha AS (ed.). Esquistossomose mansoni. São Paulo: Universidade de São Paulo 1970. p. 77-130.

Silva-Moraes V, Shollenberger LM, Siqueira LMV et al. Diagnosis of Schistosoma mansoni infections: what are the choices in Brazilian low-endemic areas? Mem Inst Oswaldo Cruz, Rio de Janeiro, Vol. 114: e180478, 2019.

World Health Organization. The relevance of schistosomiasis for public health. Report of a working group. Trop Med and Parasit 1989; 40:132-3.

97

Estrongiloidíase

Ronaldo Cesar Borges Gryschek
Rinaldo Focaccia Siciliano
Fabiana Martins de Paula

INTRODUÇÃO

A infecção por *Strongyloides stercoralis* é uma helmintíase de distribuição mundial, mas particularmente prevalente em áreas tropicais e subtropicais. Foi reconhecida pela primeira vez em 1876, quando foram observadas larvas do parasita nas fezes de soldados franceses com "diarreia da Cochinchina", no sudeste da Ásia. Na maioria das vezes, a infecção é assintomática ou oligossintomática, podendo assumir extrema gravidade sob a forma de doença disseminada em pacientes imunocomprometidos, sobretudo pelo uso crônico de corticosteroides. Importante particularidade do ciclo de vida desse helminto é a capacidade de completar-se no organismo do hospedeiro. Com isso, o número de parasitos pode manter-se ou mesmo aumentar, propiciando condições para que a parasitose se perpetue por tempo indefinido, mesmo que o hospedeiro não se exponha às formas infectantes no solo.

TAXONOMIA E MORFOLOGIA

O nematelminto *Strongyloides stercoralis* pertence à ordem (superfamília) Rhabdiasoidea, família Strongyloididae. Dentre as espécies do gênero Strongyloides, a mais adaptada ao parasitismo dos seres humanos é *S. stercoralis*. Há, no entanto, uma espécie, *S. fülleborni*, que é parasita de macacos no Velho Mundo, e que, eventualmente, pode exercer parasitismo no homem em regiões da África central e oriental.

A fêmea parasita, que mede de 1,5 a 10 mm de comprimento por 27 a 95 µm de largura, é raramente encontrada nos exames de fezes. Fica alojada na mucosa ou submucosa do intestino delgado, sobretudo no duodeno e porção inicial do jejuno. Reproduz-se por partenogênese e os ovos embrionados eclodem logo após a postura, dando origem às larvas rabditoides, ou de primeiro estágio (L1); essas medem 400 µm de comprimento por 20 a 25 µm de diâmetro e são as formas parasitárias mais frequentemente encontradas no exame parasitológico de fezes (Figura 97.1). Após sofrerem duas mudas, dão origem às larvas filarioides, ou de terceiro estágio (L3), que são longas e afiladas, medindo de 400 a 700 µm de comprimento por 12 a 20 µm de diâmetro; estas detêm a capacidade de invadir os tecidos, sendo, portanto, as formas infectantes (Figura 97.2). Na doença disseminada, elas podem ser identificadas nos tecidos extra-intestinais e fluidos do hospedeiro. Os machos adultos não são identificados no tubo digestivo do hospedeiro, havendo, contudo, machos adultos de vida livre.

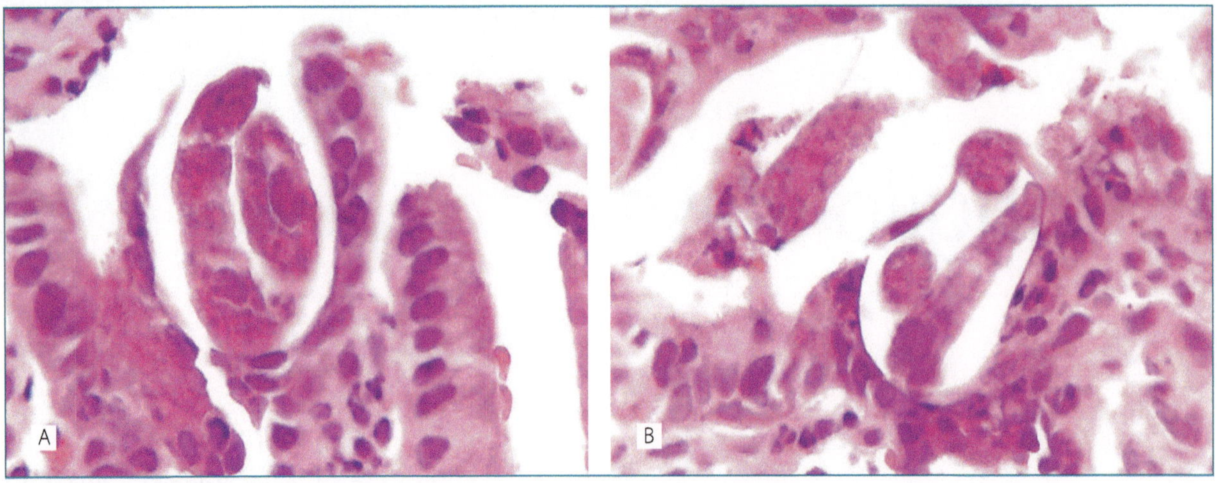

FIGURA 97.1 Larva rabditoide.

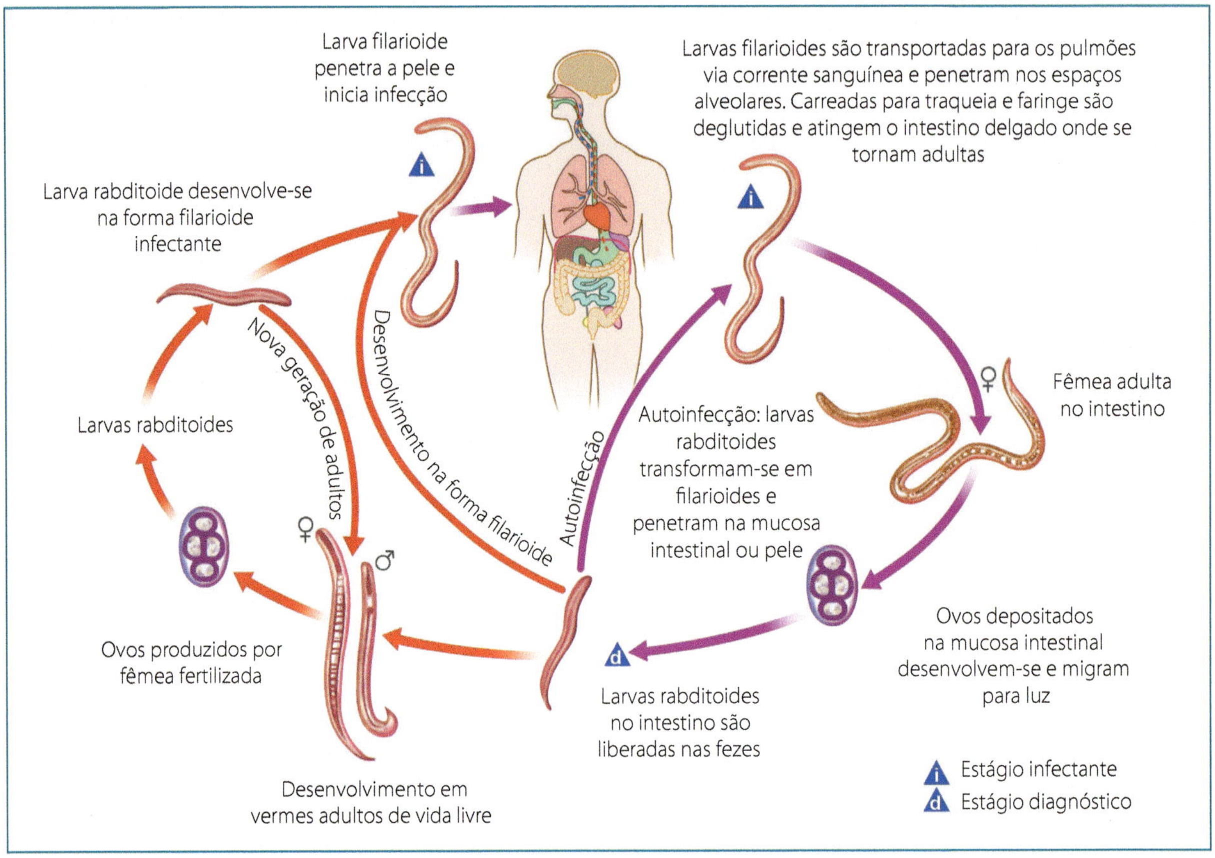

FIGURA 97.2 Larva filarioide.

CICLO BIOLÓGICO

O ciclo de vida de *S. stercoralis* desenvolve-se em parte no solo e em parte no organismo do hospedeiro.

Após a eclosão dos ovos, as larvas rabditoides são eliminadas nas fezes e ganham o solo. Aí, em função de condições adequadas de temperatura e umidade, sofrem duas mudas, originando as larvas filarioides (ciclo direto). Podem, ainda, dar origem a machos e fêmeas de vida livre que, após reprodução sexuada, originam larvas rabditoides. Após períodos variáveis, estas larvas sofrem mudas transformando-se em larvas filarioides (ciclo indireto ou sexuado). Não existem evidências de que ocorra parasitismo por vermes machos e a reprodução sexuada parece ser uma exclusividade das formas de vida livre. Após penetrarem pela pele ou mucosas de um hospedeiro suscetível, as larvas atingem os pulmões por via sanguínea, penetram nos alvéolos e são carreadas até a traqueia pelo movimento ciliar do epitélio respiratório. São, então, deglutidas na faringe com as secreções respiratórias, atingindo, dessa forma, o tubo digestivo.

Existem evidências de que as larvas filarioides podem atingir o tubo digestivo sem passarem pelos pulmões, mas é desconhecida a importância relativa desse evento na biologia do helminto, bem como sua relevância em termos clínicos. Da mesma forma, sobretudo nas situações de hiperinfecção, é possível que larvas filarioides completem sua maturação nos pulmões, fato evidenciado pelo encontro eventual de fêmeas adultas e ovos em secreções brônquicas.

No duodeno, ao completarem sua maturação, as larvas transformam-se nas fêmeas adultas, partenogenéticas, que se alojam na mucosa do duodeno ou do jejuno proximal (criptas de Lieberkühn) e liberam ovos embrionados. Estes eclodem dando origem às larvas rabditoides que atingem a luz intestinal, sendo, então, eliminadas com as fezes. O período entre a infecção inicial e o início do encontro de larvas rabditoides nas fezes varia de três a cinco semanas. Uma importante particularidade do ciclo de vida de *S. stercoralis* é a possibilidade de larvas rabditoides sofrerem mudas ainda na luz intestinal. Assim, as larvas filarioides podem penetrar através da mucosa intestinal (autoinfecção interna) ou da pele da região perineal (autoinfecção externa) e completarem o ciclo sem a passagem pelo solo. Esse processo de autoinfecção ocorre com intensidade discreta, porém contínua nas formas crônicas de infecção. Isto faz com que o processo infeccioso tenha duração indefinida, ainda que o hospedeiro não se exponha às formas infectantes do parasita no solo. Em condições clínicas especiais, como uso prolongado de corticosteroides, imunodepressão ou alterações anatômicas do tubo digestivo (alças cegas), esse processo de autoinfecção pode ser acelerado resultando em cargas parasitárias muito elevadas (hiperinfecção), com graves consequências clínicas.

EPIDEMIOLOGIA

DISTRIBUIÇÃO

Embora as informações sobre a prevalência da estrongiloidíase sejam bastante fragmentadas, admite-se que essa infecção ocorra em áreas com climas quentes e úmidos, em virtualmente todas as regiões tropicais e subtropicais do globo. Reconhecem-se, ainda, bolsões de baixa endemicidade em alguns países da Europa Ocidental (França, Itália, Suíça), da Europa Oriental (Polônia, áreas da extinta União Soviética), dos Estados Unidos (região dos Apalaches e estados do sul), Japão (Okinawa) e Austrália (populações aborígenes). O Brasil, assim como as demais regiões tropicais do globo, é considerado como área de elevada endemicidade. No entanto, os dados epidemiológicos dessa infecção em nosso país são escassos e pontuais. A maioria dos estudos envolvem crianças e os inquéritos envolvem populações com características particulares, como creches, escolas, indivíduos hospitalizados ou grupos geograficamente restritos.

Chama a atenção a ocorrência da helmintíase em populações institucionalizadas (asilos, prisões), em ambientes que devem favorecer a transmissão por contato com o solo ou com objetos contaminados com fezes que contenham larvas infectantes. Veteranos da Segunda Guerra Mundial e das guerras da Coreia e do Vietnã também exibem prevalência considerável da parasitose, a despeito de há muito tempo não mais se exporem às larvas infectantes no meio ambiente. Este fato põe em evidência a capacidade da infecção manter-se cronicamente por longos períodos de tempo em alguns hospedeiros.

Em regiões onde o vírus linfotrópico para células T humanas do tipo I (HTLV-1) apresenta elevada endemicidade, como no Japão e Caribe, observa-se que populações de pacientes infectados por esse vírus apresentam também elevada prevalência de coinfecção por *S. stercoralis*. Já, com relação à infecção pelo vírus da imunodeficiência humana (HIV), os estudos de prevalência são discordantes. Existem trabalhos que revelam elevada prevalência da coinfecção em relação à população de não infectados por HIV, enquanto outros estudos não confirmaram essas observações. Nesse contexto, previa-se, no início da epidemia de aids, que a estrongiloidíase teria elevada prevalência nessa população, inclusive de suas formas graves, dada a imunodepressão apresentada nos pacientes infectados por HIV. Embora existam relatos de casos de estrongiloidíase disseminada em pacientes com aids, essa forma da parasitose não se encontra entre os eventos oportunistas mais importantes. Ainda nesse contexto, há que se considerar a frequente utilização de corticosteroides como adjuvantes no tratamento de determinadas condições definidoras de aids (neurotoxoplamose, neurocriptococose, pneumocistose), podendo ser o principal fator contribuinte para o desenvolvimento de formas disseminadas. De fato, em estudo por nós recentemente publicado, entre sete casos de formas disseminadas de estrongiloidíase disseminada em pacientes com aids, quatro faziam uso de corticosteroides no momento do evento. A importância dos glicocorticosteroides na patogenia da forma grave da estrongiloidíase será discutida adiante.

FORMAS DE AQUISIÇÃO E TRANSMISSÃO

A penetração de larvas filarioides existentes no solo através da pele íntegra ou por mucosas, constitui-se na principal maneira de aquisição da parasitose. Assim, as larvas originadas a partir do ciclo direto têm maior importância na transmissão, fato sugerido pela maior prevalência da infecção em indivíduos que vivem próximos uns dos outros (institucionalizados). A aquisição da estrongiloidíase pela ingestão de água contendo larvas filarioides, embora possível, tem importância epidemiológica discutível. A transmissão vertical por meio do aleitamento materno é teoricamente possível, uma vez que foi observada a presença eventual de larvas filarioides no leite de mulheres infectadas na África. A transmissão sexual pode ocorrer quando houver contato de pele e/ou mucosa com conteúdo intestinal que contenha larvas infectantes.

PATOGENIA E IMUNIDADE

Na infecção aguda, durante a migração das larvas filarioides pelos pulmões, pode ocorrer uma pneumonite eosinofílica (Síndrome de Löffler). Quando as fêmeas se alojam na mucosa ou submucosa do intestino delgado, a população parasitária tende a atingir determinado tamanho e se estabiliza. Isso ocorre por períodos indefinidos de tempo por meio da manutenção do ciclo de autoinfecção em níveis mínimos, porém continuamente. A transformação de larvas rabditoides em filarioides e a capacidade reprodutiva da fêmea partenogenética parecem ser estimuladas por substâncias hormonais conhecidas como ecdisteroides (p. ex., hidroxiecdisona). Em situações habituais de parasitismo, tais substâncias teriam importante papel, ao lado da resposta imune, na regulação da população parasitária em determinado hospedeiro.

Estabelece-se um equilíbrio entre o sistema imune do hospedeiro e a população parasitária. Dessa forma, o processo inflamatório e as lesões que decorrem do mesmo tornam-se discretos, havendo, portanto, pouca tradução clínica. A presença de anticorpos do tipo IgE, das citocinas IL-4, IL-5 e IL-13 e de eosinofilia periférica e tecidual, desde os primórdios da infecção, sugere que a resposta imune polarizada para Th_2 desempenhe papel fundamental na contenção do processo infeccioso no seu início. Existem evidências de que os eosinófilos possam comportar-se como células apresentadoras de antígenos, tendo importância fundamental nas fases iniciais da infecção. Uma vez elaborada a resposta imune, as imunoglobulinas da classe G desempenhariam papel de destruição das larvas em um mecanismo que envolve a participação do sistema complemento e de granulócitos. Esses últimos desempenhariam o papel efetor final ao promoverem a morte das formas larvárias.

Em determinadas situações, esse equilíbrio entre hospedeiro e parasito pode ser perdido em favor do último, originado a hiperinfecção. Assim, condições de imunodepressão, principalmente aquelas motivadas pelo uso de substâncias glicocorticoides, podem condicionar o aparecimento de alterações, seja nos mecanismos imunes do hospedeiro, seja na biologia do parasito, que têm como resultado um aumento indefinido da carga parasitária e aceleração do processo de autoinfecção. Dessa forma, por meio da supressão de eosinófilos, bem como do bloqueio na ativação de linfócitos, os mecanismos imunes citados anteriormente podem ser comprometidos. Ao lado disso, os glicocorticoides teriam uma atividade ecdisteroide-símile, acelerando a maturação das larvas e incrementando o número de fêmeas parasitas, o que, consequentemente, aumenta o número de larvas e o risco de autoinfecção. Nessas condições, há um aumento do número de parasitos que passam a ocupar qualquer porção do intestino delgado, cólon, estômago, esôfago, vias biliares e apêndice (hiperinfecção). Pode haver também migração de larvas filarioides sem que, necessariamente, passem pelos pulmões. Dessa forma, virtualmente quaisquer órgãos ou tecidos podem ser atingidos, como linfonodos mesentéricos, pele, vesícula biliar, fígado, diafragma, pâncreas, coração, musculatura esquelética, ovários, rins, encéfalo e espaços meníngeos. Isso caracteriza a forma disseminada da infecção. Nessa situação é muito comum a disseminação hematogênica de enterobactérias (*Klebsiella pneumoniae*, *Proteus mirabilis*, *Escherichia coli*, *Pseudomonas* sp., *Enterococcus faecalis* ou *Streptococcus bovis*) que atingem a circulação sanguínea por intermédio de lesões na mucosa intestinal decorrentes do processo parasitário intenso, ou mesmo carreadas pelas larvas filarioides, no seu tegumento ou no tubo digestivo.

A hiperinfecção e a forma disseminada da estrongiloidíase podem ocorrer em decorrência de outras condições clínicas do hospedeiro, independentemente do uso de corticosteroides. Doenças que alteram a função imune, tais como doenças linfoproliferativas (leucemias e linfomas), mesenquimopatias (lúpus eritematoso, artrite reumatoide, polimiosite), doenças metabólicas (diabetes *mellitus* do tipo I, especialmente com cetoacidose), defeitos congênitos ou adquiridos do sistema imune como (agamaglobulinemia) também podem predispor à ocorrência de formas graves da infecção. A possibilidade de outras drogas imunossupressoras levarem à hiperinfecção existe, mas é de difícil comprovação, uma vez que, em grande parte das vezes, são administradas em associação com corticosteroides. Cabe citar que a ciclosporina-A, um imunossupressor utilizado após transplantes, não está envolvida com formas graves de estrongiloidíase. Paradoxalmente, existem evidências de que essa droga tenha ação anti-parasitária, inclusive contra *S. stercoralis*.

Conforme já se viu, a imunodepressão decorrente da infecção por vírus da imunodeficiência humana (HIV), não se constitui, de forma importante, em fator predisponente para a hiperinfecção ou estrongiloidíase disseminada. Parece que nesses pacientes a resposta imune de mucosa intestinal, envolvendo IgE, IL-4, IL-5 e eosinófilos não é comprometida da forma intensa, pelo menos na maioria dos pacientes. Por outro lado, na infecção pelo vírus linfocitotrópico para células T humanas do tipo I, HTLV-1, há evidências de que a resposta Th_2 da mucosa intestinal é gradativamente substituída pelo padrão Th_1, que é ineficaz no controle da estrongiloidíase. Isso ocorre em função da indução da produção de citocinas, como γ-interferon e TGF-β pelo HTLV-1. Como resultado, não só a prevalência da helmintíase é mais importante nesse grupo de pacientes, como a resposta aos anti-helmínticos específicos é mais precária, sendo mais frequente a ocorrência de formas graves e disseminadas de estrongiloidíase.

Cabe ainda mencionar que anormalidades anatômicas onde se estabeleça uma "alça cega", isto é, alça intestinal excluída do trânsito intestinal, também são associadas à hiperinfecção por *S. stercoralis*, independente de imunodepressão sistêmica. A "alça cega" pode ser decorrente de anomalias, como a presença de grandes divertículos no tubo digestivo, ou resultante de procedimento cirúrgico (p. ex., gastrectomia à Bilroth II). Distúrbios funcionais do trato digestivo como acloridria ou hipocloridria, também parecem favorecer os eventos que levam à hiperinfecção. Os mecanismos patogenéticos que explicariam o incremento do processo de autoinfecção nessas condições são especulativos.

PATOLOGIA

O estudo das alterações teciduais nas formas não complicadas de estrongiloidíase mereceram, até o presente, pouca atenção. Há, contudo, evidências de que quando o parasitismo é limitado, há pouca resposta inflamatória tecidual ao redor de vermes adultos e larvas. Dados mais completos a esse respeito resultam de estudos histopatológicos realizados a partir de material obtido em necropsias de pacientes com infecção disseminada.

A penetração das larvas filarioides através da pele pode levar à ocorrência de petéquias, com congestão vascular e edema.

A patologia intestinal na estrongiloidíase é, classicamente, descrita segundo três padrões distintos. Na chamada enterite catarral, associada às infecções leves, há congestão da mucosa do intestino delgado com pontos esparsos de hemorragia petequial e a mucosa é recoberta com uma secreção mucoide abundante. Do ponto de vista histológico, chama a atenção um infiltrado mononuclear na submucosa; formas parasitárias são observadas raramente nessa localização. Numa condição de infecção mais importante, descrevem-se os achados que caracterizam a enterite edematosa: a parede intestinal é espessada, ocorre edema na submucosa, os vilos intestinais tornam-se achatados e são observadas formas parasitárias ao longo da lâmina própria. Na hiperinfecção, observa-se a forma mais grave de lesão tecidual, conhecida como enterite ulcerativa. As paredes intestinais tornam-se rígidas pelo edema e fibrose decorrente do processo inflamatório prolongado. A mucosa revela atrofia, erosões e ulcerações, podendo ocorrer perfuração intestinal ao nível do jejuno. O infiltrado inflamatório mais abundante é constituído por neutrófilos e parasitas são observados em grande número na mucosa e submucosa. Número variável de eosinófilos também costuma ser observado em situações de parasitismo intenso. Nos pacientes com forma disseminada da infecção, as alterações teciduais refletem a atividade migratória das larvas. A mucosa gástrica e esofágica pode mostrar edema e ulcerações, bem como pode-se observar peritonite. Considerando-se que esses pacientes recebem corticoides, às vezes em doses elevadas, a ração inflamatória é escassa em relação ao montante das lesões teciduais. Nos pulmões, onde nas formas disseminadas há a presença de larvas em grande quantidade, podem ser observadas hemorragias alveolares. A presença de infecção bacteriana concomitante condiciona o aparecimento de áreas de condensação alveolar, caracterizando broncopneumonia.

MANIFESTAÇÕES CLÍNICAS

FORMA AGUDA

As manifestações decorrentes da penetração larvária nem sempre são observadas. Em alguns pacientes observam-se lesões papulares pruriginosas no local da invasão. Em outros, pode ser visto um quadro urticariforme linear migratório, que pode progredir de 5 a 10 cm por hora, conhecido como *larva currens*. É mais comumente observado na região perineal ou nas nádegas seguindo-se à penetração de larvas filarioides pela pele dessas áreas durante a autoinfecção externa. O diagnóstico diferencial desse exantema serpiginoso se faz com a larva *migrans* cutânea (*Ancylostoma braziliense*), sendo que nesta, a migração é bem mais lenta e a localização mais comum é nos membros inferiores, sobretudo na planta dos pés.

A passagem das larvas pelos pulmões produz, em geral, sintomas respiratórios leves, como tosse seca e sibilos esparsos. Em alguns casos, são descritas crises de broncoespasmo, com tosse mais intensa e desconforto respiratório. Este quadro pode traduzir uma pneumonite eosinofílica (Síndrome de Löffler), onde são observados também infiltrados pulmonares à radiografia de tórax e eosinofilia periférica.

Quando da instalação das fêmeas na mucosa intestinal, pode ocorrer dor abdominal inespecífica ou epigastralgia que, às vezes, simula o quadro doloroso de úlcera duodenal de natureza péptica. Além disso, diarreia, náuseas e vômitos podem ocorrer de forma intermitente. Na maioria das vezes, no entanto, esse estágio da infecção é totalmente assintomático e passa despercebido.

FORMA CRÔNICA HABITUAL

Esta forma clínica refere-se à situação em que os pacientes permanecem parasitados por longos períodos de tempo. A população parasitária mantém-se controlada em níveis baixos e restrita topograficamente ao intestino delgado, mais precisamente ao duodeno e porções iniciais do jejuno. Quando há manifestações digestivas, estas são inespecíficas, podendo ocorrer dor abdominal, predominantemente epigástrica, náuseas, vômitos, meteorismo acentuado e diarreia intermitente. Dependendo da extensão do comprometimento intestinal, o quadro diarreico pode ser acentuado, podendo desenvolver-se síndrome disabsortiva com perda intestinal de proteínas, gorduras e outros elementos. Existe alguma discussão a respeito da associação de estrongiloidíase com síndrome de má-absorção. Nas áreas onde é mais comum a observação desses quadros disabsortivos, prevalecem outras condições que sabidamente causam tais processos, por exemplo, o *sprue* tropical.

Além dessas manifestações, atribuídas à ação mecânica e à resposta inflamatória decorrentes da presença das fêmeas adultas e larvas na mucosa intestinal, são observados, raramente, casos de artrite reacional e síndrome nefrótica relacionadas à formação de imunocomplexos que contêm antígenos do helminto.

HIPERINFECÇÃO E DOENÇA DISSEMINADA

O diagnóstico de hiperinfecção implica, em geral, no reconhecimento de sinais e sintomas decorrentes de migração larvária acentuada, situações em que o número de parasitas (larvas e fêmeas adultas) aumenta em decorrência de aceleração do ciclo de autoinfecção. Ocorre, então, acentuação do quadro digestivo, com diarreia mais intensa com recorrências frequentes; podem surgir características disenteriformes quando houver parasitismo em íleo e intestino grosso, bem como náuseas e vômitos se o processo parasitário envolver estômago e esôfago. Quadros obstrutivos e hemorragia com repercussão hemodinâmica podem também ser observados nessas condições. O estabelecimento de enteropatia perdedora de proteína pode levar a hipoalbuminemia. Radiologicamente, pode-se observar distensão de alças de intestino delgado com nível hidroaéreo e edema de mucosa; exame ultrassonográfico ou tomográfico do abdome pode revelar a presença de linfadenomegalia. Nessa fase, a confusão diagnóstica com doença inflamatória intestinal pode agravar sobremaneira o quadro clínico pela prescrição inadvertida de corticosteroides.

Na hiperinfecção, as manifestações pulmonares são frequentes. Observa-se sintomatologia variada como tosse, sibilância, graus variados de dispneia, dor torácica (inclusive de natureza pleurítica) e até hemoptise, algumas vezes volumosa. Alcalose respiratória e manifestações cardíacas, como palpitações e fibrilação atrial, são observadas com alguma frequência. Nessa situação é comum a observação de larvas no exame do escarro a fresco. A participação de enterobactérias pode condicionar o aparecimento de condensação alveolar, caracterizando broncopneumonia. Abscessos pulmonares podem, eventualmente, complicar esse quadro. Foram descritos casos de hemorragia maciça com desfecho fatal após tratamento específico, sugerindo a possível ocorrência de dano vascular mediado pelo processo imunológico em resposta à liberação de antígenos dos parasitas mortos.

Quando são observadas larvas em locais que não fazem parte do ciclo habitual do parasita, isto é, pele, tubo digestivo e pulmões, refere-se à estrongiloidíase disseminada. Nessa situação podem ser encontradas larvas filarioides em, virtualmente, quaisquer outros órgãos, com manifestações clínicas decorrentes desse fato, além do risco do estabelecimento de infecção sistêmica por enterobactérias. É comum o comprometimento do sistema nervoso central que se manifesta como meningite com graus variados de encefalite. A repercussão liquórica é aquela de meningite asséptica, com pleocitose, hiperproteinorraquia e glicorraquia normal. Mais comumente, há a participação de enterobactérias estabelecendo-se uma meningite polimicrobiana com a manifestação liquórica correspondente. Há ainda relatos de abscessos cerebrais ou cerebelares, em cujo conteúdo são encontradas larvas do parasita. Outros órgãos para os quais pode haver disseminação de larvas incluem linfonodos mesentéricos, coração, pâncreas, rins, ovários e musculatura esquelética.

É importante assinalar que as formas disseminadas de estrongilodíase são frequentemente fatais, dada sua rápida evolução e dificuldade diagnóstica. Apenas um elevado grau de suspeição e pronta instituição de terapêutica específica propiciam um prognóstico mais favorável.

DIAGNÓSTICO

ESPECÍFICO

O diagnóstico da estrongilodíase, na sua forma habitual, crônica, baseia-se no exame parasitológico de fezes. Nessa forma da infecção são pesquisadas as larvas rabditoides; o encontro de ovos, larvas filarioides e vermes adultos é raro. Deve-se ter em mente que a eliminação das larvas não é constante e, portanto, uma única pesquisa resulta em positividade que varia entre 30 e 60%. As técnicas de diagnóstico coproscópico mais eficazes são aquelas que se baseiam no hidrotermotropismo das larvas. Na rotina laboratorial, são mais frequentemente empregados os métodos de Baermann-Moraes e de Rugai et al. Trata-se de métodos bastante sensíveis, desde que sejam examinadas, pelo menos, três amostras de fezes coletadas em dias consecutivos. Alternativamente, larvas de *S. stercoralis* podem ser observadas através de métodos de cultura, pelas técnicas de Harada-Mori (cultura em papel de filtro) ou de Koga et al. (cultura em placas de ágar), as quais apresentam elevada sensibilidade, porém não são utilizados na rotina laboratorial. A coleta de aspirado duodenal por meio de procedimento endoscópico ou da utilização de cápsula gelatinosa (Enterotest®), que é deglutida pelo paciente e recuperada depois de algumas horas, tem eficácia diagnóstica, mas, por ser invasivo, tem pouca aplicação prática atualmente. Nos casos de hiperinfecção podem ser detectados ovos e vermes adultos nas fezes com maior frequência, assim como larvas filarioides no escarro e em número aumentado nas fezes.

O diagnóstico sorológico, por meio da detecção de anticorpos dirigidos contra antígenos larvários, parece promissor, mas ainda não é utilizado rotineiramente em função da dificuldade na obtenção de antígenos apropriados. Para o imunodiagnóstico da estrongiloidíase existem duas técnicas mais utilizadas: imunofluorescência indireta, que detecta antígenos de superfície (sensibilidade de 90 a 100% e especificidade de 92,5 a 100%), e o teste Elisa (sensibilidade de 87 a 100% e especificidade de 94 a 100%), dependendo da preparação antigênica. Devemos destacar que os anticorpos podem permanecer elevados por longos períodos mesmo após a cura. Dessa forma, em áreas endêmicas, a sorologia torna-se pouco útil porque não permite diferenciar infecção aguda de doença pregressa, e sua utilização tem maior valor em inquéritos epidemiológicos.

As técnicas de biologia molecular ainda não estão incorporadas na rotina diagnóstica da estrongiloidíase. No entanto, a reação em cadeia da polimerase (PCR) tem sido mencionada como uma metodologia auxiliar, com alta sensibilidade e especificidade para o diagnóstico molecular de *S. stercoralis*, porém está disponível somente em centros de pesquisa.

INESPECÍFICO

Os exames inespecíficos, além do leucograma, dependem dos órgãos e sistemas envolvidos com o processo infeccioso e sua extensão. Nas formas crônicas não complicadas pode ser observada eosinofilia que, em geral, é discreta ou moderada (entre 500 e 1.500 eosinófilos por mm^3). Já na hiperinfecção, geralmente não há eosinofilia, e provavelmente isso ocorra devido a terapêutica imunossupressora utilizada nessa população. Alguns estudos sugerem que eosinopenia periférica esteja relacionada a um pior prognóstico nessa forma de infecção. Na forma disseminada, a invasão do parênquima hepático e das vias biliares, inclusive vesícula biliar, pode resultar em elevação das enzimas hepatocelulares, mas, sobretudo, das canaliculares. Os níveis de IgE são elevados em 50 a 70% dos pacientes com estrongiloidíase.

TRATAMENTO

A *ivermectina*, um análogo semissintético da avermectina B_{1a} (abamectina), resultante da fermentação do actinomiceto do solo *Streptomyces avermitilis*, tem uma atividade anti-helmíntica de amplo espectro, tendo sido empregado inicialmente na medicina veterinária. Estudos iniciais a respeito dessa droga na terapêutica da estrongiloidíase revelaram boa eficácia e boa tolerabilidade com esquema de 200 μg/kg/dia, durante dois dias consecutivos. Existem evidências de que a ivermectina tenha ação também sobre larvas filarioides. Atualmente é a droga de escolha para o tratamento das diversas formas clínicas de estrongiloidíase, inclusive as formas de hiperinfecção e disseminadas. Nesses casos, há evidências de que sejam necessárias doses adicionais de ivermectina para o controle da infecção.

Durante muito tempo, o benzoimidazólico tiabendazol constituiu-se na droga de escolha para a terapêutica específica da estrongiloidíase. Empregado na dose de 25 mg/kg de peso, ministrados duas vezes ao dia durante 2 dias e repetindo-se esse esquema após 10 a 15 dias, as taxas de cura parasitológica nas formas crônicas não complicadas é bastante razoável. Na hiperinfecção deve ser ministrado na mesma dose diária, durante 7 dias ou 500 mg/dia durante 30 dias. No entanto, trata-se de fármaco que ocasiona uma série de efeitos adversos que vão desde intolerância gástrica até sintomas neurológicos, como sonolência, tontura e até convulsões. A necessidade da repetição do esquema terapêutico é devida ao fato de o tiabendazol não ter ação apreciável sobre as larvas de *S. stercoralis*.

Há ainda outro benzoimidazólico, o albendazol, que apresenta alguma eficácia no tratamento da estrongiloidíase. Ministrado segundo o esquema de 400 mg/dia, por 3 dias consecutivos é, em geral, bem tolerado e seu uso deve ser restrito, às formas clínicas não complicadas.

Após o tratamento da infecção por *S. stercoralis*, é necessário proceder ao controle de cura. Nesse caso são preconizados três exames parasitológicos de fezes, utilizando-se as técnicas de Baermann-Moraes ou de Rugai et al., no oitavo, nono e décimo dias após o final do tratamento.

PROFILAXIA

Considerando-se as características do ciclo de vida do parasito, a aquisição da estrongiloidíase pode ser evitada impedindo-se o acesso de larvas filarioides existentes no solo à pele ou às mucosas de hospedeiro suscetível. Dessa forma, as medidas de controle devem seguir àquelas adotadas contra as geo-helmintíases, como o tratamento sanitário adequado das fezes, lavagem dos alimentos, uso de calçados, além da pesquisa e do tratamento de todos os infectados, inclusive assintomáticos. Nas instituições que albergam populações com características especiais (asilos, hospitais psiquiátricos, creches), o manuseio e limpeza adequada de objetos, inclusive roupas de cama, deve merecer a devida atenção.

Pacientes candidatos a transplante ou com doença hematológica candidatos à terapia imunossupressora devem ser adequadamente investigados quanto à presença de infecção por *S. estercoralis*. Caso apresentem positividade nos exames coproscópicos, devem ser corretamente tratados. Também pacientes infectados por HTLV-1 devem ser submetidos à investigação coprológica de estrongilodíase, tratados e submetidos ao controle de cura adequado, considerando o elevado potencial de complicações da estrongiloidíase e recidiva após tratamento.

No caso de pacientes infectados pelo vírus da imunodeficiência humana (HIV), mesmo considerando-se a infecção por *S. stercoralis* como de baixo risco para a disseminação, deve-se realizar a pesquisa de larvas desse helminto nas fezes periodicamente a partir do início do acompanhamento relativo à infecção viral e controle de cura adequado pós-tratamento. Há que se considerar a possibilidade de parasitismo subclínico antes do emprego de corticosteroides como adjuvantes no tratamento de determinadas condições oportunistas.

BIBLIOGRAFIA SUGERIDA

Chieffi PP, Gryschek RCB, Amato Neto V. Parasitoses Intestinais – diagnóstico e tratamento. São Paulo: Lemos Editorial; 2001.

Genta, RM. Strongyloides stercoralis. In: Blaser MJ, Smith PH, Ravdin JI, Greenberg HB, Guerrant RL. Infections of the gastrointestinal tract. New York (NY): Raven Press Ltd; 1995.

Keiser PB, Nutman TB. Strongyloides stercoralis in the immunocompromised population. Clin Microbiol Rev 2004; 17: 208-17.

Keperesi LA, Nolan TJ, Schad GA, Lustigman S, Herbert DR, Keiser PB, Nutman TB, Krolewiecki AJ, Abraham D. Human immunoglobulin G mediates proctetive immunity and identifies protective antigens against larval Strongyloides stercoralis in mice. J Infect Dis 2004; 189: 1282-90.

Liu LX, Weller PF. Strongyloidiasis and other intestinal nematode infections. Infectious Disease Clinics of North America 1993; 7: 655-82.

Neva FA. Biology and Immunology of Human Strongyliodiasis. J infect Dis 1986; 153: 397-405.

Olsen A, van Lieshout L, Marti Hc et al., Strongylodidiasis – the most neglected of the neglected tropical diseases? Trans Roy Soc Trop Med Hyg 2009;103:967-72.

Porto AFS, Neva FA, Bittencourt H, Lisboa N, Thompson R, Alcântara L, Carvalho EM. HTLV-1 decreases Th 2 type of immune response in patients with strongyloidiasis. Parasite Immunol 2001; 23: 503-7.

Siciliano RF, Mascheretti M, Ho YL, Gryschek RCB. Severe Strongyloidiasis in AIDS: is Steroid Therapy Guilty Again? Letter. JAIDS 2008; 49(3):333-4.

Von Kuster LC, Genta, RM. Cutaneous manifestations of strongyloidiasis. Arch Dermatol 1988; 124: 1826-30.

98

Fasciolíase

Jose Luiz de Andrade Neto
Dominique Araújo Muzzillo
Rinaldo Focaccia Siciliano

INTRODUÇÃO

A fasciolíase é uma zoonose causada por um parasita trematódeo que acomete o homem como hospedeiro definitivo acidental e esporádico.

A doença é originária da Europa, e hoje, casos humanos dessa infeção são descritos em todos os continentes. As regiões com maior endemicidade estão na América do Sul (principalmente altiplano boliviano e Peru), no norte da África e Oeste Europeu e no Irã.

Quando se trata de infecção em animais, a doença atinge importância ainda maior. Dados do Ministério da Agricultura mostram que entre os anos de 1958 e 1963, 8% de fígados bovinos eram condenados por apresentarem infecção por *Fasciola hepatica*. Esses índices aumentaram para 14,7% em 1984, o que equivale a um custo estimado de aproximadamente US$ 400 mil. A importância social dessa infecção é inestimável, pois, além das perdas econômicas, há risco de contágio humano. Estimativas recentes indicam que 2,5 a 17 milhões de indivíduos estejam infectados no mundo e a Organização Mundial da Saúde reconhece a fasciolíase como uma doença emergente em humanos.

ETIOLOGIA

A *F. hepatica* é um parasita hermafrodita, ovoide, que tem na sua forma adulta até 30 mm de comprimento, 13 mm de largura e 1 mm de espessura. Apresenta forma cônica na sua região terminal anterior, que corresponde a aproximadamente 1/5 do tamanho total do verme. Alarga-se abruptamente, assumindo forma mais larga até a região posterior. Possuem ventosas e uma superfície espinhosa que lhe permitem aderir à parede dos ductos biliares do hospedeiro. Internamente, apresenta testículos, ovários e intestino que se estende à sua porção posterior (Figura 98.1).

Os ovos têm cor amarelo-amarronzada quando não corados, forma oval e estrutura interna grosseiramente granular. São grandes, atingindo até 130 a 150 µm por 63a 90 µm de tamanho (Figura 98.2).

CICLO EVOLUTIVO

O ciclo inicia com a presença do verme adulto na árvore biliar do hospedeiro, depositando ovos que são arrastados pela bile, atingindo as fezes. Com a eliminação destas em ambiente propício, isto é, em presença de água estagnada, os ovos dão origem a miracídios em aproximadamente 9 a 15 dias. Para se tornar infectante, o miracídio deve encontrar seu hospedeiro intermediário, caramujos de gênero Lymnaea, em oito horas. Esporocistos são formados dentro dos moluscos e, na sequência, duas gerações de rédias. A partir da quarta semana, a segunda geração de rédias se transforma em cercárias, deixam o molusco e se transformam em cistos, na forma de metacercárias, que irão se depositar na superfície de plantas aquáticas. Quando ingeridas pelo hospedeiro definitivo, as metacercárias são liberadas na porção superior do intestino, penetram na parede intestinal, atingem a cavidade peritoneal e entram no fígado pela cápsula de Glisson. Dentro do fígado, passam pelo parênquima até atingirem os ductos

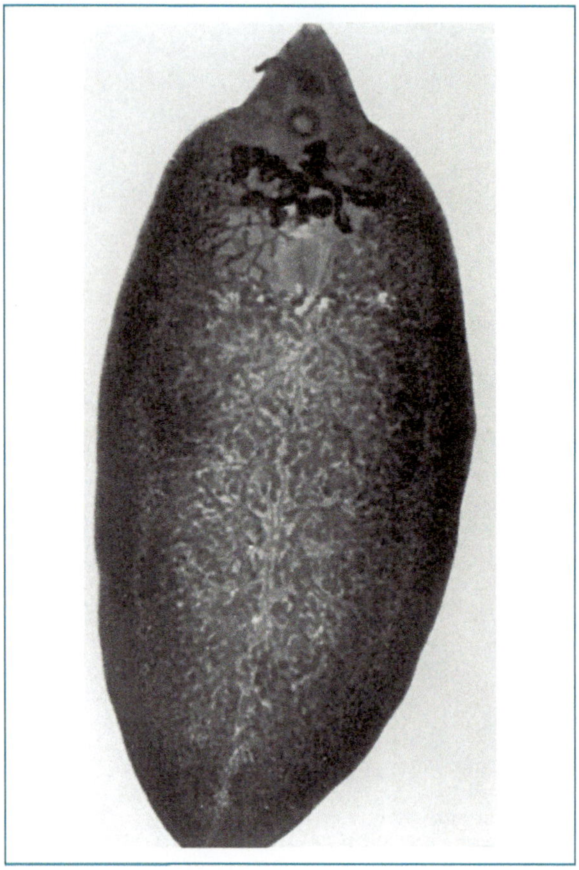

FIGURA 98.1 *Fasciola hepatica*, verme adulto.
Fonte: Acervo da autoria.

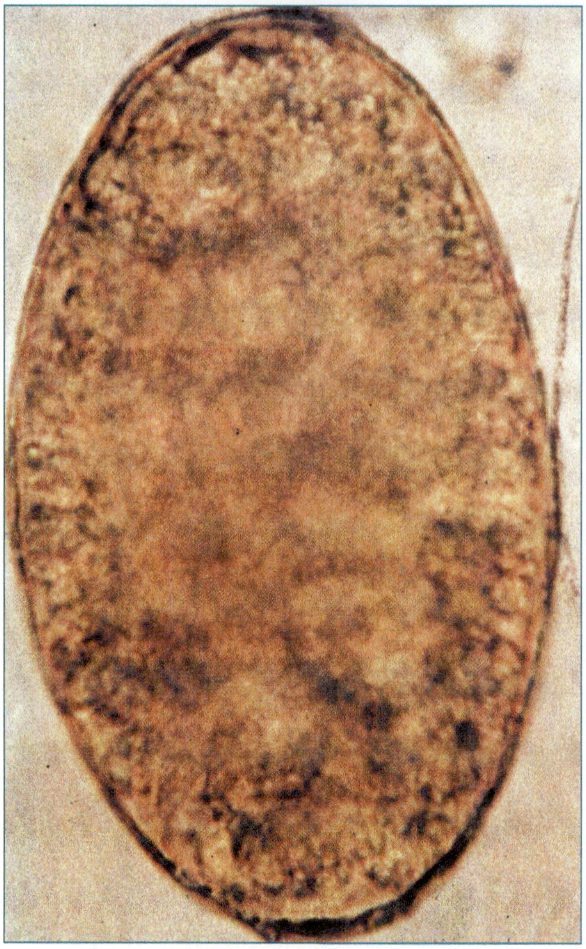

FIGURA 98.2 Ovo de *Fasciola hepatica*.
Fonte: Acervo da autoria.

biliares, onde se fixam e se tornam vermes maduros. Nos humanos, durante a migração, as metacercárias podem atingir sítios incomuns, como trato urinário, tecido subcutâneo, pulmão, testículos e cérebro (Figura 98.3).

EPIDEMIOLOGIA

Para que o ciclo evolutivo se complete, além dos animais infectados, dos moluscos e das plantas aquáticas envolvidas, há necessidade de condições climáticas adequadas. Os ambientes úmidos, com água estagnada e maiores níveis de precipitação de chuva, influenciam positivamente na infecção dos moluscos e desenvolvimento das gerações de rédias.

Muitos animais podem ser hospedeiros definitivos, com destaque para ovinos e bovinos, mas podem infectar também caprinos, suínos, equinos e até mesmo cães domésticos. Moluscos do gênero Lymnaea, família Lymnaeidae, e da espécie *Lymnaea viator* são os hospedeiros intermediários no Brasil. Na África encontramos moluscos da espécie *Lymnaea natalensis*, e na Ásia, os das espécies *Lymnaea acuminata* e *Lymnaea auricularia*. O homem pode ser infectado a partir da ingestão de vegetais crus contaminados, em especial o agrião silvestre (*Nasturtium officinale*), mas também da ingestão de água, suco de alfafa, caranguejo ou peixe cru.

A distribuição da doença é predominantemente rural e a contaminação humana depende da presença de animais, hospedeiros definitivos não acidentais infectados. Embora a distribuição geográfica global da doença mostre uma correlação esperada entre a fasciolíase humana e animal, determinadas regiões de alta prevalência da infeção em humanos não apresentam o mesmo comportamento do ponto de vista veterinário.

A infecção por *F. hepatica* ocorre principalmente em áreas de pastagem de clima temperado, particularmente em algumas regiões da América do Sul (Peru e Bolívia), Europa, China, África e Oriente Médio. Estudos de prevalência de fasciolíase em humanos encontraram níveis intermediários de prevalência no Egito (7,3%), em Porto Rico (10,9%) e em Portugal (3,2%). Altas prevalências são descritas em determinadas regiões do Peru (até 34%) e na costa do Lago Titicaca, no altiplano boliviano, com até 66,7% da população infectada. No Brasil, as áreas mais afetadas pela fasciolíase animal estão no Rio Grande do Sul, Paraná, Santa Catarina, São Paulo (Vale do Paraíba) e Rio de Janeiro. Existem apenas 59 casos autóctones de fasciolíase humana relatados no Brasil até 2018, 33 deles no Paraná, o restante tendo sido encontrado em São Paulo, Bahia, Mato Grosso, Mato Grosso do Sul e Amazonas (Tabela 98.1). O pequeno número de casos encontrados na literatura se deve, provavelmente, à baixa suspeição diagnóstica e/ou subnotificação.

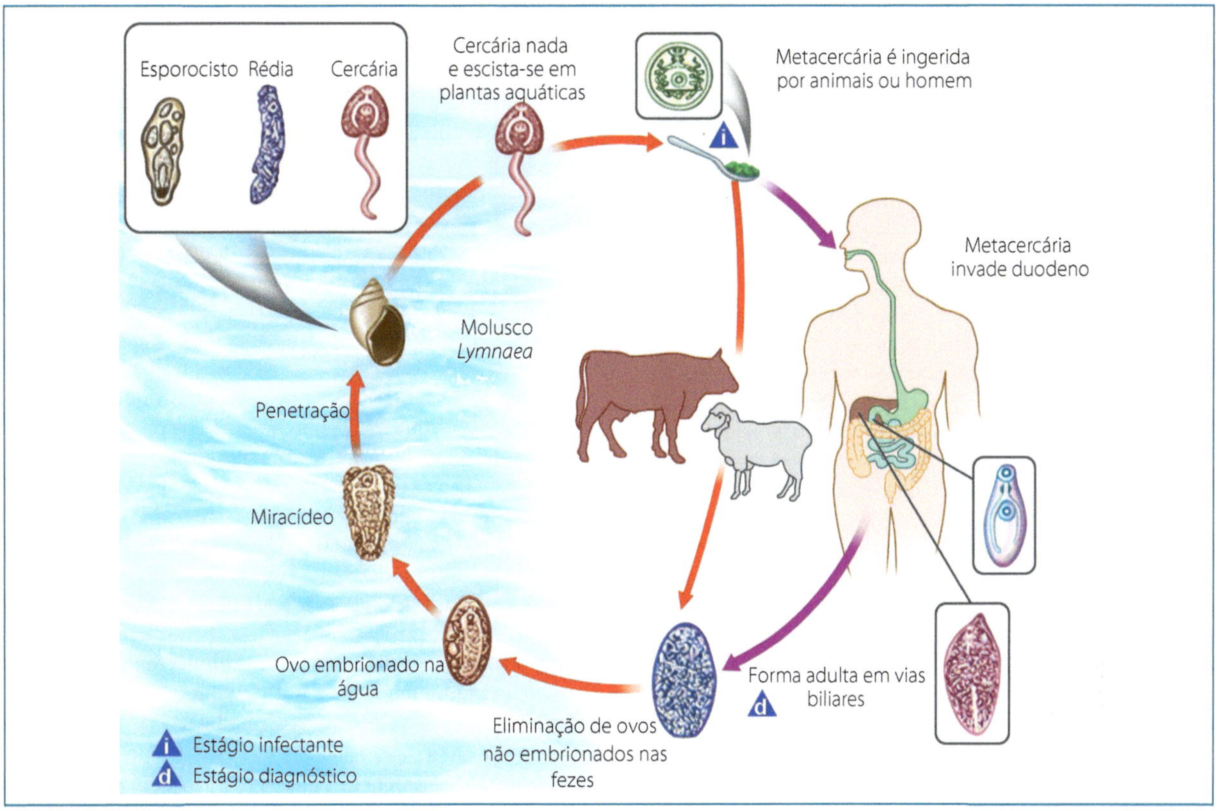

FIGURA 98.3 Ciclo evolutivo da fascíola hepática.
Fonte: Adaptada de Centers for Disease Control and Prevention – EUA (www.cdc.gov).

TABELA 98.1 Casos de fasciolíase hepática descritos no Brasil de 1958 a 2018.

Ano	Autores	Número de casos	Localidade-estado
1958	Rey	1	Campo Grande-MS
1967	Santos e Vieira	7	Vale do Paraíba-SP
1967	Santos et al.	2	Uruçura-BA
1971	Corrêa e Fleury	1	Cornélio Procópio-PR
1977	Amato Neto e Silva	1	Vale do Paraíba-SP
1977	Baranski et al.	2	Curitiba-PR
1979	Amaral e Busetti	10	Curitiba-PR
1980	Busetti	1	Curitiba-PR
1981	Busetti et al.	1	São José dos Pinhais-PR
		4	Curitiba-PR
		1	Morretes-PR
		1	Antonina-PR
		1	Tijucas-PR
		1	Campina Grande do Sul-PR
1995	Kotaka	1	Curitiba-PR
1999	Andrade-Neto et al.	9	Região Metropolitana de Curitiba-PR
2000	Pille et al. Mezzari et al.	1 1	Volta Redonda-RJ Nova Guarita-MT
2007	Coral et al. Oliveira et al.	1 11	Rio Grande do Sul Canutama-AM
2018	Maciel et al.	1	Canutama-AM
	Total	59	

FISIOPATOLOGIA

A persistência crônica do parasita no hospedeiro definitivo exerce uma ação mecânica e tóxica contra o epitélio biliar, provocando hiperplasia, edema e dilatação cística. Além disso, é descrito que o parasita pode atuar como fator de obstrução biliar, não somente pela sua presença física nas vias biliares, mas também por fibrose e hiperplasia da mucosa do colédoco secundária à prolina, um aminoácido secretado pelo parasita que estimula a síntese do colágeno. Estudos em modelos experimentais com animais demonstraram que, durante a infecção por *F. hepatica*, há aumento da produção de bilirrubina e redução na atividade de conjugação da mesma. Adicionalmente, há um dano produzido pelo parasita pela forma como obtém nutrição: por ingestão de epitélio descamado, sangue e hepatócitos. Foi identificada uma proteinase secretada pelas formas juvenis do parasita que parece ser importante na digestão proteolítica de macromoléculas do hospedeiro.

Antígenos excretores e secretores da *F. hepatica* parecem ter efeitos semelhantes aos da interleucina 5 (IL-5), estimulando a maturação eosinofílica medular. Não foi ainda estabelecido se a atuação dos antígenos é direta ou indireta nos eosinófilos ou em seus precursores. A eosinofilia que ocorre parece ser consequência tanto da ação desses antígenos sobre a medula óssea, como da resposta imunológica desencadeada por uma IgE específica. Esta provoca reação inflamatória com liberação de diferentes mediadores químicos que são agentes quimiotáticos para os eosinófilos circulantes. No tecido, os eosinófilos, em conjunto com anticorpos específicos e C3, destroem o parasita. Essa hipótese se fortalece quando observamos o achado de infiltrado inflamatório importante com predomínio de eosinófilos no tecido hepático.

Durante o estágio de migração das formas jovens (fase aguda) são encontradas hemorragias hepáticas em animais infectados. Ocasionalmente pode ocorrer hematoma subcapsular. Além da presença de hemorragia, há necrose hepática, com infiltrado inflamatório de neutrófilos, eosinófilos e linfócitos, e degeneração de hepatócitos, que não deixam resquícios após a fase aguda.

Na fase crônica, pode ocorrer obstrução do ducto biliar levando à colangite e à cirrose biliar. A cirrose pode também resultar de reação fibrótica por produção de prolina pelo parasita. Entretanto, provavelmente por parasitismo menos intenso, a fibrose peribiliar que ocorre em humanos não parece ser tão intensa quanto a que acontece em animais. Nestes, há fibrose severa com alterações vasculares levando à insuficiência hepática crônica e à hipertensão portal.

Com a fixação dos parasitas nas vias biliares, pode ocorrer desde dilatação do colédoco até fibrose deste. A vesícula biliar pode estar preservada ou, quando acometida de parasitas, apresentar fibrose, litíase e empiema. A litíase do ducto e da vesícula biliar está frequentemente associada à infecção por *F. hepatica*. Pode ocorrer pancreatite, provavelmente por migração de ovos pela ampola de Vater, obstruindo o ducto pancreático.

QUADRO CLÍNICO

Podemos, didaticamente, dividir a apresentação clínica da fasciolíase clínica em duas fases: aguda (ou de migração) e crônica.

Cerca de 6 a 12 semanas após a ingestão das metacercárias, inicia-se a fase aguda, com duração de 1 a 3 meses, quando as formas jovens atravessam o fígado para atingir o sistema biliar. Durante esse período as larvas estão imaturas e ainda não eliminam ovos, o que dificulta o diagnóstico definitivo. Os sintomas são secundários à destruição e à reação inflamatória produzida pela migração no parênquima hepático. Essa fase é caracterizada pela tríade de febre de até 40 °C, dor abdominal no hipocôndrio direito e hepatomegalia. Acompanha-se de distúrbios gastrointestinais, como perda do apetite, náusea, vômitos, diarreia e flatulência. A icterícia é um achado incomum. É neste estágio que podemos encontrar desde hepatite leve até necrose maciça e hemorragia subcapsular. Pode ocorrer perda de peso, prostração e sudorese noturna. Ao exame físico, observa-se hepatomegalia, e mais raramente, icterícia. Alguns sintomas atípicos podem surgir na fase aguda, como tosse e dispneia, e são descritos também sintomas neurológicos como cefaleia, síndrome meníngea ou confusão mental. Importante eosinofilia periférica é frequentemente encontrada durante a fase aguda da doença. A liberação de antígenos pelo parasita pode desencadear uma reação imunoalérgica ocasionando urticária, menos frequentemente pode ocorrer poliartrite, pericardite ou derrame pleural. Os sintomas agudos tendem a remitir espontaneamente após semanas a meses (geralmente seis semanas).

A fase crônica se dá a partir da fixação dos parasitas na árvore biliar, causando inflamação e até mesmo obstrução. A fasciolíase pode durar até 10 anos, e a maioria dos casos permanece assintomática ou com poucos sintomas. Pode não existir qualquer tipo de sintoma, nem eosinofilia ou mesmo o achado de ovos nas fezes. Nesses casos, o diagnóstico se torna muito difícil de ser confirmado. Geralmente haverá queixa de episódios intermitentes de cólica biliar, acompanhados por vezes de febre e calafrios. Os sinais e sintomas encontrados podem ser idênticos às das colecistites e colangites de outras causas. Sintomas vagos lembram as manifestações de colecistopatia crônica e síndrome dispéptica. Ao exame físico, pode haver anemia, hepatomegalia, icterícia (principalmente nos casos de obstrução), e emagrecimento. A eosinofilia é mais discreta que na fase aguda ou pode estar ausente.

COMPLICAÇÕES

Em áreas de elevada endemicidade foi descrito uma apresentação clínica da fase aguda da doença denominada *halzoun* ou sufocação. Trata-se de uma laringite ou faringite aguda, quadro respiratório certas vezes grave, com edema de faringe, disfagia, descamação intensa de epitélio, dispneia e até mesmo asfixia, levando à morte. Ocorre em países do Oriente Médio onde a ingestão de fígado cru de carneiro ou cabra é frequente. O quadro pode surgir horas após a ingestão da víscera contaminada e parece ser secundária a uma reação de hipersensibilidade.

Na fase crônica, ocasionalmente pode ocorrer obstrução de vias biliares, colangite ascendente ou quadros de pancreatite aguda. Pode haver hemobilia severa resultante de lesão mecânica do epitélio biliar e dos tecidos circundantes. Raramente ocorre hematêmese e melena, descritas em crianças infectadas.

Colangite esclerosante e cirrose biliar secundária podem ocorrer como consequência de lesão crônica. Foi sugerido que o processo inflamatório crônico ocasionado por parasitas das vias biliares (*Clonorchis sinensis* ou *Opisthorchis viverinni*) pode estar relacionado com desenvolvimento de colangiocarcinoma, mas não existem dados que confirmem o aumento dessa neoplasia entre indivíduos com fasciolíase.

Embora o parasita tenha tropismo especial pelo fígado, ele pode acometer outros órgãos via corrente sanguínea ou através de partes moles, resultando em complicações a distância. Os sítios ectópicos mais frequentemente encontrados são tecido celular subcutâneo da parede abdominal, pulmões, coração, músculos, trato geniturinário e pele. Pode haver dor pela migração do parasita, eritema na pele, nódulos dolorosos e linfadenopatia regional.

DIAGNÓSTICO

CLÍNICO

As manifestações clínicas da fasciolíase são variáveis e pouco específicas, o que dificulta sua suspeita e seu diagnóstico definitivo. A apresentação típica de fasciolíase aguda envolve febre, dor abdominal, hepatomegalia e eosinofilia intensa. Nem sempre o quadro completo é detectado, existem relatos de fasciolíase em humanos que se apresentaram, inicialmente, como quadro de febre de etiologia desconhecida. Do ponto de vista epidemiológico, há forte associação com o consumo de vegetais crus (especialmente plantas aquáticas) ou água contaminada. Maior risco de infecção está relacionado com o consumo do agrião que se desenvolve em valas ou regiões alagadas no ambiente rural ou periurbano em áreas endêmicas. Nos pacientes provenientes de áreas hiperendêmicas, deve-se considerar a hipótese de fasciolíase nos casos que apresentam eosinofilia, dor abdominal atípica, lesões intra-hepáticas focais, hepatite granulomatosa, serosite, meningite eosinofílica ou cólica biliar.

O diagnóstico clínico na fase crônica é mais difícil pela escassez e inespecificidade dos sintomas. Nessa fase, deve-se suspeitar de fasciolíase quando encontrarmos quadro de colecistopatia crônica ou outras morbidades hepatobiliares descritas acima em pacientes residentes em áreas endêmicas ou com exposição prévia. Há que se diferenciar, em especial, da coledocolitíase para não levar o paciente à cirurgia desnecessariamente.

O diagnóstico diferencial na fase aguda (sintomas de dor abdominal em quadrante superior, febre eosinofilia e/ou quadro pulmonar semelhante a síndrome de Loeffler), são de toxocaríase, esquistossomose aguda, ascaridíase ou estrongiloidíse. Durante a invasão hepática, o padrão de lesão hepático na tomografia ou ultrassom pode ser confundido com neoplasias primárias ou metastáticas, abscesso hepático ou echinococose. Já na fase crônica biliar, o achado radiológico pode ser confundido com ascaridíase biliar, colelitíase, colangite, colecistite e colangiocarcinoma.

LABORATORIAL

Na fase aguda, o hemograma evidencia eosinofilia intensa, podendo atingir até 80 a 90%. Anemia e leucocitose podem ocorrer assim como aumento da velocidade de hemoconcentração (VHS). Elevação discreta-moderada das bilirrubinas, transaminases e/ou fosfatase alcalina pode ser encontrada. Nessa fase, não é possível o diagnóstico pelo exame coprológico, pois ainda não há eliminação de ovos pelo parasita.

A sorologia é especialmente útil para o diagnóstico na doença aguda ou nas formas ectópicas da doença. O método mais amplamente empregado é o método imunoenzimático (Elisa), que detecta anticorpos contra antígeno excretor/secretor produzido pelo parasita. É rápido, sensível e quantitativo. Estudos recentes com Elisa, baseados em antígenos proteicos da *F. hepatica* purificados, tem atingido sensibilidade de 100% e especificidade de 97%. As reações de imunoprecipitação, seja por dupla difusão ou por imunoprecipitação, são bem específicas, porém têm baixa sensibilidade. Por outro lado, as reações de fixação de complemento são muito sensíveis, mas apresentam reações cruzadas com hidatidose, sífilis e teníase.

Em modelos experimentais, tem-se tentado desenvolver métodos que permitam o diagnóstico precoce da infecção. O método de PCR (reação em cadeia de polimerase), por exemplo, permitiu diagnóstico em caramujos infectados imediatamente após a exposição ao miracídio, ainda durante o período de desenvolvimento do parasita. Já a hemoaglutinação foi utilizada em cabras, detectando a presença de anticorpos 2 a 3 semanas pós-infecção, enquanto o aparecimento de ovos nas fezes ocorreu após 7 a 9 semanas da infecção. Anticorpos monoclonais reagiram fortemente com o soro de animais infectados após a segunda semana de infecção.

Na fase crônica, o diagnóstico definitivo geralmente é feito com o achado de ovos no exame parasitológico de fezes. Em alguns casos é possível encontrar ovos em aspirado duodenal mesmo com exame coprológico negativo. Deve ser lembrado que os parasitas frequentemente se desenvolvem incompletamente em humanos e podem não produzir ovos ou fazê-lo de forma esporádica. Deve-se examinar mais de uma amostra e pode-se empregar método de concentração, pois nem sempre é grande o número de ovos. Em áreas endêmicas, sugere-se orientar o paciente a não consumir fígado de animais dias antes do exame de fezes, para evitar diagnóstico falso-positivo. A microscopia das fezes tem sensibilidade relativamente baixa, é trabalhosa e depende da experiência do examinador, no entanto, ainda é o método mais usado. Técnicas de biologia molecular, especialmente *PCR real time*, tem sido desenvolvidas para o diagnóstico de fasciolíase e podem estar disponíveis em laboratórios especializados com elevada sensibilidade e especificidade.

ULTRASSONOGRAFIA

Durante a fase aguda não há formas adultas da *F. hepatica* nas vias biliares e a ultrassonografia é capaz de revelar em alguns casos áreas hipoecogênicas intra-hepáticas e esplenomegalia leve. Na fase crônica da doença, devido ao tamanho relativamente grande do parasita, é possível sua visualização na via biliar, embora esse não seja um método diagnóstico muito sensível. Em alguns casos, são encontrados parasitas vivos com motilidade preservada dentro da vesícula biliar. A ultrassonografia em grande parte dos casos é normal, mas algumas alterações inespecíficas podem ser observadas: dilatação das vias biliares, espessamento ductal, diminuição da contratilidade da vesícula biliar, áreas hipoecoicas correspondendo a lesões císticas e múltiplas áreas hiperecoicas devidas a microabscessos.

TOMOGRAFIA COMPUTADORIZADA

A tomografia pode ser um método útil para o diagnóstico e acompanhamento da resposta terapêutica. Pequenos nódulos hipodensos (semelhantes a abscessos) são encontrados na periferia ou centro do fígado. Algumas vezes a lesão se torna calcificada e se apresenta como pequenas áreas hiperdensas. Na fase aguda da doença é possível identificar uma lesão mais sugestiva de fasciolíase com a formação de lesões tortuosas e hipodensas, mais bem delimitadas pela injeção de contraste, que são resultado da migração do parasita no fígado. Outro achado radiológico importante para o diagnóstico é a presença de hematomas subcapsulares.

COLANGIOPANCREATOGRAFIA ENDOSCÓPICA RETRÓGRADA

Os achados de fasciolíase por esse exame lembram os da colangite esclerosante, podendo, inclusive, ser confundidos. Defeitos de enchimento da árvore biliar, principalmente do ducto biliar, como sombras radioluminescentes em forma de crescente, correspondendo à presença dos parasitas, podem ser vistos na fase crônica.

LAPAROSCOPIA

Pode-se observar hepatomegalia com nódulos arredondados sugestivos de fasciolíase. Há descrição do achado de cordões amarelo-esbranquiçados, de aproximadamente 0,5 × 5 a 10 cm, correspondendo ao caminho percorrido pelas formas jovens. Concomitantemente, podemos encontrar ascite, espessamento capsular e alteração do peritônio parietal.

BIÓPSIA HEPÁTICA

As alterações histológicas encontradas por meio da biópsia percutânea geralmente são inespecíficas, e raro o achado de ovos de *F. hepatica* ou do verme. Quando a biópsia é dirigida por laparoscopia, a punção de locais macroscopicamente anormais leva ao encontro de lesões que correspondem ao trajeto de migração das formas jovens e lesões granulomatosas. Estas são distintas das lesões da tuberculose e da sarcoidose, que apresentam linfócitos e células gigantes, enquanto na fasciolíase há predomínio de eosinófilos.

TRATAMENTO

Triclabendazol, derivado benzimidazólico bastante utilizado em medicina veterinária contra a *F. hepatica*, tem sido empregado em humanos com sucesso. A partir de uma epidemia de fasciolíase no Irã, em 1989, uma colaboração da Organização Mundial da Saúde e da indústria farmacêutica permitiu a elaboração de uma formulação humana do triclabendazol para o tratamento da fasciolíase em áreas endêmicas. Em estudos recentes controlados, o triclabendazol (Egaten®, Novartis Internacional) mostrou-se altamente eficaz e seguro, sendo indicado internacionalmente como droga de escolha contra a fasciolíase humana. A dose recomendada é de 10mg/kg por 1 a 3 dias administrado após a refeição (melhor biodisponibilidade). O evento adverso mais comum é dor abdominal relacionada à eliminação do parasita pelas vias biliares. A apresentação para humanos não é comercialmente disponível no Brasil, mas é possível sua importação por meio da Organização Mundial da Saúde. Eventos adversos são frequentes, mas passageiros, e facilmente manejados com sintomáticos, sem necessidade de interromper o tratamento. São, na maioria, sintomas relacionados ao aparelho digestivo, como dor no hipocôndrio direito, cólica abdominal, náusea, vômito e diarreia. Pode ocorrer prurido e urticária por liberação de antígenos com a morte do parasita. No âmbito veterinário, o surgimento de resistência ao triclabendazol é preocupante. O triclabendazol tem sido massivamente utilizado na indústria pecuária para evitar perdas na produção. Esta prática levou a uma resistência generalizada em bovinos e ovinos e em países como a Irlanda, Espanha, Austrália, Peru e Argentina. Nitazoxanida (500 mg duas vezes ao dia por 7 dias) também foi proposta para o tratamento da fasciolíase e apresentou taxas de cura observadas variáveis, de 60 a 82%. Esta medicação é bem tolerada, mas os estudos de eficácia avaliaram um número relativamente pequeno de casos. A vantagem é que nitazoxanida pode ser facilmente obtida no Brasil, diferente das demais opções terapêuticas. Praziquantel foi o medicamento de escolha no passado, mas hoje não é mais utilizado pela baixa eficácia. O bithionol é alternativamente recomendado contra a fasciolíase humana na dose de 30 a 50 mg/kg dividido em três doses em dias alternados, por 10 a 15 dias. O bithionol não é fabricado no Brasil e é comercializado na Europa e nos Estados Unidos em comprimidos de 200 e 500 mg. O artesunato (4 mg/kg dose única diária por 10 dias) foi recentemente testado em um estudo piloto e parece ter resultados positivos, embora careça de estudos mais amplos, inclusive quanto à dose ideal.

O tratamento cirúrgico é indicado em casos de complicações por obstrução biliar e/ou colangite ascendente. É possível a remoção direta de parasitas adultos da árvore biliar por meio de colangiografia endoscópica retrógrada. Em casos de fasciolíase de tecido subcutâneo, a retirada cirúrgica do parasita se faz necessária.

CONTROLE DE TRATAMENTO

O sucesso da terapia contra a fasciolíase coincide com a queda dos títulos de anticorpos pelo método de Elisa, assim como o desaparecimento de ovos do parasita nas fezes. Há relato de um estudo comparativo entre dois métodos diagnósticos para controle terapêutico, um medindo antígenos circulantes, e outro medindo anticorpos contra *F. hepatica*, no qual se concluiu que a medida da presença de antígenos é mais eficiente que a de anticorpos.

O tratamento insuficiente pode produzir apenas uma diminuição transitória da atividade do parasita, com interrupção da postura de ovos. Dessa forma, recomenda-se acompanhamento do paciente com exame coproparasitológico por

6 meses a 1 ano após o tratamento. A eficácia do tratamento é determinada por: melhora dos sintomas após semanas a meses, resolução da eosinofilia periférica, ausência de ovos do parasita nas fezes, queda gradual dos títulos do Elisa (6 meses a 2 anos) e melhora dos achados radiográficos.

PROFILAXIA

Há várias medidas gerais a serem tomadas, como o consumo de agrião selvagem, que deve ser evitado em áreas endêmicas, a realização do controle da infecção animal por meio do uso de fasciolicidas e eliminação dos moluscos intermediários com uso de moluscocidas ou drenagem dos pastos.

Ao diagnóstico de fasciolíase, recomenda-se a investigação dos familiares e, se possível, inquérito da população que habitualmente consome o mesmo agrião selvagem. Em nossa experiência a partir de três casos de fasciolíase humana diagnosticados na Região Metropolitana de Curitiba-PR foi possível identificar três focos de disseminação da doença e seis novos casos assintomáticos que consumiam o agrião nativo.

A simples lavagem dos vegetais para o consumo cru não é totalmente eficaz na eliminação das metacercárias. Um estudo sugere que o uso de vinagre 120 mL por 10 minutos de exposição é capaz de eliminar 100% das metacercárias dos vegetais.

Estudos experimentais em carneiros mostraram a eficácia de uma vacina em diminuir a fecundidade dos parasitas, com redução de eliminação de ovos nas fezes na ordem de 70%. No entanto, vacinas humanas contra a fasciolíase ainda não estão disponíveis.

BIBLIOGRAFIA SUGERIDA

Al Qurashi H, Masoodi I, Al Sofiyani M et al. Biliary fascioliasis--an uncommon cause of recurrent biliary colics: report of a case and brief review. Ger Med Sci 2012;10.

Andrade Neto J L, Carneiro Filho M, Luz E et al. Human Fascioliasis in The Metropolitan Area of Curitiba, Brazil – Evaluation of The Foci of Infection and Report of Nine Cases Treated with Triclabendazole. Braz J Infect Dis 1999; 3;6:220-225.

Arjona R, Riancho JA, Aguado JM. Fascioliasis in developed countries: a review of classic and aberrant forms of the disease. Medicine (Baltimore). 1995;74(1):13-23.

Behzadifar M, Bragazzi NL, Behzadifar M, Kooti W, Vecchio I, Malaguarnera G, Martini M, Kheirandish F. Human Fasciolosis in Iran: a meta-analysis study. Infect Disord Drug Targets. 2018.

Busetti ET, Soccol VT, Ruis MCE et al. Fasciola hepática no Estado do Paraná-Brasil. Acta Biol Par 1983; 12(1,2,3,4):179-88.

Cabada MM, White AC Jr. New developments in epidemiology, diagnosis, and treatment of fascioliasis. Curr Opin Infect Dis 2012 Oct;25(5):518-22.

El-Sayad MH, Allam AF, Osman MM. Prevention of human fascioliasis: a study on the role of acids detergents and potassium permenganate in clearing salads from metacercariae. J Egypt Soc Parasitol 1997;27(1):163-9.

Harinasuta T, Pungpak S, Keystone JS. Trematode infections. Opisthorchiasis, clonorchiasis, fascioliasis, and paragonimiasis. Infect Dis Clin North America 1993; 7(3):699-715.

Hien TT, Truong NT, Minh NH e al. A randomized controlled pilot study of artesunate versus triclabendazole for human fascioliasis in central Vietnam. Am J Trop Med Hyg 2008;78(3):388-92.

Hotez PJ, Savioli L, Fenwick A. Neglected tropical diseases of the Middle East and North Africa: review of their prevalence, distribution, and opportunities for control. PLoS Negl Trop Dis 2012;6(2):e1475.

Lockart I, Das A, Merrett ND, Levy MT. Migration route of Fasciola into the liver. JGH Open. 2018 Nov 9;3(1):89-90.

Marcos LA, Tagle M, Terashima A et al. Natural history, clinicoradiologic correlates, and response to triclabendazole in acute massive fascioliasis. Am J Trop Med Hyg 2008;78(2):222-7.

Mas-Coma MS, Esteban JG, Bargues MD. Epidemiology of human fascioliasis: a review and proposed new classification. Bull World Health Organ 1999;77(4):340-6.

Rossignol JF, Abaza H, Friedman H. Successful treatment of human fascioliasis with nitazoxanide. Trans R Soc Trop Med Hyg. 1998 Jan-Feb;92(1):103-4.

Talaie H, Emami H, Yadegarinia D et al. Randomized trial of a single, double and triple dose of 10 mg/kg of a human formulation of triclabendazole in patients with fascioliasis. Clin Exp Pharmacol Physiol 2004;31(11):777-82.

Van Beers B, Pringot J, Guebel A et al. Hepatobiliary fascioliasis: noninvasive imaging findings. Radiology 1990;174:809-10.

Webb CM, Cabada MM. Recent developments in the epidemiology, diagnosis, and treatment of Fasciola infection. Curr Opin Infect Dis. 2018 Oct;31(5):409-414.

99

Filaríases

Ana Maria Aguiar dos Santos
Maria José Netto
Luiz Dias de Andrade
Abraham César de Brito Rocha
Jansen Fernandes de Medeiros
Cristine Vieira do Bonfim
Zulma Maria de Medeiros

INTRODUÇÃO

As filaríases são parasitoses que acometem animais e humanos, causadas por nematódeos (ordem Spirurida, superfamília Filarioidea e família Onchocercidae, segundo a classificação de 1984 por Eberhard & Orihel) habitualmente chamados "filárias". Esses parasitas são filiformes e longos, os vermes adultos têm dimorfismo sexual e os machos são menores do que as fêmeas.

Os vermes adultos vivem no sistema linfático, nos tecidos conjuntivo, cutâneo, adiposo, muscular e nas cavidades serosas dos hospedeiros vertebrados. As fêmeas adultas são usualmente ovovivíparas, e os embriões (microfilárias) ao nascer podem ou não estar revestidos de uma casca (bainha). Os parasitas em estádios adultos habitam locais no corpo do hospedeiro vertebrado que não se comunicam com o exterior. As microfilárias são retiradas do hospedeiro definitivo por insetos hematófagos. No vetor, as microfilárias transformam-se em larvas e quando alcançam o terceiro estádio, infestante, migram para a probóscida do inseto. Essas larvas escapam e penetram ativamente através de qualquer solução de continuidade da pele no hospedeiro vertebrado, quando o inseto estiver realizando hematofagia. A larva infestante penetra ativamente no novo hospedeiro. A partir daí as larvas se desenvolverão até chegar à maturidade sexual.

As microfilárias exibem periodicidade, fenômeno caracterizado pelo seu aparecimento exclusivo ou em maior quantidade em determinadas horas. Dessa forma, as microfilárias podem ser classificadas como: aperiódicas – quando estão presentes em qualquer horário; periódicas diurnas ou noturnas – quando são identificadas num determinado horário, e subperiódicas diurnas ou noturnas – quando estão presentes em qualquer horário, mas têm uma densidade maior num determinado período. Várias hipóteses têm sido aventadas para explicar a periodicidade, todas sem comprovação até o momento, mas admite-se que as microfilárias têm um ritmo circadiano próprio. Por outro lado, é patente que a periodicidade é um fenômeno que coincide com o comportamento do vetor; quando a filária tem periodicidade noturna seu vetor tem hábitos noturnos e quando ela é diurna o vetor se alimenta em horário diurno.

Oito espécies de filárias podem causar doenças no homem, sendo endêmicas em várias partes do mundo (*Wuchereria bancrofti*, *Brugia malayi*, *Brugia timori*, *Loa loa*, *Onchocerca volvulus*, *Mansonella ozzardi*, *Mansonella perstans* e *Mansonella streptocerca*), apenas *W. bancrofti*, *B. malayi* e *B. timori* são agentes etiológicos da filaríase linfática humana.

Além dessas oito espécies que comumente infectam os seres humanos, outras espécies filariais, que são basicamente parasitas de outros animais, são descritas algumas vezes no homem. Não há relato de casos humanos com infecção natural por *Brugia pahangi*, mas já houve sucesso na sua transmissão experimental. A *Dirofilaria immitis*, parasita natural de cães, pode, ocasionalmente, infectar o homem e provocar uma reação inflamatória pulmonar, porém sem desenvolvimento de vermes adultos sexualmente maduros e, consequentemente, sem produção de microfilárias. Destaque também será dado à espécie *Dracunculus medinensis*, denominada de Filária de Medina, que, embora algumas vezes tenha sido classificada com filária, ela não é uma filária verdadeira.

Na Tabela 99.1, estão assinaladas as principais filárias que podem parasitar o homem, a indicação da localização dos seus vermes adultos e suas microfilárias.

Em algumas localidades brasileiras, deve sempre ser considerada a possibilidade de infecção do homem com uma série de filárias, pois tais parasitoses são endêmicas e podem causar quadros atípicos. Associado a essa realidade de endemia, na era da globalização, deve-se estar atento a casos clínicos em pacientes migrantes, incluindo-se as filárias não endêmicas no Brasil.

TABELA 99.1 Localização das filárias adultas e microfilárias no organismo humano.

Doença	Espécie	Habitat dos vermes adultos	Localização das microfilárias	Periodicidade das microfilárias	Hospedeiros vertebrados
Filaríase linfática	*Wuchereria bancrofti*	Sistema linfático	Sangue e linfa	Noturna[2]	Homem
	Brugia malayi		Sangue	Noturna[3]	Gatos almiscareiros (*Viverra civetta*) e domésticos, homem e macacos (*Macaca* spp., *Presbytis* sp[1])
	Brugia timori		Sangue	Noturna	Homem
	Brugia pahangi		–	–	Cão, gatos domésticos, *Presbytis* sp e outros animais silvestres[4]
Oncocercíase	*Onchocerca volvulus*	Tecido subcutâneo	Pele, linfa[1], tecido conectivo, sangue[1], urina[1], escarro[1]	Aperiódica	Homem
Loíase	*Loa loa*	Tecido subcutâneo e tecido adiposo das serosas e vísceras	Sangue, líquor[1], urina[1], pulmão[1], escarro[1], linfa[1]	Diurna	Homem e primatas
Mansonelíase	*Mansonella streptocerca*	Tecido subcutâneo	Pele, sangue e derme	Aperiódica	Chimpanzé, homem, macacos
	Mansonella perstans	Tecido conjuntivo subseroso	Sangue	Aperiódica	Chimpanzé, gorila, homem, macacos
	Mansonella ozzardi	Tecidos conjuntivo e subcutâneo	Sangue e pele[1]	Aperiódica	Homem
Dirofilaríase (zoonose)	*Dirofilaria immitis*	Pulmão	Não produzidas		Cão, gato e homem[5]

[1]Ocasionamente; [2]Subperiódica diurna nas Ilhas do Pacífico Sul e subperiódica noturna na Tailândia e Vietnã; [3]As zoofílicas: aperiódica e subperiódicas noturna; [4]Não há relato de casos humanos com infecção natural; [5]Parasita acidental.

99.1 Filaríase por *Wuchereria bancrofti*

HISTÓRICO

A elefantíase (*Elephantiasis arabum*) já era conhecida na Arábia pelos antigos médicos hindus e persas, alguns séculos antes de Cristo e era comum ser confundida com a etiologia da lepra e das micoses. Para Celsus e Galeno era denominada como elefantíase dos gregos (*Elephantiasis graecorum*). No início do século VIII, a elefantíase do escroto foi descrita por Dionis em um doente que tinha contraído a doença nas Índias Orientais. Em 1750, Hillary diferenciou a elefantíase relacionada com a linfangite e a febre elefantoide.

Em 1863, Demarquay encontrou pela primeira vez as microfilárias no líquido hidrocélico de um doente de Havana, Cuba, e Otto Wucherer, em 1866, observou, na Bahia, Brasil, o mesmo parasita em urina quilosa. Mais tarde, em 1872, Lewis identificou a microfilária no sangue de um homem, na Índia, denominando-a *Filaria sanguinis hominis*.

Em 1876, Winckel encontrou microfilárias em líquido ascítico quiloso. Brancroft, na Austrália, encontrou a fêmea do parasita e Bourne, em 1878, o macho. Cobbold, estudando a filária, denominou-a *Filaria bancrofti*, a qual fora descrita previamente por Silva Araújo, que deu ao gênero a designação Wuchereria; daí nasceu a denominação *Wuchereria bancrofti*. No mesmo ano, Manson identificou *o Culex fatigans* como transmissor da doença na China e, no ano seguinte, descobriu o fenômeno da periodicidade das microfilárias.

ETIOLOGIA

A filaríase bancroftiana é causada pela *W. bancrofti*, parasita intravascular, sendo o homem o único hospedeiro definitivo conhecido. Várias espécies de culicídeos dos gêneros Culex, Anopheles, Aedes e Mansonia são responsáveis pela transmissão desse parasita nas regiões endêmicas. No Brasil, seu vetor *é* o *Culex quinquefasciatus*, popularmente conhecido como muriçoca ou carapanã.

Os vermes adultos têm uma longevidade calculada em 5 a 10 anos. O macho mede cerca de 4 cm de comprimento e 0,1 mm de espessura; a fêmea, um pouco maior, com 6 a 10 mm de comprimento e 0,25 a 0,30 mm de espessura. A cutícula é lisa e a extremidade anterior ligeiramente dilatada.

As microfilárias têm 240 a 290 μm de comprimento, apresentam bainha (geralmente bem visível após a coloração) e extremidade posterior aguçada com coluna de núcleos que não a atingem. Tipicamente, as microfilárias apresentam periodicidade noturna, mas há que considerar a variedade sub-periódica diurna (que alguns autores consideram aperiódica) das ilhas do Pacífico Sul e a variedade subperiódica noturna, só existente na Tailândia e no Vietnã.

EPIDEMIOLOGIA

A filaríase linfática destaca-se como um grave problema de saúde pública, não só por sua ampla distribuição geográfica, quanto pelos seus aspectos clínicos. A prevalência de infecção aumenta durante a infância e tende a se estabilizar no início da fase adulta. Dessa forma, a prevalência mais alta é observada entre os indivíduos do sexo masculino de 20 a 40 anos de idade, sendo esse um padrão mundial. Ademais, existe uma correlação diretamente positiva entre a prevalência da infecção com a intensidade de transmissão e a ocorrência de expressão clínica na população.

A hidrocele, o linfedema e a elefantíase são as causas de sofrimento clínico e a segunda maior causa de incapacidade física permanente reconhecida mundialmente. Essas manifestações clínicas interferem na qualidade de vida e geram perdas econômicas, psicológicas e sociais para os doentes, suas famílias e, também, para a população.

No enfrentamento desses problemas a Organização Mundial de Saúde lançou em 2000 o Programa Global para eliminação da Filariose Linfática (PGELF), com a meta de eliminar essa doença do mundo até 2020.

Na criação do PGELF, em 2000, estimou-se que 120 milhões de pessoas estavam infectadas em 83 países endêmicos, das quais 40 milhões sofriam de alguma doença filarial (Figura 99.1.1). Em 2017, 465,4 milhões de pessoas foram tratadas em 37 países, ou seja, cerca de 52,4% da população de risco recebeu tratamento em massa (MDA). No Brasil, diferente dos outros países que aderiam ao MDA, a intervenção é realizada com uma única droga, a dietilcarbamazina (DEC).

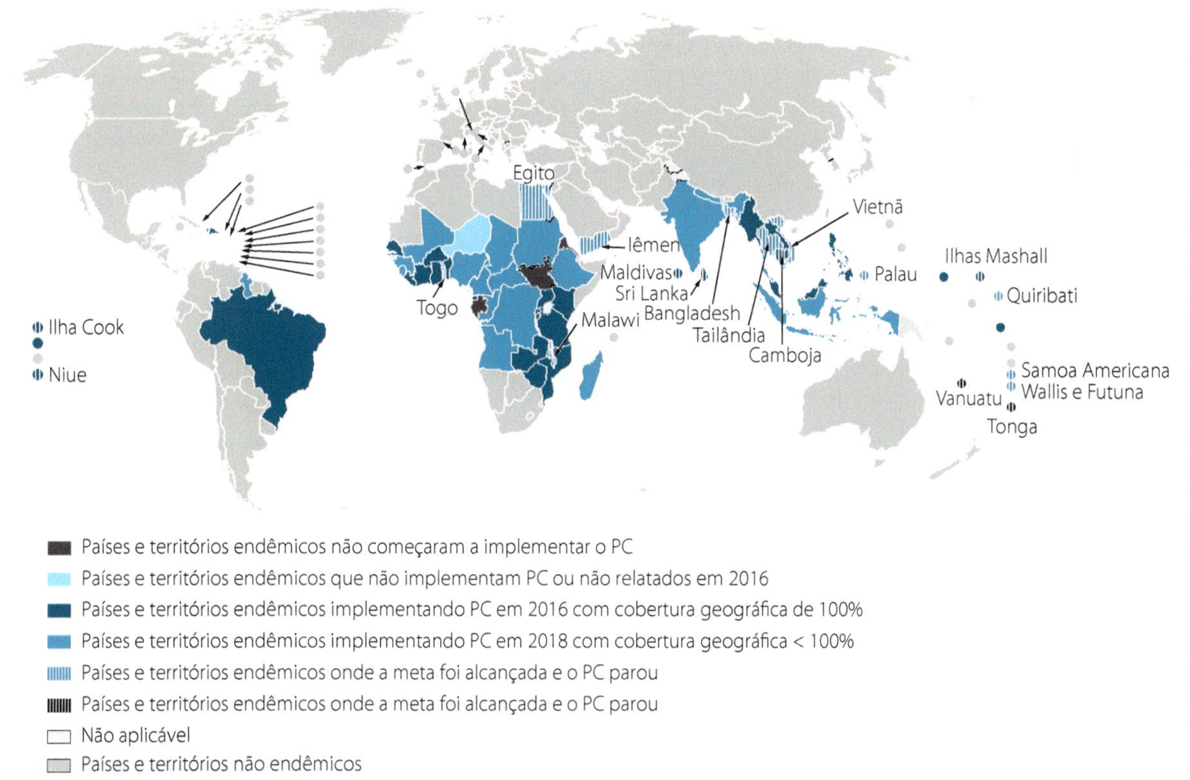

FIGURA 99.1.1 Distribuição da filaríase linfática e *status* da quimioterapia preventiva nos países endêmicos, 2016.
Fonte: http://gamapserver.who.int/mapLibrary/app/searchResults.aspx.

Trinta e dois países africanos, em 2017, realizaram o MDA. O Egito, o Sudão e o Iêmen são consideradas áreas endêmicas na Região do Mediterrâneo Oriental, sendo o Egito o primeiro país da região a receber reconhecimento de ter atingido os critérios de eliminação da filariose linfática como problema de saúde pública. Em 2016, o Iêmen permaneceu na vigilância enquanto prepara o seu dossiê.

A Ásia apresentava nove países endêmicos antes do PGELF, em 2017, cinco países realizam o MDA. Tailândia tornou-se o terceiro país da região que atingiu os critérios para a eliminação de LF como um problema de saúde pública, juntamente com Maldivas e Sri Lanka. O MDA ainda era necessário em 10 dos 18 países da Região do Pacífico Ocidental com uma população total de 13 milhões de pessoas.

Na região das Américas, três países já conseguiram os critérios de eliminação da LF como problema de saúde pública: Costa Rica, Suriname e Trinidad e Tobago. Assim, os países endêmicos são o Haiti, a República Dominicana, a Guiana e o Brasil, mas todos já iniciaram as atividades do PGELF. O MDA ocorre na República Dominicana, Haiti e Guiana para 6,4 milhões de pessoas.

No Brasil, a parasitose é endêmica no estado de Pernambuco e mais especificamente nos municípios de Recife, Jaboatão dos Guararapes, Olinda e Paulista. Além disso, existem estudos que descrevem casos de infecção em outros municípios circunvizinhos no estado de Pernambuco como Camaragibe, Moreno, Abreu e Lima, Ilha de Itamaracá e Cabo de Santo Agostinho. É o primeiro país da região das Américas que finalizou o MDA e, além de TAS repetidos, estabeleceu vigilância pós-MDA. No estado de Alagoas, a cidade de Maceió vem realizando vigilância e na cidade de Belém, estado do Pará, há evidências que a transmissão foi interrompida.

PATOGENIA E PATOLOGIA

As filárias adultas, vivas ou mortas, são agressoras do sistema linfático e originam alterações dos vasos e linfonodos com reações teciduais de variável intensidade, dependentes do ritmo e da frequência de reinfecções nas zonas endêmicas.

Apesar dos avanços da pesquisa, a história natural, a patogenia da bancroftose e suas sequelas ainda apresentam lacunas de conhecimento. Estudos clínicos, histopatológicos e cirúrgicos recentes nas populações de área endêmica sugerem que a lesão primária dos linfáticos *não* seja a obstrução, como havia sido descrito, mas dilatação dos mesmos (linfangiectasia), não necessariamente acompanhada por reação inflamatória.

Com a instalação da linfangiectasia e progressivo dano linfático advêm dificuldades circulatórias crescentes que favorecem as infecções bacterianas secundárias, podendo evoluir para diferentes graus de linfedema, tendo como extremo a elefantíase. Inicialmente, há discretas alterações dos linfáticos, com edema local e hiperplasia moderada dos tecidos, sem modificações tróficas da pele. Numa segunda fase, por aumento da estase e do edema, há manifesta hiperplasia e hipertrofia conjuntiva, hiperqueratose e espessamento da pele. Em fase mais adiantada, há intensas alterações vasculares, com atrofia e degenerescência celulares.

A lesão dos vasos linfáticos e o consequente acúmulo de proteínas no espaço intersticial estimulam a atividade e o crescimento celular, conduzindo à hiperplasia e hipertrofia dos tecidos, com reação fibroblástica proporcional ao tempo de evolução. Essas alterações favorecem as infecções secundárias oportunistas que concorrem para o seu agravamento.

Estudos histopatológicos de linfonodos com a presença de vermes adultos de *W. bancrofti* de 58 pacientes, residentes em área endêmica de filaríase bancroftiana revelaram ampla variedade de reações teciduais. Detectou-se dilatação linfática sem reação inflamatória ou dano à estrutura do parasita em sete pacientes (12%). Linfangite parietal crônica não granulomatosa de grau médio a severo com infiltração de eosinófilos, linfócitos e células plasmáticas foi observada em 12 casos (20,7%). Houve a presença de reações granulomatosas de composição variável em 37 casos (63,8%). Nos dois casos (3,4%) restantes o achado foi um anel de células gigantes e epitelioides com reação neutrofílica com fragmentos de vermes no seu interior.

A patogênese relacionada à presença de microfilárias nos casos de Eosinofilia Pulmonar Tropical (EPT) está bem descrita. Nesses casos, as microfilárias liberadas na circulação pelos vermes adultos nos linfáticos são rapidamente opsonizadas com anticorpos antifilariais e migram para a circulação pulmonar. Acredita-se que a patologia pulmonar seja resultante desse *clearence* de microfilária da circulação. No estágio agudo da doença, a histopatologia do pulmão revela uma alveolite com denso exsudato eosinofílico. Nesse estágio pode haver a formação de microabscessos e granulomas. Após 6 meses a 1 ano de evolução, o infiltrado eosinofílico é substituído por exsudato celular misto e surge evidente fibrose. Após cerca de dois anos, o infiltrado celular se torna esparso com fibrose progressiva.

IMUNOLOGIA

A capacidade de modulação do sistema imune do hospedeiro torna-o por longo tempo tolerante ao parasita, caracterizando, assim, a filaríase linfática como uma parasitose crônica com longa persistência no organismo, em que a maioria dos indivíduos infectados exibe poucas manifestações clínicas.

No homem, as modificações no sistema imune parecem já iniciar antes do seu nascimento. Crianças nascidas de mães com filaríase linfática apresentam resposta imune favorável ao antígeno filarial, o que resulta em menor proliferação de linfócitos T e maior produção de interleucina 10 (IL-10) e de IgG4, indicando uma predisposição imune intra-útero para desencadear menor resposta inflamatória à filaria, o que leva a uma menor manifestação da doença e ao mesmo tempo permite maiores taxas de infecção e maior carga parasitária.

A imunomodulação produzida por nematoides filariais predispõe o sistema imune a uma menor resposta a outros antígenos não filariais. Assim, essa infecção pode ter profunda influência na reação imune a outros antígenos, sejam eles vacinais, outras infecções ou antígenos ambientais.

QUADRO CLÍNICO

A expressão clínica da filaríase bancroftiana é bastante diversificada, na dependência, dentre outros fatores, do estádio do parasita, da resposta imunológica apresentada pelo paciente, do número de vermes adultos e de sua localização no sistema linfático, bem como de tratamento prévio com drogas antifilariais.

A predileção do verme adulto pelo sistema linfático, apesar de conhecida, ainda não está bem esclarecida. Já os danos provocados pelos vermes adultos nesse sistema, são notadamente as causas de algumas das principais expressões clínicas no homem.

As manifestações clínicas podem ser causadas tanto pelos vermes adultos quanto pelas microfilárias. Os vermes adultos causam lesão primariamente no vaso linfático, enquanto as manifestações extralinfáticas são decorrentes basicamente da ação das microfilárias.

REPERCUSSÕES DO COMPROMETIMENTO LINFÁTICO

LINFANGIECTASIA SUBCLÍNICA

Os vermes adultos vivos de *W. bancrofti,* localizados no sistema linfático, podem ser detectados em pacientes com ou sem microfilaremia, por meio do exame ultrassonográfico.

Apesar de a maioria dos indivíduos ser clinicamente assintomática, a linfangiectasia está presente, como comprovado em achados histopatológicos. Progredindo, essa dilatação linfática pode passar de uma condição subclínica para situações em que pode ser palpada ou mesmo percebida à inspeção, particularmente nos linfáticos escrotais – localizações preferenciais dos vermes adultos no sexo masculino, ainda não bem estabelecida em mulheres e crianças. Essa condição não se acompanha de sinais/sintomas inflamatórios.

LINFANGITE FILARIAL AGUDA (LFA)

A fase não inflamatória da dilatação linfática termina com a morte dos vermes adultos, quer pela terapêutica quer espontaneamente. Esse evento, em algumas pessoas, resulta apenas na formação subclínica de nódulos granulomatosos que são detectados incidentalmente durante o exame físico. Em outros, a morte dos vermes adultos é representada por um episódio agudo. Dependendo da localização dos vermes, em linfonodo ou vaso linfático, teremos, respectivamente, a linfadenite ou a linfangite, esta última, sendo sempre retrógrada (Figura 99.1.2).

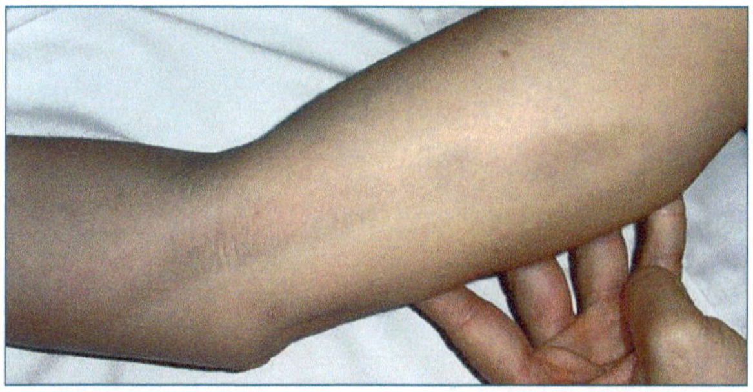

FIGURA 99.1.2 Filaríase linfática: linfangite filarial aguda (LFA).
Fonte: Acervo da autoria.

A LFA produz um cordão subcutâneo palpável, podendo ou não ser acompanhado de reação sistêmica moderada do tipo: febre, cefaleia, astenia e mialgia. A reação localizada é caracterizada por enfartamento do linfonodo, ou pelo aparecimento de nódulo no trajeto do vaso linfático, eventualmente associado a sinais flogísticos. Ocasionalmente, ocorre um linfedema distal, com resolução espontânea, na maioria dos casos.

Evento mais frequente em mulheres, a LFA acomete preferencialmente os membros superiores e inferiores. Nos homens, pela localização preferencial dos vermes adultos nos vasos linfáticos escrotais, esses nódulos são detectados no exame físico e na análise histopatológica de achados cirúrgicos. Esses nódulos evidenciam uma reação inflamatória na área circunvizinha, estritamente localizada e circunscrita ao granuloma. As lesões genitais agudas, mais patentes no homem, atingem o cordão espermático, epidídimo, testículos e bolsa escrotal, com intensas dores, sinais inflamatórios e aumento de volume, podendo essas manifestações ocorrer de forma isolada ou em conjunto. A funiculite manifesta-se por dor aguda e intensa; ao exame físico, observa-se o cordão muito sensível ao tato, de espessura aumentada e superfície irregular. A orquite, de início súbito, é também um quadro doloroso (agravada pelo movimento e pela pressão) e alterações do escroto (edema e rubor). Acompanha-se de epididimite dando lugar ao aparecimento dos fenômenos recorrentes.

LINFADENOPATIA

É causada pelo enfartamento do linfonodo comprometido, que geralmente é indolor e localiza-se preferencialmente nas regiões inguinal, epitroclear e axilar (Figura 99.1.3). Acomete indivíduos de todas as faixas etárias, sendo mais frequente em crianças. Essa forma clínica é comumente autolimitada, embora possa evoluir para fibrose residual.

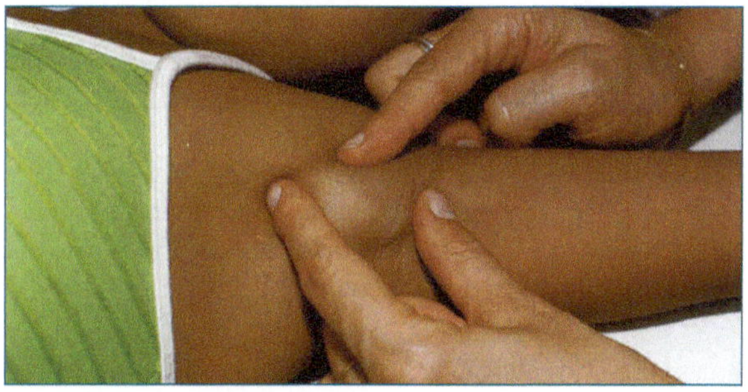

FIGURA 99.1.3 Filaríase linfática: adenite axilar.
Fonte: Acervo da autoria.

HIDROCELE E LINFEDEMA

A hidrocele aguda, bem como o linfedema agudo que se seguem a um episódio de LFA, provavelmente resultam de uma obstrução parcial/temporária do vaso linfático, causada pela reação inflamatória desencadeada pela desintegração dos vermes adultos. Na ausência de uma extensa obstrução, bem como pela existência de sistemas colaterais de drenagem, o impedimento inicial do fluxo intersticial é superado. Assim, um episódio de LFA, evento comum em área endêmica, raramente causa linfedema crônico. As hidroceles agudas frequentemente involuem, enquanto cerca de 30% delas se tornam crônicas (Figura 99.1.4).

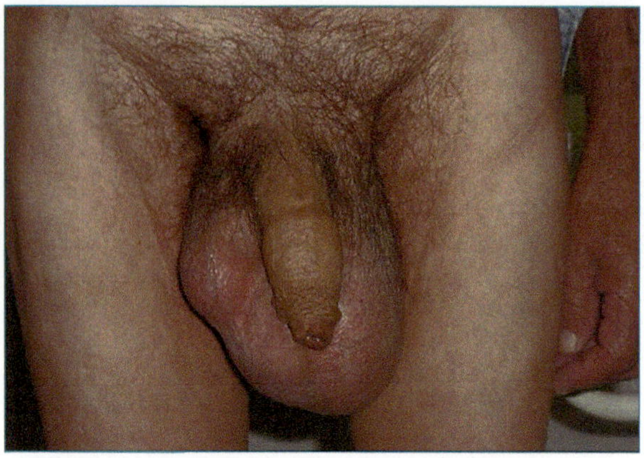

FIGURA 99.1.4 Filaríase linfática: hidrocele crônica.
Fonte: Acervo da autoria.

Embora a fisiopatologia da hidrocele crônica ainda não seja bem esclarecida, é amplamente aceita pela literatura científica como uma manifestação de doença filarial, caracterizando-se como um evento sentinela em todos os locais onde a filaríase linfática é endêmica. Alguns autores levantam a possibilidade de que a descompensação tardia das linfangiectasias resulte nessa apresentação clínica.

Do ponto de vista clínico, é importante o diagnóstico diferencial de duas síndromes frequentes em área endêmica de bancroftose: a linfangite filarial aguda (LFA) e a linfangite reticular ou dermatolinfangioadenite aguda (DLAA) (erisipela). Essa última entidade clínica constitui-se em um processo infeccioso agudo causado, em regra, pelo estreptococo do grupo A (*Streptococcus pyogenes*) e, em menor percentagem, outros estreptococos β-hemolíticos. Estudos microbiológicos revelam uma incidência de 10 a 17% para a etiologia por *Staphylococcus aureus*. Os bacilos Gram-negativos também podem ser responsáveis pela infecção particularmente em condições com permanência prolongada em ambiente nosocomial e a existência de comorbidades que condicionem um estado de imunossupressão. Os fungos também podem participar como agentes etiológicos. Os traumatismos, as lesões interdigitais e as subungueais possibilitam a entrada desses micro-organismos, causando reações inflamatórias nos capilares linfáticos e no interstício.

É principalmente um ataque agudo inicial de DLAA que precipita o linfedema pela primeira vez em um membro afetado, geralmente começando na infância. Tais "crises" repetidas depois perpetuam e pioram o linfedema levando à elefantíase. Isto, por sua vez, favorece adicionais "crises" devido à falta de higiene local e um ciclo vicioso é assim estabelecido. Estágios avançados do linfedema caracterizam-se pelo aumento da dilatação e tortuosidade linfáticos, proliferação endotelial, formação de novos canais linfáticos, alterações obstrutivas e dermatosclerose com alterações nodulares e verrucosas.

A recorrência de DLAA – evento intimamente relacionado às más condições de vida de nossa população – configura-se como fator agravante da evolução final do linfedema para o quadro de elefantíase. Com isso, o tratamento adequado e a prevenção das linfangites reticulares são os componentes básicos na prevenção da elefantíase (Figuras 99.1.5, 99.1.6 e 99.1.7).

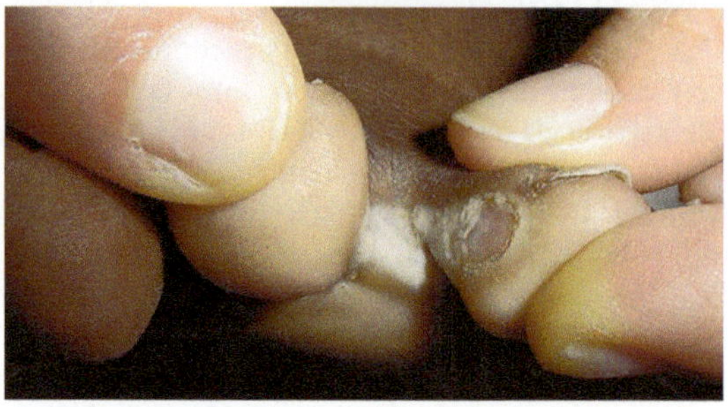

FIGURA 99.1.5 Filaríase linfática: lesão interdigital: "porta de entrada" para infecção secundária.
Fonte: Acervo da autoria.

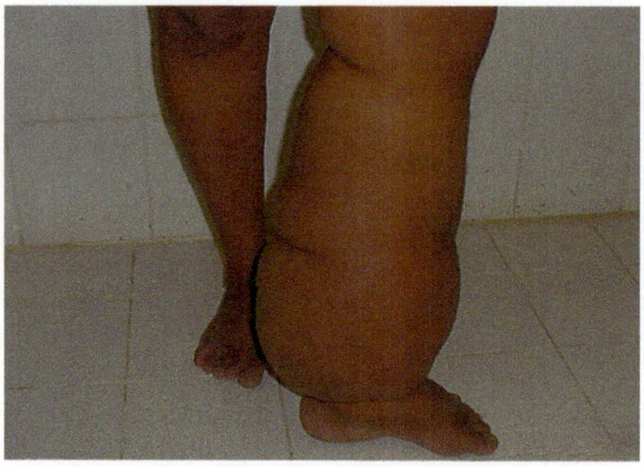

FIGURA 99.1.6 Filaríase linfática: linfedema crônico-elefantíase.
Fonte: Acervo da autoria.

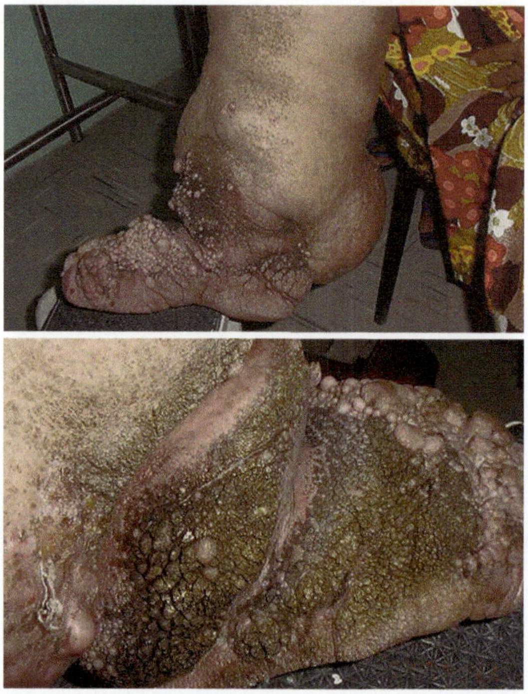

FIGURA 99.1.7 Filaríase linfática: elefantíase com detalhe das alterações tróficas da pele, associada a lesões bacterianas e fúngicas.
Fonte: Acervo da autoria.

Existem outras doenças além da filariose linfática que são conhecidas por cursarem com quadro de linfedema e elefantíase. O linfedema de qualquer etiologia é propenso a episódios de DLAA de origem infecciosa bacteriana. Assim, linfedema primário devido a anomalias congênitas dos linfáticos e linfedema secundário resultante de malignidade de estruturas pélvicas, irradiação ou excisão cirúrgica dos gânglios linfáticos ou danos causadas aos linfáticos devido à podoconiose, também são propensas a ataques de DLAA. Quando a doença está avançada, estas condições são clinicamente indistinguíveis do linfedema de origem filarial. Uma história detalhada, dados de evolução da doença e exame clínico são geralmente úteis para esse diagnóstico diferencial.

QUILÚRIA, QUILOCELE E LINFOESCROTO

Embora não sejam patognomônicas da doença filarial, existem, em áreas endêmicas, duas expressões clínicas fortemente associadas a essa doença: a quilúria e a quilocele.

A quilúria ocorre como resultado da ruptura de vasos linfáticos dilatados e do extravasamento da linfa para o interior de qualquer porção do sistema excretor do trato urinário, adquirindo a urina uma coloração leitosa. Ela acomete tanto homens quanto mulheres, de forma intermitente, sendo uma das formas clínicas mais consumptivas da doença, principalmente pela perda proteica. É comum a associação do quadro com astenia e perda de peso. É importante investigar o diagnóstico diferencial etiológico da quilúria, devendo ser considerados outras possibilidades, como traumatismos, gravidez, tumores, tuberculose e malformação linfática.

Já ao acúmulo de líquido quiloso no espaço das túnicas vaginais do testículo, confere-se a denominação de quilocele. A ação irritativa da linfa desencadeia uma importante reação inflamatória na parede do saco vaginal e nos tecidos circunvizinhos estendendo-se, com frequência, à albugínea, ao parênquima testicular, ao epidídimo e ao tecido retrotesticular. A prevalência da quilocele em áreas endêmicas não está definida. No entanto, sua ocorrência real deve ser maior do que a observada, visto que é confundida muitas vezes com a hidrocele.

Quando há presença de sangue associado à linfa extravasada, denominamos de hematoquilúria ou hematoquilocele.

A elefantíase da genitália externa é caracterizada por linfangite crônica com genitais externos aumentados de volume. É uma condição rara de etiologia variada, sendo a mais frequente a filariose. É uma doença que pode ter uma forte repercussão na esfera sexual, profissional, estética e até mesmo psicológica com grande comprometimento na qualidade de vida.

O linfoescroto (linfangiomatose superficial), caracteriza-se pela dilatação dos vasos linfáticos superficiais da bolsa escrotal com formação de lesões vesiculares, havendo eliminação intermitente de fluido linfático esbranquiçado ou amarelado. A umidade da pele predispõe a área acometida à infecção bacteriana ou fúngica que, por sua vez, pode levar aos quadros de linfedema crônico e elefantíase escrotal (Figura 99.1.8).

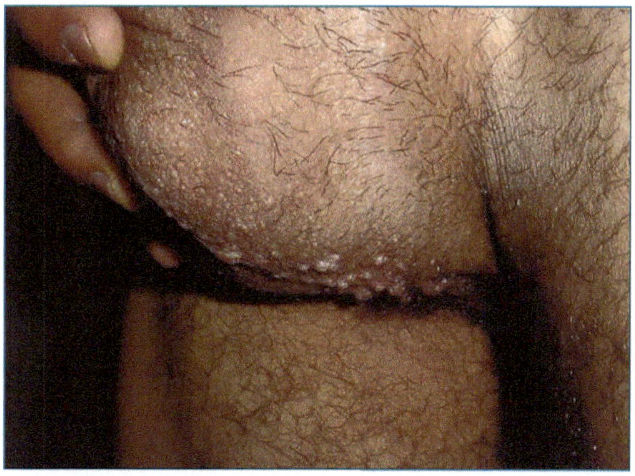

FIGURA 99.1.8 Filaríase linfática: linfoescroto com presença de vesículas com drenagem de linfa.
Fonte: Acervo da autoria.

A patogênese do linfoescroto ainda não está completamente definida. Alguns autores sugerem que a ocorrência dessa condição esteja associada à realização prévia de cirurgia de hidrocele. A orientação da incisão escrotal parece ter importância na ocorrência de linfoescroto. Particularmente, nos casos de hidrocele secundária à filaríase urogenital, tem sido preferencialmente indicada a incisão longitudinal para evitar a secção dos vasos linfáticos superficiais da pele e do tecido subcutâneo, prevenindo a predisposição ao linfoescroto. Adicionalmente, a completa excisão da túnica vaginal oferece além de melhores resultados estéticos e funcionais um menor risco de linfoescroto como complicação tardia.

Para elefantíase de órgãos genitais externos os homens são mais afetados que as mulheres. O comprometimento genital feminino por origem filarial tem sido raramente descrito. Relata-se casos de elefantíase vulvo-clitoriana. Importante ressaltar que a etiologia da elefantíase vulvar pode estar relacionada a várias doenças infecciosas (filariose, tuberculose, sífilis, donavanose, oncocercose), radiação, iatrogênica (após cirurgia pélvica) ou idiopática. As manifestações genitais da filariose linfática em homens incluem hidrocele, epididimo-orquite, pênis em "chifre de carneiro" e infertilidade. O mecanismo exato da infertilidade na filariose é desconhecido. Inflamação epididimária frequente e cicatrizes que levam ao bloqueio dos túbulos podem causar azoospermia obstrutiva.

REPERCUSSÕES DO COMPROMETIMENTO EXTRALINFÁTICO

EOSINOFILIA PULMONAR TROPICAL (EPT)

É uma das várias síndromes causadas por passagem de parasitas no pulmão, com infiltrado pulmonar e eosinofilia periférica. Essa migração origina uma doença intersticial pulmonar, resultado de uma resposta imunológica exacerbada que, quando causada pelas microfilárias, levam à morte das mesmas nos pulmões, impedindo-as de circular, originando, assim, o termo filaríase oculta.

Os pacientes são geralmente amicrofilarêmicos, embora, em alguns, os vermes adultos possam ser visualizados no sistema linfático pela ultrassonografia. Não há aspecto radiológico patognomônico na EPT, logo seu diagnóstico não pode basear-se nesse exame. Existe evidência de achados, como opacidade reticulonodular predominantemente na zona medial e inferior dos pulmões, aspecto *mottling* miliar e aumento marcante da vascularização hilar até as bases. A tomografia computadorizada é mais sensível na detecção de anormalidades como: opacidades reticulonodulares pulmonares, bronquiectasias, *air trapping*, calcificação e linfadenopatia mediastinal.

Essa expressão clínica caracteriza-se por crise asmatiforme e tosse paroxística, predominantemente noturna, anorexia e perda de peso. A faixa etária mais acometida é dos 20 aos 40 anos, sendo mais comum no sexo masculino. Entretanto, casos atípicos de EPT podem existir. A eosinofilia geralmente é superior a 2.000 eosinófilos/mm^3 e ocorrem habitualmente altos títulos de anticorpos circulantes (IgE e IgG). Por outro lado, os estudos de função pulmonar e os poucos achados patológicos (são raríssimos os casos que vão à necropsia) sugerem que, ao lado dos fenômenos de bronco-obstrução que levam à "asma", existe uma doença intersticial restritiva, provocada por lesões granulomatosas e infiltrado de macrófagos e eosinófilos.

Vale salientar que essa é uma expressão clínica raríssima da filaríase, geralmente de evolução prolongada, que ocorre com pessoas residentes em áreas endêmicas de alta prevalência e com excelente resposta terapêutica à DEC. Por sua raridade, em uma área endêmica, particularmente em áreas de baixa prevalência, a presença de um caso suspeito com sintomas respiratórios "asmatiformes" e eosinofilia periférica, sugere-se investigar paralelamente as infecções por *Ascaris lumbricoides*, *Necator americanus*, *Ancylostoma duodenale* e *Strongyloides stercoralis* que são comumente coendêmicos nessas áreas. Todos esses parasitos apresentam ciclo pulmonar e podem causar a síndrome de Löeffler, que é caracterizada pelo acúmulo de eosinófilos nos tecidos pulmonares em resposta à infecção parasitária e com semelhantes sintomas respiratórios.

HEMATÚRIA

Essa manifestação pode ocorrer antes do tratamento específico, como também pode iniciar após terapêutica, porém desaparece após a cura parasitológica. A hematúria é mais comum do tipo microscópica e associada à microfilaremia, mas independe da carga parasitária do paciente. Possivelmente a deposição de imunocomplexos na membrana basal glomerular seja a responsável pela hematúria. A proteinúria é um achado que pode estar associado à hematúria.

EXPRESSÕES CLÍNICAS CONTROVERSAS E NÃO USUAIS

Diversas expressões clínicas coexistem com a filaríase em áreas endêmicas e, devido a estas formas mostrarem algumas evidências de resposta terapêutica à dietilcarbamazina, têm sido sugeridas como possíveis manifestações da filaríase. Elas incluem: artrites (especialmente monoarticulares), endomiocardiofibrose, tenossinovites, tromboflebites, entre outras. Enquanto estudos não estabelecerem tais relações, essas expressões clínicas não podem ser atribuídas com certeza à infecção filarial.

É essencial estar atento a apresentações atípicas de filariose. Há descrição de apresentação clínica não usual de infestação filarial em ovário, em um quadro de menorragia submetida à pan-histerectomia e no exame histopatológico do ovário observou-se dilatação de canais linfáticos e fragmentos de verme adulto de *W. bancrofti*. Outras descrições como: filariase mimetizando tumor abdominal maligno, quadro de linfoadenomegalia associado à febre, esplenomegalia maciça com identificação de microfilárias em aspirado de medula, são alguns dos vários quadros atípicos descritos.

DIAGNÓSTICO

No diagnóstico da bancroftose é importante considerar a relação entre infecção e doença. Em algumas formas clínicas crônicas não se evidencia infecção ativa, sendo a expressão clínica da doença uma consequência de infecção passada. Por outro lado, a maioria dos casos é confirmada por diagnóstico parasitológico, sorológico ou, ainda, molecular. Adicionalmente, podem ser utilizados outros métodos auxiliares de diagnóstico, em caso de necessidade de estabelecimento de diagnóstico diferencial.

DIAGNÓSTICO PARASITOLÓGICO

A única prova conclusiva e comprobatória da infecção filarial tem sido o encontro de microfilárias no sangue periférico, nos líquidos biológicos (urina, sangue menstrual, líquido hidrocélico, quilocélico ou sinovial) ou a identificação de vermes adultos.

Pesquisa de microfilárias

É realizada por meio de exame direto, das técnicas de gota espessa, concentrações de Knott e filtração em membrana de policarbonato. A amostra biológica utilizada nas duas primeiras é sangue capilar, enquanto nas duas últimas utiliza-se sangue venoso. No entanto, a investigação de microfilárias em amostras sanguíneas deve levar em consideração a periodicidade do parasita em cada região endêmica. No Brasil, esta periodicidade ocorre entre 23:00 e 01:00 hora da manhã. As técnicas e métodos utilizados são:

- **Técnica de gota espessa:** com sangue capilar ($\cong$ 60 µL) sob análise microscópica, podendo ser mensurada ou não, é a técnica mais utilizada para o diagnóstico de infecção parasitológica por *W. bancrofti*. A sua sensibilidade está diretamente relacionada com a densidade de microfilaremia. Apesar de ser uma das mais utilizadas no diagnóstico de infecção filarial, apresenta uma baixa sensibilidade, sendo considerada atualmente uma ferramenta epidemiológica não conclusiva quando utilizada isoladamente para o diagnóstico da prevalência filarial.
- **Técnica de concentração de Knott:** foi a primeira técnica a utilizar concentração sanguínea no diagnóstico filarial, possibilitando aumentar a sensibilidade do diagnóstico quando comparado à gota espessa. Essa técnica tem sido capaz de identificar microfilaremia acima de 1 mf/mL.

- **Técnica de filtração em membrana de policarbonato:** é considerada como o "teste ouro" para investigação, quantificação da microfilaremia como segmento e critério de cura. Apresenta uma elevada sensibilidade no diagnóstico, uma vez que é a única técnica que possibilita a investigação de microfilária em até 10 mL de sangue total. Essa técnica tem possibilitado a identificação de infecção em indivíduos com baixa parasitemia e com resultados negativos pelas técnicas anteriormente descritas. A desvantagem de sua utilização é o alto custo e, por isso, não está disponível na rotina de investigação laboratorial dos serviços públicos de saúde das áreas endêmicas.

Pesquisa de vermes adultos

Os vermes adultos, ao contrário das microfilárias, não migram. Eles se desenvolvem e permanecem no mesmo sítio de localização dentro de vasos linfáticos dilatados e linfonodos, podendo ser detectados eventualmente por ocasião de biópsias, e em exames ultrassonográficos, quando vivos, devido aos seus movimentos característicos conhecidos como "Sinal da Dança da Filária".

A ultrassonografia indubitavelmente pode ser considerada como um dos maiores avanços da parasitologia médica, dos últimos cinquenta anos, como metodologia empregada no diagnóstico da bancroftose. Esse recurso permite a visualização de linfáticos dilatados, particularmente em área escrotal, em indivíduos assintomáticos, com ou sem microfilaremia, possibilitando a detecção de casos de infecção filarial oculta definido como amicrofilaremia associada a presença de vermes adultos. Adicionalmente, esse exame é de grande utilidade para o monitoramento do tratamento, possibilitando a identificação de vermes refratários.

No entanto, a ultrassonografia, como método diagnóstico de infecção filarial, apresenta limitações. Os vermes adultos não têm uma localização única (podem ocorrer vários "ninhos") dentro do organismo humano, o que dificulta o exame em todo o sistema linfático gerando um custo operacional elevado, o que impede seu uso como rotina diagnóstica nos serviços de saúde pública das áreas endêmicas.

O exame histopatológico realizado por meio de biópsias de linfonodos, pode revelar vermes adultos degenerados, calcificados ou não, total ou parcialmente reabsorvidos e outros aparentemente íntegros. A biópsia, por ser um exame invasivo, não é recomendada na rotina do diagnóstico da bancroftose. Contudo, muitas vezes é necessária para o diagnóstico diferencial com outras patologias.

DIAGNÓSTICO SOROLÓGICO

Pesquisa de anticorpos

As técnicas sorológicas que utilizam a detecção de anticorpos (imunoglobulina IgG total), principalmente aquelas que utilizam os métodos de extratos brutos filariais (p. ex., imunofluorescência para *W. bancrofti*), geralmente não diferenciam os indivíduos com infecção ativa daqueles com infecção passada ou os indivíduos que já tenham sido expostos às larvas infectantes de forma esporádica ou contínua, mesmo que não se tornem infectados. Por outro lado, estudos têm demonstrado que a positividade do anticorpo do isotipo IgG4 frente ao recombinante antigênico Bm14 e Wb123 (ambos os testes utilizam a técnica imunoenzimática – Elisa), apresentam alta sensibilidade em detectar infecção ativa, sendo o Wb123 capaz de identificar os indivíduos expostos as larvas infectantes (L3), como também em identificar os indivíduos endêmicos normais (livres de infecção). Entretanto, os métodos do Bm14-Elisa e Wb123-Elisa, ainda precisam ser padronizados e validados antes de serem empregados na rotina clínica.

Pesquisa de antígenos

Já foram lançados comercialmente dois anticorpos monoclonais denominados de Og4C3 e AD12 que reconhecem produtos excretórios e secretórios circulantes do parasita *W. bancrofti*, denominado de antígeno circulante filarial.

Uma grande vantagem no uso de pesquisa antigênica é que as amostras biológicas podem ser coletadas em qualquer horário, uma vez que a concentração dos antígenos não apresenta variação periódica significante.

No entanto, a pesquisa de antígenos por meio anticorpos monoclonais não é útil como critério de cura, tendo em vista que, até o momento, não se sabe o tempo de negativação do antígeno circulante filarial.

- **Teste do Og4C3:** foi o primeiro a tornar-se disponível comercialmente no formato de *kit* utilizando a técnica do Elisa. O Og4C3 é um anticorpo monoclonal da classe das imunoglobulinas IgM, produzido contra antígenos do parasita bovino *Onchocerca gibsoni*, que reconhece antígeno circulante filarial no soro, plasma ou líquido hidrocélico de indivíduos infectados por *W. bancrofti* e que não apresenta positividade frente a infecções com outros filarídeos. Entretanto, já foi relatada reação cruzada com antígenos de outros parasitas mais distantes, como o *Ancylostoma caninum* e *Toxocara canis*. Apresenta alta sensibilidade em detectar indivíduos microfilarêmicos e amicrofilarêmicos. Estudos têm demonstrado que o teste apresenta 100% de sensibilidade quando o indivíduo apresenta uma densidade igual ou maior a 1 mf/mL de sangue, diagnosticado pelo método parasitológico da filtração em membrana de policarbonato. Somado a isso, o teste identificou aproximadamente 70% dos indivíduos amicrofilarêmicos, porém portadores de vermes adultos vivos, os quais não seriam diagnosticados por nenhum dos testes parasitológicos acima citados.
- **Teste rápido no formato de cartão:** produzido pela BINAX (NOW® Filariasis [recentemente substituído pela Fita Teste para filária {FTS, ALERE®}]), com o anticorpo monoclonal AD12, utiliza a técnica de imunocromatografia simples. A grande vantagem desse teste é poder utilizar amostras de sangue total, soro, plasma, e líquido hidrocélico, obtendo-se os resultados em 10 minutos e dispensando o uso de equipamentos. Pela simplicidade, esse teste parece bastante promissor para ser utilizado tanto na clínica quanto em larga escala (trabalho de campo) nas áreas endêmicas. Apresenta uma sensibilidade de 100% frente a microfilaremia superior a 1 mf/mL (Figura 99.1.9).

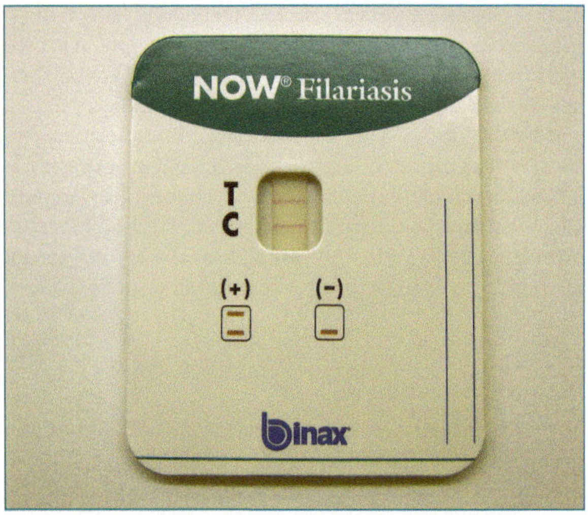

FIGURA 99.1.9 FTS, leitura após 10 minutos. Resultado positivo. Visualização da captura pelo anticorpo monoclonal AD12 do antígeno circulante da *Wuchereria bancrofti* revelado na marcação T em destaque.

DIAGNÓSTICO MOLECULAR

Pesquisa de DNA do parasito

No diagnóstico da bancroftose utilizando a técnica da reação em cadeia da polimerase (PCR), quatro sequências de "famílias repetitivas" (pWB35, pWb12, SspI, AccI) têm sido utilizadas na construção de iniciadores (*primers*) que permitem uma alta sensibilidade e especificidade na detecção do DNA do gênero Wuchereria diante dos mais variados fluidos biológicos (sangue total, plasma, soro, urina, saliva, liquido hidrocélico e quilocélico). Esse diagnóstico não está sendo ainda utilizado em larga escala, por não ter sido validado perante as diversas formas clínicas. No entanto, a sua aplicação no diagnóstico é bastante promissora.

MÉTODOS AUXILIARES

Contagem de eosinófilos

A presença de eosinofilia realizada por meio da contagem absoluta de eosinófilos em sangue periférico é um parâmetro laboratorial importante para complementação diagnóstica em pacientes com suspeita de EPT. Esse achado laboratorial não é marcante em outras formas clínicas da doença. Na presença de eosinofilia associada ou não a manifestações pulmonares, mesmo em áreas endêmicas de bancroftose, há necessidade de estabelecer-se um diagnóstico etiológico apurado, excluindo-se outras causas de síndromes hipereosinofílicas.

Pesquisa de linfócitos

A pesquisa de linfócitos é realizada na urina e no líquido hidrocélico para caracterização da quilúria e da quilocele, respectivamente. A identificação de linfócitos nesses fluidos estabelece a presença de linfa, embora não seja suficiente para determinar a etiologia do processo.

Pesquisa e quantificação de proteinúria

A determinação da presença e quantificação de proteínas na urina, no período de 24 horas, é importante para auxílio diagnóstico e posterior monitoração da resposta ao tratamento dos pacientes com quilúria.

Linfocintigrafia

A linfocintigrafia é uma técnica de diagnóstico por imagem que pode ser utilizada como auxílio na avaliação funcional e morfológica do sistema linfático superficial e profundo. Ela permite detectar, precocemente, alterações patológicas causadas por vermes adultos de *W. bancrofti*. Nesse contexto, o exame tem sido útil no estudo de indivíduos que vivem em áreas endêmicas, podendo revelar a dilatação e tortuosidade dos vasos linfáticos. Entretanto, esses achados não são patognomônicos.

TRATAMENTO

O tratamento na filaríase linfática bancroftiana, no seu espectro mais amplo, visa à cura da infecção do indivíduo, a interrupção da transmissão comunitária e a resolução ou minimização das repercussões clínicas dessa infecção.

Para tanto, o arsenal terapêutico disponível inclui drogas macrofilaricidas (ação contra os vermes adultos) e/ou microfilaricidas (ação contra as microfilárias), intervenções clínicas sobre a morbidade da doença e medidas de caráter socioambiental auxiliares no controle da transmissão. As drogas de ação antifilarial, atualmente utilizadas são:

DIETILCARBAMAZINA (DEC)

A DEC é um derivado da piperazina (1-dietil-carbamil-4--metilpiperazina), produzido e utilizado sob a forma do sal citrato (citrato de dietilcarbamazina). É administrada por via oral e rapidamente absorvida, atingindo sua máxima concentração no sangue três horas após a ingestão. Sua total eliminação do organismo é observada em até 48 horas após a administração, sendo excretada principalmente por meio da urina. No Brasil a DEC é disponibilizada em uma única apresentação em comprimidos de 50 mg.

Essa droga exerce uma significante ação micro e macrofilaricida e também apresenta baixa toxicidade, embora alguns efeitos indesejáveis, possam ser observados:

1. **Efeitos colaterais:** são efeitos relacionados, exclusivamente, às propriedades da DEC e que podem surgir com as primeiras doses administradas. Em geral, são leves e transitórios, caracterizando-se por sonolência, náusea ou mal-estar gástrico, que desaparecem com a continuidade do tratamento.
2. **Reações adversas sistêmicas:** são reações relacionadas com a ação da DEC sobre as microfilárias e caracterizam-se por febre, mialgia, cefaleia e, eventualmente, hematúria. Essas reações podem ser mais intensas quanto maior for o número de microfilárias circulantes.
3. **Reações adversas localizadas:** são reações decorrentes da morte dos vermes adultos no organismo, que se manifestam clinicamente como linfangite e adenite restritas à região de localização dos vermes no organismo. Indivíduos do sexo masculino podem apresentar, algumas vezes, além

da dor, aumento de volume do conteúdo escrotal, por aparecimento de hidrocele aguda. A morte do verme adulto, pós-tratamento com DEC, pode induzir à formação de nódulo, doloroso ou não, mais frequentemente localizado em região intra-escrotal, mas podendo ocorrer em qualquer outro sítio do segmento linfático. Esse nódulo pode ser evidenciado ao exame clínico e/ou ultrassonográfico.

A DEC não deve ser administrada em mulheres grávidas e durante o período de lactação.

IVERMECTINA

A ivermectina (Mectizan®) é uma lactona macrocíclica semissintética, pertencente ao grupo das avermectinas, que são produtos da fermentação do actinomiceto *Streptomyces avermitilis*. É uma droga com amplo espectro de atividade contra uma variedade de parasitas nematoides e ectoparasitas, que foi introduzida na medicina humana, inicialmente, em substituição à DEC no tratamento para oncocercose. No entanto, apesar da sua intensa atividade também contra microfilárias de *W. bancrofti*, a ivermectina não exerce efeito sobre os vermes adultos desse parasita, mostrando-se incapaz de eliminar, por completo, a infecção do indivíduo. Portanto, a ivermectina não substitui a DEC no tratamento dos casos nos quais o verme adulto está implicado. Todavia, tem uma aplicação importante na tentativa de interrupção da transmissão, pelo seu excelente efeito microfilaricida.

A segurança e efetividade do uso da ivermectina em pacientes pediátricos, com menos de 15 kg de peso corporal, ainda não está bem estabelecido. Da mesma forma, o seu uso deve ser evitado em gestantes e lactantes, assim como em pacientes com mais de 65 anos.

ALBENDAZOL

É um derivado benzoimidazólico que, em doses elevadas e por tempo prolongado, exerce intenso efeito de redução da microfilaremia, além de ter ação sobre os vermes adultos, à semelhança da DEC. No entanto, com essas doses, observa-se elevada frequência e intensidade de reações adversas localizadas, o que torna o uso isolado do albendazol desaconselhável. Por outro lado, a associação de baixa dose de albendazol com DEC resulta em profunda redução dos níveis de microfilaremia e de antígeno filarial circulante, o que sugere, aparentemente, que o albendazol pode ter a propriedade de promover o aumento da efetividade da DEC sobre a viabilidade ou a função dos vermes adultos.

O tratamento com albendazol não é recomendado para crianças com idade inferior a dois anos, assim como para gestantes e lactantes.

ANTIBIOTICOTERAPIA

Bactérias endossimbiontes intracelulares, *Wolbachia* spp., de parasitas filariais são essenciais para a embriogênese, fertilidade e viabilidade dos vermes de *W. bancrofti*. Esse fato acarretou o desenvolvimento de novas abordagens no tratamento da filaríase linfática com o uso de antibióticos.

Trabalhos recentes utilizando o antibiótico doxiciclina em doses de 200 mg por dia, durante 4 a 8 semanas, evidenciaram, ao final de períodos de seguimento de 14 a 24 meses, reduções significativas de microfilaremia, além de notável ação macrofilaricida, demonstrada pela queda dos níveis antigênicos e pela redução de vermes adultos na ultrassonografia. O efeito macrofilaricida da doxiciclina não aparece precocemente como observado com a DEC; a vantagem disso é que a droga não causa reações adversas relacionadas à morte do verme (dor escrotal, abscessos etc.), mas apenas raramente essas reações adversas estão associadas com sua ação antibiótica (diarreia etc.). Outra ação descrita com a doxiciclina é seu efeito na doença filarial. Há descrição da redução do diâmetro do vaso linfático induzido pelo verme adulto – efeito esse não observado com a DEC.

Apesar desses achados promissores, estudos adicionais são necessários para definir o melhor esquema terapêutico com doxiciclina, a eficácia de outros antibióticos e possíveis associações de antibióticos (p. ex., azitromicina, rifampicina) com as drogas antifilariais já utilizadas.

TRATAMENTO EM NÍVEL COMUNITÁRIO

No ano de 2000 foi estabelecida uma estratégia de combate mundial à filaríase, intitulada Programa Global de Eliminação da Filariose Linfática (PGEFL), como uma resposta à Resolução de 1997 da Assembleia Mundial de Saúde, que considerou essa doença um problema mundial de saúde pública e de possível eliminação. As estratégias do programa, para atingir esses objetivos, fundamentaram-se em dois pilares: interrupção da transmissão, por meio do tratamento em massa (MDA), e controle da morbidade da doença.

INTERRUPÇÃO DA TRANSMISSÃO

A interrupção da transmissão deve ser orientada para a população sob risco e visa reduzir a carga filarial na comunidade. A disponibilidade de novos esquemas terapêuticos empregados em regime de dose única anual, possibilitou associação efetiva e segura de drogas por um período prolongado de 4 a 6 anos. Os diversos países endêmicos, que aderiram ao programa, optaram por diferentes alternativas de tratamento em função de suas realidades epidemiológicas. Essas alternativas são:

- **Albendazol (400 mg, independentemente da idade) associado à DEC (6 mg por cada 1 kg de peso corporal):** esse regime é adequado para bancroftose apenas para países não coendêmicos por *Onchocerca volvulus* e/ou *Loa loa*. Essa estratégia baseia-se na constatação de que uma única dose de DEC, nessa posologia, é eficaz em reduzir a carga de microfilárias circulantes. A associação do albendazol intensifica esse efeito, tendo, além disso, significativo impacto na eliminação de parasitas intestinais, como ancilostomídeos, *Ascaris lumbricoides*, *Enterobius vermicularis* e *Trichuris trichiura*, que também são, em geral, altamente endêmicos nas áreas onde ocorre a filaríase linfática.
- **Albendazol (400 mg, independentemente da idade) associado à ivermectina (150 a 200 µg por cada 1 kg de peso corporal):** esse regime é recomendado para uso em países ou áreas endêmicas em filaríase linfática com ocorrência simultânea da oncocercose ou loíase, onde é contraindicado o uso de DEC devido ao potencial de desenvolvimento de fortes reações adversas que essa droga induz em pacientes infectados com *O. volvulus* e *L. loa*.

- **Sal de cozinha fortificado com DEC (0,2 a 0,4% p/p de DEC adicionado ao sal):** o consumo de sal de cozinha misturado com DEC, em substituição ao sal convencional, é aplicado pelo período de 6 a 12 meses, podendo ser prorrogado. Esse regime de tratamento comunitário, para quebra de transmissão, pode ser uma opção útil em certas localidades com características especiais, onde se possa obter um efetivo controle do consumo desse sal, como observado na China no passado. A DEC é resistente ao cozimento e não altera a cor ou sabor dos alimentos. Ela oferece uma ampla margem de segurança para o tratamento, e a dose diária administrada por meio do sal fortificado é muito menor do que uma dose diária de DEC usada no tratamento comunitário convencional, observando-se, assim, menor presença de efeitos adversos. Apesar de suas vantagens reais e teóricas e do sucesso na China, o sal fortificado continua sendo subutilizado. Isso, provavelmente, reflete uma combinação de barreiras técnicas e comportamentais e que dependem de uma efetiva mobilização social para maximizar a cobertura. Adicionalmente, assim como nos outros regimes de tratamento com DEC, o sal fortificado não deve ser utilizado em regiões onde ocorram *O. volvulus* e/ou *L. loa*.

TRATAMENTO INDIVIDUAL

CASOS COM INFECÇÃO ATIVA

O tratamento antifilarial está indicado para todos os indivíduos com evidência de infecção ativa, ou seja, naqueles em que se identifiquem microfilárias e/ou vermes adultos de *W. bancrofti*, independente da presença ou não de qualquer manifestação clínica relacionada direta ou indiretamente à filaríase linfática.

A droga de escolha para o tratamento individual é a DEC. O regime clássico de tratamento, recomendado pela OMS, é de 6 mg/kg de peso corporal, durante 12 dias. Essa posologia leva a uma rápida e acentuada redução da microfilaremia, embora não ocorra uma completa eliminação das microfilárias da circulação periférica na maioria dos indivíduos. Por outro lado, quando a DEC é administrada em uma dose única de 6 mg/kg de peso causa uma redução mais lenta da microfilaremia, embora esses níveis sejam similares 6 a 12 meses após o tratamento com DEC em ambos esquemas terapêuticos.

A eficácia da DEC em causar morte do verme adulto é variada. O monitoramento direto do efeito da DEC nos vermes adultos, *in vivo*, tem sido realizado por meio de investigação por ultrassonografia. Nos casos em que os vermes não são suscetíveis à dose clássica, também não responderão a doses mais elevadas. Assim, a resposta terapêutica de cada indivíduo não é previsível e é dependente da sensibilidade dos vermes à droga.

DOENÇA FILARIAL CRÔNICA

É improvável que pessoas com linfedema e elefantíase se beneficiem do tratamento com DEC, porque a maioria dos casos de linfedema não estão ativamente infectados com o parasita filarial. A DEC parece não ter qualquer efeito na função do vaso linfático, ou seja, não altera o linfedema ou a hidrocele de longa duração. Assim, a droga não é útil para o tratamento das manifestações crônicas da doença que não esteja associada à infecção filarial ativa.

Para evitar a progressão do linfedema, já são claros os benefícios obtidos com a técnica fisioterápica complexa descongestiva (TCD) que utiliza a drenagem linfática manual associada ao enfaixamento dos membros. Associado ao TCD, são reforçadas as orientações contínuas com foco nos princípios básicos de cuidados, como higiene, elevação dos membros, exercícios, cuidados com a pele e feridas e uso de sapatos apropriados para melhoria na qualidade de vida e profilaxia de infecções secundárias.

Pacientes com hidrocele podem ter evidências de infecção ativa, mas normalmente não melhoram clinicamente após o tratamento com DEC. A depender do volume da hidrocele o tratamento é cirúrgico.

A indicação do uso de doxiciclina (200 mg/dia) por 6 semanas, como demonstrado em trabalhos, ainda não é padronizado pela OMS como uma terapia complementar no caso de linfedema em estágios de I a III, embora se configure como uma ferramenta potencial na abordagem da morbidade filarial.

Na expressão clínica da EPT, o tratamento com DEC é indicado na mesma posologia e pode ser prolongado por até 30 dias.

Os casos de quilúria nem sempre cursam com infecção e podem apresentar remissão espontânea. Por essa razão, nos pacientes sem evidência da infecção e sem perdas nutricionais graves, as medidas terapêuticas devem ser, a princípio, apenas conservadoras. O controle do quadro clínico é feito com a utilização de dieta apropriada, que deve ser rica em proteínas, vitaminas e triglicerídeos de cadeia média, como fonte de lipídios, e aumento da ingestão de líquidos, associada a repouso proporcional à gravidade do caso. Outra abordagem descrita nesses casos é instilação retrógrada de agentes esclerosantes no sistema pielocalicial, levando à esclerose das fístulas presentes. O tratamento cirúrgico é restrito, basicamente, a pacientes com sintomas severos.Com o advento da laparoscopia, tais casos podem ser manuseados com um mínimo de invasividade.

CONTROLE DA INFECÇÃO E MORBIDADE FILARIAL

Embora o programa de controle de transmissão possa proteger gerações futuras das consequências da filaríase linfática, ele é ineficiente para o controle da morbidade em pessoas com dano residual linfático instalado. Sabe-se que o dano tecidual e linfático já ocorrido propicia a invasão secundária por patógenos externos, evento esse que induz ou exacerba o linfedema e as lesões genitais. Assim, esses indivíduos já afetados necessitam de especial atenção e cuidados.

Embora o Programa Global de Eliminação da Filariose Linfática tenha alcançado uma grande adesão e avanço no número de indivíduos submetidos ao MDA e consequente redução da prevalência da infecção, a abordagem e assistência aos indivíduos com morbidade filarial não alcançou o mesmo patamar. No Brasil, inquéritos epidemiológicos por meio de queixa referida – principalmente linfedema e hidrocele – têm sido realizados em Maceió e na Região Metropolitana do Recife para identificar o número de indivíduos comprometidos e possibilitar o planejamento e a implantação de programas e estratégias, no sentido de oferecer aos indivíduos com doença filarial tratamento e acompanhamento adequados.

Particularmente no que se refere aos pacientes com linfedema, em seus diversos graus, a chave para o seu manuseio baseia-se na efetiva prevenção de infecções secundárias, feita por meio de higiene cutânea adequada e cuidados com a pele. Do ponto de vista de saúde pública, essa profilaxia só obtém êxito quando, além da orientação aos pacientes, propicia-se o acesso aos recursos necessários, bem como o envolvimento familiar e da comunidade no seu tratamento. Isso é, particularmente, indispensável nos casos de elefantíase, pela segregação social vivenciada e pela grande limitação do paciente em realizar sua auto-higiene.

O tratamento fisioterápico por intermédio da Terapia Complexa Descongestiva (Figura 99.1.10 A, B e C) tem apresentado bons resultados e, embora seja uma terapêutica não disponibilizada de forma universal e que exige uma adesão importante do paciente, tem mostrado bom resultado e propiciado uma melhora na sua qualidade de vida.

Medidas que propiciem melhora do retorno linfático e venoso, como fisioterapia ativa, drenagem postural e estímulo a caminhadas, são úteis como condutas adicionais. O uso de meias compressivas pode ser indicado em alguns casos em estágios menos severos da doença.

Tratamento antimicrobiano efetivo, durante episódios agudos de infecção bacteriana ou fúngica, é necessário. Tem sido utilizado com sucesso o esquema com penicilina benzatina, associado a antibioticoterapia tópica quando necessário.

O tratamento definitivo da hidrocele e da quilocele é cirúrgico. A técnica cirúrgica mais indicada é a completa excisão da túnica vaginal. Acredita-se que o comprometimento da túnica pela infecção filarial já poder ser a causa de importantes alterações patológicas, o que pode levar a um constante extravasamento de líquido caso se utilize apenas a técnica de eversão desse tecido. Na abordagem do linfoescroto, alguns centros especializados realizam cirurgias reconstrutoras com bons resultados.

PROFILAXIA

Na profilaxia da filaríase linfática são importantes as medidas indicadas na luta contra doenças transmitidas por artrópodes, aplicáveis nos diversos elos da cadeia de transmissão, população doente, vetor e população sã. A redução da microfilaremia, obtida com o uso de microfilaricidas, seja por meio do tratamento em massa ou individualizado, desempenha importante papel como redutor na infecção de vetores.

A luta contra as diversas espécies de vetores tem de ser adaptada aos seus hábitos e sua biologia, levando-se em consideração a extrema dificuldade de sua execução. Atualmente, existem diferentes abordagens no seu controle: biológico, por intermédio de bactérias entomopatogênicas (*Bacillus thuringiensis* var. *israelensis* e *Bacillus sphaericus*); químico, por meio de inseticidas (organoclorados, organofosforados e piretroides) e físico (manejo ambiental, saneamento básico e barreiras mecânicas).

A proteção individual obtida mediante barreiras mecânicas das habitações e dos indivíduos (uso de repelentes, mosquiteiros impregnados ou não com piretroides) são úteis à população exposta. Vale ressaltar que o tratamento integrado, incluindo MDA e proteção individual, associado a medidas ambientais e controle vetorial é considerado atualmente como o mais efetivo, apesar do reconhecimento da dificuldade em obtê-lo, uma vez que envolve decisões político-sanitárias.

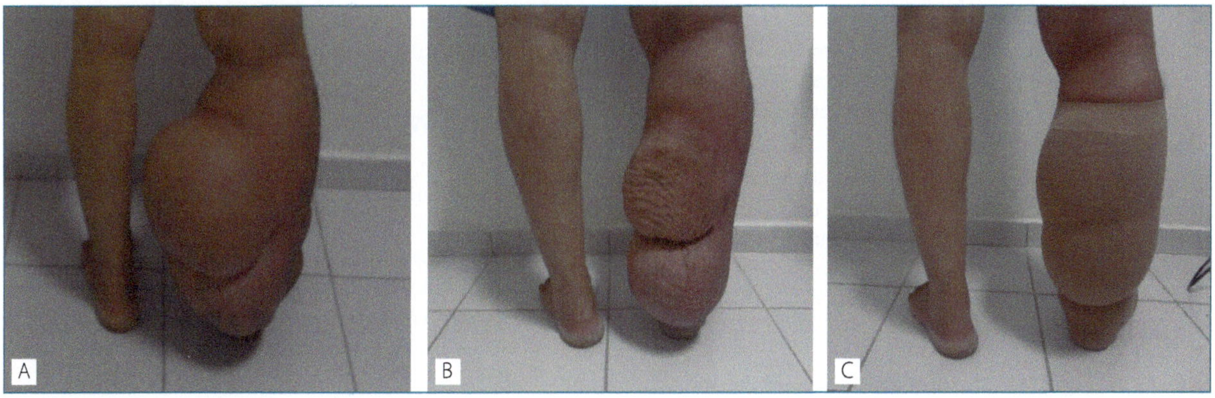

FIGURA 99.1.10 Paciente do sexo masculino, com linfedema em membro inferior direito, antes (A) e após (B) o tratamento conservador, através da Terapia Complexa Descongestiva (composta por drenagem linfática manual, cinesioterapia, enfaixamento e orientações de cuidados para profilaxia de infecções secundárias. Houve redução de 90 cm para 62 cm na circunferência da região média da panturilha. Na (C) o paciente está na fase final do tratamento (manutenção), com uso diário de meia compressiva, por tempo indeterminado.
Fonte: Acervo da autoria.

99.2 Filaríase por *Brugia malayi* e *Brugia timori*

HISTÓRICO

Em 1927, em Java, na Indonésia, Brug descreveu as microfilárias, que mais tarde seriam denominadas como *Brugia malayi*. Rao e Maplestone (1940), encontraram pela primeira vez na Índia, os vermes adultos, que eram semelhantes aos de *W. bancrofti* e, pela sua morfologia, justificou a criação de um novo gênero que incluem diversas espécies. Em 1936, Fen estudou as formas de desenvolvimento no culicídeo vetor.

ETIOLOGIA

Duas espécies de filárias do gênero *Brugia* são parasitas do sistema linfático humano e têm importância clínica e epidemiológica: *Brugia malayi* e *Brugia timori*. A espécie *B. timori* tem o ser humano como único hospedeiro definitivo natural conhecido. Gatos já foram infectados experimentalmente. É uma espécie de filária cujas microfilárias exibem periodicidade noturna. Essas microfilárias são mais longas que as de *B. malayi*, com cerca de 358 µm de comprimento, e suas bainhas não se coram pelo método de Giemsa.

A espécie *B. malayi* é um parasita do sistema linfático humano, além de infectar cães, gatos e macacos. O verme adulto fêmea mede cerca de 4,4 a 5,5 cm de comprimento por 0,13 a 0,17 mm de largura, enquanto o verme macho mede de 1,4 a 2,4 cm de comprimento por 0,07 a 0,08 mm de largura. As microfilárias de *B. malayi* apresentam periodicidade sanguínea noturna. Com relação à morfologia, elas medem entre 175 e 260 µm de comprimento por 4,0 a 6,0 µm de diâmetro e possuem uma bainha que é corada fracamente pelo método de Giemsa. Na parte caudal, elas apresentam uma constrição e têm um núcleo terminal e outro subterminal. Esses dois núcleos caudais, arredondados, são importantes para diferenciá-las em relação à microfilárias de outras espécies, principalmente com a *Loa loa*.

Os ciclos biológicos da *B. malayi* e da *B. timori* são semelhantes ao de *W. bancrofti*. Entretanto, em alguns mosquitos, o desenvolvimento da larva infectante ocorre de forma mais rápida.

EPIDEMIOLOGIA

A filaríase linfática atinge um total de 120 milhões de pessoas, residentes em países de regiões tropicais e subtropicais em todo o mundo. Deste total, cerca de 12 milhões de pessoas são infectadas pelas espécies *B. malayi* e *B. timori*, principalmente no sudeste da Ásia, sendo a grande maioria dessas infecções causadas por *B. malayi*. Estima-se que o número de infectados exclusivamente com a *B. timori* seja de apenas 800 mil pessoas. Esses infectados residem nas Ilhas de Flores, no Timor, em Sunda, Sumba, Lembrata, Pantar, Roti e Savu Alor e no leste de Java. O vetor natural conhecido é o *Anopheles barbirostris*, mas outras espécies de mosquitos, como o *Aedes togoi*, já desenvolveram o ciclo experimental da *B. timori*.

A *B. malayi* é uma filária exclusiva do continente asiático, estando distribuída na Indonésia, Filipinas, Índia, China, Coreia do Sul, Tailândia, no Vietnã e na Malásia. Cerca de 30% das ocorrências estão distribuídas no sul da China e 20% na Índia. Seu principal vetor, na maioria das áreas endêmicas, é o mosquito do gênero Mansonia, embora Anopheles e Aedes também sejam importantes na transmissão. Em algumas áreas o mosquito *Anopheles* pode ter maior importância ou mesmo ser o único vetor. Os reservatórios naturais são os macacos (*Macaca* sp., *Presbytis* sp.), gatos domésticos e almiscareiros (*Viverra civetta*). O *Presbytis* sp. é importante reservatório zoonótico da forma subperiódica na Malásia e na Indonésia.

Na Indonésia, as cepas zoofílicas e antropofílicas de *B. malayi* são bem conhecidas. As cepas zoofílicas são transmitidas por mosquitos Mansonia e Coquillettidia e podem ser dos tipos aperiódica, periódica noturna ou subperiódica noturna no homem, enquanto em animais de experimentação (roedores do gênero Meriones) são subperiódica noturna. A cepa antropofílica tem periodicidade noturna, é transmitida por mosquitos Anopheles e não causa infecção com facilidade em animal de experimentação. Na Indonésia, de 5 a 10 milhões de pessoas estão sob o risco de infecção. A transmissão pode ocorrer tanto com cepas antropofílicas como zoofílicas, sendo mais difícil o controle desta última.

QUADRO CLÍNICO

O espectro clínico da filaríase causada pelo *B. timori* assemelha-se muito com a filaríase causada por *Wuchereria bancrofti*, embora a formação de abscessos seja observada em um maior número de casos. Nas áreas endêmicas, observa-se a ocorrência de linfedema de membros superiores e inferiores, sem a ocorrência de microfilaremia concomitante na maioria dos casos. Não há relatos de comprometimento urogenital.

As manifestações clínicas decorrentes da infecção por *B. malayi* apresentam também semelhanças em relação à filariase por *W. bancrofti*, embora também não há relato de manifestações urogenitais. As características clínicas são os ataques agudos de linfadenite recorrentes, podendo ou não ser seguidos de linfangites retrógradas associadas à febre com duração de três a sete dias. Há frequente acometimento de linfonodos axilares e inquinais, algumas vezes com ulceração dos mesmos, característica essa que ocorre em áreas de alta prevalência. Somente alguns desses casos evoluem para elefantíase, também associados a infecções bacterianas secundárias.

DIAGNÓSTICO

Para pesquisar a presença das microfilárias, podem ser utilizados os mesmos exames da rotina diagnóstica utilizados para *W. bancrofti*. Para o diagnóstico laboratorial parasitológico é indicado o exame da gota espessa, seguindo o horário da periodicidade de microfilária. Nessa técnica, o sangue é coletado, processado e corado para investigar as microfilárias e evidenciar suas características morfológicas, que podem diferenciar as espécies de filárias.

A diferenciação molecular entre a *B. timori* e a *B. malayi* não é simples. Existe uma similaridade antigênica entre estas espécies que torna limitado o emprego de métodos moleculares na rotina diagnóstica na doença humana. O projeto genoma da *B. malayi* evidenciou uma sequência de repetição denominada HhaI, capaz de diferenciar a *B. malayi* da espécie zoofílica *B. pahangi*, mas é incapaz de diferenciá-la com a *B. timori*. Atualmente, já é possível diagnosticar e diferenciar a infecção por *Brugia* spp. dentre outras espécies parasitárias, por meio da técnica de PCR (*polymerase chain reaction*), utilizando iniciadores específicos (*primers*) para o espaçador de transcrição interno, região 2 (ITS2) do DNA ribossomal, revelando banda na região de 615pb. Outra técnica molecular que tem sido utilizada para confirmação e diferenciação da infecção por *Brugia*, especialmente em inquéritos entomológicos de transmissão, é o método colorimétrico pela técnica NINA-LAMP (*non-instrumented nucleic acid amplification by loop-mediated isothermal amplification*). Com esta técnica, tem sido possível distinguir a infecção por *Brugia* em mosquitos vetores em áreas endêmicas onde outras espécies filariais coexistem.

Muitas tentativas têm sido realizadas para desenvolver um teste de detecção de antígeno circulante de *B. malayi*. Porém, até o momento, nenhum teste efetivo de detecção de antígenos foi disponibilizado, com vistas ao diagnóstico de filaríase por *Brugia*. Vários estudos têm indicado a utilidade de testes de detecção de anticorpos IgG4, que reagem especificamente com antígeno recombinante de *Brugia*, por meio de técnicas imunocromatográficas rápidas (teste rápido) ou por técnicas sorológicas imunoenzimáticas Elisa (*Enzyme-Linked Immunosorbent Assay*).

TRATAMENTO

A droga recomendada para o tratamento das filaríases linfáticas é a dietilcarbamazina (DEC). A filaríase por *B. timori* apresenta melhor resposta à DEC do que as outras filárias linfáticas. O tratamento com doses baixas por longo período (25 mg para menores de 10 anos e 50 mg para os maiores de nove anos, durante 18 meses), apresenta bons resultados na diminuição de microfilaremia e melhora da adenolinfangite. O uso combinado da DEC (6 mg/kg) com o albendazol (400 mg) é uma estratégia recomendada para tratamento em massa da filaríase por *B. timori*, dentro do Programa Global para Eliminação da Filariose Linfática (PGEFL) da Organização Mundial da Saúde.

O tratamento com DEC na filaríase por *B. malayi* tem efeito tanto sobre os vermes adultos (efeito macrofilaricida), quanto sobre as microfilárias (efeito microfilaricida). O tratamento individual, segundo o protocolo da OMS, é de 6 mg de DEC para cada 1 kg de peso do paciente, dividida a dose total diária em três subdoses, durante 2 a 4 semanas. O tratamento pode ser repetido, em caso de necessidade.

Estudos terapêuticos com DEC, na dose cumulativa de 36 mg/kg de DEC, administrada na dose de 6 mg/kg semanalmente por seis semanas, ou em doses diárias durante nove dias, resultaram em 80% de redução dos indivíduos infectados e em 90% a densidade média de microfilárias circulantes nos mesmos.

Outra droga, Ivermectina, tem sido utilizada com sucesso nos programas de redução da densidade média de microfilaremia nas populações endêmicas, visto que possui grande capacidade de redução de um dos fatores do risco de transmissão na população, devido à forte redução da densidade de microfilaremia nos indivíduos infectados. Por outro lado, a ivermectina não apresenta efeito macrofilaricida, o que significa que ela, isoladamente, é incapaz de curar a infecção e, quando suspenso o tratamento, a microfilaremia tende a se elevar novamente. O tratamento com ivermectina é feito em dose única, sendo mais eficaz quando administrada na posologia de 200 μg/kg de peso corporal.

As reações adversas observadas durante o tratamento das filaríases linfáticas causadas pelas duas espécies de *Brugia*, são mais comuns do que as observadas no tratamento da filaríase bancroftiana. As reações são diretamente relacionadas à densidade de microfilaremia circulante e à quantidade de vermes adultos presentes no organismo. Essas reações, em geral, são menos frequentes e mais brandas quando novos tratamentos são instituídos.

A utilização da DEC para o tratamento de pacientes parasitados com *B. malayi* ou *B. timori*, não deve ser indicado nos casos em que haja coinfecção com *Loa loa* ou *Onchocerca volvulus*.

A doxiciclina quando administrada na posologia de 100 mg por dia durante 6 semanas se mostrou efetiva no tratamento da *B.malayi*, efeito comprovado por longos períodos de amicrofilaremia, provavelmente por ação esterilizante da fêmea adulta ou por um efeito macrofilaricida.

PROFILAXIA

As medidas profiláticas para as filaríases linfáticas humanas são, em geral, as mesmas, seja causada por *B. malayi*, *B. timori* ou por *W. bancrofti*. Porém, no caso de *B. malayi*, as medidas adotadas devem levar em consideração a existência de reservatório animal da infecção, além do fato da transmissão poder ser realizada por diferentes vetores.

99.3 Filaríase por *Onchocerca volvulus*

HISTÓRICO

O parasita *Onchocerca volvulus* foi descrito por Leuckart, em 1893, com base na extirpação de nódulos em nativos da Costa do Ouro (Gana), na África Ocidental. Em 1919, na Guatemala, o dr. Rodolfo Robles levantou a hipótese de que os insetos da família Simuliidae eram os transmissores, comprovado por Blacklock, em 1926, quando demonstrou o desenvolvimento e transmissão por esses insetos.

ETIOLOGIA

A infecção no homem pela filária *O. volvulus* tem uma grande importância em saúde pública, principalmente nos países onde sua transmissão é alta, por ser uma causa de cegueira nas pessoas afetadas. Assim, essa doença tem como sinonímias cegueira dos rios, oncocercíase, doença de Robles, volvulose, erisipela da costa e mal morado.

Os vermes adultos de *O. volvulus* vivem, em geral, dentro de nódulos fibrosos, no tecido subcutâneo dos pacientes. As fêmeas podem alcançar até 80 cm de comprimento e os machos de 3 a 5 cm. Ambos ficam enovelados e envoltos por tecido conjuntivo frouxo dentro dos nódulos. Em cada nódulo, normalmente contém de 1 a 2 machos e de 2 a 3 fêmeas. Uma fêmea pode liberar por dia no tecido conjuntivo da pele até 3 mil microfilárias e, anualmente, cerca de 1 milhão. A produção não é contínua, e ocorre de 3 a 4 ciclos anuais, com duração de 2 a 4 meses cada um. As microfilárias medem geralmente de 220 a 360 µm. Os vermes adultos vivem entre 9 e 14 anos e a microfilárias até 24 meses.

A transmissão da *Onchocerca volvulus* se dá pela picada de insetos da família Simuliidae (Diptera) – conhecidos no Brasil como "borrachudos" ou "piuns". A atividade hematofágica é realizada durante o dia pelas fêmeas de algumas espécies. Suas picadas são indolores no princípio, devido às propriedade anestésicas da saliva, em seguida provocam incômodos, como coceira, reações alérgicas, edemas, febre, entre outros. Além das filarias, os simulídeos podem transmitir vírus e protozoários.

As fêmeas dos simulídeos ingerem as microfilárias do tecido celular subcutâneo dos indivíduos infectados. Nos simulídeos, as microfilárias transformam-se progressivamente em larva nos estádios L1, L2 e L3 (larva infectante). A forma infectante migra para a cabeça e pode ser liberada em uma próxima hematofagia.

No homem, cada larva infectante origina um verme adulto. As fêmeas induzem a formação dos nódulos, para onde os machos são atraídos. Esse processo ocorre no tecido subcutâneo e leva de 6 a 12 meses antes que a fêmea possa produzir microfilárias.

Após o acasalamento, as fêmeas lançam as microfilárias no tecido conjuntivo ao seu redor e migram para a pele cerca de 10 a 15 meses a contar do período da inoculação. As microfilárias por sua grande capacidade de locomoção se espalham pela derme, podendo, muitas vezes, invadir os tecidos oculares.

EPIDEMIOLOGIA

Esta parasitose está presente em 31 países distribuídos na África (aproximadamente 99% dos casos), um pequeno foco na Península Arábica (Iêmen) e na América (área indígena Yanomami do Brasil e Venezuela). Segundo a OMS, aproximadamente 198 milhões de pessoas vivem em áreas endêmicas para oncocercose e, portanto, sob o risco da infecção. Existem estimativas que 20 milhões de pessoas estejam infectadas, sendo que aproximadamente 15 milhões apresentam lesões de pele e 1,15 milhões tem perda de visão. Segundo estimativas da OMS, na América, existem cerca de 5,25 milhões de pessoas em áreas endêmicas, onde aproximadamente 104 mil estão com a infecção.

No continente americano, são 13 focos de oncocercose distribuídos em cinco países endêmicos: México (Foco Oaxaca, Foco Norte de Chiapas e Foco Sul de Chiapas), Guatemala (Foco Santa Rosa, Foco Huehuetenango, Foco Central e Foco Escuintla-Guatemala), Equador (Foco Esmeraldas/Pichincha), Colômbia (Esmeralda), Venezuela (Foco Norte-Central, Foco Norte-Oriental e Foco Sul localizado nos estados do Amazonas e de Bolívar cuja população atingida pertence às etnias indígenas Yanomami e Ye'kuana) e Brasil (Foco Amazonas em Roraima cuja população atingida são indígenas Yanomami e Ye'kuana).

No Brasil, o primeiro caso de oncocercose foi descrito por Bearzoti (1967), em que relata o achado de dois nódulos na cabeça de uma criança de três anos, filha de missionários norte-americanos que tinham morado na área indígena dos Yanomami, estado de Roraima. Estudos subsequentes, realizados por Moraes et al. revelaram casos oriundos da região norte do Brasil, no Amazonas – rio Toototobi – e em Roraima – Serra das Surucucus –, em pacientes missionários na área indígena, e caracterizaram a oncocercose como uma doença endêmica na área, comprovando a existência da filaríase entre os índios Yanomami.

Posteriormente, outros estudos realizados em diferentes pontos da área Yanomami, demonstraram que a endemia não comprometia, de maneira igual, o grupo. A infecção era mais prevalente nas comunidades próximas à serra Parima, fronteira com a Venezuela: Auaris (RR), Surucucus (RR) e Toototobi (AM). Fora do foco Yanomami, um único caso autóctone foi encontrado em uma jovem de 15 anos de idade residente na cidade de Minaçu, estado de Goiás, cidade com grande número de garimpeiros que saíram de Roraima, provindos a maioria da Serra das Surucucus.

Na África, o Programa de Controle da Oncocercose (OCP) iniciado em 1974 tinha como objetivo conter o avanço da doença por meio da quebra do ciclo de transmissão, tendo como estratégia o controle dos vetores pela aplicação de larvicidas nos criadouros. Embora o controle vetorial tenha se mostrado bem-sucedido no controle da oncocercose e na interrupção da transmissão na área central do OCP, em alguns países esse programa não alcançou bons resultados devido ao grande número de criadouros de simulídeos, e, por dificuldade de acesso a eles, alto custo de implementação tornando a estratégia inviável do ponto de vista operacional. Na década de 1990, foi criado o Programa Africano para Controle da Oncocercose (APOC) cujo objetivo, era eliminar a doença como um problema de saúde pública, utilizando o tratamento humano em massa com a ivermectina, um microfilaricida adequado para o tratamento da oncocercose e oferecido gratuitamente pelo fabricante.

Na América, o Programa de Controle da Oncocercose é gerenciado pelo Programa para a Eliminação da Oncocercose nas Américas (OEPA), iniciado em 1991 e cujo objetivo principal é eliminar a oncocercose utilizando também como estratégia o tratamento em massa, da população sob risco, com a ivermectina por 10 a 15 anos.

Desde 2007, segundo dados da OEPA todos os focos de oncocercose já recebiam cobertura de tratamento superior a 85%. A avaliação oftalmológica realizada nos últimos anos tem demonstrado que a manifestação ocular (ceratite puntiforme e microfilária na câmera anterior) tem diminuído consideravelmente nos 13 focos, à medida que se consegue uma maior cobertura de tratamento, obtendo-se a eliminação em nove deles. No ano de 2013, a Colômbia tornou-se o primeiro país do mundo a eliminar a oncocercose e foi certificado pela Organização Mundial da Saúde. Em seguida o Equador, México e Guatemala, receberam a verificação oficial da eliminação, respectivamente. Atualmente, existe transmissão ativa da oncocercose nas Américas somente entre os povos indígenas Yanomami da Amazônia, que vivem em uma área que se estende pela fronteira da Venezuela e do Brasil.

Com relação aos vetores, na África Ocidental, o vetor principal é o *Simulium damnosum* [= *Edwardsellum damnosum*]. Na América, os vetores são diferentes conforme a localização dos focos: no México e na Guatemala, o vetor principal é o *Simulium ochraceum* [= *Ectemnaspis ochracea*] e vetores secundários, *Simulium metallicum* [= *Aspathia Metallica*] e *Simulium callidum* [*Ectemnaspis callida*]. Na Colômbia e no Equador, o vetor primário é o *Simulium exiguum* [= *Notolepria exiggua*]. Na Venezuela, os principais vetores são *S. metallicum* nos focos Norte-Central e Norte-Oriental e *Simulium guianense* [= *Thyrsopelma guianense*] e *Simulium oyapockense* [= *Cerqueirellum oyapockense*] no foco Sul. No Brasil, existem quatro espécies predominantes, com diferentes capacidades de transmissão, são elas: *T. guianense*, *C. oyapockense*, *Simulium incrustatum* [= *Psaroniocompsa incrustata*] e *N. exiguua*.

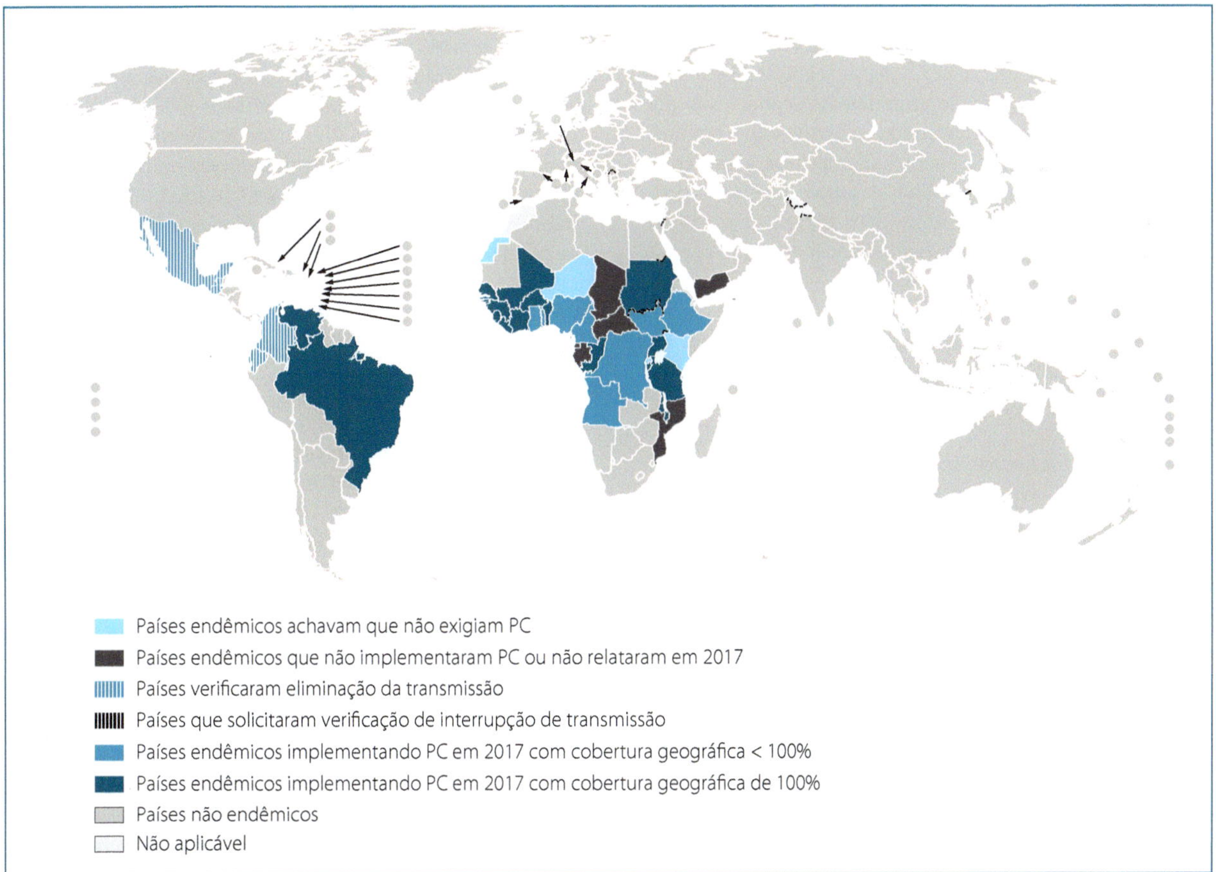

FIGURA 99.3.1 Distribuição da oncocercose e *status* da quimioterapia preventiva nos países endêmicos, 2017.
Fonte: http://gamapserver.who.int/mapLibrary/app/searchResults.aspx.

PATOGENIA E PATOLOGIA

Enquanto vivas, as microfilárias não despertam quaisquer reações na derme. A maioria das lesões é, provavelmente, causada pela resposta imune do hospedeiro à morte das microfilárias, com a produção de pequenas reações granulomatosas infiltradas com eosinófilos. Hipersensibilidade imediata, depósito de complexos imunes, produtos de células linfoides ativadas, autoanticorpos e células T citotóxicas têm sido implicadas como fatores contribuintes ao processo.

As microfilárias localizadas na pele são caracteristicamente encontradas na derme superior, normalmente sem qualquer reação circunvizinha. Alterações cutâneas precoces incluem os seguintes achados: infiltrado inflamatório perivascular, com eosinófilos, células plasmáticas, histiócitos e linfócitos; hiperqueratose, acantose com aumento de melanina na derme superior e dilatação com tortuosidade dos linfáticos e capilares sanguíneos. Infecções acentuadas e prolongadas da pele levam à perda das fibras elásticas, fibrose e escarificação das papilas, substituição do colágeno, escaras de hialinização e, eventualmente, atrofia da epiderme. Lesões cutâneas podem consequentemente apresentar uma ampla expressão histopatológica, incluindo alterações agudas exsudativas, granulomatosas e fibrosas.

Da derme, por contiguidade, podem as microfilárias invadir o globo ocular. As lesões oculares parecem ser direta ou indiretamente relacionadas a essa invasão e à morte local das microfilárias.

Os nódulos são constituídos por camadas concêntricas, contendo do centro para a periferia, os seguintes elementos: helmintos enovelados; tecido granulomatoso pouco vascularizado; infiltrado de células redondas, plasmócitos, eosinófilos, neutrófilos, fagócitos endoteliais e células gigantes (os neutrófilos predominam nas áreas de amolecimento e necrose); fibroblastos; cápsula fibrosa (mais espessa nos nódulos mais antigos) e resultantes da condensação de tecido conjuntivo à periferia. Por ação do tratamento, ocorrem alterações na estrutura dos nódulos, acompanhadas de necrose das microfilárias intrauterinas e reabsorção lenta dos vermes. Encontram-se também vermes adultos fora dos nódulos e não encapsulados entre os músculos e na proximidade dos ossos e das articulações.

As microfilárias são mais abundantes nas áreas ao redor dos nódulos, encontrando-se nas papilas dérmicas abaixo da camada germinativa da epiderme e partes profundas do cório.

As lesões histológicas evidenciadas na conjuntiva são semelhantes às da pele: proliferação perivascular, infiltração celular (eosinófilos, linfócitos, plasmócitos), fibroblastos e invasão por microfilárias. Estas atingem o olho pela junção córneo-escleral ou pela circulação, encontrando-se ainda na bainha do nervo óptico.

QUADRO CLÍNICO

O padrão e frequência das características clínicas da oncocercose variam de acordo com a duração e a frequência da exposição, a localização geográfica e as variações individuais. As manifestações precoces da doença usualmente surgem 1 a 3 anos após a penetração das larvas infectantes (período de incubação). Quase todas as manifestações, incluindo as oculares, são direta ou indiretamente relacionadas à morte local das microfilárias. Geralmente, as microfilárias vivas desencadeiam pouca resposta inflamatória e os mecanismos que protegem o hospedeiro da resposta imune são ainda desconhecidos.

A gravidade clínica está relacionada ao número de nódulos e sua proximidade da cabeça, bem como o número de microfilárias presentes em fragmentos cutâneos e no olho.

As características clínicas podem ser divididas em dois principais grupos: não oculares e oculares.

MANIFESTAÇÕES NÃO OCULARES

PRURIDO

Frequentemente severo e refratário ao tratamento.

NÓDULOS SUBCUTÂNEOS

São tumorações fibrosas cutâneas resultantes da reação tecidual à presença dos parasitos adultos. Constitui-se de aglomerado de vermes, cercado por reação inflamatória do tipo granulomatosa e infiltração celular, sendo o conjunto envolvido por uma camada fibrosa. De forma esférica ou ovoide, contorno liso e regular ou bocelado, duros e não aderentes à pele, os nódulos geralmente são indolores (exceto os justa-articulares) não representando incômodo aos pacientes, afora o prejuízo estético. É pouco frequente a presença de supuração. Raramente são únicos, chegando a atingir, em alguns indivíduos, um número superior a 100. Suas dimensões variam de 3 a 4 mm de diâmetro podendo atingir até 5 cm ou mais. Os nódulos maiores geralmente são mais antigos ou resultam da confluência de vários nódulos. Estão localizados frequentemente nas áreas de proeminência óssea, principalmente na região pélvica (espinhas ilíacas, virilhas, trocânteres), tórax e superfícies justa-articulares. Observa-se também no nível da cabeça (região da nuca, couro cabeludo e face).

ALTERAÇÕES CUTÂNEAS SEVERAS E DESFIGURANTES

No início, o mais frequente sintoma é o prurido, caracteristicamente com exacerbação noturna. Sua intensidade é variável chegando algumas vezes a ser incapacitante. É geralmente generalizado e associado a escoriações, edema e rubor. Com a recorrência dos sintomas, evolutivamente ocorre espessamento e endurecimento da pele.

As alterações cutâneas crônicas evidenciam perda do seu tom brilhante usual, tornando-se baça e rugosa, com modificações tróficas características de velhice precoce. Observam-se xerodermia, liquenificação ou pseudoictiose.

Nessa fase, as alterações encontradas podem ser: edema duro, com tom acinzentado do tegumento e telangiectasias, espessamento do tegumento e paquidermia; áreas de despigmentação localizadas nas regiões pré-tibial e inguinal, parte inferior do tórax e abdome, com aspectos múltiplos, irregulares, em manchas ou puntiformes, que por aumento ou coalescência, adquirem dimensões maiores originando máculas mais largas e de aspecto serpiginoso, ou placas em ilhéus na pele normal, acrômicas, simétricas e com descamação – chamada "pele de leopardo". Essa forma pode levar a sofrimento por estigma social, psicológico e distúrbios do sono.

ALTERAÇÕES LINFÁTICAS

A pele perde elasticidade, atrofia-se e pode pender em pregas; estase linfática, traduzida por linfedema, hipertrofia ganglionar indolor, adenolinfocele, hidrocele e elefantíase moderada. A adenopatia inguinal está relacionada com a intensidade da infecção e acompanha-se de discreto edema dos membros inferiores e, associado à atrofia da pele, origina uma virilha em pêndulo.

MANIFESTAÇÕES OCULARES

A mais séria manifestação clínica da Oncocercose é o dano visual, usualmente presente apenas em indivíduos com moderada a elevada carga parasitária de microfilárias.

Citam-se como fatores predisponentes, além da antiguidade da infecção, a presença de nódulos na parte superior do corpo e na cabeça, a maior densidade de microfilárias na pele e a carência de proteínas/vitamina A. Essas manifestações são mais frequentes e de maior gravidade em zonas de savanas, chegando a atingir 50% dos infectados.

As lesões oculares podem comprometer todos os tecidos do olho. As lesões da parte anterior do olho estão na dependência direta da invasão das microfilárias que podem estar localizadas na conjuntiva e no humor aquoso. Os primeiros sinais são inespecíficos e consistem em dor, sensação de corpo estranho, epífora, fotofobia ou hemeralopia. As lesões que se seguem atingem estruturas oculares levando à: conjuntivite, escleroqueratite do limbo, ceratite puntiforme, irite ou iridociclite, esclerose lenticular, levando à catarata e de posição do pigmento no cristalino. São frequentes as infecções secundárias.

As lesões da parte posterior do olho afetam suas estruturas profundas. São tardias, bilaterais e de evolução crônica. Apresentam-se sob múltiplos aspectos e raramente se observam microfilárias nos tecidos comprometidos.

A coriorretinite difusa degenerativa (uni ou bilateral) apresenta diversos aspectos: esclerose da coroide, anomalias pigmentares do fundo do olho, com atrofia do epitélio pigmentar e dispersão irregular do pigmento, estado "tigroide", e atrofia do nervo óptico.

Entre os Yanomami, mesmo nas áreas hiperendêmicas, a doença apresenta-se sob forma leve ou benigna: baixa densidade de infecção, isto é, pequeno número de microfilárias por miligrama de pele, nódulos escassos ou imperceptíveis e ausência de lesões oncocercóticas graves, tanto cutâneas como oculares.

A lesão mais frequente nos indígenas é a ceratite puntiforme (caracterizada por diminutas opacidades na córnea), estágio muito inicial da ceratite esclerosante. O fato deve ser atribuído não só à baixa densidade de infecção, mas também à maneira de distribuição das microfilárias na pele, pois nessa população elas são mais abundantes na parte inferior do corpo, talvez devido à preferência do principal vetor da região para picar nos membros inferiores.

DIAGNÓSTICO

O diagnóstico da identificação das microfilárias é feito em fragmentos de pele. Os fragmentos de tecidos necessários para o diagnóstico podem ser obtidos por duas técnicas diferentes. Após a higienização da pele, faz-se uma prega cutânea onde uma fina fatia é removida com uma lâmina, ou utiliza-se uma agulha levantando um pequeno cone de pele, que depois é removido. O tecido é então colocado em solução salina e pode ser cortado para facilitar a liberação das microfilárias, ou incubado em um meio de cultura. Pode ser necessário retirar múltiplos fragmentos de pele de pacientes com infecções leves. Esses fragmentos são geralmente retirados da região das nádegas, dos ombros, do quadril e da panturrilha. Para fins quantitativos, o retalho deverá ser pesado em balança de torção ou analítica. Dessa forma, calcula-se a densidade da infecção (= número de microfilárias por miligrama de pele).

Após a fixação e coloração adequada do material (Giemsa), pode-se fazer o reconhecimento definitivo das espécies a que pertencem as microfilárias, levando-se em consideração seu tamanho (comprimento e diâmetro), a presença ou não de uma bainha e o aspecto dos chamados espaços cefálico e caudal. Essa fase é importante para o diagnóstico diferencial com *M. ozzardi* e *M. streptocerca* em áreas onde também estão presentes esses outros parasitas, como na bacia Amazônica e na floresta úmida tropical da África.

A reação de Mazzotti, teste provocativo com DEC, está praticamente abandonado atualmente, pela possibilidade de graves reações adversas na pele e nos olhos.

A identificação do verme adulto se dá por meio do estudo histopatológico realizado em material obtido por biópsia de um dos nódulos. A ultrassonografia também foi sugerida para detecção dos nódulos de vermes de *O. volvulus* nos tecidos profundos. Os oncocercomas produzem um padrão muito característico.

Métodos imunológicos e de análise molecular, sem dúvida menos agressivos para os indivíduos testados, têm sido propostos, nos últimos anos, como alternativa ao exame parasitológico. O teste de Elisa para detecção de anticorpos para antígenos de *O. volvulus* mostra uma sensibilidade de 70 a 80% e uma especificidade de 96 a 100%. O diagnóstico sorológico não consegue distinguir infecção passada de atual. Devido ao custo elevado, entretanto, ainda são eles usados apenas em trabalhos de pesquisa.

O diagnóstico baseado nas microfilárias também é realizado por meio de métodos de detecção de DNA. Para isso, é utilizado a PCR e o sequenciamento de sequências de DNA de *O. volvulus* a partir do DNA de fragmentos de pele.

A avaliação oftalmológica é de grande importância para verificar a presença de lesões e de microfilárias. Com auxílio de uma lâmpada de fenda, podem-se identificar microfilárias no humor aquoso e na câmara anterior do olho.

DIAGNÓSTICO DIFERENCIAL

É difícil ter uma suspeita diagnóstica de oncocercose em área não endêmica. Como as manifestações clínicas só surgem, em média, 1 a 3 anos após o estabelecimento da infecção, o dado epidemiológico de residência ou estadia prolongada em locais de transmissão é muitas vezes omitido na anamnese.

É importante o diagnóstico diferencial dos nódulos oncocercóticos com adenopatias, principalmente quando localizados na região cervical, axilar, nos espaços intercostais e na região inguinal. É necessário também distingui-los dos lipomas, cistos sebáceos ou epidérmicos, granulomas de corpo estranho, cistos sinoviais e, em determinadas regiões, dos nódulos da cisticercose e de micoses cutâneas. Nestes casos, a definição diagnóstica é dada por meio do exame histopatológico.

As alterações da oncodermatite se confundem com as de qualquer dermatite associada a prurido, edema, erupção papulosa, descamação, liquenificação e distúrbios de pigmentação. A presença de *O. volvulus* na derme pode ser um achado acidental ao exame histopatológico das lesões.

TRATAMENTO

Duas estratégias principais devem ser utilizadas para o controle da oncocercose: a morte das microfilárias e a redução da sobrevida das fêmeas adultas (macrofilárias) presentes no homem.

Os esforços feitos por mais várias décadas de pesquisas confirmaram a ivermectina (Mectizan®) como a principal droga recomendada para o tratamento e controle da oncocercose. A ivermectina não cura a doença, mas reduz significativamente a microfilaremia responsável, a nível individual, pelas suas mais severas manifestações clínicas cutâneas e oculares e, a nível coletivo pela transmissão.

A posologia recomendada é de 150 a 200 μg/kg em dose única, com boa atividade microfilaricida, sendo ainda controversa sua ação contra os vermes adultos. A queda da microfilaremia é rápida e o tratamento deverá ser mantido por 14 a 15 anos. Reações colaterais com essa droga são mínimas ou ausentes, mas reações adversas graves podem eventualmente ocorrer em pessoas com elevada carga parasitária de *Loa loa*.

As campanhas de tratamento em massa têm sido implementadas pela OMS, e tem como estratégia viabilizar a distribuição da ivermectina nos países endêmicos, realizando o tratamento a cada 6 meses, em dose única, por no mínimo 15 anos.

O Programa Africano para Controle da Oncocercose que apoia o controle desta doença tem uma cobertura de cerca de 1,2 milhão km^2 e mais de 30 milhões de pessoas receberam tratamento em 11 países (Benin, Burkina Faso, Costa do Marfim, Gana, Guiné Bissau, Guiné, Mali, Níger, Senegal, Serra Leoa e Togo).

O Programa de Eliminação da Oncocercose na América refere que até ao final de 2007, todos os seis países endêmicos, 13 focos, efetivaram seus programas nacionais com cobertura de 85% no tratamento em massa, duas vezes por ano. Entretanto, em alguns países, como o México, Brasil e Venezuela, foi implementado um esquema de quatro tratamentos por ano nas comunidades hiperendêmicas, cujo objetivo era acelerar a interrupção da transmissão.

Não há relato de novos casos de cegueira atribuível à oncocercose em regiões do continente americano. Todas as lesões oculares atribuíveis à oncocercose tinham sido eliminadas em nove de 13 focos na América.

Uma dificuldade encontrada, no caso dos Yanomami, além de ser uma área isolada e de difícil acesso, é o frequente deslocamento dessas populações indígenas, atrapalhando sua localização para continuidade do tratamento, o que pode ser contornado pela administração massiva da droga. Outra desvantagem é a gravidez precoce e frequente entre as índias, o que impede seu uso até os três primeiros meses de lactação.

O emprego da DEC, como agente microfilaricida, e da suramina, como macrofilaricida, está praticamente proscrito pelas reações adversas apresentadas por essas drogas.

Estudos realizados com o uso de doxiciclina na oncocercose concluem que a droga resulta em uma mantida esterilização das fêmeas adultas e que sua eficácia macrofilaricida, dose-dependente, é maior na terapêutica com 200 mg por dia durante 6 semanas. O seguimento de pacientes por 5 semanas sugere que o efeito macrofilaricida é obtido pela própria doxiciclina e não pela ivermectina como proposto inicialmente em terapêutica de associação. Contudo, para uma rápida redução de microfilárias na pele – esse estágio de verme aparentemente não é alterado pela depleção da *Wolbachia* – a associação com ivermectina em dose única deveria ser indicada.

Além do princípio da terapia anti-*Wolbachia*, existem pesquisas com duas drogas adicionais que poderão ser úteis na oncocercose humana: a moxidectin – uma lactona macrocíclica, que tem estrutura e mecanismo de ação semelhante à da ivermectina – e a emodepside, que pertence ao grupo de anti-helmínticos e já utilizada em medicina veterinária.

Com relação aos vermes adultos, pode-se realizar a remoção cirúrgica dos nódulos, especialmente os localizados na cabeça, o que poderá reduzir o número de microfilárias que possam penetrar no olho, embora não exista comprovação da eficácia de prevenção de cegueira.

PROFILAXIA

A oncocercose é um problema de saúde pública com importante impacto socioeconômico decorrente da morbidade associada. Uma vez que não existem disponíveis até o momento vacinas efetivas ou drogas quimioprofiláticas, a prevenção requer além do tratamento dos indivíduos infectados, o combate ao vetor por meio de inseticidas, repelentes e roupas apropriadas. Em áreas endêmicas, o alvo do controle baseia-se na redução da carga de microfilaremia por meio do uso, em massa, da ivermectina na população e o controle de vetores.

De forma sistemática, três metas devem nortear a profilaxia:

Controle vetorial com o emprego de larvicidas para reduzir a população dos simulídeos. Esse método é dispendioso e difícil de administrar em áreas de difícil acesso.

Tratamento em massa com ivermectina como previamente descrito.

Educação em saúde das populações como um aspecto crucial na quebra da cadeia de transmissão.

99.4 Filaríase por *Loa loa*

HISTÓRICO

Acredita-se que a primeira observação da ocorrência da infecção humana por *Loa loa* tenha sido feita por Pigafetta, em 1758, no Congo, que provavelmente a confundiu com a dracontíase (também conhecida por dracunculíase), causada por *Dracunculus medinensis.* Guyot, em 1777, em Angola, localizou o parasita *Loa loa* e o diferenciou de *Dracunculus medinensis.* O cirurgião de navios franceses, Francois Guyot, relatou que pessoas escravizadas, vindas da região oeste da África, em trânsito para a América, apresentavam recorrente oftalmia, e que conseguiu remover um verme do olho de um deles.

Os tumores subcutâneos que se observavam em pacientes daquela região africana, hoje conhecidos por Tumores de Calabar, foram registrados inicialmente pelo cirurgião escocês Douglas Argyll-Robertson, em Old Calabar, na Nigéria, em 1895. Em 1910, Patrick Manson sugeriu que estes tumores poderiam estar associados a infecções por *Loa loa.* As microfilárias foram descobertas, em 1890, pelo oftalmologista Stephen McKenzie, que as enviou para Patrick Manson para identificação. Em 1891, Manson sugeriu que estas poderiam se tratar de larvas de *Loa loa.* Manson, em 1895, sugeriu a transmissão da loíase por vetores tabanídeos do gênero *Chrysops* spp. Looss, em 1904, fez novas observações da doença, descrevendo a morfologia da filária e demonstrando o seu ciclo evolutivo.

ETIOLOGIA

É uma filaríase provocada pela *Loa loa,* os adultos parasitando habitualmente o tecido celular subcutâneo, onde machos e fêmeas circulam constantemente.

O macho é menor que a fêmea: ele mede 2 a 3,5 cm de comprimento e 0,4 mm de diâmetro. Translúcida, a fêmea tem 5 a 7 cm de comprimento e 0,5 mm de espessura, sendo a cutícula mais bocelada. A sua longevidade é grande (cerca de 15 a 20 anos). As fêmeas vivíparas eliminam as microfilárias, que são grandes (250 a 300 µm de comprimento); possuem bainha, e a coluna de núcleos somáticos internos, ovoides, atinge a extremidade posterior. Através da circulação linfática, as microfilárias atingem a circulação sanguínea, com uma duração de vida de apenas alguns dias. Sua periodicidade é diurna, aparecendo no sangue periférico entre as 10 e 14 horas, em correspondência perfeita com os hábitos biológicos do inseto vetor, um tabanídeo do gênero Chrysops, que ataca somente durante o dia. Em cerca de dez dias, as microfilárias se transformam no espaço peri-intestinal do inseto, em larvas infectantes de 3º estágio, migrando, em seguida, para a bainha da sua probóscide. Estas larvas infectantes, por ocasião da picada do vetor, saem da trompa e se introduzem ativamente na pele do indivíduo são. Elas transformam-se por sua vez nos tecidos celulares profundos em vermes adultos em cerca de três meses.

EPIDEMIOLOGIA

A transmissão da infecção por Loa loa é de ocorrência restrita ao continente africano e tem uma distribuição geográfica limitada. Ocorre nos países das regiões do centro e oeste da África, tendo como zonas hiperendêmicas as regiões de Camarões, Nigéria, Gabão e o Congo. É endêmica nas zonas de florestas úmidas equatoriais e ao longo das bacias dos grandes rios, desde o golfo da Guiné até a região dos grandes lagos, no centro da África, estendendo-se para as regiões de Serra Leoa e norte de Angola. Sua ocorrência na savana é rara.

A prevalência é variável; pode haver mais de 29 milhões de pessoas que correm o risco de contrair a infecção nas áreas afetadas do centro e oeste da África. Dez países têm áreas onde há altas taxas de infecção, ou seja, onde mais de 40% das pessoas que vivem nessas áreas relatam que já tiveram verme no olho no passado. Estima-se que 14,4 milhões de pessoas vivem nessas áreas de altas taxas de infecção. Outros 15,2 milhões vivem em áreas onde 20 a 40% das pessoas relatam que já tiveram o verme no passado. A loíase acomete principalmente adolescentes e adultos e os indivíduos se infectam quando frequentam áreas de florestas ricas em pântanos, *habitat* dos vetores. Alguns primatas podem ser reservatórios naturais da infecção.

PATOGENIA

A loíase é uma doença parasitária filarial, que é transmitida ao ser humano por vetor do gênero *Chrysops* (também conhecido por "Mosca de Veado"). As microfilárias podem viver por mais de um ano no organismo humano, enquanto os vermes adultos podem viver por mais de 17 anos no organismo, e podem produzir microfilárias, continuamente, pela maior parte desse tempo.

Os vermes adultos efetuam migrações pelos tecidos e podem se encontrar no tecido conectivo de diversas partes do organismo, no tecido celular subcutâneo, muitas vezes debaixo de aponeurose dos extensores dos membros, dos dedos e do tronco, ou na superfície de órgãos mesentéricos, de órgãos genitais e do pericárdio.

A permanência temporária dos vermes nos tecidos não é acompanhada por reações histopatológicas evidentes, exceto quando esses vermes morrem, o que pode provocar reação inflamatória, formação de granulomas de corpo estranho e intensa reação fibrosa até o seu encapsulamento. Contudo, nos tumores mais persistentes e em locais mais sujeitos a traumatismos, observa-se discreta infiltração de células mononucleares e certo grau de espessamento e hiperceratose da pele. Em órgãos internos, pode-se observar reações inflamatórias com predominância de infiltrado de eosinófilos.

QUADRO CLÍNICO

A loíase apresenta, em geral, uma fase de incubação longa, de um a três anos. As manifestações clínicas que podem ocorrer, se devem à presença do verme adulto no organismo e são de pouca importância, na maioria dos casos. As manifestações clínicas viscerais, quando ocorrem, são exceções. Pessoas viajantes, provenientes de áreas onde a loíase não existe, e se tornam infectadas, são mais susceptíveis à apresentação de sintomas.

Do ponto de vista das manifestações clínicas, podemos considerar dois períodos evolutivos:

PERÍODO DE CRESCIMENTO E DESENVOLVIMENTO

É correspondente ao período de incubação durante o qual podem ser observados fenômenos irritativos da pele devido a excursões dos vermes jovens pelo tecido celular subcutâneo e traduzidos por crises de urticária com prurido e fenômenos de dermite. Em crianças e indivíduos de pele fina, os vermes podem ser observados sob o tegumento do abdome e escroto, individualizados num trajeto cutâneo edematoso e serpentiginoso.

PERÍODO DE ESTADO

Alterações cutâneas

Iniciam-se pelo aparecimento dos denominados tumores de Calabar (também denominados "edemas de Calabar"), caracterizados pela mobilidade e natureza fugaz. Seu aparecimento é precedido de uma sensação de queimação local, de migração subcutânea, e o edema aparece bruscamente. São claros e elásticos, seus limites são mal definidos, são pruriginoso e localizados principalmente nos membros inferiores e superiores (braços, punhos, eminência tenar e hipotenar), tronco e mais raramente na região lombar, escrotal e inguinal, desaparecendo em 48 a 72 horas. Suas características mais importantes são a recorrência, com intervalos irregulares e o aparecimento súbito, com desenvolvimento em horas e regressão mais lenta (dois a três dias), indo se reproduzir em outros territórios cutâneos. Por vezes, entre um tumor em via de desaparecimento e outro recente, observa-se um trajeto edematoso pela pele. Junto das articulações podem ocasionar incapacidade funcional. Os vermes nunca são encapsulados pelo tecido que atravessam e tampouco se verifica qualquer reação fibrosa.

Também é descrita na literatura a ocorrência de artralgias, com predomínio nas pequenas articulações, frequentemente acompanhadas de edema.

Fenômenos oculares

São consequência da passagem relativamente frequente do verme adulto por meio do tecido celular subconjuntival. O verme pode igualmente passar de um olho a outro, migrando sob a pele da base do nariz. Há irritação intensa, sensação de corpo estranho, com prurido, congestão conjuntival, lacrimejamento, epífora e edema periorbitário, acompanhado de dor. Esses sintomas regridem com rapidez, duram apenas algumas horas, não deixam sequelas, mas costumam causar alarme nos doentes.

MANIFESTAÇÕES VISCERAIS

Quadros clínicos de certa gravidade, embora raros, têm sido descritos por alguns autores na literatura e considerados como complicações, com sede no sistema cardíaco, renal, neurológico e pulmonar. Há grande controvérsia sobre a etiologia dessas manifestações. Elas são atribuídas, em grande parte, à presença das microfilárias, ou ocasionadas pelo conflito imunitário decorrente da liberação massiva de antígenos resultante da lise dessas microfilárias, o que é agravado pelo tratamento específico.

Acredita-se que essa filária possa estar associada a certas endocardites fibroblásticas eosinofílicas, às quais se acrescentam lesões de endarterites, disseminadas em diferentes vísceras. A lesão cardíaca, na sua forma frusta só revelável por alterações eletrocardiográficas, pode levar à insuficiência cardíaca.

O quadro neurológico, traduzido por uma meningoencefalite, revela a presença de microfilárias no líquido cefalorraquidiano, podendo evoluir com sequelas graves de paralisias, ocorrendo principalmente como consequência do tratamento com a dietilcarbamazina (DEC). As lesões renais, com albuminúria, denotam a presença de microfilárias nos glomérulos. Já as manifestações pulmonares podem incluir pneumopatias massivas, agudas, com hipereosinofilia.

DIAGNÓSTICO

O diagnóstico da loíase pode ser uma tarefa difícil, principalmente em casos de infecção com baixa carga parasitária, nos quais existem poucas microfilárias em circulação no sangue. Testes laboratoriais especializados não estão facilmente disponíveis e, por outro lado, um teste de anticorpos positivo em alguém sem sintomas, apenas sugere que aquela pessoa foi infectada em algum momento na vida, e não significa que a pessoa ainda alberga o parasita no seu organismo.

O diagnóstico de certeza se faz pela identificação do verme adulto ou das microfilárias. Em geral, o diagnóstico da infecção por *Loa loa* se faz por esfregaço sanguíneo em gota espessa. Contudo, se o exame por gota espessa for negativo e a suspeita clínica da infecção for elevada, um teste de anticorpos geral deve ser utilizado para tentar excluir a possibilidade de infecção. Caso esse teste de anticorpos geral seja positivo, poderá ser necessária a busca de confirmação diagnóstica, com a assistência de profissionais de pesquisa especializados na área, para realizar teste de anticorpo específico ou teste molecular baseado em PCR. Teste molecular para loíases, que utiliza a reação em cadeia da polimerase (PCR), já está disponível e aprovado para uso.

Na loíase, a eosinofilia sanguínea é frequente e elevada.

IDENTIFICAÇÃO DO VERME ADULTO

Pode-se isolar o verme por extração cirúrgica a partir da conjuntiva com mais frequência, ou da pele mais raramente, ou ainda, quando se tem oportunidade de observar o paciente no momento da passagem do verme pela conjuntiva.

PESQUISA DE MICROFILÁRIAS

A pesquisa de microfilárias no sangue é o exame padrão para diagnóstico da infeção por *Loa loa*. A coleta da amostra para esse exame deve ser feita em horário diurno, observando o período de surgimento das microfilárias no sangue periférico, das 10 às 14 horas. Para essa pesquisa, existem diversos métodos aplicáveis: a gota espessa sanguínea, corada pelo método de Giemsa; a concentração sanguínea, segundo a técnica de Knott; e a filtração sanguínea em membrana Nuclepore™, esta última com maior sensibilidade para detecção das microfilárias e também capaz de quantificar a densidade de microfilaremia, porém de maior custo. Em geral, o número de microfilárias de *Loa loa* circulantes no sangue é escasso e, por isso, devem ser feitos exames repetidos, antes que se exclua a infecção. A quantificação da microfilaremia é importante para o seguimento do tratamento.

TRATAMENTO

O tratamento de pacientes portadores de loíase é complexo e deve-se considerar, além do tratamento específico, as medidas locais que visam à diminuição de sintomas, com a retirada dos vermes adultos da pele ou da conjuntiva ocular por extração cirúrgica, quando possível. Essas medidas cirúrgicas não são curativas. Além disso, é preciso conduzir o tratamento medicamentoso com extremo cuidado, para prevenir complicações adversas decorrentes da morte do parasita, tendo a consciência de que, em alguns casos, é preferível não tratar a doença.

A DEC ainda é a droga de escolha e foi, por muito tempo, considerada como única opção para o tratamento, devido à sua ação de eliminação das microfilárias e vermes adultos, resolução da eosinofilia e dos sintomas, e diminuição dos títulos de anticorpos específicos. No entanto, a ocorrência concomitante de *Onchocerca* volvulus em extensa área de prevalência de *Loa loa*, além dos riscos de desenvolvimento de reações adversas, como encefalopatia fatal e outros eventos neurológicos severos, limitam o uso coletivo da DEC. A ocorrência de infecção por *Onchocerca* na população, torna o uso da DEC contraindicado, devido ao risco de provocar cegueira e reação exacerbada na pele.

A encefalopatia pós-tratamento está diretamente relacionada à densidade de microfilaremia de *Loa loa*. Contudo, o tratamento da loíase com DEC em casos individuais é possível. Porém, deve-se mensurar com precisão a densidade de microfilaremia do paciente antes de tomar a decisão sobre o tratamento. Dados da literatura demonstram que o risco de encefalopatia fatal pós-tratamento com DEC, em pacientes com densidade microfilarial menor que 8.000 Mf/mL é próximo de zero. Para casos com densidade igual ou maior do que 8.000 Mf/mL, pode-se recorrer ao uso da aférese terapêutica para reduzir a densidade microfilarêmica, antes de iniciar o tratamento. A aférese só deve ser realizada em unidade de saúde especializada na utilização deste procedimento terapêutico para loíase.

A administração de DEC como medida profilática individual pode ser realizada, para prevenir infecções em viajantes que permanecem por longo período em áreas endêmicas. Para isso, a dose utilizada é de 300 mg de DEC uma vez por semana.

A Ivermectina, uma droga amplamente utilizada como a opção de escolha nos tratamentos em massa para controle da infeção por *Onchocerca volvulus* e filaríases linfáticas, há muito tempo já se mostrou inadequada para tratamento de portadores de loíase, devido às reações adversas, também severas. Estas manifestações variam crescentemente de intensidade, na mesma proporção que aumenta a densidade de microfilaremia basal dos pacientes. O risco de desencadear sérias complicações é significantemente maior quando a densidade de microfilárias excede 8.000 Mf/mL. E a severidade e frequência dessas reações são tão maiores quanto mais elevadas forem as densidades observadas.

As reações adversas desencadeadas incluem alterações clínicas permanentes, podendo chegar até complicações neurológicas graves, como incontinência, encefalopatia com coma e, em alguns casos, morte.

O Albendazol tem sido sugerido como uma alternativa terapêutica, isolado ou associado, para o tratamento e controle da loíase, assim como de outras filárias. Quando administrado duas vezes ao dia, por 21 dias, pode ser um tratamento efetivo para a loíase refratária à DEC. É uma droga que pode ser utilizada previamente para reduzir a densidade de microfilaremia, antes da instituição da terapêutica com DEC. A resposta ao albendazol é muito lenta, sendo necessário o acompanhamento frequente com exames de quantificação das microfilárias para determinar com segurança se o tratamento com DEC pode ser iniciado. O albendazol não parece elicitar o surgimento de encefalopatia, embora os estudos disponíveis ainda sejam limitados.

O uso de antiparasitários para o tratamento da loíase pode acarretar o surgimento ou um breve aumento dos sintomas, tais como o tumor de Calabar e o prurido. No entanto, diversos autores sugerem que estes sintomas podem ser controlados com o uso de anti-histamínicos ou corticosteroides, durante os primeiros sete dias de tratamento.

O uso de antibióticos, como a doxiciclina, para tratamento contra bactérias endossimbiontes do gênero Wolbachia, não se aplica no caso de loíase, uma vez que *Loa loa* não alberga essas bactérias.

PROFILAXIA

A profilaxia da loíase, como de outras filaríases, baseia-se na quebra da cadeia de transmissão do parasita, com o combate ao vetor e tratamento dos indivíduos infectados. Não é uma tarefa fácil, pois no centro-oeste africano esta parasitose e seu vetor ocorrem em comunidades pobres da área rural, ao longo dos rios que representam sua fonte de água, alimento, higiene e lazer. O tratamento dos viveiros e pântanos incluem o uso de inseticidas para combate ao vetor, com resultados bastante questionáveis.

Tratamento	Indicação	Dose adulto	Dose pediátrica
DEC	Loíase sintomática, com Mf/mL < 8.000	8 a 10 mg/kg/dia, via oral, em 3 doses divididas ao dia, por 21 dias	8 a 10 mg/kg/dia, via oral, em 3 doses divididas ao dia, por 21 dias
Albendazol	Loíase sintomática, com Mf/mL < 8.000 e falha de 2 ciclos de DEC OU Loíase sintomática, com Mf/mL ≥ 8.000 para redução da carga para < 8.000, antes do tratamento com DEC	200 mg via oral, duas vezes ao dia, por 21 dias	200 mg via oral, duas vezes ao dia, por 21 dias
Aférese seguida por DEC	Loíase sintomática, com Mf/mL ≥ 8.000	S/A	S/A
Mf: microfilaria de *L. loa*. S/A: Sem Aplicabilidade.			

99.5 Filaríase por *Mansonella ozzardi*

HISTÓRICO

A primeira descrição desse parasita ocorreu em 1897, quando Ozzard enviou sangue de indígenas da Guiana para Patrick Manson, que descreveu as microfilárias como *Filaria ozzardi*. Em 1929, Faust criou o gênero Mansonella que englobou três espécies de interesse médico: *M. ozzardi*, *M. perstans* e *M. streptocerca*. Nelson Cerqueira, em 1959, identificou os insetos da família Simuliidae (Diptera) como vetores, pois até então somente os Ceratopogonidae (Diptera) eram incriminados.

ETIOLOGIA

A *M. ozzardi* era conhecida por *Dipetalonema ozzardi* e por *Acantocheilonema ozzardi*. Os vermes adultos são encontrados no mesentério, nas membranas serosas da cavidade abdominal e no tecido celular subcutâneo do homem. Pouco se sabe sobre o tempo de vida desses vermes, mas estima-se que tenham uma longevidade de 5 a 8 anos. As fêmeas adultas medem de 32 a 62 mm de comprimento por 0,15 mm de diâmetro e os machos, de 24 a 28 mm de comprimento por 0,07 mm de diâmetro.

As microfilárias são encontradas no sangue, apresentam cauda fina sem núcleos no final, sem bainha, medem em média 200 µm de comprimento por 3 a 5 µm de diâmetro e possuem um tempo de vida de 2 a 3 anos. Seus núcleos são bem evidenciados pelos corantes usuais (Giemsa e hematoxilina), distribuídos em fila única. Morfologicamente, as microfilárias de *M. ozzardi* podem ser diferenciadas de outras espécies pela disposição dos núcleos, pelo tamanho e pela largura do espaço cefálico e caudal. Também podem ser visualizadas na pele, principalmente nos indivíduos com elevada microfilaremia, estando limitadas aos capilares; e mesmo nos espaços intravasculares não parecem causar alterações inflamatórias.

EPIDEMIOLOGIA

A transmissão inicia quando o inseto, da ordem Diptera – Ceratopogonidae (maruins e/ou mosquitos-pólvora) e Simuliidae (pium e/ou borrachudo) –, faz o repasto sanguíneo. O tempo estimado do ciclo biológico nos vetores varia, sendo de aproximadamente nove dias nos simulídeos e doze nos culicoides.

A infecção apresenta maiores prevalências nos indivíduos do sexo masculino, nos mais idosos e nos que têm suas atividades diárias ligadas ao campo e/ou margens dos rios – pescadores e/ou agricultores –, visto que sua ocupação os condiciona a uma maior exposição aos vetores, cujas formas imaturas (larvas e pupas) desenvolvem-se no ambiente aquático.

No Brasil, até hoje só os simulídeos são apontados como transmissores de *M. ozzardi*, mais precisamente três espécies: *Cerqueirellum amazonicum* e *C. argentiscutum*, no Amazonas, e *C. oyapockense*, em Roraima. Na Argentina e na Colômbia, os culicoides e os simulídeos são assinalados como vetores. Já no México, em São Vicente, no Haiti e em Trinidad e Tobago somente os culicoides estão implicados, e no Panamá, na Guiana e na Venezuela, os simulídeos.

A *M. ozzardi* é uma filária autóctone e exclusiva da América. Sua distribuição ocorre desde o México até a Argentina. Na América Central é encontrada na Guatemala, no Panamá e em algumas ilhas das Antilhas, como Trinidad e Tobago, São Vicente, Santa Lúcia, Martinica, Dominica, Antígua, Barbuda,

Guadalupe, Haiti, República Dominicana e Porto Rico. Na América do Sul, foi assinalada no Suriname, na Guiana, na Venezuela, na Colômbia, na Argentina, na Bolívia, no Peru e no Brasil. Apenas no Chile, no Uruguai e no Paraguai não existem relatos de sua ocorrência. No Brasil, já foi encontrada nos estados do Amazonas (entre as comunidades ribeirinhas e indígenas), em Roraima (entre os indígenas Macuxi) e no Mato Grosso (entre os indígenas do Alto rio Xingu).

A distribuição geográfica da *M. ozzardi* em alguns países ainda não é bem definida. Por exemplo, na Venezuela há ocorrência simultânea desta filária com *O. volvulus* e/ou *M. perstans* em populações indígenas, ao longo do rio Orinoco e em zonas de floresta ao sul do estado de Bolívar. Na Colômbia, ocorre juntamente com *M. perstans* na região sudeste (Amazônia colombiana).

No Brasil, o primeiro registro da *M. ozzardi* ocorreu em 1949 em inquérito hemoscópico na cidade de Manaus. Na década de 1950, foram encontradas pessoas com esta filária no interior do Amazonas, ao longo dos rios Solimões, Purus e Negro. Esses relatos foram reforçados pelo Dr. Mário Moraes, em 1959, que confirmou a distribuição da *M. ozzardi* no Amazonas, alertando naquele momento que se tratava de uma filária pouco estudada. Em meados dos anos 1970, Moraes chama a atenção para o fato de que nenhuma providência de controle da *M. ozzardi* havia sido adotada, ação justificada, portanto, pelo não reconhecimento de sua patogenia. No município de Lábrea, na década de 1950, foi encontrada uma prevalência de 0,5% para a infecção por *M. ozzardi*. Já em meados de 1970, essa prevalência progrediu para 4,4% e, recentemente, já atingiu um patamar em torno de 20,0%. No rio Ituxi, afluente do rio Purus, no município de Lábrea, em 2007 foi registrada uma prevalência de 30,23%.

Estudos em andamento confirmam que ainda são encontradas elevadas prevalências em algumas regiões e que em outras houve um aumento significativo ao longo dos anos em virtude da ausência de ações de intervenção contra a doença, como programas de tratamento e de educação em saúde.

QUADRO CLÍNICO

A patogenicidade da *M. ozzardi* ainda não é bem definida. É uma infecção oligossintomática cujos sintomas são inespecíficos, sendo mais frequentemente relatados: febre baixa sem causa aparente, cefaleia, quase sempre intensa, às vezes acompanhada de tontura, dores articulares, particularmente nos joelhos e tornozelos, adenite inguinocrural e parestesias, com a sensação de frio em membros inferiores. A presença de sintomas, como febre, calafrios e dores no corpo, em muitos casos clínicos, são confundidos com a malária, doença de alta prevalência na região amazônica. Existem alguns relatos de eosinofilia acentuada e edema de membros inferiores. É ainda controversa a etiologia filarial por *M. ozzardi* em lesões oculares que podem levar à cegueira.

DIAGNÓSTICO

O diagnóstico baseia-se na busca e na identificação das microfilárias no sangue, sendo a técnica da gota espessa o método mais comumente utilizado. Os métodos de concentração, como a técnica de Knott e filtro de membrana, embora sejam mais eficientes na detecção de microfilárias, são menos utilizados, pois necessitam de maior quantidade de sangue, além de maiores custos e estrutura laboratorial mais sofisticada. As microfilárias também podem ser encontradas em biópsia de pele. Atualmente, alguns estudos vêm aplicando técnicas de biologia molecular (reação em cadeia da polimerase - PCR) na busca do DNA filarial como mais um método de diagnóstico. É recomendável que em áreas endêmicas de *M. ozzardi*, onde ocorra também a infecção por malária, realize-se antes o exame da gota espessa com objetivas de 20x e 40x na investigação dessa infecção, a fim de visualizar a presença ou não de microfilárias.

TRATAMENTO

Ainda não existem drogas eficazes para a eliminação dos vermes adultos. Assim, o tratamento é direcionado apenas para as microfilárias. A droga mais utilizada é a ivermectina, na posologia de 0,15 a 0,2 mg/kg em dose única. Ela é capaz de eliminar as microfilárias do sangue periférico no período de 6 a 24 horas e se manter por um período de até 12 meses. A DEC não é uma droga eficaz. Existem relatos que o levamisol, 150 mg diários, durante 2 a 3 meses, leva ao desaparecimento das microfilárias.

A ivermectina causa a lise das microfilárias na corrente sanguínea, o que frequentemente provoca uma síndrome chamada reação de Mazzotti, em que o indivíduo apresenta febre elevada e calafrios intensos acompanhados algumas vezes de delírio, dor de cabeça, náusea e vômitos. O tratamento dessas reações é sintomático e pode ser feito com antitérmicos/analgésicos, anti-inflamatório não esteroide e anti-eméticos. O uso de corticosteroide (prednisona na dose de 1mg/kg) associado à ivermectina parece diminuir os sintomas. Ainda não existem estudos definitivos quanto à duração do tratamento, mas, na prática clínica, é utilizada uma dose a cada seis meses até o desaparecimento total das microfilárias no sangue periférico.

PROFILAXIA

Uma medida inicial capaz de diminuir o impacto dessa filaríase nas regiões afetadas é o tratamento dos indivíduos com ivermectina, medicamento capaz de eliminar as microfilárias do sangue e interromper o ciclo de transmissão pelos vetores. Essa medida torna-se primordial pela inviabilidade do controle dos vetores, já que os criadouros estão localizados em rios caudalosos. Em algumas regiões do Amazonas existe uma quantidade alarmante de simulídeos, com maior abundância no período chuvoso, o que leva o uso de repelentes ser ineficaz na proteção do indivíduo.

A implementação das ações de controle da Mansonelose no Amazonas exige grande empenho logístico, considerando que as áreas endêmicas localizam-se, quase exclusivamente, na zona rural, às margens dos rios. Essa dificuldade de acesso é ainda maior quando relacionadas às áreas indígenas.

99.6 Filaríase por *Mansonella perstans*

HISTÓRICO

O primeiro registro de *Mansonella perstans* ocorreu em 1890 quando Manson examinou sangue de pacientes com *W. bancrofti* provenientes da África. Essa filária foi primeiramente denominada de *Filaria sanguinis hominis minor*, sendo posteriormente denominada de *Filaria perstans*. O primeiro verme adulto foi isolado do mesentério de um nativo da Guiana em 1898 por Danieles.

ETIOLOGIA

A *Mansonella perstans* era antigamente conhecida por *Acantocheilonema perstans, Tetrapetalonema perstans* e *Dipetalonema perstans*. Os vermes adultos atingem a maturidade após três meses de penetração no organismo, sendo encontrados em diversas cavidades (pleural, peritoneal e pericárdio) e nos tecidos conjuntivos profundos, ou seja, no mesentério, tecidos retroperitoneal e perirenal e, ocasionalmente, no subcutâneo. Devido a sua localização, os vermes adultos são raramente visualizados. As fêmeas adultas medem entre 50 a 80 mm de comprimento por 0,1 a 0,2 mm de diâmetro, enquanto os machos medem de 35 a 45 mm por 60 μm.

As microfilárias não apresentam periodicidade e são encontradas no sangue periférico e tecido subcutâneo. Possuem um tamanho médio de 200 μm de comprimento por 3 a 5 μm de diâmetro, não apresentam bainha, possuindo núcleos caudais terminais e extremidade caudal romba. Os núcleos frequentemente formam dupla fileira, tendo um núcleo ou um par de núcleos terminais, ligeiramente separados dos outros núcleos.

EPIDEMIOLOGIA

Um total de 33 países da África Subsaariana parecem ser endêmico e existe uma estimativa de 114 milhões de indivíduos com a infecção. Em geral, apresenta maiores prevalências nos indivíduos adultos do que nos mais jovens e frequentemente no sexo masculino em relação ao feminino. É largamente distribuída no continente africano, apresentando altas prevalências nos países centrais: Zaire, Gana, Serra Leoa, Zâmbia, Nigéria, Uganda e Senegal. Em alguns países ocorre a associação com *Loa loa* e *Onchocerca volvulus*. No continente americano, a *M. perstans* é encontrada nos seguintes países: México, Panamá, Trinidad e Tobago, Suriname, Guiana, Colômbia, Venezuela e Brasil. No Brasil, foi assinalada sua ocorrência concomitantemente com a *M. ozzardi* na região do Alto Rio Negro - Amazonas - na fronteira com a Colômbia.

A transmissão de *M. perstans* é realizada por Culicoides (Ceratopogonidae). Na África várias espécies são vetores: *Culicoides austeni, C. grahamii, C. fulvithorax, C. milnei* e *C. inornatipennis*.

PATOGENIA

Alterações na conjuntiva, no tecido periorbital e proptose ocular são atribuídas à presença de vermes adultos de *M. perstans*, sendo denominada de verme do olho de Kampala ou de Ugandense. Após a morte dos vermes adultos foi descrita uma reação inflamatória local, com edema e formação de granuloma.

QUADRO CLÍNICO

Existe uma discussão quanto aos sintomas causados pela *M. perstans*. É considerada uma infecção benigna, como uma filaríase secundária, que não apresenta sintomas evidentes em muitos indivíduos. Recentemente sua patogenicidade tem sido reconsiderada. Estudos mais atuais têm mostrado que as microfilárias *M. perstans* são capazes de induzir a uma variedade de manifestações clínicas, incluindo angiodema, febre, cefaleia, prurido cutâneo (por vezes com exantema), nodulações cutâneas (semelhante aos tumores de Calabar), artralgia, fadiga e eosinofilia. Há igualmente relatos de pericardite, pleurite, sintomas abdominais, neurológicos e psíquicos, bem como de dores osteoarticulares, linfadenite e hidrocele.

DIAGNÓSTICO

A identificação das microfilárias é realizada por meio das mesmas técnicas utilizadas no diagnóstico da *M. ozzardi*. A amostra sanguínea poderá ser coletada em qualquer horário por tratar-se de uma microfilária aperiódica. Em áreas onde há ocorrência simultânea dessa infecção com *M. ozzardi*, ou ainda com *O. volvulus* e *L. loa* é necessário o diagnóstico diferencial. Para isso, é importante reconhecer nas espécies as diferenças morfológicas, como tamanho da microfilária, presença/ausência de bainha, disposição dos núcleos, tamanho e largura do espaço cefálico e caudal, além da extremidade caudal.

TRATAMENTO

Ainda não existe consenso quanto à terapêutica mais adequada e eficaz. A droga comumente utilizada é a DEC na dose de 8 a 10 mg/kg por 21 dias, que, pouco eficaz, necessita repetidos tratamentos para eliminar a infecção. Outras drogas como praziquantel e ivermectina também não se mostraram eficazes. O mebendazol em 2a 3 doses de 100 mg por 28-45 dias parece ser mais eficiente que a DEC na eliminação da infecção. Alguns estudos demonstram que a associação de DEC com mebendazol, produz melhor efeito do que com qualquer uma das drogas isoladamente.

PROFILAXIA

O tratamento individual dos infectados é ainda o único procedimento de controle satisfatório dessa endemia. Outras tentativas de controle são redução da exposição aos Culicoides infectados com uso de repelente e menor grau de exposição nos períodos de maior atividade hematofágica, bem como redução do número de Culicoides. Nenhuma delas, no entanto, é particularmente eficaz.

99.7 Filaríase por *Mansonella streptocerca*

HISTÓRICO

Esse parasita foi descrito pela primeira vez em 1922, quando Macfie e Corson, examinavam a pele de um nativo de Gana para o diagnóstico de *O. volvulus*, sendo primeiramente denominado de *Agamofilaria streptocerca*. O primeiro verme adulto foi retirado de tecido subcutâneo de um chimpanzé (*Pan paninnis*) no Zaire por Peel e Chardome em 1946.

ETIOLOGIA

A *Mansonella streptocerca* era conhecida antigamente por *Dipetalonema streptocerca* e por *Acantocheilonema streptocerca*. As microfilárias são aperiódicas, localizadas na pele, mas podem também ser encontradas no sangue periférico. Não possuem bainha e medem de 180 a 240 µm de comprimento por 2,5 a 5 µm de diâmetro. Os núcleos são distribuídos em fileira única até a extremidade caudal, sendo a cauda grossa e curva. Os vermes adultos localizam-se em tecidos subcutâneos, preferencialmente na pele do dorso, sendo menos frequentes em outras partes do tronco e raramente nas extremidades. As fêmeas têm aproximadamente 27 mm de comprimento por 7,5 mm de diâmetro e os machos medem cerca de 17 mm de comprimento por 5 mm de diâmetro. A *M. streptocerca* é uma filaria encontrada no homem, no chimpanzé e no gorila.

EPIDEMIOLOGIA

Existem poucos estudos relativos à epidemiologia da *M. streptocerca*. Essa parasitose é endêmica na África Ocidental e Central, principalmente em Gana, no Congo e no Zaire. Frequentemente é encontrada coinfecção com *O. volvulus*. As prevalências parecem ser maiores nos indivíduos mais idosos. Os vetores são os Ceratopogonidae (Diptera) do gênero Culicoides – *C. grahamii*, conhecido popularmente como maruins ou mosquitos-pólvora.

QUADRO CLÍNICO

As manifestações clínicas características da estreptocercíase são as dermatites com prurido intenso, com máculas hipopigmentadas, linfangites, adenopatia inguinal, linfedema e quadros de elefantíase que acometem principalmente os membros inferiores. As máculas hipopigmentadas são frequentemente confundidas com lesões de hanseníase e foram por muito tempo tratadas como tal.

DIAGNÓSTICO

É importante distinguir as microfilárias de *M. streptocerca* da *O. volvulus*, uma vez que ambas são localizadas na pele. São utilizados os mesmos recursos laboratoriais do diagnóstico para oncocercose.

TRATAMENTO

O tratamento com a DEC foi realizado com sucesso em indivíduos infectados com idade acima de 10 anos em doses iniciais de 100 mg, seguidas de 50 mg, 3 vezes ao dia durante 20 dias. A ivermectina em dose única de 150 mg/kg mostrou resultados promissores. O efeito colateral mais comum no tratamento com a ivermectina ou com a DEC é o prurido, que pode ser leve ou intenso. Também já houve descrição do surgimento de pápulas cutâneas contendo vermes adultos mortos após o tratamento com DEC.

99.8 Outras filaríases

DRACONTÍASE (DRACUNCULÍASE, DRACUNCULOSE, FILARÍASE DE MEDINA)

HISTÓRICO

Essa parasitose foi descrita na Antiguidade, no Egito, por Aathar-Chides e no Egito e Índia por Aeginus, sendo também referida na literatura hebraica. Nos primeiros séculos depois de Cristo, foi endêmica nas regiões próximas do Mar Vermelho. Galeno atribui-lhe a denominação de dracontíase, e Avicena designou-a como *Vena medina*.

Fedstschencko, em 1870, descobriu que um crustáceo (Cyclops) era o hospedeiro intermediário e descreveu o ciclo evolutivo extrínseco do parasita, confirmado por Manson, em 1894, e por Leiper, em 1906. Em 1913, Liston Turkhud e Bhave provaram que o homem, bebendo água contaminada por Cyclops infectados, apresentava o verme ao fim de 348 dias.

ETIOLOGIA

Essa parasitose é causada pelo *Dracunculos medinensis. Não é uma filária verdadeira,* diferindo de outras filárias em dois aspectos fundamentais: é transmitida por um hospedeiro intermediário aquático e, para atingi-lo, as fêmeas eliminam as larvas na água.

O parasita, também conhecido como filária de Medina ou verme de Guiné, encontra-se no tecido celular subcutâneo e no mesentério, podendo invadir outros tecidos profundos. A fêmea pode ter 1 m ou mais de comprimento e uma espessura de 1 a 2 mm; e o macho, ao contrário, é muito pequeno, medindo apenas 1,2 a 2 cm por 0,4 mm. É também parasita de carnívoros.

As larvas têm 600 µm de comprimento, aspecto estriado transversalmente, extremidade anterior arredondada e cauda muito afilada. Não têm bainha. Não saem do útero materno no organismo humano, mas apenas por ruptura de fêmeas após perfuração da pele ao contato com a água.

A dracontíase é adquirida por meio da ingestão de água contaminada pela presença de copépodes infectados, o hospedeiro intermediário. Esses pequenos crustáceos (comumente conhecidos como pulgas d´água) são infectados pela ingestão de larvas de *D. medinensis* liberadas na mesma fonte por hospedeiros infectados. Uma vez ingeridas pelo hospedeiro intermediário, elas evoluem e enquistam nos seus músculos torácicos. Os Cyclops são identificados a olho nu ou usando-se uma lupa. Encontrados principalmente nas margens e fundo das coleções hídricas, poços, ribeirões ou outras fontes de água.

Uma vez que os crustáceos são ingeridos pelo hospedeiro definitivo, as larvas neles contidas são liberadas para atravessar o tubo digestivo, entrando nos tecidos conjuntivos profundos, onde amadurecem. A maturação, aparentemente, leva cerca de um ano. As fêmeas migram para os tecidos subcutâneos quando engravidam. É produzida uma pápula na pele que, finalmente, ulcera expondo o verme. Uma alça de útero prolapsa a este nível que, quando em contato com a água, contrai-se e elimina grande quantidade de larvas.

A fêmea grávida migra, após um longo período de incubação calculado em 10 a 14 meses, para o tecido celular subcutâneo, em geral para os locais que entram em contato com a água (membros inferiores em 90% dos casos), raramente surgindo na língua, parênquima pulmonar e tecido adiposo perirrenal. Após a postura das larvas na água, a fêmea morre.

Pode-se observar mais de um parasita por doente, mas, na maioria dos casos, a infecção é causada por um único parasita.

EPIDEMIOLOGIA

A filária de Medina já foi encontrada no norte da América do Sul, inclusive no Brasil, mas aparentemente, não ocorre mais no Hemisfério Oeste, exceto em hospedeiros reservatórios (carnívoros) na América do Norte.

A prevalência da doença depende da coexistência de portadores de vermes e do hospedeiro intermediário adequado, e está relacionada com as más condições de abastecimento hídrico rural das populações. A maior frequência de contato com as coleções de água e o seu aproveitamento indiscriminado para bebida aumentam o índice de infecção, havendo variações sazonais de sua incidência (maior na estação chuvosa, durante a qual há um maior número de doentes e de lesões em atividade).

A iniciativa de eliminação da dracunculíase ocorreu em 1982, sendo reforçada pela Assembleia Mundial de Saúde em 1991 (ocasião em que havia 20 países endêmicos) a intenção de erradicar a doença até o final de 1995. Embora esse objetivo não tenha sido alcançado nesse prazo, houve uma significativa redução do número de casos para 75% dos pré-existentes.

Em 2004, com um reduzido número de 16.000 infectados, distribuídos em 11 países, a Assembleia Mundial de Saúde conclamou os parceiros envolvidos no programa para a continuidade dos esforços com vistas à obtenção da erradicação da dracunculíase até 2009. Em 2007 a doença era endêmica em apenas 5 países (Sudão, Gana, Mali, Nigéria e Níger) e com 9.585 infectados. No final desse ano, a Comissão Internacional para Certificação da Erradicação da Dracunculíase (ICCDE) certificou 180 países e territórios como livres da transmissão, incluindo-se entre eles os seguintes países: Camarão, República Africana Central, Índia, Paquistão, Senegal e Iêmen.

QUADRO CLÍNICO

Os sintomas locais são dor, edema, sensação de queimadura, prurido e aparecimento de um trajeto procidente ou sensação de cordão subcutâneo, a que se seguem o aparecimento de pápula ou tumor, vesícula e úlcera. Nesse caso, pode-se observar a cabeça do verme e a exteriorização do útero. Algumas horas antes de o verme se exteriorizar, podem surgir manifestações gerais de tipo alérgico: digestivas (náuseas, vômitos e diarreia); respiratórias (dispneia); circulatórias (tonturas); nervosas (agitação, confusão mental, delírio), acompanhadas de febre irregular.

A evolução das lesões descritas raramente ocorre sem infecção secundária. As complicações não sépticas mais comuns são sinovite, artrite, periostite, neurite e abscessos assépticos ou cistos ocasionados pelos embriões. Quando são atingidas as articulações, ou infecções secundárias, o doente fica incapacitado de trabalhar ou de andar, o que tem um importante impacto socioeconômico.

As complicações sépticas, além da linfangite reticular, são os abscessos e flegmões, que podem levar à gangrena. Foram apontadas epididimite, orquite, mastite e septicemia, causadas pelos agentes habituais de supuração e em consequência de manobras de extração intempestiva dos vermes.

O aspecto clínico das lesões residuais da dracontíase se resume em queloides e cicatrizes, que são representantes de sequelas de natureza fibrótica; os primeiros exuberantes, como é próprio dos africanos, e as segundas, lineares ou circulares, lisas, rodeadas de pele fina e zonas de descamação.

A dracontíase tem prognóstico benigno, dependendo dos cuidados durante o período de expulsão do verme, da importância funcional da região onde ele aparece e, sobretudo, da concomitância da infecção secundária. Sendo assim, é preciso reduzir ao mínimo a incapacidade dos doentes, que, nos territórios onde os povos se dedicam à agricultura, interfere significativamente na sua produtividade.

DIAGNÓSTICO

O diagnóstico é principalmente clínico e se faz por observação direta das lesões, sendo fácil quando se identifica a fêmea exteriorizada. Quando o verme se calcifica, pode ser detectado por exame radiológico.

O hemograma apresenta eosinofilia moderada, variável, podendo não estar presente. Não há, até o momento, um teste sorológico eficaz.

TRATAMENTO

A extração do verme, quando se apresenta já exteriorizado, por enrolamento lento e progressivo, evitando parti-lo, ainda é aconselhável, devendo-se manter a lesão limpa e com antibióticos locais. Em caso de infecção secundária, um tratamento sistêmico com antibióticos tem indicação. Também deve ser realizada a profilaxia antitetânica.

Não há droga específica disponível com comprovada ação específica.

PROFILAXIA

A profilaxia da dracontíase baseia-se na melhora das condições sanitárias locais da população, em especial do abastecimento de água potável. O emprego de filtros de tecido para coar a água, tratamento da água com larvicida (Abate® - temefós), além da proteção conveniente dos poços onde a população se abastece e os doentes contaminam a água, promove a quebra da cadeia de transmissão. Nesse processo, a participação das comunidades, envolvendo atividades de educação em saúde, é indispensável.

FILARÍASE POR *DIROFILARIA IMMITIS*

HISTÓRICO

Leidy, em 1850, na Filadélfia, foi o primeiro a diagnosticar o parasita, denominando-o de *Filaria canis cordis*, sendo sugerido uma nova nomenclatura em 1856, para *Filaria immitis* por Anderson em 1952. No Brasil, o primeiro relato dessa filária foi feito por Silva Araújo, em 1878, ao realizar a necropsia de um cão. Magalhães, em 1887, encontrou duas filárias no ventrículo esquerdo do coração de uma criança.

ETIOLOGIA

A *Dirofilaria immitis* é um parasita do coração direito e da artéria pulmonar de cães e gatos, sendo o homem um hospedeiro acidental. Os vermes adultos machos medem cerca de 15 cm, enquanto as fêmeas podem alcançar até 30 cm.

Nos seres humanos, os parasitas geralmente não atingem os estádios adultos, sendo amicrofilarêmicos. A dirofilaríase humana é uma doença zoonótica, cuja apresentação mais comum é um nódulo pulmonar solitário que mimetiza câncer de pulmão, sendo causada por vermes, geralmente imaturos, de *D. immitis*, que morrem no coração e são carreados para os pulmões pela artéria pulmonar. Estacionados nos pulmões, eles produzem sintomas de embolismo pulmonar.

Os vetores são mosquitos dos gêneros Culex, Anopheles e Aedes. O helminto é encontrado em várias partes do mundo.

EPIDEMIOLOGIA

No Brasil, a infecção canina está amplamente distribuída, ocorrendo com maior frequência em área litorânea. Embora haja uma alta ocorrência de infecção canina, sua distribuição brasileira não está completamente conhecida. Tem-se o registro de casos caninos em 14 estados: Amazonas, Pará, Maranhão, Piauí, Paraíba, Pernambuco, Bahia, Mato Grosso do Sul, Minas Gerais, São Paulo, Espírito Santo, Rio de Janeiro, Paraná e Rio Grande do Sul.

A distribuição da dirofilaríase humana é similar à da canina, havendo quatro fatores que podem influenciar: o tamanho da população canina, a prevalência da dirofilaríase canina, a densidade dos vetores e o nível de exposição do homem à picada dos mosquitos infectados. A maior frequência de dirofilaríase humana ocorre entre adultos do sexo masculino e maiores de 50 anos de idade. Têm-se relatos de 51 casos humanos em 3 estados brasileiros: Rio de Janeiro, São Paulo e Santa Catarina.

QUADRO CLÍNICO

A maioria dos casos de dirofilaríase pulmonar humana é assintomática, tendo como sinal um único nódulo, não calcificado, subpleural que pode provocar obstrução vascular, com necrose e posterior formação de fibrose. Há poucas referências de dor torácica como queixa principal. Vermes adultos imaturos foram encontrados no coração e nos pulmões de seres humanos. Alguns desses relatos foram achados de necropsia, mas na maioria dos casos foi observado no exame radiológico pulmonar a lesão em moeda (nódulo solitário). Entretanto, sua patogênese só foi elucidada após a toracotomia para remoção do nódulo. Há também relato de infarto pulmonar secundário à presença de *D. immitis*.

Essa filária é uma espécie que pode se alojar em qualquer parte do corpo, causando ou não comprometimento circulatório sintomático.

DIAGNÓSTICO

O diagnóstico de certeza da dirofilaríase humana só ocorre com a identificação do verme no exame histopatológico obtido por biópsia ou na necropsia. Em muitos casos, a classificação precisa da espécie não ocorre devido ao fato de os vermes estarem desintegrados. O exame sorológico só é positivo quando o nódulo ainda está em formação. O uso da PCR com base na sequência ITS2 é um exame que utiliza o tecido fixado com formalina e incluído em blocos de parafina. O uso de diagnóstico por imagem é um instrumento importante para o diagnóstico inicial da lesão, podendo ser usado o raio X, a tomografia computadorizada e a ressonância magnética como exames complementares.

TRATAMENTO

Até o presente momento não há disponível agente quimioterápico eficaz para a dirofilaríase humana. A ressecção da lesão é sempre indicada, pois é necessário realizar o diagnóstico diferencial com neoplasia pulmonar.

PROFILAXIA

A dirofilaríase humana é um problema de saúde pública que envolve a medicina preventiva veterinária. Os animais de estimação devem ser considerados como um potente transmissor de doenças, dentre elas a dirofilaríase, uma vez que cada vez mais estão socialmente ligados aos indivíduos.

BIBLIOGRAFIA SUGERIDA

Addiss DG e Brady MA. 2007. Morbidity management in the Global Programme to Eliminate Lymphatic Filariasis: a review of the scientific literature. Filaria J. 6: e2.

Addiss DG, Rheingans R, Twum-Danso NAY et al. A Framework for Decision-Making for Mass Distribuition of Mectizan® in Areas Endemic for Loa Loa. Filaria Journal, on line 2003, 2 (Suppl 1):S9. Disponível: http://filariajournal.com/content/2/S1/S9

Addiss, D.G.;Brady M.A. 2007. Morbidity management in the Global Programme to Eliminate Lymphatic Filariasis: a review of the scientific literature. Filaria J. 6: e2.

Amaral F, DreyerG, Figueredo-Silva J et al. Live adult worms detected by ultrasonography in human bancroftian filariasis. Am J Trop Med Hyg 1994; 50: 753-757.

Awadzi, K. Clinical picture and outcome of Serious Adverse Events in the treatment of Onchocerciasis. Filaria Journal, on-line 2003, 2(Suppl I):S6. Disponível: http://filariajournal.com/content/2/SI/S6.

Basano SD, Fontes G, Medeiros JF et al (2014). Sustained clearance of Mansonella ozzardi infection after treatment with ivermectin in the Brazilian Amazon. Am J Trop Med Hyg 90:1170-1175.

Bregani ER, Rovellini A, Mbaïdoum N, Magnini MG. Comparison of different anthelminthic drug regimens against Mansonella perstans filariasis. Trans R Soc Trop Med Hyg 2006; 100:458-63.

Dadzie Y, Amazigo UV, Boatin BA, Sékétéli A. Is onchocerciasis elimination in Africa feasible by 2025: a perspective based on lessons learnt from the African control programmes. Inf Dis Poverty (2018) 7:63.

Debrah AY, Mand S, Marfo-Debrekyei Y et al. Macrofilaricidal effect of 4 weeks of treatment with doxycycline on Wuchereria bancrofti. Tropical Medicine & International Health 2007 12(12):1433-1441.

Dreyer G, Addiss D, Aguiar et al. 1999. New hope – for people with lymphedema. Atlanta: US Centers for Disease Control and Prevention.

Dreyer G, Addiss D, Roberts J, Norões J. Progression of lymphatic vessel dilatation in the presence of living adult Wuchereria bancrofti. Trans R Soc Trop Med Hyg 2002, 96:157-161.

Fontes G, Leite AB, Lima, ARV et al. Lymphatic filariasis in Brazil: epidemiological situation and outlook for elimination. Parasites & Vectors 2012,5:272. Disponível em: http://www.parasitesandvectors.com/content/5/1/272.

Freitas HV, Vieira, JB, Medeiros, Z, Rocha, E M, Aguiar-Santos et al. Workshop para avaliação da situação epidemiológica da filaríase linfática no Município de Belém, Pará, norte do Brasil. Rev Soc Bras Med Trop 41(2): 212-216, mar.-abr. 2008.

Hoerauf A. Filariasis: new drugs and new opportunities for lymphatic filariasis and onchocerciasis. Current Opinion in Infectious Diseases 2008, 21:673-681.

Medeiros JF, Py-Daniel V, Barbosa UC, Ogawa GM. Current profile of Mansonella ozzardi (Nematoda: Onchocercidae) in communities along the Ituxi river, Lábrea municipality, Amazonas, Brazil. Mem Inst Oswaldo Cruz 2007;103(4):409-411.

Medeiros J F, Crainey J L, Pessoa F A, Luz SL. Mansonelliasis. In Arthropod borne diseases (ed. Marcondes, C. B.) 405-426 (Springer International Publishing, 2017).

Ong R.K.C, Doyle RL. Tropical Pulmonary Eosinophilia. Chest 1998; 113: 1673-1679.

PAHO/WHO. Memorias 12ª Reunión Regional de Gerentes de Programa para la Eliminación de la Filariasis Linfática. Santo Domingo, República Dominicana, 10 y 11 de junio del 2013. Disponível em: http://www.paho.org/hq/index.php?option=com_docman&task=doc_view&gid=24982&Itemid=

Pernambuco. Secretaria Estadual de Saúde. Pernambuco quer a eliminação da filaríase. Disponível em: http://portal.saude.pe.gov.br/noticias/secretaria-executiva-de-vigilancia-em-saude/pernambuco-quer-eliminacao-da-filaríase

Report of a Scientific Working Group on Serious Adverse Events following Mectizan® treatment of onchocerciasis in Loa Loa endemic areas. Filaria Journal, on line 2003, 2 (Suppl 1):S2. Disponível: http://filariajournal.com/content/2/S1/S2.

Sauerbrey M, Rakers LJ, Richards, JrFO. Progress toward elimination of onchocerciasis in the Americas. Int Health 2018; 10: i71-i78.

Shelley, AJ. Human onchocerciasis in Brazil: an overview. Cad. S Pub Rio de Janeiro 2002; 18 (5): 1167-1177.

Soares OE. Parasitismo em área indígena. pp. 69-82. In: Soares OE (org.). Ações em saúde indígena amazônica: o modelo do Alto rio Negro. 192pp. 2007.

Simonsen PE, Ambrose WO, Asio SM. Mansonella perstans filariasis in Africa. Acta Trop. 2011;120 Suppl 1: S109-120.

Wanji S, Tendongfor N, Esum M, Che JN, Mand S, Tanga Mbi C, Enyong P, Hoerauf A. Elephantiasis of non-filarial origin (podoconiosis) in the highlands of north-western Cameroon. Ann Trop Med Parasitol 2008 Sep;102(6):529-40.

WHO. African Programme for Onchocerciasis Control. Year 2007 Progress Report. 1 september 2006 – 31 august 2007, 2007 (JAF 13.5). Disponível em: http://www.who.int/apoc/publications/progress_report_jaf13_2007_en.pdf

WHO. Eradicating Guinea-Worm disease, 2008 (WHO/HTM/NTD/PCT/2008.1).

World Health Organization. Global programme to eliminate lymphatic filariasis. Weekly epidemiological record. 2008; 83 (37): 333-348.

World Health Organization. Global programme to eliminate lymphatic filariasis: progress report for 2012. Weekly epidemiological record. 2013; 88 (37): 389-400. Disponível em: http://www.who.int/wer

100

Hidatidose – equinococoses

Marcelo Simão Ferreira
Elmar Gonzaga Gonçalves
Robert L. Rausch (in memoriam)
Antonio D'Alessandro-Bacigalupo (in memoriam)

CONCEITO

É uma zoonose parasitária do homem e de vários mamíferos, causada pelo estágio larvário de cestódeos ciclofilídeos pertencentes ao gênero *Echinococcus*. Os parasitas adultos são encontrados no interior dos intestinos de vários carnívoros domésticos e silvestres, que constituem os hospedeiros definitivos deste helminto. Sua distribuição geográfica, como veremos, é extensa, e áreas endêmicas desta parasitose são encontradas em todos os continentes.

ETIOLOGIA

Até o presente, quatro espécies de *Echinococcus* são reconhecidas, cujas larvas podem infectar o homem e vários animais: o *E. granulosus* a espécie mais importante, que causa a hidatidose unilocular e distribui-se amplamente em todo o mundo; o *E. multilocularis*, causador da hidatidose alveolar, encontrado nas regiões árticas e em algumas áreas da Europa; o *E. vogeli*, espécie recentemente descrita, nas Américas Central e do Sul, causadora da hidatidose policística; o *E. oligartrus*, que produz uma forma unicística de doença, mas que, excepcionalmente tem sido descrita no homem.

Morfologicamente, o gênero Echinococcus apresenta três estágios de desenvolvimento: os ovos, que medem cerca de 30 a 36 μ, que contêm a verdadeira larva ou oncosfera e são produzidos a partir da proglote grávida do parasita adulto; o estágio larvário, o cisto hidático, único ou múltiplo, que se desenvolve nos tecidos de vários mamíferos, incluindo o homem; o parasita adulto, encontrado no intestino de canídeos e felídeos domésticos e selvagens.

Abordaremos cada espécie separadamente, iniciando, pela sua importância, o *Echinococcus granulosus*.

100.1 Hidatidose pelo *Echinococcus granulosus*

CICLO EVOLUTIVO

O *E. granulosus* adulto é um helminto pequeno que mede de 3 a 6 mm de comprimento e que, como todo tenídeo, apresenta o corpo dividido em três partes: escólex, de forma piriforme, provido de quatro ventosas e um rostro que contém 28 a 50 ganchos; um colo curto; um estróbilo ou corpo constituído por apenas três proglotes: uma imatura, uma madura e uma grávida, que é maior e mais larga, porque contém o útero carregado de ovos.

Esses parasitas adultos vivem no intestino delgado de cães, onde podem permanecer por vários meses; em alguns casos, as infecções são intensas, e a mucosa dos intestinos, nessas situações, pode estar densamente parasitada. Outros canídeos (cerca de 12 espécies diferentes) podem albergar o *E. granulosus* adulto, incluindo lobos, raposas, coiotes e chacais.

Os ovos são indistinguíveis dos de *Taenia* sp., são eliminados nas fezes do cão e quando ingeridos por um hospedeiro intermediário adequado, tais como bovinos, ovinos ou o próprio homem, eclodem no duodeno, liberando as oncosferas; estas migram através da mucosa do intestino, entram nos vasos mesentéricos e são levadas ao fígado, aos pulmões e, raramente, a outros órgãos. As larvas crescem em ritmo muito lento e, ao final de 20 dias, alcançam cerca de 250 µ de diâmetro. Após cerca de 5 a 6 meses de desenvolvimento, a hidátide alcança 1 cm e as camadas laminada externa e germinativa interna, produzidas pelo parasita já podem ser perfeitamente diferenciadas. Desta última, se originam, por gemulação, no interior da cavidade cística, cápsulas prolígeras pedunculadas, cujas paredes internas surgem os protocólices, que se invaginam, à medida que atingem seu completo desenvolvimento. Cápsulas prolígeras podem também encontrar-se livres no líquido existente no interior do cisto, o líquido hidático. Os cistos uniloculares, característicos dessa espécie, geralmente apresentam diâmetros não maiores que 5 cm, podendo chegar raramente a 20 cm ou mais de diâmetro. Nas hidátides que evoluem por longos períodos, geralmente surgem cistos filhos, no interior da cavidade. Muitas delas, entretanto, são estéreis e não produzem sequer cápsulas prolígeras ou, muitas vezes, são produzidas, contudo, sem protocólices.

Os hospedeiros definitivos, canídeos selvagens e domésticos, adquirem a equinococose intestinal, por meio da ingestão de vísceras de animais contendo hidátides férteis, sendo os protocólices liberados na luz do intestino delgado, onde, estimulados pela bile e outros fatores, desfaz-se a invaginação e se fixam entre as vilosidades intestinais. Após cerca de 20 a 80 dias, os helmintos adultos, sexualmente maduros, iniciam a eliminação das proglotes grávidas e de ovos nas fezes (Figura 100.1.1).

EPIDEMIOLOGIA

A hidatidose unilocular ocorre praticamente em todos os continentes, mas é prevalente onde cães são utilizados para salvaguardar rebanhos de animais domésticos, principalmente ovinos e caprinos. Nas Américas, a infecção ocorre no Sul do Brasil, na Argentina, Uruguai, Chile e Peru. Nos Estados Unidos, os focos da doença são raros e ocorrem apenas no Vale Central da Califórnia, no Estado de Utah, e entre índios do Arizona e do Novo México. Na Europa e na Ásia, a doença é mais comum nos países onde a criação de ovinos é extensiva, tais como Espanha, Inglaterra, Itália, Bulgária, Sérvia, Croácia, Chipre, Sardenha, Grécia, Turquia, Líbano, Rússia, Mongólia, Tibete, Índia e China. Na África ocorre em todo o Norte do continente (Líbia, Tunísia, Argélia), Quênia (região de Turkana), Sudão e Etiópia. Na Austrália, a hidatidose ocorre, principalmente, no sul do continente, na região da Tasmânia. Na Nova Zelândia houve redução drástica da doença nos últimos anos, e casos dessa enfermidade tornaram-se, agora, raros naquele país.

Em nosso país, a parasitose ocorre apenas no estado do Rio Grande do Sul, onde, em trabalho recente, estimou-se a incidência hospitalar da doença, no ano de 1990, de 5,5 casos por 100 mil habitantes, cifra bastante inferior àquela observada nos países do Cone Sul (Argentina, Chile, Uruguai). Um estudo sorológico (técnica Elisa) realizado, em 1999, em mais de 7 mil pessoas, habitantes da zona rural de 18 municípios do sul do estado do Rio Grande do Sul, revelou uma prevalência da infecção variável de 8,82 a 89,44 por 100 mil habitantes e nessa região cerca de 14 a 50% dos cães encontrados em fazendas da região albergavam o parasita adulto em seu tubo digestivo. A prevalência nessa região, calculada sobre os dados disponíveis nos serviços de radiologia e ultrassonografia, mostrou índices de 0,8 casos por mil exames para a hidatidose pulmonar e 5,5 casos por mil para os cistos intra-abdominais; o estudo conclui, em comparação a dados anteriores, que essa doença parece estar em declínio no Rio Grande do Sul.

Nos países do Cone Sul, os índices de incidência hospitalar da hidatidose são bastante elevados, podendo-se citar as taxas de 143 por 100 mil habitantes na Argentina, de 18,2 a 23,5 por 100 mil para o Uruguai e de 47 por 100 mil para o Chile. Nesses países, a taxa de infecção do gado ovino e bovino e a prevalência da equinococose em cães continuam bastante elevadas.

Além dos ovinos, bovinos e suínos, que são os hospedeiros intermediários habituais do *Echinococcus granulosus*, outros mamíferos podem integrar essa categoria, tais como cavalos, cabras, camelos, várias espécies de primatas, elefantes, alces, antílopes, veados, girafas, zebras e javalis. Muitos desses animais selvagens mantêm um ciclo natural em muitas

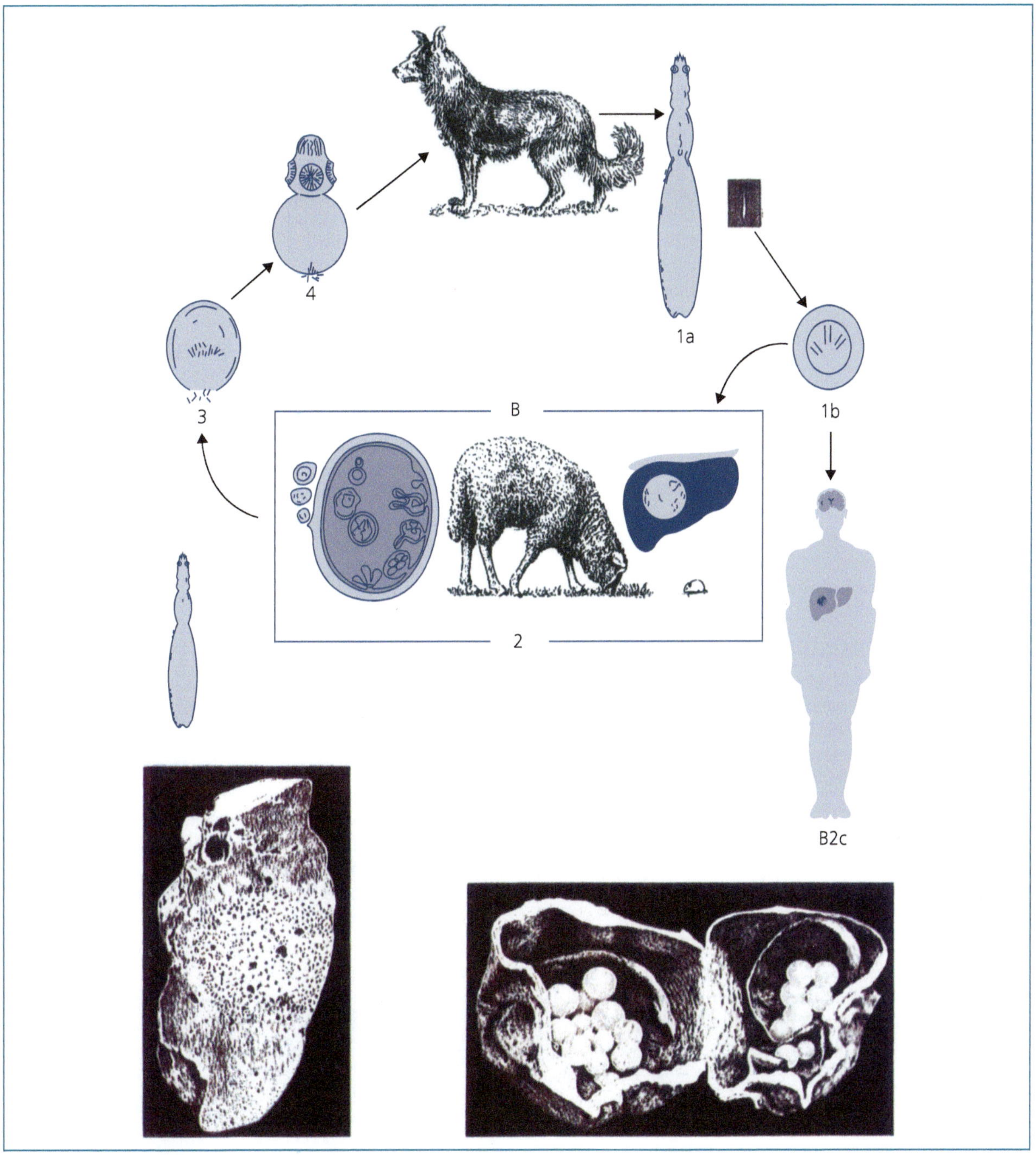

FIGURA 100.1.1 Ciclo biológico do *E. granulosus*.
Fonte: Acervo da autoria.

regiões do mundo, tendo os lobos, os chacais, as raposas e os coiotes como hospedeiros definitivos do parasita. Os cães domésticos podem consumir vísceras infectadas com cistos de muitos desses animais, que morrem na periferia das matas e passam a portar os helmintos adultos no intestino, tornando-se, portanto, potenciais fontes de infecção para o homem.

É possível que um grande número de cistos hidáticos humanos seja adquirido na infância, ocasião em que, sem dúvida, ocorre um contato mais íntimo das crianças com cães domésticos infectados; como a hidátide cresce muito lentamente no decorrer dos anos, é provável que a maioria dos cistos adquiridos precocemente só será diagnosticada 10 a 20 anos depois, quando, em função do tamanho, passam a produzir sintomas. Também é fundamental ressaltar que a hidatidose é bastante comum em membros da mesma família, fato que reflete a aquisição da parasitose a partir de uma fonte de infecção domiciliar comum.

Em algumas áreas do Quênia, na África, onde a prevalência da hidatidose é muito alta, estudos têm demonstrado que os cães podem adquirir a equinococose ao ingerir cadáveres humanos infectados.

Nos últimos anos, vários estudos taxonômicos têm demonstrado diferenças morfológicas, bioquímicas e fisiológicas entre cepas de *Echinococcus granulosus* coletados em diferentes regiões geográficas. Um fragmento específico do DNA desse helminto, clonado em plasmídeos, tem sido usado como sondas de DNA para avaliar a variabilidade genética desse cestódeo e identificar cepas distintas em áreas endêmicas; por exemplo, *Echinococcus* de cavalos e ovelhas na Grã-Bretanha são diferentes, e, ao que parece, a cepa equina não infecta o homem nesse país. As cepas que infectam equinos na Espanha e na Irlanda são, também, geneticamente idênticas à cepa inglesa. Há uma variedade diferente desse cestódeo, que é encontrada parasitando porcos na Polônia e na antiga Iugoslávia. Na Austrália, há pelo menos três cepas de *E. granulosus,* sendo duas predominantes na Austrália central e uma na região da Tasmânia. As cepas existentes nas regiões norte da América do Norte e Eurásia (áreas de tundra e taiga) parecem ser menos virulentas para o homem. Essas variantes subespecíficas hoje estão classificadas em 10 genótipos distintos do parasita (G1 a G10), estão associados a diferentes animais, como ovelhas, porcos, cavalos, camelos, bovinos, cabras etc. Na atualidade utilizam-se técnicas de reação em cadeia da polimerase (PCR) para distinguir os genótipos desse parasita de forma adequada.

ANATOMIA PATOLÓGICA

Quando o ovo de *E. granulosus* é deglutido pelo hospedeiro intermediário, o embrióforo sofre digestão pelo suco gástrico e o embrião hexacanto (oncosfera) é liberado, perfurando a mucosa intestinal no nível do jejuno ou íleo. Penetra, então, em ramo terminal da veia mesentérica superior, chegando à veia porta e, daí, ao fígado e outros órgãos, nos quais pode formar o cisto hidático. No fígado, o acometimento é mais comum no lobo direito.

MORFOLOGIA MACROSCÓPICA

O cisto hidático por *E. granulosus* usualmente é único, unilocular, brancacento, esferoidal e contém líquido límpido e incolor. Em meio ao líquido, flutuam cistos derivados da sua parede interna (vesículas filhas).

O tamanho do cisto varia de acordo com sua sede e idade, aumentando no ritmo de 1 cm/ano. No fígado, pode atingir 30 cm de diâmetro; no pulmão, 20 cm; no encéfalo, 6 cm ou mais. Os cistos renais chegam a ocupar um polo ou até o órgão inteiro. Os cistos intraósseos, contrariamente aos de outras sedes, são múltiplos e pequenos, têm parede fina e crescem exofiticamente, podendo propagar-se a uma articulação ou a outro osso.

MORFOLOGIA MICROSCÓPICA

No cisto hidático totalmente desenvolvido distinguem-se, de fora para dentro:

- **Camada (ou membrana) laminada (também dita quitinosa):** tem até 5 mm de espessura e é hialina, avascular e acelular. Cora-se intensamente pelo PAS, pela prata-metenamina e pelo carmim de Best. É revestida internamente pela camada germinativa.
- **Camada germinativa:** tem 10 a 25 µ de espessura e é representada por uma camada única de epitélio. Origina as cápsulas prolígeras.
- **Cápsulas prolígeras:** trata-se de acúmulos ou brotos celulares ligados à camada germinativa por curto pedículo. Projetam-se no lúmen do cisto hidático. Quando se desgarram da camada germinativa são chamadas vesículas filhas ou cistos secundários. Se uma parte da parede do cisto hidático sofre solução de continuidade, vesículas filhas podem formar-se nos tecidos adjacentes ao cisto: são as vesículas filhas exógenas.

A partir do interior das cápsulas prolígeras, desenvolvem-se escóleces (ou protoescóleces). São ovoides e medem cerca de 100 µ de diâmetro transversal. Cada um contém quatro ventosas e uma dupla coroa de acúleos, que medem entre 22 e 40 µ de comprimento. Cápsulas prolígeras com escóleces têm até 500 µ de diâmetro. Escóleces livres constituem a "areia hidática". A ausência de cápsulas prolígeras e escóleces no cisto o identifica como estéril; assim são, usualmente, os cistos hidáticos ósseos (Figuras 100.1.2 a 100.1.4).

Em torno dos cistos, dá-se a proliferação de tecido fibroso, com exsudato de linfócitos, plasmócitos e granulócitos eosinófilos. Pode haver células gigantes, depósitos de hemossiderina e cristais de colesterol. Essa aparente cápsula fibrosa pericística é rotulada como adventícia ou ectocisto (enquanto as camadas laminada e prolígera do cisto hidático se dizem, em conjunto, endocisto). A calcificação da adventícia pode indicar a morte do parasita.

CONSEQUÊNCIAS E COMPLICAÇÕES

O cisto hidático associa-se a:

- Compressão dos tecidos e/ou órgãos vizinhos. Se o cisto comprime o fígado e as vias biliares, determina colestase e icterícia; se são atingidos ramos portais, sobrevém hipertensão portal. A pressão sobre as veias supra-hepáticas leva à síndrome de Budd-Chiari.
- Liberação de conteúdo do cisto, desencadeando reações de hipersensibilidade.

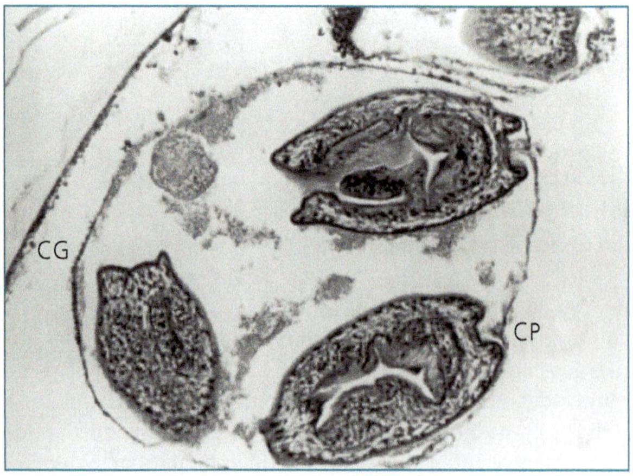

FIGURA 100.1.2 Cisto hidático: cápsulas prolígenas (CP) com escóleces; camada germinativa (CG) à direita. Coloração: HE. Aumento original: 200×.
Fonte: Acervo da autoria.

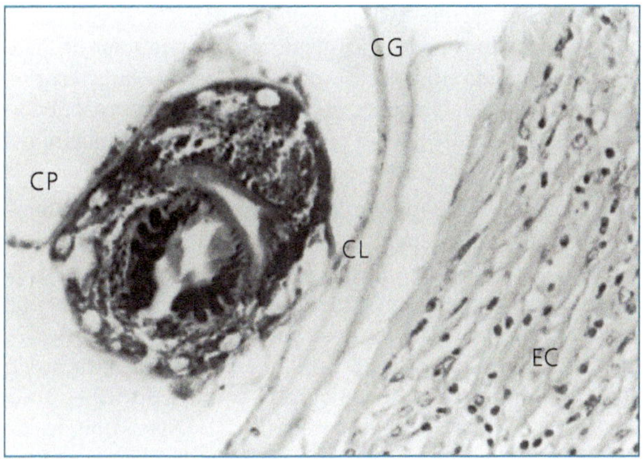

FIGURA 100.1.3 Cisto hidático: cápsula prolígena (CP) com escólece camada germinativa (CG); camada laminada (CL); ectocisto (EC) cronicamente inflamado. Coloração: PAS. Aumento original: 400×.
Fonte: Acervo da autoria.

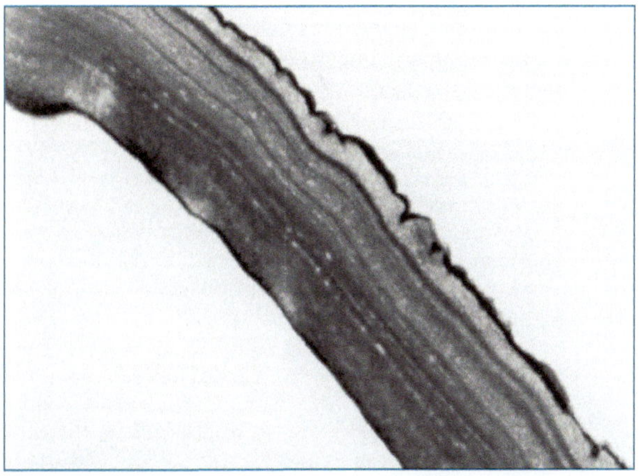

FIGURA 100.1.4 Cisto hidático: pormenor da camada laminada. Coloração pelo método de Grocott. Aumento original: 400×.
Fonte: Acervo da autoria.

- Ruptura, na cavidade peritoneal, provoca hidatidose secundária; na pleural, empiema ou pneumotórax; nas vias biliares, colangite e obstrução intermitente; nas veias supra-hepáticas, hidatidose pulmonar secundária; nos brônquios, bronquite aguda ou crônica; no coração direito, embolia pulmonar. Cisto hidático renal que se rompe para o retroperitônio segue-se de abscesso perirrenal. A detecção de partes da parede cística, escóleces ou acúleos na urina (hidatidúria) ou no escarro, conduz ao diagnóstico.
- Infecção bacteriana: usualmente, sucede após a ruptura do cisto em vias biliares ou brônquios, podendo levar à destruição do mesmo; também pode ocorrer após a morte (asséptica) do parasita. Desenvolve-se abscesso no local.
- Glomerulopatia membranosa: descrita em associação com a hidatidose hepática, foi atribuída à deposição de imunocomplexos.
- Hipertensão arterial sistêmica: associou-se a volumoso cisto hidático renal, regredindo após a nefrectomia.
- Fraturas decorrentes de hidatidose óssea.
- Sinais focais e hipertensão intracraniana, por hidatidose encefálica.

QUADRO CLÍNICO

A maioria dos cistos hidáticos humanos é assintomática, e as manifestações clínicas ocorrem na dependência do tamanho do cisto, de sua localização no organismo e do número de hidátides existentes em um ou mais órgãos. Muitos cistos são descobertos acidentalmente durante a realização de exames sonográficos ou tomográficos ou, então, durante autópsia. Como referido anteriormente, a maioria dos casos de hidatidose ocorre muitos anos depois da infecção, geralmente em pacientes entre 10 e 50 anos de idade, e pessoas de ambos os sexos parecem ser igualmente suscetíveis.

Aproximadamente 80% dos indivíduos portadores de hidatidose apresentam um único cisto, com a seguinte frequência de acometimento nos diversos órgãos: fígado (50 a 70%); pulmão (20 a 30%); músculos (5%); ossos (3%); rins (2%); cérebro (1 a 2%); baço (1%); outros órgãos (1%). Os sinais e sintomas, na maior parte das vezes, resultam da pressão exercida pelo crescimento progressivo do cisto dentro do órgão, simulando um tumor de lenta evolução. Os cistos localizados no sistema nervoso central (encéfalo e medula espinhal) e no globo ocular tendem a produzir sintomas precocemente.

A doença hidática do fígado leva à hepatomegalia e ocasionalmente podem surgir sinais de icterícia obstrutiva; às vezes ocorre ruptura espontânea do cisto nas vias biliares, e nesta condição surgem sinais e sintomas, tais como dor no andar superior do abdome, icterícia, náuseas, vômitos e febre acompanhada de calafrios; o quadro é de uma verdadeira colangite aguda pós-obstrutiva, acompanhada às vezes, de pancreatite. Achados laboratoriais incluem leucocitose com desvio à esquerda, hiperbilirrubinemia, com predomínio da fração conjugada, aumento das enzimas hepáticas (fosfatase alcalina e gama-glutamiltranspeptidase) e hiperamilasemia. Os achados ultrassonográficos e da tomografia computadorizada serão discutidos posteriormente. Infecção bacteriana secundária dos cistos hepáticos transformam essas estruturas em verdadeiros abscessos; essa eventualidade pode ocorrer em cerca de 9% dos casos. Como o fígado é um órgão de grande proporção, os cistos hidáticos dessa localização podem atingir grande tamanho e ocasionalmente tornam-se até palpáveis na superfície do abdome. Excepcionalmente, pode haver evolução para a cirrose biliar secundária. Vinte e cinco por cento dos portadores de hidatidose hepática também apresentam cistos pulmonares.

A localização pulmonar da hidatidose pode não causar sintomas, e a doença nesse órgão pode ser descoberta acidentalmente no exame radiológico do tórax realizado rotineiramente. A ruptura do cisto no pulmão pode causar tosse intensa, dispneia, hemoptise, febre e, raramente, abscesso pulmonar, pneumotórax e empiema. Cerca de 40% dos casos de hidatidose pulmonar apresentam envolvimento hepático concomitante.

No sistema nervoso central, o comportamento da hidatidose é similar ao de um tumor cerebral de crescimento lento e progressivo; aumento da pressão intracraniana, epilepsia, sinais neurológicos focais e amaurose são algumas das manifestações dessa parasitose nessa localização. Cistos vertebrais podem levar à compressão medular, com consequente paraplegia. Doença hidática deve ser considerada como causa de acidente vascular cerebral em pessoas jovens.

Cistos renais podem levar à dor lombar, hematúria e proteinúria, e aqueles localizados nos ossos resultam, geralmente, em fraturas patológicas espontâneas.

Algumas vezes, de forma abrupta ou intermitente, pacientes com hidatidose apresentam manifestações alérgicas, tais como urticária, prurido, edema angioneurótico, crises asmáticas com dispneia, choque anafilático e morte; tais sinais e sintomas estão associados à ruptura espontânea ou traumática das hidátides. A ruptura dos cistos na cavidade abdominal pode levar à implantação secundária da parasitose no peritônio.

O prognóstico dessa doença não tem sido estudado de forma controlada. Em um estudo chinês, compreendendo 27 pacientes com hidatidose pulmonar que não realizaram cirurgia, seis (22%) morreram em consequência da doença durante um período médio de três anos, nove (33%) curaram espontaneamente, sem evidências de recorrência após quatro anos de acompanhamento; cinco (19%) retornaram para tratamento cirúrgico e os sete (26%) restantes permaneceram, sem complicações, com a doença durante um período de oito anos de *follow-up*. Autores iranianos reportaram uma mortalidade de 60% em 15 pacientes sintomáticos, que não realizaram tratamento cirúrgico.

DIAGNÓSTICO

Vários métodos têm sido utilizados no diagnóstico do cisto hidático. Os radiológicos são os mais empregados, permitindo identificar lesões tipo massa, em diferentes órgãos. Discutiremos suas utilidades separadamente.

DIAGNÓSTICO RADIOLÓGICO

Hidatidose hepática

O fígado constitui o órgão frequentemente acometido em hidatidose, e o reconhecimento de lesão hepática tornou-se muito mais acessível após o advento da ultrassonografia e da tomografia computadorizada. Vale relembrar que muitos cistos hidáticos são assintomáticos e diagnosticados acidentalmente durante um exame radiológico ou ecográfico.

Quando submetidos a exames radiográficos convencionais, ou seja, radiografias panorâmicas do abdome, os pacientes com cistos hidáticos no fígado apresentam evidências de hepatomegalia difusa e, por vezes, elevação da hemicúpula diafragmática direita com eventual reação pleural. Cistos antigos podem se calcificar no interior do fígado, e exames radiográficos do abdome demonstram essa calcificação, estando presente em cerca de 20% dos pacientes com acometimento hepático (Figura 100.1.5). Entretanto, é útil lembrar que a presença dessa calcificação não indica necessariamente a morte do parasito.

A cintilografia utilizando a curva da radiação gama de um isótopo fixado no parênquima hepático, em especial o tecnécio, demonstra indiretamente a imagem do cisto hidático, caracterizado por lacunas ou áreas hiporradioativas, possibilitando o acerto diagnóstico em 80% dos casos de hidatidose hepática. Entretanto, o emprego rotineiro da ultrassonografia abdominal, método inócuo, econômico e de fácil realização, tem permitido, além de detectar a existência da lesão, também determinar sua natureza. A exemplo de outras lesões de conteúdo líquido, o cisto hidático apresenta-se como imagem anecoica ou translúcida, podendo ser múltipla em cerca de 60% dos casos, uni ou multiloculada, com paredes finas ou ligeiramente espessadas. Vesículas ou cistos filhos podem ser identificados no interior do cisto maior, resultando em aspecto ecográfico, bastante característico dessa entidade. A presença de vários cistos comprometendo todo o fígado simula doença policística hepática, dificultando a diferenciação etiológica entre essas duas entidades.

Com sensibilidade similar à ecografia, a tomografia computadorizada (TC) também detecta com precisão a existência de cistos hidáticos no fígado (Figura 100.1.6). A exemplo da ecografia, esse método permite identificar septações internas, vesículas filhas e calcificação da parede do cisto, esta às vezes não vista em radiografias do abdome. Após a introdução de contraste intravenoso, a tomografia computadorizada pode identificar discreto realce da parede do cisto. Níveis líquidos de densidades diferentes são reconhecidos, com frequência, em cistos hidáticos intactos, e a rotura da membrana do pericisto produz separações na parede ou fragmentos flutuantes no interior do cisto, de aspecto peculiar nessa enfermidade.

Eventualmente, cistos hidáticos no fígado podem comprimir as vias biliares, produzindo dilatação dos dutos biliares, identificados tanto pela ecografia quanto pela TC, e a esse fato soma-se que esses métodos também são de grande importância no acompanhamento evolutivo das lesões hepáticas submetidas a drenagens cirúrgicas.

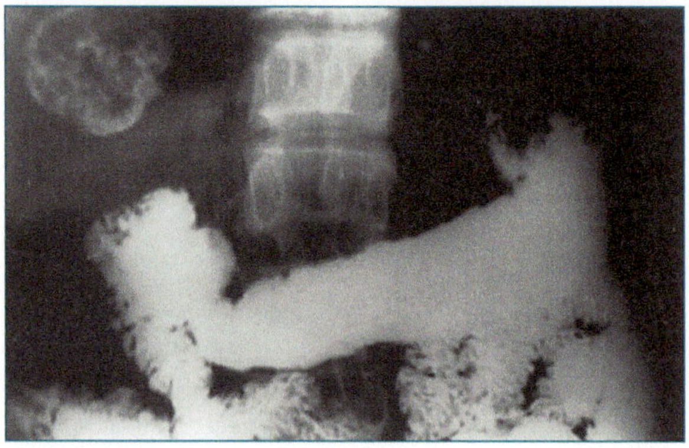

FIGURA 100.1.5 Radiografia panorâmica com contraste do trato digestivo superior, incluindo cisto hidático calcificado em lobo direito do fígado.
Fonte: Acervo da autoria.

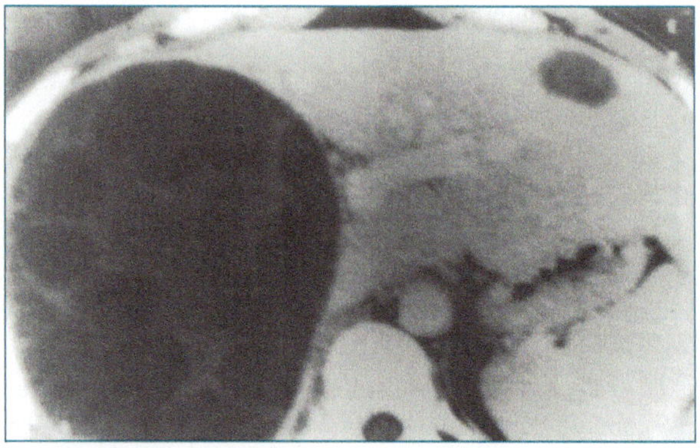

FIGURA 100.1.6 Tomografia computadorizada do abdome demonstrando dois cistos hidáticos no fígado, estando o maior repleto de vesículas filhas.
Fonte: Acervo da autoria.

Hidatidose pulmonar

O pulmão constitui o segundo sítio mais frequente de hidatidose no adulto, sendo o local mais comum em crianças. Muitos cistos intactos são assintomáticos e encontrados casualmente em radiografias do tórax, e, quando atingem grandes dimensões, causam sintomas decorrentes da compressão de estruturas adjacentes.

Cistos hidáticos pulmonares são múltiplos em 30% dos pacientes acometidos, bilaterais em 20%, e comprometem os lobos inferiores em 60% dos casos. Existe predileção para o pulmão direito e segmentos posteriores, podendo atingir grandes dimensões, e com isso deslocar mediastino e diafragma. Cistos intactos são repletos de líquido e apresentam imagem de massa homogênea arredondada ou ovoide, de contornos nítidos e regulares. Quando localizados em fissuras interlobares, simulam derrame pleural encistado. Ao atingir grandes dimensões, um cisto hidático poderá produzir reação pleural e/ou atelectasia pulmonar, resultando em perda da definição de seus contornos. Calcificação em cisto hidático pulmonar é extremamente raro.

A rotura do cisto e sua comunicação com os brônquios ou bronquíolos produz diferentes padrões radiográficos. A penetração de ar entre a adventícia e a membrana quitinosa mostra a separação dessas lâminas na parte superior do cisto, caracterizando o sinal do menisco ou do crescente. Maior quantidade de ar progressivamente dissecando essas camadas produz separação completa das membranas (Figura 100.1.7). Outra via de obtenção desse afastamento resulta da rotura do endocisto pelo próprio parasita, e a membrana vesicular rota poderá flutuar livremente na base da cavidade do pericisto, resultando em uma falha de enchimento móvel, reconhecida classicamente como sinal do *iceberg* ou sinal do camalote (camalote: ilhas flutuantes de plantas aquáticas que se deslocam na superfície dos rios). Vesículas filhas eventualmente estão presentes e formam várias falhas de enchimento arredondadas e depositadas na parte inferior da cavidade cística.

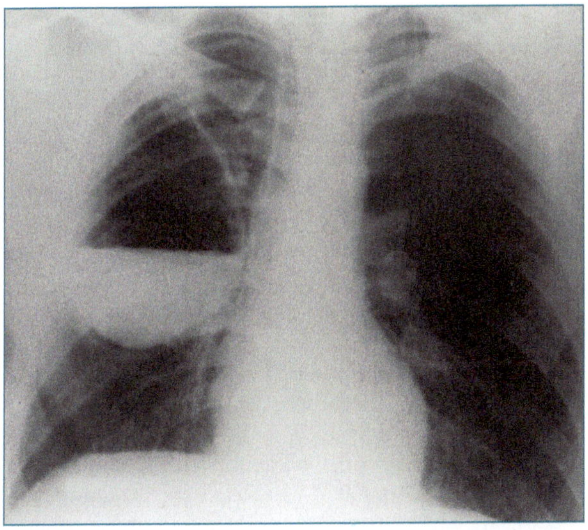

FIGURA 100.1.7 Radiografia de tórax em PA e perfil mostrando volumoso cisto hidático em pulmão direito com drenagem parcial de seu conteúdo.
Fonte: Acervo da autoria.

Ocorrendo expulsão completa do material contido em uma cavidade, a imagem radiográfica resultante será de um cisto translúcido, de paredes finas, semelhante a uma bolha, e em crianças esse cisto simulará uma pneumatocele estafilocócica. Um cisto de paredes finas pode espontaneamente desaparecer ou persistir por vários anos, em virtude do mecanismo de tensão valvular no seu ponto de contato com um bronquíolo. Raramente, um cisto hidático pulmonar rompe para espaço pleural, causando hidropneumotórax e, por consequência, hidatidose pleural. A cavidade do pericisto, após o seu esvaziamento, poderá ser infectada secundariamente por bactérias, e o aspecto radiográfico resultante será um abscesso pulmonar envolto por processo pneumônico ao seu redor.

Hidatidose esplênica

Em virtude do início insidioso e evolução lenta, o cisto hidático esplênico tem pouca expressão clínica, sendo identificado em fases mais avançadas da doença, geralmente cursando com esplenomegalia (Figura 100.1.8) e ocasional comprometimento reacional do espaço pleural adjacente. A hidatidose esplênica ocorre em cerca de 1 a 2% dos pacientes com essa doença, estando na maioria das vezes associada a um envolvimento hepático concomitante. São significativas as roturas de cistos para a cavidade peritoneal ou para órgãos do trato gastrointestinal, com destaque para a flexura esplênica do cólon.

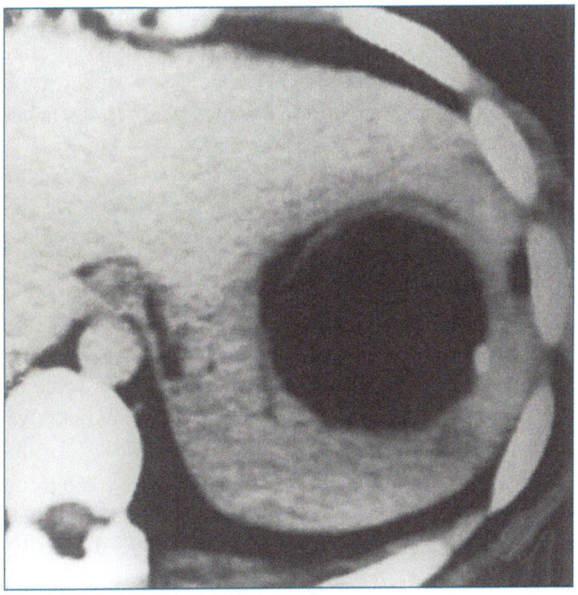

FIGURA 100.1.8 Tomografia computadorizada do abdome demonstrando volumoso cisto hidático no baço.
Fonte: Acervo da autoria.

Visto que os métodos de diagnóstico por imagem citados são de utilização comum aos órgãos abdominais, as características morfológicas do cisto no interior do baço são semelhantes às descritas previamente para cisto hidático no fígado.

Hidatidose renal

A identificação por imagem da hidatidose renal caracteriza-se pela presença de cisto polar de dimensões variadas, que pode apresentar calcificação curvilínea semelhante a outras lesões císticas renais. Cisto intacto causa deslocamento de cálices em urografia excretora, e sua rotura resulta em cavidade irregular, que se comunica com o sistema pielocalicinar. Tanto a ecografia quanto a tomografia computadorizada mostram cisto uni ou multiloculado, que contém conteúdo heterogêneo. No entanto, a hidatidose renal ocorre preferencialmente em regiões endêmicas, sendo confirmada a sua presença somente após punções diagnósticas guiadas por esses dois métodos.

Hidatidose óssea

A hidatidose óssea ocorre, preferencialmente, em áreas mais vascularizadas, destacando-se em ordem decrescente de frequência, comprometimento da coluna vertebral, das epífises dos ossos longos (com destaque para o fêmur), ossos da bacia, crânio e costelas. A primeira manifestação pode ser secundária a uma fratura patológica ou em razão da compressão medular nos casos de envolvimento da coluna vertebral, com lesões de corpo vertebral, estendendo-se para pedículos, lâminas e tecidos paravertebrais. Na coluna vertebral, a ressonância magnética e a tomografia computadorizada têm sido amplamente utilizadas, pois permitem demonstrar as lesões ósseas existentes, o preenchimento do canal medular e o envolvimento das regiões paraespinais pela hidatidose vertebral. As lesões ósseas, geralmente, são líticas, multiloculadas, bem definidas, com expansão óssea, afilamento e rotura da cortical, e frequente extensão para tecidos moles adjacentes.

Hidatidose cerebral

Cisto hidático pode ocorrer em qualquer região do cérebro, predominando no compartimento supratentorial, com destaque para o território irrigado pela artéria cerebral média, especialmente o lobo parietal. As calcificações estão presentes em menos de 1% desses cistos, que podem ser demonstradas com tomografia computadorizada e em radiografias simples do crânio.

Tanto a ressonância magnética quanto a tomografia computadorizada mostram lesão cística redonda ou ovalada, de contornos regulares e bem definidos, com densidade semelhante ao líquor, dificultando sua diferenciação com cistos intracranianos de outras etiologias (Figura 100.1.9). Septações e vesículas filhas são infrequentes nessa localidade. Não há evidências de edema ao seu redor, fato comum em tumores císticos e em abscessos cerebrais, mas as dimensões de um cisto hidático intracraniano, quando muito exacerbadas, resultam em compressão e dilatação do sistema ventricular, com consequente hidrocefalia. A ressonância magnética tem como característica o reconhecimento de sinal de baixa intensidade da parede do cisto hidático em imagens ponderadas em T2 e o especial destaque em demonstrar, além do plano axial, a lesão em planos coronal e sagital.

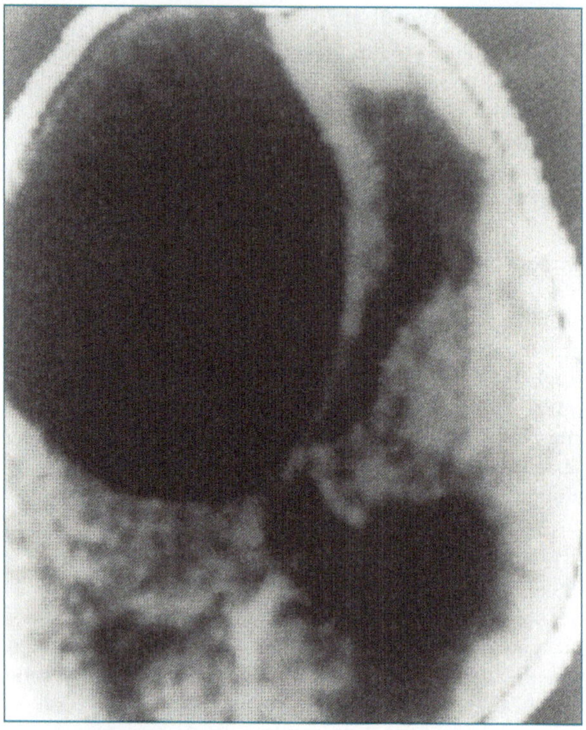

FIGURA 100.1.9 Tomografia computadorizada do crânio evidenciando cisto hidático cerebral, causando deslocamento e dilatação do sistema ventricular.
Fonte: Acervo da autoria.

DIAGNÓSTICO IMUNOLÓGICO

Os testes sorológicos podem ser úteis no diagnóstico da hidatidose, embora anticorpos específicos não estejam presentes em todos os pacientes. Várias técnicas laboratoriais têm sido empregadas, destacando-se entre elas a hemaglutinação indireta e a aglutinação com partículas de látex, que são procedimentos relativamente simples, com boa sensibilidade, mas com baixa especificidade. Outras técnicas, como dupla difusão em gel de ágar, imunoeletroforese e contraimunoeletroforese, têm sido utilizadas para detectar anticorpos contra o "arco 5" – um antígeno específico extraído do líquido hidático, conferindo maior acuracidade ao diagnóstico da parasitose; reações falso-positivas têm sido demonstradas em doentes com neurocisticercose, que podem também demonstrar anticorpos contra o "arco 5". Recentemente, reações imunoenzimáticas (ELISA, DIG-ELISA, ABC-ELISA, DOT-ELISA) estão sendo empregadas, demonstrando serem altamente sensíveis e específicas em detectar anticorpos no soro de doentes com hidatidose; quando se utiliza antígeno do fluido hidático nessas reações, a sensibilidade em diagnosticar os casos de envolvimento hepático é alta (85 a 98%); para os cistos pulmonares, entretanto, a sensibilidade é menor (50 a 60%) e para as localizações em múltiplos órgãos, volta a ser bastante elevada (90 a 100%). Esses testes são usualmente utilizados para uma avaliação sorológica inicial, embora adiante da dificuldade diagnóstica se recomende uma combinação de 2 ou 3 reações sorológicas para diagnosticar essa condição, uma vez que um único teste pode não detectar todos os casos. Nos últimos anos, alguns autores têm incorporado ao arsenal diagnóstico a detecção sérica de complexos imunes e antígenos circulantes (antígeno 5 [Ag5] e antígeno B [AgB]); estes últimos têm sido detectados por meio de técnicas imunoenzimáticas (ELISA) e outros ensaios, e os imunocomplexos, por Western-blot. A detecção de antígenos circulantes tem sido proposta como ideal para detectar precocemente a infecção hidática, sendo também útil como método de seguimento pós-cirúrgico dos pacientes e para monitorizar a dinâmica de crescimento e/ou a atividade dos cistos. Novos métodos diagnósticos nessa parasitose incluem sondas de DNA para testes de hibridização e reações de polimerase em cadeia (PCR) para a amplificação de fragmentos de DNA específicos do *Echinococcus granulosus*. Esses novos testes apresentam altos índices de especificidade e sensibilidade, e poderão solucionar dúvidas diagnósticas frequentes nessa doença, em particular na diferenciação de nódulos pulmonares ou hepáticos vistos por métodos de imagem, de neoplasias primárias ou metastáticas desses órgãos; além disso, técnicas moleculares têm sido muito utilizadas para identificar antígenos parasitários em espécimes biológicos, por biópsia de pacientes. Em muitos estudos, o DNA ribossomal do parasita tem sido o alvo mais comum no desenvolvimento da PCR espécie-específica. A intradermorreação de Casoni é inespecífica e carece de valor diagnóstico. Em alguns casos de hidatidose pulmonar, os cistos hidáticos podem romper, e o diagnóstico pode ser confirmado por meio do exame do escarro, em que os acúleos do *Echinococcus* podem ser visualizados a fresco ou pela coloração de Ziehl-Nielsen; fragmentos da membrana laminada podem ser identificados por meio da técnica de PAS (*Periodic Acid-Schiff*). O hemograma na hidatidose pode mostrar eosinofilia, às vezes expressiva, e, na forma cerebral, o líquor demonstra pleocitose discreta e hiperproteinorraquia.

TRATAMENTO

A ressecção cirúrgica permanece como tratamento de escolha para os pacientes com um único cisto hepático ou pulmonar, sendo possível sua extirpação completa em 50 a 85% dos casos. A técnica ideal é a enucleação de todo o cisto, tomando-se excessivo cuidado para que não haja ruptura e liberação do líquido hidático, o que poderia causar anafilaxia e disseminação dos protoescóleces para os tecidos vizinhos; essa complicação pode ser minimizada por meio da colocação de um coxim em torno do cisto, saturado com salina a 20% ou com um químico escolecida denominado cetrimide, a 0,1% (brometo de cetriltrimetilamônio). O conteúdo do cisto deve ser sempre aspirado, e a cavidade cística será, então, preenchida com um escolecida antes que se processe a sua ressecção; o escolecida aqui utilizado poderá ser salina hipertônica ou nitrato de prata a 0,5%. A formalina não deve ser utilizada como escolecida porque pode causar choque e fixação dos tecidos do hospedeiro em torno do cisto. O uso de cetrimide a 0,1% para lavar a cavidade pleural ou peritoneal após a cirurgia tem sido muito efetivo em evitar recidivas, mas a droga pode ocasionalmente provocar a formação de aderências no peritônio e meta-hemoglobinemia. Outros escolecidas, tais como clorexidine, H_2O_2 e álcool a 80% também podem ser utilizados para esterilizar os cistos.

Nos cistos hidáticos hepáticos, a técnica utilizada é a cistectomia ou a hepatectomia parcial com omentoplastia (preenchimento da cavidade com um pedículo de omento); nos casos com supuração, a inserção de um tubo de drenagem ou marsupialização são preferíveis às técnicas anteriormente citadas. Desde os anos de 1980, um tratamento denominado PAIR (punção-aspiração – injeção-reaspiração) tem sido utilizado como alternativa à cirurgia no manuseio da hidatidose. Após a punção percutânea do cisto guiada pela ultrassonografia, a aspiração do conteúdo é realizada; a cavidade residual é, então, preenchida com um agente escolecida, geralmente, o etanol, o qual é reaspirado dez minutos após. Uma metanálise recente confirmou a eficácia, a segurança e a utilidade dessa técnica no tratamento dos cistos hepáticos. A recorrência na maioria dos trabalhos publicados é pequena e só há contraindicação ao uso dessa modalidade terapêutica quando existe comunicação do cisto com a árvore biliar. Na hidatidose pulmonar, geralmente, processa-se a ressecção simples do cisto, com o fechamento da cavidade por sutura. Recentemente, a pericistectomia laparoscópica tem sido demonstrada ser tão segura e efetiva quando a laparotomia em casos selecionados de envolvimento hepático e esplênico. A cirurgia tem sido também a terapia de escolha para cistos pulmonares, renais e cerebrais.

Em muitos casos, entretanto, em virtude do estado geral às vezes precário do paciente, à presença de múltiplos cistos, em várias localizações, o tratamento cirúrgico é impossível de ser realizado e o tratamento quimioterápico está indicado. O mebendazol foi introduzido na terapia da hidatidose, em 1977, com bons resultados e aparentemente sem efeitos colaterais. Entretanto, estudos posteriores mostraram resultados conflitantes. O tratamento de várias centenas de doentes com hidatidose com mebendazol ou flubendazol (seu derivado fluorado) demonstrou melhora em grande número de casos, embora em 1/4 deles a doença tenha mostrado progressão ou melhora inicial com recidiva posterior; poucos pacientes alcançam a cura completa. A dose recomendada de mebendazol é de 50 a 100 mg/kg/dia, via oral, após uma refeição rica em gordura, por um período mínimo de 3 a 6 meses. Como a absorção dessa droga é irregular, as concentrações plasmáticas devem ser monitorizadas e deve-se manter um pico plasmático de 80 ng/mL para se obter um máximo de eficácia terapêutica. Em cinco estudos em que se utilizou essa droga, envolvendo 302 pacientes, tratados por 3 a 24 meses, com seguimento pós-tratamento de 6 a 60 meses, observou-se um percentual de sucesso em erradicar, parcial ou totalmente os cistos, variável de 51 a 78%. Esse derivado imidazólico produz diversos efeitos colaterais, tais como reações cutâneas de hipersensibilidade, alopecia e neutropenia reversível com a suspensão da droga; não se deve utilizá-la durante a gravidez e em crianças abaixo de 2 anos de idade. Recentemente, novas drogas têm sido empregadas no tratamento da hidatidose. Em um estudo realizado na China, o praziquantel eliminou mais de 60% dos protoescóleces de pacientes com hidatidose pulmonar. As doses utilizadas foram 120 a 210 mg/kg, dose total, administradas durante 6 a 7 dias. Entretanto, alguns autores mediram os níveis dessa droga no fluido dos cistos durante a cirurgia de ressecção, em nove pacientes tratados previamente com praziquantel por 10 dias, ela não foi detectada, colocando em dúvida a ação desse medicamento na hidatidose; ao que parece, o praziquantel atua nos protoescóleces, mas não na membrana germinativa. Nos últimos anos, o albendazol passou a ser empregado no tratamento da doença hidática, na dose de 10 a 15 mg/kg/dia por três meses consecutivos, sem intervalos. Durante o tratamento, todos os pacientes devem ser submetidos a cuidadosos controles bioquímicos, em particular da função hepática, para a detecção precoce de toxicidade. Estudo recente avaliou a ação dessa droga em 105 cistos hidáticos diagnosticados em 50 pacientes, em diferentes localizações. Os efeitos colaterais não foram graves; quatro pacientes foram considerados curados, 31 melhoraram e em 11 não se observaram alterações na evolução. Três doentes considerados curados, ao final da terapia, recidivaram e foram tratados novamente com a mesma medicação, com bom resultado. A maioria dos doentes não necessitou de cirurgia. Uma metanálise envolvendo cinco estudos analisou os resultados do albendazol no tratamento da hidatidose; foram tratados 157 pacientes com doses orais habituais (10 a 15 mg/kg/dia), por períodos variáveis de 3 a 7 meses e seguimento pós-tratamento de até 7 anos; o percentual de sucesso, definido como desaparecimento ou redução acentuada do tamanho dos cistos pela ultrassonografia, variou de 50 a 100%, tendo sido melhor nos cistos pequenos e nos cistos extraósseos. O índice de recidiva médio após o tratamento clínico é de cerca de 25% após 6 meses de seguimento, sem diferença entre o mebendazol e o albendazol. Um estudo controlado prospectivo comparou o albendazol (400 mg, duas vezes ao dia) em combinação com o praziquantel (25 mg/kg/dia) com o albendazol isolado, e concluiu que a terapia combinada foi mais efetiva que o albendazol isolado.

A comparação entre mebendazol e albendazol no tratamento da hidatidose já foi realizada, e um estudo concluiu que o albendazol foi superior ao mebendazol, embora boas respostas tenham sido vistas também com esse derivado em doentes selecionados.

A cura ou a melhora do quadro após o tratamento, como já referido, com derivados benzimidazólicos, pode ser definida, portanto, por meio do desaparecimento completo dos cistos, redução no seu tamanho ou aparecimento de um halo em torno deles à tomografia computadorizada. Achados sorológicos não correlacionam bem com a melhora clínica e tomográfica.

Alguns cirurgiões experientes com essa parasitose têm recomendado o uso de albendazol no período pré-operatório, durante quatro semanas, com o objetivo de matar os protoescóleces no interior dos cistos e com isso prevenir a recorrência posterior, que ocorre em até 10% dos pacientes submetidos à cirurgia. Em um estudo, em que se avaliou a viabilidade dos protoescóleces em hidátides retiradas cirurgicamente, após um curso mensal de albendazol, demonstrou-se que de 14 pacientes avaliados, somente um tinha protoescóleces viáveis no interior do cisto. Em algumas áreas do Quênia, onde a hidatidose é endêmica, o uso de albendazol tem substituído a cirurgia como tratamento de primeira linha nessa helmintíase, e a eficácia terapêutica tem sido observada na hidatidose hepática, abdominal, pulmonar, ocular e, em menor magnitude, na localização óssea; a punção percutânea dos cistos guiada pela ultrassonografia, com drenagem do conteúdo, outrora um procedimento controverso, hoje tem sido utilizada em casos selecionados da doença. Após a drenagem, pode-se injetar na cavidade um escolicida (salina a 20% ou nitrato de prata a 0,5%) e administrar o albendazol por via oral, por tempo prolongado. As indicações atuais para a drenagem percutânea são: a contraindicação formal à cirurgia, os cistos infectados não comunicantes com a árvore biliar, as pacientes grávidas, os múltiplos cistos em vários segmentos hepáticos, a lesão anecoica (≥ 5 cm de diâmetro), os cistos com mais de cinco septações no seu interior, a recidiva pós-cirúrgica e a falha ao tratamento quimioterápico. Complicações podem surgir, tal como ruptura do cisto, felizmente pouco frequente (< 3%). Os resultados desse procedimento têm sido promissores em estudos preliminares utilizando essa técnica, com decréscimo do tamanho dos cistos, calcificação das suas paredes e conteúdo e até desaparecimento deles em mais de 90% dos casos.

Algumas complicações graves da hidatidose hepática, tais como síndrome de Budd-Chiari aguda, colangite esclerosante secundária, cirrose biliar secundária e disseminação hepática maciça, podem ser curadas com transplante hepático. Os procedimentos dessa cirurgia nesses pacientes mostram maiores dificuldades do que as habitualmente vistas em transplantes hepáticos de outra natureza. As complicações operatórias são frequentes, mas a maioria dos pacientes alcança longa sobrevida e boa qualidade de vida após o transplante.

PROFILAXIA

O controle da hidatidose baseia-se, principalmente, na quimioterapia em massa de cães, utilizando-se praziquantel, e nos programas de educação sanitária. Como o período pré-patente do *E. granulosus* é de 45 a 50 dias, a administração da droga deve ser feita mensalmente, e o sucesso do programa vai depender da extensão do tratamento canino em uma determinada área e da ocorrência concomitante de transmissão da parasitose de canídeos silvestres para os animais domésticos e para o homem, nessa mesma localidade. É importante impedir que os cães comam as vísceras infectadas dos animais abatidos em áreas endêmicas, uma vez que esse é o mecanismo que favorece a persistência do ciclo evolutivo desse helminto nessas áreas. Essas medidas de controle erradicaram, com sucesso, a infecção em muitas partes do mundo, principalmente na Islândia, Chipre, Tasmânia e Nova Zelândia, países onde não há o ciclo selvagem, e onde os programas de educação sanitária e o tratamento em massa dos cães alcançaram elevados índices de sucesso.

BIBLIOGRAFIA SUGERIDA

Beggs I. The radiology of hydatid disease. A J R. 1985; 145:639-48.

Brandborg LL. Parasitic diseases of the liver. In: Zakim D, Boyer TD. Hepatology. A textbook of liver disease. Philadelphia: Saunders, 1982. p. 1010-35.

Choji K, Fujita N, Chen M, et al. Hydatid diseases of the liver: computed tomography and transabdominal ultrasound with histopathological correlation. Clin Radiology, 1992; 46:97-103.

Craig PS. Detection of specific circulating antigen, immune complexes and antibodies in human hydatidosis from Turkana (Kenya) and Great Britain by enzyme-immoassay. Parasite Immunol, 1986; 8(2):171-88.

D'Alessandro A, Rausch R L, Cuello C et al. Echinococcus vogeli in man, with a review on polycystic hydatid disease in Colombia and neighboring countries. Am J Trop Med Hyg, 1979; 28:303-17.

de La Rue ML. Cystic echinococcosis in southern Brazil. Rev Inst Med Trop São Paulo, 2008; 50:53-6.

De Rosa F, Teggi A. Treatment of Echinococcus granulosus hydatid disease with albendazole. Ann Trop Med Parasitol, 1990; 84(5):467-72.

Eckert J, Gemmell MA, Soulsby EJL (eds.). FAO/Unep/ WHO Guidelines for surveillance, prevention and control of Echinococcosis/hydatidosis VPH/81, 28, Geneva, World Health Organization, 147. p. 1981.

Ersahin Y, Mutler S, Guzelbag E. Intracranial hydatid cysts in children. Neurosurgery, 1993; 33(2):219-24.

Gottstein B. Molecular and immunological diagnosis of echinococcosis. Clin Microbiol Rev, 1992; 5(3):248-61.

Jaffe HL. Skeletal lesions caused by certain other infectious diseases. In: Jaffe HL. Metabolic, degenerative and inflammatory diseases of bons and joints. Philadelphia: Lea & Febiger, 1972. p. 1015-82.

Jones TC. Cestodos (gusanos acintados). In: Mandell GL, Douglas RG, Benett JE. Enfermedades infecciosas principios e practica. Buenos Aires: Panamericana, 1991. p. 2288-89.

Kloetzel K, Pereira JAA. A hidatidose humana no Rio Grande do Sul (Brasil): estimativa de sua importância para a saúde pública do país. Rev Inst Med Trop São Paulo, 1992; 34(6):549-55.

Langer JC, Rose DB, Keystone JS et al. Diagnosis and management of hydatid disease of the liver: a 15-year North American experience. Ann Surg. 1984; 199:412-7.

Liance M, Janin V, Bresson-Hadni S et al. Immunodiagnosis of Echinococcus infections: confirmatory testing and species diferentiation by a new commercial Western-blot. J Clín Microbiol, 2000; 38:3718-21.

Martorana G, Gibert C, Pescatore D. Giant echinococcal cyst of the kidney associated with hypertension evaluated by computerized tomography. J Urol, 1981; 126:99-100.

Marty AM, Neafie RC. Protozoal and helminthic disease. In: Saldana MJ (ed.). Pathology of pulmonary disease. Philadelphia: Lippincott, 1994. p. 489-502.

Mcmanus DP, Reshi AK. Genetic heterogeneity within Echinococcus granulosus: isolates from different hosts and geografical arcas caracterized with DNA probes. Parasitology, 1989; 99:17-29.

Men S, Hekimoglu B, Yucesoy C, et al. Percutaneous treatment of hepatic hydatic cysts: an alternative to surgery. A J R, 1999; 172:83-9.

Mohamed AE, Yasawy MI, Alkarawi MA. Combined albendazole and praziquantel versus albendazole alone in the treatment of hydatid disease. Hepatogastroenterology, 1998; 45:1690-94.

Moreno-Gonzalez E, Lainaz Segurola C, Garcia-Ureña MA, et al. Liver transplantation for Echinococcus granulosus hydatid disease. Transplantation, 1994; 58(7):797-800.

Odev K, Paksoy Y, Arslan A et al. Sonographically guided percutaneous treatment of hepatic hydatid cysts: long term results. J Clin Ultrasound, 2000; 28: 469-78.

Rausch RL, Rausch VR, D'Alessandro A. Discrimination of the larval stages of Echinococcus oligarthrus. Am J Trop Med Hyg, 1978; 27:1195-9.

Schipper HG, Kager PA. Diagnosis and treatment of hepatic echinococcosis: an overview. Scand J Gastroenterol, 2004; 39:50-5.

Sherlock S, Dooley J. Hydatid disease. In: Serlock S, Dooley J (eds.). Diseases of the liver and biliary system. 9. ed. London: Blackwell, 1993. p. 488-94.

Sitprija V, Boonpucknavig V. Renal involvement in parasitic diseases. In: Tisher CC, Brenner BM (eds.). Renal pathology: with clinicai and functional correlations. 2. ed. Philadelphia: Lippincott, 1994. p. 626-57.

Smyth JD. The biology of the hydatid organisms. Adv Parasitol, 1964; 2:169-219.

Van Steenbergen W, Fevery J, Broeckaert L et al. Hepatic echinococcosis ruptured into the biliary tract. Clinical, radiological and therapeutic features during five episodes of spontanepus biliary rupture in three patients with hepatic hydatidosis. J Hepatol, 1987; 4(1):133-9.

Vialtel P, Chenais F, Desgeorges P, et al. Membranous nephropathy associated with hydatid disease. N Engl J Med. 1981; 304:610-1.

Von Sinner WN, Akhtar M. Primary spinal echinococcosis (Echinococcus granulosus) of lumbosacral spine with destruction of the left pedicles of L3-5 and extension of a large paraspinal cystic mass into the spinal canal. Skeletal Radiol, 1994; 23(3):220-3.

100.2 Hidatidose neotropical *E. vogeli* e *E. oligarthrus*

INTRODUÇÃO

A hidatidose neotropical é uma zoonose com distribuição exclusiva nas áreas silvestres das Américas. O reconhecimento completo dessa enfermidade e de seus agentes etiológicos, *Echinococcus vogeli* (*Ev*) e *E. oligarthrus* (*Eo*), é recente e as informações originais são com base em nossas observações epidemiológicas, parasitológicas, clínicas e diagnósticas realizadas, sobretudo, com material colombiano.

Conforme mencionado neste capítulo, a terceira espécie do gênero, o *E. multilocularis* (*Em*), é o agente etiológico da hidatidose alveolar, porém sua distribuição geográfica é holártica. A quarta e última espécie, o *E. granulosus* (*Eg*), agente da hidatidose unilocular, é a mais importante por sua frequência e extensa distribuição. No Novo Mundo é frequente nos países meridionais das Américas, principalmente nas zonas de criação de ovelhas do Uruguai, da Argentina, do Chile, da região andina do Peru e do estado do Rio Grande do Sul, no Brasil. Em contraste, no restante das Américas, as infecções humanas por *E. granulosus* autóctones são raras, porém, nessas mesmas áreas, pode-se encontrar ungulados e cães domésticos infectados por esse parasito. Tal fato ainda não está totalmente esclarecido, no entanto, poderia ser por causa das circunstâncias epidemiológicas não favoráveis à transmissão para o homem ou, até mesmo, ao comportamento das cepas de *Echinococcus* existentes em algumas zonas não endêmicas do Novo Mundo, possivelmente com menor infectividade humana. A hidatidose unilocular é vista, principalmente, em imigrantes de zonas endêmicas do mesmo ou de outro país.

Tem-se detectado a maioria dos casos humanos de hidatidose neotropical, principalmente nas regiões não endêmicas, porém não exclusivamente. Em nossa publicação de 1979 foram apresentados 13 casos humanos observados em quatro países. Desde então, obteve-se informações de outras infecções similares publicadas antes de 1979, assim como de novos casos, alguns catalogados como hidatidose alveolar, multicística ou multilocular, e interpretados como causados por *E. granulosus*, *E. multilocularis* e, recentemente, por *E. oligarthrus*. Entretanto, esses casos não tiveram os diagnósticos com base na taxonomia de vermes adultos obtidos em infecções experimentais de cães e gatos, como no caso dos estudos dos materiais colombianos.

Felizmente, nos últimos anos, autores de diversos países têm identificado as características da hidatidose neotropical e têm catalogado corretamente os casos dessa zoonose, em pelo menos 10 países.

Essa doença já deixou de ser uma curiosidade, devendo ser considerada nos diagnósticos diferenciais de massas policísticas em homens.

ETIOLOGIA

A única investigação sistemática em busca do *Echinococcus* foi realizada na Colômbia por vários pesquisadores, em estudos com diversos objetivos. Todos estavam preparados para o reconhecimento das larvas de *Echinococcus*, tendo preservado os intestinos delgados dos carnívoros obtidos. Ao longo de 18 anos foram estudados 4.198 animais de oito ordens, 62 gêneros e 78 espécies. Destes, 156 eram carnívoros, que foram examinados em busca de vermes adultos no intestino e de larvas nos tecidos. Foram encontrados *Echinococcus* adultos em quatro espécies de carnívoros: 1/15 cães domésticos, 1/1 puma (*Felis concolor*), 1/11 ocelotes (*F. pardalis*) e 2/9 gatos selvagens (*F. yagouaroundi*).

Nos cães, que haviam se alimentado com frequência, com vísceras de pacas, durante caçadas noturnas, foram encontrados *Echinococcus vogeli* maduros e em reprodução, e *E. oligarthrus* imaturos. Já os gatos selvagens, em contraste, apresentavam *E. oligarthrus* maduros e em reprodução. Ambos os parasitos foram utilizados para realizar infecções experimentais.

A busca da larva nos animais silvestres foi mais bem-sucedida, tendo-se encontrado hidátides em duas espécies de roedores: a paca (*Cuniculus paca* - Figura 100.2.1) e o rato espinhoso (*Proechimys* spp.). De 325 pacas, 96 (29%) tinham cistos; em 73 eram *Echinococcus vogeli*, em três eram *E. oligarthrus*, e no fígado de 20 delas o parasito não pôde ser identificado. Quando foi eliminada uma parcela das pacas capturadas na pesquisa, por não terem apresentado uma inclusão imparcial (os caçadores de Carimagua traziam apenas as infectadas), pôde-se observar que a frequência da infecção era significativamente maior nos animais adultos (28/95, 29,5%) do que nos jovens (8/50, 16%) e, por conseguinte, a frequência da infecção deles era significativamente maior do que nos animais com um peso menor do que 5,5 kg (0/26).

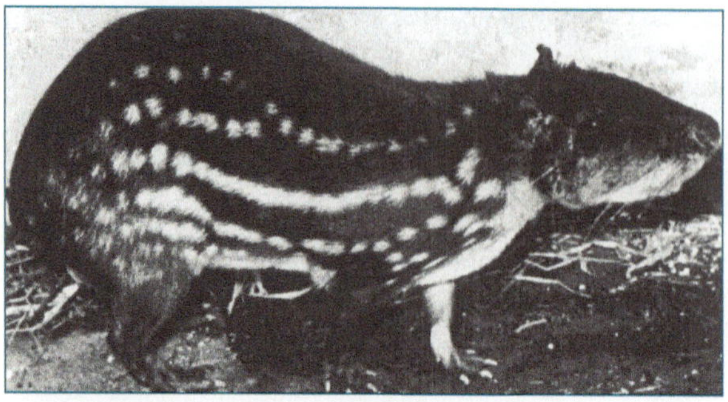

FIGURA 100.2.1 *Cuniculus paca*, paca adulta.
Fonte: Cortesia do Dr. Ignacio Borrero, Universidad del Valle, Cali, Colômbia.

A prevalência da infecção nos ratos espinhosos (*Proechymus*) foi muito mais baixa, (6/1.168 - 0,5%) e as 118 cutias estudadas na pesquisa foram negativas. No entanto, caçadores locais forneceram-nos um coração de cutia infectado por *E. oligarthrus*, tendo nos informado sobre infecções em outras duas espécimes com cistos musculares e hepáticos.

Os cistos de *Echinococcus vogeli* nas pacas estavam localizados no fígado (Figura 100.2.2), sendo que em duas localizavam-se no ligamento suspensório do fígado e no mesentério cecal. Assim como no homem, o tamanho dos cistos varia até 10 μ e massas que ocupam quase todo o órgão. A maioria dos cistos de *Echinococcus vogeli* estava localizada superficialmente, porém algumas atravessavam o órgão ou eram pedunculadas. As características eram semelhantes às observadas no homem. Entretanto, não se obteve evidência de proliferação exógena, ainda que esta seja característica das lesões humanas.

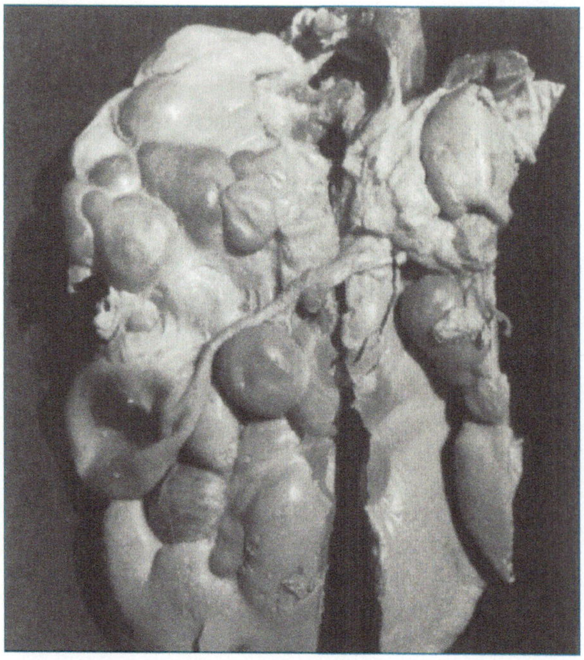

FIGURA 100.2.2 Hidatidose policística maciça no fígado de uma paca capturada em Carimagua, Meta, Colômbia.
Fonte: Cortesia do Dr. Ignacio Borrero, Universidad del Valle, Cali, Colômbia.

Em contraste, nenhuma das infecções por *E. oligarthrus* foi hepática. As larvas estavam localizadas no baço, no espaço retroperitoneal, próximo ao músculo psoas, aderidas ao diafragma ou ao peritônio dentro da cavidade abdominal. No homem, esta hidatidose foi unicística nos poucos casos publicados.

O estudo comparativo detalhado dos adultos das quatro espécies desse gênero deve ser consultado no trabalho de Rausch e Bernstein (1972). Apresentamos aqui um resumo das características mais importantes das duas espécies neotropicais.

ECHINOCOCCUS VOGELI

Os estróbilos são distintos em cada uma das quatro espécies. O maior é o do *E. granulosus*, seguido em tamanho pelo *Echinococcus vogeli* (3,9 a 5,6 mm), sendo o menor o do *E. multilocularis*. O *Echinococcus vogeli* tem três segmentos, o segundo sendo maduro. O poro genital é posterior à metade de ambos os segmentos. No meio, os ganchos rostelares são mais longos do que os do *E. oligarthrus*. O número de testículos varia entre 50 e 67, neste sentido assemelhando-se ao *E. granulosus*. Os órgãos genitais são morfologicamente distintos quando comparados aos das outras três espécies, estas se mostrando semelhantes entre si.

ECHINOCOCCUS OLIGARTHRUS

Algumas das características diferenciais entre o *E. oligarthrus* e o *Echinococcus vogeli* foram mencionadas anteriormente. A variação de tamanho dos estróbilos é de 2,2 a 2,9 mm, sendo o número de segmentos idêntico (três), assim como o segundo segmento também é o maduro. Em contraste, o poro genital é anterior à metade do segmento. Os ganchos rostelares são mais curtos do que os do *Echinococcus vogeli* e o número de testículos é intermediário entre o *E. granulosus* e o *E. multilocularis* (cerca de 25 a 30).

EPIDEMIOLOGIA

Os vermes adultos de *Echinococcus vogeli* foram encontrados somente duas vezes em animais infectados naturalmente: em um cão selvagem e em um doméstico. Por outro lado, o *E. oligarthrus* já foi detectado em seis espécies de felinos selvagens: puma, ocelote, jaguar, jaguarundi, gato de Geoffroy e gato dos pampas. As informações obtidas de diversas zonas tropicais colombianas e de outros países indicam que se o homem não exterminasse animais como paca, cutia, ratos espinhosos, cães e felinos selvagens, deveriam encontrar outras áreas enzoóticas de hidatidose policística que, até mesmo, poderiam originar transmissão ao homem, como já ocorreu no Estado do Acre, no Brasil.

As duas espécies de *Echinococcus*, *Echinococcus vogeli* e *E. oligarthrus*, são encontradas em uma extensa região do Novo Mundo, onde estão presentes seus hospedeiros. A paca (Figuras 100.2.1 e 100.2.2) é o hospedeiro intermediário mais importante do *Echinococcus vogeli*. É um grande roedor, estritamente herbívoro, terrestre, com hábitos noturnos e, em nossa série, chegando a pesar até 13 kg. Refugia-se na água, quando assustada, geralmente sendo encontrada nas proximidades de ambientes aquáticos. É um animal caçado com armas de fogo, já que não entra em armadilhas, sendo considerado um bom alimento, e tendo a carne muito apreciada. Já a cutia, hospedeiro intermediário, mais frequente do *E. oligarthrus*, é um roedor terrestre de tamanho mediano e de hábitos essencialmente diurnos, também sendo caçado em virtude da sua carne. A distribuição das pacas e cutias se estende desde o Sul do México (San Luis Potosí e Veracruz) até o Equador e Leste dos Andes, até a Bolívia, o Paraguai, o nordeste argentino e em Santa Catarina, no Sul do Brasil (Figura 100.2.3).

Os ratos espinhosos do gênero Proechimys são muito numerosos na mata tropical, tendo tamanho mediano e sendo terrestres e noturnos. Em alguns locais, são caçados com armadilhas, em função de sua carne. São hospedeiros do *E. oligarthrus*, e a sua distribuição geográfica vai desde a Nicarágua até o Paraguai, e o Brasil.

Além das três espécies mencionadas, foram observadas infecções isoladas por *Echinococcus vogeli* em um *Didelphis marsupialis* e em uma cutia. Também foram observadas infecções por *E. oligarthrus* em um coelho silvestre (*Sylvilagus floridanus*) na Venezuela e em uma paca, porém é pouco provável que esses hospedeiros tenham importância no ciclo habitual de transmissão.

O *Speothos venaticus* (Figura 100.2.4) é o único hospedeiro natural conhecido do *Echinococcus vogeli*. Apresenta uma distribuição geográfica que inclui o Panamá e todos os países da América do Sul, exceto Uruguai, Chile e Argentina, no entanto, há informações de uma captura em Misiones (uma das províncias do Norte da Argentina). A Figura 100.2.5 é a reprodução modificada de um mapa preparado por Druwa, com base nos lugares onde já se identificou a presença do *Speothos*. É um animal arisco, observado com muito pouca frequência, visto em savanas, só ou em grupos, alimentando-se de pacas e perseguindo-as tanto nas matas quanto na água. Provavelmente, é um animal mais abundante do que aparenta, reconhecendo-se sua presença em diversos locais e países, onde recebe nomes regionais. Na Colômbia é denominado raposa-guache (*zorro-guache*) e no Brasil, cachorro-do-mato-vinagre.

Não se aceita que a raposa das savanas (*Cerdocyon thous*), frequente na zona enzoótica estudada, tenha importância no ciclo de transmissão. Estudaram-se 35 espécimes que foram todas negativas. Além disso, são pequenas e se alimentam de artrópodes, répteis e outros pequenos vertebrados, sendo aparentemente incapazes de matar um roedor tão grande quanto uma paca. Muito menos, acredita-se que o cão doméstico tenha algum papel na preservação do *Echinococcus vogeli* na natureza.

Também se deve mencionar que a transmissão da hidatidose foi comprovada em zoológicos, onde os *Speothos* infectaram lontras (*Myocastor coypus*) e um grupo de primatas: gorilas, orangotangos e chimpanzés. Essa informação deve servir de alerta para os veterinários de zoológicos, que recebem *Speothos* selvagens, para que detectem a infecção nesses animais e tratem-nos com praziquantel, e tentem detectar, com a ajuda de ultrassonografia, possíveis infecções por *Echinococcus vogeli* em primatas. Como todas essas infecções foram letais, se poderia tentar o uso de albendazol para tratamento da infecção com o objetivo de curar ou prolongar a vida dos primatas infectados.

O reconhecimento de ao menos dois casos de infecções humanas por *E. oligarthrus* faz pensar que os casos humanos de hidatidose, observados fora da área geográfica do *Speothos,* único hospedeiro definitivo do *Echinococcus vogeli* conhecido, podem realmente ser em razão das infecções por *E. oligarthrus*, e não à existência de outros hospedeiros distintos da paca e do *Speothos,* conforme sugerido anteriormente. Obviamente, ambas as possibilidades podem ocorrer.

Rausch, em estudo comparativo entre o *Echinococcus vogeli, E. oligarthrus* e *Echinococcus cruzi* (Brumpt e Joyeux, 1924), descrito por estes como uma hidátide pertencente a uma nova espécie de *Echinococcus,* chegou à conclusão de que as hidátides de *E. cruzi* eram, na realidade, de *E. oligarthrus*.

Em resumo, o homem se infecta pelo *Echinococcus vogeli*, assim como pelo *E. granulosus* e o *E. multilocularis*, ingerindo ovos produzidos pelos parasitos adultos, eliminados com as fezes de cães domésticos infectados. A infecção dos cães se dá por serem alimentados com vísceras de pacas também infectadas. Já a infecção humana por *E. oligarthrus* ocorre ao serem ingeridos ovos eliminados pelos gatos domésticos alimentados com vísceras de cutias, ratos espinhosos e até mesmo pacas, por sua vez, infectados. Essas afirmações estão no âmbito da possibilidade, já que não existem observações comprobatórias publicadas. O *E. oligarthrus* chega ao estado grave no cão, porém não atingindo a maturidade. A outra possibilidade, apesar de mais remota, seria por meio da infecção do homem por gatos selvagens mantidos como domésticos.

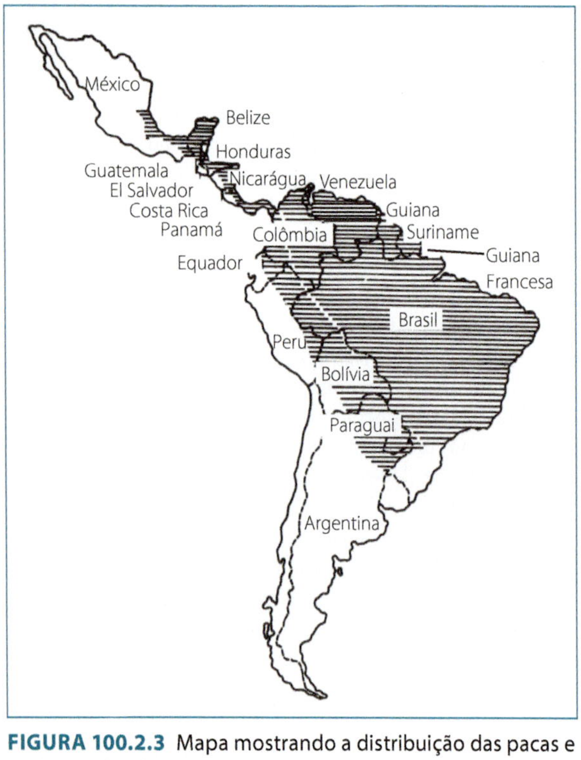

FIGURA 100.2.3 Mapa mostrando a distribuição das pacas e cutias nas Américas.
Fonte: Obtida de diversas fontes.

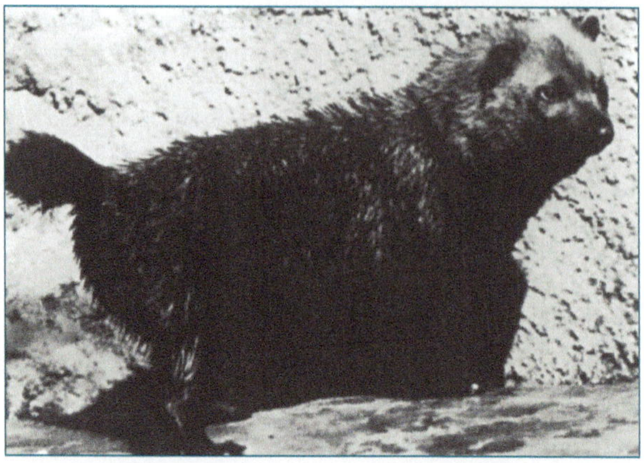

FIGURA 100.2.4 Cachorro-do-mato, *Speothos venaticus*, adulto.
Fonte: Cortesia do Zoológico de Los Angeles, EUA.

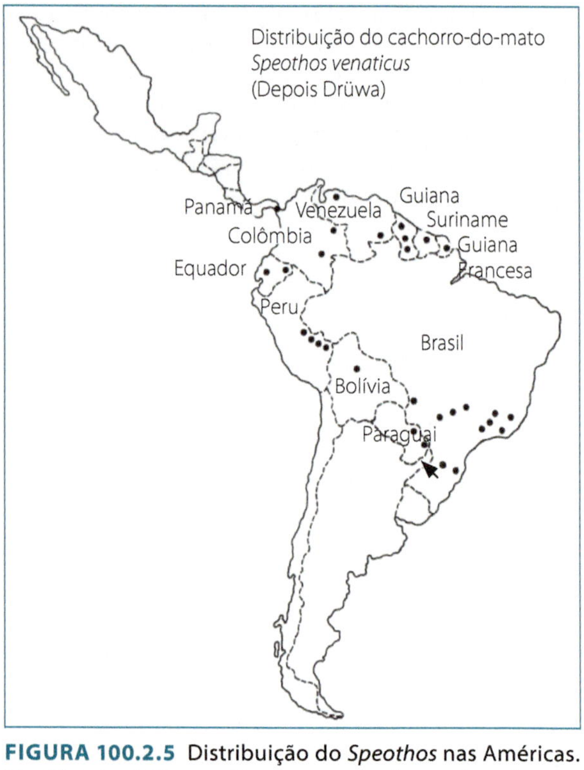

FIGURA 100.2.5 Distribuição do *Speothos* nas Américas. Modificado de Druwa. Novo encontro de um *Speothos* em Misiones, Argentina (seta).

INFECÇÃO HUMANA

Em 172 casos de infecções humanas, obtiveram-se informações sobre a sua distribuição em 10 países, de 103 casos: 1 caso na Nicarágua; 1 na Costa Rica; 1 no Panamá; 1 no Peru; 28 na Colômbia; 12 no Equador; 3 na Venezuela; 41 no Brasil; 2 no Uruguai; 5 na Argentina. Na Costa Rica, o estudo posterior dos acúleos dos protoescóleces de um caso humano demonstrou que não se tratava de uma infecção hepática por *E. oligarthrus*, e sim de um raro caso de *E. granulosus* com vesículas filhas exógenas que complicaram o diagnóstico inicial.

A distribuição por espécie de 103 casos é a seguinte: 45 *Echinococcus vogeli*; 3 *E. oligarthrus* e 55 HPC. Este último grupo é formado pelas hidatidoses policísticas publicadas antes da descrição do *Echinococcus vogeli* ou quando não foram encontrados e descritos acúleos nos metacestódeos obtidos em biópsia ou materiais cirúrgicos de hidátides policísticas ou mesmo quando o diagnóstico foi apenas radiológico. No Brasil, casos de hidatidose pelo *Echinococcus vogeli* têm sido diagnosticados, particularmente, na região da Amazônia, embora casos esporádicos tenham sido descritos na região central do país (Minas Gerais). Um estudo retrospectivo realizado pelo Instituto Evandro Chagas, em Belém – PA mostrou a existência na região de 40 casos da parasitose, diagnosticados no período de 1962 a 2003; as pacientes encontravam-se na faixa etária de 10 a 72 anos, e 47,5% pertenciam ao sexo masculino. O fígado foi o órgão mais atingido pelo parasita (82,5% dos casos) e na maior parte dos casos, o *Echinococcus vogeli* pôde ser comprovado em amostras teciduais. Recentemente, um inquérito sorológico foi realizado em área endêmica da doença, em Sena-Madureira, no Acre, envolvendo um total de 1.064 amostras de soro, coletadas de habitantes das zonas urbana e rural da região; a reação sorológica utilizada foi a contraimunoeletroforese, e a prevalência global de anticorpos na população estudada foi de 4%, com maior prevalência na área rural (6%). Nessa região foi possível estabelecer a existência de outro provável hospedeiro intermediário no ciclo do *Echinococcus vogeli*, os porcos domésticos, criados extensivamente nessa área endêmica, e com elevados índices de parasitismo visceral (29,2 a 45,5%). Ainda neste mesmo estado (Acre), estudo mais recente (2013), prospectivo, iniciado em 1999 e analisado até o ano de 2009, incluiu 60 pacientes com hidatidose policística. Esses doentes apresentavam-se, na maioria deles, com massas palpáveis no abdome e com ultrassonografia demonstrando lesões hepáticas e peritoneais; 36 pertenciam ao sexo masculino e a maioria provinha de Sena-Madureira no interior do estado (23%). O hábito de caçar foi reportado por 82% (41/50) e cães estavam presentes no peridomicílio em 96% dos casos. O quadro clínico caracterizou-se na maior parte deles por hepatomegalia (60%), icterícia (17%), ascite (7,5%) e circulação colateral (5,5%). O tratamento constitui na administração de albendazol associado ou não à cirurgia de ressecção. A letalidade foi de 15,5% (9/58). As manifestações abdominais mais frequentes nessa doença são: massas arredondadas palpáveis, endurecidas, geralmente em topografia hepática. Ocorre um aumento progressivo, tanto das massas quanto do perímetro abdominal, frequentemente havendo dor nessa região e acentuada perda de peso. Menos comumente, pode-se observar hepatoesplenomegalia, icterícia e sinais de hipertensão portal, tais como circulação colateral, hematêmese por ruptura de varizes esofágicas, além de outros achados clinicolaboratoriais de cirrose.

A distribuição das lesões em 63 pessoas com HPC, em que esses dados estiveram disponíveis, é a seguinte (D'Alessandro):

- **Lesões abdominais:** 44/63 = 70%:
  - **Abdome superior:** 36/63 = 57% (diagnosticadas clinicamente como tumor/abscesso hepático ou de vesícula biliar; 13 delas, ou seja, 20% do total, apresentavam obstrução biliar ou hipertensão portal);
  - **Abdome inferior:** 5/63 = 8% (diagnosticadas como tumores mesentéricos);
  - **Abdome superior e inferior:** 3/63 = 5%.
- **Lesões torácicas:** 6/63 = 10% (diagnosticadas como tumores/abscessos pulmonares).
- **Lesões retro-oculares com proptose ocular:** 2/63 = 3% (diagnosticadas como tumores).
- **Lesões de localização não especificada:** 11/63 = 17%.

Hoje, é possível, baseando-se nas histórias clínicas, na gravidade da doença, nas complicações e na mortalidade na hidatidose policística, classificá-la em cinco modalidades:

- **Tipo 1:** cistos no fígado e na cavidade abdominal.
- **Tipo 2:** cistos no fígado e na cavidade abdominal com insuficiência hepática.
- **Tipo 3:** cistos no fígado e pulmões/tórax.
- **Tipo 4:** cistos somente no mesentério dos intestinos ou do estômago.
- **Tipo 5:** cistos calcificados no fígado e/ou pulmões.

Em 42 casos de hidatidose por *Echinococcus vogeli*, com informações clínicas completas, pôde-se classifica-los da seguinte forma: Tipo 1: 19 casos; Tipo 2: 9 casos; Tipo 3: 4 casos; Tipo 4: 9 casos; Tipo 5: 1 caso. A maioria deles, portanto, são enquadrados no Tipo 1.

Macroscopicamente, as características morfológicas da hidátide do *Echinococcus vogeli* no homem são de uma estrutura policística múltipla, geralmente visível na superfície hepática, porém invadindo o parênquima do órgão e, eventualmente, os dutos biliares. Também foi observada no mesentério, no omento, no pericárdio, nos pulmões, na pleura, na veia cava inferior e no átrio direito (Figura 100.2.6). O tamanho dos cistos varia entre 10 mm de diâmetro até massas que ocupam quase todo o fígado. As vesículas individuais medem de 5 a 80 mm de diâmetro. A coloração típica é branco-acinzentada, contendo em seu interior um fluido ou substância gelatinosa de coloração amarelada. Alguns encontram-se parcialmente necrosados, podendo conter, eventualmente, calcificações. As hidátides apresentam proliferação de vesículas endógenas e exógenas. Observou-se, em um caso, que os cistos situados no lobo esquerdo hepático estendiam-se ao tecido subcutâneo da parede abdominal contígua.

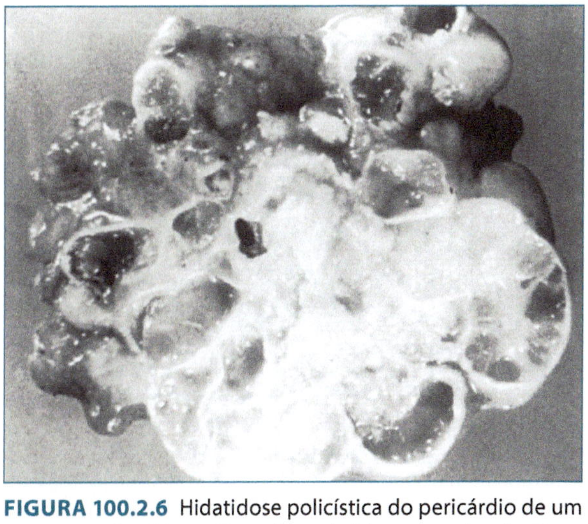

FIGURA 100.2.6 Hidatidose policística do pericárdio de um paciente colombiano. Corte frontal, diâmetro maior de 10 cm (com autorização do editor).

As características microscópicas da hidátide são semelhantes em todos os casos. Os cistos ocupam cavidades múltiplas de tamanhos diferentes, desde alguns poucos micrômetros até vários centímetros. Os cistos são subdivididos pela proliferação das membranas (Figura 100.2.7). A espessura da membrana laminada varia dentro da mesma vesícula (8 a 65 μm), porém sendo, geralmente, grossa. Em contraste, a membrana germinativa interna é mais uniforme e muito delgada (3 a 13 μm) (Figura 100.2.8). Essa membrana produz cápsulas prolígeras, dentro das quais se desenvolvem desde poucos até numerosos protoescóleces. A membrana germinativa viável contém poucos e inconspícuos corpúsculos calcários.

A membrana laminada, frequentemente, torna-se pregueada, aparecendo nos cortes histológicos como uma formação cerebroide, preenchendo todo o cisto (Figura 100.2.9). Essa característica é observada tanto nos cistos humanos como nos das pacas. Aparentemente, esse comportamento não é encontrado nas infecções por *E. oligarthrus* dos animais, nem no caso humano publicado por D'Alessandro (1995). De fato, observa-se dentro de um mesmo cisto, protoescóleces e outros tecidos com alterações degenerativas ou necrose, e em outras partes do mesmo parasito, não há sinais degenerativos.

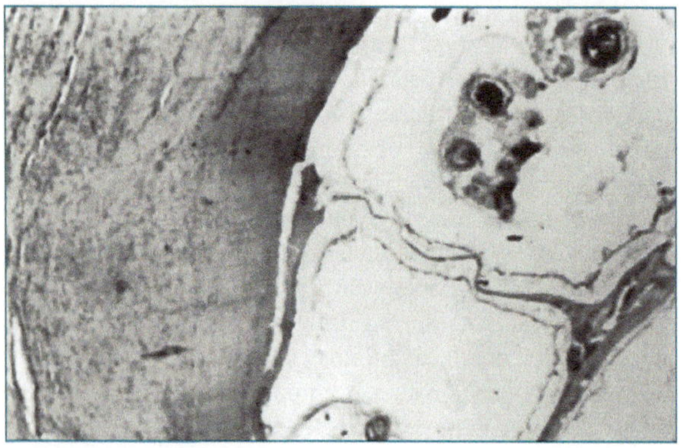

FIGURA 100.2.7 Parte de um cisto mostrando cápsulas prolígeras e protoescólex, a maioria necrosada, dentro de um microcisto formado por proliferação interna. Barra = 250 mm (com autorização do editor).

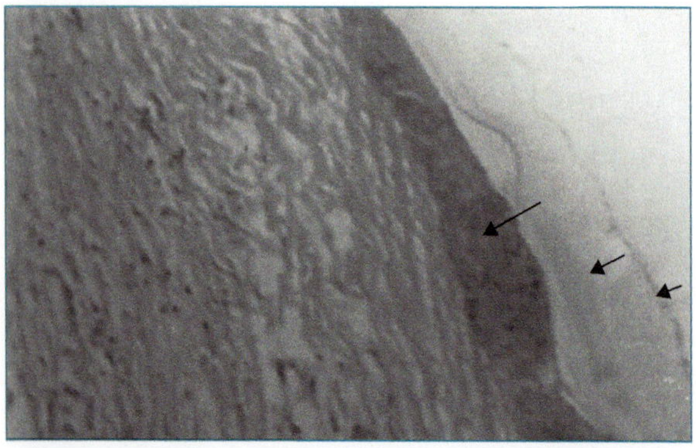

FIGURA 100.2.8 Parte de parede de um cisto de *Echinococcus vogeli* mostrando a membrana germinativa delgada (seta menor), a membrana laminada espessa (seta curta), a zona granulosa com eosinófilos degeneradis (seta longa) e a membrana pericística fibrosa com pouca infiltração mononuclear. Barra = 125 mm.

Fonte: Acervo da autoria.

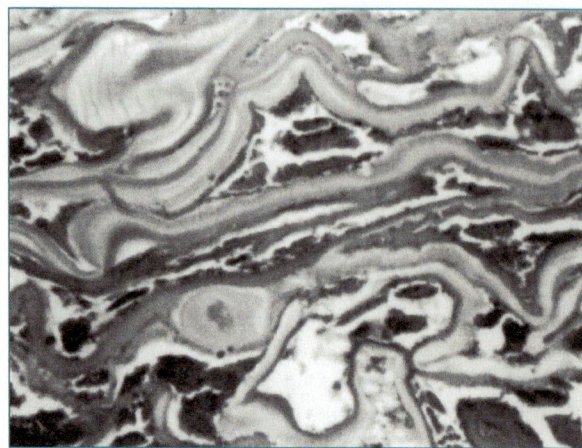

FIGURA 100.2.9 Membrana laminada multiplicada mostrando configuração cerebroide do *Echinococcus vogeli*. Barra = 250 mm.

Fonte: Acervo da autoria.

CARACTERÍSTICAS DIFERENCIAIS DA HPC CAUSADA PELO *ECHINOCOCCUS VOGELI* E PELO *E. OLIGARTHRUS*

A comparação das hidátides dos dois parasitos, obtidas experimentalmente, tornou possível a diferenciação morfológica, dispensando as inoculações em cães e gatos. Os acúleos rostelares típicos dos protoescóleces do *Echinococcus vogeli*, tanto na coroa externa como na interna, são mais extensos do que os do *E. oligarthrus*: 41 e 33 μ *versus* 32 e 26 μ. A relação de comprimento entre cabo/lâmina e cabo/talo dos acúleos é de 33/65 e 43/57, respectivamente. Significa dizer que o cabo constitui 1/3 do comprimento total do acúleo do *Echinococcus vogeli*, enquanto no *E. oligarthrus* constitui quase a metade (Figura 100.2.10). A forma dos acúleos é diferente e característica: no *Echinococcus vogeli*, apresentam uma lâmina delgada, encurvada e em garra, portanto, apresentando sua parte dorsal também em curva. Em contraste, os acúleos do *E. oligarthrus* apresentam uma lâmina larga com a parte dorsal quase reta. Por outro lado, os acúleos do *E. granulosus* e do *E. multilocularis* são menores e sua morfologia não pode ser usada como critério de diferenciação. A forma e as proporções das partes são semelhantes às dos acúleos do *Echinococcus vogeli*.

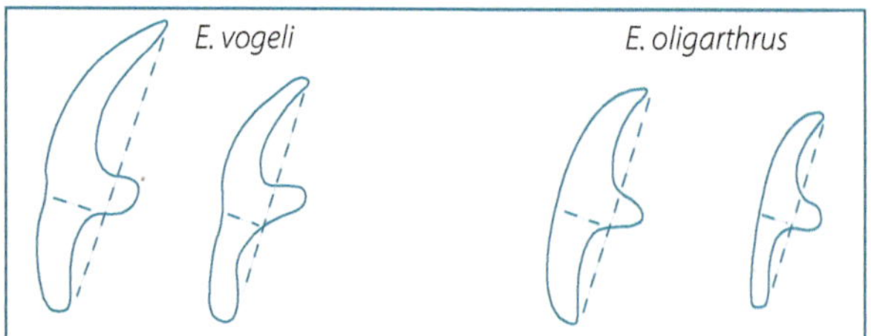

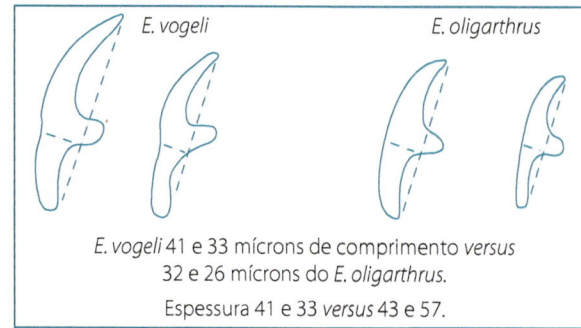

FIGURA 100.2.10 Comparação do comprimento médio dos acúleos rostelares entre as quatro espécies de *Echinococus* (micrômetros).

Fonte: Acervo da autoria.

A membrana laminada do *Echinococcus vogeli* é espessa, enquanto a germinativa é delgada e quase sem corpúsculos calcários (Figura 100.2.11). Em contraste, a membrana laminada do *E. oligarthrus* é bastante delgada, enquanto a germinativa é espessa e com muitos corpúsculos calcários, também encontrados nos protoescóleces. Como dito anteriormente, mais frequentemente no homem do que nos animais, encontram-se hidátides mortas com aspecto diferente do observado na larva viva e madura, já descrita. Observa-se a membrana laminada bastante espessa e multiplicada, conferindo-lhe um aspecto cerebroide. Nesses cistos, a membrana germinativa encontra-se degenerada, sendo de difícil reconhecimento. O *Echinococcus vogeli* apresenta uma característica importante ao infectar o homem, produzindo proliferações externas, que invadem os tecidos. Já o *E. oligarthrus*, se apresenta no homem como uma hidatidose unicística, tendo sido diagnosticados apenas três casos até o momento, dois deles acometendo a órbita, e um, o músculo cardíaco (achado incidental em autópsia). Atualmente, sabemos que a larva do *E. oligarthrus* no homem se parece basicamente com a observada em animais. A larva encontrada em músculo cardíaco de um homem brasileiro falecido por tétano, apesar de morta e degenerada, apresentava protoescóleces indiferenciáveis dos infectantes de origem animal. No material escasso disponível do *E. oligarthrus*, pode-se observar a ausência da membrana laminada multiplicada com aspecto cerebroide, frequente no *Echinococcus vogeli*. O estudo de mais cistos, tanto humanos quanto animais, contribuirá para o esclarecimento dessa curiosa e importante apresentação.

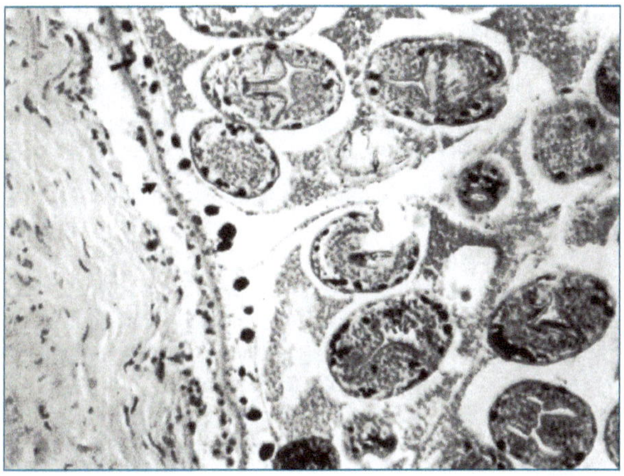

FIGURA 100.2.11 Características do *E. oligarthrus* em uma cutia. Membrana laminar delgada, membrana germinativa espessa e com numerosos corpúsculos calcários ao meio, que também são observados em abundância nos protoescóleces, alguns mostrando o acúleo típico.
Fonte: Acervo da autoria.

O tecido pericístico (membrana adventícia) é colágeno, apresentando uma infiltração celular de intensidade variável e estando em contato direto com a membrana laminada. Frequentemente, observa-se, entre o tecido e o cisto, um material granuloso avermelhado, constituído pelos restos dos eosinófilos presentes desde o início da infecção. Também é frequente observar-se uma reação granulomatosa tipo corpo estranho, com a presença de histiócitos e formação de células gigantes. Essa reação é vista ao redor de todas as larvas mortas (Figura 100.2.12). Como exposto anteriormente, uma característica importante da infecção humana por *Echinococcus vogeli* é seu caráter invasor, que não foi observado em nossos estudos, nas infecções das pacas. Em contraste, observa-se essa característica em roedores de laboratório e em primatas e lontras infectados acidentalmente em zoológicos.

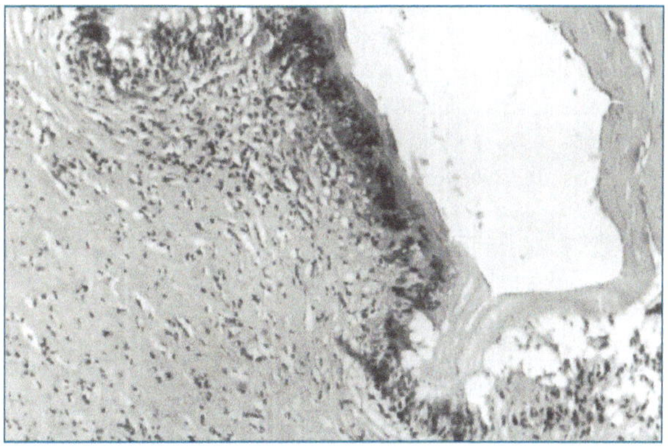

FIGURA 100.2.12 Reação granulosa do hospedeiro, mostrando histiócitos organizados, células gigantes e fagocitose da membrana laminar morta. Barra = 250×.
Fonte: Acervo da autoria.

DIAGNÓSTICO

O diagnóstico da hidatidose policística humana inclui os seguintes parâmetros:

- Demonstração de uma massa policística:
  - por exame físico;
  - por métodos de imagem:
    - radiografia simples: mostra massas arredondadas, eventualmente com calcificações irregulares de 2 a 3 cm de diâmetro ou em forma de anéis, de localização hepática ou nas massas tumorais (Figura 100.2.13). Esse achado em 15 infectados tornou possível suspeitar do diagnóstico de HPC algumas vezes, mesmo antes da laparotomia exploradora;
    - TC, US, RM: mostram as massas policísticas em diversos órgãos, geralmente com alguma área calcificada (Figuras 100.2.14 e 100.2.15).
- Paciente natural de uma região neotropical com vida selvagem abundante.
- **Sorologia:** em 10 casos estudados pelo autor foram utilizados testes sorológicos (realizados no CDC de Atlanta ou no Cepanzo/PAHO de Buenos Aires). A hemaglutinação indireta (HAI) foi positiva em 9 de 10 casos, e a imunoeletroforese/arco 5 (IEF/arco 5) em 4 de 7 casos. No entanto, o caso "negativo" em ambos os testes havia sido operado 18 meses antes em virtude de uma lesão hepática pequena, tendo sido considerado clinicamente curado. Recentemente, Gottstein (1995) obteve um antígeno de *Echinococcus vogeli* purificado (*Ev2*), que permite a diferenciação entre infecções por *Echinococcus vogeli*, *E. granulosus* e outros agentes não *Echinococcus*. Apenas alguns casos de infecção por *E. multilocularis* não puderam ser diferenciados de infecção por *Echinococcus vogeli*. Entretanto, a distribuição do *E. multilocularis*

é holártica e não neotropical; logo, as distribuições geográficas não se sobrepõem. Na atualidade, o melhor diagnóstico sorológico disponível tem sido obtido usando uma combinação de dois testes sorológicos; um teste Elisa (imunoenzimático) e a hemaglutinação indireta, que podem ser usados para discriminar todas as espécies; uma reação positiva deve ser confirmada por um ensaio *imunoblot* que demonstre a presença do arco 5. A quimioterapia não tem sido seguida de declínio consistente dos níveis de anticorpos; portanto, provas sorológicas não servem para monitorizar o curso da doença durante o tratamento.

- Características parasitológicas da larva, obtida por biópsia, amostra cirúrgica ou necropsia:
  - Forma e a proporção entre a lâmina e o cabo dos acúleos (observados melhor em preparações por compressão dos protoescóleces entre lâmina e lamínula).
  - Morfologia do corpo e das paredes da hidátide em cortes teciduais corados por HE e PAS (Figuras 100.2.8 a 100.2.12).

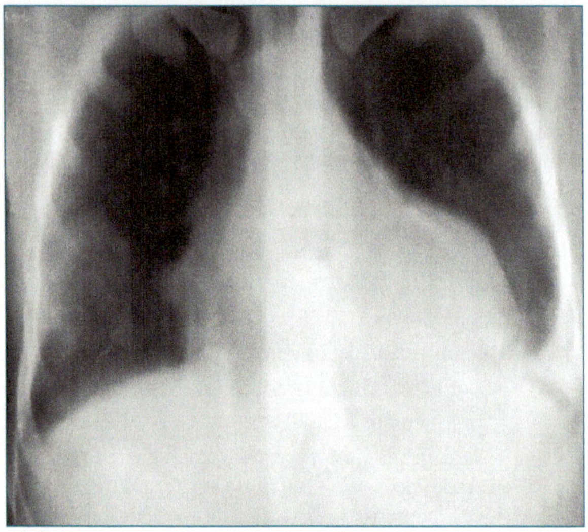

FIGURA 100.2.13 Raios X de tórax em PA mostrando imagens tumorais pericárdicas e massa císticas no terço inferior direito. Hidatidose policística.
Fonte: Acervo da autoria.

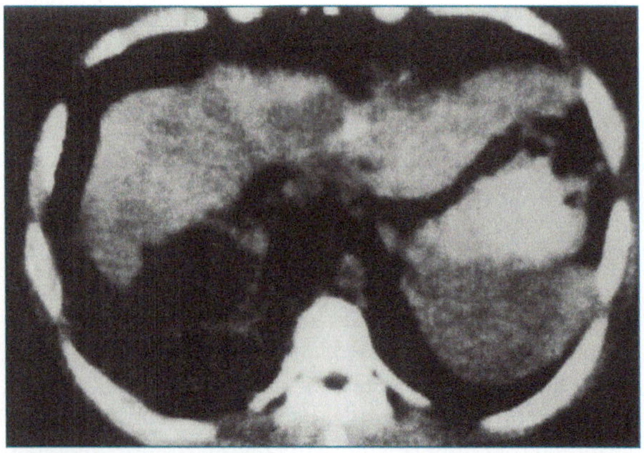

FIGURA 100.2.14 Tomografia computadorizada abdominal, demonstrando cistos hepáticos e peritoneais de variados tamanhos. Hidatidose policística.
Fonte: Acervo da autoria.

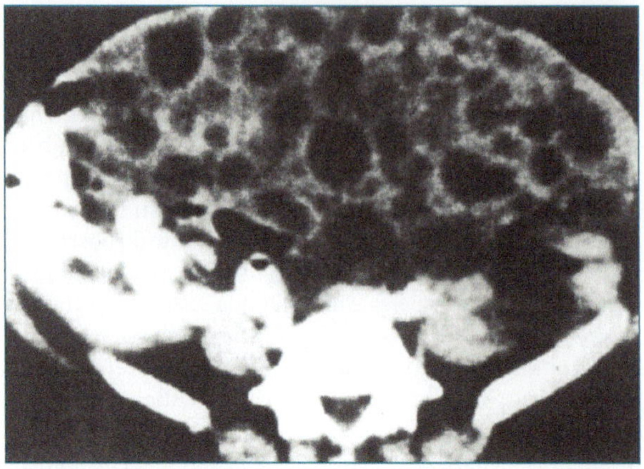

FIGURA 100.2.15 Tomografia computadorizada abdominal, demonstrando hidatidose hepática policística pelo *E. vogeli*.
Fonte: Acervo da autoria.

EVOLUÇÃO CLÍNICA E TRATAMENTO DA HPC

A evolução posterior da HPC, avaliada por D'Alessandro, baseia-se em informação obtida de 78 pacientes. A HPC é uma doença crônica, permitindo ao paciente, em muitas instâncias, levar uma vida bastante próxima do normal. Das 78 pessoas com a doença, 23 (29%) morreram durante lobectomias hepáticas ou por complicações de obstrução biliar ou, ainda, em função da hipertensão portal por cirrose causada, pela infiltração parasitária hepática. Seis pacientes evoluíram bem durante muitos anos após realizada a exérese ou biópsia do tecido parasitado, valendo dizer que aparentemente o parasito havia sido eliminado ou encontrava-se inativo. Dois indivíduos toleraram bem a exérese de hidátides retro-oculares e, finalmente, cinco pessoas não apresentaram manifestações clínicas (cistos calcificados ou achados acidentais em autópsias).

Há informação de que o tratamento em 13 casos com albendazol na dose de 10 mg/kg/dia por 30 dias com intervalos de duas semanas entre os ciclos foi eficaz, considerando-se haver alguns casos de cura (pelo menos 5 casos). Entretanto, não se observou resposta nos casos com obstrução biliar e hipertensão portal. Tem-se utilizado esse tratamento em vários pacientes, porém o seguimento tem sido muito difícil. Apenas o uso e a observação prolongados poderão indicar a eficácia dessa droga, pelo que se acredita que se deve manter seu uso.

Com base nessas informações, acha-se que a cirurgia está indicada em casos de falência de tratamento clínico, especialmente quando as lesões são pequenas ou nos casos com necessidade de drenagem biliar (até o momento, esses últimos casos submetidos à cirurgia morreram por complicações). A hepatectomia, com o intuito de realizar uma cura radical de lesões extensas do fígado, também obteve evolução fatal, não devendo ser aconselhada. A cirurgia paliativa, eliminando, sobretudo, massas e cistos mesentéricos, foi de utilidade, devendo ser realizada nos casos em que o albendazol não for eficaz, quando o paciente não tolera seu uso e, principalmente, quando o paciente solicita a cirurgia. Casos graves com infiltração difusa do fígado podem ser submetidos ao transplante hepático.

BIBLIOGRAFIA SUGERIDA

D'Alessandro A, Rausch R L, Cuello C et al. Echinococcus vogeli in man, with a review of polycystic hydatid disease in Colombia and neighboring countries. Am J Trop Med Hyg, 1979; 28:303-17.

D'Alessandro A, Rausch RL. New aspects of Neotropical Polycystic (Echinococcus vogeli) and Unicystic (Echinococcus oligarthus) Echinococcosis. Clin Microbiol Rev. 2008; 21:380-401.

D'Alessandro A. Policystic echinococcosis in tropical América: Echinococcus vogeli and E oligarthrus. Acta Tropica, 1997; 67:43-65.

Ferreira MS, Nishioka SA, Rocha A, D'Alessandro A. Echinococcus vogeli polycystic hydatid disease: report of two Brazilian cases outside the Amazon region. Trans R Soc Trop Med Hyg, 1995; 89:286-87.

Ferreira MS, Rocha A, Gonçalves EG et al. Uma caso de hidatidose policistica autócfone de Minas Gerais, Brasil. Rev Soc Bras Med Trop, 1987; 20:181-86.

Gottstein B, D'Alessandro A, Rausch RL. Immunodiagnosis of polycystic hidatid disease/polycystic echinococcosis due Echinococcus vogeli. Am J Trop Med Hyg, 1995; 53:558-63.

Meneghelli UG, Martinelli ALC, Bellucci AD, et al. Polycystic hydatid disease (Echinococcus vogeli). Treatment with albendazole. Ann Trop Med Parasitol, 1992; 86:151-56.

Meneghelli UG, Martinelli ALC, Llorach Velludo MAS et al. Polycystic hydatid disease (Echinococcus vogeli). Clinical, laboratory and morphological findings in nine Brazilian patients. J Hepatol, 1992; 14:203-10.

Pastore R, Vitali LH, Macedo VO, Prata A. A serological survey of the infection by Echinococcus sp in the municipality of Sena Madureira, AC. Rev Soc Bras Med Trop, 2003; 36:473-77.

Rausch RJ, D'Alessandro A, Ohbayashi M. The taxonomic status of Echnooccus cruzi Brumpt and Joyeux, 1924 (Cestoda: Taeniidae). J Parasitol, 1984; 70:295-302.

Rausch RL, Bernstein JJ. Echinococcus vogeli sp n. (Cestoda: Taeniidae) from the bush dog, Speothos venaticus (Lund). Z Tropenmed Parasitol, 1972; 23:25-34.

Rausch RL, D'Alessandro A, Rausch VR. Characteristics of the larval Echinococcus vogeli Rausch and Bernstein, 1972 in the natural intermediate host, the paca, Cuniculus paca L. (Rodentia: Dasyproctidae). Am J Trop Med Hyg, 1978; 27:1195-202.

Rausch RL, Rausch VR, D'Alessandro A. Discrimination of the larval stages of Echinococcus oligarthrus (Diesing, 1863) and E. vogeli Rausch and Bernstein, 1972 (Cestoda; Taeniidae). Am J Trop Med Hyg, 1978; 27:1195-202.

Rodrigues SR, Peixoto JR, Oliveira RM et al. An autochthonous case of Echinococcus vogeli polycystic echinococcosis in the state of Rondônia, Brasil. Mem Inst O Cruz, 2002; 97:123-26.

Soares MC, Moreira-Silva CA, Alves MM et al. Polycystic echinococcosis in the Eastern Brasilian Amazon: na update. Rev Soc Bras Med Trop, 2004; 37 Suppl 2:75-83.

100.3 Hidatidose alveolar

INTRODUÇÃO

A hidatidose alveolar (HA), causada pelo estágio larval (metacestoide) do cestoide *Echinococcus multilocularis* (*Taeniidae*), é uma das infecções helmínticas mais letais a que o ser humano está sujeito. O *E. multilocularis* está presente ao longo da maior parte do Hemisfério Norte, com uma abrangência geográfica muito mais extensa na Eurásia. Nesse continente, ocorre desde a Europa Central até o estreito de Bering a Leste, e desde a costa ártica da Rússia até, pelo menos, o Norte da Índia, ao Sul. Sugere-se que tenha se estabelecido ao Norte da África, por relatos de HA, na Tunísia.

Na América do Norte, o cestoide deve ter estado restrito, originalmente, à região das tundras no extremo norte. Entretanto, em 1964, o *E. multilocularis* foi reportado no Centro-Norte dos Estados Unidos (Dacota do Norte) por Leiby e Olsen. Atualmente, sabe-se estar estabelecido em pelo menos 12 estados contíguos daquele país e em três províncias adjacentes do Canadá. Espalhou-se rapidamente após seu aparecimento na ilha japonesa de Hokkaido, onde a fauna inclui raposas e alguns roedores adequados ao estado de hospedeiros. Uma vez que a especificidade ao hospedeiro não é fortemente expressa pelo estágio larval do *E. multilocularis*, pode-se esperar que sua introdução em novas regiões leve ao seu estabelecimento e sua disseminação.

ECHINOCOCCUS MULTILOCULARIS

É bastante pequeno, não tendo mais do que 4 mm de comprimento, sendo constituído de 4 a 5 segmentos (raramente, seis). Quando os cestoides estão *in situ*, é difícil distingui-los macroscopicamente das vilosidades intestinais. Quando, comparativamente, poucos estróbilos estão presentes, geralmente concentram-se no jejuno do hospedeiro final, enquanto nas infecções maciças estão distribuídos desde o piloro até o ceco. Nas raposas do Ártico, infectadas naturalmente, o número de cestoides presentes, frequentemente, excede 150.000. Os estróbilos do *E. multilocularis* se desenvolvem rapidamente, e os ovos infectantes aparecem nas fezes do hospedeiro final, cerca de 30 a 32 dias após a infecção.

No estágio de estróbilo, o cestoide se distingue morfologicamente de seus outros três congêneres pelas seguintes características: os anéis rostelares são relativamente pequenos, tendo comprimentos médios significativamente menores do que aqueles do *E. granulosus* e ainda menores do que os do *E. oligarthrus* e do *Echinococcus vogeli*; o poro genital está situado anteriormente à metade da margem segmentar em todos os segmentos; são poucos os testículos (cerca de 16 a 26 por segmento, com uma média de 22); poucos testículos estão distribuídos no segmento anterior no nível do poro genital; e o útero gravídico tem um formato sacular, desprovido de ramificações laterais.

O estágio larval do *E. multilocularis* está adaptado ao desenvolvimento em roedores que tenham uma expectativa de vida de cerca de um ano; consequentemente, os protoescóleces infectantes são produzidos em roedores da família *Arvicolidae* (isto é, rato-calunga do Norte, *Microtus oeconomus;* rato-calunga de dorso vermelho do Norte, *Clethrionomys rutilus;* temo marrom, *Lemmus sibiricus*) em cerca de 60 dias após a infecção. O embrião do *E. multilocularis* invariavelmente localiza-se no fígado do hospedeiro intermediário, e a proliferação desse cestoide ocorre por meio de brotamento exógeno do tecido germinativo. Em hospedeiros típicos, o estágio larval derivado de um único embrião consiste em um nódulo arredondado, geralmente exposto na superfície hepática e com cerca de 10 mm de diâmetro. Em algumas outras espécies de roedores, uma massa muito maior pode ser reproduzida a partir de um embrião. Quando mais de um ovo é ingerido pelo roedor, as massas do tecido larval frequentemente coalescem, ocupando a maior parte, ou todo o lobo hepático, ou até mesmo ambos os lobos. O brotamento exógeno contínuo na superfície hepática dá origem a fragmentos livres do tecido larval que se disseminam na cavidade peritoneal, sofrendo proliferação (Figura 100.3.1). O estágio larval do *E. multilocularis* completamente desenvolvido é constituído de uma massa de vesículas muito pequenas e interconectadas, cada uma circundada por uma membrana laminada, correspondendo a uma cápsula incubadora (Figura 100.3.2). Dependendo de seus tamanhos, as vesículas podem conter de um a vários protoescóleces. Nos hospedeiros intermediários naturais, o cestoide contém numerosos corpúsculos calcários.

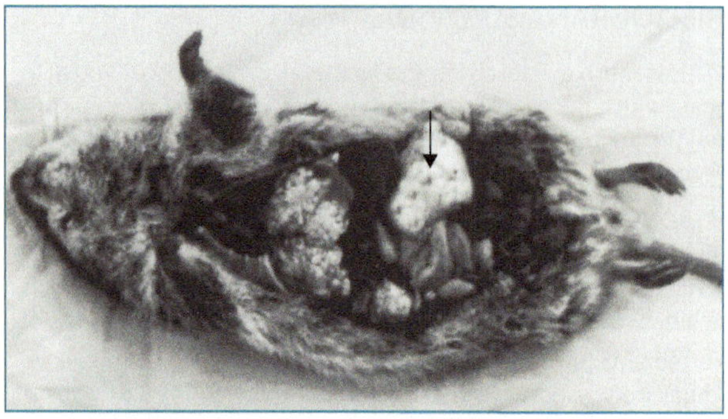

FIGURA 100.3.1 Rato-calunga do Norte naturalmente infectado (*Microtus oeconomus*), mostrando um estágio larval do *E. multilocularis* nos lobos hepáticos anteriores e uma massa intraperitoneal (seta). O roedor tem 140 mm de comprimento.
Fonte: Acervo da autoria.

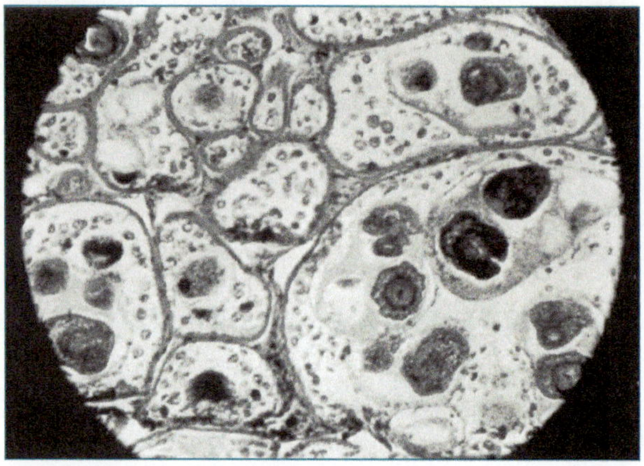

FIGURA 100.3.2 Corte hepático de um rato-calunga com estágio larval do *E. multilocularis*. Numerosos protoescóleces e corpúsculos calcários (hematoxilina-eosina).
Fonte: Acervo da autoria.

CICLO NATURAL DO *E. MULTILOCULARIS*

A hidatidose alveolar é uma doença focal natural (segundo E. N. Pavlovskii) em que o ciclo do cestoide completa-se de forma independente na natureza; as pessoas tornam-se envolvidas ao atravessar os limites de focos endêmicos. As prevalências dos respectivos estágios do cestoide dependem de, pelo menos, dois fatores: da intensidade da relação predador/presa, existente entre o hospedeiro final e o intermediário, e das densidades numéricas dos hospedeiros. A raposa do Ártico (*Alopex lagopus*) é o hospedeiro final de importância na região holártica das tundras; a raposa vermelha (*Vulpes vulpes*) é o hospedeiro final, típico na maior parte da Eurásia; a raposa *corsac* (*Vulpes corsac*) é comumente infectada na Ásia Central, incluindo o Sul da Rússia e a região mongol da China.

Na ilha de St. Lawrence, no mar de Bering, onde a biologia do *E. multilocularis* tem sido intensamente estudada, as raposas do Ártico e os ratos-calunga do norte são, geralmente, numerosos. Aproximadamente 100% das raposas do Ártico estão infectadas pelo cestoide no início do outono, após ele ter subsistido, principalmente, nos ratos-calunga desde a primavera anterior. No outono, quando a neve aumenta em profundidade e torna-se compacta pela ação do vento, as raposas já não conseguem caçar ratos-calunga tão eficazmente, passando a depender de outras fontes de alimento (geralmente restos de mamíferos marinhos). Como o estágio de estróbilo do *E. multilocularis* tem um período de vida limitado e as raposas do Ártico tornam-se infectadas, principalmente, no final da primavera e início do verão, período em que a taxa de infecção dos ratos-calunga sobreviventes do inverno é máxima, essas raposas passam a eliminar o cestoide no final do outono. Consequentemente, as taxas anuais mínimas nas raposas, cerca de 40%, são atingidas ao final de maio, coincidindo com o período de degelo, quando os ratos-calunga tornam-se mais vulneráveis à predação pelas raposas. Durante a maior parte do verão, a população de ratos-calunga é constituída, principalmente, por animais jovens, poucos portando o cestoide larval. Tal fato contrasta com as taxas de infecção maiores do que 80% nos ratos de algumas localidades, na primavera. Após o desmame, as raposas jovens também recebem os ratos como alimentação; por conseguinte, quase todas estão infectadas ao deixar o covil materno, no fim do verão.

O padrão do ciclo natural é uniforme, porém vários fatores influenciam as taxas de infecção sob diferentes condições ecológicas, em diversas localidades geográficas. Por exemplo, no Alasca continental, o *E. multilocularis* está presente nas raposas do Ártico e, eventualmente, nas raposas vermelhas da região das tundras. No entanto, não foi relatado em raposas vermelhas habitantes das florestas de coníferas no interior do Alasca. Uma imensa variedade de presas (pássaros e mamíferos) coexiste nas florestas, logo a intensidade da relação predador/presa entre as raposas e os roedores silvestres é, evidentemente, insuficiente para perpetuar o cestoide. Além disso, as raposas são mais abundantes em intervalos aproximados de 7 a 9 anos, quando também as lebres (*Lepus americanus*) se tornam mais numerosas. Nesses momentos, portanto, as lebres constituem a maior parte da dieta das raposas. A prevalência do *E. multilocularis* nos roedores silvestres pode ser baixa, mas um número suficiente serve de alimento para as raposas, produzindo taxas de infecção relativamente elevadas, nesse último grupo. No Sul da Alemanha (Württemberg), Zeyhle (1982) examinou 6.168 ratos-calunga campestres (*Microtus arvalis*), tendo achado o cestoide em apenas 33 (0,5%). Na mesma região, Zeyhle reportou que 598 (13,5%) de 4.441 raposas estavam infectadas. Recentemente, Lucius e Bilger (1995) detectaram indícios de que o *E. multilocularis* está se disseminando na Alemanha, com taxas de infecção em raposas variando entre 15 e 30%.

Com relação aos animais domésticos, apenas o cachorro apresenta importância no ciclo do *E. multilocularis*, pois substitui rapidamente as raposas como hospedeiro final. Ungulados domésticos, especialmente o porco, podem ser infectados pelo estágio larval, porém não produzem os protoescóleces. Ocorre confusão considerável quando a forma multicística do *E. granulosus*, que eventualmente acomete o fígado de bovinos e ovinos, é erroneamente identificada como *E. multilocularis*.

INFECÇÃO HUMANA

Nos primatas, inclusive no homem, o embrião se localiza no fígado. O desenvolvimento da larva do cestoide é anômalo, uma vez que permanece em estado proliferativo, geralmente não produzindo protoescólex. No ser humano, o tecido hepático é gradualmente substituído por uma matriz de tecido conjuntivo, em que se pode encontrar uma grande quantidade de vesículas (Figura 100.3.3). A lesão aumenta por meio de proliferação invasiva do tecido larval, pela periferia. Na medida em que a lesão aumenta de tamanho, a porção central torna-se avascular e necrótica. Uma cavidade central, preenchida por substância necrótica parcialmente liquefeita, pode atingir um grande tamanho, contribuindo para a hepatomegalia característica da HA. A mineralização focal da lesão é bastante típica. A patogenicidade da larva do cestoide é atribuída ao seu desenvolvimento em um hospedeiro atípico. Na doença avançada, a lesão é constituída por uma massa sólida, branco-amarelada, tipo cancerígena, ocupando uma grande parte do fígado. A extensão para órgãos adjacentes é típica, e a disseminação para focos distantes por metástases ocorre, frequentemente, na doença avançada, geralmente desenvolvendo-se focos nos pulmões e cérebro.

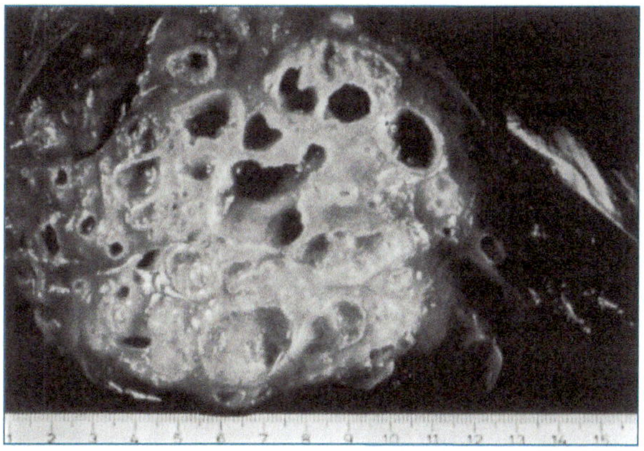

FIGURA 100.3.3 Lesão típica de hidatidose alveolar em fígado humano. Escala em milímetros.
Fonte: Acervo da autoria.

MANIFESTAÇÕES CLÍNICAS

De acordo com conceitos atuais, as pessoas se infectam em uma idade precoce, e a doença permanece assintomática por muitos anos. Nos esquimós do Alasca, o diagnóstico usualmente tem sido feito em uma idade média de 53 anos. Ao Norte da China, entretanto, a idade média no momento do diagnóstico é de cerca de 35 anos, sugerindo a existência de diferenças nas taxas de progressão da doença, em diferentes regiões geográficas. Os sintomas iniciais são, comumente, discretos, geralmente consistindo-se de dor em quadrante superior direito, que pode piorar com a palpação. Em muitos casos, o início dos sintomas pode coincidir com uma importante hepatomegalia. Nos casos dos esquimós do Alasca ocidental, uma massa palpável no fígado ou hepatomegalia tem sido o achado clínico mais frequente. A icterícia pode ocorrer precocemente, como consequência de compressão dos ramos principais do ducto hepático. As provas de função hepática são, geralmente, normais, exceto nos pacientes com doença avançada. Complicações, tais como, colangite aguda, abscessos hepáticos, hipertensão portal com varizes esofágicas, cirrose biliar secundária, trombose portal das supra-hepáticas podem ocorrer em etapas tardias da enfermidade.

DIAGNÓSTICO

O diagnóstico clínico da HA foi de elevada dificuldade no passado, com uma grande proporção dos casos sendo erroneamente diagnosticada como cirrose hepática, hepatoma ou outras condições. Anteriormente, a maior parte dos casos era diagnosticada quando a doença já estava bastante avançada. O diagnóstico era, então, com base principalmente na hepatomegalia, na presença de calcificações difusas dentro da lesão, e em uma sorologia positiva. Nas áreas conhecidamente endêmicas, os casos são melhor diagnosticados por meio de levantamentos sorológicos. O teste de hemaglutinação indireta foi aplicado por muitos anos no Alasca, porém testes imunodiagnósticos mais novos têm demonstrado que não foram obtidos resultados positivos em uma proporção significativa de casos. Recentemente, a aplicação do ensaio imunoenzimático ligado à enzima (ELISA), usando um antígeno purificado, exibiu um alto grau de especificidade, permitindo a diferenciação da HA e da hidatidose cística causada pelo *E. granulosus*. O uso desses testes para inquéritos sorológicos nos siberianos Yupic, da ilha de St. Lawrence demonstrou sua capacidade de diagnosticar doenças iniciais, assim como de identificar lesões que a larva do cestoide morreu espontaneamente. Testes moleculares com base na reação em cadeia da polimerase podem ser utilizados em fragmentos de biópsias hepáticas para a identificação correta da espécie do parasita. Os casos identificados por meio de inquérito epidemiológico foram, no geral, hospitalizados para avaliação clínica, incluindo tomografia axial computadorizada (TAC) e ressonância magnética. A ultrassonografia foi de grande utilidade na determinação da localização e extensão das lesões. A Laparotomia exploradora foi realizada de forma relativamente rotineira, com a finalidade de confirmação diagnóstica (por meio de biópsia) e de determinação da exequibilidade da intervenção cirúrgica. Após biópsia ou cirurgia, o diagnóstico é prontamente confirmado por análise histológica do material corado pelo ácido periódico de Schiff (PAS), que confere uma coloração vermelho-escuro à membrana laminada. A coloração do tecido pelo método da hematoxilina-eosina não é de utilidade, uma vez que essa técnica não diferencia as membranas eosinofílicas.

TRATAMENTO

Até recentemente, o tratamento da HA era limitado à ressecção das lesões. Bons resultados eram obtidos em pacientes com lesões ressecáveis, porém, antes de 1986, no Alasca, 81% dos pacientes tinham lesões inoperáveis no momento do diagnóstico. Em um grande estudo com casos diagnosticados na antiga União Soviética, Zhuravlev (1980) reportou que apenas 18% eram operáveis. No Japão, antes de 1968, em relação a 60 casos de HA, a ressecabilidade e a mortalidade operatória foram de 64 e 44%, respectivamente; daí em diante, esses valores passaram a ser 54% e zero. No Alasca ocidental, 42 casos de doença ativa foram diagnosticados entre 1951 e 1993; desses, 16 (39%) eram assintomáticos. Nove pacientes foram submetidos à ressecção curativa com bons resultados. Em 1994, o tempo de sobrevida médio desses pacientes, desde o diagnóstico, foi de 22 anos, sendo que seis ainda estão vivos. Nos casos de doença avançada e inoperável, a taxa de mortalidade é de aproximadamente 70%, em 5 anos, a partir do diagnóstico. Em cinco pacientes do Alasca, que desenvolveram metástases cerebrais, o tempo de sobrevida após o diagnóstico foi de cerca de um ano. O transplante hepático tem sido utilizado no tratamento de HA inoperável, na França. Geralmente, o prognóstico é favorável quando o diagnóstico da doença é feito em um estágio precoce. Como coadjuvante do diagnóstico precoce, o uso do ELISA *Em2* tem resultado na identificação de lesões hepáticas em que larvas do cestoide morreram espontaneamente. Tais lesões, usualmente menores do que 3 cm no maior diâmetro, podem ser diferenciadas das lesões ativas por meio da extensão da calcificação e da ausência de uma área circundante hipodensa, como determinado pela TAC. Fatores que podem estar envolvidos na susceptibilidade e na resistência ao estágio larval do *Echinococcus multilocularis* foram detalhadamente discutidos por Gottstein e Felleisen (1995).

Em anos recentes, uma ênfase considerável tem sido dada à quimioterapia da hidatidose (*lato sensu*) com compostos do grupo dos benzimidazólicos. Com relação à HA, existe discordância a respeito de tais drogas serem parasiticidas ou apenas parasitostáticas. Em um estudo de 10 anos de tratamento da HA com mebendazol, os resultados foram os seguintes: todos os pacientes mostraram melhora subjetiva; 3 de 4 pacientes tiveram uma redução maior ou igual a 50% no diâmetro da lesão hepática; em 1/4 dos pacientes houve parada de crescimento de uma lesão metastática, anteriormente progressiva; o tempo de sobrevida após o diagnóstico foi consideravelmente aumentado. A inoculação intraperitoneal em roedores (ratos-calunga de dorso vermelho e gerbilas mongolianos de laboratório), com membranas larvais obtidas por biópsia ou cirurgia, foi o meio pelo qual se pôde estabelecer a viabilidade da larva do cestoide. Os pacientes receberam 4 mg/kg/dia de mebendazol durante longo tempo. Um outro composto, o albendazol, foi administrado da seguinte forma: uma dose oral de 40 mg de 12/12 horas, de acordo com um protocolo em que cursos de 28 dias de terapia eram alternados com intervalos de 14 dias sem a droga. Os resultados com o albendazol foram promissores, indicando que ele é parasiticida. Naquelas lesões que serão extirpadas cirurgicamente, recomenda-se iniciar albendazol, antes da cirurgia, e mantê-lo por pelo menos dois anos após o ato operatório para evitar recorrências. Em casos inoperáveis, o uso de albendazol pode prolongar a sobrevida, consideravelmente (80% viveram 10 anos após serem tratados, comparados com 25% nos não tratados).

PREVENÇÃO

Uma vez que o *E. multilocularis* se perpetua na natureza de forma independente, sem o envolvimento de animais domésticos (com exceção do cachorro), seu controle é impossível. Em regiões endêmicas, cães (e gatos) criados soltos capturam e consomem roedores silvestres, adquirindo, assim, a infecção. Tais animais são uma potencial fonte de infecção para as pessoas associadas. Em virtude da disponibilidade do praziquantel, tornou-se possível eliminar os cestoides dos cães por meio de tratamentos anti-helmínticos simples. Observações de longa duração na ilha de St. Lawrence – um foco hiperendêmico de *E. multilocularis* – indicaram que os cães foram a maior fonte de infecção para a população indígena. Nessa região, não apenas os cestoides mantêm-se nos hospedeiros naturais nas vicinidades imediatas das vilas, como também em uma das vilas os ratos-calunga são numerosos. Um estudo de 10 anos, a fim de controlar os cestoides nessa localidade, foi realizado na primavera de 1980 por meio da contenção e tratamento mensal com praziquantel de todos os cães. A proporção dos ratos infectados na vila, determinada pelos achados de coleta de numerosos animais na primavera de cada ano, forneceu uma indicação da eficácia do programa. Nos primeiros três anos, antes de os cães serem tratados, a taxa de infecção dos ratos dentro da vila oscilou entre 25 e 35%. O tratamento mensal dos cães teve início na primavera do terceiro ano e, já na primavera de 1985, a taxa de infecção dos ratos foi reduzida para apenas 1%. Durante um período de 10 anos, mais de 80% dos ratos estavam infectados em algumas localidades, a poucos quilômetros da vila, onde o cestoide mantinha-se exclusivamente em hospedeiros naturais.

A taxa de infecção dos ratos – extremamente reduzida dentro da vila – foi usada como indicador de uma redução de risco similar para a população humana. Quando os cães parecem ser a fonte de infecção primária para o homem, o tratamento dos animais com intervalos apropriados é, provavelmente, eficaz no controle da doença. No entanto, a utilização bem-sucedida desse método depende da contenção dos cães, de maneira que eles estejam disponíveis para tratamento, e da administração da droga a intervalos exatos.

BIBLIOGRAFIA SUGERIDA

Bresson-Hadni S, Miguet JP, Mantion G et al. Orthotopic liver transplantation for incurable alveolar echinococcosis of the liver. Report of 17 cases. J Hepatol, 1991; 13:1061-70.

Gottstein B, Eckert J, Fey H. Serological differentiation between Echinococcus granulosus and E. multilocularis infections in man. Z Parasitenkd, 1983; 69:347-56.

Gottstein B, Felleisen R. Protective immune mechanisms against the metacestode of Echinococcus multilocularis. Parasitol Today, 1995; 11:320-326.

Horton J. Albendazole in treatment of human echinococcosis. Fund Clin Pharmacol, 2003; 17:205-12.

Iida H. Epidemiology of multilocular echinococcosis in Hokkaido, Japan. In: Multilocular echinococcosis in Hokkaido, Japan. Sapporo: Hokkaido Institute of Public Health, 1969. p. 7-15.

Rausch RL, Fay FH, Williamson FSL. The ecology of Echinococcus multilocularis (Cestoda: Taeniidae) on St Lawrence Island, Alaska. II. Helminth populations in the definitive host. Ann Parasitol Hum Comp. 1990; 65:131-40.

Rausch RL, Wilson JF, Schantz PM, McMahon BJ. Spontaneous death of Echinococcus multilocularis: cases diagnosed serologically (by Em2 ELISA) and clinicai significance. Am J Trop Med Hyg, 1987; 36:576-85.

Rausch RL, Wilson JF, Schantz PM. A programme to reduce the risk of infection by Echinococcus multilocularis: the use of praziquantel to control the cestode in a village in the hyperendemic region of Alaska. Ann Trop Med Parasitol, 1990; 84:239-50.

Reuters S, Sensen B, Buttensdroen K et al. Benzimidazoles in the treatment of alveolar echinococcosis: a comparative study and review of literature. J Antimicrob Chemother, 2000; 46:451-6.

Wilson JF, Rausch RL. Alveolar hydatid disease. A review of clinical features of 33 indigenous cases of Echinococcus multilocularis infection in Alaskan Eskimos. Am J Trop Med Hyg, 1980; 29:1340-55.

Wilson JF, Rausch L, McMahon BJ et al. Parasiticidal effect of chemotherapy in alveolar hydatid disease: review of experience with mebendazole and albendazole in Alaskan eskimos. Clin Infect Dis. 1992; 15:234-49.

Wilson JF, Rausch LR, Frances R. Alveolar hydatid disease. Review of the surgical experience in 42 cases of active disease among Alaskan eskimos. Ann Surg, 1995; 221:315-23.

101

Lagoquilascaríase

Raimundo Nonato Queiroz de Leão
Habib Fraiha Neto
Aline Carralas Queiroz de Leão

CONCEITO

Antropozoonose determinada por um nematódeo parasita de tecidos, pertencente ao gênero *Lagochilascaris*. Caracteriza-se pelo desenvolvimento de lesões tumorais no pescoço, na mastoide ou no ouvido, mas pode atingir outros órgãos ou estruturas vizinhas, inclusive o sistema nervoso central (SNC) e os pulmões. Doença de considerável potencial de gravidade, tem sua distribuição restrita à América tropical.

HISTÓRICO

Originalmente descrita por Leiper, em 1909, com base em dois casos humanos observados na ilha de Trinidad, a lagoquilascaríase humana permaneceu, por muitos anos, aparentemente restrita a um pequeno número de países vizinhos (Suriname, Costa Rica, Trinidad e Tobago), até que, em 1968 – quase seis décadas depois –, Artigas et al. descreveram o primeiro caso brasileiro, originário do estado de São Paulo. Na Amazônia, essa parasitose só viria a ser assinalada dez anos depois, por Leão et al. A doença era, até então, considerada extremamente rara, com apenas 12 casos mundiais, dispersamente registrados. A difusão de seu conhecimento no Brasil redundou em inúmeras novas contribuições, que alteraram, consideravelmente, esse panorama, resultando em notável incremento da casuística e na caracterização da Região Amazônica como a de maior concentração mundial de casos.

ETIOLOGIA

Embora existam seis espécies conhecidas do gênero Lagochilascaris, somente *L. minor* tem sido associada à patologia humana. Trata-se de um nematódeo ascarídeo de pequenas dimensões (os adultos medem de 5 a 20 mm) e de coloração branco-leitosa, cuja boca é guarnecida por três lábios bem desenvolvidos, separados por interlábios, o que confere à extremidade cefálica um aspecto bem característico, que lembra o lábio leporino (*lagos* = lebre).

EPIDEMIOLOGIA

Parasitose exclusivamente neotropical, ocorre desde o sul do México até o sul do Paraguai. Dos 129 casos humanos registrados em nosso banco de dados (atualizado em março de 2019), cinco foram observados no México, um no Equador, um na Bolívia e outro no Paraguai; dois na Costa Rica, outros dois na Venezuela e também dois no Peru; três na Colômbia, cinco na ilha de Trinidad e Tobago, sete no Suriname e 100 no Brasil. Este último país detém, portanto, 77,5% da casuística mundial conhecida. O estado do Pará concorre com 61% dos casos brasileiros (47,2% dos casos mundiais); Rondônia, com 10%, Tocantins com 8%, Mato Grosso, com 6%, Roraima com 4%, Acre com 3%, São Paulo e Paraná com 2%) cada, Maranhão, Paraíba, Mato Grosso do Sul e Goiás com 1% cada. Apenas sete dos casos brasileiros não são originários da Amazônia legal, região onde os casos se concentram, principalmente nos vales dos rios Tocantins e Araguaia (Figura 101.1).

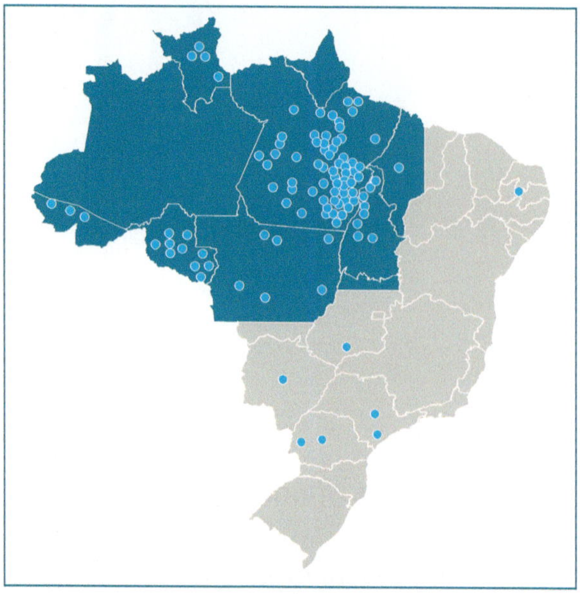

FIGURA 101.1 Distribuição aproximada dos casos humanos de lagoquilascaríase no Brasil, até março de 2019. Em realce azul a delimitação da Amazônia Legal.
Fonte: Leão, Fraiha e Leão, atualizado em 2019.

Todos os casos investigados procedem de zona rural e têm história de contato com área de mata. A casuística inclui uma criança indígena Arawetê, do grupo Parakanã, no sudeste do Pará, e um índio Guajajara, da aldeia de Colônia, na Pré-Amazônia brasileira. A doença tem atingido pacientes dos 2 aos 67 anos, predominantemente jovens e crianças, com 44,9% dos casos ocorrendo na faixa etária dos 10 aos 19 anos. O sexo feminino tem sido mais vezes atingido (56,2% dos casos), contra 41,4% do sexo masculino e 2,3% ignorados. Há registros de, pelo menos, 14 casos fatais, o que corresponde a uma letalidade (mínima) de 10,85%.

Felídeos silvestres (a jaguatirica, a onça pintada) figuram entre os suspeitos de ser o reservatório natural do parasito. Vale salientar que *L. minor* já foi encontrado parasitando naturalmente uma onça-parda (*Puma concolor*) no México. O cão e o gato domésticos já foram encontrados naturalmente infectados, mas são considerados, tanto quanto o homem, hospedeiros acidentais.

Dentre as várias hipóteses aventadas para explicar o mecanismo de transmissão e a localização extravagante das lesões no homem e nos animais domésticos, a que hoje prevalece é a de infecção por ingestão de larvas encistadas nos músculos e outros tecidos de animais silvestres, aventada por Smith et al. Esta hipótese já foi experimentalmente demonstrada para *L. minor* por Campos et al. e por Volcan et al. Campos et al. observaram que as larvas de terceiro estádio, que se liberam dos cistos na luz do estômago do hospedeiro definitivo, migram esôfago acima, por um tropismo ainda não esclarecido, rumo às áreas comumente afetadas do pescoço e circunvizinhanças.

Há indícios, portanto, de que o homem, o cão e o gato domésticos se infectam por ingestão de larvas L3 encistadas nos músculos, nas vísceras ou no tecido celular subcutâneo de animais silvestres – a cutia, por exemplo –, consumidos crus ou mal cozidos.

Com base no conhecimento acumulado, o ciclo de transmissão pode ser assim resumido: os hospedeiros naturais, carnívoros silvestres – ao que tudo indica, felídeos –, albergando o parasito nas primeiras porções do sistema digestivo ou respiratório, passariam ovos com as fezes para o exterior, contaminando o solo. Ovos já embrionados, quando ingeridos por outros animais silvestres (roedores, edentados), infectam esses animais, que desenvolvem formas larvárias encistadas nos tecidos, funcionando como hospedeiros intermediários, obrigatórios para a manutenção do ciclo enzoótico natural. Quando devorados, estes animais carreiam consigo esses cistos larvários, infectando o hospedeiro definitivo e fechando o ciclo. O homem, o cão e o gato domésticos, quando infectados, comportam-se como hospedeiros definitivos acidentais, albergando formas adultas, ovos e larvas do parasito na intimidade dos tecidos do pescoço ou de estruturas circunvizinhas, onde são capazes de se reproduzir em ciclos sucessivos (autoinfecção).

PATOGENIA E PATOLOGIA

Diferentes sítios do organismo podem ser afetados, tanto de forma isolada como em concomitância com outros sítios, seja na primeira manifestação da doença ou em episódios de recidiva. Assim sendo, tomando por base os 129 casos registrados em nosso banco de dados (atualizado em março de 2019) pode-se dizer, em síntese, que o parasito provoca lesões (nódulos, abscessos e fístulas) quase sempre situadas na região cervical (65,8% dos casos), na mastoide (36,4%), ou no ouvido (32,5%), menos vezes na rinofaringe (20,1%), orofaringe (11,6%), base do crânio (9,3%), pulmões (8,5%), cérebro (7,7%), seios paranasais (6,9%), coluna vertebral (6,2%), amígdalas ou fossa periamigdaliana (4,6%), cerebelo (3,1%) e, mais raramente ainda, mento, parótida, glândula submandibular, trompa de Eustáquio, alvéolo dentário, globo ocular e mama. Há registro de um caso com lesões na região sacra e fossa ilíaca direita, a distância do foco primário cervical; e de um outro, fatal, com lesões disseminadas, envolvendo ouvido, mastoide, cérebro, pulmões, fígado, baço, rins e ovários.

Todos os estádios evolutivos do helminto (ovos, larvas e adultos) podem estar presentes, simultaneamente, às vezes em grande número, no interior das lesões, o que significa que ele aí se reproduz (autoinfecção). Não existe barreira óssea para a progressão do parasito. É apreciável o grau de osteólise observado em algumas lesões, favorecendo a progressão dos parasitos. Daí a possibilidade de acometimento do sistema nervoso central, em áreas contíguas a lesões do rochedo. Segundo Barbosa et al., as larvas de terceiro estádio de *L. minor* secretam metaloproteases de ação específica sobre o fibrinogênio e o colágeno nativo, o que parece poder explicar esse fenômeno.

Do ponto de vista da histopatologia, os achados fundamentais correspondem a focos de reação granulomatosa do tipo corpo estranho, e a áreas escavadas, de paredes formadas por tecido inflamatório, também contendo elementos gigantocitários com restos parasitários. É frequente a presença de áreas de infiltração eosinofílica. Vermes adultos, larvas e ovos centralizam essas lesões.

QUADRO CLÍNICO

A doença geralmente tem início insidioso e apresenta evolução crônica, com períodos de remissão e recidivas.

As manifestações clínicas variam em função da extensão e da localização das lesões. Os quadros mais frequentes consistem no aparecimento de nódulos cervicais, uni ou bilaterais, de consistência dura, aderentes aos planos profundos, que posteriormente fistulam, abscedam e, às vezes, ulceram (Figura 101.2), drenando secreção serossanguinolenta ou purulenta; ou de processos de otite supurativa e mastoidite.

Além disso, podem ser encontrados quadros de sinusite, amigdalite, manifestações neurológicas, como síndrome convulsiva, síndrome cerebelar, paralisia facial periférica ou de outros pares cranianos (glossofaríngeo, pneumogástrico, espinal e hipoglosso), e manifestações respiratórias, que podem evoluir até a insuficiência respiratória.

É comum a história de eliminação ativa e intermitente de parasitos vivos pelos pertuitos das lesões, ou através do conduto auditivo externo, da boca ou das fossas nasais. Convém não perder de vista que esse dado pode ser ocultado pelo paciente, por vergonha; e que em alguns casos, pode, efetivamente, não ocorrer a eliminação, por longo período, o que dificulta a confirmação do diagnóstico etiológico, algumas vezes já suspeitado. A ausência de história de eliminação de parasitos não deve, portanto, descartar em definitivo esta hipótese diagnóstica.

Sinais inflamatórios locais são, comumente, pouco pronunciados. Pode haver reação ganglionar satélite. O estado geral, em muitos casos, está seriamente comprometido, com apreciável perda ponderal. Há relato de imunodepressão, relacionada tanto à imunidade celular, quanto à humoral.

DIAGNÓSTICO

O diagnóstico é feito, habitualmente, pelo achado de ovos do parasito na secreção das lesões, ou de ovos, larvas e adultos em material delas retirado. Os ovos medem de 63 a 85 μm no maior diâmetro, são subesféricos e têm a casca externa espessa, de superfície marcada por múltiplas escavações em "saca-bocados", lembrando na periferia o aspecto de tampinha metálica de garrafa de cerveja (Figura 101.3). É característico da espécie o número de escavações não superior a 25 na periferia.

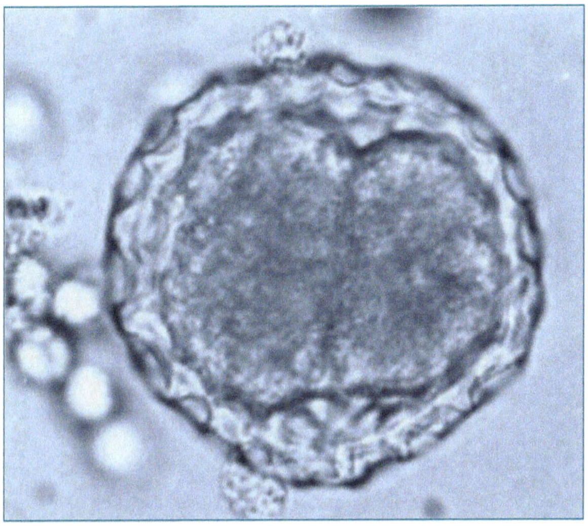

FIGURA 101.3 Ovo de *L. minor* à microscopia óptica, em exame direto a fresco. Observe-se a casca externa escavada em "saca-bocados".
Fonte: Acervo da autoria.

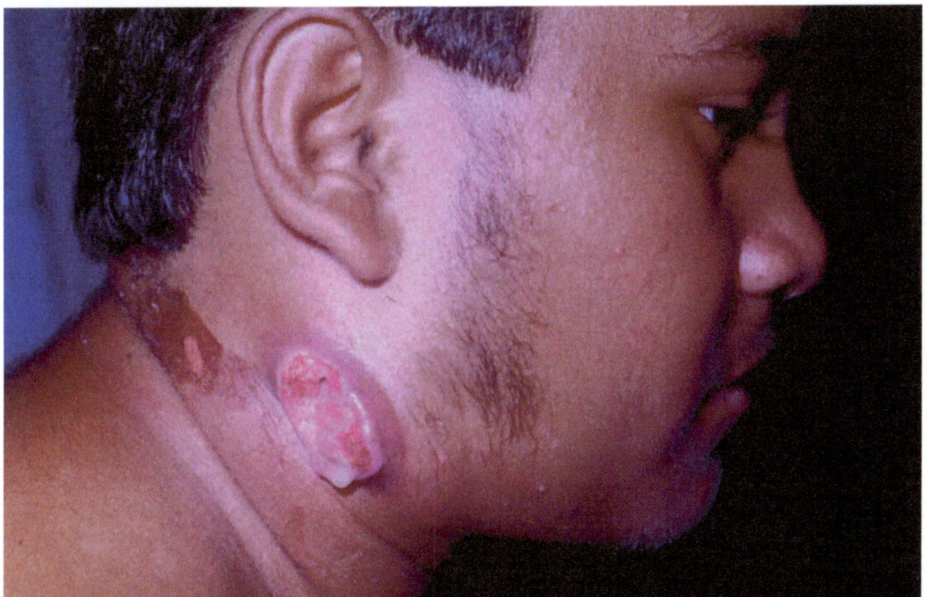

FIGURA 101.2 Nódulo ulcerado de localização cervical.
Fonte: Cortesia do Dr. Aldeir Oliveira.

Ovos de *L. minor* podem ser encontrados nas fezes dos pacientes, quando as lesões se abrem para a luz do trato digestivo, sendo, muitas vezes, confundidos com ovos de *A. lumbricoides*.

Embora constituindo recurso quase sempre dispensável na lagoquilascaríase, a histopatologia pode também contribuir para estabelecer o diagnóstico etiológico, caso os cortes permitam a observação da casca externa de ovos, com um número de escavações compatível com a espécie, ou de seções transversais de adultos, mostrando as aletas laterais que lhes percorrem longitudinalmente o corpo.

O hemograma é incaracterístico, podendo haver desde leucocitose, até leucopenia, eosinofilia ou, paradoxalmente, aneosinofilia.

Os exames de imagem têm sido recurso de grande valia para a evidenciação de lesões pulmonares (condensações acinares, abscessos), da rinofaringe (hipertrofia de paredes), da orelha média, dos seios paranasais (velamento), da mastoide (esclerose óssea, destruição de septos intercelulares, abscessos, osteólise, velamento das células) e, particularmente, do sistema nervoso central (abscessos subdurais, cerebelares ou cerebrais), em que a tomografia axial computadorizada e, principalmente, a ressonância magnética, têm permitido melhor avaliação da extensão das lesões.

DIAGNÓSTICO DIFERENCIAL

Quando não existe história de eliminação de parasitos, o diagnóstico diferencial deverá ser feito com a tuberculose ganglionar cervical, as micobacterioses não tuberculosas, as neoplasias da região cervical, as otites médias supuradas, as mastoidites e as sinusites de outras etiologias, a tuberculose pulmonar, a paracoccidioidomicose e a actinomicose.

Nos casos em que o parasito é referido, trazido à consulta ou encontrado nas lesões, convém fazer a distinção com larvas de dípteros agentes de miíases cavitárias. Uma noção elementar para que se não confunda a lagoquilascaríase com miíase, diz respeito ao aspecto geral e ao movimento dos parasitos em questão: larvas de moscas, sendo formas imaturas de artrópodes, têm o corpo segmentado, e seus movimentos são rítmicos, de estica-encolhe, como de um "bicho-de-goiaba"; larvas ou adultos de *Lagochilascaris* são vermes cilíndricos, filiformes, de corpo não segmentado e movimentos serpiginoides.

TRATAMENTO

Vários medicamentos têm sido empregados, experimentalmente, no tratamento da lagoquilascaríase humana: a dietilcarbamazina, o tiabendazol, o levamisol, o cambendazol, o mebendazol, o albendazol, o praziquantel e a ivermectina. Muitos desses fármacos não proporcionam bons resultados, principalmente em termos de cura radical. São frequentes as recidivas, às vezes após meses ou anos de aparente cura clínica, impondo o seguimento dos casos por longos períodos, dadas as dificuldades de avaliação da cura parasitológica diante de lesões já fechadas.

Nos casos que tivemos a oportunidade de assistir, os melhores resultados foram obtidos com a associação cambendazol/levamisol, em altas doses e por tempo prolongado. Ambos os medicamentos causam visível impacto sobre os parasitos, que, em muitos casos, abandonam as lesões, alvoroçadamente, sobretudo no primeiro dia de tratamento, advindo rápida melhora clínica. Preconizamos o emprego do cambendazol em doses múltiplas e elevadas: 20 mg/kg/dia, durante cinco dias consecutivos, em séries sucessivas, cujo número e intervalos não foram ainda satisfatoriamente estabelecidos; sugerimos quatro séries, com intervalos regulares de um mês e, em caso de lesão no sistema nervoso central, 30 mg/kg/dia, durante cinco dias, sob cuidadoso controle das funções hepática, renal, hematopoiética e pancreática. A primeira série deve ser precedida pelo emprego do levamisol, usado apenas durante três dias alternados, na dose de 80 ou 150 mg por dia, conforme a idade.

Esses esquemas, sugeridos como tratamento de ataque, têm sido, em geral, bem tolerados. Em alguns casos, porém, condicionam apreciável alopecia, felizmente regressível com a retirada dos medicamentos.

As lesões regridem rapidamente, às vezes, cedo, sugerindo cura clínica. É sempre aconselhável, porém, a adoção de um esquema de manutenção, posto ser comum a ocorrência de recidivas, o que leva a crer que exista uma forma de resistência natural a esses fármacos no ciclo do parasito, responsável pela reativação do processo de infecção. Esse esquema de manutenção poderia consistir em novas séries de cambendazol ou de levamisol, de igual posologia, repetidas a cada seis meses até que assegurada a cura radical. Tendo observado, porém, que o tratamento semestral de manutenção com o cambendazol não tem sido suficiente para evitar essa reativação e animados pela demonstração de que o albendazol apresenta atividade antiembriogênica *in vitro* sobre ovos de *L. minor*, decidimos por seu emprego, e mais amiúde – de 15 em 15 dias: 1 comprimido de 400 mg pela manhã e outro à noite, com reavaliações semestrais, até que assegurada a cura radical.

Apesar do êxito alcançado em alguns casos, na verdade ainda não dispomos de um tratamento 100% eficaz, e de curta duração, tudo levando a crer não havermos alcançado o esquema posológico ideal para as drogas recomendadas. A demonstração de atividade antiembriogênica *in vitro* do albendazol sobre ovos de *L. minor* trouxe uma esperança de solução do problema de resistência do parasito à associação cambendazol/levamisol. O albendazol entraria, então, como um reforço ao esquema de associação, em doses que poderiam ser semelhantes às empregadas na neurocisticercose (15 mg/kg/dia, via oral, dividida em duas tomadas diárias, durante 8 dias – dose máxima de 800 mg/dia). Em seu experimento, Vieira et al. observaram que o albendazol não tem ação larvicida sobre a espécie, mas impede a embriogênese de ovos recém-eliminados: justamente ao contrário da ivermectina, que tem ação larvicida, também demonstrada *in vitro*, e não impede a embriogênese. Por isso, sugerem eles o emprego experimental da associação destas duas últimas drogas como opção para o tratamento da lagoquilascaríase.

A experiência pioneira bem-sucedida de Bento et al. com a ivermectina (apresentação de uso veterinário por indisponibilidade do produto humano à época de sua utilização), recomenda insistir na investigação com esse fármaco. Mesmo porque relatos posteriores do uso da formulação humana da ivermectina também mostraram boa resposta terapêutica.

É importante salientar que estudos experimentais em animais demonstram que a ivermectina não atravessa a barreira hematoencefálica e não tem boa difusão no sistema nervoso central, não sendo recomendado, portanto, seu uso visando atuar sobre parasitos nessa localização.

O fato é que, até o momento, não existe um esquema consensual de tratamento padronizado que possa ser aplicado com eficácia e segurança em pacientes acometidos de lagoquilascaríase. Dada a raridade da infecção, existem somente relatos de uso de antiparasitários em casos isolados, com posologias diversas e em épocas diferentes, na dependência da disponibilidade de anti-helmínticos por ocasião do tratamento, posto que atualmente no Brasil existem disponíveis apenas quatro anti-helmínticos com ação efetiva sobre *L. minor*: albendazol, ivermectina, dietilcarbamazina e levamisol.

Na ausência do cambendazol, e com base nos resultados obtidos em casos mais recentes, passamos a recomendar o seguinte esquema terapêutico: albendazol na dose de 400 mg a cada 12 horas (15 mg/kg/dia) por 30 dias, associado à ivermectina na dose de 0,2 mg/kg de peso (comprimidos de 6 mg), em dois ciclos de quatro doses semanais, com intervalo de um mês entre os ciclos, e a seguir a mesma dose a cada 30 dias, durante seis meses. A dietilcarbamazina poderá ser opção complementar em alguns casos, na dose de 100 mg três vezes ao dia por seis meses. Quanto ao levamisol, temos reservado, ultimamente, mais para teste de cura clínica, lembrando sempre que poderá ser empregado em casos de contraindicação ou de reações adversas a outros anti-helmínticos, ou ainda na falha terapêutica com outros esquemas.

Só deve ser considerado clinicamente curado o paciente que apresentar resolução das lesões externas, ausência de abscessos profundos comprovada por método de imagem adequado, e negatividade ao teste terapêutico com o levamisol ("teste de Leão": administração de 1 comprimido de 80 ou 150 mg, de acordo com a idade, objetivando desalojar parasitos eventualmente ocultos na intimidade dos tecidos). Este teste tem propiciado, inclusive, a confirmação da suspeita diagnóstica de lagoquilascaríase.

A limpeza cirúrgica das lesões constitui valioso recurso auxiliar, contribuindo para abreviar a cura radical. Deve-se dar, também, especial atenção aos cuidados nutricionais.

Em caso de comprometimento do sistema nervoso central, além de avaliar a possibilidade de hospitalização do paciente, recomenda-se a administração de corticosteroides, simultaneamente à de anti-helmínticos, objetivando reduzir os efeitos da reação inflamatória decorrente da destruição de parasitos (edema cerebral e hipertensão intracraniana).

É importante salientar, todavia: qualquer que seja a terapêutica adotada, recomenda-se que sejam rigorosamente observados os preceitos de ética em pesquisa com seres humanos, constantes da Resolução n. 466/2012, do Conselho Nacional de Saúde do Brasil.

PROFILAXIA

Uma vez comprovado que a forma infectante para o homem e para os animais domésticos é a larva encistada nos músculos e outros tecidos de animais silvestres, as medidas de profilaxia deverão visar, sobretudo, a não ingestão de carnes de caça (principalmente de cutia e outros roedores), sem adequada cocção.

Também aqui ressalta a importância da educação em saúde, particularmente na zona rural, com a recomendação de bons hábitos alimentares e de higiene geral.

BIBLIOGRAFIA SUGERIDA

Artigas PT, Araújo P, Romiti N, Ruivo M. Sobre um caso de parasitismo humano por Lagochilascaris minor Leiper, 1909, no Estado de São Paulo, Brasil. Rev Inst Med Trop São Paulo. 1968;10(2):78-83.

Barbosa, AP, Campos, DMB, Semerene, AR, Teixeira, ARL, Santana, JM. Lagochilascaris minor third-stage larvae secret metalloproteases with specificity for fibrinogen and native collagen. Microbes Infect. 2006;8(12-13):2725-32.

Bento RF, Mazza CC, Motti EF, Chan YT, Guimarães JRR, Miniti A. Human lagochilascariasis treated sucessfully with ivermectin: a case report. Rev Inst Med Trop São Paulo. 1993;35(4):373-5.

Boschiroli AM, Colombo AL, Tenore SB, Camargo LFA, Asato MS, Marra AR, Pignatari ACC. Lagoquilascaríase – relato de caso e revisão de literatura. Braz J Infect Dis. 1999;3(supl.2):S21.

Botero D, Little MD. Two cases of human Lagochilascaris infection in Colômbia. Am J Trop Med Hyg. 1984;33(3):381-6.

Calvopiña M, Guevara AG, Herrera M, Serrano M, Guderian RH. Treatment of human lagochilascariasis with ivermectin: first case report from Ecuador. Trans R Soc Trop Med Hyg. 1998 Mar/Apr;92(2):223-224.

Campos DMB, Freire Filha LG, Vieira MA, Paçô JM, Maia MA. Experimental life cycle of Lagochilascaris minor Leiper, 1909. Rev Inst Med Trop São Paulo. 1992;34(4):277-87.

Conselho Nacional de Saúde (Brasil). Resolução n. 466/2012. Disponível em: <http://conselho.saude.gov.br/resolucoes/2012/Reso466.pdf>. Acesso em: 27 fev. 2016.

Del Giudice P, Chosidow O, Caumes E. Ivermectin in dermatology. J Drugs in Dermatol. 2003;2(1):13-21.

Falcón-Ordaz J, Iturbe-Morgado JC, Rojas-Martínez AE, García-Prieto L. Lagochilascaris minor (Nematoda: Ascarididae) from a Wild Cougar (Puma concolor) in Mexico. J Wildl Dis. 2016 Jul;52(3):746-8.

Fraiha H, Leão RNQ, Costa FSA. Lagochilascaríase humana e dos animais domésticos. Zoonoses (Brasília). 1989;1(1):25-33.

Leão RNQ, Fraiha-Neto H. Lagoquilascaríase. In: Leão RNQ (Coord.) Belém: Samauma. 2013. p. 1429-36.

Leão RNQ, Leão Filho J, Dias LB, Calheiros LB. Infecção humana pelo Lagochilascaris minor Leiper, 1909. Registro de um caso observado no Estado do Pará (Brasil). Rev Inst Med Trop São Paulo. 1978;20(5):300-6.

Leiper RT. A new nematode worm from Trinidad, Lagochilascaris minor. Proc Zool Soc Lond. 1909;(2):742-3.

Loukas A, Hotez PJ. Quimioterapia das infecções por helmintos. In: Brunton LL, Lazo JS, Parker KL. Goodman & Gilman As bases farmacológicas da terapêutica. 11. ed. Rio de Janeiro: McGraw-Hill Interamericana do Brasil, 2006, p. 963-981. Tradução de: Goodman & Gilman's the pharmacological basis of therapeutics (11. ed. americana).

Moraes MAP, Arnaud MVC, Macedo RC, Anglada AE. Infecção pulmonar fatal por Lagochilascaris sp., provavelmente Lagochilascaris minor Leiper, 1909. Rev Inst Med Trop São Paulo. 1985;27(1):46-52.

Nau R, Sörgel F, Eiffert H. Penetration of Drugs through the Blood-Cerebrospinal Fluid/Blood-Brain Barrier for Treatment of Central Nervous System Infections. Clin Microbiol Rev. 2010 Oct; 23(4);858-83.

Paçô JM, Campos DMB. Lagochilascaris minor Leiper, 1909: nove décadas de revisão bibliográfica. Rev Patol Trop. 1998;27(1):11-34.

Palheta-Neto FX, Leão RNQ, Fraiha Neto H, Tomita S, Lima MAMT, Pezzin-Palheta AC. Contribuição ao estudo da lagoquilascaríase humana. Rev Brasil Otorrinolaringol. 2002 May;68(1):101-5.

Smith JL, Bowman DD, Little MD. Life cycle and development of Lagochilascaris sprenti (Nematoda: Ascarididae) from opossums (Marsupialia: Didelphidae) in Louisiana. J Parasit. 1983;69(4):736-45.

Sprent JFA. Speciation and development in the genus Lagochilascaris. Parasitol. 1971;62:71-112.

Vieira MA, Oliveira JA, Barbosa CAL, Campos DMB. Atividade antiembriogênica "in vitro" do albendazol sobre ovos de Lagochilascaris minor Leiper, 1909. Rev Patol Trop. 1994;23:221-7.

Volcán GS, Medrano CE, Payares G. Experimental heteroxenous cycle of Lagochilascaris minor Leiper, 1909 (Nematoda: Ascarididae) in white mice and in cats. Mem Inst Oswaldo Cruz. 1992 Oct./Dec;87(4):525-32.

White Jr AC, Coyle CM, Rajshekhar V, Singh G, Hauser WA, Mohanty A, Garcia HH, Nash TE. Diagnosis and Treatment of Neurocysticercosis: 2017 Clinical Practice Guidelines by the Infectious Diseases Society of America (IDSA) and the American Society of Tropical Medicine and Hygiene (ASTMH). Clin Infect Dis. 2018 Apr;66(8):e49-e45. Disponível em: <https://academic.oup.com/cid/article/66/8/e49/4885412>. Acesso em: 29 jan. 2019.

102

Larva *migrans visceralis* – toxocaríase humana

Rosângela Maria de Castro Cunha
Marcos de Assis Moura
Kalil Abrahão Hallack (in memoriam)

CONCEITO

Em 1952, quando Beaver estabeleceu o conceito de síndrome da larva *migrans visceralis* (SLMV), a doença era considerada uma doença rara. Hoje é reconhecida como uma antropozoonose cosmopolita em expansão, caracterizada por um amplo espectro de manifestações clinicolaboratoriais decorrentes da migração prolongada de larvas nematódeas em tecidos humanos. A maioria dos pacientes afetados com toxocaríase visceral apresentam sinais inespecíficos como febre, dor abdominal, anorexia, eosinofilia persistente, hipergamaglobulinemia, aumento do título de hemaglutininas A e B, hepatomegalia, emagrecimento, *rash* cutâneos pruriginosos. Na forma ocular pode causar cegueira e, ainda, pode causar distúrbios do sistema nervoso central como: irritabilidade, epilepsia e esquizofrenia.

ETIOLOGIA

A SLMV é causada principalmente por parasitas da família Ascaridea e pertencentes ao gênero Toxocara, englobando as espécies *Toxocara, canis* e *Toxocara catis*, ascarídeos de cães e gatos, respectivamente. O papel etiológico do *Toxocara canis* parece ser mais importante, sendo o mais frequentemente identificado nos casos confirmados da doença. Outros agentes, tais como o *Ascaris suum*, o *Toxocara leonina*, a *Capillaria hepática* e a *Gnathostoma spinigerum*, podem estar implicados na etiologia da SLMV, porém sua importância é secundária e são raramente descritos no Brasil. Por ser o Toxocara o agente mais comum da síndrome, a SLMV é também conhecida como Toxocaríase humana e este será o enfoque dado ao tema neste capítulo.

CICLO DE VIDA DO *TOXOCARA CANIS* E TRANSMISSÃO

O *Toxocara canis* é um parasita habitual do intestino de canídeos (cães, lobos, raposas etc.), que são seus hospedeiros definitivos. O homem funciona como hospedeiro paratênico ou intermediário (hospedeiro não habitual, que se infecta, mas no qual o agente biológico não completa o ciclo). A transmissão, na população canina, pode ocorrer pela ingesta de ovos infectantes (presentes no solo ou contaminando alimentos) e de larvas infectantes (em tecidos de animais que funcionam como hospedeiros intermediários). Os ovos infectantes (contendo larvas L2) ou larvas (L2) encistadas ingeridos vão até o intestino delgado, onde as larvas L2 são liberadas, atravessam as paredes do ceco e atingem o fígado via circulação portal. Do fígado, as larvas caem na circulação, indo aos pulmões, onde são "filtradas" através dos capilares venosos pulmonares, atingindo o coração esquerdo e, daí, a circulação sistêmica, disseminando-se para vários órgãos e tecidos (fígado, músculos, cérebro, rins etc.). Essa fase caracteriza a migração somática. Nos cães adultos e machos, as larvas terminam aí o seu ciclo evolutivo. Nas fêmeas, as larvas L2 permanecem encistadas nos tecidos (principalmente no fígado) até serem estimuladas pelas alterações hormonais da prenhez e reiniciam o processo de migração, atingindo o coração direito e os pulmões. Aí migram para a traqueia, onde evoluem para os estágios L3 e L4, sendo deglutidas. No intestino delgado, alcançam o estágio L5, que é o de verme adulto. O verme adulto mede 7,5 a 12 cm e, após o amadurecimento dos genitais, a fêmea é fecundada e inicia a postura de ovos. Geralmente, a eliminação de ovos nas fezes da cadela infectada começa a ocorrer cerca de três a quatro semanas após o parto. Cada fêmea do parasita põe cerca de 200.000 ovos por dia e estes, por sua vez, medem 85 por 75 μm, levando duas a três semanas para se tornarem infectantes (conter larvas no segundo estágio de desenvolvimento – L2), desenvolvendo-se melhor em solos argilosos e em áreas de clima quente e úmido. As larvas L2, nas cadelas infectadas, estimuladas pelas alterações hormonais, além da migração traqueal, migram também por via transplacentária, atingindo os filhotes, onde irão completar o ciclo e fazendo com que os cãezinhos infectados também eliminem ovos do *Toxocara canis* nas fezes, cerca de três a quatro semanas após o nascimento. Esta é inclusive a forma mais importante de disseminação do parasita entre a população canina. Além disso, as alterações hormonais da cadela em lactação continuam a estimular a migração das larvas L2, que podem atingir a glândula mamária, sendo eliminadas no colostro e leite, o que contribui para aumentar a gravidade de infestação dos cãezinhos.

O ciclo do *Toxocara catis* é semelhante, porém nos gatos não ocorre a transmissão transplacentária.

PATOGÊNESE

O homem e outros hospedeiros paratênicos se infectam pela ingestão de ovos, e o ciclo do parasita é semelhante ao do *Ascaris lumbricoides*. No intestino delgado, ocorre a liberação da larva em estágio L2, medindo 350 por 20 μm. Esta atravessa a mucosa intestinal e, através da via linfática, atinge a circulação portal e o fígado, de onde ganha os pulmões, por meio da circulação sanguínea. Daí, graças ao seu pequeno tamanho, são "filtradas" através dos capilares pulmonares, caem na artéria pulmonar e no coração esquerdo, disseminando-se, por via hematogênica, para todo o organismo. A larva de *A. lumbricoides* mede 38 μm, o que impede que ela seja filtrada dos capilares pulmonares para a circulação sistêmica. Quando o tamanho da larva de *Toxocara canis* excede o diâmetro dos capilares sanguíneos, ela atravessa ativamente a parede celular e inicia um processo de migração errática e contínua através dos tecidos do hospedeiro. Na fase inicial da infecção, ocorre uma reação inflamatória aguda caracterizada pela presença de eosinófilos, neutrófilos e alguns monócitos. Entretanto, muitas vezes, a rápida migração larvária pode ocorrer sem dar tempo ao desenvolvimento de qualquer reação inflamatória. Durante o processo de migração tecidual, as larvas de *Toxocara canis* continuam metabolicamente ativas e liberam produtos antigênicos denominados antígenos de secreção-excreção (TES), que consistem em uma complexa mistura de proteínas glicosiladas. Nesta mistura, podemos encontrar protease, que contribui para que algumas larvas possam ser recobertas por uma espécie de cápsula de colágeno. Esta funciona como um mecanismo de escape contra a reação do organismo hospedeiro. Os antígenos TES apresentam, ainda, uma fração alergênica responsável pela estimulação dos eosinófilos, o que explica o grande número destas células encontradas nesta infecção. À medida que o processo evolui, a reação inflamatória se organiza em torno das larvas e seus metabólitos, e as mesmas acabam por ser circundadas por uma reação granulomatosa caracterizada por um centro necrótico onde se encontram os restos larvários, circundados por células multinucleadas, neutrófilos e grande número de eosinófilos.

Vários autores têm observado a interessante habilidade das larvas de *Toxocara* em sobreviver e continuar sua migração errática pelos tecidos do hospedeiro, apesar da resposta imunológica. Já foi demonstrado que os antígenos TES, presentes na epicutícula da larva, funcionam como receptores para os anticorpos e se desprendem em um contínuo *turnover*, levando consigo os anticorpos ligados. Essa "troca de pele" dificulta a eliminação da larva, uma vez que a presença do complexo antígenoTES-anticorpo é essencial para que os eosinófilos possam aderir à superfície larvária e destruí-la através da degranulação de substâncias tóxicas, conforme já demonstrado por Badley e outros.

Portanto, as manifestações clínico-patológicas da SLMV resultam do dano tecidual direto causado pela migração larvária ou pela ação de seus metabólitos, bem como pela resposta inflamatória gerada pelo organismo hospedeiro. Uma vez que a larva atinge os tecidos através da circulação sistêmica, qualquer órgão pode ser acometido. No homem, as larvas são encontradas principalmente no fígado, podendo atingir os pulmões, os olhos, o miocárdio e sistema nervoso central. Estudos em modelos animais têm demonstrado que a resposta imunológica do hospedeiro parece influenciar a distribuição tecidual das larvas.

EPIDEMIOLOGIA

FREQUÊNCIA DA INFECÇÃO E DOENÇA

A toxocaríase humana é uma doença crônica do tecido com taxas subestimadas de prevalência global, considera-se que é uma das cinco doenças parasitárias negligenciadas crônicas mais importantes do mundo. A infecção de cães e gatos pelo *Toxocara* sp. ocorre em todo o mundo, exceto acima de 60° de latitude norte, na América do Norte e outras regiões árticas, porém a verdadeira dimensão do problema é desconhecida, uma vez que a frequência do diagnóstico está intimamente relacionada à disponibilidade de serviços equipados com profissionais experientes e com eficientes métodos diagnósticos.

O desenvolvimento da técnica de Elisa utilizando antígenos TES aumentou a sensibilidade e a especificidade para o diagnóstico da infecção e permitirá que inquéritos soroepidemiológicos utilizem técnica padronizada para melhor comparação.

Em levantamento da infecção por *T. canis* em humanos, nos últimos 36 anos, em várias partes do mundo, demonstraram dados muito heterogêneos na frequência da infecção humana: Argentina (16%), EUA (13,9%), Espanha (63%), Dinamarca (4%), Áustria (3%), Suécia (7%), Malásia (6%), Japão (6%), Suécia (7%), Índia (29%), Peru (7,3%), Colômbia (68,2%) e Caribe (82,6%), todos utilizando diferentes métodos de seleção da amostra e técnicas diagnósticas.

Na Venezuela, os anticorpos Anti-Toxocara foram detectados em 14,3% das crianças em idade escolar, com a soroprevalência variando de 4,4 a 24,1%. Os casos positivos estavam associados com eosinofilia, diminuição da acuidade visual, fadiga ocular, dor de cabeça e palidez.

Dados americanos demonstram uma incidência de 0,6% em uma comunidade canadense e 30,8% em crianças mexicanas com asma. Nos Estados Unidos, a toxocaríase humana é alta, frequentemente superior a 10% e está emergindo como um problema de saúde, com a maior soroprevalência em crianças do sul e na população com baixa escolaridade.

No Brasil, vários estudos têm demonstrado uma soroprevalência variando de 3 a 90%. Porém, quando se avalia a toxocaríase com manifestações clínicas, a soroprevalência varia de 4,2 a 65,4%. Com as maiores prevalências encontradas na região Nordeste (50%), Sudeste (41%) e na região Sul (32%).

FATORES DE RISCO PARA A INFECÇÃO

Desde as primeiras descrições, a SLMV afeta particularmente as crianças abaixo dos seis anos, sendo que os casos mais graves foram diagnosticados em crianças de 18 meses a três anos de idade. A tendência da criança de levar as mãos e outros objetos sujos à boca, e a de apresentar geofagia (forma de perversão de apetite observada em 2 a 10% das crianças de um a seis anos), aliada a um contato íntimo com animais de estimação, faz com que elas sejam extremamente vulneráveis à infecção, devido ao risco de ingestão de grandes quantidades de ovos. Crianças mais velhas e adultos estão menos sujeitos a contaminação ambiental ou, quando expostos, tendem a ingerir uma menor quantidade de ovos, apresentando formas assintomáticas ou oligossintomáticas de SLMV, incluindo a ocular.

A concentração de cães em áreas urbanas tem um papel epidemiológico muito importante na disseminação da infecção por *Toxocara* sp. pela contaminação do solo de praças e parques públicos, o que pode explicar alguns achados, particularmente na Inglaterra, onde cerca de 50% dos pacientes com SLMV não tinham história de contato com cães.

A posse de animais domésticos, particularmente cães, também constitui um fator de risco para a infecção principalmente se aliada à falta de higiene e saneamento básico. Igualmente, o baixo nível socioeconômico-cultural facilita a transmissão da toxocaríase, embora possam ocorrer casos oligossintomáticos ou a forma ocular, em indivíduos de bom nível socioeconômico-cultural, em função da ingesta ocasional de pequeno inóculo de ovos infectantes.

O risco de infecção relacionado às atividades profissionais é controverso. Em alguns países, estudos em veterinários e funcionários de canis não mostraram um percentual maior de infecção, quando comparados com grupos-controle da população geral. Entretanto, estudos realizados entre criadores de cães da Inglaterra e Nova Zelândia evidenciaram um percentual mais alto de infecção que na população geral.

Os aspectos étnicos também podem ser considerados um fator importante na prevalência da toxocaríase em um mesmo território, estudos revelam soroprevalências em alguns étnicos e socioeconomicamente desfavorecidos, por exemplo, negros não hispânicos (21,2%).

O número de estudos, embora limitado, sugere que somente a exposição ambiental não é suficiente para produzir a infecção ou doença. O risco de infecção relaciona-se à intensidade e à duração da exposição, somadas com o nível sociocultural e o padrão de comportamento do indivíduo. No estado de São Paulo foi relatada taxas de 13,7% de toxocaríase na população rural. Outra possível fonte de infecção humana é a ingestão de carne crua ou malcozida de hospedeiros paratênicos do *T. canis*.

FORMAS CLÍNICAS

O espectro das manifestações da SLMV relaciona-se diretamente com o grau do parasitismo (determinado pela quantidade de ovos infectantes ingeridas), a intensidade da resposta inflamatória e a localização tecidual das larvas, decorrente da migração sistêmica de larvas de Toxocara através do tecido de vísceras humanas.

Estudos recentes demonstram que o padrão de resposta imunológica TH2, com a estimulação de células Treg por meio da produção continuada da citocina TGF-β1, propiciam um ambiente adequado para o escape e persistência das larvas gerando dano tecidual em função de resposta inflamatória crônica de padrão granulomatoso com a participação de eosinófilos. Parece também que o polimorfismo genético do MHC tem correlação com o tipo e a gravidade dos sintomas a serem desenvolvidos pelo indivíduo, podendo mesmo ocorrer casos de doença disseminada sem associação com qualquer distúrbio imunológico.

FORMA ASSINTOMÁTICA

Decorre da infecção por um pequeno número de larvas, podendo eventualmente se caracterizar por eosinofilia persistente não acompanhada de achados clínicos, que pode durar dois ou mais anos, desaparecendo espontaneamente.

FORMA CLÁSSICA

A forma clássica, denominada também larva *migrans visceralis*, acomete preferencialmente crianças de um a quatro anos de idade, e se caracteriza por febre, hepatomegalia, eosinofilia persistente, hipergamaglobulinemia e aumento do título de isohemaglutininas. A prolongada sobrevivência deste parasita nos tecidos humanos e o longo tempo de exposição às larvas migrando erraticamente pelos tecidos resultam em uma série de manifestações que estarão relacionadas ao tecido envolvido. O comprometimento pulmonar é comum e, clinicamente, é traduzido por tosse, sibilos e infiltrados pulmonares transitórios em 32 a 34% dos casos. O diagnóstico diferencial deve ser feito com bronquiolite aguda, asma e outras pneumonites. As alterações dermatológicas se caracterizam como erupção cutânea, prurido, eczema, paniculite, urticária e vasculite. Outros sinais e sintomas incluem: irritabilidade, mal-estar, anorexia, convulsões isoladas, alterações intestinais, Síndrome de Well.

Muitas destas manifestações decorrem da capacidade do *Toxocara* sp induzir respostas alérgicas que recentemente foram relacionadas a um grupo de poliproteínas alergênicas de estrutura similar àquelas encontradas em *Ascaris* spp. e que foram chamadas de TBA-1. Outro aspecto que vem sendo observado em publicações recentes é o relato de doença acometendo adultos em alguns casos de envolvimento hepático e até de bexiga, que podem inclusive mimetizar quadros de neoplasias.

O desenvolvimento dos métodos diagnósticos tem permitido observar várias nuances clínicas da LMV, tais como miocardite, artrite, miosite, pleurite, acometimento do SNC (mielite, encefalite, confusão mental, meningite, meningoencefalite eosinofílica, epilepsia, demência, vasculite cerebral, mielite, radiculite), além de uma síndrome clínica identificada na região dos Pirineus (França), caracterizada por astenia, dor abdominal e vários sintomas alérgicos.

FORMA OCULAR

O envolvimento ocular na toxocaríase determina uma síndrome denominada de larva *migrans* ocular (LMO). A relação entre a LMO e LMV ainda não está clara. Entretanto, os pacientes com a doença sistêmica geralmente não desenvolvem o quadro ocular. Enquanto a LMV acomete geralmente crianças entre seis meses e três anos de idade, com história de contato com filhotes de cães (abaixo de 6 meses) ou com hábitos de geofagia, conforme já dito anteriormente, o envolvimento ocular na toxocaríase ocorre geralmente em crianças dos 4 aos 6 anos e é classicamente unilateral.

Caracteriza-se por diminuição da acuidade visual, dor ocular, estrabismo e leucocoria. O exame de fundo de olho geralmente evidencia alterações compatíveis com uveíte, papilite, retinocoroidite periférica com granuloma, esclerite, panuveíte, catarata, neurorretinite subaguda bilateral difusa, larva móvel subretiniana, neurite óptica, ceratite, conjuntivite e até endoftalmite severa, quando deve ser feito o diagnóstico diferencial com retinoblastoma para evitar a desnecessária enucleação do globo ocular afetado.

Uma série de estudos marcantes de crianças e adolescentes com LMO relatou que cerca de 80% dos casos são diagnosticados em pacientes com idade inferior a 16 anos. De forma geral, a forma ocular da toxaríase acomete principalmente crianças, produzindo perda de visão. O diagnóstico da forma ocular deve considerar a exclusão de patologias neoplásicas (retinoblastoma), uveíte intermediária, infecção congênita, neurorretinite subaguda difusa unilateral (DUSN), hiperplasia primária persistente de vítreo e outras zoonoses parasitas coexistentes (angiostrongilíase, toxoplasmose, cisticercose), infecções bacterianas (doença de Lyme) ou infecções virais (citomegalovírus).

FORMA NEUROLÓGICA

Eventualmente, pode ocorrer o comprometimento do SNC caracterizado por crises convulsivas focais ou generalizadas e distúrbio de comportamento. O exame do líquor evidencia um aumento do percentual de eosinófilos. Evidências epidemiológicas demostram a associação positiva entre toxocaríase e a epilepsia e ezquizofrenia, inclusive com a redução da incidência de epilepsia após a erradicação de toxocaríase.

A neurotoxocaríase (NT) é rara e causada pela invasão de larvas de Toxocara no cérebro e medula espinhal, levando a lesões cerebrais e neurológicas predominantemente localizadas no cérebro e cerebelo, substância branca, com oclusão dos vasos sanguíneos cerebrais. Geralmente está associada a sintomas clínicos inespecíficos (febre e dor de cabeça), como também distúrbios neurodegenerativos (convulsão, esquizofrenia, déficits cognitivos, doença de Parkinson idiopática e demência).

DIAGNÓSTICO LABORATORIAL

INESPECÍFICOS

Exames laboratoriais

Exames laboratoriais inespecíficos, incluem leucometria global e específica, proteínas, imunoglobulinas e iso-hemaglutininas. Em alguns pacientes, podemos encontrar hiperleucocitoses de 30 a 100.000 células/mm^3 com um percentual de eosinófilos em torno de 50 a 90%. A eosinofilia pode persistir por meses ou anos, mesmo após o desaparecimento de outras manifestações clínicas. A concentração da albumina sérica está normal, enquanto as gamaglobulinas, especialmente IgG, IgM e IgE, estão elevadas. Títulos aumentados de iso-hemaglutininas A e B estão presentes, em função da estimulação determinada por antígenos de superfície das larvas de *Toxocara*. O exame parasitológico de fezes não evidencia larvas ou ovos dos parasitas que, a não ser em relatos esporádicos, não atingem a forma adulta no organismo humano.

Exames de imagem

Métodos de imagem podem ser utilizados para detectar e localizar lesões granulomatosas causadas pelas larvas de *Toxocara*: a ultrassonografia abdominal pode mostrar múltiplas áreas hipoeicóicas não esféricas e mal definidas, a tomografia computadorizada com contraste do fígado revela múltiplos nódulos com áreas de baixa densidade e na ressonância magnética, lesões hepáticas causadas pela migração de larvas de Toxocara L3 aparecem como imagem hipointensa em T1 e hiperintensas em T2.

Em paciente com envolvimento ocular, exames como: angiografia com fluoresceína, ultrassom oftálmico e tomografia de coerência óptica (OCT) podem revelar granulomas oculares, alterações vítreas, descolamento de retina e até permitindo o acompanhamento da migração da larva nas camadas intra-retinianas com detalhes. A fotografia de fundo de olho pode revelar a localização dos granulomas focais e auxiliar no monitoramento das alterações relacionadas à progressão da doença ou em resposta ao tratamento. Imagens de campo amplo podem auxiliam no manejo de pacientes com comprometimento da visão periférica. E a angiografia é utilizada para documentar efeitos da inflamação focal e difusa na vasculatura retiniana.

No caso de lesões no SNC, a ressonância magnética é mais sensível e geralmente os granulomas aparecem como áreas de hiperdensidade frequentemente localizadas em regiões corticais e subcorticais. O diagnóstico de neutrotoxocaríase por ressonância magnética, incluem lesões única ou múltiplas, subcortical, cortical ou lesões hiperintensas na substância branca das imagens em T2 e FLAIR, e hipointenso em imagens em T1. Contudo, esses recursos de imagem são apenas sugestivos, não específicos, sendo necessário estudos sorológicos, presença de eosinofilia no soro ou no líquido cefalorraquidiano (LCR) e melhora radiológica após tratamento anti-helmíntico para estabelecer o diagnóstico.

ESPECÍFICOS

Histopatologia

A observação de larvas de *Toxocara* sp. obtidas em biópsias/punção de tecidos, vísceras, líquido cefalorraquidiano (LCR) ou fluídos oculares por meio de microscopia direta continua a ser o "padrão ouro" para o diagnóstico de toxocaríase. No entanto, este método é invasivo, pouco sensível e demorado. Além disso, pode ser difícil distinguir entre larvas de Toxocara e de outros ascarídeos, especialmente quando as larvas estão degeneradas ou quando apenas parte do parasita pode ser recuperada dos tecidos o que o torna viável na prática clínica.

MÉTODOS IMUNOLÓGICOS

Sorologia

O melhor método diagnóstico da SLMV é baseado na pesquisa de anticorpos pela técnica de Elisa, utilizando a detecção de antígenos de excreção e secreção de *T. canis* (TES), que é considerada a técnica padrão. O antígeno TES contém como principais proteínas 32 kDa (TES-32), 55 kDa (TES-55), 70 kDa (TES-70), 120 kDa (TES-120) e 400 kDa (TES-400). Estas proteínas glicosiladas são antigênicas e comuns entre as diferentes espécies de Toxocara, o que não elimina as reações cruzadas com outras proteínas similares presentes em outros ascarídeos e nematoides parasitas, especialmente em países tropicais com parasitoses endêmicas e que os indivíduos apresentam poliparasitismo. Para aumentar a especificidade da reação, podemos tratar previamente os soros suspeitos com extratos de *Ascaris* sp., o que aumenta a especificidade da reação por diminuir a possibilidade de reações cruzadas com antígenos homólogos entre estes parasitas.

A imunoeletroforese mostrou uma excelente especificidade, mas sua baixa sensibilidade limitando a sua utilidade em ambientes clínicos. Além disso, o nível sérico de IgG pode permanecer elevado por anos, o que impede a discriminação entre infecções ativas e persistentes, especialmente em pacientes com alta intensidade de infecção. Para isso vêm sendo desenvolvidas outras metodologias como o teste de avidez de IgG para antígenos de *Toxocara* sp., que permite verificar se a infecção é recente ou antiga.

Testes sorológicos para detectar anticorpos *T. canis* podem ter baixo valor na avaliação da progressão da doença para a forma ocular ou neurotoxocaríase. Pois, em torno de 10% dos pacientes, podem apresentar títulos séricos baixos ou negativos e, neste caso, a pesquisa dos anticorpos no humor aquoso ou no LCR. Nos casos de forte suspeita de toxocaríase ocular, com sorologia negativa ou com títulos baixos, a pesquisa de anticorpos anti-*Toxocara* da classe IgG pelo método de Elisa pode ser realizada em humor vítreo obtido por meio de vitrectomia ou aspiração por agulha via *pars-plana*, ou no humor aquoso, por meio de paracentese de câmara anterior. As infecções recentes podem também se caracterizar por um teste sorológico positivo, acompanhado de eosinofilia e concentração de IgE superior a 500 UI/mL. A detecção de proteína catiônica de eosinófilos (ECP), que só é liberada por eosinófilos ativados, também pode ser uma evidência de infecção recente. Entretanto, ainda existe uma ampla variação na sensibilidade e na especificidade dos métodos sorológicos utilizados.

Neste contexto, antígenos recombinantes estão sendo desenvolvidos e testados para melhorar a sensibilidade e especificidade dos testes sorológicos no diagnóstico de toxocaríase humana. Por exemplo, anticorpos policlonais contra a proteína recombinante TES30 (pAb-rTES30), obtidos de larvas L2 de *Toxocara canis* contribuem para elevar a sensibilidade do teste para 98%, resultando em baixas reações cruzadas com outros parasitas.

Com o objetivo de tornar acessível o diagnóstico da toxocaríase para mais pessoas nas regiões endêmicas, vem sendo desenvolvidos também testes rápidos de fluxo lateral baseado em IgG4 usando rTES-26, rTES-30 e o rTES-120 demonstrando bom potencial para teste rápido *point-of-care*.

As técnicas de *immunoblotting* e *western blotting* com a detecção específica de anticorpos e subclasses IgG anti-Toxocara totais (IgG1, IgG2, IgG3 e IgG4), tem sido utilizadas em alguns estudos visando diminuir a proporção de reações cruzadas. Já foram demonstrados até mesmo o desaparecimento de anticorpos reativos (IgE e IgM) contra determinadas frações proteicas de alto peso molecular do parasita em paciente com LMV após o tratamento, o que representaria um importante parâmetro de cura. Faltam, porém estudos com uma amostragem mais significativa para que estes métodos se tornem uma ferramenta de uso prático.

As técnicas moleculares têm alta especificidade analítica e tempos de resposta mais curtos do que outros diagnósticos. Ensaios baseados em PCR, utilizando uma variedade de marcadores gênicos específicos do rDNA (ITS-1 eITS-2), permitem a identificação e análise filogenética de *T. canis*, *T. cati* e outros ascarídeos. O PCR têm sido utilizado para identificar larvas de *T. canis* coletadas de biópsias humanas na forma ocular da toxocaríase e no LCR na neurotoxocaríase. Outros ensaios baseados em PCR quantitativo em tempo real são utilizados para identificação e diagnóstico de ovos de *Toxocara* spp. isolados de fezes ou solos contaminados.

DIAGNÓSTICO DIFERENCIAL

O diagnóstico de SLMV deve ser considerado em qualquer paciente com hipereosinofilia persistente. A história clínica e os achados laboratoriais não permitem diferenciar a forma clássica ou eosinofilia persistente assintomática de outras condições, tais como doenças parasitárias (ascaridíase, esquistossomose, estrongiloidíase, fasciolíase, capilaríase), doenças alérgicas, síndrome hipereosinofílica, granulomatose eosinofílica e vasculites como a de Churg-Strauss. O diagnóstico da forma ocular é baseado, principalmente, nos achados fundoscópicos associados a métodos imunodiagnósticos e deve ser feita a diferenciação com retinoblastoma, retinite exsudativa (doença de Coat), trauma e outras uveítes. Em um estudo com 500 pacientes referidos como retinoblastoma, Lago et al. (2006) diagnosticaram 212 como sendo pseudoretinoblastomas. Destes, 16% representavam casos de toxocaríase ocular.

TRATAMENTO

A base da terapia para toxocaríase inclui anti-helmínticos, como albendazol, mebendazol, tiabendazol e anti-inflamatórios. O Albendazol 400 mg duas vezes por dia durante cinco dias é a primeira escolha de tratamento, quando comparado a outras drogas, representa uma das opções terapêuticas mais seguras, em função do baixo risco de efeitos colaterais. Apesar do uso da ivermectina ser eficiente em várias parasitoses e de existirem relatos esporádicos de sucesso em casos de pacientes com SLMV sua indicação para esta síndrome ainda apresenta eficácia incerta. Recentemente, foi publicado trabalho demonstrando sucesso da nitazoxamida em infecção experimental de camundongos por *Toxocara canis*, o que sugere uma nova perspectiva terapêutica para a infecção, embora faltem estudos metodologicamente fundamentados para recomendá-la como opção terapêutica. Nos casos de toxocaríase pulmonar e associada à doenças cardíacas o Albeldazol 800 mg/dia durante duas semanas com associação de corticosteroides têm sido usado com relativo sucesso.

O esquema terapêutico dependerá da forma clínica e da gravidade da sintomatologia. Para os casos de SLMV aguda em crianças, a escolha recairá sobre os anti-helmínticos. Nos casos assintomáticos, considerando-se o caráter benigno e autolimitado da infecção, a conduta pode ser expectante, já que o tratamento pode precipitar a migração da larva para o olho.

Apesar da falta de um tratamento ideal para toxocaríase ocular, é recomendada a associação de antihelmíntico com corticoides, baseando na hipótese de que a destruição larvária poderia levar ao agravamento do quadro clínico pela ampliação da resposta inflamatória, limitando a inflamação, fibrose, ou cicatrização em olhos com vitritis ativa. A cirurgia é aconselhada para o tratamento de complicações estruturais e crioterapia pode ser usada para tratar granulomas. Outras medidas como fotocoagulação, criopexia ou vitrectomia poderão ser indicadas conforme a gravidade da lesão.

O tratamento da forma ocular com Albendazol (400 mg duas vezes ao dia por 2 semanas), associado ao Prednisolona (0,5 a 1 mg/kg/dia) apresentou resultados clínicos semelhantes aos pacientes em monoterapia com corticosteroides; no entanto, a taxa de recorrência em pacientes tratados com terapia combinada (17,4%) foi significativamente menor do que em pacientes tratados com monoterapia com corticosteróides (54,5%).

Novas experiências realizadas para o tratamento da toxocaríase ocular têm sido feitas usando carregadores lipossomais e glucanos imunomoduladores, associados ao albendazol e febendazol.

Estudo recente relata um caso de neovascularização coroidal (NVC) secundária à toxocaríase ocular tratada com injeções intravítreas de agentes anti-fator de crescimento endotelial vascular (VEGF). O uso de ranibizumabe e bevacizumabe, combinadas com albendazol oral, demostrou ser eficaz para regredir NVC e preservar a visão em pacientes com toxocaríase ocular.

PROGNÓSTICO

A toxocaríase é considerada uma parasitose negligenciada, no entanto, é mais comum do que se acredita e pode causar graves complicações. A condição é tratável e evitável, mas permanece subdiagnosticada e subvalorizada apesar do progresso extraordinário durante as últimas décadas, a toxocaríase continua representando um desafio à saúde pública.

A grande maioria dos casos, a SLMV se comporta como uma doença benigna e de curso limitado, embora já tenham sido relatados casos fatais, principalmente com envolvimento do miocárdio e do SNC. O comprometimento ocular extenso pode levar à perda total da visão unilateralmente.

PREVENÇÃO

Do ponto de vista prático, a principal medida profilática é o tratamento dos cães parasitados. Cada fêmea adulta de *Toxocara canis* põe cerca de 200.000 ovos por dia, e a carga parasitária pode chegar a centenas de vermes; portanto, um único animal pode eliminar milhões de ovos nas fezes. Para evitar reinfecções, é recomendável a realização de exames de fezes periódicos (pelo menos duas vezes ao ano) dos animais e o tratamento, se indicado. Deve-se estar atento para o fato de que os anti-helmínticos disponíveis para uso veterinário não são capazes de eliminar as larvas encistadas nos tecidos das fêmeas e, portanto, não previnem a ativação das larvas e sua transmissão transplacentária para os filhotes. Para quebrar o ciclo de transmissão do parasita, deve ser feita a vermifugação das cadelas e filhotes em torno do 15º dia após o parto, com repetição semanal do tratamento durante três semanas, para aumentar a eficácia.

Estudos recentes apontam a possibilidade do uso de fungos saprofíticos do solo, como o *Paecilomyces lilacinus* e o *Paecilomyces marquandii*, que possuem atividade contra as larvas jovens dentro dos ovos de *Toxocara*, no tratamento dos locais infectados, como areias de parquinhos infantis e praças públicas. Porém, a viabilidade do uso desta descoberta ainda depende de estudos avaliando possíveis impactos ambientais.

Atualmente se discute o risco de infecção devido a consumo de carne crua, uma vez que é comum no Japão e na Coreia comer fígado de vaca cru, e essa é a principal maneira de adquirir toxocaríase.

Medidas básicas de higiene pessoal, saneamento básico e educativas orientando os donos dos animais a recolherem as fezes deles evitando o seu acúmulo em praias, parques e praças públicas, além do recolhimento de animais abandonados são outras medidas profiláticas importantes.

Estudo da genômica funcional de genes específicos do *Toxocara canis*, vem abrindo novas perspectivas para o desenvolvimento de tecnologias para a descoberta de medicamentos e vacinas para o controle da toxocaríase.

BIBLIOGRAFIA SUGERIDA

Ahn SJ, Woo SJ, Jin Y, Chang YS, Kim TW, Ahn J, Hong ST. Clinical features and course of ocular toxocariasis in adults. PLoS Negl Trop Dis, 2014, 8(6):2938.

Alcântara-Neves NM, Barrouin-Mello SM, Santos NM, Santana CC, Baqueiro T, Jesus JR, Mendonça LR, Dattoli VCC, Souza RF. Prevalência e Fatores de Risco da Infecção Humana por Toxocara canis em Salvador, Estado da Bahia. Rev Inst Med Trop São Paulo. 2011, 44(4):516-9.

Alweis R, Pathak R, Giri S, Pokharel A, Karmacharya P, Aryal MR, Disseminated toxocariasis in an immunocompetent host. Asian Pacific J Trop Biomed, 2014, 4(10): 838-840.

Bowman DD, Griffiths JK, Larval Toxocariasis. Curr Treatment Options in infectious Diseases, 2000, 2:70-7.

Chen J, Liu Q, Liu GH, Zheng WB, Hong SJ, Sugiyama H, Elsheikha HM. Toxocariasis: a silent threat with a progressive public health impact. Infect Dis Poverty, 2018, 7(1):59.

Cheng Yu-Chieh, Liao Chien-Wei, Fan Chia Kuwung. Factors affecting disease manifestations of toxocarosis in humans: Genetics and environment. Vet Parasitology, 2013, 193: 342-352.

Chieff PP, Santos SV, Queiroz ML, Lescano SAZ. Human Toxocariasis: Contribution by Brazilian researchers. Rev Inst Med Trop São Paulo, 2009, 51(6):301-308.

Felicetti CPD, Sinnott F, Monte LG, Leal K, Conceição FR, Berne MEA, Borsuk S. Diagnostic Potential of Anti-Rte30 Polyclonal Antibodies in a Blocking Elisa for Toxocara canis Detection. J. Parasitol, 2019, 105(1):64-69.

Ferreira MU, Yamamoto JH, Hirata CE, Rubinski-Elefant G. Human Toxocariasis: Diagnostic, Worldwide Seroprevalences and Clinical expression of systemic and ocular forms. Ann Trop Med Parasit, 2010,104(1):3-23.

Finsterer J, Auer H. Neurotoxocariasis. Rev Inst Med Trop S Paulo, 2007,49 (5):279-287.

Kang, EJ, Choi YJ, Kim BH, Yu ES, Kim YH. Bladder and Liver Involvement of Visceral Larva Migrans May Mimic Malignancy. Cancer Res Treat, 2014.

Lescano SAZ, Santos SVD, Assis JML, Chieffi PP. Efficacy of nitazoxanide against Toxocara canis: larval recovery and humoral immune response in experimentally infected mice. Rev Inst Med Trop São Paulo, 2015, 57(4):337-341.

Luna J, Cicero CE, Rateau G, Quattrocchi G, Marin B, Bruno E, Preux PM. Updated evidence of the association between toxocariasis and epilepsy: Systematic review and meta-analysis. PLoS Negl Trop Dis, 2018, 12(7):6665.

Ma G, Holland CV, Wang T, Hofmann A, Fan CK, Maizels RM, Gasser RB. Human toxocariasis. Lancet Infect Dis, 2018,18(1):14-24.

Moreira GMSG, de Lima Telmo P, Mendonça M, Moreira ÂN, McBride AJA, Scaini CJ, Conceição FR. Human toxocariasis: current advances in diagnostics, treatment, and interventions. Trends Parasitol, 2014, 30(9):456-464.

Rohilla S, Jain N, Yadav R, Dhaulakhandi DB. Hepatic Visceral Larva Migrans. BMJ Case Report, 2013.

Rubinsky-Elefant G, Yamamoto JH, Hirata CE, Prestes-Carneiro LE. Toxocariasis: critical analysis of serology in patients attending a public referral center for ophthalmology in Brazil. Jpn J Ophthalmol, 2018, 62(1):77-83.

Tomoda Y, Futami S, Sumida K, Tanaka K. Neglected parasitic infection: toxocariasis. BMJ case reports, 2018.

Woodhall, DM, Garcia AP, Shapiro CA, Wray SL, Shane AL, Mani CS, Montgomery SP. Assessment of US Pediatrician Knowledge of Toxocariasis. Am J Trop Med Hyg, 2017, 97(4):1243-1246.

Yoon DY, Woo SJ. Intravitreal administration of ranibizumab and bevacizumab for choroidal neovascularization secondary to ocular toxocariasis: a case report. Ocul Immunol Inflamm, 2018, 26(4):639-641.

Yunus MH, Farrizam SNT, Karim IZA, Noordin R. A lateral flow rapid test for human toxocariasis developed using three Toxocara canis recombinant antigens. Am J Trop Med Hyg, 2018, 98(1):32-38.

103

Paragonimíase

José Rumbea Guzman (in memoriam)
*Roberto Focaccia**

DEFINIÇÃO

A paragonimíase é parte de um grande grupo de doenças zoonóticas que atacam igualmente o homem e os animais domésticos e silvestres. É produzida pela ingestão de metacercárias do trematódeo encistadas em caranguejos ou camarões de água doce ou salobra, consumidos crus ou malcozidos. A localização é basicamente pulmonar, onde alcança seu estado adulto e, mais raramente, em outros órgãos, como a pele, o SNC, pleura, pericárdio, coração e vísceras abdominais. Sua evolução é crônica e limitada e não se trata de doença contagiosa.

DISTRIBUIÇÃO GEOGRÁFICA

Sabemos que a paragonimíase é uma doença amplamente difundida em diversos continentes. Os de maior endemicidade são, pela ordem, a Ásia, a África e a América (Tabela 103.1). Lemos et al., em 2007, descreveram o caso de paragonimíase na região de Salvador (Bahia), em paciente que havia viajado a áreas endêmicas. Há relatos anteriores de casos isolados (bacia Amazônica e Mato Grosso) de paragonimíase pulmonar sugerindo a possibilidade da presença globalizada da infecção e de eventual prevalência no Brasil, ainda não bem identificada.

Na América do Norte, são conhecidos poucos casos em seres humanos, mas o parasita adulto foi encontrado em mamífero no sudoeste do Canadá e no centro e no sudoeste dos Estados Unidos (Quadro 103.1). Na África, foram relatadas as espécies *P. africanos* e *P. uterobilaterales*.

TABELA 103.1 Distribuição da paragonimíase por países.

África	Ásia	América
*Camarões	*China	*Equador
*Libéria	*Japão	*Colômbia
Nigéria	*Filipinas	*Peru
	Índia	Venezuela
	*Formosa	*Panamá
	Coreia	Brasil
	Ilhas Samoa	Estados Unidos
	Malásia	
	Indonésia	

*Focos endêmicos humanos de importância.

QUADRO 103.1 Espécies relatadas na América.

- *P. rudis* (Diesing; 1850)
- *P. kellicotti* (Ward; 1908)
- *P. caliensis* (Little; 1958)
- **P. mexicanus* (Miyazaki, Ishii; 1968)
- **P. peruvianus* (Miyazaki, Ibafiez, Miranda; 1969)
- *P. amazonicus* (Miyazaki, Grados, Uyema; 1975)
- *P. ecuadoriensis* (Voelker et al.; 1979)

*Paragônimos encontrados em seres humanos.

* Autor da atualização do capítulo para esta edição.

Em conclusão, o agente causal da paragonimíase humana não é uma única espécie, como se acreditava anteriormente (*P. westermani*), a doença é produzida por diversas espécies do mesmo parasita, diferentes não apenas em sua morfologia, mas também em sua ecologia e sua biologia. No Equador, a paragonimíase humana foi descrita pela primeira vez por Heinert, em 1921, e, desde então, foram encontrados numerosos casos na região costeira, nos escarpados da Cordilheira dos Andes e na parte oriental desse país.

Em 1971, Yokogawa encontrou, em um caranguejo de água doce (*Strengeira eugeimani*), uma metacercária morfologicamente muito semelhante à *P. peruvianus*, por isso pensava-se que o tipo de paragônimos existente no Equador era o *peruvianus*.

Recentemente, foram encontrados, nos pulmões do quati (*Nasua nasua*), parasitas adultos descritos como paragônimos equadorienses, e a metacercária descrita era muito parecida à descrita por Yokagawa em 1971, para o *Paragonimus peruvianus*.

Brenen relatou que o *P. mexicanus* e o *P. peruvianus* eram as mesmas espécies, da mesma maneira que Miyazaki relatou que o *P. ecuadoriensis* é sinônimo do *P. mexicanus*.

Essas opiniões foram baseadas nas características morfológicas dos parasitas adultos. Aceita-se, de modo geral, que a forma e as disposições das espinhas cuticulares, a forma dos ovários e dos testículos, a forma e o tamanho dos ovos, das ventosas oral e ventral, representam bons critérios para diferenciação das espécies de paragônimos adultos, mas a variabilidade morfológica dessas características é grande entre um e outro parasita da mesma espécie. Além disso, os parasitas são deformados durante o processo de coloração e fixação.

Este problema exige estudos mais profundos nas características patológicas e imunossorológicas para concluir se existem três espécies distintas ou apenas uma. Os indícios fazem supor que são de uma única espécie.

ETIOLOGIA

A paragonimíase é produzida por um parasita trematódeo da ordem Prosostemata, subordem Diatomata, superfamília Troglotrematoide, família Troglotrematidia, gênero Paragonimus. Existem numerosas espécies no mundo (Tabela 103.1), entre as quais, a mais conhecida e amplamente distribuída do Médio Oriente é a *P. westermani* (Kebert, 1878) e é, sem dúvida, a que tem mais importância médica nessas regiões, chegando-se a pensar que era a única que parasitava o homem.

Entretanto, comprovou-se o contrário ao serem removidos parasitas adultos de outras espécies, como o *P. skrjabini* (sem *P. szechanensis*) e o *P. heterotremus*. Além disso, outras espécies como o *P. miyasaki*, o *P. sadoensis*, o *P. bankokensis* e o *P. harinsutai* têm grande possibilidade de infectar o homem, pois os caranguejos que servem como hospedeiros intermediários dessas espécies são ingeridos crus, com muita frequência, em algumas comunidades.

Durante muito tempo, pensou-se que a espécie parasita do homem, na América, correspondesse ao *P. westermani*, mas esse critério não é válido, pois existe, provavelmente, mais de uma espécie disseminada por todo o continente americano (Quadro 103.1), sendo a espécie autóctone e não consequência da disseminação dessa enfermidade por imigrantes orientais.

As características morfológicas e biológicas do parasita são descritas de forma genérica, utilizando como modelo o *P. peruvianus*, pois esta é, possivelmente, a espécie mais difundida na América do Sul. A coloração do parasita, quando vivo, é vermelho-vinhoso, e ele apresenta constantes e enérgicos movimentos de extensão e contração. O parasita fixado mede 13,2 mm de comprimento por 6,5 mm de largura e tem todo o corpo coberto de espinhas cuticulares em espaços simples, algumas das quais se dividem longitudinalmente em 2 ou 3. A ventosa oral subterminal mede 0,92 × 0,68 mm, seguida por uma pequena faringe e um esôfago curto. Dois intestinos – um de cada lado – seguem, apresentando contornos ondulares, para a parte posterior do corpo do parasita, onde terminam. A ventosa ventral mede 0,90 mm e se encontra pouco antes do centro do corpo do trematódeo. O ovário, moderadamente ramificado e localizado na parte direita do corpo, mede 1,73 × 1,19 mm. O útero está situado à esquerda, e as glândulas vitelinas estão amplamente distribuídas em ambos os lados. Os testículos, muito maiores do que o ovário, medem 4,93 × 1,45 mm no lado esquerdo, e 3,38 × 1,96 mm no lado direito. O poro genital se abre imediatamente atrás da ventosa ventral. A vesícula excretora estende-se desde a bifurcação do intestino até a extremidade posterior do parasita (Figura 103.1).

Os ovos desses parasitas apresentam pequenas variações de acordo com a espécie, mantendo uma estrutura morfológica própria do gênero. Eles são amarelos e ovalados; em uma de suas extremidades, encontra-se um opérculo que mede 70 a 90 µg de comprimento, em média, por 40 a 50 µg de largura, com média de 80 × 50 µg. São ligeiramente mais largos na extremidade operculada e, em algumas espécies, observa-se um sutil rebordo nesse nível. Quando expulsos do meio ambiente, pelo homem ou por outro reservatório, não são embrionados e necessitam encontrar um meio ótimo para que se desenvolva o miracídio em seu interior (Figura 103.2).

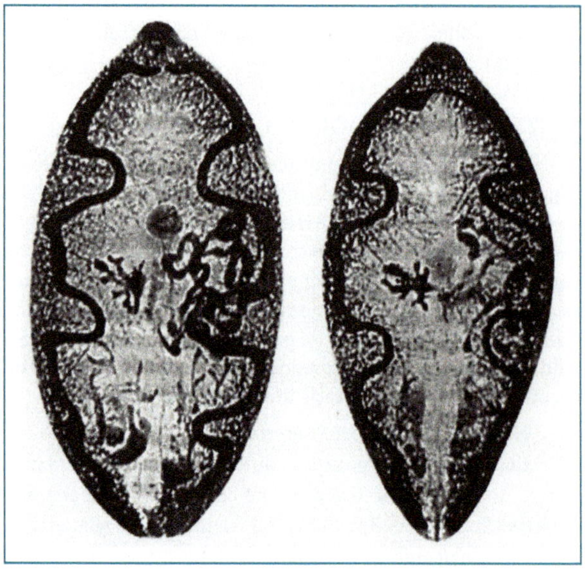

FIGURA 103.1 *Paragonimiasis miyazakii* adulto pulmonar. *Fonte:* Yatera K et al., 2015.

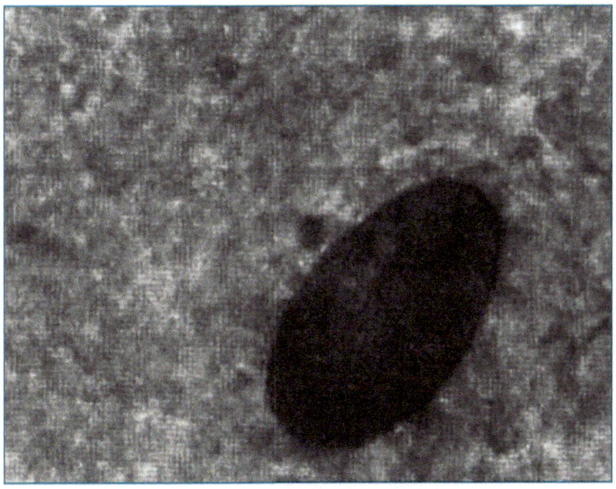

FIGURA 103.2 Ovo de *Paragonimus* spp. recém-emitido. Observem-se as células vitelinas no seu interior e o opérculo em um de seus extremos.
Fonte: Acervo da autoria.

HOSPEDEIROS INTERMEDIÁRIOS E FORMA DE CONTAMINAÇÃO

O parasito *Paragonimus* existe em mais de 27 espécies distribuídas em todo o mundo, tendo como reservatório os carnívoros selvagens, os domésticos e alguns mamíferos inferiores; por exemplo, o tigre, o gato doméstico, o gato selvagem, o leopardo, os cães, a raposa (*Didelphis azarae*), os mangustos, os porcos etc. No Equador, descreveram-se como reservatórios mais importantes o coati-cuchucho (*Prosionide nasua*) e o pecaris (*Tayassi pecaris*).

Tanto o homem como esses outros animais mantêm a contaminação do meio ambiente, permitindo, dessa forma, a propagação da doença que, em alguns países, apresenta características de verdadeiro problema de saúde pública, sobretudo naqueles em que, por seus costumes alimentares, a população ingere crustáceos crus (hospedeiros intermediários) ou com suco de limão. Entre as mulheres da tribo bakossi, na África, existe a crença de que essa comida aumenta a fertilidade. Em algumas localidades do Equador, utiliza-se como remédio caseiro contra a febre e a tosse, o suco de caranguejo cru.

Esses hospedeiros, ao satisfazerem suas necessidades biológicas (alimento, defecação etc.), contaminam os riachos das regiões onde vivem, depois eliminam, tanto no escarro como nas matérias fecais, ovos de paragônimos que, ao caírem na água, quando em ótimas condições de temperatura, depois de 21 dias liberam o miracídio. Este busca o primeiro hospedeiro intermediário, sempre um caracol de água doce, penetrando nos seus tecidos e, 3 a 5 meses depois, produzindo gerações sucessivas de esporocistos, rédias e, finalmente, cercárias de cauda curta e grossa. Nessa etapa, a cercária abandona o caracol para buscar o segundo hospedeiro intermediário, que é um crustáceo de água doce ou um camarão de rio. Esse crustáceo (conhecido como "pangoras" no Equador) pode se alimentar do caracol, adquirindo, assim, a infecção com a cercária, que, finalmente, evoluirá até a metacercária infectante, nas vísceras ou nas patas desse crustáceo, onde se encista por aproximadamente 3 a 5 semanas.

Fica, portanto, estabelecido que a via mais comum de infecção no homem e em outros hospedeiros reservatórios é a ingestão de crustáceos crus que contêm a metacercária infectante. Entretanto, outra forma possível de infecção – segundo Yokogawa – seria a transferência acidental da metacercária para os alimentos de pessoas que manipulam esses caranguejos enquanto preparam a comida, pois existem receitas culinárias, sobretudo no Japão, que utilizam esses crustáceos esmagados ou picados para o preparo de diferentes pratos, o que pode contaminar a superfície utilizada para cortar as carnes com o líquido que escoa dos animais ao serem triturados, no qual se encontrariam as metacercárias, possibilitando, desse modo, a contaminação de outros alimentos como legumes, frutas etc., em geral, deglutidos crus. O ciclo de vida do parasita é mostrado na Figura 103.3.

A doença não respeita sexo, idade ou condição social. No Equador e nos países do hemisfério ocidental, onde os costumes alimentares não incluem a ingestão ou a preparação de alimentos com crustáceos crus, a doença é basicamente rural, encontrando-se com maior frequência no grupo etário compreendido entre os 10 e 30 anos, porque o camponês, em razão de necessidades alimentares ou durante o desenvolvimento de seus trabalhos agrícolas e domésticos (caça, pesca, semeadura, lavagem de roupas, colheita de água), ingere esses animais crus.

PATOLOGIA

As alterações anatomopatológicas mais acentuadas encontram-se nos pulmões. No tecido pulmonar, os parasitas exibem processos inflamatórios com infiltração leucocitária, necrose tecidual e formação de cisto ou envoltório, de natureza fibrosa, que os recobre. Essas formações císticas têm aproximadamente 1 a 2 cm de diâmetro e contêm, em seu interior, 1 ou 2 parasitas incluídos em uma secreção de coloração semelhante ao chocolate composta de material necrótico, restos teciduais de Charcot-Leydem e os ovos do parasita. Os cistos se localizam, com mais frequência, nas zonas profundas do que na periferia do parênquima pulmonar, e abrem-se em um brônquio por onde drenam seu conteúdo com os ovos.

Como consequência das lesões que ocorrem nos brônquios e nos bronquíolos, podem-se formar túneis ou sulcos limitados por tecido fibroso, e, destruindo-se as paredes dos diversos túneis adjacentes, formam-se grandes cistos. Quase sempre, as lesões se comunicam com as ramificações do aparelho respiratório.

Nos exames histológicos dos nódulos subcutâneos, encontra-se um abscesso inflamatório, em paliçada, não observado em nenhum outro tipo de granuloma conhecido e que parece ser patognomônico da etiologia paragonimiásica. A epiderme tem aspecto normal; na derme, observam-se ligeira vasodilatação e leves infiltrados perivasculares. As alterações importantes encontram-se na epiderme, onde foram constatados dois fenômenos importantes:

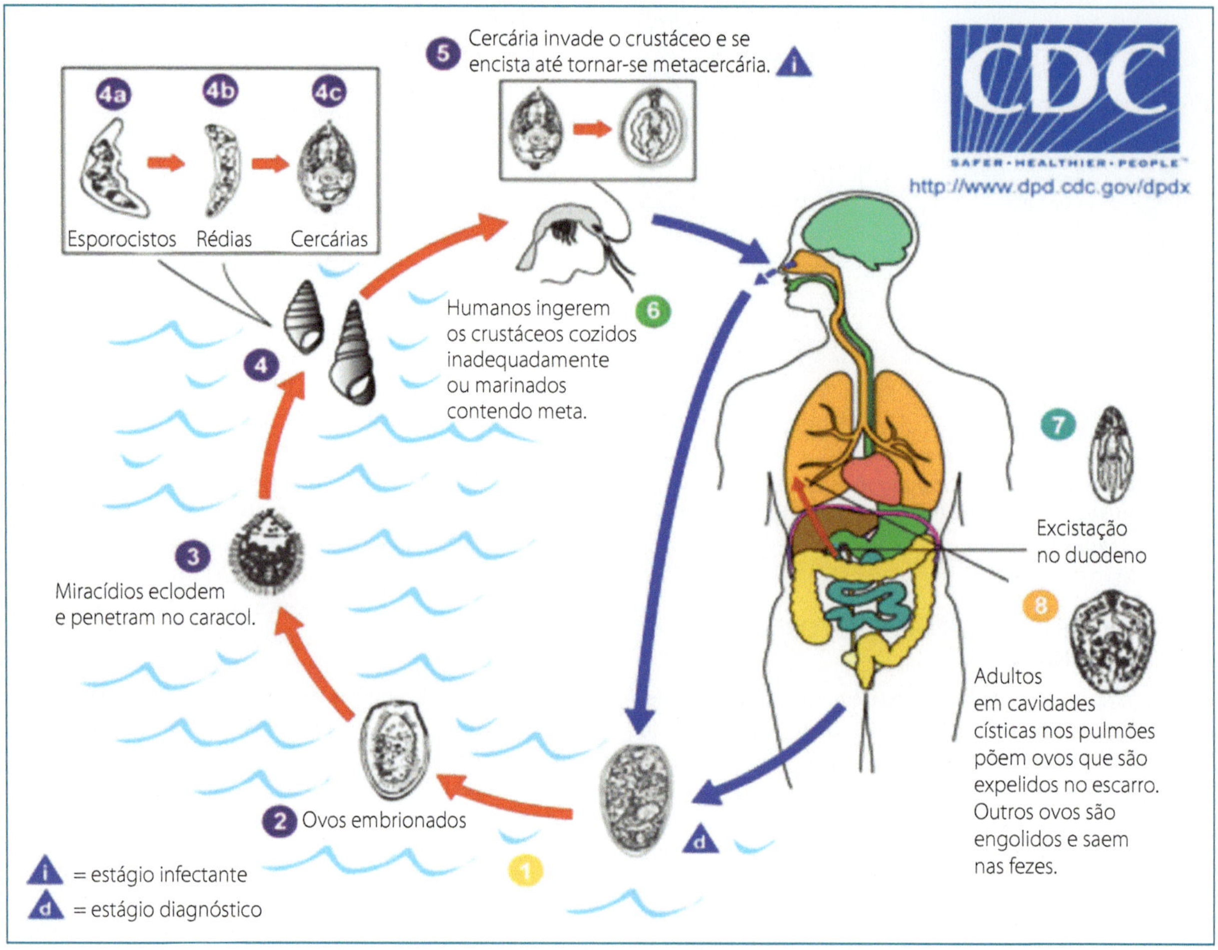

FIGURA 103.3 Ciclo de vida do *Paragonimus* spp.

- Uma inflamação do tecido celular subcutâneo manifestada por infiltração maciça de eosinófilos e menor quantidade de células plasmáticas, dispostas, de preferência, ao redor de abscessos cuja formação é verdadeiramente bonita e peculiar. São constituídos de uma zona central de histiócitos e linfócitos em necrobiose, rodeados por uma paliçada de células epitelioides que, em alguns casos, está assentada em uma faixa de hialinização (Figura 103.4). Trata-se de abscessos de grande tamanho que adotam formas irregulares e crescem em sua periferia como se fossem pseudópodos, sendo comum encontrar formações concêntricas; isso constitui uma grande zona de necrose central rodeada por outras necrobióticas, e estas, por sua vez, pela paliçada epitelioide.
- Granulomas formados por histiócitos e por células gigantes em um ambiente de fibrose e grande vascularidade. No centro desses granulomas, observam-se restos do parasita e seus ovos operculados. Chama a atenção o fato de que, nos nódulos antigos, predominam as células plasmáticas sobre os eosinófilos na época em que os abscessos perdem seu invólucro de células epiteliais.

Nos gânglios infartados regionais, encontrou-se uma adenite inespecífica. Os centros germinativos estão hiperplásicos e, ao seu redor, existem densos infiltrados de eosinófilos e plasmócitos.

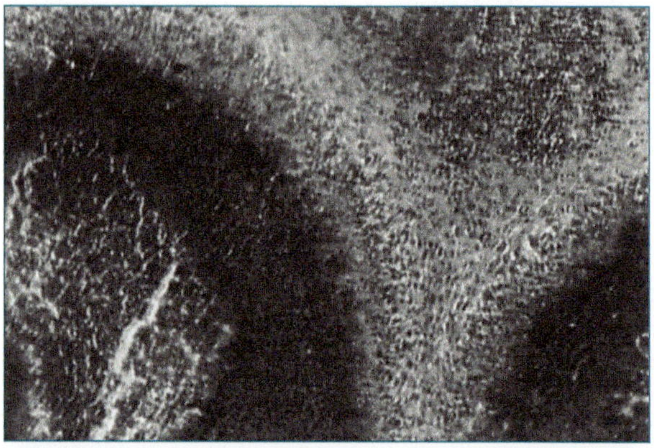

FIGURA 103.4 Corte histológico de nódulo subcutâneo com abscesso inflamatório em paliçada, rodeado por infiltrado maciço de eosinófilos.

Fonte: Acervo da autoria.

PATOGENIA

De acordo com o desenvolvimento do parasita no homem, conhecem-se três etapas na evolução clínica da doença.

A primeira é produzida pelo período de migração da larva, que, depois de ingerida, chega ao estômago e ao intestino, onde, graças à ação dos sucos digestivos, perde seu encistamento (encontram-se larvas de paragônimos fora de cistos – *P. peruvianus-ecuatoriensi* –, que resistiram à ação do suco gástrico) e penetram ativamente na parede intestinal; atravessando essa parede, caem na cavidade peritoneal, e se dirigem para o diafragma; atravessando o folheto parietal do peritônio e abrindo passagem através do tecido intersticial do músculo, alcançam a pleura parietal e penetram no pulmão.

A descrição do parágrafo anterior constitui a evolução natural da larva segundo seu tropismo; pode, entretanto, ocorrer um desvio desse caminho, passando pela migração intersticial ou, talvez, pela via linfo-hemática, alcançando outros órgãos e tecidos, como o cérebro, o pericárdio, os órgãos genitais e o tecido celular subcutâneo, onde se formam nódulos móveis, com sinais próprios da inflamação (tumor, calor, dor e rubor). Este último sinal seria anormal na espécie, uma vez que constitui um suicídio racial não poder eliminar para o exterior os ovos e continuar o ciclo evolutivo no meio ambiente.

Como se compreende facilmente, nesse período, denominado pré-patente ou de incubação parasitária, em que o parasita ainda não chegou a seu estado adulto, não há ovos no escarro, portanto ele é assintomático, situação que torna impossível o diagnóstico etiológico. Seria necessário, nos casos suspeitos provenientes de áreas endêmicas e com antecedentes de ingestão de crustáceos crus, fazer exames radiológicos dos pulmões, hematológicos (eosinofilia) e de reações de sensibilidade (intradermorreação), repetidos durante período suficientemente prolongado. Segundo observações do autor, foi possível verificar que, em seres humanos, passa-se, geralmente, um período de 1 a 2 anos desde a ingestão do suspeitado alimento infectante até o aparecimento dos primeiros sintomas broncopulmonares. É desconhecido o motivo desse período prolongado de incubação que, em animais de experimentação, é muito mais curto (3 a 6 meses).

A segunda etapa se caracteriza pelo desenvolvimento do parasita no pulmão. Uma vez alcançado este órgão, a metacercária se encista em uma cápsula conjuntiva, que pode conter 1 ou 2 vermes – em geral dois – os quais crescem e adquirem a capacidade de ovular (o parasita expulsa sua carga de ovos através de um brônquio). Nessa etapa, começam a aparecer os sintomas clássicos comprovadores da lesão do parênquima pulmonar: a irritação brônquica e a expulsão dos detritos celulares pelo escarro, dando-lhe aspecto sanguinolento, que pode variar de intensidade desde o sangue rutilante (raro) a uma cor achocolatada ou de café (comum), ou, em outros casos, apresentar simplesmente aspecto mucopurulento (infecção bacteriana associada). Nesse período, o paciente pode apresentar crises febris que correspondem aos processos pulmonares congestivos, responsáveis mais frequentes pela prostração do indivíduo e, às vezes, por seu óbito.

O paciente pode acusar dores torácicas uni e bilaterais segundo a localização do parasita nos pulmões (pode haver múltiplas localizações). Além disso, quando o parasita está próximo da superfície pulmonar, aparecem sinais de pleurite, muitas vezes acompanhados de abundante derrame pleural contendo ovos do parasita e acentuada eosinofilia. Nesse período, podem aparecer outros sintomas, como suores noturnos, urticária e, mais raramente, astenia, anorexia e perda de peso, que é proporcional ao grau de infecção.

QUADRO CLÍNICO

A infecção pode ser assintomática, na fase aguda, três semanas após a ingestão do parasita, e os pacientes podem apresentar diarreia, cólicas, febre, mal-estar, tosse, dispneia, sudorese noturna.

Na evolução, com mais frequência, compromete os pulmões, podendo apresentar sintomas pulmonares predominantes com tosse, febre, dor em pontada, dispneia e, às vezes, hemoptise. É possível a evolução para broncopneumonia, bronquiectasias, pericardite, pleuris e comprometimento cerebral. Em fase mais avançada, os sintomas predominantes são a tosse crônica com escarro mucoide amarronzado e o comprometimento pleural como derrame, pneumotórax, paquipleuris. No hemograma, chama a atenção a presença de eosinofilia.

Em decorrência das manifestações pulmonares pleurais, essa doença é muito confundida com a tuberculose pulmonar, conhecendo-se inúmeros casos que foram tratados erroneamente por longo período.

Os sintomas clínicos da paragonimíase cerebral estão relacionados com a localização do parasita no cérebro; o paciente pode apresentar febre, cefaleia holocraniana, síndrome de comprometimento radicular, febre alta, convulsões focais ou generalizadas. Quadros crônicos mais graves apresentam parestesias ou paralisias, sintomas de epilepsia jacksoniana, tumor cerebral, embolia ou sintomas relacionados com paralisia cerebral. Yokogawa, em um estudo de 105 casos de paragonimíase cerebral, verificou que os sintomas mais frequentes foram cefaleia súbita e manifestações de irritação meníngea. Na China, o *P. ezechuanensis* produz nódulos subcutâneos em uma porcentagem de 74,3% acompanhados de leucocitose e eosinofilia elevada. No Equador, foi possível isolar o parasita de pacientes com nódulos subcutâneos, os quais são dolorosos, acompanhados de sinais inflamatórios e migratórios, que possibilitam sua mudança de uma localização para outra por migração subcutânea lenta do parasita.

Raramente, as larvas são capazes de migrar para o fígado e o baço, causando aumento de volume e, às vezes, abscessos. Há descrição de comprometimento pancreático, provocando pancreatite aguda.

DIAGNÓSTICO

A doença é cada vez mais diagnosticada em áreas endêmicas da América Latina, não apenas por ser mais considerada quando é feito o diagnóstico diferencial, mas também por sua ampla distribuição em nosso continente.

O diagnóstico, em áreas endêmicas, é relativamente fácil quando se leva em conta o antecedente epidemiológico da ingestão de hospedeiros intermediários crus (crustáceos ou camarões) e os sintomas de expectoração hemoptoica e tosse, mais constantes, acompanhados de um estado geral satisfatório do paciente, quando não está complicado. Sem dúvida, o método mais simples, o primeiro a ser utilizado e o que leva ao diagnóstico da doença rapidamente, é o exame direto (fresco) do escarro. A própria inspeção do escarro pode, por si só, levantar a suspeita da doença em virtude da coloração achocolatada característica de tecido necrótico, às vezes misturada com muco ou com sangue rutilante, e ovos do parasita.

A objetiva de 10 aumentos é suficiente para visualizar os ovos dos paragônimos. Entretanto, existem ocasiões em que os ovos podem ser escassos e, caso haja suspeita clínica da infecção, deve-se recorrer a métodos de concentração. Utiliza-se, com bons resultados, o seguinte método: misturar o escarro com volume duplo da solução de soda cáustica a 4%, agitá-lo energicamente e colocar numa incubadora a 37 °C durante 20 minutos; centrifugar em diferentes porções durante 10 minutos e examinar o sedimento. Outras vezes, sobretudo nas crianças, em que a amostra é insuficiente, deve-se examinar as fezes, pois o paciente deglute as secreções brônquicas (os ovos não sofrem nenhuma alteração no tubo digestivo). Diversos autores afirmam que, mesmo em adultos, encontra-se um bom número de casos com ovos nas fezes. Komia e Yokogawa encontraram, em 189 exames de escarros e fezes, 65,1% de ovos nas fezes.

É indiscutível que o diagnóstico etiológico, ao observar os ovos no escarro ou nas fezes, é o ideal, mas as provas intradérmicas, a reação de fixação de complemento e a prova de imunodifusão são métodos complementares de diagnóstico que podem ser muito úteis pelos seguintes motivos:

- A prova intradérmica para paragonimíase é de fácil realização, não tem efeitos secundários e é muito útil na detecção de casos em áreas endêmicas (pesquisas epidemiológicas).
- Ela é muito útil para o diagnóstico diferencial quando existem dúvidas em relação a tumores cerebrais, a derrames pleurais de origem tuberculosa ou a outras patologias bacterianas, micóticas ou parasitárias, ocasião em que a prova dérmica fornece resultados negativos.
- A reação intradérmica (RID) continua positiva em pacientes paragonimiásicos até 20 anos depois de sua cura, por isso seu valor é limitado, pois não nos fornece uma ideia da atividade parasitária (memória imunológica).
- Enquanto isso, a reação de fixação do complemento (RFC) torna-se negativa em 3 a 9 meses depois da cura, e pode ser considerada guia de atividade biológica do parasita e critério para a eficácia do tratamento.

Na RID, foram utilizados como antígenos várias classes de parasitos adultos e diferentes etapas larvárias do *P. westermani*. Entretanto, Yokogawa sugere como melhor antígeno um extrato de *P. westermani* com veronal tamponado em solução salina (em diluições: 1:10.000). Quanto à técnica, injeta-se aproximadamente 0,1 mL de antígeno na face anterior do antebraço. Se o paciente tem ou teve a infecção, será formada uma pápula com mais de 5 mm de diâmetro, eritematosa e, às vezes, prurigonosa. Essa reação geralmente aparece em 5 a 10 minutos depois da injeção, alcançando seu máximo aos 15 minutos e desaparecendo entre 4 e 6 horas. Em alguns casos, essa pápula pode apresentar ramificações radicais, aparentando uma cabeça de medusa.

A RFC é uma técnica muito conhecida. Será salientado, apenas, que é utilizada como antígeno a mesma solução de extrato do parasita adulto em diluições de 1:5.000. A reação é positiva quando o paciente tem o parasita vivo. Os títulos diminuem com a morte do parasita, servindo de índice para avaliar a atividade biológica dos paragônimos ou o resultado do tratamento.

Quanto às provas de imunodifusão, desde os trabalhos de Bugue, em 1965, demonstrou-se que a aplicação da imunoeletroforese representa mais uma prova no diagnóstico da paragonimíase. Encontram-se 2 a 7 faixas específicas no soro de pacientes paragonimiásicos. Tsurji, em 1967, aplicou a técnica da imunoeletroforese para diferenciar as espécies de paragônimos (*P. westermani, P. ohirai, P. miyazaki*). Os diferentes padrões de precipitação demonstraram seus respectivos sistemas de antígeno-anticorpo.

Os autores citados também apresentaram as faixas específicas, em cada espécie, pelo método de saturação. Recentemente, com o desenvolvimento da biologia molecular, foram introduzidos testes dot-Elisa com o emprego de anticorpos monoclonais para detecção de antígenos parasitários, com sensibilidade e especificidade muito altas.

Realizaram-se vários estudos sobre a radiologia pulmonar na paragonimíase, mas não foi encontrada qualquer imagem típica da doença. Entretanto, em áreas endêmicas, tem sido encontrado o *paragonimus* em pacientes com aids em fase muito precoce, e que apresentam imagem de nódulos pulmonares, identificados após biópsia de aspiração com agulha de fino calibre. A tomografia computadorizada e a ressonância magnética mostram lesões sugestivas da infecção no SNC, na pleura e pericárdio (*cluster* com anel ao redor) em metade dos casos.

TRATAMENTO

Atualmente, se utiliza, com excelentes resultados terapêuticos, o praziquantel, na dose única de 25 a 30 mg/kg, durante dois dias.

Alternativa ao praziquantel é o triclabendazol, especialmente em formas pulmonares resistentes. Usa-se, então, a posologia de 5 mg/kg, durante três dias, ou 10 mg em dose única, via oral. Outra droga alternativa mais antiga é o bithionol, com larga experiência do autor, na posologia de 30 a 50 mg/kg, em dias alternados, 10 a 15 doses.

PREVENÇÃO

Pode-se evitar a infecção humana pelo cozimento dos crustáceos de água doce empregados na alimentação. O grande número de hospedeiros reservatórios ou intermediários que participam do ciclo biológico deste parasita no meio ambiente torna quase impossível outro meio profilático contra a doença.

BIBLIOGRAFIA SUGERIDA

Alvopiña M, Guderin RH, Paredes W, et al. Treatment of human pulmonary paragonimiasis with triclabendazole: Clinical tolerance and drug efficacy. Trans R Soc Trop Med Hyg 1998; 92:566.

Cha SA, et al. Cerebral paragonimiasis in early active stage: CT and MR features. Am J Roentgenol 1994; 162(1):141-5.

Eamsobhana P, Yoolek A, Punthuprapasa P, Suvouttho S. A dot-blot Elisa comparable to immunoblot for the specific diagnosis of human parastrongyliasis. J Helminthol 2004; 78(4):287-91.

Gadkowski LB, Stout JE. Cavitary pulmonary disease. Clin Microbiol Rev 2008 Apr; 21(2):305-33.

Garcia LS, Bruckner DA. Liver and lung trematodes. In: Diagnostic Medical Parasitology. 2. ed. Washington: American Society for Microbiology, 1993. p. 317-321.

Hunter GW, Fyre WW, Swartzwelder JC. A Manual of Tropical Medicine. 4. ed. Philadelphia: W.B. Saunders, 1968. p. 555-7.

Intapan PM, Wongkham C, Imtawil KJ, et al. Detection of Paragonimus heterotremus eggs in experimentally infected cats by a polymerase chain reaction-based method. J Parasitol 2005; 91(1):195-8.

Lee M, Chung YB, Lee SK, et al. The identification of a Clonorchis sinensis gene encoding an antigenic egg protein. Parasitol Res 2005; 95(3):224-6.

Lemos AC, Coelho JC, Matos ED. Paragonimiasis: first case reported in Brazil. Braz J Infect Dis 2007 Feb; 11(1):153-6.

Mahamoud AAF. Infecções por Trematodeos Hepáticos, Intestinais e Pulmonares. In: Goldman L, Ausiello D (Ed.). Cecil: Tratado de Medicina Interna. 22. ed. Rio de Janeiro: Elsevier, 2005. p. 2465.

Martinez S, Restrepo CS, Carrillo JA. Thoracic manifestations of tropical parasitic infections: a pictorial review. Radiographics 2005; 25(1):135-55.

Meira JA., Corrêa MOA. Sobre o Paragonimus westermani no Brasil. Notas sobre um trabalho antigo. Rev. Soc. Bras. Med. Trop. v. 19 n. 3 Uberaba July/Sept. 1986.

Pothong K, Komalamisra C, Kalambaheti T et al. ELISA based on a recombinant Paragonimus heterotremus protein for serodiagnosis of human paragonimiasis in Thailand. Parasit Vectors. 2018 May 30;11(1):322.

Sawada T et al. Studies on the immuno-diagnosis of paragonimiasis. J Infect Dis 1964; 114(4):315-20.

Singh TN, Singh HR, Devi KhS, Singh NB, Singh YI. Pulmonary paragonimiasis. Indian J Chest Dis Allied Sci 2004; 46(3):225-7.

Tongu Y, Iwanaga Y, Hata H, Yokahawa M, Tsuji M, Prata A. (1996) "A survey of Paragonimus rudis in the rio Guapore, Brazil"; Japanese Journal of Parasitology 42: 438-439.

Vélez ID, Ortega JE, Velásquez LE. Paragonimiasis: a view from Columbia. Clin Chest Med 2002 Jun; 23(2):421-31.

Vijayan VK. Parasitic lung infections. Curr Opin Pulm Med 2009 May; 15(3):274-82.

Von Buchwald C. Aspecto anatomopatológico de paragonimiasis pulmonar. Rev Eco Hig y Med Trop 1965; 22(2):167-72.

Voelker J, Müller G, Prata A. What is Paragonimus rudis (Diesing, 1850)?. Report on a field study in Mato Grosso, Brazil. Memórias do Instituto Oswaldo Cruz 76: 409-414. 1981.

Yatera K et al. Parasitol Int. 2015 Oct;64(5):274-80.

Yokogawa M. Paragonimus and paragonimiasis in advances in parasitology. Ben Daves. Ac. Press London 1965; 99-158.

Yokogawa M. Pulmonary findings in paragit infections. Saishin Igaku. 1971; 26(9):1721-6.

Zhang GY, Cao YH, Zhang JS. The diagnosis of cerebral paragonimiasis in the active stage by CT and MRI. Zhongguo Ji Sheng Chong Xue Yu Ji Sheng Chong Bing Za Zhi 2004 Oct; 22(5):316-7.

Zhang Z, et al. Diagnosis of active Paragonimus westermani infections with a monoclonal antibody - basal antigen detection assay. Am J Trop Med Hyg 1993; 49(3):329-34.

104

Teníase

Bruno R. Schlemper Junior
Mário Steindel

HISTÓRICO

As tênias figuram entre os primeiros parasitas humanos conhecidos e seus mais antigos registros datam de 1500 a.C. Antes da elucidação do ciclo biológico das tênias, o verme adulto e a larva de uma mesma espécie foram denominados como se fossem espécies distintas (*Taenia solium*, Linneaus, 1758; *Cysticercus cellulosae*, Gmelin, 1789; *Taenia saginata*, Linneaus, 1782 e *Cysticercus bovis* Cobbold, Goeze, 1866), nomes que persistem até hoje. Estudos científicos sobre Cestodas de humanos, cães e outros animais foram iniciados no século XVII com Edward Tyson, que realizou descrições detalhadas de sua morfologia. Contribuições fundamentais para o conhecimento da biologia das tênias são atribuídas ao médico alemão Freidrich Kückenmeister que, na metade do século XIX, realizou experimentos eticamente criticáveis ao alimentar prisioneiros condenados à morte com carne de suínos com cisticercos. Após a execução dos prisioneiros, ele recuperou os vermes adultos no intestino, demonstrando, assim, que o cisticerco presente na carne do suíno e a tênia adulta do homem eram formas evolutivas do mesmo parasita.

Estudos epidemiológicos e de sequenciamento de DNA mitocondrial permitiram estimar que a introdução da *T. solium* no Brasil ocorreu no período colonial, há cerca de 500 anos, provindo de diferentes regiões da Europa. Em 1993, foi descrita, em Taiwan, uma terceira espécie do gênero *Taenia*, parasita de humanos, a *Taenia saginata asiatica*, filogeneticamente próxima à *T. saginata*, com diferentes características morfológicas, tanto no verme adulto como na larva metacestoda (*Cysticercus viscerotropica*). Recentemente, o sequenciamento do DNA mitocondrial, permitiu comprovar a validade desta nova espécie nominada como *Taenia asiatica*.

A teníase é definida como uma parasitose intestinal humana causada pela presença da forma adulta da *T. solium*, da *T. saginata* ou da *T. asiatica*, popularmente conhecidas como "solitária", porque, geralmente, o indivíduo é parasitado por um único exemplar do verme adulto. Suas formas larvares, os cisticercos, são denominadas pela população de canjiquinha, pipoquinha, ladrária, sapinho ou bolha.

ETIOLOGIA

Inquestionavelmente, o grupo principal dos helmintos da classe Cestoidea é o das tênias, não somente por suas consequências para a saúde humana e do gado bovino e suíno, mas também pelas consideráveis perdas econômicas que acarretam em todo o mundo. Das três espécies de tênias que parasitam humanos, a *T. solium* e a *T. saginata* são cosmopolitas e prevalentes em regiões do globo onde a ingestão de carne crua ou malcozida de gado suíno ou bovino é hábito da população. Até o presente, a *T. asiatica*, foi encontrada na Ásia (Taiwan, Coreia, Malásia, China, Filipinas, Indonésia, Vietnã e Tailândia), como agente etiológico da cisticercose suína e da teníase em humanos, sendo ainda desconhecida a possibilidade de seus ovos infectarem e causarem a cisticercose em humanos. Mais recentemente, verificou-se que a distribuição geográfica de *T. asiatica* é mais difundida do que se pensava inicialmente, já que casos foram confirmados também no Japão e Nepal, mas a distribuição real é ainda desconhecida.

A classe Cestoidea compreende os vermes achatados, de corpo segmentado, altamente especializados e adaptados aos hospedeiros vertebrados. Neste grupo, situam-se as três espécies de tênias que pertencem à ordem Cyclophyllidea, família Taeniidae e gênero Taenia. Os cisticercos da *T. solium* podem parasitar, além do gado suíno, o homem, o cão, o gato e o macaco, ao passo que os de *T. saginata* infectam o gado bovino, a girafa e a lhama. As formas larvares da *T. asiatica* parasitam as vísceras, principalmente o fígado, de porcos domésticos e selvagens e, experimentalmente, foram recuperadas no macaco, na cabra e no bezerro. Até o momento, a técnica de PCR e de sequenciamento tem sido a mais usada para identificar a grande variedade genética de *T. asiatica*, e ainda não há estudos conclusivos sobre o potencial desta espécie causar cisticercose em humanos.

MORFOLOGIA

As tênias são vermes achatados, em forma de fita e corpo constituído por cabeça ou escólex (1 a 2 mm de diâmetro), possui quatro ventosas para fixação, o colo ou pescoço (5 a 10 mm de comprimento) e o corpo ou estróbilo é formado pela reunião de centenas de anéis ou proglotes imaturas (aparelho genital incipiente), maduras (hermafroditas, com órgão sexual masculino e feminino diferenciados) e grávidas (útero com milhares de ovos) (Figura 104.1).

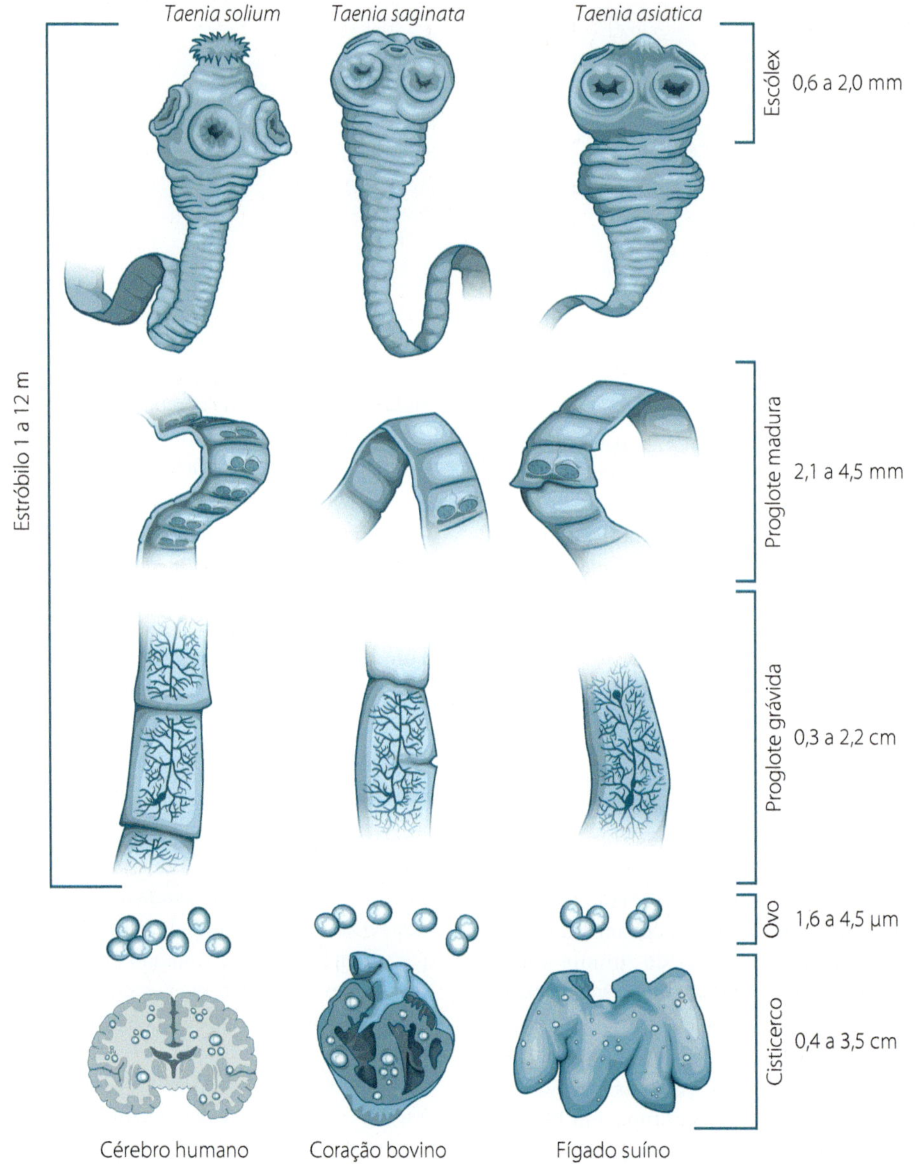

FIGURA 104.1 Detalhes da morfologia comparativa das três espécies do gênero *Taenia* que infectam humanos.
Fonte: Adaptada de Flisser A, 2013 Korean J Parasitol.

A *T. solium* pode atingir entre 2 e 9 m de comprimento e possui um escólex ovoide ou piriforme, armado com dupla coroa de acúleos e quatro ventosas. Suas proglotes grávidas se desprendem e são eliminadas passivamente com as fezes, em grupos de 3 a 6 anéis. A *T. saginata* atinge de 4 a 25 m de comprimento, possui um escólex globular com quatro ventosas e sem acúleos e suas proglotes geralmente são eliminadas pelo ânus, de forma ativa e isolada entre as evacuações. A *T. asiatica* mede de 3 a 5 m de comprimento, possui um escólex esferoidal com quatro ventosas e sem acúleos e suas proglotes também são eliminadas passivamente com as fezes em grupos de 3 a 6 anéis. Os ovos das tênias são esféricos ou ovoides, medem de 30 a 40 µm de diâmetro e possuem uma membrana externa espessa e estriada transversalmente (embrióforo), que confere grande resistência às condições adversas do meio ambiente, com sobrevida de até 12 meses. Internamente, possuem o embrião hexacanto (oncosfera) com três pares de acúleos. Morfologicamente, os ovos das tênias são indistinguíveis e a oncosfera é o agente causal da cisticercose em seus hospedeiros intermediários.

O cisticerco de *T. solium* infecta o tecido muscular, subcutâneo e cerebral de suínos e humanos, causando a cisticercose. Por sua vez, o da *T. saginata* parasita os tecidos muscular e cerebral do gado bovino, enquanto o cisticerco da *T. asiatica* se desenvolve nas vísceras (fígado, pulmões e serosas) de suínos. Até o momento, não existe comprovação da cisticercose humana pela *T. asiatica*, embora os estudos sejam ainda muito escassos. Morfologicamente, os cisticercos são vesículas translúcidas, ovoides ou alongadas, com 4 a 10 mm de diâmetro (conforme o tipo de tecido parasitado e o tempo de desenvolvimento da larva), contendo um líquido claro em seu interior, no qual está imerso o escólex invaginado, origem do futuro verme adulto quando a larva alcançar o intestino delgado de humanos.

DINÂMICA DA INFECÇÃO

A *T. saginata*, apesar de ser cosmopolita e responsável por cerca de 70% das teníases, tem pouca expressão clínica, pois não é agente causal da cisticercose humana. Os seres humanos, como hospedeiros definitivos da *T. saginata* e da *T. solium*, albergam o verme adulto, ao passo que bovinos e suínos, hospedeiros intermediários destes parasitas, respectivamente, albergam o cisticerco.

O ciclo biológico inicia-se com a ingestão de carne bovina ou suína crua ou malcozida contendo cisticercos viáveis. Após chegar ao intestino delgado, o escólex do cisticerco sofre um processo de desenvaginação, se fixa ao epitélio intestinal e se desenvolve até a fase adulta do verme. Aproximadamente três meses após a infecção, proglotes grávidas ou ovos já podem ser encontrados nas fezes e o parasitismo pode perdurar por até 25 anos. A infecção do hospedeiro intermediário ocorre quando os ovos das tênias, são ingeridos pelos animais ou pelo ser humano (*T. solium*), e liberam a oncosfera que atravessará a parede do intestino delgado, ganhará a corrente sanguínea e se alojará nos músculos ou nas vísceras do hospedeiro, permitindo o desenvolvimento do cisticerco. O ciclo de vida dos parasitas é completado quando humanos ingerem carne crua ou malcozida de suíno ou bovino, contaminada com os cisticercos, adquirindo a teníase (Figura 104.2).

Vários fatores interferem na frequência e na intensidade do parasitismo pelos vermes. O número de ovos eliminados no meio ambiente é enorme, haja vista que cada proglote pode conter milhares de ovos. Por sua vez, hábitos higiênicos inadequados propiciam que o solo do peridomicílio, dos locais de trabalho e de lazer sejam contaminados. A partir daí, inúmeros mecanismos como a chuva e o vento asseguram a dispersão dos ovos e a contaminação de vastas áreas. Outros aspectos importantes para a dispersão dos ovos estão relacionados com os insetos (moscas, baratas e besouros), as minhocas e as aves, especialmente estas últimas, que podem espalhar os ovos das tênias por grandes distâncias. O hábito coprofágico de suínos aliado ao lançamento de efluentes de latrinas e de redes de esgotos diretamente em cursos de água ou em terrenos, sem o devido tratamento, contribui para a propagação dos ovos, e o uso de fezes humanas para adubo e a irrigação de pastagens com água contaminada constituem procedimentos comuns e importantes no meio rural.

Outro fator decisivo nessa dinâmica diz respeito à capacidade de sobrevida dos ovos nos diferentes ambientes dos solos poluídos. Os ovos das tênias sobrevivem por cerca de quatro meses nas pastagens e suportam bem as temperaturas de inverno nos climas temperados e úmidos por mais de dez meses no campo e quatro meses na água. Resistem menos ao verão, morrendo em poucos dias, exceto quando em ambientes sombreados (nos quais sobrevivem por até 40 dias) ou em estábulos, onde podem resistir por cerca de seis meses. Outro fator envolvido na cadeia de transmissão é a capacidade infectante dos ovos, que é muito variada (5 a 80%), porque nem todos os ovos eliminados com as proglotes já estão maduros.

Nesse sentido, as taxas de prevalência das doenças causadas pela *T. solium* são muito variáveis nas áreas endêmicas e dependentes de inúmeros fatores, mas, usualmente, a teníase é da ordem de 0,1%, a cisticercose humana, de 1 a 10% e a cisticercose suína, da ordem de 20 a 40%. Esta notável discrepância nas taxas de prevalência dos diferentes elementos do mesmo parasita ganhou a designação "paradoxo *T. solium*-cisticercose". Assim, em algumas regiões da América do Sul, as relações de ocorrência da teníase e da cisticercose humana são de 0/1/60, 0/1/36 e 0/3/57 por 100 mil habitantes. Da mesma forma, em regiões hiperendêmicas do Peru, a taxa média para teníase pela pesquisa de coproantígenos foi de 2,8% e a soroprevalência para cisticercose humana e suína de 13,7 e 62,4%, respectivamente.

EPIDEMIOLOGIA

Em meados do século passado, a taxa mundial estimada de teníase era de 1,6% das parasitoses intestinais, equivalendo

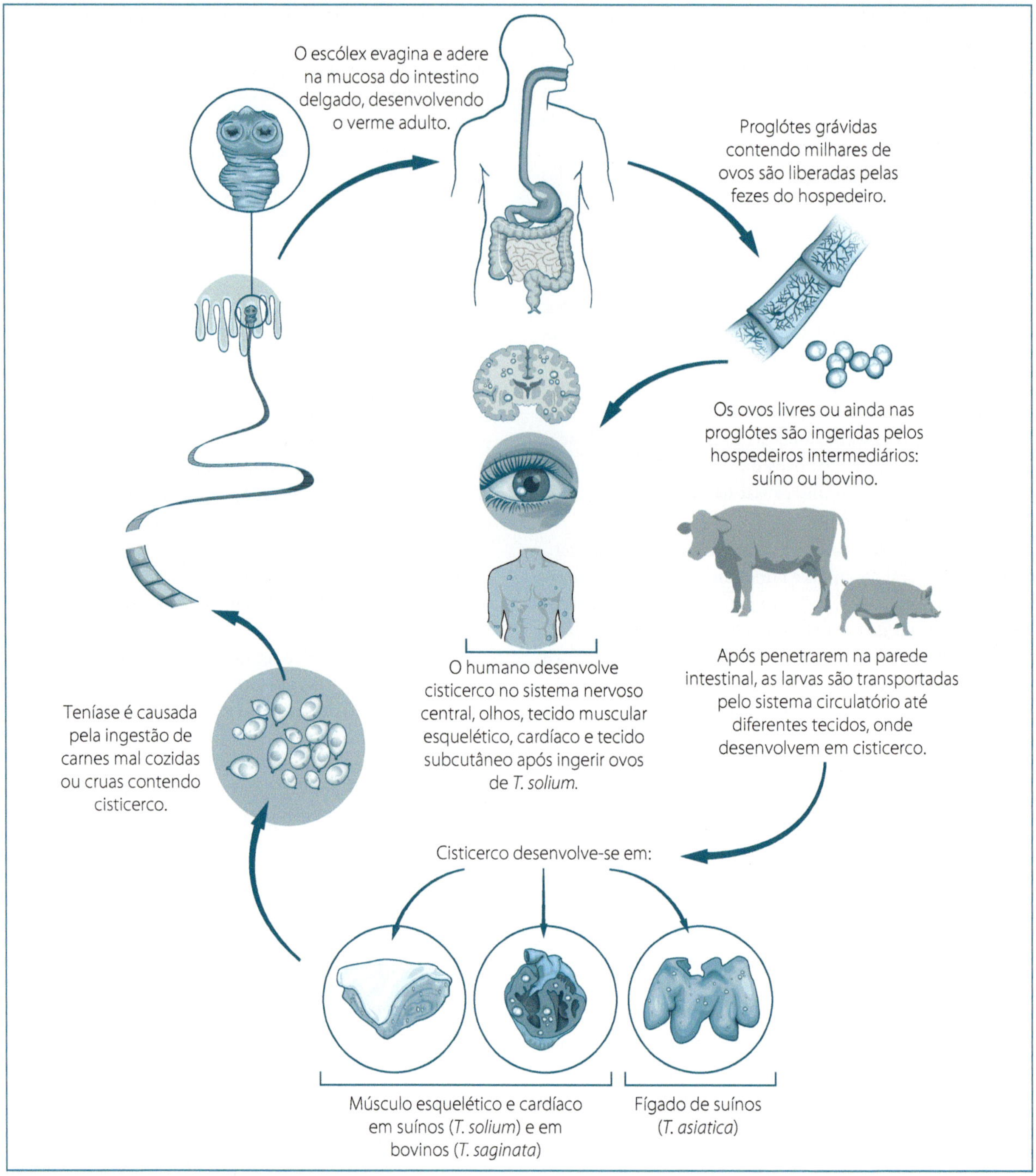

FIGURA 104.2 Ciclo biológico de *Taenia* spp.
Fonte: Adaptada de Flisser A, 2013 Korean J Parasitol.

a 24 milhões de pessoas albergando vermes adultos, com predomínio absoluto da *T. saginata*. Cerca de 40 anos depois, este quadro não foi alterado, pois a Organização Mundial de Saúde estima que essa taxa se mantenha estável em 1,5%, com 75 milhões de pessoas infectadas e que, em 1992, cerca de 60 milhões de pessoas estavam infectadas pela *T. saginata*. Se no passado a infecção por esta espécie era cosmopolita, hoje ela é absolutamente predominante em países com baixos níveis de desenvolvimento socioeconômico e condições sanitárias precárias da América Latina, da Ásia e da África, estando praticamente eliminada da Europa, da Austrália, do Canadá e dos Estados Unidos. Assim, os números da endemicidade são alarmantes na África (32 milhões), na Ásia (11 milhões) e nas Américas (3 milhões). Por sua vez, a teníase causada pela *T. solium* é muito menos prevalente, infectando cerca de 2,5 milhões de indivíduos no mundo. A teníase e a cisticercose suína são consideradas endêmicas quando as prevalências são maiores que 1 e 5%, respectivamente (Figura 104.3).

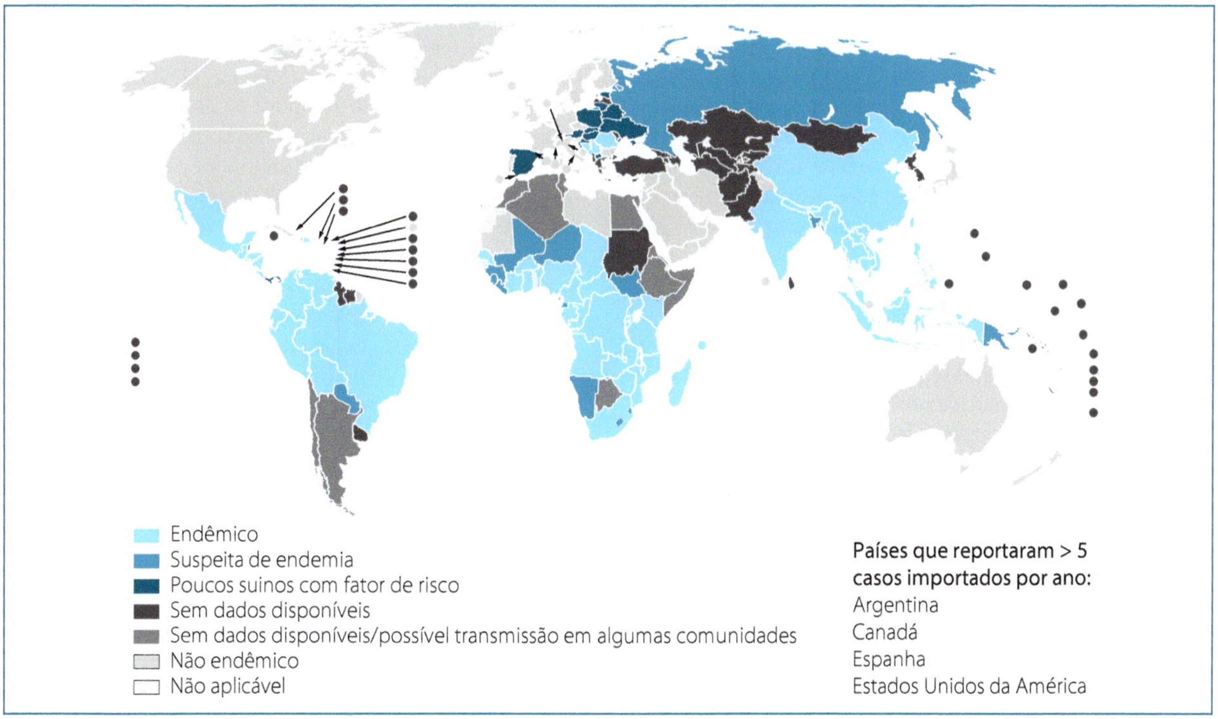

FIGURA 104.3 Mapa de endemicidade de *Taenia solium*, 2015.
Fonte: Adaptada de WHO, 2016 Control of Neglected Tropical Diseases (NTD).
Nota: Os limites e nomes mostrados e as designações usadas neste mapa não implicam a expressão de qualquer opinião sobre a posição da Organização Mundial de Saúde sobre o status legal de qualquer país, território, cidade ou área ou de suas autoridades, ou sobre a delimitação de suas fronteiras ou limites geográficos.

Na Ásia, a teníase é prevalente na Índia, na China, na Tailândia, na Coreia, em Taiwan, no Vietnã e no Nepal, onde valores elevados, da ordem de 38% para teníase, estão diretamente ligados às práticas culturais, religiosas e às baixas condições socioeconômicas. Na Indonésia, as taxas variam de 0,4 a 7,1% (Ilha de Bali) e, em Papua Oeste, a teníase atingiu cifras de 15,9% e a cisticercose suína, de 70,45%. Por sua vez, a proibição de consumo de carne suína nos países islâmicos tornou a parasitose praticamente inexistente e os eventuais casos autóctones de transmissão ocorrem, essencialmente, no ambiente domiciliar associados com imigrantes provenientes de áreas endêmicas. Na África, com exceção dos países muçulmanos do norte e da África Subsaariana, os demais são considerados endêmicos.

No século XIX, as doenças do complexo teníase-cisticercose eram endêmicas em muitos países da Europa. Atualmente, com a melhoria do padrão social da população, a infecção praticamente desapareceu, embora casos esporádicos ocorram em imigrantes, especialmente em algumas regiões de Portugal, da Espanha, da Itália e da Polônia. Porém, recentemente, alertou-se que em muitos países europeus a cisticercose está potencialmente reemergindo por meio do crescente consumo de carne suína, das viagens internacionais e do aumento do fluxo de mão de obra imigrante, com 751 casos detectados entre 1985 e 2011 em países do leste europeu. Recente revisão da literatura e de informes de pesquisadores locais (2018), de 22 países do leste europeu, comprovou a presença de casos humanos de teníase e de cisticercose em 14 e 15 deles, respectivamente. Nos Estados Unidos, a transmissão das tênias foi drasticamente reduzida, eliminando-se a aquisição de casos autóctones pela *T. solium*, exceto nas comunidades de imigrantes de países endêmicos, como demonstrado por recente levantamento de soroprevalência (*immunoblot*) para teníase por *T. solium*. Assim, em duas comunidades rurais de alto risco, constituídas, em sua maioria, por migrantes hispânicos, o resultado mostrou 1,1% de infecção por teníase, índice muito semelhante ao encontrado em países endêmicos. A ocorrência de casos humanos de neurocisticercose vem aumentando nestes países indenes para teníase, diante do fluxo migratório, para os países industrializados, de indivíduos oriundos de regiões endêmicas para *T. solium*.

Na América Latina, a positividade estimada é de 0,3 a 8,6% para a teníase. No México, país hiperendêmico, a positividade para teníase oscila entre 1 a 7%. Na América Central, são poucas as informações disponíveis, com exceção de Guatemala e Honduras, nos quais a teníase apresenta prevalência de 1 e 6,2%, respectivamente; no primeiro, 40 a 64% dos suínos apresentam cisticercos, enquanto no segundo este valor chega a 27,1%. Os inúmeros estudos epidemiológicos realizados na América do Sul mostram elevado grau de endemicidade da teníase: de 0,66 a 2,45% no Equador e de 0 a 6,7% no Peru, onde a taxa de cisticercose suína variou de 42 a 75%. Na Argentina, ovos de tênias foram encontrados em amostras de terra de 13% dos passeios públicos urbanos, mas não há registro de transmissão ativa da parasitose.

Embora a *T. saginata* seja a mais predominante no mundo, em determinadas regiões, a *T. solium* é mais frequente, como o verificado em Honduras, com 80% de ocorrência, e na Guatemala, em 98% dos casos de teníase. Na Argentina, onde a população consome muita carne bovina, estima-se que a prevalência das duas espécies seja da ordem de mil infecções pela *T. saginata* para uma pela *T. solium*. Este dado ilustra a condição não endêmica da cisticercose humana naquele país. No Chile, embora também prevaleça a *T. saginata*, esta relação é muito menor, pois de 30 casos de teníase, 24 foram por esta espécie, e de 29 analisados no Equador, 21 infecções eram pela *T. saginata*. No Brasil, essa espécie tem sido identificada em cerca de 87% dos casos, tendo em vista que o consumo de carne bovina é muito maior que o da suína. Portanto, essas diferentes prevalências das espécies estão associadas aos hábitos alimentares da população estudada, levando em consideração que a ingestão de carne crua ou malcozida de gado bovino e suíno é a única forma de humanos adquirirem a teníase.

No Brasil, a prevalência da teníase é variável conforme as regiões: 0,15% no Norte, 4,5% no Nordeste, 1,1% no Centro-Oeste, 0,12 a 1,3% no Sudeste e 0,08 a 4,5% no Sul. Em estudo realizado na Bahia, utilizando-se a técnica de pesquisa de coproantígenos em 577 amostras de fezes da população, demonstrou-se que a doença é endêmica no nordeste. Os autores do estudo verificaram que a positividade para cisticercose foi significativamente maior nos moradores que viviam em casas onde havia a presença de portador de teníase. Tendo em vista a baixa sensibilidade das técnicas coproparasitológicas, acredita-se que os valores encontrados não refletem a real prevalência da infecção intestinal humana nas regiões pesquisadas. No Sul do Brasil, o Paraná é o estado em que mais se estudou o complexo teníase-cisticercose e onde as endemias são mais prevalentes. Assim, a predominância para teníase, detectada por meio do exame microscópio das fezes, foi da ordem de 4,5% em duas comunidades rurais. Nesses mesmos locais, ovos de *Taenia* sp. foram detectados em 4,5% das amostras de solo e em 2,2% dos vegetais examinados.

Por sua vez, a pesquisa de helmintos em hortaliças *in natura* revelou índices de contaminação extremamente elevados, de 32% da alface lisa a 66% das amostras de agrião, e de 2 a 4% das amostras comercializadas na região metropolitana de São Paulo e 0,5% das obtidas em supermercados do Rio de Janeiro continham ovos de tênia. Esses dados permitem concluir que a transmissão da cisticercose ao homem pode se dar, também, por meio do consumo de hortaliças.

Deve ser enfatizado que o perfil de doença essencialmente rural vem sendo modificado de forma acentuada, com muitos casos ocorrendo nas regiões urbanas. Isso decorre do intenso e constante fluxo migratório populacional para estas áreas nas quais os indivíduos infectados se transformam em importantes fontes de infecção e de disseminação da parasitose. Esses portadores da *T. solium* são o principal fator de risco de transmissão da cisticercose, tanto nas zonas rurais como nas urbanas de regiões não endêmicas, quer por contaminação acidental de água e alimentos, quer por contato direto entre pessoas.

Foi encontrada forte correlação entre a presença de cisticercose humana com a ausência de fossa, o convívio com porcos e a utilização de água de rio, bem como de risco mais elevado nos familiares portadores de teníase por *T. solium*. Os principais fatores de risco foram as condições sanitárias inadequadas e a história de teníase ou de convulsões entre os membros de cada família. Nas regiões endêmicas, a positividade para cisticercose em membros de famílias nas quais exista indivíduo com teníase é três vezes mais elevada do que nas casas em que ninguém está infectado pelo verme adulto, tendo as infecções familiares importante papel na aquisição da neurocisticercose (NCC). De 5 a 40% dos indivíduos com teníase desenvolvem cisticercose. No Brasil, estudos mostraram que antecedentes de teníase familiar ocorreram em 22 a 34% dos pacientes com NCC, embora apenas 0 a 1,7% dos pacientes e 4,3 a 5,4% de seus familiares tivessem ovos de *Taenia* detectados nos exames parasitológicos de fezes.

Em síntese, as diferentes pesquisas mostram que a criação de suínos no peridomicílio e a presença de portadores crônicos de teníase no domicílio são fatores determinantes para a manutenção da cadeia de transmissão do complexo teníase-cisticercose, sendo esta última situação particularmente importante nos países desenvolvidos.

CISTICERCOSE ANIMAL

Fonte de infecção da teníase

Os trabalhadores rurais são a fonte de infecção da cisticercose animal, pois suas fezes contaminam as áreas de pastagem ou a água e os alimentos ingeridos pelo gado suíno e bovino. Um único indivíduo infectado é capaz de causar surtos epizoóticos no gado bovino.

Os órgãos preferencialmente parasitados, no suíno, são o músculo esquelético, o miocárdio, o cérebro e as vísceras e, com a evolução da infecção, a maioria destes cisticercos sofre um processo de degeneração ao passo que os demais se tornam viáveis. Com relação aos bovinos, os órgãos preferencialmente parasitados são o coração, a língua, a musculatura estriada e o fígado e, menos frequentemente, os pulmões, o baço, os linfonodos e o tecido adiposo.

No Brasil, os cisticercos são pesquisados no animal vivo pela inspeção da língua, que está parasitada em cerca de 50% dos suínos infectados. Após a morte do animal, a inspeção é feita por cortes profundos nos tecidos musculares. No Paraná, dados do Serviço de Inspeção Federal (SIF), de 1989 a 1998, registraram valores muito baixos, de 0 a 0,04%, em mais de 13 milhões de suínos abatidos, e de 2,7 a 4,8% de positividade em bovinos. Em Santa Catarina, no município de Concórdia, a infecção em suínos é baixa, da ordem de 0,12% e a de bovinos de 15,25% em animais submetidos ao acompanhamento do Serviço de Inspeção Estadual. Entre cerca de 200 mil bovinos abatidos sob inspeção federal, a prevalência foi de 4,7%.

No período de 1976 a 1981, a cisticercose bovina, em Santa Catarina, oscilou de 3,11 a 6,78%, alcançando, em alguns municípios, taxas de até 31,1%. Em São Paulo, os percentuais de cisticercose bovina em matadouros variou de 0,7 a 5,5% e no Pará, no período de 1980 a 1991, a positividade média de bovinos foi de 0,0097% e a de suínos, de 0,033%. Dados do SIF de 1980 mostram uma prevalência de 0,25% de cisticercose entre 8,8 milhões de suínos e de 2,39% entre 6,7 milhões de bovinos abatidos no Brasil. Recente estudo de soroprevalência em suínos no Brasil revelou positividade de 16,3 e de 3,4%, quando considerados os abatedouros não inspecionados e os inspecionados, respectivamente.

Mesmo nos países não endêmicos, como na Bélgica, 3% do gado bovino foi positivo para cisticercose pela PCR (*Polymerase Chain Reaction*), que é cerca de 10 vezes mais sensível que a inspeção usada rotineiramente nos abatedouros. Igualmente, no Equador, o resultado obtido com a PCR, no gado bovino, foi 11 vezes mais sensível que a inspeção das carcaças. Estudos similares em suínos evidenciaram diferenças equivalentes nos dois métodos. Esses resultados são altamente preocupantes, haja vista que, no Brasil, onde a prevalência nos suínos e bovinos é muito mais elevada, a triagem é feita pela clássica inspeção, permitindo supor que os valores reais sejam muito superiores.

PATOGENIA E QUADRO CLÍNICO

As tênias se fixam na mucosa intestinal por meio de suas ventosas e, no caso da *T. solium*, também pela coroa de acúleos. No entanto, apesar da intensa forma de fixação, parece não ocorrer lesões significativas na parede interna do intestino delgado, exceto pequenos pontos hemorrágicos e reações tóxicas e alérgicas decorrentes do longo tempo de parasitismo.

A relação parasita-hospedeiro na teníase é pouco conhecida no ser humano. O conhecimento existente é resultado de estudos experimentais conduzidos em animais de laboratório, nos quais o exemplar adulto se desenvolve. A instalação de lesão inflamatória restrita ao local de fixação do verme na mucosa, provavelmente decorrente de ação mecânica por penetração dos acúleos ou por atividade secretora do escólex da *T. solium*. Constatou-se que o estímulo antigênico para produção de anticorpos é oriundo de secreções das glândulas existentes na superfície do verme e que o escólex e o pescoço são as principais fontes destes antígenos protetores.

Testes de inibição da migração de macrófagos mostraram que, nas infecções pela *T. saginata*, ocorre uma reação de hipersensibilidade do tipo tardia. É desconhecido se eventual cura espontânea da teníase decorre de uma reação imunológica direta ou de uma reação cruzada, não específica, causada por outras espécies de parasitas, especialmente nematódeos. No entanto, é aceito que a existência de outros vermes no intestino interfere com a presença e com as reações do hospedeiro contra as tênias. Por sua vez, é possível que mecanismos de imunidade concomitante possam ser responsáveis pela existência de um único exemplar de tênia nas infecções intestinais.

A resposta inflamatória, especialmente por conta de populações de células produtoras de mucinogênio e sais minerais (*goblet cells*), mastócitos e liberação de histamina, está relacionada com a capacidade do hospedeiro experimental de eliminar a infecção. Assim, os hamsters foram mais permissivos à infecção e exibiram baixa produção de mastócitos e *goblet cells*, enquanto roedores africanos apresentaram elevação da resposta celular, com secreção de histamina e foram mais resistentes ao parasitismo pela *T. solium*. Isso sugere que a eliminação do verme esteja relacionada com esse tipo de resposta imune celular no local de sua fixação na mucosa. O muco resultante da secreção de mucinogênio pelas células da mucosa intestinal parece servir como barreira e como lubrificante contra a fixação do verme. Admite-se, no entanto, que outros mecanismos inflamatórios, imunológicos e fisiológicos possam também participar da resistência à infecção.

A infecção intestinal pelas tênias geralmente é assintomática, não existindo nenhum sinal ou sintoma patognomônico da teníase. O motivo da consulta médica, na grande maioria das vezes, é a eliminação das proglotes pelo ânus com o seu encontro, pelo paciente, nos membros inferiores, nos quais se movimentam ativamente ou aderidos às roupas íntimas. As manifestações clínicas, especialmente quando a *T. saginata* é o agente etiológico, podem incluir sintomas abdominais difusos e inespecíficos (náusea, vômito e dor) ou sintomas gerais, como cefaleia, tontura, insônia, irritabilidade e dores disseminadas. Em uma série clínica de 35 portadores de teníase, a dor abdominal esteve presente em 48,8%, o apetite esteve normal em 42,9%, aumentado em 34,5% e diminuído em 14,3% dos casos. Em outras estatísticas, a dor abdominal e a náusea estiveram presentes em cerca de 35% dos casos. Essa dor, de localização epigástrica, pode ter caráter típico de dor de fome, podendo simular a dor da úlcera duodenal, com aparecimento em jejum e alívio com a ingestão de alimentos.

Fraqueza e perda de peso ocorrem em menos de 25% dos pacientes, associadas com o paradoxal aumento do apetite. Outras vezes, as alterações do apetite são mais significativas, com a presença de bulimia ou anorexia. Alterações do trânsito intestinal podem ocorrer, mas com menor frequência, como a diarreia e a obstipação em 6 e 9% dos pacientes, respectivamente. A ocorrência de prurido anal ou de estranha sensação anal é muito baixa, em torno de 4% dos pacientes e pode ser consequência da passagem das proglotes pelo ânus. Adicionalmente, pode ocorrer retardo no crescimento e no desenvolvimento neuropsicomotor de crianças e baixa produtividade do adulto. A *T. solium* costuma causar menos alterações intestinais, embora sua característica mais marcante seja o risco da cisticercose, o que a torna de maior importância médica que a *T. saginata*. Raramente, a teníase evolui com consequências mais sérias. No entanto, em determinadas situações, estas tênias, especialmente a *T. saginata*, ocasionam manifestações graves decorrentes de sua migração e originam quadros de obstrução intestinal por bolo de proglotes, colangite e apendicite.

Apesar de ser um parasita habitual do intestino delgado, as tênias ou fragmentos do estróbilo podem invadir o estômago e serem recolhidos por endoscopias ou expelidos pela boca com o vômito. Podem também causar um quadro de gastrite granulomatosa, com a formação de granulomas não necrotizantes constituídos por histiócitos epitelioides e por células gigantes na lâmina própria do corpo e do antro gástrico. Clinicamente, a gastrite granulomatosa pode cursar com dor epigástrica intermitente, náusea, vômito e importante perda de peso. Embora a perfuração intestinal seja uma complicação relativamente rara nas doenças parasitárias, vários helmintos podem originar esta alteração, incluindo a *T. saginata*, capaz de causar perfuração em jejuno e ocasionar um quadro de abdome agudo. A apendicite parasitária, por qualquer agente etiológico, apresenta sintomas semelhantes aos encontrados na apendicite aguda clássica e o diagnóstico usualmente é dado pelo exame anatomopatológico.

Caso relatado no Brasil mostra obstrução do apêndice cecal por proglotes de *Taenia* sp. e quadro clínico típico da inflamação aguda do órgão, cuja cirurgia levou ao desaparecimento dos sintomas. Um caso de anemia megaloblástica por deficiência na absorção de vitamina B_{12} foi descrito em paciente com perda de peso e com presença de exemplar adulto de tênia no íleo, identificado por endoscopia. Após terapêutica anti-helmíntica e suplementação de vitamina B_{12}, houve restabelecimento do paciente. Ressalte-se que, em 2015, o Grupo de Referência em Epidemiologia de Danos de Doenças Transmitidas por Alimentos da OMS considerou a *T. solium* como uma das principais causas de morte por doenças transmitidas por alimentos.

Poucas informações são disponíveis sobre a importância, na saúde humana, da *T. asiatica*. Estudo realizado em uma população de 1.258 aborígenes de Taiwan mostrou que os principais sintomas encontrados foram: prurido perianal (77%), náusea (46%), dor abdominal (45%), vertigem (42%), bulimia (30%), cefaleia (26%), diarreia (18%), fraqueza (17%), anorexia (16%), constipação (11%) e perda de peso (6%). Embora tendo o porco como seu hospedeiro intermediário e o homem com hospedeiro definitivo, não existem comprovações suficientes sobre a capacidade de essa nova espécie causar a cisticercose humana. No entanto, a possibilidade de sua ocorrência deve ser incluída no diagnóstico diferencial das lesões hepáticas compatíveis com larvas de cestódeos, sobretudo em pacientes oriundos de países asiáticos. Dados de estudos realizados em diversos países do continente asiático não comprovaram, até o momento, que a *T. asiatica* é capaz de causar cisticercose em humanos.

DIAGNÓSTICO LABORATORIAL

Tradicionalmente, é feito pela pesquisa de proglotes ou ovos nas fezes. A tamisação das fezes é um método preconizado para o diagnóstico parasitológico de *T. solium* e *T. asiatica*, uma vez que as proglotes são eliminadas com o bolo fecal. Diferentemente, para *T. saginata*, os anéis são usualmente eliminados de forma ativa entre os intervalos das defecações. Para maior sensibilidade do método, recomenda-se que o bolo fecal total seja submetido à tamisação. As proglotes grávidas, após serem clarificadas em ácido acético glacial e comprimidas entre duas lâminas, são examinadas contra um foco de luz para estudo das ramificações uterinas. Na *T. saginata* e na *T. asiatica*, elas são do tipo dicotômicas e seu número varia de 15 a 21 e de 16 a 26, respectivamente. Já na *T. solium*, as ramificações são do tipo dendríticas e seu número varia de 7 a 12.

A pesquisa de ovos pode ser feita por diferentes métodos de enriquecimento (Hoffman, Lutz, Ritche) ou por meio de *swab* anal. A sensibilidade dos métodos parasitológicos é muito variável e depende de inúmeros fatores (número de proglotes ou ovos eliminados, tamanho e qualidade da amostra fecal). Os ovos encontrados nos exames coproparasitológicos não permitem o diagnóstico específico pela microscopia, uma vez que, morfologicamente, são indistinguíveis entre as diferentes espécies de tênia.

Na última década, foram desenvolvidos vários estudos sorológicos no sentido de identificar antígenos específicos para o diagnóstico da teníase. Ensaios de *imunoblot* para teníase, com um antígeno excretado/secretado de verme adulto de *T. solium*, mostraram sensibilidade de 95% e especificidade de 100%. Recentemente, demonstrou-se que dois antígenos um de 22,5 e outro de 32,3 kDA, presentes tanto em oncosferas como em vermes adultos de *T. solium*, estão ausentes em infecções pela *T. saginata*. Testes de *imunoblot* revelaram que 95% dos portadores de *T. solium* apresentaram reatividade sorológica positiva aos antígenos de oncosferas.

A detecção de antígenos nas fezes é uma técnica largamente utilizada na microbiologia e na virologia. Os primeiros relatos do seu uso datam da década de 1960 e a pesquisa de coproantígenos para o diagnóstico de teníase por *T. solium* por meio de ensaios Elisa (*enzyme-linked immunosorbent assay*) de captura tem mostrado sensibilidade de 2,6 vezes maior quando comparada com a microscopia em inquéritos epidemiológicos. Este teste mostrou-se altamente específico e com sensibilidade de 98%. Considerando-se a importância da *T. solium* no contexto do complexo teníase-cisticercose e que o diagnóstico parasitológico, por vezes, é dificultado, a identificação específica de anticorpos, no soro, e a de antígenos, nas fezes, são métodos de grande relevância para o diagnóstico da teníase.

Estudos recentes utilizando iniciadores dirigidos para o espaçador interno transcrito (ITS) do DNA ribossomal e para os elementos repetitivos HDP1 e HDP2 em ensaios de PCR multiplex e PCR-RFLP permitiram distinguir entre *T. solium*, *T. saginata* e *T. asiatica* com o uso de DNA de cisticercos e de vermes adultos obtidos de diferentes regiões geográficas. Resultados muito promissores no diagnóstico específico de *T. solium* e *T. saginata*, pela PCR multiplex, a partir de material fecal utilizando os iniciadores HDP1 e HDP2, foram recentemente demonstrados. Embora esta técnica tenha se mostrado altamente específica, a sensibilidade média de diagnóstico do método foi de aproximadamente 68 ovos/grama de fezes. Mais recentemente, mostrou-se a diferenciação de *T. solium*, *T. saginata* e *T. asiatica* a partir de ovos dos parasitos em amostras fecais, utilizando a técnica de amplificação denominada de *loop-mediated isothermal amplification of DNA*, a qual foi capaz de detectar especificamente o DNA de tênia em amostras fecais contendo 5 ovos/grama de fezes. Estas novas metodologias possuem aplicação imediata, tanto no diagnóstico específico como em estudos epidemiológicos a partir de amostras fecais.

TRATAMENTO E CONTROLE DE CURA

Nas teníases, é importante o diagnóstico prévio da espécie do helminto, pois isso orientará melhor a terapêutica e determinará a adoção ou não de medidas profiláticas relacionadas com a cisticercose no indivíduo infectado e nos seus familiares ou contatantes. Isso porque, se a infecção no portador crônico for causada pela *T. solium*, é imperativo que seja feito o exame parasitológico de fezes das demais pessoas, com o objetivo de diagnosticar e tratar todos os positivos e fazer, assim, a segura profilaxia da cisticercose.

Nas infecções pela *T. saginata*, estes cuidados não se fazem necessários em relação à saúde humana, mas apenas em relação ao gado bovino, visto não ser ela agente causal da cisticercose no homem. Portanto, o encontro de ovos de tênias nas fezes de um indivíduo deverá ter uma abordagem não só individual, mas também coletiva, pois é necessária a adoção de medidas protetoras de todos os envolvidos. Reafirma-se, portanto, que a necessidade de identificação e tratamento de indivíduos infectados é essencial para eliminar o risco de aquisição da cisticercose no próprio infectado, e para evitar a infecção dos demais membros da família e dos indivíduos próximos em um domicílio ou comunidade. Exemplos dessa importância são inúmeros na literatura, como os dados obtidos no Peru, em que 40% dos indivíduos que residem com um portador de teníase são soropositivos para cisticercose e, em contrapartida, nas casas em que não há o portador do verme adulto, apenas 13% são sorologicamente positivos. Em função disso, tem sido sugerido que o tratamento em massa é uma das formas mais eficazes para controlar a doença em determinada população.

Nas infecções pela *T. solium* não se deve utilizar drogas que também atuem sobre os cisticercos, sob pena de agravar o quadro clínico, ou que possam causar vômitos, potencialmente indutores do mecanismo de autoinfecção. As drogas de escolha são as mesmas usadas para outras parasitoses intestinais e possuem percentuais de cura superiores a 90%, embora nenhuma delas leve à cura em todos os pacientes com uma única dose. A repetição de um segundo ciclo de tratamento com a mesma droga aumenta o percentual de cura, mas, na possibilidade de não levar à erradicação do verme, é recomendável sua substituição por outra.

ANTI-HELMÍNTICOS

No passado, o tratamento de teníase, era realizado com drogas muito tóxicas e uma delas era o "extrato etéreo de feto macho". Tratava-se de uma substância de origem vegetal administrada por sonda instalada no duodeno do paciente, a chamada técnica de "tubagem duodenal", com a injeção da droga e de um purgante de óleo para auxiliar na eliminação do verme. Nos dias de hoje, no entanto, os anti-helmínticos preferenciais para tratamento individual ou em massa são os seguintes.

Niclosamida

Medicamento de escolha, usado para adultos e crianças maiores de 8 anos, duas doses de 1 g, com intervalo de duas horas, antes da refeição. Para as crianças de até 2 anos, recomenda-se 0,5 g e, para as de idade entre 2 e 8 anos, a dose deve ser de 1 g. Entretanto, outros esquemas terapêuticos sugerem 1 g, em dose única, para crianças de até 35 kg e de 2 g, acima deste peso, em ambos os esquemas, como medicamento de primeira escolha.

Em todos os casos, as doses devem ser fracionadas e a droga ingerida, mastigada em jejum, tomando-se duas colheres de leite de magnésia uma hora após a última dose, para facilitar a eliminação dos vermes íntegros e impedir a autoinfecção (no caso de infecção pela *T. solium*). A ingestão do comprimido sem ser mastigado pode levar a uma concentração insuficiente da droga no tubo digestivo, por isso esta orientação é essencial. Recomenda-se, ainda, dieta líquida a partir da tarde anterior.

A niclosamida é droga tenicida e seu mecanismo de ação ocorre pelo bloqueio da absorção de glicose pelos vermes. Apenas quantidades muito inexpressivas são absorvidas no trato gastrointestinal, razão dos efeitos colaterais serem muito discretos (fraqueza, náusea e dor abdominal).

Praziquantel

É uma das drogas de escolha e é utilizada em dose única de 5 a 10 mg/kg, com a dosagem máxima de 600 g. Para crianças, recomenda-se de 10 a 20 mg/kg por dia, por quatro dias. Praticamente desprovida de efeitos colaterais, mas apresentam toxidade com doses mais elevadas, podendo causar tontura, cefaleia, fraqueza, dor abdominal e náusea nas primeiras 24 horas. Manifestações menos frequentes são a fadiga, a diarreia, a urticária, o prurido, a sudorese, o exantema e o aumento das transaminases. Não deve ser usada quando houver suspeita de infecção concomitante pela cisticercose e em indivíduos com cardiopatia, nefropatia ou hepatopatia. Sua vida média é de poucas horas e seu mecanismo de ação está ligado ao aumento da permeabilidade do cálcio, levando a contraturas musculares, paralisia e morte do parasita.

Mebendazol

Tem a vantagem de ser de largo espectro no tratamento de outras helmintíases e não atuar sobre a forma larvar das tênias. Para crianças, é utilizado na dose de 200 mg, de 12 em 12 horas, durante 3 dias e, para adultos, 300 mg, 2 vezes ao dia, por 3 dias. Recomenda-se uma dieta pobre em fibras, sobretudo com o uso de sopas e sucos, nos dois dias anteriores ao tratamento. Os eventuais efeitos colaterais são leves e transitórios (dor abdominal, náusea, vômito, diarreia, obstipação, tontura ou vertigem, prurido e exantema).

Albendazol

Dose de 400 mg por dia durante 3 dias. É uma droga bem tolerada e muito efetiva, com índices de cura da ordem de 100%. Os efeitos colaterais são raros, mas podem surgir desconforto abdominal, náusea e vômito, alteração do trânsito intestinal, boca seca, cefaleia, exantema e prurido.

Cuidados especiais devem ser adotados em indivíduos infectados com neurocisticercose assintomática, haja vista que dose única de albendazol, que possui boa penetração no líquor, pode desencadear crises convulsivas nos primeiros dias após seu uso. A ocorrência de alopecia reversível foi detectada após administração do albendazol, geralmente associada a doses mais elevadas ou a períodos mais prolongados de tratamento de parasitoses viscerais ou mesmo após poucas doses para tratamento de parasitoses intestinais ou da neurocisticercose. As contraindicações do uso desta droga são as mesmas para todas as demais drogas que atuam contra as tênias, não devendo ser usadas em gestantes e lactantes.

Tribendimidina

Trata-se de novo anti-helmíntico polivalente aprovado para uso comercial na China, onde um estudo revelou resultados promissores no tratamento, por via oral, da teníase, em dose única de 200 mg (para idades de 5 a 14 anos) e 400 mg (para idades ≥ 15 anos). Mais recentemente, verificou-se que a tribendimidina, embora não tão eficaz quanto o praziquantel, exibiu uma taxa de redução de ovos semelhante e ocasionou menos eventos adversos.

Em todos os casos de teníase, é importante a comprovação da cura da infecção, a qual só é assegurada pela destruição ou pela eliminação do escólex. Para tanto, é indispensável o acompanhamento do paciente por 3 a 4 meses com a realização de exames parasitológicos das fezes. Após o uso do vermicida, são eliminados pequenos fragmentos, degenerados e irreconhecíveis, das proglotes do parasita e o escólex geralmente não é visível. Nesses casos, deve ser priorizada a pesquisa dos escóleces pelo método da tamização, utilizando-se a coleta do volume fecal em três evacuações sucessivas. A comprovação da cura é feita pela visualização do escólex nas fezes, o qual é extremamente difícil de ser encontrado.

A dificuldade para obter adequado controle de cura se torna mais complexa porque nem sempre o parasitismo é por um único exemplar. Em 20% (4/20) das infecções curadas, ocorreu eliminação de 2, 3 ou 4 escóleces de *T. solium* de um mesmo hospedeiro. Em outros estudos, de 29 portadores de teníase tratados com praziquantel e com vermes recuperados, apenas em um deles (3,4%) ocorreu parasitismo múltiplo, por três exemplares de *T. saginata*. Há relato recente, na China, de paciente albergando cinco exemplares de *T. saginata* e de recuperação de 72 vermes, após tratamento específico, em 10 pessoas infectadas da mesma família, tendo apenas um deles eliminado 24 vermes. Estudos mais recentes e detalhados mostram que o número de exemplares expelidos por pacientes infectados pela *T. solium* variou de 1 a 6, tendo 36% deles eliminado mais de dois vermes.

Nos tratamentos em massa, recomenda-se o uso de praziquantel em dose única de 2,5 mg/kg, que é bastante efetivo e de custo muito baixo. Na hipótese do uso da niclosamina, deve-se administrar purgativo salino antes e depois da ingestão da droga, o que proporciona recuperação muito mais elevada dos escóleces e dos proglotes, quando comparado com o uso convencional do purgativo pós-tratamento.

A utilização de purgativo, rotineiramente, no preparo de pacientes submetidos à colonoscopia (*electrolyte-polyethyleneglycol salt*), imediatamente antes e duas horas após a administração de niclosamida, permitiu encontrar escóleces em cerca de 29% e proglotes em 62% das fezes dos pacientes tratados. Já quando foi usado apenas o purgante pós-niclosamida, houve 0% de recuperação de ambas as estruturas.

A identificação da espécie da tênia também é possível pela técnica de PCR e enzima de restrição em proglotes dos parasitos. Nos poucos ensaios realizados de tratamento em massa, o praziquantel foi a droga predominante de escolha contra a *T. solium*, tendo os resultados, em geral, mostrado reduções significativas na prevalência da teníase.

No único estudo de tratamento em massa com o uso da niclosamida, as reduções nas taxas de prevalência da teníase (de 3,5 para 1%) e da cisticercose suína (de 55 para 7%) foram expressivas e ocorreram no período de 10 meses após a intervenção. Mais recentemente, no nordeste do Peru, o tratamento em massa para teníase humana com niclosamida e da cisticercose suína com oxfendazole se mostrou eficaz após um ano de acompanhamento. Um dos mais eficazes mecanismos para avaliar os resultados de um programa de controle e o grau de contaminação ambiental pela *T. solium* é a determinação da taxa de infecção da cisticercose em suínos, pela curta sobrevida média destes animais até serem abatidos.

CONTROLE E PROFILAXIA

As principais medidas podem ser destacadas:

a) Legislação: medidas para a realização obrigatória de exames periódicos nos trabalhadores das indústrias de carnes, proibição do abate clandestino e sua comercialização e notificação obrigatória dos casos de teníase e de cisticercose humana.

b) Controle da carne: inspeção rigorosa de toda a carne suína e bovina nos matadouros e frigoríficos para procura dos cisticercos, especialmente nos músculos mastigadores e na língua. O encontro, no gado bovino, de até cinco cisticercos ou vários calcificados, possibilita o aproveitamento por congelamento ou por salgamento e, de 6 a 20, para fabricação de conservas. Nos suínos, também são examinados o diafragma e os outros músculos esqueléticos, e a carcaça que contiver apenas um cisticerco calcificado poderá ser usada para a confecção de salsicha; se forem poucos parasitas vivos, o aproveitamento deverá ser para salgamento ou para preparo de banha. Em ambos os animais, se a infecção for maior, as carcaças devem ser adequadamente eliminadas.

c) Educação sanitária: inquestionavelmente, esta é a melhor forma para combater a teníase em longo prazo; a população, em geral, deve ser informada sobre os mecanismos de transmissão das tênias e sobre a forma de evitar a infecção por meio do preparo adequado das carnes, bem como sobre a importância dos hábitos higiênicos corretos, especialmente da lavação das mãos e da não poluição do solo com fezes humanas.

d) Proteção ambiental: melhoria do saneamento geral, com modernização dos métodos de criação dos animais e cuidados na utilização dos resíduos fecais e tratamento individual dos portadores de teníase. Enfatiza-se a importância do tratamento dos indivíduos, confirmados ou suspeitos de infecção intestinal pelas tênias, que pode ser uma medida real para controlar a transmissão.

e) Tratamento em massa: atualmente, é preconizado, pelo menos teoricamente, o controle do complexo teníase-cisticercose pelo tratamento em massa da população. No entanto, a prevenção da reinfecção, pela interrupção do ciclo biológico dos parasitas, exige uma segunda forma de atuação, qual seja a de tratar o gado suíno infectado por meio de esquemas terapêuticos de dose única de praziquantel ou oxfendazol. O tratamento em massa da população com teníase, administrando-se niclosamina ou praziquantel, também tem sido preconizado e testado com sucesso em alguns locais. O custo do tratamento individual é muito baixo, da ordem de US$ 0,20, cerca de 150 vezes menor que o custo de tratamento da cisticercose. No entanto, há que se ter cuidados adicionais, pois as drogas recomendadas não são ovicidas e o tratamento coletivo levará à eliminação maciça de ovos viáveis no meio ambiente, aumentando o risco de contaminação focal dos animais e do próprio homem. Nenhum programa de tratamento em massa isolado poderá eliminar a transmissão em qualquer região, exigindo-se medidas complementares.

f) Vacinação: ultimamente, o emprego de vacinas nos hospedeiros intermediários é enfatizado para o controle das doenças do complexo teníase-cisticercose. Vários experimentos vêm sendo conduzidos no México, no Peru e na Austrália com este objetivo, com resultados promissores, uma vez que o porco tem vida curta antes de ser abatido. Dois esquemas vacinais foram testados, experimentalmente, com extratos totais ou purificados de cisticercos (oncosferas ou metacestoides) e com vacinas recombinantes e sintéticas. Todas elas originaram forte proteção contra espécies homólogas e heterólogas de tênias e excelentes resultados foram obtidos, com redução da carga parasitária da ordem de 97%, e proteção de até 50%.

Contudo, a vacinação de suínos, conforme mencionado, pode ser uma estratégia muito interessante para interromper o ciclo do parasita, de modo a eliminar a fonte de infecção para humanos evitando, assim, que adquiram a teníase. Acredita-se, portanto, que a combinação do tratamento parasitário dos portadores dos vermes adultos, a vacinação de suínos e a educação sanitária da população poderá levar, no futuro, à erradicação dessas doenças, como demonstrado em 2016 no nordeste do Peru. Recentemente, duas vacinas (SP3VAC e TSOL18) foram desenvolvidas contra a infecção larval da *T. solium* no hospedeiro suíno, demonstrando alta eficácia na proteção dos animais, tanto em estudos experimentais como em trabalho de campo. A vacina TSOL18 foi recentemente comercializada (Cysvax®) e a Organização Mundial da Saúde, em 2018, incluiu a mesma como uma das alternativas disponíveis para a prevenção e controle da *T. solium*.

A Organização Mundial de Saúde (OMS-2018) recomenda que para prevenir, controlar e possivelmente eliminar a *T. solium*, são necessárias intervenções apropriadas de saúde pública com uma abordagem que alcance o setor veterinário, de saúde humana e ambiental e que oito intervenções podem ser usadas em diferentes associações com base na realidade de cada país, a saber:

1. tratamento em massa da teníase;
2. identificação e tratamento dos casos de teníase;
3. educação em saúde, incluindo higiene e segurança alimentar;
4. melhorias no saneamento básico;
5. melhor manejo de suínos;
6. tratamento anti-helmíntico de suínos com oxfendazol em doses de 30 mg/kg – disponível comercialmente;
7. vacinação de suínos (vacina TSOL18 – comercialmente disponível);
8. melhor inspeção dos abatedores e do processamento de carnes.

A OMS refere, ainda, que é urgente o financiamento sustentável e a doação de medicamentos anti-helmínticos para atingir os objetivos de controle da *T. solium*.

Enquanto essas medidas coletivas não são exequíveis em nosso meio, outras providências individuais devem ser adotadas no controle da teníase. Uma delas é a não ingestão de carne crua ou mal assada de gado bovino ou suíno, único mecanismo de infecção humana da parasitose intestinal, pois se sabe que os cisticercos são pouco resistentes ao calor, morrendo na temperatura de 55 °C; a –15 °C, quando congelados por seis dias; ou no salgamento da carne para preparo do charque. Estas medidas de prevenção ganham maior importância pelas evidências epidemiológicas atuais, que mostram que o contato direto com o portador de teníase parece ser a fonte de infecção mais importante para a aquisição da cisticercose do que a ingestão de ovos veiculados pela água ou pelos alimentos.

Por essa razão, a pesquisa para identificação de portadores de teníase deve ter a abordagem epidemiológica idêntica à usada em outras doenças infecciosas. Portanto, essa ação é de extrema relevância, razão pela qual se define como foco endêmico do complexo teníase-cisticercose o local em que exista uma ou mais das seguintes situações: um indivíduo portador de teníase ou uma residência onde recentemente tenha ocorrido um caso humano de neurocisticercose ou de epilepsia. A ocorrência dessas situações retrata a existência do ciclo biológico de transmissão e exige a pesquisa de outros possíveis portadores da teníase e da cisticercose. Deve ser enfatizada a responsabilidade ética do profissional de saúde envolvido, no tocante à necessidade do diagnóstico etiológico precoce e à administração da terapia medicamentosa adequada, uma vez que um portador de teníase é o grande responsável pela disseminação das proglotes e dos ovos no meio ambiente e fonte de infecção direta na origem da cisticercose humana e animal. Diversos estudos mostram esta relação, em que a possibilidade de aquisição da cisticercose é cerca de 10 vezes maior nos ambientes onde exista caso de teníase do que em casas onde não haja morador infectado pelo verme adulto.

Recente revisão sobre a situação atual de estratégias de prevenção e manejo da teníase em países endêmicos ressaltou que, quando o tratamento em massa foi usado em combinação com a vacinação dos suínos e/ou tratamento com oxfendazol, ocorreu uma redução sustentada na teníase humana e na prevalência de cisticercose suína. Por sua vez, esta mesma revisão destaca a necessidade de maior escalonamento desses programas de controle piloto bem-sucedidos para avaliar melhor seu impacto de longo prazo e custo-efetividade.

ERRADICAÇÃO

Embora em muitos casos de doenças humanas seja questionável utilizar a expressão erradicação, até mesmo por critérios conceituais, nas infecções pelas tênias envolvidas na gênese do complexo teníase-cisticercose, isso é perfeitamente possível. Desde que, em 1993, um grupo de especialistas internacionais em erradicação de doenças da Organização Mundial da Saúde incluiu a *T. solium* como parasita potencialmente erradicável, esta aceitação vem se tornando cada vez mais possível, pois há elementos na cadeia epidemiológica deste parasita que permitem alcançar essa realidade. Tendo em vista que as duas espécies possuem características biológicas que as tornam vulneráveis, as razões para isso são:

a) Os seres humanos são os hospedeiros definitivos.

b) Os portadores humanos são as únicas fontes de infecção para os hospedeiros intermediários.

c) Os animais domésticos são os únicos hospedeiros intermediários naturais de importância epidemiológica.

d) Não há reservatórios silvestres.

Em decorrência, a utilização do tratamento em massa de populações com anti-helmínticos, que permite eliminar a infecção intestinal para ambas espécies de tênias, associada à educação sanitária e a um eficiente sistema de controle dos abatedouros de suínos e bovinos possibilita atingir o objetivo de eliminação das doenças do complexo teníase-cisticercose. Recentemente, um grupo constituído por pesquisadores destas zoonoses, de várias partes do mundo, referiu que a teníase pela *T. solium* e a cisticercose humana parecem ser factíveis de erradicação, haja vista os amplos conhecimentos sobre a história natural e a biologia do parasita, a existência de métodos diagnósticos sensíveis e específicos e de tratamentos muito eficazes. Propuseram, como estratégia para a erradicação, a adoção da notificação internacional obrigatória para as doenças deste complexo.

BIBLIOGRAFIA SUGERIDA

Allan JA, Craig OS, Pawlowski ZS. Control of Taenia solium with emphasis on treatment of taeniasis. In: Singh G, Prabhakar S, (eds.) Taenia solium cysticercosis. From basic to clinical science. London: CABI Publishing, 2002. p. 411-20.

Anantaphruti MT, Yamasaki H, Nakao M, et al. Sympatric Occurrence of Taenia solium, T. saginata, and T. asiatica, Thailand. Emerg Infect Dis 2007; 13(9):1413-6.

Donadeu M, Lightowlers MW, Fahrion AS, Kesselsd J, Abela-Ridder B. Taenia solium: WHO endemicity map update. WHO. Weekly pidemiological Record. 2016; 91(49-50): 595-9.

Flisser A. State of the art of Taenia solium as compared to Taenia asiatica. Korean J Parasitolol, 2013; 51(1):43-9.

Garcia HH, Gonzalez AE, Tsang VCW, O'Neal SE. Elimination of Taenia solium transmission in Northern Peru. N Engl J Med. 2016;374(24):2335-44.

Havelaar AH, Kirk MD, Torgerson PR, Gibb HJ. World Health Organization Global Estimates and Regional Comparisons of the Burden of Foodborne Disease in 2010. PLoS Med December 3, 2015; 12(12): e1001923.

Hoberg EP. Taenia tapeworms: their biology, evolution and socioeconomic significance. Microbes Infection, 2002; 4(8):859-66.

Hong KO, Chau-Mei H, Wen-Cheng C. Historical overview of Taenia asiatica in Taiwan. Korean J. Parasitol, 2013; 51(1): 31-6.

Jeri C, Gilman RH, Lescano AG, et al. Triple Co-Administration of Ivermectin, Albendazole and Praziquantel in Zanzibar: A Safety Study. PLoS Negl Trop Dis 2008; 2(1): e171. doi:10.1371/journal.pntd.0000171.

Nunes CM, Lima LGF, Manoel CS, et al. Taenia saginata: polymerase chain reaction for taeniais diagnosis in human fecal samples. Exp Parasitol, 2003; 104(1-2):67-9.

Okello AL, Thomas LF. Human taeniasis: current insights into prevention and management strategies in endemic countries. Risk Management and Healthcare Policy (Review). 2017;10:107-16.

Román G, Sotelo J, Del Brutto O, et al. A proposal to declare neurocysticercosis an international reportable disease. Bull WHO, 2002; 78(3):399-406.

Sciutto E, Fragoso G, Fleury A, et al. Review – Taenia solium disease in humans and pigs: an ancient parasitosis disease rooted in developing countries and emerging as a major health problem of global dimensions. Microbes Infection, 2000; 2(15):1875-90.

Steinmann P, Zhou X-N, Du Z-W, et al. Tribendimidine and Albendazole for Treating Soil-Transmitted Helminths, Strongyloides stercoralis and Taenia spp. Open-Label Randomized Trial. PLoS Negl Trop Dis, 2008; 2(10):e322.

Trevisan C, Sotiraki S, Laranjo-González M et al. Epidemiology of taeniosis/cysticercosis in Europe, a systematic review: eastern Europe. Parasites & Vectors (2018) 11:569. doi: 10.1186/s13071-018-3153-5.

WHO. Taeniasis/Cysticercosis. 2018. Disponível: https://www.who.int/news-room/fact-sheets/detail/taeniasis-cysticercosis. Acesso: 18/02/2019.

105

Tricocefalíase

José Carlos Bina de Araújo

CONCEITO

A tricocefalíase é a doença causada pelo parasitismo do *Trichocephalus trichiurus* ou *Trichuris trichiura*, nematoide localizado no intestino grosso, principalmente no ceco e no apêndice. Afeta cerca de 500 milhões de pessoas no mundo, principalmente crianças, sendo a helmintíase mais comum em algumas áreas do Caribe.

ETIOLOGIA

Os tricocéfalos são nematoides pertencentes à superfamília Trichineloidea, família Trichocephalidae, subfamília Trichocephalinae, com um único gênero e espécie de interesse médico, o *Trichocephalus trichiurus* ou *Trichuris trichiura*.

O tricocéfalo é um helminto de tamanho médio, o macho medindo até 4 cm e a fêmea entre 4 e 5 cm. O corpo apresenta sua porção anterior muito afilada – daí o nome *Trichocephalus* – e a porção posterior mais dilatada. O verme macho apresenta-se enrolado em espiral para o lado ventral. As fêmeas põem entre 3 e 10 mil ovos, que são eliminados junto com as fezes. Sendo o tricocéfalo um geo-helminto, no solo, o ovo permanece entre 15 e 20 dias para embrionar e, assim, tornar-se infectante.

O homem se contamina ao ingerir ovos embrionados, cujas larvas escapam da casca, na porção superior do intestino delgado, penetram nas vilosidades intestinais, permanecem aí por cerca de 3 a 10 dias, onde sofrem algumas mudas, dirigindo-se então lentamente para o ceco e o cólon ascendente; atingindo a maturidade sexual, começam a oviposição entre 1 a 3 meses da infecção. Vivem, em média, 15 a 20 anos.

EPIDEMIOLOGIA

Apesar de ser um parasito cosmopolita, as mais altas prevalências da tricocefalíase estão nas regiões tropicais do globo, principalmente onde as condições sanitárias são pobres. No Brasil, dados da Fundação Nacional de Saúde relativos ao ano de 1968 dão conta de uma prevalência de 39% para esta helmintíase. Na realidade, a prevalência varia não somente em relação às condições socioambientais, como também em relação às diversas regiões estudadas.

Embora o homem seja o hospedeiro mais importante, os tricocéfalos também parasitam o macaco e o porco. A poluição do solo por fezes humanas ou daqueles animais constitui o fator determinante na disseminação da infecção, que é, adquirida por meio do circuito fecal-oral, como muitos outros nematoides. Estudo recente demonstrou que existe predisposição familial às infecções pelos tricocéfalos.

PATOGENIA

O hábitat do verme é o ceco e as porções proximais do intestino grosso. Em infecções mais graves, esses vermes são encontrados no apêndice e em porções terminais do íleo, enquanto nas infecções intensas podem ser encontrados desde o íleo terminal até o reto. Os vermes adultos penetram 60% da porção anterior do seu corpo na mucosa intestinal, e as lesões disso resultantes dependem da intensidade da infecção, do estado geral e da idade da criança, que é quem paga maior tributo à infecção pelo tricocéfalos. Alguns autores admitem mesmo que os tricocéfalos só devem ser considerados patogênicos quando parasitam a criança.

As lesões intestinais variam, portanto, de simples erosões a ulcerações múltiplas. A anemia que possa disso resultar depende da extensão da lesão, da localização em zonas mais ou menos vascularizadas e também da ingestão de sangue pelo próprio verme – 0,005 mL de sangue/verme/dia.

A diarreia crônica com tenesmo, levando à hipotonia muscular e ao relaxamento do esfíncter anal, pode culminar no aparecimento de prolapso retal, principalmente em crianças pequenas desnutridas, com infecções massivas, tipo de infecção que também pode levar à colite hemorrágica.

Além disso, os tricocéfalos são capazes de exercer uma ação toxicoalérgica, conforme pode ser detectado pela eosinofilia sanguínea – 10 a 15% – e pelas placas urticariformes que desaparecem com o tratamento específico.

QUADRO CLÍNICO

A gravidade dos sintomas é diretamente proporcional à carga parasitária. Como, em geral, o homem abriga poucos tricocéfalos – 1 a 10 em média –, a maioria das infecções é assintomática. Crianças com infecções moderadamente severas passam a apresentar sintomas muito variados, sendo a diarreia crônica a queixa mais comum, seguida de cólica abdominal, náusea e vômitos, repercutindo no estado geral e no desenvolvimento dessas crianças. Quando a infecção é realmente intensa, a diarreia pode ser substituída por disenteria aguda, com muco, sangue e tenesmo, em tudo semelhante à disenteria amebiana. Alguns pacientes podem apresentar enterorragia de gravidade variável, a ponto de haver anemia microcítica e hipocrômica, como na ancilostomose.

As infecções intensas em crianças pequenas desnutridas costumam estar associadas ao prolapso retal.

O exame físico pode ser absolutamente normal ou mostrar alterações variáveis, na dependência do comprometimento dos pacientes: distensão abdominal, emagrecimento, hipodesenvolvimento, graus variáveis de desnutrição, anemia e, nos casos específicos, mucosa retal prolabada, edemaciada, às vezes ulcerada e/ou hemorrágica, mostrando caracteristicamente os vermes presos à mucosa como fios de linha.

Adultos e crianças maiores e bem nutridos, em geral, apresentam infecção inaparente, talvez em uma demonstração de que desnutrição e as outras infecções parasitárias desempenham papel significativo na patogênese dos sintomas e sinais.

DIAGNÓSTICO

Feito pelo encontro de ovos de *Trichocephalus trichiurus* nas fezes. Recomenda-se o método qualitativo de Lutz ou o método semiquantitativo de vermes de Kato-Katz.

O diagnóstico clínico é sempre presuntivo, exceto quando o paciente apresenta prolapso retal com presença de vermes fixados na mucosa.

PROGNÓSTICO

Nas infecções leves a moderadas, o prognóstico é bom, mesmo sem tratamento específico. Nas infecções intensas com anemia grave e prolapso retal, o prognóstico é mais reservado e depende da conduta adotada. Sem tratamento, a maioria desses casos evolui para o êxito letal.

TRATAMENTO

A droga específica e de escolha para o tratamento da tricocefalíase é oxipirantel, não mais disponível para uso clínico no Brasil. O mebendazol é a droga atualmente mais usada, ou indicada quando a tricocefalíase está associada com outros parasitos.

MEBENDAZOL

O esquema terapêutico consagrado é de 100 mg, duas vezes ao dia, durante três dias consecutivos, por via oral. A tolerabilidade é muito boa e os efeitos colaterais, raros, são desconforto abdominal, náuseas, vômitos, febre, prurido e graus variados de disfunção hepática quando se usam doses elevadas. Está contraindicado na gravidez e na lactação. Recentemente, têm-se sugerido esquemas de dose única de mebendazol, nas doses de 300 mg/dia, nos pacientes monoparasitados e 400 mg/dia nos poliparasitados, com bons índices de cura.

ALBENDAZOL

É também um derivado imidazólico de amplo espectro contra nematoides, apresenta muito boa tolerabilidade e eficácia, com as vantagens de ser ovicida, larvicida e vermicida. Sua eficácia, na dose de 300 mg, nos monoparasitados e de 400 mg, nos poliparasitados, é de 60 a 85%. As raras reações colaterais referidas são desconforto abdominal, náuseas, vômitos, boca seca, exantema e prurido.

IVERMECTINA

A ivermectina avermictina, análogo sintético da avermictina B (abamectina), resultante da fermentação do actinomiceto do solo, *Streptomyces avermititis* é amplamente utilizado em medicina veterinária e ultimamente teve sua utilização estendida para os seres humanos. Atualmente, a ivermectina é usada para tratamento de um amplo espectro de infecções causadas por nematoides e artrópodos. O mecanismo de ação consiste em provocar a imobilização dos vermes, induzindo uma paralisia tônica da musculatura. A droga é muito bem tolerada nas doses de 200 µg/kg em dose única. Quando associada ao albendazol, na dose única de 400 mg, sua eficácia atinge cerca de 80%. Estão descritos efeitos colaterais pouco frequentes de prurido e linfadenomegalias e, raramente, náuseas, vômitos, elevações transitórias das transaminases, taquicardia e hipotensão.

NITAZOXANIDA

A nitazoxanida é um 5-nitotriazol de amplo espectro, sendo sua principal indicação os patógenos oportunistas em pacientes com a síndrome da imunodeficiência adquirida. É eficaz também contra giardíase, amebíase, fasciolíase, teníase e nematoides, incluindo a tricocefalíase. Seu mecanismo de ação se faz pela inibição da oxidorredutase ferrodoxina piruvato. A tolerabilidade tem sido considerada boa e as taxas de cura para a tricocefalíase alcançam mais de 80%. A dose recomendada é de 7,5 mg/kg dividida em duas tomadas com intervalo de 12 horas e após a refeição durante três dias.

IODETO DE DITIAZANINA E HEXILRESORCINOL

São duas drogas que não encontram mais lugar no arsenal terapêutico contra o tricocéfalo, exceto o hexilresorcinol que, pouco eficaz quando usado por via oral, por não atingir concentração adequada no ceco, é útil quando aplicado sob a forma de clister de retenção em pacientes portadores de hiperinfecção. Nesses casos, recomenda-se uma das seguintes fórmulas:

- hexilresorcinol 1 g;
- glicerina 15 g;
- soro fisiológico 30 mL;
- hexilresorcinol 2 g;
- mucilagem de goma 100 mL;
- água destilada 900 mL.

O enema deve ser aplicado após proteção da região glútea com vaselina, e repetido em dias alternados até obtenção da cura da helmintíase. Em geral, são necessários de 4 a 5 enemas. Quando é utilizada a segunda fórmula, recomendam-se 30 a 40 mL/kg de peso ou 100 a 150 mL/ano de idade aparente. A retenção deverá ser de 30 minutos.

Com o tratamento específico, deve-se fazer o tratamento sintomático, que compreende hidratação, correção dos distúrbios eletrólitos, sulfato ferroso, concentrado de hemácias e correção dos distúrbios da nutrição.

PROFILAXIA

Como nas demais geo-helmintíases, o tratamento sanitário das matérias fecais é de fundamental importância, ao lado da educação para a saúde, visando objetivamente as crianças, disseminadoras e vítimas dessa helmintíase.

BIBLIOGRAFIA SUGERIDA

Bianucci R, Torres EJ, Santiago JM, Ferreira LF, Nerlich AG et al. Trichuris trichiura in a post-Colonial Brazilian mummy. Mem Inst Oswaldo Cruz. 2015 Feb;110(1):145-7. doi: 10.1590/0074-02760140367.

Bina JC, Figueiredo JFM, Barreto Filho A, Carvalho F. Tratamento em massa, por meio do mebendazole das helmintíases intestinais mais comuns em meio rural, com estudo dos índices de reinfestação. Ver Inst Méd Trop São Paulo, 1977; 19: 47-51.

Bina JC. Tricocefalíase. In: Cimerman & Cimerman (ed.). Medicina Tropical, Rio de Janeiro: Atheneu, 2003.

Cruz AS. Parasitoses intestinais. In: Ferreira CT, Carvalho E, Silva LR (eds.). Gastroenterologia e Hepatologia em Pediatria. Diagnóstico e Tratamento. Rio de Janeiro: Medsi, 1077.

Ismail MM, Jayakodi RL. Efficacy of albendazole and its combination with ivermectin or diethylcarbamazine in the treatment of Trichuris trichira infections in Sri Lanka. Am Trop Med Parasitol, 1999; 93:501-4.

Kaisar MMM, Brienen EAT, Djuardi Y, Sartono E, Yazdanbakhsh M et al. Improved diagnosis of Trichuris trichiura by using a bead-beating procedure on ethanol preserved stool samples prior to DNA isolation and the performance of multiplex real-time PCR for intestinal parasites. Parasitology. 2017 Jun;144(7):965-974. doi: 10.1017/S0031182017000129.

Marti H, Haji HJ, Savioli L, et al. A comparative trial of a single-dose ivermectin versus three days of albendazole for treatment of Strongyloides stercoralis and other soil-transmitted helminth infections in children. Am J Trop Med Hyg, 1996; 55:477-81.

Melo MCB, Klein VGK, Mota JAC, Penna FJ. Parasitoses Intestinais. Textos Científico. Sociedade Mineira de Pediatria. Disponível em: www.imp.org.br. Publicado em 10/09/2004.

Palmeirim MS, Hürlimann E, Knopp S, Speich B, Belizario V Jr et al. Efficacy and safety of co-administered ivermectin plus albendazole for treating soil-transmitted helminths: A systematic review, meta-analysis and individual patient data analysis. PLoS Negl Trop Dis. 2018 Apr 27;12(4):e0006458. doi: 10.1371/journal.pntd.0006458. eCollection 2018 Apr.

Pessoa SB, Vianna Martins A. Parasitologia médica. 9. ed. Rio de Janeiro: Guanabara Koogan, 1974.

Speich B, Ali SM, Ame SM, Bogoch II, Alles R et al. Efficacy and safety of albendazole plus ivermectin, albendazole plus mebendazole, albendazole plus oxantel pamoate, and mebendazole alone against Trichuris trichiura and concomitant soil-transmitted helminth infections: a four-arm, randomised controlled trial. Lancet Infect Dis. 2015 Mar;15(3):277-84. doi: 10.1016/S1473-3099(14)71050-3.

106

Triquinelose

Arnaldo Rocha

DEFINIÇÃO

Triquinelose, triquiníase ou triquinose são os nomes atribuídos à doença causada por helmintos do gênero *Trichinella*, sendo que estes parasitos acometem animais selvagens, silvestres, domésticos e a espécie humana.

Os parasitos do gênero *Trichinella* se mantém em ciclos domésticos, envolvendo suínos, cães, gatos, cavalos, ratos, em ciclos selvagens, com ursos, roedores e javalis ou ainda utilizando-se de hospedeiros como peixes, aves e répteis.

Em humanos, a infecção se dá pela ingestão de carne contendo larvas do parasito encistados na musculatura dos outros hospedeiros, e como consequência tem-se casos que variam, em sua maioria, de assintomáticos a oligossintomáticos, porém, com raros casos de complicações com sofrimento intenso e morte.

ETIOLOGIA

Existem 12 genótipos de *Trichinella* e de acordo com suas características biológicas, constitucionais e distribuição geográfica foram distribuídos em nove espécies: *T. spiralis*, *T. nativa*, *T. britov*, *T. pseudospiralis*, *T. murrelli*, *T. nelsoni*, *T. papuae*, *T. zimbabwensis* e *T. patagoniensis*, sendo que três restantes permanecem sem classificação específica.

A diferenciação das espécies é delicada e impossível de ser feita macro ou microscopicamente por observação das larvas L1 oriundas de biópsia ou de adultos extraídos do intestino dos hospedeiros. São necessários exames como reação de polimerase em cadeia (PCR) ou sorologias, como Elisa e Western-blot para o diagnóstico específico.

Os parasitos adultos, que medem entre 1,2 e 2 mm (machos) e 2,2 e 4 mm (fêmeas), se instalam no intestino delgado, copulam e as fêmeas dão origem a pequenas larvas, conhecidas por larvas de primeiro estágio (L1). As L1 penetram a mucosa, atingem os vasos linfáticos e sanguíneos espalhando-se, assim, pelo hospedeiro. Ao se estabelecerem nos tecidos do hospedeiro, estimulam reações que resultam em encistamento. Tendo preferências por músculos estriados esqueléticos, cardíaco, língua, diafragma, meninges, dentre outros, as larvas L1 encistadas são as formas infectantes aos próximos hospedeiros e se mantêm vivas por meses até anos à espera de serem ingeridas para que completem seus ciclos biológicos.

Quando um hospedeiro suscetível ingere carne crua ou malpassada contendo as L1 infectantes, pela digestão os cistos em que as larvas estavam aprisionadas se abrem liberando-as no estômago. Em seguida, os parasitas migram para o intestino e se desenvolvem até adultos, copulam e se reproduzem, completando o ciclo biológico.

PATOGENIA

Resultados de estudos experimentais em animais de laboratório sugerem que as larvas L1 de *Trichinella* liberam fatores pró-angiogênicos que atuam sobre a formação de novos vasos sanguíneos nos hospedeiros e, quando direcionados aos parasitos, passam a conduzir nutrientes e oxigênio necessários à manutenção desses invasores.

Além da neoangiogênese, a presença e migração desses helmintos pelos tecidos do hospedeiro estimulam reação inflamatória, com infiltrado leucocitário, e por mais que as células de defesa atuem na região afetada, podem não ser suficientes para matar as larvas infectantes que conseguem permanecer vivas dentro dos cistos na musculatura por anos.

Como os helmintos são proteínas estranhas ao organismo, há estímulo para aumento na produção de eosinófilos e reação alérgica.

A migração das larvas pelos tecidos estimula resposta inflamatória, que é proporcional ao grau de parasitismo.

Ao final de 3 meses, com os helmintos adultos mortos e as larvas descendentes totalmente encistadas, as manifestações clínicas tendem a desaparecer, restando apenas mialgias leves e recidivantes por mais alguns meses, em alguns poucos pacientes.

Os restos dos helmintos adultos quando morrem são eliminados com as fezes e as larvas encistadas, resultando em calcificações inertes e benignas, desde que não comprimam alguma estrutura anatômica de modo a causar dor ou disfunção.

QUADRO CLÍNICO

As manifestações clínicas do parasitismo pelos helmintos adultos no tubo digestório são gastroenterite, caracterizadas por cólicas, náuseas, vômitos, diarreia, que são transitórias e cessam em pouco tempo; essa cessação coincide com a morte dos helmintos adultos.

Antes de morrerem os helmintos adultos se reproduzem, deixando descendentes, larvas minúsculas que recém-paridas migram para as mucosas, submucosas e se encaminham para musculatura e outros diversos órgãos.

Com a migração das larvas pelo organismo, surgem febre, fraqueza, mialgias, inchaços, sendo o periorbitário um sinal marcante da doença, com cefaleia, miocardite, encefalite, eosinofilia e possibilidade de muitas outras alterações, dependendo onde as larvas L1 estarão estabelecidas em seus hospedeiros, como língua, masseteres, diafragma etc.

Em humanos, a doença é debilitante, mas cursa com a remissão dos sintomas espontaneamente em aproximadamente 3 meses de evolução, ainda que sem tratamento.

Há casos graves, mais raros, que evoluem para óbito, desencadeados por infecções maciças com migração de muitas larvas para o coração, pulmões ou encéfalo, resultando em disritmias, insuficiência cardíaca, convulsões, insuficiência respiratória.

DIAGNÓSTICO

Para o diagnóstico de triquinelose, assim como se deve fazer para todas as investigações de doenças infecciosas parasitárias, recomenda-se que se faça anamnese detalhada, exame clínico e exames complementares de diagnóstico.

A anamnese deve conter questões sobre hábitos alimentares, especialmente quanto ao consumo de carne crua ou malpassada de qualquer espécie animal. Ainda na anamnese, a informação de outros casos de triquinelose ocorridos na mesma família ou na região onde o paciente vive ajudam a direcionar o raciocínio diagnóstico.

Se o histórico obtido somado ao exame clínico sugerir a possibilidade de triquinelose, exames complementares de diagnóstico serão necessários para a confirmação da doença.

Dentre os exames disponíveis para diagnóstico conclusivo estão os que buscam a presença das larvas de primeiro estágio (L1) do parasito, soltos ou encistados na musculatura dos hospedeiros, e que são considerados exames diretos.

Para diagnóstico de triquinelose humana, os fragmentos a serem submetidos aos exames diretos são obtidos por biópsia e a limitação quanto ao número e o tamanho dos fragmentos podem comprometer a sensibilidade das pesquisas.

A pesquisa das larvas pelos métodos diretos (digestão artificial da musculatura suspeita ou prensamento do material em um aparelho específico composto por duas lâminas de vidro dentre as quais os tecidos musculares a serem pesquisados são comprimidos (triquinoscópio), são as técnicas mais empregadas para diagnóstico em animais, dos quais se consegue com mais facilidade materiais obtidos por biópsia ou amostras no abatedouro.

Em medicina veterinária, a importância dos exames diretos é notória e a possibilidade de analisar diversos tecidos em quantidades suficientes tornam o resultado mais seguro. Destaque especial pode ser dado às inspeções realizadas nos abatedouros de suínos, equinos e de carnes exóticas de caça, que visam garantir a segurança dos alimentos cárneos a serem liberados para consumo humano.

Para o diagnóstico complementar e conclusivo da triquinelose humana os exames mais comumente solicitados são PCR, histopatologia e sorologias específicas para detecção de antígenos ou anticorpos. Vale ressaltar que a pesquisa de anticorpos pode resultar negativa nas primeiras semanas após a infecção e continuar positiva mesmo após a eliminação do agente etiológico.

PROGNÓSTICO

Os pacientes com diagnóstico de triquinelose que recebem tratamento específico, de modo geral, têm prognóstico favorável.

A maioria das infecções evolui benignamente, assintomáticas ou oligossintomáticas, com exceção das maciças que atinjam órgãos vitais.

TRATAMENTO

O tratamento medicamentoso preconizado tem como princípios ativos mebendazol ou albendazol, com ação nematicida sobre os parasitos do gênero *Trichinella* na fase adulta, e menos eficiente no combate às larvas encistadas na musculatura.

Pode haver necessidade de analgésicos e anti-inflamatórios complementando o tratamento anti-helmíntico.

CONSIDERAÇÕES EPIDEMIOLÓGICAS E PROFILÁTICAS

A distribuição dos parasitos do gênero *Trichinella* é mundial e o fato de serem cosmopolitas reforça a habilidade adaptativa que possuem, seja pela prolificidade, resistência, seja pela ampla gama de hospedeiros que conseguem infectar.

Como a infecção dos hospedeiros se dá pelo consumo de carne infectada consumida crua ou malcozida, normalmente, os acometidos são pessoas que apreciam esse tipo de alimento.

Dentre os animais que oferecem maior risco de infecção à espécie humana, quando ingeridos, estão os predadores, os carnívoros ou os onívoros, porém, herbívoros alimentados pelo homem com produtos ou subprodutos cárneos insuficientemente processados também se infectam e podem transmitir a doença.

Como os animais são importantes elos na cadeia epidemiológica, eles são os elementos-chave na prevenção da triquinelose, que é uma típica antropozoonose.

Sendo assim, a principal forma de profilaxia tem como base não ingerir carnes cruas ou insuficientemente cozidas, especialmente de animais carnívoros ou onívoros, dentre eles os suídeos domésticos e selvagens, carnes exóticas ou de caça, sem, contudo, considerar todos os demais tipos de alimentos cárneos.

BIBLIOGRAFIA SUGERIDA

Biswas S, Goel A, Ray Y, Sethi P, Kumar A, Nischal N, Sinha S, Wig N. Human trichinosis and febrile myositis. QJM: An International Journal of Medicine. 2019;0:1-2.

Gottstein B, Pozio E, Nöckler K. Epidemiology, diagnosis, treatment, and control of trichinellosis. Clin. Microbiol. 2009;22(1):127-45.

Heaton D, Huang S, Shiau R, Casillas S, Straily A et al. Trichinellosis Outbreak Linked to Consumption of Privately Raised Raw Boar Meat – California, 2017. Morbidity and Mortality Weekly Report. 2018;67(8):247-49.

Maria Angeles GM, Alessandra L, Marco A, Simona C, Daniele T. Pozio E. Differentiation of Trichinella species (Trichinella spiralis/ Trichinella britovi versus Trichinella pseudospiralis) using western blot. Parasites & Vectors. 2018;11(1):631.

Neghina R, Neghina AM, Marincu I, Iacobiciu I. Reviews on Trichinellosis (II): Neurological Involvment. Foodborne Pathogens and Disease. 2011;8(5):879-85.

Neghina R, Neghina AM, Marincu I. Reviews on Trichinellosis (III): Cardiovascular Involvment. Foodborne Pathogens and Disease. 2011;8(8):853-60.

Pozio E, Marucci G. Trichinellainfected pork products: a dangerous gift. Trends in Parasitology. Londres. 2003;19(8):338.

Rawla P, Sharma S. Trichinella spiralis (Trichnellosis). StatPearls Publishing; 2019. Disponível em: https://www.ncbi.nlm.nih.gov/books/NBK538511/. Acesso em: 15/05/2019.

Rostami A, Gamble HR, Dupouy-Camet J, Khazan H, Bruschi F. Meat sources of infection for outbreaks of human trichinellosis. 2017;64:65-71.

Parte X

Ectoparasitas

Coordenador: Luiz Alberto Carneiro Marinho
Colaboraram na atualização desta edição: Igor Thiago Borges de Queiroz e Silva e Thiago Vale Santiago

107

Introdução

Infestações causadas por artrópodes e agrupadas em cinco classes de interesse médico: Hexápoda; Aracnídea; Diplopoda; Ciclópoda; e Crustácea. Parasitam preferencialmente a pele e/ou as mucosas do homem, de onde retiram material necessário para sua manutenção. Além de causarem lesão tecidual pelo hematofagismo, processos irritativos decorrentes de sua presença no tegumento por períodos que variam de meses a anos, são potenciais vetores de diversos agentes infecciosos, em especial vírus e riquétsias. Consideradas grande problema médico nos países subdesenvolvidos de clima tropical, as ectoparasitoses podem conduzir a doenças mutilantes, incapacitantes, debilitantes e, raramente, fatais.

Neste capítulo serão consideradas as principais parasitoses em nosso meio, causadas por espécies das classes Hexápoda (pediculose, miíase, tungíase) e Aracnídea (infestações por carrapatos e ácaros).

107.1 Pediculose

Luiz Alberto Carneiro Marinho
Eveline Pipolo Milan

Termo reservado à infestação humana causada por espécies de piolho pertencentes a dois gêneros: Pediculus e Phtirus. Distinguem-se três formas clínicas de acordo com a topografia corporal acometida, sendo habitual o reconhecimento da pediculose do couro cabeludo (*Pediculus humanus* var. *capitis*), a pediculose do corpo (*Pediculus humanus* var. *corporis*), e a pediculose pubiana (*Phthirus pubis*). Tratam-se de pequenos insetos (3 mm), não alados, mas dotados de patas que facilitam a movimentação através dos pelos. As fêmeas depositam os ovos – as lêndeas – que se fixam na haste dos pelos, onde são dificilmente identificados por se confundirem com a caspa resultante da descamação da pele.

PEDICULOSE DO COURO CABELUDO

Dermatose frequente em escolares de hábitos higiênicos precários, transmite-se com relativa facilidade pelo contato cabeça-cabeça; há também a possibilidade da transmissão por meio de fômites contaminados, como pentes, chapéus e travesseiros. Surtos epidêmicos podem ocorrer em instituições fechadas.

Prurido é o principal sintoma da pediculose, observando-se ainda, com frequência, a presença de escoriações, crostas e, eventualmente, infecção bacteriana secundária ao ato de coçar. Com a persistência da infestação, áreas de eczematização podem ocorrer e máculas hemorrágicas são visualizadas nos locais onde os piolhos exercem a hematofagia. Em crianças parasitadas, distúrbios do sono e dificuldade de concentração são causa comum de baixo rendimento escolar.

PEDICULOSE DO CORPO

Ocorre, em geral, quando as roupas não são lavadas ou trocadas regularmente; afetando usualmente mendigos, andarilhos ou presidiários que vivem em precárias condições de higiene. O *humanus* var. *corporis* pode comprometer qualquer área da pele – principalmente regiões peludas – sendo os ombros, as axilas e os glúteos setores preferenciais. O piolho também pode situar-se nas pregas das roupas, saindo somente no momento do repasto; tal fato enfatiza a importância da transmissão pelo uso de vestimentas contaminadas. O prurido constitui a manifestação clínica típica, além de lesões urticariformes, *rash* cutâneo e áreas de hiperpigmentação.

PEDICULOSE PUBIANA

Também conhecida por ftiríase, acomete os pelos pubianos, sendo o piolho (*Phthirus pubis*) popularmente conhecido como "chato". Trata-se de dermatose intimamente relacionada com a atividade sexual, embora possa ser diagnosticada em pessoas de qualquer idade, sexo e raça. Outros locais atingidos são as sobrancelhas e os cílios. Mais uma vez, o prurido representa o sinal característico no diagnóstico clínico dessa enfermidade.

TRATAMENTO DAS PEDICULOSES

- **Agentes tópicos:** xampus e loções pediculicidas e ovocidas são usados no controle dessas infestações. O benzoato de benzila a 25% para lavagem dos cabelos ou dos pelos comprometidos, por três noites consecutivas, apresenta índice de cura de 90%. Um segundo curso de tratamento é recomendado após 7 a 10 dias do primeiro, para destruir formas jovens que sobreviveram ao tratamento inicial. O monossulfiram a 15% e a lindana a 1% também são opções de tratamento eficazes.
- **Agentes sistêmicos:** ivermectina, em administração oral de 200 µg/kg, é capaz de destruir as ninfas e os adultos, mas não os ovos, sendo, portanto, indicada uma segunda dose, a ser administrada 7 a 10 dias após a primeira. Preconiza-se, ainda, o uso de cotrimoxazol, que age destruindo a microbiota bacteriana presente no trato digestório do inseto, essencial para sua sobrevivência. Emprega-se 400 mg da sulfa, duas vezes ao dia, durante três dias.
- **Cuidados gerais:** faz-se mister mencionar que a adequada higiene pessoal, associada ao cuidado com as roupas, que devem ser rigorosamente lavadas para a erradicação dos piolhos das vestimentas pessoais e dos lençóis de dormir, são coadjuvantes importantes no tratamento e no controle das pediculoses.

BIBLIOGRAFIA SUGERIDA

Burns DA. The treatment of human ectoparasite infection. Br J Dermatol, 1991; 125(2):89-93.

Coates SJ, Thomas C, Chosidow O, Engelman D, Chang AY. Ectoparasites: Pediculosis and Tungiasis. J Am Acad Dermatol. 2019 Jul 12. pii: S0190-9622(19)32386-2. doi: 10.1016/j.jaad.2019.05.110.

Feldmeier H, Heukelbach J. Epidermal parasitic skin diseases: a neglected category of poverty-associated plagues. Bull. World Health Organ. 2009 Feb;87(2):152-9.

Powers J, Badri T. Pediculosis Corporis. [Updated 2019 May 21]. In: StatPearls [Internet]. Treasure Island (FL): StatPearls Publishing; 2019 Jan.Available from: https://www.ncbi.nlm.nih.gov/books/NBK482148/(acessado em 31 agosto de 2019).

Nutanson I, Steen C, Schwartz RA. Pediculosis corporis: an ancient itch. Acta Dermatovenerol Croat. 2007;15(1):33-8.

Lettau LA. Nosocomial transmission and infection control aspects of parasitic and ectoparasitic diseases. Part III.

Ectoparasites/summary and conclusion. Infection control and Hospital Epidemiology, 1991, 12(3):179-85.

Mathieu ME, Wilson BB. In: Mandell GL, Bennett JE, Dolin R. Principles and Practice of Infectious Diseases. 5. ed. New York: Churchill Livingstone, 2000. p. 2972-4.

Strickland G. Hunter's tropical medicine. 7. ed. Philadelphia: W.B. Saunders Company, 1988. p. 898-9.

Heukelbach J, Feldmeier H. Ectoparasites-the underestimated realm. The Lancet, 2004; 363:889-991.

Heukelbach J, Oliveira FAS, Feldmeier H. Ectoparasitoses e saúde pública no Brasil: desafios para controle. Cad Saúde Pública, 2003; 19(5):1535-40.

Flinders DC, Schweinitz PD. Pediculosis and scabies. American Family Physician, 2004; 69(2):341-8.

107.2 Miíase

João Juvanklin de Souza
Eveline Pipolo Milan
Luiz Alberto Carneiro Marinho

CONCEITO

Zoodermatose caracterizada pela lesão da pele, mucosa ou orifícios e cavidades naturais do organismo, causada pela invasão por larvas de várias espécies de moscas. Ocorre tanto em humanos como em outros animais, por vezes atacando rebanhos, resultando em repercussões econômicas negativas.

ETIOLOGIA

Entre as principais moscas cujas larvas produzem miíase, estão as dos gêneros Dermatobia, Cordylobia, Calitroga, Lucilia, Sarcophaga, Chrysomya, Phormya, Gasterophilus, Wohlfahrtia e Cochlionyia. A mosca doméstica comum – *Musca doméstica* – pode ser causadora facultativa de miíase. Entre nós, sul-americanos, as responsáveis pela miíase são as moscas *Dermatobia hominis, Calitroga americana, Calitroga macelaria* e espécies do gênero *Lucilia*. Estas moscas, em seu ciclo evolutivo (em que apresentam metamorfose de ovo a larva, pupa e inseto adulto), alimentam-se, em sua forma larvária, de tecido vivo ou necrosado do homem e animais, causando a miíase. Segundo este aspecto, as moscas são divididas em:

- Produtoras obrigatórias de miíase: causam a "miíase específica", em que o homem é o hospedeiro preferido; nesse caso, os parasitas alimentam-se de tecidos vivos.
- Produtoras facultativas de miíase: responsáveis pela "miíase semiespecífica", causada por moscas que usualmente se desenvolvem no lixo, no esterco ou em cadáveres, alimentando-se de tecidos mortos e em decomposição, e que, eventualmente, depositam seus ovos em tecidos necrosados do homem ou de outros animais.
- Produtoras acidentais de miíase: causadas por larvas de moscas produtoras obrigatórias que invadem um hospedeiro não habitual.

As larvas apresentam-se em forma de vermes segmentados, cilíndricos, sem cabeça, de cor branca ou cinza-claro, medindo de 2 a 30 mm de comprimento. A extremidade anterior pode ser pontiaguda e apresenta dois espiráculos que podem ser confundidos com olhos (Figura 107.2.1). A morfologia das larvas varia em função da espécie e da sua fase evolutiva.

CLASSIFICAÇÃO

As miíases são classificadas em "primárias" e "secundárias". A primária – *furunculoide* (berne) – é causada pela larva da mosca *Dermatobia hominis* ou, raramente, pela *Calitroga americana*, parasitas obrigatórias (específicas) que invadem o tecido vivo. A miíase secundária (bicheira) é causada pela larva da mosca *Calitroga macelaria* (mosca varejeira) e espécies do gênero Lucilia, parasitas facultativos (semiespecíficas), que invadem tecidos necrosados de ulcerações da pele e da mucosa, destes alimentando-se para o seu desenvolvimento.

PATOGENIA – PATOLOGIA

Na miíase primária, a mosca deposita os ovos na pele normal junto a lesões tegumentares, como arranhões, picadas de insetos, abrasões etc. O ovo adere à superfície da pele e, com a eclosão, a larva penetra ativamente pela lesão, e se entoca na derme ou no tecido subcutâneo, aí permanecendo para desenvolver-se. Forma-se, então, a lesão furunculoide: um nódulo de discreto aspecto inflamatório, com um orifício central – por onde a larva penetrou e por onde respira – através do qual a larva se expõe. Nesse tipo de miíase, há um vetor intermediário, que em nosso meio, habitualmente, é a mosca *Neivamya lutzi*, que porta os ovos da *Dermatobia hominis* e os deposita na pele.

Na miíase secundária, os ovos são depositados em ulcerações expostas de pele e orifícios ou cavidades naturais, previamente infectados. Nelas, as larvas desenvolvem-se alimentando-se de tecido morto. A mosca é atraída pelo odor que exala da lesão e deposita seus ovos, que eclodem dentro de três semanas, liberando as larvas que passam a digerir o tecido necrosado.

Na miíase acidental (intestinal – urinária) ocorre a ingestão de alimentos contaminados com ovos de moscas produtoras obrigatórias de miíase, podendo as larvas localizarem-se no intestino ou no trato urinário. Geralmente, os ovos ingeridos não resistem à passagem pelo trato gastrointestinal, sendo destruídos, o que torna rara a ocorrência dessa forma da doença. Para a miíase do trato urinário, existe a hipótese de a mosca depositar o ovo no meato urinário e a larva migrar para a uretra posterior e a bexiga. Pode haver obstrução da uretra. O processo pode ser limitado com a eliminação da larva.

MANIFESTAÇÕES CLÍNICAS

Variam de acordo com a espécie e a localização das larvas, podendo configurar desde quadros benignos, leves e assintomáticos, até formas graves, com sérias complicações, capazes até mesmo de levar à morte. A larva pode parasitar a pele (Figura 107.2.1), o couro cabeludo (Figura 107.2.2), as cavidades ou os orifícios naturais do corpo (vagina, fossas nasais, seios paranasais, olhos, canal auditivo, trato urinário e intestino), determinando quadros localizados, ou, ainda, ser disseminada para órgãos internos.

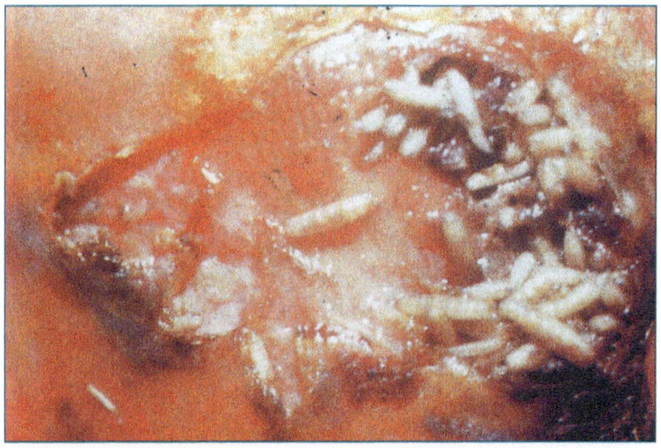

FIGURA 107.2.1 Miíase. Acometimento intenso da pele com tecidos necrosados e secreção seropurulenta (bicheira).
Fonte: Acervo da autoria.

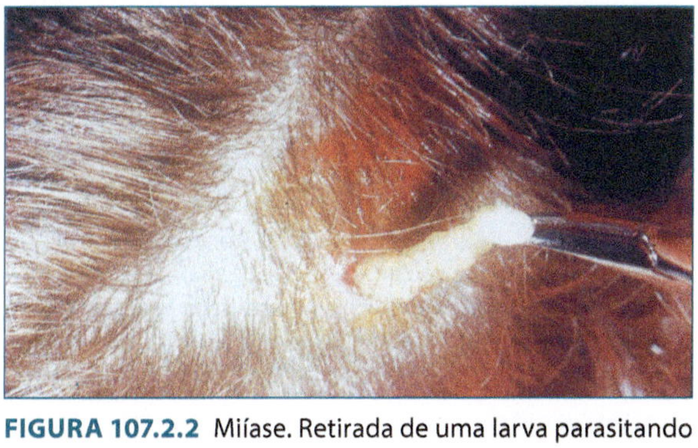

FIGURA 107.2.2 Miíase. Retirada de uma larva parasitando couro cabeludo (Forma furunculoide).
Fonte: Acervo da autoria.

FORMAS CLÍNICAS

MIÍASES PRIMÁRIAS

Miíase furunculoide

Caracteriza-se por uma lesão nodular, hiperemiada, medindo 1 a 3 cm, em média, apresentando um orifício central de onde flui secreção serosa. Algumas vezes, vê-se a larva protraindo-se por este orifício. A lesão é dolorosa, referindo o paciente uma sensação de ferroada, devido aos movimentos da larva em seu interior. Lembra um furúnculo (daí seu nome), porém de aspecto menos inflamatório que este. Pode haver apenas uma ou várias lesões. A larva permanece na lesão em torno de 50 dias e, após atingir a maturidade, cai ao solo para completar sua evolução a inseto adulto. Ao sair pelo orifício, a larva deixa a lesão aberta (Figura 107.2.2), oportunidade em que pode ocorrer infecção secundária bacteriana, erisipela, abscessos, linfangite e até tétano.

Miíase migratória

Forma clínica primária na qual a larva percorre caminhos na pele, ao contrário da forma furunculoide. Assemelha-se à larva *migrans* cutânea, desta diferenciando-se por movimentar-se muito mais lentamente. Essa forma clínica, produzida por larvas dos gêneros Gasterophuilus e Hypoderma, não ocorre no nosso meio.

MÍIASES SECUNDÁRIAS

Cutânea (bicheira)

Ocorre em tecidos necrosados de ulcerações expostas da pele. Várias larvas podem ser vistas movimentando-se na superfície da ulceração, em meio a secreções seropurulentas e tecidos mortos (Figura 107.2.1).

Cavitária

Decorre da presença de larvas de moscas facultativas em orifícios e cavidades naturais infectados. Estas podem permanecer localizadas ou ser disseminadas a vários órgãos internos, inclusive o cérebro, incapacitando e ameaçando a vida.

Na oftalmomiíase, a larva pode permanecer na parte externa do globo ocular ou situar-se na câmara anterior e até mesmo na câmara posterior, deixando marcas na subrretina. Podem ser observados sinais de conjuntivite: hiperemia da conjuntiva, lacrimejamento etc. A miíase nasal pode ocorrer em pacientes leprosos causando extensa lesão tecidual.

MIÍASE ACIDENTAL

Nessa forma, os ovos são ingeridos com alimentos contaminados, podendo localizar-se no tecido intestinal ou nas vias urinárias. A forma acidental intestinal, também chamada de pseudomiíase, manifesta um quadro de enterocolite aguda com dor abdominal, diarreia e sangramento anal. O acometimento do trato urinário determina o surgimento de proteinúria, disúria, hematúria e piúria. Pode também determinar priapismo ou ejaculação espontânea.

DIAGNÓSTICO

Feito pela visualização das larvas, através do orifício, na miíase furunculoide (berne), e na superfície das lesões ulceradas, nas formas secundárias. Pode haver alguma dificuldade na visualização da larva no início do berne, quando ela se entoca sob a pele. Em algumas formas graves, disseminadas ou acidentais, nas quais as larvas não são visíveis, tornam-se necessários procedimentos especiais, de acordo com cada caso, para o diagnóstico.

Em serviços especializados, a identificação entomológica fornece dados de importância para o prognóstico.

DIAGNÓSTICO DIFERENCIAL

Deve ser feito com furúnculos, abscessos de glândulas sudoríparas, otites, rinites, impetigo, corpo estranho e inflamações de cavidades e orifícios naturais.

TRATAMENTO

Na miíase furunculoide, consiste na simples retirada das larvas com uma pinça. Em alguns casos pode haver necessidade de ato cirúrgico para desbridamento, excisão e alargamento do orifício para a retirada da larva ou irrigação com clorofórmio ou solução salina sob anestesia. Outra forma de tratamento consiste na obstrução do orifício central, provocando a asfixia da larva que procura sair, facilitando, assim, sua retirada. Para obstruir utilizam-se: vaselina pastosa, parafina, geleia, esmalte de unha e, caseiramente, até toucinho. Após a retirada da larva, recomenda-se o emprego local de antissépticos. Se ocorrer infecção bacteriana secundária, está indicada antibioticoterapia de acordo com o caso.

Na miíase cavitária, o tratamento é feito com a retirada das larvas empregando-se clorofórmio ou iodofórmio (em pó ou pomada), éter ou cloreto de etila, que imobiliza as larvas, facilitando o procedimento. Posteriormente, é feita a adequada limpeza da lesão.

PROFILAXIA

- Combate às moscas produtoras de miíase.
- Cobrir adequadamente feridas abertas, ulcerações com tecidos necrosados, eczemas infectados etc., associado a boa higiene individual e ambiental.

BIBLIOGRAFIA SUGERIDA

Brasil. Ministério da Saúde. Guia para o diagnóstico e tratamento das principais dermatoses da infância de interesse sanitário. Brasília, Fundação Nacional de Saúde, 1994.

Burgess I, Davies EA. Cutaneous myiasis caused by the housefly, Musca doméstica. Braz J Dermatol, 1991; 125(4):377-9.

Demis DJ. Clinical dermatology. vol. 3. Philadelphia: Lippincott, 1992. p. 31-9.

Elgart ML. Flies and Myiasis. Textbook of pediatric infectious diseases. Philadelphia: W.B. Saunders Company, 1990. p. 237-244.

Evan RF. Injurious arthropods. In: Strickland GT. Hunter's, tropical medicine. Philadelphia: W.B. Saunders Company, 1991. p. 899-902.

Husain S, Malaviya GN, Girdhar A, Sreevatsa, Girdhar BK. Leprosy Review 1991; 62(4):289-94.

Macias EG, et al. Cutaneous myiasis in South Texas. Textbook of pediatric infectious diseases. Philadelphia: WB Saunders Company, 1973. p. 1239-41.

Mathieu ME, Wilson BB. In: Mandell GL, Bennett JE, Dolin R. Principles and Practice of Infectious Diseases. New York: Churchill Livingstone, 2000. 5. ed. p. 2976-2979.

Narayanan S, Jayaprakash K. Incidence of ocular myiasis due to infection with the larva of oestrus ovis (Oestridae Diptera). Indian J Ophthal 1991; 39 (4):176-8.

Pierce AW. Myiasis. In: Braude, Medical microbilogy and infections diseases. Philadelphia: W.B. Saunders Company, 1981. p. 1704-1710.

Rey L. Parasitologia. 2. ed. Rio de Janeiro: Guanabara Koogan, 1991. p. 622-33.

Sheldon LK. Arthropoda. Textbook of pediatric infectious diseases. Philadelphia: W.B. Saunders Company, 1992. p. 2120-2114.

Verma L, Pakrasi S, Kumar A, Sachdev MS, Mandal AK. Can J Ophthal, 1990; 25(1):42-3.

107.3 Tunguíase

Kleber Giovanni Luz
Luiz Alberto Carneiro Marinho

DEFINIÇÃO

Infestação da pele pela fêmea fecundada da *Tunga penetrans*, popularmente conhecida no Brasil como "bicho de pé".

ETIOLOGIA

A *Tunga penetrans* pertence à classe Insecta, da ordem Siphonaptera (do grego *Siphon* = tubo e *Pteron* = asa). Popularmente, é conhecida como pulga da areia. É a menor pulga conhecida, mede menos que 1 mm.

HISTÓRICO

Um dos poucos parasitas que foi disseminado do Ocidente para o Oriente, ou seja, da América para a África e a Ásia. É considerada a mais antiga praga nas Américas. No século XIX, a tunguíase era responsável por infestações tão graves que comunidades inteiras tiveram que abandonar os vilarejos. Em algumas batalhas militares, os soldados estavam tão intensamente infestados que não podiam caminhar, o que levava a perda de guerras. No período colonial, afetava tanto os nativos como os imigrantes europeus.

DISTRIBUIÇÃO GEOGRÁFICA E EPIDEMIOLOGIA

Atualmente, a doença ocorre nas Américas: desde o México até o norte da Argentina, incluindo várias ilhas do Caribe. A sua ocorrência, em geral, está associada à baixa condição econômica da população, semelhante a outras ectoparasitoses. Sua prevalência pode chegar até a 50% e cada indivíduo doente pode ter vários parasitas.

Além do homem, vários outros animais podem ser acometidos: gatos; cães; macacos; ovinos; bovinos, havendo predileção pelos porcos.

No Brasil, acredita-se que cerca de um milhão de indivíduos estejam sob risco de tunguíase grave.

CICLO BIOLÓGICO

Tanto as larvas, como os adultos, têm vida livre no solo. Após a cópula, as fêmeas fertilizadas buscam um hospedeiro suscetível e penetram através de rachaduras nas plantas dos pés, dedos ou em torno das unhas. Raras vezes acometem o dorso do pé. Uma vez no hospedeiro, permanece por até cinco semanas.

Ela penetra usando a boca e desenvolve-se até atingir o tamanho de uma ervilha pequena. Algumas vezes, a pele recobre a pulga e ela fica localizada abaixo do estrato córneo, mas acima do estrato granuloso da pele.

Somente a porção posterior fica em contato com o ar. Após a postura, a pulga é eliminada, deixando em seu lugar uma ulceração que poderá levar a uma úlcera séptica ou até ao desenvolvimento do tétano. Este fato é explicado pela penetração de bactérias para o interior da pele, canalizadas pela presença do parasita. Portanto, embora a infestação seja autolimitada, as complicações não são.

QUADRO CLÍNICO

O quadro clínico caracteriza-se, inicialmente, por prurido local, sendo na maioria das vezes moderado e até agradável a alguns. O prurido se explica pela penetração da pulga na pele e posteriormente pela distensão dos tecidos que circundam o abdome da parasita. Esta distensão poderá também levar a uma sensação de dor local. A visualização detalhada dessa lesão revela uma pápula amarelada com um ponto enegrecido central (Figura 107.3.1). Na verdade, pode ocorrer a formação de microabscessos por aeróbios ou por microanaeróbios.

Com o aumento do número das lesões, o paciente poderá apresentar também dificuldade para andar. Em estudo epidemiológico em população brasileira, 100% dos pacientes queixavam-se de prurido, 76% de dor, em 70,9% havia sinais de inflamação local com eritema e edema, em 29,1% havia sinais de superinfecção com pústulas, supuração ou ulceração, e 45% tinham dificuldade para andar.

TRATAMENTO

A medida curativa de escolha é a remoção cuidadosa da pulga e dos ovos com agulha estéril. A crioterapia, a curetagem ou a excisão cirúrgica podem ainda ser utilizadas.

Em alguns pacientes, como os diabéticos, os portadores de hanseníase ou doenças debilitantes dos pés, a retirada precoce e a prevenção da infecção secundária é a medida mais importante.

O uso de tesouras, óleos, cremes ou curativos compressivos podem prolongar o quadro de dor e prurido.

A prevenção do tétano, com a aplicação de soroterapia e toxoide tetânico, está indicada em casos especiais.

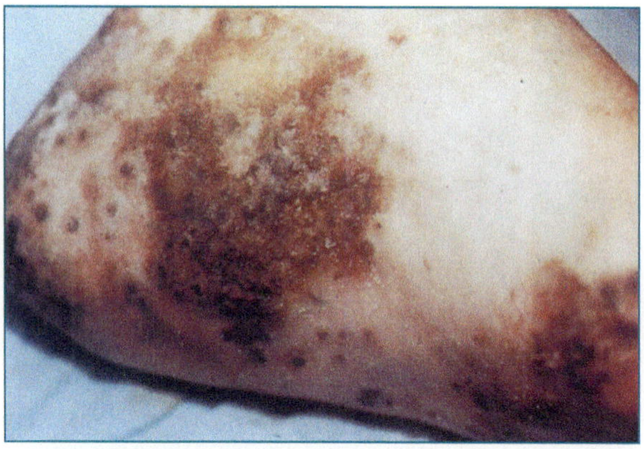

FIGURA 107.3.1 Tungíase. Intenso parasitismo em planta de pé e calcanhar. Ver as pápulas com ponto central enegrecido, característico da lesão.
Fonte: Acervo da autoria.

PROFILAXIA

Boas condições sanitárias são ideais para o controle da doença em uma comunidade. Individualmente, recomenda-se o uso de calçados e meias. O ambiente onde existe a fonte de infestação deve ser tratado com DDT, fogo ou BHC.

BIBLIOGRAFIA SUGERIDA

Ariza L, Seidenschwang M, Buckendahl J, Gomide M et al. Tungiasis: a neglected disease causing severe morbidity in a shantytown in Fortaleza, State of Ceará. Rev Soc Bras Med Trop. 2007 Jan-Feb;40(1):63-7.

Coates SJ, Thomas C, Chosidow O, Engelman D, Chang AY. Ectoparasites: Pediculosis and Tungiasis. J Am Acad Dermatol. 2019 Jul 12. pii: S0190-9622(19)32386-2. doi: 10.1016/j.jaad.2019.05.110.

Feldmeier H, Eisele M, Marck EV. Investigations on the biology, epidemiology, pathology and control of tunga penetrans in Brazil: IV. Clinical and histopatology. Parasitol Res, 2004; 94(4):275-282.

Franck S, Feldmeier H. Tunguíasis: more than na exotic nuisance. Travel Med Infect Dis, 2003; 1:159-166.

Vale ECS. Tungíase e miíase. In: Machado-Pinto J. Doenças Infecciosas com manifestações dermatológicas. 1. ed. Rio de Janeiro: Médica e Científica, 1994. p 493-4.

Winter B, Oliveira FA, Wilcke T, Heukelbach J, Feldmeier H. Tungiasis-related knowledge and treatment practices in two endemic communities in northeast Brazil. J Infect Dev Ctries. 2009 Jul 1;3(6):458-66.

107.4 Infestações por carrapatos

Iara Marques de Medeiros
Eveline Pipolo Milan
Luiz Alberto Carneiro Marinho

INTRODUÇÃO – ETIOLOGIA – EPIDEMIOLOGIA

Os carrapatos são artrópodes hematófagos obrigatórios pertencentes à classe Arachnida, subclasse Acari. Dividem-se em três famílias: Ixodidae, Argasidae e Nuttalliellidae (sem importância médica).

Aqueles da família Ixodidae são referidos como "carrapatos duros", que distinguem-se dos da família Argasidae ("carrapatos moles") pela presença de uma placa no dorso (escudo). Entre os primeiros, estão os pertencentes aos gêneros Dermacentor, Ixodes e Amblyomma, principais transmissores de doença para o homem. No gênero Amblyomma, estão as principais espécies de carrapatos encontradas no Brasil (30 espécies). A mais importante é a *Amblyomma cajanenses*, conhecida vulgarmente por "carrapato-estrela", principal vetor da *Rickettsia rickettsi* (agente etiológico da febre maculosa brasileira).

Embora a família Argasidae possua cinco gêneros, apenas os carrapatos do gênero Ornithodoros têm importância médica. O *Ornithodoros rostratus* é encontrado em vasta área do Brasil Central, conhecido pelo nome vulgar de carrapato-do-chão, e está relacionado à transmissão de febres recorrentes causadas por espiroquetas.

O ciclo de vida dos carrapatos compreende três estágios: larva, ninfa e parasita adulto. A hematofagia é praticada em todas as fases da vida, o que, na maioria das vezes, não provoca sintomas no hospedeiro infestado.

Os carrapatos são considerados, atualmente, o segundo mais importante vetor de doenças infecciosas humanas no mundo (Quadro 107.4.1), sendo superados apenas pelos mosquitos. Além disso, podem provocar doença *per se*, predominantemente reações locais de natureza inflamatória ou mecânica, e manifestações de natureza tóxica a distância.

QUADRO 107.4.1 Doenças infecciosas humanas transmitidas por carrapatos.

Doença	Agente
Febre recorrente	*Borrelia duttonii*
Febre Q	*Coxiella burnetti*
Tularemia	*Francisella tularensis*
Febre recorrente das montanhas rochosas	*R. rickettsii*
Febre maculosa brasileira	*R. rickettsii*
Febre do Colorado	*Arbovirus*
Encefalite	*Arbovirus*
Doença de Lyme	*Borrelia burgdoferi*

Eles têm preferência por ambientes pouco húmidos. O homem constitui hospedeiro ocasional, havendo um vasto reservatório entre outros animais. A contaminação ocorre, geralmente, a partir de animais infestados (cavalos, cães, galinhas etc.).

QUADRO CLÍNICO E TRATAMENTO

A infestação por carrapatos pode resultar em reação local, manifestada sob a forma de lesões maculopapulares pruriginosas que podem durar 1 a 2 semanas, decorrentes da ação traumática local e/ou da inoculação de substâncias tóxicas existentes na secreção de suas glândulas salivares. Algumas vezes, uma lesão nodular e pruriginosa pode persistir por mais tempo, originando um granuloma. Entretanto, na maioria dos casos, a infestação causa pouca ou nenhuma manifestação. Quando localizados em pontos estratégicos, o aumento de tamanho dos parasitas pode determinar fenômenos mecânicos obstrutivos (no conduto auditivo externo, por exemplo). As reações sistêmicas como febre, calafrios, náuseas, cefaleia e vômitos são raras.

Nessas formas, a remoção do carrapato constitui a base do tratamento. Este procedimento deve ser realizado com o auxílio de instrumento adequado (fórceps). Outros métodos, como remoção manual, uso de gel de petróleo ou óleo para matar o carrapato *in situ* devem ser evitados. Se persistirem lesões granulomatosas, indica-se a injeção local de corticosteroide ou a remoção cirúrgica do granuloma.

Pode se apresentar, ainda, sob a forma de uma síndrome de paralisia flácida ascendente. Esta condição rara, porém, grave, tem sido relatada principalmente em crianças na faixa etária entre 2 e 5 anos; é causada pela ação de uma neurotoxina liberada na saliva de algumas espécies de carrapatos, cujo sítio exato de ação não está totalmente definido. Alguns estudos demonstram que o principal efeito da toxina é prevenir a despolarização na porção terminal do neurônio motor. Mais de 40 espécies de carrapatos estão envolvidas, sendo as mais frequentes o *Ixodes holocyclus* (Austrália), o *Dermacentor andersoni* e o *Dermacentor variabilis* (América do Norte).

Um a seis dias após o ataque, o paciente se torna irritado, passa a apresentar dificuldade para andar e ficar de pé. Instala-se, então, paralisia flácida, simétrica, rapidamente ascendente, seguida por disfagia, nistagmo, estrabismo, convulsões, diplopia e insuficiência respiratória aguda. A morte pode ocorrer em razão da apneia ou da pneumonia aspirativa.

Durante o curso da doença, geralmente, o paciente está afebril. Os exames laboratoriais rotineiros (inclusive o estudo liquórico) habitualmente estão normais, de modo que o diagnóstico poderá ser definido com base no quadro clínico, no encontro dos carrapatos aderidos ao tegumento e na remissão dos sintomas após a remoção dos parasitas. O diagnóstico diferencial inclui síndrome de Guillain-Barré, poliomielite, neoplasia de medula espinhal, seringomielia e botulismo.

Na maioria dos casos, a remoção dos carrapatos leva ao desaparecimento dos sintomas. Até a resolução completa do quadro, é necessário manter tratamento de suporte, inclusive com assistência ventilatória artificial, se necessário. Entretanto, em alguns casos, a resposta pode ser lenta e associada a alterações eletromiográficas degenerativas. Evolução progressiva e grave, a despeito da remoção do agente, é especialmente descrita em infestações por *I. holocyclus.* Nessa situação, pode ser usado o soro hiperimune específico, que não tem efeito nas infestações produzidas por outras espécies.

PREVENÇÃO

Inclui a remoção dos parasitas existentes e o uso de acaricidas à base de DDT em animais domésticos. As pessoas expostas à infestação devem usar roupas apropriadas, sendo importante o autoexame e, principalmente, o exame periódico das crianças na busca de parasitas aderidos à pele.

BIBLIOGRAFIA SUGERIDA

Kaplan SL. Arthropoda. In: Feigin RD. Pediatric infections diseases. 3. ed. Philadelphia: WB Saunders Company, 1992. p. 2119-20.

Mathieu ME, Wilson BB. In: Mandell GL, Bennett JE, Dolin R. Principles and Practice of Infectious Diseases. 5. ed. New York: Churchill Livingstone, 2000. p. 2980-3.

Oteo JA, Nava S, Sousa Rd, Mattar S, Venzal JM et al. Latinamerican guidelines of RIICER for diagnosis of tick-borne rickettsioses. Rev Chilena Infectol. 2014 Feb;31(1):54-65.

Parola P, Paddock CD, Socolovschi C, Labruna MB, Mediannikov O et al. Update on tickborne rickettsioses around the world: a geographic approach. Clin Microbiol Rev. 2013 Oct;26(4):657-702.

Parola P, Raoult D. Ticks and tickborne diseases. Clin Infect Dis, 2001; 32: 897-928.

Pessoa SB, Vianna-Martins A. Parasitologia médica. 11. ed. Rio de Janeiro: Guanabara Koogan, 1982. p. 631-4.

Raja H, Starr MR, Bakri SJ. Ocular manifestations of tick-borne diseases. Surv Ophthalmol. 2016 Nov-Dec;61(6):726-744.

Sonenshine DE, Azad AF. Ticks and mites in disease transmission. In: Strickland GT. Hunter's tropical medicine. 7. ed. Philadelphia: WB Saunders Company, 1991. p. 971-2.

Spach DH, Liles WC, Campbell GL, et al. Tick-borne diseases in the United States. N Engl J Med, 1993; 329(13):936-47.

107.5 Escabiose

Fernando Antonio Brandão Suassuna
Eveline Pipolo Milan
Luiz Alberto Carneiro Marinho

CONSIDERAÇÕES GERAIS

Escabiose, conhecida como "sarna", é uma dermatite muito frequente, causada pela infestação por *Sarcoptes scabiei*. A transmissão ocorre principalmente por contato direto, inclusive sexual, podendo ainda ocorrer por meio de fômites ou do contato com animais. Pode provocar epidemias em escolas, quartéis e comunidades fechadas. Apresenta várias formas clínicas, sendo a topografia da lesão essencial para o diagnóstico. Em decorrência da sua elevada contagiosidade, a família inteira pode ser acometida. Portanto, o tratamento deve se estender a todos os seus membros, inclusive os assintomáticos; para isso, há várias opções terapêuticas. A prevenção envolve medidas higiênicas e tratamento adequado dos doentes.

ETIOPATOGENIA

A doença é causada pelo *Sarcoptes scabiei* var. *hominis*, um ácaro da família Sarcoptidae, ordem Acarina. Só a fêmea e seus produtos produzem diretamente as lesões. São maiores que o macho, medindo 300 a 350 μ. O hospedeiro é infestado pelas fêmeas recém-fecundadas que penetram na epiderme, onde cavam galerias. Após completarem a maturidade sexual, iniciam a postura de modo intermitente, eliminando dois ou mais ovos por dia, durante 1 a 2 meses, à medida que escavam. Os ovos são ovoides, medem cerca de 180 × 190 μ e eclodem três dias após a postura, originando ninfas hexápodas que, depois de alguns dias, transformam-se em ninfas octópodas, semelhantes aos adultos, mas sem órgãos sexuais externos. Finalmente, após nova muda, surgem os machos adultos e, depois de uma segunda geração de ninfas octópodas, surgem as fêmeas adultas. O período de maturação desde a larva até a fase adulta demora de 14 a 17 dias. Após atingir a maturidade, o ácaro adulto sobrevive por quatro dias. Apesar de se acreditar que todo o ciclo se passa no interior das galerias, estudos recentes mostram que as formas jovens podem ficar sob as escamas, enquanto os machos se deslocam à procura das fêmeas.

O prurido, principal sintoma da doença, não decorre apenas do efeito mecânico do parasita, mas depende também da resposta imune do hospedeiro aos produtos metabólicos do ácaro. As lesões, na forma clássica, mostram intenso infiltrado de eosinófilos e linfócitos, embora a reação deva ser predominantemente celular (tipo IV). A IgE só é positiva no início da infestação, mas o período de positividade pode se prolongar nas formas em que ocorre imunossupressão.

EPIDEMIOLOGIA

O contágio é quase sempre noturno, em virtude dos hábitos do parasita, ocorrendo quando as fêmeas fecundadas passam do indivíduo infestado ao suscetível. O contato físico de pessoa a pessoa é a forma mais relevante de transmissão, sendo favorecida pelo contato sexual. A contaminação pode também ocorrer pelo contato com fômites (roupas de cama, toalhas) ou com animais domésticos, principalmente o cão, embora seja doença autolimitada no homem pela especificidade das subespécies parasitas de animais.

Nos países em desenvolvimento, a escabiose é endêmica, ocorrendo em 9% da população brasileira. Nos países industrializados, surtos podem ocorrer em hospitais e instituições fechadas.

A doença tem sido relatada em guerras sob a forma de epidemias, nos acampamentos, entre os recrutas, refletindo a falta de higiene e a promiscuidade em que vivem grandes conglomerados humanos.

QUADRO CLÍNICO

O período de incubação varia de 5 a 15 dias. O principal sintoma é o prurido intenso, com recrudescência noturna ou vespertina. As lesões são constituídas por escoriações mais ou menos generalizadas com pequenas vesículas pruriginosas, pústulas e "túneis" ou "galerias" na face lateral dos dedos e das mãos, nos cotovelos, nos joelhos e ao redor das axilas. A cabeça e o pescoço geralmente são poupados. O "túnel" ou "galeria" aparece como uma pequena mancha irregular, de cerca de 2 a 3 mm. Lesões características podem ocorrer como pápulas pruriginosas no tórax, no abdome (Figura 107.5.1) e, em especial, na vulva, no escroto ou no pênis.

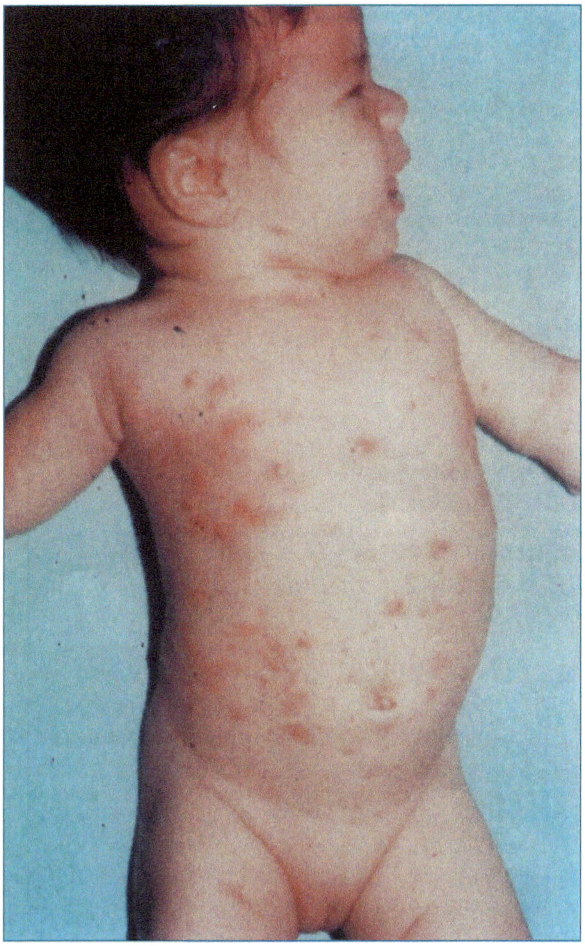

FIGURA 107.5.1 Lesões escabióticas com a presença de pápulas e escoriações decorrentes do ato de coçar.

Outras variantes clínicas da escabiose são descritas no Quadro 107.5.1.

QUADRO 107.5.1 Formas clínicas de escabiose.

Sarna incógnita	Forma modificada pelo uso de corticosteroides tópicos, principalmente a hidrocortisona. Pode simular ou superpor-se a várias doenças, como a psoríase, a micose fungoide, o lúpus e o pênfigo.
Sarna nodular	Os nódulos são vermelho-púrpura e pruriginosos, ocorrendo nas partes cobertas, mais frequentemente na genitália masculina, na região inguinal e nas axilas. Deve ser diferenciada clinicamente do linfoma de Hodgkin das axilas e da histiocitose.
Sarna crostosa	Forma rara e altamente contagiosa pela grande quantidade de ácaros nas lesões esfoliativas. É uma dermatite psoriforme das mãos e dos pés com distrofia das unhas. O prurido é mínimo. Ocorre mais em deficientes físicos, mentais e imunodeprimidos.
Sarna urticariforme	Forma rara que cursa com urticária e vasculite, mais comum em membros inferiores, podendo ser generalizada, mascarando os achados da escabiose.
Sarna e aids	As lesões são mais disseminadas e resistentes ao tratamento antiparasitário e se concentram preferencialmente na região anogenital. São formas altamente contagiosas e o prurido é proporcional ao comprometimento da imunidade celular (hipersensibilidade retardada).

O diagnóstico diferencial deve ser feito com todas as dermatoses que cursam com prurido, incluindo dermatite atópica, dermatite de contato, prurigo, urticária papular, pioderma e outras afecções crônicas.

As principais complicações são as infecções bacterianas secundárias, geralmente estreptocócicas e nefritogênicas, que incidem principalmente em regiões tropicais.

DIAGNÓSTICO LABORATORIAL

Pode ser confirmado pela demonstração microscópica do ácaro e seus produtos (ovos e fezes) em lâmina montada em glicerina, óleo mineral ou óleo de imersão (raspado da lesão). O sucesso do procedimento depende da escolha da melhor lesão não escoriada nas regiões interdigitais, nos punhos e nos cotovelos. Em crianças pequenas e pacientes não cooperativos, a melhor escolha é a curetagem dérmica com posterior observação microscópica em imersão. Por meio das técnicas citadas, é possível confirmar 60% dos casos de escabiose diagnosticados clinicamente. A microscopia direta negativa suscita a realização de biópsia da pele, que confirma o diagnóstico, por meio da visualização dos túneis com ácaros, ovos e fezes à microscopia óptica.

TRATAMENTO

A desinfestação das roupas e lençóis de cama é etapa crítica no controle da escabiose. Esses itens devem ser lavados e escaldados a 55 °C, lavados a seco, ou ainda, lacrados em sacola plástica durante cinco dias. O tratamento deve ser simultâneo para todos os contatos domiciliares e sexuais, ainda que estejam assintomáticos. A droga de eleição é a ivermectina, pela sua comodidade e eficácia especialmente em sarnas crostosas, em dose única, VO, obedecendo a escala de peso corporal (15 a 24 kg – 1/2 comprimido; 25 a 35 kg – 1 comprimido; 36 a 50 kg – 1 1/2 comprimido; 51 a 65 kg – 2 comprimidos; 65 a 79 kg – 2 1/2 comprimidos; 80 kg ou mais, 3 comprimidos ou 200 mg/kg), a dose pode ser repetida após uma semana. É contraindicada em menores de 5 anos, crianças com peso inferior a 15 kg, gestantes, nutrizes e indivíduos com afecções do sistema nervoso central. A permetrina oral, ainda não existente atualmente no Brasil, tem se mostrado superior à ivermectina. Um estudo de meta-análise elaborado por Ashar D et al., encontrou maior eficácia e menores efeitos colaterais do que a ivermectina.

Uma opção tópica é a permetrina a 5% (creme), pela sua elevada eficácia, baixa toxicidade e baixos níveis de resistência do parasita. É feita uma única aplicação à noite. No Brasil, temos um análogo do mesmo grupo, a deltametrina, com menor eficácia e baixa toxicidade. Essas drogas podem ser aplicadas em qualquer idade, inclusive em gestantes. Uma opção, embora menos eficaz, é o crotamiton (creme ou loção), que deve ser administrado por cinco noites consecutivas. Em mulheres grávidas, outra opção é o enxofre dissolvido em petrolatum, que deve ser aplicado por três noites consecutivas.

Ultimamente, têm sido feitas sérias restrições ao uso do lindano (hexacloreto de gamabenzeno), principalmente pelo FDA, em virtude da sua elevada neurotoxicidade, sendo contraindicado o seu uso em crianças e gestantes. É indicado em adultos com infecção secundária concomitante, devendo ser aplicado durante a noite. O benzoato de benzila é uma das drogas mais utilizadas no nosso meio, tendo, inclusive, induzido resistência no parasita. Deve ser aplicado por três noites consecutivas, repetindo-se o tratamento uma semana depois.

O paciente deve ser informado que o prurido pode persistir durante até quatro semanas após a conclusão do tratamento, mesmo que tenha havido sucesso. Isso ocorre em virtude da presença de debris residuais do ácaro, que podem deflagrar reação alérgica. O uso de anti-histamínicos sistêmicos está indicado em caso de prurido intenso, dando-se preferência aos sedantes (dexclorfeniramina, prometazina).

No caso de lesões nodulares e prurido pós-escabiose, pode-se utilizar corticosteroides tópicos de alta potência, principalmente a triancinolona (0,1%, creme).

Na sarna crostosa, recomenda-se a associação de um queratolítico ao tratamento, uma vez que as crostas podem alterar a absorção dos escabicidas tópicos.

BIBLIOGRAFIA SUGERIDA

Ashar Dhana, Hsi Yen, Jean-Phillip Okhovat, Eunyoung Cho et al. Vermectin versus permethrin in the treatment of scabies: A systematic review and meta-analysis of randomized controlled trials. J Am Acad Dermatol. 2018 Jan;78(1):194-198. doi: 10.1016/j.jaad.2017.09.006.

Chang AY, Fuller LC. Scabies – An Ancient Disease With Unanswered Questions in Modern Times. JAMA Dermatol. 2018 Sep 1;154(9):999-1000. doi: 10.1001/jamadermatol.2018.1891.

Flinders DC, Schweinitz PD. Pediculosis and scabies. American Family Physician, 2004; 69(2):341-8.

Heukelbach J, Oliveira FAS, Feldmeier H. Ectoparasitoses e saúde pública no Brasil: desafios para controle. Cad Saúde Pública, 2003; 19(5):1535-40.

Mathieu ME, Wilson BB. In: Mandell GL, Bennett JE, Dolin R. Principles and Practice of Infectious Diseases. 5. ed. New York: Churchill Livingstone, 2000. p. 2972-4.

Orkin M, Maibach HI. Cutaneous infestations and insect bites. New York: Marcel Dekker, 1985. p. 9-139,

Orkin M. Scabies in Aids. Semin Dermatol, 1993; 12(1):9-14.

Paller AS. Scabies in infant and small children. Semin Dermatol, 1993; 12(1):3-8.

Pessoa SB, Vianna-Martins A. Parasitologia médica. 11. ed. Rio de Janeiro: Guanabara Koogan, 1982. p. 631-4.

Salavastru CM, Chosidow O, Boffa MJ, Janier M, Tiplica GS. European guideline for the management of scabies. J Eur Acad Dermatol Venereol. 2017 Aug;31(8):1248-1253.

Sunderkötter C, Feldmeier H, Fölster-Holst R, Geisel B, Klinke-Rehbein S et al. J Dtsch Dermatol Ges. 2016 Nov;14(11):1155-1167.

Taplin D, Porcelain SL, Meinking TL. Community control of scabies: a model Sunderkötter C1, Feldmeier H2, Fölster-Holst R3, Geisel B4, Klinke-Rehbein S model on use permethrin cream. Lancet, 1991, 337(8748):1016-8.

Thompson MJ, Engelman D, Gholam K, Fuller LC, Steer AC. Systematic review of the diagnosis of scabies in therapeutic trials. Clin Exp Dermatol. 2017 Jul;42(5):481-487.

Parte XI

Síndromes infecciosas de importância clínica

108

Abordagem de pacientes neutropênicos febris

Augusto Yamaguti

INTRODUÇÃO

Os pacientes com doenças neoplásicas, especialmente as onco-hematológicas, recebem quimioterapia de indução de remissão de leucemias agudas e linfomas, apresentando-se em estado de neutropenia (ou granulocitopenia) por tempo prolongado e de intensidade profunda. Posteriormente, quando obtida a remissão da doença de base, alguns pacientes serão candidatos ao transplante de células-tronco hematopoiéticas, com a finalidade de consolidar a cura, e, nessa fase, se encontrarão, novamente, na condição de neutropenia prolongada e de intensidade profunda. Pacientes com tumores malignos sólidos também podem se apresentar nesta condição, mas com duração e intensidade bem menos pronunciadas. Outro efeito da quimioterapia antineoplásica, é a ruptura da integridade da mucosa gastrointestinal, da cavidade oral até o reto (mucosite). A neutropenia associada ao comprometimento da superfície dessa mucosa, são considerados os fatores de risco para a ocorrência da invasão das bactérias e/ou fungos que colonizam a superfície da mucosa do trato gastrointestinal.

A magnitude do componente da resposta inflamatória mediada pelos neutrófilos está modificada nos pacientes neutropênicos, fazendo com que a febre seja o sinal mais precoce e único de infecção. Desse modo, o pronto reconhecimento da condição de neutropenia febril pós-quimioterapia antineoplásica e o início precoce da antibioticoterapia empírica são importantes para evitar a progressão para um quadro de sepse e um possível desfecho fatal.

A febre no paciente submetido à quimioterapia antineoplásica é definida como uma única medida da temperatura axilar ≥ 38,5 °C, na ausência de qualquer causa ambiental, e, quando a temperatura se mantém ≥ 38 °C durante pelo menos 1 hora (ou dois picos de 38 °C em 24 horas), caracteriza-se o estado febril. Essa manifestação ocorre em 10 a 50% dos pacientes com tumores sólidos e em mais de 80% dos pacientes com doenças onco-hematológicas, durante um ou mais ciclos de quimioterapia associada à neutropenia.

A neutropenia pode ser definida quando a contagem absoluta de neutrófilos (ou granulócitos) circulantes por < 500 células/mm^3 ou quando esta contagem atinja < 500 células/mm^3 nas próximas 48 horas. Sabe-se que estes valores serão atingidos, em média, 12 a 14 dias após o primeiro dia de quimioterapia.

A Organização Mundial da Saúde classifica a neutropenia da seguinte maneira:

- **Nível 0:** sem neutropenia, com mais de 2.000 neutrófilos/mm^3.
- **Nível 1:** entre 1.500 e 1.900 neutrófilos/mm^3.
- **Nível 2:** entre 1.000 e 1.400 neutrófilos/mm^3.
- **Nível 3:** entre 500 e 900 neutrófilos/mm^3.
- **Nível 4:** abaixo de 500 neutrófilos/mm^3.

Nos pacientes submetidos à quimioterapia, a intensidade e a duração da neutropenia está diretamente relacionada com a ocorrência de infecção, ou seja, em termos práticos, quando a contagem absoluta for < 500 neutrófilos/mm^3 e persistir por mais de 7 dias, maior é a chance de ocorrer a infecção. Quando a contagem for < 100 neutrófilos/mm^3 e a neutropenia persistir por mais de 7 dias, são maiores as chances de infecções graves (cerca de 10 a 25% das bacteremias acontecem nessa situação), com a ocorrência de septicemia e morte, a menos que o tratamento empírico com antibióticos seja prontamente iniciado.

De acordo com a Sociedade Internacional de Hospedeiros Imunocomprometidos, as síndromes neutropênicas febris são classificadas em três categorias:

- Infecção microbiologicamente documentada.
- Infecção clinicamente documentada.
- Febre de origem indeterminada ou febre não explicada.

A neutropenia febril pós-quimioterapia antineoplásica está associada a infecções microbiologicamente documentadas em aproximadamente 40% dos pacientes, e a bacteremia responde por cerca de metade delas; a outra metade pode ser determinada por um patógeno significativo de um sítio de infecção bem definido (p. ex., urina, aspirado de abscessos, dentre outras topografias cujos fluídos são considerados estéreis). Cerca de 20% das infecções são apenas clinicamente documentadas (p. ex., pneumonia), mas sem a confirmação microbiológica, e outros 20% são classificadas como possíveis infecções. Presume-se que apenas cerca de 20% dos episódios febris não decorram de agentes infecciosos, caracterizando a febre de origem indeterminada ou a febre não explicada.

Como fatores concorrentes para o surgimento de infecções no paciente neutropênico febril, deve-se levar em conta, ainda, o acometimento de toda a extensão da mucosa do trato gastrointestinal (mucosite) causada pela quimioterapia; a solução de continuidade na pele provocada pela presença de cateteres venosos centrais, sejam de longa permanência, parcialmente implantáveis (cateteres de Hickman® ou Broviac®), totalmente implantáveis (*Port-a-cath*® ou similares) ou de curta permanência (cateteres venosos centrais de polietileno); o uso de corticosteroides; entre outros. Desse modo, fica claro que cerca de 80% dos micro-organismos infectantes para o paciente, nessa condição especial, provêm da microbiota endógena do trato gastrointestinal, e cerca de 50% destes são adquiridos durante a internação hospitalar (Quadro 108.1).

Até o início dos anos 1980, havia a predominância de infecções por bacilos Gram-negativos. Desde então, vem ocorrendo um aumento proporcional das infecções por cocos Gram-positivos. Concomitantemente, houve diminuição da mortalidade relacionada às infecções bacterianas, mas com aumento preocupante na letalidade das infecções fúngicas invasivas. Essas mudanças são decorrentes das alterações nas estratégias do tratamento das doenças onco-hematológicas e do uso mais frequente de antibióticos com finalidade profilática.

QUADRO 108.1 Micro-organismos causadores de infecção em pacientes com neutropenia.

Gram-positivos	Gram-negativos	Fungos
Estafilococos coagulase-negativa *S. epidermidis* *S. haemolyticus* *S. hominis*	*Escherichia coli*	*Candida albicans* *Candida tropicalis* *Candida glabrata* *Candida krusei* *Candida parapsilosis* *Candida* spp.
Staphylococcus aureus	*Klebsiella* spp.	*Aspergillus* spp.
Estreptococos do grupo *viridans* *S. mitis* *S. oralis*	*Enterobacter* spp.	*Fusarium* spp.
Enterococcus faecalis *Enterococcus faecium*	*Citrobacter* spp.	*Scedosporium* spp.
Corynebacterium spp.	Outras enterobactérias	*Mucor* *Absidia* *Rhizopus*
Bacillus spp.	*Pseudomonas aeruginosa* *Pseudomonas* spp.	
Stomatococcus mucilaginosus	*Stenotrophomonas maltophilia*	
Leuconostoc spp.	Outros bacilos Gram-negativos não fermentadores (p. ex., *Alcaligenes* spp.)	
Rhodococcus equi	*Capnocytophaga* spp.	
	Fusobacterium spp.	
	Clostridium spp.	
	Bacteroides spp.	

Atualmente, cerca de 60% das infecções são causadas por cocos Gram-positivos e 40% por bacilos Gram-negativos. Embora as infecções causadas por cocos Gram-positivos (mais comumente pelo *Staphylococcus epidermidis*, seguido pelo *Staphylococcus aureus* e pelos estreptococos) superem as causadas por bacilos Gram-negativos, as enterobactérias (*Escherichia coli, Klebsiella* spp., *Enterobacter* spp. entre outras) e a *Pseudomonas aeruginosa* ainda são os patógenos que apresentam a maior taxa de letalidade. Felizmente, a incidência de infecções por *Pseudomonas aeruginosa* diminuiu significativamente, de maneira universal, pelos vários centros de tratamento de câncer, embora não seja claro o motivo desta redução.

As bactérias anaeróbicas são abundantes no trato gastrointestinal, mas as infecções causadas por esses micro-organismos são incomuns no paciente neutropênico.

Entretanto, as bactérias anaeróbicas podem contribuir na patogênese da mucosite necrotisante, da sinusite, da celulite periodontal, da celulite periretal, das infecções intra-abdominais ou pélvicas, e da enterocolite neutropênica (tiflite).

Classicamente, as infecções estafilocócicas são originadas dos dispositivos intravasculares, comumente utilizados nesse tipo de paciente para garantir acesso venoso profundo para a realização de quimioterapia e outras finalidades terapêuticas. Ainda, dentre as infecções causadas por cocos Gram-positivos, a emergência dos estreptococos do grupo *viridans* é decorrente da pressão seletiva causada pelo uso profilático das fluoroquinolonas, especialmente quando associado ao uso de bloqueadores-H_2 e outros antiácidos, causando, provavelmente, um aumento das colonizações esofágica e gástrica pelos estreptococos da cavidade oral.

Também tem sido notada uma relação entre a utilização de altas doses do arabinosídeo-citosina no tratamento de leucemias agudas com a infecção pelo *Streptococcus mitis*, pertencente ao grupo *viridans*. Apesar da menor taxa de mortalidade, em comparação com a sepse causada por bacilos Gram-negativos, a morbidade das infecções causadas pelos patógenos Gram-positivos também é de considerável importância. Cerca de 10% das septicemias causadas pelos estreptococos do grupo *viridans* evoluem com um quadro de síndrome do desconforto respiratório, com taxa de mortalidade ao redor de 60% apesar do tratamento adequado.

Nos últimos anos, vem ocorrendo um número crescente de infecções por bactérias com múltipla resistência aos antibióticos nos pacientes neutropênicos febris pós-quimioterapia, causadas, principalmente, pelos patógenos Gram-negativos. Em alguns centros, isso tem levado a uma tendência em direção à volta da predominância de infecções por esses bacilos. Dentre estes, destacam-se as enterobactérias produtoras de betalactamases de espectro estendido (ESBL-positivos), além das produtoras de carbapenemases, como a *Klebsiella* spp., e um bacilo Gram-negativo não fermentador, a *Pseudomonas aeruginosa*, ambas conhecidas como KPC.

As infecções fúngicas, raramente são consideradas causa inicial da febre no paciente com neutropenia pós-quimioterapia. Mais comumente estes micro-organismos são identificados nas febres persistentes ou recorrentes após a primeira semana da neutropenia. A frequência das infecções fúngicas oportunistas tem aumentado e o espectro dos fungos causadores de infecções invasivas vem mudando. Tem sido observado o crescimento na frequência da aspergilose invasiva e de outros fungos filamentosos, ao passo que a prevalência das infecções por espécies de *Candida* se mantém estável, até mesmo com tendência à queda nos últimos anos. Atualmente, as espécies de *Candida* encontram-se entre a terceira ou quarta colocação dentre os patógenos isolados em hemoculturas nos Estados Unidos. Além disso, também tem sido observada uma mudança na prevalência das espécies de *Candida* não *albicans* isoladas, muito provavelmente em virtude da utilização profilática do fluconazol.

Em vários centros na Europa, também vem se observando, algumas alterações no padrão etiológico das bacteremias, com o retorno dos bacilos Gram-negativos como patógeno predominante. Ainda não está claro se este acontecimento é associado com a diminuição do uso profilático das fluoroquinolonas ou com o aumento na resistência a este grupo de antibióticos, embora o aumento das infecções pelos micro-organismos Gram-negativos também tenha sido observado em centros onde a profilaxia com as quinolonas nunca havia sido utilizada, em outros onde tinha sido recentemente interrompida e, por fim, em centros que ainda faziam uso da ciprofloxacina.

Outro fator concorrente de importância é a disfunção do sistema imunológico, mediado por células, causada pela quimioterapia antineoplásica, pelo uso de corticosteroides ou pela própria doença de base, facilitando a infecção ou a reativação de outros agentes patogênicos que não dependem da ação dos neutrófilos, por exemplo, herpes-vírus, outras bactérias não piogênicas, fungos, protozoários e helmintos (Quadro 108.2).

AVALIAÇÃO DO PACIENTE NEUTROPÊNICO FEBRIL

No paciente neutropênico, a resposta inflamatória clássica apresenta-se diminuída ou até mesmo ausente, fazendo com que a hiperemia, o infiltrado inflamatório, e a capacidade de formar pus em resposta a uma infecção bacteriana estejam prejudicados. Desse modo, o paciente com infecção de pele e tecidos moles não apresentará os sinais típicos de celulite; aquele com infecção pulmonar, poderá não apresentar infiltrado na radiografia; o paciente com meningite, não apresentar pleocitose no líquido cefalorraquidiano; e aquele com infecção urinária, não apresentar piúria.

Assim sendo, durante a avaliação clínica do paciente neutropênico febril, deve-se procurar atentamente por sinais e sintomas, principalmente, nos locais mais frequentemente infectados: a região periodontal; a faringe; o esôfago inferior; os pulmões; as regiões perineal e perianal; o fundo de olho; e a pele (incluindo o local de aspiração da medula óssea, o local de acesso do cateter ou do dispositivo vascular e o tecido periungueal); conforme a Tabela 108.1.

O exame físico deve ser realizado diariamente e minuciosamente, à procura dos mais tênues sinais ou sintomas de infecção dos diversos aparelhos, como a presença de petéquias e equimoses na pele, a hiperventilação com alcalose respiratória, o rebaixamento do nível de consciência, a hipotensão e a oligúria inexplicada, a trombocitopenia com aumento do fibrinogênio, e os distúrbios da coagulação, que podem acompanhar ou até preceder a febre. Deve-se ter ainda em mente que, os pacientes particularmente debilitados ou que fazem uso de doses elevadas de corticosteroides, podem evoluir para um quadro de septicemia fulminante sem a ocorrência da febre.

As amostras de hemoculturas para bactérias e fungos devem ser obtidas imediatamente antes do início da antibioticoterapia. Caso o paciente apresente um cateter venoso central inserido (de longa ou curta permanência), é recomendável a coleta de pelo menos uma amostra através de cada lúmen ou do reservatório implantado, no caso de tratar-se de um reservatório subcutâneo, e pelo menos uma amostra de veia periférica. Se, no local de inserção do dispositivo vascular, houver a presença de sinais inflamatórios e/ou drenagem, a secreção eliminada deve ser encaminhada para a realização de bacterioscopia e pesquisa de fungos, bem como cultura para bactérias e fungos. No caso de a lesão local apresentar evolução crônica e persistente, é recomendada a investigação para micobactérias atípicas com pesquisa direta e cultura.

Mesmo que o paciente apresente diarreia – quadro comum nos doentes que recebem quimioterapia, traduzindo a mucosite –, a investigação para uma etiologia infecciosa deve ser realizada com os exames habitualmente utilizados para este fim. Se o doente apresentar sinais ou sintomas de infecção do trato urinário, deve ser realizada a coleta de material para urocultura.

O exame do líquido cefalorraquidiano não está indicado como procedimento de rotina na investigação do quadro de neutropenia febril pós-quimioterapia, a não ser que haja suspeita de infecção do sistema nervoso central, em razão dos riscos da trombocitopenia.

A investigação radiológica de comprometimento pulmonar deve ser realizada, quando houver sinais e sintomas de infecção respiratória, por meio da radiografia simples, mas devendo ser complementada com a tomografia computadorizada de alta resolução do tórax, uma vez que esta última é capaz de revelar infiltrado pneumônico em mais da metade dos pacientes cuja radiografia simples foi interpretada como normal.

Quando houver lesões cutâneas, está indicada a punção e/ou a biópsia para a realização do exame citológico e/ou histológico, da coloração pelo Gram, da pesquisa de fungos e micobactérias, e das culturas.

A realização de culturas de amostras das fossas nasais anteriores, da orofaringe, da urina e do reto, na ausência de sinais ou sintomas de infecção, não são indicadas, pois não fornecerão informações clinicamente úteis. Estas culturas apresentam utilidade apenas no sentido de detectar a colonização de micro-organismos resistentes, como a presença de *S. aureus* oxacilina-resistente, pneumococo penicilina-resistente, *Aspergillus* spp. nas fossas nasais anteriores, e a presença, na cultura de reto, de *P. aeruginosa* e outros bacilos Gram-negativos multirresistentes, bem como de enterococos vancomicina-resistentes. Portanto, só se justificam sob o aspecto do controle de infecção hospitalar.

QUADRO 108.2 Micro-organismos causadores de infecção em pacientes com disfunção da imunidade celular.

Vírus	Bactérias	Fungos	Protozoários	Helmintos
Herpes *simplex*	*Salmonella* spp.	*Pneumocystis jirovecii*	*Toxoplasma gondii*	*Strongyloides stercoralis*
Varicela-zóster	*Brucella* spp.	*Cryptococcus neoformans*	*Cryptosporidium* spp.	
Citomegalovírus	*Legionella* spp.	*Histoplasma capsulatum*		
	Listeria monocytogenes	*Coccidioides immitis*		
	Nocardia spp.			
	Mycobacterium tuberculosis			
	Mycobacterium spp.			

TABELA 108.1 Frequência de infecção.

Boca e orofaringe	25%
Trato respiratório	25%
Pele, tecido subcutâneo e infecção relacionada a cateter intravascular	15%
Região perineal	10%
Trato urinário	5 a 10%
Nariz e seios da face	5%
Trato gastrointestinal	5%
Outros	5 a 10%

FATORES ASSOCIADOS COM O RISCO DE DESENVOLVIMENTO DE INFECÇÃO

Além dos fatores de risco concorrentes já mencionados, como a ocorrência da lesão da mucosa de todo o trato gastrointestinal pela própria quimioterapia antineoplásica, a presença de dispositivos intravasculares, o uso de corticosteroides, a presença de fenômenos obstrutivos das vias naturais por massas de tecido neoplásico (p. ex., trato urinário, trato gastrointestinal, trato respiratório), todos importantes para o desenvolvimento de infecção no paciente neutropênico; foram adicionados a essa lista, com o passar dos anos, fatores como a deficiência sérica congênita da manose ligada à lecitina, um importante componente do sistema imune. Os pacientes neutropênicos com esta deficiência apresentam duração média da febre duas vezes superior aos indivíduos-controle, e quanto mais baixa a concentração da manose ligada a lecitina (< 1.000 mg/L), maior é a duração da neutropenia febril.

Outro fator analisado relaciona a intensidade da quimioterapia antineoplásica com o índice de infecção, quanto maior a intensidade e a agressividade do tratamento, maior é o índice de infecção.

Em um estudo, foram analisados os fatores de risco para episódios de infecções secundários entre os pacientes que responderam à antibioticoterapia inicial. Este trabalho mostrou que cerca de 15% dos doentes na condição de respondedores à antibioticoterapia inicial desenvolveram um segundo episódio de infecção. Entre as várias análises realizadas nesse estudo, foram identificados parâmetros clínicos e laboratoriais que podem auxiliar a reconhecer os pacientes neutropênicos sob risco de desenvolver infecção secundária.

Foram considerados importantes a idade superior a 16 anos (explicado pelo fato de as crianças sempre apresentarem risco menor de desenvolver infecção do que os adultos, provavelmente em virtude das diferenças entre as doenças de base e de melhor desempenho orgânico geral); a leucemia aguda como doença de base e recebendo a primeira quimioterapia para indução de remissão; a presença de uma linha de acesso endovenoso; a presença de neutropenia severa (< 100 neutrófilos/mm^3); e o tipo de documentação do episódio febril inicial (microbiologicamente documentado ou febre de origem indeterminada). Por fim, o estudo ainda demonstrou que existe maior mortalidade nos indivíduos que desenvolveram um segundo episódio infeccioso.

NÍVEL DE RISCO DE INFECÇÃO GRAVE NO PACIENTE NEUTROPÊNICO FEBRIL

A ocorrência de febre durante o estado de neutropenia pós-quimioterapia antineoplásica é considerada uma emergência médica e o tratamento implica em antibioticoterapia sistêmica administrada por via endovenosa sob regime de internação hospitalar. Atualmente a estratificação do nível de risco de ocorrência de infecção grave nestes pacientes, está bem estabelecida.

A Sociedade Americana de Doenças Infecciosas (The Infectious Diseases Society of America - IDSA), a Sociedade Europeia de Oncologia Médica (The European Society of Medical Oncology - ESMO), a Rede Nacional Ampliada de Câncer (The National Comprehensive Cancer Network - NCCN) e a Sociedade Americana de Oncologia Clínica (The American Society for Clinical Oncology - ASCO), recomendam que a avaliação de risco para complicações graves relacionadas à neutropenia febril deve ser realizada no momento da avaliação inicial do episódio de febre e neutropenia.

Classificação do risco, segundo a IDSA:

- Baixo risco:
  - Pacientes que se espera apresentar contagem absoluta de neutrófilos < 500 células/mm^3) por ≤ 7 dias.
  - Sem comorbidades ou evidências de disfunção hepática ou renal significativos.
  - A maioria dos pacientes que se enquadram nesta categoria, recebem quimioterapia antineoplásica para tumores sólidos, sendo considerados de baixo risco para complicações, necessitando de internação ou hospitalização prolongada.
- Alto risco:
  - é antecipada neutropenia profunda (contagem absoluta de neutrófilos ≤ 100 células/mm^3) e que se estende por > 7 dias; ou
  - evidência de comorbidade em evolução, tais como (mas não limitada a elas):
    - instabilidade hemodinâmica;
    - mucosite oral ou do trato gastrointestinal limitando a deglutição ou causando diarreia grave;
    - sintomas gastrointestinais, como dor abdominal, náuseas, vômitos ou diarreia;
    - episódio recente de alterações do estado mental ou neurológico;
    - infecção de cateter intravascular;
    - novo infiltrado pulmonar ou hipóxia;
    - doença pulmonar crônica de base; ou
    - evidência de insuficiência hepática (definida como níveis de aminotransferases > 5 vezes o valor normal) ou de insuficiência renal (definida como depuração da creatinina < 30 mL/minuto).
  - A neutropenia profunda (contagem absoluta de neutrófilos ≤ 100 células/mm^3), é mais provável de ocorrer na fase de pré-enxertia do transplante de células hematopoiéticas, principalmente nos receptores alogênicos que receberam esquema de condicionamento mieloablativo e nos pacientes submetidos a quimioterapia de indução para leucemia aguda.

Klastersky et al., em seu estudo (*The Multinational Association for Supportive Care in Cancer Risk Index Score* - MASCC), estabeleceram e validaram um sistema de pontuação para identificar, no momento da apresentação da febre, aqueles pacientes com baixo risco de complicações, incluindo o risco de mortalidade. Os fatores associados com baixo risco de complicações e maior taxa de resultados favoráveis foram os seguintes:

- Idade abaixo de 60 anos.
- Remissão parcial ou completa da doença maligna.

- Sem sintomas ou somente sintomas leves da doença.
- Situação de paciente ambulatorial na época do início da febre.
- Temperatura < 39 °C.
- Radiografia de tórax normal.
- Ausência de hipotensão.
- Frequência respiratória ≤ 24 incursões respiratórias por minuto.
- Ausência de doença pulmonar obstrutiva crônica.
- Ausência de diabetes *mellitus*.
- Sem sinais de confusão mental ou outros sinais de alteração do estado mental.
- Sem perda de sangue.
- Sem desidratação.
- Sem história de infecção fúngica e sem ter recebido terapia antifúngica durante os seis meses anteriores à apresentação da febre.

Foi atribuído peso para sete das características citadas, selecionadas por meio do teste de análise multivariada, para o desenvolvimento de um escore de índice de risco, que foi subsequentemente testado para validação. Índice de risco ≥ 21 identifica os pacientes de baixo risco, com valor preditivo positivo de 91%, especificidade de 68% e sensibilidade de 71% (Tabela 108.2).

TABELA 108.2 Escore de índice para identificação de pacientes com baixo risco de infecção (MASCC).

Característica	Escore
Avaliação da doença: ▪ Sem sintomas ▪ Sintomas leves ▪ Sintomas moderados	 5 5 3
Sem hipotensão	5
Sem doença pulmonar obstrutiva crônica	4
Tumor sólido ou doença onco-hematológica sem infecção fúngica prévia	4
Sem desidratação	3
Situação de paciente ambulatorial no início da febre	3
Idade < 60 anos	2

Alternativamente, pode ser utilizado o índice de risco de MASCC em conjunto com os critérios da IDSA, da NCCN e da ASCO, para a categorização dos pacientes neutropênicos febris de **alto risco** para infecções graves, se apresentarem qualquer das condições do Quadro 108.3.

QUADRO 108.3 Previsão de neutropenia profunda (contagem absoluta de neutrófilos ≤ 100 células/mm^3) por > 7 dias.

Evidência de qualquer comorbidade clínica, mas não limitada a elas: ▪ Instabilidade hemodinâmica. ▪ Mucosite oral ou gastrointestinal, interferindo na deglutição ou provocando diarreia grave. ▪ Sintomas gastrointestinais, incluindo dor abdominal, náusea e vômitos, ou diarreia. ▪ Novo episódio de alteração neurológica ou do estado mental. ▪ Infecção de cateter intravascular, especialmente do trajeto da tuneilização do cateter. ▪ Novo infiltrado pulmonar ou hipóxia. ▪ Doença pulmonar crônica de base. ▪ Infecção grave no momento da apresentação clínica.
Uso prévio de alemtuzumabe nos últimos dois meses.
Paciente em regime de internação hospitalar na época do desenvolvimento da febre.
Doença neoplásica de base não controlada ou em progressão.*
Evidência de insuficiência hepática (definida como níveis de aminotransferases > 5 vezes o valor normal) ou de insuficiência renal (definida como depuração da creatinina < 30 mL/minuto).
Índice de risco MASCC < 21.
*Definido como qualquer paciente leucêmico sem remissão completa ou paciente não leucêmico com evidência de doença em progressão, após mais de dois ciclos de quimioterapia.

Outro sistema, para aplicação em crianças com neutropenia febril, foi desenvolvido na mesma época. Crianças que apresentarem contagem absoluta de monócitos ≥ 100 células/mm^3, sem comorbidades, e com radiografia de tórax normal são consideradas de baixo risco para infecções bacterianas significativas.

Assim, quando o paciente é caracterizado de baixo risco, é elegível para o tratamento ambulatorial, após uma breve internação hospitalar, durante a qual a terapia endovenosa seria iniciada, observada e afastada a possibilidade de infecção fulminante, e averiguado o estado inicial das amostras de culturas.

ANTIBIOTICOTERAPIA EMPÍRICA INICIAL

A presença da febre na vigência da neutropenia é considerada sempre uma emergência médica que deve ser atribuída à infecção. Desse modo, a antibioticoterapia deverá ser instituída assim que a contagem absoluta de neutrófilos atingir níveis < 500 células/mm^3 ou quando houver a previsão de que nas próximas 24 a 48 horas estes níveis sejam alcançados. O paciente neutropênico pode apresentar rápida progressão da infecção, principalmente se for causada por bacilos Gram-negativos, por isso a antibioticoterapia empírica deve ser prontamente instituída e, obrigatoriamente, deve incluir um antibiótico com atividade anti-*Pseudomonas*. O momento ideal para o início da antibioticoterapia é em 60 minutos da avaliação médica inicial, logo após a coleta das hemoculturas e antes mesmo da realização dos demais exames da investigação do paciente. Alguns preconizam esse momento, em até 30 minutos. Os pacientes neutropênicos sem febre, mas que apresentem sinais ou sintomas compatíveis com uma infecção, também devem receber prontamente a antibioticoterapia empírica.

As infecções causadas pelos micro-organismos Gram-positivos são, na grande maioria das vezes, mais indolentes e apresentam boa resposta mesmo se o início da antibioticoterapia for retardada por 48 até 72 horas.

A antibioticoterapia é iniciada empiricamente, mas devendo sempre incluir uma cobertura adequada para as infecções clinicamente suspeitas ou identificadas. Mesmo quando um agente etiológico é identificado nas culturas, o esquema de antibióticos deve manter a ampla cobertura, pela possibilidade de infecção por outro agente patogênico, ao contrário da conduta adotada para os pacientes imunocompetentes.

Na seleção do esquema antibiótico inicial, deve ser considerada a frequência da ocorrência e o padrão de susceptibilidade aos antibióticos das bactérias isoladas em cada instituição. É necessário, ainda, levar em conta a possível nefrotoxicidade aditiva de algumas drogas como a cisplatina, a anfotericina B, a ciclosporina, a vancomicina e os aminoglicosídeos, procurando-se evitar a prescrição simultânea dessas drogas. A monitorização da concentração sérica de determinados antibióticos (p. ex., vancomicina e aminoglicosídeos) é desejável para auxiliar tanto no controle dos níveis tóxicos, como para predizer o sucesso terapêutico.

Os micro-organismos Gram-positivos são os patógenos mais frequentemente identificados nas bacteremias durante os episódios de febre e neutropenia, entretanto, uma ampla cobertura dos patógenos Gram-negativos é mais importante, em virtude da alta virulência destes e a possível evolução para um quadro de sepse. Adicionalmente, estas bactérias Gram-negativas são os agentes causais da maioria das infecções dos sítios fora da corrente sanguínea (trato respiratório, vias biliares, trato gastrointestinal, trato urinário e pele), além do que vem crescendo o número de infecções polimicrobianas.

Levando em consideração que o cenário das infecções por bactérias com múltipla resistência aos antibióticos (*S. aureus* oxacilina-resistente, enterococo vancomicina-resistente, bacilos Gram-negativos ESBL-positivos, bacilos Gram-negativos produtores de carbapenemases), recomenda-se que, nas instituições com alta endemicidade destes patógenos, adaptações no esquema de antibioticoterapia empírica inicial sejam consideradas para os pacientes de alto risco, que apresentem condições clínicas instáveis, ou se nas hemoculturas houver indícios de isolamento destes micro-organismos multirresistentes. Dessa forma, nestas situações, deverão ser cogitadas as possibilidades do uso precoce de:

- ***S. aureus* oxacilina-resistente:** vancomicina, linezolida ou daptomicina.
- **Enterococo vancomicina-resistente:** linezolida ou daptomicina.
- **Bacilos Gram-negativos ESBL-positivos:** carbapenêmicos.
- **Bacilos Gram-negativos produtores de carbapenemases:** polimixina ou tigeciclina.

A Tabela 108.3 apresenta a posologia e as vias de administração dos antimicrobianos mais comumente utilizados.

MONOTERAPIA

O advento das cefalosporinas de quarta geração, com atividade anti-*Pseudomonas* (cefepima), da ureidopenicilina associada a inibidor de betalactamases (piperacilina-tazobactam), e dos carbapenêmicos (imipenem-cilastatina e meropenem), tornou possível a opção da monoterapia. Vários estudos fundamentaram que a monoterapia com estes antibióticos é tão segura, efetiva, com menos efeitos adversos e menor morbidade, quanto os esquemas com a clássica combinação de um betalactâmico associado a um aminoglicosídeo, mostrando resultados similares em relação à taxa de sobrevida.

As betalactamases de espectro ampliado, especialmente as de tipo 1, e a pobre atividade contra muitos patógenos Gram-positivos (principalmente os estreptococos), tem reduzido a utilidade da ceftazidima como monoterapia. A cefepima, o imipenem, o meropenem, e a piperacilina/tazobactam, ao contrário da ceftazidima, possuem excelente atividade contra os estreptococos do grupo *viridans* e os pneumococos. A vancomicina foi menos requerida nos pacientes que usaram a cefepima do que naqueles que usaram a ceftazidima quando em monoterapia, mostrando a ação superior da primeira contra o *S. aureus* oxacilina-sensível.

A piperacilina-tazobactam tem sido estudada como monoterapia e como terapia combinada tanto com a amicacina quanto com a vancomicina, com resultados similares, mostrando ser uma opção segura para a monoterapia, além de sugerir que os aminoglicosídeos parecem não ser mais necessários nos pacientes neutropênicos febris.

Apesar de a monoterapia mostrar-se eficaz e segura, o paciente deverá ser monitorado rigorosamente para uma não resposta ao esquema proposto, sendo necessária a observação de emergência de infecções secundárias, dos efeitos adversos e do desenvolvimento de resistência bacteriana. Durante a evolução, poderá ser necessária a adição de outros antibióticos em virtude da falta de atividade contra estafilococos coagulase-negativa, *S. aureus* oxacilina-resistente, enterococo vancomicina-resistente, algumas cepas de pneumococos penicilina-resistente e estreptococos do grupo *viridans*. Dentre as quinolonas, a ciprofloxacina, tem sido avaliada como opção para monoterapia, mas, especificamente esta fluoroquinolona não deve ser utilizada isoladamente, em razão da sua baixa atividade contra os cocos Gram-positivos.

Os aminoglicosídeos nunca devem ser utilizados como opção à monoterapia para o tratamento de infecções nos pacientes neutropênicos, em razão de sua atividade subótima mesmo quando os testes de suscetibilidade mostrem sensibilidade *in vitro*, resultando em rápida emergência de resistência microbiana a estes agentes.

TABELA 108.3 Doses e vias de administração dos antimicrobianos mais utilizados no tratamento da neutropenia febril.

Droga	Via de administração	Dose pediátrica diária	Dose adulto diária	Intervalos das doses
Amoxicilina-clavulanato	VO	60 mg/kg (amoxicilina)	1,5 a 3 g (amoxicilina)	8/8 h
Cefixima	VO	8 mg/kg	0,4 g	24 h
Ceftriaxona	EV	80 mg/kg	2 a 4 g	12/12 h ou 24 h
Cefepima	EV	100 mg/kg	4 a 6 g	8/8 h ou 12/12 h
Piperacilina-tazobactam	EV	300 mg/kg (piperacilina)	12 a 16 g (piperacilina)	8/8 h ou 6/6 h
Imipenem-cilastatina	EV	60 a 100 mg/kg (imipenem)	2 a 4 g	8/8 h ou 6/6 h
Meropenem	EV	60 a 120 mg/kg	3 a 6 g	8/8 h
Amicacina	EV	15 mg/kg	15 mg/kg	24 h
Gentamicina	EV	5 mg/kg	5 a 7 mg/kg	24 h
Tobramicina	EV	5 mg/kg	5 a 7 mg/kg	24 h
Levofloxacina	VO/EV	–	500 mg	24 h
Ciprofloxacina	VO EV	30 mg/kg 15 a 30 mg/kg	1,5 g 0,8 a 1,2 g	8/8 h ou 12/12 h 8/8 h ou 12/12 h
Tigeciclina	EV	2,4 mg/kg	Dose inicial: 100 mg a seguir: 50 mg	12/12 h
Polimixina B	EV	1,5 a 2,5 mg/kg	1,5 a 2,5 mg/kg	12/12 h
Vancomicina	EV	40 mg/kg	2 g	12/12 h
Teicoplanina	IM/EV	10 mg/kg	0,4 a 1,2 g	24 h (2 doses no 1º dia)
Linezolida	VO/EV	30 mg/kg	1.200 mg	12/12 h
Daptomicina	EV	6 a 10 mg/kg	8 a 10 mg/kg	24 h
Anfotericina B convencional	EV	1 mg/kg	1 mg/kg	24 h
Anfotericina B lipossomal	EV	3 a 5 mg/kg	3 a 5 mg/kg	24 h
Fluconazol	VO/EV	6 a 12 mg/kg	0,4 a 0,8 g	12/12 h ou 24 h
Voriconazol	EV VO	12 mg/kg a seguir, 8 mg/kg	12 mg/kg a seguir, 8 mg/kg 400 a 600 mg (> 40 kg) 200 a 300 mg (< 40 kg)	12/12 h, 2 doses a seguir 12/12 h 12/12 h 12/12 h
Posaconazol	VO	600 mg (profilática)	600 mg (profilática) 800 mg (terapêutica)	8/8 h 6/6 h ou 12/12 h

IM: intramuscular; EV: endovenoso; VO: via oral.

TERAPIA COMBINADA

As vantagens obtidas com a associação de um betalactâmico com atividade anti-pseudomonas e um aminoglicosídeo, são a potencial atividade sinergística contra alguns bacilos Gram-negativos e a redução da emergência de cepas resistentes ao mínimo durante o tratamento. As maiores desvantagens ficam por conta da falta de atividade de algumas dessas combinações (p. ex., ceftazidima com um aminoglicosídeo) contra determinados patógenos Gram-positivos, da nefrotoxicidade, da ototoxicidade e da hipocalemia associadas aos aminoglicosídeos e a alguns betalactâmicos.

Combinações que incluem fluoroquinolonas com betalactâmicos ou glicopeptídeos, podem ser uma opção de esquema inicial para pacientes que não fizeram uso profilático de uma quinolona. A mais estudada é a ciprofloxacina. As fluoroquinolonas de gerações mais recentes como a gatifloxacina, a moxifloxacina e a levofloxacina, têm sido utilizadas seletivamente no tratamento de pacientes com doenças neoplásicas. Qualquer esquema antibiótico inicial deve incluir drogas com atividade anti-*Pseudomonas*.

As infecções por micro-organismos Gram-positivos nos pacientes neutropênicos são, na sua maioria, indolentes, mas, eventualmente, podem ser suscetíveis apenas à vancomicina, podendo ser graves e evoluir para óbito em menos de 24 horas, se não forem prontamente tratadas.

Apesar da predominância de patógenos Gram-positivos como causa de bacteremia durante o período de neutropenia febril, nos estudos realizados, não foi comprovado que a vancomicina tenha exercido algum impacto na mortalidade global em decorrência dos cocos Gram-positivos como um grupo. A mortalidade em razão dos estreptococos do grupo *viridans* pode ser maior entre os pacientes que inicialmente não receberam a vancomicina. Algumas cepas de estreptococos do grupo *viridans* são resistentes ou tolerantes a penicilina, embora alguns betalactâmicos como a ticarcilina, a associação piperacilina-tazobactam, a cefepima (mas não a ceftazidima) e os carbapenêmicos apresentem excelente atividade contra a maioria das cepas.

Nas instituições onde estes micro-organismos Gram-positivos são uma causa importante de infecções graves, a vancomicina pode ser incorporada ao esquema de antibioticoterapia empírica inicial de alguns pacientes com alto risco de infecção por estes agentes, porém, se após 48 a 72 horas não houver a confirmação microbiológica, o antibiótico deve ser suspenso. O uso judicioso da vancomicina deve-se à preocupação da utilização indiscriminada e ao consequente desenvolvimento de resistência aos antibióticos pelos enterococos e pelos *S. aureus*.

Alguns micro-organismos, como as espécies de *Bacillus* e o *Corynebacterium jeikeium*, são suscetíveis apenas à vancomicina, mas geralmente as infecções causadas por estes agentes não são graves.

A inclusão da vancomicina no esquema empírico inicial pode ser prudente para pacientes com os seguintes achados clínicos:

- Suspeita de infecção grave associada ao cateter venoso (p. ex., bacteremia ou celulite).
- Presença de pneumonia documentada por exame de imagem.
- Infecção de pele ou tecidos moles de qualquer sítio.
- Presença de mucosite grave em pacientes que recebem profilaxia com fluoroquinolona ou que recebem ceftazidima como terapia empírica (a súbita elevação da temperatura para valores acima de 40 °C, pode ser preditiva de sepse por estreptococos do grupo *viridans*).
- Colonização por pneumococo penicilina e cefalosporina-resistente ou por *S. aureus* oxacilina-resistente.
- Resultado parcial de hemoculturas com crescimento de micro-organismo Gram-positivo, antes da identificação final e dos testes de suscetibilidade antibiótica.
- Quadro de instabilização hemodinâmica ou outra evidência de dano cardiovascular.

A vancomicina é o representante dos antibióticos glicopeptídeos com maior experiência no uso combinado com outros antibióticos para o tratamento de pacientes neutropênicos com febre. A teicoplanina tem sido avaliada como alternativa à vancomicina, embora os estudos comparativos com este glicopeptídeo sejam bem mais recentes. Foram lançados novos compostos glicopeptídeos como a televancina, a dalbavancina e a oritavancina, que também são ativas contra bactérias Gram-positivas resistentes, mas ainda sem aprovação para serem utilizados nos pacientes neutropênicos febris.

Atualmente, dispõe-se de outras opções como a linezolida, uma oxazolidinona, que se mostra ativa contra espécies Gram-positivos sensíveis e resistentes aos diversos antibióticos, incluindo os enterococos vancomicina-resistente, e a quinupristina-dalfopristina (uma estreptogramina), e a daptomicina (um lipopeptídeo), que também exibem atividade contra o *Enterococcus faecium* vancomicina-resistente. Estes antibióticos estão indicados apenas para o tratamento dirigido ou para a antibioticoterapia empírica de pacientes receptores de transplante de células-tronco hematopoiéticas, sabidamente colonizados pelos enterococos vancomicina-resistente e que desenvolvem febre.

TERAPIA COM ANTIBIÓTICOS ORAIS

Existe interesse crescente na antibioticoterapia oral em pacientes neutropênicos com febre, tanto como terapia inicial quanto como terapia sequencial. Este tipo de abordagem se aplica apenas para os pacientes com baixo risco de infecção. Nesses casos, os resultados dos estudos geralmente equivalem aos dos pacientes que fizeram uso de antibioticoterapia endovenosa. O tratamento oral apresenta as seguintes vantagens:

- Reduzir custos.
- Permitir a condição de paciente ambulatorial.
- Evitar a necessidade do uso de cateteres e, consequentemente, reduzir a possibilidade das infecções relacionadas a estes dispositivos.

O uso da combinação ciprofloxacina + amoxicilina-clavulanato como esquema empírico inicial em pacientes com baixo risco e que não fizeram uso prévio de quinolonas como antibiótico profilático, é uma opção razoável e segura. Existem outras opções para o tratamento oral, incluindo a levofloxacina ou a ciprofloxacina como monoterapia, ou a combinação clindamicina + ciprofloxacina, que, apesar de menos avaliados em estudos clínicos, são comumente utilizados. Como terapia sequencial, tanto a ciprofloxacina como a cefixima encontram suas indicações.

RECOMENDAÇÕES PARA O ESQUEMA INICIAL

A Figura 108.1 mostra um algoritmo para a conduta inicial, mas, primeiro, deve ser determinado se o paciente é de baixo ou alto risco para infecção grave, de acordo com os critérios da Tabela 108.2. Se o paciente for considerado de baixo risco, a opção mais segura será a de iniciar com a terapia endovenosa por algumas horas (geralmente 48 horas), e, a seguir, proceder a transição para a terapia oral ou, ainda, optar pela terapia oral desde o início. Se for considerado de alto risco, o tratamento, em regime de internação e administração da antibioticoterapia por via endovenosa, é a opção escolhida, atualmente, com monoterapia e, ainda de acordo com as situações clínicas (foco infeccioso identificado), ou com os resultados das culturas, ou com a evidência epidemiológica (colonização por micro-organismo multirresistente), devem ser realizados os ajustes com a adição de outros antibióticos conforme a necessidade.

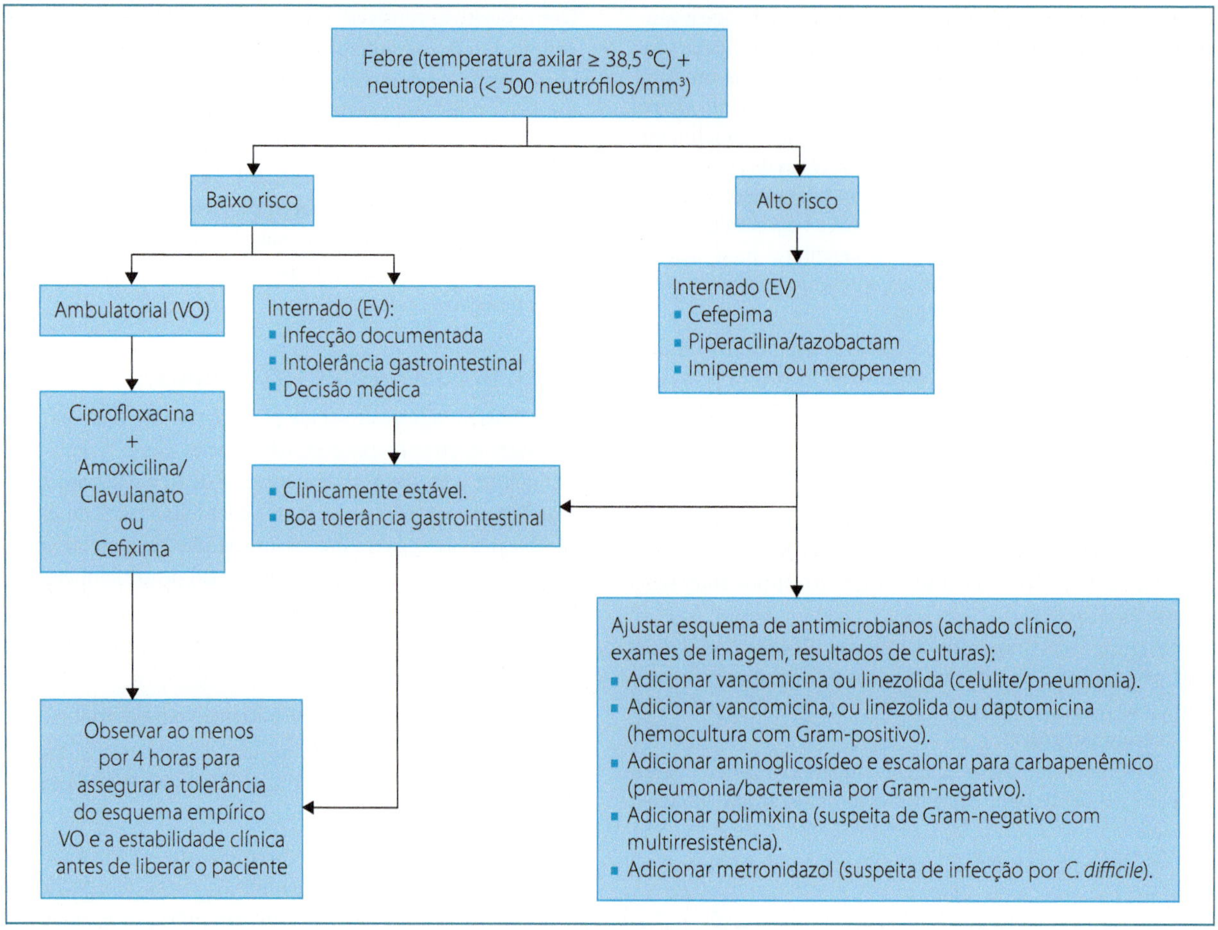

FIGURA 108.1 Algoritmo para conduta inicial no paciente neutropênico febril.
Fonte: Adaptada de Clinical Practice Guideline for the Use of Antimicrobial Agents in Neutropenic Patients with Cancer: 2010 Update by Infectious Diseases Society of America. Clin Infect Dis. 2011;(52): e 56-e93.

A seleção dos pacientes para o tratamento ambulatorial deve ser realizada, com muito cuidado, no grupo de baixo risco, e depende da disponibilidade de atendimento por especialistas no assunto, da capacitação do centro, da aderência do paciente ao tratamento, e das facilidades para rápida locomoção do paciente ao hospital se for necessário pronto-atendimento.

O conhecimento da prevalência e do padrão de suscetibilidade das bactérias aos antibióticos dentro da própria instituição auxiliará na escolha do antibiótico mais adequado.

MODIFICAÇÕES NO ESQUEMA DE ANTIBIÓTICOS DURANTE A PRIMEIRA SEMANA DE TRATAMENTO

As frequentes alterações no tratamento do paciente neutropênico que persiste com febre são comuns. Muitas acontecem quando um patógeno é isolado nas hemoculturas e os testes de suscetibilidade mostram resistência aos antibióticos utilizados. Uma infecção microbiologicamente documentada deve ser tratada com antibióticos para os quais o patógeno isolado demonstra sensibilidade nos testes, mesmo quando o paciente apresenta aparente melhora clínica espontânea na vigência de antibióticos aos quais os testes revelaram resistência *in vitro*.

Outra condição na qual há necessidade de alteração do esquema inicial é quando o paciente apresenta sinais clínicos evidentes de falha terapêutica (Quadro 108.4), embora isso ocorra em uma minoria dos pacientes, ou na presença de um quadro clínico de agente etiológico específico que não foi coberto corretamente pelo esquema inicial, por exemplo infecção relacionada a cateter, celulite perianal ou tiflite abdominal.

Atualmente, deve-se levar em conta a ocorrência de infecção por bactérias multirresistentes, como enterococo vancomicina-resistente, estafilococo oxacilina-resistente, bacilos Gram-negativos ESBL-positivo, e bacilos Gram-negativos produtores de carbapenemases. Os fatores de risco considerados para a ocorrência de infecção por estes micro-organismos multirresistentes são a infecção prévia ou a colonização, e o tratamento em instituições com elevadas taxas de endemicidade por estes agentes.

QUADRO 108.4 Proposta de definição de falha da antibioticoterapia empírica.
▪ Persistência da febre (> 39 °C) e calafrios após 24 a 48 horas de tratamento.
▪ Recidiva da febre (> 38 °C) após pelo menos 24 horas sem febre.
▪ Sinais de progressão da síndrome de sepse.
▪ Desenvolvimento de coagulação intravascular disseminada, síndrome do desconforto respiratório ou insuficiência de múltiplos órgãos.
▪ Recidiva da infecção primária.
▪ Aparecimento de nova infecção (infecção secundária ou superinfecção).

Assim, nesse cenário, como citado anteriormente, deve-se considerar:

- *S. aureus* oxacilina-resistente, a adição precoce da vancomicina, ou da linezolida, ou da daptomicina.
- Enterococo vancomicina-resistente, a adição precoce da linezolida ou da daptomicina.
- Bacilos Gram-negativos ESBL-positivo, o uso precoce de carbapenêmicos.
- Bacilos Gram-negativos produtores de carbapenemases, o uso precoce de polimixina ou tigeciclina.

Mais controverso é o que deve ser feito quando o paciente mantém febre na ausência de sinais clínicos evidentes de deterioração, e na ausência de documentação clínica ou microbiológica de infecção, a chamada febre de origem indeterminada ou febre não explicada.

Em vários estudos, o tempo de defervescência da febre, em pacientes neutropênicos com doença neoplásica em uso de antibioticoterapia efetiva, isto é, recebendo cefepima, ou ceftazidima, ou ciprofloxacina, ou imipenem, ou piperacilina-tazobactam (com ou sem aminoglicosídeos) varia de 2 a 7 dias, em média, 5 dias. Em pacientes com baixo risco, a média para a defervescência da febre tem sido de 2 dias, comparado com 5 a 7 dias nos pacientes de alto risco.

Apesar de o paciente persistir com febre, é possível aguardar até cinco dias antes que se proceda qualquer alteração no esquema de antibióticos, a menos que haja deterioração clínica ou um novo resultado de cultura.

PACIENTE AFEBRIL APÓS 3 A 5 DIAS DE TRATAMENTO

Se o agente etiológico é identificado, o esquema de antibióticos pode ser ajustado no intuito de reduzir a toxicidade e os custos, mas sem prejuízo da cobertura de amplo espectro de ação, para evitar bacteremia secundária. O tratamento deve ser mantido por período mínimo de 7 a 14 dias ou até os resultados das culturas indicarem que o agente foi erradicado, ou os sinais e sintomas de infecções locais tenham se resolvido e o paciente esteja assintomático. A contagem do número absoluto de neutrófilos deve ser ≥ 500 células/mm^3 antes da suspensão do tratamento.

No caso de a neutropenia persistir e o paciente atender aos requisitos mencionados, pode-se cogitar a suspensão do tratamento antes que a contagem do número absoluto de neutrófilos atinja 500 células/mm^3. Entretanto, o paciente deve ser mantido sob cuidadosa observação para que as mucosas e a pele estejam íntegras, e nenhum procedimento invasivo ou quimioterapia deve ser iminentes.

Se nenhum agente infeccioso foi identificado e o paciente foi considerado de baixo risco no início do tratamento, após 48 horas de antibioticoterapia endovenosa, ela poderá ser substituída pela combinação oral de ciprofloxacina + amoxicilina-clavulanato, para os adultos, e cefixima para as crianças. Pacientes considerados de alto risco devem permanecer com a antibioticoterapia por via endovenosa.

PACIENTE PERSISTE COM FEBRE DURANTE OS 3 A 5 PRIMEIROS DIAS DO TRATAMENTO

Febre persistente por mais de três dias, sem nenhum foco ou micro-organismo identificado, sugere que o a possibilidade de que o paciente tenha: infecção não bacteriana; ou infecção com bactéria resistente; ou responda mais lentamente aos antibióticos utilizados; ou apresente infecção secundária emergente; ou tenha níveis sérico e/ou tecidual inadequados dos antibióticos em uso; ou tenha febre por droga; ou bacteremia por bactéria com deficiência na parede celular; ou infecção em sítios avasculares (abscessos, cateter venoso).

Os pacientes nesta situação devem ser submetidos a reavaliação das condições que podem estar concorrendo para a manutenção da febre. Deve-se lembrar que uma infecção microbiologicamente documentada, mesmo adequadamente tratada, pode levar mais de cinco dias até a defervescência da febre.

A reavaliação do paciente deve incluir exame físico meticuloso, avaliação das condições do dispositivo intravascular (cateter ou reservatório subcutâneo), hemoculturas e culturas de sítios específicos adicionais, radiografia de tórax, ultrassonografia, tomografia computadorizada de seios da face e abdome, tomografia computadorizada de alta resolução de tórax e até a determinação da concentração sérica de antibióticos (em particular da vancocinemia). Se for possível chegar à conclusão da causa da febre ou se houver algum indício de possível falha na cobertura antibiótica, os ajustes necessários deverão ser realizados.

Se a febre persistir por mais de cinco dias e a reavaliação não revelar a causa do problema, pode-se adotar uma das seguintes opções:

1. Continuar com o mesmo esquema de antibióticos:
   - Se o paciente apresentar-se clinicamente estável e a expectativa de resolução da neutropenia ocorrer dentro dos próximos cinco dias.
2. Alterar o esquema de antibióticos:
   - Se o paciente estiver recebendo monoterapia ou terapia combinada sem a vancomicina, deve ser considerada a adição desta, se houver deterioração clínica do paciente ou se preencher um dos critérios mencionados para a ampliação da cobertura

para Gram-positivo. Deve-se considerar, ainda, a possibilidade de infecção por enterococo vancomicina-resistente, sendo necessária a adição da linezolida ou da daptomicina.

- Se a terapia combinada inclui a vancomicina, deve ser considerada sua suspensão, se em 48 a 72 horas não houver documentação microbiológica de infecção por bactéria Gram-positiva, a fim de minimizar o risco de desenvolvimento de resistência bacteriana a este antibiótico (p. ex., enterococos vancomicina-resistente).
- Se houver suspeita ou indícios laboratoriais de que a infecção possa ser causada por bacilos Gram-negativos com múltipla resistência (ESBL-positivo ou produtor de carbapenemases), e o paciente apresentar deterioração clínica, deve-se escalonar a cobertura para estes patógenos, com a adição de carbapenêmico, ou polimixina, ou tigeciclina.

3. Considerar a adição da terapia antifúngica:
   - Se a expectativa da duração da neutropenia for maior que sete dias. Vários estudos demonstraram que, após uma semana de antibioticoterapia, 1/3 dos pacientes profundamente neutropênicos e que persistiram com febre desenvolveram infecção fúngica sistêmica. A maioria dessas infecções foram causadas por espécies de *Candida* ou *Aspergillus*. Nesse momento, deve ser realizado todo esforço possível com o intuito de esclarecer se realmente existe infecção fúngica sistêmica. Assim, antes de iniciar a terapia antifúngica, devem ser realizadas a biópsia de lesões, a tomografia de seios da face e do abdome, a tomografia de alta resolução de tórax, e a endoscopia nasal (se houver indicação, para investigar sinusite e coletar material para cultura).

Pacientes considerados de baixo risco, clinicamente estáveis e sem lesão sugestiva de infecção fúngica sistêmica, que não apresentam o isolamento de espécies de *Candida* e *Aspergillus* nas culturas de vigilância, e com expectativa de recuperação dos neutrófilos dentro de poucos dias, poderão ser poupados de iniciar a terapia antifúngica, mas devem permanecer sob monitoração cuidadosa até a completa recuperação da medula óssea.

Já para os pacientes considerados de alto risco, nos últimos anos, a terapia antifúngica preemptiva tem se tornado um contraponto à terapia empírica. No contexto de tratamento antifúngico, a terapia preemptiva visa direcionar o início da droga, restringindo o espectro do medicamento para quando houver indícios mais sugestivos de infecção fúngica invasiva, do que apenas a manutenção ou a recorrência da febre após 4 a 7 dias de antibioticoterapia empírica. Os achados de exames laboratoriais (pesquisa sérica seriada da galactomanana, ou da β-1,3-d-glucana), ou os achados observados na tomografia de tórax, são, atualmente, os balizadores para a introdução das drogas antifúngicas. Desse modo, com esses novos parâmetros associados às culturas de vigilância, se não houver indícios de infecção ou colonização fúngica (*Candida* spp. ou *Aspergillus* spp.), e se o paciente se apresenta clinicamente estável, a terapia antifúngica não deve ser iniciada.

Essa abordagem fundamenta-se no fato de que cerca de 20 a 35% dos pacientes com câncer e com neutropenia febril pós-quimioterapia, receberá terapia empírica antifúngica em razão da manutenção da febre após 4 a 7 dias de antibioticoterapia empírica. Porém, apenas 4% destes têm diagnosticada uma infecção fúngica invasiva.

Classicamente, a droga de escolha é a anfotericina B, em virtude da sua ação contra fungos leveduriformes (*Candida* spp.) e filamentosos (*Aspergillus* spp. ou *Fusarium* spp.). Nos últimos anos, vários estudos clínicos comparativos entre a anfotericina B convencional e a formulação lipossomal foram realizados em pacientes neutropênicos com febre, e não demonstraram haver diferença entre as duas formulações nos resultados finais quanto à eficácia do tratamento. Entretanto, observou-se menor toxicidade relacionada com a anfotericina B lipossomal. Desse modo, esta formulação lipídica passou a ser outra opção terapêutica válida.

O fluconazol pode se constituir alternativa aceitável na terapia antifúngica empírica, em instituições onde as infecções por fungos filamentosos e espécies de *Candida* resistentes (*Candida krusei* e algumas espécies de *Candida glabrata*) são incomuns.

O tratamento empírico com fluconazol está contraindicado nos pacientes que apresentam sintomas de sinusite, ou evidências radiológicas de infecção pulmonar, ou tenham feito uso profilático do fluconazol, ou nos pacientes que tenham apresentado o isolamento de espécies de *Aspergillus* em qualquer cultura. O paciente que tem sintomas de sinusite ou de infecção pulmonar apresenta alta probabilidade de estas infecções terem sido causadas por espécies de *Aspergillus* ou outros fungos filamentosos. O itraconazol também tem demonstrado tanta eficácia quanto a anfotericina B na terapia antifúngica empírica, e com a vantagem de ser menos tóxico.

Em uso já há alguns anos, um triazólico de segunda geração derivado do fluconazol, o voriconazol, e outro antifúngico da classe das equinocandinas, a caspofungina, ambos com boa atividade contra as espécies de *Candida* e *Aspergillus*, foram estudados comparativamente com a anfotericina B lipossomal. Os resultados demonstraram que ambas as drogas produzem efeitos equivalentes aos da anfotericina B lipossomal. Hoje, vários anos após esses resultados, elas se tornaram opções para substituír a anfotericina B convencional ou até mesmo a formulação lipossomal.

Recentemente, o posaconazol (outro triazólico) foi aprovado para o tratamento de candidíase orofaríngea, incluindo as infecções resistentes ao fluconazol e/ou ao itraconazol. Porém, no âmbito dos pacientes imunodeprimidos, a aprovação foi reservada apenas para o uso profilático contra aspergilose invasiva e infecções por espécies de *Candida* em pacientes submetidos a transplante de células-tronco hematopoiéticas com a doença enxerto *versus* hospedeiro, e em pacientes com doenças onco-hematológicas com neutropenia prolongada pós-quimioterapia. Mas, diferente dos outros triazólicos, a sua utilização no tratamento das infecções fúngicas invasivas é limitada, em virtude de suas características de alta variabilidade farmacocinética (necessita ser ingerido com alimentos para melhorar a sua absorção, e demora para atingir o estado de equilíbrio no plasma), além da falta de uma apresentação para administração por via endovenosa. De maneira geral, o posaconazol apresenta espectro de atividade similar ao do voriconazol, com a vantagem de atuar também sobre outros fungos filamentosos como os zigomicetos.

Nas instituições onde os pacientes já recebem profilaxia antifúngica contra os fungos filamentosos, deve ser considerada mudança de classe do antifúngico como tratamento empírico.

DURAÇÃO DA TERAPIA ANTIMICROBIANA

O fator determinante para a interrupção dos antibióticos é a contagem absoluta de neutrófilos.

Para os pacientes com febre não esclarecida, recomenda-se que o esquema empírico inicial seja mantido até a recuperação medular, com contagem absoluta de neutrófilos ≥ 500 células/mm³.

Se não houver a identificação de infecção após três dias de tratamento, a contagem absoluta de neutrófilos for > 500 células/mm³ por dois dias consecutivos e o paciente permanecer afebril por mais de 48 horas, os antibióticos podem ser suspensos.

A duração do tratamento de infecção documentada (clinicamente ou microbiologicamente), deve ser adequada para a erradicação do agente infeccioso. Assim, para a maioria das infecções de corrente sanguínea, tecidos moles e pulmonar, o tratamento deve ser administrado por cerca de 10 a 14 dias. Porém, como a antibioticoterapia deve ser mantida até a recuperação medular, eventualmente, a duração pode exceder este período.

Nos casos em que a infecção foi documentada (clínica ou microbiologicamente comprovados), o curso da antibioticoterapia foi completado, todos os sinais e sintomas de infecção ativa foram resolvidos, mas o paciente permanece neutropênico, recomenda-se retornar à antibioticoprofilaxia até a recuperação medular.

Se o paciente permanecer neutropênico, mas clinicamente bem, sem evidências clínica, laboratorial e radiológica de infecção, e foi considerado de baixo risco no início do tratamento, poderá ter seu esquema de antibioticoterapia empírica suspenso após 5 a 7 dias sem febre, desde que apresente sinais de recuperação hematológica. Após a suspensão dos antibióticos, o paciente deverá permanecer em observação rigorosa e, caso haja recidiva da febre ou surjam evidências de infecção bacteriana, a antibioticoterapia por via endovenosa deverá ser reinstituída imediatamente.

Para os pacientes que permanecem com neutropenia profunda (< 100 células/mm³), com lesões de mucosa oral e gastrointestinal, com instabilidade dos sinais vitais, ou com outros fatores de risco para infecção grave, a antibioticoterapia deverá ser mantida durante todo o período de neutropenia.

No caso de o paciente apresentar neutropenia prolongada e a recuperação hematológica não puder ser antecipada, pode-se considerar a interrupção da antibioticoterapia após duas semanas, desde que nenhum sítio de infecção tenha sido identificado e o paciente possa ser cuidadosamente observado.

Para os pacientes que mantém febre mesmo após a contagem de neutrófilos atingir acima de 500 células/mm³, e apesar da antibioticoterapia de amplo espectro, deverá ser realizada reavaliação para infecções não diagnosticadas, dirigidas principalmente para as infecções fúngicas, as infecções por micobactérias e as infecções virais.

Se a febre persistir por mais de 4 a 5 dias após a contagem de neutrófilos atingir > 500 células/mm³, e não houver identificação de nenhum sítio de infecção, a antibioticoterapia poderá ser interrompida.

A duração da terapia antifúngica com a anfotericina B varia de acordo com o agente causal e com a extensão da doença. Quando nenhuma infecção fúngica é encontrada, a duração do tratamento com este fármaco não é bem definida, nem se haverá necessidade de utilizar outros agentes antifúngicos.

Quando o paciente se recuperar da neutropenia, estiver clinicamente bem e as tomografias computadorizada de tórax e abdome não revelarem imagens suspeitas, a anfotericina B poderá ser interrompida.

Para os pacientes com neutropenia prolongada, que evoluem clinicamente bem, sem evidências clinicas de comprometimento orgânico e os exames de imagem (radiografias e tomografias computadorizadas) de tórax e abdome também não mostram o acometimento de órgãos profundos, a anfotericina B poderá ser suspensa após duas semanas de tratamento.

Caso o paciente persista com neutropenia prolongada, seja considerado de alto risco ou clinicamente não esteja bem, o tratamento antimicrobiano com antibióticos e anfotericina B deverá ser mantido até a recuperação hematológica.

USO DE DROGAS ANTIVIRAIS

Não há, de maneira geral, indicação para o uso empírico de agentes antivirais nos pacientes neutropênicos com febre, sem evidências de doença ativa. Entretanto, se clinicamente houver manifestações da atividade de infecções pelos vírus herpes *simplex* ou varicela-zóster, mesmo que o paciente não apresente febre, está indicado o uso do aciclovir. A intenção do tratamento, no paciente neutropênico, é a promoção mais rápida da cicatrização das lesões, que podem servir de porta de entrada para bactérias e fungos. Atualmente, estão disponíveis novas drogas como o valaciclovir e o famciclovir, que apresentam absorção oral melhor, além de uma posologia mais confortável que a do aciclovir oral, tornando estas, em opções pela via oral, mais vantajosas.

A doença sistêmica ou localizada decorrente do citomegalovírus não é uma causa comum de febre nos pacientes neutropênicos, exceto naqueles submetidos ao transplante de medula óssea. Nesse caso, a infecção é tratada com o ganciclovir e, opcionalmente, com o foscarnet. Existem novas opções, como o cidofovir, o valganciclovir e o formivirsen, efetivas no tratamento da retinite por citomegalovírus em pacientes com aids, mas ainda não estão disponíveis estudos adequados em pacientes neutropênicos.

TRANSFUSÃO DE GRANULÓCITOS

Embora represente um ato terapêutico heroico, não existem, no momento, indicações específicas para a padronização do uso de transfusão de granulócitos.

Nos trabalhos mais recentemente realizados, tem sido adotada a técnica de múltiplas transfusões de granulócitos utilizando a estimulação dos doadores com o fator estimulador de colônias de granulócitos (G-CSF) associada à dexametasona. Isso tem sido testado em pacientes neutropênicos com infecções bacteriana ou fúngica graves, mostrando a resolução do processo infeccioso em mais de 60% dos casos, o que a torna uma opção potencialmente útil diante de uma infecção grave.

USO DE FATORES ESTIMULANTES DE COLÔNIAS

As evidências disponíveis mostram que os fatores de crescimento hematopoiético ou fatores de crescimento mielóide, tais como o fator estimulador de colônias de granulócitos (G-CSF) e o fator estimulador de colônias de granulócitos e monócitos (GM-CSF), são drogas ativas capazes de atuar na medula óssea para reduzir a duração da neutropenia e a incidência de episódios febris. Entretanto, o efeito pragmático na incidência de infecções graves e, especialmente, na mortalidade das infecções graves é muito menos evidente. Portanto, não se recomenda o uso rotineiro dos fatores estimuladores de colônias para o tratamento de pacientes com neutropenia com quadro febril já estabelecido.

Entretanto, para uma parcela dos indivíduos com doença neoplásica, é possível antever que o risco de febre e neutropenia é igual ou superior a 20%, e isso depende da idade do paciente e do esquema quimioterápico administrado. Nessa situação, ocorre aumento significativo no risco de morbidade e mortalidade relacionada à infecção, além do que, os próximos ciclos de quimioterapia serão retardados para a recuperação de eventuais episódios de infecção e recuperação medular, e talvez os ciclos subsequentes até sofram redução na dose das drogas antineoplásicas para evitar novo episódio de febre e neutropenia intensa, prejudicando o prognóstico de cura da neoplasia nestes pacientes. Assim, especificamente, nessa população recomenda-se o uso profilático dos fatores estimuladores de colônias de granulócitos.

ANTIBIOTICOPROFILAXIA NO PACIENTE NEUTROPÊNICO SEM FEBRE

PROFILAXIA ANTIBACTERIANA

A antibioticoprofilaxia com uma fluoroquinolona está recomendada para os pacientes que são de alto risco para neutropenia febril pós-quimioterapia ou neutropenia profunda e protraída (contagem absoluta de neutrófilos < 100 células/mm^3 por período superior a sete dias). Por exemplo, pacientes com leucemia mielóide aguda, síndromes mielodisplásicas ou pacientes submetidos à transplante de células-tronco hematopoiéticas com esquemas de condicionamento mieloablativo. A antibioticoprofilaxia não está recomendada de maneira rotineira para os pacientes com tumores sólidos.

Recomenda-se que o início da profilaxia seja concomitante com a quimioterapia e deve estender-se até a resolução da neutropenia ou até o início da febre, quando deverá ser iniciada a antibioticoterapia empírica.

É necessário, ainda, ser observado que o perfil de sensibilidade de cada instituição e de cada serviço ou unidade, às fluoroquinolonas, seja favorável, uma vez que a eficácia da profilaxia é reduzida se a prevalência de resistência dos bacilos Gram-negativos às fluoroquinolonas for superior a 20%.

As fluoroquinolonas mais estudadas para esta finalidade são a ciprofloxacina e a levofloxacina, com resultados, de uma maneira geral, similares. Entretanto, a preferência recai sobre a última, em razão da sua maior atividade contra os estreptococos do grupo *viridans*, para os pacientes de alto risco com quadro de mucosite mais intensos.

Em estudo realizado entre 2014 e 2016, em uma população de 312 pacientes receptores de transplante de células-tronco hematopoiéticas (212 alogênicos e 100 autólogos) e que receberam a levofloxacina como antibioticoprofilaxia enquanto neutropênicos, foi observado que 31/312 (10%) destes pacientes já eram colonizados por enterobactérias produtoras de ESBL antes do transplante. Destes pacientes já colonizados na fase pré-transplante, 10/31 (32%) desenvolveram bacteremia por enterobactérias produtoras de ESBL durante a internação do transplante, comparado a 1/281 (0,4%) dos pacientes que não eram colonizados com enterobactérias produtoras de ESBL na fase pré-transplante. Todas as hemoculturas com as enterobactérias produtoras de ESBL eram levofloxacina-resistentes e tanto o colonizante, como o isolado da corrente sanguínea de cada paciente, tinham perfil genômico idêntico.

Assim, os achados deste estudo têm implicações tanto para a profilaxia antibacteriana, como para o tratamento empírico em centros de transplantes de células-tronco hematopoiéticas onde as enterobactérias produtoras de ESBL são prevalentes como patógenos de corrente sanguínea. Os autores mostraram que, nesta situação epidemiológica, onde ocorre o uso da levofloxacina profilática, a triagem da colonização do trato gastrointestinal com enterobactérias produtoras de ESBL levofloxacina-resistentes, identifica os pacientes de alto risco de desenvolverem bacteremia por enterobactérias produtoras de ESBL, durante o primeiro episódio de neutropenia febril. Entretanto, os autores assinalam a necessidade de se realizar um estudo multicêntrico para avaliar os riscos e os benefícios desta estratégia de triagem para portadores de enterobactérias produtoras de ESBL levofloxacina-resistentes e da individualização da antibioticoterapia empírica.

PROFILAXIA ANTIFÚNGICA

A única indicação profilática consensual é contra o *Pneumocystis jirovecii*, realizada com o sulfametoxazol-trimetoprima.

A profilaxia contra infecções invasivas pela *Candida* spp. é recomendada nas seguintes situações: receptores de transplante de células-tronco hematopoiéticas e para os indivíduos submetidos à quimioterapia de indução da remissão ou à quimioterapia de indução de resgate para leucemias agudas, todos considerados pacientes de alto risco. As opções recaem sobre o fluconazol, o itraconazol, o voriconazol, o posaconazol, e a micafungina ou a caspofungina.

Um antifúngico triazólico ativo contra fungos filamentosos é recomendado onde o risco da aspergilose invasiva é maior que 6%, tais como pacientes com leucemia mielóide aguda ou síndromes mielodisplásicas durante o período neutropênico associado com a quimioterapia, bem como em estágio tardio do transplante de células-tronco alogênico, e na ocorrência da doença enxerto *versus* hospedeiro.

Para aspergilose invasiva, na fase de pré-enxerto alogênico, ou nos receptores de transplante de medula óssea autólogo a profilaxia não tem se mostrado eficiente. Porém, se o paciente leucêmico possui antecedente de aspergilose invasiva, ou período de neutropenia prolongado de pelo menos duas semanas, ou neutropenia prolongada prévia ao transplante de células-tronco hematopoiéticas, a administração de agente com atividade contra fungos filamentosos deve ser considerada.

Pacientes categorizados de baixo risco não têm indicação da profilaxia antifúngica, uma vez que o período de neutropenia é inferior a sete dias. Para os pacientes com tumores sólidos a profilaxia antifúngica também não está indicada rotineiramente.

PROFILAXIA ANTIVIRAL

Os pacientes soropositivos para o vírus herpes *simplex* que serão submetidos ao transplante de células-tronco hematopoiéticas autólogo ou alogênico, ou à quimioterapia de indução ou reindução, têm indicação para receber a profilaxia antiviral com aciclovir ou com outro agente ativo contra o vírus herpes *simplex* (famciclovir ou valaciclovir), que deve ser mantida até a recuperação da contagem de leucócitos ou até a resolução da mucosite, o que ocorrer por último. Nos pacientes com doença enxerto *versus* hospedeiro e naqueles com antecedentes de episódios de recorrência frequentes, sugere-se que a profilaxia seja estendida por até um ano.

A vacinação anual contra o vírus influenza com a vacina de vírus inativado quadrivalente, é recomendada a todos os pacientes tratados para câncer, sendo administrada pelo menos duas semanas antes do início da quimioterapia ou entre os ciclos da quimioterapia (após 7 dias do último ciclo). No caso de os pacientes neutropênicos serem expostos ao vírus influenza, está indicada a profilaxia pós-exposição, por cinco dias, com oseltamivir ou zanamivir, independentemente do estado vacinal.

O tratamento com um inibidor da transcriptase reversa do nucleosídeo (p. ex., o entecavir ou o tenofovir), é recomendado para os pacientes com alto risco de reativação da hepatite pelo vírus B.

SÍNDROME DA RECONSTITUIÇÃO MIELOIDE

Trata-se de uma condição temporalmente relacionada com a recuperação da aplasia medular, definido pela persistência ou recorrência da febre e o início de um novo foco inflamatório ou progressão de um preexistente, surgindo na época da recuperação dos neutrófilos. Como é uma situação que pode ocorrer no contexto do quadro de neutropenia febril persistente, a possibilidade de superinfecção deve ser cogitada, considerando o espectro do esquema dos antimicrobianos em uso e do diagnóstico diferencial microbiológico aplicável nessa circunstância. Esta síndrome é similar à síndrome inflamatória da reconstituição imune, que pode seguir-se ao início do tratamento antirretroviral dos pacientes com infecção pelo vírus da imunodeficiência humana (HIV).

RECOMENDAÇÕES PARA O DIAGNÓSTICO E A CONDUTA DAS INFECÇÕES RELACIONADAS AO CATETER VENOSO

As infecções associadas às chamadas linhas centrais (dispositivos intravasculares de acesso central), em conjunto com o reservatório de bactérias do trato gastrointestinal, são consideradas as maiores fontes para as infecções da corrente sanguínea nos pacientes neutropênicos. O conector, bem como a luz do cateter, são os locais mais colonizados e que servem de fonte para as infecções da corrente sanguínea associadas às linhas centrais. Os agentes que mais comumente colonizam a superfície da pele e das mucosas são os estafilococos coagulase-negativo, o *S. aureus*, e as espécies de *Candida*. Em menor frequência, encontra-se *Bacillus* spp., *Corynebacterium JK*, enterococos (inclusive os enterococos vancomicina-resistentes), micobactérias de crescimento rápido e bacilos Gram-negativos não fermentadores.

Para o diagnóstico das infecções da corrente sanguínea associadas às linhas centrais, é recomendável a utilização da determinação do diferencial de tempo para positivação (DTP) das hemoculturas, obtendo-se uma amostra do dispositivo intravascular e outra colhida simultaneamente de um sítio periférico. Se a hemocultura colhida do dispositivo intravascular se tornar positiva em mais de 120 minutos antes da positivação da amostra periférica, a fonte da bacteriemia provavelmente estará no cateter. Este índice baseia-se no fato de que, quando o dispositivo intravascular é a fonte da bacteremia, a densidade do micro-organismo no coletor e/ou na luz do cateter é extremamente alta, resultando em positivação da hemocultura coletada do dispositivo em pelo menos 120 minutos antes da amostra colhida simultaneamente do sítio periférico.

Assim, na avaliação inicial do paciente com neutropenia e febre, devem ser coletadas amostras pareadas de hemoculturas, simultaneamente, de cada luz do dispositivo intravascular e de um sítio periférico, antes de iniciar a administração do antibiótico. Uma vez iniciada a antibioticoterapia, o índice DTP não é mais confiável.

Para o tratamento adequado das infecções da corrente sanguínea associadas às linhas centrais, a remoção do dispositivo intravascular deve ser considerada na maioria das ocasiões. Assim, as infecções causadas pelo *S. aureus*, pelos bacilos Gram-negativos e pela *Candida* spp., requerem a remoção da linha central, associada ao tratamento com antibiótico por via sistêmica. Entretanto, quando a bacteremia relacionada ao dispositivo intravascular for causada pelos estafilococos coagulase-negativa, a conduta pode ser mais conservadora, no sentido de preservar a linha central, uma vez que se trata de micro-organismo de baixa virulência, e o dispositivo intravascular pode ser tratado com a administração da antibioticoterapia através da sua própria luz. Nesses casos, em que o dispositivo intravascular foi preservado por contraindicação da inserção de um novo dispositivo (trombocitopenia, que é um evento comum), recomenda-se estender a duração do tratamento endovenoso, especialmente se os agentes causadores da bacteremia forem o *S. aureus* ou bacilos Gram-negativos.

RECOMENDAÇÕES QUANTO AOS CUIDADOS AMBIENTAIS PARA OS PACIENTES NEUTROPÊNICOS FEBRIS

Higiene das mãos

A lavagem das mãos ainda é considerada a maneira mais eficiente na prevenção das infecções adquiridas no ambiente hospitalar. Assim, a recomendação é válida para todos os trabalhadores da área da saúde, e deve ser observada antes de entrar e após deixar o quarto de todos os pacientes, particularmente dos neutropênicos.

Isolamento e barreiras de precauções

Nenhuma vestimenta protetora específica (aventais, luvas e máscaras) é requerida para o cuidado rotineiro dos pacientes neutropênicos. Quando se vislumbra a possibilidade de contato com sangue e/ou secreções, as medidas-padrão de barreiras de precauções devem ser adotadas.

Não há necessidade de isolamento dos pacientes neutropênicos, exceto na situação de receptor de transplante de células-tronco hematopoiéticas.

Alimentos

Geralmente, recomenda-se que os alimentos sejam bem cozidos, evitando-se os pré-preparados. Os legumes, as verduras e as frutas crus, se bem lavados, são aceitáveis, como também são os alimentos procedentes da casa ou de restaurantes, desde que seja assegurado que foram preparados com ingredientes frescos e bem cozidos.

Uma metanálise de dieta para neutropênico que geralmente inclui alimentos cozidos e restrição de frutas cruas, vegetais, carne de peixe e queijos moles, não demostraram efeito protetor com este tipo de intervenção.

Sistema de ventilação do quarto

Todos os pacientes submetidos ao transplante de células-tronco hematopoiéticas devem ser acomodados em quartos com sistema de ventilação com pressão positiva, com mais de 12 trocas do ar por hora e, obrigatoriamente, com filtro de alta eficiência de retenção de partículas (HEPA).

A maioria dos demais pacientes com neutropenia não necessitam de recomendação especial quanto ao sistema de ventilação dos quartos.

Higiene pessoal

Estas recomendações visam manter a integridade da pele durante o período de neutropenia. Aqui se incluem os banhos diários e a inspeção diária de potenciais portas de entrada para infecções, como a região perineal e os pontos de inserção dos dispositivos intravasculares. Os pacientes devem ser orientados a realizar ou receber cuidados de higiene perineal após evacuar ou urinar, com ênfase na suavidade, bem como no sentido dos movimentos das manobras higiênicas, particularmente nas pacientes do sexo feminino, a fim de evitar a contaminação da área genital com matéria fecal. Essas pacientes, na fase do fluxo menstrual, não devem utilizar tampões vaginais, para evitar as abrasões da mucosa vaginal. Durante o período de neutropenia pós-quimioterapia, está contraindicado o uso de termômetros retais, enemas, supositórios e exame de toque retal.

Uma boa higienização da cavidade oral e dentária também deve ser observada durante a fase de neutropenia. Os pacientes com mucosite oral em curso devem higienizar a boca com 4 a 6 lavagens diariamente, usando soluções com água estéril ou soro fisiológico com bicarbonato de sódio. Os dentes devem ser escovados gentilmente com escova de maciez adequada e o uso de fios/fitas dentais pode ser permitido, desde que não causem trauma às gengivas.

Plantas e animais

As plantas, tanto secas como frescas, devem ser evitadas, em razão do encontro de fungos filamentosos, como *Aspergillus* spp. e *Fusarium* spp., na terra dos vasos, na superfície dos arranjos de flores secas e das flores frescas.

A presença de animais de estimação em unidades de pacientes com neutropenia não deve ser permitida.

Visitantes e trabalhadores da área da saúde

As pessoas que pertencem a estas categorias devem evitar entrar em contato com os pacientes neutropênicos, seja socialmente, seja para cuidar deles, caso apresentem sintomas de doenças de transmissão por aerossóis, por gotículas respiratórias ou por contato (p. ex., varicela ou herpes-zóster, gastroenterite, infecções do trato respiratório superior), a menos que estejam paramentadas adequadamente com os artigos de proteção de barreira (máscara, luvas, avental).

Recomenda-se a atualização dos esquemas vacinais para as pessoas envolvidas nos cuidados diretos dos pacientes portadores de doenças neoplásicas.

Vigilância e controle de infecções

As medidas de rotina para a prevenção e o controle das infecções devem ser mantidas pela equipe de controle de infecção hospitalar.

Como a unidade de transplante de células-tronco hematopoiéticas e os centros de tratamento das leucemias agudas lidam com pacientes de alto risco para infecções por fungos filamentosos, especialmente a aspergilose invasiva, as medidas de prevenção e controle devem ser rigorosamente observadas no tocante às quebras de procedimentos e à falha na inspeção do sistema de ventilação da unidade.

A investigação de possíveis surtos de infecção deve ser reservada para quando houver a suspeita dessa situação epidemiológica.

BIBLIOGRAFIA SUGERIDA

Aapro MS, Bohlius J, Cameron DA et al. 2010 update of EORTC guidelines for the use of granulocyte-colony stimulating factor reduce the incidence of chemotherapy-induced febrile neutropenia in adults patients with lymphoproliferative disorders and solid tumours. European Journal of Cancer, 2011; 47: 8-32.

Akova M, Paesmans M, Calandra T, Viscoli C. A European Organization for Research and Treatment of Cancer – International Antimicrobial Therapy Group Study of secondary infections in febrile, neutropenic patients with cancer. Clin Infect Dis, 2005; 40: 239-45.

Bodey GP. Infections associated with malignancy. In: Gorbach SL, Bartlett JG, Blacklow NR, (eds.). Infectious Diseases. 3rd ed. Philadelphia (PA): Lippincott Willians& Wilkins; 2004. p. 1106-11.

Bow EJ. Neutropenic fever syndromes in patients undergoing cytotoxic therapy for acute leucemia and myelodisplastic syndromes. Semin Hematol, 2009; 46: 259-268.

Bow EJ, Fluoroquinolones, antimicrobial resistance and neutropenic cancer patients. Curr Opin Infect Dis, 2011; 24: 545-553.

Bucaneve G, Castagnola E, Viscoli C, et al. Quinolone prophylaxis for bacterial infections in afebrile high risk neutropenic patients. Eur J Cancer, 2007; Supplements 5: 5-12.

Bucaneve G, Micozzi A, Menichetti F, et al. for the Gruppo Italiano Malattie Ematologi chedell'Adulto (GIMEMA) Infection Program. Levofloxacin to prevent bacterial infection in patients with cancer and neutropenia. N Engl J Med, 2005; 353: 977-87.

Cesaro S, Chinello P, De Silvestro G, et al. Granulocyte transfusions from G-CSF-stimulated donors for the treatment of severe infections in neutropenic pediatric patients with onco-hematological diseases. Support Care Cancer, 2003; 11: 101-6.

Cometta A, Kern WV, DeBock R. An EORTC-IATG double-blindtrial of vancomycin versus placebo for persistent fever in neutropenic cancer patients given piperacillin-tazobactam monotherapy [Abstract]. Abstracts of the 41st ICAAC, 22-25 September 2001 Chicago; American Society for Microbiology: Washington, DC Abstract n. L-774.

Cordonnier C, Robin C, Alanio A, Bretagne S. Antifungal pre-emptive strategy for high-risk neutropenic patients: why the story is still ongoing. Clinical Microbiology and Infection, 2014; 20 (Suppl. 6): 27-35.

De Pauw BE, Verweij PE. Infections in patients with hematologic malignancies. In: Mandell GL, Bennett JE, Dolin R, (eds.). Principle and Practice of Infectious Diseases. 6th ed. Philadelphia (PA): Elsevier; 2005. p. 3432.

Del Favero A, Menichetti F, Martino P, et al. and Malatie Ematologi chedell'Adulto (GIMENA) Infection Program. A multicenter, double-blind, placebo-controlled trial comparing piperacillin-tazobactam with and without amikacin as empiric therapy for febrile neutropenia. Clin Infect Dis, 2001; 33: 1295-301.

Elting LS, Bodey GP, Keef BH. Septicemia and shock syndrome due to viridans streptococci: a case-control study of predisponding factors. Clin Infect Dis, 1992; 14: 1201-7.

Flowers CR, Seindfeld J, Bow EJ et al. Antimicrobial Prophylaxis and Outpatient Management of Fever and Neutropenia in AdultsTreated for Malignancy: American Society of Clinical Oncology Clinical Practice Guideline. J Oncol Pract, 2013; 31(6): 794-810.

Freifeld AG, Bow EJ, Sepkowitz KA et al. Clinical Practice Guideline for the Use of Antimicrobial Agents in Neutropenic Patients with Cancer: 2010 Update by the Infectious Diseases Society of America. Clin Infect Dis, 2011; 52(4): e56-e93.

Gafter-Gvili A, Fraser A, Paul M, Leibovici L. Meta-analysis: Antibiotic prophylaxis reduces mortality in neutropenic patients. Ann Intern Med, 2005; 142: 979-95.

Grigull L, Schrauder A, Schimitt-Thomssen A, et al. Efficacy and safety of G-CSF mobilized granulocyte transfusions in four neutropenic children with sepsis and invasive fungal infection. Infection, 2002; 30:267-71.

Hughes WT, Armstrong, Bodey GP, et al. 2002 Guidelines for the use of antimicrobial agents in neutropenic patients with cancer. Clin Infect Dis, 2002; 34: 730-51.

Klaasseen RJ, Goodman R, Pham BA, Doyle JJ. "Low risk" prediction rule for pediatric oncology patients presenting with fever and neutropenia. J Clin Oncol, 2000; 18:1012-9.

Klastersky J, Paesmans M, Rubenstein EB, et al. The Multinational Association for Supportive Care in Cancer risk index: A multinational scorin system for identifying low-risk febrile neutropenic cancer patients. J ClinOncol, 2000; 18: 3038-51.

Klastersky J. Antifungal therapy in patients with fever and neutropenia – More rational and less empirical?. Editorial. N Engl J Med, 2004; 351: 1445-7.

Owens RC, Owens CA, Holloway WJ. Reduction in vancomycin consumption in patients with fever and neutropenia [abstract 458]. Clin Infect Dis, 2000; 31: 291.

Peters C, Minkov M, Matthes-Martin S, et al. Leucocyte transfusions from rhG-CSF or prednisolone stimulated donors for treatment of severe infections in immunocompromised neutropenic patients. Br J Haematol, 1999; 106: 689-96.

Pizzo PA. Management of fever in patients with cancer and treatment-induced neutropenia. N Engl J Med, 1993; 328: 1323-32.

Pizzo PA, Armstrong D, Bodey G, Klastersky J et al. From the Immunocompromised Host Society: The Design, Analysis, and Reporting of Clinical Trials on the Empirical Antibiotic Management of the Neutropenic Patient: Report of a Consensus Panel. J Infect Dis, 1990; 161: 397-401.

Price TH, Bowden RA, Boeckh M, et al. Phase I/II trial of neutrophil transfusions from donors stimulated with G-CSF and dexamethasone for treatment of patients with infections in hematopoietic stem cell transplantation. Blood, 2000; 95: 3302-9.

Rolston KV. New trends in patient management: risk-based therapy for febrile patients with neutropenia. Clin Infect Dis, 1999; 29: 515-21.

Satlin MJ, Chavda KD, Walsh TJ et al. Colonization with Levofloxacin-resistant Extended-spectrum β-Lactamase-producing Enterobacteriaceae and Risk of Bacteremia in HSCT Recipients. Clin Infect Dis, 2018; 67: 1720-1728.

Singh N. Trends in the epidemiology of opportunistic fungal infections: predisposing factors and the impact of antimicrobial use practices. Clin Infect Dis, 2001; 33: 1692-6.

Sonbol MB, Firwana B, Zarzour A et al. The Effect of a Neutropenic Diet on Infection and Mortality Rates in Cancer Patients: A Meta-analysis. Nutr Cancer, 2015; 67: 1232-1240.

Taplitz RA, Kennedy EB, Bow EJ et al. Antimicrobial Prophylaxis for Adult Patients with Cancer-Related Immunosupression: ASCO and

IDSA Clinical Practice Guideline Update. J Clin Oncol, 2018; 36: 3043-3054.

Viscoli C, Castagnola E. Prophylaxis and empirical therapy for infections in cancer patients In: Mandell GL, Bennett JE, Dolin R, (eds.). Principle and Practice of Infectious Diseases. 6th ed. Philadelphia (PA): Elsevier; 2005. p. 3442.

Viscoli C, Castagnola E. Treatment of febrile neutropenic: what is new? Curr Opin Infect Dis, 2002; 15: 377-82.

Wade JC. Epidemiology and prevention of infection in the compromised host. In: Rubin RH, Young LS, (eds.). Clinical approach to infection in the compromised host. 3rd ed. New York (NY): Plenum Medical Book Company; 1994. p. 5-31.

Walsh TJ, Pappas P, Winston DJ, et al. Voriconazole compared with liposomal amphotericin B for empirical antifungal therapy in patients with neutropenia and persistent fever. N Engl J Med, 2002; 346: 225-34.

Walsh TJ, Teppler H, Donowitz GR, et al. Caspofungina versus liposomal amphotericin B for empirical antifungal therapy in patients with persistent fever and neutropenia. N Engl J Med, 2004; 351: 1391-402.

Zinner SH. Treatment and prevention of infections in immunocompromised hosts. In: Gorbach SL, Bartlett JG, Blacklow NR, (eds.). Infectious Diseases, 3rd ed. Philadelphia (PA): Lippincott Willians& Wilkins; 2004. p. 1141-50.

109

Adenomegalias febris

José Ernesto Vidal Bermúdez
Fernando Brandão Serra

INTRODUÇÃO

A síndrome da adenomegalia febril constitui motivo frequente de consulta para o infectologista e um correto diagnóstico em razão das diversas etiologias envolvidas, fato que justifica, em determinadas situações, a atuação de outros especialistas, como o hematologista, o oncologista ou o reumatologista.

As adenomegalias febris podem ser classificadas segundo o tempo de evolução (agudas, subagudas e crônicas); a extensão (localizadas e generalizadas); ou os achados histopatológicos (específicos e inespecíficos). Em algumas condições, essas classificações são capazes de orientar o diagnóstico, como na apresentação clássica de adenite cervical febril secundária a faringite bacteriana ou a foco dentário, caracterizado pela presença de um quadro agudo, adenomegalia localizada e histologia inespecífica. Porém, geralmente, uma única doença pode apresentar diversos padrões clínicos, como nos casos da tuberculose e dos linfomas. Considerando a limitação de usar apenas uma classificação como ponto de partida da análise, será utilizado o esquema proposto por Bergoglio e Daín para sistematizar o estudo das síndromes clinicoinfecciosas. Dessa forma, serão discutidas as adenomegalias febris por meio do conhecimento da apresentação clínica (motivo da consulta, dados da anamnese e do exame físico), do raciocínio clínico e da comprovação diagnóstica. Finalmente, apresenta-se um resumo das principais doenças não infecciosas que podem manifestar-se com adenomegalia febril.

APRESENTAÇÃO CLÍNICA

MOTIVO DA CONSULTA OU DA ADMISSÃO HOSPITALAR

O motivo da consulta dos pacientes com adenomegalia febril pode ser classificado em três situações básicas:

- O doente percebe a presença de uma ou várias adenomegalias, geralmente localizadas em determinada topografia e a febre se manifesta depois do aparecimento da adenomegalia.
- O doente apresenta adenomegalia e febre de forma concomitante. Nessa situação, a adenomegalia febril pode ser o único achado ou pode fazer parte de outras manifestações clínicas.
- O doente apresenta febre, e a adenomegalia constitui um achado do exame clínico junto a outras alterações.

DADOS DE INTERROGATÓRIO

Informações demográficas como idade e sexo podem orientar o diagnóstico da causa subjacente da adenomegalia febril. A linfadenomegalia em pacientes com menos de 30 anos decorre de causas benignas, em cerca de 80% dos casos, ao passo que, em pacientes com mais de 50 anos, deve-se a causas benignas apenas em 40% dos casos. No Quadro 109.1, apresentam-se as principais causas de adenomegalia febril segundo faixa etária.

A anamnese detalhada dos sintomas e sinais referidos pelo paciente é parte fundamental da abordagem diagnóstica inicial. Inúmeras informações clínico-epidemiológicas podem

QUADRO 109.1 Principais causas de adenomegalia febril segundo a faixa etária.

0 a 1 ano	1 a 12 anos	12 a 18 anos	18 a 45 anos	45 a 65 anos	> 65 anos
Mononucleose infecciosa	Faringite	Faringite	Faringite	Aids e infecção aguda pelo HIV	Doença de Hodgkin
Rubéola	Mononucleose infecciosa	Mononucleose infecciosa	Mononucleose infecciosa	Doença de Hodgkin	Linfoma não Hodgkin
Bartonelose[1]	Rubéola	Rubéola	Citomegalovirose	Leucemia aguda	Leucemia linfocítica crônica
Exantema súbito	Exantema súbito	Citomegalovirose	Aids e infecção aguda pelo HIV	Tuberculose	Tuberculose
Citomegalovirose	Citomegalovirose	Tuberculose	Doença de Hodgkin	Linfoma não Hodgkin	Colagenose[2]
Adenovirose	Tuberculose	Infecção aguda pelo HIV e aids	Leucemia aguda	Metástase	Metástase
Tuberculose	Bartonelose[1]	Colagenose[2]	Tuberculose	Sarcoidose	Aids
Infecção aguda pelo HIV e aids	Paracoccidioidomicose	Paracoccidioidomicose	Linfoma não Hodgkin	Colagenose[2]	Infecção aguda pelo HIV
Eritema nodoso	Toxoplasmose	Toxoplasmose	Colagenose[2]	Mononucleose infecciosa	Leucemia aguda
Leucemia aguda	Leucemia aguda	Leucemia aguda	Linfogranuloma venéreo	Leucemia linfocítica crônica	Sarcoidose
Doença de Kawasaki	Lúpus eritematoso sistêmico	Bartonelose[1]	Doença de Still do adulto	Doença do soro	Doença do soro

[1]Doença por arranhadura do gato; [2]Lúpus eritematoso sistêmico, artrite reumatoide, dermatomiosite/polimiosite. Há que se considerar que as doenças do colágeno são mais frequentes em mulheres, e que os linfomas são mais frequentes em homens.

Fonte: Adaptado de www.mdconsult.com.

orientar a suspeita diagnóstica, como: a cronologia da instalação dos sintomas e sua evolução; o comportamento e a preferência sexual; o local de residência; o tipo de moradia; a ocupação profissional; o estilo de vida detalhado; o uso de drogas ilícitas, transfusões de sangue e/ou derivados; o transplante de órgãos e/ou células; as viagens recentes a áreas endêmicas; o contato com animais, piolhos, pulgas ou insetos; o uso de medicamentos; a exposição a instrumentais cortantes ou perfurantes; o contato com doentes; entre outros.

As características propedêuticas da febre têm papel semiológico muito importante. O tipo de febre e sua associação com outros sinais e/ou sintomas pode auxiliar muito o raciocínio clínico. Assim, por exemplo:

- Presença de febre com início abrupto e associado à adenomegalia cervical pode sugerir linfadenopatia bacteriana.
- Presença de febre oscilante associada à adenomegalia pode sugerir brucelose se houver algum dado epidemiológico característico (p. ex., ingestão de leite e derivados não pasteurizados; contato com animais, especialmente vísceras; ingestão de carne malcozida etc.).
- Presença de febre vespertina associada à adenomegalia localizada deve sugerir tuberculose ganglionar.
- Presença de febre prolongada associada à linfadenomegalia generalizada pode sugerir aids (especialmente se houver suspeita epidemiológica) ou neoplasia.
- Presença de adenomegalia localizada ou generalizada com febre baixa e sudorese noturna ou febre alta periódica e sudorose noturna intensa (febre de Pel-Ebstein) pode sugerir a presença de um linfoma.
- Presença de adenomegalia inguinal febril e história de contato sexual recente sem uso de preservativo sugere doença de transmissão sexual.
- Adenomegalia febril generalizada e uso recente de drogas ilícitas com seringas ou tubos de inalação compartilhados pode sugerir infecção aguda pelo HIV ou por qualquer doença transmitida pelo sangue (citomegalovíroses; infecção pelo vírus EB; sífilis; HBV; HCV; ou até mesmo doença de Chagas aguda).
- Adenomegalia generalizada febril consecutiva à injeção de soro heterólogo ou à administração de diversos fármacos (p. ex., fenitoína; hidralazina; alopurinol) pode sugerir doença do soro ou hipersensibilidade às drogas, respectivamente.

É necessário avançar no raciocínio clínico situando os órgãos e aparelhos comprometidos, denunciando localizações anatômicas. Outra investigação indispensável reside na identificação de um diagnóstico sindrômico. Feitos os diagnósticos anatômicos e sindrômicos, aliados aos antecedentes clínico-epidemiológicos, as hipóteses diagnósticas podem ser melhor orientadas.

Não se pode, também, perder de vista a confirmação anamnéstica de alguns sinais e sintomas que ajudam a levantar hipóteses diagnósticas, como em alguns exemplos, a seguir, de situações que se repetem na rotina médica:

- Emagrecimento, anemia e sudorese noturna que lembram neoplasias, linfomas ou aids.
- Sangramentos associados à adenomegalia febril, frequentes na leucemia.
- Adenomegalias que evoluem com artralgias sugerem um componente ou doença autoimune, a brucelose, ou infecções virais crônicas como agente causal ou como fator desencadeante.
- Alterações oculares podem revelar toxoplasmose ou sarcoidose; tuberculose ou micoses profundas.

EXAME FÍSICO

Deve ser o mais completo possível, não se restringindo à adenomegalia e à febre. Até pequenas informações deste exame podem firmar ou afastar hipóteses. Por esse motivo, e considerando as variadas causas de adenomegalia febril, a exploração física deve ser a mais exaustiva possível. A sistemática do exame físico é descrita no Quadro 109.2.

O estado ponderal do paciente pode alertar sobre doenças como tuberculose, micoses profundas (paracoccidioidomicose, histoplasmose, entre outras), neoplasia, aids, citomegaloviroses, toxoplasmose, linfomas.

A presença de sinais de escoriações por prurido, ou de petéquias, ou fenômenos hemorrágicos maiores, pode alertar para a presença de doença hematológica. O exantema precedido de faringite, evoluindo com bom estado geral, sugere mononucleose infecciosa ou síndrome da "mononucleose-símile" (citomegalovirose, toxoplasmose, rubéola, aids aguda, infecção aguda pelo HIV, linfoma, lues secundária).

Alguns sinais dermatológicos específicos podem orientar o diagnóstico, como a erupção de cor lilás nas pálpebras (heliótropo) da dermatomiosite ou o exantema malar (distribuição em "asa de borboleta") do lúpus eritematoso sistêmico. Já o edema palpebral unilateral associado à adenopatia preauricular (sinal de Romaña) indica doença de Chagas aguda. Miocardite também pode sugerir a presença de doença de Chagas, toxoplasmose ou doença de Kawasaki.

O achado de língua sem papilas visíveis sugere doença crônica, como neoplasia ou aids, especialmente se associada a candidíase oral. Entretanto, língua papilas salientes ("língua em framboesa") lembrando a da escarlatina, sugere doença de Kawasaki.Exame do aparelho respiratório pode reforçar a possibilidade de doenças como tuberculose, paracoccidioidomicose ou sarcoidose.

A presença de hepatomegalia, esplenomegalia ou hepatosplenomegalia deve alertar para doenças subjacentes como a mononucleose infecciosa ou a mononucleose-símile, a neoplasia hematológica, a micobacteriose disseminada, a brucelose, entre outras. A presença de esplenomegalia, por sua vez, varia com a entidade mórbida. Geralmente, ocorre aumento pequeno reacional ou moderado nas colagenoses, na mononucleose infecciosa e nos linfomas; e aumento maciço na leucemia mielocítica crônica, na sarcoidose, e na leishmaniose visceral.

Corrimento uretral ou vaginal, assim como úlceras secundárias, devem dirigir o diagnóstico para o rol de doenças sexualmente transmissíveis.

Artralgias à movimentação ou artrite franca podem sugerir colagenose, brucelose ou doença do soro. Dor óssea e hipersensibilidade esternal podem sugerir leucemia aguda.

A presença de adenomegalia febril pode representar apenas a manifestação de neoplasia metastática. Por exemplo, adenomegalia supraclavicular esquerda (gânglio de Virchow), pode revelar neoplasia intra-abdominal; adenomegalia axilar, neoplasia de mama; e adenomegalia inguinal profunda, neoplasia genital ou perianal. Entretanto, outros achados do exame físico geral podem sugerir o foco neoplásico primário, por exemplo icterícia e ascite, no caso de neoplasia metastática; tuberculose ou paracoccidioidomicose peritoneal, que geralmente cursam com adenomegalia febril.

Em algumas situações, o exame clínico de pacientes com adenomegalia febril pode ser ainda mais complexo, especialmente em pacientes com aids: (i) apresentações clínicas

QUADRO 109.2 Sistemática do exame físico, com ênfase no paciente com adenomegalia febril.

- Sinais vitais: curva térmica; frequências do pulso e cardíaca; frequência respiratória; pressão arterial; peso corporal.
- Estado geral: aspecto geral; estado nutricional; fácies.
- Pele, mucosas e fâneros: pele e mucosas descoradas; lesões cutâneas; exantemas e enantemas; petéquias; equimose; nódulos subcutâneos; icterícia.
- Gânglios: adenomegalias localizadas ou generalizadas; presença de sinais inflamatórios; tamanho; dor; consistência; mobilidade; flutuações; fístulas.
- Cabeça, rosto e pescoço: furúnculos; icterícia; hiperemia conjuntival; celulite periorbitária; edema palpebral; ceratoconjuntivite; esclerite; ouvidos; seios paranasais; coriza; cavidade oral (dentição, ulcerações, candidíase); língua (papilas linguais, estomatites); faringe (exudatos, tumores).
- Aparelho circulatório e coração: palpação dos pulsos; relações pulso-temperatura e pulso-ritmo cardíaco; ausculta cardíaca.
- Tórax: forma; simetria; mobilidade; palpação; percussão e ausculta pulmonar; e exame pleural.
- Abdome: ruídos hidroaéreos; pesquisa de ascite; características propedêuticas do fígado e do baço; tumorações ou regiões dolorosas.
- Genitália e exame retal: úlceras; secreção uretral ou vaginal; dor testicular ou ovariana; proctite.
- Exploração neurológica: nível e estado de consciência; postura; marcha; equilíbrio; déficits neurológicos focais; pares cranianos; sensibilidade; reflexos; piramidalismo ou extrapiramidalismo.
- Aparelho locomotor: artralgia e/ou artrite; dor óssea; tenossinovite.

Fonte: Adaptado de Rey-Joly C, Tor J, Urrutia. *El examen clínico.* Madrid: Mosby; 1996.

atípicas, por exemplo, paracoccidioidomicose com características clínicas das formas juvenil e do adulto de forma simultânea; ou (ii) apresentação concomitante de mais de uma doença, por exemplo, tuberculose e histoplasmose, tuberculose e micobacteriose não tuberculosa, ou tuberculose e paracoccidioidomicose. Finalmente, a presença de febre em pacientes com adenomegalia pode corresponder apenas a intercorrência infecciosa (p. ex., infecção bacteriana em paciente neutropênicos com leucemia linfocítica aguda ou síndrome de Felty).

EXAME DE GÂNGLIOS

É fundamental, na avaliação inicial, determinar a presença de adenomegalia localizada ou generalizada. A adenite cervical geralmente ocorre após faringite de etiologia viral ou bacteriana (estreptocócica ou não estreptocócica), assim como nos casos de mononucleose infecciosa ou de mononucleose-símile.

A inspeção das adenomegalias com sinais flogísticos ou fistulização é frequente na tuberculose ganglionar, paracoccidiodomicose juvenil ou linfogranuloma venéreo. Outras causas de adenomegalias cervicais localizadas incluem tuberculose ganglionar, doença de Hodgkin, paracoccidioidomicose juvenil, toxoplasmose aguda e doença por arranhadura do gato. As adenomegalias febris occipitais podem ser secundárias a infecções de pele e tecidos moles do couro cabeludo. Deve-se lembrar que infecções sistêmicas, como a rubéola, geralmente apresentam envolvimento predominante desses grupos ganglionares.

O aumento de tamanho dos linfonodos axilares, epitrocleares ou inguinais ocorre frequentemente em resposta a infecção bacteriana localizada nos membros superiores ou inferiores, por exemplo celulite. Porém, adenomegalia axilar febril deve ser diferenciada de doença de Hodgkin e câncer de mama.

Doenças sexualmente transmissíveis, especialmente a sífilis e o linfogranuloma venéreo, devem ser consideradas diante de um paciente sexualmente ativo com adenomegalia inguinal febril.

Outras causas de adenomegalia axilar, inguinal e epitrocal, podem incluir a doença por arranhadura do gato (*Bartonella henselae*), a tularemia ulceroglandular (*Francisella tularensis*), a peste bubônica (*Yersinia pestis*), a febre por mordida de rato (*Spirillum minus*), a febre por mordida de gato ou cão (*Pasteurella multocida*), a leishmaniose cutânea ou mucocutânea (*Leishmania* spp.), a esporotricose cutânea (*Sporothrix schenckii*) e o antrax cutâneo (*Bacillus anthracis*). A febre pode acompanhar o quadro da doença por arranhadura do gato, a tularemia, a peste bubônica e a febre por mordida do rato, mas, nos outros casos, apresenta-se geralmente associada a infecção bacteriana secundária. O aumento dos gânglios poplíteos apresenta-se, de maneira geral, nas infecções da articulação do joelho, do calcanhar e da face externa da metade posterior do pé.

As causas mais frequentes de adenomegalias generalizadas febris são as infecções virais, especialmente as decorrentes da mononucleose infecciosa e da mononucleose-símile. Porém, como foi mencionado, apenas a adenite regional é possível. Diversos quadros infecciosos e não infecciosos, incluindo doenças neoplásicas, imunológicas (p. ex., colagenose, doença do soro, uso de medicamentos como fenitoína, isoniazida etc.) e outras condições diversas (p. ex., sarcoidose, hipertireoidismo, histiocitose X), podem apresentar-se com adenomegalias febris generalizadas. Nesses casos, informações detalhadas da anamnese e do exame clínico orientam a avaliação diagnóstica inicial.

QUESTIONAMENTO CLÍNICO

O diagnóstico da síndrome de adenomegalia febril parte do ordenamento das informações obtidas na anamnese e no exame clínico e da sua integração mediante potenciais mecanismos fisiopatológicos. Porém, é fundamental identificar se esta síndrome é a principal ou se apenas acompanha outra mais importante. Por exemplo, a presença de adenomegalia febril pode ser a síndrome principal nos casos de mononucleose infecciosa ou tuberculose ganglionar, mas apenas uma síndrome secundária na neoplasia metastática ou na brucelose. Adicionalmente, é necessário fazer as perguntas a seguir.

TRATA-SE REALMENTE DE ADENOPATIA E FEBRE?

É importante diferenciar uma adenomegalia verdadeira de uma massa, tumefação ou tumor, como as causadas por lipomas, cistos, hidrosadenite, abscessos bacterianos, actinomicose (p. ex., *Actinomicetes isreaeli*, *Nocardia asteroide*), micetomas (p. ex., *Madurella grisea*) e lagochilascaríase (*Lagochilascaris minor*, doença parasitária endêmica em alguns estados da região Norte e da Amazônia brasileira). Similarmente, deve ser questionada a presença de febre adequadamente aferida.

QUAIS AS CARACTERÍSTICAS DO GÂNGLIO AFETADO E DA FEBRE?

Embora relativas, as características, como o número e a localização dos gânglios, sua consistência, seu grau de mobilidade e a presença de sinais inflamatórios, especialmente a dor, podem orientar o diagnóstico. Por exemplo, a presença de adenomegalia localizada associa-se geralmente a processos infecciosos focais como faringite, foco dentário ou furúnculo.

Gânglios dolorosos, aumentados assimetricamente e fundidos, com a pele sobrejacente eritematosa, geralmente indicam infecção aguda; adenomegalia de consistência flutuante caracteriza tendência à supuração ou à caseificação, como se observa na tuberculose; adenomegalia de consistência elástica e firme, indolor à palpação, associa-se a linfomas; gânglios envolvidos com carcinomas metastáticos são, em geral, duros e fixos ao tecido subjacente.

QUAL O MECANISMO DA ADENOMEGALIA FEBRIL?

De modo geral, os mecanismos fisiopatogênicos das adenomegalias febris pertencem a um dos seguintes grupos de doenças: infecciosas; neoplásicas (primária ou metastática); imunológicas (p. ex., colagenose, hipersensibilidade às drogas, doença do soro); e outras (p. ex., sarcoidose, doença de Kikuchi, doença de Castleman).

Uma vez identificada a adenomegalia febril como a síndrome principal ou secundária da apresentação clínica, devem ser integrados os achados relevantes da anamnese e do exame físico e postuladas as hipóteses diagnósticas etiológicas.

AVALIAÇÃO DIAGNÓSTICA

Em alguns casos, o diagnóstico da causa subjacente da adenomegalia febril pode ser exclusivamente clínico, como ocorre na faringite infecciosa aguda. Porém, na maioria das doenças que causam adenomegalia febril, é necessário utilizar exames complementares, sejam de laboratório, de imagem ou histopatológicos. A escolha dos exames deve ser sempre racional, começando pelos mais simples e menos invasivos.

Inicialmente, devem ser solicitados hemograma, leucograma, velocidade de sedimentação globular (VHS), proteína C-reativa, provas de função hepática e renal e radiografia de tórax posteroanterior e de perfil. Na mononucleose infecciosa, por exemplo, observa-se linfocitose atípica e aumento discreto de transaminases. Contudo, na doença de Hodgkin pode-se verificar anemia, reação leucemoide, monocitose e eosinofilia. Exames sorológicos serão solicitados diante da suspeita de mononucleose infecciosa (Epstein-Barr) ou mononucleose-símile (*Toxoplasma gondii*, citomegalovirus, rubéola). A possibilidade de doença de Chagas aguda (vetorial, transfusional ou associada ao uso de drogas endovenosas) indica a realização de sorologias específicas. As sorologias também podem ser úteis em outras condições, como a doença por arranhadura do gato, a brucelose, o linfogranuloma venéreo e a infecção aguda pelo HIV. Neste último caso, o diagnóstico se confirma mediante o achado de sorologia negativa ou indeterminada, e a detecção do antígeno p24 do HIV ou de RNA do HIV, especialmente se a carga viral é > 10.000 cópias/mL. Diante da suspeita de colagenose, deve ser solicitado fator reumatoide. Posteriormente, exames específicos podem ser úteis (p. ex., o painel de anticorpos antinucleares - AAN; anticorpos contra o ADN bicatenular - ADNbc; e anticorpos antimúsculo liso, na suspeita de lúpus eritematoso sistêmico).

Em algumas situações, as hemoculturas para bactérias, fungos e micobactérias podem auxiliar o diagnóstico. Porém, especiais cuidados são necessários quando se trata de bactérias de difícil crescimento como a *Bartonella henselae*, a *Brucella melitensis* ou a *Francisella tularensis*.

Exames por imagem (ecografia e tomografia computadorizada) permitem avaliar com mais detalhes a presença de visceromegalias intra-abdominais, adenomegalias mediastinais e retroperitoneais (p. ex., secundárias à doença de Hodgkin e ao linfoma não Hodgkin, à tuberculose, à histoplasmose, à sarcoidose).

O aspirado de medula óssea pode ser especialmente útil em caso de suspeita de linfoma não Hodgkin e leucemia aguda, e, quando associado à mielocultura, aumenta a sensibilidade diagnóstica para diversas infecções sistêmicas. Entretanto, procedimentos como toracocentese, paracentese, broncoscopia com lavado e biópsia pulmonar, entre outros, podem contribuir ao diagnóstico de diversas doenças, especialmente se existe envolvimento sistêmico (p. ex., tuberculose, metástase).

A biópsia-excisão de gânglios superficiais, geralmente cervicais, submandibulares ou axilares apresenta importância capital no diagnóstico das adenomegalias febris. A aspiração ou a biópsia com agulha de gânglio podem ser úteis no diagnóstico de tumor metastático e de infecções (p. ex., tuberculose ganglionar, linfogranuloma venéreo, tularemia e peste), porém não são procedimentos adequados para o diagnóstico dos linfomas e de outras doenças hematológicas. Portanto, dependendo da suspeita clínica, a biópsia-excisão sempre deve ser priorizada. Nos casos de biópsias não diagnósticas ou quando não existirem gânglios passíveis de biópsias superficiais (p. ex., adenomegalias mediastinais ou retroperitoneais, secundárias a linfoma, tuberculose, histoplasmose), a toracoscopia, a laparoscopia ou a laparotomia exploratória podem ser necessárias. O estudo histopatológico detalhado mediante descrições morfológicas e uso de corações especiais (p. ex., Giemsa para linfogranuloma venéreo; Ziehl-Neelsen para micobacteriose; Grocott ou PAS para doença fúngica e Warthin-Starry para bartonelose), geralmente define o diagnóstico. Mas, por vezes, precisa-se de técnicas mais específicas como a imuno-histoquímica ou a reação em cadeia da polimerase (PCR).

É importante considerar sempre a realização de biópsia ganglionar em adultos com um ou mais linfonodos firmes, maiores de 1 cm de diâmetro, não associados a doenças infecciosas e que persistem por mais de 4 a 6 semanas. Aproximadamente 10 a 20% dos pacientes com biópsias ganglionares não diagnósticas podem manifestar, em um ano, uma doença relacionada à indicação da biópsia, geralmente linfoma. Por esse motivo, diante da persistência de linfadenomegalia, deve ser discutida a realização de uma nova biópsia.

DIAGNÓSTICO DIFERENCIAL COM DOENÇAS NÃO INFECCIOSAS

LEUCEMIA

O achado de linfadenomegalias é variável nas leucemias, sendo mais frequente nas formas linfocítica, aguda (LLA) ou crônica (LLC). A LLA predomina em crianças, adolescentes e adultos jovens, representando 80 e 20% das leucemias agudas em crianças e adultos, respectivamente. Entretanto, 90% dos casos de LLC se apresentam depois dos 50 anos de idade, com idade média de 65 anos ao momento do diagnóstico.

As características dos gânglios podem variar segundo a forma clínica. Nas leucemias agudas, a adenomegalia é generalizada, de tamanho pequeno e consistência fibroelástica. Nas formas crônicas, a consistência é mais dura, mas pode ser variável. A febre é frequentemente relatada, e pode decorrer da própria doença ou da infecção bacteriana associada. Os achados que orientam o diagnóstico de LLA incluem: palidez; episódios de sangramento, principalmente em mucosa; dor óssea; cefaleia intensa; dores em membros, principalmente inferiores; e queda do estado geral. De forma diferente, a LLC geralmente apresenta curso clínico mais insidioso e indolente, bem como maior frequência de linfadenopatia generalizada (80%) e hepatoesplenomegalia (50%).

O diagnóstico laboratorial da LLA confirma-se pela análise do esfregaço de sangue periférico, com presença de blastos em 90% dos casos, ou mediante estudo da medula óssea, com demonstração de mais de 30% de blastos. Outros achados incluem pancitopenia, especialmente neutropenia, assim como alterações metabólicas (hiponatremia, hipocalcemia, hiperuricemia). O diagnóstico de LLC confirma-se mediante identificação do imunofenótipo específico em amostras de aspirado de medula óssea. Outros achados frequentes incluem linfocitose sem alterações do hematócrito ou da contagem de plaquetas.

LINFOMA DE HODGKIN

Doença de início geralmente insidioso, porém pode ser subaguda ou aguda. Apresenta distribuição etária bimodal: (i) entre os 15 e 30 anos, com incidência similar em homens e mulheres e curso clínico mais benigno; e (ii) acima dos 50 anos, com maior incidência em homens e curso clínico mais agressivo. A principal manifestação clínica é a presença isolada de hipertrofia laterocervical ou supraclavicular.

Com relação à evolução da doença, existe tendência a comprometer grupos ganglionares contíguos. Tardiamente, observa-se invasão vascular e disseminação hematogênica. Os gânglios tendem a ser duros, indolores e de tamanho variável. Descreve-se, raramente, adenomegalia dolorosa após consumo de álcool. Sintomas constitucionais como febre, perda de peso ou sudorese noturna, podem estar presentes. A febre periódica (Pel-Ebstein) tem sido descrita de forma característica. O prurido pode aumentar a suspeita diagnóstica, mas não é constante. A presença concomitante de adenomegalia mediastinal pode causar sintomas respiratórios. Outras possíveis manifestações incluem anemia, esplenomegalia, hepatomegalia e icterícia. O diagnóstico geralmente é realizado por meio da biópsia de gânglio. Entretanto, não se recomenda a punção-aspiração ou a biópsia com agulha.

LINFOMA NÃO HODGKIN

Apresenta manifestações e cursos clínicos variáveis, desde formas indolentes até outras rapidamente progressivas. Esse tipo de linfoma é mais comum em pacientes com imunodeficiências.

Pacientes com doença indolente usualmente apresentam linfadenopatia com episódios de piora e melhora durante vários meses antes do diagnóstico, porém o crescimento persistente dos gânglios é mais comum. A diferença do linfoma de Hodgkin, é que o envolvimento ganglionar no linfoma não Hodgkin é geralmente multicêntrico em estádios bem precoces, e o acometimento medular é frequente.

Os pacientes com linfomas intermédios e de alto grau apresentam-se com adenomegalias e/ou sintomas constitucionais (febre, perda de peso e sudorese noturna). A linfadenopatia pode ser o único achado, mas locais extranodais também podem ser encontrados, especialmente na pele e no trato gastrointestinal. O hemograma é usualmente normal, mas um grupo de pacientes com linfoma não Hodgkin pode apresentar uma fase "leucêmica", dificultando o diagnóstico inicial. A dosagem de desidrogenase láctica sérica (DHL) parece ser um marcador prognóstico útil. Como acontece no linfoma de Hodgkin, o diagnóstico definitivo geralmente é secundário à biópsia de gânglio.

COLAGENOSES

Este grupo heterogêneo de doenças autoimunes apresenta adenomegalia febril de forma variável, frequentemente associada a outras manifestações sistêmicas. As mulheres em idade reprodutiva são as mais afetadas, embora existam exceções, como a poliarterite nodosa (PAN), doença discretamente mais frequente em homens. A adenomegalia generalizada é relatada com frequência variável no lúpus eritematoso sistêmico (LES), na artrite reumatoide (AR), na PAN e na dermatomiosite/polimiosite. Entretanto, é um achado mais constante na síndrome de Felty.

Os gânglios são geralmente indolores, pequenos, moles e não aderentes aos planos profundos. Contudo, a presença de febre, em conjunto com fadiga, mal-estar, anorexia, náuseas e perda de peso, faz parte das manifestações sistêmicas. Os achados clínicos do LES incluem: artralgias/mialgias (95%); poliartrite (60%); miopatia/miosite (45%); erupção malar (50%); erupção discoide (15%); fotossensibilidade (70%); alopecia (40%); sinais de vasculite (20%); linfadenomegalia (20 a 50%); esplenomegalia (15%); polisserosite (30 a 50%); abortos espontâneos (30% das gestações); e síndrome seca (15%). A adenomegalia é generalizada, mas as cadeias ganglionares mais acometidas são as cervicais, as axilares e as inguinais.

Já a linfadenomegalia é mais frequente em pacientes mais jovens. A apresentação clínica inicial pode ser oligossintomática, fato que dificulta o diagnóstico precoce. Os exames inespecíficos revelam anemia, leucopenia, trombocitopenia e, como na maioria das colagenoses, valores aumentados da VHS e da proteína C-reativa. O diagnóstico de LES utiliza critérios clínicos e laboratoriais bem definidos, que incluem autoanticorpos específicos.

A PAN clássica caracteriza-se por alteração dos seguintes sistemas: renal, com insuficiência renal e hipertensão arterial, (60%); musculoesquelético (64%); sistema nervoso periférico, com neuropatia periférica e mononeurite múltipla, (51%); trato gastrointestinal, por exemplo, dor abdominal, infarto mesentérico, (44%); pele, por exemplo, *livedo reticularis*, fenômeno de Raynaud, (43%); cardíaco, com insuficiência cardíaca, infarto, pericardite, (36%); geniturinário, por exemplo, dor testicular, ovariana ou epididimal, (25%); e sistema nervoso central, por exemplo, acidente vascular cerebral e convulsões, (23%).

O diagnóstico da PAN clássica baseia-se nos dados clínicos e na demonstração de achados característicos de vasculite no material de biópsia dos órgãos afetados. Na ausência de tecidos acessíveis, a demonstração, mediante imagens, dos vasos acometidos, sobretudo aneurismas das artérias de pequeno e médio calibres, define o diagnóstico.

A AR, doença que se apresenta com maior frequência em mulheres de 40 a 50 anos, caracteriza-se principalmente pela presença de poliartrite distal simétrica e rigidez matutina. Essa doença pode ter diversos padrões de apresentação clínica: (i) insidiosa; (ii) brusca; e (iii) policíclica ou intermitente. A presença de febre baixa faz parte dos sintomas constitucionais que acompanham os sintomas reumatológicos. Entretanto, a linfadenomegalia febril é mais frequente quando a doença se inicia de forma brusca.

Apresentações particulares da AR merecem ser mencionadas, como a síndrome de Felty, que caracteriza-se pela presença de AR crônica, esplenomegalia, linfadenomegalia e neutropenia; A AR juvenil, presente em pacientes menores de 16 anos, pode cursar com linfadenomegalia febril quando se inicia de forma sistêmica (doença de Still). O diagnóstico da artrite reumatoide e da síndrome de Felty é basicamente clínico, mas utiliza alguns critérios laboratoriais, como a presença do fator reumatoide e de alterações radiológicas. Como nas outras colagenoses, a VHS e a proteína C-reativa estão elevadas. Adicionalmente, é frequente o achado de anemia e, na vigência de doença clínica ativa, observa-se trombocitose.

DOENÇA DE STILL DO ADULTO

Doença inflamatória de etiologia desconhecida. Apresenta-se em adultos com características similares à doença de Still (AR juvenil de início sistêmico). A apresentação clínica é caracterizada por febre alta; faringite; artralgias ou artrite; mialgias; exantema cor salmão, não pruriginoso e fugaz, que acompanha a febre; linfadenopatia generalizada; hepatoesplenomegalia; e poliserosite.

O curso clínico pode ser: (i) monofásico ou autolimitado, com completa resolução dos sintomas; (ii) policíclico ou intermitente, com remissão completa entre os episódios; com recorrências que costumam ser de menor gravidade e duração; e (iii) crônico, com doença persistentemente ativa.

Os exames laboratoriais demonstram leucocitose, VHS elevada, discreto aumento das transaminases e aumento dos níveis de ferritina, sem presença de fator reumatoide ou anticorpos antinucleares.

BIBLIOGRAFIA SUGERIDA

Bergoglio RM, Daín AL. Infectologia razonada. 3. Edición. Buenos Aires: Editorial Médica Panamericana; 1996.

Farhat CK, Carvalho ES, Carvalho LHFR, Succi RCM. Infectologia pediátrica. 2. ed. São Paulo: Editora Atheneu; 1999.

Isselbacher KJ, Braunwald E, Wilson JD et al. In: Harrison, Medicina Interna. 13. ed. México: Nueva Editorial Interamericana; 1995.

Rey-Joly C, Tor J, Urrutia A. El examen clínico. Madrid: Mosby; 1996.

Schlossberg D, Shulman JA. Diagnóstico diferencial em doenças infecciosas. Rio de Janeiro: Revinter; 2000.

Tierney LM, McPhee SJ, Papadakis MA. Current Medical Diagnosis and Treatment 2000. New York: Lange Medical Book/Mc Graw Hill; 2000.

Wilson WR, Sande MA. Current. Diagnosis & treatment in Infectious Diseases. New York: The McGraw-Hill Companies, Inc; 2001.

110

Diarreia na infância

Isabel de Camargo Costa
Marcelo Genofre Vallada
Adriana Melo de Faria

INTRODUÇÃO

Os episódios de diarreia aguda constituem um dos principais fatores de morbidade e mortalidade infantil em todo o mundo. Em 1980, calculava-se que cerca de 4 milhões e meio de crianças morreriam anualmente vitimadas pela diarreia e suas complicações. Nessa época, teve início um forte movimento mundial na busca de soluções para o problema, resultando em implementação de intervenções destinadas a minimizar as consequências da doença e mesmo a preveni-la. Dentre todas as medidas adotadas, a mais eficaz foi o desenvolvimento e a implementação da Terapia de Reidratação Oral (TRO).

Além da TRO, outros fatores contribuíram nas últimas 2 a 3 décadas para a redução da mortalidade e morbidade pela doença diarreica nas crianças, como o incentivo ao aleitamento materno, melhora da nutrição infantil, melhoria das condições de saneamento e tratamento da água e o desenvolvimento de uma vacina eficaz para o rotavírus.

No ano de 2000, estimava-se que a mortalidade mundial em crianças menores de 5 anos por doença diarreica tinha diminuído para cerca de 1 milhão e meio de óbitos anuais, a maioria em países com baixos índices socioeconômicos e de saneamento. Com as recomendações da Organização Mundial da Saúde no manejo das diarreias agudas, visava-se diminuir sua mortalidade nas crianças menores de 5 anos pela metade até 2010, levando-se em conta os índices do ano de 2000. E redução de até 2/3 em 2015, em comparação aos índices de 1990. Em 2016, estimou-se que a diarreia ainda era a oitava causa de morte em todas as idades e a quinta em crianças menores de 5 anos, com cerca de 450 mil óbitos anuais.

DEFINIÇÕES

Não existe consenso sobre qual é a melhor definição de diarreia. Aceita-se como diarreia três ou mais evacuações por dia, de fezes líquidas ou anormalmente amolecidas. Alguns autores consideram que alterações recentes na consistência e características das fezes são mais importantes do que o número de evacuações, principalmente no lactente que está sendo amamentado, o qual habitualmente apresenta, nos primeiros meses de vida, mais de cinco evacuações semilíquidas diárias, sem que isso constitua diarreia.

Quando há presença macroscópica de sangue nas fezes, frequentemente acompanhada de dor abdominal e febre, caracteriza-se a disenteria, a qual geralmente está associada a quadros clínicos mais graves, com maior risco para a criança. A maioria dos episódios de diarreia aguda se resolve na primeira semana.

Os episódios nos quais a diarreia persiste por mais de 14 dias são chamados de diarreia persistente, e estão associados com maior morbidade. Essa definição é arbitrária, sendo que alguns autores consideram apenas os episódios com duração maior de 21 dias como diarreia persistente. E, quando as manifestações clínicas se prolongam por mais de 30 dias, o episódio passa a ser definido como diarreia crônica.

ETIOLOGIA

Incontáveis micro-organismos podem precipitar o aparecimento de diarreia, porém cerca de 20 diferentes patógenos são os mais frequentemente associados aos episódios de diarreia na infância, entre vírus, bactérias e parasitos. O Quadro 110.1 listas esses agentes.

Os vírus são responsáveis por aproximadamente 70% das diarreias nas crianças. Dentre os vírus, o rotavírus é o agente mais prevalente dentre os casos de diarreia grave na infância, com episódios de desidratação mais intensos e hospitalizações mais prolongadas, principalmente em países com baixo desenvolvimento econômico e social, onde ainda não foi implementada a vacinação rotineira.

Também são comuns os adenovírus chamados entéricos, que compreendem os sorotipos 40 e 41 do subgrupo F. Estes são responsáveis no mundo inteiro por cerca de até 10% dos casos de diarreia em crianças, com maior prevalência entre menores de 2 anos de idade. Geralmente conferem episódios de diarreia de maior duração.

O norovírus cresceu em importância nos últimos anos, com o aumento da frequência dos relatos de surtos a partir de uma origem comum. Novamente as crianças pequenas são as mais acometidas, especialmente aquelas com menos de 5 anos. A transmissão direta, pessoa-pessoa, é comum, e já se registraram surtos em escolas, creches, restaurantes, hospitais e embarcações de passageiros de grande porte.

Outro agente associado a surtos em crianças pequenas, idosos e imunossuprimidos é o astrovírus. Estudos soroepidemiológicos demonstram que cerca de 80% dos adultos possuem anticorpos contra o vírus.

As bactérias são o segundo grupo mais prevalente entre os micro-organismos causadores de diarreias. Em diversos países subdesenvolvidos e em desenvolvimento são o grupo de maior importância. Número significativo de episódios de diarreia aguda de etiologia bacteriana se deve à *Escherichia coli*. As infecções pelas *E. coli* enteropatogênicas (EPEC), enteroagregativas (EAEC) e as enterotoxigênicas (ETEC) geralmente se manifestam como diarreia líquida e acometem crianças menores de dois anos. A ETEC é um dos principais agentes da diarreia do viajante. A *E. coli* êntero-hemorrágica (EHEC) está relacionada com a doença diarreica de origem alimentar, muitas vezes causadoras de colite hemorrágica. A produtora de shigatoxina (STEC), em particular a cepa O157:H7, está associada com a síndrome hemolítico-urêmica.

De uma maneira geral, a prevalência de diarreia aguda por bactérias e pelos principais parasitos são muito maiores naquelas regiões onde as condições de saneamento são precárias ou inexistentes, e a disponibilidade de água potável não é universal. São exemplos a *Salmonella, Shigella, Giardia intestinalis, Entamoeba histolytica.*

As características microbiológicas e as particularidades epidemiológicas de cada agente podem ser encontradas em capítulos específicos.

QUADRO 110.1 Patógenos frequentemente associados com diarreia aguda em criança.

Vírus	Bactérias	Parasitas
Rotavírus Norovírus Enterovírus Astrovírus Adenovírus entéricos Sapovírus	*Escherichia coli* *E. coli* enteropatogênica *E. coli* enterotoxigênica *E. coli* enteroinvasora *E. coli* enteroagregativa *E. coli* êntero-hemorrágica (EHEC) *Shigella* spp. *Salmonella enteritidis* *Campylobacter* spp. *Clostridioides difficile* *Vibrio cholerae*	*Giardia lamblia* *Entamoeba histolytica* *Cryptosporidium parvum* *Cyclospora cayetanensis* *Isospora belli*

PATOGÊNESE E FISIOPATOLOGIA

Nas gastroenterites agudas causadas pelos diferentes agentes etiológicos (vírus, bactérias e protozoários), o tipo de manifestação clínica depende do local do trato intestinal afetado pelo agente agressor (duodeno, jejuno, íleo terminal, cólon). O *Vibrio cholerae*, por exemplo, por meio da produção da toxina colérica, afeta principalmente o duodeno e a porção proximal do jejuno, enquanto o principal alvo da *E. coli* enteroagregativa é o epitélio do cólon. Os mecanismos relacionados à patogenia da diarreia aguda dependem de diversos fatores, relacionados tanto ao hospedeiro quanto ao agente etiológico desencadeador da doença.

Com relação ao hospedeiro, são fatores de proteção o pH gástrico, a flora endógena intestinal e a imunidade inata do trato gastrointestinal. O pH ácido ($pH < 4$) do estômago contribui na primeira linha de defesa contra as bactérias ingeridas. Somente grandes inóculos desses organismos conseguirão superar essa barreira e atingir seu sítio de ação e causar doença. Por essa razão, a acloridria causada por alguns quadros infecciosos ou pelo uso de medicamentos (p. ex., utilização de antiácidos) pode ocasionar uma maior predisposição a bactérias multiplicarem-se no estômago e virem a causar doença, mesmo em menor concentração. Da mesma forma, trabalhos experimentais já comprovaram que quando o *V. cholerae* é administrado juntamente a bicarbonato de sódio, neutralizando o pH ácido do estômago, é necessário um inóculo menor de bactérias para causar diarreia.

A flora endógena intestinal própria do homem, composta por centenas de espécies de bactérias, também funciona como fator protetor, prevenindo que as bactérias patogênicas venham a aderir-se aos enterócitos. As bactérias da flora normal produzem alguns fatores também de proteção, como ácidos graxos de cadeia curta, que interferem com a ação de patógenos entéricos, como a *Shigella* spp. Dessa forma, a utilização de antimicrobianos que alteram a flora normal aumenta a suscetibilidade à infecção intestinal por inúmeros patógenos, incluindo o *C. difficile* e a *Salmonella* spp. A motilidade intestinal também tem papel importante, permitindo uma boa distribuição dessa flora benéfica assim como o muco secretado pelo intestino delgado, que desloca potenciais patógenos para o cólon, eliminando-os.

Outro fator protetor é a imunidade do trato gastrointestinal humano, formada por linfócitos da lâmina própria, linfócitos intraepiteliais e as placas de Peyer, além de plasmócitos produtores de imunoglobulina A secretora (IgA), que agem bloqueando a adesão bacteriana aos enterócitos. Os receptores *toll-like*, em particular, possuem um importante papel na imunidade inata, por serem responsáveis pelo reconhecimento de micro-organismos invasores e pela ativação da resposta imune contra eles. Assim, indivíduos em extremos de idade e portadores de imunodeficiências estão mais predispostos a quadros infecciosos intestinais. Deve-se ressaltar, porém, que recém-nascidos amamentados ao peito recebem uma maior proteção se comparados a recém-nascidos recebendo fórmulas lácteas, que é conferida por meio de imunoglobulinas e lactoferrina presentes no leite materno, além da presença de prebióticos que favorecem o crescimento da flora bacteriana endógena benéfica.

Os fatores relacionados aos diferentes micro-organismos envolvidos na patogênese da diarreia são ainda mais numerosos, e serão discutidos detalhadamente nos capítulos específicos. Esses agentes causam doença pela lesão direta sobre a mucosa intestinal, por intermédio da invasão do trato gastrointestinal, causando doença sistêmica, ou mesmo por meio da produção de toxinas.

As enterotoxinas são definidas como toxinas que apresentam ação direta sobre a mucosa intestinal, causando secreção de fluidos em grande quantidade, superando a capacidade de reabsorção do trato gastrointestinal. O exemplo clássico de uma enterotoxina é a toxina da cólera, cujo mecanismo de ação já é bem estabelecido. A toxina do *V. cholerae* causa secreção de fluidos pela ativação da adenilciclase epitelial basolateral. O aumento de adenosina monofosfato cíclico (AMPc) nos enterócitos ocasiona aumento da secreção ativa dos íons cloro e bicarbonato e a secreção passiva de água e íons sódio e potássio para manter o equilíbrio osmótico. O aumento de AMPc nos enterócitos também inibe o mecanismo de absorção de cloreto de sódio (NaCl) e água, e, como resultado, ocorre um grande efluxo de água e eletrólitos para a luz intestinal. As *E.coli* enterotoxigênicas também são capazes de produzir toxinas desse tipo. São elas as enterotoxinas termolábeis (LT) e termoestáveis (ST). A enterotoxina LT é muito semelhante antigenicamente e biologicamente à toxina colérica e também age ativando a adenilciclase e aumentando a produção de AMPc.

Já a *Shigella* spp. e a *E. coli* êntero-hemorrágica produzem um outro tipo de toxina, chamada citotoxina. Essas toxinas agem ligando-se aos enterócitos e provocando inflamação e lesão da mucosa. Estão geralmente associadas a quadros de diarreia com sangue, em decorrência da lesão mucosa que provocam. O sítio de ação dessas bactérias invasivas, ao contrário das comentadas anteriormente é o intestino grosso. Também capazes de produzir citotoxinas são o *C. perfringens* e o *S. aureus*. O *S. aureus* produz uma delta-toxina que prejudica a absorção de água e provoca lesão da mucosa ou células intestinais que pode ser observada em culturas de células.

Existem ainda as neurotoxinas, cujos principais exemplos são as toxinas botulínicas e a toxina estafilocócica. São toxinas pré-formadas que são ingeridas prontas e podem causar sintomas entéricos. No caso da intoxicação alimentar por *S. aureus*, a toxina pré-formada é ingerida e provoca vômitos profusos pela estimulação do centro do vômito no cérebro.

A habilidade de muitos patógenos causarem doença depende não só do micro-organismo penetrar a mucosa intestinal ou de produzir toxinas, mas também da habilidade de aderir e colonizar a mucosa. Algumas bactérias aderem ao enterócito usando adesinas ou fímbrias, as quais podem ser transferidas para outras espécies por meio de plasmídeos. Alguns protozoários utilizam outras estratégias para fixar-se à mucosa intestinal, como a *Giardia* spp. que possui aparatos de sucção em sua superfície ventral.

Alguns organismos ainda provocam diarreia pela destruição seletiva de células absortivas da mucosa (nos vilos), deixando, porém, as células secretoras das criptas intactas. Os rotavírus e os norovírus são exemplos desses organismos. Isso é associado com alguma diminuição na atividade da lactase e de outras dissacaridases, ocorrendo uma redução na absorção de carboidratos. O quadro clínico pode não ser tão significativo em razão da manutenção de áreas de mucosa intacta. A morfologia intestinal e, consequentemente, sua capacidade absortiva retorna ao normal em 2 a 3 semanas.

DIAGNÓSTICO

A maioria dos episódios de diarreia na criança não necessita de investigação laboratorial. Quando é procurada assistência médica, a avaliação clínica e as orientações pertinentes geralmente bastam.

Diarreias líquidas mais intensas, sem muco, pus ou sangue sugerem diarreia secretora ou por má-absorção e agentes etiológicos como *Vibrio cholera*, ETEC ou mesmo rotavírus, adenovírus e astrovírus. A presença de sangue ou muco são indicativas de micro-organismos invasores, como *Salmonella*, *Shigella*, *Campylobacter jejuni* ou *Yersinia enterocolitica*. Febre alta, dor abdominal de forte intensidade e envolvimento do sistema nervoso central também sugerem etiologia bacteriana.

A anamnese cuidadosa, indagando sobre contato com indivíduos com sintomas semelhantes, ingestão de alimentos possivelmente contaminados e viagens recentes pode contribuir significativamente na suspeição de uma etiologia específica.

No entanto, em circunstâncias particulares, a avaliação laboratorial pode ser necessária, auxiliando no diagnóstico e o manejo do caso. Os exames clássicos ainda são a microscopia e a cultura da amostra de fezes. Com o isolamento de um agente bacteriano em cultura, é possível determinar o padrão de sensibilidade a antimicrobianos, identificar cepas específicas, além de fatores de virulência e a presença de toxinas. Tais informações são mais úteis na investigação de surtos, e frequentemente são desnecessárias na prática clínica diária.

Outros exames que também podem ser utilizados na rotina clínica, quando indicados, são a pesquisa de toxinas de *C. difficile*, a pesquisa de ovos e de parasitos intestinais. Na emergência, testes rápidos são utilizados também para identificar vírus tais como o rotavírus e o adenovírus. No entanto, vale lembrar que a diferenciação de um quadro diarreico bacteriano de um não bacteriano raramente resulta em mudança de conduta. Já no âmbito hospitalar, na criança desidratada que precisa ser tratada com fluidos endovenosos, a dosagem de eletrólitos e gasometria são frequentemente necessárias.

DIARREIA DO VIAJANTE

Uma situação especial à qual um número cada vez maior de crianças e adolescentes estão expostos é a diarreia que se inicia durante ou depois de uma viagem. Visitas a regiões com condições precárias de saneamento, onde há uma grande probabilidade de exposição a material contaminado por enterobactérias, são cada vez mais comuns. Alguns estudos mostram que cerca de 50% dos viajantes originários de países desenvolvidos que têm como destino regiões em desenvolvimento ou inóspitas, apresentam diarreia do viajante.

A diarreia do viajante pode ser classificada como leve, moderada ou clássica. A diarreia é leve quando há uma ou duas evacuações pastosas ou líquidas em 24 horas, sem outros sintomas. Nos quadros moderados, há mais de duas evacuações pastosas ou líquidas em 24 horas, sem outros sintomas ou ainda uma ou duas evacuações em 24 horas, acompanhada por um dentre os seguintes sintomas: náusea, vômito, dor abdominal, cólica, febre ou a presença de sangue nas fezes. Na diarreia do viajante denominada forma clássica, há três ou mais evacuações pastosas ou líquidas em 24 horas e pelo menos um dos sintomas citados anteriormente.

Todos os agentes citados anteriormente como causadores de diarreia na infância podem estar associados à diarreia do viajante, porém a maioria dos episódios tem origem bacteriana. A epidemiologia pode variar dependendo da área geográfica visitada e da época do ano. Na maioria das séries estudadas, a *E. coli* enteropatogênica ocupa a posição principal, seguida por outras *E. coli*, pela *Salmonella* spp., *Shigella* spp., *Campylobacter jejuni* e outras menos frequentes. A diarreia por parasitos é menos comum, ocorrendo principalmente em localizações geográficas muito específicas, onde a contaminação do meio ambiente por esses agentes é muito alta. Dentre os parasitos mais observados, destacam-se *Giardia lamblia*, *Cyclospora cayetanensis*, *Cryptosporidium parvum* e *Isospora belli*. Os vírus que com maior frequência atingem os viajantes são o rotavírus e o norovírus. Frequentemente, a ocorrência desses vírus está associada a surtos que atingem grande número de pessoas que compartilham espaços restritos, como passageiros de cruzeiros.

Os sintomas e a intensidade da doença dependem do agente etiológico e da carga infectante. As manifestações clínicas mais comuns incluem o aparecimento inicial de mal-estar e cólicas, seguida por diarreia líquida. Quando há febre, ela geralmente é baixa; não se observa a presença de sangue nas fezes. Nas infecções por *C. jejuni* e *Shigella*, na evolução da doença podem aparecer sinais de colite, como tenesmo e sangue ou pus nas fezes. A maioria dos episódios de diarreia do viajante é autolimitada, com a presença de sintomas por 1 a 5 dias. Apenas cerca de 10% dos pacientes mantém os sintomas por mais de uma semana.

Como a maioria dos episódios é autolimitada, raramente há necessidade de identificação do agente etiológico envolvido. Se os sintomas forem muito intensos, associados com toxemia e sinais de colite, ou se persistirem por mais de uma semana, a pesquisa de parasitos em fezes e a coprocultura podem ser úteis.

MANEJO DA CRIANÇA COM DIARREIA AGUDA

As crianças que são levadas ao serviço de emergência com a queixa de diarreia, associada ou não a vômitos e febre, devem ser cuidadosamente avaliadas antes de se definir o plano terapêutico. Aqui abordaremos conjuntamente as orientações da Organização Mundial da Saúde/Organização Panamericana de Saúde (OMS/OPAS), do Ministério da Saúde do Brasil e do Centers for Disease Control and Prevention (CDC), dos Estados Unidos.

A avaliação inicial consiste em se obter uma história clínica com os detalhes necessários, e a realização de exame físico completo. Este deve visar a avaliação do grau das perdas e das ingestas hídrica e alimentar, assim como determinar se há presença de desidratação e sua gravidade. Também analisar o aspecto nutricional do paciente e verificar se há qualquer outra doença concomitante (diarreia pode ser um dos sintomas de outras doenças, como meningite, sepse bacteriana, pneumonia, otite média e infecção do trato urinário).

Deve-se determinar o peso inicial, ou pelo menos estimá-lo com base na idade e na altura da criança. Lembrar que o real grau de desidratação pode ser subestimado com a obesidade e superestimado com a desnutrição ou sepse.

AVALIAÇÃO DA HIDRATAÇÃO

A hidratação deve ser o primeiro fator a ser avaliado no paciente com diarreia, a fim de se determinar a presença de desidratação, a principal complicação dos episódios diarreicos na infância. De acordo com a OMS, são dados de história que sugerem que o indivíduo possa estar desidratado: vômitos, febre, presença de seis ou mais episódios de fezes diarreicas nas últimas 24 horas.

O exame físico cuidadoso e a avaliação da presença de alguns sinais específicos (Quadro 110.2) permite a determinação da presença de desidratação e a caracterização de sua gravidade. De acordo com esses achados, institui-se um plano terapêutico. O Plano A é instituído quando estão ausentes os sinais de desidratação (coluna A). Quando estão presentes dois ou mais sinais da coluna B, com pelo menos um sinal prioritário, determina-se desidratação de algum grau e aplica-se o Plano B. E o Plano C é iniciado quando a criança apresenta pelo menos dois sinais da coluna C, com pelo menos um sinal prioritário.

QUADRO 110.2 Sinais e sintomas na criança desidratada.

	A	B	C
	Sem desidratação (déficit < 5% peso)	Desidratação de algum grau (déficit 5 a 10% do peso)	Desidratação grave (déficit > =10% do peso)
Sintomas e sinais			
Condição e comportamento	Bem, alerta	Irritado, agitado	Apático, letárgico, inconsciente
Olhos	Normais	Normais a fundos	Encovados, secos
Lágrimas	Presentes	Presentes ou ausentes	Ausentes
Boca, língua	Molhada	Seca	Muito seca
Sede	Aceita líquidos normalmente ou os recusa	Ávido por líquido, pede por ele	Incapaz de beber quando letárgico, comatoso
Turgor da pele	Prega cutânea (abdominal ou coxa) desaparece espontaneamente	Desaparece lentamente (menos de 2")	Desaparece muito lentamente (mais de 2")
Fontanela anterior	Normal	Pouco deprimida	Muito afundada
Frequência cardíaca	Normal	Normal a aumentada	Taquicardia, bradicardia nos casos mais graves
Pulso	Normal	Mais rápido	Rápido e fraco
Respiração	Normal	Normal a taquipneia	Respiração profunda (acidótica) e aumento da frequência respiratória
Diurese	Presente	Diminuída	Pode estar ausente nas últimas 6 horas
Pressão arterial (PA)	Normal	Normal	Baixa ou indetectável (se choque)
Extremidades	Normal	Normal a fria	Frias e úmidas, cianose de extremidades
Enchimento capilar	Normal (até 3")	Prolongado	Prolongado (> 5"), mínimo

AVALIAÇÃO DE OUTROS PROBLEMAS

Uma análise sumária do estado nutricional deve ser realizada para se identificar problemas nutricionais e oferecer as recomendações dietéticas pertinentes. Avaliar, na anamnese alimentar, se a criança está recebendo aleitamento materno ou não e a alimentação durante o episódio de diarreia.

Apesar de atualmente raro em nosso meio, devemos observar sinais compatíveis com desnutrição grave, marasmo ou kwashiorkor, ou mesmo se a criança apresenta graus menos graves de desnutrição.

TRATAMENTO

O tratamento deve ser instituído desde o início do episódio da diarreia, a fim de se prevenir a desidratação e a desnutrição a ela associada, independente do agente etiológico.

As mães ou responsáveis devem ser orientados a aumentar a ingesta hídrica e manter a alimentação da criança, não sendo necessárias restrições dietéticas nos episódios agudos, e a reconhecerem os sinais de desidratação, quando a criança deve ser levada ao serviço de saúde. Esses são os princípios do plano A.

PLANO A: TRATAMENTO DOMICILIAR

O Plano A deve ser instituído para as crianças que não apresentem sinais de desidratação, ou para aquelas que, desidratadas, já receberam tratamento apropriado, com a resolução da desidratação, e que receberam alta para o domicílio. O plano terapêutico consiste em aumentar a oferta de líquidos até o término da diarreia, ajustar como os líquidos usuais em casa (água, água de cereais - arroz, legumes cozidos, iogurtes), associados ao soro de reidratação oral (SRO - Quadro 110.3). Deve-se tomar o cuidado para que os chás não contenham muito açúcar, evitando que se tornem soluções hiperosmolares. A utilização de SRO precocemente reduz o número de visitas ao consultório médico e ao pronto-socorro, e potencialmente reduz o número de internações e mortes.

Após cada episódio de diarreia, oferecer 50 a 100 mL de SRO para as crianças menores de 12 meses, e, para as maiores, de 100 a 200 mL do SRO. Acima de 10 anos, volume livre. Em média, oferecer para as crianças menores de dois anos, 500 mL de SRO por dia; 1 litro de SRO para as crianças entre 2 e 10 anos e 2 litros para os maiores de 10 anos. Orienta-se desprezar o volume excedente após 24 horas do preparo ou de aberto o frasco. Se a criança apresentar algum episódio de vômito, deve-se orientar para que se aguarde em torno de 10 minutos, e reiniciar a oferta hídrica.

QUADRO 110.3 Composição dos soros de hidratação disponíveis e outras soluções.

Solução	Carboidrato (g/L)	Sódio (mmol/L)	Potássio (mmol/L)	Cloreto (mmol/L)	Base (mmol/L)	Osmolaridade (mOsm/L)
OMS (2002)	13,5	75	20	65	30	245
OMS (1975)	20	90	20	80	30	311
ESPGHN[1]	16	60	20	60	30	240
Pedialyte®[2]	25	45	20	35	30	250
Hidrafix®		90	20	80	30	NI
Hidrax 45®	25	45	20	35	30	NI
Hidrax 90®	20	90	20	80	30	NI
Coca-Cola® Clássica[3]	112	1,6	–	–	13,4	650
Gatorade® (aproximado)	60	16,6	2,56	NI	NI	370

[1]ESPGHN: European Society of Paediatric, Gastroenterology, Hepatology and Nutrition; [2]Laboratórios Abbott – outras informações: www.pedialyte.com; [3]Coca-Cola Corporation. Base = fosfato; NI: Não Informado.

Fonte: Adaptado de Centers for Disease Control and Prevention. Managing acute gastroenteritis among children: oral rehydration, maintenance, and nutricional therapy. MMWR 2003;52(n. RR-16):12. Acrescido de soluções disponíveis para compra no Brasil.

Manter a alimentação habitual

O aleitamento materno deve ser mantido sem interrupção. Os demais alimentos, sem restrição. Orienta-se oferecer dietas pequenas e frequentes, a cada 3 a 4 horas, pois são mais bem toleradas.

Orientar sobre a evolução do episódio de diarreia

Aparecimento de sinais que demandem reavaliação em serviço de saúde, em especial aqueles que indiquem potencial retorno da desidratação – piora da diarreia, vômitos frequentes, aumento da sede, criança que não esteja conseguindo ingerir líquidos normalmente, ou se outra doença se instalar.

PLANO B: DESIDRATAÇÃO DE ALGUM GRAU

Geralmente, as crianças com algum grau de desidratação não necessitam de internação, mas devem ser manipuladas na área de emergência para correção da desidratação e, posteriormente, orientado o tratamento domiciliar (Plano A).

O tratamento de escolha nos serviços de saúde deve ser a reidratação oral com o SRO, até o desaparecimento dos sinais de desidratação. O aleitamento materno deve ser mantido. Oferecer o SRO nas primeiras 4 horas e, após, reintroduzir a alimentação.

Frequentemente, o déficit de líquidos é de 50 a 100 mL/kg. Esse volume é então oferecido em pequenas quantidades, regularmente, nesse período de tempo. O parâmetro inicial é cerca de 20 a 30 mL/kg por hora. Quando a criança apresentar algum vômito, deve-se aguardar 10 minutos e reiniciar com oferta um pouco mais espaçada. Se apresentar edema palpebral, suspender o soro.

Após 4 horas, se a criança estiver hidratada, passar para o Plano A. Se ainda persistirem os sinais de desidratação, repete-se o Plano B, mas reintroduz-se a alimentação, o leite e os sucos. Se a criança evolui para desidratação grave, deve-se abordá-la com o Plano C.

PLANO C: DESIDRATAÇÃO GRAVE

Crianças com desidratação grave estão sob risco de vida, podendo morrer de choque hipovolêmico. O tratamento deve der imediato, seguindo o Plano C, em ambiente hospitalar. Alguns testes laboratoriais podem ajudar na avaliação clínica e no manejo da terapêutica, como o sódio, potássio, ureia, creatinina, glicemia e bicarbonato (pH) séricos.

O déficit de fluidos é de pelo menos 10% do peso da criança. O tratamento de escolha é a infusão intravenosa de fluidos, e ocorre em 3 fases:

Expansão ou fase rápida

Corrigir a desidratação, seguindo a necessidade para cada faixa etária.

- Nesse período, o paciente deve ser observado de perto e reavaliado frequentemente.
- A OMS orienta o uso de 100 mL/kg de Ringer lactato ou solução salina (soro fisiológico 0,9%). Em crianças de até 12 meses, 30 mL/kg na primeira hora (repetindo mais uma vez se pulso ainda fraco) e o volume restante em 5 horas. Para as crianças entre 12 meses e 5 anos, 30 mL/kg em 30 minutos (repetindo mais uma vez se pulso ainda fraco) e o volume restante em 2 horas e meia. A Sociedade Brasileira de Pediatria recomenda para crianças menores de 5 anos a infusão de SF 0,9%, iniciando com 20 mL/kg de peso corpóreo em 30 minutos, que deverá ser repetida até que a criança esteja hidratada, reavaliando os sinais clínicos após cada fase de expansão. Para recém-nascidos e cardiopatas graves, recomenda-se começar com 10 mL/kg de peso. Para crianças maiores de 5 anos, pode ser utilizada a SF0,9% com a infusão de 30 mL/kg de peso em 30 minutos ou ingerir lactato com a infusão de 70 mL/kg de peso em 2 horas e 30 minutos.
- Avaliar criança a cada 1 ou 2 horas; se necessário infundir soro mais rápido e, quando criança puder ingerir líquidos, também oferecer o SRO, 5 mL/kg por hora.

- Pacientes desnutridos e portadores de cardiopatia deverão receber volumes menores por vez, em virtude da maior labilidade cardiocirculatória. A criança estará hidratada quando não mais apresentar os sinais prévios de desidratação, estiver consciente, ingerindo líquidos, pulsos periféricos presentes, melhora do turgor da pele e com diurese clara presente. Edema de pálpebras e extremidades indicam hiper-hidratação.

Manutenção

É o volume para manter o metabolismo basal.

- O aporte de líquido pode ser determinado pelo seguinte cálculo:

  < = 10 kg - 100 mL/kg

  10 a 20 kg - 1.000 mL+ 50 mL/kg peso acima de 10 kg

  > 20 kg - 1.500 mL + 20 mL/kg de peso acima de 20 kg

- O soro de manutenção deve conter:

  Glicose - 5 a 10 g/100 calorias por dia

  Sódio - 3 a 4 mEq/100 calorias por dia

  Potássio - 2 a 3 mEq/100 calorias por dia

  Cloro - 3 a 4 mEq/100 calorias por dia

  Cálcio - 100 a 200 mg/100 calorias por dia (gluconato)

  Magnésio - 0,4 a 0,8 mEq/10 calorias por dia

- A SBP recomenda a utilização de soro glicosado a 5% e soro fisiológico a 0,9% na proporção de 4:1, no volume adequado para o peso corpóreo conforme apresentado acima. Adicionar à solução KCl 19,1% na proporção de 1 mL para cada 100 mL da solução. Se o paciente está consciente e consegue receber hidratação oral com SRO, e está se alimentando, esta via deve ser priorizada.

Reposição

Visa compensar as perdas anormais. É prescrita adicionada ao soro de manutenção.

Em média utiliza-se 50 mL/kg por dia de soro glicofisiológico (1:1). Ou podemos nos basear na intensidade das perdas - perdas leves, 20 a 40 mL/kg por dia; perdas moderadas, 40 a 60 mL/kg por dia; perdas graves, mais de 60 mL/kg por dia.

SITUAÇÕES ESPECIAIS

DESIDRATAÇÃO HIPERNATRÊMICA

A desidratação hipernatrêmica ocorre quando a concentração sérica de sódio está acima de 145 mEq/L. A resposta a hidratação com SRO é boa. Quando o paciente apresenta desidratação grave, a infusão do soro na fase de expansão deve ter a velocidade reduzida, pois a queda muito rápida da concentração sérica de sódio pode induzir ao edema cerebral e convulsões.

CONVULSÃO

Ocasionalmente, a criança desidratada pode apresentar algum episódio de convulsão, antes ou durante a terapia de reidratação. As possíveis causas implicadas são: hipoglicemia, hipertermia, hipernatremia, hiponatremia, ou alterações em sistema nervoso central não relacionadas à diarreia (meningoencefalite, epilepsia). A pesquisa e correção ou tratamento dessas condições devem ser concomitantes às medidas de correção da volemia.

HIDRATAÇÃO POR SONDA NASOGÁSTRICA

Em locais onde há disponibilidade e equipe treinada para uso de sonda nasogástrica (SNG) para hidratação, esta pode ser considerada nos casos onde houve perda de peso durante as duas primeiras horas de hidratação oral, vômitos persistentes (mais de quatro episódios), intensa perda fecal ou dificuldade de ingesta oral.

Iniciar a correção da desidratação com velocidade de infusão de 20 mL/kg por hora. O volume é o mesmo descrito no Plano B. Ocorrendo náusea ou vômito, deve-se reduzir a velocidade de infusão. Se ainda assim a desidratação não é corrigida ou se agrava, deve-se partir para o Plano C, com hidratação intravenosa.

SUPORTE NUTRICIONAL

As recomendações para a terapia nutricional dependem da idade e da história dietética do indivíduo. Lactentes em aleitamento materno devem continuar recebendo leite materno em livre demanda. Lactentes que recebem fórmulas devem voltar a receber sua fórmula em quantidades suficientes para satisfazer suas necessidades calóricas e nutricionais assim que terminada a fase de reidratação rápida. Fórmulas com teor reduzido de lactose ou sem lactose não são necessárias nesse momento. Fórmulas à base de proteína da soja também não estão indicadas.

Crianças recebendo dieta semissólida ou sólida também devem continuar a receber sua dieta normal durante os episódios de diarreia. Alimentos ricos em açúcares simples devem ser evitados, pois a carga osmótica pode piorar a diarreia.

O zinco é essencial para a integridade da barreira epitelial, reparo dos tecidos, imunidade mediada por célula, resposta imune. Nas diarreias há significativa perda de zinco. A OMS orienta o uso de suplemento de zinco por 10 a 14 dias. A recomendação é de 10 a 20 mg por dia de zinco elementar para todas as crianças menores de 5 anos com diarreia. Baseia-se em estudos que mostraram que a suplementação de zinco durante um episódio agudo de diarreia diminui a duração e gravidade desse episódio, além de diminuir a incidência de diarreia nos 2 a 3 meses subsequentes. Em contrapartida, a Sociedade Europeia de Gastroenterologia Pediátrica, Hepatologia e Nutrição (ESPGHAN) não recomenda o uso da suplementação com zinco para menores de 6 meses.

Atualmente, há muita discussão quanto ao papel dos probióticos nos episódios agudos de diarreia. Probióticos são definidos como micro-organismos vivos existentes em alimentos fermentados que promovem um melhor balanço da flora intestinal. São considerados probióticos diferentes espécies de lactobacilos e bifidobactérias, ou o fungo *Saccharomyces boulardii*. Seu mecanismo de ação seria a competição com bactérias patogênicas por receptores ou nutrientes intraluminais, produção de substâncias antibióticas e melhora da resposta imune do hospedeiro. *Lactobacillus rhamnosus* GG e o *S. boulardii* são os probióticos mais estudados em países desenvolvidos e existe evidência de diminuição da duração da doença diarreica com seu uso, especialmente em crianças hospitalizadas. Contudo, já há relatos de risco de sepse por esses micro-organismos quando utilizados em indivíduos imunocomprometidos.

Há muita divergência de qual seria o papel do prebióticos na melhora da diarreia aguda. Prebióticos são carboidratos complexos que estimulam o crescimento da flora intestinal endógena saudável. Os oligossacarídeos presentes no leite humano são exemplos de prebióticos, pois eles promovem o crescimento de lactobacilos e bifidobactérias no cólon de recém-nascidos. Sua ação benéfica na doença diarreica aguda ainda não está bem definida e a posição da ESPGHAN, na atualização de seu consenso em 2014 foi contrária a seu uso.

UTILIZAÇÃO DE ANTIBIÓTICOS

Antibióticos não devem ser utilizados rotineiramente no manejo dos episódios de diarreia aguda da criança, exceto em situações muito particulares. A maioria dos episódios tem como agente etiológico um vírus, e, mesmo naqueles onde há a suspeita de uma etiologia bacteriana, os sintomas usualmente são autolimitados e a utilização de antimicrobianos não diminui a duração da doença. Além disso, na maioria das situações se desconhece o agente etiológico envolvido e a respectiva sensibilidade aos antimicrobianos; também há risco de desenvolvimento de resistência, aumento significativo dos custos do tratamento além dos efeitos adversos que as drogas utilizadas podem causar.

Situações que merecem uma avaliação cuidadosa são os episódios de diarreia que envolvam crianças imunocomprometidas, recém-nascidos e crianças com patologias crônicas, ou ainda em doenças por alguns patógenos específicos.

A utilização de antimicrobianos está indicada nos episódios causados por *Shigella*, *Entamoeba histolytica*, *Vibrio cholerae* e *Giardia lamblia*. A gastroenterite por *Shigella* comprovada em cultura de fezes ou suspeita, deve ser tratada com ciprofloxacina, azitromicina ou ceftriaxona (WHO). O tratamento diminui tanto a duração da febre quanto a da diarreia, além de diminuir o tempo de excreção dos patógenos, diminuindo assim a sua infectividade, o que é de extrema importância em crianças internadas ou que frequentam escola ou creche.

Nas gastroenterites por Salmonella, no geral, a terapêutica com antimicrobianos deve ser evitada por, principalmente aumentar o risco do paciente se tornar um portador crônico da bactéria, além de não diminuir a duração da febre ou diarreia tanto em adultos quanto em crianças quando comparado com placebo. Na gastroenterite por *Campylobacter*, o tratamento com azitromicina é recomendado nas formas disentéricas e também para diminuir da transmissão no ambiente de creches.

Nos casos de doença grave por *E. coli* enterotoxigênica ou doença prolongada por *E. coli* enteropatogênica, a utilização de antibióticos tem se mostrado útil também em diminuir a duração da doença diarreica. Nos casos de EHEC, entretanto, o uso de antimicrobianos deve-se ser evitado por aumentar o risco de disseminação da toxina Shiga decorrente da lise bacteriana.

Nos casos mais graves de diarreia por *Clostridioides difficile*, em que a simples suspensão do tratamento antimicrobiano prévio não resolve o quadro, o tratamento com metronidazol ou vancomicina orais (nos casos de cepas resistentes) também se mostrou benéfico.

Crianças gravemente enfermas, com evidências clínicas de sepse ou comprometimento neurológico, devem ser tratadas com antibióticos. A presença de diarreia sanguinolenta, com características invasivas, ou nos casos de diarreia prolongada, deve-se avaliar caso a caso a necessidade de tratamento, de preferência baseando-o nos resultados de exames microbiológicos.

Recém-nascidos com diarreia franca devem receber antimicrobianos por via parenteral, sob cuidadosa observação, em ambiente hospitalar. Crianças de qualquer idade, com comprometimento do estado imunológico, incluindo as imunodeficiências inatas ou adquiridas, as que utilizam drogas imunossupressoras e as desnutridas graves, devem ser cuidadosamente avaliadas em relação à necessidade de antibioticoterapia diante a um episódio de diarreia grave. Quando indicado, o início deve ser imediato.

Nos casos de diarreia associados a viagens, a maioria dos quadros é autolimitado. A utilização de antibióticos é indicada apenas para os pacientes que desenvolvem diarreia moderada a grave, com mais de quatro evacuações líquidas diárias e a presença de sangue ou pus em fezes. A droga de escolha para adultos é a ciprofloxacina, na dose de 500 mg a cada 12 horas, por 2 a 3 dias. Na maioria das vezes, os sintomas terão uma substancial melhora após um dia de tratamento. Outras quinolonas (norfloxacina, levofloxacina ou ofloxacina) também podem ser utilizadas. Uma droga alternativa tanto para adultos e, especialmente para crianças pequenas, onde se limita o uso das fluorquinolonas, é a azitromicina.

O tratamento antiparasitário das diarreias geralmente não é necessário, só devendo ser considerado nos casos com grande repercussão no estado geral. Casos graves de giardíase podem ser tratados com metronidazol, nitazoxanida, albendazol ou tinidazol. A diarreia pelo criptosporidio deve ser tratada com nitazoxanida somente em crianças imunocomprometidas. O tratamento antiviral das diarreias também não é indicado com raras exceções, como a colite grave por citomegalovírus em criança portadora de imunodeficiência. A eficácia da nitazoxanida para crianças com diarreia aguda por rotavírus ainda não foi comprovada em estudos clínicos, de modo que, seu uso também não é recomendado neste momento.

ADMISSÃO HOSPITALAR

Não há critério estabelecido para a indicação de internação de crianças com diarreia aguda, o que pode contribuir para um excesso destas. Deve-se considerar a internação para as crianças com diarreia grave que exige um rigoroso monitoramento dos parâmetros clínicos e laboratoriais. São indicações de internação a desidratação grave, com necessidade de hidratação endovenosa, o comprometimento neurológico, a presença de choque ou toxemia, a presença de vômitos incoercíveis, a possibilidade de uma patologia cirúrgica associada e a diarreia intensa. Extremos de idade, como os recém-nascidos e lactentes jovens e condições em que haja um comprometimento do estado imunológico, como a desnutrição grave, também requerem internação. Também deve ser cuidadosamente avaliada a necessidade de internação da criança com diarreia sanguinolenta (disenteria) e quando, por qualquer razão, os cuidadores não se mostrarem capacitados a atender as necessidades hídricas da criança.

PREVENÇÃO

A prevenção da doença diarreica baseia-se principalmente na melhoria das condições sanitárias, de higiene, e cuidados com a água e os alimentos.

Já amplamente discutido nas diversas organizações, sociedades médicas e divulgado nas mídias, o estímulo à amamentação exclusiva nos primeiros 6 meses de vida é um fator de extrema importância para a proteção contra diarreias e pneumonias. A vacinação e outro fator. Desde que se introduziu a vacinação contra o rotavírus no Programa Nacional de Imunizações, as internações e casos graves de diarreia por rotavírus diminuiram.

Também está disponível uma vacina contra a *Salmonella typhi*, a qual é utilizada por aqueles que viajam para áreas endêmicas da doença e para indivíduos com risco de exposição profissional, como os trabalhadores das companhias de água e esgoto.

BIBLIOGRAFIA SUGERIDA

Alam NH, Ashraf H.; Treatment of infectious diarrhea in children. Paediatr Drugs, 2003; 5(3):151-65.

Bányai K, Estes MK, Martella V, Parashar UD. Viral gastroenteritis. Lancet. 2018 Jul 14;392(10142):175-186.

Brady K. Acute gastroenteritis: evidence-based management of pediatric patients. Pediatr Emerg Med Pract. 2018 Feb;15(2):1-25.

Brandt KG, Antunes MMC, Silva GAP. Diarreia Aguda: manejo baseado em evidências. J Pediatr (Rio J) 2015; 91 (6 Suppl 1): S36-S43.

Burnett E, Parashar U, Tate J. Rotavirus Vaccines: Effectiveness, Safety, and Future Directions. Paediatr Drugs. 2018 Jun;20(3): 223-233.

Ciccarelli S, Stolfi I, Caramia G. Management strategies in the treatment of neonatal and pediatric gastroenteritis. Infection and Drug Resistance, 2013:6, 133-161.

Clark B, McKendrick M. A review of viral gastroenteritis. Curr Opin Infect Dis, 2004 Oct; 17(5):461-9.

Diarrhoea Treatment Guidelines – including new recommendations for the use of ORS and zinc supplementation – for Clinic-Based Healthcare Workers. (USAID/UNICEF/WHO) WHO, 2005. https://hetv.org/pdf/diarrhoea-guidelines.pdf. Acessado em 03/06/2019.

Feld LG, Neuspiel DR, Foster BA et al. Clinical Practice Guideline: Maintenance Intravenous Fluids in Children. Pediatrics. 2018;142(6):e20183083.

GBD 2016 Diarrhoeal Disease Collaborators. Estimates of the global, regional, and national morbidity, mortality, and aetiologies of diarrhoea in 195 countries: a systematic analysis for the Global Burden of Disease Study 2016. Lancet Infect Dis. 2018 Nov;18(11):1211-1228.

Guandalini S. Probiotics for children with diarrhea: an update. J Clin Gastroenterol, 2008 Jul, 42 Suppl 2:S53-7.

Guarino A, Ashkenazi S, Gendrel D, Lo Vecchio A, Shamir R. European Society for Pediatric Gastroenterology, Hepatology, and Nutrition/European Society for Pediatric Infectious Diseases. Evidence-based guidelines for the management of acute gastroenteritis in children in Europe: update 2014. European Society for Pediatric Gastroenterology, Hepatology, and Nutrition; European Society for Pediatric Infectious Diseases. J Pediatr Gastroenterol Nutr. 2014 Jul;59(1):132-52.

Hill DR, Ericsson CD, Pearson RD et al. Infectious Diseases Society of America. The practice of travel medicine: guidelines by the Infectious Diseases Society of America. Clin Infect Dis, 2006 Dec 15; 43(12):1499-539.

Hojsak I. Probiotics in Children: What Is the Evidence? Pediatr Gastroenterol Hepatol Nutr. 2017 Sep;20(3):139-146.

Implementing the New Recommendations on the Clinical Management of Diarrhoea – Guidelines for Policy Markers and Programme Managers. (WHO/UNICEF/USAIDS/Johns Hopkins Bloomberg – School of Public Health) WHO, 2006. https://www.who.int/maternal_child_adolescent/documents/9241594217/en/. Acessado em 06/06/2019.

King CK, Glass R, Bresee JS et al. Centers for Disease Control and Prevention. Managing Acute Gastroenteritis Among Children: Oral Rehydration, Maintenance, and Nutritional Therapy. MMWR Recomm Rep. 2003 Nov 21;52(RR-16):1-16.

Leung AK, Robson WL, Davies HD. Traveler's diarrhea. Adv Ther, 2006 Jul-Aug; 23(4):519-27.

Marcos LA, DuPont HL. Advances in defining etiology and new therapeutic approaches in acute diarrhea. J Infect, 2007 Nov; 55(5):385-93.

Navaneethan U, Giannella RA. Mechanisms of infectious diarrhea. Nat Clin Pract Gastroenterol Hepatol, 2008 Nov; 5(11):637-47

O'Ryan M, Prado V, Pickering LK. A Millennium Update on Pediatric Diarrheal Illness in the Developing World. Semin Pediatr Infect Dis, 2005 Apr; 16(2):125-36.

Ochoa TJ, Salazar-Lindo E, Cleary TG. Management of Children with Infection-Associated Persistent Diarrhea. Semin Pediatr Infect Dis, 2004 Oct; 15(4):229-36.

Reisinger EC, Fritzsche C, Krause R et al. Diarrhea caused by primarily non-gastrointestinal infections. Nature Clinical Practice Gastroenterology & Hepatology, 2005 May 2 (5) 216-22.

Riddle MS, Chen WH, Kirkwood CD, MacLennan CA. Update on vaccines for enteric pathogens. Clin Microbiol Infect. 2018 Oct;24(10):1039-1045.

Schiller LR. Management of diarrhea in clinical practice: strategies for primary care physicians. Rev Gastroenterol Disord, 2007; 7, Suppl 3:S27-38.

Shah MP, Hall AJ. Norovirus Illnesses in Children and Adolescents. Infect Dis Clin North Am. 2018 Mar;32(1):103-118.

Shane AL, Mody RK, Crump JA, Tarr PI, Steiner TS et al. 2017 Infectious Diseases Society of America Clinical Practice Guidelines for Diagnosis and Management of Infectious Diarrhea. Clin Infect Dis. 2017 Nov 29;65(12):1963-1973.

Sociedade Brasileira de Pediatria. Departamento Científico de Gastroenterologia. Morais MB, Cruz AS et al. Diarreia aguda: diagnóstico e tratamento. Guia Prático de Atualização 2017. https://www.sbp.com.br/fileadmin/user_upload/2017/03/Guia-Pratico-Diarreia-Aguda.pdf. Acessado em 06/06/2019.

Viswanathan VK, Hodges K, Hecht G. Enteric infection meets intestinal function: how bacterial pathogens cause diarrhoea. Nat Rev Microbiol, 2009, Feb;7(2):110-9.

WHO. Diarrhoea Treatment Guidelines: including new recommendations for the use of ORS and zinc supplementation for Clinic-Based Healthcare Workers, 2005. https://www.who.int/maternal_child_adolescent/documents/a85500/en/. Acessado em 06/06/2019.

Widdowson MA, Bresee JS, Gentsch JR et al. Rotavirus disease and its prevention. Curr Opin Gastroenterol, 2005 Jan; 21(1):26-31.

Zollner-Schwetz I, Krause R. Therapy of acute gastroenteritis: role of antibiotics. Clin Microbiol and Infect: 21 (2015): 744-749.

111

Febre prolongada de etiologia obscura

Artur Timerman (in memoriam)

INTRODUÇÃO

Em uma pessoa normal, a temperatura corpórea é mantida constante dentro de uma margem de variação muito pequena, não obstante as expressivas diferenças na temperatura do meio ambiente que a envolve e, também, mesmo durante extenuantes atividades físicas. O controle da temperatura corpórea se dá por intermédio de mecanismos regulatórios muito precisos, sendo necessária para que as reações enzimáticas necessárias à nossa sobrevivência ocorram em nosso organismo; tal processo é comum a todos animais ditos homeotérmicos, não se aplicando àqueles poiquilotérmicos. A febre representa uma reação natural que resulta de uma série de processos patológicos. A principal tarefa em termos de produção de calor é a termogênese acarretada pelo efeito dos hormônios tireoidianos. Tais hormônios estimulam a Na^{+} = K^{+} ATPase encontrada nas membranas citoplasmáticas; a produção aumentada de calor se dá através do incremento nos processos metabólicos, por meio dos quais a energia é liberada na forma de calor.

Os maiores produtores de calor no nosso organismo são os músculos esqueléticos, fígado, órgãos esplâncnicos e cérebro. Nesse aspecto, os músculos esqueléticos representam papel particularmente relevante, na medida em que, pelo seu peso, são capazes de produzir grande quantidade de calor de forma muito rápida.

A temperatura corpórea é mantida constante por intermédio de uma precisa regulação nervosa. O sistema nervoso mantém a atividade metabólica em uma intensidade ótima e, simultaneamente, regula a quantidade de calor perdida. Tanto a produção como a perda de calor são controlados em centros hipotalâmicos, controlados por mecanismos de *feedback* negativos, incluindo:

1. Receptores registrando a temperatura central.
2. Mecanismos efetores vasomotores, efetores metabólicos e controle das glândulas sudoríparas.
3. Estruturas que registram se a temperature vigente não se encontra nem muito elevada e tampouco muito reduzida.

Em indivíduos saudáveis, a temperatura corpórea (oral) se situa na faixa entre 36,5 e 37,5 °C. Ela se eleva ligeiramente durante o transcorrer do dia, a partir da manhã (das 6 horas da manhã.). O pico de temperatura se dá entre 6 e 10 horas da noite. A temperatura mais baixa é verificada entre 2 e 4 horas da madrugada.

Quando um paciente apresenta febre, a temperatura normalmente alcança seu pico durante o anoitecer, sendo que pela manhã até mesmo pacientes muito acometidos podem apresentar temperatura quase normal.

Na febre, a hipertermia corpórea eleva-se acima dos níveis que normalmente delimitam as variações circadianas e a repercussão sistêmica, associada a processos infecciosos, mas também pode representar manifestação primária de processos inflamatórios, neoplásicos e imunológicos.

A maior parte dos casos de febre é consequente à presença, na corrente circulatória, de polipeptídeos denominados pirogênios, os quais podem ser de origem endógena (citocinas produzidas a partir das células do indivíduo, principalmente macrófagos) ou exógena (que se derivam externamente ao organismo). Tais polipeptídeos causam febre por sua atuação em nível hipotalâmico, onde induz a uma série de alterações bioquímicas, dentre as quais a mais relevante é o incremento na síntese local de prostaglandinas.

Febre prolongada de etiologia obscura (FPEO) representa, muitas vezes, motivo para intensas e extravagantes especulações diagnósticas. A experiência clínica tem demonstrado, no entanto, que "febre prolongada" constitui, na maior parte das vezes, manifestação frequentemente correlacionada a inúmeros processos mórbidos bem definidos em sua etiopatogenia. Deve-se ressaltar, contudo, que diversos outros fatores podem influir na temperatura corpórea, como fatores fisiológicos (ovulação, atividade física, idade, ritmo circadiano, refeições) e até mesmo fatores circunstanciais (neuroses, exposição excessiva a raios solares, hábito de fumar).

FISIOPATOLOGIA DA FEBRE

A febre é o resultado da ação das citocinas pirogênicas liberadas na corrente circulatória pelos leucócitos com capacidade fagocitária como resposta à presença de pirogênio endógeno (na maior parte das vezes liberado em resposta à estimulação pelo pirogênio exógeno), que vai atuar no organum vasculosum da lamina terminalis (OVLT) no hipotálamo. Essas citocinas caracterizam-se como polipeptídeos produzidos por diversas células que compõem o sistema imune, principalmente macrófagos/monócitos. O primeiro pirogênio endógeno a ser descrito foi posteriormente identificado como sendo a interleucina 1 (IL-1), que inicialmente se acreditava ser o único mediador endógeno de febre; evidenciou-se, no entanto, que inúmeras outras substâncias secretadas por células do sistema imune podem também atuar no centro hipotalâmico e desencadear os processos metabólicos que dão origem à maior produção local de prostaglandinas, e em última análise, ao aumento da temperatura corpórea. Dentre essas moléculas, que foram clonadas e cuja administração a animais de experimentação ou seres humanos resulta em febre, se incluem: fator de necrose tumoral-α (TNF-α), linfotoxina-β (TNF-β) e interferon-α (IF-α); interleucina 6 (IL-6), interleucina 11 (IL-11), fator inibitório de leucemia (LIF), fator neutrófico ciliar (CNTF) e oncostatina M, as quais são sempre consideradas em conjunto tendo em vista que atuam através de interação com um mesmo receptor hipotalâmico.

Uma série de fatores pode desencadear a liberação dessas substâncias, dentre os quais se podem incluir:

- Agentes infecciosos (vírus; bactérias; protozoários; parede celular bacteriana – peptideoglucanas; endotoxinas – lipopolissacarídeos de bactérias Gram-negativas; toxinas eritrogênicas – estreptococos dos grupos A e B; toxina 1 da síndrome do choque tóxico).
- Complexos antígeno-anticorpo.
- C5a, C3a (frações do complemento).
- Produtos secretados por linfócitos (IL-2; interferon-g).
- Ácidos polinucleicos (poli I:C).
- Esteroides pirogênicos.
- Drogas (em indivíduos sensibilizados; por exemplo, penicilina, dipirona; ou por ação direta, como bleomicina).
- Citocinas pirogênicas (IL-1, TNF).

A febre constitui, em última análise, expressão de alterações neuroendócrinas que caracterizam a assim denominada resposta de fase aguda. Conquanto todas as citocinas acima mencionadas possam induzir febre, é a IL-6 produzida por monócitos, macrófagos, linfócitos e fibroblastos e atuando no tronco cerebral que se faz necessária para as etapas finais que acabam por resultar em febre.

Não obstante esse fato, as citocinas não são os exclusivos indutores de febre; dados recentes evidenciam a importância da transmissão neural na resposta febril: vagotomia subdiafragmática bloqueia o advento de febre após injeção intraperitoneal (e não intramuscular) de lipopolissacarídeo

Outras alterações neuroendócrinas refletem a complexidade das interações entre as citocinas, o eixo hipotalâmico-pituitário-suprarrenal e outros componentes do sistema neuroendócrino. As citocinas pró-inflamatórias, por exemplo, estimulam a produção de hormônio liberador de corticotropina, o que acarreta, por sua vez, o estímulo na liberação de corticotropina e na produção de cortisol.

Previamente à febre, alguns indivíduos podem apresentar sensação de frio (ou até mesmo calafrios), fenômeno correlacionado à vasoconstrição periférica, por sua vez resultante da estimulação do centro vasomotor presente na porção posterior do hipotálamo por fibras nervosas provenientes do centro termorregulador localizado na porção anterior do hipotálamo. Essa vasoconstrição faz com que um maior volume de sangue se acumule na "região central" do corpo, diminuindo, por conseguinte, a perda periférica de calor e aumentando a temperatura corpórea. À medida que esta retorna ao normal, verifica-se a ocorrência de vasodilatação e sudorese, fenômenos que permitem a dissipação de calor pela pele.

Em algumas doenças de pele – displasia ectodérmica hereditária do tipo anídrico, ictiose, escleroderma e hiperqueratose epidérmica – há dificuldade de eliminação do calor, fazendo com que o paciente apresente febre e cefaleia quando exposto a temperaturas elevadas ou quando se agasalha em demasia. Também em indivíduos simpatectomizados para tratamento de espasmo arterial, pode-se observar febre em dias mais quentes, uma vez que nos mesmos passa a ser abolido o reflexo que provoca perspiração (e sudorese).

Os pulmões funcionam também como órgãos implicados no mecanismo termorregulador, principalmente quando promovem evaporação de água – um terço da água corpórea é evaporada pelos pulmões.

VARIAÇÕES FISIOLÓGICAS DA TEMPERATURA CORPÓREA

Diversos fatores são responsáveis por pequenas variações de temperatura sem que isso implique doença, e aqui devem ser mencionados para facilitar sua exclusão da lista de FPEO. Os principais fatores são:

LOCAL ONDE É COLOCADO O TERMÔMETRO

A temperatura pode ser medida, para fins clínicos, nas regiões axilar, oral e retal. O importante, todavia, é saber que a temperatura retal é, em média, 0,5 °C mais elevada que a temperatura oral ou axilar, podendo a diferença atingir até 1 °C após exercício muscular. Constitui exceção a ocorrência de hipertermia oral essencial, condição benigna na qual não há diferença entre temperatura oral e retal, que ocorre com relativa frequência em mulheres jovens.

DIUTURNAS

A temperatura sofre pequenas variações quando medida de madrugada, ao amanhecer ou à tarde. Temperatura mínima ocorre após a meia-noite, geralmente entre 3 e 5 horas da madrugada. Podem ser observadas variações de até 0,8 °C durante o dia, e de até 0,4 °C entre as temperaturas medidas pela manhã e à tarde.

IDADE

As variações de temperatura corporal são mais evidentes em crianças do que em adultos. Pesquisas na Inglaterra revelaram que apenas 30% das crianças em idade escolar tinham temperatura oral de 36,8 °C ou menos, sem que as restantes 70% apresentassem qualquer indício de doença.

ATIVIDADES FÍSICAS

Podem surgir diferenças de até 0,9 °C quando as medições são feitas antes e após atividade física.

ALIMENTAÇÃO

Elevações de 0,25 a 0,5 °C podem ocorrer após ingestão de alimentos.

GRAVIDEZ

Pequenas elevações são registradas após o terceiro mês de gestação.

DESIDRATAÇÃO

A perda de água acarreta elevação da temperatura, que volta ao normal com a correção do balanço hídrico.

OVULAÇÃO

O ciclo menstrual influencia a temperatura corporal, a qual se eleva após a ovulação. Variações de até 0,3 °C têm sido observadas, servindo mesmo para caracterizar a presença de ovulação. Temperaturas de até 37,5 °C podem ser atribuídas ao ciclo menstrual, desde que uniformemente coincidentes todos os meses.

Cigarro

Fumantes de grandes quantidades diárias de cigarro, assim como de cachimbo e charuto, podem ter temperatura oral acima do "normal", especialmente no final do dia. O mesmo pode ocorrer com os que passam grande parte do período mascando chicletes.

Fatores psíquicos

Estímulos emocionais podem, em certos indivíduos, elevar a temperatura, determinando o que se convencionou denominar febre psicogênica. Exemplo clássico do papel desempenhado por fatores emocionais na patogênese de pequenas elevações de temperatura é a denominada "febre da admissão": exame cuidadoso dos prontuários de pacientes admitidos em hospitais para estudo de patologias não febris frequentemente revela temperaturas, à primeira tomada, superiores a 36,8 °C; a inclinação da linha que liga as três primeiras tomadas de temperatura mostra tendência descendente.

DEFINIÇÃO

A primeira definição de FPEO teve por base estudo publicado em 1961, relativo à análise de 100 pacientes:

- Temperatura superior a 38,3 °C em várias ocasiões.
- Persistindo por mais de três semanas.
- Falha em se chegar a um diagnóstico a despeito de investigação com o paciente internado em hospital por pelo menos uma semana.

Essa definição estrita efetivada por Petersdorf e Beeson impede que quadros clínicos comuns e autolimitados sejam caracterizados como FPEO. Vários autores propugnam por uma definição mais abrangente de FPEO, por meio da qual se leve em consideração avanços tecnológicos da medicina, assim como alterações observadas nos quadros clínicos, que se tornaram mais definidos com o avanço da medicina; enfatizam também que novos quadros clínicos surgiram, como aqueles relatados em pacientes infectados pelo vírus da imunodeficiência humana (HIV) e também o crescente número de pacientes que se apresentam com neutropenia febril.

Destarte, uma nova classificação mais abrangente passou ser utilizada desde 1991, sendo os quadros de FPEO categorizados, de acordo com Durack e Street em conformidade com os subtipos de pacientes, a saber: clássica, nosocomial, em paciente com imunodeficiência e FPEO em pacientes infectados pelo HIV. Cada um desses grupos representa um desafio diagnóstico peculiar, requerendo diferentes processos de avaliação diagnóstica.

O Quadro 111.1 nos fornece a representação esquemática dessa classificação:

Ao tratar de doentes nessa condição, o médico deve estar alerta para os aspectos microbiológicos, parasitológicos, reumatológicos, imunopatológicos, oncológicos – enfim, ter conhecimentos gerais sobre os múltiplos mecanismos patogênicos, já que os determinantes das FPEOs podem agir em um ou vários órgãos e sistemas orgânicos.

Em geral, a tendência do médico diante de um caso de febre com dificuldades diagnósticas é a de suspeitar de doenças raras ou de complicadas síndromes clínicas. Na maioria das vezes, no entanto, tratam-se de patologias com características clínicas atípicas ou, então, mascaradas por tratamentos anteriores. Exemplifica-se com endocardites bacterianas, febre tifoide, febre reumática e tuberculose, já tratadas com antibióticos ou corticosteroides antes do estabelecimento de um diagnóstico etiológico. Doenças que deixaram de ser frequentes nos centros mais desenvolvidos também podem trazer dificuldades diagnósticas, quando vistas por quem não teve contato ou se desacostumou de lidar com elas. É o caso da malária em países desenvolvidos, principalmente quando o plasmódio causal é inoculado acidentalmente (por transfusão, seringa contaminada) e a moléstia não se apresenta com

QUADRO 111.1 Classificação de FPEO.

Categoria de FPEO	Definição	Etiologias frequentes
Clássica	Temperatura > 38,3 °C (100,9 °F) Duração > 3 semanas Avaliação em pelo menos visitas ambulatoriais ou após 3 dias de internação hospitalar	Infecção, neoplasia, vasculites por colagenoses
Nosocomial	Temperatura > 38,3 °C Paciente hospitalizado > = 24 horas, sem febre à admissão (ou incubando) Avaliação de pelo menos 3 dias	Enterocolite por *Clostridium difficile*, droga induzida, embolia pulmonar, tromboflebite séptica, sinusites
Imunodeficiente (neutropênico)	Temperatura > 38,3 °C Neutrófilos < = 500/mm³ Avaliação de pelo menos 3 dias	Infecções bacterianas oportunistas, aspergilose, candidíase, herpes-vírus, citomegalovírus
HIV-associada	Temperatura > 38,3 °C Duração > 4 semanas para pacientes ambulatoriais, > 3 dias para hospitalizados Infecção HIV confirmada	Citomegalovírus, *Mycobacterium avium-intracellulare complex*, pneumonia por *Pneumocystis jiroveci*, induzida por droga, sarcoma de Kaposi, linfoma

sua característica curva febril intermitente. Nessa situação se enquadram os casos de FPEO observados em indivíduos que conviveram por algum tempo fora de seu habitat, em regiões onde grassam patologias não conhecidas nas regiões ditas desenvolvidas. É o caso de militares norte-americanos ou europeus que retornam aos seus países após habitarem certas regiões da Ásia ou da África, ou, no Brasil, de indivíduos de São Paulo ou Rio de Janeiro que atravessam regiões onde grassam patologias incomuns aos médicos das grandes cidades.

O médico, muitas vezes, necessita de tempo para observar o curso da moléstia e aquilatar as nuances evolutivas da doença. Ao doente, por sua vez, urge ter paciência e confiança nos que o assistem. Por causa da imprudência do médico, precipitando condutas terapêuticas antes de estabelecer o diagnóstico correto ou pelo desespero do doente, exigindo uma solução rápida para o problema febril, ocorrem muitos insucessos na condução desses casos.

O médico, por seu lado, não deve hesitar em utilizar rápida e sabiamente todos os recursos de que dispõe para o diagnóstico, sem poupar ao doente alguns sacrifícios relacionados às provas semióticas. Vacilações e o medo de realizar certos exames ocasionam, muitas vezes, delongas e consequente irreversibilidade do processo patológico.

DIAGNÓSTICO

Diante de um caso de febre obscura cabe ao médico determinar, primeiro, o grau e o potencial de agressão orgânica provocada pela doença. Daí surgirá a necessidade de uma ação diagnóstica muito rápida ou outra, mais lenta, que prescinda de atuação intensa, por falta de justificativa pela gravidade da doença. Quando a situação clínica for de gravidade menor e houver convincente impressão de se tratar de doença com potencial de dano reduzido, pode-se esperar por uma conversão sorológica positiva, após 15 a 25 dias de curso febril. Doença infecciosa, colagenótica ou neoplásica exigirão atuação urgente e decisiva para que se possa instaurar a terapêutica específica inadiável naquela situação.

De um modo geral, a abordagem diagnóstica de um enfermo acometido por doença com características de febre de origem obscura pode ser processada em etapas simultâneas ou sucessivas:

ANAMNESE E EXAME FÍSICO CUIDADOSOS E DETALHADOS

Uma observação clínica minuciosa e atenta indica, muitas vezes, o diagnóstico procurado; dados epidemiológicos, como a procedência do doente, os eventuais contactantes enfermos e os antecedentes patológicos poderão esclarecer possibilidades importantes para o diagnóstico. É o caso de doente oriundo de regiões endêmicas de malária, calazar ou esquistossomose ou a situação de enfermos com história de valvulite reumática, tuberculose, doença venérea, anemias hemolíticas, amebíase.

O exame físico poderá, quando bem conduzido, trazer dados semióticos importantes, como exostoses ou depressões ósseas (p. ex.,tumores metastáticos), icterícia, exantemas e enantemas, vasculites da pele, petequiais ou não (mesenquimopatias e endocardites bacterianas), alterações neurológicas (abscessos ou outras afecções cerebrais ou medulares), adenomegalias, hepatomegalias isoladas ou associadas a esplenomegalias (ocorrentes em doenças infecciosas que causam hiperplasia do sistema reticuloendotelial (SRE), bem como em enfermidades neoplásicas, especialmente as de linhagem linforreticular); alterações de semiótica cardíaca: atrito pericárdico, arritmias, abafamento de bulhas, sopros (ocorrentes em doença reumática e outras colagenoses, endocardites bacterianas); tumorações abdominais, indicando a presença de tumores hepáticos, esplênicos, renais, intestinais, gástricos; distúrbios articulares (p. ex., nas mesenquimopatias, septicemias, gonococcias, tuberculose, anemia falciforme); alterações ósseas (por tumores ósseos ou metastáticos, por mieloma múltipo); lesões cutâneas ou mucosas no eritema nodoso ou polimorfo, nas micoses profundas, nos panarícios de Osler da endocardite bacteriana.

Muitos outros dados podem aparecer ao exame físico; exemplificamos apenas com alguns dos mais comuns e importantes.

REALIZAÇÃO IMEDIATA DE EXAME HEMATOLÓGICO COMPLETO, EXAME QUÍMICO E DE SEDIMENTO URINÁRIO E RADIOGRAFIA DO TÓRAX

O hemograma pode mostrar um padrão de infecção bacteriana aguda causada por germes Gram-positivos (leucocitose, neutrofilia, desvio à esquerda, eosinopenia), Gram-negativos (leucopenia, desvio à esquerda, neutropenia, anaeosinofilia); pode ter aspecto de doença causada por vírus (leucopenia com linfocitose); pode mostrar células blásticas, indicar hemólise ou, também, deixar de trazer qualquer subsídio para o diagnóstico. Lembrar sempre que os padrões hematológicos citados são apenas sugestivos de doença, nunca patognomônicos. Por exemplo, a leucocitose com desvio à esquerda surge em necroses teciduais várias (como na hepatite fulminante, no infarto do miocárdio), em colagenoses (como na artrite reumatoide juvenil). Nunca é lícito fazer o diagnóstico tão somente pela análise do quadro hematológico do sangue periférico, a não ser, é claro, em alguns casos de leucemia, como a linfoide crônica.

O exame de urina, especialmente no que se refere ao sedimento urinário, pode fornecer informações valiosas: a presença de piócitos, associados ou não às células de Sternheimer-Malbin, indicará a existência de infecção urinária alta ou baixa; a hematúria indicará vasculite (glomerulite) renal, êmbolos oriundos de válvulas aórtica ou mitral, tuberculose urinária, neoplasia de rins ou das vias urinárias.

A radiografia do tórax dará a visão de comprometimentos ósseos, pleurais, pulmonares, cardíacos, pericárdicos e mediastinais.

AVALIAÇÃO DE LESÕES E FUNÇÕES DE ÓRGÃOS OU SISTEMAS ORGÂNICOS

Por meio de dosagens de ureia, creatinina, glicemia, transaminases, aldolase, creatinofosfoquinase etc. e realização de eletrocardiograma e eletroencefalograma.

AVALIAÇÃO DA REAÇÃO IMUNITÁRIA DE DEFESA, HUMORAL E CELULAR

Atualmente os indicadores mais amplamente empregados de resposta inflamatória medida em termos de proteínas de fase aguda são a velocidade hemossedimentação (VHS), o nível de Proteína C-reativa e nível sérico de procalcitonina (PCT). A velocidade por meio da qual os eritrócitos se sedimentam no plasma depende principalmente dos níveis plasmáticos de fibrinogênio. Como característica desse teste, a VHS apresenta as vantagens trazidas pela familiaridade com o procedimento aliada à simplicidade de sua execução, tudo isso consubstanciado por uma abundante literatura compilada nas últimas oito décadas. Não obstante, a avaliação dos níveis de Proteína C-reativa e da PCT apresenta inúmeras vantagens sobre a VHS. Como a VHS representa na verdade uma medida indireta da concentração plasmática das proteínas de fase aguda, podendo ser muito influenciada pela dimensão, pela forma e pelo número de eritrócitos, assim como também por outros constituintes do plasma, como as imunoglobulinas, os resultados da VHS podem ser imprecisos e algumas vezes enganosos.

À medida que se observa melhora ou piora da situação clínica do paciente, evidencia-se relativamente pequenas alterações em sua VHS, ao passo que os níveis plasmáticos de proteína C-reativa (PCR) e de PCT se alteram rapidamente, caracterizando-os, por conseguinte, como marcadores mais fidedignos da condição clínica do paciente.

A variação de valores anormais da PCR e da PCT são maiores quando comparados aos valores anormais de VHS, o que pode ter implicação clínica. Dessa forma, em pacientes com níveis de PCR superiores a 100 mg/L, entre 80% a 85% deles apresentam infecção bacteriana. Outro dado relevante diz respeito ao incremento da VHS com a idade, fato não verificado com os níveis de PCR.

Em termos gerais, podemos afirmar que os níveis de PCR se correlacionam tanto com a extensão como com a gravidade do processo inflamatório; a única exceção a essa constatação é trazida por paciente com lúpus eritematoso sistêmico.

A maioria dos indivíduos normais apresenta níveis plasmáticos de PCR inferiores a 2 mg/L, mas alguns apresentam concentrações tão elevadas quanto 10 mg/L. Esse dado, atribuído à estimulação limitada por processos minimante aparentes e de pequena monta, como gengivite ou pequenos ferimentos, levou muitos autores a sugerirem que níveis de PCR inferiores à 10 mg/L não deveriam ser valorizados clinicamente.

Já a procalcitonina (PCT) é um pró-hormônio que, em condições habituais, permanece apenas no interior das células C da tireoide, sendo o precursor da calcitonina. A PCT não é detectada na circulação, mas, em situações de estresse, como durante uma infecção disseminada, após traumas ou cirurgias de grande porte e em queimaduras extensas, pode ter significativa produção extratireoidiana, especialmente em macrófagos, e ser encontrada no sangue periférico. Em estudos experimentais, demonstrou-se que a substância é detectável no sangue a partir de quatro horas após uma injeção de endotoxina, mantendo-se em níveis elevados por até 24 horas. Tendo em vista a baixa especificidade dessa dosagem, a interpretação do resultado deve ser feita em conjunto com os demais dados clínicos, uma vez que a elevação dos níveis séricos nem sempre é indicativa de infecção generalizada.

A determinação de procalcitonina (PCT) é utilizada especialmente em hospitais, pois sua elevação pode estar associada a uma atividade inflamatória relacionada com septicemia. Na prática, acredita-se que valores elevados sejam indicativos de processos infecciosos mais graves, razão pela qual a PCT serve para estratificar o risco de infecção generalizada. Contudo, o aumento dos níveis desse pró-hormônio não é específico, ocorrendo também em outras condições clínicas acompanhadas de inflamação.

As concentrações plasmáticas de citocinas e de receptores de citocinas foram avaliadas em pacientes com doenças nas quais é importante o fenômeno inflamatório. A conclusão a que se chegou é que, até que se disponha de resultados de novos estudos, o elevado custo, a disponibilidade limitada e a falta de padronização representam argumentos contra a utilização desse procedimento na prática clínica diária.

Todas essas alterações correlacionam-se à secreção de IL-6 pelos macrófagos que induzem à produção hepática aumentada de α-2 globulinas em detrimento da produção da albumina.

A detecção de anticorpos contra DNA e RNA, assim como a constatação de valores diminuídos de complemento sérico indicativos de consumo dessa substância, ou presença de células LE, caracterizando o fenômeno LE, são outros subsídios que podem ser fornecidos pelo laboratório e que vão dirigir a pesquisa a patologias do sistema imune ou que ele atinja. A detecção de autoanticorpos é também dado que nos encaminha para o mesmo terreno.

Os anticorpos anticitoplasma de neutrófilos (ANCAs) são um grupo formado principalmente por anticorpos IgG contra antígenos no citoplasma de granulócitos neutrófilos e monócitos. Eles são detectados em diversas doenças autoimunes, mas são particularmente associados com vasculites sistêmicas, as chamadas vasculites associadas ao ANCA. Os ANCAs foram originalmente divididos em duas classes, os c-ANCA e os p-ANCA, com base no padrão de coloração nos neutrófilos fixados com etanol e no alvo principal do antígeno.

PESQUISA DE FOCOS

Principalmente para localizar afecções dos órgãos genitais, ouvidos (importante em crianças), seios paranasais e dentes.

Nesse aspecto, o emprego de métodos de imagem como a tomografia computadorizada e a ressonância magnética, pelas suas elevadas resolubilidades, reduziram expressivamente o número de pacientes com afecções desses locais como causadoras de FPEO.

ESTUDOS SOROLÓGICOS

Na maior parte dos casos de FPEO, a pesquisa de anticorpos específicos contra os mais variados agentes etiológicos mostra-se de pouco ou nenhum valor; estudos seriados de títulos de anticorpos frequentemente não resultam em diagnóstico em casos de FPEO, uma vez que não é comum a detecção de conversão sorológica. No entanto, se houver detecção de elevação nos títulos de anticorpos de quatro ou mais vezes (ou diminuição), específicos para determinada patologia, pode-se estabelecer o diagnóstico de tal patologia. Deve-se ressaltar que a pesquisa de anticorpos contra infecção pelo HIV somente deve ser efetuada após consentimento do paciente. Lembremos que a pesquisa de anticorpos da classe IgM, por qualquer metodologia empregada, é indicativa de infecção em atividade, ressaltando-se que em alguns casos de doenças autoimunes evidencia-se produção elevada de anticorpos dessa classe, que acabam erroneamente sendo atribuídos à infecção em atividade. Pode-se distinguir a especificidade dos anticorpos IgM realizando-se simultaneamente a sorologia e a pesquisa de fator reumatoide; em casos de IgM inespecífica para afastar falso resultado positivo.

ISOLAMENTO DO AGENTE INFECCIOSO

Uma vez que não se tem estabelecido o local da infecção em pacientes com FPEO, culturas de poucos locais do organismo têm-se mostrado úteis para a realização de diagnóstico. Como regra geral, as culturas devem ser guardadas por tempo necessário para o desenvolvimento dos micro-organismos procurados (p. ex., o *Mycobacterium tuberculosis* pode levar até oito semanas para o seu crescimento).

HEMOCULTURAS

É um dos mais importantes recursos para o esclarecimento de FPEO; culturas negativas, no entanto, de modo algum afastam a presença de organismo circulante, uma vez que, inclusive, podem ter sido feitas por meio de técnicas inadequadas. Culturas coletadas no pico febril (prática bastante difundida em nosso meio) podem não apresentar crescimento bacteriano pelo fato de que os mecanismos envolvidos na eliminação dos organismos da corrente sanguínea podem estar ativados ao máximo por ocasião desse pico febril. Tem sido sugerido que o horário ideal para a coleta de hemocultura seria duas horas antes do pico febril; a quantidade mínima de sangue que deve ser extraída é 10 mL, devendo ser inoculada em, pelo menos, 100 mL de meio de cultura líquido, aeróbia e anaerobicamente. Nenhuma cultura "negativa" deveria ser desprezada antes que se completassem 10 dias.

HOSPITALIZAÇÃO

É útil para observação exata de curva febril e suas variações coleta seriada de hemoculturas e pesquisas de hematozoários no sangue periférico, e em casos suspeitos de tripanossomas. Certos exames – como cintilogramas, laparoscopia, biópsia – devem, de preferência, ser realizados em pacientes internados. Quanto aos padrões de curva febril, embora em algumas doenças eles sejam tidos como patognomônicos, na verdade, com a possível exceção da febre persistente das pneumonias por Gram-negativos e de lesões do sistema nervoso central, na maior parte das vezes esses padrões não apresentam utilidade diagnóstica.

PESQUISA DE TUMORAÇÕES EM VÁRIOS ÓRGÃOS, POR MEIO DE CINTILOGRAMAS COM RADIOISÓTOPOS

As cintilografias de vários órgãos – fígado, pulmões, coração, cérebro, rins – são métodos incruentos que permitem localizar e dimensionar tumorações (neoplásicas e abscessos) que sejam causa de FPEO. A utilização do gálio 67 ou de leucócitos marcados pode ser feita em etapas iniciais da pesquisa dessas febres; embora se pensasse, inicialmente, que localizasse apenas tumores, tem sido visto que, na verdade, ela pode localizar uma grande variedade de lesões não neoplásicas, inclusive massas inflamatórias nas quais ela tem tendência para se concentrar, havendo evidências de que o gálio 67 seja sequestrado por neutrófilos; o mapeamento de corpo inteiro utilizando gálio 67 ou leucócitos marcados constituem métodos propedêuticos, portanto capazes de localizar massas tumorais ou inflamatórias.

MÉTODOS DE IMAGEM

O emprego dos métodos de imagem tem papel relevante na abordagem diagnóstica do paciente com FPEO. A ultrassonografia apresenta eficácia máxima quando da avaliação de alterações hepáticas, na pesquisa de massas abdominais e na demonstração da presença de vegetações em válvulas cardíacas; deve-se, todavia, ter sempre em mente que não se trata de método definitivo, levando-se em consideração que exames negativos não implicam necessariamente inexistência de patologia. Como exemplo podem-se citar casos de endocardite bacteriana, nos quais o ecocardiograma apresenta maior sensibilidade para a demonstração de vegetações nas valvas mitral e aórtica, sabendo-se também que vegetações com diâmetro inferior a 2 mm podem não ser visualizadas por meio desse método propedêutico; a realização do exame ultrassonográfico pelo posicionamento do transdutor em locais mais próximos aos locais pesquisados (p. ex., ecocardiograma transesofágico, ultrassonografia de próstata por via trans-retal) aumenta significantemente a sensibilidade do método.

A tomografia computadorizada e a ressonância magnética representam métodos propedêuticos por imagem, que permitem a obtenção de imagens muito mais detalhadas de várias estruturas orgânicas, possibilitando, em muitos casos, a definição anatômica de região acometida e contribuindo assim, de forma importante, para a elucidação diagnóstica em casos de FPEO. Ressalte-se o papel desses métodos na abordagem diagnóstica de afecções localizadas no sistema nervoso centra, onde se pode considerá-los imprescindíveis. Deve-se, no entanto, sempre empregá-los com parcimônia, utilizando-os à medida que o raciocínio clínico e outros exames de laboratório o indiquem; infelizmente, observa-se, muitas vezes, que o clínico emprega esses métodos como substituto ao raciocínio clínico, delongando e encarecendo em muito a abordagem diagnóstica de casos de FPEO.

Método propedêutico que vem sendo cada vez mais utilizado (talvez até em demasia) é a tomografia computadorizada por emissão de pósitrons ou simplesmente PET, que consiste em modalidade de diagnóstico por imagem que permite o mapeamento de diferentes substâncias químicas no organismo. Dentre elas, o 2-[F18]-fluoro-2-deoxi-glicose, chamado de FDG, é o traçador mais utilizado e o único disponível no Brasil, sendo o Flúor-18 o elemento radioativo e a glicose o composto químico. O FDG é uma substância similar à glicose, que é injetada em pequena quantidade no paciente e, após um período de captação, o mesmo é submetido às imagens. O PET *scan* capta os sinais de radiação emitidos pelo Flúor-18 transformando-os em imagens e determinando assim os locais onde há presença desse açúcar, demonstrando o metabolismo da glicose. O metabolismo da glicose é importante, pois a grande maioria das células tumorais apresenta utilização acentuada de glicose como fonte de energia, em comparação com as células normais. Equipamentos de última geração apresentam uma tomografia computadorizada (TC) acoplada ao PET *scan*, conjunto híbrido chamado PET-CT, unindo assim duas modalidades de imagens bem estabelecidas em um só exame, conseguindo definir o metabolismo celular por meio do PET *scan* e delimitar a anatomia com a TC. Como resultado, tem-se um método econômico e ágil que melhora o diagnóstico e proporciona a escolha adequada do tratamento. O PET-CT *scan* é essencial principalmente quando se suspeita de origem neoplásica da febre, sendo particularmente importante em casos de suspeita de linfomas nos quais não se evidencia a presença de adenomegalias periféricas passíveis de serem biopsiadas para exame histopatológico.

RADIOLOGIA CONTRASTADA, EM ESPECIAL ANGIOGRAFIAS E LINFANGIOGRAFIAS

De modo algum perderam sua utilidade após a introdução de técnicas ultrassonográficas e da tomografia computadorizada, podendo algumas vezes revelar detalhes que essas últimas não revelam; incluem as colangiocolecistografias, urografias, angiografias cerebrais e abdominais, aortografias, esplenoportografias e linfangioadenografias.

BIÓPSIAS

Algumas vezes, a realização de biópsia por punção de certos tecidos pode ser útil para o encaminhamento diagnóstico; por esse método pode-se avaliar a histologia de medula óssea, baço, fígado, rins, pulmões, pleura, pericárdio, peritônio, miocárdio, pele e músculo. Todo tecido biopsiado deveria ser cultivado à procura de bactérias (anaeróbias e aeróbias), fungos e micobactérias.

Sempre que existirem linfonodos aumentados de volume devem ser retirados para análise histológica e, também, para cultura; biópsia de artéria temporal também pode ser útil em determinadas circunstâncias.

EXAMES ENDOSCÓPICOS PARA VISUALIZAÇÃO MACROSCÓPICA DE CAVIDADES ORGÂNICAS

É útil, especialmente a laparoscopia, que permite a visualização de fígado, baço, estômago, intestinos e genitais internos, orientando a realização de punções-biópsias. Mediastinoscopia é utilizada raramente.

LAPAROTOMIA EXPLORADORA

A disponibilidade de novos métodos propedêuticos incruentos, como cintilografias, ultrassonografias e tomografias computadorizadas, fez com que tal procedimento viesse a ser utilizado com menor frequência que antes; atualmente é muito rara a condição em que se deva indicar laparotomia exploradora. Tal indicação deveria se restringir a casos nos quais existam sintomas abdominais sem causa definida ou a casos em que a exploração por meio de modernas técnicas tenha revelado existência de anormalidade em órgão abdominal ou em linfonodos. Realmente, quando se evidenciam patologias com a laparotomia exploradora, as mais frequentes são: linfoma retroperitoneal, hipernefroma, lesões neoplásicas metastáticas do fígado e peritonite tuberculosa.

PROVA TERAPÊUTICA

Existe tendência generalizada para se realizar provas terapêuticas na evolução das febres de origem obscura. Tal procedimento, geralmente, acarreta demora para estabelecimento de diagnóstico definitivo e deve, sempre que possível, ser evitado. No entanto, sendo todas as tentativas diagnósticas infrutíferas, é medida válida. As provas terapêuticas mais comuns são as realizadas com antimicrobianos, em geral associação de antimicrobianos ou, isoladamente, os de amplo espectro de ação, os corticosteroides e os medicamentos antituberculosos.

Diagnóstico diferencial

O diagnóstico diferencial das FPEOs é, em geral, consistente com uma patologia de um dentre quatro subgrupos mais importantes: infecções, neoplasias; doenças autoimunes e miscelânea.

A despeito da crescente importância de outras causas, os processos infecciosos ainda hoje representam a principal causa de FPEO.

No Quadro 111.2 encontram-se listadas as causas mais comumente encontradas de patologias que podem se apresentar clinicamente como FPEO.

QUADRO 111.2 Doenças que mais frequentemente se apresentam como febres prolongadas de etiologia obscura (FPEO).

Infecções

Sistêmicas:
- Viróticas ou riquetsióticas:
  - Psitacose-ornitose
  - Febre Q
  - Mononucleose infecciosa (vírus E-B)
  - Citomegalia, HIV, hantavírus, HVC
  - Pneumonia atípica primária (Mycoplasma)
  - Febre do Oeste do Nilo
  - Borreliose
- Bacterianas:
  - Endocardites bacterianas
  - Listeriose, forma mononucleósica
  - Tuberculose: pulmonar, renal, genital, óssea, polisserosite, de outras localizações
  - Salmoneloses (incluindo febre tifoide): associadas a esquistossomose mansônica, colagenoses, anemia falciforme, gastrectomias, meningococcemia
  - Gonococcemia
  - Febre por mordedura de rato
- Fúngicas:
  - Paracoccidioidomicose
  - Histoplasmose
  - Criptococose
  - Actinomicose
  - Nocardiose
  - Mucormicose
  - Candidíase
- Espiroquetósicas:
  - Lues secundária
  - Febre por mordedura de rato
  - Leptospirose
- Protozoóticas:
  - Malária (com especial atenção para inoculações acidentais: transfusões, injeções etc.)
  - Toxoplasmose
  - Calazar
  - Doença de Chagas – fase aguda
  - Pneumonite por *Pneumocystis carinii*
- Helmínticas:
  - Fase aguda de helmintoses intestinais
  - Estrongiloidíase (forma pseudotumoral)
  - Esquistossomose associada a salmoneloses
  - Filariose

Localizadas:
- Bacterianas:
  - Abscesso:
    - subfrênico
    - hepático
    - subepático
    - pancreático
    - perinefrético
    - prostático
    - do psoas
    - pericólico
    - perirretal
    - pélvico
- Pericardite:
  - Colangite
  - Colangiolite
  - Pileflebite
  - Pielonefrite
  - Anexite ginecológica
  - Diverticulite
  - Bronquiectasias
  - Osteomielite (nos diversos ossos)
  - Otite média crônica, sinusite
  - Infecções dentárias
- Protozoáticas:
  - Necrose amebiana (do fígado, pulmão, cérebro)

Doenças não infecciosas

Colagenoses:
- Febre reumática:
  - Doença reumatoide
  - Lúpus eritematoso disseminado
  - Poliarterite nodosa
  - Esclerodermia
  - Polimiosite e dermatomiosite
  - Arterite temporal
  - Paniculite nodular não supurativa, recidivante (doença de Christian-Weber)

Neoplasias malignas:
- Do sistema reticuloendotelial:
  - Doença de Hodgkin
  - Linfossarcomas
  - Reticulossarcoma
  - Doença de Franklin *(Heavy-chain disease)*
- Do sistema hematopoiético:
  - Leucemias: agudas (em especial a aleucêmica), crônicas
  - Mieloma múltiplo
- Tumores localizados ou metastáticos:
  - Gástricos
  - Colônicos
  - Hepáticos
  - Pancreáticos
  - Pulmonares:
    - Renais (hipernefroma)
    - Prostáticos
    - Neuroblastoma (na infância)

Tesaurismoses

- Doenças de:
  - Hand Schüller-Christian
  - Letterer-Siwe Gaucher
  - Niemann-Pick Tay-Sachs
  - Fabry
  - Amiloidose secundária

(continua)

QUADRO 111.2 Doenças que mais frequentemente se apresentam como febres prolongadas de etiologia obscura (FPEO) (continuação).

Hipersensibilidade a drogas e agentes químicos
▪ Iodados, cobalto, zinco, barbitúricos, anti-histamínicos, cocaína, antibióticos, sulfamídicos, vacinas, quinidínicos, propiltiouracil, ácido paraminossalicílico, hidrazida, atropina, soros heterólogos, hidantoinatos, salicilatos, monóxido de carbono, clorambucil, politetrafluoroetileno (polímeros de cigarros)
Hormonais
▪ Hipertireoidismo: ▪ Doença de Cushing ▪ Febre por etiocolanolona ▪ Ovulação
Circulatórias
▪ Insuficiência cardíaca congestiva: ▪ Embolias pulmonares sucessivas, múltiplas
Miscelânea
▪ Doença de Crohn (ileíte regional) ▪ Retocolite ulcerativa inespecífica ▪ Sarcoidose ▪ Anemia hemolítica ▪ Anemia aplásica ▪ Lepra lepromatosa visceral ▪ Febre familiar do Mediterrâneo ▪ Tireoidite subaguda ▪ Corpo estranho intracavitário ▪ Cirrose hepática associada a infecção bacteriana, urinária ou sistêmica ▪ Tromboflebite pélvica ▪ Hematomas traumáticos ocultos ▪ Hepatite crônica granulomatosa ▪ Hipertermia oral essencial
Febres psicogênicas
▪ Hipertermia habitual ▪ Febre factícia
Distúrbios hidroeletrolíticos
▪ Desidratação hipertônica ▪ Alimentação com leite em pó muito concentrado (em lactentes)
Distúrbios na eliminação cutânea de calor
▪ Ictiose ▪ Simpatectomizados

Algumas dentre essas patologias merecem comentários adicionais.

ENDOCARDITE BACTERIANA

Não é difícil o diagnóstico de endocardite bacteriana quando nos deparamos com todo seu cortejo semiótico e sintomático: febre, sopro cardíaco, petéquias, esplenomegalia, manchas de Janeway, panarícios de Osler, alterações embólicas cerebrais, renais, pulmonares ou de outros órgãos e hemoculturas positivas. Quando ausentes os sopros cardíacos, as manifestações embólicas e petequiais e as hemoculturas resultam negativas o diagnóstico pode-se tornar, então, dificílimo. Acresce notar que, atualmente, grande número de endocardites é causado por germes outros que não os *Streptococcus viridans* e o *Streptococcus faecalis*, nessa constelação etiológica entrando bactérias microaerófilas, anaeróbias, fungos, enterobactérias, determinando, em consequência, evoluções clínicas diversas do habitual. Quando a lesão endocárdica se situa nas câmaras direitas do coração (como na endocardite do viciado em drogas), a obtenção de hemoculturas positivas é bastante difícil; nessas circunstâncias deverão chamar a atenção do clínico os infartos pulmonares frequentes. O papel do ecocardiograma no diagnóstico dessa entidade clínica já foi discutido anteriormente.

TUBERCULOSE

Acometendo rins, suprarrenais, genitais internos femininos ou outros órgãos provoca, em geral, febre baixa e de longa duração, predominantemente vespertina, podendo oferecer extrema dificuldade diagnóstica. A pesquisa dirigida para o órgão afetado e a intensa positividade das reações cutâneas tardias à tuberculina podem sugerir o diagnóstico.

LINFOMAS

São os tumores malignos que mais frequentemente acarretam febre. Quando restritos a gânglios profundos, quase sempre se estabelece a suspeita diagnóstica por meio da realização do PET-CT *scan*. Os linfomas externos e profundos são, muitas vezes, causa de febres altas e prolongadas, como ocorre em alguns casos de doença de Hodgkin.

COLAGENOSES

Às vezes de difícil diagnóstico, em especial a doença reumatoide juvenil (síndrome de Still), a polimiosite, a síndrome mista do colágeno e a poliarterite nodosa, que se apresentam com manifestações inespecíficas requerendo grande argúcia do clínico.

OSTEOMIELITE

Quando em localizações menos comuns, como nos ossos sacros, púbis e costelas podem ser de difícil identificação, sobretudo considerando o aparecimento tardio (um a dois meses após o início da afecção) de sinais radiológicos de lise óssea.

ENTEROBACTERIOSES PROLONGADAS

De início achava-se que somente as salmonelas fossem associadas à bacteriemias crônicas em portadores de esquistossomose, acarretando FPEO caracterizada por febre irregular, hepatoesplenomegalia, fenômenos hemorrágicos, diarreia, queda progressiva do estado geral e alterações das proteínas plasmáticas, com evolução por vários meses, num quadro que se assemelha em muito ao calazar. Agora, porém, já se sabe que outras enterobactérias podem estar associadas a esse quadro, como a *Escherichia coli* e a *Klebsiella* sp. Já foram isoladas de alguns casos também bactérias do gênero *Shigella* no sangue de paciente esquistossomótico com esse quadro clínico. Acredita-se que as bactérias permaneçam no interior do verme, escapando assim à ação do sistema imune do paciente; tal quadro pode ocorrer tanto nas formas hepatoesplênicas como nas hepatointestinais da esquistossomose. O tratamento da esquistossomose, somente, pode resultar em cura do processo, sem necessidade de antimicrobianos.

FEBRE FACTÍCIA

Praticamente todos que costumam atender doentes febris já encontraram casos de febre factícia em doentes com distúrbios psiquiátricos e que usam de diversos artifícios para fazer com que os termômetros acusem alterações de temperatura: esfregam-nos com tecidos, colocam-nos perto de lâmpadas ou de bolsas térmicas etc. As várias estatísticas mostram que o pessoal paramédico constitui contingente importante desses pacientes. Já tivemos o caso de uma moça que nos procurou após três anos de simulação de doença febril, com permanência constante no leito, tendo, inclusive, ficado com a musculatura da perna intensamente atrofiada. Casos dessa natureza primam por dificultar o diagnóstico. Aliás, sempre que o doente referir temperaturas elevadas, atingindo 42 a 43 °C ou mais, tal diagnóstico deve ser suspeitado. Quando se descobre a febre factícia, é preciso tratar o doente com cuidado para que não adote outras atitudes aberrantes, hetero ou autoagressivas.

HIPERTERMIA HABITUAL

Apresenta-se em doentes com distúrbios neuróticos, na maior parte das vezes mulheres jovens, que apresentam pequenas elevações de temperatura acompanhadas por bizarros sintomas, dificilmente enquadráveis em uma síndrome diagnóstica. É preciso cuidado ao efetuar essa identificação, dada a possibilidade de não se reconhecer a doença orgânica febril.

IMUNOSSUPRESSÃO E FPEO

Tendo em vista o expressivo incremento de indivíduos idosos na população, assim como por consequência dos progressos nos métodos diagnósticos e terapêuticos das doenças mais prevalentes nessa faixa de população, as doenças malignas tornaram-se possibilidade diagnóstica muito comum. Neoplasias que algumas vezes são de difícil diagnóstico, como leucemias crônicas, carcinomas de células renais e neoplasias metastáticas, representam, muitas vezes, a causa de FPEO em pacientes idosos.

ARTRITE REUMATOIDE E FEBRE REUMÁTICA

Constituem as doenças inflamatórias que, muito frequentemente, podem se apresentar como FPEO. Os avanços nos testes sorológicos, no entanto, muito facilitaram o diagnóstico dessas entidades e, por conseguinte, reduziu-se o número relativo dessas patologias como causas de FPEO. Atualmente, a doença de Still do adulto e a arterite temporal tornaram-se as mais frequentes causas de doenças autoimunes que se expressam clinicamente como FPEO, à medida que se persistem suas dificuldades de diagnósticos, não se dispondo de exames laboratoriais definitivos para seus diagnósticos.

DOENÇAS INFLAMATÓRIAS MULTISSISTÊMICAS

Assim como a arterite temporal e a polimialgia reumática, representam nos dias atuais as doenças autoimunes mais frequentemente associadas à FPEO em pacientes com mais de 65 anos de idade.

MISCELÂNEA

Complicações de cirrose e hepatites (alcoólica, granulomatosa ou lupoide) podem também ter manifestações clínicas que as caracterizem como causas de FPEO. Trombose venosa profunda é também potencial causa de FPEO, conquanto raramente se manifeste dessa forma.

O Quadro 111.3 compila algumas drogas cujos efeitos colaterais podem se manifestar na forma de FPEO. Muitas vezes o diagnóstico acaba se definindo com a retirada da mesma e o consequente desaparecimento dos sintomas.

Não é incomum o insucesso em termos de se chegar a algum diagnóstico definitivo em casos de FPEO; 20% dos casos acabam permanecendo sem diagnóstico, mesmo após extensa investigação diagnóstica. Esses pacientes caracteristicamente apresentam evolução clínica favorável.

Com a utilização cada vez mais disseminada de terapêutica imunossupressora para os mais variados fins, é comum nos depararmos com doentes submetidos a esse tipo de tratamento e que desenvolvem quadro febril prolongado. Tais pacientes devem ser encarados diferentemente de indivíduos normais, já que patógenos habituais vão poder lhes acarretar quadros clínicos bizarros (p. ex., toxoplasmose de evolução prolongada), e outros micro-organismos, habitualmente não patogênicos, vão lhes acarretar quadros gravíssimos (pneumonia por *Pneumocystis jirovecci*, infecção pela *Candida albicans*). Os procedimentos diagnósticos sempre devem ser mais apressados nesses casos, pela gravidade que os quadros podem assumir.

Quanto às outras doenças apontadas no Quadro 111.1, limitamo-nos à sua simples citação, já que analisá-las com detalhes foge aos limites desses simples comentários.

QUADRO 111.3 Drogas comumente associadas à febre.
Alopurinol
Captopril
Cimetidina
Clofibrato
Eritromicina
Heparina
Hidralazina
Hidroclorotiazida
Isoniazida
Meperidina
Metildopa
Nifedipina
Nitrofurantoína
Penicilina
Piperacilina/Tazobactam
Carbapenêmicos
Fenitoína
Procainamida
Quinidina

INFECÇÃO PELO HIV

A febre é uma manifestação frequentemente associada à infecção pelo HIV, caracterizando-se como contínua ou recorrente, muitas vezes se associando à significativa morbidade e provocando hospitalização do paciente, sendo, muitas vezes, objeto de extensa investigação diagnóstica.

Em 1996, antes da introdução da terapêutica anti-HIV de elevado grau de atividade (TARV), pacientes infectados pelo HIV apresentavam-se com relativa frequência com quadros característicos de FPEO, causados principalmente por infecções oportunistas, como tuberculose e infecções por micobactérias do complexo *Mycobacterium avium*; O emprego da TARV reduziu em muito a frequência de FPEO associada à infecção pelo HIV, conquanto o espectro etiológico dessa manifestação mantenha-se relativamente inalterado. Em países onde o uso de TARV ainda é restrito, a FPEO é ainda manifestação clínica comum em pacientes infectados pelo HIV.

No contexto de pacientes infectados pelo HIV, propõe-se que a caracterização de FPEO seja feita com um tempo evolutivo inferior às quatro semanas comumente proposto para outros casos de FPEO.

Não é incomum o encontro de quadros de FPEO em pacientes com HIV; na literatura se relatam taxas variáveis entre 3,4 e 21%; tais relatos, no entanto, são em sua maioria prévios à era TARV.

Em termos gerais, febre prolongada não diagnosticada no contexto do paciente infectado pelo HIV é encontrada em fases mais avançadas da doença, principalmente em pacientes com quedas expressivas em suas contagens de linfócitos $CD4^+$, na medida em que, nessas circunstâncias, a reação inflamatória normalmente responsável pela expressão clínica e radiológica localizada encontra-se prejudicada diante dessa severa imunosupressão. Destarte, em uma série evidenciou-se que 77% dos pacientes HIV-FPEO apresentavam contagem de linfócitos $CD4^+$ inferior a 100 células/mm^3, enquanto em 66% deles o nível era inferior a 50 células/mm^3.

A maior parte dos casos documentados de FPEO em pacientes com infecção pelo HIV são de etiologia infecciosa (acima de 72% dos casos); neoplasias e efeitos adversos de medicamentos constituem as principais causas não infecciosas.

As causas mais comuns de FPEO em pacientes infectados pelo HIV são:

1. **Infecção por micobactéria (no Brasil e em países do terceiro mundo, *M. tuberculosis*:** na região norte da Europa e nos Estados Unidos, *Mycobacterium avium complex* disseminado é a mais frequente).

2. **Pneumonia por *Pneumocystis jiroveci*:** é responsável por 5 a 13% dos casos de FPEO em pacientes com HIV. Em pacientes com contagens muito reduzidas de CD4, pneumonia por esse micro-organismo em geral como febre prolongada, previamente ao surgimento de sintomas pulmonares específicos.

3. **Infecção por citomegalovírus (CMV):** responde por aproximadamente 5% dos casos de FPEO em pacientes com HIV, manifestando-se caracteristicamente em pacientes com contagens de CD4 inferiores a 100 células/mm^3. Coriorretinite é a manifestação mais comumente observada (30%).

4. **Micoses endêmicas:** histoplasmose (7% dos casos de FPEO nos Estados Unidos, causadas por *Histoplasma capsulatum* var. *capsulatum*. No Brasil, a paracoccidioidomicose é também causa de FPEO em pacientes com HIV, principalmente em sua forma disseminada.

5. **Leishmaniose visceral.**

6. **Neoplasias:** cerca de 8% dos casos de FPEO em pacientes com HIV são causadas por neoplasias, a mais comum sendo linfomas (Hodgkin e não Hodgkin).

7. **Febre induzida por medicamentos:** a frequência de hipersensibilidade medicamentosa em pacientes com HIV é variável entre 3 a 20%. Atualmente os próprios medicamentos antirretrovirόticos constituem os principais medicamentos implicados, ressaltando-se entre eles o abacavir.

8. **HIV:** alguns autores relatam que a atividade replicativa do HIV por si só pode ser causa de 27% das FPEOs.

9. **Síndrome Inflamatória da Reconstituição Imune (IRIS):** manifesta-se nas fases iniciais do emprego da TARV, representando muitas vezes a expressão clínica de processos infecciosos previamente mascarados pela imunossupressão então vigente. As infecções oportunistas implicadas na IRIS são: bacteriana: tuberculose e micobacteriose atípica; fúngica: criptococose, histoplasmose, paracoccidioidomicose e coccidioidomicose; virótica: CMV e protozoária: toxoplasmose.

Encerrando, diga-se que, diante de um indivíduo acometido por doença que se manifesta primordialmente por febre de origem obscura, o médico tem motivação de pesquisa muito interessante. Deve, no entanto, resistir às pressões intensas dos pacientes, de seus familiares e de sua própria vontade de resolver rapidamente o problema. Condutas apressadas ou intempestivas resultam muitas vezes em resultados negativos, ao passo que, com calma, prudência e discernimento clínico, pode-se resolver grande parte dessas situações.

BIBLIOGRAFIA SUGERIDA

Armstrong WS, Katz JT, Kazanjian PH. Human immunodeficiency virus-associated fever of unknown origin. A study of 70 patients in the United States and review. Clin Infect Dis, 1999, 28:341.

Barbado FJ, Gomez-Derezo J, Pena JM et al. Fever of Unknown Origin. Classic and associated with human immunodeficiency virus infection. A comparable study. J Med, 2001, 32:152.

Bystryn JC. Drug fever. Am J Med Sci, 1972, 264: 473.

Chaisson RE. General Clinical Manifestations of Human Immunodeficiency Virus Infection (including the Acute Retroviral Syndrome and Oral, Cutaneous, Renal, Ocular, and Cardiac Diseases. In: Mandell GL, Bennett JE e Dolin R, Principles and Practices of Infectious Diseases, 6. ed. Elsevier 1546, 2005.

Dinarello CA. Cytokines as endogenous pyrogens. In: Mackoviak PA, ed. Fever: Basic Mechanisms and Management, 2nd ed. Philadelphia: Lippincott-Raven; 87, 1997.

Hot A, Schmulevitz L, Viard JP, Lortholary O. Fever of Unknown Origin in HIV?AIS patients. Infect Dis Clin N Am, 2007, 21:1013

Levinson SL, Barondess JA. Occult dental infection as a cause of fever of obscure origin. Am J Méd, 1979, 66: 463.

Mackoviak PA e Durack DT. Fever of Unknown Origin. In: Mandell GL, Bennett JE e Dolin R, Principles and Practices of Infectious Diseases, 6. ed. Elsevier, 718, 2005.

Mackowiak PA. Concepts of fever. Arch Intern Méd., 158:1870, 1998.

Mackowiak PA. Temperature Regulation and the Pathogenesis of Fever. In: Mandell GL, Bennett JE e Dolin R: Principles and Practices of Infectious Diseases, 6. ed. Elsevier, 703, 2005.

Magaldi C. Febres de origem indeterminada: análise de 102 casos. Rev. Hosp Clin Fac Med USP, 1966, 21: 315.

McClung HU. Prolonged fever of unknown origin in children. Amer. Dis. Child., 124: 544, 1972.

Petersdorf RG, Wallace JF. Fever of unknown origin, in diagnostic approaches to presenting syndromes. Ed. Barondess, J. A., Williams & Wilkins, Baltimore, p. 301, 1971.

Roth AR, Basello GM. Approach to the adult patient with fever of unknown origin. AAFP, 2003, 68: 2223.

Sigler R, Newman JR. Mycobacterium Avium Prosthetic Hip Infection on Abatacept Presenting as Fever of Unknown Origin. J Bone Jt Infect. 2019 Aug 6;4(4):194-197. doi: 10.7150/jbji.35703. eCollection 2019.

Santana LFE, Rodrigues MS, Silva MPA, Brito RJVC, Nicacio JM et al. Fever of unknown origin – a literature review. Rev Assoc Med Bras (1992). 2019 Sep 12;65(8):1109-1115. doi: 10.1590/1806-9282.65.8.1109. Review.

Sánchez-Montalvá A, Barios M, Salvador F, Villar A, Tórtola T et al. Usefulness of FDG PET/CT in the management of tuberculosis. Espinosa-Pereiro J, Molina I. PLoS One. 2019 Aug 27;14(8):e0221516. doi: 10.1371/journal.pone.0221516. eCollection 2019.

Zhao MZ, Ruan QR, Xing MY, Wei S, Xu D et al. A Diagnostic Tool for Identification of Etiologies of Fever of Unknown Origin in Adult Patients. Curr Med Sci. 2019 Aug;39(4):589-596. doi: 10.1007/s11596-019-2078-3.

112

Infecções de ossos e articulações

Ana Lúcia Lei Munhoz Lima
David Everson Uip

INTRODUÇÃO

A terminologia utilizada em infecções musculoesqueléticas (osteomielite ou artrite séptica) é bem estabelecida e clinicamente útil para identificar o tecido ou o espaço que a infecção atingiu e determinar quais as estruturas e funções que serão mais comprometidas.

O termo osteomielite é mundialmente aceito para descrever uma infecção que envolva osso. Surgiu na literatura francesa no início do século XIX e se aplica ao acometimento infeccioso do trabéculo e da medula óssea.

Caracteristicamente, as infecções que envolvam o tecido ósseo tem o potencial de recorrência anos após o aparente sucesso terapêutico, portanto, o conceito de erradicação da infecção deve ser empregado com muita cautela. Tais recorrências acontecem com maior frequência nos processos que apresentaram evolução crônica no quadro inicial e na vigência de situações de imunodepressão local e sistêmica.

A necessidade de se continuar as pesquisas na área das infecções ósseas e articulares é crítica e inadiável, numa era de novas modalidades diagnósticas, agentes antimicrobianos eficientes e técnicas cirúrgicas apuradas. A agilidade de se incorporar esses novos métodos aos conhecimentos já existentes, levando-se em conta o custo-benefício, determinará o sucesso futuro na prevenção e no tratamento dessa importante modalidade de doença.

OSTEOMIELITES

Um grande número de sistemas de classificação, de variáveis graus de complexidade, é utilizado nas osteomielites. A classificação de Waldvogel tem sido a mais utilizada, subdividindo as osteomielites em hematogênicas, sistêmicas e secundárias a foco infeccioso ou por contiguidade, com ou sem insuficiência vascular. As classificações de Robert et al. e Gledhill descrevem a anatomia da lesão óssea e, em alguns casos, a qualidade da resposta esquelética à infecção. Kelly, de outra forma, distinguiu entre casos de fraturas pós-traumáticas com ou sem consolidação. Já Peterson, com uma visão mais voltada para os agentes etiológicos, notou que os diagnósticos de osteomielites estabelecidos sem a confirmação do micro-organismo envolvido poderiam ser considerados "possíveis" ou "prováveis", mas nunca definitivos.

Cada uma dessas classificações identifica características de importância no planejamento diagnóstico e terapêutico, mas, idealmente, os elementos essenciais deveriam ser incorporados em sistemas de estágios, que possibilitariam a comparação entre grupos de pacientes e até instituições. A proposição de Cierny e Mader leva em conta o hospedeiro, a natureza anatômica da doença e fatores referentes ao tratamento e ao prognóstico. Esse sistema combina quatro formas de alterações anatômicas e três categorias fisiológicas do hospedeiro para definir 12 estágios clínicos de doença. Em 1999, Lima e Zumiotti propuseram uma classificação clínica, dando ênfase separadamente às osteomielites pós-traumáticas e da coluna vertebral.

OSTEOMIELITE HEMATOGÊNICA

A osteomielite hematogênica é uma doença fundamentalmente de crianças e, embora possa ocorrer em qualquer fase da vida e atingir qualquer osso do corpo, as metáfises de crescimento de ossos longos (tíbia e fêmur) são as mais envolvidas. O *Staphylococcus aureus* é o patógeno responsável pelo maior número de casos. A maioria dos pacientes com bacteriemia estafilocócica confirmada, excluídos os hospedeiros imunodeprimidos, apresenta infecções ósseas ou articulares. Vários focos infecciosos iniciais são relatados, incluindo cateterização venosa, onfalites, infecções de pele, tonsilites e otites médias. No entanto, em quase metade dos pacientes com diagnóstico de osteomielite hematogênica não se identifica a porta de entrada do processo, presumindo-se que portadores nasais de *S. aureus* apresentem uma incidência maior de infecção óssea e articular.

Outras bactérias identificadas são *Streptococcus agalactiae*, *Escherichia coli*, *Streptococcus pyogenes* e *Haemophilus influenzae*, cuja maior ou menor incidência depende da faixa etária envolvida. Em adultos, quando ocorre, a bactéria mais cultivada é *S. aureus*. Essa bactéria adere ao osso por meio de proteínas do hospedeiro, como a fibronectina, fibrinogênio e colágeno. As adesinas responsáveis por essas ligações têm sido demonstradas e denominadas de MSRAMM – *microbial surface components recognizing adhesive matrix molecules*. Sabemos também que determinadas cepas de *S. aureus* produtoras de tipos especiais de adesinas codificadas geneticamente, tem maior potencial de aderência ao osso e cartilagens articulares, contribuindo para gravidade de evolução do caso.

O quadro clínico em neonatais é caracterizado por sintomas e sinais pouco exuberantes, incluindo dor, febre de início abrupto, irritabilidade, letargia e sinais locais de inflamação. A efusão articular adjacente à infecção óssea está presente em 60% dos casos. Crianças maiores apresentam tecido mole normal próximo à área óssea infectada e são capazes de uma eficiente resposta metabólica, grande reabsorção do sequestro e uma significante resposta perióstea. Adultos referem sintomas vagos, como dor não característica, poucos sintomas constitucionais, podendo ocorrer febre, calafrios, edema e eritema local.

Os abscessos iniciais na metáfise podem permanecer contidos pelos mecanismos de defesa do hospedeiro, mas, eventualmente, persistem na forma subaguda e crônica, estendendo-se, em alguns casos, a estruturas adjacentes. Esses achados parecem confirmar que o grau e a duração da resposta inflamatória determinam a magnitude da destruição óssea. A rota de disseminação do processo infeccioso é controversa, podendo ocorrer da medula metafiseana ao espaço subperiosteal, via canais de Volkmann.

O diagnóstico pode ser realizado pela história e pelo exame clínico, mas em alguns casos há necessidade de métodos por imagem mais sofisticados para confirmar o envolvimento do tecido ósseo.

Muitas vezes, nas formas mais importantes da doença, a presença de edema e eritema em tecidos moles pode dificultar o diagnóstico diferencial entre osteomielite e celulite. Se não há confirmação, na presença de características clínicas sugestivas de osteomielite hematogênica, o aspirado local deve ser realizado, guiado por ultrassonografia ou tomografia computadorizada. A bactéria pode ser isolada do local de aspiração em mais de 70% dos pacientes. Técnicas modernas de identificação de fragmentos de antígenos bacterianos aumentam a utilidade da aspiração. As culturas de sangue e a dosagem da proteína C-reativa auxiliam no diagnóstico. Na fase aguda da doença, a contagem global de leucócitos, a velocidade de hemossedimentação (VHS) e a dosagem da alfaglicoproteína ácida estão aumentadas.

O estudo radiológico convencional na fase inicial da doença não apresenta alterações, embora seja necessário para excluir outras hipóteses diagnósticas (tumor de Ewing, leucemia) e para estabelecer a base da interpretação das alterações subsequentes. Na fase mais avançada da doença, a perda da definição dos planos do tecido mole pode ser prontamente identificada por radiografia e ultrassonografia.

A tomografia computadorizada e a ressonância magnética identificam as alterações que se seguem ao desenvolvimento da lesão inflamatória. A tomografia demonstra abscessos subperiosteais, enquanto a ressonância magnética pode ser útil quando as lesões permanecem restritas ao osso. As alterações radiológicas das periostites e da destruição óssea tornam-se aparentes entre o 10º e o 14º dias do início da doença. Essas alterações surgem mais rapidamente em neonatos. Embora os exames com substâncias radioativas, incluindo os leucócitos marcados, possam ser positivos na fase inicial da osteomielite hematogênica, o objetivo principal é identificar o agente infeccioso e determinar o esquema antimicrobiano mais apropriado, reiterando a indicação da aspiração com coleta de material ou obtenção de amostras do tecido ósseo em eventual desbridamento cirúrgico. A recomendação atual preconiza a confirmação da doença pelo exame histopatológico do osso, obtido em punções guiadas por tomografia ou em desbridamentos cirúrgicos. Tal análise permitirá o diferencial de acometimento agudo ou cronificado do osso, que implicará no tempo de tratamento antimicrobiano.

OSTEOMIELITE POR CONTIGUIDADE

Sem insuficiência vascular

A classificação de Waldvogel et al., com base na via pela qual o micro-organismo atinge o osso, tenta diferenciar a osteomielite pós-traumática daquelas originadas por contiguidade do tecido mole infectado. Na prática, essa diferenciação é problemática. O micro-organismo pode ser diretamente inoculado ao osso no momento do trauma, por contaminação hospitalar, durante procedimentos peri ou intraoperatórios, ou disseminar a partir de uma infecção de tecidos moles adjacentes.

Vários fatores predisponentes podem estar envolvidos, como a redução cirúrgica, a fixação interna de fraturas, próteses, fraturas abertas e infecções crônicas de tecido mole. Embora a maioria dos cirurgiões tenha a visão histórica de que a presença de implantes em fraturas expostas representa risco de infecção, estudos recentes sugerem que a natureza e a magnitude dos danos das partes moles adjacentes à fratura exposta são mais importantes do que o método de fixação. Um estudo multicêntrico confirmou que o tipo e o grau de gravidade da fratura, a necessidade e o volume de sangue transfundido e a localização do ferimento abaixo do joelho aumentaram o risco relativo de infecção. Surpreendentemente, nesse estudo, idade e tempo entre a fratura exposta e o início da antibioticoterapia ou do desbridamento cirúrgico não foram associados ao aumento do risco da infecção local. Sabe-se hoje que o início da antibioticoterapia nas fraturas expostas determina o final do período de exposição.

Diferentemente da osteomielite hematogênica, vários micro-organismos são isolados do tecido ósseo infectado. A despeito de *S. aureus* ainda ser a bactéria mais frequentemente relacionada também com esse tipo de osteomielite, os bacilos Gram-negativos e os anaeróbios são cada vez mais identificados. A infecção, em geral, ocorre num período de um mês após a inoculação, seja pós-trauma, pós-cirúrgico ou por contiguidade a partir dos tecidos moles. O paciente se apresenta com febre baixa, dor, eritema e, muitas vezes, drenagem através de fístulas, perda de estabilidade, necrose óssea e alteração do tecido mole.

Com insuficiência vascular

A grande maioria dos pacientes incluídos nessa situação tem diabetes *mellitus*. Os ossos dos pés são os mais envolvidos, em decorrência das alterações motoras e sensitivas que geram má distribuição de carga e úlceras de pressão. A infecção ocorre a partir dessas soluções de continuidade, agravada por perfusão vascular inadequada. O trauma local é outro fator predisponente de importância clínica pela incidência de ocorrência nos diabéticos com alterações da sensibilidade periférica. Várias bactérias podem estar envolvidas, destacando-se *S. aureus* e estafilococo coagulase-negativo, *Streptococcus* spp., *Enterococcus* spp., enterobactérias produtoras de beta-lactamases de espectro estendido e bactérias anaeróbicas. O exame clínico demonstra febre baixa, diminuição dos pulsos pedioso, dorsal e tibial posterior, e alteração da percepção da dor pela neuropatia periférica. Úlcera neuropáticas nos pés e celulites são achados constantes. As infecções recorrentes são habituais, a despeito da adequação do tratamento, sendo, muitas vezes, necessária a ressecção da área infectada. O objetivo principal da terapêutica é preservar a integridade funcional do membro envolvido e após o controle da infecção permitir a correção das deformidades mecânicas eventuais, para impedir a recorrência das ulcerações dos pés que são determinantes de infecções repetidas que podem culminar na perda do segmento afetado.

OSTEOMIELITE VERTEBRAL E INFECÇÃO DO ESPAÇO DISTAL

A coluna vertebral é o local mais comum de osteomielite aguda hematogência em adultos. A apresentação clínica é, muitas vezes, indefinida, e o diagnóstico pode ser demorado. É, em geral, de origem hematogênica, sendo que a rota arterial prevalece ao plexo venoso de Batson. A doença pode envolver duas vértebras próximas e um disco intervertebral. Na literatura, podemos encontrar divergências sobre os termos utilizados nessa entidade, sendo descrito como "discite" a alteração inflamatória benigna que ocorre em crianças, distinguindo-a da osteomielite vertebral.

Os fatores de risco incluem o diabetes *mellitus*, instrumentação do trato urinário e o uso de drogas ilícitas por via venosa. Outras situações menos frequentes abordadas pela literatura são: laminectomia prévia, inoculação bacteriana direta no espaço discal após ferimento por arma de fogo, ferimento por arma branca, ferimentos cortocontusos, iatrogênico, após punção lombar, mielograma e aortografias. O trauma pode representar fator significativo no entendimento da etiopatogenia da osteomielite vertebral, embora, em crianças, possa ser um evento habitual, que muitas vezes dificulta a associação de efeito e causa.

Em hospedeiros imunocompetentes, o *S. aureus* é a bactéria mais identificada, enquanto em usuários de drogas a *Pseudomonas aeruginosa* é a mais isolada. Pacientes em hemodiálise aparentemente apresentam risco maior de infecção, tanto por bactérias Gram-positivas como Gram-negativas.

A apresentação clínica mais comum em adultos é caracterizada por dor lombar progressiva, enquanto em crianças apresentam-se dificuldades para andar, sentar ou permanecer em pé. A dor abdominal pode ocorrer pelo envolvimento dos segmentos nervosos do cordão espinal (torácico e lombar) ou até por extensão do processo infeccioso, causando inflamação do retroperitônio. Sinais meníngeos podem ser detectados, embora a análise do líquor seja normal. O envolvimento da região cervical ou torácica pode culminar em disfagia, dor de garganta e dor torácica. A dor pode ser insidiosa, progredindo durante semanas ou até meses. A febre e a leucocitose estão presentes em 50% dos casos, enquanto a VHS é geralmente elevada, podendo ser utilizada como guia prognóstico.

A complicação mais diagnosticada é o abscesso, que pode localizar-se na região epidural, subdural, meníngea, retrofaríngea, mediastinal, subfrênica e retroperitoneal.

O diagnóstico de osteomielite vertebral pode ser dificultado pela ausência de febre no início da evolução clínica em até 50% dos casos. A VHS é a alteração laboratorial mais consistente pela sua extrema sensibilidade, embora baixa especificidade. Em pacientes com osteoporose que apresentam fraturas compressivas vertebrais, febre inexplicada, dor severa e constante ou bacteremia sem um foco de infecção evidente, deve-se aventar a possibilidade do diagnóstico de osteomielite vertebral.

A frequência de alterações radiológicas na osteomielite vertebral é variável. A tomografia computadorizada, por sua vez, atinge índices de eficiência que oscilam entre 80 e 95%. A ressonância magnética é, na verdade, o melhor exame para esse tipo de afecção, pois pode estabelecer o diagnóstico precoce, além de ser extremamente sensível na detecção da infecção e da sua extensão. Dentre as limitações da ressonância magnética, destacam-se a dificuldade em auxiliar a realização de biópsia dirigida e a baixa especificidade para distinguir a mielite granulomatosa da neoplasia intramedular.

As técnicas de mapeamento são úteis, mas limitadas no diagnóstico, pois, embora extremamente sensíveis, não são tão específicas, podendo confundir processos infecciosos com doenças neoplásicas e degenerativas. É fundamental a identificação do agente etiológico para que se utilize o esquema antimicrobiano adequado. As hemoculturas e a biópsia do osso são métodos utilizados na confirmação do agente causal.

Os objetivos do tratamento na osteomielite vertebral são a eliminação da infecção e a fusão dos corpos vertebrais envolvidos. As indicações de cirurgia limitam-se a drenagem de coleções e presença de grande destruição óssea, causando deformidade e instabilidade da coluna. A imobilização do tórax até os joelhos por períodos prolongados foi amplamente indicada no passado. No momento, embora não haja estudos controlados, a maioria dos autores recomenda limitação ditada pela dor, atividade restrita após o período de repouso e antibioticoterapia por período prolongado, de 6 a 8 semanas nos casos agudos e até 24 semanas nos crônicos. O prognóstico é bom, com mortalidade inferior a 5% e sequelas neurológicas em aproximadamente 6% dos pacientes.

OSTEOMIELITE CRÔNICA

As osteomielites crônicas representam um grande problema de saúde, decorrentes da importante morbidade, embora baixa mortalidade. Essa infecção ocorre geralmente em 1 a 5% das fraturas fechadas com osteossíntese, em 5% das apresentações hematogênicas agudas, mas em até 50% das fraturas expostas graves. O principal problema da infecção crônica de osso é a persistência prolongada de micro-organismos patogênicos.

O *S. aureus* é o agente mais isolado, mas outros micro-organismos, em particular os Gram-negativos e anaeróbios, são cada vez mais relatados. Em estudos divulgados na América do Norte, em1/3 dos casos há mais de um agente envolvido. Pacientes com osteomielite crônica apresentam alterações da imunidade mediada por célula, da fagocitose neutrofílica e da capacidade de lise microbiana. Desnutrição crônica, diabetes descompensado e a presença de outras doenças de base são frequentemente associadas ao processo infeccioso crônico. Alguns fatores locais, como alterações da pele e do tecido mole, a presença de úlceras de decúbito, de ulcerações crônicas, gera a diminuição das vascularizações locais e oxigenação dos tecidos, favorecendo a cronicidade do processo.

Resnick e Niwayama listaram as características radiológicas que correspondem a estágios diferentes da doença. Sinais de atividade na osteomielite crônica incluem alterações das radiografias prévias, tanto em ossos como nas partes moles, osteólise, periostite e sequestro. A maioria dessas características pode ser identificada em estudo radiológico simples, mas a extensão da doença, detalhes anatômicos, particularmente com respeito ao sequestro e alterações ósseas, devem ser obtidos pela tomografia computadorizada ou ressonância magnética. A importância da cintilografia no diagnóstico da osteomielite crônica ainda é discutível. Utilizando ^{99m}Tc-MOP, com quatro fases de estudo, obteve-se alta sensibilidade, mas baixa especificidade; gálio é amplamente usado, mas tem demonstrado resultados não específicos. Os resultados obtidos com a utilização de leucócitos marcados com tecnécio são mais favoráveis, e com imunoglobulinas encontram-se, ainda, em investigação.

A despeito de alguns relatos otimistas, a experiência clínica e os trabalhos experimentais têm confirmado que antimicrobianos empregados sem critérios preestabelecidos não produzem resultados definitivos. A antibioticoterapia empírica deve ser utilizada em condições especiais, quando, por exemplo, o paciente está séptico ou é imunocomprometido. A indicação concomitante de cirurgia objetiva a cura; se isso não é possível, há de se discutir alternativas de tratamento. Os princípios de terapêutica cirúrgica incluem extenso desbridamento do osso desvitalizado, bem como de todas as partes moles comprometidas e pouco vascularizadas, obliteração do espaço morto, seguido por reparo de revestimento cutâneo, reconstrução óssea e funcional do segmento afetado. A amputação deve ser indicada em condições especiais e deve trazer benefícios que superem as restrições da osteomielite crônica.

A terapia com oxigênio hiperbárico pode ser utilizada como adjuvante de tratamento tendo bons resultados experimentais e clínicos. Os resultados conseguidos com a terapêutica cirúrgica agressiva associada a antibioticoterapia correta e prolongada atinge índices favoráveis de 85 a 96%.

ARTRITE INFECCIOSA

A denominação artrite infecciosa engloba os termos artrite séptica, artrite piogênica, artrite supurativa, artrite purulenta e pioartrose, e é definida como processo inflamatório envolvendo uma articulação, infectada por micro-organismo que pode ou não ser detectado. A artrite séptica aguda é incomum. Relatos recentes dão conta de poucos casos após longos períodos de acompanhamento, como 52 casos em 16 anos, 17 casos em 11 anos, 96 casos em 8 anos e 50 casos em 4 anos. As crianças com menos de 3 anos de idade representam uma parcela significativa dos casos agudos, atingindo cifras que variam de 31 a 48%, embora entre 3 e 6 meses de idade a incidência seja baixa.

A despeito de a artrite infecciosa ocorrer em algumas situações, como após trauma, artroscopias ou disseminação por contiguidade da osteomielite, a maioria dos casos acontece por via hematogênica. O exame histológico revela que após um a dois dias já há a presença de polimorfonucleares, congestão vascular e proliferação celular. Após sete dias, em média, pode haver a formação de microabscessos que, quando não controlados, causam destruição da cartilagem e erosão óssea.

A artrite bacteriana aguda é causada por uma variedade de micro-organismos, dependendo da idade do paciente. O mais comum é o *S. aureus*, levando-se em conta uma avaliação geral, mas os estreptococos do grupo B, os bacilos Gram-negativos, *Staphylococcus pyogenes*, *Staphylococcus pneumoniae*, *Clostridium welchii*, *Clostridium septicum*, *Neisseira* sp. e *Bacteroides* sp. são cada vez mais identificados. Entretanto, numa proporção de 28 a 38%, o micro-organismo não é identificado. Várias razões foram aventadas na tentativa de explicar o fato, incluindo uso prévio de antimicrobianos, inadequados meios de cultura anaeróbica e a impossibilidade de se obter quantidade adequada de material. A distribuição dos micro-organismos, segundo a faixa etária, obedece à seguinte sequência: até seis meses, estafilococos e patógenos entéricos Gram-negativos; entre seis meses e dois anos, estafilococos e *H. influenzae*; crianças maiores de dois anos, estafilococos; adultos com menos de 30 anos, *Neisseria gonorrhoeae*.

A maioria dos casos de artrite infecciosa é monoarticular, atingindo as grandes articulações, apresentando-se com febre, calor, vermelhidão e edema da articulação envolvida e mobilidade local limitada. A doença neonatal é frequente, a apresentação clínica, muitas vezes, enganosa e, geralmente, mais devastadora. Em crianças, o quadro clínico inicial pode ser sistêmico, caracterizado por irritabilidade, apreensão, anorexia, perda de peso, espasmo muscular, taquicardia, anemia e pseudoparalisia do membro envolvido. A localização do processo infeccioso na articulação, particularmente a do quadril, nem sempre é óbvia.

Uma situação atual merece destaque. Refere-se à artrite do paciente com imunodeficiência adquirida, diagnosticada com maior frequência quando comparada à população geral, tendo o joelho como a articulação mais envolvida e como agentes geralmente isolados o *S. aureus* e o *S. pneumoniae*.

A artrite séptica em idosos é pouco relatada na literatura, habitualmente associada a outras doenças, tal como o diabetes. O quadro clínico é pouco expressivo, caracterizado por febre baixa, observação de alterações articulares preexistentes, afetando, em especial, o joelho.

A artrite gonocócica é a principal complicação musculoesquelética da gonorreia, ocorrendo em 17 a 33% dos pacientes com doença disseminada. Várias articulações podem estar envolvidas, e a tenossinovite surge em aproximadamente 1/3 dos pacientes.

A artrite gonocócica apresenta-se em duas formas clínicas distintas. Na primeira, a monoartrite é reconhecida pelo edema, tensão articular e perda de função. A aspiração ou a biópsia revela a presença de *N. gonorrhoeae*, e o estudo do líquido sinovial demonstra mais de 50.000 leucócitos/mm^3. Na segunda, mais comum, os pacientes apresentam doença sistêmica, caracterizada por poliartralgia sistêmica, associada à dermatite pustular e tenossinovite. A investigação deve incluir a coleta de hemoculturas, embora sejam positivas em menos de 10% dos casos, bacterioscópico e cultura das lesões de pele e da mucosa, incluindo a uretra, cérvice, faringe, ânus e conjuntiva. Os testes sorológicos específicos são úteis. A artrite meningocócica, embora pouco frequente, destaca-se por algumas apresentações clínicas, como a artrite associada à meningite, a artrite purulenta isolada e a síndrome artrite-dermatite. A apresentação monoarticular ocorre mais em crianças, e a cultura sinovial é, em geral, positiva.

Na artrite aguda da criança, a precocidade do diagnóstico é de extrema importância na tentativa de evitar ou diminuir os danos da cartilagem articular. O diagnóstico definitivo da artrite infecciosa é realizado pela demonstração da bactéria no fluido sinovial. O líquido articular infectado conta em média com mais de 100.000 células/mm^3, predominando as células polimorfonucleares, exceto em imunodeprimidos, nos quais o número de leucócitos pode ser menor.

As hemoculturas devem ser solicitadas antes do início da antimicrobianoterapia. As radiografias do local afetado são pouco úteis, mas podem revelar aumento da opacidade pelo edema articular, deslocamento muscular por distensão capsular e subluxação. Em crianças, pela usual demora no diagnóstico, podem-se observar evidências de erosão da epífise. A ultrassonografia é útil na detecção da efusão, em especial quando ocorre no quadril. Trata-se de exame simples, não invasivo, rápido, sem a necessidade de locomoção do paciente.

A artroscopia passou a ser utilizada em larga escala após seu desenvolvimento por Watanabe, em 1950, como método de diagnóstico e terapêutico em vários acometimentos articulares, substituindo, muitas vezes, tratamentos conservadores adotados anteriormente. Por ser um procedimento considerado de baixo risco, espera-se recuperação rápida e sem complicações. A incidência de infecções pós-artroscópicas é estimada em 0,01% a 0,48% mas, apesar de pouco frequente, pode causar sequelas definitivas e graves. Além dos fatores de risco para essa complicação citados anteriormente e relacionados com o hospedeiro, acrescentamos aqueles relacionados com o procedimento propriamente dito e com o material utilizado. As artroscopias com tempo cirúrgico prolongado e acrescidas de situações complexas relacionadas com reconstrução do ligamento cruzado anterior, osteotomias e reoperações provocam um risco potencial de infecção. Nesses casos, a microbiota hospitalar com a presença de bactérias multirresistentes e fungos, deve ser sempre relacionada com a etiologia do processo infeccioso pós-operatório.

Em razão do preparo inadequado dos aparelhos utilizados para os procedimentos endoscópicos em geral e de outros materiais envolvidos nesse procedimento, o Brasil experimentou um surto de infecções por micobactérias de crescimento rápido sem precedentes no período de 2003 a 2009, com 2.520 casos de infecção por tal agente relacionados às videolaparoscopias, artroscopias, implantes mamários e procedimentos estéticos faciais e corporais. As artroscopias foram responsáveis por 5% de todos os casos. As espécies de micobactérias de crescimento rápido mais frequentemente identificadas no surto foram: *Mycobacterium massiliense*, *Mycobacterium abscessus*, *Mycobacterium fortuitum* e *Mycobacterium chelonae*.

A análise dos fatores relacionados ao surto levou a uma nova Resolução da Diretoria Colegiada (RDC) da Agência Nacional de Vigilância Sanitária – a nº 8, de 2009 –, com objetivo de conter o surto por meio de mudanças no processo de desinfecção dos aparelhos, proibindo a imersão em saneantes, uso de ciclo FLASH das autoclaves rotineiramente, bem como alterações nos fluxos dos materiais consignados, seu preparo e esterilização.

Com essas medidas, houve redução significativa do número de casos em todo o país.

A escolha do antibiótico para o tratamento das pioartrites deve ser adequada quanto à dose, via de administração, duração e nível articular. Quando o diagnóstico clínico é realizado, a possibilidade de se estabelecer o agente etiológico é de aproximadamente 60%. Após a coleta dos exames, deve-se iniciar a terapêutica segundo os agentes mais prováveis e quanto à faixa etária. O início da terapêutica deve ser por via venosa, podendo ser completada por via oral. Não há razão para o uso de antimicrobianos intra-articulares. A duração do antibiótico e da imobilização é empírica. A maioria das recomendações sugere seis semanas de imobilização e seis de antibióticos, sendo três por via parenteral e três por via oral. O aspecto clínico e o acompanhamento da VHS são dados importantes para avaliação dos resultados. As drenagens abertas só devem ser indicadas se as aspirações de repetição não forem eficientes. Alguns autores, nessa condição, recomendam a drenagem cirúrgica, que deve ser realizada por artrotomia ou artroscopia.

O prognóstico para o tratamento da artrite infecciosa é excelente, atingindo níveis de cura de até 90%, sem sequelas.

INFECÇÕES EM PRÓTESES ORTOPÉDICAS

O processo de envelhecimento da população mundial segue um padrão bem estabelecido e compreendido pela sociedade moderna. Este processo inicia-se com o declínio da mortalidade infantil, seguido pelo declínio na taxa de fertilidade e, posteriormente, queda nas taxas de mortalidade em idades mais avançadas. Este fenômeno, conhecido como transição demográfica, vem acompanhado de outro fenômeno, conhecido como transição epidemiológica, no qual as doenças crônico-degenerativas ganham importância fundamental.

Este envelhecimento é associado a melhora no cuidado à saúde e não a avanços no retardo do processo de envelhecimento. Projeções sobre a expectativa de vida ao nascimento em 2030, mostram uma perspectiva de crescimento em todas as regiões do globo terrestre, sendo maior entre as mulheres e nos países desenvolvidos. Em projeção publicada em 2005, estima-se que em 2030 a população mundial será de aproximadamente oito bilhões de pessoas e a expectativa de vida será de 76 anos para homens e de 82 para mulheres vivendo em regiões desenvolvidas e de 64 anos para homens e 70 anos para mulheres vivendo em regiões subdesenvolvidas.

O Brasil experimentou uma queda importante nas taxas de mortalidade entre as décadas de 1940 e 1960 e uma queda expressiva na taxa de fertilidade a partir da segunda metade da década de 1960, estando inserido no contexto da dinâmica de envelhecimento populacional. O número de idosos teve um aumento de aproximadamente 700% em 50 anos no país, passando de 3 milhões em 1960 para 20 milhões em 2008. Estima-se que em 2030, cerca de 35 milhões de brasileiros tenham mais de 60 anos e que em 2050 este número ultrapasse os 50 milhões.

Como a maioria das doenças crônico-degenerativas tem como fator de risco a idade, o envelhecimento populacional traz inúmeras questões relacionadas à saúde, entre elas a geração de recursos e construção de infraestrutura capaz de atender a demanda da população idosa.

Entre as doenças crônico-degenerativas de reconhecida importância estão as do aparelho osteoarticular, como osteoartrite e artrites inflamatórias. A prevalência de artrite reumatoide varia entre 0,3 e 1% na população geral enquanto a prevalência de osteoartrite, na população acima dos 60 anos, é de 9,6% entre os homens e 18% entre as mulheres. Sendo a osteoartrite considerada uma entre as dez maiores causas de doença debilitante nos países desenvolvidos.

Entre os tratamentos possíveis para osteoartrite e artrite reumatoide estão as artroplastias. A implantação de próteses articulares é cada vez mais comum e estima-se que ocorram até 800 mil procedimentos anuais nos Estados Unidos, entre artroplastias primária e de revisão. As projeções americanas para 2030 mostram que a expectativa da realização de mais de 500 mil artroplastias primárias de quadril e mais de três milhões de artroplastias primárias de joelho. Os dados brasileiros não estão disponíveis.

A artroplastia é uma operação realizada para restaurar a movimentação de uma articulação e a função dos músculos, ligamentos e partes moles que controlam esta articulação. Os objetivos de uma artroplastia total são simples: aliviar a dor, proporcionar movimentação com uma articulação estável e corrigir deformidades. As próteses articulares atuais, quando corretamente implantadas, alcançam com bastante eficácia estes objetivos, tanto em curto prazo quanto em longo prazo. Entretanto, muitos problemas precisam ser solucionados na área de biomecânica das próteses, como o desenho mecânico ideal dos implantes, materiais com melhor compatibilidade óssea, melhores técnicas de fixação e melhores técnicas de instrumentação para proporcionar revisões de maior facilidade.

A infecção em próteses articulares, que ocorre como complicação em 1 a 5% das artroplastias, não é a principal causa de perda da prótese, porém tem consequências devastadoras, entre elas a internação prolongada, o uso de antimicrobianos por tempo prolongado, intervenções cirúrgicas repetidas e perda do implante.

As próteses articulares melhoram consideravelmente a qualidade de vida dos pacientes que possuem indicação de substituição articular, porém seu uso não está isento de riscos. As próteses mais utilizadas são as de quadril e joelho, sendo as próteses de ombro, cotovelo, punho e tornozelo as menos utilizadas. Estes implantes podem apresentar complicações relacionadas ao seu uso e a infecção é a mais grave e importante delas.

A literatura médica aponta uma taxa de infecção para as próteses de joelho em torno de 0,8 a 1,9%, e uma taxa de infecção menor para as próteses de quadril, em torno de 0,3 a 1,7%. No contexto de cirurgias para a colocação de próteses articulares, as infecções podem ser causadas por agentes com alto poder de virulência e estão frequentemente associados a infecções agudas, especialmente em infecções polimicrobianas.

VIAS DE INFECÇÃO

- **Hematogênica:** refere-se à chegada de micro-organismos no local da prótese por meio de disseminação hematogênica a partir de foco infeccioso à distância ou manipulação de tecidos colonizados/infectados. Pode ocorrer em qualquer momento após a colocação de próteses, sendo a mais frequente via de infecção em pacientes que desenvolvem quadro clínico tardio.
- **Implantação direta:** os micro-organismos são implantados no local por contaminação direta ou por meio da disseminação local de sítios infecciosos contíguos. Está relacionada com as infecções agudas pós-operatórias pelo implante das bactérias em inóculo excessivo no momento da cirurgia ou pós-operatório imediato, punções e artroscopias pós-operatórias.
- **Reativação de infecções quiescentes:** mais rara e refere-se à reativação de infecções prévias da articulação ou tecidos periprotéticos – pioartrites, infecções pós-punções articulares.

FATORES PREDISPONENTES

O procedimento cirúrgico por si só terá sempre um risco inerente de infecção estimado entre 1 a 2%. Esse cenário é justificado e agravado por fatores encontrados no hospedeiro, na prótese, no ato cirúrgico e no cimento de polimetilmetacrilato, caso seja utilizado.

- **Hospedeiro:** diabetes, obesidade, tabagismo, desnutrição, doenças ou medicações imunossupressoras, doenças reumatológicas e focos infecciosos quiescentes não diagnosticados no pré-operatório.

- **Prótese:** dependendo da liga metálica utilizada na confecção da prótese, favorecerá a persistência de inóculos bacterianos mínimos implantados no ato cirúrgico. As ligas que contenham cromo e titânio têm comprovadamente interferência na capacidade dos linfócitos B e T responderem a mitógenos, bem como na produção de IL2 e INF-α que participam dos mecanismos de defesa imediato e processo inflamatório. A presença do implante diminui em mais de 100.000 vezes o tamanho do inóculo bacteriano necessário para que ocorra infecção.
- **Cimento de polimetilmetacrilato:** durante o processo de polimerização do cimento, a reação exotérmica eleva sobremaneira a temperatura que pode também contribuir para diminuição dos mecanismos de defesa e ação das células fagocíticas.
- **Ato cirúrgico:** o ambiente cirúrgico, paramentação da equipe e técnica cirúrgica são fatores diretamente relacionados com a presença de maior ou menor inóculo bacteriano no sítio operatório ao final do procedimento. É estimado que cirurgias com duração maior de 120 a 140 minutos, tenham risco aumentado de infecção.

FISIOPATOGENIA

A penetração de micro-organismos na ferida durante a cirurgia pode ocorrer a partir de fontes endógenas e exógenas. São exemplos a microbiota cutânea do paciente, dos membros da equipe cirúrgica, o ambiente e até implantes contaminados.

As bacteremias, a partir de focos à distância, podem gerar contaminação da prótese por via hematogênica. Os focos primários mais frequentemente relatados na literatura mundial são: trato respiratório, cutâneo, urinário, dentário e gastrointestinal. As bactérias Gram-positivas são predominantes nas contaminações das próteses articulares, em especial o *Staphylococcus aureus* e o *Staphylococcus epidermidis*. As infecções causadas por bacilos Gram-negativos e fungos como *Candida* sp. vêm sendo relatadas com maior frequência em todo o mundo.

Com a presença de micro-organismos no local da prótese e a partir de condições favoráveis para a sua adesão a superfície do implante, inicia-se a formação do biofilme, que é um dos grandes dificultadores do tratamento das infecções em artroplastias.

CLASSIFICAÇÃO DAS INFECÇÕES PERIPROTÉTICAS (IPP)

De maneira geral, a classificação de Fitzgerald é a mais difundida e utilizada na atualidade. Este autor divide as infecções da seguinte maneira:

1. **Agudas pós-operatórias:** ocorrem até três meses após a cirurgia, geralmente hospitalares com quadro clínico toxêmico e sinais locais de infecção.
2. **Tardias profundas:** podem manifestar-se entre 3 meses e 2 anos de PO, ainda levando em consideração a predominância de agentes hospitalares implantados no ato cirúrgico, com quadro clínico variável mas com dor sempre presente.
3. **Hematogênicas tardias:** ocorrem 2 anos após a cirurgia, com etiologia baseada em agentes etiológicos comunitários provenientes de focos infecciosos à distância ou manipulação de tecidos distantes infectados ou colonizados como do TGI, pele e etc.

DIAGNÓSTICO NAS INFECÇÕES EM PRÓTESES ARTICULARES

O diagnóstico de infecção periprotética pode ser relativamente fácil de ser realizado em alguns casos agudos, pela presença de edema, hiperemia e secreção, ou no paciente crônico com presença de fístula e exposição do implante. Já para os pacientes nos quais a queixa maior é a dor, com ou sem sinais radiográficos de soltura da prótese ou inflamação evidente, a diferenciação entre etiologia séptica ou asséptica se torna um desafio. Além da confirmação da hipótese de infecção, o que muda significativamente a estratégia de tratamento, a identificação do agente etiológico é de grande importância na orientação da terapia medicamentosa.

Não se pode afirmar que um único teste ou exame seja conclusivo no diagnóstico de infecção periprotética, sendo necessária a combinação da história clínica, achados de imagem e uso de diversas ferramentas diagnósticas para que se obtenha uma conclusão satisfatória. Discutiremos a seguir os métodos diagnósticos convencionais disponíveis atualmente.

Exames laboratoriais

Os testes laboratoriais utilizados na investigação diagnóstica de infecção periprotética são o leucograma, a velocidade de hemossedimentação (VHS), a proteína C-reativa (PCR) e a dosagem de interleucina 6 (IL-6), além da dosagem de alfa-1 gliocoproteína ácida. Todos são considerados inespecíficos, podendo estar alterados em infecções de outros órgãos e em doenças inflamatórias. Sua maior utilidade é no seguimento do tratamento.

- **Leucograma:** a contagem de células brancas do sangue (leucograma) pode estar alterada nas infecções com repercussão sistêmica. A leucocitose não é frequente em pacientes com próteses infectadas, ainda mais se houve uso recente de antibióticos ou em casos crônicos. Em 80 a 90% das vezes o leucograma é normal.
- **Velocidade de Hemossedimentação (VHS):** é um marcador inflamatório inespecífico. Tem seu pico em cinco a sete dias após procedimentos cirúrgicos, a partir do qual o declínio é lento. Isoladamente tem pouco valor, porém, quando associado a sinais clínicos, radiográficos e ao aumento da proteína C-reativa, é significativo. Seu resultado deve ser interpretado a partir da faixa considerada de referência pelo laboratório, corrigido pela taxa de hemoglobina sanguínea.
- **Proteína C-reativa (PCR):** é produzida pelo fígado em resposta a inflamações, infecções e neoplasias. Sua função é ligar-se a patógenos, células lesadas ou apoptóticas e iniciar sua eliminação por meio da ativação do sistema complemento e dos fagócitos. Também atua regulando a extensão e intensidade da reação inflamatória. Apresenta uma correlação clínica melhor que o VHS com os quadros de infecções osteoarticulares, tendo elevação sanguínea após 4 horas do início da infecção, trauma ou procedimentos cirúrgicos, tendo pico entre 24 a 72 horas, declinando a partir do 7º a 14º dia.

Quando da interpretação do resultado, deve-se levar em consideração comorbidades inflamatórias, cardíacas e neoplásicas que podem elevar o valor basal per si. Associada ao VHS, constitui importante marcador de eficácia de tratamento dos estados infecciosos.

- **Alfa-1 Glicoproteína ácida (AGP):** é composta por alta porcentagem de carboidratos e resíduos de ácido siálico, apresentando grande carga negativa e solubilidade em água. É sintetizada pelo fígado, granulócitos e monócitos. Durante a fase aguda inflamatória, ela sofre mudança do padrão de glicosilação, o que altera sua função biológica. Ela tem atividade tanto pró como anti-inflamatória. Dentre suas funções estão a inibição da resposta quimiotática e da produção de superóxidos por neutrófilos, a inibição da agregação plaquetária e a indução da liberação de citocinas de monócitos (IL-1β, IL-6, IL-12, TNF-α, IL-1Ra e receptor de TNF-α solúvel).
- **Interleucina 6 sérica (IL-6):** é produzida pelo estímulo de monócitos e macrófagos, sendo responsável pela indução da produção de diversas outras proteínas inflamatórias, inclusive a PCR. Seu valor normal é de 1 pg/mL, podendo atingir entre 30 a 400 vezes este valor após três dias de uma cirurgia de implantação de prótese e retornando ao normal em questão de dias. Estudos recentes sugerem que seja um excelente marcador de infecção, mas sua disponibilidade em nosso meio ainda é baixa, sendo utilizada mais em trabalhos experimentais. Tem sensibilidade elevada, embora com menor especificidade quando comparada à PCR. Quando associadas, IL-6 e PCR, a sensibilidade se aproxima de 100%. Há necessidade de mais estudos que comprovem esta eficácia antes de se tornar prática clínica rotineira. Outros marcadores recentemente estudados em infecções como o TNF-α (*tumor necrosis factor alpha*) não parecem eficazes no diagnóstico de infecção periprotética.
- **Cultura do trajeto fistuloso:** a baixa correlação entre o achado da cultura do trajeto fistuloso em infecções de prótese e o agente etiológico causador da infecção torna este exame de pouco valor para o diagnóstico. Em casos agudos onde exista drenagem, a positividade é maior, principalmente para *Staphylococcus aureus* e bacilos Gram-negativos.

Análise do líquido sinovial: por meio da artrocentese, é possível serem feitos dois tipos de análise do líquido sinovial diante da suspeita de infecção em uma artroplastia: contagem de células e cultura do líquido. Na obtenção deste material, todo cuidado na antissepsia deve ser tomado, sendo que, na prótese de quadril, é necessária utilização de radioscopia durante o procedimento. Também é possível obtenção de amostra de tecido periprotético para cultura, a partir de biópsia percutânea dirigida.

A contagem de leucócitos no líquido sinovial, assim como a porcentagem encontrada de neutrófilos, apresentam elevados índices de sensibilidade e especificidade (acima de 80%) nas infecções periprotéticas. No entanto, o valor mínimo para se considerar a hipótese de infecção varia entre 1.100 a 4.200 células por microlitro (células/μL) em diferentes publicações, sendo a porcentagem de neutrófilos considerada suspeita quando acima de 65%. Estes valores são inferiores aos encontrados em artrites sépticas hematogênicas na ausência de prótese (em geral acima de 50.000 células/μL) e devem ser avaliados com cautela em pacientes com doenças inflamatórias, onde comumente há aumento dos leucócitos intra-articulares.

Os valores esperados para uma artrocentese na ausência de infecção são de leucócitos em torno de 700 células/μL e a porcentagem de neutrófilos em torno de 20%. Uma situação específica é a análise do líquido sinovial ainda na fase aguda após a cirurgia, nas primeiras seis semanas, com suspeita de infecção. Neste período, é esperado aumento variado na quantidade de leucócitos e porcentagem de polimorfonucleares em todos os casos; porém, se a contagem de leucócitos for acima de 27.000 células/μL, a probabilidade de infeção é maior que 90%. Nesta fase, o achado de leucócitos em torno de 3.000 células/μL, sugestivo de infecção em situações crônicas, pode induzir a intervenções desnecessárias, já que este valor pode ser considerado normal em próteses não infectadas durante as primeiras semanas de pós-operatório.

Cultura do líquido sinovial

A artrocentese para obtenção de material para cultura é considerado método eficaz para o diagnóstico de infecção periprotética, desde que haja rigor na técnica de assepsia e punção e o material coletado seja colocado diretamente em frasco adequado, de preferência do tipo utilizado para hemocultura. Isto diminui o risco de contaminação da amostra e aumenta sua sensibilidade, que gira em torno de 80%.

Na busca da identificação do agente etiológico, deve-se fazer rotineiramente culturas para micro-organismos aeróbios, anaeróbios e para fungos. Fatores como o efeito bactericida de anestésicos locais e baixos inóculos de bactérias no líquido sinovial (por ausência de fragmentos de biofilme neste líquido ou por ter havido diluição da amostra por infusão prévia de soro fisiológico), ocasionam variados índices de falso-negativo (8 a 50%). É uma opção válida para pacientes selecionados (presença de líquido ou forte suspeita de infecção).

Análise de tecido periarticular

Uma opção para obtenção de material para cultura é a coleta percutânea de tecido periprotético e a realização de culturas com este material. Quando comparada à cultura do líquido sinovial obtido por artrocentese, não há diferenças significativas quanto ao resultado. No entanto, quando combinadas as duas técnicas, alguns autores chegaram a 90% de positividade. O uso de biópsia deve ser criterioso, por ser mais invasivo que a artrocentese isolada.

Uma vez que exista a forte suspeita de infecção periprotética, caso decidido pela intervenção cirúrgica, deve-se aproveitar a exposição da articulação para se fazer mais estudos que comprovem a infecção e definam o agente etiológico. Para se atingir estes objetivos, são ferramentas válidas:

- Estudo anatomopatológico de tecido periprotético.
- Cultura de fragmentos ósseos e de tecido periarticular.
- Sonicação do implante.
- Diagnóstico molecular.

Vale ressaltar que a opção de se fazer a coleta de material visando a pesquisa de agentes Gram-positivos ou negativos (técnica de Gram), muitas vezes realizada de rotina no intraoperatório, se mostra com pouca sensibilidade (em torno de 27%) e baixo valor preditivo negativo, sendo desaconselhável que seja realizada.

Estudo anátomo-patológico

São possíveis dois tipos de análise histológica de material retirado no intraoperatório:

- **Análise por congelamento:** é realizada a busca pela presença de ao menos cinco leucócitos polimorfonucleares (neutrófilos) por campo de visão com alta magnificação (aumento de 40 vezes) em ao menos cinco campos microscópicos diferentes, no que se denomina "Critério de Feldman". A infiltração de neutrófilos sugere fortemente a presença de patógeno local com existência de inflamação aguda. Quando a presença destas células é menor, pode ser decorrente de reação ao polietileno ou cimento ortopédico (metilmetacrilato). A especificidade desta análise é excelente, porém a sensibilidade é afetada por fatores como baixa virulência do micro-organismo ou coleta inadequada. O método depende ainda da experiência do patologista que examinará a amostra.
- **Análise da membrana de interface ao redor da prótese removida (pseudomembrana):** a partir da definição de tipos de membrana periprotética sugerida por Morawietz, sendo considerada como sugestiva de infecção a membrana tipo II (presença de fibroblastos ativados, proliferação de pequenos vasos sanguíneos, edema e infiltrado inflamatório neutrofílico). Estudos recentes conduzidos por Bori et al., utilizando a pseudomembrana e buscando a presença de mais de cinco neutrófilos em campo de alta magnificação (Critério de Feldman) deram suporte a este conceito. A análise por congelamento tem o inconveniente de exigir infraestrutura específica para este fim, não sendo disponível em muitos centros. Sua utilidade se dá principalmente no segundo tempo do tratamento de infecção periprotética, quando há dúvidas na implantação ou não de nova prótese. Já a análise da pseudomembrana é útil nos casos de soltura de causa indeterminada, onde a suspeita de infecção pode determinar mudanças na conduta no pós-operatório, incluindo nova revisão ou antibioticoterapia prolongada.

Cultura de fragmentos ósseos e tecido periarticular

O diagnóstico de uma infecção periprostética tem como padrão-ouro a positividade de culturas obtidas no intraoperatório. No entanto, faltam padronizações sobre o número de fragmentos obtidos para cultura, o recipiente no qual a amostra deva ser colocada, ou mesmo critérios que definam objetivamente se a positividade da cultura significa que o agente identificado é causador de infecção ou que a cirurgia esteja de fato infectada.

O meio de cultura ideal a ser colocado o fragmento, imediatamente após ser retirado do paciente, é aquele que facilita a sobrevivência e o crescimento do patógeno. Frascos de hemocultura, mesmo aqueles para uso pediátrico no caso de pouco volume coletado, são aconselháveis.

O número ideal de fragmentos a serem coletados é de cinco ou seis, sendo o diagnóstico de infecção e identificação correta do agente etiológico fortemente provável quando três ou mais amostras apontam para o mesmo micro-organismo. Deve-se coletar material ósseo com aspecto patológico, principalmente aquele em contato com a prótese e fragmentos da pseudomembrana que reveste o implante, assim como da cápsula articular. A cultura deve ser observada por sete dias antes de ser considerada negativa. Alguns micro-organismos de menor virulência ou de crescimento lento podem exigir tempos ainda maiores de incubação da cultura. Antibioticoterapia, quando empregada, deve ser suspensa duas semanas antes da cirurgia, exceto se houver risco de complicações sistêmicas por sua retirada.

Sonicação

A estratégia para aumentar de modo significativo a identificação de patógenos contidos no biofilme é a realização da sonicação dos explantes. Esta técnica consiste em submeter os explantes obtidos cirurgicamente e acondicionados de forma estéril em contêineres plásticos previamente esterilizados ao processo inicial de vortização (chacoalhar) e posteriormente passagem de ultrassom da baixa frequência.

Esta técnica induz o rompimento da matriz exopolissacarídea que envolve as bactérias e/ou fungos. O fluído obtido na sonicação é submetido às culturas convencionais com meios apropriados para o crescimento de bactérias aeróbias, anaeróbias e fungos. De modo geral, a técnica aumenta a positividade das culturas, com os resultados mais significativos encontrados em pacientes com antibioticoterapia prévias, aumentando a positividade em até 45%. Apesar de muito promissor, a interpretação dos resultados das culturas dos fluídos sonicados devem ser analisados cautelosamente, uma vez que, sabemos que podem estar presentes biofilmes multimicrobianos sem haver correlação direta entre todos os micro-organismos nele presentes e a causa da infecção.

Ainda, a sonicação em revisões de artroplastia de joelho e quadril de casos clinicamente sem infecção, chega a ter culturas positivas em até 50% dos pacientes, mais frequentemente naqueles com osteólise importante. O valor preditivo positivo deste achado ainda está por ser comprovado.

Diagnóstico molecular

Outro método descrito para aumentar a sensibilidade e especificidade da pesquisa pelo agente etiológico nas infecções periprostéticas é a utilização da biologia molecular baseada na reação em cadeia de polimerase (*polymerase chain reaction* – PCR). Neste método, é possível replicar amostras de ácido desoxirribonucleico (DNA) bacteriano obtido por punção ou coletado no intraoperatório, independentemente da viabilidade da bactéria ou do uso prévio de antibióticos. Isto ocorre porque o DNA bacteriano permanece identificável mesmo após a morte da célula. O inconveniente é que, ao se analisar restos bacterianos, a incidência de falsos-positivos é elevada, já que qualquer bactéria, mesmo que não causadora da infecção, pode contribuir para a positividade do exame.

Estudos recentes utilizando o ácido ribonucleico mensageiro (mRNA) por meio de reação em cadeia de polimerase do tipo RT-qPCR, mostraram redução significativa do número de falsos-positivos, embora a quantidade disponível de mRNA seja muito inferior ao do DNA (sua degradação, após a morte celular, é muito rápida). Uma tentativa de se aumentar a disponibilidade é a análise do RNA ribossômico (rRNA), muito mais abundante. Porém, são métodos de alto custo e pouco disponíveis na prática clínica.

EXAMES DE IMAGEM

RADIOGRAFIAS SIMPLES

A radiografia simples tem baixa sensibilidade e especificidade na detecção de infecção periprotética, uma vez que as imagens que sugerem soltura do implante são semelhantes existindo ou não processo infeccioso. Estas alterações envolvem osteólise, migração do implante e presença de linhas radioluscentes na transição prótese-osso ou cimento-osso.

TOMOGRAFIA COMPUTADORIZADA E RESSONÂNCIA MAGNÉTICA

A tomografia tem pouca utilidade no diagnóstico de infecção periprotética. Alterações discretas de partes moles profundas não são detectadas pela tomografia e existe excessiva quantidade de artefatos de imagem gerados pelo implante.

A ressonância magnética tradicional também gera uma grande quantidade de artefatos de imagem que atrapalham a investigação das infecções periprotéticas. Porém, o uso de softwares especiais nos aparelhos de ressonância pode reduzir a quantidade de artefatos criados pela prótese e permitir uma excelente visualização da região periprotética. Dessa maneira, a ressonância passa a ser um exame com grande potencial na investigação da IPPs.

CINTILOGRAFIA ÓSSEA

É uma opção válida na pesquisa de soltura de uma prótese, uma vez que não é afetada pela presença de material metálico. O exame com tecnécio-99 apresenta alta sensibilidade a qualquer processo de remodelação óssea, sendo deste modo capaz de demonstrar a soltura do implante, mas não de indicar sua causa. Vários autores procuraram definir padrões de captação (difuso ou focal) que poderiam definir a presença de infecção ou não, mas não há consenso a respeito deste tema. Em mais de 10% dos pacientes assintomáticos portadores de artroplastia total de quadril cimentada, a cintilografia é hipercaptante por mais de um ano após a cirurgia, sendo ainda maior esta frequência naqueles com próteses não cimentadas. Na prótese de joelho, a incidência de hipercaptação após um ano se situa entre 50 e 90% dos casos. De um modo geral, pode-se afirmar que a acurácia da cintilografia com tecnécio-99 no diagnóstico de infecção periprotética é baixa, entre 50 e 70%, sendo útil apenas triagem de casos suspeitos. Sua normalidade indica baixa probabilidade de infecção. A associação entre cintilografia óssea com tecnécio-99 e cintilografia com gálio-67 aumenta a acurácia do diagnóstico de infecção para 65 a 80%. Os exames se complementam e devem ser solicitados conjuntamente. No caso da cintilografia óssea ser positiva e a cintilografia com gálio ser normal, o caso deve ser considerado como não sendo portador de infecção.

A cintilografia com leucócitos marcados tem por base o conceito de que estas células (neutrófilos polimorfonucleares) deverão estar concentradas ao redor da prótese infectada, enquanto em outras áreas onde exista metabolismo ósseo aumentado à custa de outras causas que não infecção, não haverá seu acúmulo. Tem sido considerado um dos exames mais precisos no diagnóstico por imagem de infecção periprotética, embora pouco disponível em nosso país. No entanto, diversos estudos comprovaram que a sensibilidade deste exame é relativamente baixa, ao redor de 75%. Isto pode ser decorrente da baixa população de leucócitos em infecções crônicas de baixa virulência, mas, provavelmente, a explicação é pela falta da padronização na interpretação das imagens. Na cintilografia com leucócitos marcados, o padrão de comparação é a hipercaptação ao redor do implante em suspeita de infecção e um ponto de referência considerado normal. No entanto, a intensidade da captação ao redor da prótese não está relacionada à presença ou não de infecção.

Outro método para aperfeiçoar o diagnóstico de infecção é a cintilografia com leucócitos marcados comparada à cintilografia de medula óssea. Em ambos os exames, as imagens refletem acumulação do radioisótopo em macrófagos fixos da medula. Quando realizados com técnica minuciosa, utilizando-se leucócitos marcados com índio-111, a cintilografia de comparação (com tecnécio-99 sendo usado para visualizar medula óssea) mostra diferenças significativas. Já o exame que usa apenas o tecnécio-99, tanto para os leucócitos marcados como para a cintilografia tradicional, a chance de confusão diagnóstica é maior.

Também, estudos envolvendo cintilografia com tecnécio-99 marcado com anticorpo monoclonal antigranulócito (besilesomab), o qual se liga a neutrófilos e se acumula em locais de infecção e inflamação, são pesquisas de ponta visando melhorar a acurácia diagnóstica. Ainda não foi comprovada superioridade deste método em relação à cintilografia com leucócitos marcados.

TOMOGRAFIA POR EMISSÃO DE PÓSITRONS

A fluordesoxiglucose (FDG) é uma molécula que se mostra aumentada em áreas com elevação do metabolismo da glicose, como são os tecidos infectados e inflamados. Pela tomografia por emissão de pósitrons (PET), é possível detectar o acúmulo da FDG em situações como infecção periprotética, osteomielite, tumores malignos e doenças inflamatórias. Aparentemente existe uma alta correlação entre alterações na FDG-PET em infecções periprotética no quadril, com sensibilidade em torno de 90%, porém com baixa especificidade. Já na articulação do joelho os índices encontrados são significativamente mais baixos, havendo falso-positivos em situações como rotação inadequada do componente femoral. Não há evidências que este exame deva ser utilizado rotineiramente na pesquisa de infecção periprotética do joelho até o momento.

Outro fator que diminui a eficácia da PET é que sua precisão diagnóstica diminui em casos de inflamação induzida por desgastes de metal ou polietileno, uma vez que o aumento do metabolismo de glicose pode ocorrer em virtude da inflamação causada pelos debris do implante.

TRATAMENTO

O sucesso do tratamento das infecções das próteses articulares depende do extenso desbridamento cirúrgico e da antibioticoterapia adequada e efetiva. Os quadros infecciosos que se desenvolvem no primeiro ano de pós-operatório são considerados infecções hospitalares e devem ser tratados até os resultados das culturas colhidas em centro cirúrgico com antibióticos que tenham ação na microbiota hospitalar do serviço onde foi realizada a cirurgia. É recomendável o início da antibioticoterapia empírica na indução anestésica, o que evita os riscos aos pacientes decorrentes da manipulação cirúrgica do foco de infecção sem cobertura adequada e não interfere na positividade das culturas colhidas no ato operatório. É fundamental a cobertura de *S. aureus* meticilino-resistente, visto a importância epidemiológica deste agente nessas infecções. O tempo total da antibioticoterapia varia de seis semanas a seis meses, sendo que o tratamento deve ser readequado quando necessário, com base nos resultados das culturas colhidas.

Infecções em próteses articulares que se manifestem no período de duas a três semanas após a cirurgia de implantação do material podem ser tratadas inicialmente com limpeza cirúrgica extensa, retenção do implante e antibioticoterapia com duração de seis semanas. As infecções que se manifestem após esse período, em função da formação de biofilme e aderência bacteriana ao material implantado, devem ser tratadas com limpeza cirúrgica extensa associada à remoção da prótese articular, que pode ser substituída em um ou dois tempos. Neste caso, o tempo total de administração dos antibióticos é de seis meses.

Os maiores índices de sucesso terapêutico que chegam a 93% referem-se à retirada da prótese infectada associada a antibioticoterapia prolongada que deverá ser escolhida baseada no agente etiológico isolado na cirurgia de retirada, com posterior implante de nova prótese em segundo tempo cirúrgico, geralmente após seis a oito semanas. O cimento de polimetilmetacrilato impregnado com gentamicina ou vancomicina pode ser empregado nas revisões de próteses após infecções.

A opção por realizar a revisão da artroplastia infectada em um ou dois tempos cirúrgicos depende de vários fatores. Nos centros habituados a realizar a revisão em um tempo cirúrgico, os índices de sucesso terapêutico são semelhantes aos dos centros que costumam realizar a revisão em dois tempos cirúrgicos. De maneira geral, são consideradas contraindicações para revisão em tempo único:

- Locais:
  - comprometimento significativo das partes moles;
  - perda óssea que impeça cimentação;
  - doença vascular periférica.
- Hospedeiro:
  - imunossupressão;
  - septicemia;
  - doença sistêmica;
  - reinfecção.
- Micro-organismo:
  - MR;
  - infecção polimicrobiana;
  - comensal não habitual;
  - perfil de resistência não habitual;
  - agente não identificado.

TABELA 112.1 Antibioticoterapia para infecções de ossos e articulações.

Micro-organismo	Antimicrobiano de escolha	Esquema alternativo – observar perfil de resistência
S. aureus (oxacilina-sensível)	Oxacilina: 2 g IV 6/6 h	Cefazolina, clindamicina, vancomicina
S. aureus (oxacilina-resistente)	Vancomicina: 500 mg IV 6/6 h ou Teicoplanina: 8 a 10 mg/kg	Sulfametoxazol-trimetoprima + rifampicina Linezolida, Daptomicina
S. pneumoniae	Penicilina crist.: 4×10^6U IV 4/4 h	Cefazolina, ceftriaxona, vancomicina,
Enterococos	Ampicilina: 2 g IV 4/4 h +	Vancomicina, teicoplanina
	Gentamicina: 240 mg IV/dia	
H. influenzae (betalactamase-negativa)	Ampicilina: 2 g IV 4/4 h	Sulfametoxazol-trimetoprima, ceftriaxona
K. pneumoniae	Ceftriaxona: 1 a 2 g IV 12/12 h	Ciprofloxacina, Meropenem, Ceftazidima-avibactan
E. coli	Cefazolina: 1 g IV 8/8 h	Ciprofloxacina, ceftriaxona, ertapene, meropenem gentamicina
P. aeruginosa	Ceftazidima: 1 g IV 6/6 h	Ciprofloxacina, Ceftalozone-tazobactan
S. marcescens	Ceftriaxona: 1 a 2 g IV 12/12 h	Sulfametoxazol-trimetoprima, ciprofloxacina, Ertapenem, Meropenem
Salmonella sp.	Ciprofloxacina: 400 mg IV 12/12 h	Ampicilina, ceftriaxona, meropenem
Bacteroides sp.	Cindamicina: 600 mg IV 6/6 h	Metronidazol
Candida sp.	Anfotericina: 1 mg IV/dia	Fluconazol

BIBLIOGRAFIA SUGERIDA

Foster T, Höök M. Molecular basis of adherence of Staphylococcus aureus to biomaterials. In: Waldvogel FA, Bisno AL, eds. Infections associated with indwelling medical devices. 3rd ed. Washington, D.C.: American Society for Microbiology, 2000. p. 27-39.

Lima ALLM, Oliveira PRD. Uso de antimicrobianos em pacientes ortopédicos. In: Melhorando o uso de antimicrobianos em hospitais. Associação Paulista de Estudos e Controle de Infecção Hospitalar. São Paulo; 2007.

Lima ALLM, Zumiotti AV, Uip DE. Fatores preditivos de infecção em pacientes com fraturas expostas nos membros inferiores. Acta Ortop Bras. 2004; 12:32-9.

Lima ALLM. Osteomielites. In: Martins HS, Damasceno MCT, Awada SB. Pronto-Socorro. Barueri: Manole; 2008.

Meehan AM, Osmon DR, Duffy MC, et al. Outcome of penicillin-susceptible streptococcal prosthetic joint infection treated with debridement and retention of the prosthesis. Clin Infect Dis. 2003; 36:845-9.

Sperling JW, Kozak TK, Hanssen AD, Cofield RH. Infection after shoulder arthroplasty. Clin Orthop, 2001; 382:206-16.

113

Infecções urológicas – uretrites-prostatites-epididimites e orquite

Anuar Ibrahim Mitre
Affonso Celso Piovesan

URETRITES

São doenças infecciosas da uretra, geralmente sexualmente transmissíveis, bastante prevalentes em nosso meio, somando aproximadamente 30% do total das doenças sexualmente transmissíveis no Brasil.

ETIOLOGIA

As uretrites podem ser divididas em dois grupos quanto ao agente etiológico: gonocócica e não gonocócica. A uretrite gonocócica (UG) é provocada pelo diplococos Gram-negativo *Neisseria gonorrhoeae*. Foi o agente mais comum de uretrites durante as décadas de 1970 e 1980, com queda importante de incidência nas décadas posteriores. Nos últimos anos vêm ganhando importância, sendo reportado em estatísticas norte-americanas um aumento de incidência de cerca de 20%. No Brasil, em levantamento realizado pela Secretaria de Saúde, a uretrite gonocócica aparece como terceiro agente em frequência entre todas as doenças sexualmente transmissíveis, correspondendo a aproximadamente 15% dos casos.

O risco do homem adquirir a doença em relação sexual única com mulher infectada é de aproximadamente 17%, enquanto o oposto é de aproximadamente 50%. A *N. gonorrhoeae* pode infectar a cavidade oral e a região anorretal, podendo, portanto, ser transmitida por sexo oral ou anal.

A uretrite não gonocócica (UNG) é uma síndrome que possui diversos agentes, sendo a *Chlamydia trachomatis* a mais frequente. Sua incidência vêm aumentando anualmente nos Estados Unidos nos últimos 15 anos sendo isolado em cerca de 30% dos casos. A partir da última década, com exames diagnósticos mais sensíveis, têm se identificado o *Mycoplasma genitalium* como o segundo agente em frequência, sendo o agente etiológico em cerca de 15% dos pacientes.

Em 20 a 30% das uretrites agudas do homem não se consegue estabelecer o agente etiológico, apesar de responderem a tratamento antibiótico. O vírus do herpes *simplex*, o adenovírus, a *Trichomonas vaginalis* e outros micro-organismos têm sido apontados como eventuais agentes menos frequentes. Não há consenso a respeito do *Ureaplasma urealyticum* como agente causador de uretrites não gonocócicas. É considerado por muitos como colonizador comensal da uretra masculina. Sua incidência é diretamente proporcional ao número de parceiras sexuais. Pode ser isolado em 40% de amostras coletadas da uretra de homens poligâmicos.

A uretrite pós-gonocócica é assim denominada quando a uretrite inicialmente possui os dois agentes etiológicos: *N. gonorrhoeae* e *C. trachomatis*. Como o quadro clínico da uretrite gonocócica é mais exuberante, estes indivíduos são tratados apresentando melhora, sem, entretanto, resolução completa dos sintomas. Permanece a desúria e há uma mudança no padrão da secreção uretral que se torna mais escassa e translúcida em razão da persistência do segundo agente bacteriano. Estima-se que essa associação ocorra em 4 a 35% dos homens com UG, o que justifica o tratamento inicial com combinação de antibióticos que tenha ação para os dois agentes, mesmo se os sintomas clínicos forem muito sugestivos de UG.

MANIFESTAÇÃO CLÍNICA

Pode ocorrer em qualquer idade, contudo a incidência é maior nos indivíduos jovens (entre 15 e 30 anos), sem parceira fixa. As uretrites caracterizam-se por sintomas progressivos decorrentes da extensão do processo inflamatório na uretra no sentido distal para proximal. Portanto, os sintomas iniciam-se, habitualmente, com prurido ou queimação na fossa navicular, que podem se estender em poucos dias para toda a uretra. A passagem da urina acentua esses sintomas, sendo a disúria sinal característico dessa infecção. Segue-se secreção uretral, que pode adquirir volume e coloração diferentes conforme o agente etiológico. Geralmente, a UG tem período de incubação entre 3 a 10 dias, com exceções que podem variar desde 12 horas até 3 meses. Provoca secreção uretral purulenta e abundante. Os sintomas são tão intensos que o paciente quase sempre procura, de alguma forma, tratamento. Excepcionalmente, a secreção uretral pode ser mínima ou mesmo ausente. Se o paciente não for tratado, continua sendo portador e transmissor da doença.

O período habitual de encubação da UNG é de 1 a 4 semanas. A secreção uretral é escassa e menos purulenta que na UG, podendo estar ausente e o paciente apresentar apenas desconforto uretral, ou até mesmo ter uma infecção assintomática.

Quando não tratada adequadamente, a infecção pode progredir localmente provocando estenoses cicatriciais da uretra ou de órgãos vizinhos, como a próstata e o epidídimo, e risco de comprometimento da fertilidade. Ocasionalmente pode evoluir para a síndrome uretro-conjuntivo-sinovial (síndrome de Fiessinger-Leroy-Reiter).

DIAGNÓSTICO

O diagnóstico laboratorial das uretrites pode ser feito pelo exame bacterioscópico (coloração de Gram), pela cultura ou por meio de testes de amplificação de DNA. O exame bacterioscópico e a cultura são realizados na secreção uretral. A coleta deve ser realizada de preferência pela manhã antes de urinar, ou após um período de cerca de quatro horas desde a última micção para um maior acúmulo de secreção. Para se evitar contaminação deve-se coletar secreção de dentro da uretra distal por meio de uma alça metálica esterilizada. Observa-se ao exame microscópico bactérias e leucócitos em abundância. Se não houver secreção uretral, deve-se solicitar sedimento quantitativo de primeiro jato urinário. Uma amostra de urina de primeiro jato (5 a 10 mL iniciais da micção) onde o exame microscópico do sedimento demonstrará uma quantidade de leucócitos superior a 15/campo ou a 15.000/mL.

A leitura microscópica de uma lâmina corada pelo método de Gram, com identificação de diplococos Gram-negativos intra e extracelulares, possibilita o diagnóstico de UG com uma especificidade e sensibilidade de quase 100%, tornando rotineiramente desnecessária a realização de outros exames, como cultura em meio específico de Thayer-Martin ou imunofluorescência direta (sensibilidade de 84% e especificidade de 100%)

O diagnóstico de UNG normalmente é feito por exclusão, sendo a pesquisa de *C. trachomatis* considerada, por muitos, desnecessária para orientação terapêutica. Pode ser realizada, sobretudo, nos casos onde não se obteve uma boa resposta terapêutica. A *C. trachomatis* é dificilmente recuperada em cultura. Como o micro-organismo é intracelular, a amostra deve ser obtida por meio de um raspado de uretra distal e colocado em meio especial de cultura por um período de 2 a 3 dias. Os métodos diagnósticos que utilizam técnicas de amplificação de DNA têm alta especificidade e sensibilidade para o diagnóstico do agente da uretrite. São realizados em urina de primeiro jato e podem ser utilizados para isolamento do *Gonoccocos*, *Chlamydia*, *Mycoplasma* e *Trichomonas*. Infelizmente, não são universalmente disponíveis, sendo o seu uso restrito aos grandes centros urbanos.

TRATAMENTO

Há uma grande quantidade de antibióticos que podem ser usados no tratamento da UG. Contudo, para se evitar formas resistentes, tem-se preferido o tratamento com dose única de agentes eficientes contra *N. gonorrhoeae* produtoras de penicilinase, como ceftriaxona 250 mg associado a 1 g de azitromicina em dose única. Em razão do aumento do número de cepas resistentes, as quinolonas não têm sido mais utilizadas no tratamento destes agentes.

A possibilidade da UNG ser causada por diversos micro-organismos justifica a resposta terapêutica variável. Como o principal agente etiológico é a *C. trachomatis*, o tratamento deve ser orientado para tal, sobretudo pela sua maior morbidade em relação aos outros micro-organismos. A azitromicina é altamente ativa contra a *C. trachomatis*, atinge altas concentrações intracelulares e tornou possível o tratamento em dose única de 1 g. Outros macrolídeos podem ser utilizados como a doxiciclina (100 mg de 12 em 12 horas por 7 dias). Recomenda-se que a parceira sexual seja igualmente tratada para se evitar reinfecção assim como as consequências da própria doença.

Ocasionalmente, depara-se com pacientes que já foram medicados com diversos antibióticos e continuam a apresentar queixas. As principais causas de falha terapêutica são: reinfecção pela mesma parceira que não se tratou; persistência do mesmo micro-organismo por resistência bacteriana e falha idiopática em que os agentes não são Chlamydia ou Ureaplasma. Deve-se investigar *T. vaginalis* como outra causa de uretrite e também pensar na possibilidade de condiloma acuminado intrauretral. Deve-se certificar por meio de exames laboratoriais que o paciente realmente apresenta sinais de inflamação ou infecção. Não raramente, em pacientes com secreção uretral mucoide, depara-se com exames absolutamente normais, descartando uretrite e, consequentemente, não havendo necessidade de qualquer tratamento.

PROSTATITE

São processos inflamatórios ou infecciosos frequentes na idade adulta, de etiopatogenia nem sempre clara e geralmente não associada a doenças sexualmente transmissíveis. Cerca de 9 a 16% dos homens terão esse diagnóstico durante suas vidas. Podem ser divididas em cinco categorias: I: prostatite bacteriana aguda; II: prostatite bacteriana crônica; III: síndrome da dor pélvica crônica, associada a processo inflamatório (IIIa, ou prostatite crônica não bacteriana) ou não associada a processo inflamatório (IIIb, ou prostatodínea);

IV: processo inflamatório prostático assintomático, achado em biópsia ou produto de prostatectomia. As prostatites podem ser causa de elevação transitória de Antígeno Prostático Específico (PSA) no sangue.

PROSTATITE BACTERIANA AGUDA

É a menos comum das doenças infecciosas ou inflamatórias da próstata, correspondendo a apenas cerca de 5% dos casos. É a única que apresenta um quadro clínico bem evidente. O paciente apresenta febre alta, calafrios, mal-estar, indisposição, dor perineal e sacral, e sintomas miccionais de disúria, urgência, polaciúria, nictúria. Em virtude do processo inflamatório intenso, o edema da glândula prostática comprime a uretra, provocando graus variados de dificuldade miccional ou mesmo retenção urinária.

No exame físico, o toque retal deve ser realizado com cuidado em virtude da grande sensibilidade dolorosa da glândula e do risco de provocar bacteremia e sepse. Pelos mesmos motivos não se deve coletar líquido espermático, sobretudo porque na cultura de urina geralmente se isola o agente etiológico. Demais achados laboratoriais são leucocitúria e elevação de marcadores sanguíneos de processo inflamatório e infeccioso como proteína C-reativa (PCR), leucocitose e neutrofilia. As prostatites agudas frequentemente se associam ainda com grandes elevações dos valores de PSA, que pode ser usado para confirmar laboratorialmente a suspeita clínica.

As bactérias são as mesmas que provocam as demais infecções do trato urinário. Predomina a *E. coli* seguida de *Pseudomonas*, Serratia, *Klebsiella* e outras enterobactérias. O tratamento além de antibióticos requer medidas gerais, como repouso, hidratação, analgésicos, antipiréticos e laxativos leves para amolecer as fezes e facilitar a evacuação. O uso de alfabloqueadores específicos para receptores prostáticos e de anti-inflamatórios é recomendado em casos onde há obstrução infravesical importante decorrente do edema da glândula. Se ocorrer retenção vesical, deve-se drenar a bexiga por meio de cistostomia, evitando-se, assim, qualquer manipulação uretral.

A glândula prostática possui diversas características que dificultam a difusão de drogas para o interior dos ácinos. O epitélio glandular possui uma membrana lipídica que limita os antimicrobianos ativos àqueles lipossolúveis e que não se liguem a proteínas plasmáticas. O pH intra-acinar é ácido, permitindo boa difusão apenas de drogas básicas. Poucos são os antibióticos que possuem tais características alcançando níveis eficientes. Preferencialmente, têm-se utilizado sulfametoxazol-trimetoprima ou quinolonas sempre por período de tempo prolongado, sendo recomendado pelo menos três semanas de tratamento. Em situações de processo inflamatório agudo, a difusão das drogas para o interior dos ácinos prostáticos é facilitada e, dependendo da gravidade do processo infeccioso e da resposta terapêutica, deve-se utilizar cefalosporinas de terceira geração ou aminoglicosídeos em uma fase inicial do tratamento.

PROSTATITES CRÔNICAS

A prostatite crônica é uma patologia comum com prevalência entre 10 a 15% dos homens adultos. Independente da presença ou não de processo infeccioso ou inflamatório, as diferentes doenças que compõem essa síndrome apresentam-se com sintomas clínicos semelhantes. Na maior parte dos casos, os sintomas são vagos, inespecíficos e de longa duração. Comumente esses pacientes se queixam de dor ou desconforto em região perineal associados a sintomas miccionais irritativos em grau discreto, como urgência, disúria e polaciúria. Eventualmente, a dor pode se localizar em outras regiões, como inguinal, testicular, supra-púbica e perianal. Habitualmente, os pacientes não apresentam antecedente de prostatite bacteriana aguda, sugerindo uma origem independente. Não há sinais característicos no exame físico, inclusive no toque retal da próstata, e tampouco na cistoscopia, nos exames ultrassonográficos e radiológicos.

Sua etiologia é desconhecida. Estudos recentes mostram altos níveis de citoquinas mediadoras de resposta inflamatória no tecido prostático de pacientes com prostatites crônicas, entre eles as interleucinas 1, 6 e 8 e fator de necrose tumoral. A associação com hiperplasia prostática benigna é evidente, havendo aumento de incidência de aproximadamente oito vezes em pacientes portadores de sintomas obstrutivos causados por hiperplasia prostática benigna.

O diagnóstico é fundamentalmente laboratorial, por meio de teste proposto por Stamey, em 1968. Para o diagnóstico de prostatite crônica bacteriana (tipo II), cultiva-se o líquido espermático obtido após masturbação ou massagem prostática. De maneira alternativa, coleta-se culturas de urina de primeiro jato e cultura de urina de jato obtido após massagem prostática, quando não se consegue coletar líquido espermático pelos meios anteriormente referidos. Na presença de um número de colônias bacterianas maior que 10 vezes na segunda amostra, considera-se o exame positivo.

O diagnóstico diferencial entre a síndrome da dor pélvica crônica inflamatória (tipo IIIa) e não inflamatória (tipo IIIb) baseia-se na quantidade de leucócitos presentes na secreção prostática ou no jato urinário obtidos após massagem. Os valores de corte propostos são maiores que 10 leucócitos por campo com aumento de 1.000 vezes para secreção prostática ou mais do que 10 leucócitos por campo de 400 vezes em centrifugado de urina obtida após massagem.

Os dados histológicos são inespecíficos. Geralmente, as reações inflamatórias são menos pronunciadas e mais localizadas que na prostatite bacteriana aguda. Como as alterações são frequentemente encontradas em próstatas de pacientes que nunca tiveram evidências clínicas ou laboratoriais de prostatite, não podem ser consideradas diagnósticas.

Há muitas considerações a respeito do tratamento medicamentoso da prostatite bacteriana crônica (tipo II) no que diz respeito à concentração dos agentes antimicrobianos no tecido prostático humano. Estudos clínicos evidenciam poucas drogas que efetivamente curam a prostatite bacteriana crônica. O sulfametoxazol-trimetoprima é geralmente apontada como a que oferece os melhores resultados terapêuticos em estudos prospectivos. Após um período de tratamento que variou de 4 a 16 semanas com sulfametoxazol-trimetoprima, a taxa de cura foi de cerca de 30 a 40%, e superiores a tratamentos por períodos mais curtos. A dosagem habitual é de 160 mg de trimetoprima e de 800 mg de sulfametoxazol, 2 vezes ao dia por um período nunca inferior a 30 dias. As quinolonas também são antimicrobianos eficazes para o tratamento da prostatite bacteriana crônica. As doses recomendadas são: ciprofloxacina 500 mg ou norfloxacina 400 mg, 2 vezes ao dia, por via oral (VO), durante 30 dias. Em casos de bactérias resistentes, a fosfomicina tem sido utilizada como opção terapêutica. Este antibiótico também possui penetração adequada no tecido prostático e normalmente têm baixa frequência de bactérias resistentes. Recomenda-se dose de 3 g repetida semanalmente por 4 semanas. São comuns casos de recidiva dos sintomas após a interrupção da antibioticoterapia. Nestes casos, novo ciclo dos antibióticos acima citados, por tempo prolongado é indicado.

Apesar do não isolamento de agentes bacterianos nos casos de prostatite crônica inflamatória e síndrome da dor pélvica crônica, têm sido publicados estudos que relatam melhora da sintomatologia com o uso de antibióticos por tempo prolongado, em regimes semelhantes aos utilizados para prostatite bacteriana.

A síndrome da dor pélvica crônica inflamatória (tipo III) pode ser tratada com analgésicos, antinflamatórios não hormonais. Manifestações miccionais são aliviadas com agentes anticolinérgicos, como a oxibutinina na dose de 5 mg VO, 3 vezes ao dia e com alfabloqueadores específicos para receptores prostáticos.

A síndrome da dor pélvica não inflamatória tem etiologia desconhecida, o que dificulta seu tratamento. Vários desses pacientes sofrem principalmente de um aumento da tensão da musculatura do assoalho pélvico, provocando mialgia e, em alguns casos, prejudicando o relaxamento esfincteriano. São pacientes emocionalmente ansiosos, tensos, estressados e com manifestações psicossociais e psicossexuais variáveis. O tratamento é meramente sintomático e deve estar voltado às principais manifestações. Nos casos de dor ou desconforto em pacientes ansiosos, recomendam-se atividades relaxantes, como exercícios físicos, sauna etc., ou até mesmo o emprego de diazepínico oral, na dose de 5 mg de 1 a 3 vezes ao dia. Medicações utilizadas para tratamento de dor crônica, como a imipramina, podem ser empregadas com aumento gradual de dosagem até que se consiga alívio dos sintomas de dor. Em casos mais graves, o auxílio de psicólogo ou de psiquiatra pode ser útil. Quando houver sintomas miccionais deve-se empregar agente alfabloqueador baseando-se no fato de o colo vesical e a uretra prostática serem ricos em receptores alfa-adrenérgicos.

EPIDIDIMITE

Corresponde a um processo inflamatório agudo do epidídimo, com dor e aumento de volume.

A epididimite é provocada por agentes causadores de doenças sexualmente transmissíveis no adulto jovem. No entanto, a maioria dos casos de epididimite em crianças ou em homens acima dos 50 anos é ocasionada por uropatógenos que habitualmente provocam infecção do trato urinário. Geralmente representa a progressão da infecção a partir da bexiga ou da uretra, com os micro-organismos que caminham pelo ducto ejaculador e canal deferente até o epidídimo.

Na criança, a epididimite ocorre geralmente em patologias congênitas obstrutivas infravesicais e recomenda-se investigação do trato urinário por meio de ultrassonografia e uretrocistografia. Pode ser secundária a cirurgias uretrais ou cateterismo uretral. Pode ainda estar associada a infecções sistêmicas por *H. influenzae* ou *Neisseria meningitidis* ou pelo paramyxovírus (caxumba).

No adulto jovem, as principais causas de uretrite são *N. gonorrhoeae* e *C. trachomatis*. A uretrite gonocócica geralmente produz sintomas exuberantes que exigem tratamento antibiótico imediato. Ao contrário, a uretrite não gonocócica provoca menos sintomas sendo mais tolerado pelo paciente ou até podendo passar despercebido a ponto de, sem tratamento, permitir que os micro-organismos atinjam o epidídimo e causem um processo infeccioso nesse órgão.

No homem após os 50 anos de idade, com o crescimento da glândula prostática e dificuldade miccional aumentam a predisposição à infecção do trato urinário e, consequentemente, à epididimite.

Independentemente da faixa etária, certos pacientes podem ter epididimite associada a doenças, como tuberculose, criptococose, brucelose e nocardiose.

A epididimite pode não ser infecciosa e estar associada a administração de droga antiarrítmica (amiodarona). Acomete principalmente a cabeça do epidídimo, e o tratamento corresponde à diminuição da dose da medicação. Parece ser em razão de uma concentração seletiva da amiodarona no epidídimo.

DIAGNÓSTICO

Na epididimite aguda, a inflamação e o inchaço começam pela cauda do epidídimo e pode acometer todo o resto do epidídimo, assim como o testículo. Homens que se expuseram a contato sexual suspeito podem apresentar epididimite mesmo tendo tido relação sexual suspeita alguns meses antes e não tendo apresentado secreção uretral.

É indispensável que se estabeleça o diagnóstico diferencial entre epididimite e torção de testículo. O processo inflamatório intenso da túnica vaginal dificulta sobremaneira o exame físico. A perda de tempo pode provocar a necrose do testículo no caso de torção. A presença de uretrite sugere epididimite e não torção de testículo. Nas fases iniciais do processo inflamatório da epididimite, percebe-se apenas o epidídimo edemaciado. O ultrassom com Doppler e o exame radioisotópico do testículo podem estabelecer o diagnóstico diferencial. Quando esses exames não são disponíveis, deixam dúvidas ou representam um atraso prolongado não se deve hesitar em realizar uma exploração cirúrgica escrotal.

Os exames laboratoriais baseiam-se fundamentalmente no citobacterioscópico de secreção uretral, quando presente, ou de primeiro jato urinário. A presença de apenas leucócitos indica uretrite e epididimite por *C. trachomatis*, o que é verificada em 2/3 das epididimites em adultos jovens. Esse diagnóstico pode ser confirmado por meio de pesquisa e amplificação do DNA em jato urinário.

TRATAMENTO

O tratamento da epididimite aguda baseia-se no agente etiológico e em medidas auxiliares. Recomenda-se repouso no leito, suspensão escrotal, banhos de assento com água morna e medicação anti-inflamatória. Antibióticos devem ser administrados de acordo com a etiologia provável. O uso concomitante de prednisona é de valor discutível.

Se a epididimite for por germes não relacionados à doença sexualmente transmissível, deve-se investigar o trato urinário por meio de exame ultrassonográfico ou radiológico.

ORQUITE

A inflamação ou infecção isolada do testículo é fenômeno raramente observado na prática clínica. Via de regra o caminho de entrada dos micro-organismos é pelo deferente e pelo epidídimo, de modo que é extensão de uma epididimite. Portanto, geralmente trata-se de uma orquiepididimite.

A orquite bacteriana aguda apresenta quadro doloroso intenso, provoca edema intenso do testículo afetado, assim como calor e rubor locais. Habitualmente, ocorre em infecção do trato urinário complicada, por cateterismo uretral, prostatectomia ou outras instrumentações. Como as outras infecções em órgãos parenquimatosos do trato urinário pode provocar febre alta. A dor se irradia para região inguinal ipsilateral e pode se acompanhar de náusea e vômito. Pode ocorrer a formação de hidrocele aguda que envolve o testículo inflamado, o qual pode evoluir para a formação de um abscesso, que se não tratado poderá drenar espontaneamente para a pele do escroto por inflamação e necrose dos tecidos contíguos.

Com a infiltração inflamatória da parede escrotal pode-se palpar massa única dificultando a distinção entre orquite, epididimite ou orquiepididimite. Da mesma forma pode dificultar o diagnóstico diferencial de torção de testículo e de outras causas de escroto agudo. Se os exames utilizados para esclarecimento diagnóstico por algum motivo não forem disponíveis ou esclarecedores, deve-se explorar cirurgicamente o testículo.

TRATAMENTO

O tratamento da orquite é fundamentalmente clínico. O paciente deve ficar em repouso, utilizar suspensão escrotal, receber medicação analgésica e anti-inflamatórios não hormonais e manter-se bem hidratado. A medicação antibiótica é indicada conforme suspeita etiológica que varia com a faixa etária. No adulto jovem, ceftriaxone (250 mg intramuscular dose única) associado a doxaciclina (100 mg de 12 em 12 horas por 10 dias) ou azithromicina (1 g em dose única). Para pacientes idosos e sem comportamento de risco que leve à suspeita de IST, o uso de quinolonas é indicado, preferencialmente ciprofloxacin (500 mg de 12 em 12 horas por 10 dias) ou levofloxacin (500 mg 1 vez ao dia por 10 dias). Raramente há necessidade de medicação parenteral e internação. Em casos onde há evolução para formação de abscesso testicular, frequentemente há necessidade de orquiectomia.

A orquite pode evoluir para atrofia de testículo ou infertilidade por fibrose e destruição das estruturas canaliculares. O emprego de corticosteroide para prevenção dessas complicações é controvertido.

ORQUITE DA CAXUMBA

Apesar da orquite em decorrência de doenças sistêmicas ser possível em um grande número de patologias, é muito maior a incidência de orquite da caxumba em relação às demais. A orquite ocorre em 20% das caxumbas e é mais frequente após a puberdade. Geralmente se inicia de 4 a 6 dias após o surgimento da parotidite, mas pode ocorrer mesmo na ausência do envolvimento da parótida. Em cerca de 70% dos casos a orquite é unilateral, e, metade dos testículos acometidos evoluem para atrofia. Todavia, a infertilidade é constatada em menos de 10% dos casos. Além dos sintomas locais de orquite, que cedem no período de 7 a 10 dias, nos casos graves pode haver náuseas, vômitos e calafrios. Ao exame físico, ao contrário das orquites bacterianas, o epidídimo está preservado.

O tratamento é de suporte, com repouso, anti-inflamatórios, suspensório escrotal, semelhante às orquites bacterianas, não havendo medicação específica que possa diminuir o risco de atrofia.

BIBLIOGRAFIA SUGERIDA

Anothaisintawee T, Attia J, Nickel JC et al. Management of chronic prostatitis/chronic pelvic pain syndrome: a systematic review and network meta-analysis. JAMA 2011; 305:78.

Barbosa MJ, Moherdaui F, Pinto VM, Ribeiro D, Cleuton M, Miranda AE. Prevalence of Neisseria gonorrhoeae and Chlamydia trachomatis infection in men attending STD clinics in Brazil. Rev Soc Bras Med Trop, 2010;43(5): 500-3.

Franco JV, Turk T, Jung JH et al. Non-pharmacological interventions for treating chronic prostatitis/chronic pelvic pain syndrome. Cochrane Database Syst Rev 2018; 1:CD012551.

Grayson ML, Macesic N, Trevillyan J et al. Fosfomycin for Treatment of Prostatitis: New Tricks for Old Dogs. Clin Infect Dis 2015; 61:1141.

Greenberg, SH: Male reproductive tract sequelae of gonococcal and nongonococcal urethritis. Arch. Androl., 1979; 3: 317.

Hagley M. Epididymo-orchitis and epididymitis: a review of causes and management of unusual forms. International Journal of STD & AIDS, 2003; 14(6):372-7.

Horner PJ, Blee K, Falk L et al. 2016 European guideline on the management of non-gonococcal urethritis. Int J STD AIDS 2016; 27:928.

Horner PS. European guideline for the management of epididymo-orchitis and syndromic management of acute scrotal swelling. Int J STD AIDS, 2001;12(Suppl 3):88-93.

Ministério da Saúde. Manual de controle das doenças sexualmente transmissíveis DST. 4. edição. Em: <http://bvsms.saude.gov.br/bvs/publicacoes/manual_controle_das_dst.pdf>.

McNaughton-Collins M, Meigs JB, Barry MJ, et al. Prevalence and correlates of prostatitis in the health professionals follow-up study cohort. J Urol, 2002; 167:1363-1366.

Meares EM, Stamey TA. Bacteriologic localization patterns in bacterial prostatitis and urethritis. Invest Urol 1968; 5:492-518.

Naliboff BD, Stephens AJ, Afari N et al. Widespread Psychosocial Difficulties in Men and Women With Urologic Chronic Pelvic Pain Syndromes: Case-control Findings From the Multidisciplinary Approach to the Study of Chronic Pelvic Pain Research Network. Urology 2015; 85:1319.

Nickel JC, Downey J, Johnston B, et al. Predictors of patient response to antibiotic therapy for the chronic prostatitis/chronic pelvic pain syndrome: a prospective multicenter clinical trial. J Urol, 2001; 165:1539-1544.

Nickel JC, Gittleman M, Malek G, et al. Effects of Rofecoxib in patients with chronic nonbacterial prostatitis: a placebo controlled pilot study. J Urol, 2001; 165(Suppl. 5):27.

Nickel JC. Prostatitis: evolving management strategies. Urol Clin North Am 1999; 26:737-751.

Perletti G, Marras E, Wagenlehner FM, Magri V. Antimicrobial therapy for chronic bacterial prostatitis. Cochrane Database Syst Rev 2013:CD009071.

Redfern T, English P, Baumber C, McGhie D. The aetiology and management of acute epididymitis. Br J Surg, 1984;71:703-5.

Schwebke JR. Hook EW 3rd. High rates of Trichomonas vaginalis among men attending a sexually transmitted diseases clinic: implications for screening and urethritis management. Journal of Infectious Diseases, 2003; 188(3):465-8.

Segura, JW, Smith, T F, Weed, L. A. et al. Clamydia and nonspecific urethritis. J. Urol, 1977; 17: 720.

Vats V. Rastogi S. Kumar A. Ahmed M. Singh V. Mittal A. Jain RK. Singh J. Detection of Chlamydia trachomatis by polymerase chain reaction in male patients with non-gonococcal urethritis attending an STD clinic. Sexually Transmitted Infections, 2004; 80(4):327-8.

Workowski KA, Bolan GA. Centers for Disease Control and Prevention. Sexually transmitted diseases treatment guidelines, 2015. MMWR Recomm Rep 2015; 64:1.

114

Infecção do trato urinário

Anuar Ibrahim Mitre
Luiz Antonio Assan Botelho

INTRODUÇÃO

A infecção do trato urinário (ITU) é conceituada como uma agressão e consequente processo inflamatório, desencadeado por um micro-organismo, nos órgãos do sistema urinário (bexiga, rins, ureteres e próstata). O termo "infecção urinária" é inadequado apesar de consagrado pelo uso, porque não há infecção em secreção orgânica. Uma infecção requer a interação de um órgão (hospedeiro) e um agente agressor. A colonização bacteriana, como tantas em nosso organismo, não provoca processo inflamatório. A contaminação consiste na introdução de bactérias por meio de alguma instrumentação inadequada.

Discutiremos especificamente infecções bacterianas do trato urinário (bexiga, rins e ureteres). Infecções causadas por outros agentes (vírus, micobactérias e fungos) são muito incomuns e fora do escopo deste capítulo.

A infecção do trato urinário é importante causa de procura ao serviço médico, tanto de emergência quanto ambulatorial. Sua apresentação pode variar desde quadros leves até quadros graves, com choque séptico e mesmo morte.

As infecções do trato urinário febris são aquelas que acometem órgãos parenquimatosos, como rins, próstata e testículos. Órgão cavitários ou tubulares não causam febre. Essa informação pode ser útil na caracterização de uma ITU.

INCIDÊNCIA

Nos Estados Unidos, as infecções do trato urinário ocasionam mais de 10 milhões de consultas ambulatoriais e mais de 2 milhões de atendimentos de urgência, com custo estimado em 3,5 bilhões de dólares ao ano.

A incidência varia de acordo com o sexo e a idade dos pacientes. O sexo feminino responde por 84% das infecções, e nele podemos observar três picos de incidência de infecção: na infância, em decorrência das malformações e do refluxo vesicoureteral no princípio da idade adulta, coincidindo com o início da vida sexual ativa e reprodutiva; e após a menopausa, pelas mudanças hormonais que indiretamente modificam a flora vaginal (Figura 114.1).

No homem, as infecções ocorrem com maior frequência na infância, também em razão das malformações do trato urinário e do refluxo vesicoureteral, e após os 50 anos de idade, principalmente por processo obstrutivo decorrente à hiperplasia prostática benigna.

CLASSIFICAÇÃO

As ITUs podem ser classificadas de diferentes formas, sendo as principais como complicadas e não complicadas.

A infecção do trato urinário não complicada pode ser definida como a infecção que ocorre em um indivíduo previamente hígido, que não apresenta alterações anatômicas ou neurológicas do trato urinário. Essas infecções podem ser diferenciadas em baixas (cistites) e altas (pielonefrites).

Por sua vez, a infecção trato urinário complicada é aquela que ocorre associada a fatores que comprometem os mecanismos locais de defesa do trato urinário ou sistêmicos do hospedeiro, incluindo obstrução urinária, retenção urinária

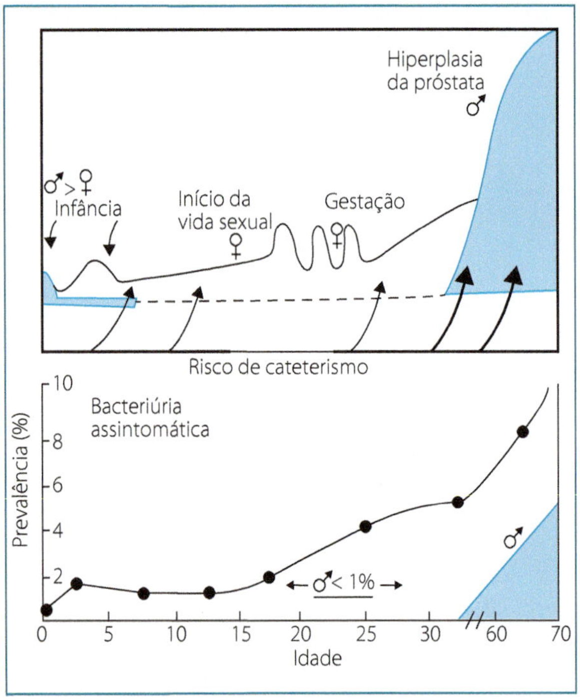

FIGURA 114.1 Incidência de infecção do trato urinário e bacteriúria em relação à idade.

por causas neurológicas, imunossupressão, insuficiência renal, rins transplantados, gravidez e a presença de corpos estranhos, tais como cálculos e cateteres.

As infecções podem ser ainda classificadas pelo segmento afetado (uretrite, cistite, pielonefrite etc.), pelos sintomas (sintomática, não sintomática, bacteriúria) ou pelo padrão da infecção (aguda, recorrente, crônica).

FISIOPATOLOGIA

A entrada de bactérias que vão provocar infecção do trato urinário ocorre por via ascendente. Outras vias, como linfática ou hematogênica, são extremamente raras. As bactérias do trato gastrointestinal que causam as infecções do trato urinário colonizam a região genital. Posteriormente, as bactérias migram pela uretra até a próstata e/ou bexiga de onde podem ascender pelos ureteres até o rim. A proximidade do reto à uretra e região genital feminina facilitam essa contaminação, característica anatômica usada para explicar a maior incidência de infecção do trato urinário na mulher.

O trato urinário conta com diversos mecanismos de defesa, incluindo, mas não se limitando: fluxo urinário unidirecional, pH e osmolaridade da urina, concentração de ureia e a integridade do urotélio.

A infecção ocorre quando há um desequilíbrio entre os fatores de defesa do hospedeiro e os fatores de virulência do patógeno.

Com esse modelo em mente, podemos entender como diversas alterações na fisiologia normal do trato urinário podem favorecer o surgimento de uma infecção: alteração nos fatores de adesão da bactéria, instrumentação do trato urinário, uso de cateteres, obstruções e refluxo vesicoureteral.

As bactérias causadoras de infecção do trato urinário mais frequentes são: *Escherichia coli, Klebsiella pneumoniae, Staphylococcus saprophyticus, Enterococcus faecalis, Streptococcus* do grupo B, *Proteus mirabilis, Pseudomonas aeruginosa* e *Staphylococcus aureus.*

TABELA 114.1 Agentes etiológicos na ITU complicada e na não complicada.

	ITU não complicada (%)	ITU complicada (%)
Escherichia coli	75	65
Klebsiella pneumoniae	6	8
Staphylococcus saprophyticus	6	–
Enterococcus faecalis	5	11
Streptococcus do grupo B	3	2
Proteus mirabilis	2	2
Pseudomonas aeruginosa	1	2
Staphylococcus aureus	1	3
Candida spp.	1	7

TABELA 114.2 Agente etiológico em ITUs na população brasileira.

Escherichia coli	75%
Staphylococcus saprophyticus	7%
Enterococcus faecalis	7%
Klebsiella pneumoniae	4%
Proteus mirabilis	4%
Streptococcus grupo B	3%

Os fatores de adesão da bactéria com as células do urotélio são de fundamental importância para a colonização e posterior infecção do trato urinário. Esses fatores facilitam a ascensão e a posterior invasão das bactérias no trato urinário.

Os fatores de adesão variam de bactéria para bactéria, e mesmo entre cepas da mesma bactéria, o que explica o porquê nem todas têm o mesmo potencial para causar infecção. Foi constatado que apenas alguns subtipos de *E. coli* têm maior chance de causar ITU e especialmente pielonefrite, sendo elas denominadas *E. coli* uropatogênicas, caracterizadas por fatores de aderência especialmente as fímbrias tipo 1, P e S, adesinas Dr e Afa, além de outros fatores de virulência, como sideróforos (sistemas de aquisição de ferro), toxina α-hemolisina e fator necrosante citotóxico.

Também há diferença entre fatores de aderência que interagem com o urotélio normal e fatores que interagem com o urotélio lesado e com a fibrina/biofilme, sendo estes uma das causas de diferença de padrão bacteriano entre as lesões complicadas e não complicadas.

Casos de disseminação hematogênica são raros e geralmente se caracterizam por abcessos renais especialmente por estafilococos.

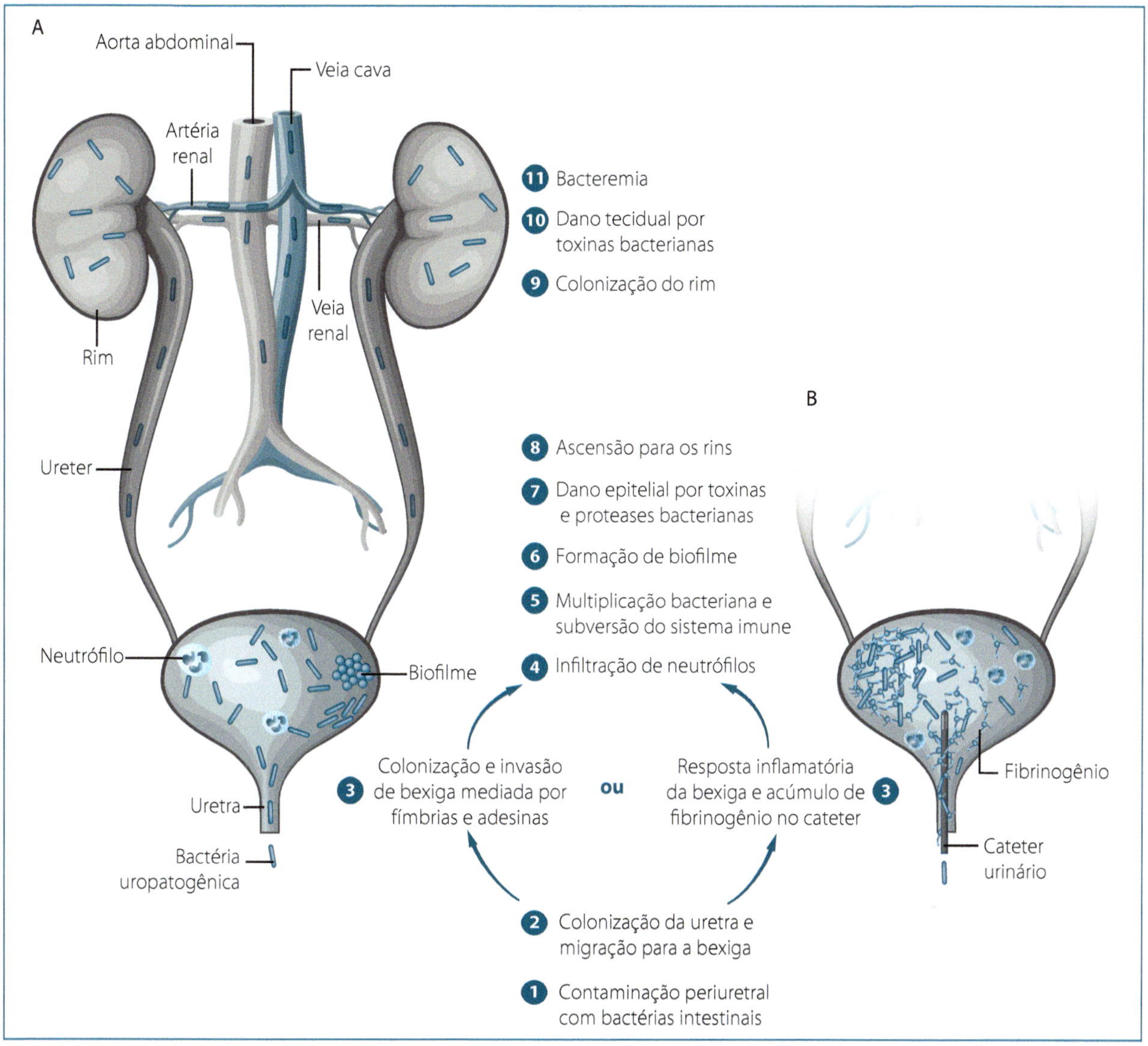

FIGURA 114.2. Vias de entrada e progressão bacteriana no trato urinário e na circulação sanguínea.

CISTITE

A cistite é o tipo de infecção do trato urinário mais comum, sendo estimados 28 casos de cistite para cada caso de pielonefrite.

DIAGNÓSTICO

O quadro clínico normalmente é caracterizado por dor em hipogástrio, disúria, urgência miccional e polaciúria, eventualmente associados à dor lombar baixa e hematúria.

A cistite não causa febre ou sintomas sistêmicos, portanto, na presença desses sinais, outros diagnósticos devem ser pesquisados.

Diagnóstico diferencial deve ser feito com moléstia inflamatória pélvica, abdome agudo inflamatório e cálculo ureteral distal, entre outros. Para tanto, a história tirada de maneira minuciosa e o exame físico cuidadoso são fundamentais.

Em mulheres jovens, sem comorbidades, o quadro clínico típico é suficiente para o diagnóstico correto em até 90% dos casos.

EXAMES

Exames de imagem não são importantes para o diagnóstico, mas quando realizados, podem demonstrar espessamento e edema vesical difusos, associado a realce parietal e, eventualmente, sedimento intravesical.

O exame de urocultura não modifica a conduta imediata, pois o resultado dele só se torna disponível dentro de 48 a 72 horas. O desconforto requer tratamento imediato. Porém, a urocultura e antibiograma são de grande valia na confirmação diagnóstica e, em casos de falha do tratamento, na escolha de outro antimicrobiano.

Classicamente, considera-se positiva a urocultura com mais de 100 mil unidades formadoras de colônias (UFC) por mL, porém demonstrou-se que 30 a 50% das pacientes com sintomas de cistite tinham contagem entre 100 e 10.000 UFC/mL na cultura. Portanto, atualmente considera-se positiva a cultura com contagem bacteriana acima de 1.000 UFC/mL em pacientes sintomáticos.

No caso de suspeita inicial de cistite, cuja a urocultura é negativa, somos obrigados a investigar os diagnósticos diferenciais citados anteriormente, apesar da possibilidade de falsos-negativos.

Nos casos de cultura positiva com falha de tratamento inicial, podemos utilizar o antibiograma para direcionar melhor o tratamento.

Não há relação direta de gravidade do quadro infeccioso com o valor da leucocitúria no exame de urina tipo I. A gravidade da infecção e a necessidade de tratamento hospitalar devem ser definidas pelo quadro clínico, incluindo sinais de sepse. Na prática clínica, podemos encontrar facilmente pacientes completamente aptos ao tratamento clínico-ambulatorial com leucocitúria superior a 1.000.000/mL; assim como eventualmente podemos encontrar casos de infecção do trato urinário grave associado a instabilidade hemodinâmica sem leucocitúria.

TRATAMENTO

O tratamento das cistites, na grande maioria das vezes, é feito de maneira empírica com antibiótico por via oral. Estudos mostram que ciclos curtos de antibióticos, 1 a 3 dias, podem ser tão eficientes quanto ciclos mais longos de 5 a 7 dias, para mulheres jovens e hígidas.

A escolha empírica do antibiótico para a terapia deve ser baseada no conhecimento da prevalência das bactérias causadoras naquela população, assim como o seu padrão de resistência aos antibióticos. Nesse sentido, Hisano et al. publicaram um estudo sobre a população brasileira, mostrando que a grande maioria (70%) das cistites nas pacientes estudadas era causada por *E. coli,* sendo 87% sensível à nitrofurantoína.

Normalmente, considera-se adequada a utilização empírica de um antibiótico para tratamento de cistite que tenha menos de 20% de resistência na população-alvo.

TABELA 114.3 Primeira escolha empírica de antimicrobianos por via oral para tratamento de cistite aguda não complicada.

Antimicrobianos	Dosagem	Uso
Nitrofurantoína	100 mg	12/12 h por 3 dias
Trimetoprima + sulfametoxazol	160 + 800 mg	3 dias
Fosfomicina	3 g	Dose única
Nofloxacina	400 mg	12/12 h por 3 dias*

*Pelas diretrizes americanas e europeias, as quinolonas são consideradas tratamento de segunda linha para cistites não complicadas, porém elas são amplamente utilizadas na prática clínica.

A melhora do quadro não costuma se dar de maneira imediata com o início da antibioticoterapia. Sendo assim, a associação de sintomáticos excretados na urina (p. ex., fenazopiridina 200 mg, via oral, de 12 em 12 horas, por 2 dias) e analgésicos sistêmicos, como a dipirona, pode ser de grande valia.

Casos de cistite, sem outras complicações e com regressão clínica com o tratamento, tipicamente, são seguidos sem exames de controle para comprovar a esterilidade da urina. Todavia, considera-se recomendável a coleta de urocultura após o tratamento.

PIELONEFRITE

É a infecção que atinge o urotélio e o parênquima renal, podendo estar associada ou não à cistite e à ureterite. A pielonefrite é considerada um quadro mais grave que a cistite, com maior repercussão sistêmica e maior possibilidade de complicações.

DIAGNÓSTICO

Normalmente, caracteriza-se por dor lombar associada à febre, podendo estar acompanhada de queda do estado geral, náuseas e vômitos e, em casos mais graves, sinais de sepse.

Ao exame físico, as características mais comuns são a dor lombar e o sinal de Giordano (punho-percussão) positivo no lado afetado pela infecção. O paciente pode encontrar-se, eventualmente, febril, hipotenso e taquicárdico.

EXAMES

Apesar do diagnóstico clínico, os exames complementares são muito importantes para definir a gravidade do quadro, corrigir distúrbios e descartar complicações.

Na suspeita de pielonefrite, recomenda-se exames de imagem para que sejam excluídas causas obstrutivas e/ou complicações, tais como cálculos e abscessos. Para tanto, a tomografia computadorizada com contraste, além de demonstrar presença ou não cálculos, hidronefrose e abcessos pode mostrar hipoperfusão de áreas do parênquima renal, típicas da pielonefrite, assim como obliteração da gordura perirrenal. As desvantagens da tomografia recaem sobre a sua menor disponibilidade, exposição à radiação ionizante e ao uso de contraste endovenoso. Nas situações nas quais a tomografia não pode ser utilizada, a ultrassonografia pode ser adequada para descartar a maioria das complicações.

A cintilografia renal com DMSA também pode demonstrar áreas de hipoperfusão renal presentes no quadro infeccioso agudo, porém no nosso meio, não é um exame comumente utilizado para esse fim.

Quanto aos exames laboratoriais, a coleta de um exame de urocultura com antibiograma é de suma importância para a identificação do agente causador, bem como a definição do seu padrão de sensibilidade aos antibióticos. Normalmente, o hemograma demonstra uma elevação dos leucócitos e as provas inflamatórias, como VHS e PCR, também podem estar elevadas.

TRATAMENTO

A antibioticoterapia, nos casos de pielonefrite, deve ser mais prolongada e administrada por um período entre 14 e 28 dias. Os pacientes portadores de quadros mais leves podem receber medicação por via oral e ter acompanhamento ambulatorial. Pacientes com quadros mais graves necessitam de tratamento parenteral e, eventualmente, internação e até suporte intensivo associado.

No tratamento por via oral, a escolha geralmente recai sobre as quinolonas (p. ex., ciprofloxacina 500 mg, via oral, de 12 em 12 horas). Na pielonefrite, considera-se adequada a utilização empírica de um antibiótico que tenha menos de 10% de resistência na população-alvo.

TABELA 114.4 Primeira escolha empírica de antimicrobiano por via oral para tratamento de pielonefrite não complicada.

Antimicrobiano	Dosagem	Uso
Ciprofloxacin	500 mg	12/12 h
Levofloxacin	750 mg	1 vez ao dia
Trimetoprima + sulfametoxazol	160 a 800 mg	12/12 h*

*Se esse for o esquema escolhido, deve ser associado a uma dose inicial de ceftriaxone endovenoso.

No tratamento parenteral, a primeira escolha costuma ser ceftriaxone 1 g, de 12 em 12 horas. Pacientes que iniciarem o tratamento endovenoso e apresentarem boa evolução clínica poderão receber alta hospitalar para continuidade de tratamento com outra opção de medicação via oral, preferencialmente seguindo o antibiograma obtido.

TABELA 114.5 Tratamento endovenoso em paciente com pielonefrite não complicada.

Antimicrobiano	Dosagem	Uso
Ciprofloxacina	400 mg	12/12 h
Levofloxacina	750 mg	1 vez por dia
Cefotaxime	2 g	8/8 h
Ceftazidime	1 a 2 g	8/8 h
Ceftriaxone	1 g	12/12 h ou 2 g, 1 vez ao dia
Cefepime	1 a 2 g	12/12 h
Piperacillina/ tazobactam	2,5 a 4,5 g	8/8 h
Ceftolozane/ tazobactam	1,5 g	8/8 h
Ceftazidime/ avibactam	2,5 g	8/8 h
Gentamicina	5 mg/kg	1 vez ao dia
Amicacina	15 mg/kg	1 vez ao dia
Ertapenem	1 g	1 vez ao dia
Imipenem/ cilastatina	0,5/0,5 g	8/8 h
Meropenem	1 g	8/8 h

Tanto no tratamento por via oral quanto no parenteral a escolha do antibiótico deverá ser reavaliada se não houver resposta clínica adequada e/ou a urocultura demonstrar resistência ao esquema vigente.

Se a pielonefrite estiver associada à obstrução do trato urinário, ele deverá ser drenado para que se restabeleça o adequado fluxo urinário. Sendo assim, podem ser necessários procedimentos como cateterismo vesical de demora, cistostomia, desbloqueio ureteral e nefrostomia.

Após o término do tratamento, devemos colher exames de controle: urina tipo I, urocultura com antibiograma, hemograma completo e proteína C-reativa.

ITU DE REPETIÇÃO

A infeção do trato urinário de repetição pode ser definida como dois episódios de infecção do trato urinário nos últimos 6 meses ou três no último ano.

DIAGNÓSTICO

Para um diagnóstico adequado de ITU de repetição, as infecções devem ser confirmadas por uroculturas positivas. Os exames de imagem, como ultrassonografias (com medida de resíduo pós-miccional) e tomografias, são recomendáveis para a avaliação de fatores que possam favorecer a recorrência das infecções, tais como cálculos urinários, obstruções e resíduo pós-miccional elevado.

TRATAMENTO

Primeiro, qualquer causa urológica existente como cálculo, resíduo pós-miccional elevado e fístula deve ser adequadamente tratada.

Medidas comportamentais (urinar após o coito, realizar a higiene íntima "de frente para trás" etc...) são geralmente recomendadas para mulheres com ITUs de repetição, mas, apesar de todas terem fundamentação racional, não há estudos demonstrando sua eficácia clínica. Higiene adequada é suficiente. Medidas obsessivas não melhoram resultados.

A reposição de estrogênio vaginal em mulheres no climatério mostrou diminuição na recorrência de ITUs; já a reposição hormonal oral não demonstrou a mesma efetividade.

A imunoprofilaxia com OM-89 (Uro-Vaxom®) mostrou resultados positivos em paciente do sexo feminino com infecções de repetição.

Apesar de alguns estudos sugerirem que o consumo de produtos derivados do *cranberry* (oxicocos), como sucos, tabletes e cápsulas, apresenta algum benefício, uma metnálise, envolvendo 24 estudos com 4.473 pacientes, não demonstrou diminuição da recorrência de ITUs. Sendo assim, não se justifica recomendar o uso rotineiro do *cranberry* na prevenção das ITUs de repetição.

Antibioticoprofilaxia

O uso contínuo de antibióticos em baixas doses pode reduzir em até 95% a recorrência de infecções do trato urinário. Esse tratamento deve ser mantido por um período de 6 meses a 1 ano. Pacientes que apresentam uma clara relação entre a infecção do trato urinário e o intercurso sexual podem receber uma dose de antibiótico somente após o coito, também com bons resultados.

TABELA 114.6 Opções de antibioticoprofilaxia para infecção de repetição do trato urinário.

Antimicrobiano	Dosagem	Uso
Nitrofurantoína	100 mg	1 vez ao dia
Fosfomicina	3 g	a cada 10 dias

INFECÇÕES RELACIONADAS A CATETERES

Infecção do trato urinário relacionada a cateteres refere-se à infecção em um paciente que esteja usando um cateter (sondas vesicais, cistostomias, nefrostomias etc.) no momento ou que fez uso dele nas últimas 48 horas.

A infecção relacionada aos cateteres é fonte de importante morbidade, sendo a causa de 20% das bacteremias de origem hospitalar. O tempo de cateterismo é o fator de risco mais importante, sendo a incidência de bacteriúria de 3 a 8% para cada dia em uso de cateter.

O uso de cateteres vesicais e outros facilita a infecção do trato urinário por diversos motivos: inoculação direta de patógenos, facilitação de criação de biofilme e migração de bactérias, quebra de barreiras no urotélio em razão do processo inflamatório causado pela presença de corpo estranho. Além disso, muitos dos pacientes em uso crônico de sondas e cateteres estão debilitados por outros problemas de saúde.

Pacientes com infecção relacionada aos cateteres estão mais propensos a apresentar infecção por múltiplas bactérias e por bactérias multirresistentes.

DIAGNÓSTICO

A suspeita clínica de infecção do trato urinário relacionada aos cateteres deve ser levantada em pacientes em uso crônico de cateteres urinários com febre, piora do estado geral, sonolência, delírio, dor em hipogástrio e em flancos, sem outra causa aparente.

Pacientes com início de sintomas urinários até 48 horas após cateterismo também devem ser considerados como suspeitos para infecção do trato urinário relacionado aos cateteres.

Laboratorialmente pode haver piora de leucocitose sistêmica e elevação de provas inflamatórias.

Cultura de urina positiva e leucocitúria não são diagnósticos de infecção em pacientes que usam cateteres. Não é recomendada a coleta de urocultura e de urina tipo I de rotina em pacientes cateterizados. Em casos de suspeita clínica de infecção, uma amostra para cultura de urina deve ser obtida por meio de uma sonda nova recém-inserida (quando a troca é possível).

TRATAMENTO

De maneira geral, a antibioticoterapia deve ser iniciada de maneira empírica nos casos clinicamente suspeitos, após a coleta de uma cultura, conforme descrito anteriormente, e mantida por 7 a 14 dias. Recomenda-se a troca do cateter vesical de demora, cistostomia ou nefrostomia, quando possível.

Mulheres jovens que apresentam sintomas de cistite após sondagem temporária podem, eventualmente, ser tratadas por um período mais curto de 3 a 5 dias.

Via de regra, a bacteriúria assintomática em pacientes cronicamente cateterizados não necessita ser tratada, mas exceção deve ser feita a pacientes que serão submetidos a procedimentos urológicos invasivos ou que serão imunossuprimidos.

ITU E GRAVIDEZ

A incidência de ITU na gravidez é estimada entre 5 e 10% (considerando-se a bacteriúria assintomática) e, se não tratada adequadamente, pode trazer consequências importantes tanto para mãe (evolução para quadros sistêmicos complicados) quanto para o feto (parto prematuro, baixo peso ao nascer).

Diversas alterações anatômicas, funcionais e imunológicas ocorrem na gravidez, predispondo à infecção do trato urinário.

DIAGNÓSTICO

Além dos quadros sintomáticos típicos, que devem ser sempre tratados, a gravidez é uma das poucas situações em que é recomendada e valorizada a vigilância com uroculturas de rotina.

O Ministério da Saúde recomenda uroculturas de rotina no primeiro e no terceiro trimestre do pré-natal de baixo risco.

Quanto aos exames de imagem, a ultrassonografia deve ser priorizada em relação à tomografia computadorizada para evitar a exposição do feto à radiação ionizante.

TRATAMENTO

A gravidez é uma das poucas situações em que há recomendação para tratamento de bacteriúria assintomática. Tanto para a bacteriúria quanto para a cistite aguda o tratamento deve ser, de maneira geral, mais prolongado que para não grávidas, variando de 4 a 10 dias. Pacientes com pielonefrite devem ser tratadas por 7 a 14 dias.

Não existe consenso quanto ao antibiótico ideal a ser utilizado na gravidez. A recomendação é de que sejam feitas escolhas seguras tanto para a mãe quanto para o feto. Quinolonas podem causar efeitos deletérios ao feto durante toda a gravidez. Sulfas devem ser evitadas no primeiro e no terceiro trimestre, e a nitrofurantoína deve ser evitada após a 36ª semana de gestação em virtude do risco de o recém-nascido desenvolver anemia hemolítica, caso tenha deficiência de glicose-6 fosfato.

TABELA 114.7 Escolha de antibiótico por via oral para o tratamento de infecções do trato urinário na gravidez.

Antimicrobiano	Dosagem	Uso
Cefalexina	500 mg	6/6 h
Cefadroxila	500 mg	12/12 h
Amoxicilina	500 mg	8/8 h*
Nitrofurantoína	100 mg	6/6 h**
Ampicilina	500 mg	6/6 h
Fosfomicina trometamol	3 g	Dose única

*Pode ser usada na associação com clavulanato; **Evitar após a 36ª semana de gestação.

CONTROLE

Mulheres grávidas devem manter vigilância com urocultura após o tratamento da infecção.

ABSCESSO RENAL

Abscessos renais e perirrenais estão classicamente associados a disseminação hematogênica de estafilococos, decorrentes de infecção cutânea complicada, pacientes em hemodiálise ou usuário de drogas endovenosas. Entretanto, atualmente, a maioria dos casos é relacionado a pielonefrites complicadas, sendo especialmente comum em pacientes com diabetes *mellitus* ou em pacientes inadequadamente tratados.

DIAGNÓSTICO

Os sintomas são semelhantes aos da pielonefrite com dor lombar, febre e calafrio, mas geralmente com uma história mais prolongada.

Urocultura deve ser colhida em todos os pacientes, e hemocultura naqueles em que a disseminação hematogênica é a causa mais provável. Exames de imagem, como a tomografia computadorizada, são fundamentais para o diagnóstico adequado e para a definição de tratamento.

TRATAMENTO

Antibioticoterapia de amplo espectro deve ser instituída inicialmente em todos os casos, posteriormente podendo ser direcionada pelas culturas obtidas. O tempo de duração do tratamento deverá ser prolongado, entre 14 e 28 dias.

Normalmente, a drenagem dos abscessos deve ser reservada para aqueles maiores que 5 cm. Os abscessos entre 3 e 5 cm devem ter a conduta individualizada. Já os menores de 3 cm, tipicamente, não necessitam de drenagem, respondendo bem à antibioticoterapia.

CONTROLE

Controle laboratorial, incluindo urocultura e exames de imagem (preferencialmente a tomografia computadorizada) são necessários para confirmar o sucesso do tratamento.

BILIOGRAFIA SUGERIDA

Brasil. Ministério da Saúde. Secretaria de Atenção à Saúde. Departamento de Atenção Básica. Atenção ao pré-natal de baixo risco/Ministério da Saúde. Secretaria de Atenção à Saúde. Departamento de Atenção Básica. Brasília: Editora do Ministério da Saúde; 2012. 318 p.: il. (Série A. Normas e Manuais Técnicos) (Cadernos de Atenção Básica, n. 32).

Glaser AP, Schaeffer AJ. Urinary Tract Infection and Bacteriuria in Pregnancy. Urologic Clinics of North America [Internet]. 2015;42(4):547-60. Disponível em: http://dx.doi.org/10.1016/j.ucl.2015.05.004.

Gupta K, Hooton TM, Naber KG et al. International Clinical Practice Guidelines for the Treatment of Acute Uncomplicated Cystitis and Pyelonephritis in Women: A 2010 Update by the Infectious Diseases Society of America and the European Society for Microbiology and Infectious Diseases. Clinical Infectious Diseases [Internet]. 2011;52(5):e103-20. Disponível em: http://dx.doi.org/10.1093/cid/ciq257.

Hisano M, Bruschini H, Nicodemo A, Srougi M. Uncomplicated Urinary Tract Infections in Women in a Sao Paulo Quaternary Care Hospital: Bacterial Spectrum and Susceptibility Patterns. Antibiotics [Internet]. 2014;3(1):98-108. Disponível em: http://dx.doi.org/10.3390/antibiotics3010098.

Hooton TM, Bradley SF, Cardenas DD et al. Diagnosis, Prevention, and Treatment of Catheter-Associated Urinary Tract Infection in Adults: 2009 International Clinical Practice Guidelines from the Infectious Diseases Society of America. Clinical Infectious Diseases [Internet]. 2010;50(5):625-63. Disponível em: http://dx.doi.org/10.1086/650482.

Hooton TM. Uncomplicated Urinary Tract Infection. New England Journal of Medicine [Internet]. 2012;366(11):1028-37. Disponível em: http://dx.doi.org/10.1056/NEJMcp1104429.

Kunin CM. Detection, prevention and management of urinary tract infections. 4th ed. Philadelphia, PA: Lea & Febiger; 1987.

Kunin CM. Detection, prevention and management of urinary tract. Infections. 4th ed. Philadelphia, PA: Lea & Febiger; 1987.

Lee SH, Jung HJ, Mah SY, Chung BH. Renal Abscesses Measuring 5 cm or Less: Outcome of Medical Treatment without Therapeutic Drainage. Yonsei Medical Journal [Internet]. 2010;51(4):569. Disponível em: http://dx.doi.org/10.3349/ymj.2010.51.4.569.

Nicolle LE, Gupta K, Bradley SF et al. Clinical Practice Guideline for the Management of Asymptomatic Bacteriuria: 2019 Update by the Infectious Diseases Society of Americana. Clinical Infectious Diseases [Internet]; 2019. 1987: http://dx.doi.org/10.1093/cid/ciy1121.

Schmiemann G, Kniehl E, Gebhardt K, Matejczyk MM, Hummers-Pradier E. The Diagnosis of Urinary Tract Infection. Deutsches Aerzteblatt Online [Internet]; 2010. Disponível em: http://doi.org/10.3238/arztebl.2010.0361.

Szweda H, Jóźwik M. Urinary tract infections during pregnancy – An updated overview. Dev Period Med. 2016;20(4):263-72.

Tanagho EA, McAninch JW. Smith's General Urology. New York: McGraw-Hill Medical; 2008.

Vazquez JC, Villar J. Treatments for symptomatic urinary tract infections during pregnancy. Cochrane Database of Systematic Reviews; 2003.

115

Infecções otorrinolaringológicas

115.1 Patologia infecciosa do anel linfático de Waldeyer

Silvio Antonio Monteiro Marone
Edigar Rezende de Almeida
José Alexandre Médicis da Silveira

INTRODUÇÃO

O anel linfático de Waldeyer é constituído pelo conjunto de tecido linfoide localizado na faringe e compreende as adenoides, também chamadas tonsilas faríngeas ou de Luschka, tonsilas tubárias, tonsilas palatinas, tonsilas linguais e nódulos linfoides da faringe. Esses órgãos linfoides periféricos encontram-se na encruzilhada dos aparelhos respiratório e digestivo, sendo, portanto, o primeiro sítio de contato dos micro-organismos e outros antígenos, presentes no fluxo aéreo e digestivo, com o organismo. Desse conjunto do anel de Waldeyer, maior importância cabe às tonsilas palatinas, adenoides e tonsilas linguais.

A mucosa da faringe pode ser acometida por processos infecciosos, de origem local ou geral, o que seria o que se denomina faringite ou faringotonsilite.

Os processos infecciosos da faringe comumente atingem toda a mucosa e toda a estrutura linfoide da faringe, havendo situações em que um ou outro segmento é mais acometido, dando origem às denominações tonsilites palatinas, adenoidites, tonsilites linguais e faringites.

A microbiologia da cavidade oral e da faringe inicia-se ao nascimento, quando certos organismos como lactobacilos e estreptococos anaeróbios instalam-se nos primeiros dias de vida. Actinomicetos, fusobactérias e nocárdia são adquiridos com a idade de seis meses. Posteriormente, bacteroides, leptotríquias, propionibactérias e cândida se estabelecem como parte da flora oral.

Crianças saudáveis, acima de cinco anos, podem albergar patógenos aeróbios, como pneumococos, hemófilos, estreptococos do grupo A e *Moraxella catarrhalis*.

A frequência do encontro de patógenos diminui com a idade, provavelmente em função do aumento na aquisição da imunidade.

Os processos infecciosos da faringe podem ser classificados, de acordo com Hungria e também aceitos por Betti e Lopes Filho, segundo o quadro clínico e bacteriológico em faringotonsilites inespecíficas (virais e bacterianas) e faringotonsilites específicas.

FARINGOTONSILITES INESPECÍFICAS

As faringotonsilites inespecíficas são aquelas causadas por vírus ou agentes bacterianos diversos em que não há uma especificidade direta entre o agente etiológico e o quadro clínico, ou seja, agentes etiológicos diferentes podem resultar em um quadro clínico similar ou um mesmo quadro clínico pode ser causado por diferentes agentes microbianos.

Clinicamente as faringotonsilites inespecíficas são classificadas como a seguir descrito.

FARINGOTONSILITE ERITEMATOSA

Há eritema e congestão de toda a mucosa da faringe, sendo que nos casos em que as tonsilas palatinas estão presentes, elas serão mais afetadas, podendo apresentar induto pultáceo, o que resulta na denominação de tonsilite eritematopultácea.

Essa afecção poderá desencadear sintomas com duração de 3 a 6 dias no adulto e de 6 a 10 dias na criança; não teria relevância, não fossem as complicações que podem advir quando a faringotonsilite tem como agente causal o *Streptococcus pyogenes*.

A etiologia de maior parte dos episódios de faringite ou tonsilite ou faringotonsilite é viral, em torno de 75%, seja em paciente com número restrito de eventos, ou na condição de recorrência.

Os agentes virais são largamente preponderantes nos 2 ou 3 primeiros anos de vida e menos frequentes após a puberdade.

Dentre os vírus, o principal é o adenovírus, que pode estar presente em paciente com febre e com exsudato na faringe e nas tonsilas. Outros vírus, como rinovírus e coronavírus, podem também ser responsáveis por essas infecções. Vírus Epstein-Barr pode ocorrer na mononucleose, e vírus coxsackie e vírus herpes *simplex* podem causar estomatite e faringite.

A principal etiologia bacteriana da faringotonsilite é o *S. pyogenes* do grupo A, que, em virtude da sua morbidade, confere importância especial a essa afecção de via aérea superior.

O estreptococo beta-hemolítico do grupo A (GAS) é responsável por cerca de 20% das faringotonsilites agudas em crianças em idade escolar e em adolescentes, começando a ter papel significativo na etiologia dessas afecções a partir dos três anos, com prevalência maior entre 5 e 15 anos.

A baixa ocorrência em menores de 3 anos parece decorrer da passagem transplacentária de anticorpos (IgG) maternos para o filho e também pelo reduzido número de sítios receptores de *Streptococcus* sp na faringe dos lactentes.

O estreptococo do grupo C e G também podem resultar em um quadro de faringotonsilite, mas sem as consequências preocupantes do *S. pyogenes*.

O *Mycoplasma pneumoniae* pode ser causa de faringite, constituído um evento da população entre 9 e 19 anos, embora haja autores que digam ser incerto o significado do *M. pneumoniae* e da *Chlamydia pneumoniae*, como causa de faringite.

Outras bactérias como *Staphylococcus aureus*, *Haemophilus* sp., *Moraxella catarrhalis* são, por vezes, responsáveis por recaídas de infecções estreptocócicas, atuam produzindo betalactamases, enzimas inativadores de penicilinas, o que pode dificultar a erradicação dos estreptococos piogênicos durante a terapêutica com betalactâmicos.

Esses agentes são atualmente excluídos como patógenos primários de infecções faringotonsilares, mas especula-se sobre a possibilidade de estarem associados a infecções persistentes e ou recorrentes das tonsilas.

A preocupação grande com a faringotonsilite estreptocócica é decorrente de possíveis complicações como: febre reumática, glomerulonefrite, escarlatina, infecções invasivas, síndrome de choque tóxico e há de se ressaltar que o GAS é altamente transmissível, dissemina-se rapidamente entre os indivíduos e comunidades suscetíveis e ocorre naturalmente em populações fechadas, como escolares, creches e entre os adultos podemos citar as corporações militares.

A incidência anual de febre reumática em países desenvolvidos é de cerca de 0,5 casos por 1.000 crianças em idade escolar, e nos países em desenvolvimento é de cerca de 1 a 2 casos por 1.000 crianças na mesma idade.

O risco de desenvolvimento de febre reumática por faringotonsilite não tratada é de 1% na população civil e a mesma surge de 1 a 4 semanas após a instalação da infecção.

As faringotonsilites eritematosas podem ser causadas por vírus ou bactérias, sendo o quadro clinicamente muito semelhante, com odinofagia, indisposição geral, calafrios, temperatura de até 40 °C, dores musculares, artralgias, infartamento de gânglios submandibulares.

Com relação ao diagnóstico etiológico, este é muito difícil quando limitado apenas a critérios clínicos. Os sinais e sintomas da faringotonsilite viral se sobrepõem, em muitos casos, aos de etiologia bacteriana, entretanto também podem existir diferenças, como sinais e sintomas extrafaríngeos, secreção nasal, tosse, conjuntivite, rouquidão, diarreia, febre não tão elevada, início insidioso. Uma das maneiras de diferenciar o diagnóstico (se viral ou bacteriana) seria por meio do hemograma, havendo leucocitose com desvio para esquerda nos casos bacterianos.

O diagnóstico de faringotonsilite estreptocócica baseia-se em critérios clínicos, epidemiológicos e confirmado por exames laboratoriais, seja por meio da cultura, que é o "padrão-ouro", ou por meio da detecção antigênica.

Como critérios clínicos podemos citar:

- início súbito da doença;
- febre elevada;
- dor à deglutição;
- muitas vezes cefaleia;
- crianças podem apresentar náuseas, vômitos, dor abdominal, que se assemelha a uma patologia viral entérica ou a alguma infecção do trato gastrointestinal;
- inflamação acentuada faringotonsilar;
- exsudato tonsilar, o que também pode ocorrer em razão de adenovírus;
- nódulos linfáticos cervicais anteriores sensíveis.

A detecção antigênica ou os testes rápidos para identificação do GAS são práticos e a maior parte dos quase 30 testes disponíveis comercialmente apresentam elevada especificidade, em torno de 95%; contudo, a sensibilidade varia de 30 a 90% dependendo da experiência de quem o executa. Esses testes baseiam-se na realização de enzimaimunoensaio (Elisa), de imunoensaios ópticos (OIA) e em sondas (probes) de DNA, com sensibilidade bastante elevada.

O tratamento pode ser dividido em sintomático e etiológico. O sintomático consiste em analgésicos, antitérmicos, gargarejos com antissépticos, repouso, hidratação e alimentação adequada. O etiológico, se viral, apenas a observação; e se bacteriano, o antibiótico de primeira escolha é a penicilina, sendo que nos casos de alergia àquela droga usa-se a eritromicina ou a amoxacilina.

Nos casos de resistência à penicilina nas tonsilites recorrentes, é possível a presença de copatógenos produtoras de betalactamase e, assim, recomenda-se o uso de clindamicina ou da associação de ácido clavulânico e amoxacilina ou cefalosporinas por um período mínimo de 6 a 10 dias, dependendo do antibiótico ministrado.

FARINGOTONSILITES DIFTEROIDES

Nestas, encontramos pseudomembranas que podem recobrir as tonsilas palatinas e mesmo atingir os pilares tonsilares; a mucosa da faringe encontra-se bastante hiperemiada. Além dos sintomas locais de dor, a temperatura pode estar muito elevada, o que normalmente não ocorre no caso de difteria.

Os agentes bacterianos mais frequentes nas faringotonsilites difteroides são representados pelos estreptococos, podendo coexistir copatógenos, como pneumococos.

O tratamento sintomático é o mesmo em praticamente todas as faringotonsilites agudas, e o antibacteriano é similar ao preconizado para faringotonsilite eritematosa.

Complicações

As faringotonsilites inespecíficas agudas podem evoluir para complicações locorregionais, podendo dar origem a abscessos tonsilar, peritonsilar, laterofaríngeo ou retrofaríngeo.

Abscessos tonsilares

São geralmente unilaterais, sendo o processo infeccioso encistado, localizado no parênquima tonsilar, podendo ocasionar uma necrose tecidual e coleção purulenta, com edema dos tecidos circunvizinhos. No conteúdo desses abscessos podemos, com frequência, encontrar uma associação de anaeróbios e aeróbios.

O principal sintoma é dor à deglutição, e, ao exame, vê-se abaulamento na tonsila palatina acometida. O tratamento é a drenagem e a antibioticoterapia.

Abscessos peritonsilares

São mais frequentes na região do polo superior das tonsilas palatinas, como os abscessos tonsilares, em virtude da maior riqueza de criptas nessa região da tonsila.

Processos infecciosos repetidos podem ocasionar obstruções de criptas ou da fosseta supratonsilar devidas à fibrose, o que facilitaria a retenção de exsudatos e proliferação bacteriana, que levaria à celulite e necrose do tecido conjuntivo peritonsilar, com a formação do abscesso.

Esses abscessos são mais frequentes em adultos.

Os sintomas são dor intensa unilateral com irradiação para o ouvido, sialorreia, dificuldade na deglutição, voz anasalada, podendo ocorrer trismo, febre, mal-estar e calafrios.

Ao exame, observamos abaulamento unilateral, que desloca a tonsila em direção à linha mediana, e sinais inflamatórios bastante intensos, com edema, eritema, até indulto pultáceo.

Como nos abscessos do parênquima tonsilar, aqui se encontram com frequência germes anaeróbios e aeróbios, e o tratamento consiste na drenagem e na antibioticoterapia e a escolha do antibiótico devendo visar principalmente a possibilidade de germes produtores de betalactamase.

FARINGOTONSILITES ESPECÍFICAS

São aquelas causadas por agentes específicos, podendo haver certa correlação entre o agente causal e as características do processo patológico.

Essas faringotonsilites podem se manifestar no decurso de processos infecciosos locorregionais ou em algumas infecções de ordem geral.

FARINGOTONSILITE DIFTÉRICA

Ao exame da orofaringe podemos observar a presença de uma pseudomembrana que recobre as tonsilas palatinas, os pilares e a úvula, e pode mesmo atingir a hipofaringe e a laringe.

A pseudomembrana é acinzentada e bem aderente; a sua remoção é difícil e deixa o leito sangrante. Observam-se linfonodos submandibulares muito aumentados.

Sob o ponto de vista geral, a criança apresenta um quadro de toxemia acentuada, com prostração, alterações cardiovasculares e mesmo neurológicas.

O diagnóstico diferencial se faz com as faringotonsilites agudas purulentas ou difteroides, por meio do exame bacterioscópico direto e pela cultura do material coletado das tonsilas ou da orofaringe.

No caso de suspeita clínica de difteria, o tratamento específico deve ser iniciado antes do resultado dos exames laboratoriais, para se evitar complicações locais ou gerais.

O tratamento é realizado com soro antidiftérico associado a penicilina ou eritromicina, pois pode haver concomitância de bacilo diftérico e estreptococo na faringotonsilite diftérica.

FARINGOTONSILITE FUSOESPIRILAR (PLAUT-VINCENT)

É uma faringotonsilite que acomete mais frequentemente pacientes com quadros de gengivites ou com precária higiene oral e mau estado dos dentes.

A etiologia dessa faringotonsilite não está totalmente esclarecida, sendo comum a presença da associação entre o bacilo fusiforme e o espirilo, que são comensais da cavidade oral e que, a partir de determinadas condições, podem desencadear faringotonsilite causadora de ulceração de uma tonsila, sendo a ulceração rasa e recoberta por pseudomembrana e material necrótico de odor fétido.

Os sintomas são disfagia, com dor unilateral, sialorreia e infartamento ganglionar submandibular, sem elevação da temperatura.

A evolução é de 5 a 7 dias, mesmo com o tratamento que é realizado com ampicilina ou cefalosporina, além do tratamento com antissépticos locais por meio de gargarejos e analgésicos.

FARINGOTONSILITES LUÉTICAS

O *Treponema pallidum* pode ocasionar faringotonsilites com características próprias, tanto na sífilis primária como na secundária ou na terciária.

Na fase inicial da doença, ou seja, na contaminação inicial (sífilis primária), é mais frequente o acometimento da tonsila palatina ou pilar tonsilar, onde se observa tonsila congesta, endurecida, podendo apresentar ulceração rasa com indulto pseudomembranoso.

São frequentes odinofagia e linfadenopatia submandibular satélite, e o exame bacterioscópico irá revelar o *T. pallidum*.

Na fase secundária da doença – que pode se manifestar após semanas ou meses da contaminação primária – a faringotonsilite se exterioriza por meio de congestão intensa ou de placas opalinas que se localizam no palato mole, nos pilares tonsilares, nas tonsilas ou mesmo como ulcerações rasas muito dolorosas.

Na forma terciária ou tardia, encontramos lesões profundas que atingem a camada muscular do palato mole, dos pilares tonsilares ou da parede posterior da faringe, deixando sequelas cicatriciais que podem comprometer as funções dessas estruturas. O diagnóstico deve ser confirmado por exames laboratoriais; nas fases primária e secundária, o exame bacterioscópico do material coletado das lesões pode mostrar a presença do treponema, e na fase tardia não se encontra o treponema nas lesões e os testes sorológicos devem ser realizados

O tratamento de escolha é com penicilina, e sua dosagem vai depender da idade do paciente e da gravidade das lesões. O Ministério da Saúde recomenda o seguinte esquema terapêutico:

- **Sífilis primária:** com cancro duro: penicilina benzatina – 1 série. Dose única de 2.400.000 UI via intramuscular.
- **Sífilis secundária:** com lesões cutâneas não ulceradas e menos de um ano de evolução: penicilina benzatina – 2 séries (intervalo de 1 semana). Dose total: 4.800.000 UI.
- **Sífilis terciária:** com mais de um ano de evolução ou duração ignorada: penicilina benzatina – 3 séries (intervalo de 1 semana entre cada série). Dose total: 7.200.000 UI.

Cada série de penicilina benzatina = 1 ampola de 1.200.000 UI aplicada em cada glúteo.

FARINGOTONSILITES DECORRENTES DE DOENÇAS INFECCIOSAS

SARAMPO

Na vigência dessa enfermidade podemos observar uma faringotonsilite do tipo eritematoso, bem como a presença do sinal de Koplik, que aparece na mucosa jugal e que pode, mesmo antes dos sinais clássicos do sarampo, ajudar-nos a fazer o diagnóstico dessa virose.

ESCARLATINA

É uma doença de acometimento geral cujo agente etiológico é um estreptococo beta-hemolítico que produz, além das manifestações cutâneas e temperatura elevada, uma faringotonsilite que pode se manifestar por eritema intenso de cor avermelhada (escarlate), até com lesões ulceronecróticas e com indulto pseudomembranoso.

O tratamento, além do sintomático com antitérmicos, analgésicos e antissépticos locais, consiste na penicilinoterapia.

FEBRE TIFOIDE

Pode provocar o aparecimento de faringotonsilite do tipo eritematoso, com eventual ulceração no pilar anterior da tonsila palatina.

FARINGOTONSILITE DA FEBRE REUMÁTICA

É uma faringotonsilite também com grande eritema, congestão e edema da mucosa da faringe, podendo mostrar indulto pultáceo, presença de linfadenite cervical, febre elevada e mau estado geral.

A cultura do material coletado da faringe revela o encontro do estreptococo beta-hemolítico tipo A de Lancefield.

O tratamento da faringotonsilite na fase aguda é sintomático e com penicilina ou eritromicina.

HERPANGINA (FARINGOTONSILITE POR COXSAKIE A)

Causada pelo vírus coxsackie A, é mais comum na criança e nos meses de verão.

As manifestações clínicas são traduzidas por dor de garganta, febre baixa, cefaleia, vômitos e dor abdominal.

Ao exame podemos observar múltiplas vesículas pequenas de base eritematosa atingindo o palato mole, os pilares e a parede posterior da faringe.

O período de incubação da herpangina é em torno de quatro dias e seus sintomas duram cerca de oito dias. O tratamento é sintomático.

FARINGOTONSILITE POR ADENOVÍRUS

Como em outros vírus, o adenovírus pode provocar uma faringite também do tipo eritematosa com linfadenite, febre e disfagia, sendo mais comum na infância.

O adenovírus do tipo 3 pode se manifestar com um quadro de faringotonsilite e simultaneamente com uma conjuntivite, constituindo o que se denomina a febre faringoconjuntival.

O tratamento é sintomático.

DOENÇA DA MÃO-PÉ-BOCA

Essa síndrome, causada pelo enterovírus coxsackie A/6 com características endêmicas, acomete crianças com até cinco anos aproximadamente.

Ao exame do pequeno paciente podemos encontrar lesões ulcerovesiculares no palato duro, na língua, na mucosa gengival e, menos frequentemente, na faringe e na tonsila. Concomitante com as lesões bucofaríngeas encontramos lesões maxilopapulares e vesículas de mãos, pés e braços.

O tratamento é sintomatológico, e o período de evolução é de 1 a 2 semanas.

FEBRE AFTOSA

Desencadeada pelo picornavírus aftal, que, embora seja uma infecção comum nos bovinos, raramente acomete indivíduos ou trabalhadores que manipulam animais infectados por esse vírus.

As lesões encontradas na mucosa orofaringe são representadas por congestão, vesículas que se rompem dando origem a aftas, com o paciente apresentando, com frequência, inapetência, vômitos, cefaleias e indisposição.

O tratamento é sintomático e, de maneira geral, evolui no período de 10 a 20 dias.

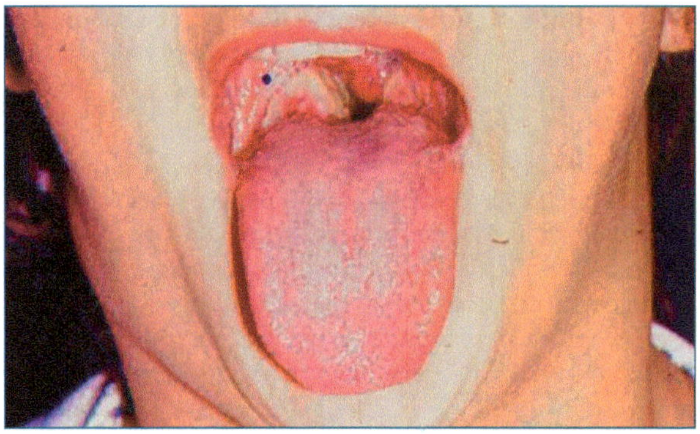

FIGURA 115.1 Tonsilite precedendo a mononuclose infecciosa.
Fonte: Acervo do Instituto de Infectologia Emílio Ribas.

MONONUCLEOSE INFECCIOSA

Nessa enfermidade podemos encontrar faringotonsilite eritematosa, aumento das tonsilas palatinas recobertas por exsudato pseudofibrinoso branco-acinzentado, com palidez da mucosa circunvizinha e linfadenite cervical (Figura 115.1).

Como manifestações de ordem geral podemos observar astenia acentuada, temperatura irregular, cefaleia, mal-estar geral, fígado e/ou baço aumentados de volume.

O tratamento é sintomático. A evolução da faringotonsilite é benigna, podendo durar de 2 a 4 semanas.

BIBLIOGRAFIA SUGERIDA

Almeida ER, Rezende VA. Tonsilites agudas na infância. Pediatria Moderna 1992; 28(4);239-44.

Betti ET, Lopes Filho O. Anginas-indicação cirúrgica de adenoidectomia e tonsilectomia. In: Campos O. Tratado de otorrinolaringologia. São Paulo: Roca, 1994. p. 169-79.

Brook I, Foote PA. Comparison of the microbiology of recurrent tonsillitis between children and adults. Laryngoscope, 1986; 96:1385-7.

Endo LH. Sakano E, Bilecki M, et al. Estudo microbiológico das tonsilas. Rev Bras Otorrinolaringologia, 1995; 61(1):24-9.

Gunnarsson RK, Holm SE, Suderstrum M. The prevalence of potencial patogenic bactéria in nasopharyngeal samples from indiviuals with a respiratory tract infection and sore throat implications for the diagnoses of pharyngotonsilitis. Fam Pract, 2001; 18(3):226-71.

Hungria H. Anginas. In: Hungria. Otorrinolaringologia. 6. ed. Rio de Janeiro: Guanabara Koogan, 1991.

Ingvarsson L, Lundgren K, Irving J. The bacterial flora in the nasopharynx in healthy children. Acta Otolaryngol, 1982; (suppl.)386:94-6.

Kiss MH, Dornaus C, Murahovsch J, et al. Diagnóstico Diferencial das Faringotonsilites: Teste rápido para detecção de Streptococcus Pyogenes do Grupo A Versus Cultura. In. Tânia Sih. Infectologia em Otorrinopediatria. Rio de Janeiro: Revinter, 2001. p. 53-5.

Miniti A, Bento RF, Butugan O. Patologia do anel linfático de Waldeyer. In: Otorrinolaringologia clínica e cirurgia. 14. ed. São Paulo: Atheneu, 1983. p. 207-16.

Olivier C. Rheumatic fever – is it still a problem? J Antimicrob Chemother 2000; 45 Supll:13-21.

Piltcher SL, Petrillo VF, Piltcher OB. Patologias do anel linfático de Waldeyer. In: Costa SS, Cruz OLM, Oliveira JAA. Otorrinolaringologia, princípios e prática. Porto Alegre: Artes Médicas Sul, 1994. p. 399-405.

Quadros OF, Dias DC. Doenças da mucosa bucal. In: Costa SS, Cruz OLM, Oliveira JAA. Otorrinolaringologia, princípios e prática. Porto Alegre: Artes Médicas Sul, 1994. p. 384-98.

Schwartz B. Transilite Viral ou Bactreriana? In. Tânia Sih. Infectologia em Otorrinopediatria. Rio de Janeiro: Revinter, 2001. p. 47-51.

Scott Giebink. Faringotonsilite Estreptocócica: Controvérsias ao Final do Século. In: Tânia SIH. Infectologia em Otorrinopediatria. Rio de Janeiro: Revinter, 2001. p. 57-61.

Shulman ST, Streptococal pharyngitis: diagnostic considerations. Pediatr Infect Dis J, 1994; 13:567-71.

Socransky SS, Maniganiello SD. The oral microbiota of man from birth to senility. J Laryngol Otol, 1984; 98:1213-6.

Sih TM, Briks LF. Otimizando o diagnóstico para o tratamento adequado das principais infecções agudas em otorrinopediatria: tonsilite, sinusite, otite média. Rev Bras Otorrinolaringol, 2008; 74(5):755-62.

115.2 Infecções bucofaríngeas e cervicofaciais

Ivan Dieb Miziara
Luiz Ubirajara Sennes

INFECÇÕES DA MUCOSA ORAL

A mucosa da cavidade oral, bem como suas regiões circunvizinhas, pode ser sítio de doenças ou lesões (chamadas genericamente de estomatites) produzidas por bactérias, vírus, fungos ou protozoários. Para efeito didático, subdividimos as infecções orais segundo seus agentes etiológicos.

INFECÇÕES CAUSADAS POR BACTÉRIAS

ESTOMATITES BACTERIANAS NÃO ESPECÍFICAS

Etiopatogenia

Os agentes causadores são parte da flora saprófita bucal. Muitas vezes essas infecções assumem caráter "oportunista" e apresentam-se em duas formas clínicas mais frequentes:

gengivoestomatite aguda e gengivoestomatite ulceronecrosante aguda.

Gengivoestomatite aguda

Caracteriza-se por congestão das gengivas e edema das papilas interdentárias, acompanhadas de hiperemia difusa da mucosa bucal e da língua, que apresenta marcas de "indentação" em seus rebordos laterais. Ocasionalmente, existem abscessos gengivais nas papilas interdentais. Nos casos mais avançados, a dor e a fetidez do hálito são intensas. Surgem gengivorragias espontâneas ou ao toque. O agente mais comum é o estreptococo beta-hemolítico e o tratamento consiste no uso de penicilina e bochechos com soluções antissépticas.

Gengivite ulceronecrosante aguda (Guna)

Conhecida também como gengivite de Vincent ou gengivite ulceromembranosa. Apresenta necrose das extremidades das papilas interdentárias, podendo evoluir ao longo da porção marginal da gengiva, tomando o aspecto de lesões "perfuradas". Essas lesões são cobertas por pseudomembranas de cor amarelo-acinzentada e que, ao serem removidas, revelam fundo hemorrágico. A gengivorragia e a dor são importantes. O odor fétido da cavidade bucal oral é característico. Acredita-se que a infecção seja causada por associação fusoespiroquetal. O diagnóstico é feito pela suspeita clínica e pelo reconhecimento de fusobactérias e espiroquetas no esfregaço do material da lesão. O tratamento preconizado é o desbridamento e a higienização local. A necessidade de utilização de antibioticoterapia sistêmica (penicilina ou metronidazol) é discutível, uma vez que a infecção tende a ser localizada, sem acometimento sistêmico.

ESTOMATITES BACTERIANAS ESPECÍFICAS

Escarlatina

Causada pelo estreptococo do grupo A, que produz uma toxina eritrogênica, originando um enantema cutâneo próprio. O período de incubação dura de 2 a 4 dias, e os sintomas iniciais são calafrios, vômitos e angina, seguidos de febre e pulso rápido e filiforme. A mucosa oral está vermelha e edemaciada, especialmente nas regiões jugais e labial. No palato pode haver áreas de hiperemia puntiformes. A língua é intensamente hiperemiada e apresenta grandes papilas fungiformes (língua em framboesa). Ao redor da boca, em contraste com a vermelhidão de têmporas e bochechas, observa-se uma área de palidez perioral. A partir do 5° ao 7° dia, verifica-se uma descarnação lingual com múltiplas elevações papilares, que alguns autores denominam "língua em morango". O tratamento é com derivados de penicilina.

SÍFILIS

O agente etiológico é o *T. pallidum*, e suas manifestações clínicas dependem da fase evolutiva em que se encontra a doença, a saber:

- **Sífilis primária:** o cancro sifilítico é a lesão inicial, com uma erosão superficial, arredondada, de bordos elevados e endurecidos, indolor. Pode estar nos lábios, na língua, na gengiva e no palato.
- **Sífilis secundária:** é a fase da doença em que mais comumente se observam lesões orais. As placas mucosas branco-acinzentadas costumam surgir após a 9° semana do período evolutivo e se localizam em qualquer ponto da cavidade bucal. Entre o 4° e o 12° mês elas podem se apresentar como lesões ulceradas, papulosas ou papuloerosivas, localizadas sobre a língua, lábios e palato. Deve-se suspeitar de sífilis quando frente a uma estomatite indolor e de longa evolução.
- **Sífilis terciária:** os tubérculos ou gomas, isolados ou múltiplos podem localizar-se nos lábios, no palato e na língua, à frente do "V" lingual.
- **Sífilis congênita:** suas lesões na mucosa oral são pleomórficas e raras.

O tratamento de qualquer forma de lesão sifilítica ainda repousa no uso de penicilina.

Tuberculose

São extremamente raras as manifestações bucais da tuberculose. Quando existem, a disseminação é feita por via hematógena, sendo que a autoinoculação via secreção brônquica só aparece, geralmente, nos estágios finais da doença.

A tuberculose é causada pelo *Mycobacterium tuberculosis* ou, raramente, pelo *Mycobacterium bovis*. As lesões orais consistem em zonas de ulceração ou massas granulomatosas localizadas ao nível das gengivas, do palato e, mais frequentemente, sobre a face dorsal e os bordos da língua. O tratamento da tuberculose é secundário ao tratamento das lesões primárias.

INFECÇÕES CAUSADAS POR FUNGOS

CANDIDOSE ORAL

Também denominada candidíase ou monilíase, é uma doença que acomete a mucosa oral, o trato gastrointestinal e a mucosa vaginal. Seu agente etiológico em geral é a *Candida albicans*.

Acomete principalmente criançase adultos, ou pacientes com deficiência do sistema imune (alcoólatras, diabéticos, portadores de leucopatias, SIDA). Também pode ocorrer após uso prolongado de antibióticos ou corticosteroides.

Manifestações bucais

O aspecto da lesão oral classicamente é o de placas esbranquiçadas, por vezes de tom cinzento, semelhante a leite coalhado. São facilmente destacáveis da mucosa, deixando ver então superfícies desnudas, dolorosas e sangrantes. Pode apresentar, ainda, áreas de atrofia, com hiperemia local e rachaduras ou fissuras, quando na língua. Qualquer ponto da cavidade bucal pode ser atingido.

A queilite angular é uma variante da candidose oral que atinge as comissuras labiais. É frequente em pacientes idosos que fazem uso de prótese dentária. Caracteriza-se por áreas de atrofia e hiperemia das comissuras labiais, às vezes acompanhadas de dor, ardor e sangramento local. O diagnóstico é feito por meio do estudo micológico direto. O tratamento é feito com soluções orais de nistatina, miconazol na forma de gel ou, nos casos mais graves, pelo cetoconazol por via sistêmica.

HISTOPLASMOSE

Causada pelo fungo *Histoplasma capsulatum*, geralmente é contraída pela inalação de poeira contendo esporos (excremento de aves, como os pombos). De início, a doença se caracteriza por febre baixa e de duração prolongada, tosse produtiva, hepatoesplenomegalia e linfadenopatia. O histoplasma tem predileção pelo sistema reticuloendotelial, acometendo fígado, baço, linfonodos e medula óssea. Na forma bucal, manifesta-se por lesões granulomatosas nodulares no palato, na mucosa jugal, na língua, nos lábios e sobretudo nas gengivas. Evoluem para ulcerações dolorosas, devendo-se diferenciar do carcinoma espinocelular. O tratamento, nas formas graves da doença, é realizado com anfotericina B.

BLASTOMICOSE SUL-AMERICANA (PARACOCCIDIOIDOMICOSE)

Provocada pelo fungo *Blastomyces* (*Paracoccidioides*) *brasiliensis*, pode apresentar lesões em vários órgãos (pulmões, óssos, fígado, tecidos subcutâneos e outros). Na cavidade oral caracteriza-se pela "estomatite moriforme de Aguiar Pupo": lesões de aspecto granulomatoso típico, avermelhado e elevado, coberto por um pontilhado hemorrágico. Podem existir áreas de ulceração muito dolorosas. O acometimento ganglionar é característico. O tratamento é feito com sulfonamídicos, cetoconazol, miconazol ou anfotericina B.

INFECÇÕES CAUSADAS POR VÍRUS

ESTOMATITES CAUSADAS PELO VÍRUS HERPES *SIMPLEX*

Causada pelo vírus herpes *simplex* ou *Herpesvirus hominis*, do tipo 1 ou pelo herpes-vírus varicela-zóster.

GENGIVOESTOMATITE HERPÉTICA PRIMÁRIA

É a expressão da primoinfecção viral, e sua incidência característica situa-se entre o primeiro e o terceiro ano de vida, atingindo cerca de 3% da população. Após um período de incubação médio de sete dias, o quadro clínico resultante notabiliza-se por cefaleia, dor, queda do estado geral e úlceras bucais, acompanhadas por febre alta, adenopatia satélite e sialorreia intensa. Pelo fato de atingir crianças na mais tenra idade, pode se apresentar também com sintomas de desidratação e desnutrição, agravando o quadro.

A mucosa oral mostra-se avermelhada, edemaciada e coberta de vesículas que se rompem, transformando-se em pequenas úlceras localizadas nas gengivas, mucosa jugal e língua. O quadro possui um período de estado limitado, por volta de 2 a 3 semanas. O tratamento, caso não haja infecção bacteriana associada, é apenas sintomático. Nos casos mais graves, com desidratação e desnutrição severas, recomenda-se a reposição adequada por via parenteral.

HERPES LABIAL E ESTOMATITE HERPÉTICA RECIDIVANTE

Após a primoinfecção, é possível que o vírus do herpes permaneça latente em sua forma intracelular. Desde que, por qualquer motivo, haja uma diminuição da imunidade do indivíduo, ele pode voltar a se manifestar sob a forma de algumas vesículas, localizadas na gengiva aderente, mucosa jugal, palato, lojas amigdalianas ou, principalmente, no lábio caracterizando o herpes labial secundário. De início, há uma zona de ardor ou hiperestesia, acompanhada de discreto eritema, seguindo-se o aparecimento de uma vesícula ou de um pequeno agrupamento delas. O passo seguinte é a ulceração, com posterior formação de crostas e a regressão completa do quadro em 7 a 10 dias sem deixar cicatrizes. O tratamento é sintomático, posto que as lesões evoluem para cura espontaneamente. O uso de aciclovir sob a forma de pomada pode ser útil no início do quadro, na fase de hiperestesia. Para os casos mais graves, a droga pode ser usada por via oral (1 g por dia) ou parenteral.

HERPES-ZÓSTER (ZONA)

É uma doença infecciosa viral aguda, de natureza incapacitante pela intensa dor que provoca. Caracteriza-se pela inflamação dos gânglios das raízes dorsais ou dos gânglios extramedulares dos pares cranianos. A infecção pelo herpes-zóster pode gerar erupções vesiculares, tanto na pele quanto na mucosa oral. Este vírus é o mesmo da varicela-zóster (VZ), e ambas as doenças, por vezes, são indistinguíveis.

Clinicamente, a doença é mais comum entre os adultos (apenas 5% dos pacientes são crianças) e as lesões que acometem a face podem seguir o território do nervo trigêmeo, bem como as áreas cutâneas supridas pelos nervos oftálmico, maxilar ou mandibular. Na cavidade oral, a doença apresenta-se como vesículas dolorosas localizadas na mucosa jugal, no palato, na língua, na úvula e na faringe. Um dos seus aspectos característicos é a unilateralidade das lesões.

VARICELA

As manifestações bucais da varicela caracterizam-se pela presença de "bolhas" na mucosa jugal, na língua, na gengiva, no palato e na faringe. Essas vesículas, circundadas por um halo eritematoso, se rompem e se transformam em pequenas úlceras semelhantes a aftas. A doença, em geral, tem cura espontânea.

HERPANGINA

É uma doença típica da infância, de caráter sazonal, surgindo principalmente no verão. E causada pelo vírus coxsackie dos tipos A-1 e A-10, cujo período de incubação é de 3 a 7 dias. Os sintomas incluem febre alta, mal-estar e odinofagia. Ao exame da orofaringe, veem-se vesículas no palato mole, nas tonsilas, na úvula e na faringe, as quais rompem, formando ulcerações coalescentes. Difere da gengivoestomatite herpética primária por não atingir as gengivas e a língua. O tratamento é sintomático, e a moléstia regride em até duas semanas.

SÍNDROME DE MÃO-PÉ-BOCA

Também é causada por vírus coxsackie dos tipos A-16 e, às vezes, A-4, A-5 e A-9. Caracteriza-se por uma gengivoestomatite vesiculosa, formando-se pequenas bolhas descritas como em formato de "bola de *rugby*". Elas se rompem rapidamente e estendem-se por toda a boca, atingindo inclusive a língua. São extremamente dolorosas. A doença afeta, principalmente, crianças pequenas, com idade variando de meses até cinco anos. Nas mãos e nos pés, as lesões apresentam-se com a forma de maculopápulas, sendo exantematosas e vesiculares. Geralmente, os pacientes mostram-se anoréticos, com febrícula, coriza e, eventualmente, com linfadenopatia regional, diarreia, náuseas e vômitos.

O tratamento é apenas sintomático, haja vista o caráter autolimitado da doença.

SARAMPO

Enfermidade de etiologia viral dermotrópica, contagiosa, aguda, que afeta basicamente crianças e que ocorre, muitas vezes, de forma epidêmica. As manifestações orais se apresentam cerca de 2 a 4 dias antes dos sintomas gerais. São as "manchas de Koplik", que consistem de pápulas puntiformes, isoladas ou agrupadas, esbranquiçadas ou branco-amareladas, apostas sobre um fundo vermelho e edemaciado. Normalmente, elas desaparecem após o surgimento do *rash* cutâneo característico da doença.

INFECÇÕES CAUSADAS POR PROTOZOÁRIOS

LEISHMANIOSE

Causada pela *Leishmania brasiliensis*, que causa a forma mucocutânea da doença e produz lesões orais. A lesão primária se manifesta como uma pápula que pode ulcerar. Possuem aspecto granulomatoso, com eritema local, por vezes acompanhadas de áreas de fibrose. O tratamento é com o uso de Pentostan e Glucantime. Caso haja resistência a eles, usa-se a anfotericina B.

ABSCESSOS CERVICOFACIAIS PROFUNDOS

Os abscessos cervicofaciais profundos são coleções que se alojam entre as fáscias dos músculos cervicofaciais profundos ou difusamente (fasciite necrosante). Sua evolução é potencialmente grave, pois as mesmas fáscias que compartimentalizam essa região podem conduzir as coleções para outros espaços da face, pescoço e tórax.

O foco infeccioso inicial pode estar em qualquer região do segmento cervicofacial. No grupo pediátrico, geralmente é secundário a processos infecciosos das vias aéreas superiores, por abscedação de um linfonodo reacional. Nos adultos, geralmente resulta da propagação direta da infecção, sendo as infecções odontogênicas a causa mais frequente.

O volume das coleções, associado ao processo inflamatório adjacente, pode provocar comprometimento das vias aéreas superiores, requerendo algumas vezes procedimentos de emergência para suporte respiratório. O quadro infeccioso é de difícil controle, especialmente quando existe progressão da coleção para outros espaços cervicais ou torácicos. A presença de mediastinite e suas complicações (empiemas, pericardite, ruptura de vasos) determina grande mortalidade.

ANGINA DE LUDWIG

Corresponde a infecção acometendo os espaços submandibulares, submentonianos e sublinguais bilateralmente. Geralmente, decorre de uma infecção odontogênica e caracteriza-se pela elevação e deslocamento posterior da língua e do assoalho da boca, acompanhado de abaulamento da região submandibular e submentoniana. Os sintomas da angina de Ludwig são trismo progressivo, sialorreia, dificuldade de fala ("voz de batata quente"), febre, calafrios, sudorese e taquicardia. Pode provocar taquipneia e dispneia, podendo causar estridor, cianose e obstrução fatal das vias aéreas. Os exames radiológicos simples da região cervicofacial mostram edema dos tecidos moles, podendo mostrar a presença de gás e de estreitamento das vias aéreas. A condução destes casos potencialmente fatais deve ter como principal aspecto o rápido controle e descompressão do processo infeccioso, evitando-se complicações sépticas e respiratórias. Nesses casos, a traqueostomia sob anestesia local é o procedimento mais indicado.

TRATAMENTO DOS ABSCESSOS CERVICOFACIAIS

ANTIBIOTICOTERAPIA E FOCO PRIMÁRIO DA INFECÇÃO

Os abscessos cervicais profundos são, na maioria das vezes, infecções polimicrobianas. Os germes mais frequentemente isolados são aeróbios Gram-positivos (*S. pneumoniae, S. viridans, S. pyogenes, S. aureus*), aeróbios Gram-negativos (*H. influenzae, E. coli, Klebsiella*), anaeróbios Gram-positivos (peptoestreptococos, peptococos) e anaeróbios Gram-negativos (bacteroides, inclusive o *B. fragilis*). Sabe-se que, nessas infecções, existe predomínio dos anaeróbios, na proporção de 2:1.

O conhecimento do foco primário de infecção ou a porta de entrada é fundamental, porque permite inferir quais os germes que provavelmente estão envolvidos no processo. A antibioticoterapia deve ser empregada empiricamente, sendo ajustada de acordo com o resultado do exame bacterioscópico e cultura com antibiograma.

CONTROLE DAS VIAS AÉREAS

Na evolução dos abscessos cervicofaciais, a permeabilidade das vias aéreas superiores está sempre em risco. A intubação oro e nasotraqueal é difícil e pode ser perigosa, em razão do trismo e do risco de ruptura do abscesso e dos tecidos com sangramento e aspiração das secreções. Desse modo, na presença de insuficiência respiratória obstrutiva, está indicada a realização de traqueostomia (ou cricotireostomia, se necessário) sob anestesia local.

PUNÇÃO E DRENAGEM CIRÚRGICA

Os abscessos cervicais profundos se desenvolvem profundamente às fáscias e músculos, mostrando sinais de flutuação tardiamente. A intensa celulite que se instala também dificulta a detecção de um possível abscesso. Assim, os métodos de imagem são essenciais. A radiografia simples pode mostrar a presença de uma coleção com nível líquido ou a presença de gás no interior dos tecidos. A ultrassonografia é um método muito sensível e preciso no diagnóstico de coleções. Mas o melhor método é, sem dúvida, a tomografia computadorizada e a ressonância magnética, que mostram com precisão as coleções, suas várias extensões e as deformações anatômicas geradas pelo processo infeccioso.

Caso não se disponha de nenhum método de imagem, na suspeita de uma coleção está indicada uma punção diagnóstica. Feito o diagnóstico de abscesso, está indicada a drenagem cirúrgica. A demora na drenagem de um abscesso é a principal causa de complicações. A drenagem deve alcançar obrigatoriamente todas as coleções e exteriorizá-las, optando-se pela(s) via(s) de abordagem mais adequada(s).

COMPLICAÇÕES DOS ABSCESSOS CERVICOFACIAIS

FASCIITE NECROSANTE

Caracteriza-se por extensa necrose do tecido conectivo (pele, subcutâneo, fáscias e músculos), com grave toxemia. Tem evolução fulminante, iniciando-se com eritema, calor e tensão dos tecidos, podendo haver crepitação dos mesmos. As taxas de mortalidade variam de 9 a 73%, geralmente em razão de sepse, falência respiratória, falência de múltiplos órgãos ou erosão vascular.

TROMBOFLEBITE E RUPTURA VASCULAR

Resultante da inflamação da parede dos vasos ou de êmbolos sépticos endovasculares. Pode ocorrer flebite e trombose de importantes vasos, como veia jugular interna e seio cavernoso. O tratamento é conservador com antibioticoterapia. Pode ocorrer erosão da parede arterial, formando pseudoaneurismas com risco de ruptura e alta mortalidade. Seu tratamento é a ligadura ou selamento endovascular de emergência da artéria, com grave risco de isquemia cerebral e morte.

MEDIASTINITE DESCENDENTE

O acometimento mediastinal na evolução de afecções cervicais não é frequente. Três são as vias de disseminação das infecções cervicofaciais para o mediastino através do espaço retrovisceral, da bainha carotídea e do espaço pré-traqueal. O envolvimento mediastinal nas infecções cervicais representa um prognóstico muito pobre, com cerca de 50% de mortalidade. A tomografia computadorizada e ressonância magnética permitem a detecção precoce de gás ou coleção líquida no tórax e devem ser empregadas na exploração rotineira dos pacientes com infecções cervicais. O tratamento requer drenagem e desbridamento cirúrgico agressivo.

BIBLIOGRAFIA SUGERIDA

Bambirra S, Pirana S, Gebrim, et al. Abscesso retrofaríngeo em AIDS: relato de um caso. Revista Brasileira de Otorrinolaringologia, 1996; 62:77-8.

Barratt GE, et al. Retropharyngeal abscess: a ten-year experience. Laryngoscope 1984; 94:455.

Brook I, et al. Aerobic and anaerobic microbiology of acute suppurative parotiditis. Laryngoscope, 1991; 101:170-2.

Chow AW. Infections of the oral cavity, neck and head. In Mandell, Douglas and Bennetts, Principes and Practice of Infectious Diseases. 4. ed. Philadelphia: Churchill, Livingstone, 1995. p. 593-605.

Demarzo RA, Domingues E, Imamura R, et al. Retropharyngeal and spinal epidural abscess. Report of two cases. Otolaryngology Head and Neck Surgery, 2001; 125(2):263.

Fairbanks DNF. Antimicrobial therapy in otolaryngology – head and neck surgery. The American Academy of Otolaryngology – Head and Neck Surgery. 7. ed., 1993.

Finch RG, et al. Ludwig's angina. JAMA, 1980; 243(11):1171-73.

Hardie J. Microbial flora of the oral cavity. In: Schuster GS (ed.). Oral microbiology and infectious disease. Baltimore: Williams & Wilkins, 1983. p. 162.

Lazor JB, et al. Comparison of computed tomography and surgical findings in deep neck infections. Otolaryngol Head Neck Surg, 1994; 111:746.

Miziara ID, Frizzarini R, Constantino GTL. Lesões benignas da cavidade oral. In: Manuais de Otorrinolaringologia – Bucofaringologia e cirurgia cervico-facial. São Paulo. ABORL-CCF 2008; 20-36.

Miziara ID, Frizzarini R, Constantino GT, et al. Doenças Virais. In: Condutas Práticas em Estomatologia. São Paulo: Fundação Otorrinolaringologia, 2007. p. 54-65.

Miziara ID, Frizzarini R, Constantino GTL, et al. Doenças Granulomatosas. In: Condutas Práticas em Estomatologia. São Paulo: Fundação Otorrinolaringologia, 2007. p. 99-114.

Patterson HC, et al. Ludwig,s angina: an update. Laryngoscope, 1982; 92:370.

Sancho LMM, Minamoto H, Fernandez A, et al. Descending necrotizing mediastinitis: a retrospective surgical experience. European Journal of Cardio-Thoracic Surgery, 1999; 16(2):200-5.

Sennes LU, Tsuji DH, Imamura R, et al. A mediastinite como complicação dos abscessos cervicais profundos: as vias de propagação. Revista Brasileira de Otorrinolaringologia, 1996; 62:132-45.

Sennes LU, Cleva R, Zilberstein B, et al. Cervical necrotizing fasciitis due to tonsillar abscess. Report on four cases. Hepato-Gastroenterology, 2001; 48(Suppl I):260.

Sennes LU, Imamura R, Angelico Jr F, et al. Infecções dos espaços cervicais: estudo prospectivo de 57 casos. Revista Brasileira de Otorrinolaringologia, 2002; 68(3):388-93.

Shafer WG, Hine MK, Levy BM. Tratado de patologia bucal. Rio de Janeiro: Guanabara-Koogan, 1987.

Tom MB, Rice DH. Presentation and management of neck abscess: a retrospective analysis. Laryngoscope, 1988; 98:877-80.

Willis P, Vernon RP. Complications of space infections of the head and neck. Laryngoscope, 1981; 91:1129-36.

Wolf Metal. Peritonsillar abscess: repeated needle aspiration versus incision and drainage. Ann Otol Rhinol Laryngol, 1994; 103:554.

115.3 Otite média crônica

Priscila Bogar Rapoport
Silvio Antonio Monteiro Marone

INTRODUÇÃO

Por definição, a otitie média (OM) é um processo clínico caracterizado por inflamação da mucosa que reveste a orelha média, tuba auditiva e células da mastoide, na otite média crônica (OMC) este processo tem duração maior que 3 meses podendo causar alterações estruturais permanentes como perfuração da membrana timpânica. Esta perfuração pode ser consequente a otites médias agudas de repetição ou episódio único de otite média aguda necrotisante ou, ainda, consequente a trauma. A orelha com perfuração de membrana timpânica pode tornar-se infectada por contaminação via meato acústico externo ou pela tuba auditiva durante quadro de uma infecção de vias aéreas superiores.

A OMC é classificada em otite média crônica simples, otite média crônica supurativa, otite média crônica colesteatomatosa.

OTITE MÉDIA CRÔNICA SIMPLES

A OMC simples pode ser causada por otite média aguda (OMA) de repetição sem tratamento clínico. Na OMA pode ocorrer perfuração puntiforme da membrana timpânica, por consequência de aumento de pressão causada pela secreção purulenta. Quando a infecção persiste, há tendência desta perfuração aumentar de tamanho, permitindo a entrada de água ou outros agentes via meato acústico externo. A OMC pode ser consequente também a uma única OMA com má evolução (OMA necrotisante). A OMA necrotisante ocorre normalmente no decurso do sarampo ou escarlatina.

A OMC é caracterizada por perfuração de membrana timpânica com ou sem secreção purulenta sobre a mucosa da orelha média. O paciente apresenta déficit auditivo variável de acordo com o tamanho da perfuração timpânica e grau de comprometimento da cadeia ossicular. Em consequência ao número de infecções, a orelha interna (cóclea) pode ser afetada, provocando déficit auditivo mais acentuado e definitivo.

Nos períodos de agudização da OMC simples encontramos secreção purulenta na orelha média saindo pela perfuração da membrana timpânica. Esta secreção está associada, na maioria dos casos, com a entrada de água pelo meato acústico externo ou durante infecções das vias aéreas superiores (IVAS).

Os germes mais encontrados são *Pseudomonas aeruginosa, Staphilococus aureus, Streptococcus, Haemophilus influenzae.* Mas podem ser encontrados fungos, e até micobactérias. Os antibióticos devem ser escolhidos de acordo com os patógenos mais comumente encontrados, como *P. aeruginosa* e *S. aureus.*

O tratamento nas crises de agudização consiste em limpeza através de aspiração com auxílio de microscópio cirúrgico e antibioticoterapia. As gotas tópicas são mais eficientes na redução do número de bactérias que antibióticos via oral. O único antibiótico aprovado para pacientes com perfuração timpânica é a ciprofloxacina, os demais poderiam ser ototóxicos. A associação com corticosteroides tópicos é útil quando o mucoperiósteo que reveste a orelha média apresenta-se edemaciado à otoscopia. Culturas são indicadas somente em infecções crônicas rebeldes ao tratamento usual ou otorreia recorrente.

Limpeza local e medicação tópica normalmente eliminam a otorreia na OMC simples. Se a otorreia persiste, devemos pensar na possibilidade de estarmos frente a um paciente com OMC supurativa ou OMC colesteatomatosa. Quando não houver a ocorrência de otorreia por no mínimo três meses, é indicada a cirurgia para o fechamento da perfuração da membrana timpânica, procedimento este chamado de miringoplastia.

OTITE MÉDIA CRÔNICA SUPURATIVA

Em alguns casos, a otorreia permanece, apesar da terapêutica medicamentosa correta e adequada, caracterizando desta maneira a OMC supurativa. A OMC supurativa é um processo inflamatório crônico, com curso lento e insidioso, tendendo a ser persistente, destrutivo, marcado por mudanças irreversíveis das estruturas da orelha média e mastoide. A aeração da orelha média, antro e mastoide depende do livre movimento de ar da tuba auditiva para as células mastoideas. A inflamação com edema pode obstruir estas comunicações, impedindo a drenagem do antro e mastoide. A obstrução crônica associada à infecção ocasiona mudança na mucosa, com formação de tecido de granulação, que produz lise óssea.

Sob o ponto de vista microbiológico, são encontrados germes aeróbios e anaeróbios na OMC supurativa. A infecção pode ser provocada por um único tipo de bactéria em cerca de 40% dos casos, por dois tipos de bactérias em 45%, e por mais de três tipos em 13%. *A Pseudomonas aeruginosa* é o micro-organismo mais frequentemente encontrado. Recentemente em nosso meio, Carvalho et al. publicaram o estudo microbiológico de 40 pacientes com OMC supurativa. Seus resultados são resumidos na Tabela 115.3.1.

A tomografia computadorizada de ossos temporais nos indica a extensão da lesão, fornece o diagnóstico diferencial com colestatomas e, principalmente, está indicada na suspeita de complicações extra e intracranianas. A ressonância magnética com gadolíneo pode distinguir tecido de granulação de colesteatoma, e é imprescindível em complicações intracranianas.

TABELA 115.3.1 Bactérias mais frequentemente encontradas na etiologia da otite média crônica.

Bactérias Gram-positivas	%
S. aureus	35,7
Staphylococcus sp.	17,8
Difteroides	14,2
Bactérias Gram-negativas	**%**
P. aeruginosa	33,3
P. mirabilis	18,5
Pseudomonas sp.	14,8
Anaeróbios	**%**
Peptostreptococcus sp.	30,1
Bacteroides sp.	19
Prevotella melaninogenica	15,9
Bacteroides fragilis	9,5

O tratamento consiste em exérese cirúrgica de todas as células mastoideas através de broqueamento ósseo, mas com preservação da anatomia da orelha média. Assim obtemos erradicação dos tecidos doentes, com aumento da aeração da mastoide e orelha média. Nesta cirurgia, chamada timpanomastoidectomia, realizamos também enxerto para o fechamento da perfuração da membrana timpânica e reconstrução da cadeia ossicular quando necessário.

OTITE MÉDIA CRÔNICA COLESTEATOMATOSA

Na OMC colesteatomatosa há presença de cisto de inclusão epitelial (colesteatoma) no interior da orelha média ou mastoide. Este epitélio cresce formando um tumor de várias camadas (como casca de cebola), rodeado por tecido de granulação que provoca lise óssea. Esta natureza destrutiva do colesteatoma é responsável pela maioria da morbilidade associada à OMC.

O diagnóstico do colesteatoma é realizado através da otoscopia e algumas vezes por exploração radiológica ou cirúrgica. As principais queixas do paciente são otorreia purulenta e hipoacusia progressiva. A otorreia nesta patologia é extremamente fétida pela infecção frequente por anaeróbios. Os colesteatomas são classificados em congênitos, adquiridos primários e adquiridos secundários.

Indiferentemente da origem do colesteatoma, todos possuem algumas propriedades em comum: são propensos a infecções recorrentes e caracteristicamente erodem os ossículos e cápsula ótica. Como os colesteatomas contêm descamação epitelial inclusa em um espaço tecidual, eles estão sujeitos a infecções recorrentes. Durante a infecção são normalmente encontradas associações de bactérias anaeróbias e aeróbias. A Tabela 115.3.2 enumera as bactérias mais encontradas.

Na OMC colesteatomatosa, a cirurgia deve ser realizada logo após o diagnóstico. Isto se deve aos altos índices de complicações intra e extracranianas que acompanham a patologia. A cirurgia consiste na remoção de todas as células mastoideas que estão comprometidas, cadeia ossicular e membrana timpânica, muitas vezes piorando a função auditiva, mas controlando a infecção.

TABELA 115.3.2 Bactérias mais encontradas no colesteatoma.

Aeróbios	%
Pseudomonas aeruginosa	36,66
Pseudomonas fluorescens	6,66
Streptococcus sp.	26,66
Proteus sp.	13,33
Escherichia coli	13,33
Klebsiella sp.	13,33
Alcaligenes	10
Staphylococcus epidermidis	6,66
Staphylococcus aureus	3,33
Anaeróbios	**%**
Bacteroides sp.	43,33
Peptostreptococcus	36,66
Propionibacterium acnes	26,66
Fusobacterium sp.	13,33
Bifidobacterium sp.	10
Clostridium sp.	10
Eubacterium sp.	6,66

BIBLIOGRAFIA SUGERIDA

Butugan O, Bogar P. Otites Médias na Infância. Pediatria Moderna, 1993; (29): 467-75.

Campos CAH, Costa HOO. Tratado de Otorrinolaringologia. São Paulo: Roca, 2003.

Carrillo RJC, Yang Nathaniel W, Abes GT. Probabilities of Ossicular Discontinuity in Chronic Suppurative Otitis Media Using Pure-Tone Audiometry. Otology & Neurotology, 2007; 28(8):1034-7.

Carvalho CBM, et al. Otite média crônica. Perfil de sensibilidade de espécies facultativas e anaeróbias prevalentes. Estudo de 40 casos. Rev Bras Otorrinolaringologia, 1995; (3):220-8.

Consenso Sobre Otite Média. Rev Bras Otorrinolaringologia, 1999; (65):18-23.

Erkan M, et al. Bacteriology of chronic suppurative otitis media. Ann Otol Rhinol Laryngol, 1994; (103):771-4.

Erwin VL MD, Schilder, Anne GM, et al. Predictors of Chronic Suppurative Otitis Media in Children. Archives of Otolaryngology - Head & Neck Surger,y 2006; 132(10):1115-8.

Macarthur CJ, Hefeneider SH, Kempton JB, Trune DR. PHD C3H/HeJ Mouse Model for Spontaneous Chronic Otitis Media. Laryngoscope, 2006; 116(7):1071-9.

Nyembue DT, et al. Bacteriology of chronic Suppurative otitis media. Acta Otorhinolaryngol 2003; 57(3):205-8.

Seidman MD. Anterior transcanal tympanoplasty: A novel technique to repair anterior perforations. Otolaryngology - Head & Neck Surgery, 2008; 138(2):242-5.

Ubell Matthew L, Kerschner Joseph E, Wackym P, et al. Expression in Human Middle Ear Epithelium of Patients With Otitis Media. Archives of Otolaryngology - Head & Neck Surgery 2008; 134(1):39-44.

116

Pneumonias bacterianas

116.1 Pneumonias adquiridas na comunidade

Nilton José Fernandes Paiva Cavalcante

Pneumonia vem do latim *pulmonia*. Estudiosos referem que muitos dos nomes adotados em medicina expressam atributos, qualidades ou funções dos órgãos que designam. Pulmão deriva do latim *pulmo onis*. O qual, por sua vez, vem de *pneumon* possivelmente por influência de *pneuma*, nome que designava o princípio essencial à vida contido no ar atmosférico e que entra no organismo por meio dos pulmões.

A pneumonia é a resultante da complexa interação entre agentes agressores e a resposta do hospedeiro no parênquima pulmonar. Geralmente cursa com distúrbios inflamatórios agudos ao nível de alvéolos, interstícios e bronquíolos distais com frequente invasão dos espaços aéreos por micro-organismos patogênicos e polimorfonucleares neutrófilos, linfócitos, macrófagos, citocinas e outras células e substâncias inflamatórias.

A pneumonia é considerada como adquirida na comunidade (PAC) quando acomete pacientes fora do ambiente hospitalar ou em até 48 horas de eventual internação.

Segundo a Organização Mundial de Saúde, pneumonia é a principal causa infecciosa de morte no mundo e a terceira causa geral, com mais de 3 milhões de óbitos anualmente entre 2000 e 2016. Segundo análise da situação de saúde dos Estados brasileiros, pneumonia variou entre a terceira e sétima causas de morte em 2015.

Em 2010, pneumonia e influenza juntas foram a nona causa de morte nos Estados Unidos e no Brasil levaram 81.476 pacientes a óbito em 2017.

A pneumonia tem incidência estimada entre 5,16 e 6,11 casos por 10 mil adultos ao ano, respondendo por cinco milhões de consultas ambulatoriais ao ano nos Estados Unidos, dez milhões de prescrições de antimicrobianos, 2,6 milhões de internações e custo de US$ 10 bilhões anuais. Na Europa, em 2011, estimou-se gasto de € 46 bilhões com tratamento de pneumonias.

Cerca de 12 a 20% das pneumonias necessitam de internação, sendo que 5 a 10% destas em unidade de terapia intensiva (UTI). O risco de morte é de 0,1 a 5% para os pacientes não internados, podendo exceder 50% naqueles internados em UTI.

No Brasil, estima-se que ocorreram 35,15 internações por 10 mil habitantes em 2012.

Possivelmente o número de óbitos por pneumonia seja maior, já que alguns casos de sepse têm como foco inicial o pulmão, além da pneumonia estar envolvida como evento final de vida em vários pacientes crônicos (p. ex., com neoplasias e quadros demenciais). Segundo banco de dados do DATASUS, ocorreram 692.759 internações por pneumonia no Brasil em 2013, sendo maior número de casos entre maio e agosto, meses mais frios. Apesar da tendência de aumento nos meses frios, Cilloniz et al. (2018) defendem que a PAC não deva ser considerada doença sazonal, pois ocorre durante todo o ano.

Pneumonia apresenta maior incidência em extremos etários (abaixo de 5 e acima de 60 anos). A incidência de pneumonia em crianças com menos de 5 anos foi estimada em 120 milhões, com 1,3 milhão de casos fatais, muitos dos quais entre crianças no sudeste asiático e no SubSaara africano. A taxa de letalidade foi de 8,7% nas pneumonias graves, sendo que a maioria dos casos (81%) ocorreu em crianças com idade inferior ou igual a 2 anos.

É considerada a principal causa de morte em idosos, especialmente acima de 80 anos. Pacientes portadores de doenças neurológicas degenerativas, desordens da motilidade esofagiana, DPOC e/ou em uso de medicamentos que causem dificuldade para deglutição, alteração nos reflexos de tosse ou aumentem a chance de aspiração devem ser avaliados atenciosamente em função da demora em manifestar sinais e sintomas de pneumonia aspirativa, o que pode implicar em retardo diagnóstico. A pneumonia aspirativa tem acometido 5 a 15% dos pacientes com PAC e apesar de não necessitar antimicrobianos ou corticosteroides nos casos leves, apresenta maior mortalidade entre os casos de PAC, especialmente naqueles pacientes com retardo no diagnóstico.

Os pulmões são suscetíveis a ação de vários fatores e mecanismos agressores, e de uma forma mais ampla, as pneumonias podem ter causas físicas (radiação), químicas (quimioterápicos), serem atribuídas à ação ou presença de agentes infecciosos bacterianos, virais, fúngicos, parasitários (protozoários ou helmintos) ou a alterações imunoalérgicas. Atualmente, poderíamos afirmar que as pneumonias decorrem ainda da combinação entre essas diferentes causas.

ETIOLOGIA

Recentemente, em estudo combinando culturas, pesquisa de antígenos e sorologias pareadas, imunofluorescência direta e amplificação por PCR multiplex realizado por Jain et al. em jovens até 18 anos, internados com pneumonia comunitária comprovada radiologicamente nos Estados Unidos, identificaram 81% dos agentes etiológicos. Houve isolamento de um ou mais agentes, sendo na maioria (66%) vírus respiratório sincicial (VRS) e Rhinovírus (RV), seguidos por bactérias em 8% e coinfecção em 7%. Entretanto, 51% das crianças possuiam comorbidades, principalmente asma brônquica.

O que foi comparável ao descrito por Cantais et al., em casuística com 85 crianças atendidas na emergência do Hospital Universitário de Saint Etienne, quando identificaram mais de 95% dos casos de PAC utilizando técnicas de biologia molecular associadas a culturas para bactérias e encontraram 53 casos (62,4%) exclusivamente de causa viral, sendo 37 (43,5%) coinfectados com dois ou mais vírus e 24 (28,2%) pacientes com associações de vírus e bactérias.

Na China, estudo baseado em sorologias com mais de 10 mil crianças internadas encontrou como principais agentes identificados, *Mycoplasma pneumoniae* seguido de Adenovírus e Influenza B.

Entre os agentes bacterianos de pneumonia em crianças do sudeste asiático e África, Oliwa et al. destacaram *Staphylococcus aureus*, especialmente após infecção por Influenza, *Klebsiella pneumoniae*, *Salmonella não Typhi* e *Mycobacterium tuberculosis*.

As informações sobre viagens para locais onde ocorrem epidemias (SARS, Hantavirose, Influenza), cruzeiros em navios (risco de legionelose), contatos com fezes de aves (risco de histoplasmose), animais, cavernas, silos, portadores de doenças crônicas, características sobre as atividades ocupacionais e sobre doenças na família podem nos fornecer preciosas pistas diagnósticas e orientar a terapia empírica inicial.

Outro aspecto importante se refere aos antecedentes de internações superiores a cinco dias e/ou uso de antimicrobianos nos últimos 90 dias que podem significar maior risco de infecções por micro-organismos resistentes.

Entre as bactérias causadoras de PAC destacam-se: *Streptococcus pneumoniae*, *Mycoplasma pneumoniae*, *Chlamydophila pneumoniae*, *Haemophyllus influenza*, *Staphylococcus aureus*, *Legionella pneumoniae*, *Klebsiella pneumoniae* e *Pseudomonas aeruginosa*. Entre os agentes não bacterianos, destacam-se os vírus (influenza, parainfluenza, respiratório sincicial, rhinovírus, adenovírus, coronavírus e mais recentemente, bocavírus). Mais raramente são encontrados fungos e parasitos.

Torres et al. (2014) revisaram 33 publicações sobre PAC na Europa entre 2005 e 2012 e encontraram como os agentes mais isolados: *Streptococcus pneumoniae* entre 12 e 85% dos casos, seguidos de *Haemophyllus influenza*, bacilos Gram-negativos entéricos, vírus respiratórios e *Mycoplasma pneumoniae*. Peto et al. (2014) revisaram 48 estudos de PAC na Ásia entre 1990 e 2012, perfazendo 10.423 pacientes, sem considerar publicações do Oriente Médio em revistas de língua inglesa, e encontraram predomínio de *Streptococcus pneumonia*. Ao compararem com estudos europeus observaram menor incidência de *Streptococcus pneumonia*. Referem ainda que o isolamento de bacilos Gram-negativos, *Staphylococcus aureus* e *Mycobacterium tuberculosis* foram mais importantes na Ásia e que no nordeste da Tailândia e o principal agente foi o *Burkholderia pseudomallei*.

Cilloniz et al. (2014) também encontraram maior frequência de isolamentos de *Streptococcus pneumoniae* em pacientes infectados pelo vírus da imunodeficiência humana. Como preditores de infecção pneumocócica, relataram a contagem de linfócitos CD4 > 200 células/mm^3, história de doença aguda, inferior a 5 dias, proteína C-reativa mais elevados e coinfecção com hepatite C. A identificação de *Pneumocystis jirovecci* ocorreu predominantemente naqueles com menos de 200 linfócitos T CD4/mm^3, com leucócitos abaixo de 4.000, infiltrado multilobar na radiografia de tórax e desidrogenase lática acima de 598 U. Nesta casuística, os principais fatores relacionados à mortalidade foram o início de antimicrobiano inadequado, DHL elevada e ventilação mecânica.

Finalmente, merece especial destaque o aumento de isolamentos de micro-organismos resistentes a antibióticos em pacientes com PAC, por exemplo, *Staphylococcus aureus* resistentes a meticilina, *Streptococcus pneumoniae* resistentes a penicilina e macrolídeos, *Mycoplasma pneumoniae* resistente a macrolídeos.

A introdução de vacinas conjugadas anti-pneumocócicas podem ter contribuído para redução de infecções por *Streptococcus pneumoniae* encapsulados e aumento de casos por *Streptococcus pneumoniae* não encapsuladas.

ASPECTOS DA FISIOPATOGENIA

As vias de acesso de agentes agressores aos alvéolos são:

- Via aérea, após microaspiração (mais comum) ou aspiração maciça de secreções orofaríngeas contaminadas e/ou inalação de micro-organismos presentes no ar (p. ex., *Mycobacterium tuberculosis*).
- Via hematogênica a partir de outro local de entrada ou com infecção.
- Por contiguidade ou continuidade de uma área vizinha com infecção.

A sequência fisiopatogênica se inicia com a adesão de micro-organismos ao epitélio respiratório, onde se multiplicam, colonizando-o. No trato respiratório superior, o epitélio possui receptores para vários micro-organismos da microbiota normal local, que competem e impedem a colonização de micro-organismos patogênicos.

O acesso aos receptores e a susceptibilidade à colonização pode sofrer influência de fatores genéticos próprios do hospedeiro, do agente agressor e do meio ambiente. Assim, por exemplo, pacientes com fibrose cística (fator do hospedeiro) são mais frequentemente colonizados por *Pseudomonas aeruginosa*. Infecções virais concorrentes podem induzir modificações na resposta do hospedeiro e favorecer a colonização por alguns agentes bacterianos (agente agressor modifica resposta do hospedeiro). O uso de antimicrobianos modifica a microbiota e favorece a colonização por agentes resistentes e às vezes patogênicos (fator externo).

Para chegar aos alvéolos, os micro-organismos superaram múltiplos obstáculos, como os batimentos ciliares e a força da tosse que desloca micro-organismos aderidos ao muco. Sobreviveram à ação de enzimas e anticorpos IgA e citocinas liberados localmente, resistiram ou se evadiram da fagocitose e outros mecanismos locais de defesa do hospedeiro. Após colonização no trato respiratório inferior, os agentes infecciosos atuam produzindo substâncias, invadindo células e desencadeando a resposta inflamatória que resultará na pneumonia. Como exemplo, *Streptococcus pneumoniae* produz pneumolisina e enzimas implicadas na destruição celular, além de apresentar cápsula para dificultar a fagocitose e ação de macrófagos de defesa.

Em pessoas com alterações nos mecanismos de proteção a chance de ocorrência de pneumonia aumenta muito, como em pessoas com doenças neurológicas que alteram o reflexo de tosse ou portadores de doenças crônicas, especialmente cardiovasculares e respiratórias, diabetes *mellitus*, alcoolismo, extremos etários, insuficiência renal, portador de neoplasia, tabagista e em tratamento com imunossupressores ou quimioterápicos.

Aguero et al. (2014) consideram que a resposta inflamatória na PAC depende de fatores como a patogenicidade e duração do estímulo do agente agressor, balanço entre resposta inflamatória e anti-inflamatória do hospedeiro. Ressalta que a resposta imune inata evita a invasão e disseminação inicial do agente patogênico e que diferentes processos envolvidos nesta resposta podem ser afetados por polimorfismos genéticos. Mitzel et al. (2014) encontraram níveis menores de estimuladores da produção de interferon beta durante infecção pneumocócica em idosos e Jovanovich et al. (2014) associaram níveis séricos baixos de vitamina D com maior chance de hospitalização de pacientes com PAC.

CRITÉRIOS DIAGNÓSTICOS

Para o diagnóstico de PAC deve-se considerar a combinação de aspectos clínicos, de imagem e laboratoriais.

PAC caracteriza-se pela presença de quadro respiratório agudo com tosse que pode ser inicialmente seca e evoluir com aumento e mudança no aspecto da secreção respiratória; dispneia ou taquipneia e graus variáveis de dor torácica do tipo pleurítica. Frequentemente há pelo menos um sinal de comprometimento sistêmico (sudorese, calafrios, febre igual ou acima de 38 °C, tremores ou mialgia).

A febre pode estar ausente em 20% dos casos, podendo ocorrer hipotermia, sobretudo em pacientes idosos e lactentes, que costumam se apresentar com queda do estado geral. Os idosos apresentam desorientação, confusão mental e/ou piora de uma condição subjacente, como insuficiência cardíaca ou DPOC. Um aumento da frequência respiratória, acima de 24 irpm tem sido observado em 45 a 70% dos pacientes e pode ser o sinal mais sensível no idoso; a taquicardia também é comum. Em pacientes com tosse crônica ocorrem mudanças da coloração e características da secreção (escarro).

Ao exame físico, podem ser identificados os sinais de consolidação pulmonar, como crepitações, som bronquial ou macicez. Entretanto, esta forma clássica de apresentação não é a mais frequente e as evidências de consolidação são observadas em apenas 1/3 dos casos. Em decorrência das limitações dos achados clínicos e dos diagnósticos diferenciais, exames de imagem devem ser realizados, como radiografias de tórax em pelo menos duas incidências. Os achados radiográficos clássicos no tórax podem ser de três tipos:

- Pneumonia lobar, quando há ocupação de alvéolos contíguos através dos poros de Kohn e dutos de Lambert.
- Broncopneumonia, quando há ocupação de condutos aéreos pulmonares e parênquima circunvizinho.
- Pneumonia intersticial, quando afeta os tecidos intersticiais.

A presença de novo infiltrado, de cavitações ou derrames pleurais pode contribuir para diagnóstico de PAC. As cavitações surgem a partir de áreas destruídas por ação de enzimas produzidas em infecções por bactérias anaeróbias, *S. aureus* e *M. tuberculosis*, por exemplo. Derrame pleural decorre de processo inflamatório justapleural e pode evoluir para empiema.

A extensão do comprometimento guarda relação com a gravidade do quadro.

As radiografias são úteis no diagnóstico inicial e na avaliação de casos graves, em portadores de doenças crônicas, naqueles com sintomas persistentes ou resposta não satisfatória ao tratamento para identificar possíveis complicações. Long et al. observaram que radiografias não detectam cerca de 30% dos casos de PAC quando comparados com a tomografia computadorizada (TC) de tórax, contudo é método mais custoso e expõe o paciente a mais radiação. Cilloniz et al. discutem as limitações no diagnóstico por imagem com uso de radiografias e a melhora do diagnóstico com a realização de TC de tórax e ultrassom à beira do leito.

Diante de uma PAC associada a complicações, em pacientes com doença estrutural pulmonar associada ou suspeita de neoplasia e nos casos mais graves, convém realizar a TC para melhor definição de outras lesões e achados (diagnóstico diferencial). Apesar de a TC de tórax aumentar a precisão diagnóstica de PAC em relação a radiografias de tórax, evitando uso abusivo de antimicrobianos, a TC pode apresentar limitações naqueles pacientes com atelectasias, insuficiência cardíaca e derrame pleural ou em pacientes com pneumonite intersticial superposta.

O exame ultrassonográfico (US), em razão do custo e da facilidade de realização, em comparação com tomografias e ressonâncias, pode ser útil, especialmente em casos com derrames para realização de toracocentese dirigida e coleta de material de derrame pleural para exames. Long et al. (2017) propõem uso de US especialmente naqueles pacientes com quadro clínico compatível, com radiografia sem imagem ou duvidosa e com limitações para realização de TC de tórax.

As maiores vantagens do uso de US são relacionadas a possibilidade de realização à beira leito e as dificuldades são relacionadas a experiência do profissional que o executa.

TESTES LABORATORIAIS

Há exames para avaliação das condições clínicas e respiratórias do paciente e outros para identificação etiológica. Os materiais a serem examinados são sangue, líquidos e secreções dos pacientes obtidos por punção direta ou outras técnicas (p. ex., toracocentese, lavado broncoalveolar).

Os exames básicos usados para avaliação das condições clínicas podem ajudar a definir a necessidade de internação, o tratamento de suporte de acordo com as disfunções encontradas e auxiliar no ajuste de doses dos medicamentos escolhidos. Estes incluem hemograma, dosagem de eletrólitos, bioquímica (ureia e creatinina) e avaliação da saturação de oxigênio. O hemograma tem baixa sensibilidade e especificidade no diagnóstico de pneumonia e na identificação do agente etiológico. Mostra-se útil como critério de gravidade e de resposta terapêutica. Leucopenia geralmente denota mau prognóstico, independente do agente etiológico. Podem ser acrescidos de outros exames conforme a necessidade e gravidade de cada paciente.

Os exames usados para identificação etiológica têm relevância epidemiológica e incluem hemoculturas, culturas de líquidos e/ou secreções, dosagens de anticorpos e pesquisas de antígenos por diferentes técnicas moleculares. Estes exames são especialmente úteis na avaliação de pacientes graves e podem permitir ajustes na escolha de antibióticos, incluindo o descalonamento.

Os testes moleculares disponíveis podem ser usados para detecção rápida de vírus e bactérias combinados chamados de multiplex e existem testes para antígenos de micobactérias e fungos.

- Hemoculturas – recomenda-se a coleta de pelo menos 2 pares de amostras (sendo um par para anaeróbios, que amplia o crescimento de outros micro-organismos) e devem ser analisadas em conjunto com outras informações para evitar equívocos como falso-positivos.
- Cultura de líquido pleural ou material obtido por toracocentese.
- Escarro – são úteis na pesquisa de bacilo álcool-ácido-resistente (BAAR), *Pneumocystis* jiroveci. A cultura quantitativa de bactérias aeróbias tem baixo valor preditivo, mesmo com quantificação de neutrófilos e células epiteliais. (Considera-se uma amostra válida aquela que contém acima de 25 neutrófilos e abaixo de 10 células epiteliais.)

Se o paciente estiver intubado, colher aspirado endotraqueal quantitativo.

- Lavado broncoalveolar – a cultura quantitativa do lavado broncoalveolar (LBA) coletado por meio da realização de broncoscopia é um método com boa especificidade especialmente naqueles casos graves e internados em terapia intensiva. As amostras com contagem superior a 104 Unidades Formadoras de Colônia (UFC) são consideradas significativas.
- Testes sorológicos e pesquisa de antígenos são úteis naqueles pacientes com PAC grave, com pouca resposta ao tratamento ou suspeitos de estarem acometidos por Legionellas, Mycoplasmas ou clamídias.
- *Mycoplasma pneumoniae* – sorologia com titulação de IgG e IgM, tem uma sensibilidade de 30 a 60%, mas tem baixa especificidade e passam a se tornar positivos apenas após 7 a 10 dias de doença.
- *Chlamydia pneumoniae* – sorologia é diagnóstica com aumento de quatro vezes nos títulos de IgG ou IgM entre a fase aguda e convalescença ou única sorologia com IgG $\geq$ 512 ou IgM $\geq$ 16.
- *Legionella pneumophila* – pesquisa de antígeno urinário tem sensibilidade de 70% e especificidade de 100%. Sorologia com titulação de IgG e IgM demonstrando título de IgG superior a 1:128 em único exame ou elevação de quatro vezes entre coleta na fase aguda e convalescença tem sensibilidade de 40 a 60% e especificidade de 96 a 99%.

Em contrapartida, pode-se avaliar o tipo de resposta que o hospedeiro apresenta frente à agressão. As mais usadas na prática médica tem sido proteína C-reativa (PCR) que é produzida frente a vários estímulos inflamatórios, incluindo doenças bacterianas. O outro biomarcador tem sido a procalcitonina que é produzido por estímulo à agressão desencadeada por bactérias ou seus produtos e citocinas pró-inflamatórias, contudo se mantém em níveis baixos em pacientes com doenças virais.

Alguns autores defendem que a dosagem normal ou baixa de PCR e/ou de procalcitonia podem contribuir para reduzir o uso de antimicrobianos em pacientes com PAC, pois valores normais não tem sido associados a PAC causada por bactérias, sem aumentar mortalidade ou número de falhas terapêuticas.

Excepcionalmente, pode ser realizado o exame anatomopatológico de material de biópsia. O diagnóstico por meio de cultura e avaliação histopatológica do tecido pulmonar tem sido considerado um padrão-ouro para diagnóstico de pneumonia. A obtenção da amostra pode ser feita por meio de biópsia transbrôquica (durante realização de broncoscopia) ou biópsia a céu aberto (solicitada cirurgião torácico).

Na amostra de tecido pulmonar, devem ser solicitados os seguintes exames:

- Cultura quantitativa para bactérias aeróbias.
- Pesquisa e cultura de bacilo ácido-álcool-resistente (BAAR).
- Pesquisa e cultura de fungos.
- Pesquisa de *P. jiroveci.*
- Estudo histopatológico (colorações de hematoxilina-eosina, Grocott, Ziehl-Nielsen; imuno-histoquímica).

ESCORES PROGNÓSTICOS

São úteis para definição de exames a serem realizados e como critérios para internação.

O importante é identificar rapidamente aqueles pacientes que podem evoluir pior. Para pacientes adultos imunocompetentes têm sido propostos vários algoritmos preditores de maior ou menor gravidade na broncopneumonia. Muitos autores têm buscado, além do diagnóstico precoce, a identificação rápida de fatores e critérios de gravidade para melhor definir quem e quando internar e tratar mais agressivamente. Os mais conhecidos são o Pneumonia Severity Score (PSI) de Fine et al. (1997), CURB-65 (Consenso britânico), Severe Community-Acquired Pneumonia (SCAP) e SMART-COP (sigla mneumônica para lembrar pressão arterial Sistólica, Envolvimento Multilobar à radiografia de tórax, Albumina sérica baixa, frequência Respiratória aumentada, Taquicardia, Confusão e Oxigenação).

O PSI foi desenvolvido pelo Pneumonia Patient Outcome Research Team (Pneumonia PORT) e propõe uma estratificação em cinco classes de gravidade com estimativa de mortalidade, que são apresentadas a seguir:

TABELA 116.1.1 Critérios de Fine et al. (1997).

Fatores	Pontuação
Fatores demográficos	
Sexo masculino	Idade
Sexo feminino	Idade – 10
Residência em unidade de longa permanência	10
Comorbidades associadas	
Neoplasia	30
Doença hepática	20
Insuficiência cardíaca	10
Doença cerebrovascular	10
Doença renal	10
Achados de exame físico	
Alteração de estado mental	20
Frequência respiratória acima de 30/min	20
Pressão arterial sistólica inferior a 90 mmHg	20
Temperatura abaixo de 34,6 ou acima de 39,6 °C	15
Frequência cardíaca acima de 125/min	10
Achados laboratoriais	
pH inferior a 7,35	30
Uréia acima de 60 U	20
Sódio abaixo de 130 mEq/L	20
Glicemia acima de	10
Hematócrito inferior a 30%	10
pO_2 abaixo de 60 ou saturação abaixo de 90%	10
Derrame pleural	10
Total	**Se for acima de 90 – internar**

Fonte: N Engl J Med. 1997; 336:243-50.

TABELA 116.1.2 Classes de risco de Fine et al. (1997).

Risco	Classe de risco	Baseado no algoritmo (pontos totais)	Mortalidade (%)
Baixo	I	0	0,1 a 0,4
	II	≤ 70	0,6 a 0,7
	III	70 a 90	0,9 a 2,8
Moderado	IV	91 a 130	8,2 a 9,3
Alto	V	> 130	27 a 31

Fonte: N Engl J Med. 1997; 336:243-50.

Apesar de o algoritmo demonstrado ser complexo, utiliza-se de sinais clínicos e laboratoriais para predizer a gravidade, o que auxilia o médico a decidir pela internação.

CURB-65 é a sigla composta com **C** de confusão mental, **U** de ureia elevada (acima de 50 mg/dL), **R** de frequência respiratória anormal (acima de 30 irpm), **B** de *blood pressure* = pressão arterial alterada (inferior a 90 mmHg de sistólica) e **65** se refere a idade igual ou acima de 65 anos.

SCAP é um sistema de escore de gravidade desenvolvido por España et al. que considera a presença de um dos dois critérios maiores (pH < 7,3 ou pressão sistólica inferior a 90 mmHg) como indicação de internação em terapia intensiva. Na ausência destes critérios, a indicação de internação em terapia intensiva se faz pela presença de dois dos seis critérios menores (confusão mental, ureia acima de 30 mg/dL, FR > 30/min, relação $PaO_2/FIO_2 < 250$ ou $PO_2 < 54$ mmHg, infiltrados multilobares na radiografia de tórax, idade > 80 anos.

SMART-COP foi desenvolvido por Charles et al. e inclui pressão arterial **S**istólica < 90 mmHg, Envolvimento **M**ultilobar à radiografia de tórax, **A**lbumina sérica < 3,5g/dL, frequência **R**espiratória acima de 25/min para pessoas com 50 anos ou menos e acima de 30 para pessoas acima de 50 anos, **T**aquicardia > 125/min, **C**onfusão e **O**xigenação PaO_2 < 70 mmHg, saturação ≤ 93% ou relação $PaO_2/FIO_2 < 333$ para pessoas com 50 anos ou menos e $PaO_2 < 60$ mmHg, saturação ≤ 90% ou relação $PaO_2/FIO_2 < 250$ para pessoas acima de 50 anos. As alterações de pressão arterial, pH e oxigenação são atribuídos dois pontos enquanto às demais é atribuído um ponto. Neste sistema a necessidade de aminas vasoativas ou ventilação mecânica pode ser prevista com soma de pelo menos três pontos.

Recentemente, Ribeiro et al. (2013) relataram maior precisão dos escores SCAP e SMART-COP para previsão de internação em terapia intensiva, necessidade de ventilação mecânica e de aminas vasoativas entre pacientes com PAC pneumocócica internados.

Cordero et al. (2000) em um trabalho prospectivo e multicêntrico avaliou 355 pacientes HIV positivos com pneumonia e validaram os critérios de Fine neste grupo. Além disso, acrescentou outros dados indicativos de mau prognóstico, como CD4 inferior a 100 células/mm^3 (OR = 4,8); choque séptico (OR = 28,6); progressão radiológica definida como a presença de infiltrado multilobar, cavitação pulmonar e/ou derrame pleural (OR = 10,9).

Outros autores já haviam descrito em trabalhos retrospectivos em pacientes HIV positivos, envolvendo um número menor de pacientes, outros fatores de má evolução, como linfócitos abaixo de 1.000/mm^3 e derrame pleural; hipoxemia e CD4 abaixo de 100 e neutropenia inferior a 1.000 e Karnofsky menor que 50.

Recentemente, vários escores prognósticos combinando achados clínico-epidemiológicos, de imagem e laboratoriais (especialmente proteína C-reativa e procalcitonina) vem sendo usados em PAC com intuito de auxiliar na decisão sobre internação, na escolha do tratamento, sua interrupção ou mudança para via oral. Recomenda-se selecionar e validar aquele mais adequado ao seu serviço segundo as especificidades, como pediatria, clínica médica, cirurgia, oncologia, geriatria, doenças infecciosas, obstetrícia, entre outros. Isto pode ser corroborado pelo achado de Huang et al., que não observaram redução no uso de antimicrobianos entre 1.656 pacientes com suspeita de PAC comparando dois grupos, sendo um guiado por alteração de procalcitonina contra outro sem o exame.

Em pediatria, Huang et al. (2013), identificaram como fatores de pior prognóstico a idade inferior a dois anos, presença de derrame pleural, anemia (hemoglobina inferior a 10 g/dL, leucocitose acima de 17.500 células/mm^3, taquipneia e demora acima de 3 dias para defervescência da febre.

Elemraid et al. (2014) encontraram um modelo para discriminar PAC causadas por bactérias de PAC por vírus em crianças. Observaram que crianças com idade acima de 5 anos, PCR acima de 80 mg/L e neutrofilia acima de 10.000 células possuíam sensibilidade de 75% e especificidade de 89% para PAC por bactérias.

PROPOSTAS TERAPÊUTICAS

O manejo inicial do paciente com PAC deve definir qual esquema antimicrobiano a ser administrado, quais exames serão realizados e se o paciente será internado e onde (UTI ou enfermaria).

A escolha antibiótica é geralmente empírica e deve considerar os critérios de gravidade (p. ex., hipoxemia, hipotensão, acima de 65 anos, comprometimento multilobar, entre outros), história de alergia aos antimicrobianos, aspectos epidemiológicos locais quanto à etiologia e sensibilidade dos agentes mais frequentes e funções orgânicas para escolha do fármaco, dose e duração de tratamento. O tratamento deve ser revisado quando do isolamento etiológico, visando sempre minimizar a toxicidade, maior ação bactericida e racionalidade (descalonar quando possível).

De forma simplificada, pacientes nas classes de menor risco dos escores tem recebido cobertura antimicrobiana para *Streptococcus pneumoniae*, em adultos jovens para agentes atípicos e para crianças há autores propondo segmento inicial sem antimicrobianos. Goffinet et al. (2014) destacam o aumento na prescrição de cefalosporinas de terceira geração para tratamento inicial de PAC de 13,95 para 29,5% entre 2002 e 2012 e defendem o descalonamento como medida para minimizar a seleção de micro-organismos produtores de beta-lactamase.

Metanálise realizada por Nie et al. (2014) encontrou menor mortalidade em pacientes que receberam a associação de beta-lactâmicos e macrolídeos em comparação com aqueles que receberam apenas beta-lactâmicos. Alguns autores defendem o uso de macrolídeos, os quais reduzem a mortalidade possivelmente em virtude do efeito imunomodulador e da ação contra agentes atípicos.

Até pouco tempo, quinolonas eram a primeira opção e estavam indicadas para tratamento de pacientes com PAC e com fatores de risco, internados em enfermaria ou UTI, contudo, tem ocorrido um desestímulo ao seu uso na Europa e nos Estados Unidos em decorrência de problemas relacionados a efeitos adversos e a indução de resistência.

Quando houver fatores de risco para agentes multirresistentes, como internação por mais de 48 horas nos últimos três meses, paciente institucionalizado, infusão prolongada de medicamentos em domicílio, hemodiálise, familiar colonizado por agente multirresistente, uso de antimicrobianos recentemente e tratamento ou doença imunossupressora, o tratamento inicial de PAC deve ser mais amplo, incluindo cobertura para agentes de infecção associada ao cuidado de saúde como bacilos Gram-negativos e *Staphylococcus aureus* meticilina resistente.

As infecções por *Staphylococcus aureus* associado a PAC tem sido desproporcionalmente mediada por exotoxinas e frequentemente apresentam necrose ou cavitação, derrame pleural rapidamente progressivo, hemoptise, ocorrem associadas a doenças virais (influenza, sarampo ou varicela), em paciente com neutropenia, exantema, pústulas cutâneas, jovem e saudável com pneumonia grave em meses quentes. Nestes casos deve-se avaliar o uso de antibióticos que suprimam a produção de toxinas, como linezolida ou clindamicina associada à vancomicina. Na Tabela 116.1.3, apresenta-se um resumo das propostas de diversas Sociedades de Especialistas americanas, canadenses e brasileiras. Observa-se nas propostas americanas e europeias a maior preocupação com o Pneumococo e agentes atípicos, muito frequentes naqueles países. É importante lembrar que apesar de nossa escolha considerar o melhor para nosso paciente, deve-se avaliar o impacto disto na possível seleção de micro-organismos multirresistentes.

A grande maioria dos pacientes evoluirá com estabilização e melhora do quadro em até três dias. O tratamento pode ser mantido até completar cinco a sete dias, dependendo das condições clínicas de cada paciente. Quando isto não ocorrer ou quando houver progressão do quadro de pneumonia após início dos antimicrobianos, deve-se rever o caso e procurar confirmar se o paciente tem mesmo pneumonia ou se o diagnóstico é outro (embolia pulmonar, neoplasia), se há possibilidade de ampliação de cobertura para outros agentes infecciosos menos frequentes (histoplasmose, hantavirose) e se o paciente apresenta complicações decorrentes da doença (empiema) ou das medidas diagnósticas e terapêuticas instituídas (pneumotórax após biópsia transbrônquica).

A principal causa de falha no tratamento tem sido atribuída a escolha de antibiótico que não atinge o agente causador da doença.

TABELA 116.1.3 Opções terapêuticas iniciais empíricas para pneumonia comunitária – Comparativo entre esquemas antimicrobianos propostos por várias sociedades de especialistas.

Local de assistência	Comorbidades do paciente	Antimicrobianos propostos*	Observações
Ambulatorial	Ausentes	Claritromicina, Azitromicina ou Doxiciclina	Amoxacilina ou macrolídeos
	Doença cardiopulmonar ou prevalência de pneumococo resistente à penicilina	(Axetilcefuroxima ou Amoxacilina ou Amoxacilina-clavulanato) + macrolídeo ou Doxiciclina (Levofloxacina ou Gatifloxacina ou Moxifloxacina)***	
Enfermaria		(Cefuroxima ou Ceftriaxone ou Cefotaxima ou Ampicilina-Sulbactam) + (Azitromicina IV ou Levofloxacina***)	
Terapia intensiva	Sem risco de *P. aeruginosa*	Azitromicina IV + (ceftriaxone ou cefotaxima ou Levofloxacina***)	
	Com risco de *P. aeruginosa*	(Imipenem ou meropenem) ou (Piperacilina/tazobactam + ciprofloxacina***)	SBPT adicionou Amicacina e Ceftazidima
	Com fator de risco para *S. aureus*	Linezolida ou Clindamicina (+Vancomicina)	
Casa de apoio		(amoxacilina-clavulanato ou ceftriaxona) + macrolídeo ou Levofloxacina***	
Aspiração maciça	Alcoolismo	(Metronidazol ou piperacilina/tazobactam ou imipenem ou meropenem) + (ceftriaxone ou cefotaxima ou Levofloxacina***)	SBPT adicionou Clindamicina, aminoglicosídeos como opções em diferentes combinações

*Sociedades Americana e Canadense de Doenças Infecciosas; Sociedades Torácica Americana e Canadense; **SBPT – Sociedade Brasileira de Pneumologia e Tisiologia; ***SBPT propõe uso de quinolonas em casos graves, segundo antibiograma e quando houver alergia aos antimicrobianos de primeira escolha.

Quanto ao uso em pediatria de corticosteroides sistêmicos em PAC, até recentemente, Tramper-Stranders menciona que não recomendados, mas há relatos de redução na duração da doença em PAC grave.

O uso de corticosteroides em adultos com PAC permanece controverso

Considere durante todo o tratamento a possibilidade de racionalizar recursos, desde a escolha dos exames laboratoriais iniciais e aqueles a serem repetidos. Racionalização de exames radiográficos minimizando exposições desnecessárias à radiação. Seleção de antimicrobianos que deverão ser iniciados prontamente e, quando possível, descalonados ou mudados para via oral. Contudo, naqueles pacientes com PAC e escores mais elevados não poupe esforços.

COMPLICAÇÕES DAS PNEUMONIAS

As complicações mais comuns são derrame pleural, que pode evoluir para empiema e necessitar de drenagem e cuidados para minimizar sequelas, como espessamento pleural.

Pequenas bolhas (pneumatoceles) e cavitações podem evoluir para bronquiectasias e o paciente ficar sujeito a infecções de repetição. Alguns pacientes podem apresentar pneumotórax e necessitar de drenagem torácica.

Outros evoluem com atelectasias causadas por rolhas de secreções.

A necrose do parênquima pode causar formação de tecido fibrótico e aumentar a chance de sequelas mais graves que, esporadicamente, resultem em tratamento cirúrgico (lobectomia).

PREVENÇÃO

A partir da identificação de situações, doenças e pacientes que apresentem maior chance de desenvolverem Pneumonia, devem ser planejadas medidas para minimizar a ocorrência da infecção.

Entre as mais eficientes, estão as vacinas. Estudos com a utilização de vacinas anti-Influenza (Francisco et al., 2005) evidenciaram redução no número e gravidade de complicações respiratórias em pessoas acima de 60 anos no Brasil. Jackson et al. (2003) comprovaram a efetividade da vacina contra pneumococo em reduzir a ocorrência de bacteremias em pessoas acima de 65 anos, mas não encontraram redução no número de pneumonias. No entanto, Skull et al. (2007) não obtiveram proteção para pessoas acima de 65 anos institucionalizados.

A vacinação é importante para vários grupos de pacientes, independentemente de faixa etária (diabéticos e portadores de doenças respiratórias crônicas ou infectados com vírus da imunodeficiência humana) e durante a internação pode ser uma oportunidade de complementá-la.

BIBLIOGRAFIA SUGERIDA

Amorim RA, Costa AN, Lundgren F, Lessandra Michelin L et al. Recomendações para o manejo da pneumonia adquirida na comunidade 2018. J Bras Pneumol. 2018;44(5):405-424.

Cilloniz C, Rodriguez-Hurtado D, Nicolini A, Torres A. Clinical approach to community-acquired pneumonia. J Thorac Imaging. 2018, 33: 273-81.

DATASUSS – Brasil <http://tabnet.datasus.gov.br/cgi/tabcgi.exe?sih/cnv/niuf.def>. Acesso em: 18/07/2019.

España PP, Capelastegui A, Gorordo I, Esteban C, Oribe M et al. Development and validation of a clinical prediction rule for severe community-acquired pneumonia. Am L Crit Care Med, 2006; 174:1249-56.

European Medicines Agency – Disabling and potentially permanent side effects lead to suspension or restrictions of quinolone and fluoroquinolone antibiotics. Document publicado em 16 de novembro de 2018. EMA/795349/2018. Disponível em: <https://www.ema.europa.eu/en/news/disabling-potentially-permanent-side-effects-lead-suspension-restrictions-quinolone-fluoroquinolone>.

Fine MJ, Auble TE, Yealy DM et al. A prediction rule to identify low-risk patients with community-acquired pneumonia. N Engl J Med 1997; 336:243–50.

Froes F, Pereira JG, Póvoa P. Outpatient management of community-acquired pneumonia. Curr Opin Pulm Med, 2019, 25: 249-56.

Garin N, Marti C, Scheffler M, Stirnemaa J, Prendki V. Computed tomography scan contribution to the diagnosis of community-acquired pneumonia. Curr Opin Pulm Med 2019, 25: 242-8.

Goffinet N, Lecadet N, Cousin M, Peron C, Hardouin JB, Batard E, Montassier E. Increasing use of third-generation cephalosporins for pneumonia in the emergency department: may some prescriptions be avoided? Eur J Clin Microbiol & Infect Dis, 2014; 33: 1095-99.

Grief SN, Loza JK. Guidelines for the evaluation and treatment of pneumonia. Prim Care Clin Office Pract. 2018, 45: 485-503.

Holanda MR, Gomes M, Teixeira PJZ, Martins R, Silva R et al. Recomendações para o manejo da pneumonia adquirida na comunidade 2018. J Bras Pneumol. 2018;44:405-423.

Huang DT, Yealy DM, Filbin MR, Brown AM, Chang CCH et al. For the ProACT Investigators. Procalcitonin-guided use of antibiotics for lower respiratory tract infection. N Engl J Med 2018; 379: 236-49. Doi 10.1056/NEJMMoa1802670.

Kaysin A, Viera AJ. Community-Acquired Pneumonia in Adults: Diagnosis and Management. Am Farm Physician, 2016, 94: 698-706.

Keller LE, Robinson DA, McDaniel LS. Non-encapsulated Streptococcus pneumoniae: emergence and pathogenesis. MBio 2016, 7: e01792. doi: 10.1128/mBio.01792-15.

Long B, Long D, Koyfman A. Emergency Medicine Evaluation of Community-Acquired Pneumonia: history, examination, imaging and laboratory assessment, and risk scores. J Emerg Med, 2017, 5:642-52.

Mandell LA, Niederman MS. Aspiration Pneumonia. N Engl J Med, 2019, 380:651-63. DOI 10.1056/NEJMra1714562.

Pratt CQ, Zhu Y, Grijalva CG, Wunderink RG, Courtney DM, Waterer G, Levine MZ, Jefferson S, Self WH, Williams DJ, Finelli L, Bramley AM, Edwards KM, Jain S, Anderson EJ. Serological response to influenza vaccination among adults hospitalized with community-acquired pneumonia. Influenza Other Respi Viruses. 2019;13:208–212.

Schuetz P, Wirz Y, Sager R, Christ-Crain M, Stolz D et al. Procalcitonin to initiate or discontinue antibiotics in acute respiratory tract infections. Cochrane Database Syst Rev 2017. 10:CD007498. doi: 10.1002/14651858.CD007498.pub3.

Sociedade Brasileira de Pneumologia e Tisiologia. Diretrizes para Pneumonia adquirida na comunidade (PAC) em pacientes adultos imunocompetentes. J Pneumol. 2004, 30 (S4): S1-24.

Torres A, Blaisi F, Peetermans WE, Viegi G, Welte T. The aeriology and antibiotic management of community-acquired pneumonia in adults in Europe: a literature review. Eur J Clin Microbiol & Infect Dis, 2014; 33: 1065-79.

Tramper-Stranders GA. Childhood community-acquired pneumonia: a review of etiology-and antimicrobial treatment studies. Ped Resp Reviews 2018, 26:41-8.

U.S. Department of Health and Human Services; U.S, Food and Drug Administration. Silver Spring, MD: FDA [cited 2018 Jan 29]. FDA Drug Safety Communication: FDA advises restricting fluoroquinolone antibiotic use for certain uncomplicated infections; warns about disabling side effects that can occur together. [about 4 screens]. Disponível em: <https://www.fda.gov/Drugs/DrugSafety/ucm500143.htm>.

Wunderink RG, Waterer GW. Community-Acquired Pneumonia. N Engl L Med 2014; 370: 543-51.D)I: 10.1056/NEJMcp1214869.

116.2 Pneumonias adquiridas em hospitais

Eduardo Alexandrino Servolo de Medeiros

INTRODUÇÃO E EPIDEMIOLOGIA

As pneumonias associadas à assistência à saúde – pneumonias hospitalares – (PAAS) são consideradas a segunda infecção mais comum adquirida em hospitais nos Estados Unidos, sendo responsáveis por aproximadamente 15% de todas as infecções hospitalares (IH) e cerca de 30% das IH adquiridas em UTI. Dados norte-americanos citam 250 mil pacientes por ano, representando um custo aproximado de US$ 1,2 bilhão por ano e mortalidade geral entre 30 e 71%. Em unidades de terapia intensiva daquele país, a incidência de PAAS varia entre 10 e 65%, sendo que os pacientes com suporte ventilatório invasivo apresentam um risco de 4 a 20 vezes maior que os pacientes-controle. Estudos mais recentes, demonstram uma diminuição importante das PAAS nos últimos anos com a implantação de pacotes (*bundles*) de medidas de prevenção.

As pneumonias adquiridas no ambiente hospitalar têm elevada prevalência nos hospitais brasileiros, semelhantes às taxas descritas em outros países em desenvolvimento. No Brasil, a pneumonia associada à ventilação mecânica (PAV) é a principal infecção em unidades de terapia intensiva, sendo sua incidência em pacientes adultos entre 3 e 46 casos por cada 1.000 internações com elevadas taxas de mortalidade. Da mesma forma que em outros países, a implantação e gerenciamento das medidas de prevenção têm demonstrado um impacto na diminuição da incidência da PAV, temos observado aumento das pneumonias aspirativas, mesmo em pacientes sem ventilação mecânica. As pneumonias hospitalares são muito graves e certamente de complexidade múltipla demandando ações que promovam reduções em seus índices.

A necessidade de avaliar fatores de risco para as pneumonias hospitalares de forma mais precisa é fundamental para delinear as medidas de prevenção. Medeiros et al. (1993), em um estudo controlado, realizado na Unidade de Terapia Intensiva do Hospital São Paulo da Escola Paulista de Medicina, analisaram 60 episódios consecutivos de pneumonia hospitalar. A taxa de letalidade dos casos foi de 53,3%, enquanto a dos controles foi de 28,3%. A letalidade atribuída foi de 25% ($IC_{95\%}$: de 7,3 a 42%) e risco relativo de 1,88 ($IC_{95\%}$ = 1,07 - 4,08). Outro fator analisado foi o tempo de permanência nesta UTI. O tempo mediano de permanência foi de 22 dias para os casos, e de 6 dias para os controles ($p < 0,001$). Por meio de um estudo caso-controle, aplicando análise multivariada, Medeiros encontrou os seguintes fatores independentes associadas à letalidade: idade maior que 60 anos, envolvimento bilateral do pulmão e uso de drogas depressoras do sistema nervoso central.

A magnitude da PAAS não deve ser avaliada apenas pela morbidade e letalidade dos pacientes, mas também pelo aumento dos custos hospitalares. Pinner et al. estimaram que o excedente de gastos para um paciente com pneumonia hospitalar seria de US$ 1.255. Em outro estudo semelhante, Beyt et al. encontraram um custo extra de US$ 2.863.

Segundo revisão do Centers for Disease Control and Prevention dos Estados Unidos (CDC-EUA), análises da morbidade da pneumonia associada à ventilação mostraram que a pneumonia associada à admissão a serviço de saúde pode prolongar a permanência em UTI por uma média de 4,3 a 6,1 dias e no hospital de 4 a 9 dias.

FISIOPATOGENIA

Estudos recentes mostram que as vias aéreas inferiores não são estéreis. As bactérias têm acesso aos pulmões pela aspiração (microaspiração ou macroaspiração) e inalação. Métodos de biologia molecular têm demonstrado a presença de diversas comunidades de microbiota em áreas do pulmão. Certamente, estamos aprendendo sobre o papel do microbioma na saúde e na doença, bem como na patogênese da pneumonia. No estado saudável, equilíbrio imunológico das vias aéreas e dos alvéolos parece ser calibrado pelas bactérias que constituem a microbiota pulmonar, uma observação relatada recentemente em ambos os modelos experimentais em animais e em humanos. Propostas para explicar o possível papel do microbioma pulmonar em pneumonia incluem o modelo de ilha adaptada de biogeografia pulmonar, efeitos dos gradientes ambientais na microbiota pulmonar (p. ex., diferenças regionais na tensão de oxigênio disponibilidade de nutrientes nos pulmões).

A orofaringe possui alta colonização microbiana e a entrada do micro-organismo para os pulmões ocorre principalmente por microaspirações de bactérias que colonizam a orofaringe, por inalação de aerossóis contendo bactérias e menos frequentemente pela disseminação hematogênica a partir de foco distante. A invasão microbiana gera resposta local que pode interromper o processo infeccioso ou não. A defesa pulmonar é exercida pelos macrófagos alveolares que ingerem as partículas inaladas (incluindo bactérias), e as eliminam por meio de movimento mucociliar ou do tecido linfoide regional. Os produtos desta digestão microbiana amplificam a resposta inflamatória e recrutam neutrófilos, monócitos e linfócitos para os espaços alveolares. Os macrófagos alveolares também estimulam processos de reparação e contribuem para a resolução da inflamação.

As bactérias e seus produtos, como os lipopolissacarídeos, são reconhecidos por receptores presentes na superfície dos leucócitos e células não mieloides que os ativam, promovendo liberação de citocinas. Numerosas citocinas como a interleucina 1 (IL-1), fator tumoral de necrose (TNF) e interleucina 8 (IL-8) têm papel no processo inflamatório contra os patógenos, sendo, por sua vez, moduladas por outras citocinas, como a interleucina 10 (IL-10) e a interleucina 4 (IL-4), que evitam excessiva agressão tecidual.

Pelo menos uma das três condições deve estar presente para ocorrência da pneumonia hospitalar: ambiente propício, redução das defesas do hospedeiro, fonte com inóculo suficiente de micro-organismos para chegar às vias aéreas inferiores e superar as defesas do hospedeiro ou infecção por organismo virulento.

Fatores como tamanho do inóculo, virulência do agente e reação do hospedeiro podem ocasionar diferentes respostas, que vão da erradicação do micro-organismo com adequada resposta local até dificuldade em controlar a infecção com exagerada agressão tecidual ou redução da resposta imune sistêmica.

A aspiração de bactérias que colonizam o trato respiratório superior e a orofaringe representa a principal via de infecção. Embora aspiração de orofaringe seja comum em indivíduos saudáveis durante o sono, podendo chegar a 46% e eventualmente até 100% em sono profundo, indivíduos com reduzido nível de consciência, submetidos à intubação orotraqueal, alimentação por sonda nasogástrica, colocados em posição supina, alteração da deglutição podem apresentar maiores taxas de aspiração e, eventualmente, aspirações massivas. Este é um processo que deve ter a atenção dos profissionais de saúde, especialmente fonoaudiólogas, identificando rapidamente os pacientes que tenham fatores de risco para broncoaspiração e implementando medidas de prevenção.

A colonização da orofaringe por bacilos Gram-negativos não ocorre frequentemente em indivíduos hígidos, porém, em situações patológicas, pode ocorrer na maior parte dos pacientes com poucos dias de admissão hospitalar. Alterações nas células do epitélio respiratório que favorecem a aderência bacteriana, como a perda de fibronectina de superfície celular, alterações de carboidratos da superfície celular ou de receptores de células epiteliais bacterianas, são também influenciadas pelo estado nutricional do hospedeiro. A fibronectina é uma glicoproteína capaz de inibir a aderência de bacilos Gram-negativos à orofaringe e sua redução pode favorecer a adesão destas bactérias, substituindo a microbiota normal previamente existente. Fatores bacterianos também ocorrem, com presença de cílios, cápsula ou produção de elastase ou mucinase que podem degradar a IgA e favorecer colonização por bacilos Gram-negativos. A alta incidência de pneumonia por Gram-negativos parece resultar de fatores que promovem a colonização da faringe e subsequente entrada destes micro-organismos no trato respiratório inferior. Embora os bacilos Gram-negativos não sejam frequentemente recuperados em pequenos números em culturas de *swabs* faríngeos de indivíduos saudáveis, a colonização cresce dramaticamente em pacientes com acidose, alcoolismo, uremia, diabetes *mellitus*, hipotensão e granulocitopenia.

Outros potenciais reservatórios que contribuem para colonização de orofaringe incluem estômago, seios da face, mucosa nasal e placa dentária. Alterações concomitantes destes ambientes com concorrente sinusite, aumento do pH gástrico e uso de antimicrobianos podem aumentar colonização microbiana e/ou alterar a microbiota original presente no local.

A transmissão cruzada de patógenos pelos profissionais de saúde representa um dos principais mecanismos exógenos de colonização e eventual infecção, especialmente por bactérias Gram-negativas multirresistentes, podendo ocorrer precocemente em pacientes internados em unidades de terapia intensiva.

Mecanismo menos comum de colonização e infecção pode ocorrer pela penetração direta de bactérias no trato respiratório decorrente de patógenos aerossolizados de equipamentos respiratórios, do ambiente ou da utilização de materiais contaminados.

Disseminação hematogênica de sítios distantes, como endocardites, flebites e translocação bacteriana de trato gastrointestinal, muito raramente têm sido implicadas nas PAV, porém podem se manifestar com pneumonias de múltiplos focos por embolização.

Vários estudos têm sido conduzidos para identificar fatores de risco na patogênese das PAAS (Figura 116.2.1). Os fatores intrínsecos relacionados ao hospedeiro incluem situações clínicas favorecedoras de aspiração, refluxo gastroesofágico ou redução do reflexo de tosse e alterações locais ou sistêmicas favorecedoras de crescimento, adesão e modificação da flora bacteriana em vias aéreas superiores e TGI ocasionadas por hábitos ou patologias agudas e crônicas. Todos estes fatores intrínsecos do hospedeiro podem predispor à colonização, como gravidade da doença de base, coma, tabagismo, patologias com comprometimento muscular, traumas múltiplos e extensos, queimaduras graves, doença pulmonar obstrutiva crônica, insuficiência cardíaca congestiva, diabetes *mellitus*, alcoolismo, insuficiência renal, hepatopatias crônicas, imunodepressão (aids, doença neoplásica avançada, lúpus eritematoso sistêmico, transplante de órgãos, portadores de imunodeficiências congênitas), idade avançada, doença gastrointestinal alta (acloridria, alterações no esvaziamento gástrico).

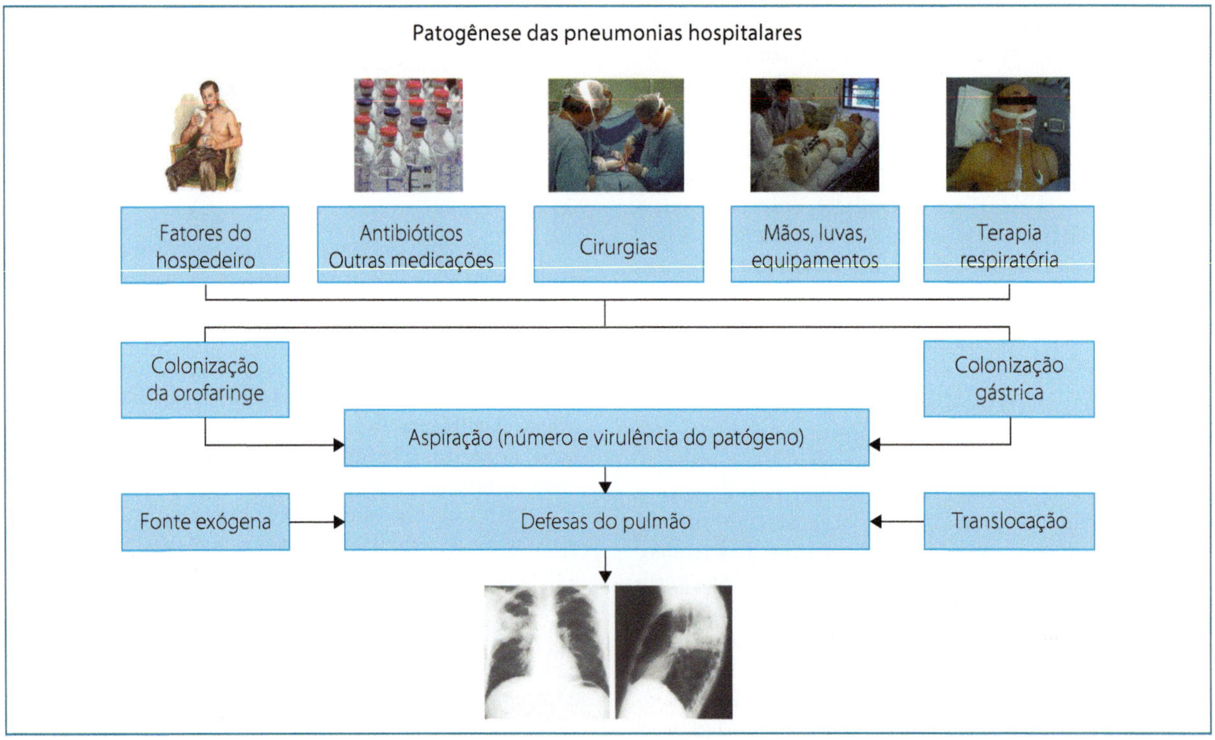

FIGURA 116.2.1 Patogênese da pneumonia bacteriana relacionada à assistência à saúde. Os fatores relacionados à pneumonia incluem fatores referentes ao hospedeiro, que se inter-relacionam com procedimentos terapêuticos e manuseio realizado pela equipe de assistência à saúde.

Fonte: Modificada de Craven et al. Nosocomial pneumonia in the 90's: update of epidemiology and risk factors. Semin Respir Infect 1990;5:157-192.

A colonização por bacilos Gram-negativos, principalmente multirresistentes aos antibióticos, foi passo importante para a patogênese da pneumonia e ocorre fundamentalmente em pacientes com doenças graves, residentes em instituições assistenciais e hospitalizados. Estas bactérias, com maior potencial de virulência, aumentam o risco de desenvolvimento de PAAS.

Às características dos pacientes que podem ser favorecedoras de pneumonia, somam-se procedimentos invasivos ou terapias medicamentosas que também podem aumentar colonização microbiana e/ou alterar capacidade de resposta local ou sistêmica aos agentes infecciosos como:

a) Uso de antimicrobianos: é um dos fatores que favorece a colonização de vias aéreas superiores e do trato gastrointestinal com bacilos Gram-negativos e outros micro-organismos com potencial de maior resistência aos antimicrobianos. Os antimicrobianos destroem a microbiota natural do hospedeiro. Não existe vazio ecológico na orofaringe ou na luz intestinal; após um ciclo de antimicrobianos, rapidamente a orofaringe e a luz intestinal vai sendo recolonizada por patógenos resistentes aos antibióticos que foram administrados;

b) Medicamentos imunodepressores e quimioterápicos antineoplásicos: podem afetar resposta do hospedeiro aos agentes infecciosos por diversos mecanismos. Medicamentos que atuam na prevenção de úlceras de estresse, muito utilizados em UTI, que têm potencial de aumentar o pH gástrico podem favorecer a multiplicação bacteriana no estômago que, por diversos mecanismos, podem atingir o tecido pulmonar.

c) Dispositivos invasivos: utilizados nos pacientes podem favorecer a adesão, proliferação e migração de micro-organismos para as vias aéreas inferiores. A formação de biofilme, rico em bactérias resistentes a diversos antimicrobianos, protegem as bactérias da ação da imunidade e dos antimicrobianos.

d) Sondas nasogástricas de alimentação: resultam em refluxo gastroesofágico e permitem a migração bacteriana pela luz da sonda ou por capilaridade. Além disso, estas sondas podem causar distensão do estômago, propiciando retorno do conteúdo gástrico à orofaringe.

e) Equipamentos respiratórios: os utilizados nos pacientes têm grande importância na gênese da pneumonia associada à ventilação mecânica.

f) Intubação das vias aéreas: representa o principal fator de risco para pneumonia associada à ventilação. A presença do tubo endotraqueal elimina o sistema de filtração do nariz e das vias aéreas de condução, assim como diminui a retirada dos patógenos pelo sistema mucociliar. A irritação mecânica e a injúria vascular causada pelo tubo endotraqueal propiciam maior colonização microbiana e menor capacidade de defesa mucosa local contra os agentes microbianos. Há também relatos de presença de bactérias que permanecem presentes em biofilme formado na parte interna da cânula endotraqueal. Esse biofilme pode ser fragmentado pelo fluxo de gás e ser introduzido na parte mais íntima das vias aéreas, podendo resultar em infecção pulmonar. A proliferação microbiana sobre o balonete (*cuff*) do tubo orotraqueal também é importante na gênese da pneumonia associada à ventilação. Os circuitos de ventilação mecânica se tornam frequentemente colonizados por bactérias oriundas da cavidade oral dos pacientes que proliferam nos condensados que se formam nestes materiais.

g) Equipamentos que aumentam formação destes condensados: podem ter impacto na proliferação microbiana nos circuitos e serem favorecedoras de pneumonias. Procedimentos que levem a derramamento ou aspiração deste líquido para dentro da via respiratória do paciente podem promover a ocorrência da pneumonia.

Além dos mecanismos intrínsecos de risco favorecidos por estes procedimentos invasivos, procedimentos inadequados de desinfecção ou esterilização dos materiais de assistência ventilatória podem propiciar infecções, bem como utilização de líquidos não estéreis para procedimentos de nebulização ou de aspiração de vias aéreas pode ser fonte adicional de contaminação.

Uso de sedativos ou narcóticos podem também favorecer ocorrência de pneumonias, já que a sedação altera a capacidade respiratória e aumenta a possibilidade de aspiração de conteúdo de vias aéreas superiores e de conteúdo gástrico.

Contribui para os fenômenos aspirativos fatores de risco para pneumonias, como trocas frequentes de circuitos, posição supina da cabeça e transporte de pacientes em ventilação mecânica para fora da UTI.

A importância da aspiração de bactérias encontradas em placas dentais tem sido relacionada à aquisição de pneumonia uma vez que culturas de placas dentárias revelaram micro-organismos patogênicos que são causa comum de pneumonia.

Além da via aspirativa, as bactérias podem atingir as vias aéreas inferiores por via inalatória, oriunda de aerossóis gerados por equipamentos de terapia respiratória ou por outros mecanismos. Nebulizadores ultrassônicos ou por efeito Venturi ou com disco espiculado podem ocasionar surtos em razão de produzirem aerossóis < 4 mm, que podem ser introduzidos profundamente na via respiratória.

Cirurgias também podem ser fatores de risco para pneumonias, principalmente as torácicas ou abdominais. Os mecanismos geradores de risco em pacientes cirúrgicos incluem desde a intubação e sedação a qual os pacientes são submetidos até a disfunção diafragmática pela dor, a capacidade pulmonar residual reduzida e as atelectasias.

A virulência do micro-organismo pode ser um adicional fator de risco para pneumonia nosocomial, assim como fator prognóstico. Existe bastante confusão entre maior resistência e virulência, que são propriedades essencialmente distintas e não correlacionadas. Independente, porém, dos aspectos relacionados à virulência, pneumonias ocasionadas por patógenos mais resistentes como *Acinetobacter*, *Pseudomonas* e *Klebsiella* têm sido associadas a piores prognósticos em alguns estudos. Estes micro-organismos também estão frequentemente associados as pneumonias hospitalares.

Finalmente, o manuseio inadequado dos pacientes pelos diferentes profissionais de saúde envolvidos nos cuidados (médicos, equipe de enfermagem, fisioterapeutas) pode também ser fonte adicional de risco para pneumonia, tendo destaque a falta de adesão à adequada lavagem de mãos que podem propiciar colonização com micro-organismos multirresistentes.

Cabe lembrar que na disseminação de patógenos multirresistentes entre os pacientes também tem importância o número de profissionais em atividade na UTI, que muitas vezes estão em número inferior ao necessário para adequada prestação de atendimentos aos pacientes, gerando, juntamente com falhas técnicas, agravamento nas quebras de assepsia e menor aderência à lavagem de mãos.

DIAGNÓSTICO

O diagnóstico das pneumonias adquiridas no ambiente hospitalar (Figura 116.2.2) permanece um tema controverso e difícil. Os sinais e sintomas clássicos de pneumonia, como febre, tosse, produção de escarro purulento, alteração na relação PaO_2/FiO_2 em combinação com evidência radiológica de novo infiltrado pulmonar ou progressivo, elevação do número de leucócitos periféricos, coloração de Gram sugestiva, e o crescimento de bactérias em culturas de escarro ou materiais traqueais ou sangue podem não estar presentes em todos os pacientes, principalmente nos pacientes idosos e imunodeprimidos. Contudo, alguns destes sinais podem estar presentes, mas não serem específicos, especialmente nos pacientes sob ventilação mecânica.

Os pacientes internados em UTI frequentemente apresentam alterações radiológicas pulmonares como acontece nas atelectasias, edema e infarto pulmonares, hemorragia alveolar, entre outros. Isto torna o método diagnóstico pouco específico. Febre e leucocitose torna necessária a investigação de processo infeccioso nos diversos outros sítios.

Os métodos de diagnóstico microbiológico, principalmente das PAV, podem ser divididos em invasivos e não invasivos. Entre os métodos não invasivos destacamos o aspirado endotraqueal com cultura quantitativa ($\geq 10^6$ UFC/mL), com vantagens quanto ao custo do procedimento, menos efeitos adversos para o paciente, boa sensibilidade e especificidade. Entre os invasivos podemos destacar:

a) Lavado broncoalveolar com cultura quantitativa (cultura $\geq 10^4$ UFC/mL);

b) Escovado protegido broncoalveolar (cultura $\geq 10^3$ UFC/mL) – raramente realizado em hospitais brasileiros pelo alto custo do cateter;

c) Biópsia por broncoscopia e biópsia por toracoscopia – indicado em situações especiais.

A identificação de um micro-organismo por meio da hemocultura em paciente com PAV é pouco frequente, em torno de 20%.

As pneumonias hospitalares podem ser classificadas:

- **Pneumonia adquirida no hospital (HAP/PH):** após 48 horas de internação ou mais, sem que estivesse em incubação no período da admissão;
- **Pneumonia associada à ventilação mecânica (VAP/PAV):** mais de 48 horas após intubação orotraqueal (EOT);
- **Pneumonia relacionada à assistência à saúde (HCAP/PAAS):** institucionalizados ou internação prévia há 3 meses; curativos em ferida nos últimos 30 dias e aqueles em programas de hemodiálise.

Atualmente, as taxas de PAV são utilizadas como indicador de qualidade da assistência e utilizadas como *benchmark* entre instituições de saúde. Na prática, há grande subjetividade nos critérios diagnósticos de PAV. Suas principais críticas são: tempo elevado para coleta de dados e variação entre observadores em relação ao diagnóstico radiológico, pois muitas vezes não há associação entre o diagnóstico clínico-radiológico e histológico de PAV.

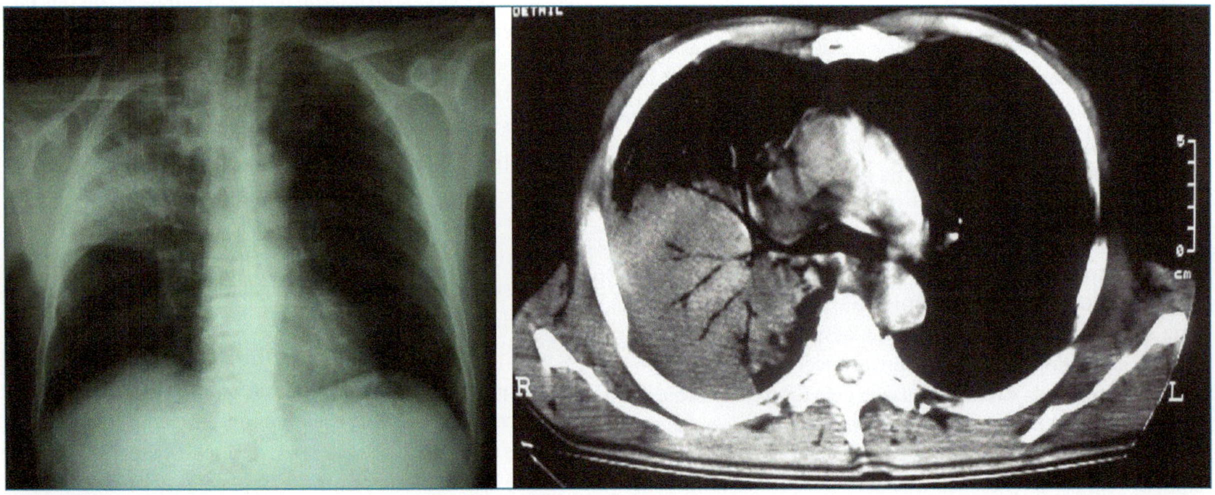

FIGURA 116.2.2 Padrão radiológico de pneumonia hospitalar de início precoce causada por *H. influenzae*, isolado de hemocultura. A tomografia de tórax mostra uma imagem de opacificação com broncograma aéreo.
Fonte: Acervo da autoria.

A complexidade e a pouca acurácia da vigilância de PAV, por se basear em critérios subjetivos como alteração na secreção respiratória, avaliação da radiografia de tórax, fazem com que suas taxas pouco representem a qualidade da assistência, tanto internamente ou quando utilizada para comparação externa entre as instituições.

Desde 2010, o CDC criou um grupo de trabalho para redefinir indicadores de avaliação de qualidade em pacientes submetidos à VM com o intuito de melhorar a acurácia do diagnóstico de PAV. Nos bancos de dados de pacientes submetidos à VM, foram selecionados parâmetros objetivos para avaliar a troca gasosa, temperatura, leucócitos e secreção traqueal como possíveis indicadores de qualidade na assistência e respectivas associações com critérios de qualidade na UTI: tempo de ventilação mecânica, tempo de permanência na UTI, tempo de internação hospitalar e mortalidade. O foco passou a ser eventos associados ao suporte ventilatório invasivo (EAV), com o intuito de melhorar a acurácia do diagnóstico de PAV, enfatizar a importância de medidas de prevenção de todas as possíveis complicações e não somente pneumonia e facilitar a coleta de dados com definições mais objetivas que resultem em menor tempo gasto na coleta de dados, bem como aprimorar o valor das taxas como controle de qualidade interna e externa. O grupo de trabalho concluiu que um bom indicador de EAV é o aumento dos parâmetros ventilatórios após um período de queda ou com parâmetros estáveis – condições associadas ao de suporte ventilatório invasivo. A vigilância do aumento dos parâmetros ventilatórios permite a vigilância de várias complicações do suporte ventilatório invasivo e não apenas pneumonia, além de ser mais fácil de ser coletado, mais rápido, mais objetivo e mais facilmente coletado por meio da interface entre sistemas informatizados, quando comparado aos antigos critérios de vigilância de PAV.

No início de 2013, o National Healthcare Safety Network (NHSN) mudou os critérios de vigilância de PAV por diagnóstico convencional para EAV com a justificativa de adequar o novo indicador a programas de melhoria da qualidade e iniciativas de *benchmark*. O objetivo deste novo indicador é detectar a deterioração nos parâmetros respiratórios (aumento > 3 cm de H_2O na PEEP ou aumento > 20% na FiO_2) após dois dias de estabilidade ou melhora. Essa deterioração deve-se manter por dois dias para se caracterizar um EAV. O aumento da temperatura, leucocitose e início de um novo esquema antimicrobiano que persista por quatro dias definem CAVI. Cultura de secreção respiratória positiva ou identificação do agente etiológico define PAV. Com critérios objetivos, este indicador se reproduz mais facilmente, com possível maior acurácia.

Assim, ainda existe muita discussão sobre os critérios de PAV, pela dificuldade de métodos com boa sensibilidade e especificidade. Apresentamos a seguir uma versão modificada descrita em diversos documentos, como nos Critérios Nacionais de Infecções relacionadas à Assistência à Saúde pela Agência Nacional de Vigilância Sanitária, Brasil, de 2017. No nosso meio, os novos critérios do NHSN/CDC ainda não foram incorporados pela Anvisa, assim como, ainda não dispomos de estudos prospectivos para avaliar a incidência destes novos critérios e sua associação com outros indicadores de qualidade em UTI: tempo de internação hospitalar, tempo de permanência na UTI, tempo de ventilação mecânica, consumo de antimicrobiano e mortalidade.

Um excelente estudo realizado no Hospital de Clínicas da Faculdade de Medicina da Universidade de São Paulo por De Almeida et al. (2019), demonstrou que a incidência de EAV, CAVI, PPAV e de PAV por diagnóstico convencional foi de 3,7%, 2,2%, 2,2% e 11,9%, respectivamente. Não houve associação entre ocorrência de EAV e tempo de internação hospitalar, tempo de permanência na UTI, consumo de antimicrobiano e mortalidade. Houve apenas associação entre ocorrência de EAV e o tempo de VM. Não houve associação entre ocorrência de PAV por diagnóstico convencional e tempo de internação hospitalar, tempo de permanência na UTI, consumo de antimicrobiano e mortalidade.

No Quadro 116.2.1, apresentamos as definições de pneumonia hospitalares definida clinicamente e microbiologicamente, pneumonia associada à ventilação mecânica (diagnosticada após 48 horas de ventilação mecânica até a sua suspensão – PAV) e as traqueobronquites por diagnóstico convencional de acordo com os Critérios Diagnósticos de Infecções Relacionadas à Assistência à Saúde (Anvisa, 2017). Estes são os critérios nacionais utilizados atualmente. O documento publicado em 2017, em sua introdução sobre o capítulo de PAV, ressalta que foi optado pelo grupo de trabalho manter o critério modificado de PAV publicado em 2009, o qual se baseou na definição do NHSN anterior a 2013.

ETIOLOGIA

Grande parte dos estudos sobre etiologia das PAAS é realizado em UTI e frequentemente em populações submetidas à ventilação mecânica. População de pacientes adultos em UTI e predominantemente sem imunodeficiências mais graves como aids ou transplantados em uso de drogas imunossupressoras, representa o principal grupo identificado nos estudos.

A American Thoracic Society (ATS) elaborou um algoritmo para avaliar potenciais agentes conforme a época de instalação da pneumonia, definindo como mais frequentes nos primeiros 4 dias de internação agentes comumente isolados em infecções comunitárias como *S. pneumoniae*, *H. influenzae*, *M. catarrhalis*, *S. aureus*, *Escherichia coli* e outras enterobactérias sensíveis a múltiplos antimicrobianos. Já em pneumonia de ocorrência tardia (após 4 dias de internação), nota-se maior participação de bacilos Gram-negativos, incluindo não fermentadores como *Pseudomonas aeruginosa* e *Acinetobacter baumannii*, *K. pneumoniae* com potencial resistência a diversos antimicrobianos e *S. aureus* resistente à oxacilina.

Os principais agentes isolados em PAAS em UTI são os bacilos Gram-negativos, porém mais recentemente, vem sendo notado aumento da resistência microbiana em diversos micro-organismos isolados, especialmente das PAVs. Ao mesmo tempo, em hospitais brasileiros, temos observado a diminuição do isolamento de *S. aureus* nas PAVs.

QUADRO 116.2.1 Definições de pneumonia hospitalares.	
Pneumonia definida clinicamente	Paciente com doença cardíaca ou pulmonar de base com **DUAS** ou mais radiografias de tórax seriadas com um dos seguintes achados, persistentes, novos ou progressivos: ▪ infiltrado; ▪ opacificação; ▪ cavitação. E pelo menos **UM** dos sinais e sintomas: ▪ Febre (temperatura: > 38 °C), sem outra causa associada. ▪ Leucopenia (< 4.000 células/mm³) ou leucocitose (> 12.000 células/mm³). ▪ Alteração do nível de consciência, sem outra causa aparente, em pacientes ≥70 anos. E pelo menos **DOIS** dos sinais e sintomas: ▪ Surgimento de secreção purulenta ou mudança das características da secreção ou aumento da secreção respiratória ou aumento da necessidade de aspiração. ▪ Piora da troca gasosa (dessaturação, p. ex., PaO_2/FiO_2 < 240 ou aumento da oferta de oxigênio ou aumento dos parâmetros ventilatórios). ▪ Ausculta com roncos ou estertores. ▪ Início ou piora da tosse ou dispneia ou taquipneia.

Pneumonia definida microbiologicamente	Paciente **COM** doença cardíaca ou pulmonar de base com **DUAS** ou mais radiografias de tórax seriadas com um dos seguintes achados, persistentes, novos ou progressivos:
	▪ infiltrado;
	▪ opacificação;
	▪ cavitação.
	
	E pelo menos **UM** dos seguintes sinais e sintomas:
	▪ Febre (temperatura > 38 °C), sem outra causa associada.
	▪ Leucopenia (< 4.000 células/mm³) ou leucocitose (> 12.000 células/mm³).
	▪ Alteração do nível de consciência, sem outra causa aparente, em pacientes ≥ 70 anos.
	
	E pelo menos **UM** dos seguintes sinais e sintomas:
	▪ Surgimento de secreção purulenta ou mudança das características da secreção ou aumento da secreção respiratória ou aumento da necessidade de aspiração.
	▪ Piora da troca gasosa (dessaturação, p. ex., PaO_2/FiO_2 < 240 ou aumento da oferta de oxigênio ou aumento dos parâmetros ventilatórios).
	▪ Ausculta com roncos ou estertores.
	▪ Início ou piora da tosse ou dispneia ou taquipneia.
	
	Pelo menos **UM** dos resultados abaixo:
	▪ Hemocultura positiva, sem outro foco de infecção.
	▪ Cultura positiva do líquido pleural.
	▪ Cultura quantitativa positiva de secreção pulmonar obtida por procedimento com menor potencial de contaminação (p. ex., lavado broncoalveolar e escovado protegido).
	▪ Na bacterioscopia do lavado broncoalveolar, achado de ≥ 5% leucócitos e macrófagos contendo micro-organismos (presença de bactérias intracelulares).
	▪ Cultura positiva de tecido pulmonar.
	▪ Exame histopatológico mostrando pelo menos uma das seguintes evidências de pneumonia:
	  ▪ Formação de abscesso ou foco de consolidação com infiltrado de polimorfonucleares nos bronquíolos e alvéolos;
	  ▪ Evidência de invasão de parênquima pulmonar por hifas ou pseudo- hifas.
	
	▪ Vírus, *Bordetella*, *Legionella*, *Chlamydia* ou *Mycoplasma* identificados a partir de cultura de secreção ou tecido pulmonar ou identificados por teste microbiológico realizado para fins de diagnóstico clínico ou tratamento.
	▪ Aumento de 4 vezes nos valores de IgG na sorologia para patógeno (p. ex., influenza, *Chlamydia*).
	▪ Aumento de 4 vezes nos valores de IgG na sorologia para *Legionella pneumophila* sorogrupo I titulada ≥ 1:128 na fase aguda e convalescença por imunofluorescência indireta.
	▪ Detecção de antígeno de *Legionella pneumophila* sorogrupo I em urina.

Traqueobronquite, sem evidência de pneumonia, definida clinicamente	Não há evidência clínica ou radiológica de pneumonia. **E** pelo menos **DOIS** dos seguintes sinais e sintomas, sem nenhuma outra causa: ▪ febre (temperatura > 38 °C); ▪ tosse; ▪ aparecimento ou aumento da produção habitual de secreção; ▪ roncos; ▪ sibilos.

(continua)

QUADRO 116.2.1 Definições de pneumonia hospitalares (continuação).

Traqueobronquite, sem evidência de pneumonia, definida microbiologicamente	Não há evidência clínica ou radiológica de pneumonia. E pelo menos **DOIS** dos seguintes sinais e sintomas, sem nenhuma outra causa: ▪ febre (temperatura > 38 °C); ▪ tosse; ▪ aparecimento ou aumento da produção habitual de secreção; ▪ roncos; ▪ sibilos. E pelo menos **UM** dos resultados abaixo: ▪ Cultura positiva em material obtido por aspirado traqueal ou broncoscopia. ▪ Positividade na pesquisa de antígenos para patógenos em secreções respiratórias.

Fonte: Brasil. Agência Nacional de Vigilância Sanitária. Critérios Diagnósticos de Infecções Relacionadas à Assistência à Saúde. Brasília: Anvisa; 2017.

Os anaeróbios têm participação variável nos estudos, podendo ocorrer entre 0 a 35% dos casos, sendo muitas vezes não identificados em razão das falhas em seu cultivo. Publicações mostram alta prevalência de etiologia polimicrobiana com relatos de prevalência de 10 a 40%.

Outros agentes como *Pneumocystis jerovecii* e espécies de *Legionella* raramente ocorrem em pneumonia nosocomiais em UTI. Os fungos, tendo a *Candida* spp. como principal representante são eventualmente isolados de espécimes do trato respiratório inferior. Em muitas ocasiões este achado representa apenas colonização do trato respiratório, porém excepcionalmente estes agentes podem ser causa de pneumonias inclusive em população neutropênica. Maiores avaliações sobre o papel dos fungos nas pneumonias de UTI precisam ser realizadas. Complicações pulmonares de fato somente ocorrem na vigência de sepse por Candida. *Aspergillus* spp. têm sido identificados em pacientes expostos a longos períodos de uso de corticosteroide e doença pulmonar obstrutiva crônica. Estudos recentes têm identificado a associação de pneumonia por *Aspergillus* spp. pós-infecção pelo vírus influenza.

Surtos de influenza em hospitais têm sido relatados, porém as dificuldades no diagnóstico de patologias virais podem ser responsáveis pelo pouco diagnóstico destas infecções hospitalares. No contexto de pneumonia hospitalar em pacientes sob ventilação mecânica é pouco provável sua participação. Vírus sincicial respiratório também é envolvido em surtos de pneumonia, principalmente associado à ventilação mecânica, sendo identificado por biópsia pulmonar em indivíduos sem patologias de base que levassem à grave imunodepressão, como aids, leucemias ou terapia imunossupressiva.

TRATAMENTO

A terapêutica das pneumonias hospitalares ou das PAVM é frequentemente empírica, principalmente a das pneumonias de início precoce (< 5 dias de internação), e baseia-se no diagnóstico clínico e radiológico dirigido para os micro-organismos mais comuns, embora, como já discutido, os dados clínicos e radiológicos apresentem baixa especificidade. Um regime terapêutico empírico para as pneumonias de início precoce (período inferior a cinco dias de permanência hospitalar e ventilação mecânica) deve considerar o importante papel do *S. pneumoniae*, *H. influenzae* e *S. aureus*.

As culturas devem ser obtidas antes do início do tratamento com antimicrobianos. Coletar duas amostras de hemoculturas de sítios diferentes por punção com volume maior ou igual a 10 mL. O LBA ou aspirado traqueal quantitativo deve ser obtido sempre que possível.

O antimicrobiano deve ser administrado por via intravenosa, de largo espectro, o mais rápido possível após o diagnóstico. Utilizar dose máxima do antimicrobiano por kg/peso e respeitar as características farmacocinéticas e farmacodinâmicas da droga, principalmente em relação à diluição e o tempo de administração. Durante todo o tratamento, principalmente nas primeiras 24 horas, reavaliar seu uso conforme o resultado das culturas e a evolução clínica.

As principais opções no tratamento de pneumonias de início precoce estão apresentadas no Quadro 116.2.2.

Para as pneumonias de início tardio (maior ou igual a 5 dias de internação) a terapêutica deve incluir a ação contra os micro-organismos mais frequentes da unidade de internação. Como já discutido os principais agentes incluem: *P. aeruginosa*, *K. pneumoniae* e *A. baumannii*. O *S. aureus*, agente frequente de pneumonias hospitalares em UTI dos Estados Unidos, tem sido pouco identificado em UTI brasileiras como agente etiológico de pneumonias associadas à ventilação mecânica. A dificuldade no tratamento das PAVs é o aumento de bactérias multirresistentes, especialmente *K. pneumoniae* resistentes aos carbapenens, chamadas de KPCs e *A. baumannii* multirresistente.

Muitos autores introduziram os termos "escalonamento" e "descalonamento" na terapêutica de pneumonias hospitalares. Estes termos referem-se tanto à associação de antimicrobianos de amplo espectro no início da terapêutica quanto ao tempo de tratamento. O princípio é a utilização de amplos esquemas com a posterior interrupção de antimicrobianos com base na melhora clínica e nos resultados das culturas. Consideramos que estes termos geram muita confusão e induzem o clínico a utilizar associações de antimicrobianos frequentemente desnecessárias.

O tratamento das pneumonias deve ser construído de acordo com os fatores de risco e a gravidade do paciente, no tempo de hospitalização, de ventilação mecânica e no uso prévio de antimicrobianos. O conhecimento da microbiota envolvida nas infecções hospitalares adquiridas na unidade é fundamental para avaliar a cobertura antimicrobiana empírica. Com base nestes dados, é possível introduzir um tratamento racional, com menos eventos adversos e menor indução de resistência. Considerar para efeito de tratamento com antimicrobianos de amplo espectro: pacientes internados há mais de 96 horas, submetidos a procedimentos invasivos, procedente de cuidados domiciliares, internações nos últimos três meses ou tratamento com antimicrobianos nos últimos 15 dias.

O Quadro 116.2.3 apresenta as principais opções no tratamento das pneumonias hospitalares de início tardio (> 4 dias de internação hospitalar).

Muitas unidades de terapia intensiva brasileiras estão vivendo uma grave situação do aumento de bactérias resistentes, especialmente nas PAVs. Recentemente, diversos antimicrobianos estão sendo lançados no mercado mundial para o tratamento de bactérias multirresistentes principalmente contra enterobactérias produtoras de carbapenemases (CRE) e *P. aeruginosa* resistente a carbapenem (PARC). Menos opções estão disponíveis contra *Acinetobacter baumannii* resistente a carbapenêmicos (ABRC) e cepas com produção de metalo-beta lactamases (MBL).

QUADRO 116.2.2 Principais micro-organismos isolados nas pneumonias de início precoce (< 5 dias de internação) e opções para o tratamento empírico em pacientes graves internados.

Micro-organismos	Tratamento empírico

▪ *Streptococcus pneumoniae*[1]
▪ *Haemophilus influenzae*
▪ *Staphylococcus aureus* sensível à oxacilina
▪ Bacilos Gram-negativos entéricos (raros nas pneumonias de início precoce)
  ▪ *Escherichia coli*
  ▪ *Klebsiella pneumoniae*
  ▪ *Enterobacter* spp.
  ▪ *Serratia marcescens*
	▪ Ceftriaxona associado a macrolídeo (claritromicina ou azitromicina)
	ou
	▪ Quinolonas[2]: levofloxacina ou moxifloxacina
	ou
	▪ Amoxacilina-clavulanato associado a macrolídeo (claritromicina ou azitromicina)
	ou
	▪ Ampicilina-sulbactam associado a macrolídeo (claritromicina ou azitromicina)[3]

[1]Não utilizar ciprofloxacina pela baixa atividade contra pneumococos; [2]Em pacientes com bronquiectasia, doença pulmonar obstrutiva crônica ou doença de base grave avaliar a introdução de terapêutica com atividade para *P. aeruginosa* como cefepima; [3]A associação de betalactâmico com macrolídeo tem melhor atividade que o betalactâmico isolado no tratamento de pneumonias graves por patógenos sensíveis a estes antimicrobianos.

QUADRO 116.2.3 Principais micro-organismos isolados nas pneumonias de início tardio (> 4 dias de internação hospitalar), pneumonias associadas à ventilação mecânica, e opções para o tratamento empírico.

Micro-organismos	Tratamento empírico
▪ *Pseudomonas aeruginosa*[3] ▪ *Klebsiella pneumoniae* ▪ *Acinetobacter baumannii* ▪ *S. aureus* resistente à oxacilina[1]	▪ Cefalosporina com ação anti-pseudomonas (cefepima ou ceftazidima)[2] ou carbapenêmico (imipenem ou meropenem) +/– ▪ polimixina B/colistina +/– ▪ aminoglicosídeo (amicacina, gentamicina ou tobramicina) +/– ▪ Vancomicina ou teicoplanina ou linezolida

[1]A cobertura para *S. aureus* resistente à oxacilina deve ser feita na presença de fatores de risco específicos (infecção relacionada a cateter, uso prévio de quinolonas, sepse) ou quando este agente tem alta prevalência na unidade; [2]Dar preferência ao uso da cefepima no tratamento empírico, exceto se o serviço apresentar altas taxas de resistência a este antimicrobiano, além do cuidado em pacientes com insuficiência renal pelo potencial convulsivo da cefepima. Em muitas instituições brasileiras, carbapenens associados a polimixina B/colistina é a melhor opção terapêutica para as pneumonias associadas à ventilação mecânica, pela alta resistência dos patógenos a outros antimicrobianos. A piperacilina-tazobactam é uma boa alternativa aos carbapenens, porém estudos mostram menor atividade da piperacilina-tazobactam contra *K. pneumoniae* produtoras betalactamases de espectro entendido; [3]A polimixina B ou polimixina E (colistina) representam alternativa no tratamento de infecções por micro-organismos multirresistentes principalmente quando causadas por *P. aeruginosa*, *A. baumannii* e *K. pneumoniae* produtoras de carbapenemases. Muitas vezes, estes antibióticos são as únicas opções no tratamento de pneumonias hospitalares, em virtude da elevada resistência aos carbapenêmicos a exemplo do *A. baumannii*. Contudo, sugerimos sempre o tratamento combinado em infecções graves principalmente por *K. pneumoniae* resistente a carbapenemases (carbapenem dose plena associado a polimixina B ou E com ou sem aminoglicosídeo ou tigeciclina); [4]Ceftazidima-Avibactam (Torgena®) é uma ótima opção para o tratamento de pneumonias hospitalares, incluindo PAV, causadas por *K. pneumoniae* (KPC) e *Pseudomonas aeruginosa*, desde que o micro-organismo não seja resistente *in vitro* ou produtor de metalobetalactamase. Até o momento, a maior parte das KPCs isoladas em PAVs e infecções da corrente sanguínea em UTIs brasileiras são sensíveis a ceftazidima-avibactam. Ceftolozane-tazobactam (Zerbaxa®) é opção para o tratamento de infecções por *P. aeruginosa* sensíveis, porém não tem atividade para KPC ou *A. baumanni* multirresistentes.
A cobertura para legionela deve ser feita quando esse agente tem prevalência significativa na unidade. Opções terapêuticas: azitromicina ou claritromicina ou quinolona (levofloxacina ou moxifloxacina).

Ceftazidime-avibactam (Torgena®) é uma importante opção para o tratamento das KPCs e, em parte, das carbapenemases do tipo OXA, porém não tem atividade contra cepas produtoras de metalo-beta lactamases. Avibactam é um novo inibidor não beta-lactâmico, inibe as betalactamases, restaurando a atividade da ceftazidima contra a maioria das beta-lactamases (ESBLs e carbapenemases, incluindo KPCs - Ambler Classe A, AmpC - Classe C e oxacilinase OXA-48 - Classe D), resultando em um espectro estendido da combinação ceftazidima-avibactam contra diversas bactérias resistentes a diversos antimicrobianos. Porém, Avibactam não é capaz de inibir as cepas produtoras de metalo-beta lactamases (MBL - Classe B), bem como muitas das enzimas da Classe D. Assim, nas PAVs não deve ser utilizado para tratamento de *A. baumannii*.

Meropenem-vaborbactam (não disponível no mercado nacional) foi produzido como uma combinação potente contra cepas produtoras de KPC. Ceftolozane-tazobactam tem excelente atividade contra *P. aeruginosa*. Plazomicina (não disponível no mercado nacional), um aminoglicosídeo com melhor farmacocinética e menos toxicidade em comparação com outros membros da classe, tem atividade contra micro-organismos resistentes. Eravacycline (não disponível no mercado nacional) é promissora no tratamento de infecções por ABRC, com um amplo espectro de atividade semelhante à tigeciclina e farmacocinética melhorada. Novos medicamentos e combinações não devem ser considerados a solução para a atual situação das bactérias Gram-negativas multirresistentes e, certamente, continuará a crescer se os antimicrobianos não forem utilizados de forma adequada. Diversos programas de gestão de antimicrobianos *(Antimicrobial Stewardship)* estão sendo implantados para alterar esta realidade. Importante ressaltar, que aminoglicosídeos ainda são antibióticos importantes no tratamento de infecções por bactérias multirresistentes. Finalmente, fosfomicina endovenosa (não disponível no mercado nacional) como parte de tratamento combinado para infecções por CRE e *P. aeruginosa*, merece maior atenção. Certamente, muitos tratamentos de PAVs requerem terapia combinada empiricamente, em geral, a associação de um carbapenêmico com polimixina B/E com ou sem vancomicina. Porém, estes esquemas devem ser revistos em 48 a 72 horas e ajustados com os dados das culturas e evolução clínica.

O tempo de tratamento das pneumonias hospitalares deve ser entre 7 e 10 dias. Nos pacientes com pneumonias causadas por Gram-negativos, como *P. aeruginosa* ou *Acinetobacter* spp., o tempo de tratamento deve ser entre 10 e 14 dias, dependendo da resposta clínica e melhora laboratorial com a monitorização da procalcitonina (mais sensível) ou PCR, associado a melhora das trocas gasosas.

Alguns estudos têm utilizado a associação de terapêutica inalatória com polimixina B ou aminoglicosídeo para o tratamento de PAV por agentes multirresistentes, porém ainda permanece um assunto controverso. Existem dificuldades específicas relacionadas ao tipo de inalador, deve ser ultrassônico, dose do antimicrobiano, tempo de inalação e possíveis eventos adversos como broncoespasmo.

FATORES DE RISCO E MEDIDAS DE PREVENÇÃO

Os fatores de risco para pneumonia associada à assistência à saúde podem ser agrupados em quatro categorias:

1. Fatores que aumentam a colonização da orofaringe e/ou estômago por micro-organismos (administração de antimicrobianos, transmissão cruzada na UTI, doença pulmonar crônica de base, uso de bloqueadores H_2).

2. Condições que favorecem aspiração do trato respiratório ou refluxo do trato gastrointestinal (intubação endotraqueal; utilização de sonda nasogástrica; posição supina; coma; procedimentos cirúrgicos envolvendo cabeça, pescoço, tórax e abdome superior; imobilização decorrente de trauma ou outra doença).

3. Condições que requerem uso prolongado de ventilação mecânica com exposição potencial a dispositivos respiratórios e/ou contato com mãos contaminadas ou colonizadas, principalmente de profissionais da área da saúde.

4. Fatores do hospedeiro como idade superior a 65 anos, desnutrição, doenças prévias como diabetes e obesidade, imunossupressão.

As principais medidas de prevenção das pneumonias associadas à ventilação mecânica são:

a) Manter os pacientes com a cabeceira elevada entre 30 e 45°.

b) Avaliar diariamente a sedação e diminuir sempre que possível para acelerar a extubação.

c) Aspirar a secreção acima do balonete (subglótica). Cânulas específicas devem ser avaliadas a relação custo-benefício.

d) Higiene oral (preferencialmente a clorexidina 0,12% veículo oral, porém o mais importante é a limpeza mecânica com escova macia).

e) Profilaxia da úlcera de estresse, prevenção de hemorragia digestiva alta. Não há relação direta com a diminuição da PAV, porém diminui o tempo de internação e de ventilação mecânica.

f) Profilaxia da trombose venosa profunda. Não há relação direta com a diminuição da PAV, porém diminui o tempo de internação e de ventilação mecânica.

g) Higiene das mãos (álcool gel ou lavagem das mãos) antes e após todos os procedimentos na UTI e nos cuidados com o paciente para evitar a transmissão cruzada de micro-organismos, especialmente multirresistentes.

Essas medidas têm sido intensamente estudadas e compõe os chamados pacotes de prevenção das PAVs (*Bundle*). Quando aplicadas em conjunto reduzem significativamente as PAVs.

Outras recomendações, incluídas a seguir, foram discutidas por um grupo de especialistas da Sociedade Paulista de Infectologia e foi objeto de uma publicação. Estas diretrizes basearam-se em normas do CDC (Tablan et al., 2004), no consenso de pneumonia associada à ventilação mecânica (PAV publicado conjuntamente pela ATS e Sociedade Americana e Doenças Infecciosas (IDSA), em 2005 (American Thoracic Society, 2005) e nas diretrizes da Agência Nacional de Vigilância Sanitária (2017).

Para facilitar o entendimento dividimos as recomendações em quatro categorias: educação da equipe de saúde, vigilância de PAVM e vigilância microbiológica, prevenção de fatores de risco associados ao tratamento e prevenção da transmissão de micro-organismos.

I. Educação da equipe de saúde

Educar a equipe de saúde e envolvê-la na prevenção de infecção hospitalar de acordo com o nível de responsabilidade do profissional. Alguns estudos observaram importante impacto de programas educacionais na redução de PAV, especialmente quando envolvem a higiene das mãos.

II. Vigilância de PAVM e vigilância microbiológica

De acordo com o CDC, é fortemente recomendado realizar vigilância de PAV em unidades de terapia intensiva, assim como calcular taxas de PAV por densidade de incidência em pacientes submetidos a ventilação mecânica, dar retorno destes índices para a equipe de saúde e, sobretudo, associar estas taxas com as medidas de prevenção pertinentes.

Não se devem realizar culturas de vigilância rotineiras de pacientes, equipamentos e artigos.

III. Prevenção de fatores de risco associados ao tratamento

1. Intubação e ventilação mecânica

- O risco de desenvolvimento de PAVM associada ao uso de intubação endotraqueal e ventilação mecânica é de 6 a 21 vezes e deve ser evitado quando possível, dando-se preferência à ventilação não invasiva com o objetivo de reduzir PAVM.
- Se a intubação endotraqueal for inevitável, evitar a reintubação em pacientes que tenham recebido ventilação mecânica.
- Outra estratégia preventiva é a redução do tempo de exposição à ventilação mecânica, implantando protocolos de sedação que facilitem o desmame (despertar diário).
- Dar preferência à intubação orotraqueal em vez de intubação nasotraqueal pelo risco de desenvolvimento de sinusite nosocomial e a possibilidade de causar PAVM; embora esta causalidade não esteja tão bem estabelecida.
- A manutenção da pressão do balonete do tubo traqueal maior ou igual a 20 cm H_2O deve ser considerada uma estratégia de prevenção para evitar que a secreção subglótica que se acumula acima deste desça para a árvore respiratória inferior.
- A adoção de tubo endotraqueal com lúmen dorsal acima do balonete para permitir drenagem por sucção contínua ou intermitente das secreções traqueais acumuladas na região subglótica pode ser implantado. Todavia, consideramos que são necessários mais estudos para que a indicação desta medida seja mais precisa, principalmente pelo alto custo do artigo.
- Com relação aos circuitos respiratórios, não estão recomendadas trocas periódicas durante o uso no mesmo paciente, pois não há evidência que esta estratégia reduza o risco de PAV.

2. Trocadores de umidade e calor (*heat and moisture-exchanger* – HME):

- Até o momento não há evidência que comprove ou contraindique seu uso com a intenção de prevenir PAVM.
- A utilização de filtros bactericidas nos circuitos respiratórios não reduz a incidência de infecção pulmonar.

3. Aspiração de secreções respiratórias

- O uso de sistema e aspiração fechado multiuso ou aberto de uso único como estratégia e prevenção de PAVM não está bem esclarecido.
- O sistema de aspiração fechado apresenta vantagens práticas (menor dispersão de aerossóis, não abertura do sistema de ventilação invasiva em pacientes que necessitem de PEEP alto; menores alterações fisiológicas), embora não haja evidência definitiva que suporte tal conduta.
- Com relação à periodicidade de troca do sistema fechado de aspiração, não há uma recomendação formal com base em evidência. Entretanto, se o sistema de aspiração for aberto, o cateter deve ser estéril e de uso único.
- Não há recomendação em termos de prevenção de PAVM em relação à escolha do uso de luvas estéreis ou não para realizar a aspiração endotraqueal.

4. Traqueostomia

- Quando houver indicação, a traqueostomia deve ser realizada em condições estéreis, preferencialmente em Centro Cirúrgico. Alguns serviços realizam à beira leito a traqueostomia transcutânea. Porém, o ambiente do centro cirúrgico é o mais adequado para traqueostomia a "céu aberto" tanto pelo risco de infecção como de complicações. O procedimento de troca do tubo traqueal deve ser realizado também com todo o cuidado para evitar a contaminação.
- A traqueostomia não deve ser indicada para redução da incidência de PAV.

5. Cabeceira elevada

- É recomendado manter a cabeceira elevada (30 a 45°) com o objetivo de reduzir o risco de PAV em pacientes com maior probabilidade de aspiração (ventilação mecânica e nutrição enteral), pois a posição supina em pacientes recebendo nutrição enteral é um fator de risco independente para pneumonia hospitalar.

6. Nutrição enteral

Na sua publicação, o CDC refere-se ao posicionamento da sonda de alimentação enteral (gástrica ou pós-pilórica) como uma questão não resolvida em relação à prevenção de PAV. A publicação do ATS/IDSA refere que não há nenhum estudo individual que mostre benefício do posicionamento pós-pilórico, embora haja uma metanálise que demonstrou redução significante na regurgitação gastroesofágica e uma menor tendência à microaspiração (Heyland et al., 2001).

De acordo com o CDC nenhuma recomendação pode ser feita em relação ao calibre da sonda (pequeno ou grosso calibre) e o modo de infusão da alimentação enteral, se contínua ou intermitente, e a associação destes fatores com prevenção de PAV.

7. Profilaxia de úlcera de estresse

A profilaxia de úlcera de estresse deve ser indicada apenas para pacientes com alto risco de sangramento: úlcera gastroduodenal ativa sangrante, sangramento digestivo prévio, traumatismo cranioencefálico, uso de ventilação mecânica, politrauma, coagulopatia, uso de corticosteroides.

Não há consenso na literatura sobre a indicação de bloqueadores de receptores H_2 ou sucralfato na redução da incidência de pneumonia. O sucralfato, por sua vez, tem sido associado com maior taxa de sangramento digestivo.

8. Novas estratégias

a) *Terapia cinética (Trademarked)*

O uso de leitos aptos para realizar movimentos rotatórios e vibratórios em torno de seu eixo longitudinal era considerado uma questão não resolvida no guia do CDC de 2003, no entanto, em 2007, Gooldhill anuncia em sua metanálise uma redução de 60% de incidência de pneumonia associada à ventilação mecânica (VAP) (OR: 0,4; IC95%: 0,27 a 0,58) em pacientes submetidos a esta intervenção.

b) *Descontaminação seletiva do trato digestivo (DSTD)*

A *Cochrane* publicou em 2007 uma metanálise avaliando a eficácia da prevenção de VAP com o uso de DSTD. Foram utilizadas várias estratégias em 36 *clinicals trails* randomizados. Alguns estudos avaliaram o uso exclusivo de DSTD, com a administração de antibióticos, como polimixina e aminoglicosídeos por via enteral, e outros avaliaram esta estratégia aliada ao uso endovenoso de antibióticos profiláticos (como cefotaxima), encontrando redução estatisticamente significativa nas taxas de VAP.

c) *Descontaminação oral com antissépticos*

O entendimento que a VAP é propiciada pela aspiração do conteúdo da orofaringe amparou a lógica de se tentar erradicar a colonização bacteriana desta topografia com o objetivo de reduzir a ocorrência de VAP.

Uma metanálise do *Critical Care Medicine* avaliou a eficácia do uso de clorexidina oral na redução de aquisição de VAP. Com sucesso, foi encontrada uma redução de 26% na ocorrência de VAP, com OR = 0,74 e IC 95% = 0,56 a 0,96.

d) *Antibióticos instilados ou aerossolizados pela cânula orotraqueal*

Em uma metanálise publicada por Falagas et al. (2006) mostrou com marcada eficácia o benefício do uso de antibióticos instilados ou aerossolizados pela cânula orotraqueal na redução de aquisição de VAP em pacientes submetidos à intubação orotraqueal. Estratégias como a aerossolização ou instilação de ceftazidima, aminoglicosídeos e polimixina por tempos variáveis (7 a 14 dias) evidenciaram uma redução estatisticamente significante na ocorrência de VAP, sem impacto na mortalidade e com dados pouco explorados na promoção de resistência bacteriana.

e) *Drenagem contínua de secreção subglótica*

Outra estratégia na redução de VAP amadurecida pelo tempo foi a drenagem contínua da secreção que se acumula logo acima do *cuff*, com cânulas confeccionadas com uma sonda adjacente conectada a um sistema de aspiração que permite a contínua drenagem da secreção que se acumula em torno do *cuff*. O benefício foi corroborado pela metanálise publicada por Dezfulian em 2005, que evidenciou uma redução de risco de 60% para as VAP de início precoce (OR: 0,38; IC 95%: 0,16 a 0,88).

IV. Prevenção da transmissão de micro-organismos

1. Higiene das mãos é fundamental. Disponibilizar álcool gel próximo do leito para facilitar a utilização.

2. Fortalecer as práticas de limpeza concorrente e terminal. Muitos locais próximos ao paciente como ventilador, monitor, equipos, cama devem ter rotinas bem definidas para higiene com produtos germicidas específicos para a limpeza e a desinfecção. Estes locais são reservatórios de micro-organismos especialmente multirresistentes.

3. Vacinar pacientes com alto risco para infecção pneumocócica (maiores de 60 anos, adultos com doença crônica cardiovascular e pulmonar, diabetes, alcoolismo, cirrose e imunodeprimidos).

4. Prevenir infecção: diminuir o tempo de sedação e extubar precocemente.

5. Tratar a infecção, não a contaminação ou a colonização. O paciente com cânula endotraqueal coloniza com frequência e é impossível esterilizar.

6. Instituir precauções de contato em todos os pacientes com bactérias multirresistentes.

7. Quebrar a cadeia de transmissão com práticas de higiene das mãos, utilização correta de dispositivos de aspiração e técnicas assistenciais seguras.

BIBLIOGRAFIA SUGERIDA

APECIH. Prevenção das infecções hospitalares do trato respiratório. 3. ed., 2019.

Brasil, Agência Nacional de Vigilância Sanitária, ANVISA. Critérios Nacionais de Infecções relacionadas à Assistência à Saúde. Disponível em: <http://portal.anvisa.gov.br>, 2017. Acessado em: 09/06/2019.

CDC. Surveillance definition of healthcare – associated infection and criteria for specific type of infections in the acute care setting. 2017.

Choi JJ, McCarthy MW, Simon MS, Evans AT, Self W et al. Clinical Progress Note: Procalcitonin in the Diagnosis and Management of Community-Acquired Pneumonia in Hospitalized Adults. J Hosp Med. 2019 Aug 16;14.

Critérios Nacionais de Infecções relacionadas à Assistência à Saúde. Agência Nacional de Vigilância Sanitária (ANVISA). Disponível em: <http://portal.anvisa.gov.br>, 2017. Acessado em: 09/06/2019.

Ferrer M, Torres A. Epidemiology of ICU-acquired pneumonia. Curr Opin Crit Care. 2018 Oct;24(5):325-331.

Kalil AC, Metersky ML, Klompas M, Muscedere J, Sweeney DA, Palmer LB et al. Management of adults with hospital-acquired and ventilator-associated pneumonia: 2016. Clinical practice guidelines by the infectious diseases society of america and the american thoracic society. Clin Infect Dis. (2016) 63:e61–111.

Khan R, Al-Dorzi HM, Al-Attas K et al. The impact of implementing multifaceted interventions on the prevention of ventilator-associated pneumonia. Am J Infect Control. (2016) 1;44(3):320-6.

Laks M, Guerra CM, Miraglia JL, Medeiros EA. Distance learning in antimicrobial stewardship: innovation in medical education. BMC Med Educ. (2019), 7;19(1):191.

Lyons PG, Kollef MH. Prevention of hospital-acquired pneumonia. Curr Opin Crit Care. 2018 Oct;24(5):370-378.

Martin-Loeches I, Rodriguez AH, Torres A. New guidelines for hospital-acquired pneumonia/ventilator-associated pneumonia: USA vs. Europe. Curr Opin Crit Care. 2018 Oct;24(5):347-352.

Olanipekun T, Snyder R. Mortality Risk in Ventilator-Acquired Bacterial Pneumonia and Nonventilator ICU-Acquired Bacterial Pneumonia: Impact of Antimicrobial Timing and Associated Healthcare Cost. Crit Care Med. 2019 Oct;47(10):e851-e852.

Rello J, Sole-Lleonart C, Rouby JJ, Chastre J, Blot S, Poulakou G et al. Use of nebulized antimicrobials for the treatment of respiratory infections in invasively mechanically ventilated adults: a position paper from the European Society of Clinical Microbiology and Infectious Diseases. Clin Microbiol Infect. (2017) 23:629–39.

Torres A, Niederman MS, Chastre J, Ewig S, Fernandez-Vandellos P et al. International ERS/ESICM/ESCMID/ALAT guidelines for the management of hospital-acquired pneumonia and ventilator-associated pneumonia: Guidelines for the management of hospital-acquired pneumonia (HAP)/ventilator associated pneumonia (VAP) of the European Respiratory Society (ERS), European Society of Intensive Care Medicine (ESICM), European Society of Clinical Microbiology and Infectious Diseases (ESCMID) and Asociación Latinoamericana del Tórax (ALAT). Eur Respir J. (2017) 50:17-82.

117

Infecções cardiológicas

117.1 Pericardites

Rui Póvoa
Fernando Focaccia Póvoa
Francisco Antonio Helfenstein Fonseca

INTRODUÇÃO

O pericárdio é um saco avascular que rodeia o coração e a base dos grandes vasos. Consiste em um saco externo de tecido espesso colagenoso e fibroso (pericárdio fibroso) e um saco interior com dupla camada, visceral e parietal (pericárdio seroso). O pericárdio parietal é uma estrutura fibrosa, com espessura inferior a 2 mm composta principalmente por fibras colágenas e elastina.

O pericárdio visceral tem um papel muito importante durante a diástole cardíaca, impedindo que o coração se dilate excessivamente, mantendo, assim, o ciclo cardíaco eficiente por limitar tanto a dilatação ventricular quanto a atrial do lado direito, cujas cavidades apresentam espessuras reduzidas.

O pericárdio separa o epicárdio de outras estruturas mediastinais, limitando o deslocamento do coração dentro do tórax durante a respiração e a movimentação. Reduz o atrito entre o coração e as estruturas vizinhas, barreira contra as infecções, distribuições das forças hidrostáticas durante o ciclo cardíaco e a prevenção da dilatação aguda na diástole (Figura 117.1.1).

Entre estas duas camadas existe um espaço virtual contendo uma discreta lâmina de fluido pericárdico, com volume variável de 15 a 35 mL, que se assemelha ao ultrafiltrado de plasma rico em fosfolípides que atua como um lubrificante reduzindo o atrito entre as duas camadas durante o ciclo cardíaco.

A pericardite é um processo inflamatório do pericárdio de múltiplas causas, podendo ser tanto primária quanto secundária. Na maioria dos casos é de evolução benigna e autolimitada e a morbidade se eleva quando o derrame e a constrição estão presentes.

As pericardites são classificadas de acordo com a sua forma de apresentação clínica e evolução (Quadro 117.1.1). A pericardite viral é a mais comum dentre as infecções pericárdicas, e seu processo inflamatório deve-se a ação viral direta ou uma resposta imune. A bacteriana geralmente se manifesta com derrame pericárdico.

QUADRO 117.1.1 Classificação das pericardites.
1. Pericardite aguda a) Inflamação pericárdica com dois dos seguintes critérios: i. dor torácica; ii. atrito pericárdico; iii. elevação difusa do segmento ST ou depressão do segmento PRi. b) Achados adicionais i. elevação de biomarcadores inflamatórios (PCR, VHS e leucocitose); ii. inflamação pericárdica por exames de imagem (ressonância magnética cardíaca ou tomografia cardíaca).
3. Pericardite crônica a) Pericardite por mais de 3 meses.
2. Derrame pericárdico e tamponamento cardíaco
3. Pericardite constritiva
4. Pericardite recorrente a) Recorrência após o primeiro episódio com intervalo livre de sintomas de 4 a 6 semanas ou mais.

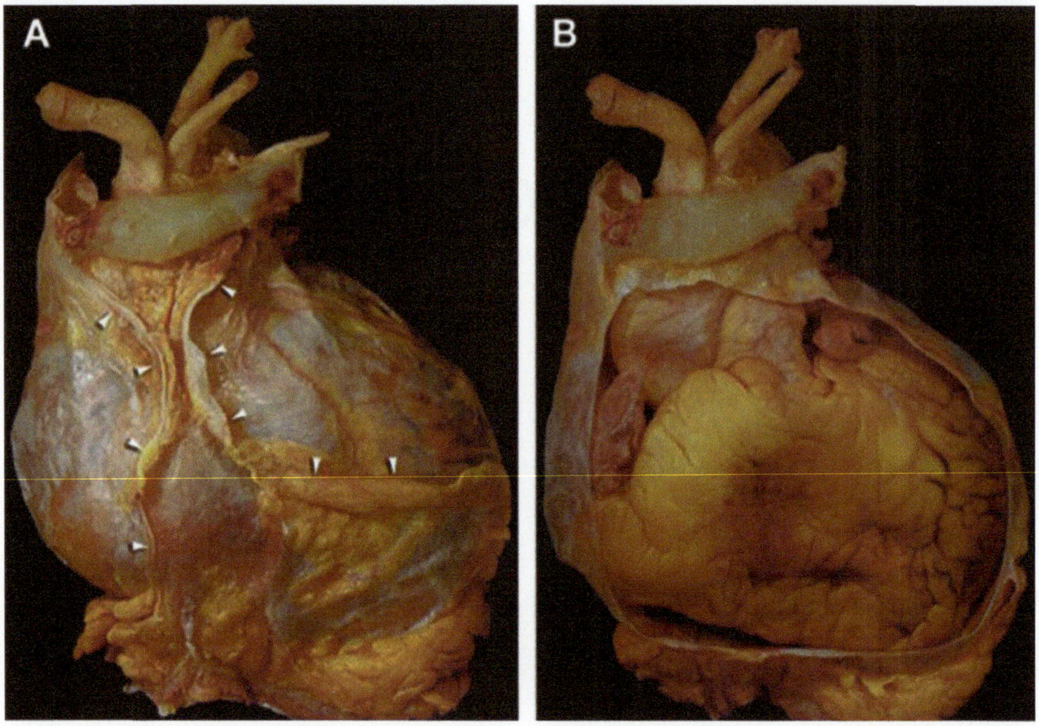

FIGURA 117.1.1 Anatomia do pericárdio, o espaço entre as setas corresponde a fixação do pericárdio à superfície posterior do esterno. (A) Porção anterior do saco pericárdico foi removida demonstrando o coração e os vasos da base.
Fonte: Reproduzida com autorização do autor (Xu B, Kwon DH, Klein AL. Imaging of the Pericardium. Cardiology Clinics. 2017; 35(4): 491-503), 2017.

As causas de pericardite podem ser divididas em infecciosas e não infecciosas (Quadro 117.1.2). A pericardite viral é a mais comum.

QUADRO 117.1.2 Causas de pericardites.

Infecciosas
Viral (cocksackie, herpes, enterovírus, citomegalovírus, Ebstein-Barr Vírus, varicela, rubéola, influenza)
Bacteriana (pneumococo, meningococo, hemophilus, chlamydia, micobacterias, mycoplasma, leptospira)
Fúngica (candida, histoplasma)
Parasitária (toxoplasma, entamoeba hystolítica)
Doenças do sistema autoimune
Lúpus eritematoso sistêmico, artrite reumatoide, febre reumática, esclerodermia, espondilite anquilosante, esclerose sistêmica, dermatomiosite, periarterite nodosa, polimiosite, poliarterite nodosa, purpura trombocitopênica, síndrome pós-cardiotomia e pós-infarto do miocárdio
Doenças de órgãos adjacentes
Miocardites, infarto do miocárdio, dissecção aórtica, infarto pulmonar, pneumonia, empiema, doenças do esôfago, hidropericárdio na insuficiência cardíaca, síndromes paraneoplásicas
Doenças metabólicas
Insuficiência renal (uremia), diálise, mixedema, doença de Addison, cetoacidose diabética
Doenças neoplásicas
Primárias: mesotelioma, sarcoma, fibroma, lipoma e outros
Secundárias: neoplasias de pulmão, mama, esôfago e colón, leucemia e linfoma, melanoma, sarcoma
Trauma
Direto: ferimento penetrante de tórax, perfuração de esôfago, corpo estranho
Indireto; trauma de tórax não penetrante, irradiação mediastinal
Outras situações ou síndromes
Síndrome de injúria pericárdica e miocárdica, doença inflamatória de Bowel, síndrome de Loffer, síndrome de Stevens-Johnson, aortite de células gigantes, síndrome eosinofílica, pancreatite aguda, gravidez
Idiopática

Fonte: Modificado da I Diretriz Brasileira de Miocardites e Pericardites.

PERICARDITE AGUDA

A pericardite aguda é uma síndrome causada pela inflamação dos folhetos pericárdicos e pode se apresentar de forma aguda, subaguda ou crônica, podendo produzir ou não derrame pericárdico. A sua incidência é desconhecida por causa do seu curso ser usualmente benigno e autolimitado, contudo dados na literatura demonstram que, aproximadamente 5% das causas de dor torácica na sala de emergência não estão relacionadas a infarto agudo do miocárdico.

A idade média dos pacientes com pericardite aguda varia de 41 a 60 anos, sendo duas vezes maior a incidência na população masculina. A recorrência de pericardite ocorre em 30% dos pacientes, após o primeiro episódio.

A pericardite aguda é a principal doença do pericárdio. A incidência e a prevalência são desconhecidas. Estudo observacional do norte da Itália demonstrou que a incidência de pericardite aguda era de 27,7 casos para 100.000 ao ano[6]. Antes do advento da terapia antirretroviral e do tratamento dos pacientes portadores do vírus da imunodeficiência humana (HIV), as doenças pericárdicas eram as manifestações cardiovasculares mais frequentes nesses pacientes. Contudo, nos países desenvolvidos cujo acesso ao tratamento ocorre em todos os infectados, a etiologia da pericardite se assemelha aos pacientes imunocompetentes. Pelo contrário, a infecção por HIV e tuberculose persiste como as principais causas de pericardite aguda nos países em desenvolvimento.

O diagnóstico de pericardite pode ser sugerido por dois parâmetros clínicos: a) dor torácica – ocorre em aproximadamente 85 a 90% dos casos. A dor torácica é um dos aspectos mais importantes da pericardite. Em geral, é precordial, podendo irradiar para a borda do músculo trapézio esquerdo, com características pleuríticas, piorando com os movimentos respiratórios ou com a movimentação do tórax, podendo ter duração de horas ou dias e melhora ou piora com a postura do corpo. Às vezes pode ser bem intensa, mas geralmente não possui uma característica muito típica. Dificilmente se irradia para os membros superiores, fato que pode confundir com doença arterial coronária. A irradiação mais característica e típica é para a crista do trapézio, fato incomum na doença coronária. Às vezes, a intensidade da dor pode sugerir a etiologia. Quadro álgico muito intenso é mais característico de etiologia viral, enquanto ausência ou dores discretas se relacionam mais com as colagenoses. A dor apresenta melhora ao sentar ou posição genupeitoral. A dispneia ocorre em função da necessidade de respirar superficialmente por causa do quadro doloroso. Pode ser agravada pela febre e pela compressão de estruturas pulmonares. Podem ocorrer outros sintomas relacionados com a doença de base, tais como tosse, produtiva ou não, perda de peso etc. É muito importante na história os antecedentes de febre, ou de outros sintomas que sugiram uma infecção viral. A história clínica necessita ser bastante acurada à procura de indícios de neoplasias, doenças autoimunes, erupções cutâneas, perda de peso e de todas as doenças específicas que potencialmente possam ser causas de pericardites; b) atrito pericárdico – ocorre em menos de 33%. Atrito pericárdico ocorre em menos de 33% dos casos. É um ruído desarmônico, evanescente, que muda de um exame para outro e com a posição do paciente. Pode ter três componentes auscultatórios: a sístole atrial (presente em torno de 70% dos casos), a sístole ventricular (quase sempre presente) e o enchimento rápido do ventrículo na diástole (presente em menos de 60% dos casos). O encontro dos três componentes só ocorre raramente, porém é melhor auscultado com o diafragma do estetoscópio. É comum as pericardites não apresentarem atrito pericárdico, e às vezes este atrito só fica evidente quando o paciente assume algum tipo de posição em especial.

- Alterações eletrocardiográficas ocorrem em mais de 60% dos casos. Apesar do pericárdio ser inerte do ponto de vista eletrocardiográfico, isto é, não apresenta atividade elétrica, alterações diversas em sua estrutura podem provocar alterações eletrocardiográficas bastante típicas ou características. Isto ocorre em virtude da intensa proximidade com o epicárdio. As alterações eletrocardiográficas são, na maioria dos casos, muito variáveis e por isso a associação com o quadro clínico é imprescindível, entretanto é o exame mais importante para o diagnóstico. Alterações típicas ocorrem durante o curso da pericardite aguda. A sequência das modificações eletrocardiográficas pode ser dividida em quatro estágios.

- **Estágio 1:** consiste de elevação do segmento ST com concavidade voltada para cima em todas as derivações, exceto aVR e V1. Não respeita anatomia coronária. Nesse estágio as ondas T podem ser altas e pontiagudas. Em geral, o eixo do ST se situa entre +30° e +60°. Essa elevação do segmento ST é o resultado das alterações do vetor do segmento ST que aponta de modo característico para a esquerda, anterior e inferiormente, e por isso é uma elevação em todas as derivações, exceto em aVR e em V1 (Figura 117.1.2).

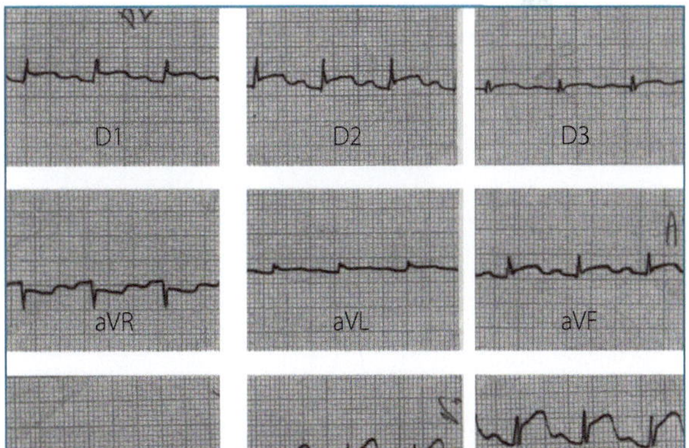

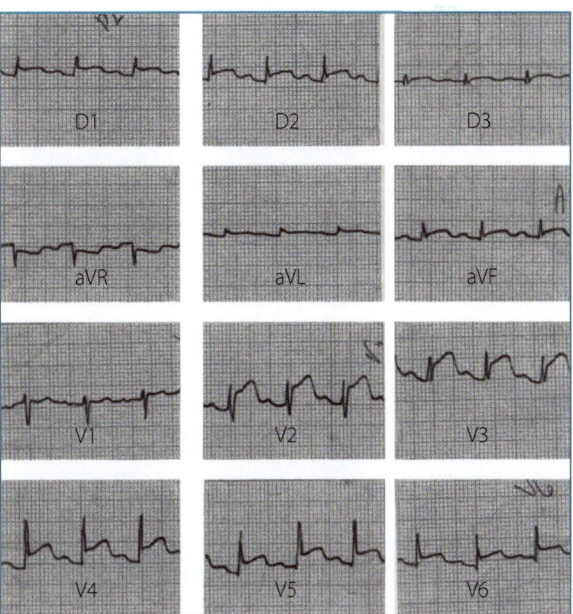

FIGURA 117.1.2 Eletrocardiograma típico de pericardite aguda. Observar o supradesnivelamento do segmento ST em quase todas as derivações, exceto V1 e aVR.

- **Estágio 2:** ocorre retorno do segmento ST à linha de base, a onda T se achata. Neste estágio podemos observar, em alguns casos, a depressão do segmento PRi (onda Ta) (Figura 117.1.3), achado muito sugestivo de pericardite aguda, apesar de ocorrer em outras situações raras, como no infarto atrial. Às vezes, a depressão do intervalo PRi ocorre sem elevação do segmento ST, podendo ser a primeira manifestação eletrocardiográfica da pericardite.

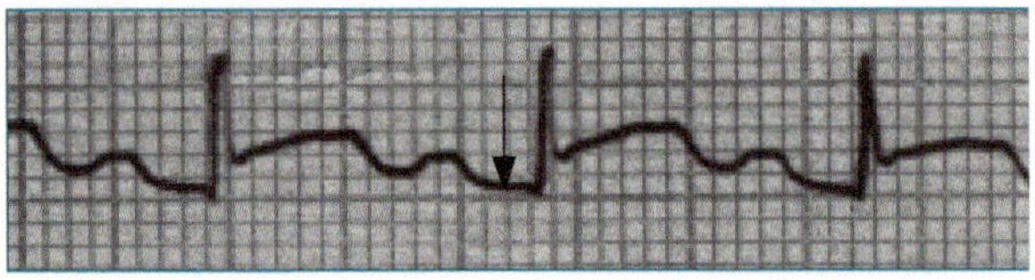

FIGURA 117.1.3 Onda Ta de repolarização atrial. Observar o infradesnivelamento do segmento PRi (seta).

- **Estágio 3:** ocorre inversão da onda T, sem perda da voltagem do QRS.
- **Estágio 4:** é a volta à normalidade, porém, na dependência da etiologia, a onda T pode ficar invertida por longo período de tempo (Figura 117.1.4).

As arritmias, como a fibrilação e o flutter atrial, são raras na pericardite, e em geral refletem comprometimento miocárdico concomitante e de grande expressividade.

A taquicardia sinusal decorre do próprio processo inflamatório e a bradicardia sinusal pode ocorrer em grandes derrames em função da acentuação do tônus vagal. A sequência dessas alterações pode ser bastante variável. Em alguns o eletrocardiograma volta ao normal em dias ou semanas, em outros o segmento ST se achata, progride para o infradesnivelamento e inversão da onda T. Algumas alterações diferentes das descritas podem indicar outros processos distintos que possam sugerir a causa etiológica ou até outro diagnóstico. O aparecimento de bloqueio atrioventricular sugere doença de Lyme, a alternância elétrica pode significar derrames volumosos e ondas Q patológicas nos levam ao diagnóstico de infarto do miocárdio. No diferencial com as síndromes coronárias agudas, as pericardites apresentam os complexos QRS mais estreitos, mas com o intervalo QT mais alongado. Outras situações são a síndrome de repolarização precoce, alguns tipos de arritmias e hipertrofias cardíacas.

Nas síndromes coronárias agudas o supradesnivelamento do segmento ST se faz de aspecto convexo, respeita a anatomia coronária, isto é, está anormal nas derivações eletrocardiográficas representantes da artéria coronária envolvida. Geralmente, a inversão da onda T se faz mesmo antes do ponto J e segmento ST voltar ao normal.

Na repolarização precoce, o supradesnível do ponto J e segmento ST são discretos e durante a evolução não ocorre modificações eletrocardiográficas.

Bloqueios A-V, bloqueios de ramo e arritmias ventriculares sugerem a presença de outra doença cardíaca concomitante, pois não são aspectos característicos da pericardite aguda, a não ser em envolvimentos miocárdicos muito acentuados. Esse envolvimento miocárdico concomitante é relativamente frequente.

A radiografia de tórax, na maioria dos casos, é normal. A cardiomegalia ocorre apenas quando há mais de 200 mL no saco pericárdico. Com o aumento do derrame pericárdico, em pacientes com tamponamento cardíaco, por exemplo, resulta em formato globular da silhueta cardíaca (sensibilidade moderada e baixa especificidade) (Figura 117.1.5). Contudo não é possível definir, com base apenas em dados radiológicos, a pericardite aguda por meio da radiografia de tórax.

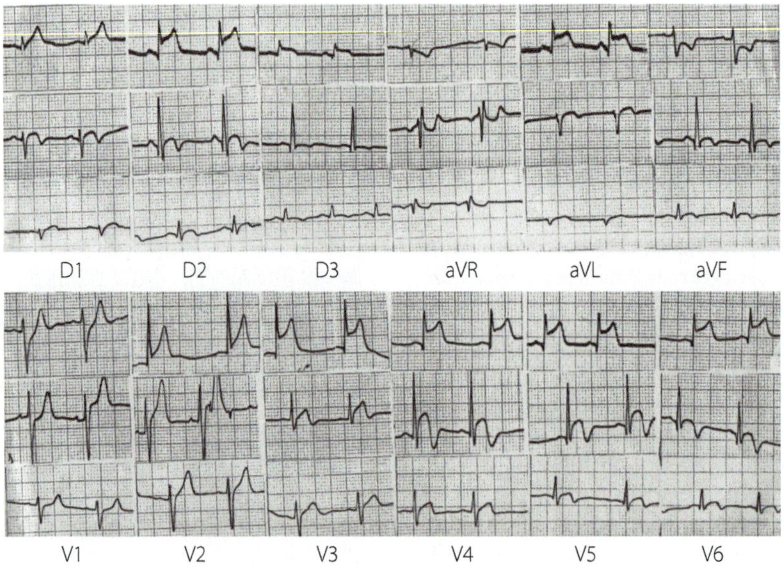

FIGURA 117.1.4 Evolução das alterações eletrocardiográficas da pericardite aguda. Observar a redução da elevação do segmento ST e o aparecimento da inversão da onda T.

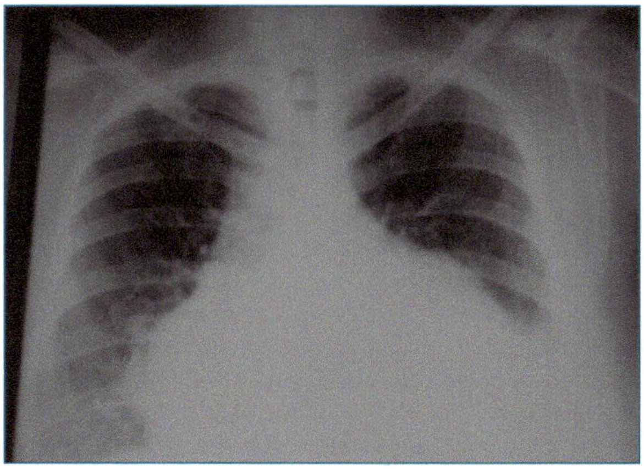

FIGURA 117.1.5 Radiografia de tórax de pericardite com derrame pericárdico e derrame pleural. Observar a silhueta do coração em forma de moringa.
Fonte: Acervo da autoria.

Os exames laboratoriais devem ser individualizados. As hemoculturas são solicitadas em caso de febre acima de 38 °C, sinais de sepse ou infecção bacteriana. Estudos virais (sorologia viral, proteína C-reativa e cultura) normalmente não são solicitados de rotina, já que a terapêutica não é alterada na maioria dos casos. O anticorpo antinuclear está indicado em casos especiais (mulheres jovens especialmente com histórico de doença reumatológica). Raramente mulheres com lúpus eritematoso sistêmico abrem o quadro com pericardite aguda. A elevação de proteína C-reativa (PCR), velocidade de hemossedimentação e leucocitose são achados comuns em pacientes com pericardite aguda, sendo útil para monitorar a atividade da doença e eficácia da terapêutica.

A concentração da troponina plasmática costuma se elevar em 35 a 50% dos pacientes, e isso se deve à inflamação epicárdica com comprometimento dos miócitos. A magnitude da elevação da troponina sérica tem correlação com a magnitude da elevação do segmento ST, e a concentração usualmente retorna ao normal dentro de 1 a 2 semanas. A intensidade dos valores elevados da troponina não tem relação com o prognóstico do paciente, porém a permanência elevada por mais de 2 semanas sugere associação com miocardite significativa e pior prognóstico em termos de lesão miocárdica e constrição pericárdica.

A biopsia pericárdica é de pouca utilidade no diagnóstico etiológico do processo inflamatório. Deve ser reservado para indicações terapêuticas e raramente para o diagnóstico nos casos de doença prolongada quando a suspeita clínica de tuberculose é muito grande. Entretanto, nestes casos, a positividade é muito baixa.

Nos casos de suspeita de etiologia tuberculosa, a demonstração da presença do bacilo da tuberculose quer por coloração quer por cultura, só é possível em menos de 30% dos casos. Por conseguinte, o diagnóstico frequentemente é presuntivo, sendo realizado pela história clínica, porém a dosagem da atividade da adenosina deaminase (ADA) no líquido pericárdico tem sido considerado como teste específico na tuberculose, principalmente quando os valores forem superiores a 30 U/L).

O ecocardiograma transtorácico permite uma avaliação simples e não invasiva do pericárdio. O diagnóstico de derrame pericárdico é comum nos pacientes com pericardite aguda, contudo sua ausência não exclui o diagnóstico. O ecocardiograma é útil quando há dúvidas frente ao diagnóstico. Pacientes com a elevação do segmento ST, alta suspeita de pericardite e a presença de alterações segmentares sugere etiologia coronariana. Caso o ecocardiograma seja normal ou apresente dúvidas diagnósticas em um paciente de alto risco (Quadro 117.1.3), a ressonância magnética cardíaca apresenta alta sensibilidade (94 a 100%), para detectar inflamação pericárdica, edema ou pericardite constritiva. Independente da etiologia se houver dúvidas sobre a presença de inflamação pericárdica a ressonância deve ser solicitada.

QUADRO 117.1.3 Características de alto risco e necessidade de hospitalização.
Febre > 38 °C
Início subagudo
Derrame pericárdico grande
Tamponamento cardíaco ou instabilidade hemodinâmica
Imunossupressão
Miopericardite
Uso de anticoagulantes orais
Presença de Trauma
Falha no tratamento após uma semana de terapia medicamentosa

A tomografia computadorizada pode ser utilizada no departamento de emergência para o diagnóstico diferencial de dor torácica. Apresenta boa especificidade e sensibilidade para avaliar derrame pleural, dissecção de aorta e doença arterial coronariana, assim como outras doenças intratorácicas tal como pneumonia e tromboembolismo pulmonar. Além da avaliação para a presença ou ausência de derrame pericárdico, tanto a ressonância magnética cardíaca quanto a tomografia cardíaca podem avaliar o espessamento do pericárdio visto na fase aguda da doença, contudo a suspeita de pericardite crônica ou constritiva torna a indicação mais precisa (Figura 117.1.5). Os valores de atenuação do fluído pericárdio na tomografia pode ajudar a diferenciar o tipo de efusão: valores > 60 Unidades Hounsfield (UH) suporta a presença de sangue, valores entre 20 e 60 UH indicam a presença de exsudato abaixo de 10 UH de transudatos.

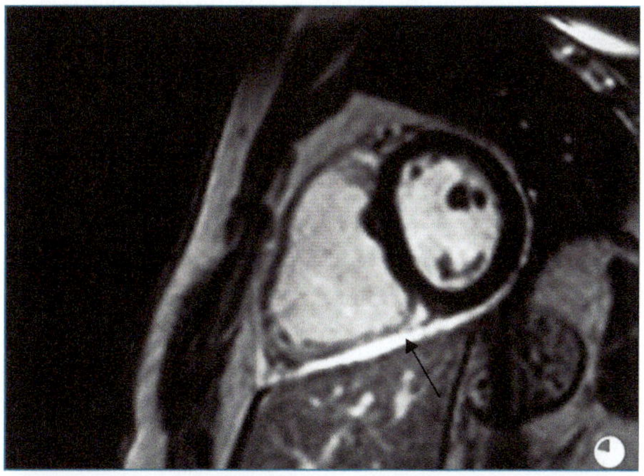

FIGURA 117.1.6 Ressonância magnética do coração em paciente com pericardite aguda. Observar o pericárdio edemaciado (seta).
Fonte: Acervo da autoria.

Não é mandatório procurar ativamente a etiologia em todos os pacientes, especialmente em países com baixa prevalência de tuberculose, em razão do curso benigno e autolimitado. Pacientes de alto risco e causas específicas identificáveis (não viral ou não idiopática) apresentam evolução desfavorável, com aumento do risco de complicações tais como tamponamento cardíaco, recorrência ou constrição. Estudo observacional finlandês incluiu 670.409 admissões cardiovasculares em 29 hospitais pelo país em um período de 9,5 anos e a incidência de internação em virtude da pericardite aguda foi 3,3 casos por 100.000 pessoas ao ano.

Pacientes de alto risco e com pericardite de etiologia específica devem ser internados para a busca ativa da causa etiológica. Aqueles identificados com causas não virais, a terapêutica apropriada deve ser instituída, levando em consideração a prevalência da tuberculose na população estudada. Os demais pacientes podem ser tratados em ambiente extra-hospitalar com o uso de anti-inflamatórios não hormonais.

TRATAMENTO

O tratamento das pericardites agudas objetiva a parte sintomática e a causa etiológica. Muitas formas de pericardite são autolimitadas e têm bom prognóstico.

A primeira recomendação não farmacológica é a restrição física até a resolução dos sintomas e normalização dos marcadores inflamatórios, especialmente a proteína C-reativa (PCR). No entanto, atletas devem retornar ao esporte apenas quando sintomas cederem e testes diagnósticos (PCR, ECG e ecocardiograma) normalizarem. Após o início dos sintomas, a restrição é de no mínimo três meses segundo as diretrizes vigentes.

Os anti-inflamatórios não hormonais são recomendados como tratamento inicial na pericardite viral ou idiopática. A duração do tratamento pode ser instituída de duas formas, sem superioridade entre elas:

1. A duração é baseada na resolução dos sintomas. Normalmente acontece em duas semanas ou menos e a titulação das medicações deverá ocorrer quando o paciente se apresentar livre dos sintomas por, no mínimo, 24 horas.

2. Resolução dos sintomas e normalização da PCR. Nesta abordagem, a PCR deve ser dosada na admissão e semanalmente, até completa resolução dos sintomas (livre de sintomas por no mínimo 24 horas) e normalização da PCR, realizando, assim, a titulação da medicação.

3. Diferentes anti-inflamatórios são propostos para o tratamento, contudo a escolha da medicação deve ser baseada na história do paciente (contraindicações, efeitos colaterais e eficácia prévia) e a presença de doenças concomitantes.

A colchicina está recomendada, em associação com os anti-inflamatórios, para todos os pacientes com pericardite viral ou idiopática. Apesar da maioria dos pacientes apresentarem resolução dos sintomas sem recorrência da pericardite quando tratados apenas com anti-inflamatórios, a colchicina quando associada reduz sintomas e recorrência. Os glicocorticoides devem ser utilizados como tratamento inicial apenas em pacientes com contraindicações aos anti-inflamatórios não hormonais (AINHs) ou indicações precisas (doenças inflamatórias sistêmicas, gravidez e doença renal associada) (Quadro 117.1.4).

Os corticosteroides devem ser considerados como uma segunda opção em pacientes com contraindicações e insucesso com ácido acetilsalicílico ou AINHs, em decorrência do risco de favorecer a evolução crônica da doença, além de promover a dependência da droga. Nestes casos, devem-se associar a colchicina.

A falência terapêutica (persistência da febre, dor torácica do tipo pleurítica, derrame pericárdico novo ou piora do estado geral) com anti-inflamatórios não hormonais após uma semana de tratamento sugere pesquisa etiológica específica.

PERICARDITE RECORRENTE

Recorrência após o primeiro episódio com intervalo livre de sintomas de 4 a 6 semanas ou mais. O diagnóstico de recorrência é confirmado utilizando os mesmos critérios da pericardite aguda. A taxa de recorrência após o primeiro quadro de pericardite varia de 15 a 30%, e pode aumentar até 50% nos pacientes que não foram tratados previamente com colchicina.

Em pacientes imunocompetentes provenientes de países desenvolvidos, a etiologia, na maioria dos casos não é identificada. Uma causa comum de recorrência é o tratamento inadequado do primeiro episódio. Em 20% dos casos o estudo virológico do líquido pericárdico revelou etiologia viral. Restrição física, colchicina e anti-inflamatórios/AAS são a primeira linha de tratamento nos casos de recorrência. Em casos de falha, o uso de baixas doses de corticoide, ou outros fármacos tais como imunoglobulinas, anakinra, azatioprina ou pericardiotomia são os tratamentos de escolha.

QUADRO 117.1.4 Tratamento farmacológico das pericardites agudas.

Droga	Dose usual	Tempo de tratamento	Titulação
Ácido acetilsalicílico (AAS)	750 a 1.000 mg a cada 8 horas	1 a 2 semanas	Diminuir doses em 250 a 500 mg a cada 1 a 2 semanas
Ibuprofeno	600 mg a cada 8 horas	1 a 2 semanas	Diminuir doses em 200 a 400 mg a cada 1 a 2 semanas
Colchicina	0,5 mg 1 vez (< 70 kg) ou 0,5 mg 2 vezes ao dia (> 70 kg)	3 meses	Não é obrigatório, 0,5 mg em dias alternados (< 70 kg) ou 0,5 mg 1 vez ao dia nas últimas semanas (> 70 kg)

PERICARDITE CONSTRITIVA

A pericardite constritiva está associada a qualquer processo patológico do pericárdico, sendo raro seu aparecimento em pacientes com pericardite recorrente. O risco de progressão é baixo nos pacientes com etiologia viral e idiopática (< 1%), intermediária em processos imunomediados e neoplásicos (2 a 5%) e alto em pericardites bacterianas, especialmente as pericardites purulentas (20 a 30%).

As causas mais comuns, em países desenvolvidos, são viral ou idiopática (42 a 49%), pós-cirurgia cardíaca (11 a 37%), pós-radioterapia para neoplasias, especialmente linfoma de Hodgkin e câncer de mama (9 a 31%), doença do tecido conectivo (3 a 7%), pós-doenças infecciosas como a tuberculose (3 a 6%). Nos países subdesenvolvidos a tuberculose é a principal causa de pericardite constritiva.

BIBLIOGRAFIA SUGERIDA

Adler Y, Charron P, Imazio M et al. 2015 ESC Guidelines for diagnosis and management of pericardial diseases. Eur Heart J 2015 36: 2921.

Bainey KR, Bhatt DL. Acute pericarditis: appendicitis of the heart? Mayo Clin Proc 2009; 84(1):5–6.

Di Liso E, Menichetti A, Dieci MV et al. Neoplastic Pericardial Effusion: A Monocentric Retrospective Study. J Palliat Med. 2019 Jun;22(6):691-695.

Fardman A, Charron P, Imazio M et al. European Guidelines on Pericardial Diseases: a Focused Review of Novel Aspects. Curr Cardiol Rep. 2016 May;18(5):46.

Farzad A, Schussler JM. Acute Myopericardial Syndromes, Cardiol Clin 36 (2018) 103–14.

Hoit BD. Pathophysiology of the pericardium. Prog Cardiovasc Dis 2017; 59(4):341–8.

Imazio M, Brucato A, Cumetti D et al. Corticosteroids for recurrent pericarditis: high versus low doses: a non randomized observation. Circulation 2008; 118:667–71.

Imazio M, Brucato A, Maestroni S et al. Constrictive pericarditis after acute pericarditis. Circulation 2011; 124:1270–5.

Imazio M, Brucato A, Maestroni S et al. Prevalence of C-reactive protein elevation and time course of normalization in acute pericarditis: implications for the diagnosis, therapy, and prognosis of pericarditis. Circulation 2011; 123:1092–7.

Imazio M, Gaita F, LeWinter M. Evaluation and treatment of pericarditis: a systematic review. JAMA 2015;314(14):1498–506.

Imazio M, Lewinter M. (2017). Acute pericarditis: treatment and prognosis. UpToDate. Retrieved February 18, 2019, from <www.uptodate.com/contents/acute-pericarditis-treatment-and-prognosis>.

Klein AL, Abbara S, Agler DA et al. ASE Expert Consensus statement: American Society of Echocardiography Clinical Recommendations for Multimodality Cardiovascular Imaging of Patients with Pericardial Disease endorsed by the Society for Cardiovascular Magnetic Resonance and Society of Cardiovascular Computed Tomography. J Am Soc Echocardiogr 2013; 26:965–1012.

Marinko T. Pericardial disease after breast cancer radiotherapy. Radiol Oncol. 2018; 6;53(1):1-5.

Motte G. Acute pericarditis. N Engl J Med 2014;371:2410–6.

Mutyaba AK, Balkaran S, Cloete R et al. Constrictive pericarditis requiring pericardiectomy at Groote Schuur Hospital, Cape Town, South Africa: causes and perioperative outcomes in the HIV era (1990-2012). J Thorac Cardiovasc Surg 2014;148:3058–65.

Spoto S, Valeriani E, Locorriere L et al. Influenza B virus infection complicated by life-threatening pericarditis: a unique case-report and literature review. BMC Infect Dis 2019 Jan 10;19(1):40. doi: 10.1186/s12879-018-3606-7.

Trouthton RW, Asher CR, Klein AL. Pericarditis. Lancet 2004; 363 (9410):717-27.

Unai S, Johnston DR. Radical Pericardiectomy for Pericardial Diseases. Curr Cardiol Rep. 2019 Feb 12;21(2):6.

Varian F, Kaur H, Carter S et al. Autoinflammatory constrictive pericarditis and chronic myelomonocytic leukaemia: when one speciality is not enough. BMJ Case Rep. 2019 Mar 7;12(3). pii: e228204. doi: 10.1136/bcr-2018-228204.

Xu B, Harb SC, Cremer PC. New Insights into Pericarditis: Mechanisms of Injury and Therapeutic Targets, Curr Cardiol Rep 2017; 19:60-5.

Xu B, Kwon DH, Klein AL (2017). Imaging of the Pericardium. Cardiology Clinics, 35(4), 491–503.

117.2 Mediastinites

David Everson Uip
Tânia Mara Varejão Strabelli
Rogério Zeigler

INTRODUÇÃO

Os quadros de mediastinite aguda ocorrem hoje, principalmente, como complicação de cirurgias cardiotorácicas em que é realizada esternotomia mediana. Entretanto, esta infecção pode ocorrer secundariamente à perfuração de órgãos adjacentes, por extensão direta de infecções que se originam nesses órgãos ou por disseminação de infecções que se originam na cabeça, no pescoço ou no abdome. Os quadros de mediastinite esclerosante, também chamados de mediastinite fibrosante ou granulomatosa, apresentam evolução crônica, sendo frequentemente decorrentes de infecção por *Histoplasma capsulatum*.

O mediastino está localizado no tórax, sendo delimitado anatomicamente pelas pleuras, pelo diafragma na sua porção inferior, pelo esterno e pelas cartilagens costais em sua porção anterior e pelos corpos vertebrais torácicos na sua porção posterior. Em seu interior estão localizadas estruturas importantes, como o coração, os grandes vasos, a traqueia em sua porção distal e os brônquios fontes, o esôfago, o nervo frênico, o nervo vago, o ducto torácico, os linfonodos e o timo. Essas estruturas estão envolvidas por tecido adiposo e por tecido conjuntivo. O mediastino se comunica com o pescoço por planos delimitados por fáscias musculares. O conhecimento da anatomia local é fundamental para a compreensão da fisiopatogenia dos casos de mediastinite.

EPIDEMIOLOGIA E FISIOPATOGENIA

Mediastinite aguda é uma infecção grave e sua origem é explicada pela anatomia do mediastino e pelas estruturas localizadas em seu interior, além dos casos decorrentes de complicações infecciosas pós-cirúrgicas. Os quadros de mediastinite podem se originar a partir de perfuração esofágica, trauma penetrante de tórax, infecções na cabeça e/ou pescoço, disseminação hematogênica a partir de focos a distância e disseminação por contiguidade. Esta última via de infecção pode ser secundária à pneumonia, empiema pleural, abscesso subfrênico, pancreatite, infecções de partes moles da parede torácica, osteomielite de esterno, de arcos costais ou de vértebras torácicas.

Atualmente, os quadros de perfuração esofágica ocorrem principalmente em decorrência de eventos iatrogênicos, como cirurgias esofágicas, endoscopia digestiva alta – principalmente quando realizada para escleroterapia ou dilatação esofágica – e passagem de sonda nasogástrica. Além disso, as perfurações esofágicas podem decorrer da ruptura pós-emética (síndrome de Boerhaave), da presença de corpo estranho penetrante, de carcinoma esofágico e de trauma não cirúrgico.

As infecções de cabeça e pescoço podem penetrar no mediastino pelos planos delimitados por fáscias musculares em decorrência da ação da força da gravidade e da pressão negativa intratorácica. As principais rotas de migração da infecção a partir da cabeça e do pescoço são: o espaço pré-traqueal, o longo plano fascial da região cervical posterior e o espaço faríngeo lateral, também chamado de espaço viscerovascular. O longo plano fascial da região cervical posterior é delimitado pelo espaço retrofaríngeo e pelo espaço pré-vertebral, sendo a principal via de acesso na patogênese dos quadros de mediastinite secundárias a infecções de cabeça e pescoço. Na era pré-antibiótico, as infecções odontogênicas e faríngeas eram responsáveis por até 30% dos casos de mediastinite, mas atualmente respondem por apenas 3% dos casos. A angina de Ludwig geralmente se inicia por infecções que acometem o segundo ou terceiro molar e acabam envolvendo o espaço sublingual e submandibular, de onde podem migrar, via espaço faríngeo lateral, para o espaço retrofaringe, podendo então alcançar o mediastino pelos planos delimitados por fáscias musculares. Além disso, infecções originadas em parótidas, tonsilas, faringe, epiglote, traqueia e, raramente, ouvido médio e mastoide, podem resultar em quadros de mediastinite. A aspiração de corpo estranho para traqueia e brônquios, provocando perfurações, também pode complicar com a ocorrência de mediastinite.

MANIFESTAÇÕES CLÍNICAS

As manifestações clínicas encontradas nos quadros de mediastinite são variáveis, dependendo da condição de base associada. A dor torácica é o principal sintoma estando presente em praticamente todos os casos. Febre também costuma estar presente, associada à toxemia em grau variável, dependendo do tempo de instalação e da gravidade da doença. Os quadros de perfuração esofágica podem apresentar sintomas discretos em sua fase inicial, principalmente se a perfuração for pequena, ou podem produzir quadro de dor intensa associada à prostração nos casos de perfurações maiores. A presença de disfagia associada à dor na região cervical e mal-estar após a realização de esofagoscopia devem resultar em suspeita diagnóstica de perfuração. Febre e crepitação na área supraclavicular associada à leucocitose também sugerem esse diagnóstico. Na infecção odontogênica geralmente existem sinais/sintomas focais, como dor e edema na região afetada, geralmente associados à febre. As mediastinites após cirurgia cardíaca podem apresentar manifestações clínicas variadas, dificultando o diagnóstico, o que será discutido em outro tópico deste capítulo.

DIAGNÓSTICO

A suspeita diagnóstica de mediastinite geralmente é levantada com base na apresentação clínica do paciente. Entretanto, para a confirmação do diagnóstico é necessária a realização de exames complementares.

A radiografia de tórax pode auxiliar no diagnóstico de mediastinite ao revelar alargamento do mediastino ou presença de gás no interior do mesmo. É importante ressaltar que, além da radiografia com incidência anteroposterior, deve-se realizar a radiografia com incidência lateral, pois cerca de 50% dos casos de pneumomediastino não apresentam alterações na radiografia com incidência anteroposterior. Entretanto, uma radiografia de tórax normal não exclui esse diagnóstico. A radiografia da região cervical pode revelar a perda da lordose normal da coluna cervical, a presença de gás ou o aumento de partes moles entre as vértebras e o esôfago. Os casos de perfuração esofágica podem ser diagnosticados com a realização de esofagografia contrastada.

A tomografia computadorizada de tórax é de grande utilidade, podendo revelar até a presença de pequenas coleções mediastinais. Entretanto, nos casos de pós-operatório, pode ser difícil diferenciar as alterações inflamatórias decorrentes da cirurgia de um processo infeccioso local. A Figura 117.2.1 mostra alterações tomográficas de pacientes submetidos à cirurgia cardiotorácica que apresentaram mediastinite no pós-operatório. Pela tomografia de tórax pode-se localizar uma coleção e definir sua extensão, particularmente para o interior do mediastino, podendo ser útil para guiar aspiração de secreção tanto para enviar para cultura quanto para drenagem. A ressonância magnética nuclear pode ajudar a diferenciar lesões expansivas de natureza benigna e maligna localizadas no mediastino. O mapeamento com leucócitos marcados é um exame promissor no auxílio do diagnóstico de mediastinite, diferenciando lesões inflamatórias de processo infeccioso em atividade.

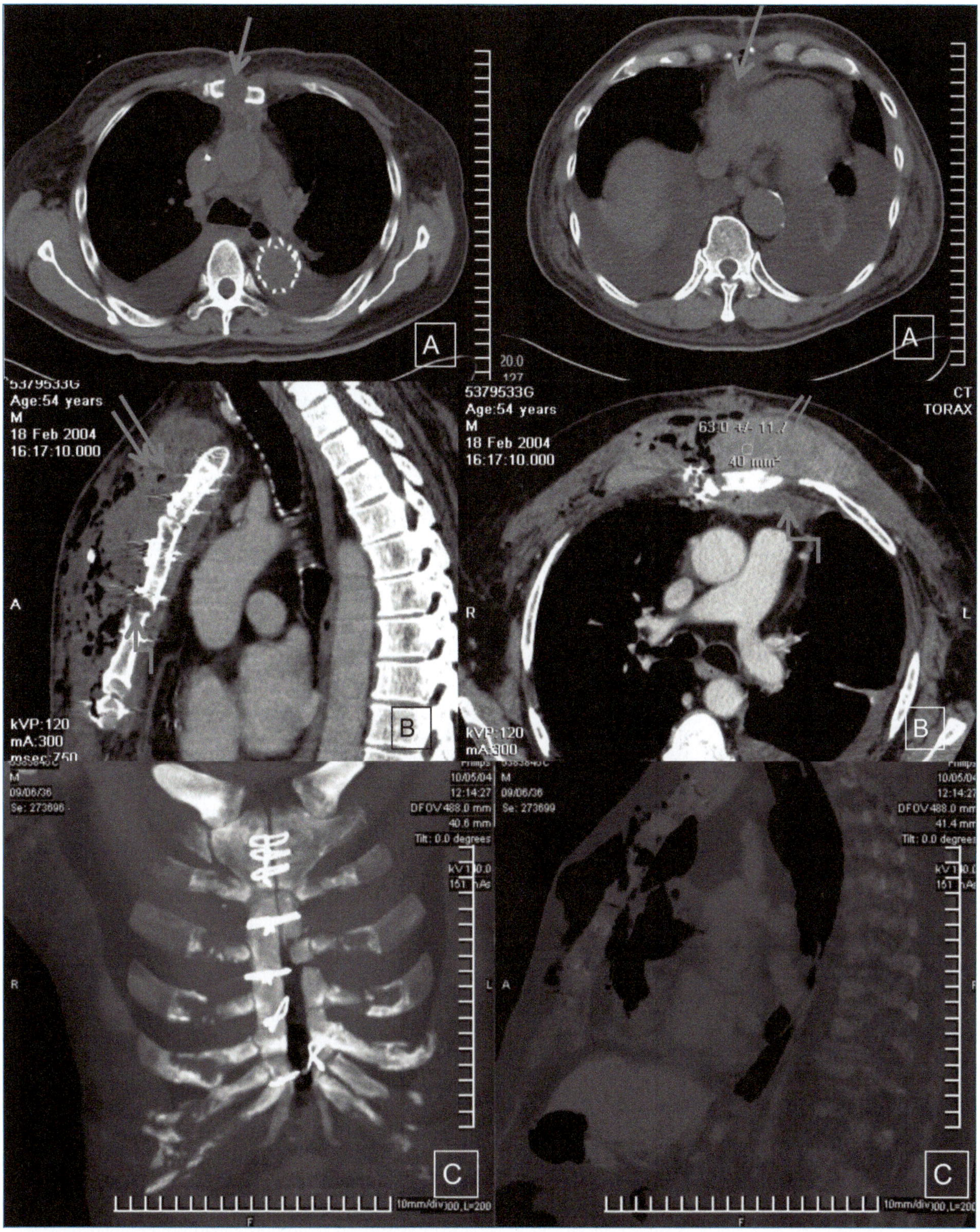

FIGURA 117.2.1 Imagens de tomografia computadorizada de tórax de pacientes submetidos à cirurgia cardiotorácica que apresentaram mediastinite no pós-operatório. (A) Coleção purulenta mediastinal; (B) setas duplas: coleção parietal com celulite; setas quebradas: coleção retroesternal; (C) imagem à esquerda: esterno fragmentado com deiscência esternal. Imagem à direita: coleção aérea parietal e mediastinal pós-drenagem da coleção; (D) setas indicando loja após drenagem espontânea de coleção, com fístula mediastino cutânea.

Fonte: Fotos cedidas pela Dra. Kiyomi Uezumi do Serviço de Diagnóstico por Imagem do InCor – HCFMUSP.

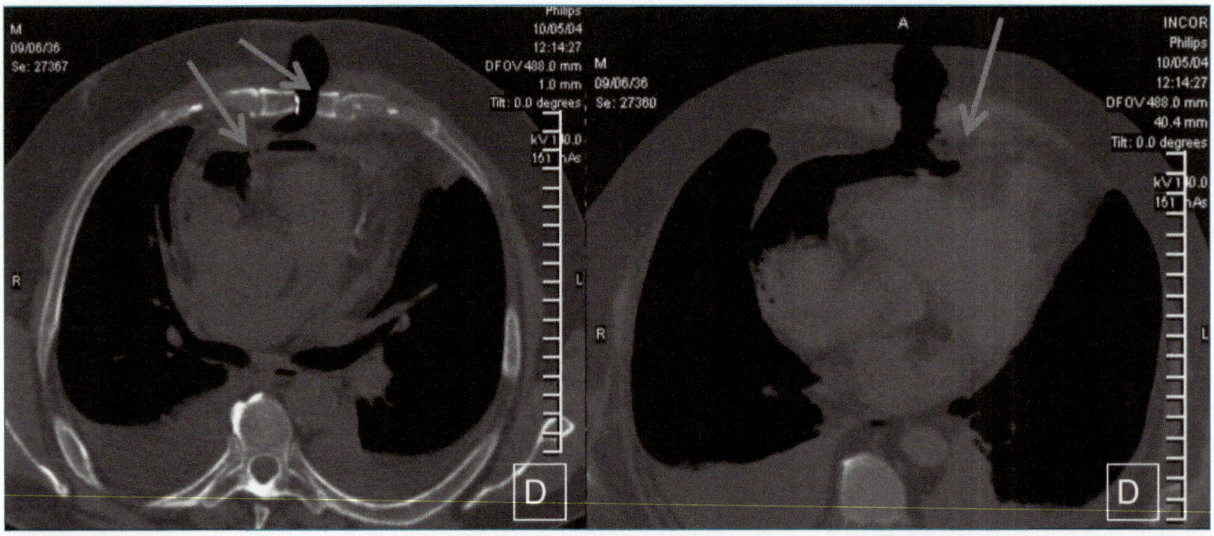

FIGURA 117.2.1 (D) Setas indicando loja após drenagem espontânea de coleção, com fístula mediastino cutânea (continuação).
Fonte: Fotos cedidas pela Dra. Kiyomi Uezumi do Serviço de Diagnóstico por Imagem do InCor – HCFMUSP.

Não existe ainda um exame de imagem que defina com segurança o diagnóstico de mediastinite, especialmente após cirurgias torácicas.

TRATAMENTO

Os quadros de mediastinite podem apresentar evolução fulminante. Assim, além do diagnóstico precoce, é fundamental que o tratamento seja iniciado prontamente, o que inclui escolha de esquema antimicrobiano e conduta cirúrgica adequadas. Nos casos que apresentam repercussão sistêmica, é necessário que se instituam medidas de suporte, como monitorização invasiva, uso de drogas vasoativas e suporte ventilatório, com a internação do paciente em unidade de terapia intensiva.

A drenagem adequada do foco infeccioso é o elemento chave do tratamento. Considerando-se a gravidade potencial da doença, a conduta cirúrgica deve ser tomada antes que o quadro séptico se instale. É de fundamental importância que se envie material intracavitário para cultura, para definir o agente etiológico e que se possa adequar o esquema antimicrobiano com base no resultado do antibiograma. Outra forma de se realizar o diagnóstico etiológico é por meio da coleta de hemocultura, que apresenta alta taxa de positividade nessa infecção.

Os casos de infecção limitada à região cervical decorrentes de perfuração esofágica pós-endoscópica, trauma penetrante, infecções dentárias ou infecções de orofaringe podem eventualmente ser tratados apenas com antibioticoterapia. Entretanto, deve ser realizado o seguimento cuidadoso e diante de evolução não satisfatória, a drenagem cirúrgica deve ser realizada prontamente. Em casos de infecção do espaço pré-vertebral que atinge o compartimento visceral do mediastino ou em casos de perfuração das porções média e inferior do esôfago, o tratamento cirúrgico sempre deve ser realizado precocemente.

A escolha do esquema antimicrobiano para o tratamento dos casos de mediastinite irá depender da origem da infecção. O esquema empírico escolhido deve apresentar atividade contra os principais agentes etiológicos envolvidos. Apesar da excelente atividade da penicilina G contra grande parte das bactérias anaeróbias existentes na cavidade oral, esta pode não ser efetiva contra *Prevotella* spp. e *Porphyromonas* spp. Portanto, para a cobertura empírica desses organismos deve-se utilizar metronidazol, clindamicina, betalactâmicos associados aos inibidores de betalactamase de amplo espectro, imipenem ou meropenem. Além disso, como as enterobactérias estão frequentemente envolvidas nessa infecção, o esquema empírico escolhido deve ser efetivo contra esses agentes.

MEDIASTINITE ESCLEROSANTE

Os quadros de mediastinite esclerosante ocorrem mais raramente que os casos de mediastinite aguda. São também chamados de mediastinite granulomatosa ou fibrosante, apresentam evolução crônica e estão associados a processos inflamatórios, sendo causados principalmente por *H. capsulatum*. Outras causas associadas incluem tuberculose, actinomicose, nocardiose, aspergilose, blastomicose e coccidioidomicose. Geralmente, essas infecções se iniciam no parênquima pulmonar, disseminando-se para o mediastino por intermédio da drenagem linfática, causando acometimento de nódulos linfáticos mediastinais, que evoluem com a formação de abscessos. Os pacientes se apresentam frequentemente assintomáticos, sendo o diagnóstico realizado a partir do encontro de lesões expansivas mediastinais em exames de imagem realizados por outra razão. Quando presentes, os sintomas são decorrentes da invasão ou da obstrução de estruturas adjacentes à lesão, por exemplo, obstrução da veia cava superior ou inferior, obstrução esofágica, obstrução traqueobrônquica, obstrução da artéria ou veia pulmonar, "cor pulmonale", obstrução do ducto torácico e pericardite constritiva. Podem ocorrer também sintomas inespecíficos, como astenia, perda de peso, anorexia e dor torácica. O diagnóstico é feito por meio da identificação do agente etiológico no escarro, em aspirados de nódulos mediastinais por punção ou em achados histológicos a partir de fragmentos obtidos por mediastinoscopia ou toracotomia exploradora. O tratamento inclui a ressecção cirúrgica da lesão e sua indicação irá variar em cada caso, pois muitos pacientes apresentam lesões pequenas e assintomáticas. Entretanto, sempre que há acometimento de estruturas vitais, a cirurgia deve ser realizada. O uso de antifúngicos não parece trazer grandes benefícios, pois no momento do diagnóstico não há sinais de processo infeccioso em atividade, e sim um processo inflamatório exuberante. O uso de corticosteroides também não está indicado.

MEDIASTINITE PÓS-CIRÚRGICA

INCIDÊNCIA

Com o desenvolvimento da cirurgia cardíaca durante as décadas de 1960 e 1970, os quadros de mediastinite passaram a ocorrer principalmente como complicação infecciosa dessas cirurgias. A incidência de mediastinite varia de 0,4 a 5% dos procedimentos onde é realizada a esternotomia, podendo chegar durante períodos de surto a taxas entre 5 e 23,7%. Os pacientes submetidos a transplante cardíaco apresentam um risco aumentado de mediastinite, com incidência variando em diferentes centros de 2,5 a 7,5%, que pode ser mais elevada quando se usam dispositivos de assistência cardíaca.

Os fatores de risco associados à ocorrência de mediastinite podem ser categorizados como: relacionados ao paciente (obesidade, desnutrição, tabagismo, diabetes *mellitus*, doença pulmonar obstrutiva crônica (DPOC), insuficiência renal); relacionados à cirurgia (uso de duplas artérias mamárias na revascularização, reoperação por sangramento, cirurgia prolongada - acima de 300 minutos, uso excessivo de eletrocautério) e elementos ambientais.

MANIFESTAÇÕES CLÍNICAS

As mediastinites após cirurgia cardíaca podem apresentar manifestações clínicas variadas, dificultando o diagnóstico. Na maioria dos pacientes, a infecção se manifesta por volta dos 14 dias após a operação. A dor torácica associada à drenagem de secreção purulenta pela esternotomia, instabilidade de esterno, febre e toxemia são sinais sugestivos de mediastinite. Entretanto, às vezes a dor se confunde com a dor do pós-operatório, pode haver drenagem de secreção não purulenta, sem instabilidade de esterno, dificultando assim o diagnóstico. Em alguns casos, instala-se um quadro séptico sem sinais locais iniciais. Portanto, é importante que atentar-se a essa possibilidade diagnóstica no acompanhamento de pacientes em pós-operatório de cirurgia cardíaca.

DIAGNÓSTICO

O diagnóstico será firmado com base nos achados clínicos descritos acima e a confirmação poderá ser feita por meio da realização de exames de imagem. A tomografia computadorizada de tórax é o principal exame utilizado para avaliação dos pacientes com suspeita de mediastinite, mas a interpretação dos resultados pode ser difícil, pois alterações inflamatórias pós-cirúrgicas podem simular coleções decorrentes de processo infeccioso local. Os achados mais sugestivos são coleção de fluidos retroesternal, atenuação da gordura esternal com ou sem a presença de gás e derrame pleural. Disjunção do esterno é um achado frequente. Bacteriemia é comum na mediastinite pós-operatória, com incidência de cerca de 57%. Mapeamento com leucócitos marcados pode representar um avanço na diferenciação de processos infecciosos dos processos inflamatórios pós-cirúrgicos, porém ainda é um exame pouco difundido.

TRATAMENTO

A mediastinite pós-cirúrgica deve ser tratada cirurgicamente de forma agressiva, o que implica na reabertura do tórax, desbridamento dos tecidos desvitalizados, lavagem da cavidade mediastinal e fechamento precoce, utilizando retalho muscular ou omento. A instalação de irrigação contínua pode ser necessária e deverá ser mantida enquanto houver drenagem de aspecto purulento. Um método muito utilizado para o tratamento das mediastinites pós-cirúrgicas é o uso de VAC (*vacuum-assisted closure*), que consiste no fechamento da ferida operatória por meio da utilização de esponjas, por onde são introduzidos tubos ligados a um sistema de pressão negativa contínua ou intermitente. Esse sistema permite a drenagem contínua da secreção e promove uma melhor formação de tecido de granulação no leito da ferida.

O esquema antimicrobiano empírico deve ser direcionado contra bactérias hospitalares, sendo importante o conhecimento da flora do hospital envolvido na hora da escolha do mesmo. No Instituto do Coração do Hospital das Clínicas da Faculdade de Medicina da Universidade de São Paulo, entre janeiro de 2009 e dezembro de 2018, *Staphylococcus aureus* foi o principal agente envolvido, sendo responsável por 34,9% dos casos, e os estafilococos coagulase negativa por 14,6%. Assim, o esquema empírico inicial deve ser composto por um glicopeptídeo (p. ex., vancomicina), pela possibilidade da ocorrência de estafilococos oxacilina-resistentes. Entretanto, na mesma casuística observamos a ocorrência de enterobactérias em 26% e Gram-negativos não fermentadores em 10,4% dos casos, sendo importante a inclusão de drogas de amplo espectro contra bactérias Gram-negativas no esquema antimicrobiano empírico inicial. A participação da equipe que efetua o controle de infecção hospitalar, para obtenção do perfil de sensibilidade dos micro-organismos do hospital em questão, é de fundamental importância. Após o resultado de culturas, o esquema antimicrobiano deverá ser adequado aos agentes isolados. Os antimicrobianos devem ser administrados por via venosa, durante pelo menos quatro semanas. Na Figura 117.2.2, descreve-se o fluxograma para diagnóstico e tratamento da mediastinite após cirurgia cardíaca utilizado no Instituto do Coração – HCFMUSP (InCor).

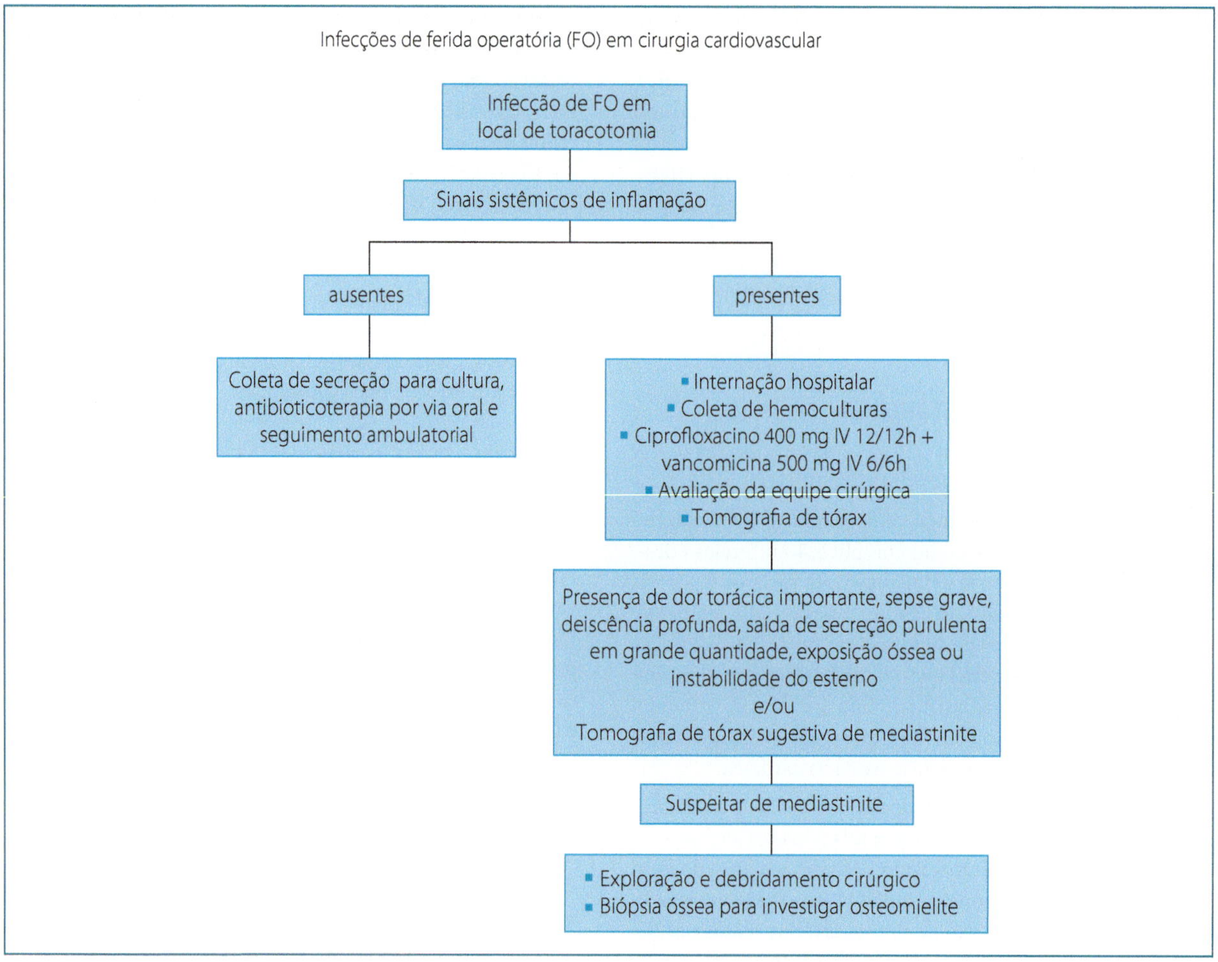

FIGURA 117.2.2 Fluxograma para diagnóstico e tratamento de mediastinite pós-operatória.
Fonte: Instituto do Coração – HCFMUSP (InCor).

PREVENÇÃO

A prevenção da mediastinite pós-cirúrgica envolve uma série de medidas que devem ser tomadas no período pré-operatório, durante o ato cirúrgico e no período pós-operatório.

As medidas pré-operatórias incluem a redução de peso, a correção de desnutrição eventualmente presente, o controle do diabetes e a interrupção do tabagismo por pelo menos 30 dias anteriores à cirurgia. Além disso, o tempo de internação pré-operatório deve ser reduzido, a fim de se diminuir o impacto da colonização do paciente por flora hospitalar. Antes da cirurgia, deve ser realizado banho com solução antisséptica e a tricotomia deve ser realizada na menor área possível, utilizando-se aparelho elétrico e até 2 horas antes da cirurgia. Além disso, é importante salientar que qualquer processo infeccioso deve ser devidamente tratado antes do procedimento cirúrgico. O uso de antibiótico profilático também ajuda a diminuir a incidência de infecções associadas ao sítio cirúrgico, tendo assim impacto na prevenção de mediastinite. A antibioticoprofilaxia deve ser iniciada durante a indução anestésica e deve ser mantida por um período de até 24 horas após o procedimento. As principais drogas utilizadas são as cefalosporinas de primeira (p. ex., cefazolina) e de segunda geração (p. ex., cefuroxima).

Durante o período intra-operatório são fatores importantes na prevenção da mediastinite a antissepsia adequada da pele, a paramentação completa da equipe cirúrgica, a degermação adequada das mãos dos membros da equipe cirúrgica e a adoção de técnica cirúrgica asséptica cuidadosa. Além disso, é importante o preparo adequado da sala de operação, com presença de pressão positiva, filtro de ar de alta eficiência, com 12 trocas de ar por hora. O número de pessoas no interior da sala deve ser limitado e a porta deve permanecer fechada. Outro fator importante é a qualidade do instrumental cirúrgico e o cuidado com sua esterilização.

No período pós-operatório, além dos cuidados com o curativo da ferida operatória é importante a prevenção e o controle das infecções de outros sítios.

BIBLIOGRAFIA SUGERIDA

Abu-Omar Y, Kocher GJ, Bosco P, Barbero C, Waller D, Gudbjartsson T et al. European Association for Cardio-Thoracic Surgery expert consensus statement on the prevention and management of mediastinitis. Eur J Cardiothorac Surg. 2017;51(1):10-29.

Akman C, Kantarci F, Cetinkaya S. Imaging in mediastinitis: a systematic review based on aetiology. Clinical Radiology. 2004;59:573-585.

Ferreira F, Santos S, Nascimento J et al. Influence of cardiopulmonary bypass on cefuroxime plasma concentration and pharmacokinetics in patients undergoing coronary surgery. European Journal of Cardio-thoracic Surgery. 2012;42:300-305.

Jamplis RW, McFadden PM. Infections of the mediastinum and the superior vena cava syndrome. In: Shields TW. General Thoracic Surgery, 3. ed. London: Lea & Febiger; 1989:1085-1095.

Karra R, McDermott L, Connelly S et al. Risk factors for 1-year mortality after postoperative mediastinitis. J Thorac Cardiovasc Surg. 2006 Sep;132(3):537-543.

Kiernan PD, Hernandez A, Byrne WD et al. Descending Cervical Mediastinitis. The Annals of Thoracic Surgery. 1998;65:1483-1488.

Macrí P, Jiménez MF, Novoa N et al. Descriptive analysis of a series of patients diagnosed with acute mediastinitis. Arch Bronconeumol. 2003;39:428-430.

Risnes I, Abdelnoor M, Almdahl SM et al. Mediastinitis after coronary artery bypass grafting risk factors and long-term survival. Ann Thorac Surg. 2010;89(5):1502-1509.

Siew SC, Gob MBChB. Post-sternotomy mediastinitis in the modern era. J Card Surg 2017;32:556-566.

Van Schooneveld TC, Rupp ME. Mediastinitis. In: Mandell GL, Bennett JE, Dolin R et al., eds. Mandell, Douglas, and Bennett's Principles and Practice of Infectious Diseases. 7. ed. Philadelphia: Churchill Livingstone; 2010:1173-1182.

Van Wingerden JJ, Maas M, Braam RL, de Moi BA. Diagnosing post sternotomy mediastinitis in the ED. Am J Emerg Med 2016;34(3):618-22.

Wang FD, Chang CH. Risk factors of deep sternal wound infections in coronary artery bypass graft surgery. J Cariovasc Surg. 2000;41:709-713.

117.3 Miocardites viróticas

Fábio Fernandes
João Henrique Rissato

INTRODUÇÃO*

A miocardite é definida como uma doença inflamatória do miocárdio caracterizada por infiltrado inflamatório, com necrose ou degeneração de miócitos, na ausência de isquemia[1]. A etiologia infecciosa é a mais frequente envolvendo vírus, bactérias, protozoários e fungos. Não obstante, toxinas, fármacos, reações de hipersensibilidade a irradiação e doenças sistêmicas, também podem estar implicadas (Quadro 117.3.1).

QUADRO 117.3.1 Etiologia das miocardites.

Infecciosa	
Vírus RNA	Picornaviruses (coxsackie A + B, echovirus, poliovirus, hepatitisvirus), *orthomyxovirus* (influenza), *paramyxoviruses* (*respiratorysyncitialvirus, mumps*), *togaviruses* (rubella), *flaviviruses* (dengue *fever, yellowfever*)
Vírus DNA	Adenovirus (A 1, 2, 3, e 5), *erythrovirus* [1 (B19V) and 2], herpesviruses (*human herpes virus* 6 A/B, *cytomegalievirus, Epstein-Barrvirus, varicella-zoster virus*), retrovirus (HIV)
Bactérias	*Chlamydia (C. pneumonia/psittacosis) haemophilusinfluence, legionella, pneumophilia, brucellaclostridium, francisellatularensis, neisseriameningitis, mycobacterium (tuberculosis), salmonella, staphylococcus, streptococcus A, S. pneumonia, tularemia, tetanus, syphilis, Vibriocholera*
Espiroquetas	*Borreliarecurrentis, leptospira, Treponema pallidum*
Reckettsia	*Coxiellaburnetii, R. rickettsii/prowazekii*
Fungos	*Actinomyces, aspergillus, candida, cryptococcus, histoplasma, nocardia*
Protozoários	*Entamoebahistolytica, leishmania, Plasmodiumfalciparum, Trypanosoma cruzi, Trypanosoma brucei, Toxoplasma gondii*
Helmintos	*Ascaris, Echinococcusgranulosus, Schistosoma, Trichinellaspiralis, Wuchereriabancrofti*
Não infecciosa	
Doenças autoimunes	Dematomiosite, artritereumatóide, síndrome de Sjogren, lúpus, granulomatose de Wegener, miocardite de célula gigante
Fármacos	Aminofilina, anfetaminas, antracíclicos, catecolaminas, cloranfenicol, ciclofosfamida, doxorubicina, 5-fluoruracil, fenitoína, mesilato, metilsergide, trastuzumab, zidovudine

Qualquer processo de infecção viral pode causar miocardite. Entre os anos de 1950 e 1990, o agente etiológico mais envolvido foi o Coxsackievirus. A partir da década de 1990, ganhou maior relevância o Adenovírus. Recentemente tem sido mais comum encontrar na biópsia endomiocárdica o herpes-vírus tipo 6 e o Parvovírus B19[2].

Em regiões da Ásia, como o Japão, o vírus da hepatite C tem sido envolvido com mais frequência como causador de

* *Nota do Editor Científico*: A bibliografia referida no texto e citada ao final foi mantida, como exceção ao padrão do livro, por se tratar de capítulo novo.

miocardite e cardiomiopatia dilatada[3]. Na África, o vírus da aids está relacionado a miocardites e cardiomiopatia dilatada, de modo associado ou não a infecções oportunistas. Em cerca de 30% das miocardites virais pode-se observar infecção por mais de um tipo de vírus. Há maior prevalência no sexo masculino, com picos de incidência em crianças e jovens adultos na faixa etária de 10 a 30 anos. Um terço dos pacientes vai desenvolver cardiomiopatia dilatada[4].

A apresentação clínica da miocardiopatia é determinada pelo agente etiológico específico. Os Enterovírus e o HHV6-A ocasionam infecção de cardiomiócitos e, consequentemente, disfunção sistólica. Já o Parvovírus B19 e HHV6-B, também causam infecção do endotélio e possível disfunção endotelial, disfunções sistólica e diastólica[5].

Epidemiologicamente, os relatos oriundos de estudos de necrópsias estimam uma incidência de miocardite entre 0,2 e 12% dependendo da população estudada[6]. A presença do genoma viral é descrita em 10 a 34% dos pacientes com cardiomiopatia dilatada[7].

FISIOPATOLOGIA

A injúria miocárdica de etiologia viral promove uma ativação complexa de mediadores e sinalizadores que determinam a lesão celular com perda de cardiomiócitos por necrose ou apoptose, além da alteração da função das células ainda intactas[8]. Deste modo, ocorre uma alteração da geometria e da função do coração. A evolução temporal da miocardite pode ser dividida nas fases aguda, subaguda e crônica (Figura 117.3.1). A importância do conhecimento destas fases cronológicas facilita a compreensão do diagnóstico, bem como das possibilidades terapêuticas. A fase aguda caracteriza-se pela presença de viremia. Nesta fase, cuja duração é de aproximadamente quatro dias, existe necrose de miócitos ocasionada pelo efeito citotóxico direto do vírus que penetra na célula por meio de receptores específicos. Após a entrada do vírus e sua replicação intracelular, ocorre a ruptura da membrana. O dano inflamatório direto decorre da exposição da molécula de miosina e induz a primeira linha de defesa contra o vírus ativando o sistema imune inato pelos receptores *toll like*[9]. Os vírus coxsackie e adenovírus se ligam aos receptores de membrana, denominado CAR (coxsackie e adenovírus receptor)[10]. Na ausência desse receptor ou de correceptores no cardiomiócito a miocardite não se desenvolve[11].

Após a agressão viral existe uma intensa ativação do sistema imune, representada pelo infiltrado de células *natural killer*, macrófagos e pela ativação de uma complexa cascata de eventos com consequente produção de citocinas (interleucina 1 e 2, interferon-γ e fator de necrose tumoral-α). Esta via de resposta é estimulada por antígenos de superfície do vírus e por meio da formação de complexos de histocompatibilidade. A ativação de vias da MAPquinase e tirosinaquinases é fundamental nesta resposta à agressão viral[12]. Nesta fase, ainda não se observam anticorpos neutralizantes virais até o 4º dia, quando os títulos virais estão ainda mais elevados. Após esse período, a produção destes anticorpos aumenta e atingem seus níveis mais elevados no 14º dia, na tentativa de eliminação do vírus no coração. Esta fase, em que o combate ao vírus é mais intenso, é definida como fase subaguda que se inicia a partir do 4º dia da inoculação e estende-se até o 14º dia. Uma vez que o sistema imune esteja ativado na tentativa de eliminação do vírus, esse processo pode ficar latente. Entretanto, parte dos vírus pode ficar alojada em órgãos linfóides e reiniciar o processo após nova onda de liberação.

A manutenção da ativação do sistema imune promove o aumento do infiltrado inflamatório com acúmulo de linfócitos T, os quais são apresentados aos fragmentos de antígenos virais pelas células de defesa iniciais que degradam a partícula viral e expõem seus antígenos. Este grupo celular é responsável por intensa produção de citocinas inflamatórias e pela ativação de uma cascata de estímulos de sistemas agressores com lesões citotóxicas das próprias citocinas, além do estímulo na liberação de espécies reativas de oxigênio promovendo desequilíbrio molecular e estrutural celular.

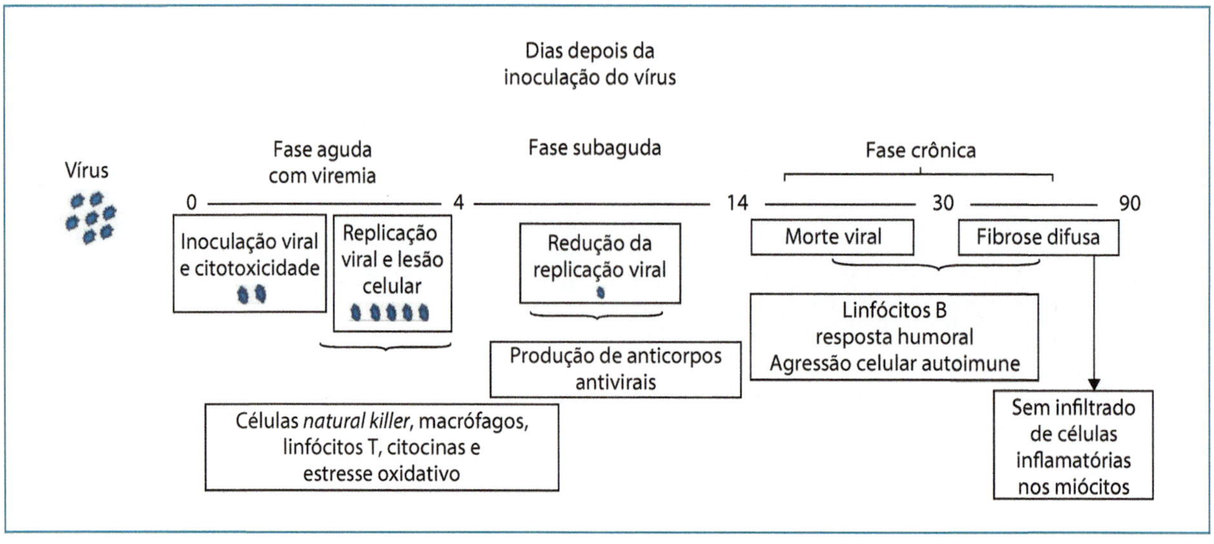

FIGURA 117.3.1 Fases evolutivas da doença.

Quando comparados com controles sadios, pacientes portadores de cardiomiopatia dilatada de etiologia inflamatória apresentam maiores contagens de linfócitos T *helper* tipo 17, um mediador inflamatório associado a miocardites já bem estabelecido em modelos de murinos[13].

A retroalimentação da inflamação e do estresse oxidativo tissular perpetua a agressão e estimula a ativação de sinalizadores que distribuem tal estímulo por todo o sincício intersticial miocárdico. Esta é a fase em que ocorre o maior dano celular miocárdico. O grande acúmulo de citocinas e a citólise mediada pela porfirina danificam os cardiomiócitos portadores do antígeno viral, na tentativa de buscar a eliminação total dessa partícula. A lesão dos cardiomiócitos pode, por sua vez, expor antígenos celulares com reação cruzada com antígeno viral promovendo então uma auto-agressão da unidade contrátil do miocárdio. Ocorre infiltração de linfócitos B, sendo que esta proporção aumenta gradativamente no decorrer do 1º ao 3º mês. Esta resposta imune humoral tem importante papel na agressão e disfunção miocárdica diretamente relacionada à reação cruzada dos antígenos virais e do cardiomiócito[14]. O soro de pacientes com miocardite apresenta múltiplos padrões imuno-histoquímicos, que podem reagir com a membrana dos miócitos, receptores beta, miosina e proteína carreadora ADP-ATP. A terceira fase inicia-se do 15º ao 90º dia após inoculação viral e caracteriza-se pela deposição de colágeno e fibrose miocárdica.

Outros mecanismos fisiopatológicos da perda de cardiomiócitos e da perda da função das células remanescentes incluem a isquemia e a disfunção endotelial.

Todas essas vias citadas são responsáveis, portanto, pelo remodelamento molecular, estrutural, geométrico e funcional do coração podendo determinar o desenvolvimento de sinais e sintomas de insuficiência cardíaca.

Embora persistam arestas de conhecimento quanto ao mecanismo primário para o desenvolvimento da cardiomiopatia dilatada a partir de um estímulo inflamatório, em que tomam parte persistência da infecção viral e autoimunidade, é ponto passivo que a evolução depende, pelo menos em parte, da susceptibilidade genética do hospedeiro, tipo do patógeno e do grau de seu mimetismo molecular[15].

DIAGNÓSTICO

EXAME CLÍNICO

A apresentação clínica da miocardite virótica é variável. Podem ocorrer desde casos assintomáticos até outros com clínica exuberante e progressiva caracterizada por choque cardiogênico e até morte súbita, como única manifestação. Crianças geralmente apresentam evolução clínica mais fulminante do que adultos[16]. Com relação ao gênero, os pacientes do sexo masculino costumam apresentar sintomas mais exuberantes[17].

Dado que os sintomas associados a miocardite aguda são inespecíficos, o médico deve manter alto grau de suspeição clínica para evitar atraso no diagnóstico e no tratamento.

Frequentemente podem ocorrer sintomas prodrômicos, tais como: febre, máculas cutâneas, mialgias, artralgias, fadiga, sintomas respiratórios e gastrointestinais.

Em jovens adultos, a miocardite aguda tipicamente se manifesta com dor torácica muito semelhante à dor causada pelo infarto agudo do miocárdio com ou sem elevação de troponinas. Deste modo, a miocardite deve ser sempre incluída como diagnóstico diferencial das síndromes coronarianas agudas[18].

As principais pistas para se suspeitar de miocardite são: taquicardia desproporcional ao quadro febril, ausência de lesão cardíaca prévia, aparecimento súbito de arritmias ou distúrbios de condução, aumento da área cardíaca ou sintomas de insuficiência cardíaca congestiva (ICC) sem causa aparente, dor torácica e insuficiência cardíaca em pacientes jovens.

Após instalação da miocardite, a manifestação clínica mais comum é a insuficiência cardíaca. Arritmias podem ser as únicas manifestações de miocardite, com ou sem dilatação das câmaras cardíacas. Em certo número de pacientes com taquicardia ventricular, sem causa aparente, quando submetidos à biópsia endomiocárdica, há o achado de processo inflamatório. A miocardite deve ser vista como causa potencial de morte súbita.

Em dados do estudo ESETICID (European Study of the Epidemiology and Treatment of inflammatory Heart Disease), 72% dos pacientes com miocardite apresentavam dispneia, 32% dor torácica e 18% arritmias[19].

Embora ECG, biomarcadores e ECO façam parte da avaliação inicial de um paciente com suspeita de miocardite, individualmente nenhum poderá determinar o diagnóstico com absoluta certeza e todos estes métodos carecem de sensibilidade.

ELETROCARDIOGRAMA

O eletrocardiograma geralmente é alterado, sendo descritas: alterações da repolarização ventricular (100%), sobrecarga ventricular esquerda (89,9%), sobrecarga atrial esquerda (83,3%), sobrecarga ventricular direita (13,9%), sobrecarga atrial direita (19,4%), bloqueio atrioventricular (11,1%), bloqueio do ramo esquerdo (11,1%), bloqueio do ramo direito (2,8%), bloqueios divisionais (11,1%), taquicardia ventricular (5,6%), taquicardia paroxística supraventricular (5,6%), fibrilação atrial (11,1%) e eletrocardiograma (ECG) normal (2,8%)[20]. A presença de onda Q e alargamento QRS ou bloqueio de ramo esquerdo são fatores prognósticos para transplante ou óbito[21].

RADIOGRAFIA DO TÓRAX

Na radiografia do tórax, a silhueta cardíaca apresenta-se normal ou aumentada, em consequência da dilatação das câmaras cardíacas. Podem estar presentes congestão pulmonar e derrames pleurais.

MARCADORES SÉRICOS

Alterações de troponinas enzimáticas sugerem necrose miocárdica, estando presentes leucocitose e velocidade de hemossedimentação elevadas. A sensibilidade dos biomarcadores cardíacos varia dependendo do tempo do início dos sintomas. Elevação da troponina correlaciona-se com a duração de sintomas por menos de um mês em pacientes com sintomas de insuficiência cardíaca.

A troponina I tem especificidade de 89%, porém sensibilidade de 34% para o diagnóstico de miocardite[22].

A pesquisa de sorologias virais possui baixa sensibilidade e especificidade, apresentando correlação de somente 4% da sorologia com a infecção viral miocárdica. Esse dado demonstra que a sorologia viral não deve ser utilizada de forma rotineira para a investigação diagnóstica da miocardite[23].

É relatado aumento nas concentrações TNF-alfa, IL1 b e IL 10 e estas citocinas correlacionam-se com risco aumentado de óbito em pacientes com miocardite[24]. Outros biomarcadores podem ser analisados como BNP, citoquinas e marcadores relacionados com a degradação da matriz extracelular como a galectina III e fator de crescimento XV.

ECOCARDIOGRAMA

O ecocardiograma pode detectar disfunção sistólica com diminuição da fração de ejeção do ventrículo esquerdo, dilatação de câmaras ventriculares e atriais, insuficiência mitral e insuficiência tricúspide secundárias e, eventualmente, disfunção diastólica. Pacientes com miocardite fulminante geralmente apresentam câmaras cardíacas com espessamento e dimensões normais quando comparados a pacientes com evolução não aguda, os quais apresentam dilatação ventricular esquerda e espessamento ventricular normal[25]. Outros achados possíveis são hipertrofia miocárdica, acinesia, discinesia, derrame pericárdico e trombose intracardíaca. As alterações segmentares podem simular infarto do miocárdio. Não obstante, a acurácia diagnóstica do ecocardiograma bidimensional convencional é limitada[26]. Muitos pacientes com miocardite aguda diagnosticada pela ressonância magnética apresentam medidas de fração de ejeção normais ao ecocardiograma. A análise da deformação miocárdica obtida pelo *speckle-tracking* bidimensional é útil em determinar a localização e o grau do envolvimento miocárdico e acrescenta informações adicionais relevantes particularmente em pacientes com fração de ejeção normal e sem alterações da contratilidade segmentar. Logstrup et al. demonstraram a validade das medidas de deformação longitudinal global para o diagnóstico de pacientes com miocardite aguda[27].

CINTILOGRAFIA MIOCÁRDICA

A detecção de inflamação pelos métodos radiosotópicos apresenta sensibilidade variável e baixa especificidade.

Vários radiofármacos são utilizados no diagnóstico de inflamação do miocárdio, entre eles o anticorpo monoclonal antimiosina marcado com In-lll ou tecnécio (^{99m}Tc). A mais estudada na literatura é a cintilografia com Gálio, que apresenta sensibilidade de 50% no diagnóstico da miocardite, sendo que sua melhor utilização diagnóstica se dá nos primeiros três meses de apresentação clínica. A recomendação para indicação de cintilografia miocárdica com Gálio é IIb, sendo recomendado apenas nos casos de suspeita de sarcoidose cardíaca.[28]

RESSONÂNCIA MAGNÉTICA

A análise pela ressonância magnética (RM) cardíaca traz informações precisas sobre as funções global e segmentar de ambos os ventrículos e sobre a caracterização tecidual do miocárdio. A presença de edema, hiperemia e fibrose pode sugerir o diagnóstico de miocardite. As três principais técnicas de ressonância comumente utilizadas na caracterização da miocardite são: as sequências ponderadas em T2, o realce miocárdico global precoce e a técnica do realce tardio.

As imagens adquiridas pelas sequências ponderadas em T2 permitem avaliar o edema miocárdico secundário ao processo inflamatório nos pacientes com miocardite aguda e podem ser tanto do tipo regional quanto global.

A presença de realce cardíaco é a técnica de escolha para avaliação de fibrose e determina prognóstico. A área de realce correlaciona-se também com inflamação ativa histopatológica (Figura 117.3.2). Marhold et al. avaliaram 21 pacientes com suspeita de miocardite pela ressonância magnética e biópsia endomiocárdica concomitante e observaram concordância histológica da biópsia com as áreas de realce tardio em 19 pacientes. O aspecto do realce tardio na miocardite, ao contrário daquele observado na doença arterial coronária, ocorre na região mesocárdica e epicárdica poupando o endocárdio[29,30,31].

Os critérios de Lake Louise atualmente definem o diagnóstico de miocardite pela RMC. A presença de dois dos três critérios resulta numa acurácia de 78%, sensibilidade de 67%, especificidade de 91%, valor preditivo positivo de 91% e valor preditivo negativo de 69%:

- presença de edema miocárdico nas imagens ponderadas em T2;
- aumento significativo da intensidade de sinal nas imagens com a técnica de realce global precoce;
- presença de áreas de necrose e/ou fibrose na sequência de realce tardio.

Diversos estudos já demonstraram que a sensibilidade e a especificidade diagnóstica são maiores durante a fase aguda[32,33]. De outro modo, a RM apresenta maior sensibilidade quando o quadro inicial da miocardite simula infarto agudo do miocárdio (80%), enquanto em cenários clínicos de cardiomiopatia e arritmias a sensibilidade é de 57% e 40% respectivamente[34].

Recomenda-se repetir a ressonância em uma ou duas semanas, nos casos em que nenhum critério esteja presente ou nos casos de sintomas de início recente, quando existe grande evidência de inflamação miocárdica. A presença de disfunção ventricular esquerda ou derrame pericárdico pode também sugerir miocardite.

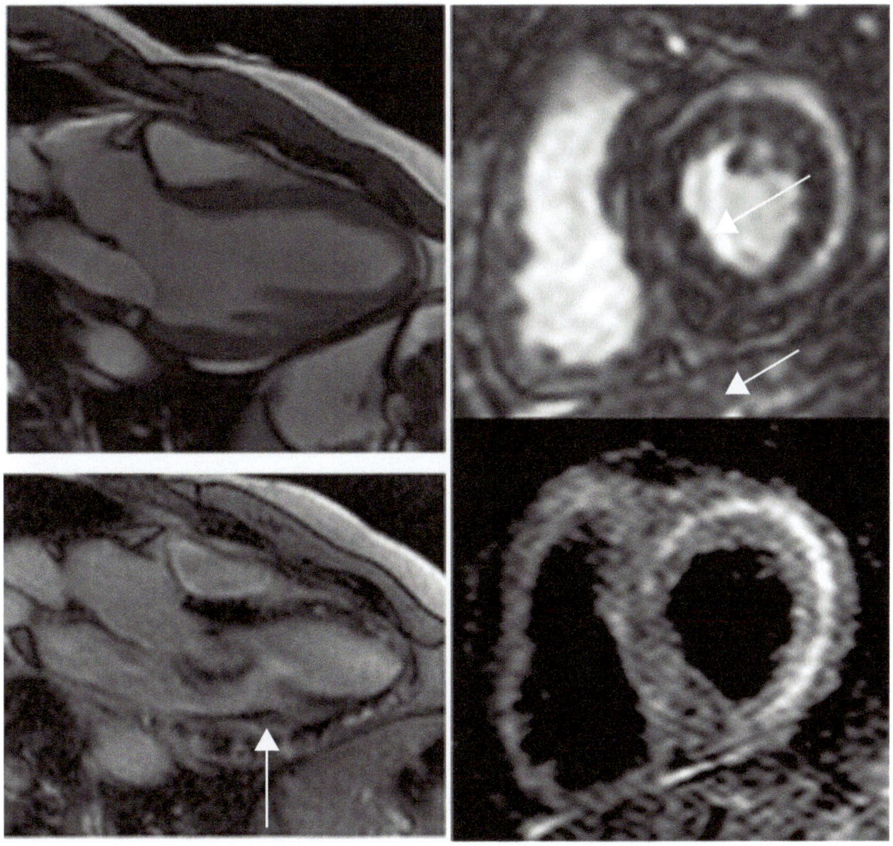

FIGURA 117.3.2 Ressonância magnética em que se observa presença de realce tardio (setas).
Fonte: Acervo da autoria.

BIÓPSIA

Conquanto o diagnóstico possa ser realizado por meio de dados clínicos em conjunto à RM, a biópsia ganha relevância em casos de insuficiência cardíaca e cardiomiopatia quando persistir o dilema diagnóstico.

É recomendada a biópsia do ventrículo esquerdo, visto que a sensibilidade aumenta em relação à biópsia do ventrículo direito isoladamente e a taxa de complicações persiste baixa em mãos experientes[35].

Embora existam limitações técnicas concernentes à baixa sensibilidade em função do possível erro amostral, a indicação da biópsia não deve ser ignorada em cenário clínico adequado (Quadro 117.3.2). Seu emprego se tornou mais frequente com o crescimento dos transplantes cardíacos, pois é o melhor método para caraterização da rejeição cardíaca.

QUADRO 117.3.2 Indicações de biópsia endomiocárdica.

Classe de recomendação	Indicações	Nível de evidência
Classe I	IC de início recente (< 2 semanas), sem causa definida, não responsiva ao tratamento usual e com deterioração hemodinâmica	B
	IC de início recente (2 semanas a 3 meses), sem causa definida e associada a arritmias ventriculares ou bloqueios atrioventriculares de 2° e 3° graus	B
Classe IIa	IC de início recente (> 3 meses e < 12 meses), sem causa definida e sem resposta à terapia-padrão otimizada	C
	IC decorrente de cardiomiopatia dilatada de qualquer duração, com suspeita de reação alérgica e/ou eosinofilia	C
Classe IIb	Arritmias ventriculares frequentes na presença ou não de sintomas, sem causa definida	C

Apesar da utilidade dos Critérios de Dallas serem inespecíficos[36], denomina-se miocardite ativa aquela caracterizada por infiltrado inflamatório celular com presença de necrose de miócitos. Já a miocardite *borderline* é caracterizada por infiltrado celular inflamatório sem evidência de lesão miocárdica. O infiltrado inflamatório pode ser linfocítico, eosinofílico ou granulomatoso[37]. Na miocardite intensa não há controvérsia entre os patologistas. O problema continua nos casos com processo inflamatório discreto. Também sabemos que a biópsia endomiocárdica confirma o diagnóstico histológico de miocardite apenas numa pequena porcentagem dos casos, apesar do alto grau de suspeição clínica. O estudo *Myocarditis Treatment Trial* demonstrou incidência de 9,6% de miocardite comprovada por biópsia endomiocárdica em pacientes com insuficiência cardíaca e suspeita de cardiopatia inflamatória[38].

A sensibilidade da biópsia aumenta quando são utilizadas técnicas de imuno-histoquímica para linfócitos T CD-3 e macrófagos CD 68[39].

No miocárdico normal pode-se encontrar pequeno número de células inflamatórias, incluindo linfócitos. É de grande importância a identificação e caracterização da população de células inflamatórias bem como o processo imune ativo. Os principais anticorpos para caracterização celular são: CD45(antígenos leucócitos) CD43 (linfócitos T), CD3 (marcador célula T), CD4 (marcador de célula T), CD8 (marcador linfócito T citotóxico), CD20 (linfócitos B) e CD68 (macrófago). Considera-se para diagnóstico de miocardite um número de 14 leucócitos/mm^2 com a presença de linfócitos T (7 células/mm^2).

Pode-se também detectar antígenos de histocompatibilidade (HLADR) do tipo I e II nas células endoteliais ou intersticiais dos cardiomiócitos ou perivasculares e da expressão de receptores na superfície celular para a adesão das células inflamatórias.

O aumento da expressão miocárdica dos antígenos de histocompatibilidade (HLADR) e das moléculas de adesão (ICAM) pode ser difuso ou localizado e usualmente está associado à presença de células inflamatórias com contagem de linfócitos T (CD3) superior a duas células por campo de microscopia ótica (× 400) que correspondem a sete células/mm^2.

Podemos estabelecer o diagnóstico de miocardite pelo escore de pontos que combina a expressão do HLADR com a presença de infiltrado inflamatório[40].

A miocardite autoimune é definida quando nenhum agente é identificado ou outra causa excluída. A miocardite autoimune pode atingir apenas o coração ou estar presente em um cenário de doença sistêmica[41].

Técnicas de biologia molecular, tais como a extração de DNA-RNA e amplificação do genoma viral por PCR permitem o diagnóstico do genoma viral. A detecção de formas replicantes de vírus no miocárdio pode sugerir efeito patogênico do vírus na miocardite, no entanto, em pacientes com longo tempo de evolução a carga viral pode ser baixa e difícil de detectar. Os resultados de genoma obtidos na biópsia devem ser analisados por dosagens concomitantes de amostras sanguíneas para afastar a possibilidade de contaminação passiva sanguínea, enquanto positividade sanguínea requer investigação adicional pela análise quantitativa de PCR.

Utilizando as técnicas de biologia molecular PCR ou transcriptase reversa, Calabrese et al. analisaram 59 biópsias endomiocárdicas de 48 pacientes consecutivos (< 18 anos) com diagnóstico clínico e histológico de miocardite empregando *primers* para amplificar sequências de vírus do ácido desoxirribonucléico (DNA, *deoxyribonucleicacid*) e do RNA. Genoma viral foi encontrado em 20 pacientes (49%): 12/26 (46%) com miocardite, 6/13 (46%) pacientes com cardiomiopatia dilatada[42]. Enterovírus foram os agentes mais comumente encontrados na cardiomiopatia dilatada (72%) e os adenovírus e enterovírus foram os mais prevalentes na miocardite (36%). Também observaram que nos casos em que havia presença do genoma viral, existia também infiltrado inflamatório, lesão miocárdica, assim como pior função ventricular.

Dessa forma, a biópsia endomiocárdica (Figura 117.3.3) ressurge como importante método complementar na caracterização de inflamação cardíaca e a base para definir o tratamento imunossupressor ou antiviral.

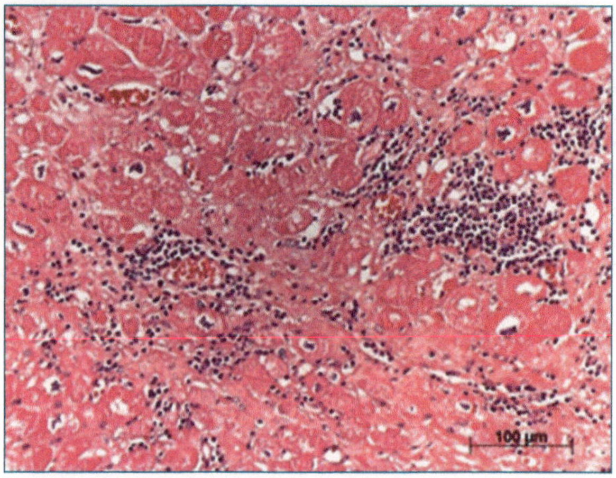

FIGURA 117.3.3 Cardiomiopatia dilatada inflamatória com miocardite crônica – infiltrado de células mononucleares de moderada intensidade, fibrose intersticial e hipertrofia de cardiomiócito. *Fonte:* Acervo da autoria.

TRATAMENTO

Vários fatores clínicos e etiopatogênicos influenciam na decisão quanto ao tipo de terapêutica a ser implementada e no prognóstico da resposta terapêutica. Entre eles temos idade, sexo, o agente etiológico, o grau de disfunção ventricular, a fase fisiopatológica em que se encontra a agressão miocárdica, a forma clínica de apresentação, a presença de carga viral persistente no miocárdio e a presença de títulos elevados de auto-anticorpos para componentes do cardiomiócito[43].

As indicações clínicas para o tratamento da miocardite são a presença de disfunção ventricular progressiva ou aguda fulminante, arritmias ventriculares frequentes sintomáticas com valor prognóstico e distúrbios de condução atrio-ventricular avançados. O tratamento tem como objetivo a melhora da função ventricular e das condições clínicas do paciente, com consequente melhora da sobrevida. Os alvos terapêuticos são:

1. tratamento específico do agente etiológico identificado pela biopsia endomiocárdica;

2. terapia imunossupressora para controle da agressão inflamatória;

3. terapia antiviral na identificação de infecção viral miocárdica associada a agressão inflamatória;

4. tratamento da insuficiência cardíaca descompensada e da disfunção com remodelagem ventricular;

5. prevenção de morte súbita[44].

1. Tratamento específico da etiologia de miocardite

Diversos agentes etiológicos das miocardites, como miocardite por células gigantes, por doenças granulomatosas como sarcoidose, ou a auto-imune como miocardite eosinofílica, podem ser identificadas por meio da biopsia endomiocárdica, permitindo quando diagnosticados precocemente, estabelecer um tratamento específico, com benefícios na melhora da função ventricular e na sobrevida.

A miocardite por células gigantes apresenta prognóstico com baixa sobrevida ao tratamento clínico convencional para insuficiência cardíaca[45]. A terapêutica imunossupressora combinada, com ciclosporina e corticoide, associado ou não a pré-tratamento com muromonad-CD3, demonstrou importante melhora na sobrevida em pacientes tratados sem transplante cardíaco[46,47]. O transplante cardíaco é uma opção terapêutica para maior sobrevida, mas apresenta resultados que são inferiores aos dos pacientes transplantados por outras patologias (68% *vs* 22% em 5 anos), podendo apresentar recidiva da doença em até 30% dos casos. De forma pouco frequente, a miocardite por células gigantes pode se manifestar com quadro clínico de miocardite fulminante sendo necessária a instalação de suporte mecânico circulatório temporário como ponte para transplante cardíaco[48,49]. Na miocardite por sarcoidose, a terapêutica com corticosteroide determina melhora da função ventricular e aumento da sobrevida[50,51]. O tempo de manutenção da terapêutica não está bem definido, devendo ser entre 6 e 12 meses. Alguns autores sugerem a manutenção por tempo indeterminado do corticoide, em decorrência de relatos de recidiva da doença ou de morte súbita após a suspensão do tratamento. Nos pacientes com relato de síncope ou que apresentam taquiarritmias ventriculares frequentes, está indicado o implante de cardio-desfibrilador (CDI) para prevenção da morte súbita, e naqueles com bloqueios atrioventriculares avançados o implante de marcapasso[52].

Na miocardite eosinofílica, o tratamento é a imunossupressão com o mesmo esquema terapêutico utilizado para a miocardite linfocítica. Utiliza-se corticoide na dose inicial 1 mg/kg por 2 semanas, seguido por redução de 10 mg/semana por 4 semanas até alcançar a dose de manutenção de 10 mg, com duração total do tratamento de 6 meses. A imunossupressão tem demonstrado benefício na regressão do infiltrado inflamatório e melhora da função ventricular[53].

2. Terapia imunossupressora para controle da resposta inflamatória na miocardite linfocítica

O benefício da utilização da terapia imunossupressora tem sido avaliado em vários estudos clínicos, dado o papel da agressão linfocitária na gênese do desenvolvimento da lesão[54]. Estudos não controlados com grande variedade de terapias imunossupressoras também demonstraram redução da atividade inflamatória com melhora da função ventricular. Com base nesse conceito de autoimunidade, vários estudos clínicos têm foram conduzidos em humanos, com resultados diversos. Parrillo et al.[55] demonstraram benefício na melhora da função ventricular com a utilização de prednisona *versus* placebo em pacientes com cardiomiopatia dilatada e com evidências de infiltrado infamatório miocárdico. Mason et al.[56] avaliaram 110 pacientes com critério diagnóstico de Dallas positivo para miocardite, com até 24 meses de início da doença. Os pacientes foram randomizados para terapia imunossupressora com prednisona associada com azatioprina ou ciclosporina. O objetivo primário do estudo foi avaliar a melhora da função ventricular. Os resultados demonstraram ausência de benefício da imunossupressão na melhora da função ventricular e na redução da mortalidade em relação ao tratamento usual de insuficiência cardíaca. Vários fatores na metodologia empregada no estudo podem ter influenciado como a utilização dos critérios de Dallas para o diagnóstico da miocardite e a ausência de pesquisa viral. Portanto, diversos pacientes submetidos a imunossupressão poderiam estar com infecção viral, o que pode ter comprometido o benefício da terapêutica imunossupressora. Wojnicz et al.[57], em um estudo semelhante ao realizado por Mason et al.[56], utilizaram a técnica de imuno-histoquímica para antígenos de histocompatibilidade do tipo 2 (HLADR) para estabelecer o diagnóstico de miocardite e não os critérios de Dallas. Ao final de três meses de tratamento, demonstraram significativo aumento da fração de ejeção do ventrículo esquerdo associado a redução dos diâmetros cavitários em 71,8% dos pacientes que foram submetidos a terapia imunossupressora com prednisona e azatioprina *versus* 20,9% dos pacientes no grupo placebo. Estes benefícios se mantiveram ao final de dois anos de seguimento. Os resultados deste estudo trazem a questão de que o diagnóstico de miocardite pelos critérios de Dallas apresenta menor acurácia no diagnóstico de inflamação miocárdica do que pelo método de imuno-histoquímica. Isto se deveria à presença de infiltrado linfocitário com miocitólise encontrado de forma significativa na fase inicial da miocardite, sendo não significativa a sua expressão em fases evolutivas mais tardias. Outra limitação é que a miocitólise é focal, geralmente associada aos locais de infecção viral, o que limita a sua detecção pela biópsia endomiocárdica. Já a expressão de HLADR por imuno-histoquímica encontra-se aumentada em todas as fases evolutivas da miocardite e sua localização é difusa, pois a ativação decorre da ação de citocinas. Estes aspectos indicam que o diagnóstico histológico de miocardite deve ser realizado associando a avaliação histológica pelos critérios de Dallas à análise por imuno-histoquímica. Outro fator determinante da resposta à terapia imunossupressora é a presença viral no miocárdio e de autoanticorpos[58]. Frustaci et al.[59,60] demonstraram a presença de genoma viral no miocárdio de 85% dos pacientes que não responderam à terapia imunossupressora e em 14% dos que responderam. Também observaram a presença de auto anticorpos para o miocárdio em 90% dos pacientes que responderam à terapia imunossupressora e em nenhum paciente que não apresentou resposta. Montera et al.[54] demonstraram que a presença de intensa atividade inflamatória imuno-histoquímica é indicador de menor resposta à terapêutica imunossupressora, provavelmente por maior grau de comprometimento miocárdico em decorrência da maior agressão pela resposta inflamatória, em pacientes sem infecção viral.

O estudo TIMIC (Immunosuppressive Therapy in Patients With Virus Negative Inflammatory Cardiomyopathy)[61] foi o primeiro estudo clínico randomizado, placebo controlado, no qual foi demonstrado o benefício da terapêutica imunossupressora de corticoide com azatioprina, em pacientes com miocardite diagnosticada por biópsia endomiocárdica por critérios de imuno-histoquímica, associado à ausência de infecção viral. Após seis meses de seguimento, foi observada melhora da função ventricular e regressão do infiltrado inflamatório em 88% dos pacientes tratados, e ausência de melhora da função ventricular em todos os pacientes do grupo placebo com persistência da agressão inflamatória em 80% dos casos.

Portanto, para a utilização da terapêutica imunossupressora, é necessária a detecção de infiltrado inflamatório associado a ausência de infeção viral.

ESQUEMAS TERAPÊUTICOS PARA TRATAMENTO DA MIOCARDITE LINFOCÍTICA

No tratamento com imunossupressão da miocardite linfocítica, os principais estudos utilizaram a associação de prednisona com azatioprina, com esquemas terapêuticos diversos com posologias e tempo de tratamentos distintos:

- Prednisona 1 mg/kg/dia por 4 semanas, seguido de 0,33 mg/kg/dia por 5 meses, associado com azatioprina 2 mg/kg/dia por 6 meses.
- Prednisona dose de 1 mg/kg/dia por 12 dias, depois a cada 5 dias uma redução de 5 mg/dia, até a dose de manutenção de 0,2 mg/kg/dia, num total de 90 dias, associado com Azatioprina 1 mg/dia.
- Prednisona dose inicial de 1,25 mg/kg/dia por 1 semana, depois reduzida a 0,08 mg/kg por semana até alcançar a dose de 0,33 mg/kg/dia até a 12ª semana. Esta dose é mantida até a 20ª semana, para depois ser reduzida 0,08 mg/kg a cada semana até 24ª semana. Azatioprina na dose de 1 mg/kg/dia a cada 12 horas por 24 semanas.
- Prednisona 1 mg/kg/dia por 4 semanas. Depois progressivamente reduzir a dose: 5ª a 12ª semana em 0,08 mg/kg/dia/semana; 13ª a 20ª semanas manter a dose de 0,3 mg/kg/dia; 21ª a 24ª semanas, reduzir em 0,08 mg/kg/dia/semana. Azatioprina na dose de 2 mg/kg/dia por 24 semanas.

3. Terapia antiviral

A terapia antiviral estará na dependência do tipo de vírus e se o vírus encontrado é o provável agente responsável pela agressão inflamatória. As características que indicam o vírus agressor estão relacionadas à presença de número aumentado de cópias no tecido e de replicação viral[63]. Cerca de 30% das infecções virais podem ter mais de um agente envolvido.

- Tipos de vírus e terapêutica antiviral:
  - **Enterovírus, Adenovírus:** Interferon-β.
  - **Parvovírus – Eritrovírus:** imunoglobulina (infecção aguda), interferontipo1 (infecção crônica).
  - **Epstein-Barr vírus, Citomegalovírus:** Ganciclovir;
  - **Herpes *simplex*, varicela:** aciclovir.
  - **Hepatite C:** Interferon-α + ribavarin.
  - **HIV:** antirretroviral.

A utilização do Interferon-β foi avaliada por Kuhl et al.[64] para pacientes com miocardite e disfunção ventricular e pesquisa positiva de PCR para Enterovírus ou Adenovírus no miocárdio que foram submetidos a terapia com Interferon-β subcutâneo pelo período de seis meses. Observaram que a esterilização viral em todos os pacientes esteve associada com significativa redução dos diâmetros cavitários e melhora da fração de ejeção do ventrículo esquerdo. O Interferon-β também apresenta papel de proteção contra a infecção por Coxsackie vírus B3, como demonstrado por Deonarain et al.[65], em modelo experimental.

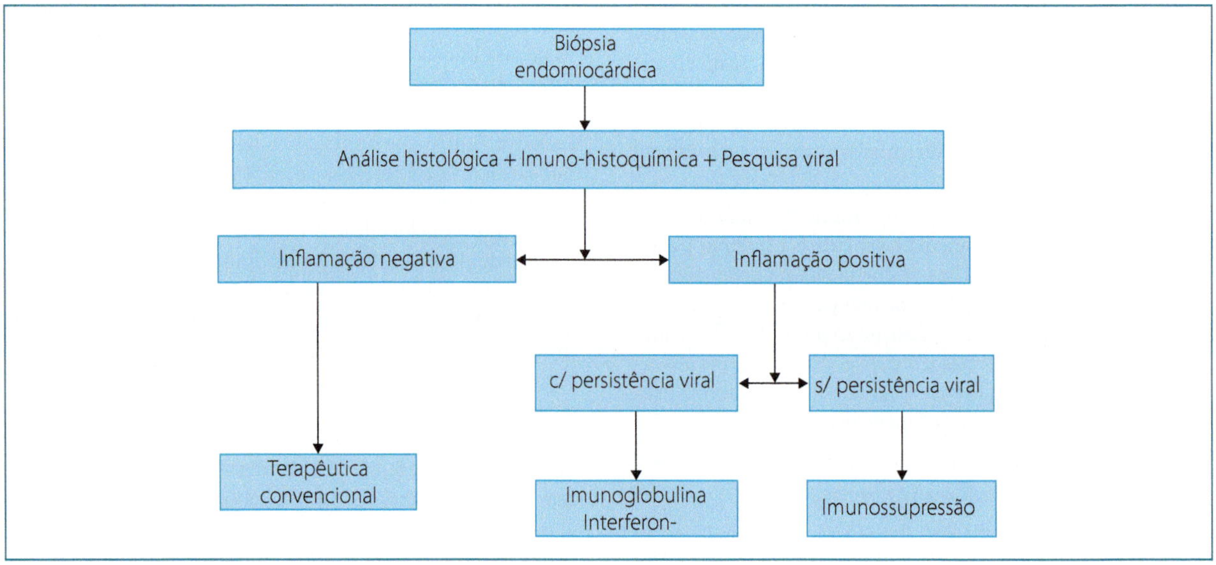

FIGURA 117.3.4 Fluxograma terapêutico da miocardite[62].

Em estudo multicêntrico europeu, placebo-controlado (estudo BICC), 143 pacientes com cardiomiopatia dilatada crônica inflamatória viral foram tratados com Betainterferon (IFN-β -1b) *versus* placebo. O tratamento com IFN-β 1B reduziu significativamente a carga viral de enterovírus e obteve menor atuação sobre a eliminação do PVB19. Não se observou melhora significativa na função ventricular, alcançando somente melhora quanto à classe funcional da NYHA e na avaliação da qualidade de vida[66].

As imunoglobulinas têm ação na modulação da resposta imune, além do mecanismo antiviral, que resulta em diminuição da inflamação miocárdica pela *downregulation* de citocinas pró-inflamatórias, as quais possuem efeito inotrópico negativo direto. Em 1994, Drucker et al.[67] publicaram um estudo de 46 crianças com insuficiência cardíaca de início recente por miocardite. Após um ano, o grupo que recebeu gamaglobulina endovenosa na dose de 2 g/kg mostrou melhora significativa da fração de ejeção, diminuição da cavidade ventricular esquerda e tendência a melhor sobrevida. O estudo IMAC (The Intervention in Myocarditis and Acute Cardiomyopathy)[68] avaliou a ação das imunoglobulinas na função ventricular em pacientes com cardiomiopatia dilatada de recente começo ou miocardite. Ao fim de 12 meses de acompanhamento não se encontrou diferenças na melhora na fração de ejeção ventrículo esquerdo entre os pacientes que receberam imunoglobulina (IVIG) em relação ao placebo. Gullestad et al.[69] demonstraram que com infusão mais prolongada de imunoglobulina (0,4 g/kg por 5 dias, e mensalmente por 5 meses infusão de 0,4 g/kg) em pacientes com cardiomiopatia dilata houve melhora significativa da função ventricular associada a aumento dos níveis séricos de citocinas anti-inflamatórias e redução do peptídeo natriurético atrial. Portanto, a terapia imunomoduladora com imunoglobulina apresenta potencial benefício nos pacientes com miocardite aguda com presença viral no miocárdio ou nas formas com altos níveis séricos de auto anticorpos. No entanto, novos estudos são necessários

4. Tratamento da insuficiência cardíaca descompensada e da disfunção e remodelagem ventricular

O tratamento da insuficiência cardíaca deve seguir as atuais diretrizes terapêuticas da insuficiência cardíaca aguda e crônica[70]. A terapêutica estará direcionada de acordo com as três formas de apresentação clínica da miocardite com insuficiência cardíaca: cardiomiopatia dilatada assintomática; insuficiência cardíaca aguda e miocardite fulminante. O tratamento inclui, além do uso dos fármacos, a utilização do suporte mecânico circulatório para as formas mais avançadas e de difícil controle terapêutico[71].

Os betabloqueadores possuem, além dos benéficos de melhora da função e remodelagem ventricular, melhora na sobrevida e redução da reinternação, ação anti-inflamatória e de redução de liberação de citocinas[72].

A inibição ou bloqueio da enzima conversora de angiotensina determina significativa redução da atividade inflamatória e desenvolvimento de necrose com consequente miocárdica, demonstrada em modelos animais de miocardite viral e autoimune[73,74]. Os antagonistas da aldosterona têm efeitos anti-inflamatórios com ações na fibrose e remodelagem miocárdica, demonstrados em modelo animal[75]. Portanto, os pacientes com miocardite comprovada devem fazer uso de betabloqueadores e IECA/BRA, aprovados para uso na insuficiência cardíaca, independentemente da presença de sintomas ou de disfunção ventricular, pelo período mínimo de 12 meses.

5. Prevenção de morte súbita

Os pacientes devem ser avaliados quanto ao risco de morte súbita. Utiliza-se o Holter de 24 horas e o teste ergométrico para pesquisa de arritmias ventriculares frequentes ou com potencial de malignidade. A história clínica de morte súbita abortada, ou de arritmias ventriculares associadas a sintomas de lipotímia, síncope, ou palpitações intensas são indicadores para implante de CDI para prevenção de morte súbita. A presença de disfunção ventricular ou a detecção de extensa fibrose miocárdica na ressonância magnética são fatores predisponentes para o desenvolvimento de arritmias ventriculares e devem motivar uma investigação mais intensa para se estabelecer o risco de morte súbita[76]. O diagnóstico de miocardite por sarcoidose ou miocardite de células gigantes, também indica o implante de CDI em decorrência da alta incidência de arritmias e morte súbita neste pacientes[52]. O exercício físico exerce sobre o miocárdio inflamado efeito deletério ao promover a piora da disfunção e dilatação ventricular e favorecimento de arritmias de caráter automático difuso, em decorrência do aumento do estresse transmural e trabalho miocárdico, associado ao incremento do estímulo simpático. Na fase aguda da miocardite a atividade física aeróbica e não aeróbica de treino ou competição deve ser evitada usualmente nos primeiros seis meses após o diagnóstico, particularmente na presença de disfunção ou dilatação ventricular ou de arritmias ventriculares frequentes. A presença de sinais de fibrose miocárdica na ressonância magnética, assim como o desenvolvimento ou agravamento de arritmias ventriculares durante o teste de esforço, são fatores que indicam maior predisposição ao desenvolvimento de morte súbita durante o exercício. Os pacientes que venham a evoluir com disfunção ventricular, uma vez que estejam plenamente medicados e estáveis, devem ser submetidos a programa de reabilitação cardiovascular e, apenas ulteriormente poderão ser liberados para atividade física aeróbica e musculação de intensidade moderada[77].

FASE DE CARDIOMIOPATIA DILATADA CRÔNICA

Um pequeno estudo com 17 pacientes com cardiomiopatia dilatada crônica e altas cargas virais de Parvovírus B19 mostrou melhora da fração de ejeção ventricular e melhora da classe funcional após tratamento com imunoglobulina[78], porém estes achados não são robustos e de rotina não há evidência de benefício do tratamento usual com corticoides ou imunoglobulina endovenosa para pacientes com cardiomiopatia dilatada idiopática.

Caso estes pacientes apresentem níveis séricos elevados de autoanticorpos contra as estruturas do cardiomiócito, a possibilidade terapêutica que vem sendo investigada é a imunoadsorção. Tal método se baseia na remoção dos autoanticorpos por filtração do plasma utilizando um filtro anti-gamaglobulina. Após a sua retirada a gamaglobulina pode ser tratada e devolvida ao paciente para evitar infecções. A imunoadsorção também depleta uma variedade de imunoglobulinas circulantes incluindo, além dos autoanticorpos, alo-anticorpos e imunocomplexos circulantes. Têm sido demonstradas melhora da função ventricular e redução dos volumes cavitários de pacientes com cardiomiopatia dilatada e ativação inflamatória por antígeno leucocitário (HLA-DR) com níveis elevados de autoanticorpos, após uma única sessão de imunoadsorção[79,80].

Estes benefícios sem mantêm em longo prazo com a repetição mensal de novas sessões pelo período de seis meses.

BIBLIOGRAFIA SUGERIDA

1. Elamm C, Fairweather D, Cooper LT. Republished: pathogenesis and diagnosis of myocarditis. Postgrad Med J. 2012; 88(1043):539-44.
2. Bozkurt B, Colvin M, Cook J et al. Current diagnostic and treatment strategies for specific dilated cardiomyopathies: a scientific statement from the American Heart Association. Circulation. 2016;134:e579–e646.
3. Matsumori A, Shimada T, Chapman NM, Tracy SM, Mason JW. Myocarditis and heart failure associated with hepatitis C virus infection. J Card Fail 2006;12:293-298.
4. Cooper LT Jr, Keren A, Sliwa K et al. The global burden of myocarditis: part 1: a systematic literature review for Global Burden of Diseases, Injuries and Risk Factors. 2010 study. Glob Heart 2014; 9:121-129.
5. Montera MW, Mesquita ET, Colafranceschi AS, de Oliveira AC Jr, Rabischoffsky A, Ianni BM, et al. I Brazilian guidelines on myocarditis and pericarditis. Arq Bras Cardiol. 2013;100(4 Suppl 1):1-36.
6. Kytö V, Saraste A, Voipio-Pulkki LM, Saukko P. Incidence of fatal myocarditis: a population-based study in Finland. Am J Epidemiol. 2007;165 (5):570-4.
7. Kawai C, Matsumori A. Dilated cardiomyopathy update: infectious-immune theory revisited. Heart Fail Rev. 2013;18(6):703-14.
8. Liu PP, Mason JW. Advances in the understanding of myocarditis. Circulation. 2001;104(9):1076-82.
9. Zhang P, Cox Cj, Alvarez KM, Cunninghem MW. Cutting edge: cardiac myosin activates innate immune responses through TLRs. J Immunol 2009;183:27-31.
10. Kaur T, Mishra B, Saikia UN, Sharma M, Bahl A, Ratho RK. Expression of coxsackievirus and adenovirus receptor and its cellular localization in myocardial tissues of dilated cardiomyopathy. ExpClinCardiol. 2012;17(4):183-186.
11. Shi Y, Chen C, Lisewski U et al. Cardiac deletion of the Coxsackievirus-adenovirus receptor abolishes Coxsackievirus B3 infection and prevents myocarditis in vivo. J Am Coll Cardiol 2009; 53:1219-1226.
12. Elamm C, Fairweather D, Cooper LT. Republished: pathogenesis and diagnosis of myocarditis. Postgrad Med J. 2012; 88(1043):539-44.
13. Baldeviano GC, Barin JG, Talor MV et al. Interleukin 17A is dispensable for myocarditis but essential for the progression to dilated cardiomyopathy. Circ Res 2010; 106: 1646-1655.
14. Kuhl U, Pauschinger M, Seeberg B et al. Viral persistence in the myocardium is associated with progressive cardiac dysfunction. Circulation 2005; 112: 1965-1970.
15. Heyman S, Erokcsson U, Lehtonen J, Cooper LT Jr. The quest for new approaches in myocarditis and inflammatory cardiomyopathy. J Am Coll Cardiol 2016; 68:2348-2364.
16. Amabile N, Fraisse A, Bouvenot J, Chetaille P, Ovaert C. Outcome of acute fulminant myocarditis in children. Heart 2006;92:1269-73.
17. Cocker MS, Abdel-Aty H, Strohm O, Friedrich MG. Age and gender effects on the extent of myocardial involvement in acute myocarditis: a cardiovascular magnetic resonance study. Heart 2009;95:1925-30.
18. Wu C, Singh A, Collins B et al. Causes of troponin elevation and associated mortality in young patients. Am J Med 2018; 131:282-292.
19. Maisch B et al. The European Study of Epidemiology and Treatment of Cardiac Inflammatory Disease. Eur Heart J. 1995 Dec; 16 Suppl 0: 173-5.
20. Grimm W, Glaveris C, Hoffmann J, Menz V, Muller HH, Hufnagel G et al. Arrhythmia risk stratification in idiopathic dilated cardiomyopathy based on echocardiography and 12-lead, signal-averaged, and 24-hour Holter electrocardiography. Am Heart J 2000;140:43–51.
21. Mady C, Moffa PJ, Barretto AC, Ianni BM, Vianna C de B, Arteaga-Férnandez E et al. O eletrocardiograma em pacientes portadores de miocardite linfocitária ativa. ArqBrasCardiol. 1988;50:43-6.
22. Lauer B, Niederau C, Kuhl U, Schannwell M, Pauschinger M, Strauer BE et al. Cardiac troponin T in patients with clinically suspected myocarditis. J Am CollCardiol. 1997;30:1354-9.
23. Mahfoud F, Gärtner B, Kindermann M, Ukena C, Gadomski K, Klingel K et al. Virus serology in patients with suspected myocarditis: utility or futility? Eur Heart J. 2011;32(7):897-903.
24. Carniel E, Sinagra G, Bussani R, Di Lenarda A, Pinamonti B, Lardieri G et al. Fatal myocarditis: morphologic and clinical features. Ital Heart J. 2004;5(9):702-6.
25. Felker GM, Boehmer JP, Hruban RH, Hutchins GM, Kasper EK, Baughman KL, Hare JM. Echocardiographic findings in fulminant and acute myocarditis. J Am CollCardiol. 2000;36:227-32.
26. Wiotzkey BL et al. Diagnostic role of strain imagin in atypical myocarditis by echocardiography and cardiac MRI. Pediatr Radiol. 2018 Jun; 48(6):835-842.
27. Logstrupp BB et al. Myocardial edema in acute myocarditis detected by echocardiographic 2D myocardial deformation analysis. Eur Heart J Cardiovasc Imaging 2016 Sep;17(9): 1018-26.
28. Montera MW, Pereira Y, Silva EL, Takiya C, Mesquita ET. Accuracy of noninvasive methods to diagnose chronic myocarditis in patients with dilated cardiomyophaty. Eur J Heart Fail. 2011;S10: S162–S165.
29. Friederich MG, Strohm O, Schulz-Menger J. Contrast media-enhanced magnetic resonance imaging visualizes myocardial changes in the course of viral myocarditis. Circulation, 1998;97:1802-9.
30. Friedrich MG, Sechtem U, Schulz-Menger J, Holmvang G, Alakija P, Cooper LT et al. International Consensus Group on Cardiovascular Magnetic Resonance in Myocarditis. Cardiovascular magnetic resonance in myocarditis: a JACC White Paper. J Am CollCardiol. 2009;53(17):1475-87.
31. Mahrholdt H, Goedecke C, Wagner A et al. Cardiovascular magnetic resonance assessment of human myocarditis: a comparison to histology and molecular pathology. Circulation. 2004;109(10):1250-8.

32. Lurz P, Luecke C, Eitel I et al. Comprehensive cardiac magnetic resonance imaging in patients with suspected myocarditis: the MyoRacer Trial. J Am Coll Cardio 2016: 67:1800-1811.
33. Lurz P, Eitel I, Adam J et al. Diagnostic performance of CMR imaging compared with EMB in patients with suspected myocarditis. JACC Cardiovasc Imaging 2012;5:513-524.
34. Francone M, Chimenti C, Galea N et al. CMR sensitivity varies with clinical presentation and exten of cell necrosis in biopsy-proven acute myocarditis. JACC Cardiovasc Imagin 2014; 7:254-263.
35. Cooper LT Jr. Role of left ventricular biopsy in the management of heart disease. Circulation 2013; 128: 1492-1494.
36. Baughman KL. Diagnosis of myocarditis: death of Dallas criteria. Circulation 2006; 113:593-595.
37. Aretz HT, Billingham ME, Edwards WD, Parker MM, Factor SM et al. Myocarditis: a histopathologic definition and classification. Am J CardiovascPathol. 1987;1:3-14.
38. Hahn EA et al. The Myocarditis Treatment Trial: design, methods and patients enrollment. Eur Heart J. 1995 Dec; 16 Suppl 0: 162-167.
39. Leone O, Veinot JP, Angelini A et al. 2011 consensus statement on endomyocardial biopsy from the Association for European Cardiovascular Pathology and the Society for Cardiovascular Pathology. Cardiovasc Pathol 2012; 21:245-274.
40. Basso C, Calabrese F, Angelini A, Carturan E, Thiene G. Classification and histological, immunohistochemical, and molecular diagnosis of inflammatory myocardial disease. Heart Fail Rev.2013;18(6):673-81.
41. Caforio AL, Marcolongo R, Jahns R, Fu M, Felix SB, Iliceto S. Immune-mediated and autoimmune myocarditis: clinical presentation, diagnosis and management. Heart Fail Rev. 2013;18:715-32.
42. Calabrese F, Rigo E, Milanesi O, Boffa GM, Angelini A, Valente M et al. Molecular diagnosis of myocarditis and dilated cardiomyopathy in children: clinicopathologic features and prognostic implications. Diagn Mol Pathol. 2002;11:212-21.
43. Caforio AL, Pankuweit S, Arbustini E et al. Current state of knowledge on aetiology, diagnosis, management, and therapy of myocarditis: a position statement of the European Society of Cardiology Working Group on Myocardial and Pericardial Diseases. Eur Heart J 2013; 34:2636-2648; 2648a2648d.
44. Borjesson M, Pelliccia A. Incidence and aetiology of sudden cardiac death in young athletes: an international perspective. Br J Sports Med. 2009;43:644-8.
45. Cooper I, Berry GJ, Shabetai R. For The Multicenter Giant Cell Myocarditis Study Group Investigators. Idiopathic Giant-Cell Myocarditis – natural history and treatment. N Engl J Med. 1997;336:1860-6.
46. Grant SC. Giant cell myocarditis in a transplanted heart. Eur HeartJ. 1993;14:1437.
47. Grant SC. Recurrent giant cell myocarditis after transplantation. J Heart Lung Transplant. 1993;12:155-6.
48. Cooper DK, Schlesinger RG, Shrago S, Zuhdi N. Heart transplantation for giant cell myocarditis. J Heart Lung Transplant. 1994;13:555.
49. Davies RA, Veinot JP, Smith S, Struthers C, Hendry P, Masters R. Giant cell myocarditis: clinical presentation, bridge to transplantation with mechanical circulatory support, and long-term outcome. J Heart Lung Transplant. 2002;21:674-9.
50. Yazaki Y, Isobe M, Hiroe M. Prognostic determinants of long-term survival in Japanese patients with cardiac sarcoidosis treated with prednisone. Am J Cardiol. 2001;88:1006-10.
51. Chiu CZ, NakataniS, Zhang G, Tachibana T, Ohmori F, Yamagishi M et al. Prevention of left ventricular remodeling by long-term corticosteroid therapy in patients with cardiac sarcoidosis. Am J Cardiol. 2005;95:143-6.
52. Epstein AE, Dimarco JP, EllenbogenKA et al. ACC/AHA/HRS 2008 guidelines for device-based therapy of cardiac rhythm abnormalities. Circulation. 2008;117:2820-40.
53. Kawano S, Kato J, Kawano N, Yoshimura Y, Masuyama H, Fukunaga T et al. Clinical features and outcomes of eosinophilic myocarditis patients treated with prednisolone at a single institution over a 27-year period.Intern Med. 2011;50(9):975-81.
54. Montera WM, Almeida DR, Mesquita ET, Villacorta H, Mesquita CT, Takiya C et al. Predictors of left ventricular function improvement after immunosuppression therapy in patients with active lymphocytic myocarditis. J Cardiac Fail. 2004; 10(4):S82.
55. Parrillo JE, Cunnion RE, Epstein SE, Parker MM, Suffredini AF, Brenner M et al. A prospective randomized, controlled trial of prednisone for dilated cardiomyopathy. N Engl J Med.1989;321:1061–8.
56. Mason JW, O'connell JB, Herskowitz A, Rose NR, McManus BM, Billingham ME et al. A clinical trial of immunosuppressive therapy for myocarditis. N Engl J Med. 1995;333:269-75.
57. Wojnicz R, Nowalany-Kozielska E, Wojciechowska C, Glanowska G, Wilczewski P, Niklewski T et al. Randomized, placebo-controlled study for immunosuppressive treatment of inflammatory dilated cardiomyopathy: two-year follow-up results. Circulation. 2001;104:39-45.
58. Why HJ, Meany BT, Richardson PJ, Olsen EG, Bowles NE, Cunningham L et al. Clinical and prognostic significance of detection of enteroviral RNA in the myocardium of patients with myocarditis or dilated cardiomyopathy. Circulation. 1994;89:2582-9.
59. Frustaci A, Russo MA, Chimenti C. Randomized study on the efficacy of immunosuppressive therapy in patients with virus-negative inflammatory cardiomyopathy: the TIMIC study. Eur Heart J. 2009; 30:1995–2002.
60. Frustaci A, Chimenti C, Calabrese F, Pieroni M, Thiene G, Maseri A. Immunosuppressive therapy for active lymphocytic myocarditis virological and immunologic profile of responders versus nonresponders. Circulation. 2003; 107:857-63.
61. Frustaci A, Chimenti C. Immunosuppressive therapy in virus-negative inflammatory cardiomyopathy. Herz, 2012. Volume 27, 8 (854).
62. Maisch B, Alter P. Treatment options in myocarditis and inflammatory cardiomyopathy. Focus on i.v. immunoglobulins. Herz. (2018) 43:423–30.
63. Kuhl U, Pauschinger M, Noutsias M, Seeberg B, Bock T, Lassner D et al. High prevalence of viral genomes and multiple viral infections in the myocardium of adults with "idiopathic" left ventricular dysfunction. Circulation. 2005; 111(7):887-93.
64. Kühl U, Pauschinger M, Schwimmbeck PL. Interferon-treatment eliminates cardiotropic viruses and improves left ventricular function in patients with myocardial persistence of viral genomes and left ventricular dysfunction. Circulation. 2003;107:2793-8.

65. Deonarain R, Cerullo D, Fuse K, Liu PP, Fish EN. Protective role for interferon – beta in coxsackievirus B3 infection. Circulation. 2004;110(23):3540-3.
66. Schultheiss HP, Piper C, Sowade O, Karason K, Kapp JF, Wegscheider K et al. The effect of subcutaneous treatment with interferon-Beta-1B over 24 weeks on safety, virus elimination and clinical outcome in patients with chronic viral cardiomyopathy. Circulation. 2008;118(22):2312.
67. Drucker NA, Colan SD, Lewis AB, Beiser AS, Wessel DL, Takahashi M et al. Gammaglobulin treatment of acute myocarditis in the pediatric population. Circulation. 1994; 89:252-7.
68. McNamara DM, Holubkov R, Starling RC, Dec GW, Loh E, Torre-Amione G et al. Controlled trial of intravenous immune globulin in recent-onset dilated cardiomyopathy. Circulation. 2001;103:2254-9.
69. Gullestad L, Aass H, Fjeld JG, Wikeby L, Andreassen AK, Ihlen H et al. Immunomodulating therapy with intravenous immunoglobulin in patients with chronic heart failure. Circulation. 2001;103:220-5.
70. Comitê Coordenador da Diretriz de Insuficiência Cardíaca. Diretriz Brasileira de Insuficiência Cardíaca Crônica e Aguda. Arq Bras Cardiol. 2018; 111(3):436-539.
71. Sawamura A, Okumura T, Hirakawa A et al. Early prediction model for successful bridge to recovery im patient with fulminant myocarditis supported with percutaneous venoarterial extracorporeal membrane oxygenation: insights from the CHANGE PUMP study. Circ 2018; 82: 699-707.
72. Yuan Z, Shioji K, Kihara Y, Takenaka H, Onozawa Y, Kishimoto C. Cardioprotective effects of carvedilol on acute autoimmune myocarditis: anti-inflammatory effects associated with antioxidant property. Am J PhysiolHeart CircPhysiol 2004;286:H83-90.
73. Anguita-Sánchez M, Castillo-Domínguez JC, Mesa-Rubio D, Ruiz-Ortiz M, López-Granados A, Suárez de Lezo J. Should angiotensin-converting enzyme inhibitors be continued over the long term in patients whose left ventricular ejection fraction normalizes after an episode of acute myocarditis?. Rev EspCardiol. 2006; 59(11):1199-201.
74. Godsel LM, Leon JS, Engman DM. Angiotensin converting enzyme inhibitors and angiotensin II receptor antagonists in experimental myocarditis. Curr Pharm Des. 2003;9:723-35.
75. Xiao J, Shimada M, Liu W, Hu D, Matsumori A. Anti-inflammatory effects of eplerenone on viral myocarditis. Eur J Heart Fail. 2009;11:349-53.
76. Grün S, Schumm J, Greulich S, Wagner A, Schneider S, Bruder O et al. Long-term follow-up of biopsy-proven viral myocarditis: predictors of mortality and incomplete recovery. J Am CollCardiol. 2012;59(18):1604-15.
77. Ghorayeb N, Stein R, Daher DJ et al. Atualização da Diretriz em Cardiologia do Esporte e do Exercício da Sociedade Brasileira de Cardiologia e da Sociedade Brasileira de Medicina do Esporte – 2019. Arq Bras Cardiol. 2019;112(3):326-368.
78. Dennert R, Velthuis S, Schalla S et al. Intravenous immunoglobulin therapy for patients with idiopathic cardiomyopathy and endomyocardial biopsy-proven high PVB19 viral load. Ativir Ther 2010; 15:193-201.
79. Muller J, Wallukat G, Dandel M, Bieda H, Brandes K, Spiegelsberger S et al. Immunoglobulin adsorption in patients with idiopathic dilated cardiomyopathy. Circulation. 2000;101:385-91.
80. Staudt A, Schäper F, Stangl V, Plagemann A, Böhm M, Merkel K et al. Immunohistological changes in Dilated cardiomyopathy induced by immunoadsorption therapy and subsequent immunoglobulin substitution. Circulation. 2001;103:2681-6.

117.4 Endocardites

Rinaldo Focaccia Siciliano
Donald Kaye
Robert von Sohsten

Até a década de 1940, a endocardite era uma doença debilitante, progressiva e letal que afetava principalmente indivíduos jovens. O tratamento antibiótico tornou-a um processo curável, desde que diagnosticada precocemente, em quase todos os casos. As fatalidades estão principalmente relacionadas ao desenvolvimento de destruição tecidual valvar, embolizações sistêmicas ou septicemia.

Nos últimos anos, sobretudo nos países desenvolvidos, o perfil da doença vem se modificando, afetando indivíduos idosos, com maior número de casos relacionados às valvopatias aterosclerótico-degenerativas e infecções relacionadas a assistência à saúde.

CARACTERÍSTICAS DA DOENÇA

A endocardite é o processo infeccioso que acomete o endocárdio valvar, na grande maioria dos casos, podendo, em alguns indivíduos, acometer também tecidos vasculares extracardíacos, tais como o *ductus arteriosus* e coartações da aorta (mais corretamente chamados de endarterites), gerando um quadro clínico semelhante ao da endocardite. A colonização e infecção de cateteres centrais e fios de marcapasso pode também criar um quadro clínico semelhante ao da endocardite que, classicamente, é chamada de aguda ou subaguda, a depender do seu curso clínico, lesão valvar predisponente e população afetada.

A forma aguda se caracteriza por infecção de valvas cardíacas por micro-organismos de elevada virulência, como *Staphylococcus aureus* ou *Streptococcus pneumoniae*, com destruição rápida das valvas cardíacas, septicemia e embolizações sistêmicas. A letalidade é alta e, em casos não diagnosticados, o óbito ocorre em poucas semanas.

A forma subaguda se caracteriza pelo acometimento de valvas previamente danificadas e infecção por organismos de baixa virulência, como os estreptococos do grupo *viridans*. Na era pré-antibiótica, o processo podia se estender por até dois anos. Se não tratada, também evoluía a óbito. A forma subaguda é vista com menor frequência nos tempos modernos, sobretudo pelas novas técnicas de diagnóstico, tanto ecocardiográficas quanto microbiológicas. Atualmente, nos países desenvolvidos há baixa prevalência de pacientes com moléstia reumática crônica, mas, infelizmente, ainda é o principal fator cardíaco predisponente para endocardite no Brasil. Outras valvopatias que aumentam o risco da doença são as próteses valvares, prolapso da valva mitral (PVM), outras formas de doença valvar degenerativa e cardiopatias congênitas.

A classificação usada aqui leva em conta a lesão predisponente e o tipo de organismo infectante, fatores nos quais se fundamentam a terapêutica e o prognóstico.

ENDOCARDITE DE VALVAS NATIVAS

Entre 60 e 80% dos pacientes com endocardite que não usam drogas intravenosas apresentam lesões valvares predisponentes. Após a Segunda Guerra Mundial, houve uma notável queda no número de casos de doença reumática aguda em países industrializados e, consequentemente, observa-se hoje uma baixa participação de valvopatias reumáticas como fator predisponente (nos Estados Unidos, por exemplo, menos de 20%). No Brasil, essa queda teve início somente a partir da década de 1990, mas ainda há um número expressivo de crianças e adolescentes acometidos por cardite reumática aguda e portadores de doença cardíaca reumática crônica. Dessa forma, a doença reumática continua a ser o principal fator predisponente para endocardite em nosso meio. Em casos reumáticos, a valva mitral é a mais frequentemente afetada, seguida pela valva aórtica. O acometimento simultâneo das valvas mitral e aórtica ocorre em menos de 5% dos casos. A valva tricúspide é raramente afetada.

O PVM está presente em cerca de 2 a 4% da população, mas somente quem apresentar regurgitação valvar (5%) terá risco aumentado de desenvolver a endocardite. Apesar da maior incidência em mulheres, homens com PVM e sopro sistólico têm o maior risco da doença, sobretudo aqueles com idade superior a 45 anos e degeneração mixomatosa proeminente, com espessamento e redundância. As cardiopatias congênitas representam fatores predisponentes em 10 a 20% dos casos. A identificação precoce e o fechamento do *ductus arteriosus* provocaram diminuição substancial na população de risco. Em contrapartida, com as novas técnicas cirúrgicas, os pacientes com cardiopatias complexas passaram a sobreviver mais, e sob elevado risco de desenvolverem endocardite. Outras cardiopatias consideradas de risco para a ocorrência de endocardite: comunicação interventricular (CIV); estenose aórtica ou subaórtica; valva aórtica bicúspide; tetralogia de Fallot; coartação aórtica; lesões associadas à síndrome de Marfan (particularmente a insuficiência aórtica); e estenose pulmonar. A comunicação interatrial (CIA), isoladamente, não predispõe à endocardite. Valvopatias ditas degenerativas, particularmente a estenose aórtica calcificada, são também fatores de risco, particularmente no idoso. Provavelmente, essa patologia está sub-representada nas séries da literatura e a população em risco (e, consequentemente, o número de casos) continuará a crescer à medida que a população envelhece.

Estudos com casuísticas recentes de endocardite representados principalmente por países da Europa e América do Norte mostram que há uma tendência ao acometimento de indivíduos de maior idade, provavelmente em virtude do declínio da moléstia reumática nesses países e ao envelhecimento da população. Do ponto de vista microbiológico, há um aumento das endocardites com origem de bacteremias secundárias a procedimentos invasivos relacionados à assistência à saúde e queda das infecções por bactérias com origem na flora bucal, ainda que esta seja a principal fonte das endocardites em nosso meio. O estreptococo é a principal etiologia das endocardites em valva nativa no Brasil, responsáveis por 40 a 60% dos casos, especialmente aqueles do grupo *viridans e Streptococcus bovis*. Enterococos (5 a 10%) e estafilococos (20%) respondem pela maior parte dos casos restantes (Tabela 117.4.1). Os estreptococos do grupo *viridans*, colonizadores da orofaringe, respondem por mais da metade das infecções por estreptococos. O grupo inclui espécies como *S. sanguis, S. salivarium, S. mutans, S. mitis*, e a maioria é bastante sensível à penicilina, embora atualmente sejam observadas cepas com menor sensibilidade à penicilina, em cerca de 10% dos casos. Infecções estreptocócicas habitualmente afetam valvas previamente lesionadas. Entre 15 a 20% dos pacientes com endocardite causada por estreptococos do grupo *viridans* relatam terem sido submetidos a tratamentos dentários dias ou poucos meses antes do início dos sintomas. No entanto, um estudo caso-controle recente determinou que menos de 10% dos casos de endocardites estão associados a procedimentos realizados na orofaringe. Na maior parte dos casos, a endocardite por micro-organismos de flora oral, como os estreptococos do grupo *viridans*, tem origem a partir de bacteremias transitórias que ocorrem quotidianamente após mastigação ou escovação dentária. Os enterococos, no passado classificados entre os estreptococos, são bactérias do grupo D de Lancefield e respondem por 5 a 10% dos casos. O gênero *Enterococcus* spp. tem pelo menos 12 espécies, incluindo o *E. faecium*,

E. faecalis, E. durans, E. avium e *gallinarum*. Os enterococos são alfa, beta e gama-hemolíticos, colonizam a mucosa gastrointestinal e uretral, podem atacar valvas normais, previamente danificadas ou anormais em sua morfologia. A maioria dos pacientes tem mais de 60 anos, é do sexo masculino e muitos foram recentemente submetidos a procedimentos geniturinários, como cistoscopia, prostatectomia transuretral e cateterismo vesical. Outra população de risco são os pacientes mais jovens, do sexo feminino e que realizaram abortos recentemente, parto vaginal e outros procedimentos ginecológicos. Identificação correta da espécie do enterococo, seu perfil bioquímico e padrão de resistência são críticos para o sucesso do tratamento.

TABELA 117.4.1 Frequência dos micro-organismos causadores da endocardite em valvas nativas (%).

Micro-organismo	Não UDIV	UDIV
Estreptococos	50 a 60	10 a 20
Enterococos	15	2 a 7
Estafilococos *Staphylococcus aureus* Estafilococos coagulase-negativos	 15 a 20 5	 55 a 75 2
Bacilos Gram-negativos	< 10	2
Fungos	2	< 1 a 8
Outros organismos	5 a 10	< 1
EI com cultura negativa	10 a 25	1

UDIV: usuários de drogas intravenosas.

Streptococcus bovis e *S. equinus* são colonizadores do intestino, pertencem ao grupo D de Lancefield e diferem dos enterococos em sua sensibilidade à penicilina. O *S. bovis* provoca 10% dos casos de endocardite em valvas nativas e afeta com maior frequência indivíduos idosos. Há uma correlação entre endocardite por *S. bovis* e presença de lesões estruturais no cólon, tais como neoplasias, pólipos ou doenças inflamatórias (p. ex., colites, diverticulite). Dessa forma, recomenda-se a realização de colonoscopia nesses pacientes, mesmo na ausência de sintomas intestinais baixos. Estreptococos dos grupos A e B podem atacar valvas normais, são extremamente virulentos e disseminam-se com facilidade. Os do grupo B podem causar vegetações grandes (maior que 2 cm), com alta tendência de embolização. Diabéticos são particularmente vulneráveis a esses organismos. A sua sensibilidade à penicilina é variável.

Estafilococos causam cerca de 20% dos casos de endocardite em valvas nativas e a maioria é coagulase-positiva (*S. aureus*). As espécies que são coagulase-negativas (p. ex., *S. epidermidis*) representam menos de 10% dos isolados e, na maior parte, têm origem nosocomial. A maioria dos estafilococos, sejam adquiridos na comunidade ou relacionados às infecções hospitalares, é altamente resistente à penicilina em virtude da produção de penicilinase. Nos últimos 20 anos, o aparecimento de cepas resistentes à meticilina em ambiente hospitalar torna desaconselhável o uso empírico de betalactâmicos para tratamento de infecções graves sem que sejam realizados testes de suscetibilidade. Fenômeno recente e preocupante é o surgimento de cepas resistentes à meticilina e com suscetibilidade intermediária (resistência parcial ou completa) à vancomicina e infecções por *S. aureus* resistentes à meticilina de origem comunitária.

A endocardite estafilocócica é, em geral, agressiva, com rápida destruição valvar e possibilidade de formação de abscessos perivalvares ou metastáticos. Valvas normais ou danificadas podem ser afetadas e rapidamente destruídas por *S. aureus*. Estafilococos coagulase-negativos normalmente causam um quadro subagudo, afetando valvas danificadas, particularmente, próteses valvares. Uma exceção é *S. lugdunensis, um estafilococo* coagulase-negativo pode ser bastante virulento, causando endocardite aguda com rápida destruição da valva cardíaca.

O grupo HACEK compreende os gêneros *Hemophylus parainfluenzae, H. aphrophilus, H. paraphrophilus, Actinobacillus actinomycetemcomitans, Cardiobacterium hominis, Eikenella corrodens* e *Kingella kingae*. Essas bactérias são responsáveis por 5% dos casos de endocardite em valvas nativas. São bacilos Gram-negativos originários da flora bucal e tendem a causar endocardites com grandes vegetações e friáveis.

Há relatos na literatura de casos de endocardite causados por quase todos os gêneros de bactérias, incluindo o *S. pneumoniae, Neisseria gonorrhoeae, Pseudomonas* spp., *Listeria* spp., *Bartonella* spp., *Tropheryma whippleii, Spirillum minus, Legionella* spp., *Chlamydia* spp., *Coxiella burnetii* e difteroides. O curso clínico é variável, dependendo da virulência do organismo. Bactérias anaeróbias e Gram-negativas do trato intestinal representam causa menos frequente de endocardite.

Endocardite fúngica acomete com maior frequência próteses valvares, mas pode ocorrer em valvas nativas, especialmente quando relacionada a cuidados de saúde. Pacientes imunossuprimidos, em uso de quimioterapia antineoplásica, antibióticos de amplo espectro, corticosteroides, e portadores de cateteres venosos de longa permanência, estão suscetíveis aos fungos, particularmente *Candida* spp. e *Aspergillus* spp. O curso tende a ser subagudo, mas grave, no que diz respeito às complicações embólicas e lesões metastáticas.

ENDOCARDITE EM USUÁRIOS DE DROGAS INTRAVENOSAS (UDI)

A verdadeira frequência deste problema é difícil de ser estimada, embora estudos indiquem que 13% dos UDI em regiões metropolitanas com doença febril aguda grave são diagnosticados com endocardite. Em centros médicos nas regiões de alta prevalência de uso de drogas (países da Europa e Estados Unidos), até 50% de casos hospitalizados são em UDI. No Brasil, a frequência de UDI em casuísticas de endocardite é muito inferior, menor que 10% dos casos. Usuários do sexo masculino são acometidos mais frequentemente (3:1), a média de idade é de 30 anos e aproximadamente 20% têm lesões cardíacas prévias, ou congênitas ou sequelas de casos anteriores de endocardite. A valva mais afetada é a tricúspide, em 54% dos casos, seguida pela aórtica em 25%, e mitral em 20%. Casos com envolvimento bilateral são observados em 6%. Trata-se de uma endocardite secundária a injeções contaminadas, e a flora microbiana da pele representa a fonte do organismo infectante, na maioria dos casos. No entanto, a bacteremia pode ser causada por contaminação das drogas, seringas e agulhas, possibilitando infecções por micro-organismos não usuais.

O *S. aureus* é isolado em 55 a 75% dos casos, estreptococos e enterococos em 10 a 30%, bacilos Gram-negativos (particularmente *Pseudomonas* spp. e *Serratia* spp.) em até 8%, e fungos (normalmente *Candida* spp.) em até 5% dos casos (Tabela 117.4.1). Bacteremias polimicrobianas são vistas em até 5% dos UDI com endocardite. Dos casos de endocardite tricúspide, 80% dos isolados são de *S. aureus*. Acredita-se também que 70 a 80% dos casos confirmados de endocardite estafilocócica envolvem apenas a valva tricúspide.

QUADRO 117.4.1 Frequência dos micro-organismos causadores da endocardite em próteses valvares (%).

Micro-organismo	Precoce (< 12 meses)	Tardia (> 12 meses)
Estafilococos		
S. aureus	10 a 15	10 a 20
Estafilococos coagulase-negativos	30 a 40	5 a 10
Estreptococos	4 a 7	30 a 40
Enterococos	5 a 10	10
Bacilos Gram-negativos	10 a 15	1 a 7
Fungos	5 a 15	1 a 5
Outros organismos	2 a 10	5 a 10
Endocardites infecciosas com cultura negativa	10 a 20	10 a 25

A maioria (mais de 70%) dos pacientes com endocardite tricúspide tem lesões embólicas nos pulmões ou pneumonia. A ocorrência de sopro tende a ser pouco frequente. Às vezes, um quadro clínico indistinguível da endocardite tricúspide pode ser causado pela presença de tromboflebite infectada nas veias subclávias ou femorais e, ainda, pela infecção em cateteres venosos centrais ou fios de marca-passos trombosados e infectados.

O estudo de casos de endocardite em UDI portadores do vírus da imunodeficiência humana adquirida (HIV) não mostra diferenças significativas no que diz respeito à apresentação clínica, microbiologia, tratamento ou mortalidade. No entanto, entre pacientes HIV-positivos, observa-se maior mortalidade naqueles com endocardite por Gram-negativos, *Candida* spp., contagem de linfócitos CD4 < 200 células/mm^3 ou aids. Cirurgia de troca valvar, quando necessária, pode ser realizada com bons resultados e não acelera o curso clínico da infecção por HIV.

ENDOCARDITE EM PRÓTESE VALVAR

Responde por 10 a 20% dos casos de endocardite. Dividem-se as endocardites em próteses valvares em precoces e tardias. Embora haja controvérsia na literatura quanto ao período exato pós-operatório que divide os dois grupos, conceitua-se endocardites precoces aquelas que ocorrem até o final do primeiro ano pós-implante cirúrgico da prótese valvar; e as tardias, aquelas que ocorrem após tal período. Os grupos diferem quanto à microbiologia, aspectos clínicos, tratamento e prognóstico.

As endocardites em próteses valvares precoces resultam de contaminação da prótese durante o ato cirúrgico, ou logo após a cirurgia, em decorrência de bacteremias do período pós-operatório precoce. Essas bacteremias são, normalmente, originárias de cateteres centrais, sondas vesicais, cateteres arteriais de monitoração invasiva da pressão arterial, fios de marcapasso e também decorrentes da intubação orotraqueal. A incidência de endocardites em prótese valvar precoce pode atingir 3%, mas, em geral, é em torno de 1%. Apesar do uso profilático de antibióticos no momento do implante valvar, estafilococos representam de 40 a 60% dos casos de endocardites em próteses valvares precoces (Quadro 117.4.1). *S. epidermidis* causam 30 a 40% dos casos, seguido por *S. aureus* (10 a 20%), bacilos Gram-negativos (10 a 15%), fungos (principalmente *Candida* spp.), estreptococos e enterococos (10 a 25%). Trata-se de um grupo de endocardites de elevada letalidade que devem ser tratadas de forma agressiva, em geral com associações antibióticas de elevado poder bactericida e cirurgia de troca valvar. O período pós-operatório de maior risco para ocorrência da precoce situa-se em torno do segundo mês após o implante da prótese.

A endocardite em prótese valvar tardia é decorrente de bacteremias transitórias que infectam a prótese valvar, e dessa forma, tem uma maior semelhança em seu curso e microbiologia à endocardite de valvas nativas. Estreptococos são responsáveis pela maioria dos casos (30 a 40%), seguidos por enterococos (10%), estafilococos (estafilococos coagulase-negativos em 5 a 10% e *S. aureus* em 10 a 20%), bacilos Gram-negativos (1 a 7%) e fungos (1 a 5%). A incidência da endocardite em prótese valvar tardia em estudos de coorte é de aproximadamente 0,3 a 0,6% por paciente/ano. O curso clínico dessas endocardites mais se parece com as endocardites em valvas naturais, mas podem apresentar evolução fulminante em alguns casos.

As próteses em posição aórtica são ligeiramente mais suscetíveis a infecções que as mitrais e não há diferenças significativas em longo prazo na taxa de infecção entre próteses biológicas e metálicas. A troca de uma valva já infectada (em outras palavras, cirurgia para tratamento da endocardite), traz consigo um maior risco de endocardite em prótese valvar (até 4%). Interessante é o fato de que tais casos não são necessariamente causados pelo agente inicialmente causador da infecção (recidiva). Alguns fatores de risco relacionados às endocardites em próteses precoces são: tempo de circulação extracorpórea prolongado; ocorrência de febre no pós-operatório; sangramento do trato gastrointestinal (GI); ou infecções de ferida operatória.

PATOGÊNESE

Os fatores hemodinâmicos que predispõem à endocardite são três: um jato de alta velocidade; fluxo de uma câmara de alta pressão para outra de baixa pressão; e um orifício que separa essas câmaras e gera um gradiente de pressão. As lesões da endocardite (vegetações) se formam à jusante dos orifícios que geram o gradiente (superfície atrial das valvas mitral e tricúspide, e ventricular das valvas aórtica e pulmonar, assim como na artéria pulmonar no óstio do *ductus arteriosus*). Lesões satélites podem também se assestar no endocárdio mural do ventrículo direito, onde se formam lesões de jato das comunicações intraventriculares, ou nos músculos papilares, em casos de insuficiência aórtica. Acredita-se que o desnudamento endotelial causado por fluxo turbulento causa formação de lesões estéreis compostas por plaquetas e fibrina, que podem ser infectadas durante bacteremias. Essas vegetações inicialmente estéreis podem também se formar na superfície de próteses valvares, ou tecido paravalvar danificado por cirurgia, e corpos estranhos, como suturas e fios de marcapasso e cateteres intracardíacos de longa permanência.

A endocardite ocorre quando essas vegetações estéreis se infectam por bactérias capazes de aderir ao tecido conjuntivo subendotelial, fibrina, endotélio danificado e plaquetas, por meio de moléculas "ligantes". A deposição adicional de fibrina e plaquetas que se segue à lesão inicial resulta em crescimento da vegetação e cria um "santuário", onde as bactérias podem proliferar com maior facilidade, uma vez que estão agora menos vulneráveis às células fagocíticas, complemento e anticorpos. A morfologia da vegetação – se grandes, pequenas, planas, pedunculadas, friáveis etc. – depende da interação entre o agente infectante (sua virulência e resistência aos mecanismos de defesa inatos e imunológicos) e o hospedeiro (Figuras 117.4.1 e 117.4.2). Normalmente, a carga bacteriana é muito grande, da ordem de 10^9 a 10^{10} bactérias por grama de tecido. Com tratamento adequado, há maior infiltração por leucócitos e fibroblastos, deposição de colágeno, calcificação e eventualmente reendotelização. O pior prognóstico da endocardite em câmaras esquerdas foi reconhecido há várias décadas e pode ser decorrente de uma menor penetração dos antibióticos na vegetação, tensão de oxigênio maior (que favorece o crescimento bacteriano), bacteremia mais prolongada e recorrente em consequência da embolização, formação de sítios metastáticos secundários, menor participação das células fagocíticas e outros fatores ainda desconhecidos.

De forma geral, micro-organismos de baixa patogenicidade, como os estreptococos do grupo *viridans*, tendem a se implantar em sítios onde já existem micro vegetações estéreis, enquanto organismos de alta patogenicidade (p. ex., *S. aureus*) podem se assestar em tecidos normais.

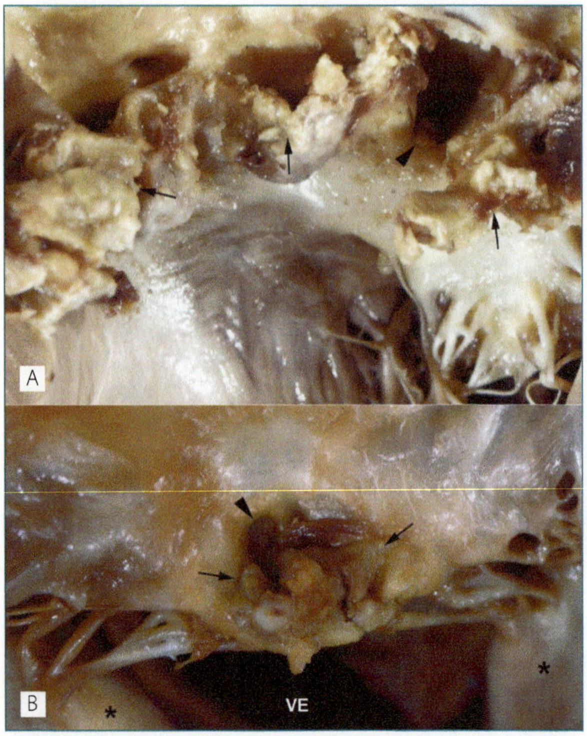

FIGURA 117.4.1 Macroscopia de dois corações com comprometimento valvar por endocardite bacteriana.
Em (A), o coração foi aberto pela via de saída do ventrículo esquerdo (VE), expondo endocardite na valva aórtica e pequena porção da aorta ascendente. As três setas apontam cada uma das semilunares aórticas totalmente recobertas pela vegetação, tornando-as espessas, irregulares e friáveis. A rasgadura de uma das semilunares (cabeça de seta) demonstra o caráter bastante destrutivo dessa afecção. O folheto anterior da valva mitral é visto pela sua face posterior. Em (B), o coração está aberto pela via de entrada do VE, expondo endocardite que acomete a cúspide anterior da valva mitral, representada por grande vegetação (delimitada pelas setas), com corrosão e perfuração (cabeça de seta) no local. O restante da cúspide, as cordas tendíneas e os músculos papilares (*) não estão afetados.
Fonte: Cortesia da Dra. Jussara Bianchi Castelli, Laboratório de Patologia do InCor-HCFMUSP.

Fator crítico para a patogênese da endocardite são as bacteremias transitórias, que tendem a ocorrer quando existe trauma a tecidos ou superfícies densamente colonizadas. Tipicamente, a carga bacteriana é baixa, com 10 organismos por mililitro de sangue, e duração de 10 a 30 minutos. Bacteremias são comuns em extrações dentárias, cirurgias periodontais e procedimentos invasivos na orofaringe, tratos GI e geniturinário (GU). Infecções pulmonares e cutâneas podem causar bacteremia, assim como doença periodontal mais grave. Eventos triviais, como mastigação ou escovação dentária podem também causar bacteremias breves, normalmente por estreptococos do grupo *viridans*. Esses eventos ocorrem, naturalmente, com muito maior frequência que extrações dentárias e é provável que respondam pela maioria dos casos de endocardite (estima-se que apenas 5 a 10% dos casos de endocardite são relacionados a procedimentos dentários).

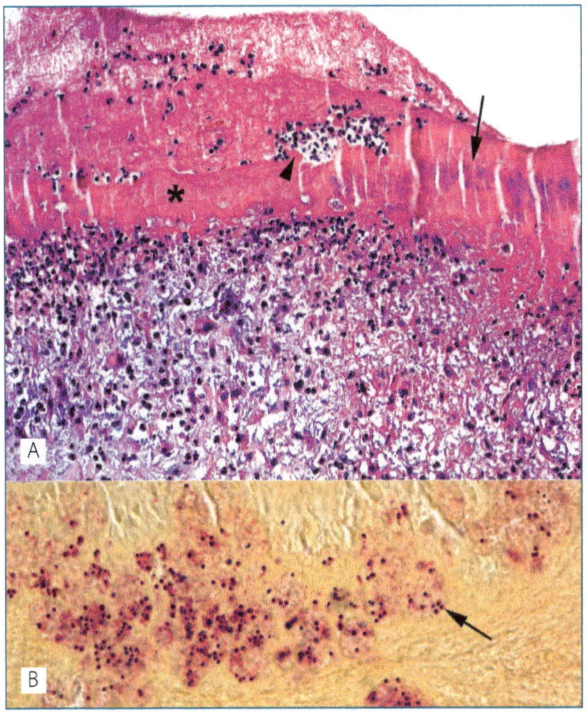

FIGURA 117.4.2 Aspecto histológico de um caso de endocardite bacteriana.

Em (A), observa-se vegetação cardíaca valvar composta de fibrina (*), grumos neutrofílicos (cabeça de seta) e colônias bacterianas cuja presença é sugerida pela coloração azulada esfumaçada (seta) em meio à vegetação. Na base da lesão, o tecido valvar apresenta edema, necrose e intenso infiltrado inflamatório composto predominantemente por neutrófilos, com alguns macrófagos (hematoxilina e eosina; aumento original de 20x). Em (B), a coloração de Brown-Hopes demonstra a presença de bactérias do tipo coco Gram-positivos (seta) na mesma região da vegetação indicada em (a) (aumento original de 100×).

Fonte: Cortesia da Dra. Jussara Bianchi Castelli, Laboratório de Patologia do InCor-HCFMUSP.

Bacteremias por bacilos Gram-negativos e enterococos são frequentes após procedimentos gastrointestinais e geniturinários, mas estudos rigorosos do tipo caso-controle não conseguiram demonstrar definitivamente a relação entre casos de endocardite causada por essas bactérias e tais procedimentos. Entretanto, no caso da endocardite estafilocócica, um terço dos pacientes relata infecção estafilocócica prévia e recente.

FISIOPATOLOGIA

Os sinais e sintomas da endocardite são bastante variáveis e dependem de vários fatores, como: 1) o próprio sítio intracardíaco da infecção, com afecção de estruturas cardíacas, como valvas, miocárdio, sistema de condução etc.; 2) embolização para sítios distantes; 3) surgimento de focos infecciosos metastáticos; 4) formação de complexos imunes e reações de hipersensibilidade; 5) o processo infeccioso e inflamatório *per se*.

A infecção de tecidos cardíacos pode causar destruição valvar com regurgitação, abscessos miocárdicos, destruição do sistema de condução, causando bloqueios atrioventriculares (AV), ruptura de cordoalha tendinosa, necrose de músculos papilares e extensão ao pericárdio em raros casos. Fístulas intracardíacas, vistas particularmente em infecções de próteses valvares aórticas e aneurismas do seio de Valsalva, podem ocorrer. Em uma fase mais tardia, o processo de cicatrização e fibrose pode provocar estenose valvar (o que pode, raramente, acontecer na fase aguda em grandes e volumosas vegetações, como em casos de fungos, estreptococos do grupo B e organismos HACEK). Miocardite e infarto podem ocorrer por embolização coronariana ou formação de complexos imunes.

Fenômenos embólicos são comuns, afetando principalmente os territórios cerebral, renal, esplênico e/ou hepático. Embolia séptica pulmonar ocorre nos casos de endocardite do lado direito do coração (valvas tricúspide ou pulmonar). Infartos e abscessos ocorrem em consequência da embolização sistêmica. Êmbolos sépticos arteriais podem ter como complicação tardia a formação de aneurismas micóticos secundários à invasão dos *vasa vasorum* apela infecção. As artérias cerebrais são as mais afetadas, mas também a aorta, coronárias, *ductus arteriosus* e artérias mesentéricas, esplênica e pulmonares podem ser afetadas.

A bacteremia prolongada causada pela endocardite gera uma resposta imune humoral e celular. Anticorpos das classes IgM, IgA e IgG são formados. Imunocomplexos circulantes estão presentes em quase todos os casos e podem se depositar nos glomérulos, resultando em glomerulonefrites (focal, membranoproliferativa ou difusa). Artrites e outras manifestações periféricas, como os nódulos inflamatórios de Osler, são também causados por imunocomplexos. Nas formas subagudas, é frequente a demonstração de fator reumatoide (50% dos casos) e hipergamaglobulinemia. Os títulos tendem a cair com o decorrer do tratamento. Atualmente, dado o diagnóstico mais precoce das endocardites por meio do ecocardiograma transesofágicos e métodos de hemocultivo automatizado, esses eventos são observados com menos frequência.

MANIFESTAÇÕES CLÍNICAS

Os sintomas da endocardite geralmente aparecem após duas semanas a partir do início do processo infeccioso. Nos casos subagudos, causados por organismos de baixa virulência, os sintomas constitucionais predominam, tais como a fatiga, astenia, anorexia, perda de peso e sudorese noturna. Nos casos agudos, causados por organismos mais agressivos, como o *S. aureus*, os sintomas são mais dramáticos, podendo ocorrer sepse grave e choque séptico após poucos dias de evolução.

Quase todos os pacientes, com a rara exceção dos muito idosos e imunocomprometidos, apresentam febre. Casos parcialmente tratados e pacientes com insuficiência renal crônica podem, também, não apresentar hipertermia. A febre tende a ser relativamente baixa (menor que 39 graus), exceto em casos agudos.

Sopros cardíacos estão quase sempre presentes, salvo os casos de endocardite mural e tricúspide. O aparecimento de um sopro durante o curso da doença, ou agravamento de um sopro preexistente, geralmente significa lesão valvar mais grave, frequentemente causada por *S. aureus*, e também relacionada ao desenvolvimento de insuficiência cardíaca.

A esplenomegalia (vista em até 30% dos casos), petéquias (20 a 40%) e baqueteamento digital (10 a 20%) tendem a ocorrer em doença de longa duração (maior que seis semanas). As manchas de Janeway são planas, embólicas, vistas em casos de endocardite aguda, com aspecto hemorrágico, e presentes nas palmas das mãos e solas dos pés (Figura 117.4.3). Observam-se hemorragias lineares de cor vermelho-escura no leito ungueal, mas que não são específicas para endocardite infecciosa e deve-se diferenciá-las de lesões traumáticas. Petéquias podem ser encontradas em conjuntiva, palato, mucosa oral ou extremidades, e devem ser procuradas minuciosamente durante o exame físico de um caso suspeito (Figuras 117.4.4, 117.4.5 e 117.4.6). A origem delas é embólica ou vasculítica. Os nódulos de Osler são pequenos e dolorosos, localizados nos quirodáctilos e pododáctilos, e persistem por algumas horas ou poucos dias. Ocorrem em até 20% dos casos, e podem ser vistos em outras doenças. São de origem imunológica, por deposição de imunocomplexos em vasos da derme. Manchas de Roth são lesões ovais vistas na retina por fundoscopia, com aspecto hemorrágico e centro mais pálido. Mialgias e artralgias são comuns na endocardite.

Embolização sistêmica ocorre, em geral, antes ou até o final da primeira semana após o início dos antibióticos, e são clinicamente reconhecidas em um terço dos pacientes (Figura 117.4.7). Embolia pulmonar séptica é muito frequente em casos de endocardite tricúspide. Embolização para a artéria cerebral média tem sido relatada em até 25% dos casos, em algumas séries, e a formação de aneurismas micóticos em 2 a 10%. Abscessos cerebrais, meningite purulenta, hemorragia intracraniana e vasculites cerebrais podem também ocorrer. Aneurismas micóticos que se rompem causam quadro de acidente vascular cerebral hemorrágico, frequentemente fatal. A insuficiência cardíaca congestiva é a complicação mais comum da endocardite, podendo ser causada por destruição valvar, provocando insuficiência (ou, mais raramente, à estenose), miocardite, abscessos miocárdicos, formação de fístulas e embolização coronariana com consequente infarto do miocárdico.

Manifestações renais são comuns e ocasionalmente provocam insuficiência renal aguda. As causas são abscessos renais, vasculite, infarto e, mais comumente, a glomerulonefrite (80% dos casos).

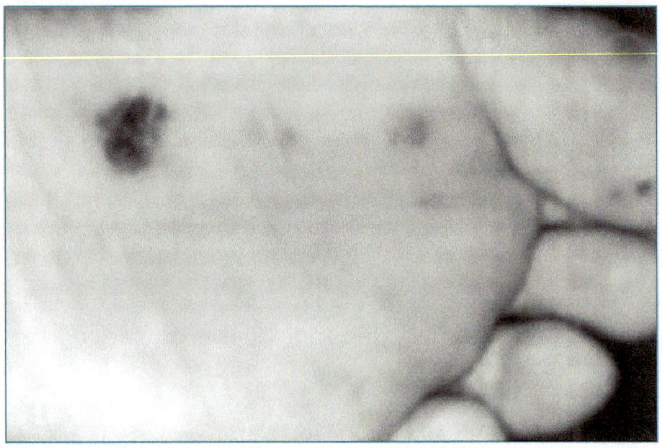

FIGURA 117.4.3 Manchas de Janeway em um paciente com endocardite estreptocócica.
Fonte: Kaye D (ed.). Infective endocarditis. Raven Press; 1992. Com permissão do autor.

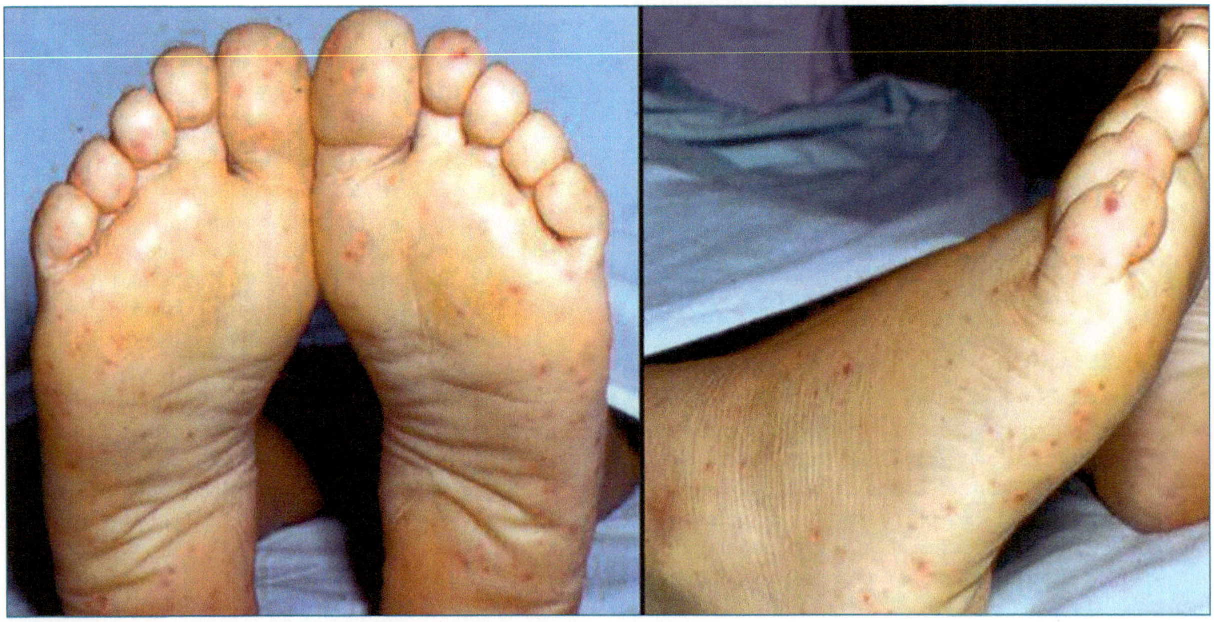

FIGURA 117.4.4 Petéquias e pequenas áreas hemorrágicas em extremidades de paciente com endocardite estafilocócica.
Fonte: Imagem do acervo do Instituto de Infectologia Emílio Ribas.

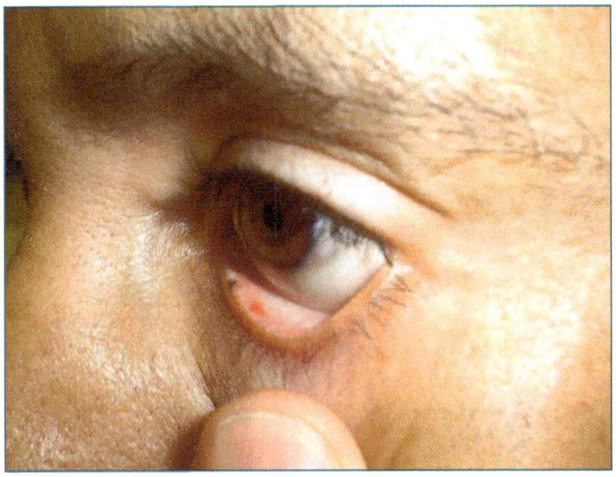

FIGURA 117.4.5 Lesão petequial na conjuntiva em paciente com endocardite enterocócica. Petéquias devem ser procuradas cuidadosamente no palato, na conjuntiva e na mucosa oral. Estão presentes em um terço dos pacientes com endocardite.
Fonte: Acervo da autoria.

ACHADOS LABORATORIAIS

A anemia normocítica e normocrômica é comum, presente em até 80% dos casos, e piora com a maior duração da doença. Na maioria dos casos subagudos, não há leucocitose. Em casos agudos, vê-se a leucocitose com desvio para a esquerda e raramente até reações leucemoides. Na grande maioria dos casos, há elevação da proteína C-reativa e da velocidade de hemossedimentação. Fator reumatoide é detectado em até 50% dos casos de mais longa duração e quase todos os pacientes têm imunocomplexos circulantes. O exame de urina tipo I é frequentemente anormal com evidência de hematúria microscópica e proteinúria. Hematúria macroscópica significa infarto renal. Em casos de glomerulonefrite difusa, níveis séricos dos fatores do complemento estão reduzidos.

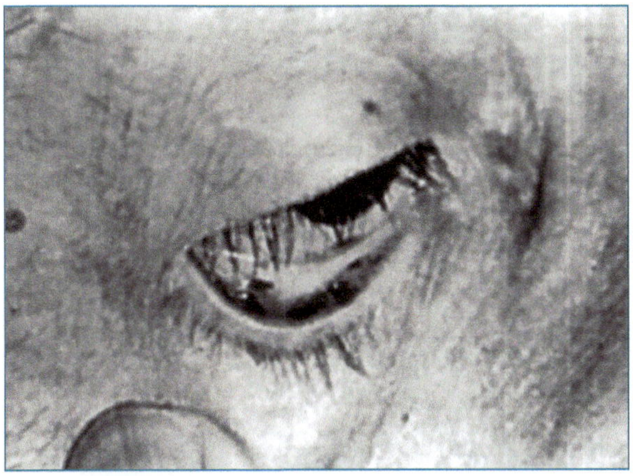

FIGURA 117.4.6 Petéquias conjuntivais em paciente com endocardite enterocócica. Devem ser procuradas cuidadosamente no palato, na conjuntiva e na mucosa bucal, e estão presentes em um terço dos pacientes com endocardite.
Fonte: Kaye D (ed.). Infective endocarditis. Raven Press; 1992. Com permissão do autor.

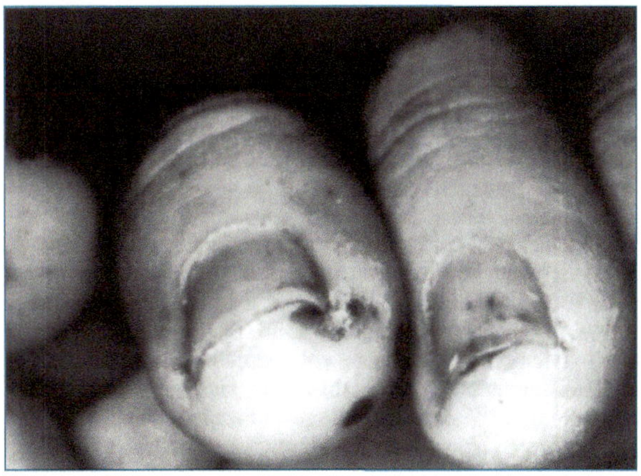

FIGURA 117.4.7 Manchas de Janeway em um paciente com endocardite estreptocócica.
Fonte: Kaye D (ed.). Infective endocarditis. Raven Press; 1992. Com permissão do autor.

As hemoculturas são críticas para o diagnóstico e positivas na maioria dos pacientes. A bacteremia é contínua, de forma que normalmente todas as amostras são positivas. As culturas podem ser colhidas de forma aleatória, independentemente da curva febril, haja vista a natureza contínua da bacteremia. Em casos subagudos, recomenda-se a obtenção de três pares de hemocultura (aeróbio/anaeróbio) com intervalo de uma hora entre eles, antes do início empírico do tratamento. Em pacientes recentemente tratados com antibióticos, as culturas podem ser negativas em até 25% dos casos. Nesses casos, e a depender da gravidade deles, a antibioticoterapia pode ser suspensa por alguns dias para que a probabilidade de identificação do organismo causador em culturas aumente. Em casos agudos, deve-se rapidamente obter três amostras de sangue para cultura ao longo de 30 minutos, de sítios diferentes, e se iniciar o tratamento empírico imediatamente. Os métodos mais atuais de hemocultura (automatizados) detectam crescimento bacteriano em 12 horas e permitem a identificação rápida, em 1 a 2 dias. No entanto, alguns organismos necessitam de 5 a 7 dias para crescer e de métodos especiais, meios enriquecidos ou hipertônicos. Não há vantagens na obtenção de amostras de aspirado de medula óssea ou sangue arterial.

ENDOCARDITES COM CULTURAS NEGATIVAS

Em alguns indivíduos com endocardite, as hemoculturas, cultura da vegetação valvar ou de produto de embolia séptica podem resultar negativas, o que dificulta o reconhecimento da etiologia da infecção e uso de terapia antibiótica específica. As possíveis razões para isso são: a administração de antibióticos antes da coleta das hemoculturas e a presença de micro-organismos que não se desenvolvem nas hemoculturas habituais ou não podem ser identificados mediante as técnicas microbiológicas de rotina.

Nos últimos anos, a investigação da infecção por *Coxiella burnetii* e *Bartonella* spp. por meio de sorologia ou técnicas de biologia molecular entre pacientes com endocardite e culturas negativas tem recebido destaque na literatura. Por se tratarem de micro-organismos intracelulares, *Coxiella burnetii* e *Bartonella* spp. não são identificadas por métodos microbiológicos empregados rotineiramente. A sorologia (imunofluorescência indireta) é um método seguro e de fácil realização para o diagnóstico das endocardites por *Bartonella* spp. e *Coxiella burnetii*. Títulos séricos de anticorpos IgG anti Fase I superiores a 1:800 têm valor preditivo positivo de 98% nas endocardites causadas por *Coxiella burnetii*, e sensibilidade de 97% e especificidade de 98 a 100% nas endocardites por *Bartonella* spp. Isso levou recentemente alguns autores a proporem que títulos elevados de anticorpos (> 1/800) para *Coxiella burnetii* ou *Bartonella* spp. sejam considerados novos critérios maiores para o diagnóstico de endocardite entre os já estabelecidos "Critérios de Duke". O diagnóstico das endocardites por *Bartonella* spp. e *Coxiella burnetii* pode ser confirmado mediante técnicas de imuno-histoquímica no tecido valvar ou por análise de biologia molecular, principalmente se associada ao cultivo celular de sangue ou da vegetação valvar.

Coxiella burnetii é um micro-organismo intracelular obrigatório responsável pela febre Q, zoonose mundialmente distribuída, e que pode ocasionalmente infectar humanos e causar endocardite. Seus hospedeiros naturais são bovinos, equinos e carneiros, que raramente adoecem. Existem alguns estudos de prevalência em São Paulo e Minas Gerais realizados nas décadas de 1960 e 1970 que encontraram sorologia positiva em baixos títulos para *Coxiella burnetii* (infecção pregressa) em cerca de 8,5 a 29% dos tratadores que lidam com rebanhos de gado. A prevalência da infecção humana, entretanto, é desconhecida. Provavelmente se trata de uma doença subdiagnosticada e somente nos últimos anos foram descritos os primeiros casos da doença no Brasil

Bartonella spp. pertence ao grupo das alfa-proteobactérias que podem causar várias síndromes clínicas em indivíduos imunocompetentes e imunodeprimidos. Estas incluem a doença da arranhadura do gato, febre prolongada, adenopatia crônica febril, meningoencefalites, peliose hepática e angiomatose bacilar. As espécies patogênicas mais importantes são a *B. henselae* e *B. quintana*. Ambas são agentes reconhecidos de endocardite com culturas negativas e podem constituir até 3% de todas as endocardites. A endocardite por *B. henselae* ocorre em pacientes com valvopatia prévia e está relacionada ao contato com gatos domésticos, enquanto a *B. quintana* tem como reservatório o próprio homem e é transmitida por ectoparasitos. Esta última ocorre com maior frequência entre pacientes etilistas, moradores de rua e na ocorrência de pediculose ou escabiose. Assim como *Coxiella burnetii*, somente nos últimos anos foram publicados os primeiros casos de endocardite por *Bartonella* spp. no Brasil, sendo sua real prevalência ainda desconhecida

Outros agentes infecciosos como *Legionella* spp., *Brucella* spp. e *Fracisella tularensis* foram identificados como causa de endocardite, embora em descrições esporádicas. A *Chlamydia psittaci* é associada à exposição a pássaros e seu diagnóstico pode ser confundido com o de bartonelose pela possibilidade de sorologia cruzada. Recentemente, a *Tropheryma whippelii* tem sido apontada como uma nova etiologia para endocardite com culturas negativas. Os casos de endocardite foram reconhecidos principalmente com a técnica de PCR no tecido valvar e nem sempre estavam presentes os sintomas clássicos da doença de *Whipple*: artralgia; diarreia, adenomegalia; e emagrecimento.

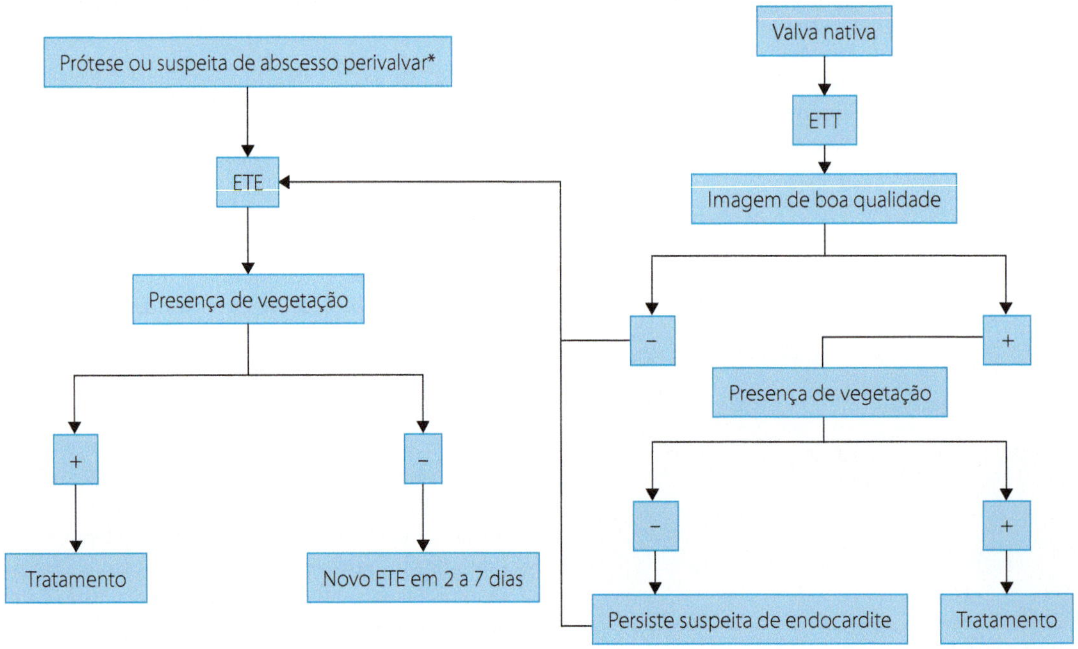

ETE: ecocardiograma transesofágico; ETT: ecocardiograma transtorácico.
*Surgimento de novo bloqueio AV tem valor preditivo positivo alto para a ocorrência de abscesso perivalvar, mas a sensibilidade é baixa. Pacientes em tratamento apropriado para endocardite que mantém bacteremia persistente, embolizações recorrentes ou novo sopro também devem ser investigados ativamente com ETE para pesquisa de abscesso perivalvar.

FIGURA 117.4.8 Investigação ecocardiográfica de caso suspeito de endocardite infecciosa.

DIAGNÓSTICO

As manifestações clínicas da endocardite podem simular o quadro de febre reumática aguda, mixoma, doenças do colágeno, vasculites, púrpura trombocitopênica trombótica ou causas de febre de origem indeterminada. A endocardite deve ser suspeitada quando há uma doença febril de duração superior a uma semana associada a sopro cardíaco, em usuários de drogas intravenosas com febre, em pessoas jovens com eventos neurológicos agudos febris, ou em portadores de próteses valvares com febre ou descompensação aguda. Para auxiliar no diagnóstico, algumas diretrizes com critérios diagnósticos foram propostas, sendo os mais importantes os de Duke, propostos por Durack et al., com modificações e aperfeiçoamentos propostos *a posteriori*. Os critérios são fortemente baseados na ecocardiografia e hemoculturas para o diagnóstico. O Quadro 117.4.2 apresenta os critérios de Duke modificados, propostos por Li et al. Deve-se destacar que tais critérios diagnósticos foram desenvolvidos como definição de endocardite para comparação entre estudos científicos. A decisão de início de antibióticos ou procedimento cirúrgico, em última análise, deve ser calcada na impressão clínica à beira do leito e da experiência acumulada.

QUADRO 117.4.2 Diagnóstico de endocardite infecciosa de acordo com os critérios de Duke modificados.

Critérios maiores
Hemoculturas
▪ Duas hemoculturas positivas para micro-organismos típicos: *S. viridans; S. bovis*; bactérias grupo HACEK; *S. aureus*; ou enterococo de origem comunitária, na ausência de foco primário. ▪ Bacteremia persistente definida como duas hemoculturas coletadas com intervalo > 12 horas, ou positiva em três de três hemoculturas ou maioria de quatro ou mais hemoculturas (intervalo maior que uma hora entre as culturas). ▪ Cultura positiva para *Coxiella burnetii* ou sorologia positiva com títulos antifase I > 1/800.
Envolvimento endocárdico
▪ Ecocardiograma com alterações compatíveis com endocardites (ecocardiografia transesofágica é recomendada em pacientes com prótese valvar, pacientes classificados como endocardite possível por critérios clínicos, ou endocardite com suspeita de abscesso perivalvar; ecocardiografia transtoráxica é recomendada como primeira opção para os demais pacientes): massa oscilante intracardíaca aderida à valva, ao trajeto de jatos de regurgitação, a material implantável na ausência de outra explicação anatômica ou abscesso ou deiscência nova de prótese valvar. ▪ Nova regurgitação valvar (alteração de sopro não é suficiente).
Critérios menores
▪ Uso de droga IV ou cardiopatia predisponente. ▪ Temperatura > 38 °C. ▪ Fenômeno vascular: embolia arterial; infarto séptico pulmonar; aneurisma micótico; hemorragia intracraniana; hemorragia conjuntival; lesões de Janeway. ▪ Fenômeno imunológico: glomerulonefrite; nódulos de Osler; manchas de Roth ou fator reumatoide positivo. ▪ Evidência microbiológica: hemocultura positiva sem critério maior (excluindo estafilococo coagulase-negativo em apenas uma hemocultura) ou evidência sorológica de infecção ativa por micro-organismo compatível com endocardite.
Endocardite definida
▪ Presença de dois critérios maiores, ou um maior mais três menores, ou cinco menores. ▪ Vegetação ou abscesso intracardíaco com evidência histológica de endocardite ativa ou demonstração direta de micro-organismo em vegetação, abscesso ou êmbolo.
Endocardite possível
▪ Presença de um critério maior e um menor, ou três menores.
Endocardite rejeitada
▪ Diagnóstico claro de outro foco infeccioso ou remissão completa dos sinais com menos de quatro dias de tratamento, ou ausência de evidências anatomopatológicas de endocardite em cirurgia ou autópsia com menos de quatro dias de tratamento antibiótico. ▪ Não preenche os critérios citados.

Fonte: Adaptado de Li et al., 2000.

ECOCARDIOGRAFIA

Método de grande importância no diagnóstico da endocardite. O exame permite a visualização direta das vegetações, assim como a avaliação hemodinâmica do comprometimento valvar ou miocárdico causado pela doença (Figura 117.4.8). O ecocardiograma auxilia na avaliação de complicações durante o tratamento, pode ser de grande ajuda como guia do tratamento cirúrgico e tem valor prognóstico. De forma geral, o ecotransesofágico permite uma visualização mais detalhada das estruturas mais comumente afetadas pela endocardite (valvas aórtica, mitral e tricúspide), detectando vegetações de até 2 mm (Figura 117.4.9). A sensibilidade do método é de mais de 90% na maioria das séries, com especificidade de 95%. O ecotranstorácico, entretanto, apresenta limitações para a avaliação de pequenas vegetações (menor que 5 mm), assim como para a avaliação de próteses valvares (em razão, principalmente, de artefatos de imagem). A sensibilidade do ecotranstorácico varia de 30 a 70%, com especificidade de 90%.

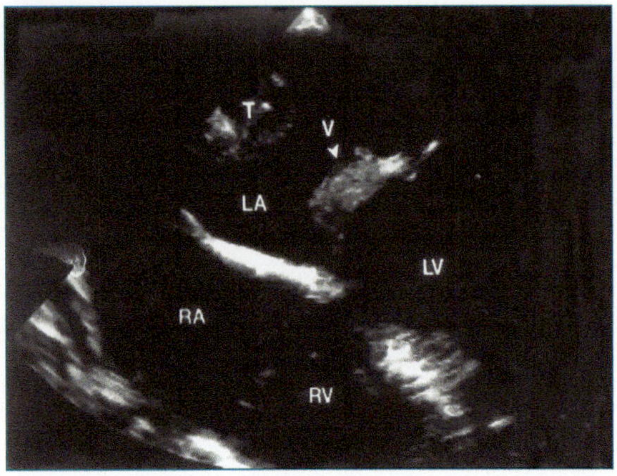

LA: átrio esquerdo; LV: ventrículo esquerdo; RA: átrio direito; RV: ventrículo direito.

FIGURA 117.4.9 Ecocardiograma transesofágico mostrando as quatro câmaras cardíacas e uma grande vegetação (V) na valva mitral. Há, ainda, perfurações no folheto posterior e insuficiência mitral grave (não mostrada). A lesão predisponente foi um mixoma atrial substituído em decorrência da extensa destruição.

O ecotransesofágico é de grande importância para a avaliação dos seguintes cenários: investigação de vegetações em próteses valvares ou cabos de marcapassos/desfibriladores implantáveis, detecção de abscessos miocárdicos perivalvares ou fístulas intracardíacas, ou para a avaliação das alterações anatômicas específicas que geram regurgitação valvar (pode fornecer subsídios para o tratamento cirúrgico das valvas). Quando comparado ao ecotranstorácico, o ecotransesofágico é mais sensível na detecção de vegetações menores que 5 mm (90% *versus* 70%), detecção de abscessos perivalvares (87% *versus* 28%) e anormalidades em próteses (82% *versus* 36%) (Figura 117.4.9). Salienta-se o alto valor preditivo negativo do ecocardiograma transesofágico, de 90 a 95% (ou seja, se o exame não demonstra vegetação, o diagnóstico de endocardite é pouco provável).

Mais recentemente, alguns grupos conseguiram identificar a mobilidade da vegetação e o seu tamanho como fatores preditivos de embolização. Nesses estudos, uma vegetação de mais de 10 mm tem uma maior propensão à embolização do que vegetações com tamanho inferior. Vegetações grandes e bastante móveis embolizam em até 83% dos casos. Estes estudos podem ser relevantes na escolha de candidatos à cirurgia que fogem às indicações clássicas para cirurgia de endocardite, mas que têm morfologia da vegetação desfavorável. Ressalva-se o fato de que a incidência de embolização periférica diminui dramaticamente uma vez que se inicie o tratamento antimicrobiano adequado.

OUTROS MÉTODOS DE IMAGEM

Outros métodos de imagem tem, igualmente, se mostrado promissores no auxílio de diagnóstico precoce em pacientes suspeitos de EI de difícil conclusão como: a tomografia computadorizada multislice cardíaca contrastada e tomografia com emissão de positrons (PET/CT), que faz uma fusão de imagens de tomografias por emissão de pósitrons e computadorizada. Este último é particularmente importante em casos de portadores de próteses valvares ou dispositivos cardíacos com mais de três meses de implante, onde apresenta elevada sensibilidade (93%) e especificidade (90%). Além disso, o PET/CT pode revelar diagnósticos diferencias como focos extracardíacos de infecção, malignidade ou outros tipos de inflamação. Paradoxalmente, o PET/CT tem sensibilidade extremamente baixa na investigação de endocardite em pacientes com valva nativa (22%) podendo ser útil apenas ao detectar focos de embolia sistêmica. Deve-se ressaltar que o PET/CT tem custo elevado, riscos e sua utilização fica restrita aos casos suspeitos de endocardite em prótese valvar onde a investigação com imagem por ecocardiografia resultou negativa.

A angiotomografia cardíaca pode ser equivalente ou superior à ecocardiografia para a demonstração de vegetações e particularmente útil para detectar complicações perivalvares como abscessos, pseudoaneurismas e deiscência relacionados à prótese. Há que se considerar também, neste caso, o risco de lesão renal por contraste e custo para o procedimento.

TRATAMENTO

No caso específico da endocardite, assim como em outras infecções sistêmicas graves, a terapia antimicrobiana deve ter atividade bactericida. O antibiótico deve ser usado em doses suficiente para penetração no cerne da vegetação (que, como exposto anteriormente, a vegetação protege as bactérias da ação de drogas e da ação de anticorpos e células fagocíticas) e deve ter duração suficiente para garantir que ela seja esterilizada.

Novas hemoculturas devem ser obtidas entre 2 e 3 dias após o início do tratamento para a certeza de um bom efeito terapêutico. Também a rápida queda dos níveis de proteína C-reativa tem valor prognóstico positivo na primeira semana de tratamento. O uso de anticoagulantes deve ser evitado em casos de endocardite em virtude do risco de hemorragia intracraniana e não deve ser utilizado para evitar embolizações sépticas.

Seguem as recomendações específicas para tratamento da endocardite estreptocócica, estafilocócica, enterocócica e causada por organismos HACEK.

TERAPIA ANTIBIÓTICA EMPÍRICA

Enquanto se esperam os resultados das hemoculturas, o tratamento deve ser iniciado de imediato, de forma empírica, baseado na apresentação e quadro clínico do caso. O esquema terapêutico empírico deve visar bactérias mais agressivas e mais prevalentes dentro de cada grupo de endocardite. Uma sugestão para terapia empírica é exposta no Quadro 117.4.3.

Uma vez que o micro-organismo causador é identificado, troca-se o esquema antimicrobiano de acordo com seu perfil. Em casos de endocardite com cultura negativa, o esquema empírico que mostra bons resultados deve ser continuado até o final.

ESTREPTOCOCOS E ENTEROCOCOS

Os esquemas são baseados principalmente na concentração inibitória mínima (CIM) do micro-organismo isolado da penicilina G.

Estreptococos do grupo *viridans* e outros estreptococos altamente sensíveis (CIM ≤ 0,1 μg/mL), incluindo o *S. bovis*: penicilina G cristalina 18 MU/dias por via intravenosa (IV) dividida em tomadas a cada 4 horas, ou, ampicilina 12 g/dia dividida em tomadas a cada 4 horas, IV; ou, ceftriaxona 2 g/dia, IV, por quatro semanas. Os esquemas de duas semanas em associação com gentamicina, ou de quatro semanas com monoterapia com betalactâmico são altamente eficientes em pacientes de baixo risco. Em casos de maior risco, pode-se adicionar gentamicina (1 mg/kg, a cada 8 horas) à penicilina G ou à ceftriaxona nas duas primeiras semanas de tratamento, ponderação deve ser feita em pacientes com insuficiência renal dada a elevada nefrotoxicidade dos aminoglicosídeos. Assim, pacientes de maior risco (insuficiência cardíaca, vegetações maiores que 10 mm, abcesso perivalvar, embolizações sépticas etc.), podem ser tratados por quatro semanas com um dos betalactâmicos aqui descritos e associação de gentamicina nas primeiras duas semanas.

Os esquemas com ceftriaxona (com ou sem a gentamicina) podem ser utilizados em pacientes alérgicos à penicilina, com apenas reações cutâneas, e a vancomicina para pacientes com anafilaxia ou angioedema, na dose de 15 mg/kg, a cada 12 horas, por quatro semanas.

Em casos de prótese valvar, recomenda-se o uso da penicilina G em associação com aminoglicosídeo por duas semanas, e mais quatro semanas adicionais de penicilina G (total de seis semanas), nas doses aqui descritas. O uso de gentamicina em dose única diária de 5 a 7 mg/kg parece ser igualmente eficaz com menor nefrotoxicidade.

Estreptococos relativamente resistentes à penicilina G (CIM > 0,1 a < 0,5 μg/mL): recomenda-se tratamento com 24 MU de unidades diárias de penicilina, associada a um aminoglicosídeo nas primeiras duas semanas, por um total de quatro semanas. Em casos de alergia cutânea à penicilina, substitui-se por ceftriaxona; se houver reações graves, deve-se substituí-la por vancomicina.

Estreptococos do grupo viridans com elevada resistentes à penicilina G (CIM ≥ 0,5 μg/mL), enterococos e estreptococos da espécie *Abiotrophia*: para que se obtenha um efeito bactericida, é mandatória a adição de um aminoglicosídeo (gentamicina 1 mg/kg, a cada 8 horas, IV)a esquemas que usem penicilina em altas doses (18 a 30 MU diárias em doses divididas, a cada 4 horas, IV), ampicilina (12 g diárias, divididas a cada 4 horas, IV) ou vancomicina (15 mg/kg, a cada 12 horas, IV).

Para pacientes não alérgicos às penicilinas, usa-se a penicilina G associada à gentamicina ou estreptomicina; e, para aqueles alérgicos, usa-se a vancomicina associada à gentamicina nas doses acima descritas. O tratamento deve ser feito por 4 a 6 semanas para valvas nativas, ou 6 a 8 semanas em casos de próteses.

O tratamento das endocardites por enterococo com monoterapia com penicilina, ampicilina ou glicopeptídeos (vancomicina ou teicoplanina) mostrou-se insuficiente e a combinação sinérgica com aminoglicosídeos é muito importante, pois aumenta a atividade bactericida. No entanto, estudos recentes mostraram a mesma taxa de sucesso terapêutico e menor nefrotoxicidade com a associação de ampicilina 2 g, a cada 4 horas IV e altas doses de cetriaxone (2 g a cada 12 horas, IV) em substituição ao aminoglicosídeo.

QUADRO 117.4.3 Tratamento antimicrobiano empírico nas endocardites com culturas negativas em adultos.

Situação	Antibioticoterapia	Duração (semanas)
Valva nativa ou prótese valvar implantada há mais de 12 meses	Penicilina G cristalina 4 MU 6 ×/24 h (ou ceftriaxone 2 g/dia) + Oxacilina 2 g 6 ×/24 h ± Gentamicina 1 mg/kg 3 ×/24 h	4 a 6 4 a 6 2
Prótese valvar implantada há menos de 12 meses	Vancomicina 15 mg/kg 2 ×/24 h (ou Daptomicina 10 mg/kg 1 × dia) + Cefepime 2 mg 2 ×/24 h + Gentamicina 1 mg/kg ×/24h	6 6 2

Pacientes com endocardite enterocócica causada por organismos produtores de betalactamase devem ser tratados com vancomicina ou ampicilina-sulbactam, ambas associadas a um aminoglicosídeo. Em casos de endocardite causada por cepas de enterococos resistentes a vancomicina, ampicilina e aminoglicosídeos (principalmente cepas de *E. faecium*), a terapia deve ser realizada com daptomicina, embora a experiência seja ainda pouca. Esses antibióticos devem ser associados a outros antibióticos aos quais a cepa seja sensível (se há realmente algum). Em muitos casos de multirresistência, a cirurgia assume grande importância na terapia da endocardite. A linezolida tem atividade bacteriostática e, portanto, não é uma droga de primeira linha em endocardite.

ESTAFILOCOCOS

A maioria dos estafilococos produz penicilinase e é resistente à penicilina G. As drogas de escolha em casos de valvas nativas são as penicilinas semissintéticas resistentes à penicilinase como oxacilina (2 g IV a cada 4 horas, por 4 a 6 semanas) ou cefalosporinas de 1ª geração (cefalotina 2 g IV a cada 4 horas; ou cefazolina 2 g, a cada 8 horas, IV).

Pacientes com reações alérgicas são tratados com vancomicina. Muitas cepas de *S. epidermidis* e *S. aureus* são atualmente resistentes à meticilina e, por consequência, devem ser tratados com vancomicina (15 mg/kg a cada 12 horas, por 4 a 6 semanas). Há dados experimentais segundo os quais a adição de um aminoglicosídeo durante os primeiros dias de tratamento pode causar esterilização mais precoce das vegetações, mas não há estudos que demonstrem resultados finais superiores com essa combinação. Normalmente, o tratamento deve durar quatro semanas, podendo ser prolongado por seis semanas em casos de abscessos metastáticos ou miocárdicos, presença de próteses valvares ou curso clínico mais complicado.

O uso mais frequente da vancomicina no tratamento da endocardite provocou uma revisão mais rigorosa dos resultados e, recentemente, constatou-se que a resposta aos glicopeptídeos (vancomicina ou teicoplanina) pode ser mais lenta e menos eficaz, com maior chance de recorrência, quando comparada a dados históricos da resposta de pacientes tratados com betalactâmicos quando sensíveis (p. ex., oxacilina). Há relatos de insucesso no tratamento de casos mesmo nos quais a bactéria é sensível à vancomicina. Possíveis causas incluem a ligação da vancomicina a proteínas séricas, baixa penetração em vegetações, rápida eliminação renal e baixa eficácia contra bactérias de crescimento lento. A daptomicina em dose elevada (10 mg/kg/dia) pode ser uma alternativa.

Infecções de prótese valvar cardíaca causadas por estafilococos resistentes à meticilina devem ser tratadas com vancomicina (15 mg/kg a cada 12 horas) ou daptomicina (10 mg/kg/dia) ou teicoplanina mais rifampicina 300 mg (via oral (VO) a cada 8 horas) por 6 a 8 semanas, associadas a um aminoglicosídeo nas primeiras duas semanas. Se o estafilococo é sensível à meticilina, trata-se por 6 a 8 semanas com uma penicilina semissintética (oxacilina 2 g via IV, a cada 4 horas) ou cefalosporina de 1ª geração (cefalotina 2 g, a cada 4 horas, via IV; ou cefazolina 2 g, a cada 8 horas, via IV) associada à rifampicina 300 mg (VO) durante todo período, e com associação a um aminoglicosídeo nas primeiras duas semanas. Cirurgia de troca valvar precoce é fundamental para evitar complicações como embolia e insuficiência cardíaca. Isso é especialmente válido nas endocardites em próteses valvares por *S. aureus* quando o procedimento deve ser realizado em regime de urgência dada a elevada letalidade dos casos não operados. Infecções de implantes intracardíacos, incluindo fios de marca-passo e desfibriladores implantáveis, podem ser tratadas com glicopeptideo ou betalactâmico sem associação com aminoglicosídeo ou rifampicina, mas invariavelmente necessitam de remoção do dispositivo de eletroestimulação cardíaca envolvido na infecção para evitar recidiva.

BACTÉRIAS DO GRUPO HACEK

A endocardite causada por bactérias deste grupo deve ser tratada com 2 g de ceftriaxona 2 g diários, via IV, por um total de quatro semanas, em casos de valvas nativas; ou seis semanas em caso de próteses. Em casos de intolerância, a ciprofloxacina pode ser considerada uma alternativa terapêutica.

FUNGOS

Os agentes antifúngicos disponíveis não são eficazes no tratamento, o tratamento cirúrgico associado é necessário para a cura na maioria dos casos. Nas infecções por *Candida* spp., recomenda-se o uso de anfotericina B, se possível, associada a outros antifúngicos (p. ex., 5-fluorocitosina ou uma equinocandina ou fluconazol), com cirurgia precoce para remoção da vegetação e troca valvar. Equinicandinas também podem ser úteis como alternativa à anfotericina B. Algumas espécies de *Candida* spp. e *Aspergillus* spp. são sensíveis aos triazóis orais, e é sugerido que um esquema oral de manutenção pós-tratamento seja mantido por um período mínimo de dois anos para diminuir o risco de recidiva.

BARTONELLA SPP. E *COXIELLA BURNETII*

O tratamento empírico habitualmente recomendado para endocardites com culturas negativas não contempla infecção por *Coxiella burnetii* e pode ser menos eficaz nas infecções por *Bartonella* spp. O tratamento de *Coxiella burnetii* requer terapia prolongada com antibióticos com atividade para micro-organismos intracelulares (p. ex., doxiciclina 100 mg, há cada 12 horas, VO, associada à hidroxicloroquina 200 mg, a cada 8 horas, VO; ou ciprofloxacina 500 mg, a cada 12 horas, VO por período de 18 meses a 4 anos). Nas endocardites por *Bartonella* spp., os aminoglicosídeos são um dos poucos antibióticos com atividade bactericida e já foi relatado que seu uso por tempo menor que 14 dias associa-se com maior letalidade. Recomenda-se o uso de betalactâmico (p. ex., ceftriaxona 1 g, a cada 12 horas, IV) por 4 semanas em valvas nativas e 6 nas infecções de próteses, sempre associado a aminoglicosídeo (p. ex., gentamicina 1 mg/kg, a cada 8 horas, IV) por 2 a 4 semanas.

CIRURGIA CARDÍACA EM ENDOCARDITE

As quatro principais indicações para tratamento cirúrgico da endocardite são: 1) insuficiência cardíaca congestiva moderada a grave em virtude da disfunção valvar; 2) infecção não controlável por antibioticoterapia; 3) disfunção de prótese valvar, ou deiscência; e 4) presença de abscesso perivalvar.

Entre os pacientes com endocardite aórtica que desenvolvem insuficiência cardíaca, a mortalidade pode chegar a 50% e a cirurgia deve ser indicada com urgência. Em casos de infecção não controlada por antibióticos, a cirurgia é indicação quando: 1) as hemoculturas permanecem positivas por mais de sete dias, apesar de tratamento adequado; 2) os agentes antimicrobianos não são eficazes ou disponíveis, como no caso de endocardite fúngica, e alguns Gram-negativos; ou 3) as recidivas ocorrem a despeito de antibioticoterapia adequada.

Em casos de próteses, a cirurgia é necessária na maioria dos casos agudos e precoces, nos quais tende a existir grande destruição tecidual valvar e perivalvar, com insuficiência, ou formação de fístulas. A cirurgia de urgência deve ser realizada assim que se detectar extensão miocárdica do processo infeccioso. Recidivas com o mesmo organismo são raras. A maioria dos casos de endocardite pós-operatória se deve à contaminação com outra bactéria ou fungo. Distúrbios da condução são vistos em casos aórticos com maior frequência, particularmente com próteses, e devem alertar para a presença de invasão miocárdica e acometimento por edema ou necrose do sistema de condução. O surgimento de bloqueio AV de 1º grau em um caso de endocardite deve ser investigado imediatamente com um ecotransesofágico pela elevada probabilidade de existência de abscesso perivalvar.

Outra possível indicação que foge aos critérios clássicos é representada pelos casos de vegetações volumosas (> 10 mm) e móveis, com embolização arterial recorrente, a despeito do tratamento antibiótico adequado. A taxa de embolização tende a cair rapidamente com o passar dos dias, uma vez que o tratamento é iniciado. Após uma semana de tratamento, a embolização é pouco frequente. Dessa forma, quando se considera cirurgia cardíaca para evitar nova embolia, esta deveria ser realizada precocemente, ainda na primeira semana de tratamento. Vegetações maiores que 10 mm têm maior risco de embolia e a indicação cirúrgica deve ser considerada para esses pacientes quando houver outros fatores de maus prognóstico associados.

Em casos de envolvimento neurológico, o diagnóstico deve ser confirmado urgentemente por neuroimagem (tomografia, ressonância magnética ou angiografia cerebral). Nos achados de embolia para sistema nervoso central, o procedimento de troca valvar deve ser postergado, se possível, preferencialmente de duas a quatro semanas para reduzir o risco de piora do dano neurológico por aumento da área de infarto ou transformação hemorrágica durante a circulação extracorpórea, ou ressangramento. Infartos cerebrais pequenos observados a tomografia e sem representação clínica, tem baixo risco de piora do dano neurológico durante a circulação extracorpórea e não devem ser motivo para postergar cirurgia cardíaca de urgência. O aneurisma micótico deve ser tratado por cirurgia ou neurointervenção por cateter antes da cirurgia de troca valvar.

PROGNÓSTICO

A febre tende a melhorar a partir de 3 a 5 dias do início do tratamento. Sua persistência pode significar a presença de abscessos a distância ou miocárdico, êmbolos, ou reações aos antibióticos. A realização de hemoculturas na primeira semana de tratamento antibiótico pode ser útil para verificar a resposta a ele.

Fatores de mau prognóstico são:

- endocardite causadas por outras bactérias que não estreptococos;
- insuficiência cardíaca, mesmo que compensada;
- confusão mental, acidente vascular cerebral;
- fração de ejeção de ventrículo esquerdo < 45%;
- envolvimento da valva aórtica;
- presença de vegetações > 10 mm;
- próteses valvares;
- idade avançada;
- presença de abscesso perivalvar;
- ausência de redução da proteína C-reativa na primeira semana de tratamento antibiótico.

Endocardites que acometem valvas do lado direito do coração tem melhor prognóstico do que aquelas de valvas aórtica e mitral. Em valvas nativas, as taxas de cura podem atingir 90% em algumas casuísticas. Para pacientes com endocardite por *S. aureus*, na ausência do uso de drogas, o prognóstico é ruim, com mortalidade em torno de 25 a 40%. No caso de usuários de drogas, com endocardite direita, a cura é obtida em 90% dos casos.

O óbito, quando ocorre, acontece nas primeiras duas semanas, normalmente em decorrência de insuficiência cardíaca congestiva, embolia para SNC ou doença difusa não controlada com choque séptico. Os resultados do tratamento com antimicrobianos tendem a ser pobres em endocardite fúngica e por Gram-negativos, mas o tratamento cirúrgico adjuvante pode aumentar as taxas de cura.

O prognóstico da endocardite em prótese valvar pode ser melhor quando o tratamento médico é aliado à cirurgia de troca valvar, embora cerca de 40% desses pacientes tenham cura somente com tratamento clínico. A mortalidade geral em centros com grande experiência é de 20 a 30%. A mortalidade da endocardite em prótese valvar precoce tende a ser mais alta do que a da endocardite em prótese valvar tardia, o que possivelmente é relacionado à diferença na virulência dos micro-organismos envolvidos e à tendência de formação de abscessos valvares nos casos precoces. Advoga-se o tratamento cirúrgico precoce e agressivo para diminuir a morbidade e a mortalidade nesses casos. A infecção de próteses por *S. aureus* tem em si um pior prognóstico e a intervenção cirúrgica precoce é altamente recomendável. Estima-se que em 10% de todos os casos de endocardite ocorrerá um segundo episódio da doença.

PREVENÇÃO

Com o intuito de tentar prevenir casos de endocardite, a American Heart Association tem publicado recomendações específicas para o uso de antimicrobianos em pacientes com risco de apresentar a doença em virtude de lesões cardíacas e extracardíacas submetidos a procedimentos que causam trauma às mucosas. Ao longo das últimas décadas, tais recomendações têm sofrido várias alterações e, desde a publicação mais recente, foi desaconselhado o uso de antibioticoprofilaxia antes de procedimentos envolvendo tratos GI ou GU. A profilaxia para procedimentos orais é direcionada principalmente aos estreptococos do grupo *viridans* com uso de amoxicilina 2 g VO 30 min antes do procedimento.

Estudos recentes indicam que a maioria dos casos é, na verdade, causada por bacteremias transitórias que ocorrem naturalmente por meio de atividades quotidianas, como ato de escovar os dentes ou mastigação. Não existem estudos prospectivos, randomizados, placebo-controlados de eficácia de antibioticoprofilaxia para endocardite em procedimentos dentários. No entanto, alguns casos confirmados são relacionados a procedimentos traumáticos passíveis de prevenção.

As condições cardíacas adequadas para antibioticoprofilaxia antes de procedimentos que lesam mucosas são aquelas que determinam alto risco de aquisição de endocardite e apresentam risco aumentado de desfecho desfavorável da doença. Tais grupos de pacientes são descritos no Quadro 117.4.4. Embora não tenham sido relacionados nas recomendações da American Heart Association, o Quadro inclui os pacientes com valvopatia reumática entre aqueles que merecem profilaxia antibiótica dada a elevada prevalência no nosso meio e alto risco de endocardite associado a este grupo.

Os procedimentos em que a profilaxia antibiótica é recomendada para pacientes com condições cardíacas de risco são:

1. Procedimentos dentários:
   - Manipulação de gengivas.
   - Manipulação periapical dos dentes.
   - Perfuração das mucosas.
   - Não é indicada em anestesia em tecido não infectado, colocação, ajuste ou retirada de próteses e dispositivos ortodônticos, perda da primeira dentição ou trauma nos lábios e na mucosa oral.
2. Procedimentos em trato respiratório:
   - Amigdalectomia, adenoidectomia e que envolvem incisão ou biópsia da mucosa respiratória.
   - Broncoscopia quando houver perspectiva de biópsia.
   - Procedimentos em tratos GI ou GU:
   - A profilaxia não é recomendada rotineiramente para tais procedimentos, nem na endoscopia digestiva alta ou colonoscopia (não há estudos que a indiquem ou justifiquem).
   - Os pacientes colonizados que serão submetidos à manipulação de tratos GI e GU devem ser tratados antes do procedimento.

Os esquemas de antibioticoproflaxia para prevenção de endocardites antes de procedimentos orais ou envolvendo trato respiratório são apresentados no Quadro 117.4.5.

QUADRO 117.4.4 Condições cardíacas de alto risco de endocardite e desfecho desfavorável em que a profilaxia com antibióticos é recomendada antes de procedimentos dentários.

- Próteses valvares
- Endocardite prévia
- Cardiopatias congênitas:
  - Cianóticas não corrigidas, incluindo *shunts* e condutos paliativos
  - Com correção completa, com prótese ou dispositivo nos primeiros seis meses após procedimento (período de endotelização)
  - Corrigidas, com defeitos residuais locais ou adjacentes a retalhos ou dispositivos prostéticos (inibem a endotelização)
- Receptores de transplante cardíaco com valvopatias
- Valvopatia reumática crônica com refluxo à ecocardiografia

QUADRO 117.4.5 Tratamento antimicrobiano empírico nas endocardites com culturas negativas em adultos.

Dose única 30 a 60 minutos antes do procedimento			
Situação	**Antibiótico**	**Adultos**	**Crianças**
Oral Sem condições de ingestão oral	Amoxicilina ampicilina ou cefazolina ou ceftriaxone	2 g 2 g IM ou IV 1 g IM ou IV	50 mg/kg 50 mg/kg IM ou IV 50 mg/kg IM ou IV
Alergia à penicilina ou ampicilina – uso oral	Cefalexina* ou clindamicina ou azitromicina ou claritromicina	2 g 600 mg 500 mg	50 mg/kg 20 mg/kg 15 mg/kg
Alergia à penicilina ou à ampicilina e sem condições de ingestão oral	Cefazolina ou ceftriaxona ou clindamicina	1 g IM ou IV 600 mg IM ou IV	50 mg/kg IM ou IV 20 mg/kg IM ou IV

IM: indicação intramuscular; IV: intravenosa.
*Não utilizar em pacientes com história de alergia grave às penicilinas.

Ressaltamos que a manutenção da higiene e saúde bucal em pacientes com valvopatia crônica pode ser uma medida mais eficaz em reduzir a incidência de bacteremias e, consequentemente, de endocardite, do que a profilaxia de antibióticos pré-procedimentos dentários.

BIBLIOGRAFIA SUGERIDA

Abegaz TM, Bhagavathula AS, Gebreyohannes EA, Mekonnen AB, Abebe TB. Short-and long-term outcomes in infective endocarditis patients: a systematic review and meta-analysis. BMC Cardiovasc Disord. 2017 Dec 12;17(1):291.

Brouqui P, Raoult D. Endocarditis due to rare and fastidious bacteria. Clin Microbiol Rev. 2001;14(1):177-207.

Cantier M, Mazighi M, Klein I, Desilles JP, Wolff M, Timsit JF, Sonneville R. Neurologic Complications of Infective Endocarditis: Recent Findings. Curr Infect Dis Rep. 2017 Sep 19;19(11):41.

de Camargo RA, Bitencourt MS, Meneghetti JC, Soares J, Gonçalves LFT, Buchpiguel CA, Paixão MR, Felicio MF, Soeiro AM, Strabelli TMV, Mansur AJ, Tarasoutchi F, de Oliveira MT, Castelli JB, Gualandro DM, Pocebon LZ, Blankstein R, Alavi A, Moore JE, Millar BC, Siciliano RF. The role of 18F-FDG-PET/CT in the Diagnosis of left-sided Endocarditis: native vs. prosthetic valves endocarditis. Clin Infect Dis. 2019 Apr 5. pii: ciz267.

Fernández-Hidalgo N, Almirante B, Gavaldà J et al. Ampicillin plus ceftriaxone is as effective as ampicillin plus gentamicin for treating enterococcus faecalis infective endocarditis. Clin Infect Dis. 2013 May;56(9):1261-8.

Habib G, Lancellotti P, Antunes MJ, Bongiorni MG, Casalta JP, Del Zotti F, Dulgheru R, El Khoury G, Erba PA, Iung B, Miro JM, Mulder BJ, Plonska-Gosciniak E, Price S, Roos-Hesselink J, Snygg-Martin U, Thuny F, Tornos Mas P, Vilacosta I, Zamorano JL. ESC Scientific Document Group. 2015 ESC Guidelines for the management of infective endocarditis: The Task Force for the Management of Infective Endocarditis of the European Society of Cardiology (ESC). Endorsed by: European Association for Cardio-Thoracic Surgery (EACTS), the European Association of Nuclear Medicine (EANM). Eur Heart J. 2015 Nov 21;36(44):3075-3128.

Li JS, Sexton DJ, Mick N. Proposed modifications to the Duke criteria for the diagnosis of infective endocarditis. Clin Inf Dis. 2000;30(4):633-8.

Siciliano RF, Gualandro DM, Sejas ONE, Ignoto BG, Caramelli B, Mansur AJ, Sampaio RO, Pierrotti LC, Barbosa G, Golebiovski W, Weksler C, Lamas C, Fortes NRQ, Fortes CQ, Tarasoutchi F, Strabelli TMV. Outcomes in patients with fungal endocarditis: A multicenter observational cohort study. Int J Infect Dis. 2018 Dec;77:48-52.

Siciliano RF, Randi BA, Gualandro DM, Sampaio RO, Bittencourt MS, da Silva Pelaes CE, Mansur AJ, Pomerantzeff PMA, Tarasoutchi F, Strabelli TMV. Early-onset prosthetic valve endocarditis definition revisited: Prospective study and literature review. Int J Infect Dis. 2018 Feb;67:3-6.

Siciliano RF, Strabelli TM, Zeigler R et al. Infective endocarditis due to Bartonella spp. and Coxiella burnetii: experience at a cardiology hospital in Sao Paulo, Brazil. Ann N Y Acad Sci. 2006;1078:215-22.

Tacke D, Koehler P, Cornely OA. Fungal endocarditis. Curr Opin Infect Dis. 2013 Dec;26(6):501-7.

Thuny F, Gaubert JY, Jacquier A et al. Imaging investigations in infective endocarditis: current approach and perspectives. Arch Cardiovasc Dis. 2013 Jan;106(1):52-62.

Wang A, Gaca JG, Chu VH. Management Considerations in Infective Endocarditis: A Review. JAMA. 2018 Jul 3;320(1):72-83.

Parte XII

Temas relacionados à Infectologia

118

Acidentes por animais aquáticos

Vidal Haddad Junior
Edmundo Ferraz Nonato (in memoriam)

INTRODUÇÃO

Muitos animais aquáticos possuem estruturas defensivas corporais, como células urticantes, ferrões, espículas, presas e raios das nadadeiras. Estas são capazes de provocar lesões traumáticas em seres humanos e, em algumas situações, podem ser portadoras de toxinas, o que causa envenenamentos.

Nos ambientes aquáticos também temos uma divisão entre animais peçonhentos e venenosos. Os primeiros são capazes de inocular peçonha por meio de estruturas traumatizantes e os segundos envenenam em situações passivas, por ingestão ou contato com o veneno.

Animais aquáticos peçonhentos e venenosos causam acidentes, na maioria das vezes, por manipulação inadequada e falta de informação sobre os riscos que representam. Como regra, é necessário dedicar especial atenção à prevenção de acidentes em pescadores profissionais e amadores, incluindo os pescadores submarinos. Outra medida importante é orientar os banhistas a não tocar em animais trazidos às praias pelas marés, pois em condições favoráveis, a peçonha de cnidários e peixes permanece ativa por muitas horas, mesmo após a morte dos organismos. Em ambientes fluviais, os acidentes por peixes são os mais comuns e ocorrem quando os banhistas ou ribeirinhos atravessam rios e riachos e pisam nas arraias.

Outro fator de risco é a criação de animais exóticos em aquários, como peixes, anêmonas e moluscos. Estes são importados pela sua beleza, sem outras informações sobre sua toxicidade ou capacidade de provocar ferimentos.

PORÍFEROS MARINHOS E FLUVIAIS (ESPONJAS)

BIOLOGIA E EPIDEMIOLOGIA

As esponjas são animais sésseis, de estrutura simples, apresentando corpo circular e oco e estrutura porosa. Alimentam-se por filtração da água do mar através do orifício corporal central. O mecanismo de lesão é o contato com espículas de sílica ou carbonato de cálcio que constituem o "esqueleto" do animal e com toxinas no limo da superfície. As esponjas marinhas da espécie *Tedania ignis* (a esponja de fogo, comum no Brasil), podem provocar lesões em seres humanos, assim como várias espécies de esponjas de rios, especialmente na Amazônia. Acidentes por esponjas marinhas são raros, mas por esponjas fluviais acontecem com frequência, especialmente em igarapés e lagoas em áreas de cerrado.

CLÍNICA E TERAPÊUTICA

O contato com esponjas marinhas causa quadros irritativos de aspecto eczematoso (placas eritematosas e edematosas, com presença ocasional de vesículas) e sintomas intensos (ardência e dor), que persistem por alguns dias. Quando há envolvimento extenso da pele, o paciente pode apresentar febre, calafrios e câimbras. Nas esponjas de água doce, as espículas ficam em suspensão na água de lagos e rios, causando quadros papulosos generalizados, com intenso prurido. Há possibilidade de comprometimento ocular grave. O uso imediato de fitas adesivas para remoção de espículas pode ser útil. Em fases posteriores, devem-se utilizar pomadas ou cremes de corticosteroide, para controle da inflamação.

CNIDÁRIOS

BIOLOGIA E EPIDEMIOLOGIA

Os cnidários são animais de aspecto gelatinoso, sésseis (corais e anêmonas) ou de vida livre (medusas e caravelas). São portadores de cnidócitos, células de defesa portadoras de organelas microscópicas peçonhentas, os nematocistos. Sua estrutura interna lembra um arpão ligado a um túbulo em uma cápsula. O nematocisto dispara por osmose ou por pressão, injetando seu conteúdo profundamente na pele da vítima.

As classes de cnidários ligadas a acidentes em humanos são: Anthozoa (anêmonas e corais), Hidrozoa (caravelas e hidroides), Scyphozoa (as medusas ou águas-vivas verdadeiras) e Cubozoa (as cubomedusas, responsáveis pelos acidentes mais graves em seres humanos). Todos esses animais apresentam cnidócitos e a gravidade dos acidentes varia com a quantidade de células disparadas e a área corporal da vítima. As anêmonas têm pequena quantidade de nematocistos e causam acidentes menos graves, assim como os falsos corais ou corais-de-fogo (*Millepora*), animais de aspecto arborescente e coloração avermelhada que podem vitimar mergulhadores, sendo comuns nas áreas recifais da região Nordeste do Brasil.

Os acidentes por cnidários (especialmente por águas-vivas e caravelas) foram responsáveis por aproximadamente 25% dos casos em uma série de aproximadamente 1.500 acidentes observados em Ubatuba, estado de São Paulo. Esta regra não funciona na região Sul, onde centenas de milhares de casos foram registrados em banhistas nos últimos dez anos. Entre os cnidários incriminados estão as caravelas (*Physalia physalis*), as cubomedusas (*Chiropsalmus quadrumanus* e *Tamoya haplonema*), as "reloginhos" (*Olindias sambaquiensis*) e a cifomedusa *Chrysaora lactea* (Figura 118.1). As larvas ou plânulas das cifomedusas *Luniche unguiculata* causam erupções papulosas em áreas cobertas pelos trajes de banho nos banhistas, sempre em ambientes marinhos. A erupção é pruriginosa e autolimitada, mas deve ser tratada com anti-histamínicos e corticoides tópicos.

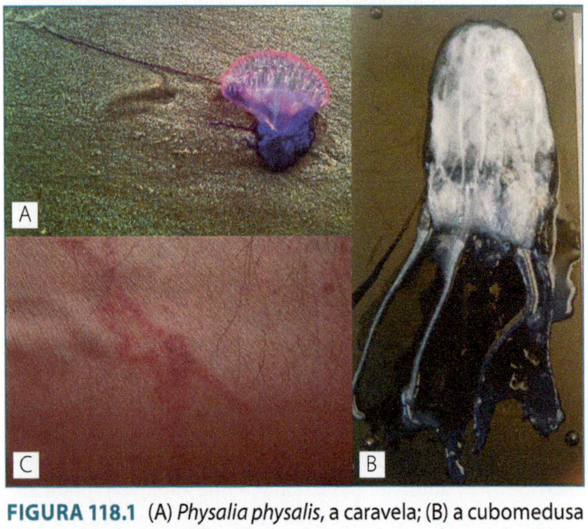

FIGURA 118.1 (A) *Physalia physalis*, a caravela; (B) a cubomedusa *Tamoya haplonema*; (C) acidente típico no braço de uma banhista. *Fonte:* Fotos de Vidal Haddad Junior.

CLÍNICA E TERAPÊUTICA

Os acidentes por cnidários se manifestam por placas de aspecto urticariforme, lineares, intensamente dolorosas, que surgem imediatamente após o contato com os animais. Posteriormente, pode haver necrose superficial da pele, bolhas e ulcerações. A etiologia e as manifestações clínicas dos acidentes variam de acordo com as regiões do Brasil: nas regiões Sudeste e Sul, mais de 70% dos acidentes é causada pelas espécies *Olindias sambaquiensis e Chrysaora lactea*, manifestando-se tipicamente por placas arredondadas e marcas pequenas de tentáculos. Nas regiões Norte e Nordeste, os acidentes são mais frequentes por *Physalia physalis* (caravela portuguesa). Nesse caso, pode haver dor excruciante, sintomas sistêmicos e as marcas impressas são de tentáculos longos (maiores que 20 cm) e entrecruzados.

Na maioria das vezes, a dor é o maior problema, mas esta pode ser controlada com o uso de compressas de água gelada (sempre água do mar ou aplicação de *cold packs* envoltos em panos, pois a água doce dispara nematocistos ainda íntegros na epiderme). O uso de compressas ou banhos de ácido acético (vinagre caseiro) parece ser capaz de prevenir esses disparos, o que impede o agravamento do acidente. Se a dor persistir, deve-se aplicar analgésicos por via parenteral.

As espécies brasileiras raramente provocam fenômenos sistêmicos, mas não é impossível a presença de dispneia, mal-estar, hipotensão arterial e arritmias cardíacas após o envenenamento, especialmente após acidentes por cubomedusas e caravelas. Alterações do ritmo cardíaco e edema agudo pulmonar são indicativos de gravidade e exigem tratamento intensivo sintomático. Os fenômenos sistêmicos também podem ocorrer por processos alérgicos, semelhantes aos observados na sensibilização por himenópteros (abelhas e formigas).

MOLUSCOS, CRUSTÁCEOS E ANELÍDEOS

BIOLOGIA E EPIDEMIOLOGIA

Grande parte dos moluscos vive em conchas. Alguns são peçonhentos e podem causar a morte em humanos, como polvos do gênero *Hapalochlaena* (polvo dos anéis azuis) e gastrópodas do gênero *Conus*. Os primeiros armazenam tetrodotoxina, uma potente neurotoxina, e os segundos produzem conotoxinas, também neurotóxicas. Polvos comuns (*Octopus vulgaris*) também produzem neurotoxinas.

As várias espécies de *Conus* presentes no Brasil estão sendo estudadas, sabendo-se que são carnívoras e utilizam as conotoxinas para a caça, embora não se saiba a potência ou as consequências dessas peçonhas para os seres humanos. Os acidentes por polvos são causados por inoculação de peçonha pelos "bicos", que são ligados a glândulas de peçonha. Já os *Conus* apresentam sofisticados aparelhos de envenenamento, que disparam "arpões" com toxinas de efeito paralisante.

Crustáceos, por sua vez, são animais de vida livre que apresentam uma carapaça quitinosa de proteção. São os camarões, siris, caranguejos e as lagostas. Embora existam relatos de envenenamentos por ingestão desses animais (não no Brasil), nenhum deles apresenta capacidade de produzir e injetar veneno nas vítimas.

Anelídeos são vermes de ambientes terrestres e aquáticos. Os poliquetas vivem em ambientes marinhos e podem provocar lesões em humanos por meio de cerdas urticantes e de potentes mandíbulas. O caráter peçonhento foi comprovado em uma espécie (*Glycera dibranchiata)* cuja tromba reversível é dotada de mandíbulas ligadas a glândulas de veneno. Esses filos não apresentam perigo para o homem, sendo os acidentes muito raros.

CLÍNICA E TERAPÊUTICA

Qualquer paciente suspeito de acidente por *Conus* deverá ser encaminhado a um Centro de Tratamento Intensivo, pela paralisia progressiva, que leva a comprometimento da musculatura do aparelho respiratório e possibilidade de morte, sendo necessária assistência respiratória mecânica. Os acidentes por polvos comuns devem ser encarados com cuidado, pois existe a possibilidade de neurotoxicidade após ingestão (*sashimi*) e "bicadas". Já acidentes por crustáceos necessitam apenas de limpeza local adequada, raramente tendo outras consequências que não a dor local.

A penetração de cerdas de poliquetas na epiderme causa quadros irritativos semelhantes aos observados em contatos com esponjas, manifestando-se por placas de aspecto eczematoso, dor variável e ardência no ponto do contato. A mordida, geralmente nas mãos, provoca dor intensa e edema local que, eventualmente, se estendem às áreas periféricas ou a todo o antebraço. O tratamento utiliza fitas adesivas para retirada de espículas e corticosteroides tópicos para controle dos sintomas.

EQUINODERMOS

BIOLOGIA E EPIDEMIOLOGIA

Poucos equinodermos podem causar envenenamentos em humanos. As estrelas-do-mar e os pepinos-do-mar não têm importância médica no Brasil, mas os ouriços-do-mar podem envenenar, especialmente os do gênero *Diadema*. Outras espécies são a *Echinometra lucunter*, o ouriço-do--mar preto (Figura 118.2), *Lythechinus variegatus* e *Arbacia lixula*.

Os ouriços-do-mar têm a superfície corporal recoberta por espinhos, com número, conformação e comprimento variáveis nos diferentes gêneros. Tais espinhos podem estar revestidos ou associados a glândulas produtoras de peçonha. Nos *Echinometra lucunter*, os espinhos são numerosos, aguçados e robustos. No gênero *Diadema*, são longos e delgados, como agulhas. Entre os espinhos existem órgãos minúsculos denominados pedicelárias, com função de proteção e limpeza da superfície. As pedicelárias podem ser providas de glândulas de veneno, associadas às mandíbulas. Os acidentes por ouriços-do-mar corresponderam a cerca de 50% dos acidentes em banhistas em uma série de aproximadamente 800 acidentes em Ubatuba, litoral norte de São Paulo, sendo acidentes traumáticos causados pelo ouriço-do-mar preto (*Echinometra lucunter*).

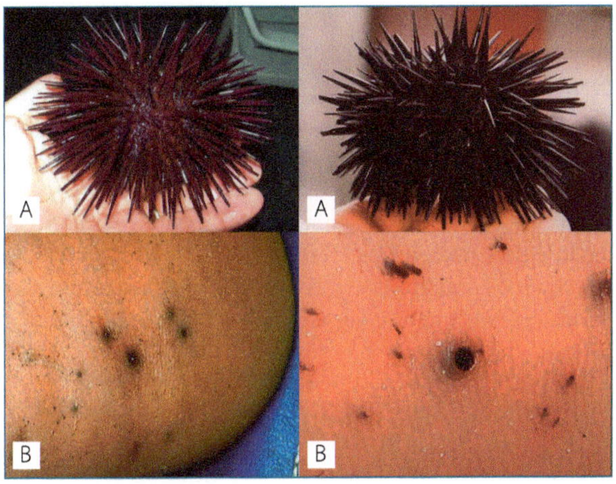

FIGURA 118.2 (A) Ouriços-do-mar da espécie *Echinometra lucunter*, o ouriço-do-mar preto; (B) lesões características com penetração das espículas no pé de um banhista e ausência de dor e inflamação precoce, demonstrando que não houve envenenamento.

Fonte: Fotos de Vidal Haddad Junior.

CLÍNICA E TERAPÊUTICA

O envenenamento é raro e está ligado aos ouriços-do--mar do gênero *Diadema*. A espécie mais comumente associada a acidentes, o ouriço-do-mar preto, não causa envenenamentos, sendo muito importante a retirada precoce das espículas para a prevenção de infecções e granulomas de corpo estranho.

PEIXES PEÇONHENTOS

BIOLOGIA E EPIDEMIOLOGIA

Os peixes podem ser cartilaginosos ou ósseos. Os cartilaginosos são as arraias e os tubarões. As arraias existem no Brasil em ambientes marinhos e fluviais, ocorrendo acidentes pelos gêneros dotados de ferrão (*Dasyatis*, *Aetobatus*, *Rhinoptera*, *Gymnura*, *Myliobatis*, *Urolophus* e arraias fluviais da família Potamotrygonidae). Esses peixes podem apresentar até quatro ferrões serrilhados na cauda, recobertos por epitélio peçonhento, de efeito neurotóxico e proteolítico. As arraias causam 12% dos acidentes por peixes em humanos em uma série de aproximadamente 600 acidentes por peixes marinhos observados pelo autor.

Os peixes ósseos associados ao maior número de acidentes nos mares, rios e lagos do Brasil são os bagres (família Ariidae e Pimelodidae, vários gêneros e espécies). A maioria dos envenenamentos nas praias acontece quando peixes pequenos são atirados por pescadores e pisados por banhistas. Em ambientes fluviais, acontecem em pescadores amadores e profissionais. Os ferrões nas nadadeiras dorsal e peitorais causam dor e ocasional necrose cutânea. Cerca de 80% dos acidentes causados por peixes no Brasil são causados por bagres.

Nas regiões estuarinas do Norte e do Nordeste do Brasil, são comuns acidentes por niquins ou peixes-sapo (Batrachoididae, gênero *Thalassophryne*). Estes permanecem semienterrados no fundo e, quando pisados, inoculam peçonha através de espículas ocas com glândulas de veneno na base.

Os peixes-escorpião (mamangás, mamangavas, niquins--das-pedras, beatriz) são peixes marinhos representados no Brasil por vários gêneros e espécies, sendo mais comuns os das espécies *Scorpaena plumieri* e *Scorpaena brasiliensis* (Figura 118.3). A peçonha desses animais é extremamente potente, tendo efeitos neurotóxico e inflamatório no local e cardiorrespiratório sistemicamente. A inoculação ocorre pelos raios das nadadeiras, que apresentam tecido glandular produtor de toxinas no seu epitélio.

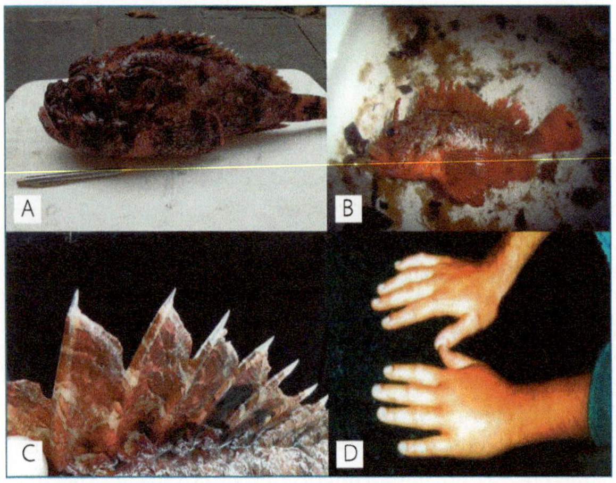

FIGURA 118.3 (A) Peixe-escorpião preto (*Scorpaena plumieri*); (B) peixe-escorpião vermelho (*Scorpaena brasiliensis*); (C) raios venenosos da nadadeira dorsal; (D) acidente na mão de um pescador. Notar o edema importante.
Fonte: Fotos de Vidal Haddad Junior.

As moreias raramente estão associadas a acidentes, embora sejam frequentemente apontadas como agressivas. Os envenenamentos ocasionais ocorrem em pescadores de camarões, em cujas redes se prendem as moreias-de-areia (*Gymnothorax ocellatus*), cuja mordida extremamente dolorosa provavelmente está associada com toxinas na saliva do peixe.

Os peixes venenosos encontrados nos rios e lagos brasileiros são os bagres das famílias Pimelodidae, sendo mais importantes os gêneros *Pimelodus* (*Pimelodus maculatus*, o mandijuba) e *Pimelodella* (mandis-chorões). Ambos são portadores de ferrões peitorais e dorsal semelhantes aos dos bagres marinhos. A peçonha também tem efeitos semelhantes. Os acidentes por bagres fluviais acontecem principalmente nos pescadores, acometendo as mãos das vítimas. As arraias fluviais pertencem ao gênero *Potamotrygon* (Figura 118.4), sendo encontradas em toda a região Amazônica, no Pantanal mato-grossense, na bacia Araguaia-Tocantins e no rio Paraná. A população ribeirinha e os turistas costumam se acidentar ao atravessar rios ou nadar em praias durante períodos da seca nos rios das regiões Norte e Centro-Oeste. Recentemente, arraias fluviais têm sido observadas na foz do rio Tietê, já no Estado de São Paulo, oriundas do rio Paraná, o que demonstra uma ampla disseminação do gênero pelos rios brasileiros. Os acidentes por arraias fluviais trazem graves efeitos locais.

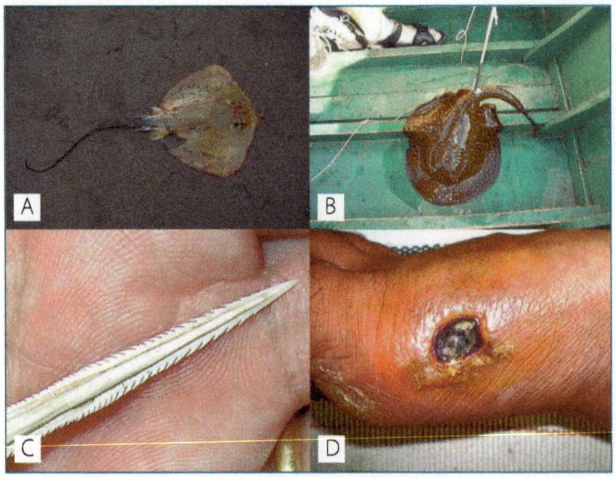

FIGURA 118.4 (A) Arraia marinha (*Dasyatis* sp.); (B) arraia fluvial (*Potamotrygon falkneri*); (C) detalhe do ferrão ósseo e serrilhado das arraias; (D) acidente necrose cutânea no pé de um pescador.
Fonte: Fotos de Vidal Haddad Junior.

CLÍNICA E TERAPÊUTICA

Todos os peixes brasileiros têm veneno neurotóxico (dor) e proteolítico (necrose cutânea), com maior ou menor intensidade desses efeitos. Os acidentes por peixes-escorpião são extremamente dolorosos e quase sempre apresentam sintomas sistêmicos, como náuseas, vômitos, mal-estar, dispneia e alterações do ritmo cardíaco. A necrose é a regra nas ferroadas por arraias fluviais, embora seja mais rara nas causadas por arraias marinhas e ainda mais rara nos envenenamentos por peixes-escorpião. A dor intensa é característica dos três acidentes.

Os acidentes por bagres e niquins são os mais comuns, especialmente por bagres, e são de gravidade moderada (Figuras 118.5, 118.6 e 118.7). Os acidentes por niquins ou miquins são muito comuns nos estuários das regiões Norte e Nordeste do Brasil. Embora apresentem necrose ocasional e dor importante, acidentes por bagres e niquins não provocam sintomas sistêmicos além dos causados pela dor.

O tratamento imediato para todos os acidentes por peixes peçonhentos utiliza imersão em água quente, mas tolerável, por 30 a 90 minutos, pois peçonhas de peixes causam intensa vasoconstrição, o que explica a dor intensa e a necrose. É possível observar que a dor retorna após a retirada precoce do local afetado da água, o que interrompe a vasodilatação. Em ambiente hospitalar, quadros dolorosos não controlados com a aplicação de água quente devem ter a área do ferimento infiltrada com anestésicos locais, como a xilocaína e mesmo o uso de analgésicos por via parenteral. Outras medidas, tardias compreendem a profilaxia das infecções, pesquisa de fragmentos de ferrões, incluindo o exame radiológico e limpeza intensiva local.

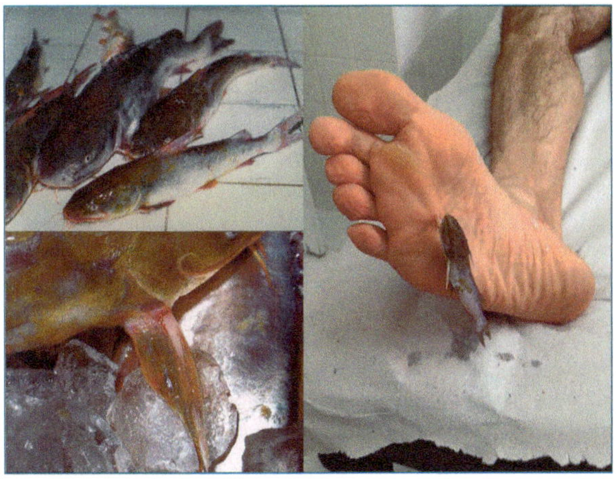

FIGURA 118.5 Bagres marinhos, detalhe do ferrão peitoral e acidente em um banhista que caminhava na praia.
Fonte: Fotos de Vidal Haddad Junior.

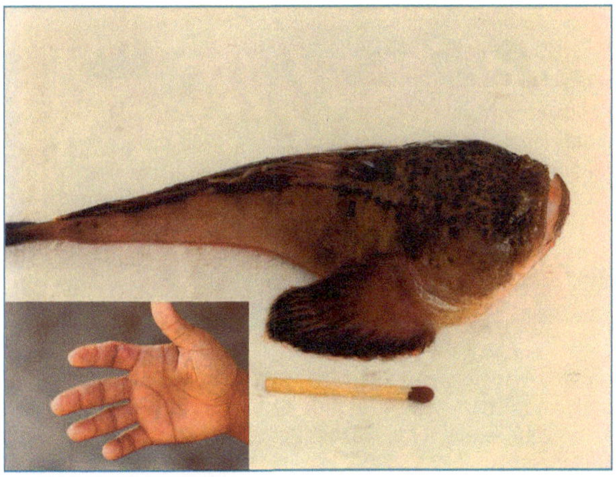

FIGURA 118.6 Niquim ou peixe-sapo (*Thalassophryne nattereri*) e acidente com necrose na mão de um pescador.
Fonte: Fotos de Vidal Haddad Junior.

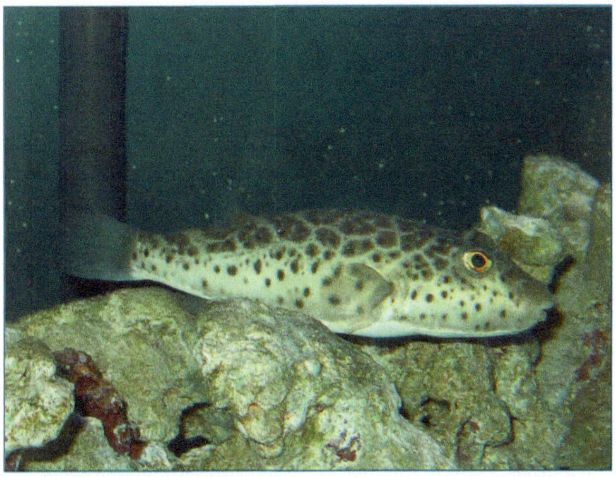

FIGURA 118.7 Baiacu-pinima (*Sphoeroides* sp.). Esse gênero de baiacus está associado à maioria dos acidentes por ingestão no Brasil.
Fonte: Foto de Vidal Haddad Junior.

PEIXES VENENOSOS

Os baiacus ou peixes-bola dos gêneros *Spheroides* (baicus-pinima ou pintados) e *Lagocephalus* (baiacus-arara) são peixes ósseos tetrodontídeos capazes de aumentar o volume do corpo por ingestão de água ou de ar, o que dificulta a ação de predadores (Figura 118.8). Esses peixes têm ainda outro mecanismo de defesa, que é o acúmulo de tetrodotoxina (TTx), uma potente neurotoxina. Quando da ingestão de carne de baiacu com concentrações suficientes de TTx, inicia-se uma paralisia muscular progressiva, manifestada inicialmente através de parestesias periorais, podendo culminar com o óbito por insuficiência respiratória. O envenenamento é raro e parece estar associado ao consumo de *Spheroides* sp. Quando existe suspeita de intoxicação por carne de baiacu, o paciente deve receber tratamento intensivo imediato, inclusive com assistência ventilatória mecânica, pois o risco de óbito é elevado.

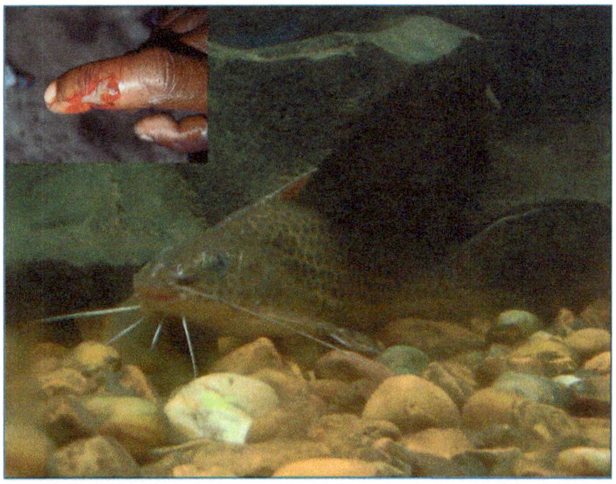

FIGURA 118.8 Bagre fluvial (mandijuba) e no detalhe, acidente em um pescador.
Fonte: Fotos de Vidal Haddad Junior.

PEIXES TRAUMATIZANTES

Existem vários peixes capazes de causar cortes e lacerações em humanos. Além dos tubarões, um grande número de peixes marinhos e fluviais apresentam dentes afiados, espículas também afiadas nos raios das nadadeiras e ferrões para defesa contra predadores, o que inclui o homem. Nos rios e lagos, há as piranhas, de má reputação, mas que raramente ataca em cardumes (Figura 118.9).

As lesões causadas por peixes têm elevado potencial de desenvolver infecções secundárias bacterianas, incluindo *Vibrio vulnificus* e *Aeromonas aeruginosa*, o que justifica a limpeza intensa do local e uso de antisséptico mesmo em pequenos ferimentos. O candiru é um pequeno bagre hematófago que parasita guelras de peixes maiores e pode, excepcionalmente, penetrar em orifícios naturais humanos, especialmente na uretra. Uma explicação seria o cheiro de amônia das guelras que se confundiria com a urina humana. A extração é difícil, e a maioria dos acidentados não dispõe de auxílio médico, o que pode trazer graves consequências, como a estenose da uretra.

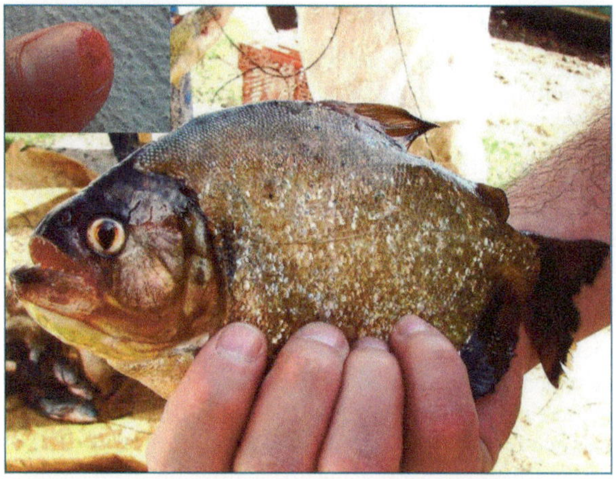

FIGURA 118.9 Piranha (*Serrasalmus maculatus*) mostrando os dentes triangulares em detalhe. No detalhe: acidente com lesão em "saca-bocado" no dedo de um pescador.
Fonte: Fotos de Vidal Haddad Junior.

BIBLIOGRAFIA SUGERIDA

Abati PAM, Torrez PPQ, França FOS, Tozzi FL, Guerreiro FMB, Santos SAT, Oliveira SMS, Haddad Jr V. Injuries caused by freshwater stingrays in the Tapajós River basin: a clinical and sociodemographic study. Revista da Sociedade Brasileira de Medicina Tropical 50: 374-378, 2017.

Aquino GNR, Souza CC, Haddad Jr V, Sabino J. Injuries caused by the venomous catfish pintado and cachara (Pseudoplatystoma genus) in fishermen of the Pantanal region in Brazil. Anais da academia brasileira de ciências 88: 1-7, 2016.

Barreiros JP, GAdig OB, Haddad Jr V. An unprovoked attack by a blue shark Prionace glauca (Chondrichthyes: Carcharhinidae) on a spear fisherman in terceira island, Azores, Northeast Atlantic. Wilderness & environmental medicine 25: 371-372, 2014.

Barreiros JP, Gadig OB, Haddad Jr V. In reply to shark attacks and shark diving. Wilderness & environmental medicine 28: 12, 2015.

Bastos DMRF, Haddad Jr V, Nunes JLS. Human envenomations caused by portuguese man-of-war (Physalia physalis) in urban beaches of São Luis city, Maranhão State, Northeast coast of Brazil. Revista da Sociedade Brasileira de Medicina Tropical, 50: 130-134, 2017.

Brasil. Ministério da Saúde. Manual de diagnóstico e tratamento de acidentes por animais peçonhentos. Brasília: Ministério da Saúde, Fundação Nacional da Saúde, 1997.

Cardoso JLC, França FOS et al. Animais peçonhentos no Brasil: biologia, clínica e terapêutica. São Paulo: Sarvier, 2. ed., 2008.

Edilson AD, Souza CC, Gonzales EG, Haddad Jr V, Sabino J. Avaliação do acesso a informações sobre a prevenção de acidentes por animais aquáticos coletados por pescadores da bacia do alto Paraguai, Mato Grosso do Sul. Revista de ensino, educação e ciências humanas, v. 16, p. 460, 2016.

Garrone Neto D, Haddad Jr V, Gadig OB. Record of ascending passage of potamotrygonid stingrays through navigation locks: implications for the management of non-native species in the upper paraná river basin, southeastern Brazil. Management of biological invasions, 5: 113-119, 2014.

Gopalakrishnakone P, Haddad Jr V, Tubaro A, Kim E, Ken WR. Marine and Freshwater Toxins. 1. ed. Singapore: Springer, 2016. 476p.

Guevara BK, Dayrit JF, Haddad Jr V. Delayed allergic dermatitis presenting as a keloid-like reaction caused by sting from an Indo-pacific Portuguese man-of-war. Clinical and experimental dermatology 1: 1, 2017.

Guevara BK, Dayrit JF, Haddad Jr V. Seabather's eruption caused by the thimble jellyfish in the Philippines. Clinical and experimental dermatology 42: 1-3, 2017.

Haddad Jr V, Barreiros JP. Animais marinhos dos Açores: perigosos e venenosos. Açores, Portugal: BLU, 2007.

Haddad Jr V, França FOS, Wen FH, Cardoso JLC. Acidentes provocados por celenterados: aspectos clínicos e terapêuticos. An Bras Dermatol 1997; 72 (2):206-207.

Haddad Jr V, Garrone Neto D, Barbaro K et al. Freshwater stingrays: study of epidemiologic, clinic and therapeutic aspects based in 84 envenoming in human and some enzymatic activities of the venom. Toxicon 2004; 43:287-94.

Haddad Jr V, Lastória J. Envenenamento causado por um peixe-escorpião (Scorpaena plumieri Bloch, 1789) em um pescador: descrição de um caso e revisão sobre o tema. Clínica e Terapêutica 2004; 9(1):16-8.

Haddad Jr V, Magalhães CA. Infiltrated plaques resulting from an injury caused by the common octopus (Octopus vulgaris): a case report.The journal of venomous animals and toxins including tropical diseases 20: 47, 2014.

Haddad Jr V, Martins IA, Makyama HM. Injuries caused by scorpionfishes (Scorpaena plumieri Bloch, 1789 and Scorpaena brasiliensis Cuvier, 1829) in the Southwestern Atlantic Ocean (Brazilian coast): epidemiologic, clinic and therapeutic aspects of 23 stings in humans. Toxicon 2003; 42:79-83.

Haddad Jr V, Morandini AC, Rodrigues LE. Jellyfish blooms causing mass envenomations in aquatic marathonists: report of cases in S and SE Brazil (sw Atlantic Ocean). Wilderness & environmental medicine 29: 142-145, 2018.

Haddad Jr V, Novaes SPMS, Miot HA, Zuccon A. Acidentes por ouriços-do-mar: eficácia da retirada precoce das espículas na prevenção das complicações. An Bras Dermatol 2001; 76(6):677-81.

Haddad Jr V, Pardal PPO; Cardoso JLC; Martins IA. The venomous toadfish Thalassophryne nattereri (niquim or miquim): report of 43 injuries provoked in fishermen of Salinópolis (Pará State) and Aracaju (Sergipe State). Rev Inst Med Trop S Paulo 2003; 45(4):221-3.

Haddad Jr V, Sazima I. Piranhas attacks in Southeast of Brazil: epidemiology, natural history and clinical treatment with description of a bite outbreak. Wilderness and Environmental Medicine 2003; 14(4):249-54.

Haddad Jr V, Silva GC, Rodrigues TC, Souza V. Injuries with high percentage of systemic findings caused by the cubomedusa Chiropsalmus quadrumanus (Cnidaria) in Southeast region of Brazil: report of ten cases. Revista da Sociedade Brasileira de Medicina Tropical 2003; 36(1):84-5.

Haddad Jr V, Silveira FL, Cardoso JLC, Morandini AC. A report of 49 cases of cnidarian envenoming from southeastern Brazilian coastal waters. Toxicon 2002; 40(10):1445-1450.

Haddad Jr V, Stolf HO, Risk JY, França FOS, Cardoso JLC. Report of 15 injuries caused by lionfish (Pterois volitans) in aquarists in Brazil: a critical assessment of the severity of envenomations. The journal of venomous animals and toxins including tropical diseases 21: 8, 2015.

Haddad Jr V, Zara F, Marangoni S, Toyama D, Souza AJ, Oliveira SC, Toyama M. Identification of two novel cytolysins from the hydrozoan Olindias sambaquiensis (Cnidaria). The journal of venomous animals and toxins including tropical diseases 20: 10, 2014.

Haddad Jr V. Animais Aquáticos Potencialmente Perigosos do Brasil: um guia médico e biológico. São Paulo: Editora Roca, 2008. 244 p.

Haddad Jr V. Atlas de animais aquáticos perigosos do Brasil: guia médico de identificação e tratamento de acidentes. São Paulo: Roca, 2000.

Haddad Jr V. Brazilian aquatic animals of medical importance. Revista da Sociedade Brasileira de Medicina Tropical 2003; 36(5):591-7.

Haddad Jr V. Cutaneous infections and injuries caused by traumatic and venomous animals which occurred in domestic and commercial aquariums in Brazil: a study of 18 cases and an overview of the theme. An Bras Dermatol 2004; 79(2):157-67.

Haddad Jr V. Medical Emergencies caused by Aquatic Animals: a zoological and clinical guide. Switzerland: Springer Publishers, 2016. 144 p.

Lopes-Ferreira M, Ramos AD, Martins IA, Lima C, Haddad Jr V. Clinical manifestations and experimental studies on the spine extract of the toadfish Porichthys porosissimus. Toxicon 86: 28-39, 2014.

Macedo AKS, Silva JRP, Oliveira SP, Haddad Jr V, Vendel AL. Potentially dangerous fish of the Paraiba estuary: identification and envenomation mechanisms. Journal of coastal life medicine, 55: 459, 2017.

Marques AC, Haddad Jr V, Rodrigo L, Silva EM, Morandini AC. Jellyfish (Chrysaora lactea, Cnidaria, Semaeostomeae) aggregations in southern Brazil and consequences of stings in humans. Latin american journal of aquatic research 42: 1194-1199, 2014.

Negreiros MMB, Yamashita S, Sardenberg T, Favero Jr EL, Horácio FA, Haddad Jr WT, Haddad Jr V. Diagnostic imaging of injuries caused by venomous and traumatogenic catfish. Revista da Sociedade Brasileira de Medicina Tropical 49: 530-533, 2016.

Pereira JCC, Spilzman D, Haddad Jr V. Anaphylactic reaction/ angioedema associated with jellyfish sting. Revista da Sociedade Brasileira de Medicina Tropical 51: 115-117, 2018.

Reckziegel GC, Dourado FS, Garrone Neto D, Haddad Jr V. Injuries caused by aquatic animals in Brazil: an analysis of the data present in the information system for notifiable diseases. Revista da Sociedade Brasileira de Medicina Tropical. 48: 460-467, 2015.

Rossetto AL, Silveira FL, Morandini AC, Haddad Jr V, Resgalla Jr C. Seabather's eruption: report of fourteen cases. Anais da academia brasileira de ciências, 2015.

Sarmiento BE, Rangel M, Gonçalves JC, Pereira L, Rego S, Campos LA, Haddad Jr V, Mortari MR, Schwartz EF. First report of the characterization of the pathophysiological mechanisms caused by the freshwater catfish Pimelodus maculatus (order:Siluriformes). Toxicon 101: 55-62, 2015.

119

Acidentes por venenos e animais peçonhentos

119.1 Acidentes por aracnídeos e insetos

Francisco Oscar de Siqueira França
Carlos Roberto de Medeiros
Marlene Zannin
Dayse Maria Lourenço
Ana Marisa Chudzinski Tavassi
Flávio Santos Dourado
Pasesa Pascuala Quispe Torrez
Rogério Bertani

119.1.1 Acidentes por aranhas

INTRODUÇÃO

Os acidentes causados por aranhas são denominados "araneísmo". São decorrentes do envenenamento por aranhas que apresentam capacidade de causar acidentes humanos com manifestações clínicas e laboratoriais. Das 48 mil espécies conhecidas, poucas possuem veneno ativo quando inoculado no homem. Os quadros de envenenamento no araneísmo apresentam aspectos diversos e devem ser abordados separadamente.

ETIOLOGIA

São três os gêneros de aranhas causadoras de envenenamento humano no Brasil: *Loxosceles* (Figura 119.1.1.1), *Phoneutria* (Figura 119.1.1.2) e *Latrodectus* (Figura 119.1.1.3).

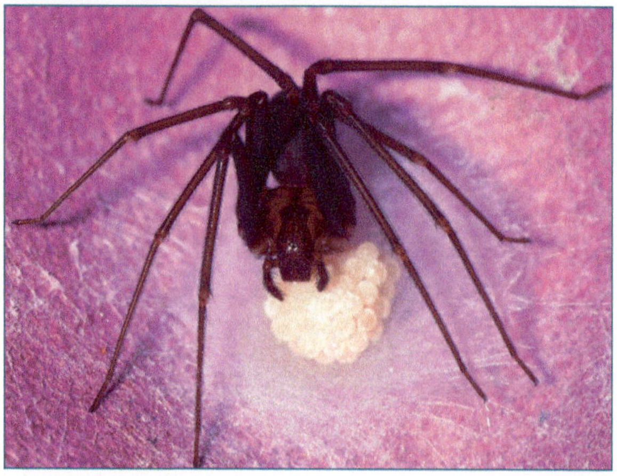

FIGURA 119.1.1.1 *Loxosceles gaucho* (aranha-marrom) fêmea com saco de ovos.
Fonte: Foto de Rogério Bertani.

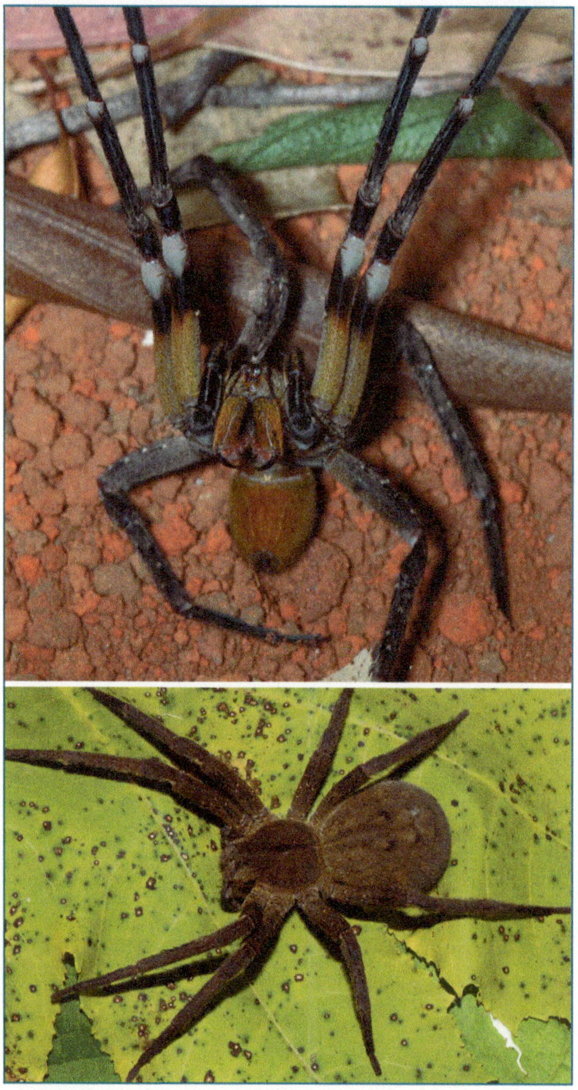

FIGURA 119.1.1.2 Fêmea de *Phoneutria nigriventer* (aranha-armadeira) e macho de *Phoneutria keyserlingi* "armado".
Fonte: Fotos de Rogério Bertani.

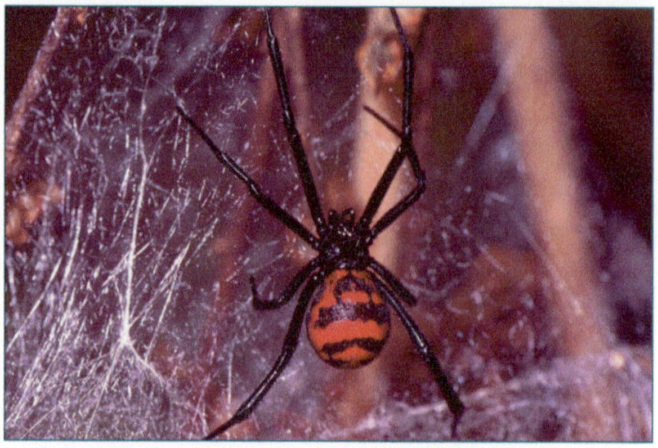

FIGURA 119.1.1.3 *Latrodectus curacaviensis* (viúva-negra).
Fonte: Foto de Rogério Bertani.

EPIDEMIOLOGIA DOS ACIDENTES ARANEÍDICOS

No Brasil, são registrados cerca de 36 mil acidentes araneídicos por ano. No entanto é bastante provável que o número real de acidentes supere o número de acidentes notificados (Tabela 119.1.1.1).

GÊNERO *LOXOSCELES*

Até meados da década de 1950 se acreditava que o outrora denominado "araneísmo necrotizante" fosse causado por aranhas do gênero *Lycosa* (aranha da grama ou aranha de jardim). Em 1954 foi descrito o primeiro caso de acidente por *Loxosceles* no Brasil e a seguir esta aranha passou a ser reconhecida como a única causadora de acidentes capazes de causar quadros de necrose cutânea e hemólise e que as aranhas do Gênero *Lycosa* causam somente quadros leves com manifestação dolorosa local. No início dos anos 1990, um aumento inusitado e exponencial da população de *Loxosceles* no Estado do Paraná levou à consequente elevação da incidência de acidentes; sendo que, atualmente, representam 49,5% da casuística de todo o país.

São conhecidas 139 espécies de *Loxosceles* que se distribuem por todo o continente americano, Caribe, África, partes da Europa, Oriente Médio e China. No Brasil ocorrem 19 espécies, uma das quais introduzida do Chile ou do Perú. São encontradas em todo o país, sendo particularmente comuns na região Sul e em algumas áreas da região Sudeste, Nordeste e Centro-Oeste.

São aranhas pequenas com cerca de 1 cm de corpo e 3 cm incluindo as pernas, sendo geralmente marrons (daí o nome popular – aranha-marrom), porém há espécies ligeiramente acinzentadas ou avermelhadas. Todas possuem uma área mais escura na região cefálica em contraste com a região torácica mais clara, formando desenho característico que lembra um violino (daí o nome aranha-violino que recebe em alguns países). Produzem fios de seda muito característicos pela semelhança com fios de algodão, com os quais revestem fendas e espaços onde vivem, tais como frestas em barrancos, espaços entre a casca solta e o tronco de árvores, folhas de palmeiras caídas no solo, espaços debaixo de rochas e paredes de cavernas.

TABELA 119.1.1.1 Distribuição dos acidentes araneídicos, segundo o tipo de envenenamento, por macrorregião (Brasil, 2018).

Região	Loxoscelismo	Foneutrismo	Latrodectismo	Outra aranha	Ign/branco	Total
Norte	181	145	4	390	406	1.126
Nordeste	345	127	65	513	1.500	2.550
Sudeste	992	2.008	72	3.924	4.712	11.708
Sul	6.983	2.601	13	7.404	2.559	19.560
Centro-oeste	143	117	13	295	522	1.090
Total	8.644	4.998	167	12.526	9.699	36.034

Fonte: SINAN-Net/SVS/Ministério da Saúde (dados atualizados até 06/06/2019).

Habitações humanas algumas vezes reproduzem os ambientes naturais, funcionando como abrigos a essas aranhas que podem viver atrás, debaixo ou dentro de móveis, atrás de quadros, em porões, sótãos e nas fendas de muros e paredes. Se o local fornecer bons abrigos e presença de insetos para alimentação elas se reproduzem com facilidade e a população em um determinado local pode ser expressiva. Embora não sejam agressivas, o contato frequente pode resultar em acidentes, pois costumam alojar-se nas roupas ou nas camas. Ao serem pressionadas contra o corpo durante o ato de se vestir ou dormir, defendem-se picando. Por este motivo, é fundamental examinar o interior das roupas antes de vesti-las e manter camas afastadas de paredes.

As manifestações clínicas surgem lentamente, e por este motivo é frequente o paciente buscar assistência em Serviços de Saúde tardiamente, às vezes mais de 24 horas após a ocorrência do acidente, limitando o sucesso do tratamento. Por sua morbidade e eventual gravidade é considerado o acidente de maior importância médica no Brasil.

MECANISMO DE AÇÃO DO VENENO

O veneno de *Loxosceles* é formado basicamente por fosfolipases D, metaloproteases astacin-like, peptídeos com atividade inseticida, hialunoridase e fator liberador de histamina e tem atividade hialuronidase, colagenase, esfingomielinase e proteolítica. O principal componente do veneno de *Loxosceles*, responsável tanto pela necrose cutânea quanto pela hemólise, é uma proteína de 32 a 35 kDa, com atividade esfingomielinase-D.

Em modelo com camundongos, foi demonstrado que o veneno de *Loxosceles* ativa o sistema de "rolling" dos leucócitos intravasculares horas após o acidente e, também, parece provocar um aumento moderado da expressão e da ativação de moléculas de adesão que incrementam a interação entre células endoteliais e glóbulos brancos, sem afetar a capacidade de extravasamento dos leucócitos no espaço extravascular.

A expressão de moléculas inflamatórias, como TNF-alfa e derivados do ácido nítrico, a participação de leucócitos, plaquetas, da cascata do complemento e da coagulação resultam em fenômenos pró-inflamatórios locais e posterior formação de trombos intravasculares no local da inoculação do veneno, com sofrimento tecidual progressivo, apoptose de queratinócitos e evolução usual para necrose local de extensão e profundidade variáveis.

A esfingomielinase D também tem papel fundamental na hemólise mediada pelo veneno loxoscélico, sendo destacada a participação do sistema complemento. Observa-se ação de metaloproteinases endógenas ativadas sobre proteínas da membrana de hemácias (glicoforinas), ocasionando a susceptibilidade dos glóbulos vermelhos à ação do complemento e posterior hemólise.

QUADRO CLÍNICO

O loxoscelismo pode ser classificado em duas formas: cutânea e cutâneo-hemolítica:

FORMA CUTÂNEA

Após a ocorrência do acidente, que frequentemente ocorre dentro das residências, quando o paciente se veste ou quando está dormindo (a aranha se encontra no interior da roupa ou nos lençóis), surge quadro progressivo de dor local que se associa a eritema e edema, que, em geral, se manifestam de modo lento (horas). Passada a fase inicial (geralmente até 12 horas), pode-se observar o início da evolução para a denominada "placa marmórea" (áreas mal delimitadas de palidez cutânea periférica, áreas mais centrais com isquemia acentuada e área mais próxima da inoculação do veneno com evidência de necrose tecidual) que apresenta consistência endurecida e pode ser constatada até dias após o acidente (Figura 119.1.1.4). Evolui na maior parte dos casos com progressão descendente (ação da gravidade), com formação de uma úlcera de bordas elevadas, que pode ser semelhante à lesão observada na leishmaniose cutânea. Acomete, com maior frequência, nas áreas centrais do corpo (tórax, abdômen, porção proximal dos membros). A evolução com infecção secundária é incomum e geralmente a área de necrose é seca e está definida em até duas semanas. Eventualmente, a lesão pode continuar a progredir por período superior a um mês. A forma cutânea pode evoluir com extensa e profunda necrose subcutânea e até comprometimento muscular local. Também é descrita apresentação em que há apenas um processo inflamatório na pele e na região subcutânea sem a presença de necrose. Esta apresentação é constatada com maior frequência em acidentes na face, sendo denominada "forma edematosa da face". Manifestações gerais inespecíficas, como febre, cefaleia, mialgia, náuseas, vômitos, mal-estar e exantema, podem ocorrer na fase aguda do envenenamento, tanto na apresentação cutânea como na cutânea-hemolítica.

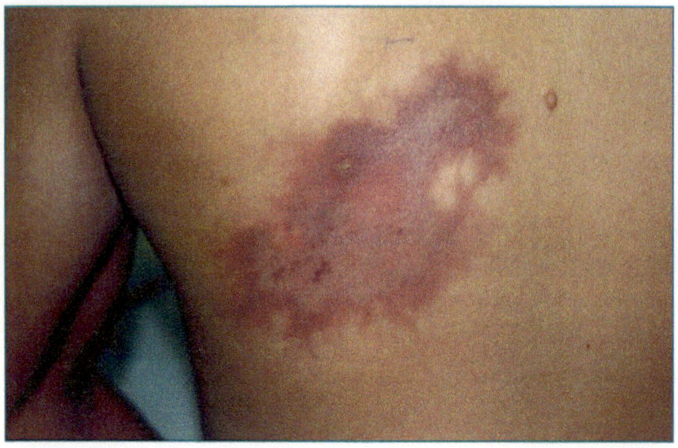

FIGURA 119.1.1.4 Acidente por *Loxosceles* no terceiro dia após a picada.

Fonte: Acervo da autoria.

FORMA CUTÂNEO-HEMOLÍTICA (OU CUTÂNEO-VISCERAL)

Na forma cutâneo-hemolítica há além do quadro cutâneo local, a presença de hemólise intravascular com consequente anemia, icterícia e hemoglobinúria. Esta manifestação pode se associar a rabdomiólise local, trombocitopenia, alterações da coagulação sanguínea e a injúria renal aguda, que usualmente é observada em 24 a 72 horas após a ocorrência do acidente. A forma cutâneo-hemolítica pode representar até 13% das apresentações de loxoscelismo.

EXAMES LABORATORIAIS

Na forma cutânea não há alterações laboratoriais específicas. O hemograma pode se apresentar com leucocitose e neutrofilia. Em pacientes com infecção secundária pode haver acentuação desta anormalidade. Em pacientes com lesões extensas e profundas pode haver rabdomiólise, observando-se aumento sérico das enzimas musculares, como Creatinoquinase (CK), DHL, AST, ALT e Aldolase.

Na forma cutâneo-visceral há alterações laboratoriais compatíveis com a hemólise, destacando-se a anemia, a diminuição da haptoglobina livre, a elevação da DHL hemática, o aumento da bilirrubina total devido ao aumento da bilirrubina indireta, hemoglobinemia e hemoglobinúria. Pode haver aumento da ureia e da creatinina, diminuição do clearence de creatinina quando há evolução para injúria renal aguda. Tem sido descrita trombocitopenia e coagulopatias com alterações no coagulograma.

FATORES PROGNÓSTICOS

A necrose é frequente na apresentação cutânea do loxoscelismo. Pode haver sequelas locais com formação de quelóide, cicatrizes com comprometimento estético e até funcional. Na forma cutâneo-visceral a presença de hemólise, eventualmente associada a coagulopatia, fenômenos inflamatórios sistêmicos e até mesmo uma eventual ação nefrotóxica do veneno podem ocasionar quadros graves, destacando-se a injúria renal aguda, causa habitual de morte nesta apresentação clínica.

TRATAMENTO

No Brasil, para a forma cutânea, é recomendado o uso de corticosteroide por via oral (prednisona 1 mg/kg/dia até 40 mg/dia, VO, durante 5 a 7 dias), sendo facultado o uso do soro antiloxoscélico ou antiaracnídico na fase inicial do envenenamento, usualmente nos três primeiros dias após o acidente.

No entanto, cumpre destacar que quanto maior o tempo decorrido entre a ocorrência do acidente, menor a eficácia da soroterapia na redução da necrose. Entretanto, estudos experimentais demonstram que, mesmo quando o antiveneno é administrado até dois dias após a inoculação do veneno, ainda há redução de cerca de 30% da necrose em relação ao grupo de animais controle.

Nas formas cutâneas com lesão característica, com placa marmórea de maior do que três cm, recomenda-se o uso de soroterapia específica.

Na apresentação cutâneo-hemolítica sempre se recomenda a utilização precoce da soroterapia específica associada ao uso de corticosteroides.

A área necrótica só deve ser abordada quando a lesão está definida e delimitada, sem haver evidência de processo inflamatório em atividade. Se indicado deve ser realizada cirurgia plástica reparadora.

Na presença de hemólise, é importante manter hidratação adequada, bem como avaliar a necessidade de instituir diálise, além de realizar outras medidas apropriadas de acordo com a evolução do quadro hemolítico e da injúria renal aguda.

Na Tabela 119.1.1.2, estão resumidas as manifestações clínicas e medidas terapêuticas recomendadas.

TABELA 119.1.1.2 Classificação clínica de gravidade dos acidentes causados por aranhas do gênero *Loxosceles* e tratamentos propostos.

Acidente	Classificação	Manifestações clínicas	Tratamento
Loxoscelismo cutâneo	Leve	Lesão incaracterística[a]; Sem comprometimento do estado geral[b]; Sem sinal de hemólise[c]; A identificação da aranha é necessária para confirmação do caso.	▪ Sintomático[f]; ▪ Orientar o paciente a retorno diário, a cada 12 horas.
	Moderado	Lesão provável[d] ou "característica"[e] (com placa marmórea < 3cm); Com ou sem comprometimento do estado geral[b]; Sem sinal de hemólise[c].	▪ Prednisona: 5 dias ▪ Adulto: 40 mg/dia ▪ Criança: 0,5-1 mg/kg/dia (máximo 40 mg/dia) ▪ Sintomático[f]

(continua)

TABELA 119.1.1.2 Classificação clínica de gravidade dos acidentes causados por aranhas do gênero *Loxosceles* e tratamentos propostos (continuação).

Acidente	Classificação	Manifestações clínicas	Tratamento
Loxoscelismo cutâneo	Grave	Lesão "característica"[e] (com placa marmórea > 3 cm); Com ou sem comprometimento do estado geral[b]; Sem sinal de hemólise[c].	▪ SALox/SAA IV: 5 ampolas ▪ Prednisona: 7 dias ▪ Adulto: 40 mg/dia ▪ Criança: 0,5-1 mg/kg/dia (máximo 40 mg/dia) ▪ Sintomático[f]
Loxoscelismo cutâneo-hemolítico	Grave	Presença ou não de lesão local significativa e dor; Hemólise[c] confirmado por exames complementares.	▪ SALox/SAA IV: 10 ampolas ▪ Prednisona: 7 dias ▪ Adulto: 40 mg/dia ▪ Criança: 0,5-1 mg/kg/dia (máximo 40 mg/dia) ▪ Sintomático[f] ▪ Hidratação adequada visando manter boa perfusão renal

SALox/SAA IV: soro antiloxoscélico OU soro antiaracnídico, intravenoso.
[a]Lesão incaracterística: eritema, prurido, bolha de conteúdo seroso com ou sem enduração e dor de pequena intensidade; [b]Alteração do estado geral: cefaleia, febre nas primeiras 24 horas, mialgia, náusea, vômito, exantema (*rash*); [c]Sinal de hemólise (anemia aguda): palidez cutâneo-mucosa decorrente da anemia, icterícia, urina escura (hemoglobinúria), confirmada na análise laboratorial (no hemograma observa-se diminuição da hemoglobina, aumento dos reticulócitos, aumento da bilirrubina indireta e diminuição da haptoglobina); [d]Lesão provável: presença de eritema, equimose com ou sem enduração, exantema; [e]Lesão "característica" ou altamente sugestiva: eritema, enduração, palidez ou placa marmórea, bolha, necrose; [f]Sintomático: analgésico, anti-histamínico, corticoide tópico.

Fonte: Informe técnico. Ministério da Saúde, 2016.

GÊNERO PHONEUTRIA

Acidentes por aranhas do gênero *Phoneutria* são mais comuns nas regiões Sudeste e Sul. Em algumas destas regiões, a época de acasalamento coincide com o início da estação fria e com o aumento do número de acidentes. É comum, nesta época do ano, os animais abrigarem-se no interior de residências, sendo comumente encontradas dentro de calçados, roupas e atrás de móveis. As extremidades do corpo, pés e mãos, são os locais mais frequentemente acometidos.

São conhecidas 8 espécies de *Phoneutria*, que se distribuem desde o Sul da América Central por quase toda América do Sul a leste dos Andes. Todas as espécies ocorrem no Brasil, principalmente em áreas florestadas, como a Floresta Atlântica e a Floresta Amazônica, mas ocorrem também nos pampas gaúchos e no cerrado. Nunca foram encontradas em uma grande área que vai de Sergipe à região central do Maranhão, no Nordeste.

Não produzem teia para captura de insetos. Vivem sobre a vegetação e permanecem escondidas durante o dia. À noite posicionam-se sobre folhas ou troncos aguardando a aproximação de insetos, outras aranhas ou mesmo pequenos vertebrados, de que se alimentam. Podem viver em plantações, como de banana, provocando acidentes entre os trabalhadores que manipulam essa fruta. Antigamente, foram exportadas inadvertidamente, junto com a fruta, daí a denominação *banana spider*, expressão conhecida na literatura estrangeira. O acúmulo de telhas, tijolos, madeira e outros materiais junto às casas, oferece abrigo a essas aranhas, que podem sair à noite e entrar nas residências.

São aranhas grandes, o corpo chega a 3 cm de comprimento e considerando as pernas, podem atingir 15 cm (Figura 119.1.1.2). O padrão geral de colorido é marrom ou marrom-acinzentado, com alguma variação dependendo da espécie, podendo ter partes do corpo amarelas ou alaranjadas. Os machos possuem o corpo menor e as pernas mais longas. Possuem manchas claras em forma de folhas ou pontos brancos no dorso do abdome e pequenas manchas brancas de onde se originam espinhos, nas pernas.

São conhecidas como "aranhas-armadeiras" pela postura intimidatória que adotam como forma de defesa: apoiam-se nas pernas posteriores e levantam as pernas anteriores, "armando-se" ao serem incomodadas. São muito ágeis e picam com facilidade. Possuem cerdas especializadas nas pontas das pernas que permitem que caminhem mesmo em superfícies lisas, como o vidro.

MECANISMO DE AÇÃO DO VENENO

Os componentes mais abundantes encontrados no veneno de *Phoneutria nigriventer*, o veneno mais estudado das espécies pertencentes a este gênero, são peptídeos ricos em cisteína, sendo que aproximadamente 100 moléculas constituintes deste veneno já foram isoladas. Pertencem a famílias de muitas classes de toxinas, como CAPs (peptídeos catiônicos antimicrobianos), exemplificados pela presença de proteínas ricas em cisteina CRiSP e antígeno, Serinoproteinases, TCTPs (proteínas tumorais controladas tradicionalmente), inibidores de proteinase, metaloproteinases e hialuronidases. Vários destes componentes são peptídeos ricos em pontes dissulfeto (apresentando 30 a 80 resíduos de aminoácidos) com atividade neurotóxica, atuando em canais iônicos e em outros receptores de sistemas neurológicos e neuromusculares de insetos e mamíferos.

QUADRO CLÍNICO

Predominam os casos leves (mais de 95% dos casos), caracterizados por manifestações locais, sendo a dor imediata encontrada na quase totalidade dos casos. Sua intensidade é variável, podendo irradiar-se até a raiz do membro afetado. Edema, eritema, sudorese e parestesia também podem ocorrer no local da picada.

Manifestações sistêmicas não são comuns e definem os casos moderados e graves. Destacam-se sudorese e vômitos, que podem caracterizar maior gravidade. Pode haver priapismo, bradicardia, hipotensão arterial, arritmias, convulsões, coma e/ou edema agudo de pulmão.

EXAMES LABORATORIAIS

O diagnóstico é essencialmente clínico, quando o aracnídeo causador do acidente não é trazido. Em alguns casos com manifestações sistêmicas, foram descritos: leucocitose com neutrofilia, hiperglicemia e acidose metabólica.

FATORES PROGNÓSTICOS

Acidentes graves são extremamente raros e a evolução fatal é excepcional.

TRATAMENTO

SINTOMÁTICO

Visa ao alívio da dor, sendo, na maioria dos casos, a única medida terapêutica. As recomendações são semelhantes àquelas recomendadas na abordagem do escorpionismo. Analgésicos orais (Dipirona, Paracetamol) e compressas quentes no local são essenciais no controle inicial da dor. Em acidentes em que o fenômeno doloroso é intenso, geralmente, há necessidade de se complementar o tratamento com analgésicos parenterais e/ou com bloqueio anestésico local, por exemplo, lidocaína, sem adrenalina, na dose de 2 a 4 mL (para adultos), por aplicação. Nos acidentes nos dedos é recomendado a anestesia troncular. Caso não haja contra-indicação a anestesia local poderá ser realizada até 3 vezes com intervalo de uma hora, não ultrapassando as doses recomendadas acima.

ESPECÍFICO

A soroterapia é indicada raramente, uma vez que a maioria dos acidentes é classificado como leve. Nos acidentes que apresentam dor e taquicardia que não remitem com o tratamento sintomático recomenda-se manter o paciente em observação (e, se necessário, internado) e a administração do soro antiaracnídico (*Loxosceles*, *Phoneutria* e *Tityus*), conforme estadiamento do envenenamento (Tabela 119.1.1.3).

GÊNERO *LATRODECTUS*

Aranhas do gênero *Latrodectus*, que contam com 31 espécies distribuídas por todos os continentes, são muito comuns em diversas regiões do mundo, como nos Estados Unidos, onde são facilmente encontradas em residências em diversas regiões do país.

No Brasil, acidentes por *Latrodectus* foram descritos inicialmente no final da década de 1940. A partir da década de 1980, acidentes têm sido registrados sobretudo em Minas Gerais, São Paulo, Bahia e Pernambuco.

Duas espécies são encontradas no Brasil, uma das quais é cosmopolita, provavelmente originária da África, e não causa acidentes graves. A segunda espécie é conhecida por "viúva-negra" ou "flamenguinha". Caracteriza-se pelo abdome globoso, de coloração negra, com manchas vermelhas/alaranjadas (Figura 119.1.1.3). Na região ventral do abdome possui uma mancha vermelha em forma de ampulheta. São aranhas pequenas, a fêmea adulta atinge de 8 a 13 mm de corpo, enquanto o macho tem apenas 3 mm.

TABELA 119.1.1.3 Classificação clínica de gravidade dos acidentes causados por aranhas do gênero *Phoneutria* e tratamentos propostos.

Classificação	Manifestações clínicas	Tratamento
Leve	Essencialmente, manifestações locais: dor, edema, eritema, irradiação, sudorese, parestesia. Eventualmente, taquicardia e agitação secundárias à dor.	▪ Observação clínica. ▪ Anestesia local e/ou analgesia VO ou parenteral.
Moderado	Quadro local podendo se associar à sudorese, taquicardia, vômitos ocasionais, agitação, hipertensão arterial.	▪ SAA IV: 3 ampolas para crianças (em geral < 7 anos de idade). ▪ Anestesia local e/ou analgesia VO ou parenteral. ▪ Internação hospitalar.
Grave	Além das manifestações acima: prostração, sudorese profusa, hipotensão, priapismo, diarreia, bradicardia, arritmias cardíacas, arritmias respiratórias, contraturas, convulsões, cianose, edema pulmonar, choque.	▪ SAA IV: 6 ampolas. ▪ Medidas de suporte vital, cuidados intensivos. ▪ Anestesia local e/ou analgesia VO ou parenteral.

VO: Via oral; SAA IV: Soro antiaracnídico intravenoso.

Fonte: Informe técnico. Ministério da Saúde, 2016.

Estão distribuídas por grande parte do Brasil, encontradas com mais frequência na região costeira do país, a partir do estado do Rio de Janeiro em sentido norte. O encontro das aranhas, na maioria das vezes, é fortuito. Constróem teias irregulares, normalmente próximas ao solo, no espaço embaixo de pedras soltas, em barrancos, na vegetação de praia conhecida por "salsa da praia". Não são agressivas e quando incomodadas simplesmente deixam-se cair da teia. Capturam principalmente insetos não voadores, como formigas e besouros, dos quais se alimentam.

Em outros países, habitam campos de cultura de trigo, linho, amendoim etc., sendo levadas para as proximidades ou mesmo para o interior de casas, onde se instalam em frestas de muros e janelas, entre tijolos e em outros ambientes escuros. No Brasil, pouco se sabe sobre os seus hábitos.

MECANISMO DE AÇÃO DO VENENO

O veneno de *Latrodectus* é complexo e contém dezenas de moléculas, destacando-se peptídeos e proteínas com múltiplas funções biológicas como paralisar, imobilizar, matar e liquefazer suas presas e restringindo ação de seus competidores. Destaca-se no veneno deste gênero um coquetel de proteínas neurotóxicas conhecidas como latrotoxinas (LTX). As α-LTXs unem-se fortemente a um receptor pré-sináptico específico, criando poros iônicos, provocando deste modo liberação maciça de neurotransmissores, especialmente norepinefrina e acetilcolina. Não apresenta seletividade para tipos específicos de sinapses e parecem não ter efeito sobre células não neuronais.

QUADRO CLÍNICO

O envenenamento pela aranha causa inicialmente manifestações locais, com dor aguda imediata na região da mordida, que pode se estender a todo o membro e ao tronco. Pode ocorrer hipertonia e movimentos musculares anormais. Após o quadro local inicial o paciente pode apresentar diaforese, hipertensão, taquicardia, sudorese e outras manifestações compatíveis com a ativação do sistema nervoso autônomo. Embora a morte seja rara, o latrodectismo pode causar intenso e angustiante desconforto.

EXAMES LABORATORIAIS

Exames laboratoriais inespecíficos, mas compatíveis com reações de fase aguda, além de leucocitose com neutrofilia podem ser observados em quadros mais exuberantes.

FATORES PROGNÓSTICOS

No Brasil não há descrição de quadros graves.

TRATAMENTO

Recomenda-se a abordagem da dor, de acordo com sua intensidade. Podem ser utilizados analgésicos, por via oral ou sistêmica de acordo com a intensidade do fenômeno doloroso. Benzodiazepínicos do tipo diazepam (5 a 10 mg em adultos, 1 a 2 mg/kg/dose em crianças, IV, a cada 4 horas) e podem ser utilizados em pacientes com hipertonia e/ou espasmos musculares. Alguns autores recomendam o uso de clorpromazina (25 a 50 mg em adultos, 0,55 mg/kg/dose em crianças, IM, a cada 8 horas) até a reversão dos sintomas do envenenamento. A utilização de gluconato de cálcio tem sido recomendada, mas a justificativa para sua utilização é controversa.

Não há soro antilatrodéctico disponível no Brasil.

TABELA 119.1.1.4 Classificação do latrodectismo quanto a gravidade e tratamento.

Classificação	Manifestações clínicas	Tratamento
Leve	Dor local, edema local discreto, sudorese local, dor nos membros inferiores, parestesia em membros, tremores e contraturas	Sintomático: analgésicos, observação
Moderado	Além dos acima referidos: dor abdominal, sudorese generalizada, ansiedade/agitação, mialgia, dificuldade de deambulação, cefaleia e tontura, hipertermia	Sintomático: analgésicos, sedativos
Grave	Todos os acima referidos e: taqui/bradicardia, hipertensão arterial, taquipneia/dispneia, náuseas e vômitos, priapismo, retenção urinária, fácies latrodectísmica	Sintomático: analgésicos, sedativos

Fonte: Manual de diagnóstico e tratamento de acidentes por animais peçonhentos, Ministério da Saúde, 2001.

119.1.2 Acidentes por escorpiões

INTRODUÇÃO

Os acidentes escorpiônicos representam, atualmente, o agravo de maior ocorrência no Brasil, superando, em até três vezes o número de acidentes ofídicos. Apresentam maior gravidade em crianças, em idosos e em pacientes com comorbidades. Embora a maioria dos acidentes seja classificada como leve, o número de notificações, de casos graves e de mortes tem se elevado nos últimos anos, sendo um crescente problema de saúde pública em muitas áreas do país, particularmente nas regiões Sudeste e Nordeste.

ETIOLOGIA

Os escorpiões se constituem em uma ordem dos artrópodes, pertencendo à classe dos aracnídeos, com quase 2.500 espécies descritas. Todas as espécies tem a capacidade de inocular veneno por meio de um "ferrão" localizado no télson, o último segmento do abdome. Os pedipalpos, localizados na região anterior do corpo e contendo as mãos ou pinças, servem somente para manipulação, principalmente de presas. No mundo, somente 104 espécies são reconhecidamente capazes de produzir riscos à saúde humana. Dessas, 101 espécies pertencem à família Buthidae, a que contém mais espécies.

Os escorpiões habitam todos os ecossistemas terrestres do planeta, com exceção dos polos. Muitas espécies vivem em desertos, incluindo algumas espécies de interesse à saúde humana. Mas ocorrem também em regiões temperadas, grandes altitudes e até mesmo em florestas úmidas, como na Floresta Atlântica e Amazônia.

Algumas espécies beneficiaram-se da proximidade humana. O acúmulo de lixo nas periferias das cidades e a arquitetura urbana, com a construção de galerias pluviais e para a passagem subterrânea de cabos telefônicos e de energia produziram refúgios com condições adequadas de temperatura e umidade. Predadores, como corujas, seriemas, lagartos, sapos, aranhas e alguns mamíferos foram exterminados ou tiveram suas populações diminuídas. Essas alterações ambientais são também benéficas a algumas espécies de insetos, como baratas, das quais os escorpiões se alimentam. O resultado foi o aumento explosivo das populações de algumas espécies de escorpiões e a ampliação das áreas de ocorrência, inclusive por introdução passiva, quando transportados junto com mercadorias. Vivendo em áreas urbanas, próximo ao homem, podem entrar facilmente em residências por frestas de portas ou janelas no período noturno, quando estão mais ativos. Ou mesmo por galerias de água pluvial, saindo por ralos que não estejam protegidos por telas ou grades. Com isso, houve um aumento considerável do número de acidentes em diversas regiões do Brasil. O fato de pelo menos duas espécies de importância médica (*Tityus serrulatus* e *Tityus stigmurus*) serem partenogenéticas é um complicador a mais, pois podem ser facilmente introduzidas em novas regiões, ampliando suas distribuições.

No Brasil, poucas espécies de escorpiões são responsáveis por acidentes de importância médica e todos pertencem ao gênero *Tityus*. O Ministério da Saúde reconhece 4 espécies como causadoras de acidentes graves. A principal, tanto pela gravidade quanto pelo número de acidentes, é o escorpião-amarelo, *T. serrulatus* – Figura 119.1.2.1 (a espécie é originária do Sudeste, onde ocorre o maior número de acidentes, mas foi introduzida em diversos estados. Há registros de sua presença em Tocantins, Piauí, Ceará, Rio Grande do Norte, Paraíba, Pernambuco, Alagoas, Sergipe, Bahia, Minas Gerais, Espírito Santo, Rio de Janeiro, São Paulo, Paraná, Santa Catarina, Rio Grande do Sul, Mato Grosso do Sul, Goiás e Distrito Federal); escorpião-marrom, *T. bahiensis* – Figura 119.1.2.2 (todos os Estados das regiões Sudeste e Sul, Mato Grosso, Mato Grosso do Sul e Goiás); escorpião-amarelo-do-nordeste, *T. stigmurus* – Figura 119.1.2.3 (todos os Estados da região Nordeste, tendo sido introduzido em áreas restritas de São Paulo, Paraná e Santa Catarina); escorpião-preto-da-amazônia, *T. obscurus* – Figura 119.1.2.4 (Amapá, Pará e norte do Mato Grosso). Outras espécies, de distribuição geográfica mais localizada podem ser causadoras de acidentes, porém com frequência e gravidade menores que as dos mencionados.

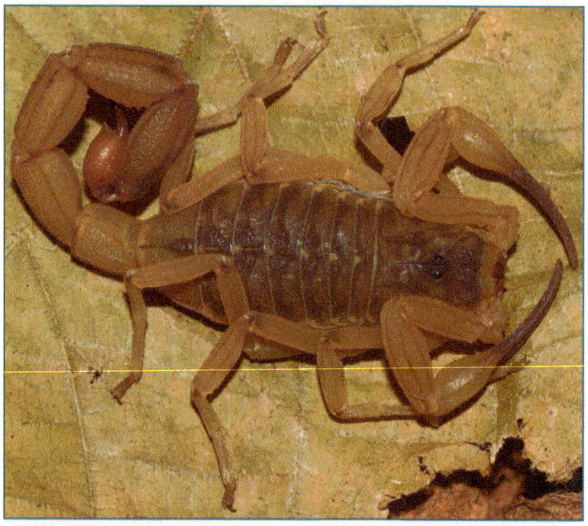

FIGURA 119.1.2.1 *Tityus serrulatus* (escorpião-amarelo).
Fonte: Foto de Rogério Bertani.

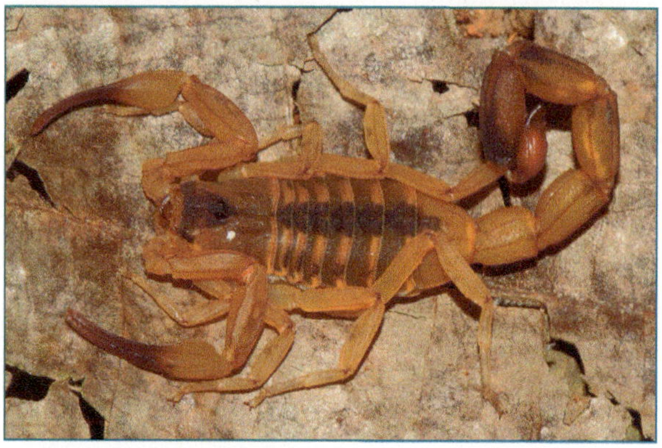

FIGURA 119.1.2.2 *Tityus bahiensis* (escorpião-marrom).
Fonte: Foto de Rogério Bertani.

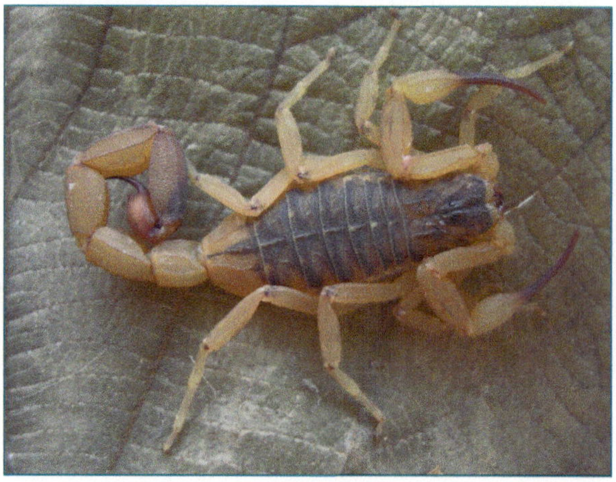

FIGURA 119.1.2.3 *Tityus stigmurus* (escorpião-amarelo-do-nordeste)
Fonte: Foto de Rogério Bertani.

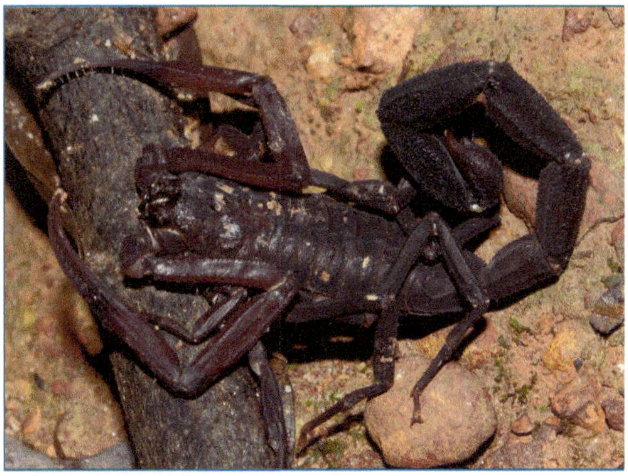

FIGURA 119.1.2.4 *Tityus obscurus (escorpião-preto-da-amazônia)*
Fonte: Foto de Rogério Bertani.

EPIDEMIOLOGIA

A incidência e o número de óbitos tem se elevado, de modo significativo, nos últimos anos em várias regiões do país, particularmente na região Sudeste, principalmente nos Estados de Minas Gerais e São Paulo e em estados do Nordeste (Alagoas, Pernambuco e Bahia). Dentre os acidentes por animais peçonhentos, o escorpionismo apresenta o maior número de casos registrados no país (156.735 casos, o que equivale a 59,1% do total de notificações de acidentes por animais peçonhentos em 2018). Com exceção de áreas da Região Amazônica, os acidentes escorpiônicos caracteristicamente predominam em áreas urbanas, como comentado anteriormente e, marcadamente, na periferia das grandes cidades. A letalidade, apesar de baixa (0,07%), mostra-se muito mais significativa na faixa etária pediátrica: 43,7% dos 103 óbitos registrados em 2018 ocorreram em crianças de até 9 anos.

A distribuição temporal mostra pequena variação sazonal, com diminuição significativa dos casos nos meses mais frios somente nas regiões Sudeste, Sul e Centro-Oeste, ao passo que no restante do país a frequência de acidentes é relativamente homogênea ao longo do ano (Tabela 119.1.2.1).

TABELA 119.1.2.1 Distribuição dos casos de escorpionismo e óbitos, por macrorregião, 2018.

Região	Casos	Óbitos
Norte	4.911	10
Nordeste	67.339	41
Sudeste	72.175	41
Sul	4.043	2
Centro-oeste	8.267	9
Total	156.735	103

Fonte: SINAN-Net/SVS/MS (dados atualizados até 06/06/2019).

MECANISMO DE AÇÃO DO VENENO

O veneno escorpiônico contém mistura complexa de pequenos peptídeos, proteínas, enzimas (fosfolipases, proteases), aminoácidos, aminas biogênicas, lipídios, hidratos de carbono e sais inorgânicos.

As ações do veneno de escorpiões de interesse médico apresentam essencialmente um mecanismo de ação sobre uma ampla gama de canais iônicos de Na e K presentes nas membranas das células de muitos animais. Nos acidentes humanos, destacando-se as atividades sobre neurônios, particularmente os do sistema nervoso autônomo (simpático e parassimpático) e do sistema nervoso periférico (como os neurônios especializados na percepção da dor) mas, em alguns acidentes descritos na Amazônia, também podem atuar sobre neurônios do sistema nervoso central (cérebro, cerebelo, nervos cranianos). Em alguns acidentes, também tem sido observada manifestações neuromusculares, uma vez que toxinas escorpiônicas que atuam diretamente nos canais iônicos das membranas das células musculares também foram identificadas. Também há toxinas que agem nos canais iônicos de Cloro e Cálcio, mas acredita-se ter muito menor importância como causa das manifestações observadas no escorpionismo.

Na grande maioria dos envenenamentos escorpiônicos no mundo, as manifestações clínicas são devidas à atividade sobre o sistema nervoso autônomo (simpático e parassimpático). Esta atividade determina o quadro clínico sistêmico, dependente da predominância dos efeitos adrenérgicos e/ou colinérgicos.

A patogênese da miocardiopatia e do edema agudo de pulmão no acidente escorpiônico grave é complexa e tem sido atribuída a vários fatores, como a estimulação adrenérgica/colinérgica, o aumento da permeabilidade dos capilares pulmonares e a participação de mediadores da resposta inflamatória.

QUADRO CLÍNICO

A classificação da gravidade do escorpionismo é essencialmente clínica. Cerca de 90% dos casos de escorpionismo são classificados como leves e caracterizado por manifestações locais: dor, eritema, parestesia e sudorese.

ALTERAÇÕES LOCAIS

A dor no local da picada está presente e se instala imediatamente, podendo ser intensa já nos primeiros minutos após a picada. Na quase totalidade dos casos, às vezes intensa, podendo ser referida como sensação de ardor, queimação ou agulhada. Frequentemente, há irradiação para a raiz do membro acometido, podendo este quadro permanecer por horas após o acidente. Outras manifestações locais podem estar presentes, tais como hiperestesia, parestesia, hiperemia, edema, sudorese e piloereção.

ALTERAÇÕES SISTÊMICAS

Mais frequente em crianças, o quadro sistêmico ocorre após intervalo de minutos até as primeiras horas após o acidente. Classicamente, a evolução inicial é compatível com quadro de intoxicação adrenérgica, observando-se manifestações de aumento da resistência vascular periférica, com taquicardia e hipertensão arterial. No entanto, manifestações de intoxicação colinérgica também podem estar presentes precocemente. Nesta fase também pode haver náuseas, vômitos, dor abdominal, cólica e diarreia, febre, sudorese e palidez cutânea. Com a progressão do quadro, podem ocorrer manifestações decorrentes de insuficiência cardíaca congestiva de instalação aguda, devido a crescente resistência vascular arterial e venosa e, em uma fase subsequente, evidência de hipóxia e nos acidentes muito graves: hipotensão, arritmia cardíaca, bradicardia e choque, devido ao aumento da pressão capilar pulmonar e extravasamento de líquido para os alvéolos, traduzidos clinicamente por taquipneia, dispneia e edema agudo de pulmão (Figura 119.1.2.5). Manifestações neurológicas como agitação psicomotora, sonolência, tremores, confusão mental, contrações musculares, convulsões, hemiplegia, priapismo, lacrimejamento e sialorreia, também tem sido descritas.

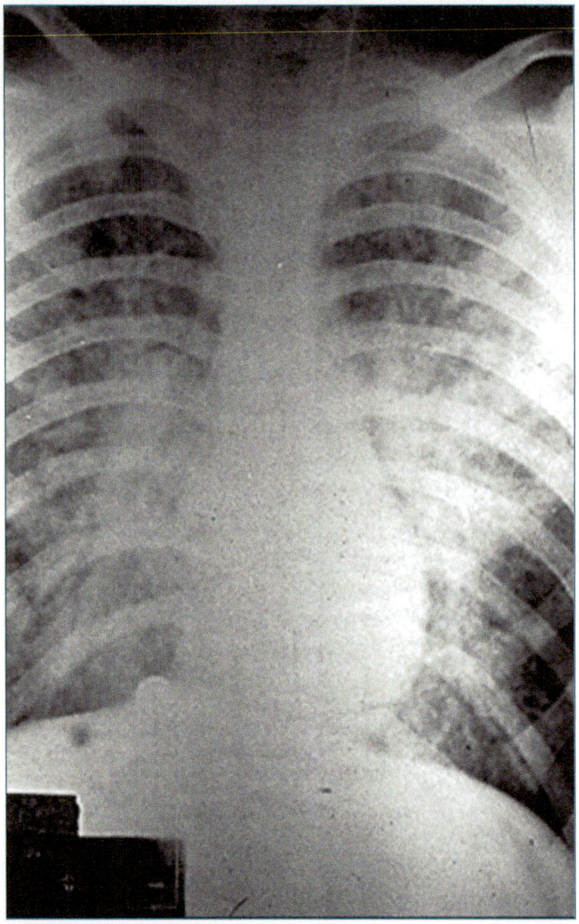

FIGURA 119.1.2.5 Edema agudo de pulmão em paciente picado por *Tityus serrulatus*.
Fonte: Acervo da autoria.

Em algumas regiões do Oeste do Pará, *T. obscurus*, pode causar manifestações neurológicas compatíveis com disfunção cerebelar aguda caracterizada por dismetria, disartria e ataxia de marcha. Também são descritas, frequentemente, outras manifestações como "sensação de choque-elétrico" pelo corpo referidas pelo paciente e manifestações neuromusculares, como hipertonia, mioclonias, fasciculações, espasmos.

EXAMES LABORATORIAIS

As alterações laboratoriais, variam de acordo com a gravidade do acidente. Na grande maioria dos acidentes, que são leves, não há indicação de realização de exames laboratoriais. Em acidentes moderados e graves pode haver no leucograma, leucocitose com neutrofilia.

Podem ser encontradas anormalidades, de variável intensidade, como hiperglicemia, hiperamilasemia, acidose metabólica, elevação de CK, de CK-MB e troponina I. No ECG, usualmente há taquicardia sinusal e em acidentes de maior gravidade são observadas alterações da onda T e do segmento ST, onda U proeminente, marcapasso mutável, extrassístoles e outras arritmias, incluindo ventriculares. No raio X de tórax, em casos muito graves, pode se constatar aumento da área cardíaca e infiltrado pulmonar de intensidade variável, desde infiltrado intersticial bilateral até extensas áreas de condensação. No ecocardiograma podem ser observados: diminuição do desempenho sistólico do ventrículo esquerdo e da região septal, com graus variáveis de hipocinesia e a presença de regurgitação mitral.

FATORES PROGNÓSTICOS

A gravidade dos efeitos sistêmicos causados pelas espécies de *Tityus* depende da composição do veneno e da condição clínica do paciente. Em geral, crianças menores de doze anos e, menos frequentemente, idosos com comorbidades, são mais gravemente afetados. A maioria das mortes costuma ocorrer nesses grupos etários.

O tempo entre uma picada e a chegada do paciente ao hospital para tratamento adequado é muito importante na determinação do prognóstico.

TRATAMENTO

LOCAL

O tratamento nos casos leves é restrito ao controle da dor local. Ocasionalmente, por causa da dor, pode haver ocorrências de náusea, agitação e taquicardia leve, que desaparecerá após tratamento local sem a necessidade de antiveneno. Mas, mesmo nestes casos, o paciente precisa ser mantido sob observação por pelo menos 6 horas para detectar qualquer possível agravamento dos sintomas. Nesta situação, a hospitalização para tratamento clínico é recomendada.

Recomenda-se avaliação da intensidade do fenômeno doloroso, considerado o quinto sinal vital, pela escala analógica, numérica (0 a 10) ou de faces (para a faixa pediátrica). Nos casos leves que representam a grande maioria dos casos recomenda-se o tratamento da dor local com compressas quentes e analgesia oral, como Dipirona ou Paracetamol. Nos casos de dor moderada ou intensa (escala numérica com dor igual ou acima de 7), pode-se indicar as medidas propostas para a abordagem dos casos leves mas também recomenda-se infiltração local com anestésico, do tipo lidocaína a 2%, sem adrenalina, 2 a 4 mL por dose. Nos acidentes em dedos recomenda-se a anestesia troncular, se a dor for moderada ou intensa.

Após uma hora do tratamento, recomenda-se nova avaliação da intensidade da dor. Caso não haja contra-indicação, pode-se repetir a infiltração com anestésico, nas mesmas doses, por mais 2 vezes. Analgésicos sistêmicas (opióides fracos como o tramadol). Raramente devido à dificuldades de controle da dor após a execução das medidas referidas anteriormente, pode haver necessidade de uso de opióides fortes.

SISTÊMICO

Pacientes com manifestações graves podem experimentar incontáveis episódios de vômitos, sudorese profusa, taquipneia, aumento da pressão arterial, taquicardia ou bradicardia, e pode manifestar sintomas compatíveis com insuficiência cardíaca devido ao aumento da resistência vascular e edema pulmonar. A identificação e o tratamento clínico das complicações, bem como a administração precoce do antiveneno específico é essencial.

A intubação nos casos de insuficiência respiratória aguda deve ser realizada sempre que necessário e com a maior brevidade possível. Estas medidas melhoram consideravelmente o prognóstico do paciente, especialmente as da faixa pediátrica.

A soroterapia (soro antiaracnídico ou escorpiônico) deve ser administrada, o mais precocemente possível, nos pacientes moderados e graves, quando as manifestações sistêmicas não regridem após a abordagem da dor, conforme a gravidade (Tabela 119.1.2.2). A administração da soroterapia deve ser sempre feita pela via intravenosa. Pode ser realizada com (em solução fisiológica ou glicosada) ou sem diluição, com cautela para não promover sobrecarga hídrica, sobretudo em pacientes com comprometimento pulmonar e/ou cardíaco.

Os casos de maior gravidade devem ser acompanhados em Unidade de Terapia Intensiva, com monitoramento contínuo da pressão arterial, das frequências cardíaca e respiratória, da oxigenação e da hidratação. O uso de vasodilatadores, bloqueadores adrenérgicos e colinérgicos é controverso, em face da instabilidade hemodinâmica, que pode se modificar alternada e rapidamente.

Merece destaque os acidentes causados por *Tityus obscurus*, na região de Santarém, que frequentemente apresentam movimentos musculares anormais, como mioclonia, fasciculações, além de sensação de choque elétrico que pode se estender a todo o corpo e, em pacientes com quadro mais intenso, comprometimento neurológico compatível com disfunção cerebelar aguda confirmado pela presença de dismetria, disartria e ataxia. Também são observados parestesias e hiperreflexia que podem ter início minutos após o envenenamento e podem ter duração de até dois dias. Foi observado que a administração da soroterapia específica não reduziu a sintomatologia, sendo utilizado benzodiazepínico por via endovenosa para redução do quadro de hipertonia e dos espasmos musculares, frequentes nos acidentes desta região da Amazônia. A abordagem destes acidentes não está contemplada no Informe Técnico do Ministério da Saúde sobre escorpionismo. Nestes envenenamentos que cursam com comprometimento neurológico tem sido recomendado o uso do antiveneno, com resultado controverso.

TABELA 119.1.2.2 Classificação do escorpionismo quanto à gravidade e propostas de tratamento.

Classificação	Manifestações clínicas	Orientação e tratamento inespecífico	Tratamento específico
Leve	Apenas quadro local: dor, eritema, parestesia, sudorese. Ocasionalmente: náusea, vômito, agitação e taquicardia discretas, relacionadas à dor.	Observação clínica por 6 horas; ▪ Analgésico e compressa local quente e/ou bloqueio anestésico local.	–
Moderado[a]	Quadro local associado a algumas das seguintes manifestações sistêmicas de pequena intensidade: sudorese, náuseas, alguns episódios de vômitos, ↑ ou ↓ FC, ↑ PA, agitação.	▪ Internação; ▪ Analgésico e compressa local quente e/ou bloqueio anestésico local.	3 ampolas*
Grave	Manifestações sistêmicas intensas: inúmeros episódios de vômitos, sudorese profusa, ↑ ou ↓ FC, ↑ ou ↓ PA, sialorreia, agitação alternada com sonolência, taquidispneia, priapismo, convulsões, insuficiência cardíaca, EPA.	▪ Internação; ▪ Monitorização contínua; ▪ Cuidados de CTI; ▪ Analgésico e compressa local quente e/ou bloqueio anestésico local.	6 ampolas*

Observação e contínua reavaliação do paciente: detecção e tratamento precoce de complicações, ou reclassificação clínica e complementação dos tratamentos (específico e geral).
[a]Acidente moderado: Soroterapia formalmente indicada em crianças de até 7 anos. Nas crianças acima dos 7 anos e nos adultos com quadro moderado de escorpionismo, tratar inicialmente a dor e avaliar o paciente. Se persistirem as manifestações sistêmicas, mesmo após a analgesia, iniciar soroterapia.
IMPORTANTE: Todo paciente submetido a tratamento soroterápico deve ficar em observação por, no mínimo, 24 horas.
SAEsc*: Soro antiescorpiônico; IV: Intravenoso; PA: Pressão arterial; FC: Frequência cardíaca; EPA: Edema Pulmonar Agudo; CTI: Centro de Terapia Intensiva.
Obs.: Na falta do SAEsc, utilizar o SAA [soro antiaracnídico (*Loxosceles, Phoneutria* e *Tityus*)].

Fonte: Informe técnico. Ministério da Saúde, 2016.

rov

119.1.3 Acidentes por himenópteros (abelhas, vespas, marimbondos e formigas)

INTRODUÇÃO

A ordem Hymenoptera compreende mais de 146 mil espécies conhecidas. Os insetos dessa ordem, capazes de causar acidentes de importância médica, encontram-se na divisão Aculeata, que agrupa aqueles com ferrões verdadeiros, ou seja, possuidores de um aparelho inoculador de veneno, derivado de um ovopositor modificado (o que explica por que apenas as fêmeas ferroam). Pertencem a esse grupo os insetos comumente conhecidos como vespas e abelhas. Esses insetos são potencialmente perigosos, podendo causar acidentes graves e morte, tanto por choque anafilático em decorrência de uma única picada em pacientes com prévia hipersensibilidade aos seus venenos, como também por envenenamentos maciços decorrentes de múltiplas picadas.

Embora a maioria das espécies de aculeados seja solitária, as que possuem hábitos sociais são tidas como mais perigosas, por exibirem elevado poder de defesa de suas colônias e pela possibilidade de atacarem em enxames. O aparelho inoculador de veneno desses animais faz parte do mecanismo de defesa de suas colônias. Há diferenças de opiniões entre os taxonomistas quanto à divisão dos himenópteros nas diversas superfamílias, famílias e subfamílias. Assim, procura-se utilizar aquelas de maior aceitação na literatura especializada.

ETIOLOGIA

ABELHAS

Existem mais de 16 mil espécies de abelhas reunidas em diversas famílias. Entretanto, as espécies de maior interesse médico são encontradas na família Apidae, dividida nas subfamílias Meliponinae, Bombinae e Apinae.

As abelhas da subfamília Meliponinae, chamadas também de abelhas sem ferrão por terem aguilhão reduzido, não causam acidentes por picadas, mas por mordeduras, sem inoculação de veneno. Na subfamília Bombinae, encontram-se as abelhas do gênero *Bombus*, insetos robustos e com grande pilosidade, conhecidos como mamangavas. As abelhas do gênero *Apis*, conhecidas produtoras de mel, pertencem à subfamília Apinae.

As abelhas *Apismellifera* (*Apis mellifera mellifera* e *Apis mellifera ligustica*) foram introduzidas no Brasil no século XIX, por imigrantes europeus que se instalaram nas regiões sul e sudeste do país.

Em 1956, abelhas africanas (*Apis mellifera scutellata*) foram trazidas ao Brasil, especificamente à região de Rio Claro, no interior paulista, devido ao interesse dos apicultores em melhorar a produção de mel e cera. Embora fossem mais produtivas e resistentes ao clima e às doenças, as abelhas africanas apresentam maior agressividade (que tem função defensiva de suas colônias), quando comparadas às abelhas europeias. Entretanto, um acidente na manipulação, ocorrido em 1957, permitiu enxameações de 26 colmeias. O que se seguiu foi uma expansão biogeográfica de enormes proporções: as abelhas africanas passaram rapidamente a expandir sua população, invadindo inicialmente as regiões centrais e norte do Brasil, de climas mais quentes, atingindo em seguida outros países da América Latina, até chegarem ao sul dos Estados Unidos.

Durante esse processo de expansão, as abelhas africanas passaram por processos evolutivos que incluíram a hibridização com as espécies europeias preexistentes, resultando nas chamadas "abelhas africanizadas". Estas mantiveram muitas das características agressivas encontradas na abelha africana pura e passaram a ser responsáveis por um grande número de acidentes no Continente Americano. Atualmente, a quase totalidade das abelhas no país apresenta graus variáveis de hibridização.

VESPAS

As vespas formam um grupo extremamente diverso, com ampla distribuição ao redor do mundo. Embora existam de 26 a 30 mil espécies, tradicionalmente distribuídas em diversas superfamílias e famílias, sendo que as verdadeiramente sociais pertencem à família Vespidae, divididas nas subfamílias Stenogastrinae, Vespinae e Polistinae. Embora existam relatos recentes de colonização na América do Sul de espécies da subfamília Vespinae, que possuem distribuição preferencial em regiões de clima temperado do hemisfério norte, as vespas sociais encontradas no Brasil são todas pertencentes à subfamília Polistinae, em particular às tribos Polistini, Mischocyttarini e Epiponini.

As espécies brasileiras possuem tamanhos e graus de agressividade variáveis.

Os polistíneos, representados por várias espécies do gênero Polistes, são vespas grandes, muito comuns, de coloração avermelhada, às vezes com manchas amareladas ou negras, comumente chamados de "marimbondos-caboclos". Só atacam quando molestados, embora sejam capazes de ferroar a mesma vítima várias vezes. O "caboclo verdadeiro" é o *Polistes canadensis*, que no Norte do Brasil é chamado "cabapiranga"; *Polistes carnifex*, *Polistes versicolor* e *Polistes lanio lanio* são outras espécies próximas. A subespécie *Polistes canadensis cavapyta* é conhecida no sul do país por "cavapitã", "caba-vespa" e "pitan-vermelha".

As temidas "caçunungas" (*Agelaia vicina*) são vespas de porte pequeno, de cerca de 1 cm de comprimento, coloração escura, com algumas faixas amareladas na cabeça, no tórax e no abdome. São extremamente agressivas e atacam à simples aproximação. Há conhecidos casos fatais de pessoas atacadas por enxames dessa espécie. Já as "camoatins" (*Polybia occidentalis scutellaris*) atacam quando os ninhos são esbarrados ou danificados; e outras espécies, como a "enxuí" (gênero *Protopolybia*) só atacam quando tocadas ou se ocorre grande proximidade.

Do ponto de vista médico, as picadas de todas as espécies de vespas são similares, exceto quando se consideram as reações alérgicas de hipersensibilidade, que podem ser espécie-específicas.

EPIDEMIOLOGIA

Os dados sobre a incidência dos acidentes por himenópteros são escassos e incompletos. Dados de 2018 são apresentados na Tabela 119.1.3.1. Sem dúvida, existem problemas de subnotificação em relação a essas ocorrências. Também não se sabe ao certo quantas dessas mortes podem ser atribuídas a envenenamentos decorrentes de ataques maciços desses insetos ou a reações anafiláticas, que podem ser desencadeadas até mesmo por uma única picada.

TABELA 119.1.3.1 Casos e óbitos em acidentes por abelhas por macrorregião (2018).

Região	Casos	Óbitos
Norte	1.074	3
Nordeste	7.855	22
Sudeste	7.388	19
Sul	3.569	13
Centro-oeste	863	3
Total	20.749	60

Fonte: SINAN-Net/SVS/MS (dados atualizados até 06/06/2019).

Estatísticas americanas documentam aproximadamente 40 óbitos por ano devido à anafilaxia por picada de insetos; na Europa, estima-se que esse número esteja em torno de 100. Estudos epidemiológicos têm apontado uma prevalência de 0,15 a 3,3% de reações alérgicas sistêmicas e de 15 a 25% de sensibilização aos diferentes venenos de himenópteros na população geral em diversas partes do mundo.

Infelizmente não estão disponíveis estudos epidemiológicos dessa ordem no Brasil, mas se acredita que, pelas características geográficas e climáticas, essas reações sejam frequentes no país.

COMPOSIÇÕES DOS VENENOS

O aparelho inoculador dos himenópteros sociais exerce um papel essencial no mecanismo de defesa de suas colônias. A picada causa dor e desconforto físico a agressores ou intrusos, percebidos como ameaça à integridade de seus ninhos. Esses venenos são misturas complexas de aminas biogênicas, peptídeos e enzimas, com diversas atividades farmacológicas e alergênicas.

O veneno de abelha é o mais estudado entre os dos himenópteros. O veneno de *A. mellifera* é uma mistura complexa, sendo a toxicidade desses venenos atribuída a três componentes proteicos fundamentais: enzimas, grandes peptídeos e pequenas moléculas. Dentre estes destacam-se a melitina e a fosfolipase A2.

O Quadro 119.1.3.1 mostra os principais componentes dos venenos das abelhas e vespas.

QUADRO 119.1.3.1 Principais componentes dos venenos das abelhas e vespas.

Abelhas	Vespas
Fosfolipase	Fosfolipase
Hialuronidase	Hialuronidase
Fosfatase ácida	Fosfatase ácida
Melitina	Mastoparanos
Apamina	Peptídeos quimiotáticos
Peptídeo degranulador de mastócito	Cininas
Aminas biogênicas	

Fonte: Adaptado de Habermann (1972).

ABELHAS

Os componentes dos venenos das abelhas africanizadas e das abelhas europeias são essencialmente os mesmos, existindo alto grau de semelhança entre as suas atividades alergênicas, embora em uma mesma raça o peso seco de diversos componentes possa variar de uma colônia para outra.

Enzimas

- **Fosfolipases:** a fosfolipase A2 encontrada no veneno de abelhas é a mais ativa que se conhece. Seu mecanismo de ação está relacionado à destruição de fosfolipídeos de membrana, levando à lise celular.
- **Hialuronidase:** hidrolisa o ácido hialurônico, polímero que exerce função de "cimento" intercelular, acelerando a difusão do veneno através dos tecidos, sendo conhecido como "fator propagador".

Grandes peptídeos

- **Melitina:** representa 50% do peso seco do veneno e é a toxina mais ativa do veneno de abelhas. A melitina tem ação sinérgica com a fosfolipase A2 sobre fosfolipídeos de membranas, resultando no comprometimento da integridade da membrana celular e da membrana mitocondrial. Essa atividade é exercida sobre diversos grupos celulares, como hemácias, células musculares, hepatócitos, fibroblastos, mastócitos e leucócitos. A lise de membranas celulares pode levar a liberação de produtos de degradação do ácido araquidônico.
- **Apamina:** constitui apenas 2% do peso seco do veneno, sendo a menor neurotoxina conhecida. É comprovada, experimentalmente, ação no sistema nervoso central e periférico, bloqueando a transmissão de determinados impulsos inibitórios. Seu papel no envenenamento humano é, no entanto, desconhecido.

- **Peptídeo degranulador de mastócitos (PDM):** é o principal responsável pela liberação de mediadores de mastócitos e basófilos, como histamina, serotonina, derivados do ácido araquidônico e fatores que atuam sobre plaquetas e eosinófilos. É responsável pelo quadro de intoxicação histamínica observada nas fases iniciais do acidente.

Pequenas moléculas

- **Peptídeos (secarpina, tertiapina, procamina):** têm sido encontrados no veneno de abelhas e parecem destituídos de toxicidade em mamíferos.
- **Aminas biogênicas:** histamina, serotonina, dopamina e noradrenalina têm sido identificadas no veneno de abelhas. A pequena quantidade de histamina encontrada no veneno tem papel insignificante para explicar seus efeitos no envenenamento, quando comparada com a capacidade de liberação dessa amina bioativa pelo PDM e pela associação da melitina com a fosfolipase A2. A histamina ocasiona vasodilatação e aumento da permeabilidade capilar, podendo também, quando em níveis elevados, ativar a liberação de adrenalina, explicando o quadro clínico compatível com intoxicação adrenérgica observado no início do envenenamento.

VESPAS

A maioria dos estudos a respeito das composições e atividades dos venenos das vespas se restringe às espécies da subfamília Vespinae, de clima temperado, e a algumas espécies do gênero *Polistes*. Entretanto, as espécies brasileiras são tipicamente neotropicais, sendo seus venenos diferentes daqueles encontrados nas espécies de clima temperado. Embora exista uma analogia entre a composição dos venenos de abelhas e de vespas, reação imunológica e sensibilização cruzada entre eles têm sido demonstradas em reduzido grau. Já entre os venenos das vespas, têm sido observadas entre as espécies da subfamília Vespinae (*yellowjackets* e *hornets*) e, em menor grau, entre estas e as espécies do gênero *Polistes*. Essas considerações são importantes, pois limitam o uso terapêutico de extratos importados de veneno de vespas para o tratamento de pacientes com hipersensibilidade no Brasil.

Além de enzimas como fosfolipases, hialuronidase e fosfatase ácida, os venenos de vespídeos possuem uma série de peptídeos hidrofóbicos, como componentes peptidérgicos. O mais importante desses componentes são os mastoparanos, que causam degranulação dos mastócitos para liberação de histaminas. Agem também estimulando a liberação de catecolaminas e ácidos adenílicos pelas células cromafins suprarrenais. Alguns mastoparanos causam hemólise e liberação de serotonina das plaquetas, além de atividade miotóxica.

Os peptídeos citotrópicos, conhecidos como quimiotáticos, são o segundo grupo de componentes peptídicos em importância no veneno de vespídeos. Possuem atividade quimiotática para leucócitos polimorfonucleares e monócitos, e alguns desses peptídeos também causam liberação de histamina dos mastócitos.

As cininas de vespas, derivadas da bradicinina, estão relacionadas com a ocorrência da dor.

MECANISMOS FISIOPATOLÓGICOS

TOXICIDADE

Nos quadros de envenenamento por múltiplas picadas de himenópteros, os mecanismos fisiopatológicos e as alterações orgânicas são produzidos pela ação tóxica dos componentes dos venenos. Aqui se observam hemólise intravascular, insuficiência respiratória, necrose hepática, rabdomiólise (acompanhada de mioglobinemia e mioglobinúria), injúria renal aguda, hipertensão arterial, lesão miocárdica e alterações da coagulação sanguínea.

Com frequência, o quadro de envenenamento se inicia poucos minutos após as picadas, embora haja registro na literatura de um paciente que só apresentou os primeiros sintomas de envenenamento 18 horas depois de ter sofrido mais de 100 picadas de abelhas. A hipertensão arterial inicialmente observada é atribuída à liberação de catecolaminas endógenas pelos componentes do veneno.

A hemólise e a rabdomiólise são atribuídas à ação sinérgica da fosfolipase A2 e da melitina sobre a membrana das hemácias e fibras musculares. A deposição de pigmentos de hemoglobina e mioglobina nos túbulos renais são apontadas como um dos fatores relacionados com o desenvolvimento da injúria renal aguda. As lesões renais podem também ser causadas pela ação tóxica direta do veneno ou por mecanismos indiretos da ação do veneno, por exemplo, diminuindo a perfusão renal.

Em raras descrições de necrópsias de vítimas fatais de múltiplas picadas de abelhas, foram detectadas alterações renais significativas, caracterizadas por acentuada necrose tubular aguda, com túbulos repletos de cilindros granulosos e eosinofílicos, correspondendo a prováveis mioglobinúria e hemoglobinúria maciças. Também foram descritos dano alveolar difuso pulmonar, com extenso edema e hemorragia alveolar e formação de membranas hialinas, bem como focos de necrose hepatocitária, miocárdica e da pele no local das picadas.

Os venenos das vespas guardam algumas similaridades com os das abelhas, embora algumas toxinas lhes sejam particulares (mastoparanos) e algumas enzimas sejam diferentes. O quadro clínico resultante de múltiplas picadas de vespas lembra os provocados pelas abelhas, mas com a diferença de que um número menor de picadas pode resultar em quadros graves. Hemólise intravascular, rabdomiólise, alterações hepáticas, trombocitopenia, coagulopatias, injúria renal aguda e anormalidades cardíacas têm sido observadas nesses acidentes.

HIPERSENSIBILIDADE

A alergia aos venenos de Hymenoptera é um fenômeno imunológico. Ocorre quando, em uma primeira picada, a exposição a determinados alérgenos presentes no veneno induz uma resposta imunológica no indivíduo denominada "sensibilização". Depois disso, o indivíduo permanecerá assintomático até que ocorra uma nova picada. Quando esta ocorre, os alérgenos do veneno reagem com anticorpos específicos, induzindo uma resposta inflamatória, responsável pelos sinais e sintomas encontrados na reação alérgica.

Os indicadores da inflamação alérgica nos seres humanos são a ativação dependente de IgE de mastócitos e basófilos, bem como a eosinofilia tecidual, na qual as citocinas têm um papel fundamental. À luz dos conhecimentos atuais, existem dois subconjuntos de linfócitos T auxiliares CD4+ distintos com base no perfil de citocinas produzidas. Após a ativação, células auxiliares Thl produzem interferon-gama (IFN-γ) e interleucina 2 (IL-2), mas não IL-4 ou IL-5, ao passo que as células Th2 produzem principalmente IL-4, IL-13 e IL-5, mas não IL-2 ou IFN-γ. Ambos os subconjuntos produzem IL-3 e o fator estimulador do crescimento de colônias de granulócito-macrófago (GM-CSF). A IL-4 e a IL-13 são fatores relevantes para as células B produzirem IgE. Esse processo é inibido pelo IFN-γ. A IL-5 é importante fator de crescimento seletivo para diferenciação terminal, ativação e manutenção dos eosinófilos nos tecidos.

No processo de sensibilização, células apresentadoras de antígenos (APC), representadas principalmente pelas células dendríticas, capturam o antígeno, promovem o seu processamento e o apresentam, em associação com moléculas de classe II do complexo principal de histocompatibilidade (MHC), à população de linfócitos T auxiliares CD4+ (Th2). Os linfócitos Th2 tornam-se ativados e induzem a proliferação e a diferenciação de linfócitos B, por meio do contato celular e da liberação de citocinas (principalmente IL-4), em plasmócitos produtores de imunoglobulina E (IgE) específica para o antígeno. A porção Fc da IgE produzida pelos plasmócitos se liga aos receptores de alta afinidade (FcεRI) presentes na superfície celular de mastócitos e basófilos. Quando há a exposição subsequente ao antígeno, a interação deste com a IgE ligada induz a ativação das células e a liberação de mediadores, alguns dos quais são acumulados nos grânulos citoplasmáticos dos mastócitos e dos basófilos, resultando na inflamação alérgica. Essa forma de alergia ao veneno é chamada de reação de hipersensibilidade do tipo I ou de hipersensibilidade imediata. São descritos, ainda, fenômenos de hipersensibilidade do tipo III, como reação de Arthus e a doença do soro, desencadeados por venenos de himenópteros.

Os constituintes alergênicos principais do veneno dos himenópteros são as proteínas com atividades enzimáticas. Entre os componentes do veneno de abelhas, o maior alérgeno parece ser a fosfolipase A2 e, raramente, a hialuronidase. A melitina, apesar de ser a maior proteína contida no veneno, é fracamente antigênica. Os pequenos peptídeos, inclusive a apamina, parecem ser totalmente desprovidos de antigenicidade.

O veneno das vespas contém uma proteína de função desconhecida denominada "antígeno 5", que é um importante alérgeno, não encontrado no veneno das abelhas.

QUADRO CLÍNICO

As manifestações clínicas decorrentes de picadas por himenópteros são classificadas em reações tóxicas, atribuídas à ação farmacológica dos componentes do veneno, e em reações alérgicas, nas quais mecanismos alérgicos de hipersensibilidade estão envolvidos.

REAÇÕES TÓXICAS

As reações tóxicas podem ser divididas em locais e sistêmicas. As reações tóxicas locais se caracterizam pela presença de dor, eritema e edema, não muito intensos, que surgem no sítio da picada e persistem por algumas horas. Já as reações tóxicas sistêmicas são decorrentes de múltiplas picadas, em geral acima de 100 no caso dos acidentes provocados pelas abelhas (Figura 119.1.3.1), e produto de alterações devidas à toxicidade do veneno, mesmo em indivíduos não previamente sensibilizados. Entretanto, em crianças, acidentes com poucas dezenas de picadas podem apresentar toxicidade sistêmica. Estima-se que um acidente com mais de 500 picadas de abelhas seja potencialmente letal pelos efeitos tóxicos do veneno, mas pode ocorrer evolução fatal após número menor de picadas, mesmo sem expressiva ação de hipersensibilidade. Dos relatos presentes na literatura sobre múltiplas picadas de himenópteros, a maioria está relacionada com os acidentes provocados pelas abelhas.

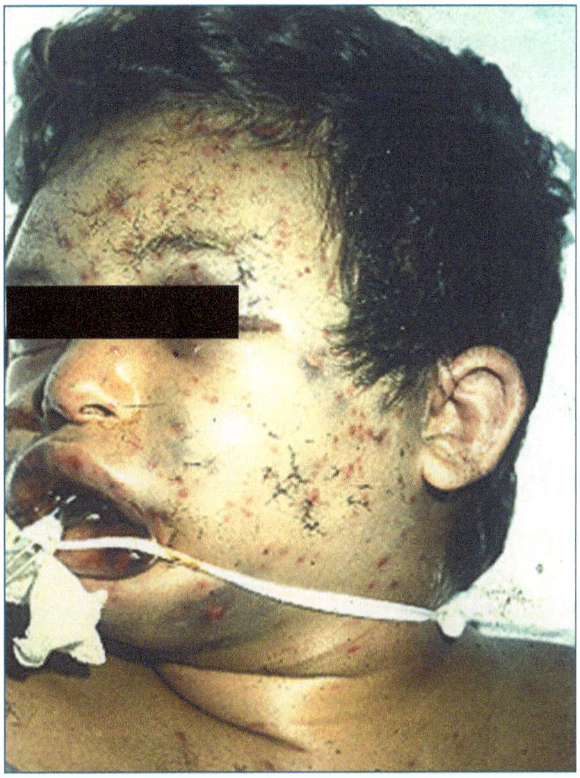

FIGURA 119.1.3.1 Paciente picado por aproximadamente 800 abelhas. Evolução para óbito 60 horas após o acidente.
Fonte: Acervo da autoria.

O quadro clínico inicia-se com uma intoxicação histamínica caracterizada por sensação de prurido, rubor e calor generalizados, podendo surgir pápulas e placas urticariformes disseminadas pelo corpo. Seguem-se hipotensão, taquicardia, cefaleia, náuseas e/ou vômitos, cólicas abdominais e broncoespasmo. Pode haver evolução para choque e insuficiência respiratória aguda.

A rabdomiólise, quando ocorre, instala-se precocemente, em geral nas primeiras horas após o acidente, provocando dores generalizadas e intensas. A hemólise é também de instalação rápida e tem intensidades variáveis, sendo responsável pelo quadro de anemia e icterícia. Tanto a destruição de células musculares como a de hemácias levam à deposição de pigmentos de mioglobina e hemoglobina na urina, provocando coloração escura (cor de "chá", ou "coca-cola"). Dependendo da intensidade da lise celular, o quadro pode evoluir com oligúria e injúria renal aguda, cujos mecanismos incluem: rabdomiólise, hemólise, hipotensão, não podendo ser descartada possível ação nefrotóxica do veneno.

Intoxicação adrenérgica tem sido observada, sendo caracterizada por taquicardia, sudorese, hipertermia. Outras alterações menos frequentes incluem necrose hepática, trombocitopenia, lesão miocárdica, coagulopatias, convulsões e arritmias cardíacas. O óbito nos casos de intoxicação pelo veneno deve-se, principalmente, às complicações decorrentes de insuficiência renal e respiratória.

Os achados clínicos resultantes de múltiplas picadas de vespas assemelham-se aos encontrados nos acidentes provocados por abelhas, sendo necessário, no entanto, um menor número de picadas para produzir o quadro de envenenamento sistêmico com risco de vida. Hemólise intravascular, rabdomiólise, alterações hepáticas, trombocitopenia, coagulopatia, injúria renal aguda e anormalidades cardiovasculares também têm sido descritas nos acidentes com vespas.

REAÇÕES ALÉRGICAS

As reações alérgicas também são divididas em locais e sistêmicas. As reações alérgicas locais são caracterizadas por um processo inflamatório acentuado nas áreas contíguas ao sítio da picada, com a formação de edema geralmente com mais de 10 cm de diâmetro, que progride por até 48 horas e persiste por alguns dias. Eventualmente, pode ocorrer a formação de uma bolha com conteúdo seroso no sítio da picada. Embora nem sempre se possa afirmar que essas reações sejam mediadas por mecanismos alérgicos ou devidas à ação farmacológica do veneno, com a liberação de mediadores inflamatórios por mecanismos não imunológicos, em muitos pacientes que apresentam esse tipo de reação local extensa os testes alérgicos cutâneos com extrato de veneno são positivos, sugerindo mecanismo alérgico mediado por IgE.

As reações alérgicas sistêmicas, ou anafiláticas, são classificadas, segundo Mueller (1966) e modificado por Muller (1990), em quatro graus, levando-se em consideração a intensidade dos sintomas, conforme é mostrado no Quadro 119.1.3.2.

Os sintomas surgem em torno de 15 minutos após a picada e há uma tendência de serem mais graves quanto mais precoce for o seu aparecimento. Raramente aparecem horas após o acidente.

Nas reações de graus I e II, que incluem angioedema, prurido e urticária, considera-se que o paciente não corre risco de vida. Já nas reações de graus III e IV, compreendendo edema de glote, crise de broncoespasmo e choque anafilático, há risco de vida. Essas considerações são importantes, como será estudado adiante, na indicação de tratamento com imunoterapia específica.

QUADRO 119.1.3.2 Classificação das reações alérgicas sistêmicas à picada de himenóptero.

Grau	Sintomas
I	Urticária generalizada, prurido, mal-estar, ansiedade
II	Um dos sintomas de grau I, mais dois ou mais dos seguintes: angiodema (isoladamente, também define grau II), broncoconstrição leve, náuseas, vômitos, diarreia, dor abdominal, vertigens
III	Um dos sintomas de grau I, mais dois ou mais dos seguintes: dispneia, sibilos, estridor (isoladamente qualquer um desses três define grau III), disfagia, disartria, rouquidão, fraqueza, confusão mental, sensação de morte iminente
IV	Um dos sintomas de grau I, mais dois ou mais dos seguintes: queda da pressão arterial, colapso, perda da consciência, incontinência (urinária, fecal), cianose

Fonte: Baseado em Muller (1990).

Reações tardias ou raras, como vasculites, nefrites, neurites, encefalites, e reações do tipo doença do soro têm sido descritas com relação temporal com picadas de himenópteros. Algumas vezes foram precedidas de reações anafiláticas. Os sintomas começaram alguns dias ou semanas após o acidente.

A doença do soro é caracterizada por urticária, artralgias e febre, podendo ocorrer de 7 a 10 dias após a picada do inseto.

DIAGNÓSTICO E EXAMES LABORATORIAIS

O diagnóstico dos acidentes provocados por insetos himenópteros é feito basicamente por meio da história clínica. Embora nem sempre o paciente consiga identificar o inseto agressor, no caso das abelhas do gênero *Apis*, em particular, o diagnóstico entomológico pode ser facilitado pela presença de aguilhões ou ferrões na pele da vítima. Algumas vespas, no entanto, também podem deixar os ferrões.

As alterações laboratoriais observadas incluem queda do hematócrito e da hemoglobina, elevação do DHL, leucocitose, hiperglicemia, acidose metabólica, hipercalemia, elevação da ureia e da creatinina, elevação das enzimas hepáticas (ALT e AST), e das enzimas musculares séricas (CK-mm, aldolase, DHL, AST) (Quadro 119.1.3.3).

Já o diagnóstico das reações alérgicas é estabelecido também por meio da história clínica, na qual o paciente refere edema intenso no sítio da picada (reação local extensa), ou sintomas sugestivos de reação alérgica sistêmica, confirmada pela detecção de anticorpos IgE veneno-específicos pelos testes alérgicos cutâneos imediatos (*prick-test* e intradérmico) e pela dosagem sérica dos anticorpos IgE específicos ao veneno. Os testes alérgicos cutâneos geralmente são os de escolha.

Deve ser lembrado que existe uma dicotomia entre a sensibilidade clínica, definida por uma reação alérgica após uma picada, e a presença de IgE veneno-específica, o mediador imunológico da reação alérgica. Várias pesquisas empregando picadas intencionais têm demonstrado que apenas 50 a 60% dos pacientes que tiveram reações sistêmicas anteriores e testes cutâneos positivos ao veneno voltam a reagir após nova picada. Portanto, os testes cutâneos e a detecção de anticorpos IgE-específicos *in vitro* apresentam limitado valor preditivo.

QUADRO 119.1.3.3 Principais alterações laboratoriais nos envenenamentos por múltiplas picadas de abelha.

Exames laboratoriais	Alteração observada
Hemograma	Hematócrito Leucocitose Plaquetopenia
Função renal	Ureia e creatinina
Função hepática	AST e ALT
Enzimas musculares	CK-mm, Aldolase, DHL
Glicose	Hiperglicemia
Eletrólitos	K
Gasometria	Acidose metabólica

TRATAMENTO

Enquanto a maioria das espécies de vespas pode ferroar várias vezes, nas abelhas (gênero *Apis*) ocorre o desprendimento do aparelho inoculador, incluindo todo o conteúdo distal do seguimento abdominal, levando à morte do inseto pouco tempo após a picada. Desta forma, o ferrão, incluindo o saco de veneno, fica preso na pele da vítima, assegurando que a maior quantidade possível de veneno seja injetada. Esse aparelho inoculador está envolvido por músculos ligados a um gânglio nervoso, que movem o aguilhão alternadamente após atingir a superfície.

Tem sido preconizada a retirada cuidadosa do ferrão para não se comprimir o saco de veneno e, dessa forma, injetar mais veneno na vítima. Entretanto, estudos têm demonstrado que todo o conteúdo da glândula de veneno é liberado dentro de 2 minutos após a picada, sendo fundamental que os ferrões sejam removidos o mais brevemente possível e irrelevante a forma utilizada para a sua retirada após esse período.

As reações tóxicas locais, em que se observa apenas dor, eritema e edema, não muito intenso, no sítio da picada, não requerem tratamento na maioria das vezes, a não ser a aplicação de compressas frias no local e o uso de analgésicos, além da retirada do ferrão, quando presente.

As reações locais extensas devem ser tratadas com o uso de anti-inflamatórios não hormonais e anti-histamínicos. Se o edema for muito extenso (p. ex., quando se estende além de duas articulações de uma extremidade), deve ser considerado o uso de corticosteroides sistêmicos, como a prednisona (na experiência dos autores deste capítulo, 40 mg/dia por 3 a 5 dias, em adultos). Eventualmente, essas reações locais extensas podem ser confundidas com celulites, entretanto estas raramente se desenvolvem após as picadas de himenópteros. A presença de linfangite ascendente e linfoadenopatia tornam o diagnóstico de celulite mais provável do que o de inflamação alérgica.

Pacientes com reações locais extensas em que o sítio da picada está na boca ou no pescoço devem permanecer sob cuidadosa observação devido à possibilidade de evoluírem com obstrução de vias aéreas superiores.

Nas reações tóxicas sistêmicas decorrentes de múltiplas picadas, o prognóstico costuma ser grave em adultos que receberam mais que 500 picadas de abelhas e em crianças, idosos e portadores de doenças cardiopulmonares que receberam relativamente número menor de picadas. Já que podem ocorrer complicações importantes, como hemólise intravascular, rabdomiólise, necrose tubular aguda e colapso respiratório e cardiovascular, a terapêutica apropriada deve ser instituída o mais precocemente possível. Devido à deposição de pigmentos (mioglobina e hemoglobina), a nefropatia poderá ter seu curso alterado com hidratação e com o uso precoce de bicarbonato e manitol, quando recomendados. A diálise deve ser utilizada caso se desenvolva a injúria renal aguda, segundo critérios recomendados. O uso empírico de altas doses de anti-histamínicos e corticosteroides tem se mostrado benéfico para o combate da intoxicação histamínica e dos efeitos inflamatórios do envenenamento. Até o presente, não está estabelecido o tratamento específico com antiveneno para esses pacientes.

Já as reações alérgicas sistêmicas devem ser abordadas de acordo com o grau de gravidade, utilizando-se adrenalina, corticosteroides, anti-histamínicos e medidas de suporte cardiorrespiratórias, não diferindo o tratamento daquele recomendado para as reações anafiláticas de outras causas.

Pacientes que tenham experimentado reações alérgicas sistêmicas devem ser orientados quanto a medidas preventivas, visando minimizar a exposição a novas picadas, e quanto à necessidade de tratamento imediato de uma possível nova reação sistêmica. Essas medidas incluem evitar os locais em que existam concentrações desses insetos, o uso de cosméticos, perfumes, *sprays* para cabelos e roupas coloridas, além de utilizar camisas com mangas compridas, calças e sapatos.

As reações sistêmicas fatais geralmente acontecem minutos após a picada, e a droga de eleição para o tratamento da anafilaxia é a adrenalina 1:1.000, pela via recomendada, dependendo da gravidade. Não estão disponíveis, no Brasil, produtos como o ANA-KIT® (Hollister-Stierl) ou o Epi-Pen® (Center Laboratories), os quais possuem seringas contendo adrenalina e um sistema que permite ao paciente se autoinjetar a droga de forma rápida e precisa.

Por fim, a imunoterapia (IT), com extratos de venenos purificados, tem-se mostrado altamente eficaz para a maioria dos pacientes alérgicos a venenos de himenópteros, na profilaxia e na prevenção de reações a picadas subsequentes.

A IT consiste na administração de extratos purificados de venenos, por via subcutânea, em quantidades pequenas e crescentes. Como resultado desse tratamento, os níveis de IgE específica diminuem e os títulos de IgG muitas vezes aumentam.

Os seus mecanismos de ação ainda não estão totalmente esclarecidos: os anticorpos IgG induzidos pela IT podem atuar como bloqueadores dos alérgenos; é possível que a IT possa reduzir o recrutamento e a ativação de células inflamatórias ou diminuir a capacidade de liberação de mediadores; pode ainda atuar pela modificação da resposta das células T ao estímulo alergênico, estando associada a uma alteração na produção IL-4/IFN-γ, como consequência do bloqueio das respostas Th2 ou aumento das Th1.

A IT somente deve ser prescrita a pacientes com quadros alérgicos comprovadamente mediados por IgE. A indicação é absoluta para pacientes, em qualquer faixa etária, com história de reação sistêmica com risco de vida (Graus III e IV). Crianças que apresentaram reações sistêmicas leves, sem risco de vida (angioedema e urticárias leves) têm baixa frequência de reações a novas picadas (10 a 20%), quase sempre com o mesmo grau leve de intensidade, não sendo recomendada a IT para esses pacientes. Já para os adultos que apresentaram reações sistêmicas leves, a IT tem sido recomendada nos Estados Unidos, mas não na Europa, dependendo do risco de exposição. Reações locais extensas não constituem indicação para a IT.

Vários estudos sugerem que a IT com veneno de himenópteros pode ser interrompida depois de 3 a 5 anos na maioria dos pacientes. Contudo, a decisão de interrompê-la deve ser individualizada.

Embora a IT tenha alta eficácia e seja bem tolerada pela maioria dos pacientes, é uma prática não isenta de riscos, podendo ocorrer reações, por vezes graves, durante a sua administração. Deve, assim, ser conduzida por especialista experiente e em local onde estejam disponíveis os meios necessários para tratamento de reações anafiláticas. A seleção inapropriada dos pacientes, dos extratos alergênicos ou do esquema de administração pode conduzir a resultados terapêuticos insatisfatórios e submeter os pacientes a riscos desnecessários.

119.1.4 Acidentes por lepidópteros (mariposas, lagartas e taturanas)

CONCEITO

São os acidentes provocados por insetos da ordem Lepidóptera, sendo descritas quase 180 mil espécies. Os acidentes causados pela forma larvária (taturanas, lagartas urticantes, pupas) são comuns e usualmente denominadas "erucismo". Os acidentes causados pela fase alada (adulta), conhecidos pelos nomes populares de "mariposas" e "borboletas", são muito mais raros e conhecidos como lepidopterismo.

Os lepidópteros têm ampla distribuição em todo o país.

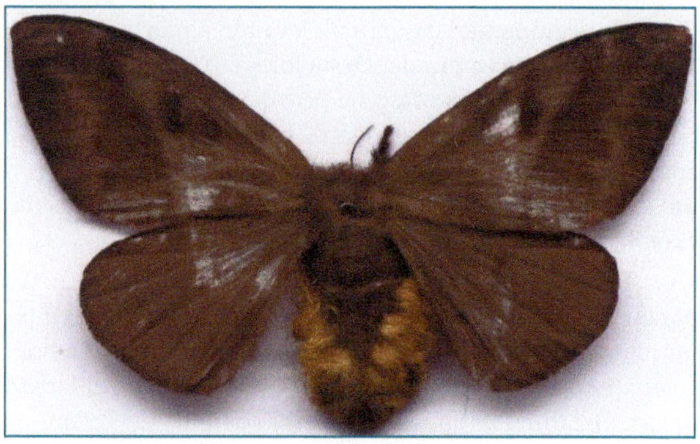

FIGURA 119.1.4.1 *Hylesia* sp. (mariposa).
Fonte: Foto de Roberto H. P. Moraes.

ACIDENTES POR MARIPOSAS

Mariposas que causam acidentes de importância médica são representadas pelas fêmeas de *Hylesia* (Figura 119.1.4.1), as quais apresentam, nos últimos segmentos do abdome, espículas microscópicas que, atingindo a superfície cutânea, podem causar quadros de dermatite.

Além do trauma mecânico provocado pela introdução da espícula nas camadas superficiais da derme, postula-se a presença de fatores tóxicos. Lesões papulopruriginosas acometendo áreas expostas da pele são observadas poucas horas após o contato com as cerdas (Figura 119.1.4.2). Acompanhadas de intenso prurido, as lesões involuem em períodos variáveis de 7 a 14 dias após o início dos primeiros sintomas.

O uso de anti-histamínicos, por via oral, está indicado para o controle do prurido, além de tratamento tópico com compressas frias, banhos de amido e, eventualmente, cremes à base de corticosteroides.

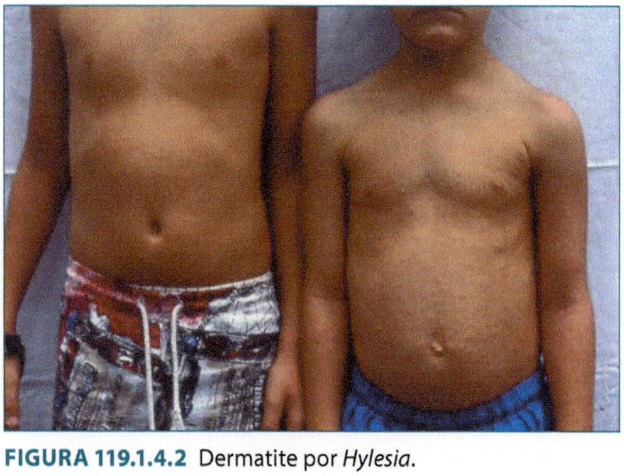

FIGURA 119.1.4.2 Dermatite por *Hylesia*.
Fonte: Foto de João Luiz Costa Cardoso

ACIDENTES POR LAGARTAS

Trata-se de acidentes extremamente comuns em todo o Brasil, resultantes do contato da pele com secreções existentes em espículas de lagartas urticantes, sendo, em geral, de evolução benigna. O contato com as cerdas dessas larvas provoca, no local, uma reação imediata, caracterizada por dor em queimação e hiperemia.

ETIOLOGIA

Diversos gêneros de lepidópteros em suas formas larvárias podem causar acidentes com gravidade variável. Popularmente conhecidos por "taturanas", "lagartas-de-fogo", "orugas" e "tapurus-de-seringueira", apresentam morfologia variada, seja com o corpo densamente recoberto por pelos longos e finíssimos (família Megalopygidae; gêneros *Megalopyge, Podalia* – Figura 119.1.4.3), seja com cerdas ou espículas pontiagudas e ramificadas (família Saturniidae; gêneros *Automeris, Dirphia, Lonomia* – Figuras 119.1.4.4A e 119.1.4.4B).

As cerdas que contêm as glândulas de veneno são variáveis em número, tamanho e forma, apresentam-se isoladamente ou em tufos, podendo também ser acompanhadas por pelos ou cerdas longas não urticantes.

Quase todos os casos ocorrem com lepidópteros na fase larval (lagarta, taturana), com envenenamento decorrente da penetração de cerdas ou espículas na pele e consequente inoculação de toxinas. A maioria tem evolução benigna, sendo bastante comuns. Geralmente, ocorrem após contato com plantas.

Dentre os acidentes causados pelas formas larvárias, destacam-se os acidentes por *Premoris semirufa* e por duas espécies do gênero *Lonomia (Lonomia obliqua* e *Lonomia aquelous*). As lagartas da espécie *Premoris semirufa*, popularmente conhecidas como pararamas e identificadas na região Amazônica, causam quadro inflamatório nas articulações interfalangianas das mãos que pode evoluir para anquilose. São encontradas em seringais e causam acidentes nos indivíduos que, ao coletar o látex, entram em contato com as cerdas desses insetos. O tratamento dos acidentes por pararama é sintomático; nos quadros articulares tem sido recomendado o uso de corticosteroides.

Em particular, serão destacados a seguir os acidentes pelo gênero *Lonomia* (Figura 119.1.4.5). Dentre todos os causados por lepidópteros, esses acidentes vêm adquirindo mais relevância nos últimos 30 anos, em função da potencial maior gravidade e pelo aumento do número de casos notificados ao Ministério da Saúde. É o único grupo responsável por manifestações sistêmicas, caracterizadas por sangramentos e insuficiência renal nas suas formas graves, tendo sido produzido soro específico, pelo Instituto Butantan, para seu tratamento.

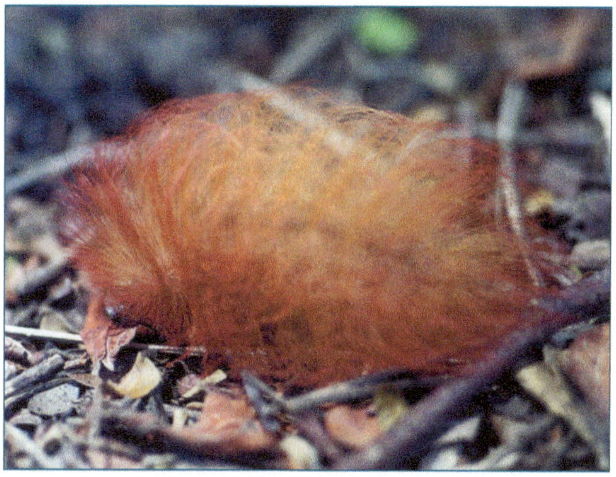

FIGURA 119.1.4.3 Lagarta da família Megalopygidae.
Fonte: Acervo da autoria.

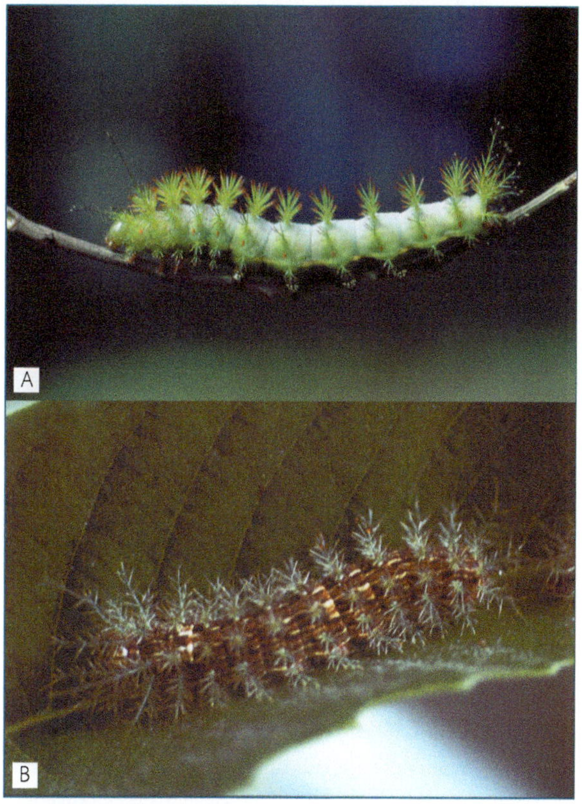

FIGURA 119.1.4.4 Lagartas da família Saturniidae: (A) *Dirphia*; (B) *Lonomia*.
Fonte: Acervo da autoria.

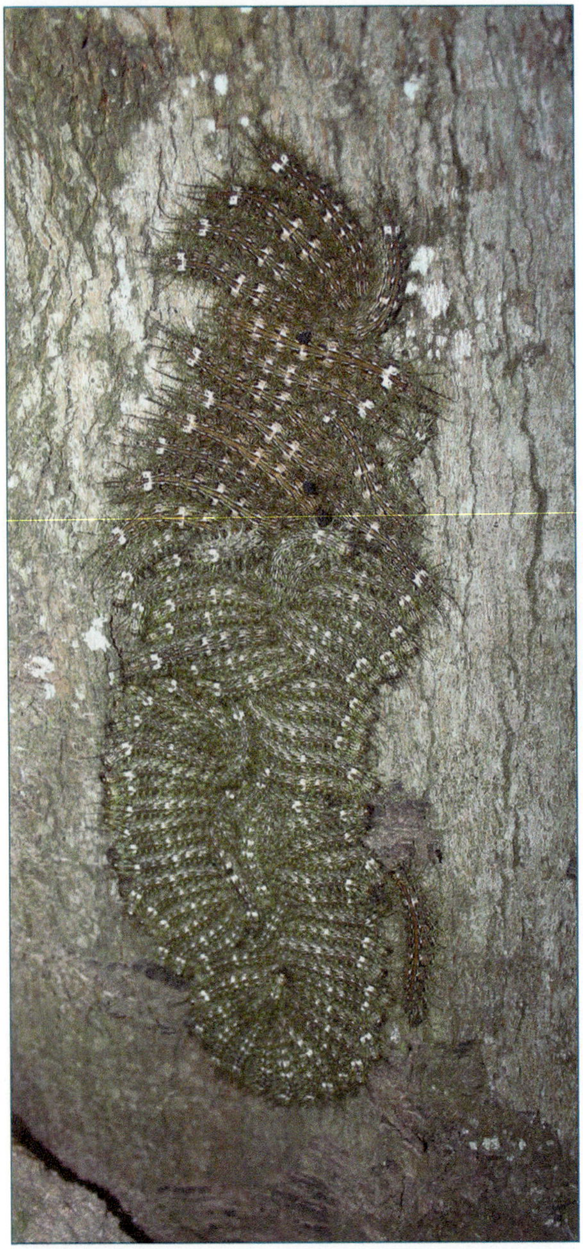

FIGURA 119.1.4.5 Grupo de lagartas do gênero *Lonomia* em tronco de árvore.
Fonte: Acervo da autoria.

EPIDEMIOLOGIA

A primeira descrição no Brasil de um quadro hemorrágico causado por lagartas data de 1912, em Minas Gerais, sem a identificação do agente. O gênero *Lonomia* só seria imputado como responsável por sangramentos na década de 1970, quando a captura de lagartas responsáveis por acidentes na Venezuela permitiu sua identificação como *Lonomia achelous*. No Brasil, em 1986, são relatados casos semelhantes no Amapá e na Ilha do Marajó, sendo que alguns pacientes evoluíram para óbito, pela mesma espécie encontrada na Venezuela.

Acidentes semelhantes passaram a ocorrer a partir de 1989 no norte do Rio Grande do Sul e no oeste de Santa Catarina, em progressão geométrica no decorrer dos anos seguintes, chegando a ser registrados mais de 1.000 casos só na região Sul, com óbitos resultantes de insuficiência renal aguda e sangramentos. Até então, pouco se conhecia acerca da espécie causadora (*Lonomia obliqua*), as propriedades farmacológicas do veneno e os aspectos clínicos consequentes do contato com suas cerdas. Em poucos anos, diversas pesquisas básicas e aplicadas foram realizadas, culminando na produção do soro lonômico, que veio modificar o panorama existente até então, possibilitando a redução de complicações e óbitos.

Em 2018, no SINAN, registrou-se 6.645 casos (taxa de incidência de 3,2 casos para cada 100.000 habitantes) de acidentes com lagartas, sendo 1.061 por *Lonomia*. Foram notificados também 5 óbitos por lagartas (4 por *Lonomia*). Os três estados com maiores números de acidentes por *Lonomia* foram Minas Gerais (281), Santa Catarina (202) e São Paulo (152). Os meses de janeiro a abril foram os que mais notificaram acidentes por *Lonomia*.

PATOGENIA

Os venenos de lepidópteros foram pouco estudados. Atribui-se ação complexa à secreção das espículas desses animais, sendo essa ação variável, dependendo da espécie e provavelmente em função do estágio evolutivo em que se encontra o agente agressor. Por apresentar mais importância médica, os venenos mais conhecidos são os das larvas de *Lonomia*, que apresentam diversas frações, atuantes principalmente na hemostasia.

Resumidamente, a toxina da *Lonomia obliqua* ocasiona alteração na coagulação sanguínea, sendo observada ativação do fator X e da protrombina, com ativação secundária da fibrinólise. Além disso, seu veneno possui atividade hemolítica, tendo sido descrito acidente com hemólise intravascular. Em estudo *in vivo*, também foi observado efeito edematogênico e nociceptivo. O mais extenso estudo clínico e laboratorial desse acidente, que incluiu 105 pacientes, foi publicado em 2003, por Zannin et al.

Com relação ao veneno de *L. achelous*, é descrita ação fibrinolítica, além de degradação do fator XIII.

Há, portanto, mecanismos diversos atuando sobre a hemostasia nos acidentes causados por essas duas espécies; porém, observa-se, em ambos os casos, coagulopatia e hemorragia local e/ou sistêmica.

QUADRO CLÍNICO

LOCAL

As manifestações são predominantemente do tipo dermatológico. Inicialmente, há dor local intensa, que progride para regiões proximais do membro atingido e pode durar de um a dois dias; a seguir, pode haver edema, eritema e, eventualmente, prurido local. Enfartamento ganglionar doloroso é característico. Após 24 horas, a lesão pode evoluir com vesiculação, bolhas, equimose e, muito mais raramente, necrose na área do contato. Essas manifestações são observadas em acidentes causados por vários gêneros de taturanas.

SISTÊMICO

É decorrente do contato com saturnídeos do gênero Lonomia sp. Além do quadro local de dor em queimação, hiperemia e prurido, podem surgir manifestações sistêmicas de envenenamento, como mal-estar, cefaleia, mialgia, dor abdominal, náuseas e vômitos e de maior gravidade a síndrome hemorrágica. Há relatos de que cerca de 50% dos pacientes acidentados por Lonomia apresentam distúrbio na coagulação sanguínea, com ou sem sangramentos. Estudos demonstram que as alterações graves na hemostasia, com intensa redução dos níveis de fibrinogênio podem ocorrer nas primeiras 6 horas após o contato (Zannin et al.). Podem surgir sangramentos diversos, como púrpuras (equimoses, petéquias), gengivorragia, epistaxe, sangramento pós-traumático, hematúria, hematêmese, melena, hemorragias pulmonar e intracraniana. Insuficiência renal aguda pode estar presente nos casos graves e contribuir para o óbito.

Usualmente, o distúrbio na coagulação sanguínea antecede o aparecimento do sangramento e, em geral, é precoce. Dessa forma, considera-se a presença de envenenamento sistêmico quando se detecta a incoagulabilidade sanguínea, mesmo na ausência de manifestações hemorrágicas.

As principais causas da evolução letal são sangramentos graves, principalmente no sistema nervoso central, e a insuficiência renal aguda.

O diagnóstico precoce e o tratamento adequado com o soro antiveneno, particularmente nas primeiras 6 a 12 horas após o contato, podem prevenir a ocorrência de coagulopatia severa, hemorragias e complicações em grande número de pacientes.

EXAMES LABORATORIAIS

TESTES DE COAGULAÇÃO

Assim como nos acidentes ofídicos, o tempo de coagulação é uma ferramenta útil na detecção desses casos e no acompanhamento após a soroterapia. A reversão da incoagulabilidade sanguínea costuma ocorrer 24 horas após a administração do antiveneno específico, podendo o controle ser realizado pelas provas de coagulação, como o Tempo de Coagulação (TC), o Tempo de Protrombina (TP), o Tempo de Tromboplastina Parcial Ativada (TTPA) e o Tempo de Trombina (TT). A alteração laboratorial mais precoce é a diminuição dos níveis plasmáticos de fibrinogênio.

PLAQUETAS

Na maioria dos casos, a contagem de plaquetas é normal ou está discretamente diminuída. Plaquetopenia intensa é raramente observada.

Ureia e creatinina encontram-se alteradas em casos que evoluem para insuficiência renal aguda. Ocorrendo hemólise, há elevação da bilirrubina total, predominando a bilirrubina indireta, queda da hemoglobina e diminuição da haptoglobina livre. Caso ocorram alterações no nível de consciência, recomenda-se a realização de exame de imagem do crânio para detecção de eventual sangramento do sistema nervoso central.

FATORES PROGNÓSTICOS

- Quantidade de lagartas e profundidade do contato.
- Tempo decorrido entre o acidente e o tratamento específico (soro antilonômico).
- Idade do paciente e patologias prévias existentes, em especial hipertensão arterial e nefropatia.

TRATAMENTO

Na remissão da dor, o tratamento de rotina consiste na lavagem da região com água fria e analgésicos orais, como a dipirona e o paracetamol. Em situações em que a dor é mais intensa, recomenda-se a infiltração local, ou troncular se o contato ocorreu nos dedos dos pés ou das mãos, com anestésico tipo lidocaína a 2%, sem vasoconstritor. Deve ser administrada por via subcutânea no local do contato, usualmente na dose de 4 mL para adultos. Se a dor permanecer intensa e não houver contraindicação, pode ser repetida por mais duas vezes, com intervalos de uma hora entre as aplicações.

QUADRO SISTÊMICO

Nos acidentes com coagulopatia e/ou manifestações hemorrágicas, o paciente deve ser mantido em repouso, evitando-se intervenções traumáticas, como injeções intramusculares, punções e manipulações cirúrgicas, até a normalização da coagulopatia.

O soro antilonômico (SALon) está indicado conforme a gravidade do envenenamento (Figura 119.1.4.6 e Tabela 119.1.4.1). A aplicação se faz pela via intravenosa e os cuidados em relação às reações adversas devem seguir os mesmos preceitos da administração dos demais soros antipeçonhentos, uma vez que a produção das imunoglobulinas específicas se faz com a imunização de cavalos com extratos de cerdas de lagartas.

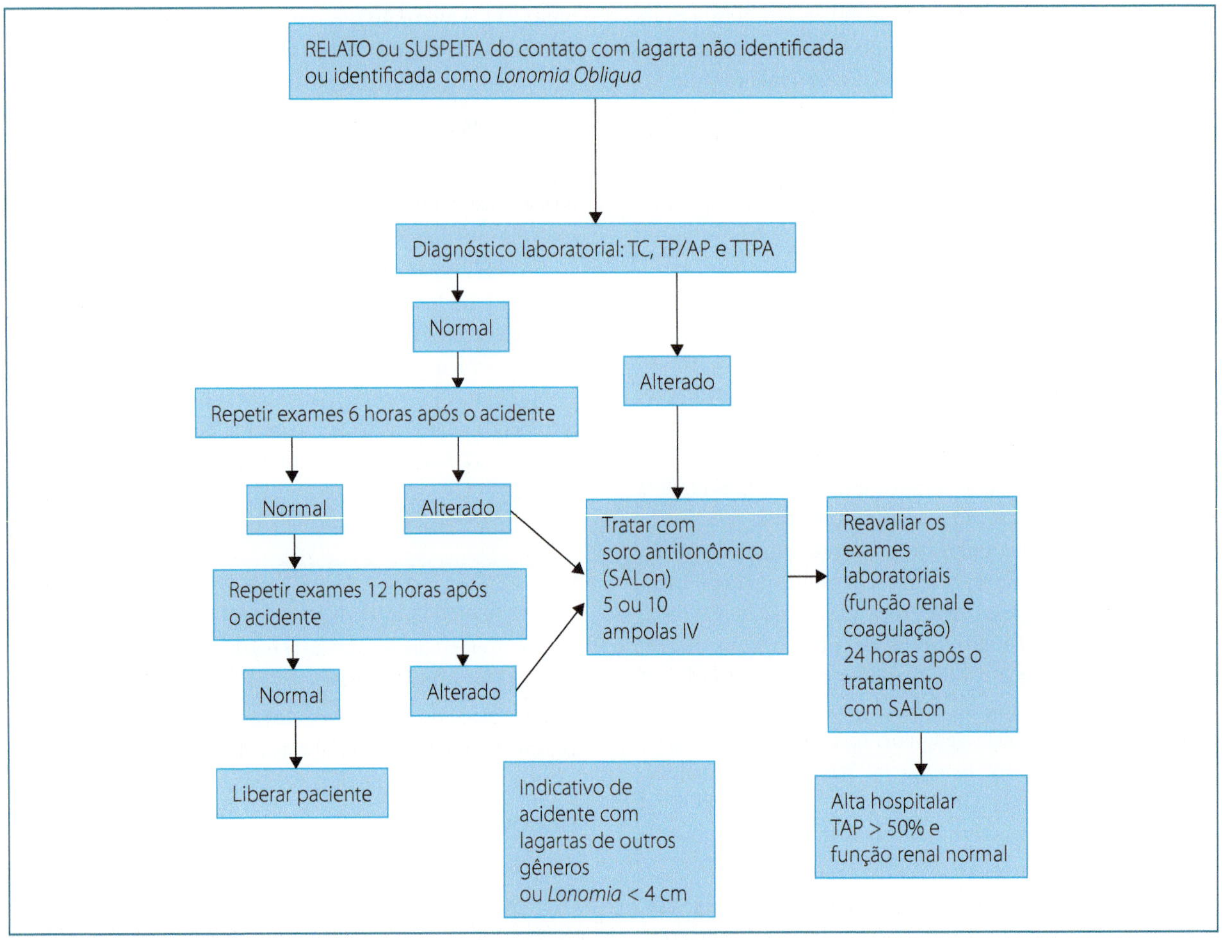

FIGURA 119.1.4.6 Fluxograma de diagnóstico e tratamento de acidente por *Lonomia* sp.

TABELA 119.1.4.1 Classificação do acidente por *Lonomia* sp. quanto a gravidade e soroterapia recomendada.

Classificação	Manifestações clínicas	Tratamento
Leve	Sintomas locais Ausência de alteração da coagulação e/ou sangramentos até 12 horas após o contato.	Sintomático Não é necessária soroterapia antiveneno Pacientes podem ser liberados após 12 horas
Moderado	Sintomas locais, alteração da coagulação com e sem manifestações hemorrágicas na pele e/ou em mucosas (gengivorragia, equimose).	Sintomático e tratamento específico com 5 ampolas de SALon em 250 mL de SF IV em 30 min
Grave	Alteração da coagulação, manifestações hemorrágicas em vísceras (hematêmese, hematúria, sangramento pulmonar, hemorragia intracraniana) e com alterações hemodinâmicas e/ou falência de múltiplos órgãos ou sistemas.	Sintomático e tratamento específico com 10 ampolas de SALon em 250 mL de SF IV em 30 min

BIBLIOGRAFIA SUGERIDA

Arocha-Pinango CL, Bosch NB, Nouel AL et al. Fibrinolytic and procoagulante agents from a Satumidae moth caterpillar. In: Pirkle H, Markland Jr FS (eds.). Hemostasis and animal venoms. New York: Marcel Dekker, 1988. p. 223-240.

Azevedo-Marques MM, Ferreira DB, Costa RS. Rhabdomyonecrosis experimentally induced in Wistar rats by Africanized bee venom. Toxicon 1992; 30:344-8.

Barbaro KC, Cardoso JLC. 2003. Mecanismo de ação do veneno de Loxosceles e aspectos clínicos do loxoscelismo. In: Cardoso JLC,França FOS, Fan HW, Málaque CMS, Haddad Jr. H. (Eds.). Animais Peçonhentos no Brasil: Biologia, Clínica e Terapêutica dos acidentes. Savier, São Paulo, Brasil, pp. 160-174.

Bertani R, Bonini RK, Toda MM, Isa LS, Figueiredo JVA, Miyuki RS, Ferraz SC. Alien scorpions in the Municipality of São Paulo, Brazil – evidence of successful establishment of Tityus stigmurus (Thorell, 1876) and first records of Broteochactas parvulus Pocock, 1897, and Jaguajir rochae (Borelli, 1910). BioInvasions Records 2018; 7:89-94.

Brasil. Manual de diagnóstico e tratamento de acidentes por animais peçonhentos. Ministério da Saúde, Funasa, Brasília, 2001. p. 131.

Brazil. Ministério da Saúde (MS) Informe Técnico 2016.

Brazil. Ministério da Saúde (MS). Secretaria de Vigilância em Saúde (SVS) 2009. Manual de Controle de Escorpiões. Brasília: MS.

Bucaretchi F, Bertani R, De Capitani EM, Hyslop S. 2016. Envenomation by Wandering Spiders (Genus Phoneutria). In: P. Gopalakrishnakone SMA, Faiz CAG, Abdulrazaq GH, Ravindra F, Chen-Chang Y, Carl-Wilhelm V, Denise V. Tambourgi; Steven A. Seifert (Org.). Clinical Toxinology.1 ed.: Springer Netherlands, 2016. p. 1-49.

Bücherl W. Escorpionismo no Brasil. Mem Inst Butantan 1969; 34:9-24.

Cardoso JLC, França FOS, Wen FH et al. Animais peçonhentos no Brasil: biologia, clínica e terapêutica dos acidentes. 2. ed. São Paulo: Sarvier, 2009.

Carrijo-Carvalho LC, Chudzinski-Tavassi AM. The venom of the Lonomia caterpillar: an overview. Toxicon 2007; 49:741-757.

Chippaux JP, Goyffon M. Epidemiology of scorpionism: a global appraisal. Acta Trop. 2008. 107, 71-79.

Cupo P, Jurca M, Azevedo-Marques MM et al. Severe scorpion envenomation in Brazil. Clinical, laboratory and anatomopathological aspects. Rev Inst Med Trop São Paulo 1991; 36(1):67-76.

Cupo P. Clinical update on scorpion envenoming. Rev Soc Bras Med Trop. 2015.48, 642–9. 25.

de Souza AL, Malaque CM, Sztajnbok J, Romano CC, Duarte AJ, Seguro AC. Loxosceles venom-induced cytokine activation, hemolysis, and acute kidney injury. Toxicon. 2008 Jan;51(1):151-6.

Dotimas EM, Hider RC. Honeybee venom.Bee World 1987; 67:51-70.

Fraiha H, Ballarini AJ, Leão RNQ et al. Síndrome hemorrágica por contato com larvas de mariposa (Lepdoptera, saturnidae). Instituto Evandro Chagas: 50 anos de contribuição às ciências biológicas e à medicina tropical. Belém: Fundação SESP, 1986. v. 2. p. 811-20.

França FOS, Benvenuti LA, Fan HW et al. Severe and fatal mass attacks by "killer" bees (africanized honey bees-Apis mellifera scutellata) in Brazil: clinicopathological studies with measurement of serum venom concentrations. QJ Med 1994; 87:269-282.

França FOS, Barbaro KC, Abdulkader CRM. Rhabdomyolisis in presumed viscero-cutaneous loxoscelism: report of two cases. Trans.R. Soc. Med. Hyg. 2002; 96, 287–290.

França FOS, Medeiros CR, Málaque CMS et al. Acidentes por animais peçonhentos. In: Martins MA, Carrilho FJ, Alves VAF, Castilho EA, Cerri GG, Wen CL. Clínica Médica. São Paulo: Manole, 2009. v. 7. p. 551-613.

Gong J, Yuan H, Gao Z, Hu F.Wasp venom and acute kidney injury: The mechanisms and therapeutic role of renal replacement therapy. Toxicon 2019; 163:1-7.

Gremski LH, Trevisan-Silva D, Ferrer VP, Matsubara FH, Meissner GO, Wille AC, Vuitika L, Dias-Lopes C, Ullah A, de Moraes FR et al. Recent advances in the understanding of brown spider venoms: From the biology of spiders to the molecular mechanisms of toxins. Toxicon. 2014;83:91–120.Habermann E. Bee and Wasp Venoms.Science 1972; 177(4046): 314-22.

Hogan CJ, Barbaro KC, Winkel K. Ann loxoscelism: old obstacles, new directions. Emerg Med 2004; 44(6):608-24.

Kelen EMA, Picarelli ZP, Duarte AC. Hemorrhagic syndrome induced by contact with caterpillars of the genus Lonomia (Saturnidae, Hemileucinae). J Toxicol Toxin Reviews 1995; 14:283-308.

Kerr WE.The history of the introduction of African bees to Brazil.S Afr Bee J 1967; 39:3-5.

Lucato Jr. RV, Abdulkader RC, Barbaro KC, Mendes GE, Castro I, Baptista MA, Cury PM, Malheiros DM, Schor N, Yu L, Burdmann EA. 2011. Loxosceles gaucho venom-induced acute kidneyinjury–in vivo and in vitro studies. PLoS Negl. Trop. Dis. 5, e1182.

Malaque CM, Santoro ML, Cardoso JL, Conde MR, Novaes CT, Risk JY, França FO, de Medeiros CR, Fan HW. Clinical picture and laboratorial evaluation in human loxoscelism. Toxicon 2011 58 (8): 664-671.

Malaque CMS, Andrade L, Madalosso G et al. Short report: a case of hemolysis resulting from contact with a Lonomia caterpillar in Southern Brazil. Am J Trop Med Hyg 2006; 74(5):807-809.

Medeiros CR, França FOS. Acidentes por abelhas e vespas. In: Cardoso JLC, França FOS, Wen FH, Málaque CMS, Hadad Jr V (eds.). Animais peçonhentos no Brasil: biologia, clínica e terapêutica dos acidentes. São Paulo: Sarvier, 2009.

Ministério da Saúde (MS). Informe Técnico 2016.

Muraro A, Roberts G, Worm M, Bilò MB, Brockow K, Fernández Rivas M et al. Anaphylaxis: guidelines from the European Academy of Allergy and Clinical Immunology. Allergy. (2014) 69:1026-45.

Oliveira-Lima KC, Farsky SHP, Lopes PH, Andrade RMG, van den Berg CW, Tambourgi DV. Microcirculation abnormalities provoked by Loxosceles spiders' envenomation.Toxicon. 2016;116, 35-42.

Paiva AL, Matavel A, Peigneur S, Cordeiro MN, Tytgat J, Diniz MR, de Lima ME. Differential effects of the recombinant toxin PnTx4(5-5) from the spider Phoneutria nigriventer on mammalian and insect sodium channels. Biochimie. 2016;121:326-35.

Pardal PPO, Castro LC, Jennings E, Pardal JSO, Monteiro MR. Aspectos epidemiológicos e clínicos do escorpionismo na região de Santarém, Estado do Pará, Brasil. Rev. Soc.Bras. Med. Trop.2003; 36, 349-353.

Pauli I, Minozzo JC, da Silva PH et al. Analysis of therapeutic benefits of antivenin at different time intervals after experimental envenomation in rabbits by venom of the Brown spider (Loxosceles intermedia). Toxicon 2009; 53: 660-671.

Pinto AFM, Dragulev B, Guimarães JA, Fox JW. Novel perspectives on the pathogenesis of Lonomia oblique caterpillar envenomation based on assessment of host response by gene expression analysis. Toxicon 2008; 51: 1119-1128.

Polis GA (Ed.). The Biology of Scorpions. Stanford, California, Stanford University Press, 1990. 587 p.

Reisman RE. Insect stings. N Engl J Med 1994; 331(8):523-7.

Rocha T, Souza BM, Palma MS, Cruz-Höfling MA. Myotoxic effects of mastoparan from Polybia paulista (Hymenoptera, Epiponini) wasp venom in mice skeletal muscle. Toxicon 2007; 50:589-99.

Schmidt JO. Clinical consequences of toxic envenomations by Hymenoptera.Toxicon 2018; 150: 96-104.

Silva GBD Jr., Vasconcelos AG Jr., Rocha AMT, Vasconcelos VR, Neto BJ, Fujishima JS et al. Acute kidney injury complicating bee stings – a review. Rev Inst Med Trop Sao Paulo 2017; 59:e 25.

SINAN. Acidente por animais peçonhentos – Notificações registradas no Sistema de Informação de Agravos de Notificação – Sinan Net (2019), s/d. Disponível em: http://dtr2004.saude.gov.br/sinanweb/Acesso em 02 de fevereiro de 2019.

Torrez PPQ, Dourado FS, Bertani R, Cupo P, França FOS. Scorpionism in Brazil: exponential growth of accidents and deaths from scorpion stings. 2019. Rev Soc Bras Med Trop.52.

Torrez PP, Quiroga MM, Abati PA, Mascheretti M, Costa WS, Campos LP, França FO. Acute cerebellar dysfunction with neuromuscular manifestations after scorpionism presumably caused by Tityus obscurus in Santarém, Pará/Brazil. Toxicon 2015;96, 68-73.

Ushkaryov YA, Volynski KE, Ashton AC. The multiple actions of black widow spider toxins and their selective use in neurosecretion studies. Toxicon 2004; 43:527-542.

Visscher PK, Vetter RS, Camazine S. Removing bee stings. Lancet 1996; 348(9023):301-2.

World Spider Catalog. World Spider Catalog. Version 20. Natural History Museum Bern, 2019, online at http://wsc.nmbe.ch, accessed on {June 24, 2019}. doi: 10.24436/2.

WHO. Imunoterapia com alérgenos: vacinas terapêuticas para doenças alérgicas. Informe da Organização Mundial da Saúde. Rev Bras de Alergia e Imunopatologia 2000; 23(1):5-55.

Yan S, Wang X. Recent Advances in Research on Widow SpiderVenoms and Toxins. Toxins 2015; 7: 5055-5067.

Zannin M, Lourenço DM, Motta G et al. Blood coagulation and fibrinolytic factors in 105 patients with hemorrhagic syndrome caused by accidental contact with Lonomia obliquacaterpillar in Santa Catarina, Southern Brazil. Thromb Haemost 2003; 89:355-64.

119.2 Acidentes ofídicos

Benedito Barraviera
Mônica Bannwart Mendes
Rui Seabra Ferreira Junior

INTRODUÇÃO

As serpentes juntamente com os escorpiões e as abelhas são os principais causadores de acidentes por animais peçonhentos no Brasil. No mundo, existem cerca de 3 mil espécies de serpentes, sendo 410 consideradas peçonhentas. No Brasil, estão catalogadas 392 espécies de serpentes, sendo 63 apenas consideradas peçonhentas. A distribuição das 74 espécies venenosas encontradas no Brasil é a seguinte: 28 do gênero *Bothrops/Bothrocophias*, 6 do gênero *Crotalus*, 1 do gênero *Lachesis* e 40 do gênero *Micrurus/Leptomicrurus*.

IDENTIFICAÇÃO E CLASSIFICAÇÃO DAS SERPENTES

As serpentes peçonhentas e não peçonhentas, no Brasil, estão distribuídas dentro de quatro famílias, a saber: Boidae, Colubridae, Elapidae e Viperidae.

A família Boidae é constituída de serpentes que, ao se alimentar, matam a presa por constrição. São elas a jiboia (*Boa constrictor*), a sucuri (*Eunectus murinus*) e a cobra-papagaio (*Corallus caninus*) (Figuras 119.2.1 e 119.2.2). Todas essas serpentes apresentam dentição do tipo áglifa (*a* = ausência, *gliphé* = sulco), composta por dentes pequenos, todos iguais, e sem a presença de presas inoculadoras (Figura 119.2.3). Trata-se das verdadeiras serpentes não peçonhentas.

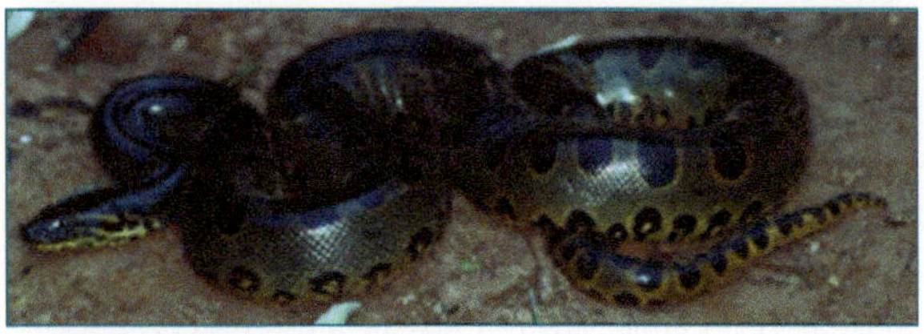

FIGURA 119.2.1 *Eunectus murinus* (sucuri).
Fonte: Acervo da autoria.

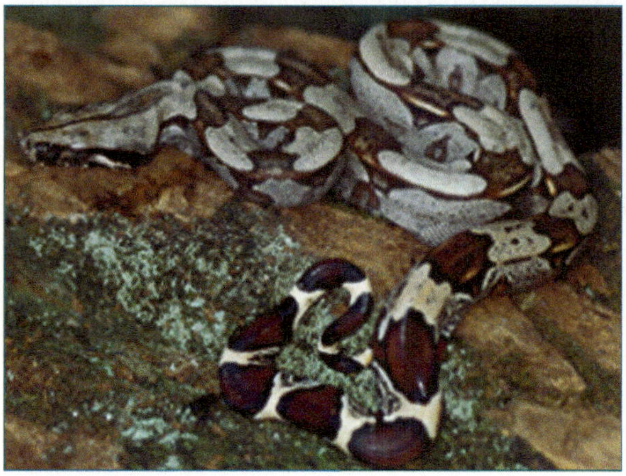

FIGURA 119.2.2 *Boa constrictor* (jiboia).
Fonte: Acervo da autoria.

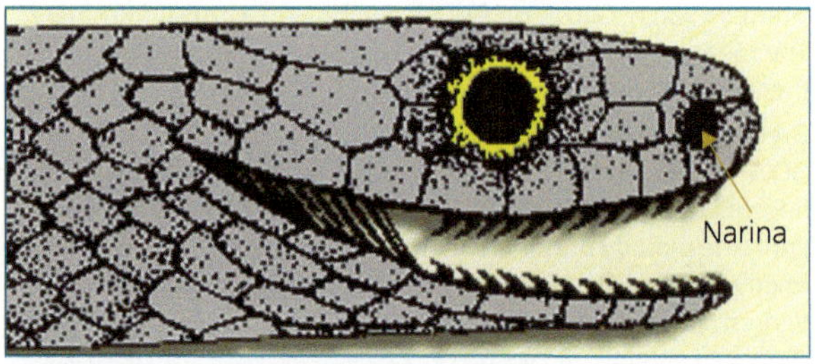

FIGURA 119.2.3 Dentição do tipo áglifa.
Fonte: Acervo da autoria.

As serpentes pertencentes à família Colubridae podem apresentar dentição dos tipos áglifa ou opistóglifa (Figura 119.2.4). A dentição opistóglifa (*ophistos* = atrás, *gliphé* = sulco) é constituída de dois ou mais dentes posteriores, com um sulco anterior ou lateral por onde sai o veneno. A posição das presas dificulta a inoculação. Incluem-se nessa família as serpentes que eventualmente podem causar acidentes humanos. São exemplos: as falsas-corais (*Liophis frenatus*), as muçuranas (*Clelia clelia*), a cobra-verde (*Philodryas olfersii*), a cobra-d'água (*Liophis miliaris*), as dormideiras (*Dipsas albifrons* e *Sibynomorphus mikanii*) (Figuras 119.2.5 a 119.2.7). A jararacuçu-do-brejo (*Mastigodryas bifossatus*), a caninana (*Spilotes pullatus*) e a boipeva (Figura 119.2.8) (*Waglerophis merremii*) apresentam dentição do tipo áglifa, portanto, assim como as serpentes da família Boidae, possuem pouca importância do ponto de vista de Saúde Pública.

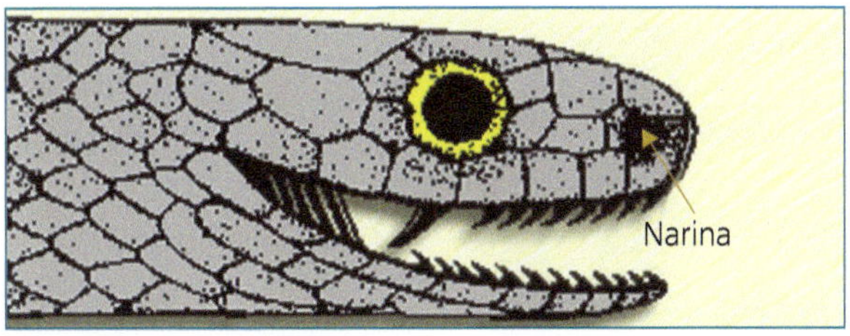

FIGURA 119.2.4 Dentição do tipo opistóglifa.
Fonte: Acervo da autoria.

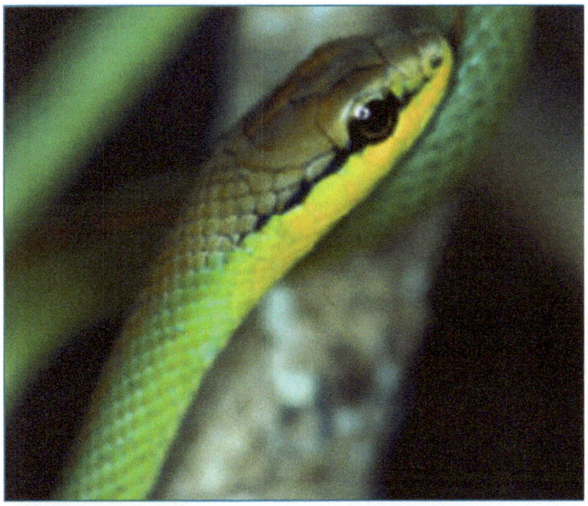

FIGURA 119.2.5 *Philodryas olfersii* (cobra-verde).
Fonte: Acervo da autoria.

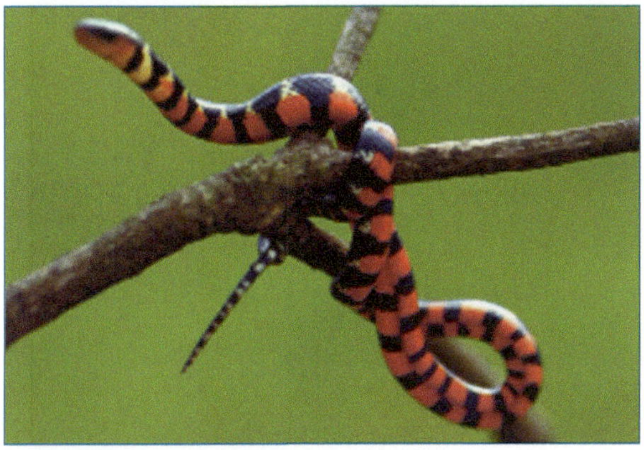

FIGURA 119.2.6 *Liophis frenatus* (falsa-coral).
Fonte: Acervo da autoria.

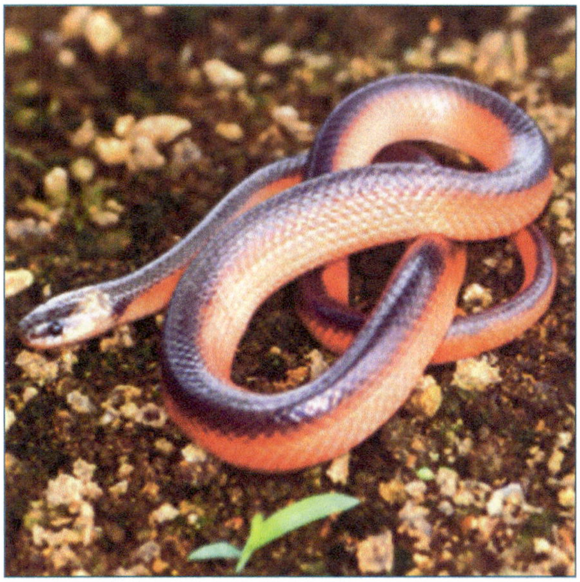

FIGURA 119.2.7 *Clelia clelia* (muçurana filhote).
Fonte: Acervo da autoria.

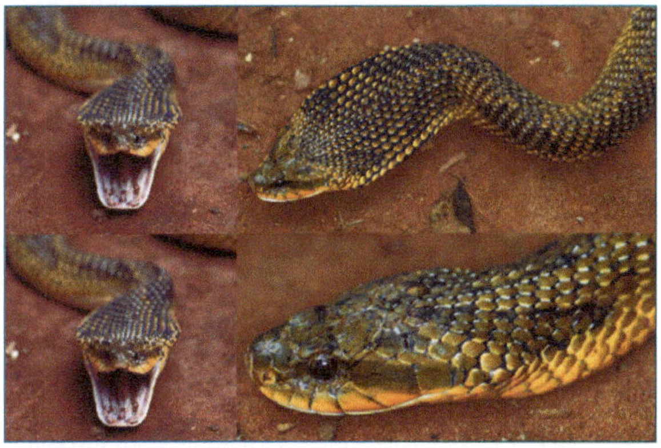

FIGURA 119.2.8 *Waglerophis merremii* (boipeva).
Fonte: Acervo da autoria.

As serpentes pertencentes à família Elapidae, denominadas "corais-verdadeiras", "cobras-corais", "boicorá", "ibiboboca" ou "ibiboca", apresentam dentição do tipo proteróglifa (Figura 119.2.9). A dentição proteróglifa (*protero* = anterior, *gliphé* = sulco) é constituída de um par de dentes ou presas anteriores, bem desenvolvidos, com um canal central, por onde é inoculado o veneno. Incluem-se as serpentes do gênero *Micrurus*. São exemplos as *Micrurus paraensis, Spixii obscurus, Hemprichii ortoni, scutiventris, ornatissimus, lemniscatus, filiformis, Surinamensis surinamensis, coralinus,* entre outras (Figura 119.2.10). Essas serpentes são responsáveis por menos de 1% dos acidentes ofídicos no Brasil. Habitam em geral buracos e sombras de árvores, desde o sul da região Amazônica até o Uruguai e parte da Argentina. Todas gostam de lugares quentes e úmidos, são consideradas dóceis e encontradas em todo o território nacional. Entre as principais características, destacam-se: cabeça arredondada recoberta por escamas grandes e placas, olhos pequenos e arredondados, dentição proteróglifa, corpo com escamas lisas e anéis pretos, vermelhos e brancos, ausência de fosseta loreal.

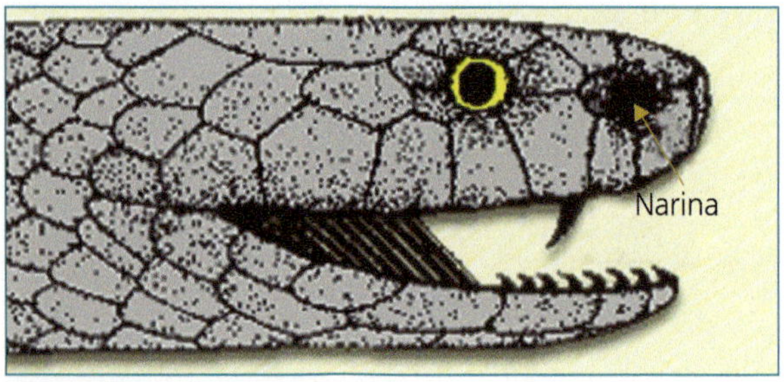

FIGURA 119.2.9 Dentição do tipo proteróglifa.
Fonte: Acervo da autoria.

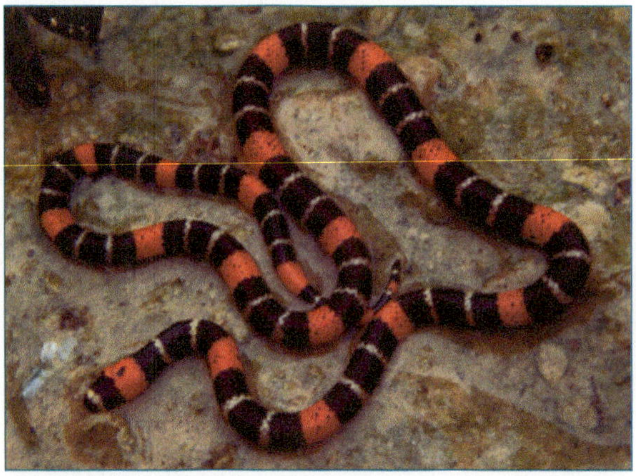

FIGURA 119.2.10 *Micrurus filiformis* (coral).
Fonte: Acervo da autoria.

As serpentes da família Viperidae incluem os gêneros *Bothrops, Crotalus e Lachesis* (Figura 119.2.11). A dentição do tipo solenóglifa (soleno = canal, *gliphé* = sulco) é constituída de um par de dentes ou presas anteriores bem desenvolvidos, com canal central e maxilar móvel (Figuras 119.2.12 e 119.2.13). É o tipo mais perfeito de aparelho venenífero que se conhece. As presas possuem uma extremidade afilada para facilitar a penetração e são trocadas ao longo da vida. Além disso, todas essas serpentes possuem um termorreceptor, denominado "fosseta loreal" (localizada entre o olho e a narina), cabeça triangular, olhos com pupila em fenda, corpo grosso e não muito longo, são lentas e possuem hábitos noturnos.

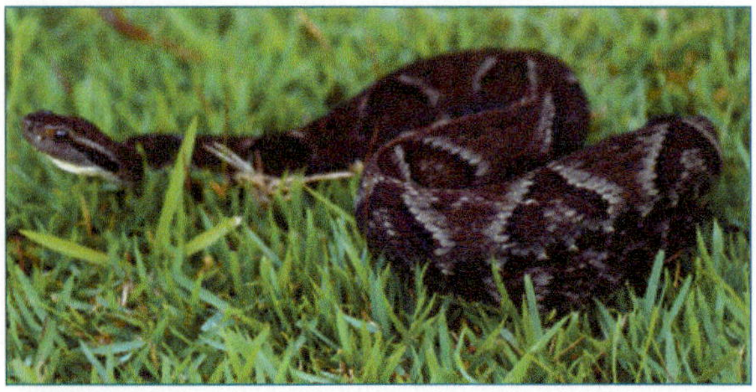

FIGURA 119.2.11 *Bothrops jararaca* (jararaca).
Fonte: Acervo da autoria.

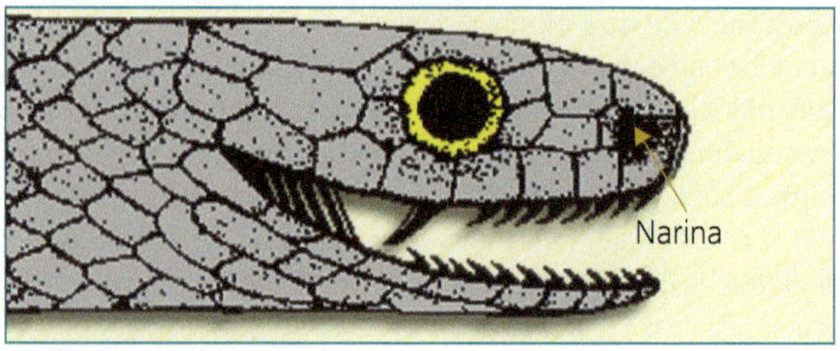

FIGURA 119.2.12 Dentição do tipo solenóglifa.
Fonte: Acervo da autoria.

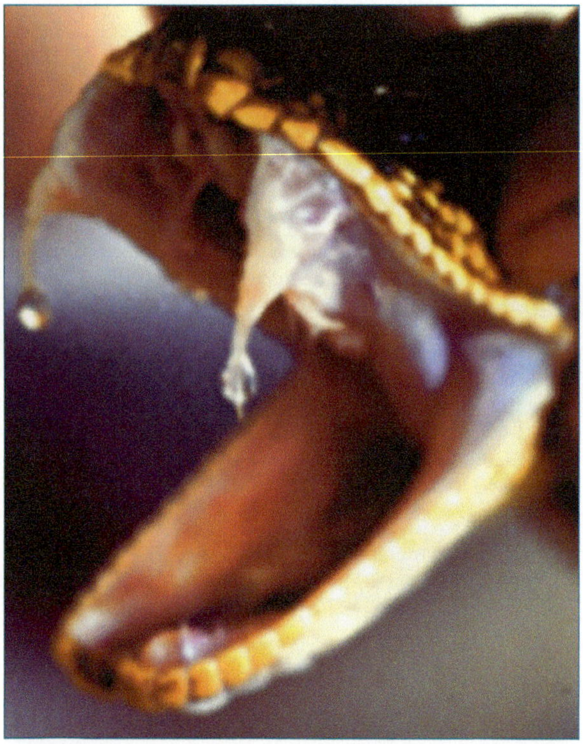

FIGURA 119.2.13 Dentição do tipo solenóglifa.
Fonte: Acervo da autoria.

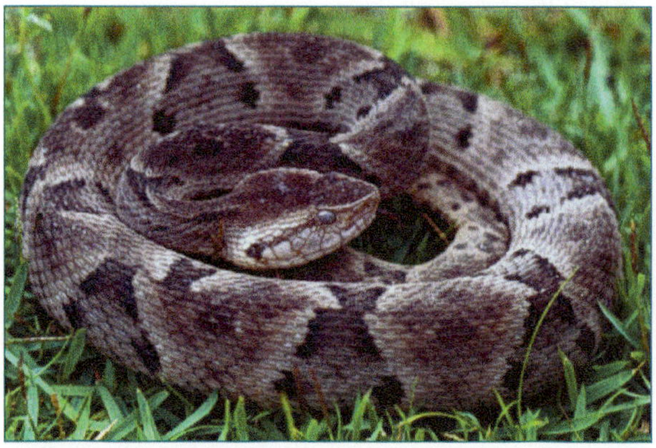

FIGURA 119.2.14 *Bothrops moojeni* (caiçaca).
Fonte: Acervo da autoria.

As serpentes do gênero *Bothrops* são responsáveis pela maioria (entre 80 e 90%) dos acidentes ofídicos no Brasil. Habitam ambientes úmidos, como matas, áreas cultivadas e locais onde há roedores (paióis, celeiros, depósitos de ração). Possuem hábitos noturnos, são consideradas as mais agressivas e encontradas em todo o território nacional. Possuem as seguintes características: cabeça triangular, olhos pequenos com pupila em fenda, presença de fosseta loreal e escamas na cabeça, dentição solenóglifa, cauda sem guizo, pele com desenhos semelhantes ao da letra V invertida. As principais serpentes são: *Bothrops jararaca*, alternatus, *jararacussu*, *moojeni*, *neuwiedi*, *erythromelas*, *atrox*, *cotiara*, *leucurus*, *insularis*, entre outras (Figuras 119.2.15 a 119.2.19).

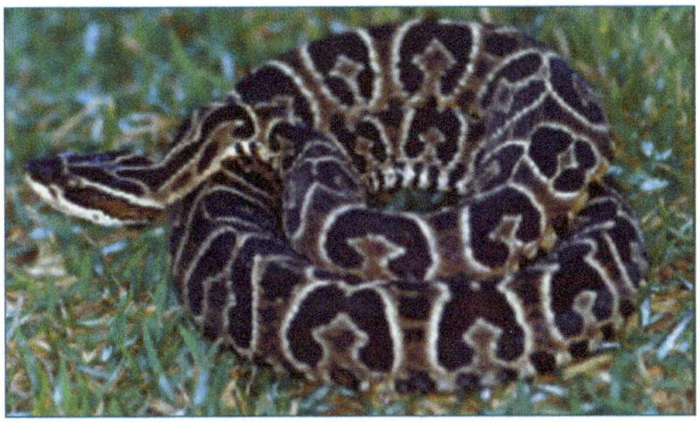

FIGURA 119.2.15 *Bothrops alternatus* (urutu-cruzeiro).
Fonte: Acervo da autoria.

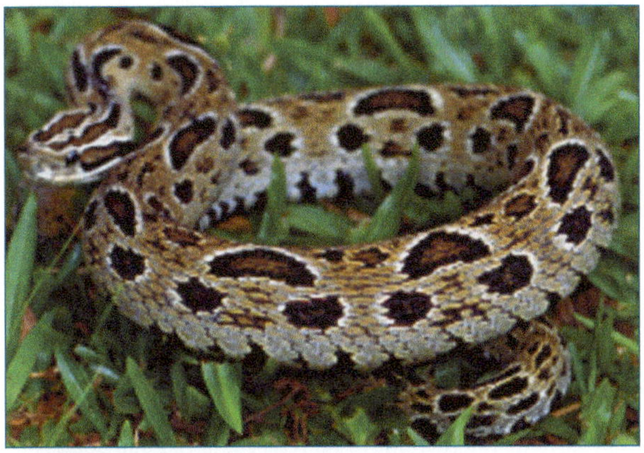

FIGURA 119.2.16 *Bothrops insularis* (jararaca-ilhoa).
Fonte: Acervo da autoria.

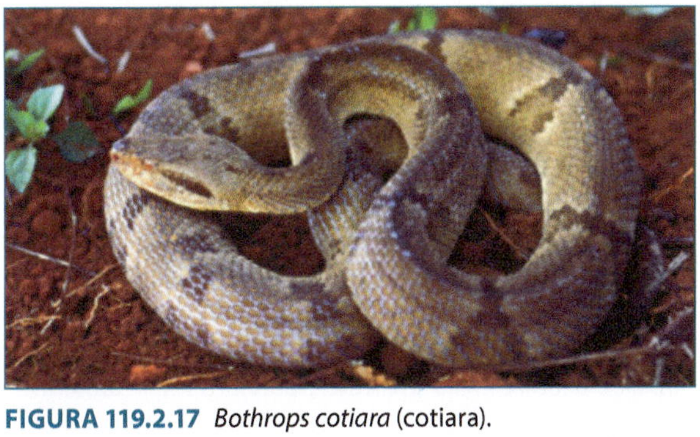

FIGURA 119.2.17 *Bothrops cotiara* (cotiara).
Fonte: Acervo da autoria.

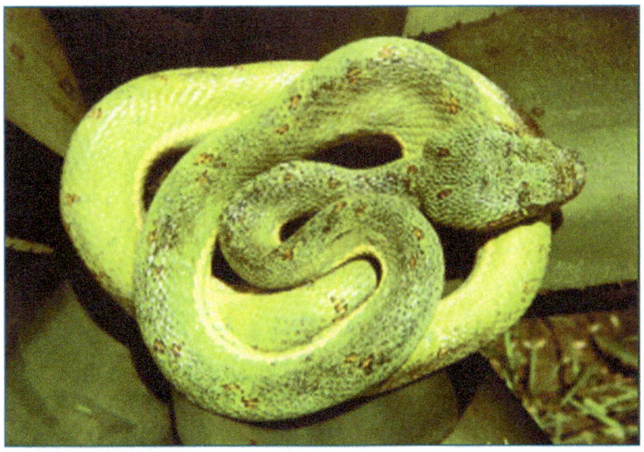

FIGURA 119.2.18 *Bothrops bilineata.*
Fonte: Acervo da autoria.

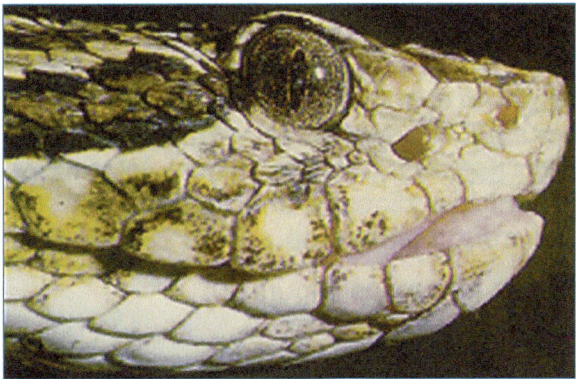

FIGURA 119.2.19 Olhos com pupila em fenda e fosseta loreal.
Fonte: Acervo da autoria.

As serpentes do gênero *Crotalus*, popularmente conhecidas por cascavéis, boicininga ou maracaboia, possuem na cauda um guizo ou chocalho. São responsáveis por 10 a 20% dos acidentes ofídicos no Brasil. Habitam ambientes secos e pedregosos e locais onde há roedores (paióis, celeiros, depósitos de ração). Possuem hábitos noturnos e são consideradas pouco agressivas. São encontradas em parte do território nacional. As características são as seguintes: cabeça triangular, olhos pequenos com pupila em fenda, presença de fosseta loreal e escamas na cabeça, dentição solenóglifa, cauda com guizo ou chocalho. Há seis subespécies no Brasil: *Crotalus durissus terrificus*, *collilineatus*, *marajoensis*, *trigonicus*, *cascavella* e *ruruima* (Figura 119.2.20).

As serpentes do gênero *Lachesis*, popularmente conhecidas por surucucu, surucucu-pico-de-jaca ou surucutinga são responsáveis por cerca de 3% dos acidentes ofídicos no Brasil. Habitam as grandes florestas tropicais, entre elas a Amazônica e a Mata Atlântica, e são consideradas dóceis. Possuem as seguintes características: cabeça triangular, olhos pequenos com pupila em fenda, presença de fosseta loreal e escamas na cabeça, dentição solenóglifa, cauda com escamas arrepiadas no final. Pertencem a uma única espécie, com duas subespécies: *Lachesis muta muta* e *Lachesis muta rhombeata* (Figura 119.2.21).

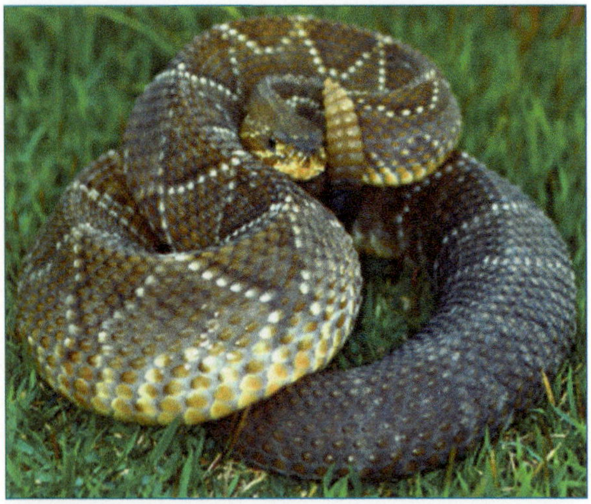

FIGURA 119.2.20 *Crotalus durissus terrificus* (cascavel).
Fonte: Acervo da autoria.

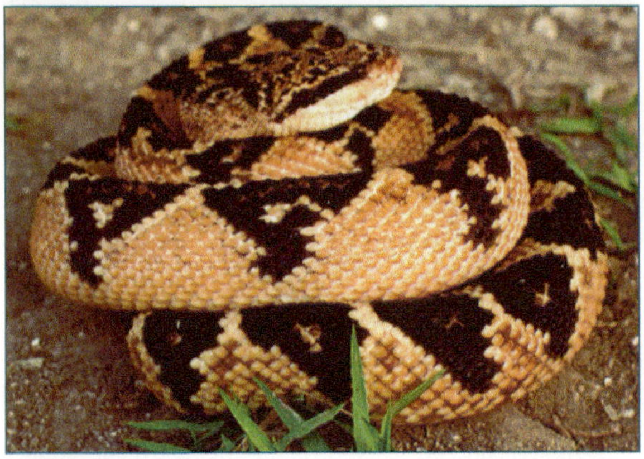

FIGURA 119.2.21 *Lachesis muta* (surucucu-pico-de-jaca).
Fonte: Acervo da autoria.

EPIDEMIOLOGIA

De acordo com o Ministério da Saúde entre 2000 e 2017 ocorreram 471.801 notificações de acidentes com serpentes venenosas – uma média de 26.000 casos por ano. Neste mesmo período ocorreram 1.892 óbitos – uma média de 105 casos por ano. Dos 28.601 casos notificados em 2017, 8.830 ocorreram na região Norte (30,87%), seguida da Nordeste com 7.234 (25,29%) e Sudeste com 6.877 (24,04%). As regiões Sul e Centro-Oeste foram responsáveis por 5.660 casos, o que correspondeu a 19,78%.

Quanto ao gênero causador do acidente, dos casos identificados observou-se nacionalmente um predomínio das serpentes do gênero *Bothrops* (79,67%), seguido por *Crotalus* (9,84%), não peçonhentas (7,50%), *Lachesis* (1,88%) e *Micrurus* (1,11%). Deve ser salientado que na região Norte a maioria dos acidentes é causado pelas serpentes *Bothrops atrox*, diferentemente do que ocorre em determinadas regiões do interior do Estado de São Paulo.

Os indivíduos do sexo masculino (74,84%), na faixa etária entre 15 e 49 anos e lavradores são os mais acometidos, podendo ser considerado nestes casos como acidente do trabalho. As regiões do corpo mais atingidas são os membros inferiores (62,75%), seguida dos superiores (12,15%).

No Estado de São Paulo, em 2017 ocorreram 2.199 casos com oito óbitos. A maioria ocorreu entre os meses de janeiro e abril, coincidindo com o aumento das atividades agropecuárias. Nessa época, destinada ao preparo, plantio e colheita da safra agrícola, os lavradores têm maior contato com os animais silvestres, aumentando a possibilidade dos acidentes.

Em estudo retrospectivo realizado na Faculdade de Medicina de Botucatu (UNESP), observou-se que entre 2013 e 2017 foram atendidos 133 casos de envenenamento por serpentes que necessitaram de soroterapia. Desses, nove pacientes (6,76%) tinham menos de 15 anos de idade, a maioria (55,97%) foi causada pelas serpentes do gênero *Crotalus*, seguido do gênero *Bothrops* (43,29%) e, por último, as do gênero *Micrurus* (0,74%). Uma análise epidemiológica rápida permite concluir uma grande variabilidade na prevalência do gênero de serpente causador de acidente em relação à região do país.

PATOGENIA

SERPENTES DO GÊNERO *BOTHROPS*

As serpentes do gênero *Bothrops* possuem venenos com ações coagulante, proteolítica e vasculotóxica.

Ação coagulante

É a propriedade do veneno das serpentes dos gêneros *Bothrops* e similares, *Crotalus* e *Lachesis* de transformar o fibrinogênio diretamente em fibrina, conhecida por "ação coagulante do tipo trombina". Além disso, a maioria dos venenos botrópicos tem capacidade de ativar o fator X e a protrombina da cascata da coagulação sanguínea. As frações do veneno botrópico que possuem ação coagulante, denominadas de serinoproteases, atuam de maneira diferente da trombina fisiológica, devido ao fato de não serem neutralizadas pela heparina. Em última análise, ocorre ativação da cascata da coagulação, cujo resultado será o consumo de fibrinogênio levando a incoagulabilidade sanguínea, que é restaurada em horas após o tratamento adequado. Nos acidentes botrópicos, quando ocorre a ativação do fator X, há também consumo de fatores V, VII e plaquetas, levando à produção de um quadro de coagulação intravascular disseminada, com formação e deposição de microtrombos na rede capilar, o que pode contribuir para desencadear a insuficiência renal aguda.

Ação necrosante

A ação necrosante, também denominada "proteolítica", decorre da ação citotóxica direta nos tecidos por frações proteolíticas do veneno. Pode haver liponecrose, mionecrose e lise das paredes vasculares. Essa ação tem relação direta com a quantidade de veneno inoculado. A atividade necrosante local do veneno de *Bothrops moojeni* é a mais intensa em cobaias, quando comparada com os venenos de *Bothrops jararaca*, *Bothrops cotiara*, *Bothrops neuwiedi*, *Bothrops atrox* e *Bothrops jararacussu*. As lesões locais, como rubor, edema, bolhas e necrose estão presentes, porém é importante lembrar que podem ser potencializadas pelo garroteamento ou por eventuais infecções secundárias.

Ação vasculotóxica

O veneno das serpentes do gênero *Bothrops e similares* pode causar hemorragia local ou sistêmica no âmbito de pulmões, cérebro e rins. O edema no local da picada, que em geral ocorre minutos após o acidente, é decorrente de lesão tóxica no endotélio de vasos sanguíneos. Nos acidentes causados por *Bothrops moojeni*, pode ocorrer edema maciço em todo o membro, 48 a 72 horas depois, sendo muito confundido com trombose venosa ou infecção bacteriana.

A ação vasculotóxica sistêmica é causada por fatores hemorrágicos denominados "hemorraginas". Estas agem sobre vasos capilares, destruindo inicialmente a membrana basal e causando posteriormente sua ruptura. A ação das hemorraginas explica muitos casos de hemorragias sistêmicas, algumas vezes fatais, no sistema nervoso central, na ausência de distúrbio da coagulação.

Outras ações

Os acidentes botrópicos podem ser acompanhados de choque, com ou sem causa definida, como a hipovolemia por perda de sangue ou plasma no membro edemaciado, a ativação de substâncias hipotensoras, o edema pulmonar e a coagulação intravascular disseminada.

A insuficiência renal pode-se instalar por ação direta ou secundária a complicações em que o choque está presente. Além disso, admite-se que a formação de microtrombos pelas ações coagulantes e vasculotóxicas é capaz de provocar isquemia renal por obstrução da microcirculação. Não raramente ocorrem edemas intensos, em especial em membros submetidos ao garroteamento, levando à necessidade de intervenção cirúrgica do tipo fasciotomia, para aliviar e melhorar os fluxos arterial e venoso. Em 2019 observamos na Enfermaria de Doenças Tropicais do Hospital das Clínicas da Faculdade de Medicina de Botucatu (UNESP), dois casos que necessitaram desta intervenção cirúrgica. Felizmente ambos sobreviveram.

Por fim, podem estar presentes sintomas inespecíficos, como vômitos, cefaleia, dor abdominal, diarreia, ou até mesmo colapso circulatório devido à ativação do sistema das cininas.

SERPENTES DO GÊNERO *CROTALUS*

As serpentes do gênero *Crotalus* possuem veneno com ações miotóxica, neurotóxica, coagulante e hepatotóxica.

A composição do veneno crotálico é complexa e constituída de enzimas, toxinas e peptídeos. O fracionamento do veneno de *Crotalus durissus terrificus* em coluna de Sephadex revela as seguintes frações enzimáticas: 5-nucleotidases, fosfodiesterases, enzima tipo trombina, L-aminoxidases, atividades da calicreína tipo tecidual e hidrolase do NAD. As toxinas separadas são as seguintes: crotamina, crotapotina, fosfolipase A_2, giroxina e convulxina. O veneno apresenta efeitos importantes sobre os musculoesqueléticos, o sistema nervoso, os rins e o sangue. Outros órgãos, como o fígado, também podem ser acometidos.

Ação miotóxica

A fração do veneno mais conhecida do ponto de vista fisiopatológico e que apresenta características importantes é a crotoxina. Essa proteína é composta de duas subunidades, uma proteína com características básicas, denominada "fosfolipase A_2", com peso molecular compreendido entre 14.500 e 16.400 dáltons, e uma proteína ácida denominada "crotapotina", com peso molecular compreendido entre 8.000 e 9.500 dáltons. As duas subunidades formam um complexo molar de proporção 1:1, denominado "crotoxina". A ligação química entre a fosfolipase A_2 e a crotapotina não é do tipo covalente e, portanto, é fraca e reversível.

Autores têm estudado o efeito da crotoxina, da crotapotina e da fosfolipase A_2 sobre músculos esqueléticos de animais. As alterações anatomopatológicas ocorrem entre 4 e 6 horas depois da inoculação da crotoxina e são lesões subsarcolêmicas, com edema intramitocondrial. Após 24 a 48 horas, as mitocôndrias apresentam depósitos densos, com elevada concentração de cálcio.

A inoculação de diferentes quantidades apenas de crotapotina no músculo não evidencia lesões histológicas; já na inoculação de diferentes quantidades de fosfolipase A_2, ocorre aumento do peso muscular, além de se verificar necrose mediante quaisquer doses utilizadas. Estudos concluem que as lesões causadas pela crotoxina são as mesmas que as verificadas pela fosfolipase A_2, embora sejam mais intensas no primeiro caso. Dessa maneira, a associação entre fosfolipase A_2 e crotapotina leva a uma potencialização dos efeitos miotóxicos. Além disso, é possível observar que o local primário de ação da crotoxina no músculo é a membrana plasmática e está relacionado à hidrólise de fosfolipídeos.

A atividade miotóxica sistêmica, caracterizada pela liberação de mioglobina para o sangue e a urina, está bem estabelecida, com base em observações clínicas, dados laboratoriais e comprovação por meio de biópsia muscular. O diagnóstico de rabdomiólise pode ser comprovado pela elevação dos níveis séricos de creatina quinase (CK), desidrogenase láctica (DHL) e aspartato aminotransferase (AST) (Figura 119.2.22).

A confirmação laboratorial da rabdomiólise pode ser obtida pela detecção de mioglobina em soro e urina. A biópsia muscular também pode contribuir de forma importante na confirmação de rabdomiólise.

A crotamina, miotoxina de peso molecular compreendido entre 4.000 e 5.000 dáltons, é capaz de induzir a despolarização do potencial de membrana das células musculares. É possível que essa miotoxina atue nos canais de sódio da membrana plasmática das células musculares, induzindo um influxo desse cátion.

Ação neurotóxica

As frações neurotóxicas do veneno crotálico são aquelas que produzem efeitos tanto no sistema nervoso central quanto no periférico. A principal fração neurotóxica do veneno de *Crotalus durissus terrificus* é a crotoxina, que causa paralisia em todas as espécies animais estudadas, sendo tal paralisia semelhante ao efeito causado pelos curares. Estudos em animais mostram também a presença de vômitos, salivação intensa, diarreia e albuminúria, além de convulsões. Outro importante efeito da crotoxina é o bloqueio da transmissão neuromuscular. Esses achados sugerem que as paralisias motoras e respiratórias no acidente crotálico sejam decorrentes do bloqueio da junção neuromuscular, permitindo concluir que esta neurotoxina atue na pré-sinapse, inibindo a liberação de acetilcolina.

Outras toxinas, como a convulxina e a giroxina, contribuem, sobremaneira, para produzir convulsões, perturbações circulatórias e respiratórias em animais de experimentação.

Ação nefrotóxica

As alterações renais nos acidentes crotálicos foram verificadas no século passado por autores que autopsiaram doentes picados por cascavel que evoluíram para o óbito, encontrando-se nefrose do néfron intermediário. Estudos realizados em animais pelos mesmos autores confirmaram tais achados, tendo-se concluído que, além de agir indiretamente sobre os rins, o veneno apresenta uma possível ação direta na produção das lesões.

A ação indireta sobre as células renais seria causada pela mioglobinúria, decorrente da rabdomiólise, atualmente bem comprovada no acidente crotálico. A associação entre rabdomiólise e insuficiência renal aguda está estabelecida, embora a patogenia dessa combinação não se encontre totalmente elucidada. Entre os mecanismos propostos para explicá-la, estão a obstrução tubular por cilindros de mioglobina e a lesão tóxica direta dos túbulos pelo miopigmento. Outros fatores, como desidratação, hipotensão arterial, acidose metabólica e choque, podem estar associados à rabdomiólise e contribuem para a instalação da lesão renal (Figura 119.2.23).

Ações hematológicas

As alterações hematológicas encontradas estão relacionadas a eritrócitos, leucócitos, plaquetas e fatores de coagulação. O veneno crotálico causa hemólise *in vitro*, porém esse fenômeno não foi observado *in vivo*. Além disso, não foi encontrado aumento dos níveis de bilirrubina indireta no sangue, nem diminuição dos níveis séricos de haptoglobina.

A velocidade de hemossedimentação varia inversamente ao tempo de coagulação. Em geral, é baixa, tendo-se verificado casos em que é de praticamente zero e aumenta com a normalização do tempo de coagulação.

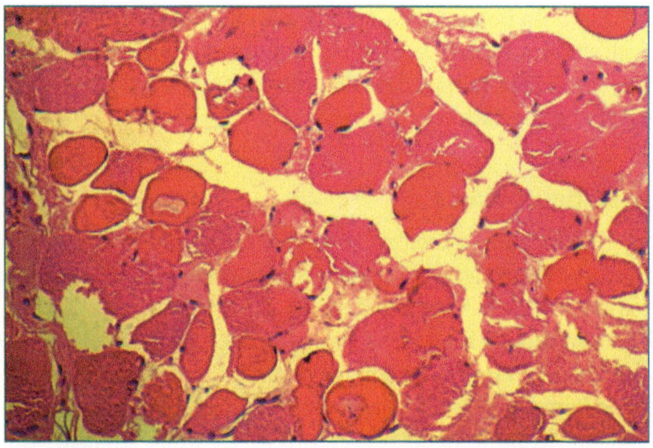

FIGURA 119.2.22 Necrose muscular (rabdomiólise) por acidente crotálico.
Fonte: Acervo da autoria.

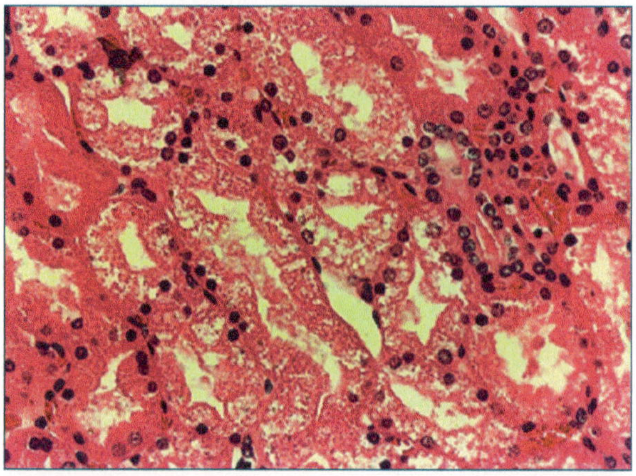

FIGURA 119.2.23 Necrose tubular aguda por acidente crotálico.
Fonte: Acervo da autoria.

O número de leucócitos é aumentado, com valores em geral acima de 15.000/mm³ e desvio para a esquerda escalonado, com predomínio de segmentados.

Com relação às plaquetas, as alterações encontradas estão relacionadas ao número e à agregação. Em geral, o número pode estar normal ou diminuído, além de haver diminuição ou ausência de agregação plaquetária nos primeiros dois dias após o acidente. As alterações observadas nos fatores de coagulação estão relacionadas à enzima tipo trombina (uma serinoprotease denominada giroxina), sendo esta uma das frações do veneno que tem capacidade de transformar fibrinogênio em fibrina *in vitro*. Isto acaba levando ao consumo de fatores de coagulação e, por fim, incoagulabilidade sanguínea.

Ação hepatotóxica

As alterações hepáticas foram propostas pela primeira vez, em 1989, por Barraviera et al. Naquela oportunidade, os autores observaram um doente que evoluiu para o óbito, apresentando-se no exame anatomopatológico do fígado extensas necroses. Posteriormente, avaliaram a função hepática de 15 doentes, por meio da prova da retenção de bromossulfaleína (BSP) e dosagens séricas de aspartato (AST) e alanina (ALT) aminotransferase. Verificaram aumento da retenção da BSP em 53,34% dos doentes e aumento de AST e ALT em 86 e 66%. Em estudo experimental, os autores inocularam veneno total de *Crotalus durissus terrificus* em ratos Wistar. Verificaram aumento dos níveis séricos de AST e ALT em todos os animais estudados. A análise do fígado pela microscopia eletrônica de transmissão demonstrou lesões mitocondriais caracterizadas por edema importante, desaparecimento completo das cristas, rarefação da matriz e, em alguns casos, perda do conteúdo mitocondrial. Muitas das lesões observadas foram consideradas irreversíveis. Dessa maneira, os autores demonstraram de maneira bastante convincente a hepatotoxicidade do veneno de *Crotalus durissus terrificus*. Esta se manifesta principalmente pela elevação da ALT, a partir do segundo ou terceiro dia de evolução do paciente, após o tratamento adequado com soro anticrotálico.

SERPENTE DO GÊNERO *MICRURUS*

Tais serpentes possuem venenos com ação neurotóxica.

Ação neurotóxica

As neurotoxinas elapídicas podem atuar na pré ou na pós-sinapse, podendo haver, no último caso, reversão do bloqueio pela administração de anticolinesterásicos. O desenvolvimento dos sintomas de bloqueio da junção mioneural em geral é rápido, em decorrência do baixo peso molecular dessas neurotoxinas.

SERPENTES DO GÊNERO *LACHESIS*

O veneno das serpentes do gênero *Lachesis* possui ações coagulante, necrosante e vasculotóxica, à semelhança dos venenos botrópicos descritos anteriormente. Admite-se, também, uma atividade "neurotóxica" desse veneno, capaz de ocasionar síndrome de excitação vagal, que se manifesta por bradicardia, diarreia, hipotensão arterial e choque.

QUADRO CLÍNICO

O quadro clínico dos acidentes ofídicos é determinado pelas ações básicas de cada veneno (Quadro 119.2.1).

SERPENTES DO GÊNERO *BOTHROPS*

O quadro clínico provocado por essas serpentes se visualiza a partir dos sintomas locais, da alteração no tempo de coagulação, de hemorragias sistêmicas e por complicações locais e/ou sistêmicas.

Sintomas locais

Imediatamente após a picada, em geral nos primeiros 30 minutos, ocorrem dor, edema, eritema e calor local. A dor é imediata, de intensidade variável, podendo ser o único sintoma. O edema endurado, acompanhado de calor e rubor, pode estar ausente no início, mas se instala nas primeiras seis horas. Existe relação direta entre os sintomas locais e a quantidade de veneno inoculado. Bolhas, equimoses e necroses geralmente se instalam depois de 12 horas do acidente, casos em que podem advir as complicações infecciosas. Os casos mais graves costumam ocorrer em faixas etárias mais elevadas (Figuras 119.2.24 a 119.2.29).

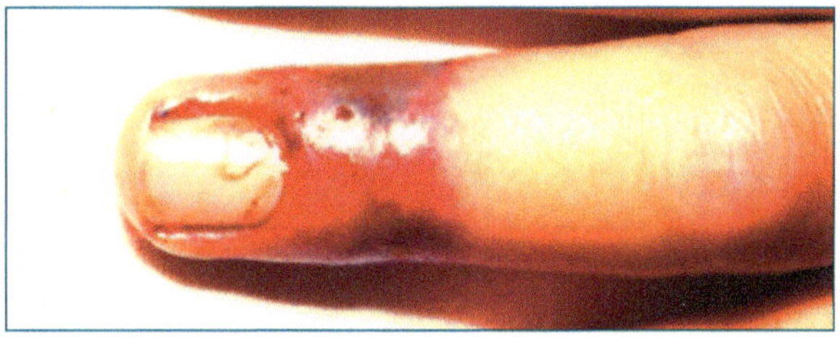

FIGURA 119.2.24 Acidente botrópico em extremidade.
Fonte: Acervo da autoria.

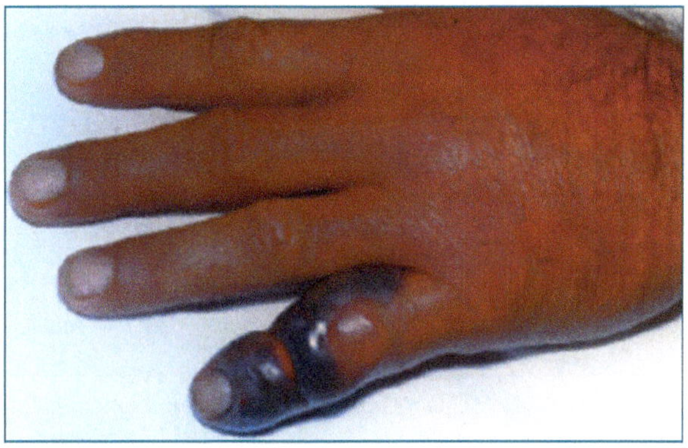

FIGURA 119.2.25 Acidente botrópico em extremidade.
Fonte: Acervo da autoria.

QUADRO 119.2.1 Resumo geral do quadro clínico dos acidentes causados por serpentes dos gêneros *Bothrops*, *Lachesis*, *Micrurus* e *Crotalus*.

Gênero da serpente	Ações do veneno		Sintomas e sinais (até 6 horas após o acidente)	Sintomas e sinais (12 horas após o acidente)
*Bothrops**	Proteolítica Coagulante Hemorrágica	Alterações locais evidentes	Dor, edema, calor e rubor imediatos no local da picada. Aumento do tempo de coagulação (TC). Hemorragias e choque nos casos graves.	Bolhas, equimoses, necrose, oligúria e anúria (insuficiência renal aguda).
Lachesis	Proteolítica Coagulante Hemorrágica "Neurotóxica"	Alterações locais evidentes	Poucos casos estudados; manifestações clínicas semelhantes aos dos acidentes por *Bothrops*, acrescidos de sinais de excitação vagal (bradicardia, hipotensão arterial e diarreia).	
Micrurus	Neurotóxica	Alterações locais discretas ou ausentes	Ptose palpebral (fácies miastênica – "neurotóxica"), diplopia, oftalmoplegia, sialorreia, dificuldade de deglutição e insuficiência respiratória aguda de instalação precoce.	
Crotalus	Coagulante Miotóxica Neurotóxica	Alterações locais discretas ou ausentes	Aumento do TC. Mialgia generalizada. Alterações visuais: diplopia, anisocoria, ptose palpebral, dores musculares (fácies neurotóxica de Rosenfeld).	Urina cor de "água de carne". Evolui com mioglobinúria, anúria e insuficiência renal aguda.

*Deve-se salientar que os acidentes causados por filhotes de *Bothrops* (< 40 cm) podem apresentar como único elemento diagnóstico a alteração do tempo de coagulação (TC).

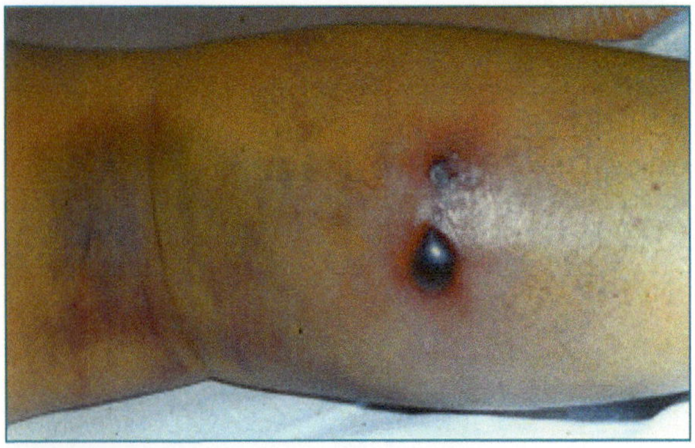

FIGURA 119.2.26 Acidente botrópico: bolhas sero-hemorrágicas.
Fonte: Acervo da autoria.

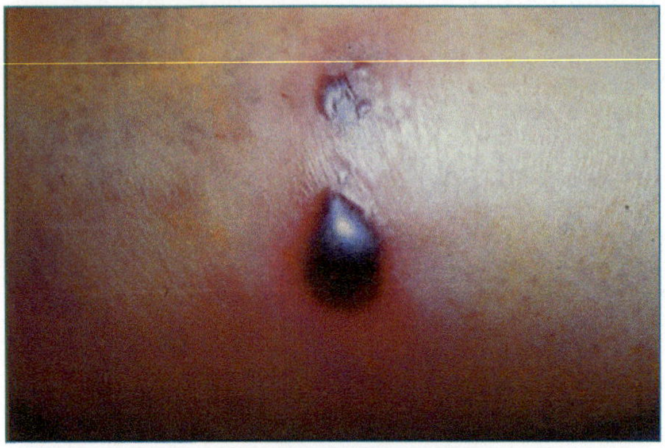

FIGURA 119.2.27 Acidente botrópico: bolhas sero-hemorrágicas.
Fonte: Acervo da autoria.

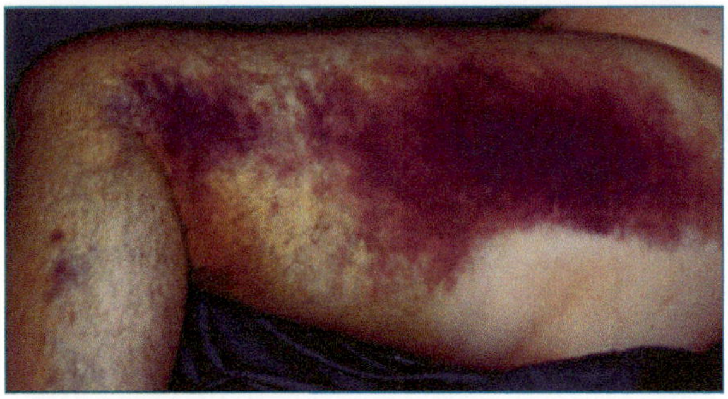

FIGURA 119.2.28 Acidente botrópico: sufusão hemorrágica.
Fonte: Acervo da autoria.

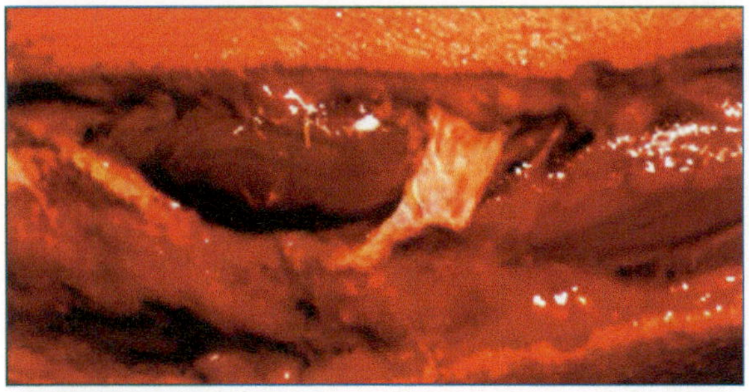

FIGURA 119.2.29 Acidente botrópico: cirurgia pós-síndrome compartimental.
Fonte: Acervo da autoria.

Tempo de coagulação (TC)

As alterações no TC ocorrem com mais frequência nos acidentes causados por filhotes de *Bothrops,* cujo veneno possui atividade coagulante importante. O TC e o tempo de tromboplastina parcial ativada estão aumentados pela ação coagulante do veneno. O exame de TC é útil, de fácil execução, podendo ser realizado em lâmina e/ou em tubo simples de vidro. O TC normal varia entre três e seis minutos, podendo ser infinito nos acidentes botrópicos.

Hemorragia sistêmica

As hemorragias podem ocorrer no local da picada ou em pontos distantes, como gengivas (gengivorragia), nariz (epistaxe), tubo digestivo alto (hematêmese), rins (hematúria) e, às vezes, na borda do leito ungueal. As hemorragias sistêmicas ocorrem em cerca de 6% dos casos de acidentes por *Bothrops moojeni,* sendo tal porcentagem considerada pequena, pois a maioria dos doentes (75%) apresenta distúrbio da coagulação. Os acidentes por *Bothrops atrox* na Amazônia apresentam valores de anormalidade da coagulação sanguínea, bem próximos dos verificados nos causados por *Bothrops moojeni* no Estado de São Paulo. Os acidentes causados por outras espécies de *Bothrops,* tais como *B. neuwiedi,* raramente apresentam hemorragias sistêmicas.

Complicações

As principais complicações locais são a necrose primária, em decorrência da ação do próprio veneno, ou a secundária, por efeito de infecção bacteriana. Esta última, em geral, está associada a germes Gram-negativos, tais como a *Morganella morganii, Escherichia coli, Providencia* sp., *Klebsiella* sp., *Enterobacter* sp., e raramente por germes Gram-positivos, entre eles o *Staphylococcus aureus* e o *Staphylococcus epidermidis.* Alguns autores têm realizado cultura de secreção bucal e do veneno de diferentes espécies de serpentes, sendo isoladas com frequência bactérias aeróbias e anaeróbias. A formação de abscesso nos doentes picados por serpentes do gênero Bothrops é relativamente frequente e depende da espécie da serpente, da quantidade de veneno inoculada e do uso de torniquete e/ou sucção labial. A frequência de abscesso bacteriano varia entre 8 e 16%, de acordo com diferentes estudos.

Contudo, o uso profilático de antimicrobianos no acidente botrópico não está bem definido. Alguns autores têm preconizado o emprego profilático baseado unicamente no encontro de germes patogênicos na boca de diferentes espécies de serpentes e indicam drenagem do abscesso como procedimento fundamental. Baseado em estudos clínicos e bacteriológicos, é possível sugerir, além da drenagem cirúrgica, o uso de antibióticos tais como amoxicilina associada ao clavulanato, aminoglicosídeos, associados ou não à clindamicina, ou o uso da associação sulfametoxazol e trimetoprim por via oral ou parenteral.

Por fim, a tríade formada pela ação proteolítica do veneno, pela presença de bactérias nas presas inoculadoras de veneno da serpente e pela realização de procedimentos (como o uso de torniquete e/ou sucção labial) parece contribuir sobremaneira para a etiopatogenia dos abscessos. Entretanto, a quimioprofilaxia antimicrobiana pode ser realizada, embora seja necessário selecionar os doentes com base nas considerações acima. A síndrome compartimental, com presença de edema volumoso de membro, em geral ocorre nos acidentes causados por *Bothrops moojeni* e *Bothrops atrox.*

As complicações sistêmicas, embora raras, são insuficiência renal aguda e hemorragias sistêmicas incontroláveis. A insuficiência renal aguda, secundária a necrose tubular aguda, necrose cortical renal e, ocasionalmente, glomerulonefrite, pode ocorrer no acidente botrópico. A origem da lesão renal não é clara, porém têm sido propostos alguns mecanismos, como ação nefrotóxica direta do veneno, coagulação intravascular e vaso espasmo, levando à oclusão vascular renal e isquemia.

A mortalidade pelo acidente botrópico é baixa. Na região de Botucatu, a maioria dos acidentes é causada por *Bothrops jararaca, Bothrops neuwiedi* e, raramente, por *Bothrops alternatus.* Em contrapartida, estudos realizados na região de São José do Rio Preto (SP), onde existe a *Bothrops moojeni,* têm registrado 6% de mortalidade para os acidentes causados por essas serpentes. As causas, em geral, são insuficiência renal aguda e hemorragias incontroláveis.

SERPENTES DO GÊNERO *CROTALUS*

Em acidentes crotálicos, o exame clínico do paciente deve ser iniciado pela avaliação do local da picada, que varia de simples arranhão até marca puntiforme única ou dupla. Em geral, não há reação local, embora um pequeno edema possa estar presente, pois, nesses casos, não há relação entre os sintomas locais e a gravidade do envenenamento. A dor no local da picada é pouco frequente e, quando existe, não é intensa. A região em geral fica adormecida poucos minutos depois e permanece assim por várias semanas ou meses.

A miotoxicidade do veneno é evidenciada do ponto de vista clínico pela intensa mialgia generalizada, podendo ser acompanhada de edema muscular discreto, embora, em alguns casos, possa ser assintomática.

A neurotoxicidade ocorre após algumas horas, e o doente passa a referir dor na região do pescoço, diminuição e até perda da visão, ptose palpebral bilateral, sonolência e obnubilação. A fácies é característica e denominada "fácies neurotóxica de Rosenfeld" (Figuras 119.2.30 a 119.2.32). Ao exame neurológico, encontram-se hiporreflexia global e comprometimento do par craniano II, evidenciado pelo exame de fundo de olho, onde se pode observar borramento de papila e ingurgitamento venoso bilateral. O comprometimento dos pares cranianos III, IV e VI é evidenciado por ptose palpebral bilateral, diplopia, plegia de músculos da pálpebra, midríase bilateral semiparalítica e diminuição de reflexos fotomotores. Além disso, podem-se verificar movimentos nistagmoides, plegia dos movimentos do olhar conjugado, tontura, alterações da gustação e hiposmia e/ou anosmia. A insuficiência respiratória pode ocorrer em alguns casos. Cefaleia intensa, febre, hipertensão arterial e/ou hipotensão arterial acompanhada de taqui e/ou bradicardia lembram a síndrome de hiper-reatividade simpática. Esses sintomas acompanham casos graves e, em geral, atendidos tardiamente, desaparecendo espontaneamente depois da primeira semana.

Em geral, no segundo ou terceiro dia após o tratamento, ocorre hiperreflexia generalizada e melhora do comprometimento da semiologia dos pares cranianos.

As alterações renais, evidenciadas pela urina escura e/ ou vermelha, costumam ocorrer 24 a 48 horas depois do acidente. Nos casos que evoluem para insuficiência renal aguda, o quadro clínico é o clássico descrito anteriormente.

As alterações hematológicas, principalmente a incoagulabilidade sanguínea, ocorrem após algumas horas do acidente, entretanto involuem com o tratamento adequado. O quadro clínico pode ser classificado em leve, moderado ou grave, de acordo com parâmetros clínicos, laboratoriais e a quantidade de veneno inoculado pela serpente.

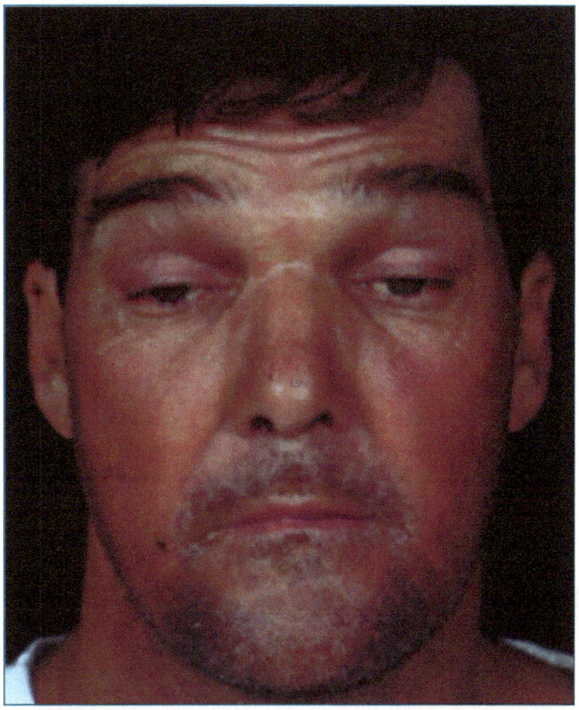

FIGURA 119.2.30 Acidente crotálico: fácies neurotóxica.
Fonte: Acervo da autoria.

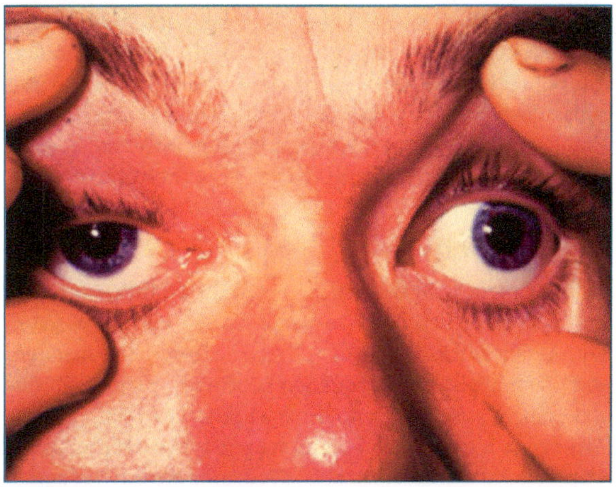

FIGURA 119.2.31 Acidente crotálico: midríase semiparalítica.
Fonte: Acervo da autoria.

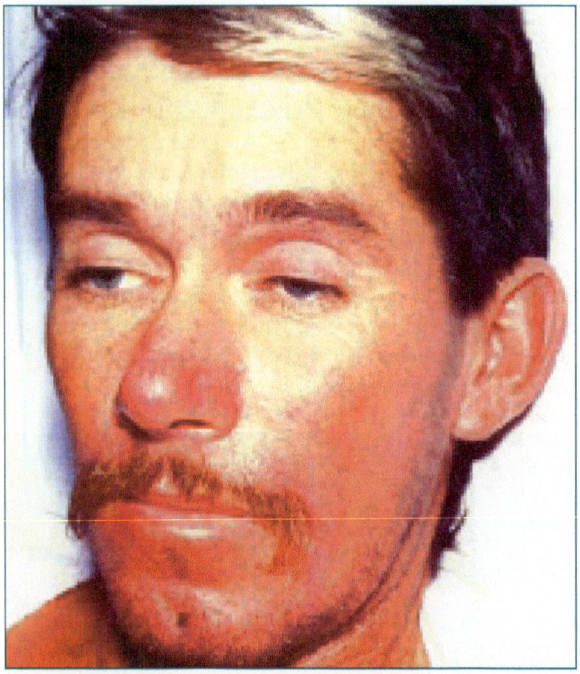

FIGURA 119.2.32 Acidente crotálico: fácies neurotóxica.
Fonte: Acervo da autoria.

SERPENTES DO GÊNERO *MICRURUS*

Nos acidentes elapídicos, os sintomas ocorrem minutos depois, em virtude do baixo peso molecular das neurotoxinas. Os sintomas predominantes são os neurotóxicos, e o doente apresenta fácies miastênica, com ptose palpebral bilateral e paralisia flácida dos membros. O quadro é mais grave que o dos acidentes crotálicos, devido à elevada incidência de paralisia respiratória de instalação súbita.

SERPENTES DO GÊNERO *LACHESIS*

As manifestações clínicas são semelhantes às do envenenamento botrópico. Nesse sentido, os doentes picados por essas serpentes costumam apresentar, momentos depois, intensos sintomas no local da picada. A dor, o edema, o calor e o rubor são semelhantes ao do acidente botrópico, podendo ser confundido com este. O tempo de coagulação pode alterar-se, contribuindo para as hemorragias sistêmicas muitas vezes observadas. Além disso, o doente pode apresentar sintomas de excitação vagal, como bradicardia, diarreia, hipotensão arterial e choque. As complicações observadas nesse tipo de acidente são as mesmas do acidente botrópico.

DIAGNÓSTICO

O diagnóstico de certeza do acidente ofídico deve ser feito pela identificação da serpente. Se isto não for possível, deve-se lançar mão do quadro clínico apresentado pelo doente. O acidente botrópico, quando ocorre nas regiões em que não existem as serpentes do gênero Lachesis, é relativamente fácil de ser identificado. Porém, na região Amazônica, onde há possibilidade da existência concomitante das serpentes *Lachesis* e *Bothrops*, muitas vezes se torna difícil o diagnóstico diferencial.

O diagnóstico do acidente crotálico deve ser estabelecido pelo exame e pelo reconhecimento do gênero da serpente. Quando o doente desconhece o animal agressor, lança-se mão do quadro clínico, conforme descrito anteriormente, pois este é de instalação precoce, facilitando o diagnóstico. A diferenciação mais importante é com acidente elapídico. Nesse caso, a dificuldade está nos quadros neurológicos, pois são bastante semelhantes.

O diagnóstico do acidente laquético deve ser feito pela identificação da serpente. Se isto não for possível, também se deve lançar mão do quadro clínico apresentado pelo doente. Na região Amazônica, como coexistem serpentes dos gêneros Lachesis e Bothrops atrox, o diagnóstico diferencial, quando feito apenas do ponto de vista clínico, torna-se muitas vezes de difícil realização. Nesse caso, o tratamento deve ser feito à base de soro antilaquético/botrópico.

EXAMES SUBSIDIÁRIOS

SERPENTES DOS GÊNEROS *BOTHROPS* E *LACHESIS*

O hemograma, nos casos graves, apresenta aumento do número total de leucócitos, às custas de segmentados, com desvio para a esquerda escalonado. Além disso, a velocidade de hemossedimentação está diminuída antes do tratamento, aumentando posteriormente. As plaquetas podem estar normais ou diminuídas, porém a avaliação da agregação está comprometida. Os fatores de coagulação estão diminuídos, e a avaliação do tempo de protrombina (sistema extrínseco) e do tempo de tromboplastina parcialmente ativado (sistema intrínseco) estão alterados. Acredita-se que a ação coagulante do veneno seja do tipo trombina. Independentemente do mecanismo de ativação da cascata da coagulação, o efeito final será principalmente o consumo de fibrinogênio. Em locais onde não é possível analisar esses dados, deve-se verificar o tempo de coagulação, que avalia apenas o sistema intrínseco. Em geral, o tempo de coagulação normaliza-se após 12 horas do início do tratamento. Alguns autores preconizam o tempo de coagulação como parâmetro de tratamento para os acidentes botrópicos e laquéticos. Nesse caso, se o tempo de coagulação estiver alterado 12 horas depois do início do tratamento, deve-se proceder a nova aplicação de soro.

Ao exame de urina do tipo I, observa-se proteinúria, glicosúria e hematúria nos casos graves. Se possível, deve ser realizada avaliação dos eletrólitos, entre eles sódio, potássio e cálcio. A calemia pode estar normal ou aumentada nos casos de insuficiência renal aguda.

Os níveis séricos de creatinaquinase (CPK) e aspartato aminotransferase (AST) podem sofrer discretos aumentos, decorrentes de lesões musculares causadas pelos venenos botrópicos e laquéticos.

SERPENTES DO GÊNERO *CROTALUS*

O hemograma apresenta aumento dos valores do hematócrito, aumento do número total de leucócitos às custas de segmentados, com desvio para a esquerda escalonado. Além disso, a velocidade de hemossedimentação está diminuída antes do tratamento, aumentando posteriormente. As plaquetas podem estar normais ou diminuídas, porém a avaliação da agregação está comprometida. Os fatores da coagulação estão diminuídos e os tempos de protrombina (sistema extrínseco) e de tromboplastina parcialmente ativados (sistema intrínseco) estão alterados. Acredita-se que a ação coagulante do veneno seja do tipo trombina. Independentemente do mecanismo de ativação da cascata da coagulação, o efeito final será principalmente o consumo de fibrinogênio. Em locais onde não é possível analisar esses dados, deve-se verificar o tempo de coagulação, que avalia apenas o sistema intrínseco. Em geral, o tempo de coagulação se normaliza após 12 horas do início do tratamento. Alguns autores preconizam o tempo de coagulação como parâmetro de tratamento. Nesse caso, se o tempo de coagulação estiver alterado 12 horas depois do início do tratamento, deve-se proceder a nova aplicação do soro anticrotálico.

Ao exame de urina tipo I, observa-se proteinúria, glicosúria e presença de pigmento heme, decorrente da rabdomiólise, que dará coloração vermelha e/ou marrom à urina.

Se possível, deve ser realizada avaliação dos eletrólitos, entre eles sódio, potássio e cálcio. A hiponatremia acompanha os estados de desidratação inicial, quando, em geral, o doente chega ao hospital. A calemia pode estar normal ou aumentada nos casos de insuficiência renal aguda. A calcemia está diminuída quando o acidente é grave e acompanhado de intensas alterações musculares. Acredita-se que o cálcio iônico se deposita nos locais lesados dos músculos, esqueléticos, levando à hipocalcemia sérica.

A rabdomiólise pode ser comprovada pela presença de mioglobina no soro e na urina. Além disso, os níveis séricos de CPK aumentam precocemente, em geral quatro a oito horas após o acidente. O aspartato aminotransferase (AST) eleva-se nas primeiras 24 horas, e a DHL, em geral, aumenta depois de 48 a 72 horas. A alanino aminotransferase (ALT) sobe, em geral, 24 a 48 horas após o acidente e denota agressão hepática.

A avaliação da função renal, pela medida dos níveis séricos de ureia e creatinina e pela depuração delas, revela alterações, em geral, a partir do segundo dia após o início do tratamento.

A avaliação do líquido cefalorraquidiano, na maioria dos doentes, é normal. Em alguns deles, pode ser observado hiperproteinorraquia, com glicorraquia e celularidade normais. O eletroencefalograma apresenta lentificação e desorganização em regiões temporais de intensidade variável. A tomografia axial computadorizada de crânio revela, em alguns casos, edema cerebral discreto em regiões talâmicas e hipotalâmicas, evidenciando aspecto de compressão do terceiro ventrículo e dos ventrículos laterais. Essas alterações dependem da gravidade do acidente.

SÍNDROME DA RESPOSTA INFLAMATÓRIA SISTÊMICA

Os acidentes ofídicos, sobretudo os graves, podem ser interpretados, do ponto de vista fisiopatológico, como um trauma agudo, pois os doentes costumam estar trabalhando e em perfeitas condições de saúde. Imediatamente após o acidente, entram em situação de estresse agudo, devido à gravidade e ao medo que em geral é desencadeado por crendices populares. A inoculação de grande quantidade de veneno de uma única vez promove alterações agudas no equilíbrio imune do hospedeiro. Tomando por base o trauma agudo como modelo de estudo e comparando-se as alterações causadas por este com os acidentes ofídicos, observam-se vários pontos comuns e bastante semelhantes.

As provas de atividade inflamatória, entre elas a velocidade de hemossedimentação (VHS), as mucoproteínas, a proteína C-reativa (PCR) e a dosagem da fração C_3, do complemento, alteram-se rapidamente em presença de processo inflamatório agudo. No âmbito dos acidentes ofídicos, torna-se difícil avaliar a VHS e a dosagem da fração C_3 do complemento, uma vez que o envenenamento, por serpentes tanto do gênero Bothrops quanto do Crotalus, consome o fibrinogênio sanguíneo, tornando o sangue incoagulável e diminuindo a VHS para valores próximos de zero. Com relação à fração C_3 do complemento, pode ser consumida, ativando-se tanto a via clássica quanto alternativa do sistema complemento. Nesse caso, o consumo pode ser desencadeado tanto pelo veneno de serpente quanto pelo emprego do soro antiofídico.

Já as proteínas da fase aguda (proteína C-reativa, mucoproteínas, haptoglobina, antitripsina, orosomucoide, ceruloplasmina, fração C_3 do complemento e fibrinogênio), denominadas "proteínas positivas da fase aguda", são sintetizadas pelo fígado e costumam se elevar cerca de 8 horas após uma situação de trauma agudo e/ou estresse intenso. As mucoproteínas, a fração C_3 do complemento e o fibrinogênio existem em quantidades normais no organismo humano. Com relação à proteína C-reativa, geralmente é negativa em situações de normalidade, passando a ser positiva nessas situações. Além disso, a proteína C-reativa e a proteína amiloide A da fase aguda são as que mais se elevam, seguidas por alfa-1-glicoproteína constituinte das mucoproteínas, alfa-1-antitripsina e fibrinogênio.

As proteínas negativas da fase aguda, entre elas albumina, pré-albumina, transferrina e proteína ligadora do retinol, todas sintetizadas no fígado, diminuem seus níveis séricos imediatamente após o trauma agudo moderado ou grave. Essas alterações são atribuídas mais à redistribuição de líquidos e proteínas do organismo do que a uma variação imediata na síntese ou no catabolismo delas. Existem diversos mecanismos responsáveis pelo escape transvascular das proteínas negativas, sendo o mais importante talvez o aumento da permeabilidade vascular. Entre esses mecanismos, há a ação vasoativa das citocinas: interleucina 1 (IL-1), interleucina 2 (IL-2) e fator de necrose tumoral (TNF), bradicinina e compostos do sistema complemento (C3a e C5a). Acredita-se, porém, que o escape transcapilar não seja o único mecanismo disponível para justificar a queda das proteínas negativas da fase aguda, visto que a IL-1 tem poder inibidor na síntese de albumina pelo fígado.

Por outro lado, as alterações observadas no metabolismo proteico de doentes com septicemia são o aumento: do quociente respiratório; da produção de ureia; da secreção de componentes do sistema complemento; e das proteínas reativas da fase aguda. Em que pese restrições, o acidente ofídico pode sobrepor-se em alguns pontos com a septicemia, uma vez que hoje se sabe a importância que apresenta as exotoxinas produzidas e as endotoxinas liberadas pelas bactérias. Em ambas as situações, o doente encontra-se "envenenado", quer seja pelas toxinas ofídicas, quer seja pelas toxinas bacterianas.

Barraviera et al., estudando doentes picados por serpentes dos gêneros *Bothrops* e *Crotalus*, verificaram aumento dos níveis séricos de ureia, mucoproteínas e proteína C-reativa, além de diminuição dos níveis de proteínas totais e frações e de albumina, 24 horas após o acidente ofídico. Essas alterações foram mais intensas no grupo de doentes picados por serpentes do gênero Crotalus, sendo que na reavaliação, 30 dias depois, os resultados estavam normais. Os níveis séricos da proteína C-reativa apresentaram o pico máximo de valores entre 24 e 48 horas, tendo normalizado sete dias depois.

Recentemente, os mesmos autores avaliaram os níveis séricos das citocinas (interleucina 1 (IL-1), interleucina 6 (IL-6), interleucina 8 (IL-8) e fator de necrose tumoral (TNF)), nos primeiros cinco dias após o acidente ofídico, de oito doentes picados por serpentes do gênero Bothrops e oito por *Crotalus durissus terrificus*. Observaram que a IL-6 mostrou-se aumentada em todos os doentes picados por serpentes do gênero Crotalus, com valores variando entre 4,4 e 216,9 pg/mL, e em 75% dos doentes do grupo Bothrops, com valores variando entre 3,5 e 116,5 pg/mL. A IL-8 mostrou-se aumentada em 62,5% dos doentes do grupo Crotalus, com uma variação entre 200 e 21.213 pg/mL, e em 12,5% dos doentes do grupo Bothrops, com uma variação entre 200 e 2.088 pg/mL. Deve ser salientado que nenhum doente apresentou níveis detectáveis de TNF alfa, e a IL-1 esteve positiva em apenas três (37,5%) do grupo Crotalus.

Com base nessas observações, pode-se concluir que o veneno ofídico, principalmente o crotálico, deve interagir com células-alvo produtoras de citocinas (macrófagos, monócitos, células endoteliais, fibroblastos e linfócitos), promovendo a liberação de IL-6 e IL-8 para o sangue periférico. Estas, por sua vez, atuarão nos hepatócitos, aumentando a produção de proteínas da fase aguda, entre elas o fibrinogênio, proteína C-reativa, fração C_3, do complemento, e mucoproteínas, e inibindo a produção de albumina.

Além disso, esses mediadores promoverão a redistribuição da albumina pelo organismo, culminando com a sua diminuição no leito vascular. Atuarão também na medula óssea, promovendo a leucocitose, a neutrofilia e a liberação de células jovens para o sangue periférico. No hipotálamo, mediarão a febre, a anorexia e a sonolência; e na hipófise, promoverão a liberação de hormônio adrenocorticotrófico (ACTH), culminando com o aumento do cortisol sérico e com consequente linfopenia e anaeosinofilia.

Além do efeito do veneno, não se pode menosprezar o efeito do soro antiofídico sobre o sistema imune do hospedeiro. Bielory et al. estudaram 35 doentes com aplasia de medula que receberam terapia à base de globulina hiperimune antitimócitos, produzida em cavalos e associada à corticosteroideterapia. Esses autores, ao avaliarem as reações da fase aguda, observaram aumento da velocidade de hemossedimentação e da proteína C-reativa em 45,7 e 28,5% dos doentes, respectivamente. Essas alterações ocorreram em geral a partir do 7º dia de tratamento. Observaram também redução nos níveis séricos da fração C_3, do complemento, que se acentuava durante a infusão do soro hiperimune. Em que pese essas observações terem sido feitas em doentes imunodeprimidos, ainda assim os resultados são compatíveis com os observados por Barraviera. e reforçam a hipótese de que tanto o veneno quanto o soro antiofídico podem induzir a liberação de mediadores químicos capazes de desencadear a reação da fase aguda nos acidentes ofídicos.

TRATAMENTO

A precocidade do atendimento médico é fator fundamental na evolução e no prognóstico do doente.

MEDIDAS GERAIS

Imediatamente após a picada por serpente peçonhenta, a sucção sobre a lesão poderá permitir a retirada de parte do veneno inoculado. Como o veneno se difunde para os tecidos em até cerca de 30 minutos, este procedimento não terá finalidade se não for realizado precocemente. Esse procedimento é controverso e suscita discussões apaixonantes. Anéis e alianças devem ser retirados do dedo atingido, pois o edema pode tornar-se intenso, produzindo um sistema de garrote. O uso de torniquete, com a finalidade de reter o veneno no local da picada, é contraindicado para os acidentes botrópicos. É também contraindicado utilizar instrumentos cortantes com a finalidade de fazer cortes ao redor da picada, pois os venenos possuem frações proteolíticas que atuarão nesses locais, piorando muito a necrose.

O doente deve ser colocado em repouso e transportado rapidamente para um hospital, onde deve receber tratamento específico. A imunoprofilaxia contra o tétano deve ser realizada, de acordo com o esquema proposto a seguir.

O soro antiofídico a ser aplicado deve ser específico para o gênero ao qual a serpente pertence. Deve ser administrado o mais precocemente possível, em dose única, de preferência pela via intravenosa, com o objetivo de neutralizar a peçonha antes que ela possa ter causado dano. Como os soros antiofídicos produzidos no Brasil são obtidos de equinos hiperimunizados, podem ocorrer reações de hipersensibilidade imediata, entre as quais edema de glote, broncoespasmo e choque anafilático. Como essas reações podem ocorrer até 72 horas após a administração do soro, é imperativo sempre internar o doente, para se observar o comportamento evolutivo, pelo menos nas primeiras 24 horas. Além disso, é indispensável, antes da administração do soro, fazer interrogatório dirigido, a fim de se verificar a possibilidade de hipersensibilidade (alergia) a produtos derivados dos equinos, tais como pelo, carne e soro. É importante salientar que os médicos veterinários, jóqueis, cuidadores de cavalos, pacientes que já receberam algum tipo de soro heterólogo e lavradores, que têm contato mais frequente com estes animais, podem estar previamente sensibilizados e apresentam maior risco de reações imediatas. O interrogatório quanto à presença de rinite, asma e/ou urticária desencadeada pelo contato com produtos dos equinos não pode ser desvalorizado.

As reações inerentes à soroterapia podem ser imediatas (anafiláticas, anafilactoides e pirogênicas) ou tardias, manifestando-se de 6 a 10 dias depois, pela doença do soro.

SERPENTES DO GÊNERO *BOTHROPS*

O tratamento do acidente botrópico consiste em se internar o doente, colocá-lo em repouso e na posição de drenagem postural, para que ocorra a remissão mais rápida do edema. Para isso, deve-se mantê-lo em decúbito dorsal horizontal, com o membro atingido elevado, de tal forma que permaneça acima do plano que tangencia o precórdio. Quando necessário, deve ser feito o tratamento local das lesões com banhos antissépticos, do tipo permanganato de potássio na diluição de 1:40.000. Como a rabdomiólise pode ocorrer de forma leve ou moderada, está preconizada adequada hidratação para se evitar possíveis alterações renais.

Além disso, quando houver infecção secundária, indica-se a associação de sulfametoxazol e trimetoprim (Bactrim F®), administrando-se um comprimido a cada 12 horas pela via oral, ou a associação clavulanato de potássio + amoxicilina (Clavulin®) nas doses de um comprimido de 500 mg de 8 em 8 horas pela via oral por dia para indivíduos acima de 12 anos de idade; ou ainda cefuroxima (Zinnat®) nas doses de 125 a 250 mg/dose, duas vezes ao dia, pela via oral. O uso de antibióticos do tipo clindamicina (Dalacin C®) é indicado para os casos em que ocorre infecção por germes anaeróbios. A clindamicina é empregada nas doses de 20 a 30 mg/kg de peso por dia pela via oral. Quando ocorre falha terapêutica, preconiza-se a coleta de cultura de secreção e hemoculturas associada ao uso de antibioticoterapia intravenosa. Quando ocorre formação de abscesso, a drenagem cirúrgica está indicada, associada à antibioticoterapia guiada pelo resultado da cultura da secreção drenada. A vacina antitetânica está indicada, e o soro antitetânico deverá ser aplicado quando ocorrer acidente grave com extensas áreas necrosadas e em indivíduos previamente não vacinados.

O tempo de coagulação tem sido usado como parâmetro de eficácia da dose de soro empregada. Se, após 12 horas do início do tratamento, o sangue do doente ainda estiver incoagulável, deve-se realizar soroterapia adicional, na dose de 100 mg de antiveneno, que corresponde a dois frascos-ampola. As doses preconizadas para os acidentes leve, moderado e grave são, respectivamente, de 100, 200 e 300 mg de soro antibotrópico. Para os casos considerados muito graves, podem-se utilizar 400 mg ou mais. Devido a mudanças nas padronizações do soro produzido pelos institutos, atualmente se tem preconizado 4, 8 e 12 ampolas de soro para os casos leves, moderados e graves, respectivamente. Quando não se dispuser do soro antibotrópico, o tratamento pode ser feito com o antibotrópico-crotálico ou o antibotrópico-laquético. A dose deve ser de acordo com a gravidade clínica.

Nos acidentes causados por *Bothrops moojeni*, tem sido indicada fasciotomia nos casos de edemas volumosos e progressivos do membro atingido. Essa conduta está contraindicada quando existe anormalidade na coagulação sanguínea. O equilíbrio hidroeletrolítico deve estar correto, pois pode ser fator agravante para o desenvolvimento de insuficiência renal aguda. Grandes volumes plasmáticos ou sanguíneos podem ficar sequestrados no membro atingido, devendo ser considerado para o cálculo do equilíbrio hidroeletrolítico.

Nos pacientes em que ocorrer perda de função de grupos musculares, está indicada a fisioterapia precoce e, eventualmente, cirurgia plástica e ortopédica corretivas. A amputação somente deve ser realizada se a recuperação do membro não for mais possível. As principais complicações locais são principalmente a síndrome compartimental, abscessos e necroses, especialmente quando a picada acomete extremidades (dedos). Nesses casos, pode haver sequela permanente.

As Tabelas 119.2.1 e 119.2.2 indicam as medidas de soroterapia de acordo com a gravidade do quadro e a profilaxia antitetânica, respectivamente.

TABELA 119.2.1 Classificação quanto à gravidade e soroterapia recomendada para o acidente botrópico.

Manifestações clínicas e tratamento proposto*	Classificação da gravidade		
	Leve	Moderada	Grave
Manifestações locais (dor, edema, equimose)	Discretas	Evidentes	Graves
Manifestações sistêmicas (hemorragia grave, choque, anúria)	Ausentes	Ausentes ou presentes	Intensas
Tempo de coagulação (TC) **	Normal	Normal ou alterado	Alterado
Quantidade aproximada de veneno a ser neutralizada	100 mg	200 mg	300 mg
Uso de garrote	Ausente	Ausente e/ou presente	Ausente e/ou presente
TA **** (horas)	< 6	6	> 6
Soroterapia (número de ampolas de soro) (SAB, SABC, SABL) ***	2 a 4	4 a 8	8 a 12
Via de administração	Intravenosa	Intravenosa	Intravenosa

*O doente deve ser mantido internado, e a classificação da gravidade deve ser realizada no momento da chegada ao hospital. Esse processo é evolutivo e pode mudar durante a internação. **TC normal: até 10 minutos; TC prolongado: de 10 a 30 minutos; TC incoagulável: > 30 minutos. ***SAB: soro antibotrópico, SABC: soro antibotrópico-crotálico, SABL: soro antibotrópico-laquético. ****TA: tempo decorrido entre o acidente e o atendimento médico em horas. *Observação:* A determinação do TC tem sido usada como parâmetro de eficácia da dose de antiveneno. Se após 24 horas do início do tratamento o sangue ainda estiver incoagulável, está indicada dose adicional de 2 ampolas de antiveneno.

TABELA 119.2.2 Guia para profilaxia do tétano em caso de acidente ofídico*.

Tipo de ferimento	História de imunização com o toxoide tetânico (DTP, dT, DT, TT)	
	Menos de três doses ou ignorada	Três ou mais doses
Leve, não contaminado (originado por ofídio elapídico e não peçonhento)	Aplicar toxoide tetânico. Em paciente menor de 7 anos: aplicar DTP, completando três doses, com intervalos de dois meses entre elas. Em paciente com 7 anos ou mais: aplicar toxoide tetânico (TT) ou dupla (dT), completando três doses com intervalos de dois meses entre elas. Não aplicar soro antitetânico (SAT).	Só aplicar toxoide tetânico depois de decorridos mais de 10 anos da última dose. Não aplicar soro antitetânico (SAT). Todos os outros ferimentos, inclusive puntiformes (originados por ofídio botrópico, laquético e/ou crotálico).
Todos os outros ferimentos, inclusive puntiformes (originados por ofídio botrópico, laquético e/ou crotálico)	Aplicar toxoide tetânico. Em paciente menor de 7 anos: aplicar DTP, completando três doses, com intervalos de dois meses entre elas. Em paciente com 7 anos ou mais: aplicar toxoide tetânico (TT) ou dupla (dT), completando três doses com intervalos de dois meses entre elas. Aplicar soro antitetânico (SAT) em caso de necroses extensas.	Só aplicar toxoide tetânico depois de decorridos mais de 5 anos da última dose. Não aplicar soro antitetânico (SAT).
Tipo de ferimento	**História de imunização com o toxoide tetânico (DTP, dT, DT, TT)**	
	Menos de três doses ou ignorada	**Três ou mais doses**
Todos os outros ferimentos, inclusive puntiformes (originados por ofídio botrópico, laquético e/ou crotálico)	Administrar 5 mil unidades, via intramuscular, ou usar imunoglobulina antitetânica (IGAT), via intramuscular, 250 unidades.	Só aplicar toxoide tetânico após decorridos mais de 5 anos da última dose. Não aplicar soro antitetânico (SAT).
DTP: vacina tríplice bacteriana, dT: vacina dupla adulto, DT: vacina dupla infantil, TT: vacina antitetânica, SAT: soro antitetânico.		

Fonte: Adaptada de Centers for Disease Control. Diphtheria, tetanus and pertussis: guidelines for vaccine prophylaxis and other preventive measures. *Annals of Internal Medicine* 1985; 103:896-905.

SERPENTES DO GÊNERO *CROTALUS*

O acidente crotálico é sempre uma emergência médica. O doente deve ser colocado em repouso absoluto e encaminhado imediatamente para um hospital, onde deve receber o soro anticrotálico e o tratamento adjuvante.

O tratamento específico é realizado com soro anticrotálico ou pela fração específica do soro antiofídico, administrando-se doses sempre superiores a 150 mg, por via intravenosa. Nos casos graves, utilizam-se 300 mg de soro anticrotálico pela via intravenosa (Tabela 119.2.3). Deve ser salientado que a dose de soro anticrotálico para adultos e crianças é a mesma, assim como para os demais acidentes ofídicos.

TABELA 119.2.3 Classificação quanto à gravidade e soroterapia recomendada para o acidente crotálico.

Manifestações clínicas e tratamento proposto*	Classificação da gravidade		
	Leve	Moderada	Grave
Fácies miastênica, visão turva	Ausente ou tardia	Discreta ou evidente	Evidente
Mialgia	Ausente ou tardia	Discreta	Intensa
Urina vermelha ou marrom	Ausente	Pouco evidente ou ausente	Presente
Oligúria/anúria	Ausente	Ausente	Presente ou ausente
Tempo de coagulação (TC)	Normal	Normal ou alterado	Alterado
Quantidade aproximada de veneno a ser neutralizada	100 mg	200 mg	300 mg
Soroterapia (número de ampolas de soro) (SAC, SABC)**	5	10	20
Via de administração	Intravenosa	Intravenosa	Intravenosa
*O doente sempre deve ficar internado; **SAC: soro anticrotálico; SABC: soro antibotrópico-crotálico.			

O tratamento complementar, a fim de se evitar a insuficiência renal aguda, consiste em hidratar vigorosamente o doente por via intravenosa, infundindo-se solução cristaloide do tipo soro fisiológico a 0,9% na dose de 20 mL/kg de peso, nas primeiras duas horas. Dependendo do quadro clínico do paciente, repetir essa hidratação até se obter um volume urinário de 30 a 40 mL/hora ou no mínimo 1 a 2 mL/kg/hora de diurese. O uso de infusão intravenosa de manitol a 20% para se obter diurese osmótica, caiu em desuso após vários trabalhos mostrar poucos benefícios com esta conduta. Não se pode esquecer que o veneno crotálico acomete o sistema nervoso central, causando discreto edema e o manitol é um poderoso anti-edema cerebral. Neste caso, o emprego do manitol seria benéfico. Na presença de rabdomiólise, por muito tempo se preconizou o uso de bicarbonato de sódio para alcalinização da urina, a fim de se evitar a formação de cilindros de mioglobina nos rins favorecendo a eventual lesão renal que é intensificada pelo pH ácido. No momento, essa conduta é controversa entre os especialistas, embora ainda seja utilizada por alguns. Em adultos, a dose utilizada de bicarbonato de sódio é de 8,4%, na dose de 50 mL a cada seis horas, e em crianças, 1 a 2 mEq/kg/dose a cada 6 horas, pela via oral ou intravenosa. Segundo Knochel, volumes exagerados de bicarbonato infundidos e necessários para se atingir o pH desejado poderiam causar hipocalcemia e mais danos do que benefício ao paciente.

Além disso, internar sempre o doente, a fim de se verificar a evolução clínica. Seis, 12 e 24 horas após a soroterapia específica, reavaliar o tempo de coagulação, os marcadores de lesão renal e a dosagem de CPK. Se o tempo de coagulação ainda estiver alterado, suplementar a soroterapia anticrotálica na dose de 100 mg. Se o doente evoluir com oligúria ou anúria, constatada a insuficiência renal aguda, indicar a hemodiálise precocemente. As manifestações clínicas renais e neurológicas observadas nesses doentes são reversíveis.

SERPENTES DO GÊNERO *MICRURUS*

O soro específico antielapídico deve ser aplicado por via intravenosa, em quantidade suficiente para neutralizar 150 mg de veneno. O bloqueio da junção mioneural, em alguns acidentes elapídicos, ocorre pós-sinapticamente. A reversão desse bloqueio é possível, portanto, com o uso de anticolinesterásicos. Evidências experimentais indicam que algumas espécies dessas serpentes encontradas no Brasil atuam pós-sinapticamente. Dessa forma, o tratamento da insuficiência respiratória aguda, quando presente, poderá ser tentado com anticolinesterásicos, enquanto o paciente é removido para centros médicos que disponham de recursos de assistência ventilatória mecânica.

O esquema indicado é o seguinte: 5 injeções intravenosas de 0,5 mg de neostigmina (Prostigmine®, 1 mL = 0,5 mg), com intervalos de 30 minutos entre cada administração; em seguida, administrar a mesma quantidade de neostigmina (0,5 mg) a intervalos progressivamente maiores, conforme a resposta clínica, até que ocorra a recuperação completa, o que acontece em torno de 24 horas.

Cada administração de neostigmina deve ser precedida de uma injeção intravenosa de 0,6 mg de sulfato de atropina (Atropina®, 1 mL = 0,5 mg), para se obter o aumento da frequência do pulso, na ordem de 20 batimentos por minuto.

Diante da possibilidade de haver ou não resposta aos colinesterásicos, dependendo do tipo de bloqueio da junção mioneural, a Organização Mundial da Saúde recomenda a administração de 10 mg de cloridrato de edrofônio (Tensilon®, 1 mL = 10 mg), por via intravenosa, cujo efeito se fará sentir imediatamente após a injeção. Nos casos em que houver melhora, deve-se utilizar o esquema de uso de anticolinesterásicos citado. Para as crianças, usar o esquema descrito na Tabela 119.2.4.

TABELA 119.2.4 Esquema terapêutico indicado para adultos e crianças.

Medicamento	Crianças	Adultos
Atropina ▪ (ampola 0,25 mg)	0,05 mg/kg IV	0,5 mg IV
Neostigmina ▪ (ampola 0,5 mg)	0,05 mg/kg IV	0,05 mg/kg IV
Tensilon ▪ (ampola 10 mg)	0,25 mg/kg IV	10 mg IV

Observação: cloridrato de edrofônio (Tensilon®, 1 mL = 10 mg) é um anticolinesterásico de ação rápida. Apesar de não estar disponível comercialmente no Brasil, é mais seguro e pode substituir o uso da neostigmina como teste.

SERPENTES DO GÊNERO *LACHESIS*

Essas serpentes inoculam grande quantidade de veneno; por isso, preconiza-se o uso de 10 a 20 ampolas de soro antilaquético ou antibotrópico-laquético, pela via endovenosa. O tratamento complementar e os cuidados que devem ser tomados são os mesmos da terapia antibotrópica. A Tabela 119.2.5 descreve a orientação para o tratamento desses acidentes.

TABELA 119.2.5 Acidentes laquético e elapídico: orientação para o tratamento específico.

Tipo de acidente	Orientação para o tratamento	Soroterapia (ampolas)	Via de administração do soro
Laquético	Poucos casos estudados. Gravidade avaliada pelos sinais locais e pela intensidade das manifestações vagais (bradicardia, hipotensão arterial, diarreia).	10 a 20*	Intravenosa
Elapídico	Acidentes raros. Pelo risco de insuficiência respiratória aguda, devem ser considerados graves.	10	Intravenosa

*SAL: soro antilaquético. SABL: soro antibotrópico-laquético.

TESTE ALÉRGICO E TRATAMENTO DAS REAÇÕES

A indicação do teste alérgico de sensibilidade para soro heterólogo foi abandonada no Brasil. O manual do Ministério da Saúde para o tratamento de acidentes por animais peçonhentos desaconselha a realização do teste. Vários estudos foram realizados e a maioria deles concluiu pela contraindicação e pela perda de tempo precioso, uma vez que o teste não é preditivo nem suficientemente sensível.

Deve ser salientado que as reações adversas à soroterapia podem ser precoces ou tardias. As reações precoces ocorrem nas primeiras 24 horas e podem se manifestar desde a forma leve até a extremamente grave. Existem, pelo menos, três mecanismos conhecidos na produção das reações precoces: o pirogênico, o anafilático e o anafilactoide.

A reação pirogênica é causada pela interação do soro, ou de endotoxinas bacterianas existentes nele, com os macrófagos do doente. Estes, por sua vez, acabarão por liberar interleucina 1 (IL-1), que atuará sobre o hipotálamo anterior, produzindo febre. Clinicamente, o doente manifesta, no início, arrepios de frio e, depois, calafrios, culminando com a febre.

A reação anafilática é mediada pela imunoglobulina do tipo E (IgE) e ocorre em indivíduos previamente sensibilizados aos produtos derivados do cavalo, entre eles a carne, o pelo e os próprios soros heterólogos. É possível detectar essa reação pelos sinais clínicos apresentados pelo paciente durante a infusão do soro. É imperativo a presença do médico durante a infusão de qualquer soro heterólogo.

A reação anafilactoide não implica em sensibilização anterior. Por isso, pode surgir com a aplicação da primeira dose de antiveneno. Seu mecanismo está relacionado com a ativação do sistema complemento pela via alternativa, sem a presença de anticorpos. Nesse caso, ocorre a liberação de C3a e C5a, denominados "anafilatoxinas", que são capazes de degranular mastócitos e basófilos, por meio de receptores específicos. A consequência é a liberação dos mesmos mediadores farmacológicos, responsáveis pela instalação de um quadro clínico semelhante ao da reação anafilática. Clinicamente não é possível distinguir uma reação anafilática de uma anafilactoide.

O tratamento da reação pirogênica deve seguir o esquema a seguir:

- Diminuir o gotejamento do soro ou parar a infusão. Dependendo da gravidade da reação, administrar drogas para controle dos sintomas e após a estabilidade clínica, pode-se retomar à infusão sob rigorosa observação.
- Verificar se o doente não está recebendo outro tipo de soro concomitante que eventualmente possa estar contaminado com toxinas bacterianas.
- Administrar dipirona (Novalgina®), na dose de 2 a 4 mL pela via intravenosa. Em crianças, utilizar 10 a 15 mg por quilo de peso corporal.

O tratamento das reações anafiláticas ou anafilactoides deverá seguir o esquema a seguir:

- **Adrenalina aquosa a 1:1.000:** é a única medida eficaz e imediata. Deve ser usada na dose de 0,3 a 1 mL (0,01 mg/kg em crianças, com dose máxima de 0,3 mg) pela via subcutânea, podendo ser repetida a cada 5 a 15 minutos. Em caso de parada cardíaca, utilizar as vias intravenosa e/ou intracardíaca e prosseguir com sequência de reanimação cardiorrespiratória.
- **Anti-histamínicos do tipo prometazina (Fenergan®):** utilizar 0,1 a 0,5 mg/kg em crianças e 50 mg em adultos, pelas vias intramuscula e/ou intravenosa.
- **A inalação com β2-adrenérgico de ação curta como salbutamol ou fenoterol:** nos casos de broncospasmo pode ser realizada. As inalações devem ser repetidas por 3 a 4 horas desde que o paciente esteja apresentando melhora do quadro respiratório e a frequência cardíaca permaneça menor que 200 batimentos por minuto. Além disso, deve-se instalar suporte de oxigênio para diminuir a hipóxia. O salbutamol deve ser usado na dose 0,05 mg/kg/h durante 50 a 60 minutos, e o fenoterol na dose de 0,05 mg/kg/dose na criança e até 10 gotas no adulto. Em casos refratários à nebulização contínua, usar ß2 intravenoso tais como salbutamol ou terbutalina.
- **Corticosteroides do tipo hidrocortisona (Solu-Cortef®) devem ser utilizados da seguinte maneira:** uma dose de ataque entre 5 e 10 mg/kg (máximo 500 mg) diluídos em 100 mL de solução fisiológica aplicada pela via intravenosa. A dose de manutenção será de 2,5 a 5 mg/kg/dose a cada 6 horas.

Em estudo realizado pelo Departamento de Doenças Tropicais e Diagnóstico por Imagem, da Faculdade de Medicina de Botucatu da Unesp, concluiu-se pela não realização do teste de sensibilidade e também pela não aplicação de drogas com o objetivo de se prevenir as reações imediatas.

Entretanto, o Manual do Ministério da Saúde para o tratamento dos acidentes por animais peçonhentos preconiza que se deve ter um bom acesso venoso, deixar preparado o laringoscópio, frasco de solução fisiológica, adrenalina (1:1.000) e aminofilina. Este Manual permite, caso seja feita a opção pela medicação pré-soroterápica, que esta deve ser administrada 10 a 15 minutos antes de se iniciar a infusão do soro específico, com o objetivo de se prevenir ou amenizar as reações imediatas com a administração de anti-histamínicos e corticosteroides. Atualmente inúmeros trabalhos demonstram a ausência de eficácia nesta conduta haja vista que não impede evolução desfavorável do procedimento.

A seguir, o soro heterólogo específico deve ser aplicado pela via intravenosa, sem diluição, durante 15 a 30 minutos, sob vigilância contínua da equipe médica assistente desde a infusão até pelo menos 2 horas após. A equipe deve manter preparadas as drogas citadas anteriormente para o eventual tratamento das reações imediatas (anafiláticas e anafilactoides).

As reações tardias, também conhecidas como "doença do soro", ocorrem 5 a 24 dias após o emprego da soroterapia heteróloga. Os doentes podem apresentar febre, artralgia, linfoadenomegalia, urticária e proteinúria. A incidência real destas manifestações é subestimada, pois muitos pacientes não retornam ao serviço em que foram tratados ou não lhes foi chamada a atenção para, em caso de aparecimento da sintomatologia citada, procurar novamente o médico. Os mecanismos mais prováveis incluem a formação de complexo imune entre o antiveneno (soro heterólogo) e o veneno, com ativação e consumo de fatores do sistema complemento.

O tratamento é sintomático e depende da intensidade das manifestações clínicas. Pode-se utilizar antitérmicos (dipirona, aspirina ou paracetamol), anti-histamínicos orais (do tipo dextroclorofeniramina – Polaramine®), nas doses de 6 a 18 mg por dia para os adultos e de 0,2 mg/kg de peso para as crianças ou até mesmo corticosteroides para os casos graves, como a prednisona (Meticorten®) nas doses de 20 a 40 mg por dia para adultos e de 1 a 2 mg/kg de peso para as crianças pela via oral. A recuperação ocorre em geral de 7 a 30 dias após o início do tratamento.

Um resumo das principais manifestações clínicas causadas por diferentes gêneros de serpentes venenosas encontra-se na Tabela 119.2.6.

TABELA 119.2.6 Resumo geral das manifestações causadas por serpentes venenosas.

Gênero da serpente	Manifestações			
	Reações locais	Fácies neurotóxica	Mioglobinúria	Incoagulabilidade sanguínea
Bothrops	++++	–	–	++++
Crotalus	+	++++	++++	+++
Micrurus	–	++++	–	–
Lachesis	++++	–	–	+++

ACIDENTE POR SERPENTES CONSIDERADAS "NÃO PEÇONHENTAS"

As serpentes consideradas "não peçonhentas" pertencem a duas famílias: Colubrídeos e Boídeos. Esses últimos não possuem veneno e alimentam-se matando a presa por constrição. As principais espécies são a jiboia (*Boa constrictor*), a sucuri (*Eunectus murinus*) e a cobra-papagaio (*Corallus caninus*). Essas serpentes possuem dentição do tipo áglifa (dentes iguais e ausência de presas inoculadoras de veneno) e sua mordida deixa múltiplos sinais com trajeto em arco (Figura 119.2.33).

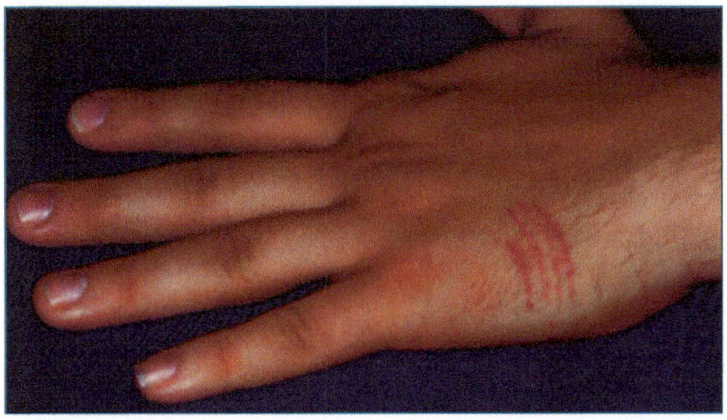

FIGURA 119.2.33 Acidente com serpente não peçonhenta – mordida de jiboia.

A família Colubridae, entre elas as espécies *Philodryas olfersii* (cobra-verde), *Philodryas patagoniensis* (parelheira) e *Clelia clelia* (cobra-preta ou muçurana) possuem dentes inoculadores do tipo opistóglifa (dois ou mais dentes posteriores com sulco na parte anterior ou lateral) e têm sido relatados acidentes com manifestações clínicas. Ao que se conhece, o veneno dessas serpentes possui atividades hemorrágica, proteolítica e fibrinogenolítica, podendo ocasionar edema local importante, equimose e dor.

A conduta nesses casos consiste em se fazer uma avaliação clínica cuidadosa do doente, à procura de sinais e sintomas que poderiam ajudar no diagnóstico, como avaliação do tempo de coagulação, presença de fácies neurotóxica e mioglobinúria. A ausência dessas alterações sugere o diagnóstico de acidente por serpente considerada "não peçonhenta".

O tratamento é sintomático, embora tenha sido relatado na literatura o emprego do soro antibotrópico, conduta ainda controversa.

BIBLIOGRAFIA SUGERIDA

Barbosa NB, Ferreira Junior RS, Mello PL, Garces HG, Chechi JL, Frachin T, Barros LC, Bosco SMG, Bagagli E, Fernandes Junior A, Barraviera B, Santos LD. Molecular identification and phylogenetic analysis of Bothops insularis bacterial and fungal microbiota Journal of Toxicology and Environmental Health, Part A, 81:6, 142-153, DOI: 10.1080/15287394.2017.1395581.

Barraviera B. Venenos: aspectos clínicos e terapêuticos dos acidentes por animais peçonhentos. Rio de Janeiro: EPUB, 1999. p. 411.

Barraviera B. Ofídios: estudo clínico dos acidentes. Rio de Janeiro: EPUB, 1999. p. 46.

Barraviera B, Mendes MB, Ferreira Junior RS. Tratado de Medicina de Urgência e Emergência – da graduação à pós-graduação In: Acidentes com animais peçonhentos. 1 edição. Rio de Janeiro: Atheneu, 2018, v.1, p. 291-301. ISBN 978-85-388-0865-7.

Bielory L, Gascon P, Lawley TJ et al. Human serum sickness: a prospective analysis of 35 patients treated with equine anti-thymocyte globulin for bone marrow failure. Medicine 1988; 67:40-57.

Brasil. Ministério da Saúde. Manual de diagnóstico e tratamento de acidentes por animais peçonhentos. Brasília: Fundação Nacional da Saúde, 2001. p. 131. ISBN 85-7346-014-8 https://www.icict.fiocruz.br/sites/www.icict.fiocruz.br/files/Manual-de-Diagnostico-e-Tratamento-de-Acidentes-por-Animais-Peconhentos.pdf.

Centers for Disease Control. Diphtheria, tetanus and pertussis: guidelines for vaccine prophylaxis and other preventive measures. Annals of Internal Medicine 1985; 103:896-905.

Ferreira Jr RS, Barraviera B. Artrópodes de importância médica. Rio de Janeiro: EPUB, 1999. p. 82.

Ferreira Jr RS, Almeida RAMB, Barraviera SRCS, Barraviera B. Historical perspective and human consequences of Africanized bee stings in the Americas. J Toxicol Environ Health B Crit Rev. 2012;15(2):97-108. doi: 10.1080/10937404.2012.645141.

Ferreira Junior RS, Mendes MB, Barraviera B. Emergências Pediátricas. In: Acidentes com animais peçonhentos. 1ª Edição. Rio de Janeiro, Atheneu, 2019, v.1, p.677-690. ISBN 978-85-388-0956-2.

Knochel JP. Rhabdomyolysis and myoglobinuria. Annu Rev Med 1982;33:435-443.

Mendes MB, Barraviera B. Emergências Pediátricas. In: Mordeduras de Animais. 1ª Edição. Rio de Janeiro, Atheneu, 2019, v.1, p.148-158. ISBN 978-85-388-0956-2.

Morais V. Antivenom therapy: efficacy of premedication for the prevention of adverse reactions. J Venom Anim Toxins Incl Trop Dis. 2018;24:7. doi:10.1186/s40409-018-0144-0.

Portal da Saúde. Brasília: Ministério da Saúde; Acesso em julho de 2019. Disponível em: http://tabnet.datasus.gov.br/cgi/deftohtm.exe?sinannet/cnv/animaisbr.def.

120

Medicina de viagem

Tania do Socorro Souza Chaves

Dados mundiais registram aumento do número de viagens e a diversificação crescente dos destinos do turismo internacional. Segundo a Organização Mundial de Turismo, pela primeira vez as viagens internacionais excederam a marca de 1 bilhão em 2012. As viagens internacionais apresentaram um aumento de 7% em 2017, o maior percentual alcançado desde a crise econômica mundial de 2009. Os destinos mais procurados foram os países da África e Europa, que apresentaram um crescimento acima da média.

A Medicina de Viagem (MV) surgiu nos países europeus e na América do Norte em resposta ao aumento exponencial dos deslocamentos dos indivíduos dessas regiões para áreas consideradas tropicais. Sua prática fundamenta-se na redução de riscos de adoecimento individual e coletivo, uma vez que a MV tem importante papel nas ações de controle da importação e exportação de doenças.

Para alguns autores, a MV é considerada uma especialidade emergente, graças às interfaces e ações de parcerias com diversas áreas da saúde e especialidades médicas, o que caracteriza a MV uma especialidade interdisciplinar (Figura 120.1). A MV tem como objetivo a prevenção de agravos à saúde do viajante durante seus deslocamentos e participa de ações de controle para evitar a disseminação internacional de doenças.

O fenômeno dos deslocamentos humanos pode contribuir para a introdução de doenças em uma determinada região. Isso pôde ser constatado no final do século XX e início do século XXI, quando a comunidade científica acompanhou em tempo real surtos, epidemias e pandemia, em que a saúde pública mundial esteve sob a ameaça de agravos inusitados, tais como: a síndrome respiratória aguda grave (SARS), causada pelo coronavírus, que afligiu o mundo em 2003; a pandemia de influenza A (H1N1)pdm09 em 2009; o surgimento das arboviroses, como a febre de Chikungunya, que ressurgiu no Quênia e disseminou para Ásia e Pacífico, atingindo região do Caribe e países da América Latina, como Brasil, Colômbia; o Zika vírus, que inicialmente parecia uma arbovirose sem maiores repercussões clínicas e em saúde pública, surpreendeu a comunidade científica mundial com os casos de microcefalia, sobretudo no Brasil.

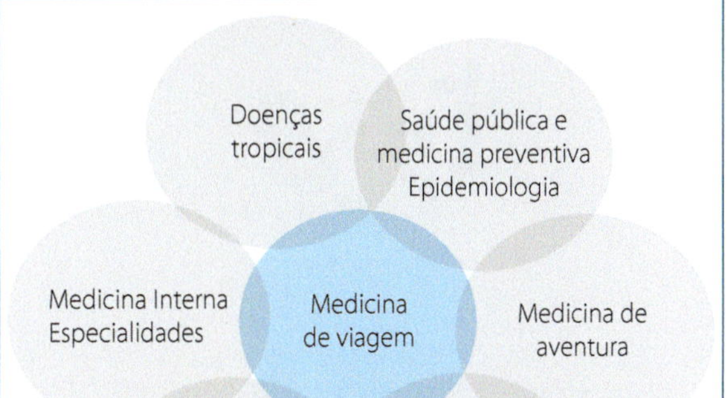

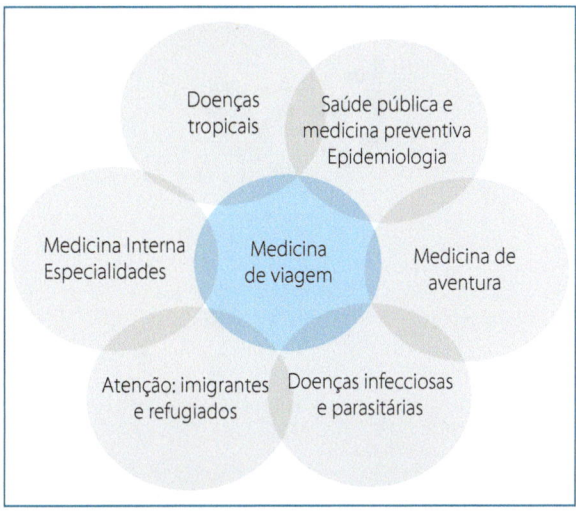

FIGURA 120.1 Diagrama da interface da medicina de viagem com outras especialidades médicas.

Os processos migratórios contemporâneos são um fenômeno global e vêm adquirindo conformações específicas nos continentes. Em 2010, mais de 200 milhões de pessoas ou 3,1% da população mundial atravessaram fronteiras com o objetivo de migrar em cenários diversos. A migração integra o escopo da MV especialmente porque traz à discussão temas acerca da saúde das pessoas que vivenciam múltiplas situações de deslocamento, forçado ou não.

O surto de sarampo no Brasil, enfrentado desde 2018, é um dos exemplos mais atuais que constatam as ondas migratórias como fator contribuidor para a importação e a disseminação de doenças infecciosas. Segundo dados oficiais do Ministério da Saúde, os estados do Amazonas e de Roraima foram os mais atingidos pela doença, com um total de 10.274 casos de sarampo só no estado do Amazonas. Os exames laboratoriais realizados confirmaram o isolamento do genótipo (D8) do vírus do sarampo que circulou na Venezuela em 2017. No ano de 2019 o sarampo ainda segue como um desafio para saúde pública no país, sendo que agora o estado de São Paulo é o mais atingido pela doença, seguido do Rio de Janeiro, Paraná e Bahia.

Esse cenário exige ações de vigilância epidemiológica, notificações de agravos de interesse em saúde pública, implementação de ampla rede de comunicação e ações imediatas para o controle de doenças, especialmente quando é possível a prevenção a partir de vacinas. Os movimentos populacionais e os viajantes podem ser considerados como população sentinela, para a possibilidade de introdução e disseminação de agravos que ameaçam a saúde pública de uma região, país ou continente.

HISTÓRICO DA MEDICINA DE VIAGEM NO MUNDO

O interesse pela MV já existia há algumas décadas no século XX, na Europa, na América do Norte e na Austrália. Em 1967, o Yellow Book, guia realizado pelo Centro de Controle e Prevenção de Doenças dos Estado Unidos, já publicava informações sobre imunizações para viagens internacionais. Em 1989, a Organização Mundial da Saúde editou a primeira versão do guia International Travel and Health (IT&H) sobre saúde internacional, com informações sobre o certificado internacional de vacinação e o aconselhamento de saúde em viagens internacionais. Segundo Gautret e Freedman, a MV ocorreu a primeira Conferência Internacional sobre Medicina de Viagem, em Zurique, Suíça, em 1988. Três anos depois, em 1991, por ocasião da segunda conferência em Atlanta, nos Estados Unidos, foi criada a Sociedade Internacional de Medicina de Viagem (ISTM), consolidando a MV como nova área de atuação médica.

Os objetivos da ISTM são promover cursos de treinamento e capacitação de profissionais interessados, realizar conferências internacionais que acontecem a cada 2 anos, em um total de 16 conferências até a presente data. Além disso, a partir de 1994, a ISTM passou a editar o periódico bimestral especializado em MV (Journal of Travel Medicine). Outra atuação da ISTM é a certificação internacional de profissionais em conhecimentos específicos no aconselhamento pré-viagem e consultorias. Essa certificação é realizada por ocasião das conferências internacionais.

Dos aproximadamente 50 milhões de viajantes oriundos de países considerados desenvolvidos e que se destinam para regiões não industrializadas, 8% adoecem e necessitam buscar atendimento médico durante ou após a viagem. Os agravos entre os viajantes acontecem durante e após as viagens e podem representar um desafio para elucidação diagnóstica, além de ameaça à saúde pública de uma nação.

Com o objetivo de estudar a morbidade e a aquisição de doenças entre viajantes, em 1995 três membros da Sociedade Internacional de Medicina de Viagem (ISTM), em parceria com o Centro de Controle e Prevenção de Doenças (CDC) dos Estados Unidos, propuseram a criação de um sistema de vigilância e monitoração de agravos em viajantes, o GeoSentinel. Os dados do GeoSentinel são alimentados por clínicas especializadas em MV e em doenças tropicais afiliadas à rede. Até dezembro de 2011, um total de 54 serviços especializados em 24 países, distribuídos nos seis continentes, incluindo 17 (31%) centros nos Estados Unidos estavam cadastrados na rede (Figura 120.2).

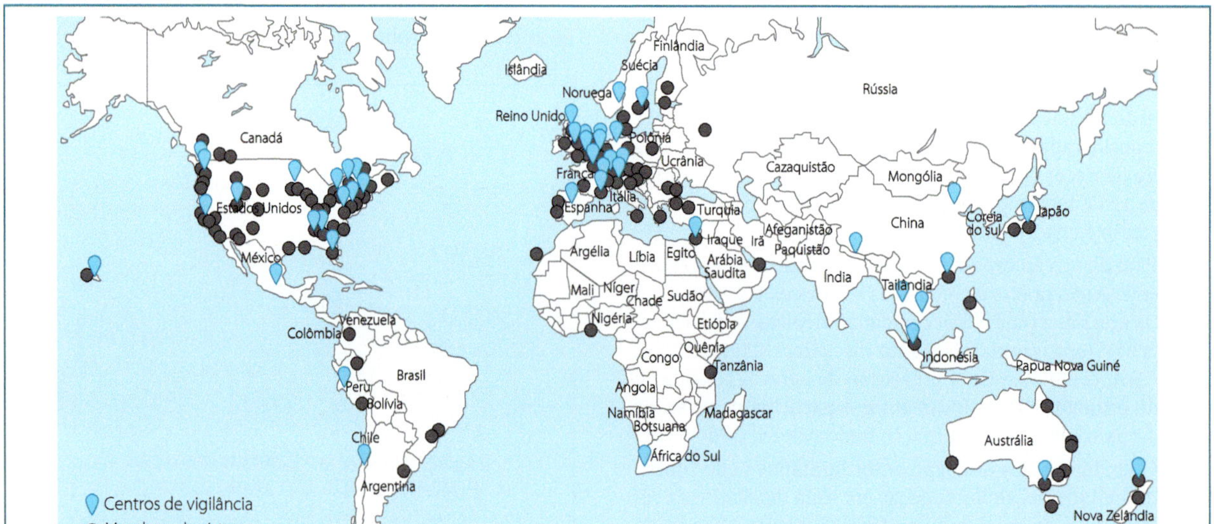

FIGURA 120.2 Distribuição e localização dos centros de vigilância e dos membros do Sistema de Vigilância GeoSentinel.
Fonte: CDC, 2013.

Em 2002, o Departamento de Saúde do Reino Unido reconheceu a disciplina de MV como nova estratégia para o combate de doenças. Em 2006, a Sociedade Internacional de Doenças Infecciosas publicou diretrizes com temas específicos sobre MV.

O aumento dos viajantes e das demandas consequentes aos deslocamentos humanos também foram observados pelos profissionais na América Latina. Em 2004, foi criada a Sociedad Latinoamericana de Medicina del Viajero (SLAMVI), o que ratificou a importância e facilitou a organização pelos praticantes dessa nova área de atuação médica em regiões em desenvolvimento. Em 2004, mais um periódico dedicado ao tema passou a ser disponibilizado à comunidade científica: Travel Medicine and Infectious Disease.

Em abril de 2008, a SLAMVI realizou seu primeiro congresso científico, na cidade de Buenos Aires, e em março de 2010 o segundo congresso foi realizado em conjunto com o 4° Congresso Regional da Sociedade Internacional de Medicina de Viagem e o 14° Congresso da Sociedade Internacional de Doenças Infecciosas, em Miami. Entre 23 e 27 de setembro de 2012, foi realizado o III Congresso da SLAMVI, na cidade do Rio de Janeiro, em parceria com o XVIII Congresso Internacional de Medicina Tropical e Malária e o XLVIII Congresso da Sociedade Brasileira de Medicina Tropical. Em outubro de 2016, a SLAMVI realizou seu terceiro Congresso na cidade de Buenos Aires. Desde a sua criação, a SLAMVI tem incentivado e promovido cursos de treinamento e capacitação em MV, tanto presencial como a distância.

EVOLUÇÃO DA MEDICINA DE VIAGEM NO BRASIL

O Brasil é um país de dimensões continentais com amplas desigualdades regionais e sociais. No século XX, passou por grandes transformações políticas, econômicas, demográficas e sociais; desde então o país tem sustentado intenso período de industrialização e crescimento econômico. A MV surgiu no Brasil no final da década de 1990 do século XX, coincidentemente com o momento de reformas socioeconômicas e com as melhorias das condições de vida dos brasileiros.

A melhoria das condições de vida favoreceu o aumento da posse de bens de consumo entre os brasileiros, incluindo nesse rol as viagens. O número de brasileiros que viajam tem aumentado em taxas expressivas. A Fundação do Instituto de Pesquisas Econômicas (FIPE), em relatório encomendado pelo Ministério do Turismo, relata que o número de viagens de brasileiros passou de 161,107 milhões em 2007, para 190,884 milhões em 2011, o que significa um crescimento de 18,5%.

O primeiro serviço brasileiro especializado no atendimento de viajantes surgiu em 1997, o Centro de Informação em Saúde para Viajantes (CIVES), criado pelo Departamento de Medicina Preventiva da Faculdade de Medicina da Universidade Federal do Rio de Janeiro.

Anos depois, foram criados os serviços de atenção à saúde do viajante na cidade de São Paulo, importante centro econômico brasileiro, com características de intenso fluxo de pessoas que procuram seus serviços. O primeiro serviço de atenção à saúde do viajante criado na cidade de São Paulo foi o Núcleo de Medicina do Viajante (NMV), no Instituto de Infectologia Emílio Ribas, da Secretaria de Estado da Saúde de São Paulo, em maio de 2000. Em seguida, foi criado o Ambulatório dos Viajantes da Divisão de Clínica de Moléstias Infecciosas e Parasitárias, do Hospital das Clínicas, da Faculdade de Medicina da Universidade de São Paulo (FMUSP), em fevereiro de 2001.

A partir do ano 2000, a MV passou a ganhar espaços para sua divulgação nos congressos das sociedades científicas brasileiras de Medicina Tropical e de Infectologia, e, desde então, tem seu espaço na programação científica das referidas sociedades médicas nacionais, regionais e internacionais, e de outras sociedades científicas, como a Sociedade Brasileira de Imunizações.

Em 2003, surge o Serviço de Medicina de Viagem da Universidade Federal de Pernambuco, e, posteriormente, outros serviços de atenção ao viajante surgiram no Brasil, com a característica de serem atrelados às escolas médicas das universidades. Em 2005, surgiu o ambulatório dos viajantes da Faculdade de Medicina de Ribeirão Preto da USP.

Em 2007, a Universidade Federal de São Paulo inaugurou seu ambulatório dos viajantes, em seguida, em 2008, foi criada a Unidade Sentinela Centro de Referência em Medicina de Viagem, no Hospital das Clínicas da Faculdade de Medicina da Universidade Federal de Goiás. Em 2012, foi criado o Serviço de Atenção à Saúde dos Viajantes, da Secretaria Municipal de Saúde da cidade de Belo Horizonte. Mais recentemente, e em fase de implantação, surgiu o Ambulatório do Viajante, do Migrante e Sala de Situação, do Instituto Evandro Chagas, da Secretaria de Vigilância em Saúde do Ministério da Saúde do Brasil, que será o primeiro da região Norte do país.

A construção da MV no Brasil teve importantes marcos, como a Carta de São Paulo, em que profissionais de saúde, participantes do SUS, professores, pesquisadores e técnicos reunidos em São Paulo assinaram um documento sobre a importância e a urgência da construção de uma política nacional de atenção direcionada à saúde do viajante. Em 2008, foi oficializada a criação da Sociedade Brasileira de Medicina de Viagem (SBMV), por ocasião do I Simpósio da referida Sociedade na cidade de São Paulo, nas dependências da Faculdade de Medicina da Universidade de São Paulo.

Nesse evento, foi lançado o Guia de prevenção de malária para profissionais de saúde, pelo Programa de Controle Nacional de Malária, do Ministério da Saúde. Profissionais atuantes no NMV do IIER e do ambulatório dos viajantes do HC-FMUSP participaram da elaboração desse guia na discussão da prevenção de malária para viajantes. Em continuidade ao fortalecimento da MV no Brasil aconteceu, em 2009, o II Simpósio da Sociedade Brasileira de Medicina de Viagem, no Instituto de Infectologia Emílio Ribas. Todos esses serviços têm desenvolvido ações de assistência aos viajantes, com orientação pré-viagem e investigação diagnóstica de agravos no retorno. Além dos serviços públicos de atenção ao viajante, surgiram também alguns serviços privados no país.

AVALIAÇÃO DO VIAJANTE

A atenção à saúde do viajante, habitualmente, é realizada em três momentos: antes, durante ou após a viagem, sendo que cada uma delas tem sua particularidade. Neste capítulo, daremos ênfase à abordagem de orientação pré-viagem.

CONSULTA DE ORIENTAÇÃO PRÉ-VIAGEM

Apesar de existirem poucos estudos sobre o impacto e o valor do aconselhamento prévio à viagem, a consulta de orientação pré-viagem é a única medida estratégica para redução dos riscos de adoecimento durante os deslocamentos. Essa consulta é a maior oportunidade para educar o viajante sobre os riscos de adoecimento no destino de viagem e como reduzir estes riscos.

O objetivo primário dessa consulta é a prevenção de adoecimento durante a viagem, e consiste na avaliação acurada e no manejo do risco, além da promoção da saúde do viajante. Deve ser realizada preferencialmente por profissional com experiência em doenças infecciosas e com conhecimento amplo e atualizado sobre a epidemiologia das doenças. Idealmente, a consulta de orientação pré-viagem deve ser realizada entre 4 e 8 semanas antes da viagem.

Uma boa orientação pré-viagem resulta em uma boa avaliação e manejo do risco, etapa que exige atualização sobre a epidemiologia das doenças, principalmente as doenças infecciosas que representam a principal causa de morbidade entre os viajantes. O momento da consulta de orientação pré-viagem é de crucial importância, pois é quando os fatores relacionados ao binômio "viagem-viajante" serão avaliados para se estimar e reduzir os riscos de adoecimento do viajante (Figura 120.3).

O aconselhamento pré-viagem alerta e previne o viajante da exposição aos riscos e possíveis agravos infecciosos ou não; para tanto, informações detalhadas sobre os antecedentes de saúde prévia do viajante (p. ex., alergias, comorbidades e condição imunossupressora), uso de medicações, situação vacinal, além de viajantes especiais, como os idosos, as crianças e as gestantes, merecem atenção particularizada. No caso das gestantes, deve-se reforçar que o período mais seguro para viagens é o segundo trimestre. A maioria das companhias aéreas proíbe a viagem nas quatro últimas semanas de gestação.

Características minuciosas sobre as condições da viagem, como informações detalhadas sobre o destino (detalhamento do roteiro, sobre outros locais que serão visitados), objetivo da viagem (sobre as atividades que serão desenvolvidas no local de destino), duração (as viagens mais curtas, em geral, oferecem menos riscos), período do ano (para avaliar a sazonalidade das doenças no local de destino), meio de transporte utilizado e condições de hospedagem são fundamentais para avaliação do risco.

A partir dessas informações podem ser realizadas orientações gerais e específicas a fim de minimizar os riscos de adoecimento relacionados à viagem. A comunicação do risco ao viajante é outro momento importante da consulta de orientação pré-viagem. Deve ser feita de maneira clara e objetiva e requer conhecimento e experiência do profissional envolvido na orientação.

A informação confiável e atualizada constitue o cerne da prática diária daqueles que têm interesse ou praticam a MV. O Quadro 120.1 apresenta *sites* oficiais de autoridades em saúde pública no mundo que auxiliam os profissionais com informações atualizadas para as tomadas de decisões durante o aconselhamento pré-viagem.

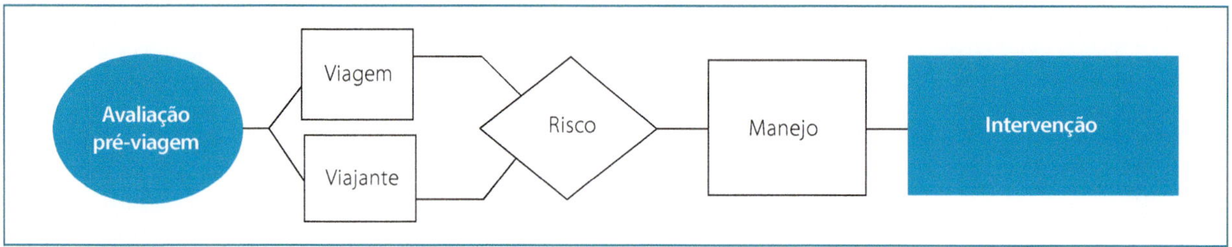

FIGURA 120.3 Diagrama de orientação pré-viagem.

QUADRO 120.1 Principais endereços eletrônicos de busca de informações em medicina de viagem.

Organizações oficiais de saúde	Endereços eletrônicos
CDC – Centers for Diseases Control and Prevention (Estados Unidos)	www.cdc.gov/travel
CDC Yellow Book	www.cdc.gov/travel/contentYellowBook.aspx
Green Book (Organização Mundial de Saúde)	www.who.int/ith/
Reino Unido – UK National Travel Health Network and Centre	www.nathnac.org
ProMedmail	www.promedmail.org
PAHO EID Bulletins	www.paho.org.English/AD/DPC/CD/eid-eer-ew.htm
TropNetEurop	www.tropnet.net/about/about_index.html

(continua)

QUADRO 120.1 Principais endereços eletrônicos de busca de informações em medicina de viagem (continuação).

Organizações oficiais de saúde	Endereços eletrônicos
Travax (*site* pago)	www.travax.com
Fit for travel	www.fit-for-travel.de/
International Society of Travel Medicine	www.ist.org
Malaria Foundation International	www.malaria.org
MARA	www.mara.org.za
Anvisa	www.anvisa.gov.br/viajante/
Centro de Vigilância Epidemiológica (São Paulo)	www.cve.saude.sp.gov.br
Ministério da Saúde do Brasil	http://portalsaude.saude.gov.br/portalsaude/
Sociedad Latinoamericana del Viajero	www.slamviweb.org/es/
Sociedade Brasileira de Medicina de Viagem	www.sbmviagem.org.br

AVALIAÇÃO DO RISCO

É a base para as tomadas de decisões sobre as medidas de prevenção que serão orientadas durante a consulta pré-viagem. O risco é definido como a ameaça de um evento que pode afetar a saúde do viajante, capaz de interferir na viagem ou demandar a utilização de serviços de saúde no destino. O Quadro 120.2 descreve de forma sumária os principais riscos de exposição e a associação com as doenças endêmicas.

A avaliação do risco envolve a coleta do maior número de informações obtidas durante a consulta pré-viagem, que podem ser sintetizadas em perguntas-chave que integram a anamnese da consulta de orientação pré-viagem, descritas a seguir:

- Quem? Questão referente ao viajante, a partir de informações sobre as condições de saúde do indivíduo, o uso de diário de medicações, história de alergia e histórico vacinal. Essas informações podem, eventualmente, resultar em contraindicar intervenções médicas, como vacinação e uso de algumas medicações profiláticas.
- Onde? Os riscos variam de acordo com a área geográfica visitada. Essa questão se refere ao destino, a partir do detalhamento do itinerário da viagem, com informações sobre os lugares a serem visitados (área rural ou urbana). Por exemplo, a malária causada por *Plasmodium falciparum* apresenta maior taxa de incidência nos viajantes que se destinam à África subsariana. Segundo a Organização Mundial de Saúde, aproximadamente 125 milhões de viajantes se destinam às áreas com transmissão de malária, e 30 mil destes viajantes evoluem para óbito. Já a malária por *Plasmodium vivax* e a diarreia dos viajantes representam maior risco aos viajantes com destino à Ásia, enquanto a leishmaniose cutânea é mais comum nos viajantes que visitam a América Latina.
- Quando? A identificação do período do ano em que a viagem será realizada tem o intuito de prevenir doenças sazonais (p. ex., a doença meningocócica no cinturão africano da meningite que ocorre, em geral, entre dezembro e maio, e a dengue que ocorre nas regiões urbanas tropicais e subtropicais no final das estações chuvosas).
- Como? Refere-se à avaliação dos meios de transporte utilizados (p. ex., a utilização de mais um meio de transporte em uma viagem poderá estar associada a um maior risco), a avaliação das condições de acomodação e hospedagem que serão utilizados pelos viajantes (p. ex., hospedagem em hotéis, albergues, acampamentos e casa de amigos ou familiares, sendo esta última opção apontada como um importante risco de adoecimento em razão dos viajantes subestimarem esses riscos).
- Por quê? Questão que se refere ao objetivo da viagem, como trabalho, lazer, atividades de ajuda humanitária, estudo, visita a amigos ou familiares, e as atividades a serem praticadas durante o deslocamento (p. ex., construção de estradas, evangelização, caminhadas etc.).
- Duração da viagem? A duração da viagem é informação indispensável, pois a aquisição de doenças é proporcional ao tempo de exposição aos fatores de riscos.

Vale ressaltar que a epidemiologia das doenças endêmicas é dinâmica, e o profissional que orienta o viajante deverá buscar informações atualizadas.

QUADRO 120.2 Condições de exposição e doenças endêmicas relacionadas.

Exposição	Doença
Área urbana	Dengue, febre de Chikungunya e febre por Zika vírus
Contato com água limpa (*rafting*, nadar)	Esquistossomose, leptospirose, hepatite A
Rios, estuários	Helmintíase, esquistossomose, oncocercose, leptospirose
Floresta tropical/mata silvestre	Malária, filariose, febre amarela ou febre hemorrágica viral
Cavernas	Histoplasmose, raiva, leptospirose

(continua)

QUADRO 120.2 Condições de exposição e doenças endêmicas relacionadas (continuação).

Exposição	Doença
Parques ecológicos (África)	Tripanossomíase africana, malária
Safáris	Riquetsioses (febre do carrapato), malária
Consumo de carne ou peixe crus	Hepatite A, toxoplasmose, parasitoses intestinais, gastroenterites
Consumo de água e alimento contaminados	Salmonelose, hepatite A e E, gastroenterites, parasitoses intestinais, doença de Chagas aguda
Consumo de produtos não pasteurizados	Salmonelose, brucelose, gastroenterite
Exposição sexual	HIV, hepatite B e C, sífilis, gonorreia, HPV e outras Infecções Sexualmente Transmissíveis (ISTs)
Viagem em grupo, exposição a pessoas doentes, ambientes fechados com aglomeração	Doença meningocócica, influenza, tuberculose
Exposição a vetores (mosquito, carrapato)	Malária, dengue, febre de Chikungunya, febre por Zika vírus, febre amarela, outras arboviroses (febre de Mayaro), riquetsioses, filariose, encefalite japonesa, Crimean-Congo, doença de Lyme, leishmanioses, tripanossomíase africana, doença de Chagas, oncocercose, tularemia

Fonte: Adaptado de Clerinx JC, Gompel AV. Post-travel screening. In: Travel Medicine. Keystone JS, Kozarsky PE, Freedman DO, Northdurft HD, Connor BA (eds.). Mosby Elsevier; 2013. p. 467-74.

A seguir serão descritos os principais riscos e as estratégias de prevenção em relação às doenças infecciosas, abordados em uma consulta de orientação pré-viagem: sobre os riscos de adoecimento por exposição à água e aos alimentos contaminados, diarreia do viajante, prevenção de malária, infecções sexualmente transmissíveis, agravos não infecciosos mais comuns observados em viajantes e breve discussão sobre vacinação do viajante.

ORIENTAÇÃO SOBRE A EXPOSIÇÃO DE RISCOS À ÁGUA E AOS ALIMENTOS

Hepatite A, poliomielite, febre tifoide, cólera, doença de Chagas, parasitoses intestinais e diarreia dos viajantes são algumas das doenças transmitidas por meio do consumo de água e alimentos contaminados. Indivíduos que se deslocam para regiões com condições precárias de higiene e saneamento, especialmente aqueles que terão convívio com população local, mochileiros ou aqueles que visitam amigos e familiares residentes do local do destino, apresentam risco elevado de exposição a essas doenças.

Estima-se que as hepatites virais ocorram 100 vezes mais que a febre tifoide e 1.000 vezes mais que a cólera em viajantes que se deslocam para áreas em desenvolvimento. A hepatite A é a mais comum das hepatites entre viajantes, com risco estimado entre 3 e 6/1.000 indivíduos/mês de estada. Casos de hepatite A também já foram descritos inclusive entre viajantes que se hospedaram apenas em hotéis em países endêmicos.

Medidas de higiene como lavagem de mãos e cuidado com alimentos diminui o risco de adoecimento. Recomenda-se o consumo de água potável ou esterilizada através da fervura ou o uso de desinfetante (à base de cloro ou iodo), evitar sucos produzidos com água de fonte desconhecida e gelo, e evitar o consumo de alimentos crus, carnes malpassadas, leite não pasteurizado, alimentos preparados em más condições de higiene e frutos do mar crus ou não frescos.

Algumas doenças causadas por exposição à água e alimentos contaminados podem ser prevenidas por meio de vacinas, como hepatite A, poliomielite e febre tifoide. Eliminada das Américas até março de 2014, a poliomielite ainda é endêmica em três países: Nigéria, Paquistão e Afeganistão. Países do Corno de África (Somália, Etiópia e Quênia) e da África ocidental (Camarões, Guiné Equatorial, República Centro Africana) permanecem com o risco de importação do poliovírus.

Viajantes que se deslocam para áreas endêmicas, com convívio íntimo com a população local, e que permanecerão por mais de 30 dias devem estar protegidos. Uma dose de reforço com a vacina oral contra a poliomielite (VOP) deve ser oferecida aos que tiverem recebido esquema com três doses prévias. A OMS recomenda aos viajantes que não receberam nenhum esquema vacinal prévio contra poliomielite, que façam o esquema primário antes da partida para as regiões onde há transmissão ativa da doença. Informações adicionais sobre esquema vacinal podem ser obtidas no capítulo de Imunização (Capítulo 5).

É importante que todos os países, em particular aqueles com viagens frequentes e contatos com países e áreas afetadas pela poliomielite, reforcem a vigilância dos casos de paralisia aguda flácida (PFA), a fim de detectar rapidamente qualquer nova importação de vírus e facilitar uma resposta rápida. Os países, os territórios e as áreas devem também manter uma cobertura de imunização de rotina uniformemente alta no nível distrital para minimizar as consequências de qualquer nova introdução de vírus.

DIARREIA DO VIAJANTE

Cerca de 20 a 70% de todos os viajantes apresentam diarreia durante as viagens, principalmente aqueles que se deslocam para regiões com condições precárias de higiene e saneamento básico. A diarreia do viajante (DV) ocorre, em geral, nas duas primeiras semanas de viagem, normalmente apresentando curso benigno e autolimitado, com duração média de 4 dias. A DV é definida por três ou mais dejeções de fezes líquidas em 24 horas, na presença de pelo menos um dos sintomas: náuseas, vômitos, dor abdominal, tenesmo, febre, urgência, presença de sangue ou muco nas fezes.

Aproximadamente 85% dos casos são de etiologia bacteriana, representada pela *Escherichia coli* enterotoxigênica, *Campylobacter* sp., *Salmonella* sp. e *Shiguella* spp. Entre as demais causas de DV encontram-se as de etiologia viral e parasitária. Steffen et al. demonstraram que a diarreia do viajante pode ser responsável por mudanças de planos, perda de atividades programadas e gastos com medicações. Comorbidades preexistentes, como diabetes *mellitus*, cardiopatias, distúrbios gastrointestinais podem ser fatores de risco para complicações.

Mesmo adotando as medidas de prevenção o viajante que apresentar diarreia durante a viagem deve ser orientado a ingerir líquidos para hidratação, preferir alimentos com pouca gordura e condimentos e procurar o serviço de saúde quando apresentar sintomas sistêmicos, tais como febre e sangue ou muco nas fezes. O tratamento autoadministrado para diarreia infecciosa pode ser um recurso utilizado aos viajantes que têm restrições ao acesso à assistência médica.

Os antimicrobianos mais indicados nessas situações são as quinolonas e rifaximina (esta última não disponível no mercado nacional até a presente data). Entretanto, alguns países do Sudeste Asiático são reconhecidos pela resistência bacteriana às quinolonas, podendo ser utilizada a azitromicina como alternativa terapêutica.

DOENÇA DE CHAGAS AGUDA

A forma aguda da doença de Chagas (DCA) deve ser discutida e informada durante a consulta de orientação pré-viagem aos nossos viajantes internos, em especial aqueles que se destinam à região norte do Brasil, onde a doença de Chagas é um importante problema de saúde pública.

A doença de Chagas ocorre sob a forma de microepidemias, sendo observada em vários membros de uma mesma família. A principal forma de transmissão da doença aguda na Amazônia é a via oral. O açaí é o fruto que mais está envolvido na transmissão da doença na região Norte, já que seu consumo é observado em quase todas as refeições da população local, e que por falta das boas práticas sanitárias do manuseio do fruto, a contaminação pode ocorrer pela trituração do barbeiro infectado com o *Tripanossoma cruzi*, ou quando o açaí é inadvertidamente preparado com as excretas de animais silvestres, reservatórios da doença (marsupiais, preguiça, tatu entre outros encontrados na região).

A DCA ocorre não somente nas áreas rurais, mas também nas áreas periféricas da região metropolitana de Belém. Os estados do Pará e Amapá são os estados com os maiores números de casos da doença, entretanto, não raramente, outros estados como Amazonas e Acre têm descrito surtos pontuais da DCA.

Os viajantes com destino à região Norte do país devem ser alertados para não consumirem açaí em estabelecimentos que não apresentem a certificação da Vigilância Sanitária. Portanto, evitar o consumo do fruto em locais com suspeita de boas práticas do seu preparo não somente em Belém, mas nos locais em que o açaí é consumido. Outros alimentos como bacaba, caldo de cana já foram descritos como alimentos-fonte envolvidos na transmissão oral da forma aguda da doença de Chagas (DCA), nas regiões Norte, Nordeste, Sul e Sudeste do país.

ORIENTAÇÕES QUANTO ÀS DOENÇAS TRANSMITIDAS POR VETORES

São inúmeras as doenças transmitidas através da picada de insetos e carrapatos contaminados. Destacamos atualmente a malária, a dengue, a febre de Chikungunya, a febre por Zika vírus, a febre amarela como as de maior importância entre os viajantes. Surtos de outros arbovírus, como Oropouche e Mayaro, têm sido descritos no país, especialmente, no estado do Pará e em outros estados da região Amazônica. Para esses agravos, exceto dengue, até a presente data não há vacinas disponíveis e, portanto, se faz imperiosa a adesão às medidas contra picadas de insetos.

A febre amarela (FA) tem sido um dos maiores e mais intrigantes desafios em saúde pública no Brasil. Na última década, a FA tem ocorrido com importante número de casos em regiões do país em que não havia registro da doença há mais de 50 anos. Entre 2016 e 2018, o país viveu o maior surto da doença, com mais de mil casos concentrados na região Sudeste, acometendo adultos jovens e viajantes. Condição que exigiu intervenção em saúde pública, como ações com o fracionamento da dose da vacina para conter o surto no país.

Outras doenças endêmicas com menor prevalência entre viajantes são: riquetsioses, com destaque para febre maculosa, febre do oeste do Nilo, encefalite de St. Louis, leishmaniose, filariose, tripanossomíases, encefalite japonesa e encefalite por picada de carrapato.

Evitar exposição nos períodos de maior atividade dos vetores e adoção de medidas de proteção contra picada de mosquito podem ser eficazes na diminuição de transmissão dessas doenças. Recomenda-se o uso de roupas compridas e claras, o uso de repelentes nas áreas expostas, dormir em ambientes fechados ou telados, o uso de mosquiteiro impregnado com inseticida e evitar áreas de infestação de carrapatos.

No mercado nacional e internacional existem diversos produtos de ação de repelência contra insetos, produtos químicos, botânicos e alternativos. Os produtos químicos à base dietil-3-metil-benzamida (DEET) possuem comprovada eficácia e devem ser reaplicados com a frequência indicada pelo produto. Repelentes com concentrações que variam de 7 a 12% devem ser reaplicados com intervalos não superiores há 2 horas. Já existem disponíveis em algumas redes de distribuição no país novos produtos com concentrações mais elevadas (DEET 20, 35 e 50%) que permitem reaplicações com intervalos maiores, podendo ser aplicados com intervalos de até 5 horas para os com concentração de 50%. Os produtos com concentrações de DEET acima de 30%, por serem reaplicados com intervalos de tempo maiores, têm maior adesão do viajante.

Atualmente, é encontrado no país repelentes eficazes, contendo em sua formulação a picaridina (icaridina), que na concentração de 20 a 25% confere longa duração, de aproximadamente 10 horas. As crianças acima de 6 meses podem usar a icaridina a 20% de acordo com instituições de vigilância sanitária do país. Os resultados dos estudos científicos evidenciaram que a icaridina é eficaz na proteção contra picadas das seguintes espécies de insetos: *Culex, Ae aegypti, Ae albopictus, Anopheles.*

O intervalo entre as aplicações depende da concentração do princípio ativo de cada formulação. Essa aplicação deve ser mais frequente em situações de temperaturas e umidade elevadas, e onde haja elevada densidade de mosquitos. Os ambientes fechados e com ar condicionado limitam a presença de insetos.

Chama-se atenção aqui que está recomendado o uso de protetor solar, e ele deve ser o primeiro produto a ser aplicado nas áreas expostas da pele, seguido do uso do repelente. Durante a aplicação do repelente deve-se ter cautela para não atingir os olhos e causar irritação em pessoas sensíveis, incluindo a pele.

PREVENÇÃO DA MALÁRIA

Doença endêmica nas regiões tropicais e subtropicais da Ásia, da África e das Américas Central e do Sul, a malária é a principal causa de febre no retorno em viajantes procedentes da África Subsariana e América Central.

De acordo com a OMS, 125 milhões de viajantes visitam áreas com risco de transmissão de malária. Cerca de 10 a 30 mil casos da doença são notificados todos os anos na Europa, em viajantes que se deslocaram para regiões endêmicas; desses, 1 a 4% podem evoluir a óbito por infecção causada pelo *Plasmodium falciparum*. Existe uma tendência mundial de que a QPX deve ser indicada quando o viajante apresentar risco de ter malária grave, independentemente da espécie de plasmódio, já que cada vez mais a literatura científica tem descrito formas graves de *P. vivax*.

Estudo publicado em 2005 avaliou a taxa de ataque de malária em viajantes para diferentes regiões com risco de transmissão. A África Ocidental apresentou a maior taxa de ataque com 302 casos da doença para 100.000 viajantes; seguida pelo Sudeste Africano com 49/100.000; Sudeste Asiático com 5,4/100.000 e o continente americano com 1/100.000. Este panorama não mudou, apesar da redução dos casos da doença em todos os países endêmicos.

No Brasil, 99,7% dos casos concentram-se em áreas rurais da Amazônia Legal, entretanto, nos últimos anos, observa-se a urbanização da transmissão da malária, especialmente em Manaus, Amazonas, Porto Velho, Rondônia, Alto Juruá e Cruzeiro do Sul, no Acre. O vetor da doença, mosquito do gênero *Anopheles*, possui hábitos noturnos com maior atividade do entardecer ao amanhecer e é a espécie mais prevalente em todo território nacional. O que significa dizer que surtos da doença podem ocorrer em todo o país, desde que haja a receptividade dos vetores, como recentemente observado no interior da Bahia e nos arredores de João Pessoa, casos introduzidos por viajantes.

Conhecer os indicadores de transmissão da doença na região a ser visitada, como a incidência parasitária anual (IPA), a proporção de casos de malária por *Plasmodium falciparum*, a existência de transmissão rural e/ou urbana e a disponibilidade de diagnóstico e tratamento no destino são de suma importância para estimar o risco do viajante de adquirir a doença e estabelecer as medidas de prevenção contra malária.

A política de prevenção da malária recomendada pela OMS consiste na realização de quatro passos para prevenção da doença, denominados A, B, C e D, descritos na Figura 120.4.

O "passo A" consiste em avaliar o risco individual de adquirir malária. É necessário que o profissional obtenha informações detalhadas sobre a viagem. Roteiros que incluam as características descritas no Quadro 120.3 são aqueles que oferecem risco elevado de transmissão e, consequentemente, de manifestação de malária grave ao viajante.

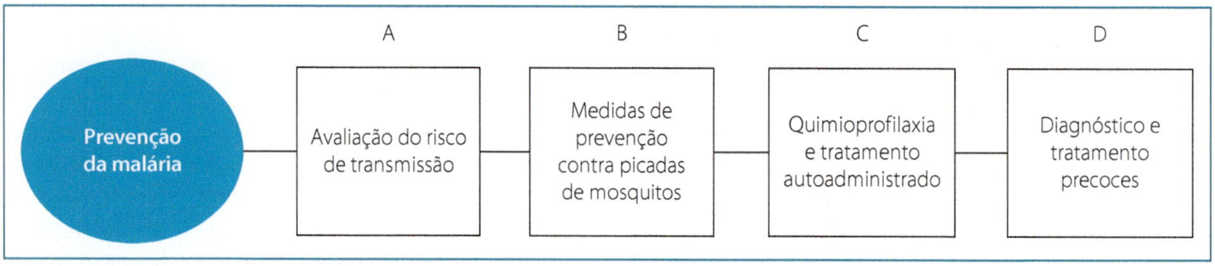

FIGURA 120.4 Diagrama da estratégia de prevenção da malária.
Fonte: Adaptada de International Travel and Health (IT&H). WHO; 2017.

QUADRO 120.3 Situações de risco elevado de transmissão de malária.

- Itinerário da viagem: destino que inclua local com níveis elevados de transmissão de malária e/ou transmissão em perímetro urbano.
- Objetivo da viagem: viajantes que realizam atividades do pôr-do-sol ao amanhecer.
- Condições de acomodação: dormir ao ar livre, em acampamentos, barcos ou habitações precárias sem proteção contra mosquitos.
- Duração da viagem: período da viagem maior que o período de incubação da doença, ou seja, permanecer no local tempo maior que o período mínimo de incubação da doença (7 dias).
- Época do ano: viagem próxima ao início ou término da estação chuvosa.
- Altitude do destino: destinos até 1.000 m de altitude.
- Acesso ao sistema de saúde no destino distante em mais de 24 horas.

Fonte: Guia para profissionais de saúde sobre prevenção da malária em viajantes. Brasil. Ministério da Saúde, 2008.

O "passo B" consiste na recomendação das medidas de prevenção contra picadas de insetos, descrito anteriormente.

O "passo C" consiste na intervenção terapêutica da prevenção da malária, conhecida como quimioprofilaxia (QPX). A QPX consiste no uso de drogas antimaláricas em doses subterapêuticas, a fim de reduzir as formas clínicas graves e a mortalidade de malária por *P. falciparum*.

Atualmente, existem cinco drogas recomendadas para o uso de QPX: doxiciclina, cloroquina, mefloquina e a combinação atovaquone/proguanil (não disponível no Brasil). As duas primeiras apresentam ação esquizonticida sanguínea, e a combinação atovaquone/proguanil possui ação esquizonticida sanguínea e tecidual. Vale ressaltar, entretanto, que nenhum desses antimaláricos apresenta ação contra esporozoítos ou hipnozoítos (formas latentes hepáticas), não prevenindo, portanto, infecção pelo *Plasmodium* sp. ou recaídas por *P. vivax* e *P. ovale*.

Em razão da quase resistência universal do *Plasmodium falciparum* à cloroquina, esta droga só é recomendada como QPX para viajantes que se destinam a algumas áreas da América Central (Haiti, República Dominicana e oeste do canal do Panamá) e alguns países do Oriente Médio e China, onde a cloroquina ainda é eficaz. O *Plasmodium falciparum* é resistente à cloroquina e mefloquina na região do Sudeste Asiático: sul do Vietnã, na fronteira Tailândia com Miamar e Camboja e nos países adjacentes.

O Quadro 120.4 descreve as drogas utilizadas na QPX da malária por *Plasmodium falciparum*. A escolha da QPX depende da espécie de *Plasmodium* prevalente, da presença de *Plasmodium falciparum* resistente na região visitada e dos antecedentes pessoais que possam contraindicar uma das drogas ao viajante (Figura 120.5).

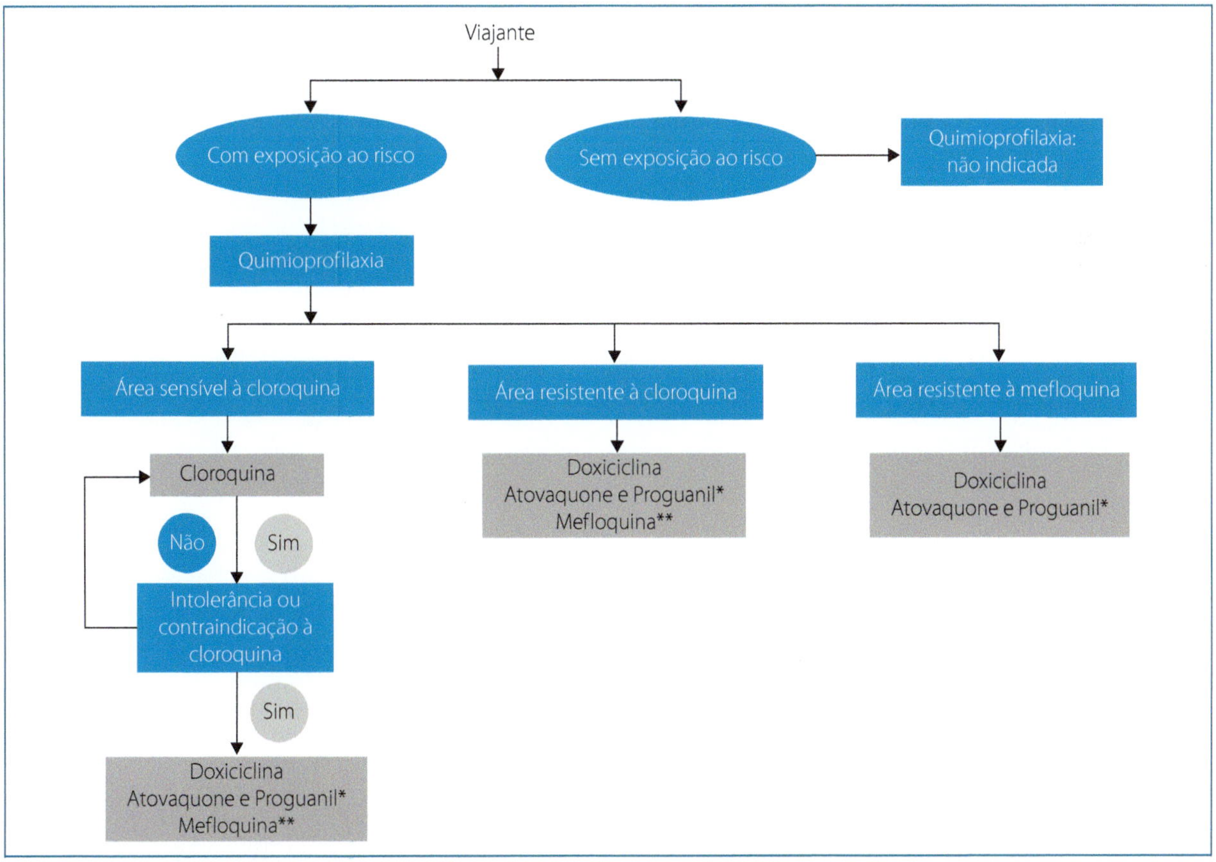

FIGURA 120.5 Quimioprofilaxia da malária de acordo com a sensibilidade do *Plasmodium falciparum* aos antimaláricos no local de destino. *A combinação atovaquone e proguanil está licenciada no Brasil, porém, não está no arsenal dos antimaláricos disponibilizados pelo Ministério da Saúde do Brasil. **A mefloquina como monoterapia foi retirada da recomendação do PNCM.
Fonte: Adaptada de Connor, 2001.

O "passo D" é uma estratégia muito utilizada em países como a Suíça, a Alemanha e a Áustria, e consiste no tratamento autoadministrado combinado ao uso do teste rápido de diagnóstico realizado pelo próprio viajante.

Apesar das vantagens do tratamento autoadministrado sobre a QPX como menor chance de eventos adversos e baixo custo, ainda são poucos os viajantes (1,4%) que utilizam essa intervenção para prevenir as formas graves de malária. O uso do teste rápido de diagnóstico pode ser um obstáculo para essa estratégia. Pode haver dificuldade de interpretação do resultado pelo próprio viajante. Os autores com experiência nessa estratégia recomendam que o viajante procure assistência médica nas primeiras 24 horas entre o diagnóstico e o uso do tratamento autoadministrado.

QUADRO 120.4 Drogas utilizadas na quimioprofilaxia da malária por *Plasmodium falciparum*.

Antimalárico e posologia	Contraindicação	Eventos adversos	Tempo máximo de prescrição
Atovaquone/proguanil 250 mg de atovaquone e 100 mg de proguanil 1 comprimido 1 vez/dia **Para crianças:** 62,5 mg de atovaquone e 25 mg de proguanil. 11 a 20 kg: 1 comprimido/dia 21 a 30 kg: 2 comprimidos/dia 31 a 40 kg: 3 comprimidos/dia 40 kg: dose de adulto Iniciar entre 1 e 2 dias antes da viagem para área de transmissão de malária, manter durante toda a estada e por mais 7 dias após retornar.	Gestantes, hipersensibilidade à droga, insuficiência renal (*clearance* de creatinina < 30 mL/min).	Distúrbios gastrointestinais, raras ulcerações orais. **Interação medicamentosa:** ▪ Diminuição da concentração plasmática com administração concomitante com metroclopramida, rifampicina ou tetraciclinas. ▪ Poucos estudos com uso por mais de 3 meses; custo elevado.	Pelo menos até 3 meses, possivelmente até 6 meses.
Cloroquina Comprimidos com 150 mg de cloroquina base, sendo 2 comprimidos (300 mg de cloroquina base) 1 vez/semana. Iniciar 7 dias antes da viagem para área de transmissão de malária, manter durante toda a estada e por mais 4 semanas após retornar.	Hipersensibilidade à droga, epilepsia, psoríase, miastenia gravis.	Distúrbio gastrointentinal, cefaleia, raramente convulsões. **Interação medicamentosa:** ▪ Toxicidade aumentada com uso concomitante com mefloquina, moxifloxacina, amiodarona e digoxina. ▪ Diminuição da produção de anticorpos contra a vacina de célula diploide antirrábica intradérmica.	Tempo ilimitado, no entanto, em uso prolongado deve ser realizada avaliação oftalmológica a cada 6 a 12 meses.
Doxiciclina Comprimidos com 100 mg, sendo 1 comprimido 1 vez/dia. Iniciar entre 1 e 2 dias antes da viagem para área de transmissão de malária, manter durante toda a estada e por mais 4 semanas após retornar.	Gestantes, crianças menores de 8 anos, amamentação, hipersensibilidade à droga, disfunção hepática.	Irritação gastrointestinal, fotossensibilidade, candidíases. **Interação medicamentosa:** ▪ Aumento da atividade anticoagulante (uso concomitante de warfarina). ▪ Redução de níveis séricos em associação com carbamazepina e fenitoína. ▪ A doxiciclina reduz temporariamente o efeito de contraceptivos orais derivados de estrógenos. ▪ Pode reduzir a ação da vacina oral contra febre tifoide, se administrada simultaneamente.	Até 2 anos.

(continua)

QUADRO 120.4 Drogas utilizadas na quimioprofilaxia da malária por *Plasmodium falciparum* (continuação).

Antimalárico e posologia	Contraindicação	Eventos adversos	Tempo máximo de prescrição
Mefloquina 5 mg/kg/semana, sendo comprimidos com 250 mg de sal de mefloquina **Dose adulto:** 250 mg/semana, sendo 1 comprimido 1 vez/semana. **Para crianças:** *5 a 10 kg: 1/8 do comprimido de 250 mg de sal de mefloquina/ semana 10 a 20 kg: 1/4 do comprimido/ semana 20 a 30 kg: 1/2 do comprimido/ semana 30 a 45 kg: 1 comprimido/semana Iniciar pelo menos 1 semana* (preferencialmente 2 a 3 semanas) antes da viagem e manter até 4 semanas após o retorno.	Gestantes no primeiro trimestre, hipersensibilidade à droga, hipersensibilidade ao quinino, distúrbio neuropsiquiátrico, epilepsia, distúrbio de condução cardíaca, uso de halofantrina ou mefloquina nas últimas 4 semanas. Não recomendado para profissionais que desempenham atividades de coordenação fina, como pilotos, operadores de máquinas e mergulhadores.	Tontura, cefaleia, náuseas, dor abdominal e diarreia. **Ocasionais:** insônia, alucinações, alteração da coordenação, alteração do humor, agitação, agressividade, reações paranoides. **Interação medicamentosa:** Aumento do nível sérico na administração concomitante com metoclopramida, ampicilina ou tetraciclinas. Deve ser administrada com intervalo > 12 horas do tratamento com quinino; uso concomitante com drogas cardiotóxicas apenas sob supervisão médica; vacinas de bactérias vivas atenuadas (cólera, tifoide) devem ser administradas no mínimo 3 dias antes.	Até 3 anos.

Fonte: Adaptado do Guia de prevenção de malária em viajantes para profissionais da saúde. Brasil. Ministério da Saúde; 2008.

No Brasil, em virtude do predomínio de *P. vivax* e da ampla rede de diagnóstico e tratamento de malária na região Amazônica, o risco de doença grave entre os viajantes é menor, estando a QPX indicada nas situações descritas anteriormente.

Uma vez indicada QPX, o viajante deve ser orientado de modo claro e objetivo sobre o esquema a ser seguido, a importância da adesão e os possíveis eventos adversos relacionados aos antimaláricos. Deve-se também reforçar a necessidade de manutenção do esquema antimalárico após a saída da área de transmissão.

Deve-se salientar que, embora os antimaláricos possam reduzir acentuadamente o risco de apresentar as formas graves da doença, nenhum dos fármacos antimaláricos utilizados garante total proteção; o viajante deve ser orientado a procurar atenção médica ao menor sintoma sugestivo de doença para investigação diagnóstica. O acesso ao diagnóstico e ao tratamento oportunos também são estratégias de prevenção de doença grave e morte por malária. Consistem em reconhecer previamente se no destino visitado o viajante terá acesso ao atendimento de saúde em menos de 24 horas.

Independentemente do risco de exposição à malária, "todo viajante" deve ser informado sobre as principais manifestações da doença, e orientado a procurar assistência médica imediatamente ao apresentar qualquer sinal ou sintoma.

ORIENTAÇÕES QUANTO ÀS DOENÇAS TRANSMITIDAS POR VIA RESPIRATÓRIA

As infecções do trato respiratório estão entre as cinco principais causas de adoecimento entre os viajantes, ao lado da diarreia e da malária. Podem ter importante repercussão no que diz respeito ao controle de doenças no âmbito da saúde pública, uma vez que podem ser importadas e rapidamente disseminadas, a exemplo do sarampo, da síndrome respiratória aguda grave (SARS), da doença meningocócica e menos comumente de legionelose, histoplasmose, coccidioidomicose e febre Q. Existe grande variação de dados sobre a incidência das infecções do trato respiratório entre viajantes na literatura, com taxas de incidência que variam de 4 a 42%.

Grupos de maior risco para aquisição de doenças respiratórias incluem os indivíduos nos extremos de idade e os portadores de condições especiais, como doença pulmonar obstrutiva crônica e cardiopatia crônica. A transmissão das infecções respiratórias ocorre pela disseminação do agente por meio do contato direto pessoa a pessoa, a partir de gotículas e aerossóis.

As gotículas (> 5 mc de diâmetro) são propelidas a curtas distâncias por tosse, espirro ou fala (< 1 m) e depositadas na conjuntiva ou mucosa do hospedeiro, sendo necessário haver proximidade com o caso-fonte, como ocorre na transmissão da doença meningocócica. Os aerossóis (< 5 mc) podem carrear patógenos que podem ser amplamente dispersados e permanecerem viáveis por várias horas, podendo ser inalados e facilmente passarem através da membrana dos bronquíolos.

Os agentes transmitidos a partir dos aerossóis estão representados por *M. tuberculosis*, influenza, sarampo e varicela. Ambientes fechados, uso contínuo de espaços restritos de lazer e confinamento em quartos fechados em cruzeiros favorecem a transmissão respiratória de agentes entre passageiros e tripulantes. Da mesma maneira, os mecanismos de transmissão aérea desempenham papel importante para o aumento do risco das infecções respiratórias entre os passageiros no interior de aeronave.

INFECÇÕES RESPIRATÓRIAS ASSOCIADAS A SURTOS ENTRE VIAJANTES

Influenza

A gripe representa a mais importante infecção respiratória causada pelo vírus influenza tipos A e B. O vírus é responsável por epidemias recorrentes, em decorrência da emergência e da disseminação de novos tipos virais, sendo o exemplo mais recente entre nós a pandemia de 2009 por um novo vírus influenza.

Em abril de 2009, um novo vírus influenza - combinação de vírus suíno, aviário e humano - foi identificado em humanos na Califórnia, Estados Unidos. Houve registro de casos no México desde março do referido ano. A disseminação da doença ocorreu rapidamente de pessoa a pessoa e a facilidade das viagens contribuiu para dispersão da doença em mais de dois continentes, fato decisivo para que em 11 de junho de 2009 a Organização Mundial de Saúde declarasse a situação como pandemia causada por um novo vírus influenza A (H1N1)pdm09.

Foram confirmados laboratorialmente casos de influenza A(H1N1)pdm09 em mais de 214 países e territórios, incluindo pelo menos 18.449 óbitos. A pandemia pelo vírus influenza A (H1N1)pdm09 merece esse destaque pelo impacto que teve na reestruturação dos serviços de saúde, nas estratégias de prevenção e na receita econômica mundial.

A influenza é uma doença febril autolimitada e se caracteriza por elevada morbidade, podendo ser letal entre os mais jovens e os mais idosos. Quando a tosse está presente, se deve ao envolvimento da traqueia e dos brônquios, sendo a principal manifestação clínica. A febre evolui entre 3 e 5 dias, mas a tosse seca pode persistir por período mais prolongado. A pneumonia é a complicação mais comumente observada, sobretudo entre os pacientes portadores de doença pulmonar ou cardíaca.

Entre viajantes, a doença pode ser adquirida a partir de casos esporádicos e como *clusters* originados em cruzeiros, aeronaves ou em grupos de turismo. Uma taxa de ataque de 33% da doença foi encontrada entre tripulantes não vacinados de voos comerciais em um período de 7 meses. Um dos exemplos mais bem documentados de influenza transmitida a bordo de aeronave foi reportado por Moser et al., em 1979. Após a decolagem da aeronave, um passageiro do Alaska sofreu angina e houve necessidade imediata de retorno ao solo, ocasião em que os passageiros permaneceram na aeronave por cerca de 3 horas, tempo em que houve desligamento do sistema de ventilação da cabine. Em 72 horas, 72% dos passageiros e 40% dos tripulantes contraíram a gripe.

Desde então, recomenda-se manter a ventilação da cabine da aeronave de forma adequada em escalas superiores a 30 minutos. A prevenção da influenza pode ser feita a partir de medidas simples, como a higiene das mãos, até a recomendação da vacinação realizada anualmente.

Atenção cuidadosa deve ser direcionada para os viajantes especiais nos extremos de idade e para aqueles portadores de condições preexistentes, como os imunodeprimidos, nos quais a doença pode apresentar um caráter de maior gravidade e a indicação da vacina é patente. Os indivíduos que se deslocam do Hemisfério Sul para o Hemisfério Norte durante o inverno devem ser orientados sobre a possibilidade de vacinação no local de destino, uma vez que a constituição da vacina é diferente nos hemisférios.

Legionelose

Doença causada pela bactéria de vida livre *Legionella pneumophila*, transmitida por via respiratória, multiplica-se em sistemas de água formando biofilmes em colunas de esfriamento, encontrada na água dos sistemas de refrigeração, quando são mantidos de forma inadequada, e banheiros. Habitualmente, acomete grandes grupos de indivíduos e tem sido descrita em surtos entre viajantes, em cruzeiros e hotéis. Em 1987, foi criado o Grupo de Trabalho Europeu em Infecção por *Legionella* (EWGLINET), em que participam 29 países. A rede identificou 1.360 casos da doença, sendo 22% relacionados à viagem na Europa, sendo a Espanha o país de maior incidência da doença. A doença pode apresentar taxa de mortalidade de até 20%, quando a antibioticoterapia é retardada.

QUADRO 120.5 Agentes etiológicos mais comuns das infecções do trato respiratório superior.

	Viral	Bacteriana
Coriza	*Rhinovirus*	
	Parainfluenza	
	Influenza vírus	
	Vírus sincicial respiratório	
	Enterovirus	
	Coronavírus	
	Metapneumovirus	
	Sarampo	
Laringite	Influenza A e B	*Corynebacterium diphtheriae*
	Parainfluenza	*Haemophilus influenzae*
	Rhinovirus	*Branhamella catarrhalis*
	Adenovírus	
Faringite	*Rhinovirus*	*Streptococcus pyogenes*
	Adenovírus	*Streptococcus b hemolítico*
	Coronavírus	*Corynebacterium diphtheriae*
	Enterovirus	*Mycoplasma pneumoniae*
	Influenza	*Chlamydia pneumoniae*
	Parainfluenza	
	Vírus sincicial respiratório	
	Epstein Barr, herpes *simplex*, HIV	

Fonte: Adaptado de Matteelli A, Saleri N, Ryan ET. Respiratory Diseases. In: Travel Medicine. Keystone JS, Kozarsky PE, Freedman DO, Northdurft HD, Connor BA (eds.). Mosby Elsevier; 2013. p. 511-22.

Doença meningocócica

Foi documentado o risco de doença meningocócica em viajantes peregrinos que se destinam a Meca e Medina na Arábia Saudita por ocasião do Hajj. Cerca de 1,3 milhão de peregrinos, mais de 330 indivíduos (25/100.000) no Oriente Médio, na Europa e na América do Norte desenvolveram a infecção associada ao Hajj na Arábia Saudita em 2000, com mais de 70 mortes.

Em razão desse fato e do elevado risco da doença meningocócica entre os peregrinos, o governo da Arábia Saudita determinou obrigatória a vacina antimeningocócica contra os sorogrupos A, C, Y e W135 a partir de 2002. *Neisseria meningitidis* A e W135 são os principais sorogrupos envolvidos em surtos na região do cinturão africano da meningite. A taxa de ataque é 500 a 800 vezes maior entre os familiares de casos do que entre a população geral, entretanto, o risco estimado de aquisição da doença em viajantes que se deslocam para essa região é de 0,4/100.000 habitantes/mês.

Segundo o Centers for Disease Control and Prevention (CDC/Atlanta), a doença meningocócica associada à viagem aérea é definida como todo caso de doença meningocócica manifestada em até 14 dias da viagem aérea, em voo com duração de pelo menos 8 horas, considerando o tempo desde a decolagem da aeronave, aterrissagem e tempo de estacionamento da aeronave em solo. Até o presente momento, não há relato de doença meningocócica secundária entre comunicantes de viagem aérea; porém, passageiros localizados próximos ao caso-índice por tempo prolongado podem apresentar risco elevado de desenvolver a doença, e neles indica-se a quimioprofilaxia.

A vacina contra meningococo deve ser recomendada também a todos os viajantes que se deslocam para áreas hiperendêmicas da doença, como é o caso do conhecido cinturão africano das meningites – Benin, Burquina Faso, Camarão, Chade, República Africana Central, Costa do Marfim, Eritreia, Etiópia, Gâmbia, Guiné, Guiné-Bissau, Mali, Níger, Nigéria, Senegal e Sudão (informações adicionais nos capítulos de Imunizações – Capítulos 5 e 43).

SARAMPO

Apesar da implementação do plano de eliminação do sarampo ter reduzido o número de casos no mundo, a doença persiste como um importante problema de saúde pública, em países da África, Ásia, Oceania e Europa. Esta é uma condição que constitui ameaça constante para a eliminação da doença; além da circulação endêmica do vírus. Durante o período de novembro de 2012 a outubro de 2013, a união europeia registrou 12.096 casos de sarampo, com oito casos de encefalite e três óbitos.

Recentemente, o Brasil perdeu o certificado de eliminação do sarampo, em virtude do surto vivido no país, quando foram registrados mais de 10 mil casos de sarampo no estado do Amazonas, em que foi isolado o genótipo D8 do vírus, o mesmo que circulou na Venezuela em 2017. Essa condição foi exemplificada no início deste capítulo, descrevendo como o fluxo de viajantes pode ser sentinela para introdução e disseminação de agravos em saúde pública.

Deve-se destacar que o sarampo é uma doença viral altamente contagiosa, sendo descrita entre viajantes taxa de ataque de aproximadamente 80%. Portanto, o que se tem acompanhado no Brasil sobre a situação do sarampo é mais um exemplo de condição de surtos de sarampo descrito na literatura, disseminado por meio do deslocamento de pessoas. Nos Estados Unidos, em 1982, foram identificados sete casos de sarampo secundários ao contato com caso-índice no saguão do portão de embarque. No mesmo ano, foi registrado outro relato de um passageiro que transmitiu a doença para dois outros viajantes que se encontravam no mesmo voo da Venezuela para Miami, Estados Unidos.

Viajantes que se deslocam para áreas de transmissão da doença, e na ausência de história prévia da doença ou ausência de comprovação vacinal, devem ser orientados a receber uma dose da vacina contra sarampo, a fim de minimizar o risco de adoecimento e de reintrodução do vírus em área onde a doença está controlada.

ORIENTAÇÕES QUANTO AOS ACIDENTES POR ANIMAIS

Viajantes jovens que realizarão atividades de ecoturismo ou turismo de aventura apresentam especial risco para acidentes com animais. Na literatura, já foram descritos óbitos em viajante secundário a ataques por animais selvagens, como serpentes peçonhentas, tigres, leões, crocodilos, elefantes, hipopótamos, búfalos, porcos selvagens, hienas, ursos, tubarões, rinocerontes, entre outros. O estudo de Durrheim et al. demonstraram ataques a turistas em parques da África do Sul.

Em situações de contato com animais selvagens, como visitas a parques ecológicos, o viajante deve adotar medidas de precaução que minimizem o risco de acidentes, como postura de defesa quando estiver próximo a mamíferos, se manter em segurança dentro do veículo, nunca se aproximar de animais que pareçam doentes, machucados ou que tenham comportamento agressivo, não se aproximar de fêmeas que estejam em presença de filhotes e estar acompanhado de guia local experiente ao embarcar ou desembarcar de veículos nos parques.

O risco de acidente por serpente ou escorpião em viajante que não realizará trilhas é pequeno. Viajantes que realizam atividades ao ar livre devem ser orientados com relação ao risco, e adotar medidas de prevenção contra picadas (Quadro 120.6). Caso ocorra o acidente, devem procurar o serviço de saúde o mais breve possível e avaliar a indicação de soroterapia específica.

QUADRO 120.6 Precauções para evitar picada de serpentes, aranhas e escorpiões.

- Não colocar as mãos ou pés em locais que não possa ser observado com clareza, como tocas, buracos ou galhos de árvores.
- Não manipular pedra ou tronco de árvore, caso esteja com os membros desprotegidos.
- Não colocar o saco de dormir próximo a rochas ou cavernas.
- Observar o local antes de sentar ao ar livre.
- Utilizar proteção mecânica, como calça comprida, bota e perneira em caminhadas.
- Não mexer com cobras.
- Não tentar matar cobra se não houver material adequado para isso.
- Não confiar na identificação da espécie da serpente fornecida por nativos não especializados.
- Não entrar em pânico.

Fonte: Adaptado de Ismail M, Memish ZA. Venomous snakes of Saudi Arabia and the Middle East: a keynote for travellers. Int J Antimicrob Agents. 2003 Feb;21(2):164-9.

RAIVA

A raiva é uma antropozoonose causada pelos rabdovírus do gênero *Lyssavirus*, transmitida por mamíferos ao homem por meio da inoculação do vírus contido na saliva do animal infectado. A raiva apresenta dois ciclos de transmissão: urbano, transmitido predominantemente por animais domésticos como cães e gatos; e silvestre, transmitido por morcegos e macacos. Outras espécies animais podem estar implicadas na transmissão da doença, como animais silvestres, tigres, raposas e cavalos. Informações da Organização Mundial da Saúde (OMS) confirmam a distribuição da raiva animal em todos os continentes, incluindo a Austrália. Segundo dados da Organização Pan-Americana de Saúde na América Latina, a disponibilidade de estratégias de controle da doença permitiu a redução do número de casos em humanos em 91% nos últimos 20 anos e, atualmente, o Haiti e a Bolívia são os países que apresentam maior número de casos de raiva em humanos e em cães.

Expatriados, viajantes de longa permanência e crianças representam grupo de maior risco de exposição à raiva quando comparado ao risco de indivíduos adultos que realizam viagens a turismo. Indivíduos que viajam para áreas de risco da doença devem evitar contato com animais e, caso ocorra acidente por mordedura, arranhadura ou lambedura em mucosas, devem procurar assistência médica a fim de realizarem profilaxia pós-exposição. A vacinação pré-exposição está indicada em situações específicas de risco elevado da doença, sobretudo em estadas prolongadas em regiões rurais.

ORIENTAÇÕES QUANTO À EXPOSIÇÃO SEXUAL

A despeito do esforço mundial para o controle das infecções sexualmente transmissíveis (ISTs), elas representam um importante problema de saúde pública. Em um estudo sobre comportamento sexual realizado na Inglaterra, evidenciou que 14% dos homens e 7% das mulheres que viajaram para fora do país realizaram atividade sexual com novo parceiro.

Viajantes que se deslocam para regiões com altas taxas de prevalência de HIV e outras ISTs apresentam elevado risco de adoecer, particularmente após exposição sexual com profissionais do sexo. Aconselhamento pré-viagem de prevenção de ISTs, como o uso apropriado e coerente de preservativo e vacinação contra hepatite B, deve ser fortemente recomendado a todo viajante. Avaliação médica pós-viagem está indicada aos indivíduos que tenham realizado atividade sexual desprotegida durante a viagem, independentemente de apresentarem sintomas ou não.

ORIENTAÇÕES PARA MINIMIZAR CONDIÇÕES NÃO INFECCIOSAS

DESCONFORTO ASSOCIADO ÀS MUDANÇAS DE FUSO HORÁRIO (*JET LAG*)

O *jet lag* é a sensação de fadiga e desorientação observada quando o indivíduo é submetido a rápidas mudanças de fusos horários, geralmente ocorre quando a diferença de horário entre o local de origem e o destino é superior a 4 horas.

A sintomatologia do *jet lag* muitas vezes pode ser difícil de definir, em virtude da variação entre as pessoas, mas também porque a mesma pessoa pode experimentar sintomas diferentes após cada voo. Viajantes com *jet lag* normalmente apresentam um ou mais dos seguintes sintomas após um voo acima de três fusos horários: sono escasso, incluindo dificuldade para iniciar o sono na hora normal da noite (depois dos voos para o leste), despertar precoce (após voos para o oeste) e sono fracionado (após os voos em qualquer direção); mau desempenho em tarefas físicas e mentais durante o novo dia; fadiga, dor de cabeça, irritabilidade, ansiedade, incapacidade de se concentrar e depressão. Podem ser observados também distúrbios gastrointestinais e diminuição do interesse por atividades previstas no local, perda do apetite. Os sintomas são difíceis de distinguir da fadiga geral resultante da própria viagem de longas horas de voo, bem como de outros fatores de viagem, como a hipóxia na cabine do avião.

Geralmente, em viagens para o leste os sintomas clínicos *jet lag* são mais intensos em razão do encurtamento do dia com menor tempo ao qual o corpo fica exposto à luz natural. Entre as recomendações para minimizar os sintomas, o viajante pode iniciar a adaptação ao novo ritmo circadiano alguns dias que antecedem a viagem dormindo e acordando mais cedo que o habitual, não consumindo bebidas alcoólicas e ingerindo grande quantidade de líquidos nesse período. Entretanto, nem sempre o viajante adere a essas medidas, pois ele já está mobilizado com as demandas da preparação da viagem e já apresenta certo grau de ansiedade.

Não existe uma medida definitivamente eficaz para reduzir a sintomatologia ocasionada pelo *jet lag*. Recomenda-se ao viajante se expor à luz solar ao chegar no destino, fazer caminhadas e se alimentar de acordo com o horário local. Há relatos de melhora dos sintomas com o uso de agentes hipnóticos de curta duração, como os benzodiazepínicos orais, indicados nas primeiras noites no local do destino para aliviar o distúrbio do sono e a fadiga.

A melatonina é um hormônio pineal com atividade no controle do ritmo circadiano, comercializado como suplemento alimentar. O uso da melatonina exógena na prevenção ou na redução dos efeitos do *jet lag* tem sido investigado por diversos autores, com resultados conflitantes. Alguns estudos aparentemente mostram benefício da melatonina em reduzir os distúrbios do sono e a fadiga durante o dia. Entretanto, estudos clínicos que utilizaram a melatonina para avaliar os efeitos nos casos de *jet lag* não demonstraram benefícios. O tempo de uso e a dosagem efetiva ainda não são bem conhecidos e os eventos adversos são desconhecidos.

Ramelteon, um agonista do receptor de melatonina, é um tratamento recentemente aprovado pela FDA para a insônia. Uma dose de 1 mg tomada antes da hora de dormir pode diminuir a latência do início do sono após atravessar por cinco fusos horários no sentido leste. Doses mais altas não parecem ocasionar melhorias adicionais, e os efeitos da medicação em outros sintomas de *jet lag* e no tempo dos ritmos circadianos não são tão claros.

ORIENTAÇÕES PARA PREVENÇÃO DO TROMBOEMBOLISMO VENOSO

Trombose venosa profunda (TVP) é uma condição na qual um coágulo sanguíneo se desenvolve nas veias profundas, mais comumente nas extremidades inferiores. A embolia pulmonar (EP) ocorre quando uma parte do coágulo se rompe e viaja para os pulmões, uma potencial ameaça à vida. Tromboembolismo venoso (TEV) refere-se à TVP, EE ou a ambos. O TEV é frequentemente recorrente, e complicações em longo prazo, como síndrome pós-trombótica após TVP ou hipertensão pulmonar tromboembólica crônica após EP, são frequentes.

Períodos prolongados de mobilidade limitada inerentes a viagens de longa distância podem aumentar o risco de viajantes para TVP/EP; uma associação entre TEV e viagens aéreas foi relatada pela primeira vez no início da década de 1950. Desde então, como as viagens aéreas prolongadas se tornaram mais comuns (mais de 300 milhões de pessoas fazem voos de longa distância a cada ano), as preocupações com os VTE relacionados a viagens se tornaram mais prevalentes.

Os riscos de TVP e TEP estão relacionados a condições preexistentes, como doença cardiovascular, neoplasias, antecedente de TVP, cirurgia recente, mobilidade limitada, uso de anticoncepcionais, gestação, obesidade, idade superior a 40 anos, e a outros fatores como tabagismo e etilismo.

Um estudo para avaliar o risco de TEV avaliou outros modos de viagens de longa distância (carro, ônibus ou trem). Isso implica que o aumento do risco se deve principalmente à mobilidade limitada e prolongada, e não ao ambiente da cabine aérea, por si só. O nível de risco está correlacionado com a duração da viagem e com fatores de risco preexistentes para o TEV.

Estudos prospectivos, envolvendo avaliação por ultrassonografia de passageiros de viagens aéreas com duração superior a 4 horas, evidenciaram incidência de 2,2 a 4% de TVP. A incidência de TEP entre passageiros que viajavam mais que 5 ou 10 mil km foi de 1,5 casos e 4,8 casos/1 milhão de viajantes, respectivamente; muito maior que a incidência de 0,01 caso/1 milhão de viajantes que percorriam distâncias menores que 5 mil km. Na maioria das vezes, a TVP é assintomática e pode aparecer durante ou após a viagem, em geral até o 3º dia. Em 90% das vezes, a TVP é unilateral, acometendo mais comumente as panturrilhas. Quando, no entanto, são acometidas as veias da coxa, existe maior risco de TEP.

Estudos para avaliar a associação entre viagens de longa distância, particularmente viagens aéreas, e TEV não compartilham definições comuns. A duração do voo, usada tanto como critério para o que constitui viagem de longa distância quanto como uma medida substituta (embora imprecisa) do tempo de permanência dos viajantes, varia de > 3 a > 10 horas. A duração da observação dos viajantes após os voos também varia de algumas horas após o desembarque até ≥ 8 semanas após o percurso. Além disso, as medidas de desfecho diferem de TVP assintomática a TVP/EP sintomática e EP grave ou fatal.

Não há evidências de associação entre desidratação e TEV relacionado às viagens. Além disso, não existe evidência direta para apoiar o conceito de que ingerir bastante bebidas não alcoólicas para garantir a hidratação adequada ou evitar bebidas alcoólicas tem um efeito protetor. Portanto, embora a manutenção da hidratação seja razoável e improvável de causar danos, ela não pode ser recomendada especificamente para evitar o TEV relacionado à viagem.

As diretrizes atuais não recomendam o uso de aspirina ou anticoagulantes globalmente para prevenir o TEV em viajantes de longa distância. As decisões relativas ao uso de profilaxia farmacológica para viajantes de longa distância com risco particularmente alto devem ser tomadas individualmente.

Nos casos em que os potenciais benefícios da profilaxia farmacológica superam os possíveis efeitos adversos, recomendam-se anticoagulantes em vez de medicamentos antiplaquetários (como a aspirina). O uso de aspirina não é eficaz para prevenção de TVP nessa situação. Viajantes com risco aumentado devem ser avaliados com tempo suficiente antes da partida, para que eles entendam como tomar a medicação, e o profissional de saúde pode avaliar se há algum potencial efeito adverso da combinação desses medicamentos com outros recomendados na consulta de orientação pré-viagem. A avaliação de um especialista de cirurgia vascular ou um hematologista com experiência em coagulação é de boa norma para amparar a consulta de orientação pré-viagem.

Se profilaxia adicional for indicada, as opções são o uso de meias de compressão com 15 a 30 mmHg de pressão abaixo do joelho. Profilaxia anticoagulante está recomendada somente em casos particularmente de alto risco, em que os potenciais benefícios superam os riscos.

FENÔMENO *SELFIE*

A fotografia é um componente importante da experiência de viagem, seja local, seja internacional. No mundo globalizado, a autofotografia (*selfie*) é praxe e pode ter implicações para a prática da MV. Viajantes que fazem fotos *selfies*, inclusive com o uso de bastões, podem estar sujeitos a lesões traumáticas associadas a essa atividade. A sensação de anonimato e, consequentemente, a distração temporária que, em geral, ocorre entre os viajantes, independentemente do objetivo de sua viagem, aliada à prática de *selfies* podem expor o viajante a riscos potenciais.

Relatos de lesões ou acidentes relacionados à *selfie* têm sido descritos, incluindo lesões e morte secundária a quedas, ataques de animais selvagens, eletrocussão, queda de raios, trauma em eventos esportivos, tráfego rodoviário, fotografias tiradas de altura, pontes, nas proximidades do tráfego de veículos, durante tempestades, em eventos esportivos e acidentes com pedestres. O praticante da orientação pré-viagem deve rotineiramente incluir e aconselhar os viajantes sobre a prática de *selfies* durante viagens, sobretudo em situações de risco. Essa recomendação deve constar da orientação em material impresso entregue ao viajante.

VACINAÇÃO DO VIAJANTE

A imunização do viajante tem dois importantes objetivos: proteção individual e proteção coletiva, impedindo que o viajante seja fonte de introdução ou reintrodução de doenças preveníveis por vacinas. De acordo com a OMS, a vacinação do viajante pode ser dividida em: vacinas de rotina, seletivas e obrigatórias, descritas no Quadro 120.7. A consulta de orientação pré-viagem é uma excelente oportunidade para atualização do calendário vacinal do viajante. Não há nenhuma exigência de vacinação para viajantes no território nacional.

VACINAS DE ROTINA

São as vacinas que integram o calendário de vacinação de um país e que serão analisadas durante a consulta de orientação pré-viagem. As vacinas que fazem parte da rotina do Programa Nacional de Imunização (PNI) são: BCG, hepatite B, difteria/tétano/coqueluche (DPT), vacina oral da poliomielite (VOP), vacina inativada da poliomielite (VIP), *Haemophilus influenzae* tipo b, sarampo/caxumba/rubéola (SCR), varicela, pneumocócica conjugada 10 valente, menigocóccica conjugada C, vacina do papilomavírus humano (HPV), rotavírus, hepatite A e influenza (Quadro 120.7).

VACINAS SELETIVAS OU RECOMENDADAS

As vacinas seletivas ou recomendadas variam de acordo com muitos fatores, como situação vacinal prévia, condição médica preexistente do viajante, destino, objetivo e duração da viagem e atividades que serão desenvolvidas pelo viajante. Ainda sobre as vacinas recomendadas é necessário que o médico tenha compreensão das contraindicações e análise risco/benefício da vacinação para grupos especiais de viajantes, como a população de imunodeprimidos, gestantes, idosos e crianças.

Outros aspectos a serem considerados são os potenciais eventos adversos, custo, eficácia, disponibilidade da vacina e o esquema vacinal, incluindo esquemas alternativos de vacinação. Os viajantes devem ser alertados de que não há nenhuma vacina que seja 100% eficaz e as medidas de precaução devem ainda ser mantidas (Quadro 120.7).

VACINAS OBRIGATÓRIAS

A vacina da febre amarela (FA) é obrigatória segundo Regulamento Sanitário Internacional (RSI) da OMS para prevenir a importação do vírus da febre amarela para países vulneráveis. Nesse caso, são países onde a febre amarela não ocorre, mas são vulneráveis à infecção pela receptividade vetorial que apresentam. Na entrada do viajante no país de destino, o Certificado Internacional de Vacinação e Profilaxia (CIVP) é exigido. Caso o viajante não apresente, deverá seguir as recomendações da vigilância sanitária do destino.

O CIVP é um documento que comprova vacinação contra febre amarela, previsto no RSI, emitido pela Agência Nacional de Vigilância Sanitária (Anvisa) em todo território nacional e em clínicas de vacinação autorizadas. Atualmente, o viajante pode fazer a solicitação digital pela internet. Para viajantes com contraindicação de receber a vacina da FA, existe um documento de isenção de vacinação da febre amarela, também emitido pela Anvisa, que pode ser aceito ou não no país de destino de acordo com a legislação sanitária local.

A vacinação contra doença meningocócica é exigida pela Arábia Saudita para peregrinos que se destinam à Mecca, por ocasião do Hajj (peregrinação anual), ou para o Umrah. Alguns países livres de poliomielite podem exigir que viajantes procedentes de países endêmicos para pólio sejam imunizados para obter um visto de entrada (Quadro 120.7).

QUADRO 120.7 Vacinação para viajantes.

Vacinação de rotina São as vacinas que integram o calendário de vacinação de um país e que serão analisadas durante a consulta de orientação pré-viagem.	▪ Penta/DPT ▪ dT (tétano e difteria) ▪ BCG ▪ VIP/VOP (poliomielite) ▪ Hepatite B ▪ *Haemophilus influenzae* tipo B ▪ Sarampo, caxumba e rubéola (SCR) ▪ Tetra viral ▪ Varicela ▪ Rotavírus ▪ Antipneumocócica 23 valente de polissacaride ▪ Antipneumocócica conjugada 10 valente ▪ Vacina antimeningocócica C ▪ Vacina do papiloma vírus humano (HPV) ▪ dTpa ▪ Hepatite A
Vacinas seletivas ou recomendadas As recomendações variam de acordo com muitos fatores, como situação vacinal prévia, condição médica preexistente do viajante, destino, objetivo e duração da viagem, atividades que serão desenvolvidas pelo viajante.	▪ Cólera ▪ Hepatite A ▪ Febre tifoide ▪ Influenza ▪ Antipneumococócica ▪ Encefalite japonesa ▪ Antimeningocócica quadrivalente ▪ Raiva ▪ Vírus da encefalite transmitida por carrapatos
Vacinas obrigatórias São definidas pelo Regulamento Sanitário Internacional e exigem o certificado internacional de vacinação e profilaxia para que o viajante entre em alguns países.	▪ Febre amarela ▪ Vacina antimeningocócica ▪ Poliomielite ▪ Influenza

Fonte: Adaptado de International Travel and Health (IT&H). WHO, 2018.

ESQUEMAS ACELERADOS DE VACINAÇÃO

Os esquemas acelerados de vacinação representam uma alternativa para os viajantes do "último minuto", em que terão importante risco de exposição e que não comparecem em tempo suficiente para imunização protetora antes da viagem. Existem inúmeros estudos de esquemas acelerados de vacinação em diferentes populações, cujos resultados são encorajadores não apenas com relação à eficácia da soroconversão, mas especialmente à adesão ao esquema vacinal.

As vacinas contra hepatite B, hepatite A, raiva e encefalite, por picada do carrapato são exemplos de estudos eficácia dos esquemas acelerados de vacinação. Contudo, mais estudos são necessários para ampliação da medida, de maneira que outros grupos possam ser beneficiados, como os profissionais da saúde, os candidatos a transplante e doadores de órgãos, população carcerária e, especialmente, a população de viajantes. Deve-se ressaltar que havendo indicação, a vacinação deve ser feita a qualquer momento antes da viagem.

BIBLIOGRAFIA SUGERIDA

Atkinson G, Henry R, Batterham AM, Thompson A. Jet Lag. Travel by Air, Land & Sea. Chapter 8. Disponível em: https://wwwnc.cdc.gov/travel/yellowbook/2020/travel-by-air-land-sea/jet-lag.

Chen LH, Hochberg NS. The Pretravel Consultation. Preparing International Travelers. Disponível em: https://wwwnc.cdc.gov/travel/yellowbook/2020/preparing-international-travelers/the-pretravel-consultation. 2020.

Connor BA, Blatter MM, Beran J, Zou B, Trofa AF. Rapid and Sustained Immune Response Against Hepatitis A and B Achieved With Combined Vaccine Using an Accelerated Administration Schedule. Journal of Travel Medicine. 2007;14(1):9-15.

Flaherty GT, Choi J. The 'selfie' phenomenon: reducing the risk of harm while using smartphones during international travel. Journal of Travel Medicine; 2016. p. 1-3.

Genton B, D'Acremont V. Malaria prevention in travelers. Infect Dis Clin North Am. 2012;26(3):637-54.

Herxheimer A, Petrie KJ. Melatonin for the prevention and treatment of jet lag. Cochrane Database Syst Rev. 2002; 2:CD001520.

Lapostolle F, Surget V, Borron SW, Desmaizières M, Sordelet D, Lapandry C et al. Severe pulmonary embolism associated with air travel. N Engl J Med. 2001;345:779-83.

Mascheretti M, Pierrotti LC, Chaves TSS. Medicina de Viagem. In: Martins Milton de Arruda, Carrilho Flair José, Alves VAF, de Castilho EA, Cerri GG. (org.). Clínica médica. 2. ed. Barueri: Manole. 2016;7:715-27.

Nothdurft HD, Jelinek T, Pechel SM et al. Stand-by treatment of suspected malaria in travellers. Trop Med Parasitol. 1995;46(3):161-3.

Reys NL, Beckman MG, Abe K. Deep Vein Thrombosis & Pulmonary Embolism. Travel by Air, Land & Sea. Chapter 8. Disponível em: https://wwwnc.cdc.gov/travel/yellowbook/2020/travel-by-air-land-sea/deep-vein-thrombosis-and-pulmonary-embolism#box801.

Steffen R, Connor Bradley A. Vaccines in Travel Health: From Risk Assessment to Priorities. J Travel Med. 2005;12:26-35.

World Health Organization (WHO). International Travel and Health 2017. Geneva; 2017. [Cited 2019 August 18]. Available from: http://www.who.int/ith/en.

World Tourism Organization (UNWTO). UNWTO Tourism Highligths. New York; 2018. [Cited 2019 August 5]. Available from: https://www.e-unwto.org/doi/pdf/10.18111/9789284419876.

121

Doenças transmissíveis por sangue em hemoterapia

Ester Cerdeira Sabino
César de Almeida Neto
Nanci Alves Salles
Claudia Cortese Barreto

Em geral, qualquer agente encontrado na corrente sanguínea pode ser transmitido pela transfusão de sangue. O risco de transmissão, no entanto, depende da prevalência deste agente e do período que este permanece no sangue. Infecções crônicas, como as causadas pelo vírus da imunodeficiência humana (HIV) e pelo vírus da hepatite C (HCV), acarretam maiores danos do que infecções agudas como a hepatite A e o vírus da influenza, por exemplo. A decisão de introduzir a triagem para um determinado agente depende de vários fatores, entre eles a gravidade da doença, a existência de método laboratorial e de recursos financeiros. Apesar dos grandes avanços tecnológicos a transfusão de sangue não é 100% segura. Portanto, para a prevenção de transmissão de doenças por transfusões, o primeiro passo é a indicação criteriosa deste procedimento, sempre pesando os riscos e os benefícios.

Inicialmente, neste capítulo, iremos discutir as bases dos testes usados em triagem de bancos de sangue e sua interpretação. Doadores com resultado reativo na triagem de bancos de sangue costumam ser encaminhados a médicos para aconselhamento. A interpretação correta dos resultados pelos médicos não é trivial. Conceitos de sensibilidade, especificidade e valor preditivo positivo são fundamentais para que a orientação seja feita de forma adequada.

Em seguida discutiremos a respeito dos agentes que são rotineiramente avaliados nos bancos de sangue.

TESTES USADOS EM TRIAGEM DE BANCOS DE SANGUE

PRINCÍPIOS E INTERPRETAÇÃO DO RESULTADO

O laboratório de triagem sorológica para doadores de sangue tem por objetivo principal a preservação dos receptores, portanto os testes utilizados devem ser capazes de detectar o maior número possível de doadores infectados. Além disso, é importante que tais testes possuam baixa taxa de resultados falso-positivos para evitar que as unidades de sangue sejam desperdiçadas. Como os ensaios são realizados em larga escala, é necessário implementar sistemas de automação que agilizem o processo.

O principal teste utilizado na triagem de bancos de sangue é o ensaio imunoenzimático (EIA ou Elisa) e a quimiluminescência (CMIA). No ensaio imunoenzimático, antígenos (Ag) específicos são adsorvidos a uma placa de poliestireno e a reação é revelada após a incubação do soro do paciente, onde poderão estar presentes os anticorpos específicos contra as frações antigênicas em questão e, do conjugado, uma "anti-Ig humana" ligada a uma enzima. Após a formação do complexo antígeno-anticorpo-conjugado, um substrato específico à enzima é acrescentado à reação. Como resultado de uma reação de oxirredução, o substrato é degradado e se deposita na forma de um precipitado colorido. A reação é considerada positiva dependendo da intensidade da cor que é medida em densidade ótica (DO) por um fotocolorímetro, a partir de um valor de corte definido ou *cut-off*

(CO). Os testes CMIA seguem os mesmos princípios dos EIA, mas a leitura final é uma reação de luminescência. Os testes automatizados por CMIA vêm substituindo os EIA por sua praticidade e precisão.

Dependendo das instalações laboratoriais, equipe técnica e rotina do laboratório, outros testes como hemaglutinação passiva (HA), imunofluorescência indireta (IFI), aglutinação de partículas (AP), radioimunoensaio (RIA), micropartícula enzimaimunoensaio (MEIA), e até testes rápidos (TR) podem ser utilizados.

SENSIBILIDADE, ESPECIFICIDADE E VALOR PREDITIVO

Teoricamente, um teste seria considerado ideal se permitisse separar, completamente, a população de indivíduos infectados da dos sadios (Figura 121.1); neste caso, tanto a sensibilidade como a especificidade do teste seriam de 100%. Normalmente, quando se avalia um teste diante de painéis de soros conhecidos o que se encontra são situações como as mostradas na Figura 121.2. Algumas amostras negativas apresentam DO um pouco mais elevada do que o valor de corte (*cut-off* - CO) e outras amostras positivas apresentam valores de DO abaixo deste valor, levando a uma intercessão das curvas. Neste caso, a sensibilidade e especificidade do método irão depender da definição do CO. A Figura 121.3 mostra o resultado da aplicação do teste na população em geral, tal como a de indivíduos que procuram os bancos de sangue; nesta situação, a proporção de indivíduos não infectados é nitidamente maior do que a de infectados, portanto, na prática, a maioria dos indivíduos com resultados acima do valor de corte apresentam resultados falso-positivos.

Assim, é importante entender os conceitos de sensibilidade, especificidade e dos valores preditivos positivos e negativos (Tabela 121.1). A sensibilidade e especificidade de um método dependem da característica do ensaio e do painel utilizado para determinar estes parâmetros. Os valores preditivos dependem, além disso, da prevalência da infecção na população estudada.

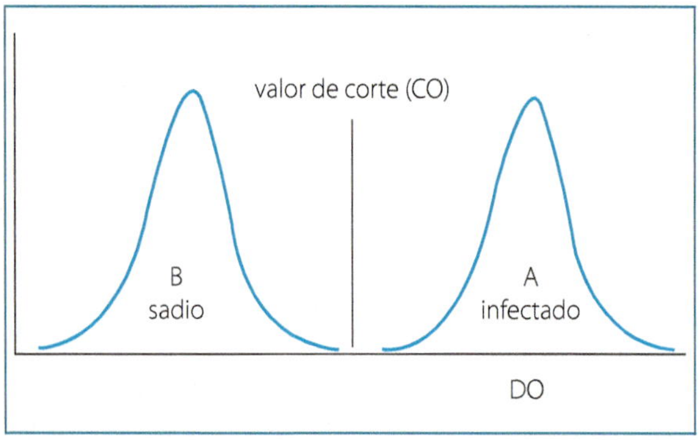

FIGURA 121.1 Distribuição de frequência de densidade óptica de duas populações hipotéticas.

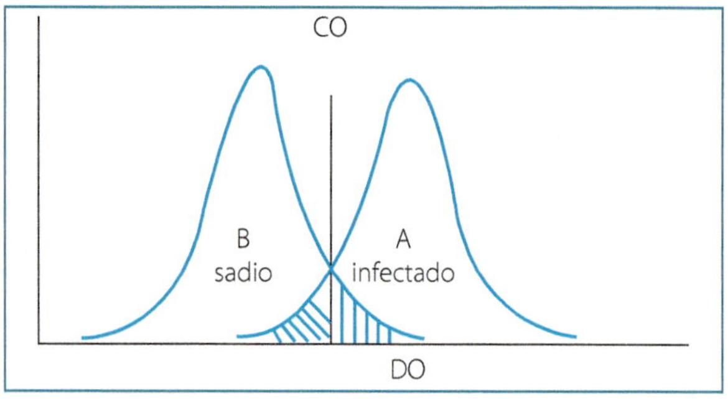

FIGURA 121.2 Distribuição de frequência de densidade óptica de duas populações verdadeiras.

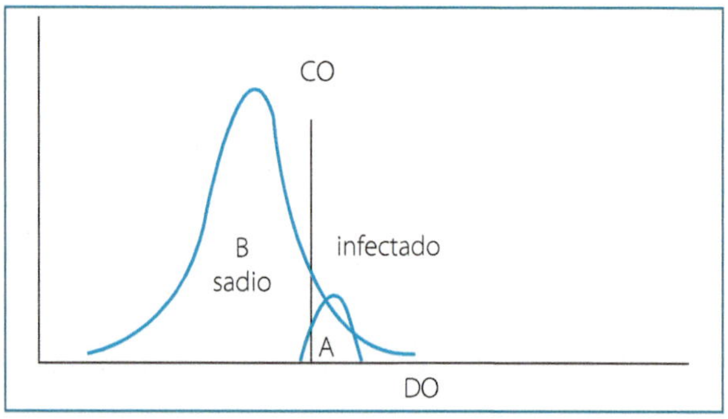

FIGURA 121.3 Distribuição de frequência de densidade óptica em populações de baixo risco.

TABELA 121.1 Conceitos de sensibilidade, especificidade e valores preditivos.

Resultado do teste	Infectados	Sadios
Positivo	A (verdadeiro positivo)	B (falso positivo)
Negativo	C (falso negativo)	D (verdadeiro negativo)
Sensibilidade = A/A+C S = número de amostras positivas no teste / total de amostras **infectadas** Proporção de amostras positivas corretamente identificadas pelo teste.		
Especificidade = D/B+D E = número de amostras negativas no teste / total de amostras **sadias** Proporção de amostras negativas corretamente identificadas pelo teste.		
Valor preditivo positivo (VPP) = A/A+B VPP = positivos verdadeiros / positivos no teste Probabilidade de um indivíduo com resultado positivo no teste estar infectado.		
Valor preditivo negativo (VPN) = D/C+D VPN = negativos verdadeiros / negativos no teste Probabilidade de um indivíduo com resultado negativo no teste não estar infectado.		

Na Figura 121.4, tomamos o exemplo hipotético, em que, mesmo quando são utilizados testes que atingem uma especificidade de 99,9%, o valor preditivo positivo do teste de EIA é de apenas 33%, já que a prevalência da infecção pelo HIV em doadores de sangue é de 0,05%. Por este motivo, mesmo utilizando-se testes extremamente específicos, é necessário que as amostras, consideradas inicialmente reativas em testes de EIA, sejam submetidas a testes confirmatórios.

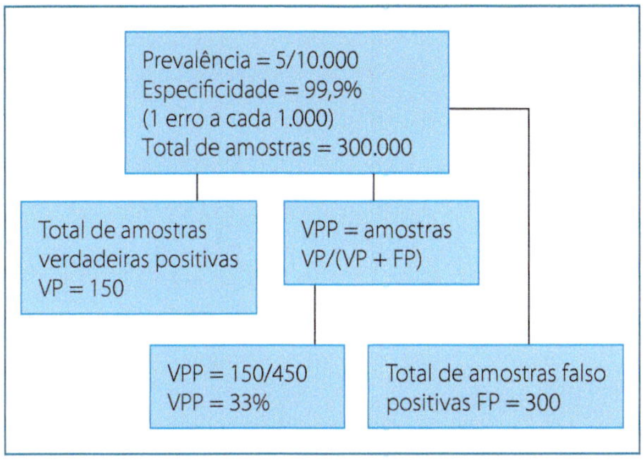

FIGURA 121.4 Valor preditivo positivo (VPP) do teste EIA para HIV.

Estes dados mostram que a prevalência das doenças infecciosas não pode ser definida pela taxa de descarte sorológico. É importante também notar que a prevalência das doenças infecciosas é bem mais baixa na população de doadores de sangue. Isto ocorre por dois motivos: em primeiro lugar porque uma porcentagem alta de doadores é de repetição e, portanto, previamente considerados nos testes de triagem como negativos; o segundo motivo são as regras utilizadas em bancos de sangue para eliminar indivíduos com maior exposição aos agentes infecciosos. Assim, a prevalência na população geral de HIV no Brasil é cerca de 0,6% contra apenas 0,04% entre doadores de sangue.

TESTES CONFIRMATÓRIOS

A confirmação diagnóstica pode ser realizada a partir de diferentes métodos sorológicos; em geral os testes de Western-blot, Imunoblot (IB) e Imunofluorescência indireta são os mais utilizados.

- **Western-blot:** neste teste, os antígenos virais obtidos a partir de culturas são submetidos a uma eletroforese em gel de poliacrilamida, que permite a separação das proteínas virais de acordo com o seu peso molecular. Este material é transferido para um papel de nitrocelulose, que posteriormente é cortado em tiras. Esta reação é semelhante a um teste de EIA, pois o soro do paciente é incubado juntamente com estas tiras que contêm as frações proteicas e, em seguida, é adicionado um conjugado anti-IgG humana, associado a uma enzima que agirá sobre o seu substrato e após uma reação de oxirredução, bandas serão visualizadas sobre a fita de nitrocelulose pela precipitação do mesmo.
- **Imunoblot:** neste teste, proteínas recombinantes ou peptídeos sintéticos são aplicados em um papel de nitrocelulose, que é cortado em fitas. O restante da reação ocorre da mesma forma descrita para o teste de Western-blot.
- **Imunofluorescência indireta:** o antígeno é aplicado em uma lâmina de vidro e fixado sob a ação do calor, de acordo com as especificações do fornecedor. O soro é incubado nesta lâmina e a reação é revelada após a incubação com conjugado fluorescente. A leitura é realizada em microscópio com luz de halogênio ou ultravioleta.

TESTES DE BIOLOGIA MOLECULAR

Os testes de biologia molecular começaram a ser amplamente utilizados em rotina de bancos de sangue nos Estados Unidos, em julho 1999. Os testes são indicados para aumentar a sensibilidade durante a fase de janela imunológica, quando já existe viremia, por exemplo, nos casos de infecções pelo HIV, HCV e vírus da hepatite B (HBV), entre outros, mas o sistema imunológico ainda está sendo ativado para a produção de anticorpos. Isto também ocorre em doenças cuja produção de anticorpos coincide com o fim da viremia (como o vírus do Oeste do Nilo).

Os testes de biologia molecular podem ser divididos em dois grupos:

a) Amplificação de material genético: (PCR, NASBA e TMA).

b) Amplificação do sinal a ser detectado (bDNA e captura híbrida).

- **PCR (reação em cadeia da polimerase):** utiliza como base uma única enzima termoestável "*Taq* polimerase" (ou *rTth* polimerase, em alguns testes de detecção de RNA), capaz de copiar uma fita de DNA quando uma fita molde está ligada a um iniciador ou "primer". A reação ocorre por meio de ciclos de temperatura. São usados dois iniciadores opostos que permitem a duplicação do DNA a cada ciclo. Recentemente, foi desenvolvida uma variante denominada PCR em tempo real, onde a detecção do produto de PCR é feita durante a amplificação, e não no final da mesma. Esta metodologia diminui o risco de contaminação, pois os tubos contendo o material amplificado não são abertos.
- **NASBA (amplificação de ácidos nucleicos baseada em sequência) ou TMA (amplificação mediada por transcrição):** esta reação reproduz o que acontece no ciclo replicativo dos retrovírus e utiliza 3 enzimas conhecidas como transcriptase reversa, RNAse H e RNA polimerase. No caso da TMA, as 2 primeiras atividades enzimáticas estão presentes na mesma enzima. A reação também depende de 2 iniciadores, porém diferente da PCR, a reação é isotérmica e amplifica o RNA em vez de DNA.

Como a sensibilidade é muito importante para os bancos de sangue, apenas as empresas que utilizam testes de amplificação do alvo desenvolveram testes comerciais para bancos de sangue. O teste Procleix (TMA) da Grifols e o teste Ampliscreen da Roche são os mais utilizados.

LEGISLAÇÃO NO BRASIL

No Brasil, o Ministério da Saúde, através da Portaria de Consolidação n. 5, de 3 de outubro de 2017 (ver quadro a seguir), obriga a realização de testes com alta sensibilidade na triagem sorológica de doadores de sangue para:

Portaria n. 2.712, de 12 de novembro de 2014.	
Testes obrigatórios*	▪ Doença de Chagas (EIA ou CMIA) ▪ Sífilis (treponêmico ou não treponêmico) ▪ Hepatite B (AgHBs, anti-HBc e NAT-HBV) ▪ HIV/aids (anti-HIV 1 + 2 + O e NAT-HIV) ▪ Hepatite C (anti-HCV e NAT-HCV) ▪ HTLV-1/2 (anti-HTLV-1/2)
Situações especiais	▪ Malária** ▪ Citomegalovírus (CMV)***

*As triagens sorológicas devem ser realizadas, no mínimo, por um método laboratorial, com exceção do HIV/aids e hepatite C, em que devem ser utilizados pelo menos dois métodos (detecção de anticorpos e testes de ácido nucleicos); **Nas regiões endêmicas de malária, com transmissão ativa, independente da incidência parasitária da doença, será realizado teste para detecção do plasmódio ou de antígenos plasmodiais; ***a) pacientes submetidos a transplante de órgãos e negativos para CMV; b) recém-natos de mães CMV negativas ou com resultados sorológicos desconhecidos que tenham peso ao nascimento inferior a 1.200 g.

A partir desta portaria a triagem de doadores por testes de biologia molecular Nucleic Acid Testing (NAT) para HIV, HBV e HCV passou a ser obrigatória em todo o país.

RETROVÍRUS – HIV E HTLV-1/2

HIV – VÍRUS DA IMUNODEFICIÊNCIA HUMANA

O HIV pertence à família dos retrovírus, subfamília dos lentivírus. Os retrovírus são vírus RNA, que por meio da enzima DNA polimerase RNA dependente (transcriptase reversa – RT) são capazes de copiar seu genoma de RNA em uma dupla fita de DNA e integrar-se ao genoma da célula hospedeira.

O genoma do HIV, de aproximadamente 10 kb, contém 9 genes que podem ser divididos em dois grupos: os que codificam as proteínas estruturais (*gag*, *pol* e *env*) e os que codificam proteínas não estruturais (*tat*, *rev*, *nef*, *vif*, *vpu/vpx* e *vpr*).

O gene *gag* (antígeno de grupo) codifica a matriz proteica (MA ou p17), o capsídeo viral (CA ou p24) e as proteínas nucleares (NC ou p6 e p7). O gene *pol* (polimerase) codifica as seguintes enzimas virais: a transcriptase reversa (RT ou p51/p66), que também possui atividade de RNase H, a protease (Pr ou p10) e a integrase (IN ou p31). O gene *env* (envelope) codifica uma proteína inicial de 160 kDa, que é clivada, dando origem à proteína transmembrana (TM ou gp41) e à proteína de superfície (SU ou gp120). As proteínas dos genes estruturais são importantes em termos diagnósticos, pois são usadas como antígenos tanto nos testes de triagem, como para os confirmatórios. A Tabela 121.3 descreve as proteínas do HIV presentes no teste de Western-blot.

TABELA 121.2 Dados da sorologia de triagem da Fundação Pró-Sangue Hemocentro de São Paulo.

	Descarte	Prevalência	VPP
HIV	0,34%	0,04%	12%
HTLV-1/2	0,08%	0,06%	75%
HCV	0,68%	0,21%	31%
HBV (anti-HBc)	3,51%	1,82%	52%
Sífilis (EIA)	1,31%	1,10%	84%
Doença de Chagas	0,83%	0,14%	17%

TABELA 121.3 Proteínas do HIV encontradas no teste de Western-blot.

Banda	Gene	Características
gp160	*env*	Complexo da gp120 e gp41
gp120	*env*	Proteína de superfície
p66	*pol*	Uma das formas da transcriptase reversa (RT)
p55	*gag*	Complexo da p17 e p24
p51	*pol*	Uma das formas da transcriptase reversa (RT)
gp41	*env*	Proteína de transmembrana
p31	*pol*	Integrase
p24	*gag*	Proteína do capsídeo viral
p17	*gag*	Proteína da matriz viral

O HIV é classificado em dois tipos, 1 e 2 sendo que o HIV-1 é subdividido em três grupos conhecidos como M ("Major"), no qual estão as cepas que predominam na população mundial; o grupo O (*Outlier*) que representa 10% das infecções na República dos Camarões, o grupo "N" (*New* ou *Non* M-*non*-O) que possui até o momento poucas cepas caracterizadas.

Tanto o HIV-2, quanto o HIV-1 do grupo O, podem não ser detectados por testes imunoenzimáticos (EIA) e CMIA com base apenas na pesquisa de anticorpos contra proteínas ou peptídeos sintéticos do HIV-1 do grupo M. Por este motivo é importante que a presença destes vírus seja sistematicamente monitorada e que os bancos de sangue utilizem testes que possam detectar todas as variantes do HIV. Estes vírus também não são detectados pelos testes comerciais de carga viral.

O teste de EIA sofreu várias modificações desde o seu desenvolvimento em 1984. Naqueles, classificados como de primeira geração, o antígeno utilizado era o próprio lisado viral. Nos de segunda geração houve a substituição destes antígenos por proteínas recombinantes que aumentaram significantemente sua especificidade. Os EIAs de terceira geração surgiram no começo da década de 1990 e apresentaram mudanças no seu formato, além da inclusão de proteínas do HIV-2 e subtipo O; com este novo desenho foi possível diminuir o período de janela imunológica da infecção pelo HIV em quase 30 dias, quando comparado com os de primeira geração. Posteriormente surgiu no mercado, uma nova geração de testes capazes de detectar o antígeno "p24" em conjunto com os anticorpos, diminuindo a janela imunológica em 3 a 6 dias.

Como dissemos no começo do capítulo, mesmo com uma especificidade alta, o valor preditivo positivo do teste de

EIA é baixo quando usados em população de baixo risco para infecção por determinado agente, como doadores de sangue; por isso, é necessário o uso de testes confirmatórios para diagnóstico de infecção por HIV. É importante lembrar que o diagnóstico da infecção pelo HIV deve seguir as normas da Portaria n. 59, de 28 de janeiro de 2003, do Ministério da Saúde. Assim, deve-se sempre solicitar uma segunda amostra antes de liberar o resultado final de um doador e realizar um teste confirmatório que pode ser o Western-blot, IFI e o IB. O Western-blot é o teste mais utilizado e na Tabela 121.4 estão descritos os critérios para sua interpretação. A maioria das amostras de indivíduos que se encontram em uma fase de infecção posterior à soroconversão é positiva, independente do critério utilizado. Já foram descritos casos de resultados falso-positivos no teste de Western-blot. Em geral, estas amostras têm como característica uma baixa DO no teste de EIA, presença de bandas com intensidade fraca e a ausência de anticorpos anti-p31.

TABELA 121.4 Critério mínimo de positividade no teste de Western-Blot de acordo com organizações internacionais.

Instituição	Critério do Western-blot	Número mínimo de bandas
American Red Cross, Washington, Estados Unidos	Pelo menos uma banda de cada gene	3
Centers for Disease Control, Atlanta, Estados Unidos	Pelo menos duas das seguintes: p24, gp41, ou gp120/160	2
Consortium for Retrovirology Serology Standardization, Davis, Estados Unidos	(p24 ou p31) + (gp41 ou gp120/160)	2
Organização Mundial da Saúde, Genebra, Suíça	Duas bandas do *env* (gp41 e gp120/160)	2

Quando uma amostra reage com uma das bandas, porém não completa o critério de positividade, seu resultado é considerado "indeterminado". Dependendo do teste de EIA utilizado na triagem sorológica, a porcentagem de resultados indeterminados pode variar de 10 a 49%. A grande maioria destes indivíduos não está infectada. Indivíduos infectados somente poderão apresentar resultados de Western-blot indeterminados quando estiverem no momento da soroconversão ou nos estágios finais da infecção, quando o sistema imunológico é incapaz de produzir anticorpos, ou ainda, em caso de infecção por variantes virais, como o HIV-2.

Janela imunológica do HIV

Na Figura 121.5 estão descritos os principais eventos que precedem a soroconversão do HIV. A fase inicial se caracteriza por um período de 10 dias em que o RNA viral é, eventualmente, detectado. Os níveis de RNA plasmático são muito baixos e próximos ao limite de detecção dos métodos mais sensíveis que permitem detectar 50 cópias/mL de plasma. Nem todas as bolsas transfundidas provenientes de doadores de sangue que se encontram nesta fase são infectantes, no entanto já existem relatos de transmissão do HIV a partir de uma bolsa com menos de 40 cópias/mL. Segue-se, então, o período de crescimento exponencial do HIV, onde a quantidade de vírus presente no plasma dobra a cada 17 horas. Este crescimento exponencial tem início em torno de 12 dias antes de surgirem os anticorpos. Os próximos marcadores a serem detectados são o antígeno "p24" e o DNA, cuja presença pode ser determinada 6 dias antes dos anticorpos.

O teste de EIA é mais sensível nesta fase de infecção do que o Western-blot; com isso, o indivíduo apresentará EIA+/Western-blot negativos por três dias como perfil sorológico, seguindo-se um período de 5 dias em que o quadro é caracterizado por EIA+/Western-blot indeterminado (Tabela 121.5). A banda "p31" é a última a ser detectada, ocorrendo apenas 51 dias após a soroconversão.

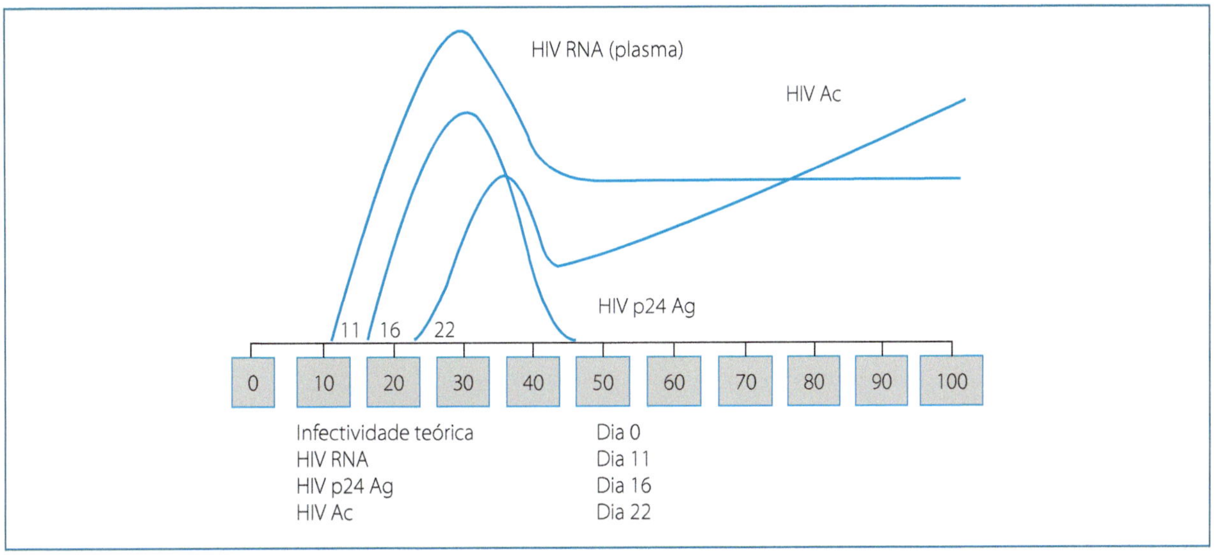

FIGURA 121.5 Janela imunológica do HIV.

TABELA 121.5 Tempo de duração dos marcadores virológicos e sorológicos durante a soroconversão.

Marcador	Duração em dias (intervalo de confiança de 95%)
RNA	3,1 (1,7-5,5)
RNA+/p24+/EIA–	5 (3,4-7,3)
EIA+/Western-blot–	3,1 (2,1-4,7)
EIA+/Western-blot ind.	5 (3,4-7,4)
EIA+/Western-blot+ sem p31	35 (23-47)

Prevalência, incidência e risco residual do HIV

A prevalência estimada da infecção pelo HIV em doadores de primeira vez é de 92,2 para cada 100 mil doações. A incidência é de 22,5 para cada 100 mil doações e o risco residual quando apenas testes de anticorpos são utilizados na triagem de doadores é de 11,3 para cada 1 milhão de doações. O risco residual pode ser reduzido para 4,2 por 1 milhão de doações quando testes de ácidos nucleicos são empregados na triagem individual de amostras de doadores.

HTLV-1/2 – VÍRUS LINFOTRÓPICO DAS CÉLULAS T HUMANAS DO TIPO 1 E 2

O HTLV-1/2 é um retrovírus de um gênero diferente do HIV. Além dos tipos 1 e 2, recentemente foram isolados os tipos 3 e 4 em indivíduos provenientes de regiões remotas da África. Estes novos tipos parecem estar ainda restritos a estas populações.

Cerca de 2 a 4% das pessoas infectadas pelo HTLV-1 desenvolvem ATL (leucemias de células T do adulto). Os indivíduos que adquiriram a infecção na infância são os que têm a maior chance de desenvolver a doença, já que o período de incubação é longo. Com relação à paraparesia espástica tropical (TSP), menos de 1% das pessoas infectadas irão apresentar a doença; o intervalo de tempo, porém, é menor, girando em torno de 3,3 anos após a transmissão por transfusão. Apesar de poucas pessoas desenvolverem a doença, quando ela surge, em geral, é grave. Isto significa que se deve evitar ao máximo a transmissão deste vírus. Vale a pena ressaltar o estudo realizado pela Fundação Pró-Sangue Hemocentro de São Paulo (FPS/HSP) e o Departamento de Neurologia do Hospital das Clínicas da FMUSP, que mostrou que em 29 pacientes com TSP, Elisa e Western-blot positivos no soro e no líquor, 37,9% referiam história anterior de transfusão sanguínea.

A introdução de testes para detectar a presença de anticorpos anti-HTLV-1/2 na triagem sorológica de doadores de sangue visa interromper a transmissão do vírus por meio de sangue e hemocomponentes.

O primeiro país a iniciar a triagem sorológica para o HTLV-1/2 em bancos de sangue foi o Japão, em 1986. Em novembro de 1988, o Food and Drug Administration (FDA) recomendou que se fizesse a triagem sorológica para o HTLV-1/2 em todos os doadores voluntários, nos Estados Unidos. Na França, o teste tornou-se obrigatório na triagem sorológica, em 1991. A Holanda, mesmo com uma prevalência de 0,002% introduziu a triagem sorológica para o HTLV-1/2 em 1993. No Brasil, a Portaria n. 1.376, de 19 de novembro de 1993, editada pelo Ministério da Saúde, obriga a realização do teste anti-HTLV-1/2 em todos os doadores de sangue do país.

No Brasil, acredita-se que existam 750 mil portadores do vírus. A prevalência de infecção entre doadores varia entre 0,2 a 1%, sendo o Estado da Bahia o mais acometido. Um estudo nos três maiores hemocentros brasileiros mostrou que a prevalência do HTLV-1/2 é de 135,2 por 100 mil doações, a incidência de 3,59 para cada 100 mil doações e o risco residual da transmissão deste vírus por transfusão sanguínea de 5 para cada 1 milhão de unidades transfundidas.

Assim, como no caso do HIV, a triagem é realizada principalmente por meio de testes de EIA e CMIA. Os testes de EIA para HTLV-1/2 tiveram uma importante melhora nos últimos anos. A primeira geração de testes baseava-se em lisado viral de HTLV-1, ou HTLV-1/2. Nestes testes, as proteínas fixadas na fase sólida estão na mesma proporção em que ocorrem na partícula viral. Como os outros retrovírus, o HTLV contém em sua estrutura uma quantidade maior de proteínas provenientes do *Core* (p19 e p24) do que das proteínas do envelope (gp21 e gp46). Esta desproporção acaba provocando problemas metodológicos. Isto porque as proteínas p19 e p24 geram um grande número de reações falso-positivas, principalmente com soros de indivíduos provenientes de países tropicais. Pode-se demonstrar, em alguns casos, que esta reação cruzada era devido a epítopos semelhantes entre a p19 e proteínas do *Plasmodium falciparum*. Além disso, a maioria dos anticorpos específicos presentes no soro de indivíduos infectados é contra uma região imunodominante da gp21, que está em baixa quantidade no lisado viral. Apesar destes problemas, os testes de lisado viral tem uma sensibilidade relativamente alta para o HTLV-1 (maior do que 95%), porém para o HTLV-2, está em torno de 55 a 91%.

Nos testes de segunda geração foi adicionada uma proteína recombinante contendo o epítopo da gp21. Com isso, houve melhora acentuada na sensibilidade para o HTLV-2, pois o epítopo da rgp21 é comum aos dois HTLV. Recentemente, surgiram no mercado os testes que contêm apenas proteínas recombinantes e peptídeos sintéticos, o que aumentou a sensibilidade e especificidade dos mesmos. Na FPS/HSP, quando introduzimos o teste anti-HTLV-1 na triagem sorológica de doadores, em julho de 1991, o descarte de bolsas devido à positividade por esse teste era de 2,8%. Em 1995, o descarte foi ao redor de 0,9% e, em 2008 ficou em torno de 0,11%, refletindo, basicamente, a melhoria dos *kits* empregados.

O valor preditivo positivo do EIA depende das características do teste e da prevalência na população estudada. Em estudo realizado em 1995, na Fundação Pró-Sangue, apenas 29 a 38% dos doadores repetidamente positivos no teste EIA foram positivos na reação de Western-blot. Em países como a Holanda, onde a prevalência de HTLV=1/2 é muito baixa, o valor preditivo positivo do teste EIA é de 2%. Por este motivo são necessários testes confirmatórios para que se possa fazer o diagnóstico correto da infecção.

Dos testes complementares, o mais utilizado tem sido o Western-blot. Os primeiros *kits* produzidos continham apenas antígenos obtidos por meio da lise do vírus; a sensibilidade não permitia diferenciar o HTLV do tipo 1 do tipo 2. Posteriormente, surgiu no mercado o teste de Western-blot que, além das frações virais normais, apresentava as recombinantes rgp21, rgp46-I e rgp46-II. Estes testes apresentam melhor sensibilidade e permitem, em muitos casos, diferenciar entre os tipos 1 e 2 do HTLV. O principal problema do Western-blot é a alta porcentagem de resultados indeterminados que pode chegar até a 50%, dependendo do teste de EIA usado na triagem sorológica. Este problema pode ser contornado quando se utiliza um EIA alternativo ao algoritmo diagnóstico. O valor preditivo positivo de uma amostra reagente em dois testes de EIA diferentes é muito mais alto.

Recentemente, foram desenvolvidos testes de IB para a confirmação diagnóstica do HTLV-1/2. Neste caso, são utilizadas apenas proteínas recombinantes e peptídeos sintéticos. A vantagem deste é uma diminuição significativa dos resultados indeterminados. Por se tratar de proteínas recombinantes, a padronização dos lotes de testes é melhor; quando lotes diferentes de Western-blot são utilizados ocorrem, algumas vezes, resultados discrepantes.

Outra reação que pode ser utilizada como teste confirmatório no diagnóstico do HTLV-1/2 é a PCR que detecta o genoma viral, mesmo em pequena quantidade. A sensibilidade, porém, fica em torno de 90% e depende da quantidade do vírus e da região amplificada. A grande vantagem da PCR é sua capacidade de diferenciar o HTLV tipo 1 do tipo 2.

HEPATITES VIRAIS

Nas décadas de 1960 e 1970, foram identificados os agentes etiológicos causadores das hepatites A e B. No início da década de 1970, introduziu-se, na triagem sorológica de doadores, o teste para detectar o antígeno de superfície (AgHBs) do HBV. Com isso, reduziu-se, significantemente, o aparecimento de hepatites pós-transfusionais (HPT), que antes ocorriam em até 20% dos casos. Mesmo assim, as HPT continuaram aparecendo em percentuais de 3 a 4%.

Com o aumento da sensibilidade dos testes por RIA e EIA para detecção do AgHBs, os casos de HPT-B foram drasticamente reduzidos, se bem que ainda continuassem a ocorrer em pequena proporção.

Durante duas décadas, todas as HPT que não pudessem ser identificadas pela utilização dos marcadores sorológicos das hepatites A e B, passaram a ser rotuladas de hepatites pós-transfusionais não-A não-B (HPT-NANB).

Em 1989, Choo et al. descobriram o HCV que pode ser associado a maioria dos casos pós-transfusionais de hepatite não-A não-B. Assim, os casos de hepatite pós-transfusional passaram a ser muito raros. Outros agentes, como o vírus da hepatite G (HGV) e o vírus transmitido por transfusão (TTV), foram descobertos, porém nenhum que pudesse ser associado de forma definitiva à hepatite viral.

HEPATITE B

O HBV é uma partícula esférica de 42 nm de diâmetro que apresenta em seu interior um genoma constituído por DNA, fita dupla parcial e fita dupla simples. É classificado dentro da família Hepadnaviridae; apresenta uma estrutura externa (envelope) e outra interna (*Core* ou microcapsídeo) de forma icosaédrica.

A transmissão do HBV ocorre por via sanguínea, por relações sexuais e transmissão vertical.

A evolução dos marcadores de hepatite B está descrita nas Figuras 121.6 e 121.7. O DNA do vírus é o primeiro marcador a ser detectado após a exposição e pode aparecer em até 23 dias antes da detecção do AgHBs (janela imunológica). O anti-HBc aparece dias depois do AgHBs. Caso a infecção se resolva, o AgHBs desaparece e o anti-HBs passa a ser detectado. Nas hepatites crônicas, o AgHBs permanece detectável. O antígeno "e" e os anticorpos específicos (AgHBe/anti-HBe) estão relacionados ao índice de replicação viral e têm sua maior utilidade no estudo das formas crônicas de hepatites pelo vírus B.

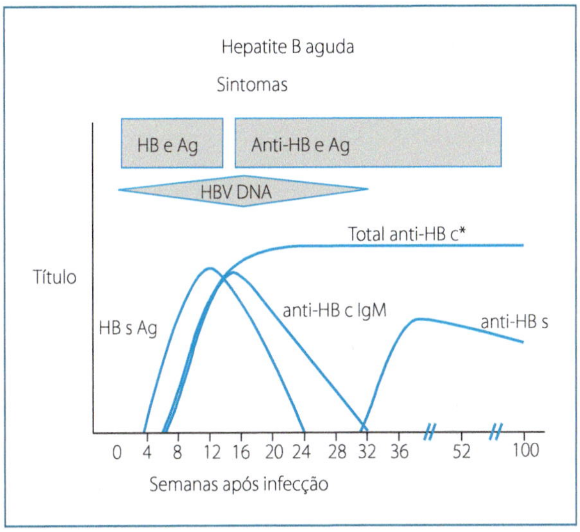

FIGURA 121.6 Evolução dos marcadores de hepatite B aguda.

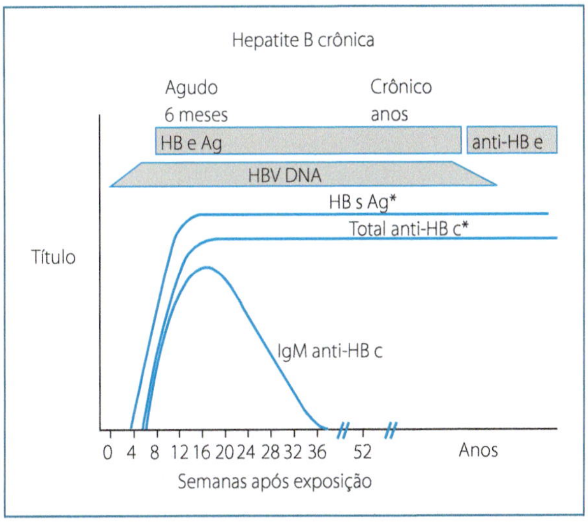

FIGURA 121.7 Evolução dos marcadores de hepatite B crônica.

Os marcadores utilizados na triagem sorológica para prevenir a transmissão do HBV são o AgHBs e o anti-HBc. Nos Estados Unidos é obrigatório que os testes de AgHBs tenham uma sensibilidade de, pelo menos, 0,2 ng/mL. Cerca de 0,5% das pessoas que apresentam sorologia positiva para o anti-HBc e negativa para o AgHBs têm resultados positivos na detecção do DNA viral e, por este motivo, tal teste é utilizado na triagem de bancos de sangue.

Vale ressaltar que em doadores de sangue a prevalência de AgHBS e anti-HBc concomitantes é de 289 para cada 100 mil doadores.

HEPATITE C

O HCV, que foi descoberto em 1991 por Choo et al., é classificado na família Flaviviridae. Possui genoma constituído por RNA fita simples de polaridade positiva, com cerca de 9.400 nucleotídeos. Nessa sequência encontra-se uma fase longa de leitura aberta que abrange quase todo o genoma e codifica uma poliproteína de pouco mais de 3 mil aminoácidos. As proteínas estruturais do HCV provêm da extremidade aminoterminal da poliproteína precursora: proteína C (19kD) do nucleocapsídeo e duas glicoproteínas El (gp33) e E2/NSl (gp72) do envelope viral. As proteínas não estruturais NS2, NS3, NS4 e NS5 provêm do resto da poliproteína precursora até a extremidade carboxiterminal.

O primeiro marcador a ser detectado no plasma de indivíduos após a infecção é o RNA viral seguido do antígeno do *Core* (HCV *Core* Ag). O anticorpo aparece cerca de 50 dias após o aparecimento do RNA viral (Figura 121.8). Cerca de 20% das pessoas infectadas conseguem controlar a viremia e se tornam negativas no teste de PCR para RNA; o restante dos indivíduos permanecem portadores crônicos.

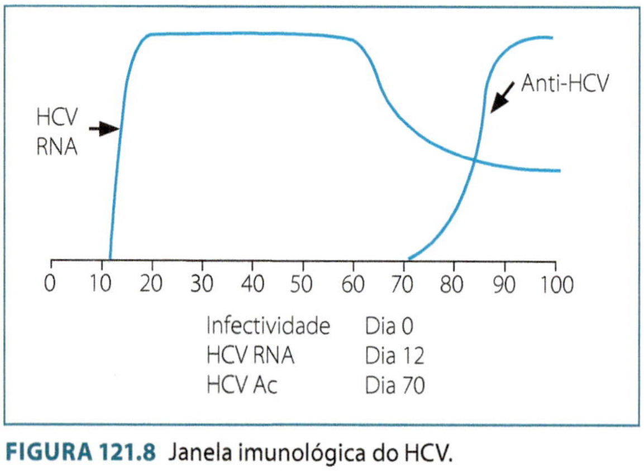

FIGURA 121.8 Janela imunológica do HCV.

Existem casos raros de indivíduos imunosilenciosos que não produzem anticorpos e permanecem virêmicos por muitos anos. Outra forma de evolução atípica são indivíduos que têm um curto período de viremia sem produção de anticorpos e que parecem curar da infecção sem deixar marcador.

Os primeiros testes desenvolvidos para a detecção de anticorpos, ditos de 1ª geração possuíam a fração antigênica cl00-3, da região não estrutural NS4 do genoma do vírus. Esses métodos foram rapidamente abandonados, surgindo os de 2ª geração, que além da fração cl00-3, incorporavam as frações c33c (NS3) e c22-3 (*Core*) e apresentavam melhor sensibilidade e especificidade (Figura 121.9).

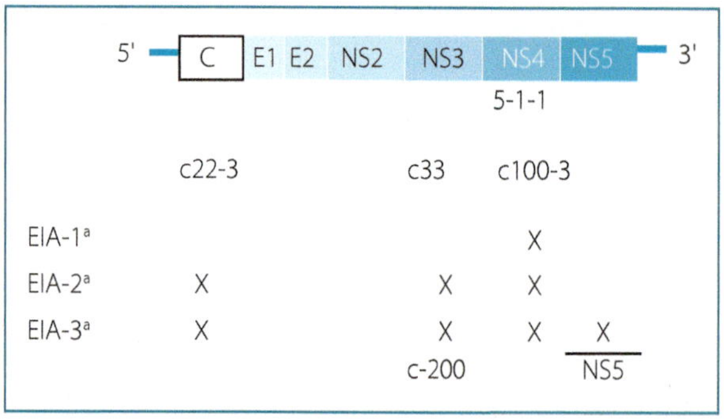

FIGURA 121.9 Organização do genoma do HCV e características dos testes Elisa para anti-HCV.

A partir de 1993, surgiram os métodos de terceira geração que passaram a conter frações antigênicas das regiões não estruturais NS3, NS4 e NS5 e da região estrutural (*Core*). Esses métodos melhoraram ainda mais a sensibilidade. Além disso, em vários deles foram substituídas algumas frações antigênicas, como a cl00-3 e a c33c, por peptídeos sintéticos correspondentes aos epítopos imunodominantes das mesmas, melhorando também sua especificidade.

Recentemente, foi lançado no mercado o teste de EIA capaz de detectar ao mesmo tempo anticorpos e o antígeno do *Core* do HCV, e são denominados testes de quarta geração. Os testes reativos no EIA podem ser confirmados pela PCR ou pelo IB. Parece haver uma associação clara entre o valor da densidade ótica do resultado com a confirmação diagnóstica. Pacientes com EIA positivo com DO/CO > 5 costumam ter seus resultados confirmados no IB.

Cerca de 30% das amostras EIA positivas e IB positivas serão também positivas no teste de PCR. Indivíduos com este perfil de marcador representam cura espontânea da infecção. Após a introdução do teste de ácido nucleico (NAT) nos Estados Unidos para HCV foi possível identificar indivíduos que têm uma infecção transitória pelo HCV sem nunca apresentarem resposta por anticorpo. Cerca de 5% das infecções detectadas como NAT+/anticorpo negativo evoluem desta forma.

Estima-se que a prevalência de anti-HCV em doadores de sangue é de 191 por 100 mil doações, a incidência de 3,11 por 100 mil doações e o risco residual de 5 para 1 milhão de doações, ou seja, 1:201.000 doações. Quando a triagem de doadores é realizada por meio do emprego de NAT o risco residual estimado diminui para 0,6 por milhão de doações, ou 1:1.585.000 doações.

DOENÇA DE CHAGAS

As principais vias de transmissão do *Trypanosoma cruzi*, causador da doença de Chagas são: a vetorial, a transfusional e a vertical. O *T. cruzi* também pode ser transmitido por via oral, por acidente de laboratório e pelo aleitamento materno.

A detecção de anticorpos específicos é o método diagnóstico de escolha, uma vez que os métodos parasitológicos, como o xenodiagnóstico e a cultura, têm baixa sensibilidade. Mesmo os testes de biologia molecular não se mostraram promissores nesta infecção.

Os testes EIA são os mais sensíveis e devem ser usados, preferencialmente, na triagem de doadores de sangue. A maioria dos testes comerciais usa antígenos brutos obtidos do parasita após cultivo *in vitro*. Mais recentemente, testes contendo proteínas recombinantes começaram a ser comercializados.

Não existe um ensaio considerado padrão-ouro para a confirmação do resultado positivo obtido no teste EIA. Em geral, considera-se uma amostra positiva quando ela reage a mais de um teste de metodologia diferente.

A IFI tem sido considerada um bom teste para confirmação diagnóstica. Foram desenvolvidos testes comerciais de Western-Blot e IB para doença de Chagas, no entanto o seu custo é elevado, o que impede sua utilização.

A prevalência de doença de Chagas em doadores de sangue é de 140 por 100 mil doações. Quanto as complicações da Doença de Chagas, um estudo em doadores de sangue demonstrou que, após o seguimento médio de 10,5 anos, 24% dos doadores soropositivos para esta doença apresentaram miocardiopatia chagásica. Com o controle da transmissão peridomiciliar desta infecção, houve uma queda paulatina da prevalência da doença de Chagas na população como um todo. Entretanto, formas raras de transmissão do *T. cruzi* vêm sendo descritas em doadores de sangue. Os fluxos migratórios também têm sido responsabilizados por propagar a infecção pelo *T. cruzi* ao redor do mundo. Casos de transmissão da doença de Chagas transfusional foram descritos nos Estados Unidos, na Espanha e no Japão.

SÍFILIS

Os testes sorológicos para sífilis podem ser agrupados em treponêmicos e não treponêmicos.

Até há pouco tempo, a maioria dos testes utilizados na triagem sorológica de doadores eram não treponêmicos do tipo VDRL (*Venereal Disease Research Laboratory Slide*), RPR (*Rapid Plasma Reagin*), este um ensaio de floculação qualitativo e semiquantitativo não treponêmico, e ART (*Automated Reagin Test*), este último, automatizado.

Os métodos treponêmicos, IgG EIA e PTHA (*Treponema pallidum Haemagglutination Assay*), em geral, apresentam melhor sensibilidade e especificidade, permitindo detectar casos de infecções anteriores. Qualquer um dos testes referidos acima pode ser adotado na triagem de doadores de sangue. Para tanto, devem ser bem padronizados e o pessoal técnico treinado adequadamente para a leitura de testes visuais. A confirmação dos resultados pode ser feita por meio do teste de IFI (FTA-ABS – *Fluorescent Treponemal Antibody absorbed*).

Alguns autores acreditam ser desnecessária a triagem sorológica para sífilis em doadores de sangue devido ao fato do *Treponema pallidum* tornar-se inviável num curto espaço de tempo (72 horas) quando as bolsas são estocadas em temperaturas de 4 a 8 °C após a coleta, o que torna o tema controverso. Entretanto, estudando doadores de sangue com marcadores sorológicos positivos, Ferreira et al. (2014) demostraram a presença DNA do *T. pallidum* em cerca de 1% dos doadores VDRL > 8, e FTA-ABS e EIA reagentes. No Brasil, é obrigatória a utilização de um teste sorológico na triagem sorológica de doadores.

A exclusão de doadores com sorologia positiva para sífilis pode ajudar, de forma indireta, a prevenir o risco residual de transmissão do HIV. Mesmo assim, o NIH (*National Institutes of Health*) considerou, recentemente, que a triagem sorológica para sífilis em doadores deve ser mantida, principalmente, para prevenir sua transmissão transfusional.

VÍRUS EMERGENTES

O vírus do Oeste do Nilo (WNV – *West Nile Vírus*) é um arbovírus (transmitido por mosquito), pertence à família Flaviviridae. Como os demais membros da família, o WNV é um vírus RNA fita simples com polaridade positiva e com um genoma de, aproximadamente, 11 kb.

As aves são seus hospedeiros naturais e o vírus é transmitido pelos mosquitos cúlex para os humanos e outros mamíferos que passam a ser hospedeiros acidentais. A infecção pelo WNV pode causar mortalidade entre cavalos, mulas, animais domésticos e pássaros selvagens. O período de incubação é de 3 a 14 dias; cerca de 20% das pessoas infectadas apresentam mal-estar, febre, cefaleia, mialgia, exantema, linfadenopatia e dor ocular. Em cerca de 1% dos casos o quadro pode ser severo com aparecimento de meningite e encefalite. Alguns casos evoluem com paralisia flácida. O diagnóstico de infecção é confirmado pela presença de anticorpos da classe IgM no líquor.

O primeiro caso foi descrito ocorreu em Uganda, em 1937, em um distrito a oeste do rio Nilo. Em 1950, foi descrita a primeira epidemia no Egito. Posteriormente foram descritos surtos na Europa, na África e na Austrália.

Em 1999, uma epidemia foi detectada na cidade de Nova York e rapidamente se espalhou por todos os Estados Unidos. Casos de transmissão por transfusão sanguínea foram documentados e, por este motivo, a triagem para este agente passou a ser obrigatória naquele país a partir de 2003. Como a viremia precede o aparecimento dos anticorpos, a triagem deste agente só pode ser feita por testes de biologia molecular. Foram detectados mais de 600 doadores virêmicos nas primeiras 2,5 milhões de bolsas analisadas, mostrando que não é incomum que doadores assintomáticos se apresentem à doação.

A epidemia do vírus do Oeste do Nilo nos Estados Unidos trouxe à tona a possibilidade de outros agentes virais que causam surtos epidêmicos, como o vírus dengue, pudessem trazer risco aos receptores de sangue. Estudos recentes detectaram a presença de doadores de sangue virêmicos assintomáticos em regiões no momento do surto epidêmico da dengue, inclusive no Brasil. Estudos mostram que é possível detectar doadores assintomáticos positivos para o RNA durante os surtos epidêmicos e a incidência pode chegar de 1 a 2% no pico do surto. A taxa de transmissão para o receptor é em torno de 37%, mas ainda não está claro o impacto clínico da infecção por transfusão sanguínea no receptor de sangue.

Além do vírus dengue, outros agentes como o vírus chikungunya, síndrome respiratória aguda grave, influenza e febre amarela, podem rapidamente evoluir em surtos epidêmicos e causar riscos para o estoque e receptores de sangue. A transmissão do vírus da zica nas Américas, relatada pela primeira vez em maio de 2015, também trouxe a possibilidade da transmissão deste agente por transfusão sanguínea. Em 2016 foi relatado o primeiro caso no Brasil de provável transmissão do vírus da zica por transfusão de concentrado de plaquetas.

Outros agentes, como os causadores da malária, o parvovírus humano, o vírus Epstein-Barr e o herpes 6, podem causar quadros mais graves em determinados receptores. Será impossível triar o sangue para todos estes novos agentes, assim cada vez mais está clara a necessidade de se desenvolver inativadores de micro-organismos, capazes de inviabilizar a transmissão de qualquer agente que contenha DNA ou RNA.

Concluindo, a segurança transfusional não depende apenas dos testes empregados. Mesmo com os testes de biologia molecular, ainda existe um período de janela imunológica. Nessas situações, é importante a conscientização do pretenso doador em não fazer a doação caso tenha tido alguma exposição recente desprotegida. Cada vez mais novos agentes são descobertos inviabilizando a triagem do sangue por testes diagnóstico.

O uso racional do sangue também é outro fator importante. O médico deve prescrever sangue apenas quando for muito necessário, uma vez que não existe risco zero na transfusão sanguínea. Outras alternativas às transfusões sempre devem ser consideradas.

BIBLIOGRAFIA SUGERIDA

Barjas-Castro ML, Angerami RN, Cunha MS, Suzuki A, Nogueira JS et al. Probable transfusion-transmitted Zika virus in Brazil. Transfusion. 2016 Jul;56(7):1684-8.

Barreto AM, Takei K, Bellesa MA et al. Cost-effective analysis of different algorithms for the diagnosis of hepatitis C virus infection. Braz J Med Biol Res. 2008 Feb;41(2):126-134.

Busch MP, Kleinman SH, Nemo GJ. Current and emerging infectious risks of blood transfusions. Jama. 2003 Feb 26;289(8):959-962.

Carneiro-Proietti AB, Sabino EC, Leão S, Salles NA, Loureiro P, Sarr M, Wright D, Busch M, Proietti FA, Murphy EL. NHLBI Retrovirus Epidemiology Donor Study-II (Reds-II), International Component. Human T-lymphotropic virus type 1 and type 2 seroprevalence, incidence, and residual transfusion risk among blood donors in Brazil during 2007-2009. AIDS Res Hum Retroviruses. 2012 Oct;28(10):1265-72.

de Almeida-Neto C, Sabino EC, Liu J, Blatyta PF, Mendrone-Junior AL et al. NHLBI Retrovirus Epidemiology Donor Study-II (REDS-II), International Component. Prevalence of serologic markers for hepatitis B and C viruses in Brazilian blood donors and incidence and residual risk of transfusion transmission of hepatitis C virus. Transfusion. 2013 Apr;53(4):827-34.

Domingues RB, Muniz MR, Pinho JR et al. Human T lymphotropic virus type I-associated myelopathy/tropical spastic paraparesis in Sao Paulo, Brazil. Clin Infect Dis. 1995 Jun;20(6):1540-1542.

Faria NR, Quick J, Claro IM, Thézé J, de Jesus JG et al. Establishment and cryptic transmission of Zika virus in Brazil and the Americas. Nature. 2017 Jun 15;546(7658):406-410.

Ferreira SC, de Almeida-Neto C, Nishiya AS et al. Prevalence of Treponema pallidum DNA among blood donors with two different serologic tests profiles for syphilis in São Paulo, Brazil. Vox Sanguinis. 2014 May;106(4):376-378.

Kleinman SH, Kuhns MC, Todd DS et al. Frequency of HBV DNA detection in US blood donors testing positive for the presence of anti-HBc: implications for transfusion transmission and donor screening. Transfusion. 2003 Jun;43(6):696-704.

Loureiro P, de Almeida-Neto C, Carneiro-Proietti AB et al. Contribution of the Retrovirus Epidemiology Donor Study (REDS) to research on blood transfusion safety in Brazil. Rev Bras Hematol Hemoter. 2014 Mar;36(2):152-158.

Mas A, Soriano V, Gutierrez M et al. Reliability of a new recombinant immunoblot assay (RIBA HIV-1/HIV-2 SIA) as a supplemental (confirmatory) test for HIV-1 and HIV-2 infections. Transfus Sci. 1997 Mar;18(1):63-69.

Ministério da Saúde. Portaria de consolidação n. 5 – Consolidação das Normas sobre Ações e os Serviços de Saúde do Sistema Único de Saúde. Ministério da Saúde, 3 de outubro de 2017.

Otani MM, Vinelli E, Kirchhoff LV et al. WHO comparative evaluation of serologic assays for Chagas disease. Transfusion. 2009 Jun;49(6):1076-1082.

Proffitt MR, Yen-Lieberman B. Laboratory diagnosis of human immunodeficiency virus infection. Infect Dis Clin North Am. 1993 Jun;7(2):203-219.

Sabino EC, Zrein M, Taborda CP et al. Evaluation of the INNO-LIA HTLV I/II assay for confirmation of human T-cell leukemia virus-reactive sera in blood bank donations. J Clin Microbiol. 1999 May;37(5):1324-1328.

Sabino EC, Gonçalez TT, Carneiro-Proietti AB, Sarr M et al.NHLBI Retrovirus Epidemiology Donor Study-II (REDS-II), International Component. Human immunodeficiency virus prevalence, incidence, and residual risk of transmission by transfusions at Retrovirus Epidemiology Donor Study-II blood centers in Brazil. Transfusion. 2012 Apr;52(4):870-9.

Sabino EC, Ribeiro AL, Salemi VM, Di Lorenzo Oliveira C, Antunes AP et al. National Heart, Lung, and Blood Institute Retrovirus

Epidemiology Donor Study-II (REDS-II), International Component. Ten-year incidence of Chagas Cardiomyopathy among asymptomatic Trypanosoma cruzi-seropositive former blood donors. Circulation. 2013 Mar 12;127(10):1105-15.

Sabino EC, Loureiro P, Lopes ME, L. Capuani L, McClure C et al. Transfusion-Transmission of Dengue Virus and Associated Clinical Symptomatology during the 2012 Epidemic in Brazil. J Infect Dis. 2016 Mar 1;213(5):694-702. doi: 10.1093/infdis/jiv326.

Salles NA, Sabino EC, Barreto CC et al. [The discarding of blood units and the prevalence of infectious diseases in donors at the Pro-Blood Foundation/Blood Center of Sao Paulo, Sao Paulo, Brazil]. Rev Panam Salud Pública. 2003 Feb-Mar;13(2-3):111-116.

Saville RD, Constantine NT, Cleghorn FR et al. Fourth-generation enzyme-linked immunosorbent assay for the simultaneous detection of human immunodeficiency virus antigen and antibody. J Clin Microbiol. 2001 Jul;39(7):2518-2524.

Zaaijer HL, Cuypers HT, Dudok de Wit C et al. Results of 1-year screening of donors in The Netherlands for human T-lymphotropic virus (HTLV) type I: significance of Western blot patterns for confirmation of HTLV infection. Transfusion. 1994 Oct;34(10):877-880.

122

Zoonoses – cadeia epidemiológica das infecções transmissíveis entre animais e seres humanos

Paula Andrea de Sanctis Bastos

Este capítulo tem por objetivo apresentar a cadeia epidemiológica das principais zoonoses. O termo geral zoonoses significa infecção e doença naturalmente transmissível entre hospedeiros vertebrados animais e homem. Entretanto, de acordo com a direção de transmissão, uma zoonose pode ser classificada como antropozoonose quando a doença primária é do animal e é transmitida ao homem a partir do reservatório animal, sendo a raiva um exemplo clássico; e, zooantroponose quando a doença primária é do homem e é transmitida aos animais a partir de reservatório humano, como a tuberculose.

De maneira geral, a exposição a um patógeno, seja ele um vírus, seja uma bactéria ou seja um fungo, é sempre entendida como um risco para o comprometimento do estado de saúde. Mas, nem sempre que encontramos um patógeno a relação que se estabelecerá será de doença.

Segundo a Organização Mundial da Saúde (OMS), saúde é o estado de completo bem-estar físico, mental e social e não apenas a ausência de doença; portanto, estado de saúde ou doença nas diversas situações varia; é um estado dinâmico. Ao longo do tempo, o homem vem buscando saúde por meio de práticas que proporcionem ou assegurem esse estado. Apesar disso, a ocorrência de enfermidade é inerente ao viver e vem acompanhando o homem e os animais ao longo da evolução.

Importa registar, inicialmente, conceitos fundamentais da área das doenças infecciosas.

Hospedeiro é todo indivíduo capaz de abrigar, na intimidade de seu organismo, um agente causal de doença, estabelecendo diferentes interações. Para que o patógeno consiga se instalar e se multiplicar é necessário que o hospedeiro tenha receptores específicos para o micro-organismo, caracterizando, assim, o conceito de suscetível. Portanto, não é ao acaso que ocorre colonização de determinado tecido pelo micro-organismo, existe uma atração entre patógeno e receptor celular.

O hospedeiro pode ser/estar mais ao menos sensível à ação do patógeno, podendo até estabelecer-se uma relação de equilíbrio relativo entre hospedeiro e parasito ou óbito do hospedeiro. Ressalta-se também que por meio dos inerentes mecanismos de imunidade natural ou específica o hospedeiro pode banir a presença do patógeno.

Infecção é a instalação e a multiplicação de um patógeno em um hospedeiro; portanto, na infecção não ocorrem sintomas ou manifestação clínica da presença do patógeno na intimidade do tecido do hospedeiro, pois não ocorrem alterações orgânicas graves. Se o equilíbrio relativo for rompido, ocorrem alterações orgânicas que se manifestam na forma de diferentes sintomas, caracterizando o processo de doença.

Considerando as doenças transmissíveis, é fundamental identificar o período em que o hospedeiro pode ser um potencial disseminador do patógeno. Para tanto, alguns conceitos são importantes:

- **Período prodrômico:** intervalo de tempo que transcorre desde a entrada e a instalação do patógeno até o início de alterações orgânicas, com sintomas inespecíficos. O indivíduo apresenta alterações orgânicas e funcionais indefinidas, sugerindo ele estar acometido de um agravo, sem que as manifestações apresentadas sejam suficientes para o diagnóstico.

- **Período de incubação:** tempo que decorre desde o momento em que o patógeno se instala no hospedeiro até o início dos sintomas clínicos da doença.
- **Período de transmissibilidade:** intervalo de tempo em que o hospedeiro vertebrado está disseminando o patógeno. É fundamental o conhecimento do período de transmissibilidade – que é variável nas diferentes infeções – para se determinar isolamento do hospedeiro e adoção de medidas que impeçam que o patógeno encontre um novo suscetível.
- **Período pré-patente:** intervalo entre a entrada do patógeno até que ele possa ser detectado nas diferentes vias de eliminação do hospedeiro vertebrado (tecidos, secreções ou excreções).

Das principais zoonoses relatadas no Brasil será destacada a cadeia epidemiológica. A cadeia epidemiológica tem como objetivo demonstrar o processo de propagação de doenças transmissíveis em populações no sentido de orientar ações sanitárias. Para que uma ação sanitária seja bem-sucedida é fundamental que todas as causas envolvidas no processo doença sejam identificadas.

A cadeia epidemiológica é composta de quatro elos: 1) fonte de infecção (FI); 2) via de eliminação (VE); 3) via de transmissão (VT); e 4) porta de entrada (PE). Para tanto, é fundamental apresentar e definir a função de cada elo.

A FI constitui o vertebrado que está hospedando/albergando e disseminando o patógeno. A FI pode ocorrer em diferentes fases da relação patógeno/hospedeiro, a saber: período de incubação, quando o patógeno já se instalou e está se multiplicando no hospedeiro vertebrado e ainda não há presença de sintomas; doença, quando o hospedeiro vertebrado apresenta sintomas inespecíficos da presença do patógeno (período prodrômico) ou específicos (fase clínica); convalescência, quando o hospedeiro vertebrado está se recuperando ou convalesceu; e fase de portador, aquele cuja relação patógeno/hospedeiro está em equilíbrio com o patógeno e não adoeceu. Importante considerar os contatantes/comunicantes (indivíduos que estiveram expostos ao risco da infecção, não se sabendo se estão ou não infectados) no processo de propagação da doença, pois eles poderão se tornar uma possível fonte de infecção e devem ser observados. Há que se observar que, em larga escala, os hospedeiros vertebrados desenvolvem infecção sem manifestar a doença.

O período de transmissibilidade pode ocorrer somente em uma ou outra fase da relação patógeno/hospedeiro ou em todas as fases, e vai variar de acordo com os diferentes patógenos e hospedeiros vertebrados. Portanto, o período de transmissibilidade é particular em cada doença infecciosa.

O segundo elo é a VE, que se caracteriza pela forma como o patógeno abandona a FI. As possíveis vias de eliminação são: secreções oronasais e expectoração; secreções digestiva, ocular e urogenital; saliva; sangue; urina; fezes; leite; tecidos animais (que servem como alimento); placenta, líquidos fetais e feto; exsudatos e descargas purulentas; descamação cutânea e materiais de multiplicação.

O terceiro elo da cadeia epidemiológica é a VT, ou seja, qual meio o micro-organismo patogênico utiliza para atingir um novo hospedeiro. As possíveis VT são: contágio direto, mecanismo de transferência rápida de material infectante da FI ao novo hospedeiro, no mesmo espaço e tempo; contágio indireto, quando ocorre interposição de um fômite (objeto inanimado) no contágio direto; transmissão aerógena (por aerossóis infecciosos em razão da nebulização de secreções oronasais pela emissão do ar com fragmentação de partículas líquidas, podendo originar: gotículas de Pflugge (> 0,1 mm), não atingem grandes distâncias e núcleos infecciosos de Wells (0,01 a 0,001 mm); e transmissão pelo solo. Pode ocorrer também transmissão pela água, alimentos, produtos biológicos; por meio de veiculadores animados (vertebrado que pode carrear o patógeno em pelos, roupa ou calçado); via hospedeiro intercalado (invertebrado que não adota participação ativa no processo de transferência); por produtos não comestíveis de origem animal; além de transmissão por materiais de multiplicação e transmissão por vetor, que será sempre um invertebrado e pode ser classificado em mecânico ou biológico. O vetor mecânico atua como fômite e tem relação acidental na transmissão do patógeno (p. ex., uma mosca que pousa em fezes e leva, nas patas, o patógeno até um copo ou talher). O vetor biológico é o invertebrado que adota participação ativa na retirada e na inoculação do micro-organismo patogênico no hospedeiro vertebrado (carrapato, mosquito hematófago, entre outros). O micro-organismo pode desenvolver ciclo biológico ou somente se multiplicar, ou, simplesmente, permanecer como forma contagiante no interior do vetor biológico.

O quarto elo da cadeira epidemiológica é a PE. As possíveis PE no novo hospedeiro são: mucosa do aparelho respiratório (mucosa respiratória); mucosa do aparelho digestivo (mucosa digestiva); mucosa do aparelho geniturinário (mucosa geniturinária); mucosa conjuntiva ocular (mucosa ocular); canal galactóforo; ferida; pele (íntegra ou macerada). Importante destacar que a pele é a porta de entrada das doenças que apresentam vetor biológico; ou seja, a pele é a porta de entrada da inoculação pela picada de invertebrados. A pele também pode ser porta de entrada das doenças que têm como via de transmissão o contágio direto e indireto, solo, água, fômite, entre outros.

No Quadro 122.1 é apresentada a cadeia epidemiológica das principais zoonoses que causam doença no ser humano já descritas no Brasil, segundo a etiologia viral, bacteriana, parasitária ou fúngica.

QUADRO 122.1 Agente etiológico e cadeia epidemiológica das principais zoonoses descritas no Brasil.

Doença	Agente etiológico	FI#	VE	VT	PE
VIRAL					
Chikungunya	*Alphavirus*	Hospedeiro primário na natureza	Sangue	*Aedes aegypti* e *Aedes albopictus*	Pele
Coriomeningite linfocitária	Arenavírus	Camundongo	Urina, fezes, sêmen, secreções oronasais	Aerógena	Mucosa respiratória
Dengue	*Flavivirus* spp.	Hospedeiro primário na natureza	Sangue	*Aedes aegypti*	Pele
Doença de Mayaro	*Alphavirus*	Hospedeiro primário na natureza	Sangue	*Haemagogus*	Pele
Encefalite da Califórnia	*Orthobunyavirus*	Hospedeiro primário na natureza	Sangue	Mosquitos	Pele
Encefalite Equina do Leste	*Alphavirus*	Aves silvestres, equino (hospedeiro acidental)	Sangue	*Culiseta melanura*, *Aedes*, *Coquillettidia*, *Culex*	Pele
Encefalites Equina (do Leste, do Oeste e Venezuelana)	*Alphavirus*	Aves silvestres (ciclo silvestre), aves locais, equino, suíno, ovelha, cães, morcegos	Sangue	*Culex* spp. (ciclo silvestre), *Aedes* spp.	Pele
Encefalite japonesa	*Flavivirus*	Hospedeiro primário na natureza	Sangue	Mosquito	Pele
Encefalite Nipah	*Bat paramyxovirus*	Morcego frugívoro, suínos	Fezes	Contágio direto, frutas contaminadas	Mucosa digestiva, respiratória
Encefalite transmitidas pelos carrapatos	*Flavivirus*	Aves, roedores, ruminantes, equinos, canídeos	Sangue	*Ixodes ricinus*	Pele
Encefalite de Saint Louis	*Flavivirus*	Aves silvestres (equino se infecta)	Sangue	*Culex* sp.	Pele
Encefalite por variante Creutzfeldt-Jakob	*Prion*	Bovino	Tecido nervoso	Alimento	Mucosa digestiva
Encefalite por vírus Rocio	*Flavivirus*	Pássaros silvestres	Sangue	*Aedes*, *Psorophora* e *Culex*	Pele
Febre amarela	*Flavivirus febricis*	Primatas não humanos	Sangue	*Haemagogus* e *Sabethes* (ciclo silvestre) *Aedes aegypti* (ciclo urbano)	Pele
Febre do carrapato do Colorado	*Orbivirus*	Hospedeiro primário na natureza	Sangue	*Dermacentor andersoni*	Pele
Febre hemorrágica com síndrome renal	Hantavírus	Roedores silvestres	Fezes, urina, saliva	Aerógena, alimentos contaminados	Mucosa digestiva, respiratória

(continua)

QUADRO 122.1 Agente etiológico e cadeia epidemiológica das principais zoonoses descritas no Brasil (continuação).

Doença	Agente etiológico	FI#	VE	VT	PE
VIRAL					
Febre de Lassa e outras (febre por roedores)	Arenavírus	Roedores	Fezes	Alimentos e água contaminados	Mucosa digestiva
Febre de Oropouche (febre de Mojui)	*Alphavirus*	Hospedeiro primário na natureza	Sangue	Culicoides paraenses	Pele
Febre do Vale do Rift	*Phlebovirus*	Bovino, ovino	Sangue	*Aedes aegypti*, *Culex* sp.	Pele
Hantavirose (Síndrome Cardiopulmonar)	*Hantavirus*	Roedores silvestres	Fezes, urina, saliva	Aerógena	Mucosa digestiva, respiratória
Infecção vírus B	*Herpesvirus simiae*	Primatas não humanos	Secreções ocular e respitarória	Contágio direto	Mucosa digestiva, ferida
Nódulo de Milker	*Parapoxvirus*	Bovino	Lesão eritematosa	Contágio direto e indireto, fômites	Ferida
Síndrome Respiratória Aguda Grave	Coronavírus	Hospedeiro primário na natureza	Secreção nasal ou oral, por gotículas ou aerossol	Contágio direto e indireto	Mucosa respiratória
Síndrome respiratória Hendra	*Bat paramyxovirus*	Morcego frugívoro, equino	Fezes, urina, secreções oronasal, saliva, sangue	Contágio direto, alimento e água contaminados	Mucosa digestiva
Raiva	*Rhadovirus*	Cão, gato (ciclo urbano) bovino (ciclo rural) Morcego (ciclo aéreo)	Saliva	Mordedura, lambedura de mucosa	Ferida, mucosas
Varíola dos macacos	*Orthopoxvirus*	Roedores, primatas não humanos	Sangue, fluidos corporais, erupções cutâneas	Contágio direto e indireto, fômites	Mucosa digestiva, respiratória
Vírus do oeste do Nilo	*Flavivirus*	Aves silvestres	Sangue	*Culex pipiens* (vetor primário) *Aedes* (vetor secundário)	Pele
Zika	Zika vírus	Macacos	Sangue	*Aedes aegypti*	Pele
BACTERIANA					
Anaplasmose	*Anaplasma Phagocytiphilum*	Cão, aves carnívoras, veado marrom, cervo do pântano, equino	Sangue	*Rhipicephalus sanguineus*	Pele
Anthrax	*Bacillus anthracis*	Animais domésticos e silvestres	Toxina, esporo	Contágio direto ou por carne mal cozida.	Cutâneo, inalação, mucosa digestiva
Brucelose	*Brucella* spp.	Animais terrestres e aquáticos, bovino, bubalino, caprino, suíno, cão	Fluidos fetais, feto abortado, secreções vaginal e uterina, leite, sêmen	Contato direto e indireto com animais e produtos (leite e derivados, carne crua) contaminados	Mucosa digestiva, ferida

(continua)

QUADRO 122.1 Agente etiológico e cadeia epidemiológica das principais zoonoses descritas no Brasil (continuação).

Doença	Agente etiológico	FI#	VE	VT	PE
BACTERIANA					
Campilobacteriose	*Campylobacter jejuni*	Bovino, suíno, ovino, cão, felinos, roedores silvestres e domésticos, aves domésticas e pássaros	Fezes	Alimento contaminado, contato direto, indireto com fezes, fômite	Mucosa digestiva
Celulite estreptocócica	*Streptococcus iniae*	Peixes		Contágio direto: manipulação	Ferida
Cólera	*Vibrio cholerae*	Peixes	Fezes	Água e alimentos (marisco e peixe cru ou malcozido) contaminados, contágio direto	Mucosa digestiva
Doença por arranhadura do gato (Angiomatose bacilar)	*Bartonella henselae*	Gato, cão	Saliva	Contágio direto, arranhadura ou lambedura	Pele
Doença de Lyme	*Borrelia burgdorferi*	Hospedeiro primário na natureza	Sangue	*Ixodes ricinus*	Pele
	Borrelia burgdorferi sensu lato	Hospedeiro primário na natureza	Sangue	*Ixodes/Amblyomma cajennense*	Pele
Erisipela	*Erysipelothrix rhusiopathiae*	Suíno	Fezes, urina, saliva e secreções nasais	Solo, água, alimento contaminados	Ferida
Erliquiose monocítica	*Ehrlichia chaffeensis*	Cão, gato, equino, ruminante	Sangue	*Amblyomma americanum*	Pele
Febre da mordida do rato (Sodoku)	*Spirillum minor*	Ratos	Secreção Digestivo	Contágio direto: mordedura	Ferida
Febre da mordida do rato (febre Haverill)	*Streptobacillus moniliformis*	Ratos	Secreção Digestivo	Contágio direto: mordedura	Ferida
Febre maculosa brasileira	*Rickettsia rickettsii*	Capivara, cão, equídeos	Sangue	*Amblyomma sculptum, A. aureolatum, A. ovale, A. sculptum*	Pele
Febre recorrente	*Borrelia* spp.	Roedores	Sangue	*Ixodes* (várias espécies)	Pele
Febre Q	*Coxiella burnetii*	Bovino, ovino, caprino, gato, cão, aves, animais selvagens	Urina, fezes, leite	Aerógena, leite cru, alimento e água contaminados	Mucosa digestiva, respiratória
Febre das trincheiras (febre dos cinco dias)	*Bartonella quintana*	Hospedeiro primário na natureza	Fezes do piolho	Contato com fezes do piolho	Mucosa ocular
Gangrena associada a água salgada	*Vibrio vulnificus*, outros *vibrio*	Espécies marinhas	Fezes, excretas	Alimentos de origem marinha crus ou malcozidos, contaminados, contágio direto	Ferida

(continua)

QUADRO 122.1 Agente etiológico e cadeia epidemiológica das principais zoonoses descritas no Brasil (continuação).

Doença	Agente etiológico	FI[#]	VE	VT	PE
BACTERIANA					
Gastroenterite por *Plesiomonas*	*Plesiomonas shigelloides*	Peixes, mariscos, camarão, cão, gato, suíno	Fezes	Alimento, água contaminados	Mucosa digestiva
Gastroenterite êntero-hemorrágica	*Escherichia coli* O157:H7	Bovino	Fezes	Água, alimento contaminados (leite não pasteurizado, carnes, ovos crus ou malcozidos e vegetais crus)	Mucosa digestiva
Gastroenterite	*Vibrio parahaemolyticus*	Peixes	Fezes	Água e alimentos (mariscos, ostras, peixes crus ou malcozidos) contaminados, contágio direto	Mucosa digestiva
Infecções associadas à mordida de cão	*Capnocytophaga canimorsus*	Cão	Secreção digestiva	Contato direto por mordida ou lambedura	Ferimento por mordedura, mucosa digestiva
Infecção por *Edwardsiella*	*Edwardsiella tarda*	Répteis, anfíbios, mexilhão	Fezes	Alimento e água contaminados	Mucosa digestiva
Leptospirose	*Leptospira* spp.	Roedores, suíno, bovino, equino, caprino, caninos	Urina	Água contaminada	Pele macerada
Listeriose	*Listeria monocytogenes*	Mamíferos domésticos e selvagens, pássaros, peixes	Fezes	Alimentos contaminados	Mucosa digestiva
Mormo	*Burkholderia mallei*	Equídeos	Secreção nasal, secreção da lesão ulcerada	Contato direto e indireto	Mucosa de olhos e nariz, pele
Pasteurelose	*Pasteurella multocida*	Suíno, bovino, cão, gato, coelho, aves	Secreção respiratória	Aerógena	Mucosa respiratória
Peste	*Yersinia pestis*	Roedores	Sangue	*Xenopsylla cheopis*	Pele
Pneumonia por *Rhodococcus*	*Rhodococcus equi*	Equino	Fezes	Solo, aerógena	Mucosa respiratória, digestiva
Psitacose/Ornitose	*Chlamydia psittaci*	Pássaros, pombo, peru, ganso	Secreção respiratória, fezes	Aerógena, contato direto com secreção das aves (rara)	Mucosa respiratória
Salmonelose	*Salmonela enteretidis*	Mamíferos, répteis	Fezes	Alimentos e água contaminados	Mucosa digestiva
Tifo epidêmico	*Rickettsia prowazekii*	Hospedeiro primário na natureza	Fezes	*Pediculus humanus*	Pele, mucosa respiratória, ocular
Tifo murino	*Rickettsia typhi*	Rato, camundongo	Fezes	*Xenopsylla cheopis*, piolho, carrapatos	Pele, mucosa respiratória, ocular
Tifo *scrub*	*Orientia tsutsugamushi*	Roedores silvestres, camundongo do campo	Sangue	Ácaro	Ferida

(continua)

QUADRO 122.1 Agente etiológico e cadeia epidemiológica das principais zoonoses descritas no Brasil (continuação).

Doença	Agente etiológico	FI#	VE	VT	PE
BACTERIANA					
Tuberculose	*Mycobacteriu tuberculosis, bovis*		Secreção respiratória, fezes, urina e outros fluidos corporais Leite	Aerógena, água e alimentos contaminados (leite não pasteurizado), contágio direto e indireto, fômite	Mucosa respiratória
Tularemia	*Francisella tularensis*	Mamíferos silvestres	Sangue, tecidos	*Dermacentor* spp., *Chrysops discalis*, *Aedes cireneus*, pulga, piolho, solo, água e contaminados, ingestão do tecido animal infectado	Ferida, mucosa digestiva, respiratória
Yersiniose	*Yersinia enterocolitica*	Bovino, suíno, cão, gato, pássaros, peixes	Fezes	Água e alimento (cru ou malcozido) contaminados	Mucosa digestiva
	Yersinia pseudotuberculosis	Mamíferos, aves	Fezes	Água e alimentos contaminados	Mucosa digestiva
PARASITÁRIA					
Angiostrongilíase abdominal	*Angiostrongylus costaricensis*	Ratos	Fezes	Moluscos marinhos ou terrestres, água e alimento contaminados	Mucosa digestiva
Angiostrongilíase meningoencefálica	*Angiostrongylus cantonensis*	Ratos	Fezes	Molusco, água e alimento contaminados	Mucosa digestiva
Babesiose	*Babesia microti*	Roedor	Sangue	*Ixodes* sp.	Pele
Cisticercose	*Taenia solium*	Homem é o hospedeiro definitivo na teníase	Fezes com ovos e/ou progleotes	Água e alimentos (verduras) contaminados, retroperistaltismo de proglotes maduras	Mucosa digestiva
Clonorchiasis	*Clonorchis sinensis*	Peixes, cão, gato, suíno, mustelídeos	Fezes	Molusco marinho	Mucosa digestiva
Criptosporidiose	*Criptosporidium* spp.	Aves, cão, gato, roedores, répteis, ovino, bovino	Fezes	Água e alimentos contaminados	Mucosa digestiva
Diarreia microsporidial	*Microsporidia* spp.	Animais	Fezes, urina, descamação da lesão, líquido cefalorraquidiano, córnea	Contágio direto, indireto, fômite	Mucosa digestiva, respiratória
Difilobotríase	*Diphyllobothrium latum*	Peixes	Músculo do peixe	Alimento (peixe, crustáceos)	Mucosa digestiva
Dirofilariose	*Dirofilaria immitis*	Cão, gato	Sangue	*Aedes* spp., *Anopheles* spp., *Culex* spp.	Pele

(continua)

QUADRO 122.1 Agente etiológico e cadeia epidemiológica das principais zoonoses descritas no Brasil (continuação).

Doença	Agente etiológico	FI#	VE	VT	PE
PARASITÁRIA					
Doença de Chagas (Tripanossomíase americana)	*Trypanosoma cruzi*	Cão, roedores silvestres, marsupiais	Fezes, urina	Triatomíneo (barbeiro)	Pele
Echinococose	*Echinococcus granulosus*	Cão (forma adulta), ruminantes, suínos, equinos	Fezes	Alimento e água contaminados	Mucosa digestiva
Fasciolose	*Fasciola hepatica*	Bovino, ovino	Fezes	Caramujo, alimentos e água contaminados	Mucosa digestiva
Giardíase	*Giardia lamblia*	Animais domésticos e silvestres	Fezes	Alimentos e água contaminados, fômite, contágio direto	Mucosa digestiva
Leishmaniose cutânea ou úlcera de Bauru	*Leishmania amazonenses* *L. V. brasiliensis* *L. V. guyanensis*	Cão, gato	Sangue	*Lutzomya intermedia*	Pele
Leishmaniose visceral ou Calazar	*Leishmania donovani, infantum, cruzi*	Cão, canídeo e roedores silvestres, marsupiais	Sangue	*Lutzomya longipalpis*	Pele
Paragonimíase	*Paragominus westermani*	Suínos, caranguejos de água doce	Fezes, secreção digestiva	Caramujo, caranguejo ou lagostim de água doce	Mucosa digestiva
Teníase	*Taenia saginata, Taenia solium*	Bovino *(Cysticercus bovis)*, suíno *(Cysticercus cellulosae)*	Tecido (músculo com cisticerco)	Alimento	Mucosa digestiva
Toxocaríase	*Toxacara canis, cati*	Cão, gato	Fezes	Contágio direto e indireto, solo	Mucosa digestiva
Toxoplasmose	*Toxoplasma gondii*	Gato	Fezes	Solo, água e alimento contaminados	Mucosa digestiva
Triquinose	*Trichinella spiralis*	Suíno, javali	Musculatura	Carne contaminada crua ou malcozida	Mucosa digestiva
FÚNGICA					
Criptococose	*Cryptococcus neoformans, gattii*	Aves (pombo)	Fezes são meio de cultivo para o fungo	Aerógena	Mucosa respiratória
Dermatofitose	*Microsporum* spp., *Epidermophyton* spp. e *Trichophyton* spp.	Cão, gato, suíno, bovino, aves, peixes entre outros	Descamação cutânea	Contágio direto e indireto, fômite, solo	Pele
Esporotricose	*Sporothrix Schenckii sensu stricto, brasiliensis, globosa, luriei*	Gato, cão, bovino, equídeo, suíno, chipanzé, tatu, golfinho	Secreção lesão	Contágio direto e indireto, fômite, solo	Ferida
Histoplasmose	*Histoplasma capsulatum*	Morcegos, aves	Fezes	Aerógena	Mucosa respiratória

#A fonte de infecção pode encontrar-se no período de incubação, doente, em convalescência, convalescente ou ser um portador são.

Como pode ser verificado nas informações anteriores, os diversos animais, em muitas situações, podem ser veiculadores de patógenos para o homem; entretanto, importa comentar que a relação entre os seres humanos e os animais são múltiplas e vão muito além da transmissão de patógenos. Pesquisas no contexto da saúde pública, considerando cães e gatos de companhia, identificaram que o convívio com eles promoveu aumento na qualidade de vida dos proprietários e influenciou positivamente o desenvolvimento emocional, comportamental, cognitivo, educacional e social do ser humano, assim como reduziu o risco do desenvolvimento de doenças relacionadas à atopia na primeira infância.

Assim, a relação entre os seres humanos e os animais pode ser benéfica, fomentando o bem-estar de ambos, desde que seja equilibrada, respeitando-se os limites desse contato e a adoção de medidas de higiene e profilaxia.

BIBLIOGRAFIA SUGERIDA

Bio-Manguinhos/Fiocruz. <https://www.bio.fiocruz.br>.

Biblioteca Virtual da Fapesp. <https://bv.fapesp.br/pt/>.

BVS. Biblioteca Virtual em Saúde. <http://brasil.bvs.br/>.

Biblioteca Virtual em Saúde do Ministério da Saúde. <http://bvsms.saude.gov.br>.

Center for Disease Control and Prevention. < https://www.cdc.gov>.

Centro de Informações Estratégicas em Vigilância em Saúde (CIEVS). <http://www.saude.gov.br/vigilancia-em-saude/emergencia-em-saude-publica/cievs>.

Cortes de A. Epidemiologia veterinária: conceitos fundamentais. São Paulo: Livraria Varela; 1993. 226 p.

Fiocruz. <http://www.invivo.fiocruz.br/cgi/cgilua.exe/sys/start.htm?tpl=home>.

Governo do Estado de São Paulo. Secretaria da Saúde. <http://www.saude.sp.gov.br/>.

Mandell GL, Bennett JE, Dolin R. Mandell, Douglas, Bennett – Principles and Practice of Infectious Diseases. 7 ed. Churchill Livingstone; 2009.

Ministério da Saúde. <http://www.saude.gov.br/saude-de-a-z>.

Nafstad P, Magnus P, Gaarder PI, Jaakkola JJK. Exposure to pets and atopy-related diseases in the first 4 years of life. Allergy. 2001;(56):307-12.

Organização Mundial da Saúde. <https://www.who.int/eportuguese/countries/bra/pt>.

Organização Mundial de Saúde Animal. <http://www.oie.int/en/animal-health-in-the-world/information-on-aquatic-and-terrestrial-animal-diseases/>.

Portal Regional da Biblioteca Virtual em Saúde. <https://bvsalud.org/>.

Secretaria de Saúde da Cidade de São Paulo. <https://www.prefeitura.sp.gov.br/cidade/secretarias/saude/vigilancia_em_saude/doencas_e_agravos/>.

Secretaria de Vigilância em Saúde. <http://www.saude.gov.br/vigilancia-em-saude>.

Sociedade Brasileira de Medicina Tropical. <https://www.sbmt.org.br/portal/>.

Veronesi R, Focaccia R. Tratado de infectologia. 5. ed. Rio de Janeiro: Atheneu; 2015.

William LN, Christopher DP. Rickettsial (Spotted & Typhus Fevers) & Related Infections, including Anaplasmosis & Ehrlichiosis. Infectious Diseases Related to Travel. Chapter 3. <https://wwwnc.cdc.gov/travel/yellowbook/2018/infectious-diseases-related-to-travel/rickettsial-spotted-and-typhus-fevers-and-related-infections-including-anaplasmosis-and-ehrlichiosis>.

Índice remissivo

D

E

F

G

J

K

L

M

N

O

Q

R

U

V

W

X

Y

Z